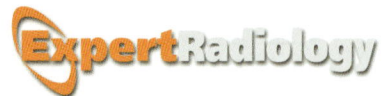

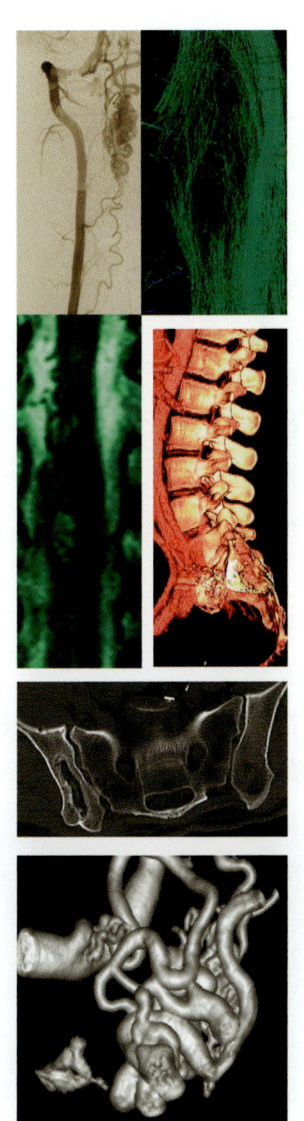

画像でみる
脊椎・脊髄
その基礎と臨床

Imaging of the Spine

Naidich, Castillo, Cha, Raybaud
Smirniotopoulos, Kollias, Kleinman

原著

塩田 悦仁
監訳

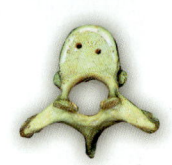

医歯薬出版株式会社

訳者一覧

● 監　訳

塩田　悦仁　　福岡大学病院リハビリテーション部教授

● 訳　者（訳出順）

吉満　研吾	福岡大学医学部放射線医学教授	（第1, 2章）
山下　真一	前福岡大学医学部放射線医学助教	（第3章）
高野　浩一	福岡大学医学部放射線医学准教授	（第4, 5章）
高森　義博	前・福岡大学医学部整形外科学助教	（第6, 7章）
安部　洋	福岡大学医学部脳神経外科講師	（第8, 9章）
中村　厚彦	福岡徳洲会病院整形外科医長	（第10～12章）
東　登志夫	福岡大学医学部脳神経外科准教授	（第13章）
大城　真也	国立病院機構福岡東医療センター脳神経外科部長	（第14章）
上羽　哲也	高知大学医学部脳神経外科学講座教授	（第15章）
継　仁	福岡赤十字病院脳神経外科部長	（第15章）
塩田　悦仁	前掲	（第16, 17, 26～28章，原著序文）
鎌田　聡	福岡大学病院リハビリテーション部助教	（第18, 19章）
西尾　淳	福岡大学医学部整形外科学講師	（第20, 21章）
伊崎　輝昌	福岡大学医学部整形外科学准教授	（第22～25章）

Imaging of the Spine

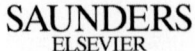

1600 John F. Kennedy Blvd.
Ste 1800
Philadelphia, PA 19103-2899

IMAGING OF THE SPINE   ISBN: 978-1-4377-1551-4
Copyright © 2011 by Saunders, an imprint of Elsevier Inc.

All rights reserved. No part of this publication may be reproduced or transmitted in any form or by any means, electronic or mechanical, including photocopying, recording, or any information storage and retrieval system, without permission in writing from the publisher. Permissions may be sought directly from Elsevier's Rights Department: phone: (+1) 215 239 3804 (US) or (+44) 1865 843830 (UK); fax: (+44) 1865 853333; e-mail: healthpermissions@elsevier.com. You may also complete your request on-line via the Elsevier website at http://www.elsevier.com/permissions.

Notice

Knowledge and best practice in this field are constantly changing. As new research and experience broaden our knowledge, changes in practice, treatment and drug therapy may become necessary or appropriate. Readers are advised to check the most current information provided (i) on procedures featured or (ii) by the manufacturer of each product to be administered, to verify the recommended dose or formula, the method and duration of administration, and contraindications. It is the responsibility of the practitioner, relying on his or her own experience and knowledge of the patient, to make diagnoses, to determine dosages and the best treatment for each individual patient, and to take all appropriate safety precautions. To the fullest extent of the law, neither the publisher nor the editors assume any liability for any injury and/or damage to persons or property arising out of or related to any use of the material contained in this book.

The Publisher

Library of Congress Cataloging-in-Publication Data
Imaging of the spine / Thomas P. Naidich . . . [et al.].—1st ed.
     p. ; cm.
   Includes bibliographical references.
   ISBN 978-1-4377-1551-4
   1. Spine—Imaging. 2. Spine—Imaging—Atlases. I. Naidich, Thomas P.
  [DNLM: 1. Spine—pathology—Atlases. 2. Diagnostic Imaging—Atlases. 3. Spinal Cord Diseases—diagnosis—Atlases. 4. Spinal Cord Injuries—diagnosis—Atlases. 5. Spinal Diseases—Diagnosis—Atlases. 6. Spinal Injuries—diagnosis—Atlases. WL 17 I31 2010]
   RD768.I45 2010
   617.5′60754—dc22   2009053174

Acquisitions Editor: Rebecca Gaertner
Developmental Editor: Jennifer Shreiner
Publishing Services Manager: Tina Rebane
Project Manager: Norm Stellander
Design Direction: Steve Stave

Japanese edition is published by Ishiyaku Publishers, Inc.

This edition of **Imaging of the Spine, Expert Radiology Series** by **Thomas P. Naidich, MD, Mauricio Castillo, MD, Soonmee Cha, MD, Charles Raybaud, MD, James G. Smirniotopoulos, MD, Spyros Dr. Kollias and George M. Kleinman, MD** is published by arrangement with Elsevier Inc through Elsevier@Japan KK.

本書　画像でみる脊椎・脊髄　その基礎と臨床（Thomas P. Naidich, MD, Mauricio Castillo, MD, Soonmee Cha, MD, Charles Raybaud, MD, James G. Smirniotopoulos, MD, Spyros Dr. Kollias and George M. Kleinman, MD 著）はエルゼビア・ジャパン株式会社の仲介によりElsevier Incの許諾を得て発行されたものである。

本書の日本語版は医歯薬出版株式会社によって発行されたものである。

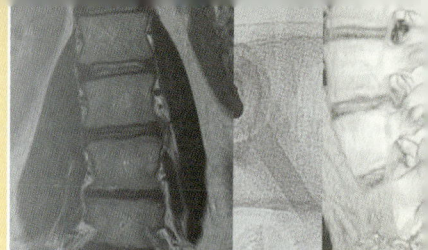

監訳者の序文

"Imaging of the Spine"は2011年に米国のElsevier Icn.から出版された，脊椎・脊髄の画像に関する大著である．総勢44名に及ぶ欧米の専門家から構成された執筆者により，脊椎・脊髄の画像の基礎から臨床まで詳細に記載されており，他書に類をみないほどきわめて充実した内容になっている．1,300点に及ぶX線，MR，CT，エコー，核医学などのデジタル画像が掲載され，各論では，各疾患の疫学，臨床像，病態生理学，病理などが最新の知見をもとに詳しく解説されており，本書を繙けば疾患に関することもすべて学ぶことが可能になっている．また，画像と，術中所見や剖検所見，病理所見とが対比して掲載されているので深く理解することができる．さらに，手術成績や近年多用されているインスツルメンテーションの合併症や末梢神経，仙骨神経叢，新しい手技であるMR neurographyについても詳述され，研究用の9.4テスラのMRによる画像所見も掲載されている．各章の最後には，撮像手技や所見を含めた症例呈示やキーポイント，豊富な参考文献も掲載されており，また症例の画像報告書なども例示されており，画像の読影を行う放射線科医にとって参考になると思われる．

福岡大学の放射線医学，脳神経外科学，整形外科学の各教室およびリハビリテーション部の協力を得て，各専門分野の翻訳を担当した．放射線科領域の用語には適当な日本語訳がないものが多いため，カタカナ表記とするか，また一般的でないものには原語を併記した．原著においても執筆者が多く，必ずしも用語が統一されていなかったが，日本語版においてはできるかぎり用語の統一に努めた．原著の誤りと思われる箇所は訂正し，訳注をつけた．まだわかりにくい箇所や不適切な訳出も多いことと思う．次回改訂の折に反映させていきたいので読者の方に御指摘いただければ幸いである．

本書はチュートリアル教育に臨む医学生はもとより，脊椎・脊髄疾患に関わるすべての脊椎外科医，整形外科医，脳神経外科医，放射線科医，神経内科医，リハビリテーション医にきわめて有用な情報を与えうると確信している．

最後に，翻訳を担当していただいた諸先生方と医歯薬出版株式会社編集部に深甚の謝意を表する．

2013年8月

福岡大学病院リハビリテーション部　　塩田　悦仁

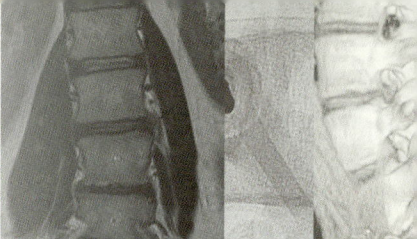

編集者

Thomas P. Naidich, MD, FACR
Professor of Radiology
Professor of Anatomy and Functional Morphology
Professor of Neurosurgery
Mount Sinai School of Medicine
New York, New York

Mauricio Castillo, MD
Professor of Radiology
Chief and Program Director, Neuroradiology
University of North Carolina at Chapel Hill
Chapel Hill, North Carolina

Soonmee Cha, MD
Associate Professor of Radiology
University of California, San Francisco
Attending Neuroradiologist
University of California, San Francisco Medical Center
San Francisco, California

Charles Raybaud, MD, FRCPC
Professor of Radiology
University of Toronto
Division Head of Neuroradiology
Hospital for Sick Children
Toronto, Ontario
Canada

James Smirniotopoulos, MD
Professor of Radiology and Radiological Sciences
Uniformed Services University of the Health Sciences
Bethesda, Maryland

Spyros Kollias, MD
Professor of Radiology
Chief of Magnetic Resonance Imaging and MR Research
Institute of Neuroradiology
University Hospital Zurich
Zurich, Switzerland

George M. Kleinman, MD
Associate Professor of Pathology
Mount Sinai School of Medicine
New York, New York

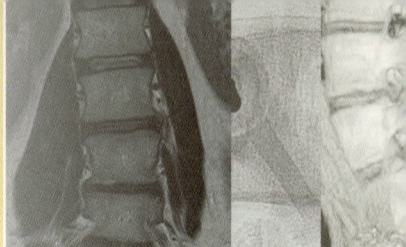

執筆者

Krisztina Baráth, MD
Senior Staff Neuroradiologist, Institute of Neuroradiology, University Hospital Zurich, Zurich, Switzerland

David Mark Capper, MD
Department of Neuropathology, Institute of Pathology, Ruprecht-Karls University, Heidelberg, Germany

Francis Michael Castellano, MD
Neuroradiology Fellow, Department of Radiology, University of North Caroline at Chapel Hill, Chapel Hill, North Carolina

Mauricio Castillo, MD
Professor and Chief of Neuroradiology, Department of Radiology, University of North Carolina at Chapel Hill School of Medicine and University of North Carolina Hospital, Chapel Hill, North Carolina

Cynthia T. Chin, MD
Associate Professor of Radiology and Neurosurgery, University of California at San Francisco, San Francisco, California

Tanvir Fiaz Choudhri, MD
Assistant Professor of Neurosurgery, Department of Surgery, and Co-Director, Neurosurgery Spine Program, Mount Sinai School of Medicine, New York, New York

David L. Daniels, MD
Professor of Radiology, Medical College of Wisconsin, Milwaukee, Wisconsin

Bradley Neil Delman, MD
Associate Professor of Radiology and Director of Radiology Quality and Performance Improvement, Mount Sinai School of Medicine, New York, New York

Girish Manohar Fatterpekar, MBBS, DNB, MD
Assistant Professor of Radiology, James J. Peters Veterans Administration Medical Center, Mount Sinai Medical Center, New York, New York

Mary Elizabeth Fowkes, MD, PhD
Assistant Professor, Division of Neuropathology, Department of Pathology, Mount Sinai Hospital, New York, New York

Sosikhan Geibprasert, MD
Lecturer, Neuroradiology, Mahidol University; Staff, Neuroradiology, Ramathibodi Hospital, Bangok, Thailand

Ronit Gilad, MD
Resident, Mount Sinai School of Medicine, New York, New York

Yakov Gologorsky, MD
Resident, Department of Neurosurgery, Mount Sinai School of Medicine, New York, New York

Serap Gultekin, MD
Faculty of Medicine, Department of Radiology, Gazi University School of Medicine, Ankara, Turkey

Victor M. Haughton, MD
Professor, Department of Radiology, University of Wisconsin; Radologist, University of Wisconsin Hospitals and Clinics, Madison, Wisconsin

Michael Christian Hollingshead, MD
Neuroradiology Fellow, Department of Radiology, University of North Carolina at Chapel Hill, Chapel Hill, North Carolina

Sundar Jayaraman, MD
Clinical Assistant Professor, Department of Radiology, State University of New York-Upstate Medical University, Binghamton; Attending Radiologist, Department of Radiology, Wilson Regional Medical Center, Johnson City, New York

David M. Johnson, MD
Associate Professor of Radiology and Neurosurgery, Fletcher Allen Health Care, University of Vermont, Burlington, Vermont

Spyros S. Kollias, MD
Professor of Radiology (Neuroradiology), Department of Medical Radiology, and Chief of Neuro-MRI, Institute of Neuroradiology, University of Zurich, Zurich, Switzerland

Timo Krings, MD, PhD
Professor of Neuroradiology, Toronto Western Hospital, University Health Network, Toronto, Ontario, Canada

Pierre L. Lasjaunias, MD, PhD[†]
Professor of Neuroradiology, University Paris Sud, University Hospital Bicetre, Le Kremlin-Bicetre, Paris, France

Patrick A. Lento, MD
Associate Professor, Departments of Pathology, Internal Medicine, and Medical Education, Mount Sinai Medical Center, New York, New York

Kenneth Michael Lury, MD
Assistant Professor, Department of Radiology, Medical University of South Carolina, Charleston, South Carolina

Kenneth R. Maravilla, MD
Professor, Radiology and Neuroradiology, and Director, MR Research Laboratory, University of Washington, Seattle, Washington

Michel Guy André Mittelbronn, MD
Institute of Brain Research, University of Tuebingen, Tuebingen, Germany

Thomas Paul Naidich, MD, FARC
Professor of Radiology and Neurosurgery, Irving and Dorothy Regenstreif Research Professor of Neuroscience (Neuroimaging); Director of Neuroradiology, Mount Sinai School of Medicine, New York, New York

Matthew F. Omojola, MB, FRCPC
Professor, Section of Neuroradiology, Department of Radiology, University of Nebraska Medical Center, Omaha, Nebraska

Irina Oyfe, BS, MS Eng
Post Processing Analyst, Department of Radiology, Mount Sinai Medical Center, New York, New York
Paola Carmina Valbuena Parra, MD
Institute of Neuroradiology, University Hospital Zurich, Zurich, Switzerland

Aman B. Patel, MD
Associate Professor, Department of Neurosurgery and Radiology, Mount Sinai School of Medicine, New York, New York

Sumit Pruthi, MD, DNB
Assistant Professor, Department of Radiology, University of Washington; Attending, Children's Hospital and Regional Medical Center, Seattle, Washington

Joy S. Reidenberg, PhD
Professor, Center for Anatomy and Functional Morphology, Mount Sinai School of Medicine, New York, New York

Jose Conrado Rios, MD
Neuroradiology Fellow, Department of Radiology, Mount Sinai Medical Center, New York, New York

Nadja Saupe, MD
Department of Radiology, University Hospital Balgrist, Zurich, Switzerland

Marta Martínez Schmickrath, MD
Staff Neuroradiologist, La Paz Hospital, Madrid, Spain

J. Keith Smith, MD, PhD
Associate Professor, Department of Radiology, University of North Carolina at Chapel Hill School of Medicine, Chapel Hill, North Carolina

Maria Vittoria Spampinato, MD
Assistant Professor, Department of Radiology, Medical University of South Carolina, Charleston, South Carolina

Evan Gary Stein, MD, PhD
Resident, Neuroradiology Division, Department of Radiology, Mount Sinai Medical Center, New York, New York

Jeffrey Stone, MD
Associate Professor of Radiology, Mayo Clinic, Rochester, Minnesota

E. Turgut Tali, MD
Professor and Director, Division of Neuroradiology, Department of Radiology, Gazi University School of Medicine, Ankara, Turkey

Cheuk Ying Tang, PhD
Assistant Professor, Mount Sinai School of Medicine; Director, Neurovascular Imaging Research, Translational and Molecular Imaging Institute, Departments of Radiology and Psychiatry; Director, In Vivo molecular Imaging SRF, Mount Sinai Medical Center, New York, New York

Armin K. Thron, MD
Professor, Department of Radiology, University Hospital Aachen, Aachen, Germany

Carrie L. Tong, MD
Faculty Lecturer, Department of Radiology, Mount Sinai School of Medicine; Attending Radiologist, Good Samaritan Hospital, Suffern, New York

Donald J. Weisz, PhD
Associate Professor, Department of Neurosurgery, Mount Sinai School of Medicine, New York, New York

---

[†] 物故

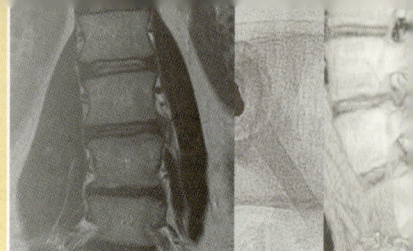

原著序文

　長年にわたって，脊椎疾患の画像診断は，単純X線や断層撮影が用いられてきたが，近年，先進のコンピュータ断層撮影（computed tomography：CT）や磁気共鳴画像（magnetic resonance imaging：MRI）へと発展を遂げた．「最新の画像」であると考えられたものは，先進の手技から基本的な診断検査，古い不合理な研究へと変化していく．脊椎疾患を発見し特徴づける，より大まかで侵襲的な手技は，より安全で速くより正確な方法に取って代わられている．

　しかしながら，これらすべての変化を通じて，医学的診断の核心は，脊柱と脊髄の解剖，生理学そして病理学のままである．人体は用いられてきた技術よりもゆっくり進化している．したがって，脊椎の解剖，生理学そして病理学は依然としてすべての医学的診断の基礎である．

　役立てるために，画像研究から得られたデータは，患者を治療する臨床医に簡潔かつ効果的に伝達される必要がある．あまりにしばしば，画像の報告は技術的な詳細で一杯になるが，1つあるいは他の経路に患者の治療を向けるために必要な鍵となる病態生理学的データに関する議論は限られている．世代にわたって長く議論されている「誰が，よりよく読影できるか，臨床家か放射線科医か？」という問題は，これらの医師が基本的に異なる2つのセットのデータを読影するとき解決する．画像の有益な解釈は，臨床医が治療指針を決定するのに必要な適切な陽性および陰性データを提供し，また診断に到達しその検査の限界を理解する必要がある放射線科医に詳細な身体データを提供する．

　したがって，以下の章では，脊柱，傍脊柱軟部組織に対する画像手技，脊柱と脊髄の正常解剖，脊椎の加齢変化，脊椎の変性疾患，脊髄の正常血行，脊髄虚血と血管奇形，脊椎外傷，脊髄腫瘍と嚢胞，脊椎の代謝性疾患，脊椎の炎症と感染，脊髄病理学の術前マッピング，脊髄生理学の手術中のモニタリング，椎体形成と後彎形成術，脊柱管狭窄の除圧と椎間板障害に対する術後合併症などについて述べる．最後の3つの章は，腕神経叢，仙骨神経叢そして手根管での末梢神経除圧について述べる．脊柱の先天奇形は，小児神経画像診断に関する姉妹巻で提示している．

　後続の章において，本書はまた脊髄画像を効果的に分析する方策を提供し，臨床医に中心的所見を伝える1つの方法を解説する例を含み，われわれの研究の「有益な報告」を達成している．

　ますます高度な画像技術は，われわれに，どのように効果的に研究を実行するべきか，どのようにその限界を認めるべきか，そして，健康と病気のある患者の状態を理解するためにどのように解釈するべきか，ますます高度な知識を要求している．したがって，編集者は本書のために，各テーマに精通し，そして簡潔かつ完全に提示できるきわめて熟練した著者を選択した．これらの著者のなかには，とくに神経病理学者を含んでおり，その貢献は神経病理学のわれわれの画像認識の基礎となっている．

　本書は，脊椎疾患の画像診断の簡潔であるが，完全な概説を提供することを目的としている．現在，「現代の」画像を理解するのに必要な脊柱と脊髄の恒常的な解剖と生理学を詳細に記載している．病理学がどのように脊柱に影響を及ぼすかついて説明し，病理学のどのパターンが確実な画像診断を導くかについて概説している．将来の「現代の」画像を解釈するのを補助するであろうと思われる，われわれの選択したデータを故意に含ませている．

　このテキストを研究する際に，そして，テキストを例示する解剖的そして病理学的画像を作成する際にわれわれがそうであったように，読者が脊椎について楽しんで学んでもらうことを望んでいる．さらに，読者がわれわれの知識の欠陥に気づき，彼らによって彼ら自身の研究を進める気にさせ，このようにしてわれわれに加わることが望まれる．「**過去はプロローグであり，これからがあなたと私の出番です．**」ウィリアム・シェークスピア，テンペスト第2幕，第1場，245-254.

Thomas P. Naidich

目次

訳者一覧·· ii
監訳者の序·· v
編集者·· vii
執筆者·· viii
原著序文··· x

I 序 1

第1章　成人脊椎の撮像技術 3

MRIの物理学的原理 ·· 3
撮像法·· 5
　パラメータ・プロトコル／5
正常像·· 9
アーチファクト ··· 10
個別の使用法 ··· 14
分析·· 19
研究の現状および今後の方向性 ··································· 20

II 傍脊柱構造 25

第2章　傍脊柱軟部組織 27

解剖·· 27
　筋組織／27　動脈／30　静脈／31　リンパ系組織／31
機能的区分··· 31
画像·· 31
　超音波／31　CT／32　MRI／32
病変·· 32
　感染症／32　腫瘍／32　外傷／36　変性疾患／39　先天性疾患／40　髄外造血／40
分析·· 41

III 正常な脊柱と脊髄 45

第3章　正常な脊柱：概要と頸椎 47

正常な解剖学的構造 ·· 47
　標準脊椎骨／47　椎体間の関節／53　分節骨形態学／59　椎間孔／70
画像·· 70
　CTとMRI／70　頸椎検査を解釈して報告するための計画／73

第4章　正常な脊柱：胸椎，腰椎，尾骨 79

正常解剖·· 79
　骨性脊椎分節の形態／79　靱帯／87　脊椎硬膜外腔／94　椎間孔／101
画像·· 102
　CT／102　MRI／105　胸椎・腰椎画像読影の戦略／107

第5章　正常な脊髄と髄膜 113

I　脊髄··· 113
　内部構造／113　脊髄の血管系／119　脊髄の灰白質／122　脊髄の白質／126
II　髄膜·· 131
　歯状靱帯／134　神経根／135
画像·· 137
　CT／137　MRI／139　特殊撮像法／147

IV 正常な脊椎の老化と変性 149

第6章　脊椎の加齢による変化 151

椎間板の解剖と機能解剖学 ······································· 151

加齢による椎間板の変化·················· 154
　新生児／154　10歳代／155　20歳代／156
加齢による椎体と靱帯の変化·············· 159
　骨髄／159　骨棘／159　黄色靱帯／161
椎間関節と鉤椎関節の加齢性変化·········· 161
　椎間関節／161　鉤椎関節／162

第7章　脊椎の変性疾患　165

技術面····························· 165
　脊椎変性変化を評価することに適用できるMRI技術／165
椎間板変性の生化学と生体力学············ 168
　椎間板変性の生化学的変化／168　加齢および変性椎間板の生化学的変化／168
椎間板変性の形態学的特徴················ 168
　変性椎間板の肉眼的な形態学的変化／168
頸椎椎間板変性························ 176
胸椎椎間板変性························ 176
脊柱，椎間関節と靱帯の変性変化·········· 177
　椎体／177　鉤椎関節変性／177　黄色靱帯変性／178　椎間関節変性／178
画像······························ 180
分析······························ 183

V　正常な血管と虚血　187

第8章　脊椎・脊髄の血管解剖　189

動脈······························ 189
　分節動脈とその吻合／189　脊髄の動脈／192
静脈······························ 199

第9章　脊髄の動脈性虚血　205

　疫学／205　病態生理学／205　臨床像／205　画像／207
分析······························ 209

VI　脊椎の損傷　213

第10章　脊椎外血腫　215

脊髄硬膜外血腫························ 215
　疫学／215　臨床像／215　病態生理学／215　画像／216
脊髄硬膜下血腫························ 218
　疫学／218　臨床像／218　病態生理学／218　病理／218　画像／218
分析······························ 220
　硬膜外血腫（SEH）vs. 椎間板／220　硬膜外血腫（SEH）vs. 硬膜外膿瘍／220　硬膜外血腫（SEH）vs. 腫瘍／220

第11章　脊柱の外傷　223

環椎後頭骨解離損傷···················· 223
　疫学／224　臨床像／224　病態生理学／224　病理／224　画像／224
環軸椎脱臼損傷························ 225
　疫学／225　臨床像／225　病態生理学／225　病理／226　画像／226
環椎の骨折···························· 226
　疫学／227　臨床像／227　病態生理学／227　画像／227
歯突起骨折···························· 228
　疫学／228　臨床像／228　病態生理学／228　画像／229
外傷性のC2分離すべり·················· 229
　疫学／229　臨床像／229　病態生理学／229　病理／231　画像／231
下部頸椎の過伸展損傷と過伸展teardrop型損傷······ 232
　疫学／232　臨床像／232　病態生理学／232　病理／233　画像／233
下部頸椎の過屈曲損傷·················· 234
　疫学／234　臨床像／234　病態生理学／234　画像／234
椎骨動脈損傷·························· 235
　疫学／236　臨床像／236　病態生理学／237　病理／237　画像／237

Chance 型損傷 …………………………………… 238
　疫学／238　臨床像／238　病態生理学／238　病理／238　画像／238
胸腰椎の骨折 …………………………………… 238
　疫学／238　臨床像／239　病態生理学／239　画像／239
分析 …………………………………………………… 240

第12章　脊髄損傷　243

　疫学／243　臨床像／244　病態生理学／244　病理／245　画像／245
分析 …………………………………………………… 255

VII　脊髄血管奇形　257

第13章　脊髄血管奇形　259

脊髄硬膜動静脈瘻 ……………………………… 260
　疫学／260　病理／260　臨床像／261　画像／261　治療法／264
脊髄動静脈奇形 ………………………………… 264
　疫学／264　臨床像／264　病態生理学／266　病理／267　画像／267　治療法／268
海綿状血管腫 …………………………………… 274
　疫学／275　病態生理学／275　臨床像／279　病理／279　画像／279　鑑別診断／284
分析 …………………………………………………… 285

VIII　脊椎・脊髄の囊胞と腫瘍　287

第14章　脊髄囊胞性疾患　289

類皮囊胞 ………………………………………… 289
　疫学／289　臨床像／290　病態生理学／290　病理／290　画像／290
類上皮囊胞 ……………………………………… 292
　疫学／292　臨床像／292　病態生理学／292　病理／292　画像／293
髄膜囊胞 ………………………………………… 294
　疫学／294　臨床像／295　病態生理学／295　病理／297　画像／297
上皮囊胞 ………………………………………… 298
　疫学／298　臨床像／298　病態生理学／298　病理／298　画像／298
神経腸管囊胞 …………………………………… 299
　疫学／299　臨床像／299　病態生理学／299　病理／299　画像／299
水脊髄空洞症 …………………………………… 300
　疫学／300　臨床像／300　病態生理学／301　病理／301　画像／302
退行性囊胞 ……………………………………… 303
　疫学／303　臨床像／303　病態生理学／303　病理／303　画像／304
分析 …………………………………………………… 304

第15章　脊椎・脊髄腫瘍　311

硬膜内髄内腫瘍 ………………………………… 313
　上衣腫／313　脊髄星細胞腫／317　乏突起膠腫／321　神経節膠腫／322　血管芽腫／324　髄内転移性脊髄腫瘍／325　その他の非常にまれな脊髄髄内腫瘍／327
硬膜内髄外腫瘍 ………………………………… 327
　神経鞘腫瘍：神経鞘腫，神経線維腫／328　髄膜腫／333　脂肪腫／336　傍神経節腫／338　転移性腫瘍／339
硬膜外腫瘍 ……………………………………… 340
　内骨腫症／340　類骨骨腫／344　骨芽細胞腫／346　硬膜外脂肪腫症／348　動脈瘤様骨囊腫／349　血管腫／351　巨細胞腫／352　脊索腫／353　骨軟骨腫／355　骨肉腫／356　軟骨肉腫／357　ユーイング肉腫／359　リンパ腫／360　形質細胞腫／362　多発性骨髄腫／364　造骨性転移性腫瘍／365　溶骨性転移性腫瘍／366
分析 …………………………………………………… 367

IX　代謝性疾患　387

第16章　脊柱に影響を及ぼす代謝性疾患　389

骨粗鬆症 ………………………………………… 389
　疫学／389　臨床像／389　病態生理学／389　病理／

390　画像／390

痛風·· 391
　疫学／391　臨床像／391　病態生理学／391　病理／
　391　画像／391

ジハイドロキシピロリン酸カルシウムとハイドロキシ
アパタイトカルシウム結晶沈着症··························· 392
　疫学／392　臨床像／393　病態生理学／393　病理／
　393　画像／394

Paget 病·· 394
　疫学／394　臨床像／394　病態生理学／395　病理／
　395　画像／396

先端巨大症·· 397
　疫学／397　臨床像／397　病態生理学／397　画像／
　397

副甲状腺疾患··· 397
　疫学／398　臨床像／398　病態生理学／398　病理／
　398　画像／398

甲状腺疾患·· 399
　疫学／399　臨床像／399　病態生理学／399　画像／
　400

Cushing 病··· 400
　疫学／400　臨床像／400　病態生理学／400　画像／
　400

腎性骨異栄養症·· 400
　疫学／400　臨床像／400　病態生理学／400　病理／
　401　画像／401

くる病・骨軟化症··· 402
　疫学／402　臨床像／403　病態生理学／403　病理／
　403　画像／403

分析·· 404

第 17 章　脊髄に影響を及ぼす代謝性疾患　407

ビタミン B_{12} 欠乏··· 407
　疫学／407　臨床像／407　病態生理学／408　病理／
　408　画像／408

笑気中毒··· 408
　疫学／409　臨床像／409　病態生理学／409　病理／
　409　画像／409

銅欠乏性脊髄症·· 409
　疫学／410　臨床像／410　病態生理学／410　病理／
　410　画像／410

全身性代謝疾患における脊髄症······························ 411
　疫学／411　臨床像／411　病態生理学／411　病理／
　411　画像／412

分析·· 412

X　脊椎における感染　415

第 18 章　脊柱の感染　417

化膿性椎間板-骨髄炎·· 417
　疫学／417　臨床像／417　病態生理学／418　病理／
　419　画像／419

化膿性硬膜外／硬膜下膿瘍···································· 427
　疫学／427　臨床像／427　病態生理学／427　病理／
　427　画像／427

ノカルジア性脊椎炎·· 429
　疫学／429　臨床像／429　病態生理学／429　画像／
　430

結核性脊椎炎··· 430
　疫学／430　臨床像／431　病態生理学／431　病理／
　431　画像／431

ブルセラ属脊椎炎··· 435
　疫学／435　臨床像／435　病態生理学／435　病理／
　435　画像／436

真菌感染··· 439
　疫学／439　臨床像／439　病態生理学／439　病理／
　439　画像／439

嚢尾虫症··· 441
　疫学／441　臨床像／441　病態生理学／441　病理／
　441　画像／442

包虫症·· 442
　疫学／442　臨床像／442　病態生理学／442　病理／
　443　画像／443

住血吸虫症·· 444
　疫学／444　臨床像／444　病態生理学／444　病理／
　445　画像／445

第 19 章　脊髄の感染　447

脊髄膜炎··· 447
　疫学／447　臨床像／447　病態生理学／447　病理

脊髄炎／脊髄膿瘍 451
　疫学／451　臨床像／452　病態生理学／452　病理／452　画像／452
ウイルス性脊髄炎 456
　疫学／456　臨床像／456　病態生理学／456　病理／456　画像／458
HIV脊髄炎 458
　疫学／458　臨床像／458　病態生理学／459　病理／459　画像／459
特発性横断性脊髄炎 459
　疫学／459　臨床像／460　病態生理学／461　画像／461

急性横断性脊髄炎 477
　疫学／477　臨床像／477　病態生理学／477　病理／478　画像／478
視神経脊髄炎 478
　疫学／478　臨床像／478　病態生理学／479　病理／479　画像／480
サルコイドーシス 481
　疫学／481　臨床像／481　病態生理学／481　病理／481　画像／481
ギラン・バレー症候群 482
　疫学／482　臨床像／483　病態生理学／483　病理／483　画像／483
分析 484

XI　脊椎の炎症　463

第20章　脊柱の炎症　465

強直性脊椎炎 465
　疫学／465　臨床像／465　病態生理学／465　画像／466
乾癬性関節炎 468
　疫学／468　臨床像／468　病態生理学／468　画像／468
反応性関節炎 469
　疫学／469　臨床像／469　病態生理学／469　画像／469
関節リウマチ 469
　疫学／469　臨床像／469　病態生理学／470　画像／470
サルコイドーシス 471
　病態生理学／471　画像／471
透析アミロイドーシス 471
　病態生理学／471　画像／472
分析 474

第21章　脊髄の炎症　475

脊髄多発性硬化症 475
　疫学／475　臨床像／475　病態生理学／475　病理／475　画像／476

XII　手術で考慮すべき点　487

第22章　術前画像評価　489

変性疾患 489
　画像診断と痛み／489　脊柱管狭窄症／489　椎間孔外神経根障害／493
椎間板疾患 494
　ガドリニウムの使用／495　椎間板ヘルニアと類似する病態／496
硬膜外病変 497
硬膜内髄外腫瘍 498
髄内病変 498
　新生物／498　多発性硬化症／499　急性脊髄横断障害／500　亜急性壊死性脊髄症／500　AIDS／501　亜急性連合変性症／502　放射線性脊髄症／502
外傷 502
先天異常と脊髄造影法 505
　囊胞性髄膜腫／505　脊髄ヘルニア／505　脊柱側彎症／506
CT血管造影 506

第23章　術中神経生理学的モニタリング　509

神経生理学的活動のモニター 509
　感覚系モニタリング／509　運動系モニタリング／510　局所皮質活動モニター（脳波）／511

手技 ································· 511
　脊髄手術／511
血管内手術のモニター ························ 514
要約 ································· 515

第24章　椎体補強手技：椎体形成術と後彎矯正術　517

適応 ································· 518
禁忌 ································· 519
器材 ································· 520
手技 ································· 520
　解剖とアプローチ／520　技術的な面／521
論争 ································· 522
結果 ································· 523
合併症 ································ 524
手技後のケアとフォローアップケア ················· 525

第25章　脊柱管狭窄に対する除圧術と椎間板疾患手術の合併症　527

頸椎手術の合併症 ··························· 527
　頸椎前方アプローチの合併症／530　頸椎後方アプローチの合併症／544　プレート固定を伴う外側塊スクリュー使用後の合併症／547　頸椎経椎弓根スクリューの合併症／547　前方後方併用「全周性」頸椎除圧固定術／547
腰椎手術の合併症 ··························· 548
　概観／548　成功した手術／551　胸腰椎手術の一般的合併症／551　胸腰椎前方手術に特異的な合併症／554　胸腰椎後方手術に特異的な合併症／555
分析 ································· 560

XIII　腕神経叢と仙骨神経叢　567

第26章　腕神経叢の画像　569

手技 ································· 569

正常像 ································ 571
特殊な使用法 ····························· 571
　外傷／571　腫瘍／573　胸郭出口症候群／576　さまざまな異常／576
分析 ································· 577

第27章　仙骨神経叢の画像　583

解剖 ································· 583
顕微鏡所見 ····························· 584
適応 ································· 585
画像 ································· 585
　筋の画像／586　理想的画像平面と手技／587　パルスシーケンス／587　画像の解釈／588　画像状態／588　MR neurographyの限界／589　将来の方向性／591
新生物／悪性浸潤 ·························· 592
　内因性病変／592　良性腫瘍／592　神経叢障害をきたす外因性腫瘍／594　放射線誘発神経叢障害／594　種々の原因／595
絞扼性障害と圧迫 ·························· 597
　梨状筋症候群／597
術後神経根症 ····························· 598
外傷 ································· 599
末梢神経障害 ····························· 601
分析 ································· 602

第28章　末梢神経の画像：手根管症候群　607

解剖 ································· 607
画像 ································· 607
　超音波／607　CT／611　MRI／611
病変はどのように正常所見を変化させるのか ············· 611
　解剖学的変異／613　手根管病変の他の原因／613　追跡調査／613
分析 ································· 614

索引 ································· 617

I

序

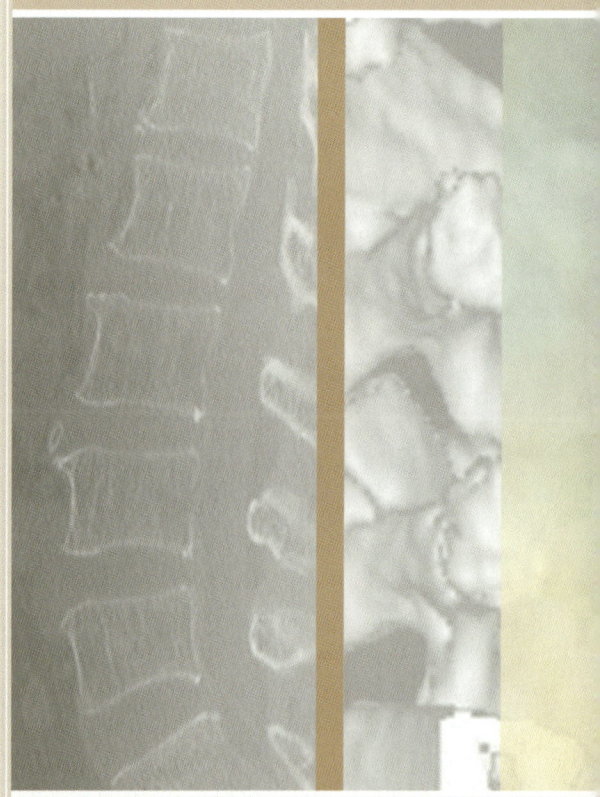

第1章

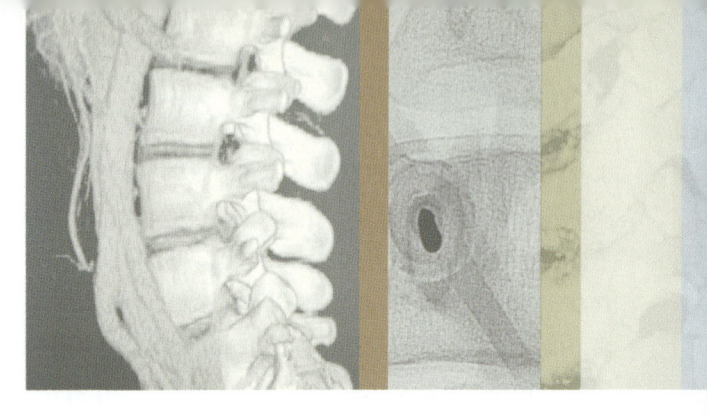

成人脊椎の撮像技術

Jeffrey Stone

　成人の脊椎の画像検査は，おもにCTとMRIで行われることが多い．古典的X線ももちろんある程度の診断能はもつが，感度，特異度の面からは前二者に圧倒的に劣り，またCT/MRIの普及率が向上したこともあり，これらの断層画像技術を用いることが主流となるように考え方が変化してきた．CTは脊椎骨折の評価に頻繁に用いられるが，とくに多列化CT（MDCT）は通常のCTよりもはるかに早く撮像できるので，検査中にじっと静止できない老人もしくは振戦のある患者の評価に明らかに有用である．また，MDCTにおいてはいわゆるビームハードニングアーチファクトをかなり低減することに成功しているので，たとえば外科的な金属機器に隣接した骨を評価するのにも適している．

　MRIは椎間板変性，感染，腫瘍，脊髄損傷や脊柱管内出血などを含めた軟部組織の外傷の評価に用いられる．ただし，MRIは「動き」に弱いので閉所恐怖症あるいは老人の患者では，適切な空間分解能の画質を得ることが困難な場合がありうる．一方では，最近の3-T MRIの出現により，よりよい機能的あるいは動的な脊椎の検査が可能となる道が開かれた．

　古典的なミエログラフィーは，MRIの技術革新に伴いここ10年でほとんど使われなくなりつつある．ミエログラフィーは脊柱管内または周囲の神経組織の外方からの圧排の評価に有用であるが，最近ではMRIが禁忌の患者にしか行われない．ただし，非磁性体のインプラントや医療器具が増えてきているので，最近ではそのような禁忌患者自体が少なくなっている．ミエログラフィーの別の適応として，CT/MRI検査をしても患者の症状や症候が説明できない場合もあげられる．MRミエログラフィーは，従来のミエログラフィーにかわりうる検査であり，造影剤の注入なしで施行できる，という利点がある．この手法はまた，脊椎の屈曲程度，重力の影響や造影剤希釈，硬膜嚢の大きさなどに影響されにくい，といった利点もある．しかしながら，MRI技術の一部であるので，やはり「動き」には弱く，たとえば症状を増悪させるような体位での検査には適さない．

MRIの物理学的原理

　MRIでは原子核の周囲に存在する不対陽子の回転（歳差運動）を画像に反映させている．体内にある原子のなかでも，とくに大量に存在する水素の原子核内の陽子の回転運動を通常は応用している．MRIで用いられる静止磁場の環境下では，これら水素原子核内の陽子は，その磁場の方向に向きをそろえて回転運動をすることになる．その回転（歳差運動）の周波数は，（1）MRI機器で用いられる静磁場強度（通常は0.7～3 T），（2）その原子核がもつ磁気特性「ジャイロマグネチック比」によって規定される．静磁場内では陽子の一部は静磁場とは反対方向を向くものもあるため，全体としての磁化の大きさは，その差分の大きさとなり，これを「縦磁化」とよぶ．いったん陽子が静磁場方向（もしくは反対方向）にそろったら，新たに外部から一定の共鳴周波数（エネルギーを吸収しやすい）をもった電磁波（RFパルス）を陽子に対して照射する．これに

よりエネルギーを吸収した陽子は，静磁場とは直角方向に向かって向きを変えていく（「倒れる」と表現される）ため，そのRFパルスを90°パルスとよぶ．陽子が直角方向に倒れたところでRFパルス照射を中止すると，回転している陽子は，(1) ふたたび静磁場方向に向かって指数関数的に戻り（「回復」とよぶ）はじめ，(2) その際微弱な信号（エネルギー）をやはり電磁波の形で外に放出し，それを受信コイルで検出し画像化するのである．この過程で，元の静磁場方向にもっていた磁力の大きさ（縦磁化）の63%まで回復する時間は，陽子の周囲の微小環境に依存し，各組織特有のものであるので，T1と定義する．また，陽子に照射されたRFパルスは陽子を「倒す」だけではなく，周りの複数の陽子の回転をすべて同期させる効果ももっている．多くの陽子が静磁場と直角方向に同期して回転するため，この方向にも全体として磁化力が形成され「横磁化」とよばれる．RFパルス照射の中止によりこの同期効果も指数関数的に失われていくが，その程度は陽子周囲の微小環境や，隣接する陽子間の相互関係によって決定される．同期が失われれば，全体としての「横磁化」の大きさも指数関数的に小さくなっていく（「減衰」とよぶ）が，その大きさが元の「横磁化」の大きさの63%まで減衰する時間はT2とよばれ，これもまた各組織特有のものである．

陽子がRFパルス照射中止後に回復および減衰する過程で放出される弱い信号は，さらに別の180° RFパルスを照射することで検出でき，これを「echo：エコー」とよぶ．エコーは90°パルス照射から，90°パルス–180°パルス間の間隔の倍の時間がたった時点（エコー時間：TE）で生じる．均一な静磁場に対してある方向に傾斜磁場をかけると，その磁場の方向に沿った各位置によって静磁場強度が異なってくるので，これがエコーの中に位置情報として組み込まれることになる．ある陽子は隣の陽子とはわずかに異なる静磁場下にあるために，異なった周波数で回転（歳差運動）する．これを周波数の違いによって位置情報がわかる方向，という意味で周波数エンコーディング方向とよび，通常はx軸方向に設定される．それに直交する方向（y軸）は位相の違いにより位置情報を規定し，位相エンコーディング方向とよばれる．これは短い時間（RFパルス照射とTEまでのあいだに）y軸方向に別の傾斜磁場をかけると，その時間のあいだy軸方向の異なる位置の陽子は，その場に応じた異なる静磁場環境下におかれ，その分，異なる周波数でその時間だけ回転することになるのでその分，位相がずれる．すなわち位相の差が位置情報を表すことになるわけである．これら撮像のあいだに得られた情報（生データとよばれる）は，次に画像化されるために「k-空間を埋める」という作業に用いられる．k-空間とは数学的な概念であり，生データがもつ情報を画像に反映させるための行列式である．ある時点で得られたエコー信号の強度は，k-空間内の一定の部位を埋める数値に反映される．信号がもつ周波数情報と位相情報をk-空間の行と列に，信号強度を数値に反映させるのである．ある1回の位相エンコーディングで得られた情報はk-空間上の1つの行に，ある一定の時間に得られた情報はk-空間上の1つの列に納められる．これらのk-空間上の情報を実際の画像に変換するのに，「フーリエ変換」が用いられる．

MRミエログラフィーは脳脊髄液（CSF）と，脊髄，神経，硬膜外脂肪など軟部組織とのそもそもの信号強度のコントラストを最大限に利用している．エコープラナー（echoplanar imaging：EPI）法は数秒足らずで撮像が可能な早いシーケンスであるので，MR脊椎腔撮像に適している．患者の体動の影響を受けにくく，またルーチンの脊椎のプロトコールに容易に追加することが可能だからである．EPI法では，周波数エンコーディングに傾斜磁場の素早い反転を継続して用いてk-空間を充填する．そのため90° RFパルス間隔（反復時間TR）がきわめて短縮され，100〜200 msの素早い撮像が可能になった．一方でEPI法は化学シフトや磁化率アーチファクトに弱いという弱点があるが，これらは椎骨のような大きな組織を撮像する際にはあまり大きな障害にはならない．しかしながら，これらは脊髄をEPI法で表示しようとする際には分解能を劣化させる原因になりうる．

CTは電離放射線であるX線を用いる断像画像法である．あるスライスにおけるX線の減衰の程度を測定することにより断層画像へ変換されるのである．CTの一スライス上の各ピクセルは，相当する部位のスライス厚分の小容積（ボクセル）の組織のX線の減衰率を表している．この減衰率とは，X線がある組織を透過する際にどの程度吸収されるかを定量的に表したものであり，平均減衰定数として示される．CTガントリーの回転によりさまざまな方向からX線が照射され，そこから平均減衰定数が計算される．この減数定数を水の定数を0として正規化したものが，いわゆるCT値（単位：Hounsfield Unit）である．この水よりもより多くのX線を減衰させる物質（筋や骨など）を含むボクセルは正のCT値をもち，水よりも減衰の程度が低い物質（脂肪，空気など）を含むボクセ

ルは負のCT値をもつ．水のCT値を0にするようにCT機器は最終調整されるが，CT値の絶対値は，空気と水以外はX線管球の能力や製造会社によって微妙に変わりうる．CT値は通常−1,000と+1,000のあいだの値に割り振られる．しかしながら，読影用に画像化する際にはこれらすべてのCT値を白黒灰色のグラデーションで表現するのではなく，ある一部のCT値の範囲のみ表示している．ウィンドー幅とは，その範囲の幅のことであり，ウィンドーレベルとはその範囲の中央値のことを意味する．

CT機器はここ十数年のあいだに，単列非螺旋軌道型から単列螺旋軌道型，多列螺旋軌道型へと急速に進化してきた．z軸方向により多くの検出器を配置することで，より多くのスライスが同時に撮像できることになる．これにより，薄いスライスでも広い範囲の組織を等方向性ボクセルに近い分解能で撮像することが可能となった．これらの画像データを基に，多方向性再構成や種々の3D再構成画像をきわめて高い分解能でかつ，アーチファクト少なく得ることができるようになったのである．

撮像法

◆ パラメータ・プロトコル

脊椎のMRIプロトコルはおもに横断像および矢状断像のT1，T2強調像からなる．冠状断像は，側彎症など左右のバランスをみる場合に用いられる．T1強調像は通常空間分解能が高く，骨髄，靱帯，軟部の評価にきわめて有用である．T2強調像は脊柱管内の脊髄，脳脊髄液の描出に優れている．ファストスピンエコー（fast spin-echo: FSE）法は通常矢状断T2強調像を撮るのに用いられる．しかしながら，FSE法は脳脊髄液の拍動による画質劣化をきたしやすいので頸椎，胸椎の横断像には用いにくい．代わりにグラディエントエコー（gradient-recalled-echo: GRE）法はTRを短くすれば短時間で撮像可能なので，頸胸椎での横断像に適している．とくにフリップ角を低く設定した3D GRE法は頸椎領域でよく用いられる．もし，動きによるアーチファクトが目立つ場合，もしくは胸椎領域では2D GRE法が適している．GRE法の変法としてspoiled GRE法，ステディステートGRE法がある．とくにステディステートGRE法はT2の長い*脳脊髄液のような組織に対して用いられると，良好なミエログラフィー様像が得られ

──────────
*訳注：原著では「TRの長い脳脊髄液」となっているが明らかに「T2の長い脳脊髄液」の間違いと思われる．

る．

フェーズドアレイコイルは胸腰椎領域で用いられ，高い空間分解能画像を提供する．前および後頸部コイルと大きな画素数（512もしくは256）による撮像が頸椎では施行される．これらの撮像時には呼吸や腸蠕動によるアーチファクトを抑制するため前方にサチュレーションバンドをかける必要がある．胸椎の撮像時には，椎体レベルの確認のためなんらかの外部マーカーを置いて撮像したほうがよい（図1-1）．

感染，腫瘍，動静脈奇形，髄軟膜の病変が疑われる場合にはガドリニウム（Gd）キレート造影剤を用いる．椎体の術後評価にもGd造影剤は用いられるが，合併症なく終了した頸椎手術後には，一般的には不要である．骨髄，硬膜外腔など脂肪を含む組織の評価のためには，最低1つのシークエンスで脂肪抑制画像を撮像する．椎体領域では，周波数選択的脂肪抑制およびスペクトル選択的脂肪抑制のいずれもアーチファクトを受けやすいので，代わってshort-tau inversion recovery（STIR）法が用いられる．Gd造影剤投与量は患者の体重を基に決定される．

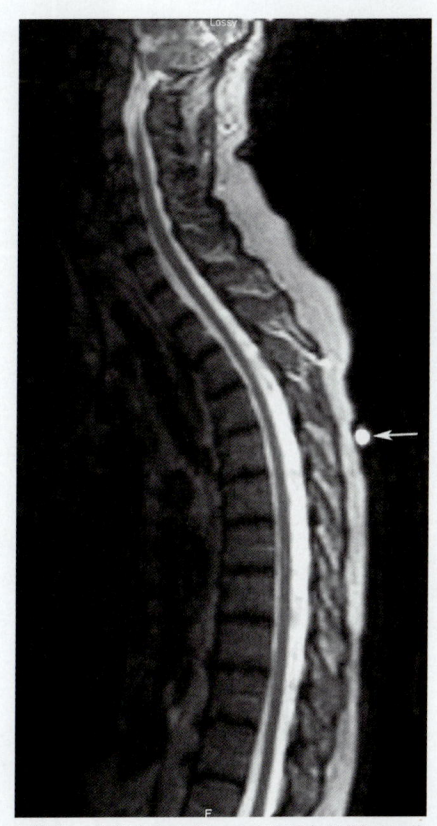

・図1-1　頸胸椎の位置合わせ用のT2強調矢状断MR像．本撮像で水平断像や，より小さな視野での矢状断像を撮像する場合の位置確認のためのマーカー（ビタミンB_{12}カプセルが用いられている）が背部表面に置かれている（矢印）．

典型的腰椎MRIのプロトコルはスピンエコー（SE）T1強調矢状断像，FSE T2強調矢状断像，さらにFSE T1およびT2強調水平断像が，胸腰椎移行部から最低でもS1レベルまで脊髄円錐を含んで撮像される．腰椎においては，髄液拍動によるアーチファクトはほとんどないので，頸胸椎とは異なり水平断像にはFSE T2強調像が選択される．外傷の評価には，骨髄浮腫や出血に非常に鋭敏なinversion recovery法が追加される場合もある．水平断像のうち少なくとも1シーケンスは，関節面や靱帯を適切に評価するために連続断面で撮像すべきである．椎間板に沿った斜水平断像はオプションとして追加される．

前述のように頸胸椎ではFSEシーケンスによる矢状断像，水平断像が一般的には用いられるが，空間およびコントラスト分解が高く，髄液拍動アーチファクトの少ない多断面GRE水平断像もその代わりに，もしくは追加として撮像される．矢状断像は十分神経孔や脊髄神経近位部が含まれるよう広くカバーしなければならない．

フレアー（fast fluid-attenuated inversion recovery：

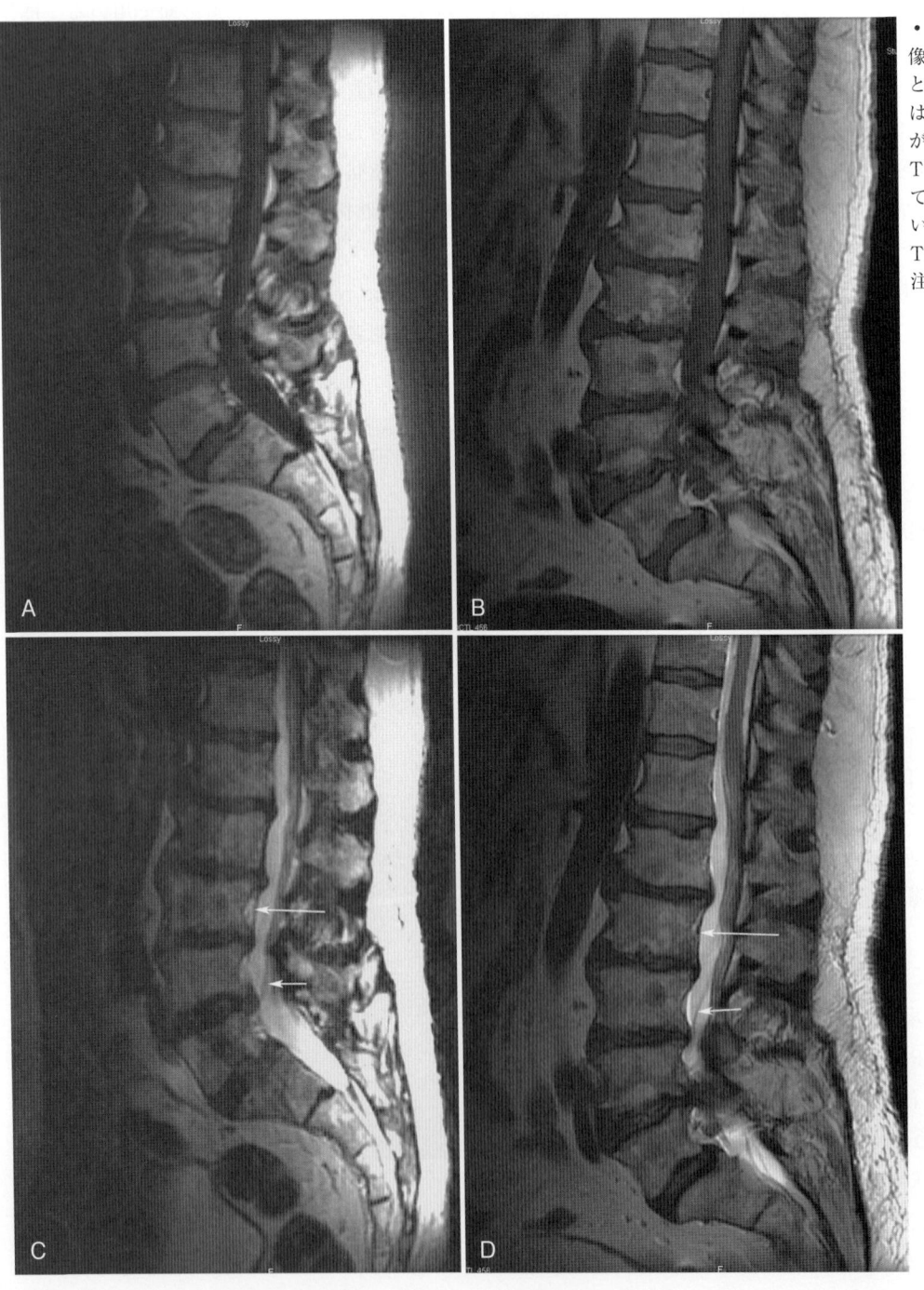

•図1-2 1.5T機および3T機で撮像されたT1強調矢状断像（A，B）とT2強調矢状断像（C，D）．これらは2年間隔をおいて撮像されているが，T1，T2強調いずれの画像でも3T機で信号雑音比（SNR）がすぐれていることがわかる．骨髄，神経根（短い矢印），縦靱帯（長い矢印）など3Tでより明瞭に描出されている点に注目．

FLAIR) 法は髄液からの高信号を抑えた T2 強調像である．本法は，とくに脊髄表面近くの微妙な浮腫，脱髄などを描出できる有用性をもち，FSE T2 強調像のように髄液拍動によるアーチファクトによる制限がない．また FSE 技術を応用すると短時間での撮像も可能である．このように理論的には有用であるはずであるが，文献上の報告では本法の感度はまちまちで，これは技術的な統一がなされていないこと，および過度に T2 強調になっているため病変間のコントラストが悪いこと，などが要因と考えられている．矢状断 FLAIR 像を追加すると，多発性硬化症など脱髄疾患の評価にはしばしば有用な場合がある．

3 T の MRI 機は，理論的には 1.5 T 機の倍の信号雑音比 (SNR) をもち，より画質が優れる (図 1-2B, D)．現在 3 T 機では 8 チャンネルのフェーズドアレイコイルが用いられ，高画質な脊椎画像が得られるようになっている．エコートレインを長く，バンド幅を広く設定できるので，1.5 T 機よりも高分解能画像をより短い時間で撮像できるようになった．通常の FSE T2 強調像を撮像しても 1.5 T よりも 3 T 機のほうが高画質になる．一般的には 3 T 機でよいコントラストを得るためには，FSE もしくはターボ SE (TSE) 法が必須である．自由減衰に伴うアーチファクトを減らすためには加算回数を増やすか flow compensation 技術を応用する必要がある．ただし，3 T 機のように高磁場での撮像における問題点として，組織の T1 時間の延長という避けれらない問題があり，T1 強調像の撮像時間が延長する傾向がある．

MR ミエログラフィーは rapid acquisition with relaxation enhancement (RARE) 法などの FSE 技術，もしくは 3D fast imaging with steady-state precession (FISP) 法などでも得ることができるが，EPI 法を用いて撮像するのが最良である．われわれは，Demaerel らが発案した single-shot turbo spin-echo 技術を改変し，空間分解能を上げることに成功した (図 1-3)[1]．パラメータは以下のとおりである．TE 199.5 ms，TR 8,000 ms，256 × 256 matrix，1 回加算，200 × 200 mm の視野 (FOV)，および 20 mm スライス厚，コントラスト*を改善するため脂肪抑制前パルス併用で撮像時間 8 秒．

脊椎の CT は連続薄層水平断像を用いて撮像される．マルチスライス CT (MDCT) の登場により，広範囲を薄いスライスで素早く撮像することが可能になった．この結果，CT 撮像によるデータ量は，とくに等方向性分解能で撮像されると，しばしば膨大となることがある．MDCT における最も重要なパラメータはスライスコリメーション，1 回転当たりのテーブル速度，そしてピッチ (pitch) である．

典型的には，スライス厚 (コリメーション) は 0.625 mm で，再構成厚を頸椎では 1.25 mm，胸腰椎では 2.5 mm としている．このデータを基に，通常読影には，矢状断，冠状断像を再構成して用いている．さらに 3D 再構成，斜状断再構成像も適宜必要な場合ワークステーションで作成し補助的に用いる．

椎体の CT には，経静脈性造影剤は通常必要ではないが，感染，腫瘍が疑われる際には用いられる．髄腔内造影剤投与は CT ミエログラフィーの際には施行され，髄腔内の CSF とほかの構造とのコントラストを大きくすることにより，脊髄や神経の圧迫の評価に有用である (図 1-4)．脊髄腔造影のために，保存剤など用いずに特別に調合され

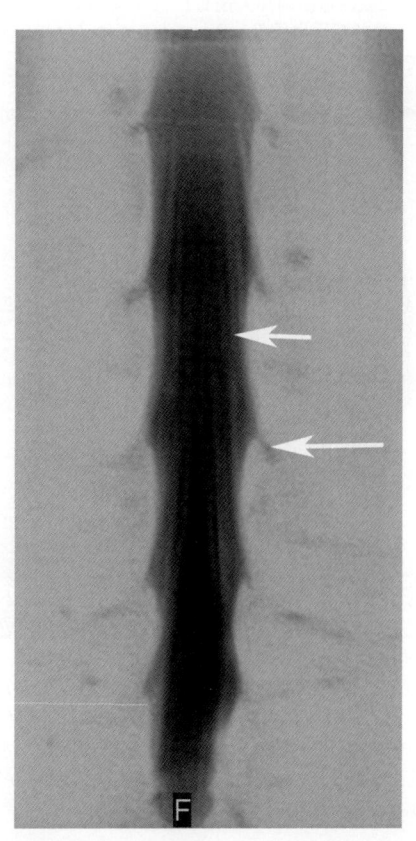

・図 1-3　3D FISP (fast imaging with steady-state precession) 法による MR 脊髄撮影の前方投影像．本高速撮像法により CSF を天然の造影効果に用いてミエログラフィー様の画像を得ることに成功している．下降する神経根（短い矢印）とともに CSF が充満した神経根周囲脊髄腔（長い矢印）が容易に確認できる．

* 訳注：原著では「resolution を改善するため」となっている．これまで本書では resolution は空間分解能の意味で用いられていたが，ここでは文脈から明らかにコントラスト分解能の意味と考えられる．

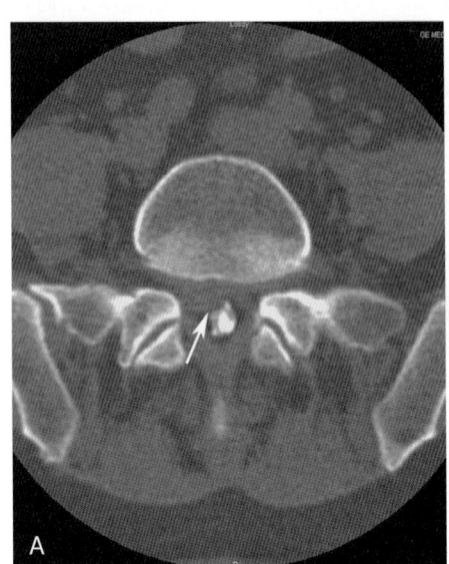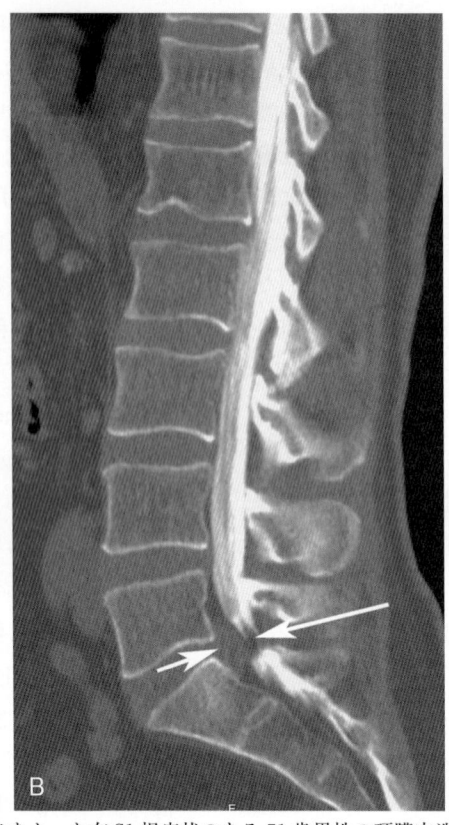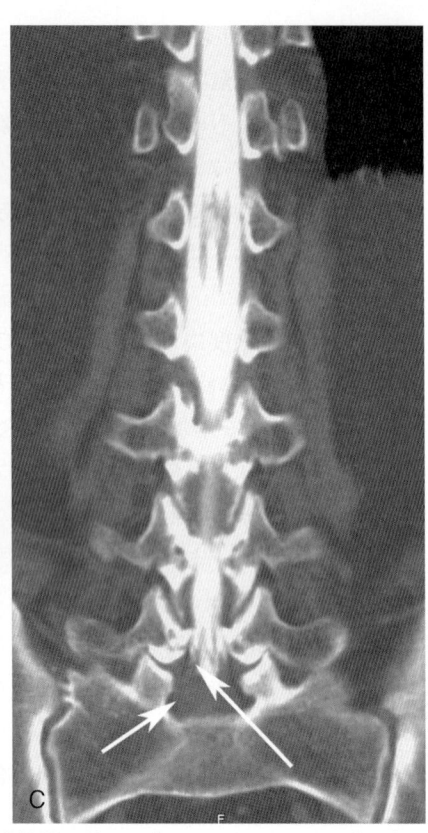

• 図1-4　ペースメーカーのためMR撮像ができなかった右S1根症状のある51歳男性の硬膜内造影剤注入後CT（CTミエログラフィー）．水平断像（A）で右前硬膜および神経根が軟部病変により圧排されている（矢印）のがわかる．矢状断再構成像（B）で大きなキノコ状の突出がL5-S1の椎間板と連続していることが示される．下降する右S1神経根が冠状断像（C）で確認できる．

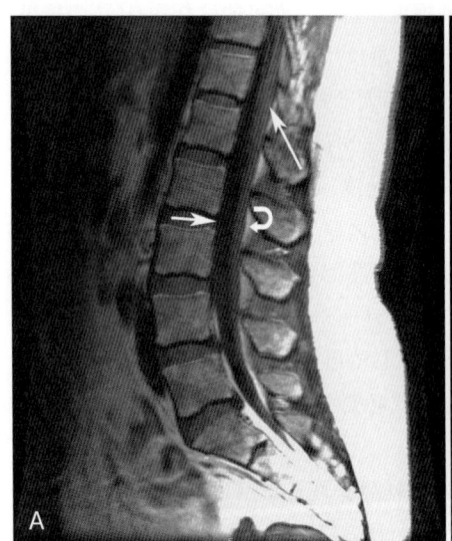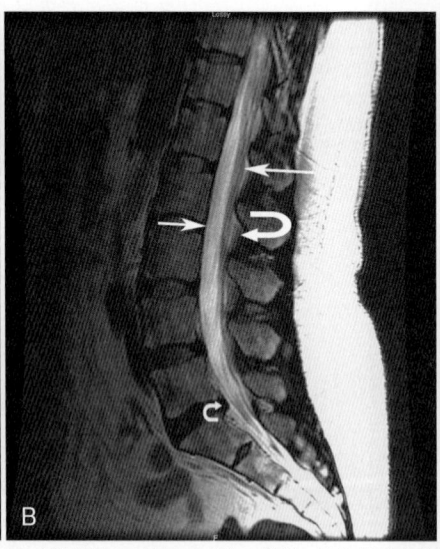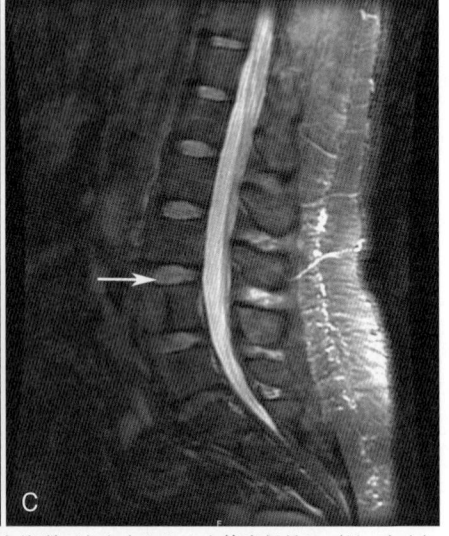

• 図1-5　A：T1強調正中矢状断MR像にて，CSFは低信号に（短い矢印），脊髄・神経根は水分と脂質両者を含むため中等度信号に（長い矢印），硬膜外脂肪（曲った矢印）は高信号に描出されている．正常な成人の骨髄は脂肪髄のためやや高信号に描出される．B：T2強調正中矢状断MR像では，CSFは水であるので高信号に（短い矢印），脊髄は低信号に（長い矢印）に描出される．硬膜外脂肪（大きな曲った矢印）は低信号，骨髄も脂肪髄のためやや低信号にみられる．L5/S1以外の椎間板は髄核に水分が豊富なためやや高信号に描出されている．L5/S1では脱水変性のため低信号化し軽度突出もしている（小さな曲った矢印）．C：脂肪抑制 inversion recovery 正中矢状断MR像にて，より重度のT2強調が得られており，水分の多い構造はより高信号に，脂肪を含む組織はより低信号に描出されている．Bよりも高信号の椎間板に注目（矢印）．

た非イオン性ヨード造影剤が通常の腰椎穿刺の要領で，もしくはC1-2レベルで頸椎穿刺の要領で投与される．髄腔に投与された濃い造影剤はCSFと混ぜられて希釈される

前に層流となって重力に従って流れる傾向があるため，(1) 目的とする病巣部位と穿刺部位，また患者の脊椎の彎曲具合などの相対的位置関係，(2) 造影剤総量と髄腔の容積の

関係，を十分考慮することが重要となる．これらを適切に判断することで，適切な濃度の造影剤を目的病変部に到達させ，病変を明瞭に描出させることが可能になる．患者を腹臥位もしくは症状がでるような体位で撮像すると神経圧迫の原因を明らかにしやすい場合がある．

ワークステーションで観察するウィンドーレベルやウィンドー幅を変えることで，画像の後処理をするとより脊椎のCTがわかりやすくなる．一般的に骨組織は level/width = 300/3,000 程度で，軟部組織は 50/350 程度で観察するが，ワークステーション上で，マニュアル操作で微妙にウィンドーレベルやウィンドー幅を補正しながら観察すると，小さな椎間板の突出などの微細病変もわかりやすく描出される場合がある．curved plane reconstructions（曲面に沿った再構成）法を用いると，後側弯やその他の変形の著しい患者において　椎体，脊柱管，脊髄などを一断面で表示することができるため読影が容易となる．

正常像

CSFと脂肪は，脊椎のMRIにおいては天然の造影剤として働く．これらのおかげで，脊髄，硬膜，神経孔の中の神経根や静脈はきれいに縁取られて描出される．CSFはT1強調像では低信号，T2強調像では高信号として描出される．脊髄は，その構成要素である髄鞘線維路（脂質を含む）により，T1強調像において中間程度の信号を呈する．一方，T2強調像では密な線維成分により水分含有量が少ないため，きわめて低信号となる（図1-5）．脂肪はT1強調像で高信号，T2強調像で低信号を呈する．造影剤投与後の画像では，造影剤による増強効果による高信号と脂肪の高信号が区別しづらいため，通常脂肪抑制技術が適用される．これにより脂肪からの信号は抑制されるので，増強効果による高信号のみがきわめて良好に描出される．この脂肪抑制法は硬膜外腔や脊髄内の増強効果を判定するのにとくに有用である．

正常な成人骨髄はT1強調像においては，その脂肪組織の存在により中等度からやや高信号を呈する．T2強調像においては，しばしば用いられるFSE技術のため中等度からやや低信号を呈する．椎間関節は矢状断像，水平断像いずれでも容易に観察可能であるが，矢状断像は上下の椎間関節の全体像を把握するのに優れ，水平断像は関節面の硝子軟骨の状態を評価するのに優れている．神経孔内の構造を評価するには傍矢状断が用いられる．

椎体の軟骨終板の評価には矢状断もしくは冠状断の3Dスポイルドグラディエントエコーシークエンスが有用である[2]．この方法により，軟骨の菲薄化・不整・びらん・欠損などの終板の微細な異常所見からSchmorl結節まで検出することが可能である．これらは，椎間板の変性の初期

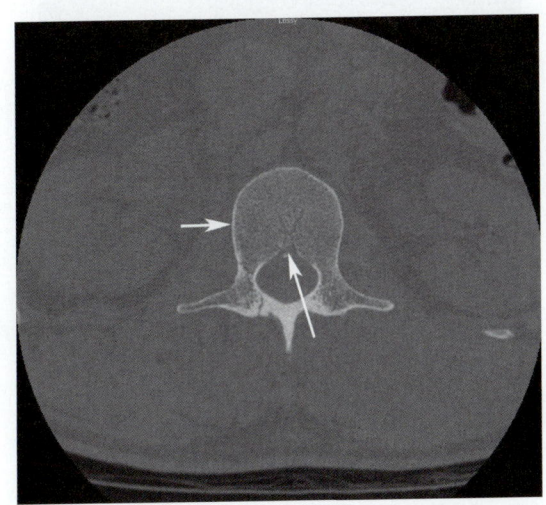

• 図1-6 腰椎の正常水平断CT像．非常に密な石灰化した皮質（短い矢印）とその内部の不均一な骨梁髄骨が明瞭に示されている．骨髄を硬膜外静脈叢へ還流する椎体静脈叢の位置する溝（長い矢印）も同定される．

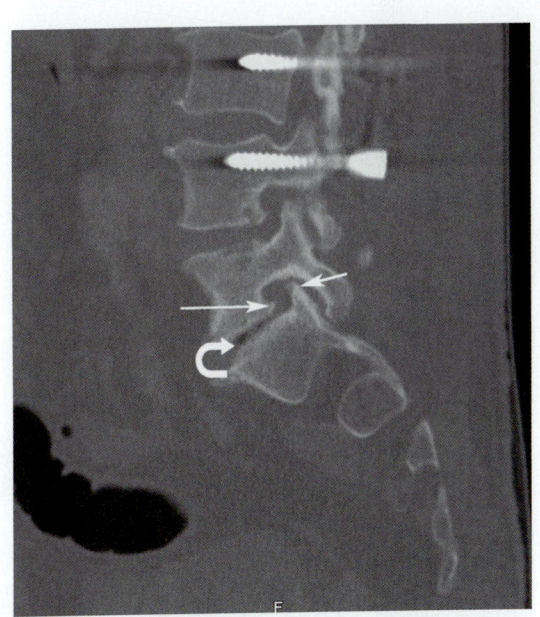

• 図1-7 L3-4固定術後患者の傍矢状断CT再構成像．L5-S1椎間の軽度の開大と上S1椎間関節面の骨硬化・骨棘形成がみられる（短い矢印）．神経孔にはL5の下終板から生じた骨棘もみられ（長い矢印），同部位には髄核からのSharpey線維が付着する．このような反応性骨変化はCTでは容易に観察され，とくに椎間板変性症では，椎間関節面に動的ストレスがかかりやすいので高頻度にみられやすい．椎間距離の狭小化，真空現象，および前方での骨棘形成も観察される（曲った矢印）．

のサインとして，あるいは背部痛の原因として重要である．正常な軟骨終板は正常椎間板に比較して，T1強調スピンエコー像でやや低信号から等信号，T2強調FSE像では低信号を呈する．脂肪抑制spoiled-GRE法では高信号となる．

CTは骨組織およびその隣接した軟部組織の描出に優れる（図1-6）．骨皮質は非常に高密度であり，容易に観察できる．その内側，骨髄の骨梁もCTでは明瞭である．CTでは骨硬化，軟骨下嚢胞形成，骨棘形成など反応性，修復性変化を明瞭に描出することができる．傍矢状断像は，神経孔，椎間関節の並び，骨リモデリングの効果などを統合的に評価するに適している（図1-7）．椎弓根，椎弓，棘突起，横突起などの椎体の後方骨構造もCTでは容易に同定される．

一方，脊髄の評価は，CTでは困難であり，その組織コントラストの限界ともいえる．脊髄造影のように髄腔内に造影剤を注入すれば脊髄の大きさや形態，さらには硬膜内神経根の評価が可能となる．

アーチファクト

MRIには，その磁場に由来する，あるいは長い撮像時間に由来する多くのアーチファクトが存在する．なかでも動きによるアーチファクトは最もよくみられるもので，これはフェーズ方向の位置情報がすべての組織の動きを予想して補正できないためである．この動きによるアーチファクトは，磁場の方向とともに動きの方向と早さによって影響される．ランダムな動きは，構造物の辺縁が不明瞭化しボケたようなアーチファクトになるが，一定の定期的な動きは，いわゆるゴーストアーチファクトとして現れる（図1-8）[3]．呼吸性の動きはフェーズ方向のゴーストアーチファクトをきたし，とくにFOVが小さな場合や信号の減弱しやすい長いエコーを用いた撮像の場合に顕著である．血

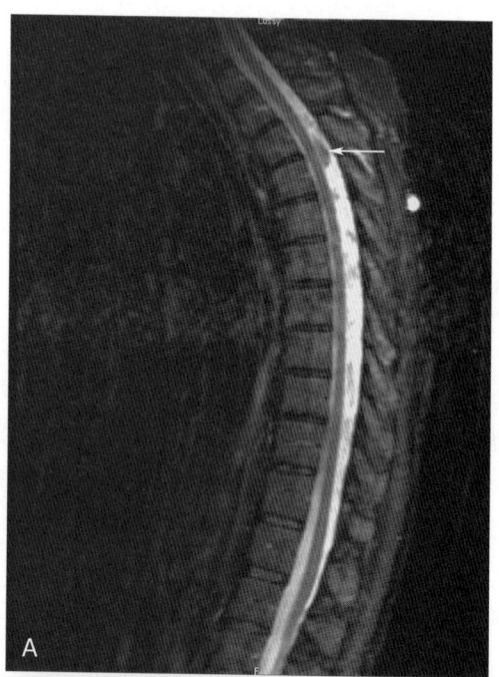

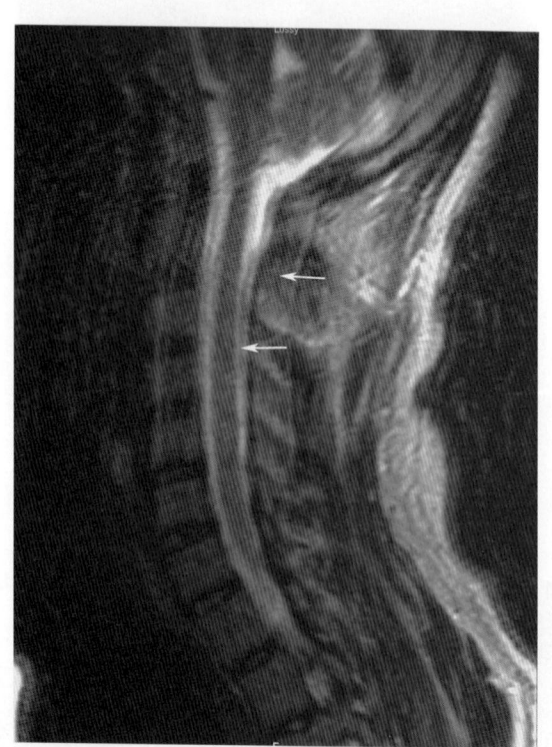

● 図1-8 T2強調矢状断MR像．患者の動きのため画像がぼけ，ゴーストアーチファクトが画質を劣化させている．

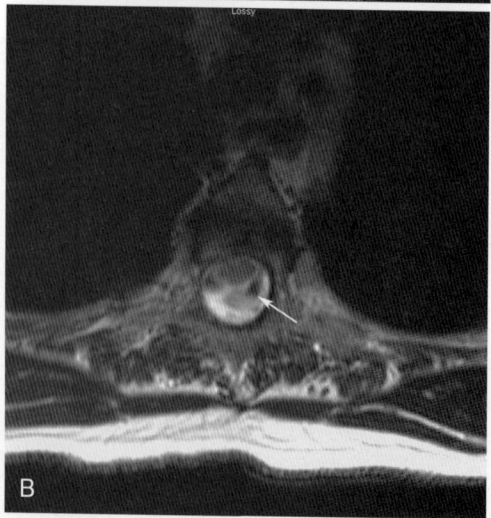

● 図1-9 脊柱管が大きく，そのためCSFの流れが速い患者のT2強調矢状像（A）と水平断像（B）．線状の無信号アーチファクトがみられる（矢印）が，これを血管奇形で観察される蛇行する血管による無視号と間違ってはならない．

管内や動脈瘤内の拍動性の流れは，いわゆる拍動性アーチファクト（フェーズシフト）をきたし，多数の線状のゴーストアーチファクトが位相方向に出現する．CSFの拍動もゴーストアーチファクトの原因となりえ，とくにT2強調像において脊髄の中や周囲に線状の平行する無信号域として現れる（図1-9）．嚥下によるゴーストアーチファクトは椎体に重なって明るい曲線状の信号として観察される（図1-10）．

これら動きによるアーチファクトは撮像時の工夫により軽減可能である．1つの単純な方法は，加算回数を増やしランダムアーチファクトを平均化することであるが，この方法だと撮像時間もかなり延長する．呼吸や心電図同期法も有用であるが，これも撮像時間は延長する．CSFアーチファクトが顕著な場合にはCSF同期も使用可能ではある[4]．ばらけた横磁化をエコー時間に合わせて再同期させるグラディエントモーメントナリング法も流れによるアーチファクト軽減に有用な方法である[3]．

静磁場の不均一も画像のゆがみ，信号消失，異常高信号などとして現れる．この種のアーチファクトは，撮像される組織がリードアウト方向（通常周波数方向）に加えられる傾斜磁場に異なる反応を示す場合に現れやすい．この反応の違いは，組織の磁化率の違い，または磁場内に強い磁性体を置いたような場合に生じる．鉄，コバルト，ニッケルなどを含有するインプラント，異物などがあると磁場のゆがみを生じ，画像のゆがみとして現れる．ステンレス鋼もこの種のアーチファクトをきたすが，最近，外科手術用のインプラントやクリップなどがチタン製へ切り替わりつつあるのでMR撮像に支障はきたさなくなりつつある．チタン自体はきわめて限定的，局所的な無信号をきたすが，そのすぐ近傍の信号にはほとんど影響しないためである（図1-11）．もちろん，すべての患者について，MR検

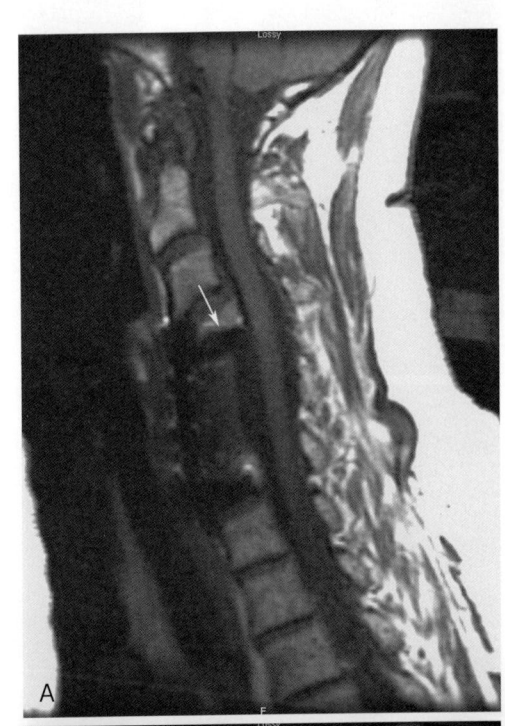

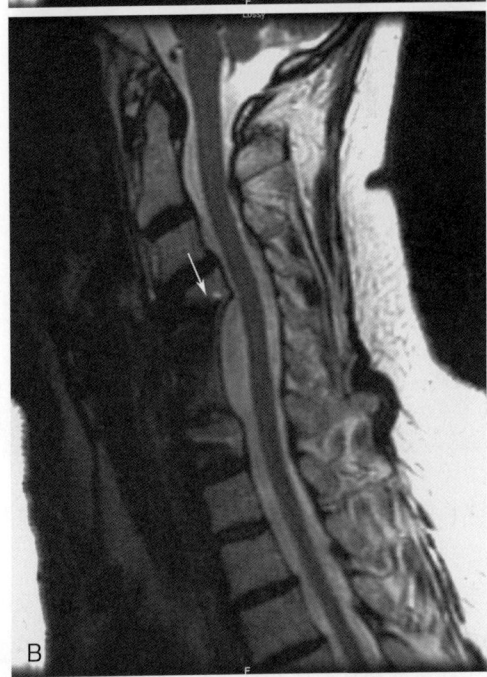

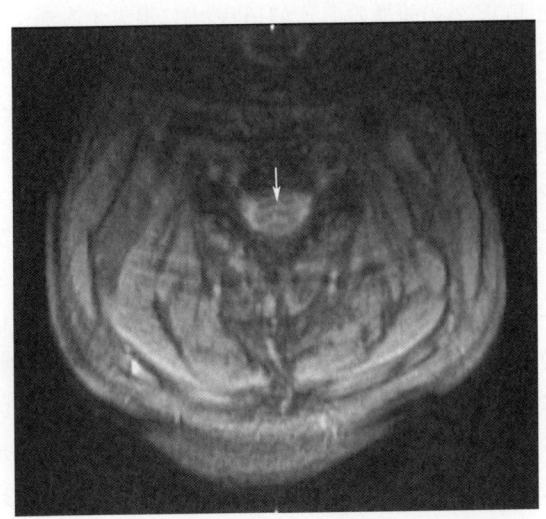

• 図1-10　ゴーストアーチファクトを伴ったinversion recovery MR像．縞状の高信号が脊髄に重なって観察される（矢印）．このアーチファクトは境界明瞭であり，脊髄浮腫や脱髄疾患と間違ってはならない．

• 図1-11　チタン製プレートとスクリューにて前方固定術施行された患者のT1強調（A）およびT2強調（B）矢状断MR像．これら金属器具のすぐ隣接した部では局所的信号低下がみられる（矢印）が，やや離れた後方部では明らかな画質劣化は認めず，硬膜，脊髄の評価は比較的良好である．

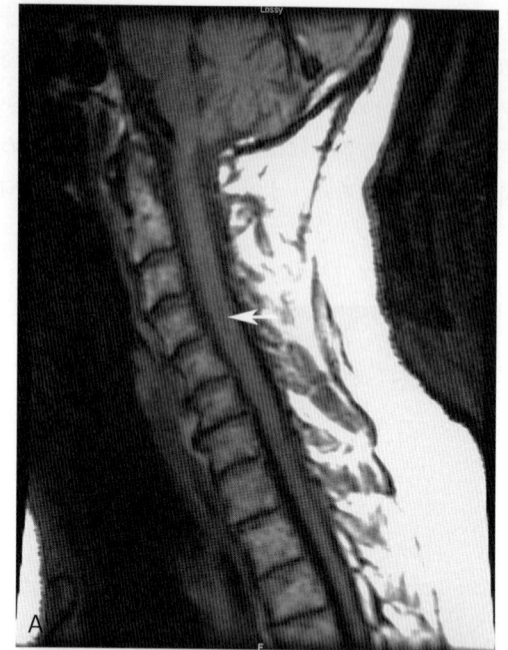

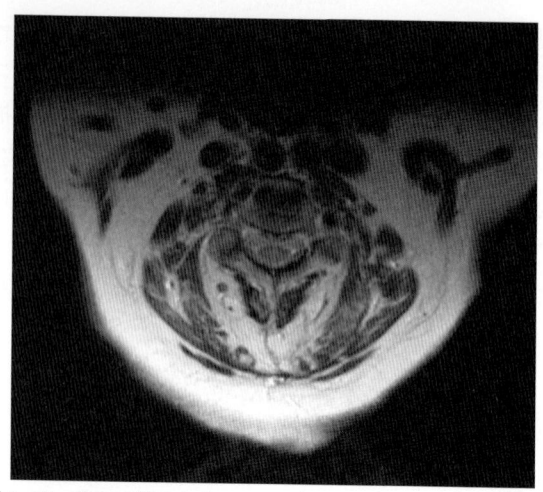

・図1-13 後方に置かれたフェーズドアレイコイルで撮像されたT2強調水平断MR像．前方ではコイルとの距離が遠いため，明らかな信号低下（影様のアーチファクト）が認められる．

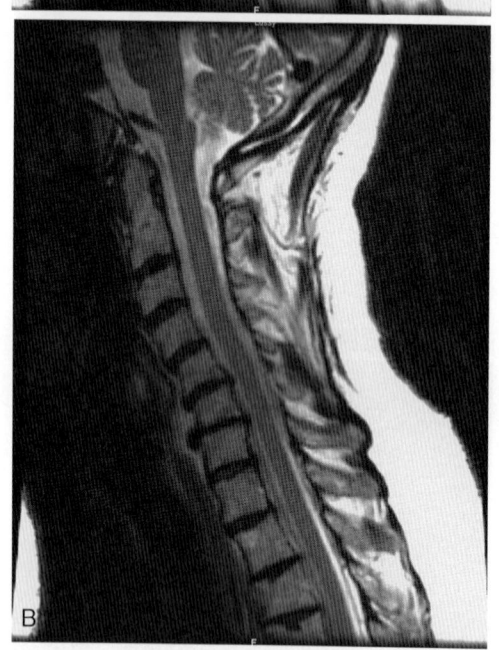

・図1-12 A：T1強調矢状断像．不十分な位相エンコードによる線状の低信号アーチファクトが脊髄に重なってみられる．これを脊髄空洞症と間違ってはならない．B：T2強調像では髄内に液体貯留を示唆する有意な異常高信号は認めない．

査台に上る前に，体内の金属情報をチェックしなければならない．

脊椎を構成する各組織間の境界面で，さまざまな磁化率の変化が観察される．血管が介在する椎体の骨梁は，GRE法では点状の低信号領域としてみられる[3]．一方，椎体の骨皮質と硬膜外脂肪，傍椎体軟部組織との境界では信号低下が起こりうる．これらのアーチファクトはGRE法で最も目立ち，TR/TEを短く設定することやフリップ角を小さくすることで軽減できる．3D GRE法は脊椎においても高分解能画像を得るのに有用である．周波数選択的脂肪飽和法を用いると脂肪と空気の境界面で高信号が現れることがある．これは空気と皮下脂肪の移行部で脂肪のプロトンの共鳴周波数がシフトするため脂肪抑制パルスのバンド幅の外にずれるためであり，この現象は脂肪空気境界面が垂直な場合にとくに顕著となる[3]．

MRIでみられるアーチファクトのうちいくつかは，用いるプロトコールによっては避けることができるものもある．たとえば，異なる角度のスライスを同時に撮像するとその重なる領域は複数回の励起を受けることになるので，信号低下をきたすことになるし，小さすぎるFOVを用いるとFOV外の組織の信号がFOV内に混入するラップアラウンドアーチファクトが生じる．不十分な位相エンコーディングステップを用いると位相方向に白黒縞模様のギブス現象が起こり，トランケーションアーチファクトとして知られている．これはたとえば脊髄の上に重なってしまうと，病変のようにみえる場合もある（すなわち脊髄空洞症）（図1-12）．このアーチファクトに対しては位相エンコーディングの数を増すか，FOVを小さくする，もしくは位相と周波数の方向を入れ替える，などの方法で対処することが可能である[3]．脊椎の撮像で表面コイルを用いるとシェーディングアーチファクトを伴いやすく，コイルから最も遠い深部の信号が減弱することになる（図1-13）．

CTとMRIいずれにも部分容積効果は起こりうる．これは撮像される1つのボクセル内に2つの異なるCT値もしくはMR特性をもった組織が混在した場合，画像上は

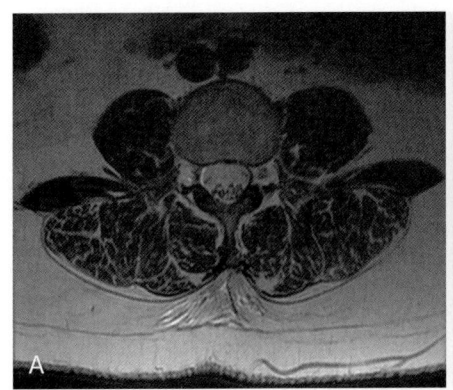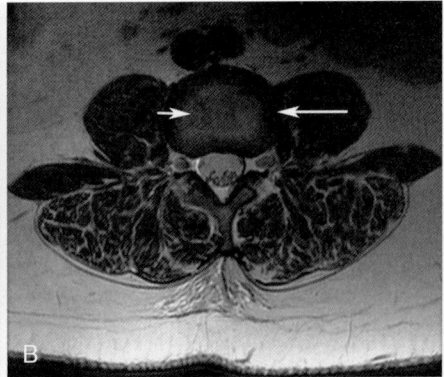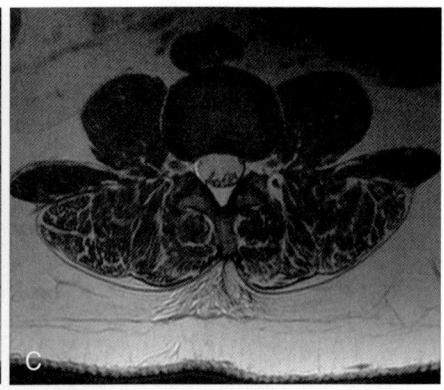

• 図1-14 4mm厚のT2強調水平断像連続スライスで椎体レベル（A），椎間板との移行部レベル（B），椎間板レベル（C）の各断面．Bの中央部（短い矢印）では骨髄との部分容積効果のため高信号が，辺縁部（長い矢印）では脱水変性した椎間板の低信号がみられる．これは本スライス厚では1ボクセル内に椎体と椎間板の両者が含まれるため，その平均が当ボクセルの信号として描出されるからである．

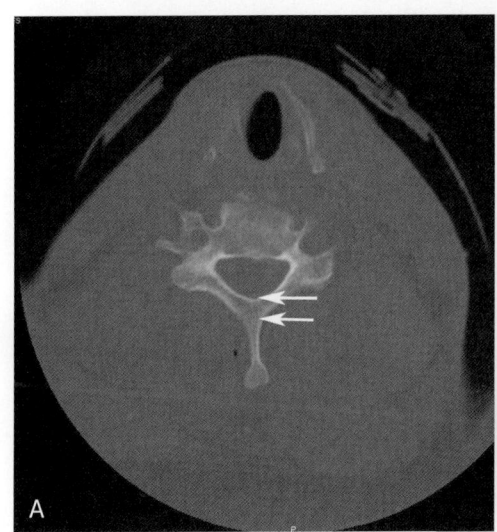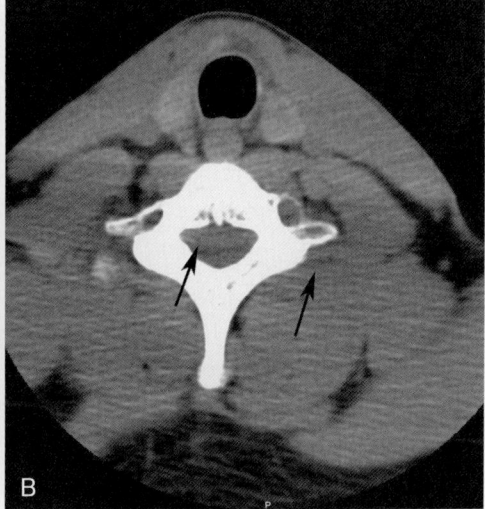

• 図1-15 骨条件（A）ならびに軟部組織条件（B）で再構成されたCT水平断像でみられるビームハードニングアーチファクト．線状の低吸収帯は，厚い骨組織を透過してきた低エネルギーの光子がX線の方向でより多く吸収されるため生じたアーチファクトである．

その両者の平均として描出される現象である．このアーチファクトはスライス厚を増加させるとより顕著となり，脊椎の画像では典型的には，椎体と椎間板のあいだで観察される（図1-14）．信号の強いものは実際よりも大きく，信号の弱いものは小さく描出される，といった大きさのゆがみもMRIでは起こる．

CTにもCT独自のアーチファクトが存在する．たとえば低エネルギー光子が高エネルギー光子よりもより急速に吸収されることによって生じるビームハードニングアーチファクトによってカッピングアーチファクトや高吸収／低吸収バンド様のアーチファクトが起こる．非対称性の形態をしている脊柱管においてもこのアーチファクトが生じやすい．なぜなら椎体のように厚い部分を通過するX線や，椎体の後方成分に接線方向に入ってくるX線の中のより低エネルギー光子はこれらの部で吸収されてしまうからである（図1-15）．通常の範囲を大きく上回るCT値をもつ

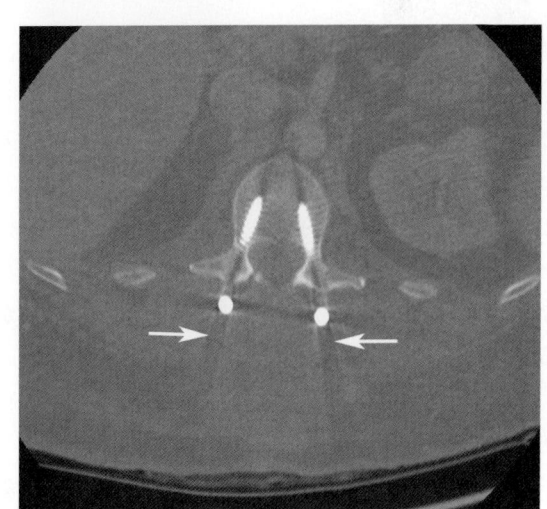

• 図1-16 両側の椎弓根にステンレス鋼のネジで固定術を受けた患者のCT水平断像．顕著なビームハードニングアーチファクトがネジ方向に観察される（矢印）．

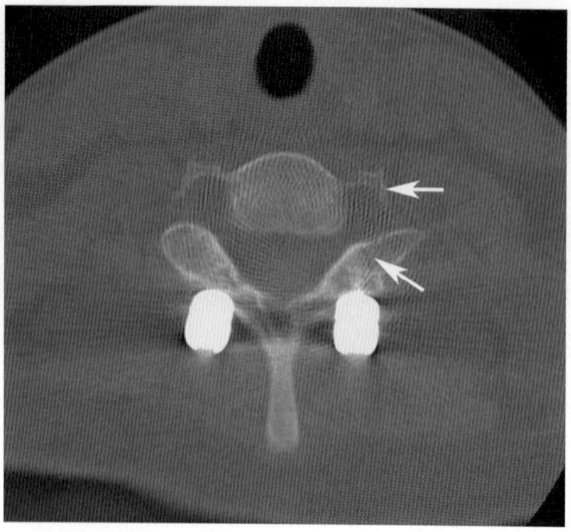

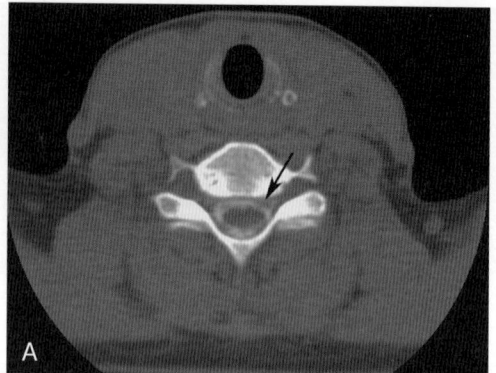

• 図1-17 後方成分に金属固定具をもつ患者の64列MDCT水平断像．このようにCTの検出器が多数ある場合にはビームハードニングアーチファクトは複雑なパターンを示し，"風車様アーチファクト"とよばれる．

外科用金属器械の存在もこのビームハードニングアーチファクトを起こしやすい（図1-16）．しかしMDCTの出現とチタン製金属器具に変更されつつあることから，この問題は最近ではさほど大きな問題ではなくなってきた．金属器械からのビームハードニングアーチファクトはガントリーを傾けさせることによっても軽減できる．もちろん，検査の前に体表に付いている金属類はすべてチェックして取り去ることも重要である．どうしても取り外せない金属がある場合にはCT撮像のX線の電圧を上げることも1つの手段である．

前述したように部分容積効果はCTにも生じるが，これはマルチスライス技術を用いて薄いスライスで撮像することで回避できる．また，患者の腕が撮像FOVの中に入っていれば光子不足となり線状縞状のアーチファクトをきたすし，患者の体動も空間的位置の誤認の原因となり同様なアーチファクトを生じる．これらに対しては，補助具やパッドなどを適宜用いて患者が検査中楽に体勢を保つことができるよう工夫することで対処することができる．

一方，マルチスライス技術の導入は，より複雑な風車様アーチファクトによる画像のゆがみももたらした（図1-17）[5]．これはCTガントリーが回転しながら撮像する際に，ある1つの再構成断面を複数の検出器が横切ることから生じる．MDCTではこのアーチファクトを抑えるためにZフィルター螺旋補間という技術が用いられる．検出器の撮像幅に対して非整数ピッチを用いることも，この風車様アーチファクトの軽減に役立つ[5]．

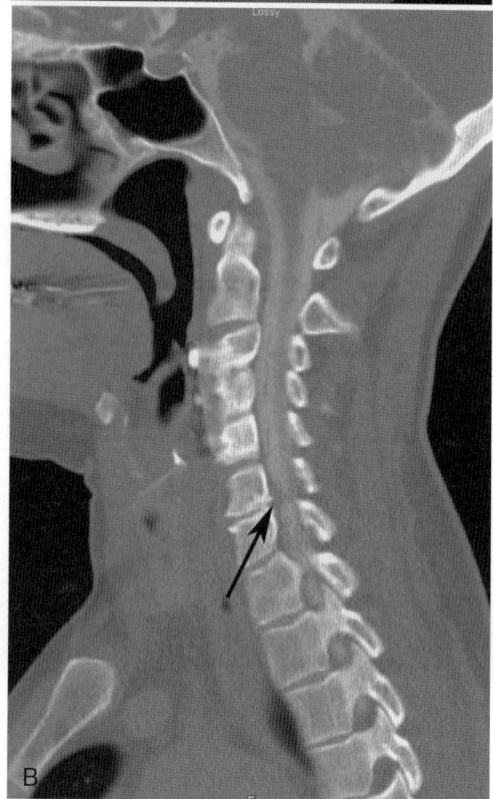

• 図1-18 A：C3-C5頸椎固定術後の患者の髄腔造影剤注入後CTの水平断像．本患者は進行性C7根症状にもかかわらずMRIでは明らかな所見がなかった．左神経孔部にごく軽度の硬膜陥入像があり，小さな椎間板突出による可能性がある．B：矢状断再構成像にて，小さな骨棘の存在とC6-C7椎間板突出が描出され，責任病変であることが示唆される．

個別の使用法

脊椎のMRIは局所の腰痛や神経根症状を評価する目的で施行されることが多い．任意の多断面が撮像可能なこと，脊髄や神経などの小さな構造を明瞭に表示することができること，電離放射線を出さないこと，などがその有用性の根拠である．椎間板，椎体間関節，黄色靱帯，後縦靱帯，神経孔の状態が容易に観察でき，しばしば患者の痛みの原因を明らかにできる．とくに椎間板の突出，骨棘の状

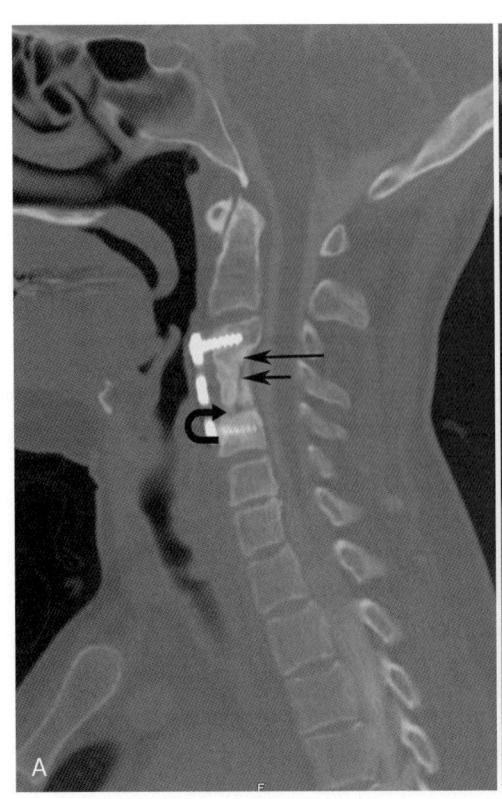
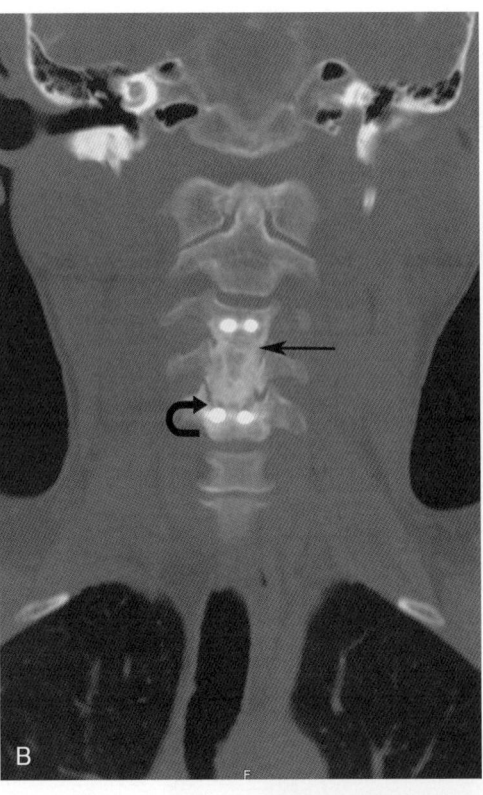

• 図 1-19 支柱骨移植を用いた C4 椎体切除および C3-C5 固定術後の患者の矢状断（A）および冠状断（B）．移植骨は C3 椎体とは癒合している（長い矢印）が，下部では解離しており（曲った矢印），結果後部の細片化が認められる（短い矢印）．

態，滑膜嚢胞の存在などには注意を払う必要がある．しかし，症状の責任病変とそうでない病変を見分けることはしばしば困難であるので，これらの画像所見は患者の臨床情報と相関させながら読影することが肝要である．神経根を直接圧迫する病変は症状をきたしている可能性が高いので，そのような病変がないか，脊髄，両側の神経孔，下行神経根を各レベルで連続的に注意深く観察する必要がある[6]．変性性脊椎症の疑いのある患者には，MRI よりも CT のほうが適している．それは骨棘や変性に伴う骨リモデリングは MRI では観察することが困難だからである．脊髄造影用の造影剤を注入した後で CT を撮像することで，神経根圧迫のより詳細な評価が可能になる場合もある（図 1-18）．CT はまた，術後の骨癒合の確認にもきわめて有用である（図 1-19，20）．

CT もしくは MRI のいずれを使うにせよ，硬膜嚢および脊髄の圧迫を見つけることが重要であるが，その際，圧迫はある一定の体位でしか起こらない可能性があることを念頭においておくことが必要である．たとえば，半脊髄の非対称像は間欠的圧迫の結果である可能性もある（図 1-21，22）．可能なかぎり患者を症状がでる体位で検査すると神経圧迫の原因を見つけやすい．と同時に，感染，腫瘍など腰痛や神経根症状のほかの原因の可能性も除外する

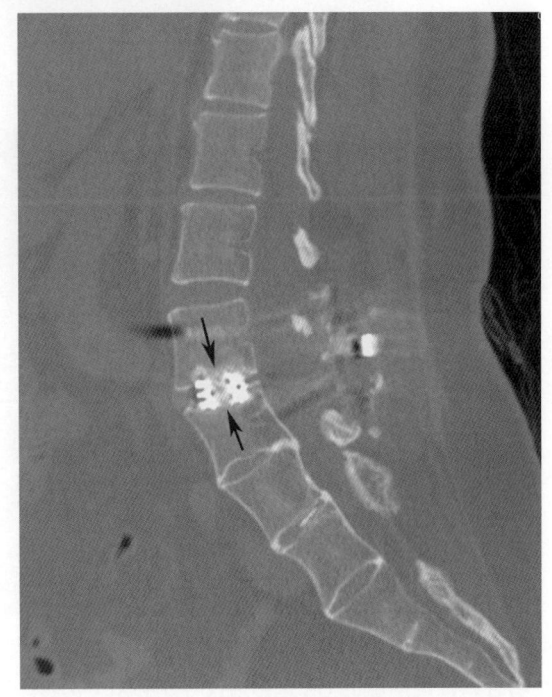

• 図 1-20 ケージを用いて L2-3 椎体間固定術を受けた患者の矢状断再構成像．L2，L3 終板と固定具内の骨組織は連続しており，移植骨の癒合・生着が示唆される．

ことが必要である．

MRI は脊髄や神経根の腫瘍，または椎骨の良悪性腫瘍の評価に用いられる．初期の診断から，適切な治療法の選択，また治療の効果判定にも有用である．脊柱腫瘍が疑わ

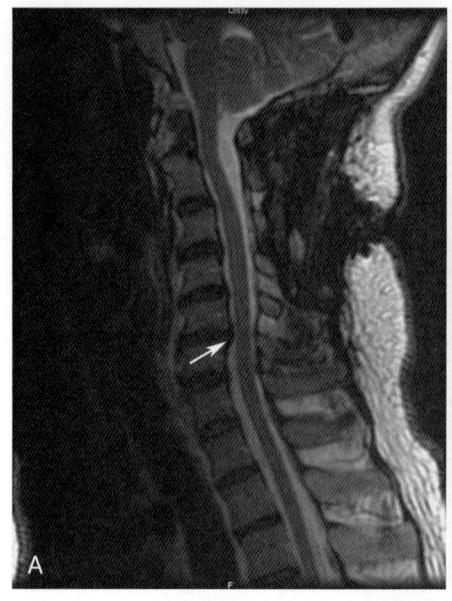
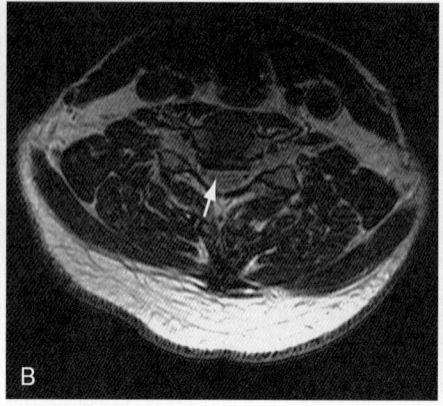
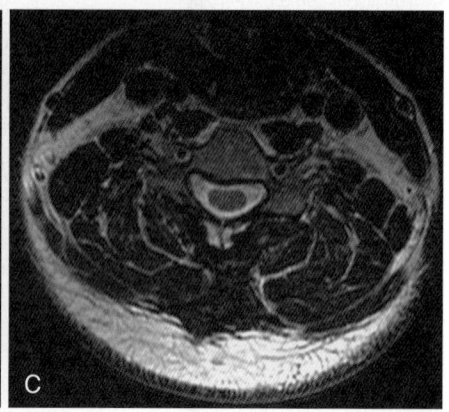

- 図1-21 A：間欠的脊髄圧迫症状をもつ患者の矢状断T2強調MR像．C5-6レベルでの軽度の圧迫が疑われる（矢印）．B：同レベルのT2強調水平断MR像では，広基性の椎間板突出とその圧迫による脊髄前面の扁平化が，とくに左側で認められる（矢印）．C：比較のためのC4-5レベルでのT2強調水平断像では脊髄ならびに周囲組織が正常に描出されている．Bでは，C5-6レベルでの間欠的脊髄圧迫が示唆される．

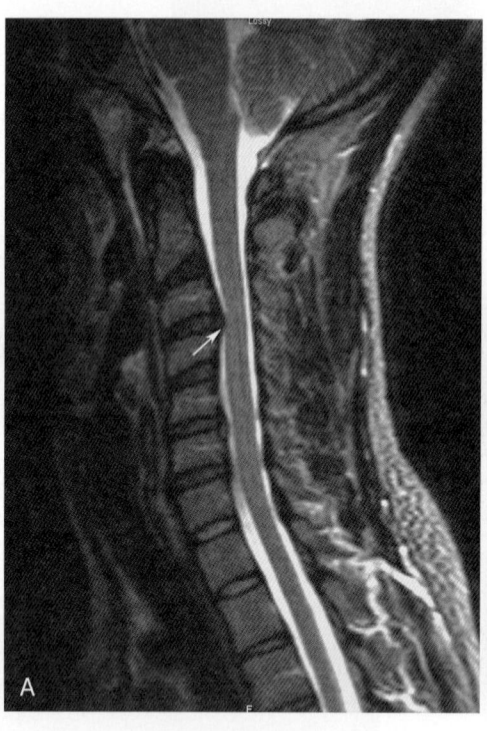

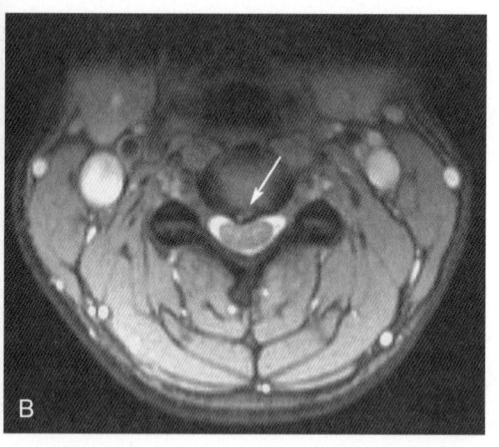

- 図1-22 撮像時に症状が強かった患者のT2強調矢状断（A）とinversion recovery水平断（B）MR像．局所的椎間板突出による明らかな硬膜圧迫と脊髄圧迫が認められる（短い矢印）．内側線維輪の部分断裂がありそこから髄核内容物が脱出している（長い矢印）．

れた場合には経静脈的Gd造影剤投与が必須である．MRIにより髄内，髄外硬膜内，硬膜外に腫瘍を分類することで鑑別診断に役立つ．たとえば髄内腫瘍であれば脊髄を拡大させるように発育し，典型的にはT2強調像で高信号を呈する．増強パターンも鑑別診断には有用で，たとえば血管芽腫の場合は髄内の囊胞構造内に結節状増強部が観察される．

椎体や椎弓根の腫瘍は脂肪髄を置き換えるように発育する．したがってT1強調像では低信号，T2強調像ではさまざまな信号を呈する．造影後には，典型的には骨髄部が異常増強されるが，その感度は脂肪抑制パルスで正常骨髄の脂肪からの信号をどの程度飽和できるかにかかっている．椎体の良性血管腫は頻度が高く，十分に増強され，CTでもMRIでも粗糙な骨梁が明瞭に示される．

MRスペクトロスコピーは，脊椎領域では関心領域が小さいこと，生理的動きがあること，静磁場の不均一性など

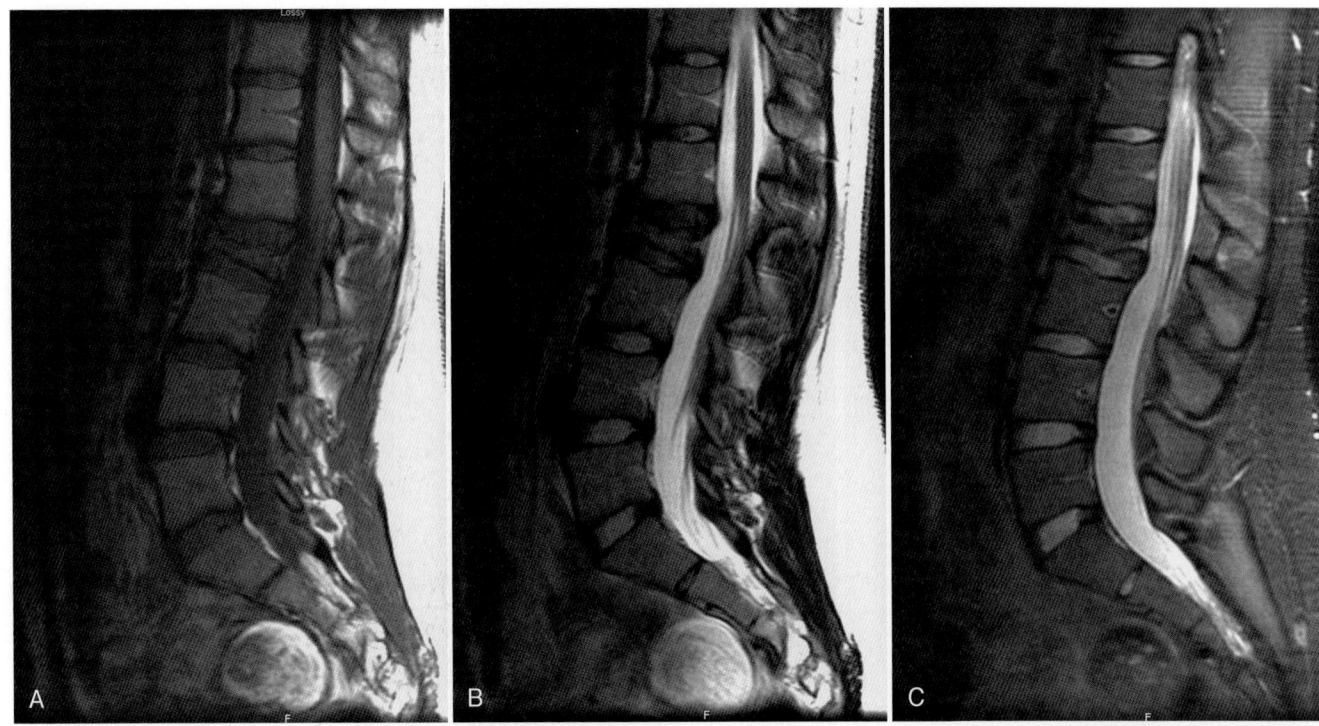

・図1-23　A：慢性腰背部痛を訴え，単純X線写真でL2の圧迫骨折がみられる患者のT1強調矢状断像．明らかな硬化像はないが，軽度の低信号があり，骨髄浮腫を表している可能性は否定できない．しかし，T2強調（B）およびinversion recovery法（C）矢状断像では骨髄浮腫を示唆する高信号は認めない．このことはこの圧迫骨折は陳旧性であり，今回の症状の責任病変ではないことを示唆する．本患者の症状は結局，理学療法で軽快した．

の理由によりこれまであまり用いられてこなかった．しかし高磁場機の出現によりこれらの問題のいくつかは解決されつつある．3T機において頸椎でのMRSの可能性が示されているが[7]，良悪性の鑑別における有用性に関してはまだ証明されていない．

　CTは脊椎の後方成分から生じた腫瘍の評価に用いられている．骨破壊の評価はMRIよりCTのほうが優れているからである．腫瘍浸潤による骨皮質の破壊も明瞭に描出できる．経静脈的造影剤投与は通常，必要ないが，多血性腫瘍が疑われる場合やMRIが禁忌の患者には有用な場合もある．

　椎骨のCTは，骨折の検出能に優れ，外傷の初期評価に恒常的に用いられている．MDCTが普及し使用しやすい環境が整ったため，外傷の画像診断においてパラダイムシフトが起こり，いまやCTは高リスク患者におけるスクリーニング検査として位置づけれられている．これはとくに頸椎において顕著で，ランダム化比較試験がなされたわけではないが，高リスク患者に対するスクリーニング検査としては単純X線写真よりも明らかに優れているとする証拠は多数認められる[8]．HolmesとAkkinepalliによるメタアナリシスでは，単純X線写真のプール感度は52%，CTの場合は98%であった．適切に選択された中等度から高度外傷の疑われる患者に対しては，対費用効果からもCTによるスクリーニングが勝ると考えられる[9]．

　外傷におけるMRIの適応は，椎間板破裂，靱帯もしくは脊髄損傷，椎体内血腫の評価にある．またMRIは骨髄浮腫にも鋭敏であるので，CTで見えないような骨折を診断することもできるし，どちらともいえないような場合に正確に骨折を評価することが可能である．そのよい例が良性の圧迫骨折の評価である（図1-23）．骨髄や靱帯の軽微な浮腫の検出にはinversion recovery法がとくに有用であり，脊髄の剪断外傷に伴う髄内血腫の評価にはT2* GRE法が感度が高い（図1-24）．T1強調像は靱帯構造，とくに前および後縦靱帯の全体像をとらえるのに適しており，また硬膜外血腫の検出にも有用である（図1-25）．血管損傷が疑われる場合には，MR血管撮影と脂肪抑制T1強調像を施行する．またCTで同定されている外傷では説明できない意識障害や神経学的欠損がある場合，その治療を始める前にしばしばMRIで追加検査を行うこともある．

　MRIはまた脊椎の感染症が疑われる場合にも有用である．骨髄炎・椎間板炎の診断はしばしば困難であるが，MRIでは椎間板およびその上下の終板のT2強調像での異

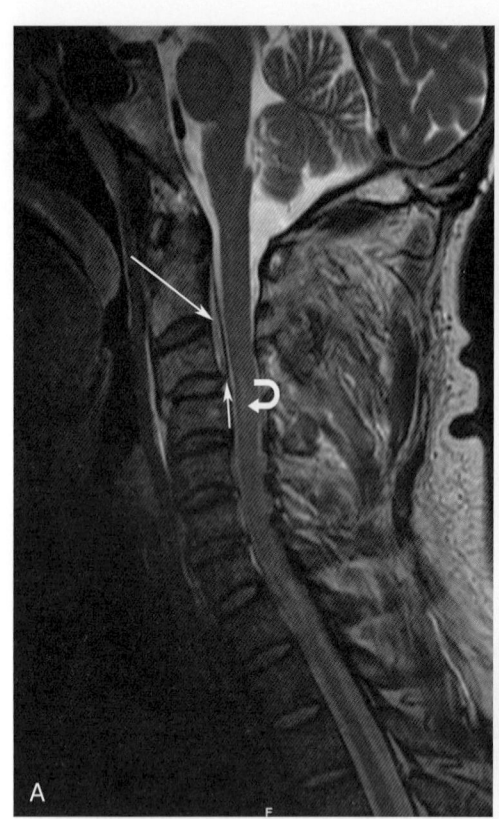
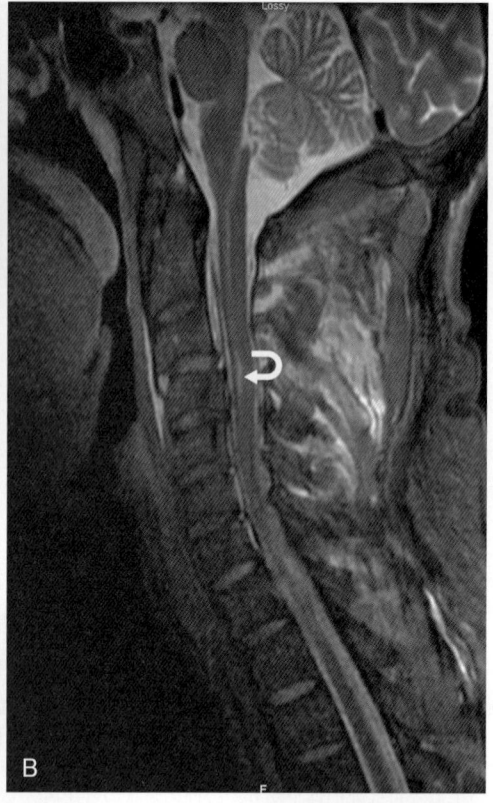

● 図 1-24　A：自動車事故後に神経学的症状が生じている患者の T2 強調矢状断 MR 像．C3 の軽度の前方滑りと C3-4 椎間板の後方突出，それに伴う後縦靱帯の隆起が認められる（短い矢印）．硬膜外血腫も随伴している（長い矢印）．また，脊髄内にも局所的高信号域がみられ，脊髄挫傷の可能性を示唆する（曲った矢印）．B：inversion recovery 矢状断 MR 像にて，脊髄の浮腫の程度および広がりが確認できる（曲った矢印）．

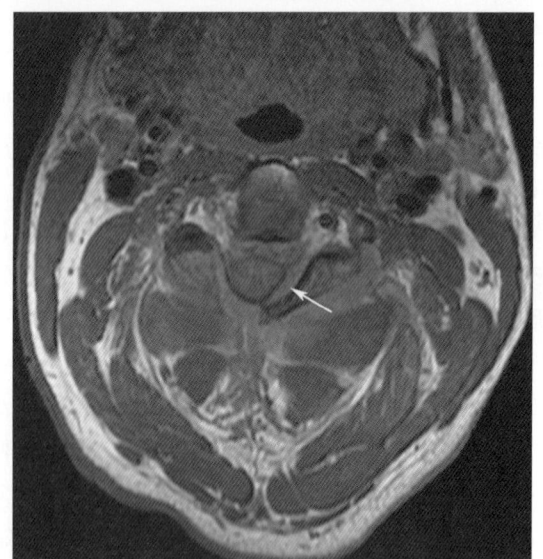

● 図 1-25　図 1-24 と同じ患者の T1 強調水平断 MR 像．中等度信号の硬膜外出血が正常な脂肪織を置き換えている．

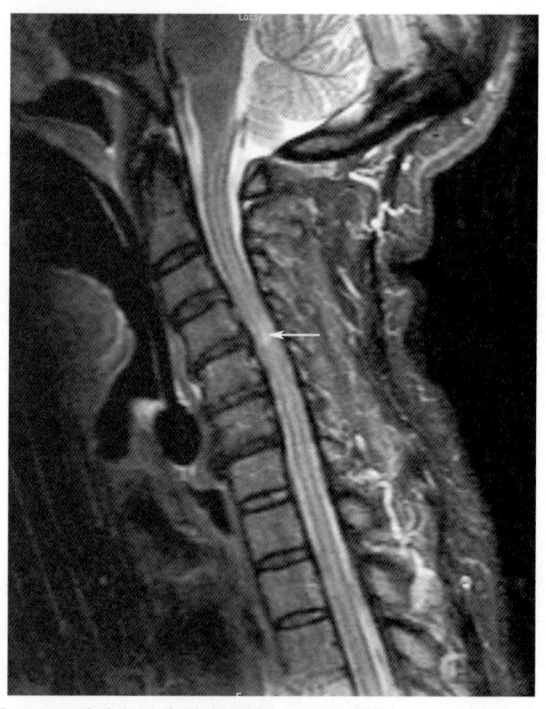

● 図 1-26　臨床的に脊髄症を呈している患者の inversion recovery 法矢状断 MR 像．脊髄内に局所的高信号が確認できる（矢印）．この後，脳の MRI 所見，CSF 所見から多発性硬化症の診断となった．

常高信号，増強がみられれば診断が確定できる．ただし，変性性椎間板疾患から炎症が波及した場合も類似した画像所見を呈することがあるので，臨床症状と血液生化学検査結果を参照することも重要である．MRI はまた硬膜外への炎症の波及，膿瘍形成の評価に有用である．とくに膿瘍を疑った場合は拡散強調像（DWI）により特徴的拡散制限が確認できれば診断が確定できるので有用である[10]．こ の DWI は術後の脊椎周囲の液体貯留（漿液腫）と膿瘍の鑑別にも有用である．というのも，感染のない漿液腫は拡散制限を示さないからである．CT は脊椎の感染症の評価

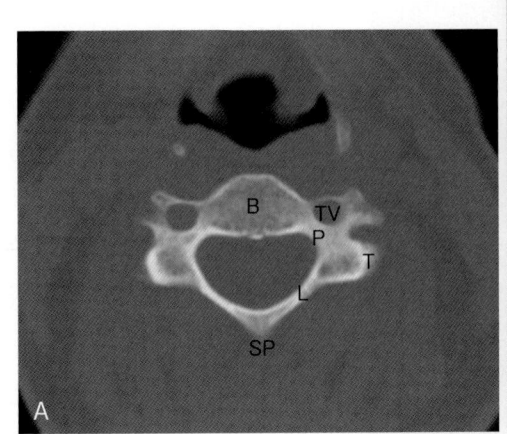

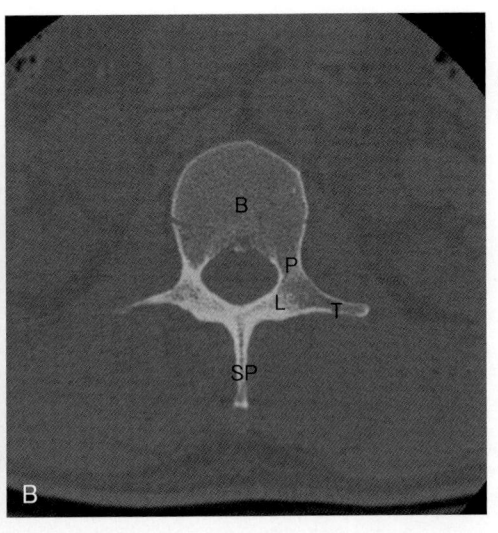

• 図1-27 頸椎（A）および腰椎（B）の正常CT解剖．B, 椎体；P, 椎弓根；L, 椎弓；T, 横突起；SP, 棘突起；TV, 横突孔（椎骨動脈がこの中を通る）．

にはMRIよりは感度が劣る．二次的な骨破壊の程度をみるにはよい場合もあるものの，決して脊椎感染症に対する画像診断モダリティの第一選択にはならない．

MRIはまた，多発性硬化症，サルコイドーシス，横断性脊髄炎などの炎症性疾患の評価にも頻繁に用いられる．急性期炎症を表す脊髄浮腫，慢性期炎症を表す脱髄のいずれの評価にも有用である．fast short-tau inversion recovery（STIR）法やmagnetization transfer法を用いると髄内の炎症性病態の描出の感度がさらに上がる（図1-26）．MRIの画像所見自体は非特異的ではあるが，存在診断や範囲，形態的評価にはとくに有用である．Gd造影を施行するとさらに診断の正確性が向上する．multiple-echo recombined gradient-echo（MERGE）やperiodically overlapping parallel lines with enhanced reconstruction（PROPPELER）などの新しい技術を応用すると，白質灰白質コントラストが向上し，CSFの拍動アーチファクトが軽減するので，より病変の検出能が向上する．3T機のような高磁場機を用いれば，SNRが向上し撮像時間は短縮され，それに伴う体動によるアーチファクトは軽減するのでさらに有用である．MRスペクトロスコピーは脊髄領域においては今後期待される新技術であり，これまで多発性硬化症の患者において，正常人に比較しN-アセチル アスパラギン酸が減少することが示されている[11]．

分析

脊椎の画像を読影するにあたっては，システマチックにアプローチするとよい．CTであれ，MRIであれ，多方向断層再構成像を駆使して，少なくとも2方向の断層面で確認することが必要である．というのも，いかなる解剖学的構造もそれに対して垂直な断面で観察することが，最も正確であるからである．下記に読影の手順を示す．

椎体，椎弓根，上下の椎体間関節（上下椎体との連続性も含めて），椎弓，横突起および棘突起などの脊椎の各要素について詳細に観察する（図1-27）．さらにこれらの骨構造を連結する靱帯（前および後縦靱帯，後方靱帯群など）も重要で，外傷，感染，変性性疾患の際には病変の進展とともに障害されうる．

椎間板はその信号・吸収値だけではなく，髄核や線維輪の形態にも注意を払う．線維輪はSharpey線維により椎体骨縁に強固に固着されている．椎体終板の中央部は軟骨によって裏打ちされているが，この軟骨は椎間板髄核と密に編み込むように固着している．前および後縦靱帯は，椎間板線維輪を前および後方でさらに固定する役割を果たしている．

脊髄および硬膜嚢は，とくに圧迫や異常形態がないか詳細に観察する．硬膜嚢は外方への張り出し部やその周囲の硬膜外脂肪織まで含めて十分に撮像範囲に入れなければならない．腫瘍や感染が疑われる患者・手術既往のある患者においては，硬膜の異常濃染の有無がとくに重要である．MRIにおいては脊髄自体のMR信号にも注意を払う．

上椎間関節は下椎間関節の前方に位置している（図1-28）．関節面は硝子軟骨で覆われ，全体として平滑であるか，また再生修復機転がないかをチェックする．黄色靱帯は水平断像では特徴的なV字型をしており，椎弓のすぐ腹側に接して位置し，前椎体間関節包の補助的な支持組織となっている．後椎間関節包は後椎間関節に沿って後外側方へ伸展する．このあたりの関節包内面には硝子軟骨は

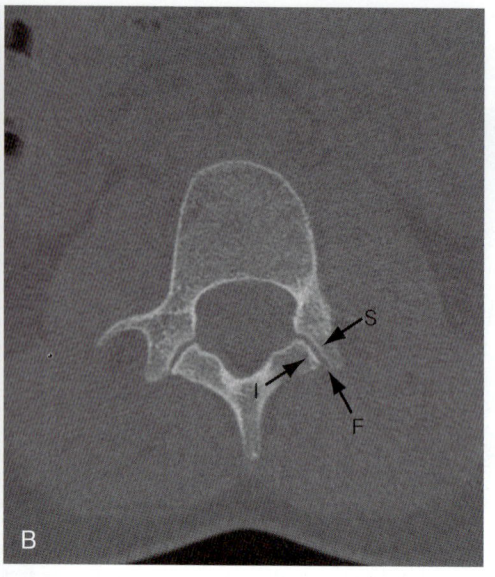

• 図1-28 頸椎の矢状断再構成CT像（A）と腰椎の水平断CT像（B）．正常な上椎間関節，下椎間関節の解剖を示している．上関節突起は下関節突起の前方に位置し，滑膜で裏打ちされた関節面で境される．S, 上関節突起；I, 下関節突起；F, 関節面．

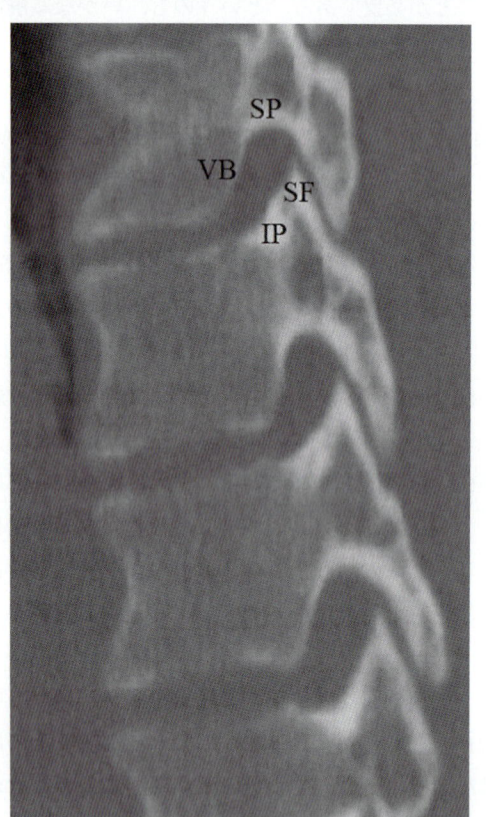

• 図1-29 正常神経孔のCT矢状断再構成像．SP, 上椎弓根；SF, 上椎間関節；IP, 下椎弓根；VB, 椎体．

なく，さらに関節包は神経孔に達し，その上および下陥凹で幅が最大となる．

　神経孔は4つの骨構造からなる（図1-29）．神経孔の上縁は1つ上の椎体の椎弓根下面で形成され，下縁は下の椎体の椎弓根上面で形成される．神経孔後縁は1つ下の椎体の上椎間関節で，前縁は上の椎体の下椎間関節で形成される．背側および腹側神経根がこの神経孔から外側方へ出て，癒合して脊髄神経となる．脊髄神経はその後上方および下方へ走行し，脊椎から離れていく．根髄動静脈も神経孔を通過する（図1-30）．動静脈ともに神経の前方で，動脈は上陥凹，静脈は下陥凹に位置する．これら神経孔内の構造物は神経と硬膜が癒合する神経鞘の部位まで，硬膜外脂肪層と連続する脂肪織に囲まれている．

　最後に傍脊椎筋群を観察する．まずこれらの筋群に萎縮がないかを確認する．萎縮はCTでは脂肪濃度の増加（低吸収化），MRIではT1強調像で脂肪信号（高信号）の増加として現れる．また筋内の浮腫，液体貯留も確認する．脊柱起立筋群は脊柱管の後方にある最大の筋群であり，頸長筋は頸椎の前方，腸腰筋は腰椎の前外側に位置している．

　サンプルレポートをBox 1-1, 2に示す．

研究の現状および今後の方向性

　parallel imaging技術が広く応用されるようになり，全脊椎が短時間で撮像できる可能性が示されてきている．これはフェーズドアレイRFコイルが元来もっている空間情報をうまく利用し，空間分解能とSNRを保ちつつ撮像時間を短縮できる手法である．この技術は典型的にはT2 TSE（FSE）法に応用されている．頭部コイルと脊椎コイルを組み合わせたものを用いれば，コイル交換や患者の再位置決めなしに一気に頭部から全脊椎の撮像が可能である．このためには階段状に撮像テーブルを移動させたり，もしくは単純に患者をそのつど移動させることで対処する．generalized autocalibrating partially parallel acquisi-

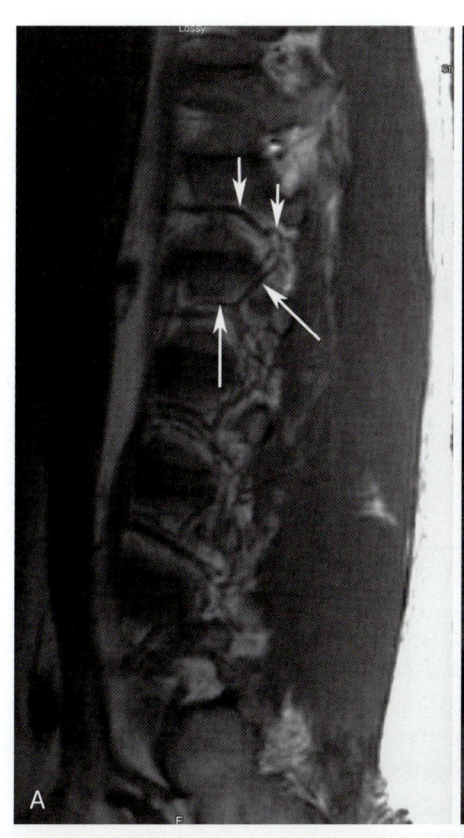

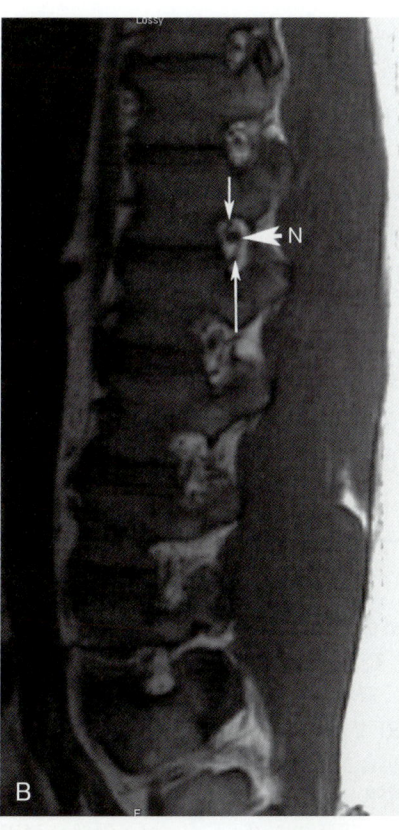

• 図1-30　T1強調傍矢状断MR像外側部（A）および内側部（B）．腰動脈から起始する根髄動脈（短い矢印）と根髄静脈（長い矢印）が神経孔を通過する．N, 脊髄神経．

BOX 1-1　成人の脊椎MRIレポート例

- 病歴
  43歳男性，以前の椎間板切除術後，慢性的腰背部痛があり，通常の鎮痛療法に反応しない．
- 手技
  矢状断像，水平断像のSE T1強調像とFSE T2強調像をTh 11から仙椎レベルまで撮像．適応と副作用について説明の後，書面での同意を得たうえでガドリニウム製剤を投与した．なお，体重に基づいて20 mLを使用した．
- 所見
  骨髄は年齢相応の正常範囲内．椎間板の信号は正常で，膨隆や突出もない．椎間関節も正常．神経孔の狭小化もない．硬膜や神経成分の圧迫なし．異常増強像なし．
- 印象
  正常腰椎

BOX 1-2　成人の脊椎CTレポート例

- 病歴
  25歳女性，主訴は交通事故後の頸椎の痛み．
- 手技
  0.625 mm連続軸位撮像，1.5 mm再構成像．骨および軟部条件，ワークステーションで作成された矢状断，冠状断で読影．
- 所見
  頸椎は正常な屈曲を示し，椎骨前に明らかな軟部組織腫脹なし．明らかな骨折，脱臼なし．軸椎は水平断像，再構成像でも正常．椎間関節の配列も正常．
- 印象
  正常頸椎

tion（GRAPPA）法とmodified sensitiveエンコーディング（mSENSE）法がそのparallel imaging技術の代表的方法である．脊椎領域ではmSENSEよりもGRAPPA法のほうが適しており，偽アーチファクトを増やさず，かつ通常のT2 TSE法に匹敵するSNRを保ちつつ，高速撮像が可能となる[12]．

脊髄の拡散テンソル画像（DTI）は，技術的には非常に困難ではあるが，将来的に臨床応用にはかなり期待されている．脊髄は小さいためにボクセルも小さくなり，したがってSNRが低下する．局所の磁場の不均一やCSF拍動や呼吸によるアーチファクトがさらに画質を劣化させる原因になるが，より高速の撮像技術があればこれらの問題に対処できるようになる．DTIと神経路画像は腫瘍による脊髄内神経路への浸潤，偏位を評価するために使われてきたが，DTIは脊椎症や脊髄圧迫の評価にも使える可能性が指摘されている[13]．T2強調像での信号変化は脊髄圧迫による脊髄症が生じてから，かなり遅れて出現する．さらに通常画像検査をする際にとる

仰臥位では，脊髄圧迫が軽減することが多く，これもまた画像所見を修飾し，複雑化する原因となる．DTIは脊椎症における白質神経路の評価に用いられてきた[14]．動物実験では，脱髄時には最小固有値が増加し，軸索径は縮小，蛋白統合性の変化が生じることが示されている[15]．したがって，DTIにより減圧術後に症状の回復する可能性のある患者を予測できる可能性をもっている．

脊椎のMRIは仰臥位で撮像しなければならない，という避けられない限界がある．というのも，脊椎の病変による痛みは，ほとんどの場合，運動中，座位，立位など生理的ストレスもしくは負荷がかかる体位で生じるからである．このような痛み（症状）がでる体位でのMRI撮像は，明らかに有用ではあるにもかかわらず，実臨床での応用はやや遅れている．唯一，撮像中に腰椎に負荷をかける器具は現在入手可能であり，これを用いることにより責任病変の検出が向上することが期待されている[16]．動的ダイナミック撮像や立位での負荷後撮像なども同じ目的で用いられる．立位MRI機は仰臥位と立位での撮像が可能で，種々のレベルの脊椎への負荷をかけて撮像することができるようになっている[17]．この装置では，症状のでる体位を再現しながら動的ダイナミック撮像することも可能である．

キーポイント

- CT，MRIともに脊椎の変性疾患，腫瘍，外傷，感染，および炎症を評価するのに頻繁に用いられている．
- CTは薄層水平断像を用いており，矢状断，冠状断への再構成画像を作成し読影に応用している．MRIではT1およびT2強調像の矢状断と水平断像を用いる．ときに冠状断像を追加する．MRIが施行できない場合，脊椎の解剖や神経系への圧迫などより鮮明に描出するためにCTミエログラフィーが用いられる．
- 脊髄や神経が小さなターゲットであることや，それを囲む骨構造のエッジ効果が，脊椎の画像診断における限界とアーチファクトに関与している．アーチファクトを減らし最良の画像を用いたプロトコルを設定するには，脊椎画像診断の基本的物理原理を知っておく必要がある．
- 3T MRI機が次第に導入されてきており，脊髄の拡散テンソル画像やMRI機能診断などの新しい技術が開発されている．

参考文献

- Castillo M (ed). Spinal Imaging: State of the Art. Philadelphia, Hanley and Belfus, 2001.
- Chawla S. Multidetector computed tomography imaging of the spine. J Comput Assist Tomogr 2004; 28:S28-S31.
- Lane B. Practical imaging of the spine and spinal cord. Top Magn Reson Imaging 2003; 14:438-443.
- Phalke VV, Gujar S, Quint DJ. Comparison of 3.0 T versus 1.5 T MR: Imaging of the spine. Neuroimag Clin North Am 2006; 16:241-248.
- Ross JS. Newer sequences for spinal MR imaging: smorgasbord or succotash of acronyms? AJNR Am J Neuroradiol 1999; 20:361-373.
- Stone JA. MR myelography of the spine and MR peripheral nerve imaging. Magn Reson Imaging Clin North Am 2003; 11:543-558.
- Vertinsky AT, Krasnokutsky MV, Augustin M, Bammer R. Cutting-edge imaging of the spine. Neuroimaging Clin North Am 2007; 17:117-136.

文献

1. Demaerel P, Bosmans H, Wilms G, et al. Rapid lumbar spine MR myelography using rapid acquisition with relaxation enhancement. AJR Am J Roentgenol 1997; 168:377-378.
2. Kakitsubata Y, Theodorou DJ, Theodorou SJ, et al. Cartilaginous endplates of the spine: MRI with anatomic correlation in cadavers. J Comput Assist Tomogr 2002; 6:933-940.
3. Taber KH, Herrick RC, Weathers SW, et al. Pitfalls and artifacts encountered in clinical MR imaging of the spine. RadioGraphics 1998; 18:1499-1521.
4. Rubin JB, Enzmann DR, Wright A. CSF-gated MR imaging of the spine: theory and clinical implementation. Radiology 1987; 163:784-792.
5. Barrett JF, Keat N. Artifacts in CT: recognition and avoidance. RadioGraphics 2004; 24:1679-1691.
6. Phirrmann CW, Dora C, Schmid M, et al. MR image-based grading of lumbar nerve root compromise due to disk herniation: reliability study with surgical correlation. Radiology 2004; 230:583-588.
7. Marliani AF, Clementi V, Albini-Riccioli L, et al. Quantitative proton magnetic resonance spectroscopy of the human cervical spinal cord at 3 Tesla. Magn Reson Med 2007; 57:160-163.
8. Holmes JF, Akkinepalli R. Computed tomography versus plain radiography to screen for cervical spine injury: a meta-analysis. J Trauma 2005; 58:902-905.
9. Blackmore CC, Mann FA, Wilson AJ. Helical CT in the primary trauma evaluation of the cervical spine: an evidence based approach. Skeletal Radiol 2000; 29:632-639.
10. Eastwood JD, Vollmer RT, Provenzale JM. Diffusion-weighted imaging in a patient with vertebral and epidural abscesses. AJNR Am J Neuroradiol 2002; 23:496-498.
11. Kendi AT, Tan FU, Kendi M, et al. MR spectroscopy of cervical cord in patients with multiple sclerosis. Neuroradiology 2004; 46:764-769.
12. Ruel L, Brugieres P, Luciani A, et al. Comparison of in vitro and in vivo MRI of the spine using parallel imaging. AJR Am J Roentgenol 2004; 182:749-755.
13. Ducreux D, Lepeintre JF, Fillard P, et al. MR diffusion tensor

imaging and fiber tracking in 5 spinal cord astrocytomas. AJNR Am J Neuroradiol 2006; 27:214-216.
14. Facon D, Ozanne A, Fillard P, et al. MR diffusion tensor imaging and fiber tracking in spinal cord compression. AJNR Am J Neuroradiol 2005; 26:1587-1594.
15. Schwartz ED, Cooper ET, Chin CL, et al. Ex vivo evaluation of ADC values within the spinal cord white matter tracts. AJNR Am J Neuroradiol 2005; 26:390-397.
16. Willen J, Danielson B, Gaulitz A. Dynamic effects on the lumbar spinal canal: axially loaded CT myelography and MRI in patients with sciatica and/or neurogenic claudication. Spine 2001; 26:2601-2606.
17. Jinkins JR, Dworkin JS, Damadian RV. Upright, weight bearing, dynamic-kinetic MRI of the spine: initial results. Eur Radiol 2005; 15:1815-1825.

II

傍脊柱構造

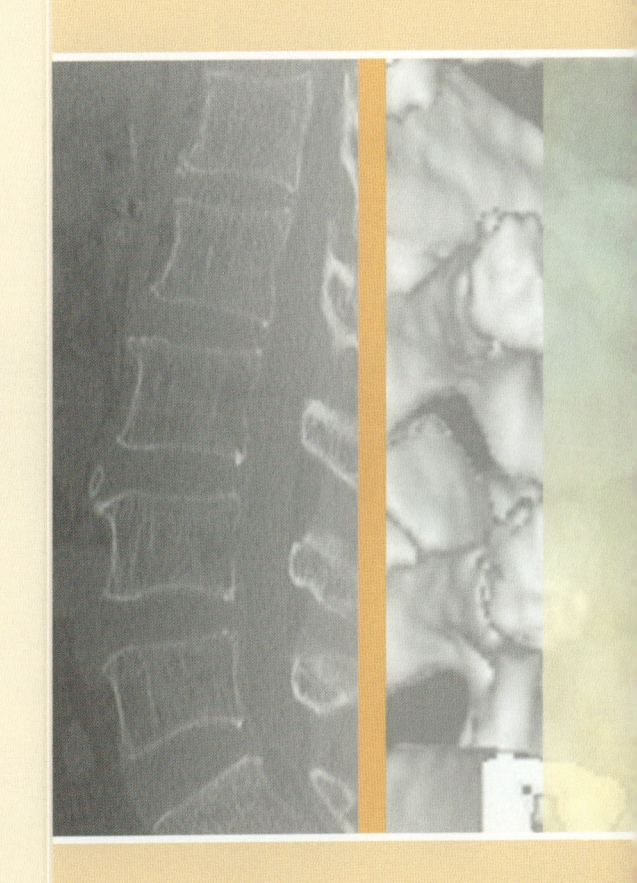

第2章

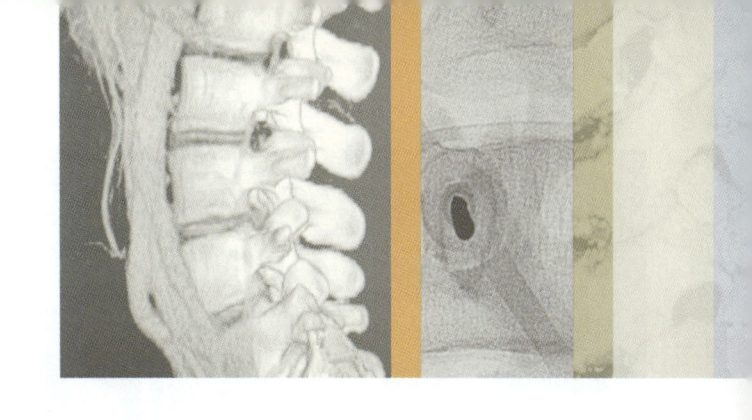

傍脊柱軟部組織

Carrie L. Tong

　脊椎周囲の軟部組織はおもに筋組織からなる．これらは筋，そしてそれを取り巻く筋膜，およびこれらを栄養，支配する血管，リンパ組織，神経から構成される．頸部においては，前，外側および後椎体筋群からなり，体幹および背部では表在肩甲筋，広背筋，および内側では脊柱伸展筋，前外側では腸腰筋からなる．

解剖

◆ 筋組織

背筋群

　背筋群は，肩関節周囲を動かす表在筋群，脊柱を伸展・回転させる深部筋群，頭部を動かす後頭下筋群の3者に分類される．

表在筋群

　頸部の傍脊柱筋の最も表在に位置するのは僧帽筋であり，後方では後頭骨，項靱帯，胸椎棘突起から起こり，肩峰，鎖骨外側部，肩甲棘へ付着する（図2-1～3）．そのより深部かつ前方には肩甲挙筋があり，頸椎から肩甲骨内側部に向け扇状に広がっている．これらの筋群はいずれも中位頸椎神経の前枝によって支配されている．僧帽筋は，これに加え第11脳神経（副神経）からも神経支配されている．
　背部表面には背側肩甲神経から支配される小菱形筋と大菱形筋がある．これらの筋群は上位胸椎の棘突起と項靱帯から起こり，肩甲骨内側縁に付着する．広背筋は大きな扁平な筋で，腰椎腱膜から起こり（一部は腸骨梁と下部肋骨からも起こる）上腕骨へ付着し，胸背神経から支配される[1-4]．

深部筋群

　深部筋群は脊柱周囲に網の目のように絡み合って存在し，脊柱の正常なカーブを維持するように機能している．
　肩甲挙筋の後方には頭板状筋が位置し，項靱帯および上位胸椎棘突起から起こり，後頭骨および側頭骨乳様突起へ付着する．その下面には頸板状筋があり，上位胸椎棘突起から起こり，上位頸椎横突起に付着する（図2-3～6）．さらにその下面には，頭，頸，胸それぞれの半棘筋があり，胸椎の横突起から起こり，頸椎から上位胸椎の棘突起および後頭骨へと付着する．また，大きな頭板状筋の下には頭最長筋があり，半棘筋とともに頭頸部のおもな伸展筋として働く[2,4]．
　さらに深部には脊柱を回転させる筋群である多裂筋があり，各椎体の外側部から起こり，2～3椎体上位の棘突起に付着し，これらをつなぐ役割を果たしている．

後頭下筋群

　この筋群は頭部を動かす役目をもっている．上斜頭筋はC1の横突起から起こり後頭骨へ付着する．下斜頭筋はC2の棘突起から起こり，C1横突起へ付着する[2-4]．

腹側筋群

　屈筋群あるいは椎体前筋群は脊柱の前方に位置する．頭直筋はC1，C2から起こり，後頭骨に付着し，頸椎神経

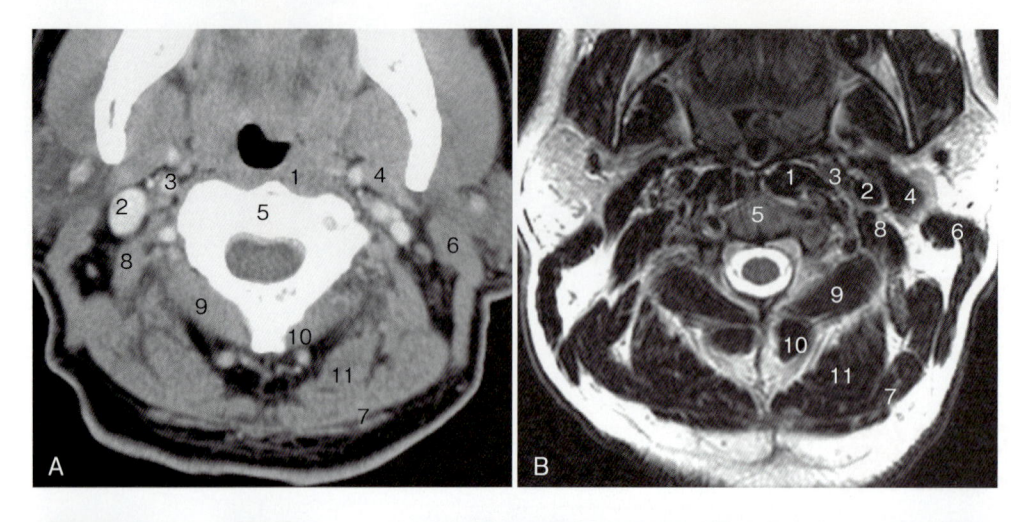

- 図 2-1 上位頸椎レベルの水平断像．A：CT像，B：T2強調MR像．1, 頭長筋および頸長筋；2, 頸静脈；3, 内頸動脈；4, 顎二腹筋の後腹；5, 椎体；6, 胸鎖乳突筋；7, 僧帽筋；8, 肩甲挙筋；9, 下頭斜筋；10, 半棘筋；11, 板状筋．

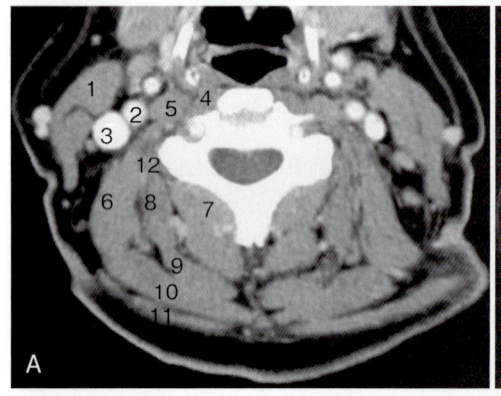

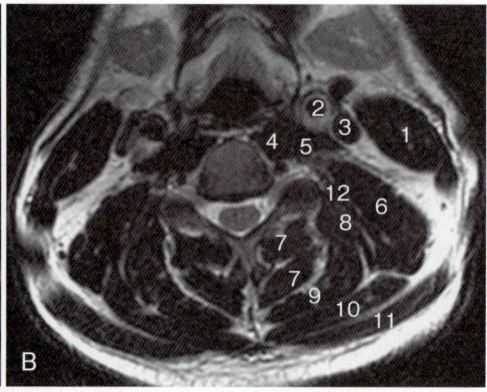

- 図 2-2 中位頸椎レベルの水平断像．A：CT像，B：T2強調MR像．1, 胸鎖乳突筋；2, 内頸動脈；3, 頸静脈；4, 頸長筋；5, 頭長筋；6, 肩甲挙筋；7, 多裂筋；8, 頭最長筋；9, 半棘筋；10, 頭板状筋；11, 僧帽筋；12, 頸板状筋．

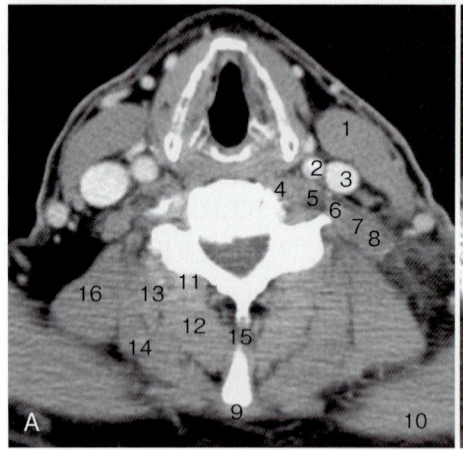

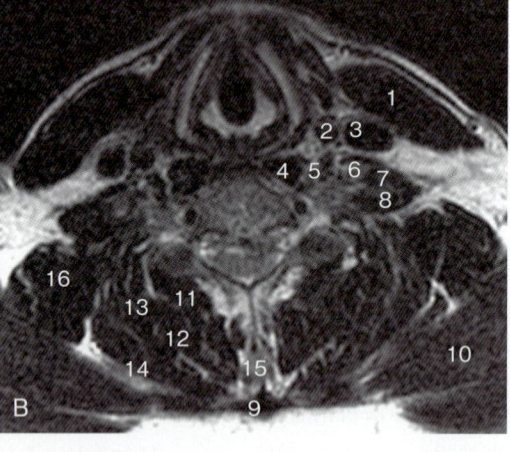

- 図 2-3 下位頸椎レベルの水平断像．A：CT像，B：T2強調MR像．1, 胸鎖乳突筋；2, 内頸動脈；3, 頸静脈；4, 頸長筋；5, 頭長筋；6, 前斜角筋；7, 中斜角筋；8, 後斜角筋；9, 項靱帯；10, 僧帽筋；11, 多裂筋；12, 半棘筋；13, 頭最長筋；14, 頭板状筋；15, 棘間筋；16, 肩甲挙筋．

C1-C2の支配を受ける．頸長筋は椎柱の前方に位置し，中部頸椎および上部胸椎から起こり，上位頸椎の椎体に付着する．頸長筋の外側には頭長筋がある．頭長筋は下位頸椎から起こり，後頭骨へ広く扇状に広がって付着する．頸長筋はC2-C7，頭長筋はC1-C3の神経支配を受ける．

深頸部の前外側には斜角筋があり，頸椎横突起から起こり，下方第1，第2肋骨へ付着する．神経支配はC5-C8後枝である．腕神経叢は前および中斜角筋のあいだを走行する．

深部筋群
長筋群

背部の深部筋群には，脊柱の後外側に脊柱起立筋（別名仙骨脊椎筋）があり，これらは深部筋群のなかで最も表層に近い筋群である．外側から内側へ向かって，腸骨稜から肋骨へ広がる腸肋筋，仙骨から全椎体の横突起に広がる背

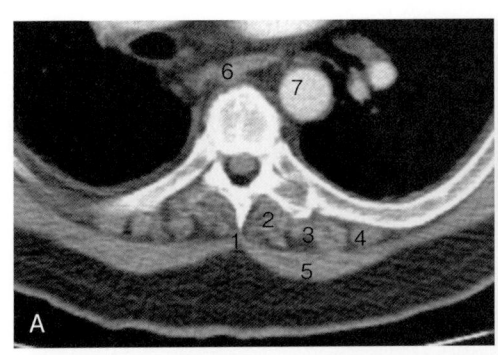

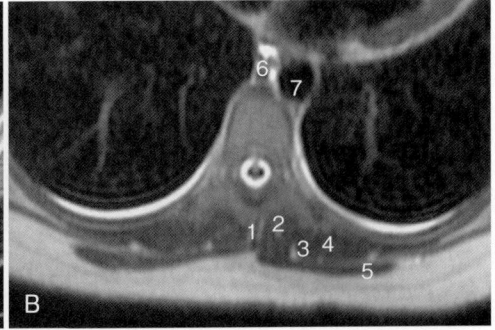

・図2-4 中位胸椎レベルの水平断像．A：CT像，B：T2強調MR像．1, 棘間筋；2, 多裂筋；3, 胸椎棘；4, 最長筋；5, 僧帽筋；6, 食道；7, 大動脈．

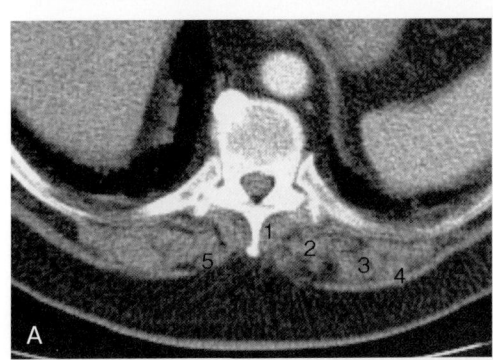

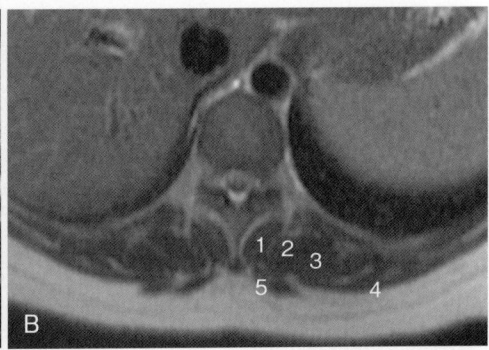

・図2-5 下位胸椎レベルの水平断像．A：CT像，B：T2強調MR像．1, 多裂筋；2, 半棘筋；3, 最長筋；4, 広背筋；5, 僧帽筋．

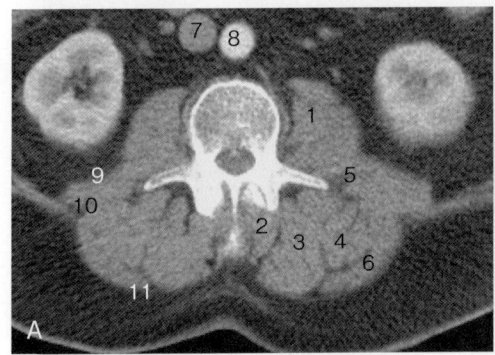

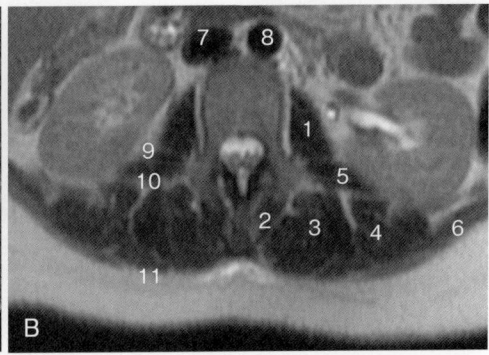

・図2-6 上位腰椎レベルの水平断像．A：CT像，B：T2強調MR像．1, 腸腰筋；2, 多裂筋；3, 最長筋；4, 腸肋筋；5, 腰方形筋；6, 内および外斜筋；7, 下大静脈；8, 大動脈；9-11, 胸腰筋膜（9, 前層；10, 中層；11, 後層）．

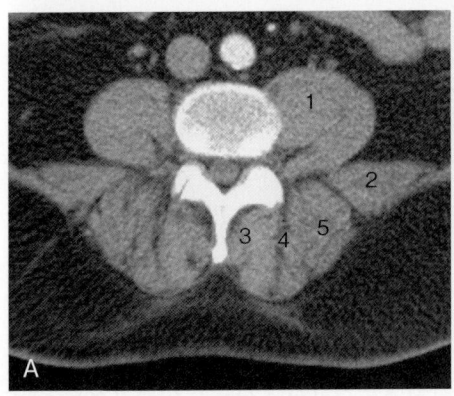

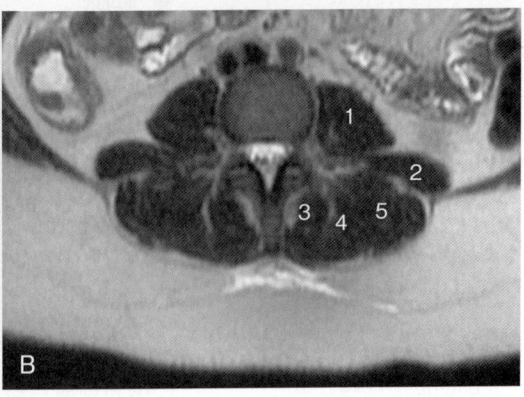

・図2-7 下位腰椎レベルの水平断像．A：CT像，B：T2強調MR像．1, 腸腰筋；2, 腰方形筋；3, 多裂筋，4, 最長筋；5, 腸肋筋．

最長筋，棘突起間を連結し背最長筋と密接に絡み合っている棘筋が存在している（図2-4〜10）．

椎体間筋群

　隣接した椎体を連結する筋群である．この群には，横突起から隣接椎体の棘突起に広がる回旋筋が含まれる．この筋は，多裂筋，半棘筋とともに背深部の中間斜筋群を形成する．最も深部に位置するのはC2-L5のあいだで隣接する椎体の棘突起を連結する棘間筋，また横突起間を連結する横突間筋である．

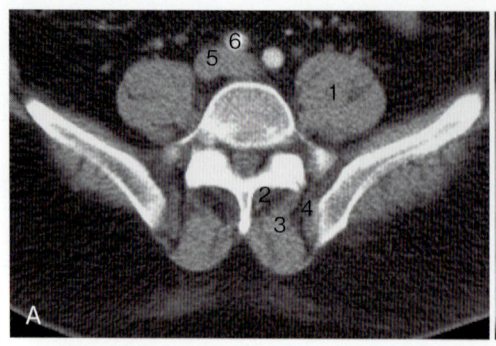

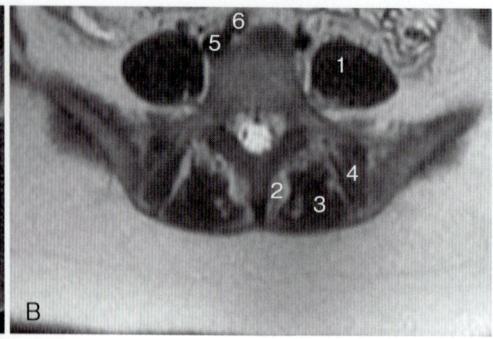

• 図2-8 腰仙椎レベルの水平断像．A：CT像，B：T2強調MR像．1，腸腰筋；2，多裂筋；3，最長筋；4，腸肋筋；5，腸骨静脈；6，腸骨動脈．

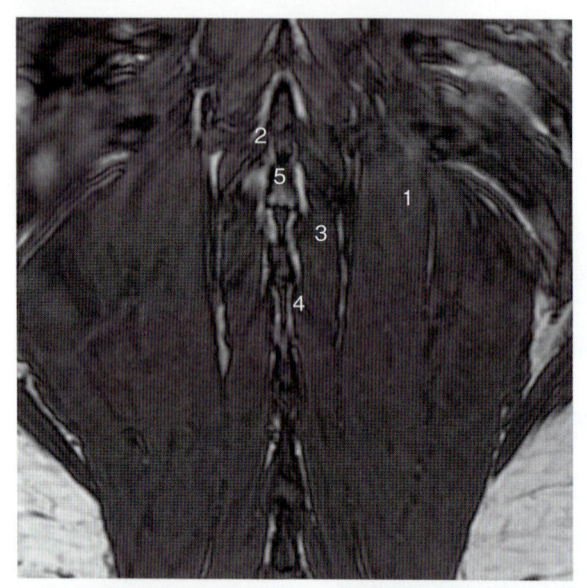

• 図2-9 胸腰部後方の冠状断像．1，胸最長筋；2，多裂筋；3，胸半棘筋；4，胸棘筋；5，棘突起．

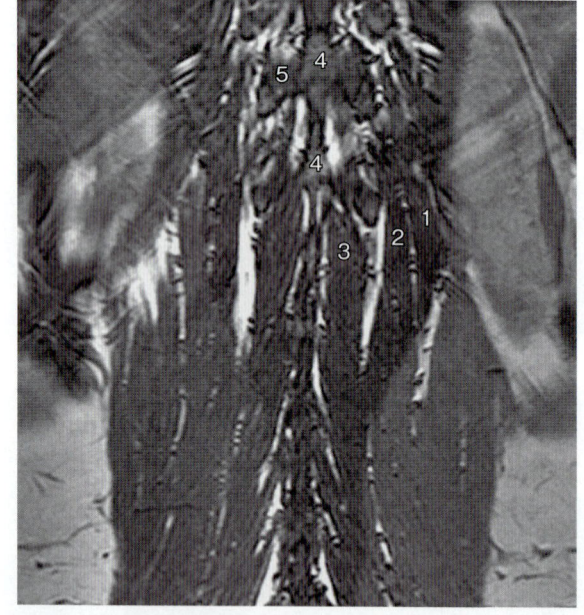

• 図2-10 胸腰部の冠状断像，図2-9のすぐ腹側．1，胸最長筋；2，胸棘筋；3，多裂筋と回旋筋；4，棘突起；5，椎弓．

外側筋群

腰椎レベルでは，腸腰筋が脊柱のすぐ外側に位置し，下肢の屈筋として機能的に働いている（図2-6～8）．これらは腰椎の前外側部から起こり，大腿骨小転子に付着する．腰方形筋は薄く広い筋で腸骨稜から起こり，第12肋骨および脊椎の横突起に付着する[1,2,4]．

以上，これらの傍脊椎筋群に関しては，解剖学の領域では詳細な記載がなされてきたが，放射線学的には（頸部以外については）個々の筋について詳細に記載されることは少なかった．これは従来の画像の空間分解能がそこまで高くなかったことや，この領域に病変がひとたび起こると，これらを一塊として浸潤する傾向があることに起因する．しかしながら，画像技術が進歩し，より高分解能検査や機能的検査が可能になれば，この比較的「未開な」領域に新たな光があたることになるであろう．

◆ 動脈

頸部の組織は後頭動脈，椎骨動脈，深および上行頸動脈から栄養されている．後頭動脈は外頸動脈から分岐し，蛇行しながら，胸鎖乳突筋，頭板状筋，頭最長筋，頭半棘筋などの下面を走行し，後頭部頭皮に分布する．

椎骨動脈は鎖骨下動脈の最初の分枝で，頸長筋と前斜角筋のあいだを上方かつ後方へ走行する．その後，C1-C6のレベルで横突孔のなかを上行し，環椎（C1）の上関節面の後ろを通って大後頭孔に入る．

深頸動脈は肋頸動脈から分岐することが最も多い．C7の横突起と第1肋骨のあいだを後ろへ走行したあと，頭および頸半棘筋のあいだを頭側へ上行する．

上行頸動脈は下甲状腺動脈から分岐し，前斜角筋と頸長動脈のあいだを頸椎体横突起の上を越えて上行する．この動脈の分枝は，頸部の筋群内で椎骨動脈の枝と細かい吻合を形成している[1,2]．

胸部領域では，肋間動脈の後枝が背部の筋群を栄養している．この枝は最終末枝である筋枝，皮枝になる前に脊柱管に入り，脊髄，腱膜，椎体を栄養する脊髄枝も分枝する．

腰部領域では，栄養動脈は肋下動脈と腰動脈である．両動脈とも腹部大動脈後面から分岐し，椎体に沿って後外側へ走行する．右側では，これらの動脈は下大静脈背側を通るが，その後は両側ともに腸腰筋の腱膜付着部の下から腰方形筋を横切り，腹壁筋群のあいだへと連続し分布する．

内腸骨動脈の後幹である腸腰動脈および外側仙骨動脈は，仙骨周囲の筋群を栄養する．腸腰動脈は内腸骨動脈から分岐後，外腸骨動静脈の背側を頭側へ上行し，腸腰筋の内背側面に沿った部で腸骨枝と腰筋枝に分かれる．外側仙骨動脈は通常両側に上枝と下枝の2本ずつあり，仙骨背面の筋・皮膚のほか，仙骨管内の構造も栄養する[1,2]．

◆ 静脈

頭蓋から尾骨レベルにかけ，背部の軟部組織を還流する静脈叢は複雑に広がっている．脊柱周囲には外椎体静脈叢とよばれる静脈系があり，脊柱管内面を裏打ちするように存在するものは内椎体静脈叢とよばれる．これらの静脈叢は壁が薄く，また機能的な弁が存在しないため，頸，胸，腹部，骨盤の静脈叢と，頭蓋内の後頭および脳底静脈洞とは自由に血流が連絡している[1,2]．

◆ リンパ系組織

傍椎体軟部組織の深部のリンパ管は静脈の走行に沿って分布し，深部，後縦隔，外側大動脈，仙骨リンパ節（あるいはリンパ腺）に流入する[1]．

深頸部リンパ節は大きく，また数も多い．頭蓋底から上縦隔にかけ，咽頭，食道，気管に隣接する頸動脈鞘に沿って鎖状に分布する．これらリンパ節は，傍脊椎筋群以外にも，頭皮，胸筋，上腕の一部，甲状腺，気管などのリンパ流も受ける．

胸部傍脊椎筋群のリンパ流が流入する後縦隔リンパ節は，心外膜の下で，食道や下行大動脈を覆うように分布している．このリンパ節は傍脊椎筋以外にも，食道，後心外膜，横隔膜，肝臓のリンパ流も受けている．これらのリンパ節からのリンパ流のほとんどは胸管へと流入する[2]．

外側大動脈リンパ節は，腹部骨盤の傍脊椎領域の筋群を還流する．右外側大動脈リンパ節は，腸腰筋の腰椎付着部の背側で，右横隔膜脚に沿って，腎静脈合流レベルの下大静脈前面にみられる．左外側大動脈リンパ節は，左横隔膜脚から始まって大動脈と左腸腰筋を覆うように分布している．両側の大動脈リンパ節からのリンパ流は合流して左右の腰リンパ幹を形成し，これらは乳び槽に流入する．

仙骨リンパ節は，正中および外側仙骨動脈に隣接して，仙骨のくぼみのなかに存在する．このリンパ節は，仙尾骨周囲の筋組織のみならず，直腸や骨盤背面からのリンパ流も受けている[1,2]．

機能的区分

背部の表在筋群は，肩を取りまく筋群の動きを生じさせる．僧帽筋と肩甲挙筋は，肩甲骨を挙上し回旋させる働きがある．僧帽筋は，肩甲骨を内転，下降させる働きもする．小および大菱形筋は肩甲骨を内側に牽引する．広背筋は上腕の伸展，内転，回旋を行う．

深部筋群は脊柱の後方に位置し，頭部および脊椎を伸展，回旋させる．頭板状筋は首を伸展させ，頭部を外側に屈曲させる．頸板状筋，脊柱起立筋は頸椎および上部胸椎を伸展させる．頭長筋，半棘筋は頭頸部の主たる伸筋である．半棘筋はまた，頭部，脊椎を反対方向に回旋させる．多裂筋，（脊柱）回旋筋もまた脊柱を反対方向に回旋させる．

後頭下筋群は頭部を伸展させ傾けるように働く．頭直筋は頭部の伸展と回旋，上頭斜筋は伸展と同側への傾き，下頭斜筋は同側への回旋を行う．

椎体前筋群は頭頸部を屈曲させる．頭直筋，頭長筋は頭部の屈曲を行う．頸長筋と斜角筋は頸部の屈曲を行うが，前者はまた回旋，後者は側屈もつかさどる．腸腰筋は大腿の屈曲を行う[2,4]．

画像

◆ 超音波

超音波検査には，素早い検査が可能，ベッドサイドにも持ち運べる簡便さ，低コスト，電離放射線の心配がない，などの利点がある．また傍脊椎軟部組織に多い囊胞性病変，血管性病変などの評価に有用である．超音波はまた，小児患者の評価にも向いている．というのも，小児は放射線被曝にさらしてはならないこととともに，体型が小さいので超音波の伝播も良好だからである．超音波はまた，治療後のフォローアップにも有用である（図2-18B 参照）．

正常な筋は超音波では均一な，しばしば縞状の様相を呈し，病巣がある場合には，それが失われる（図2-35）．こ

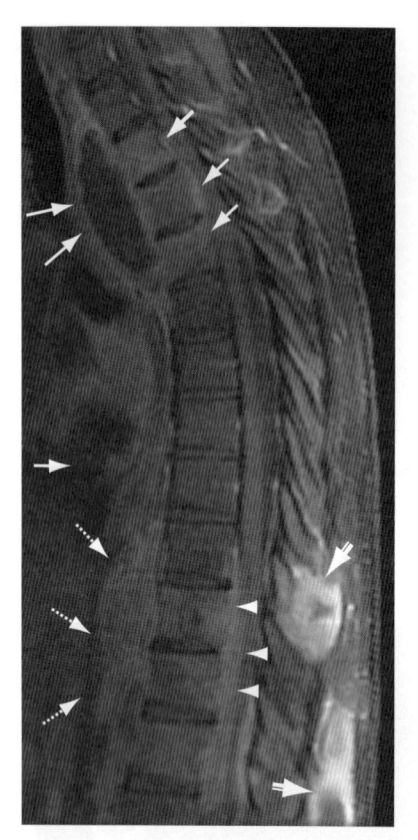

・図 2-13 脊柱外進展を伴う結核性脊椎炎．胸腰椎の造影後矢状断 MR 像．数個の連続した椎体の異常増強がみられ（短い矢印），椎体前軟部組織（点線矢印），硬膜外腔（矢頭），および椎体後方成分の破壊を伴う後方への進展（二重矢印）が明瞭に描出されている．上部胸椎レベルでは，やはり増強される異常椎体に接して前椎体腔の膿瘍形成（矢印）が明らかである．椎間板はいずれのレベルでも比較的保たれ，結核性脊椎炎の特徴である．

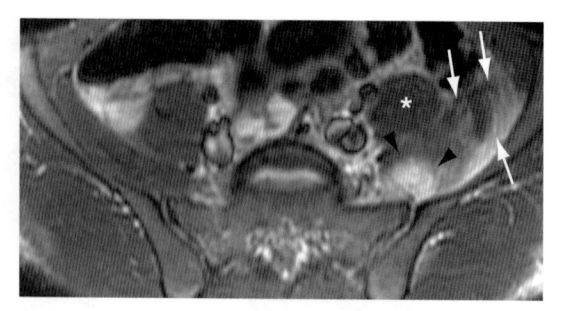

・図 2-14 14 歳男性の結核性膿瘍．T2 強調水平断 MR 像で，左腸筋は膨化し，高信号域が散見され，炎症の波及を示唆する（矢印）．内側では液体貯留と炎症組織が混在している（矢頭）．腸腰筋（星印）は前方へ偏位しているものの，信号その他は正常である．

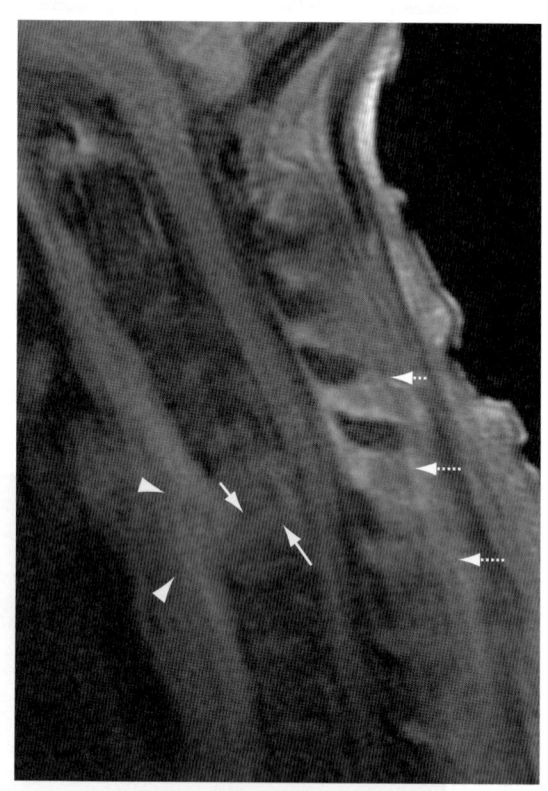

・図 2-15 傍脊椎組織へ進展した頸椎の椎間板炎と化膿性骨髄炎．造影後矢状断 MR 像．C5-6 椎間板が不明瞭化（矢印）し，隣接した椎体は，前方がつぶれて，亀背およびそれに伴う脊柱管狭窄をきたしている．感染病巣は椎体前軟部組織（矢頭），棘間軟部組織（点線矢印）へと進展している．

で，悪性度の高い肺癌，乳癌，消化管癌，白血病，リンパ腫などからの転移が多い（図 2-21 〜 23）．壁が薄く，弁のない静脈系が，傍脊椎組織に容易に転移する原因と考えられている．傍脊椎領域に転移が起こると，傍脊椎組織の異常増強，偏位，浸食などがみられ，ゆっくり増大する腫瘍の場合は筋萎縮も呈してくる．肺癌（図 2-24，25）やリンパ腫（図 2-26）は肺から直接傍脊柱領域へ浸潤を生じうる．

神経原性腫瘍は，成人に多い末梢神経鞘腫と小児に多い交感神経節腫瘍に分けられる．両者とも傍脊椎筋や筋膜を偏位，浸食し，浮腫や萎縮をきたす．しかし神経原性腫瘍は，転移や感染などとは異なり，境界明瞭で周囲組織の破壊は伴いにくい．両者とも良性疾患であり，発育は緩徐，境界明瞭な多結節状の球形をした形態をもつ．神経鞘腫は単発が多く，嚢胞変性もきたしやすく，辺縁の増強が特徴的である（図 2-27）．神経線維腫は神経線維腫症 1 型に伴って起こり，多発傾向がある．T2 強調像では，辺縁が高信号，中央部が中間信号の標的徴候（ターゲットサイン）を呈し，それぞれ，ゼラチン様物質，中心の充実部を表す（図 2-28，29）．神経線維腫は中央部が増強されることが多いが，全体がびまん性に増強されることもある．蔓状神経線維腫は境界明瞭な被膜をもたない腫瘍で，全神経幹に沿って進展する（図 2-30）[12,13]．

交感神経節腫瘍は神経節腫（図 2-31）や神経芽腫（図 2-32）に分類され，両者とも境界明瞭な長細い形態をもち，

第 2 章　傍脊柱軟部組織　35

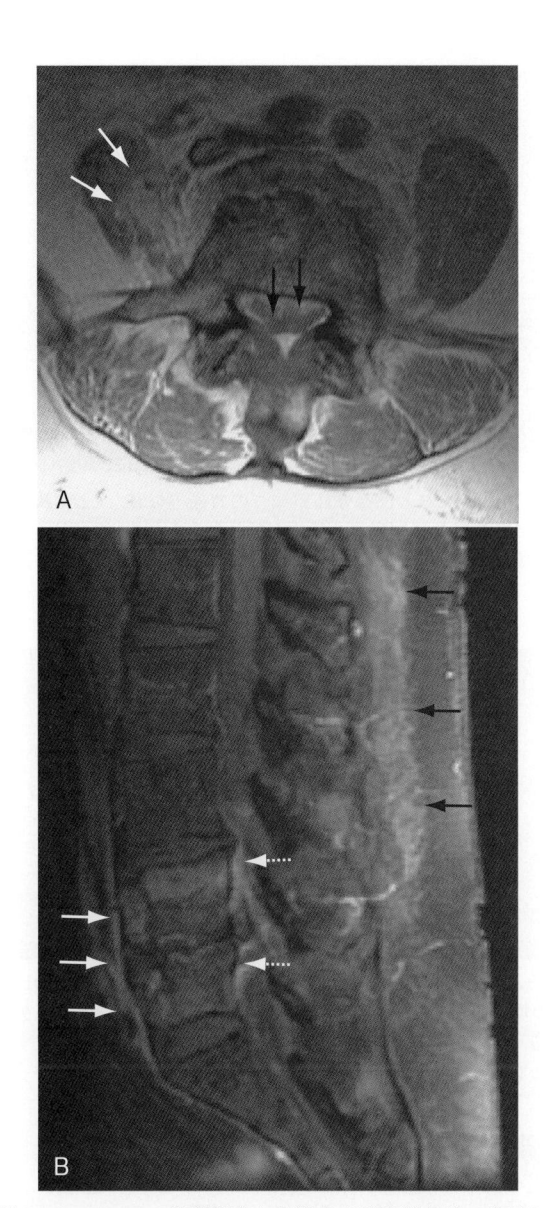

• 図 2-16　L4-L5 の椎間板炎と骨髄炎が傍脊椎領域へ進展した症例．A：造影後水平断 MR 像．右腸腰筋（白矢印）は，感染の直接波及により萎縮し，強く増強されている．同様に硬膜外腔も増強されている（黒矢印）．B：造影後矢状断 MR 像．扁平化し増強する椎間板，前縦靱帯に沿った増強（白矢印），硬膜外腔の増強（白点線矢印），後方皮下組織の増強（黒矢印）もみられる．

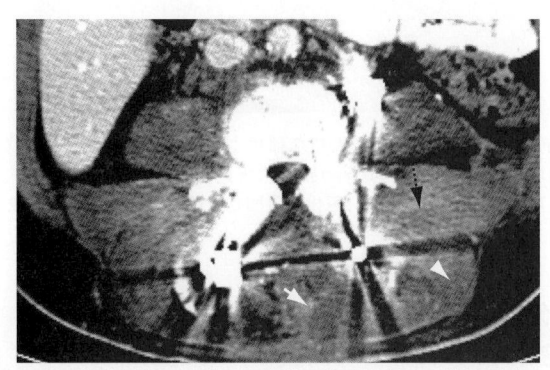

• 図 2-17　椎弓切除および固定術後に傍脊椎領域に膿瘍形成した症例．複数の膿瘍が脊柱起立筋（矢頭）ならびに腰方形筋（点線矢印）内に認められる．

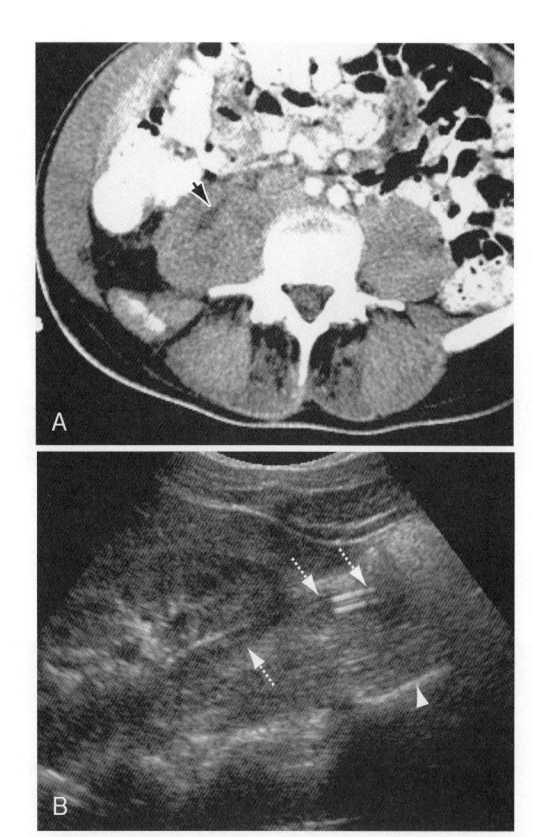

• 図 2-18　器具による固定術後に腸腰筋細菌感染を起こした 18 歳男性．A：造影 CT 水平断像にて非対称に腫大し，内部に低吸収の液体貯留をもった右腸腰筋がみられる（矢印）．B：経皮ドレナージ後 3 日の超音波矢状断像．腸腰筋内に高エコーのドレーン（点線矢印）がみられる．液体は吸収消失している．頭側(左)には左腎が，尾側(右)には腸骨の皮質が高エコーに描出されている（矢頭）．

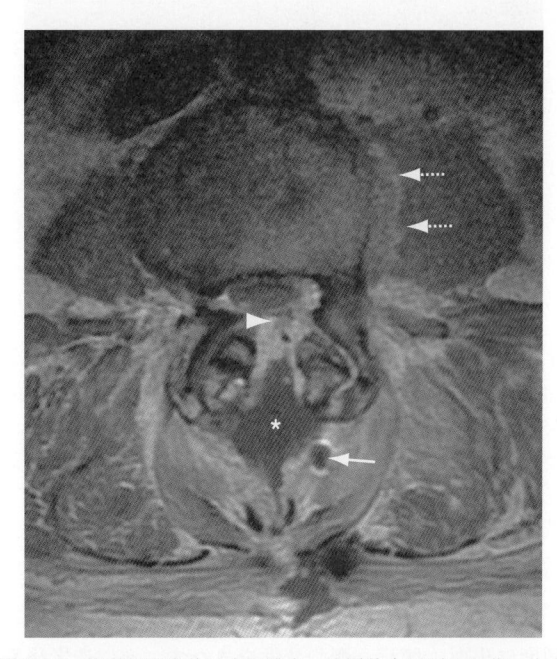

• 図 2-19　椎弓切開術後の術野膿瘍．造影後水平断 MR 像．大きな膿瘍（星印）が周囲の炎症性変化を伴って，椎弓切開術野から脊柱管内（矢頭），両側脊柱起立筋内にまで進展している．傍脊椎領域では，左腸腰筋を偏位させて膿瘍が進展している（点線矢印）．膿瘍内空気泡が磁化率アーチファクトを生じている（矢印）．

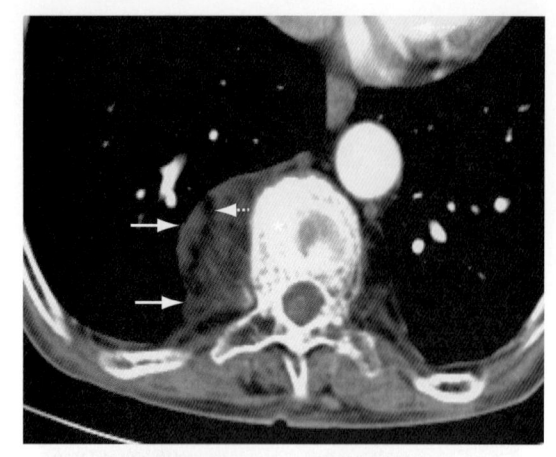

・図2-20 肉眼的脂肪組織をもった傍脊柱腫瘍．生検にて骨髄脂肪腫と判明した．偶発腫であり，通常この腫瘍は副腎に多い．境界は平滑で索状の脂肪濃度（点線矢印）がみられるのが特徴的である．鑑別診断には脂肪肉腫，奇形腫が含まれる．

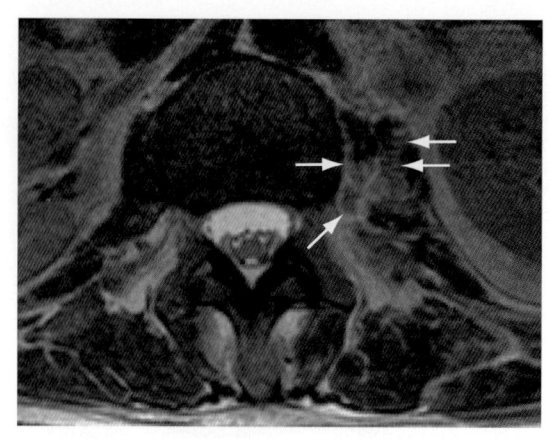

・図2-21 脊椎および傍脊柱領域への胃癌の転移．T2強調水平断MR像にて左腸腰筋の膨化，異常高信号がみられる（矢印）．数椎体頭側の脊椎および傍椎体部からの生検にて組織学的に腺癌が証明された．

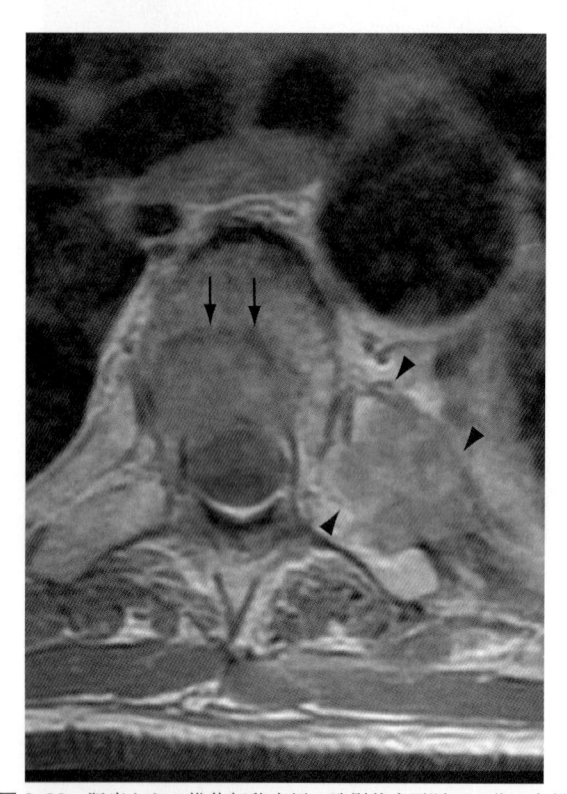

・図2-22 肝癌からの椎体転移症例．造影後水平断MR像．左横突起と肋骨を破壊し，尖部へ進展する大きな病変がみられる（矢頭）．椎体中央にも病変が増強されている（矢印）．

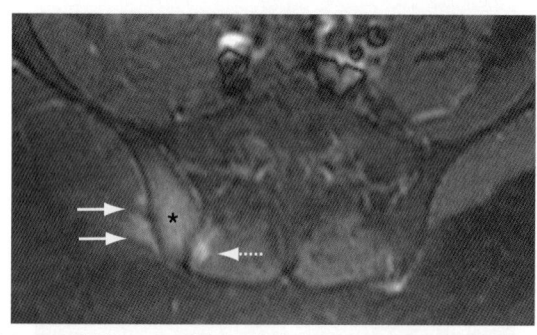

・図2-23 腸骨のリンパ腫．造影後水平断MR像．腫瘍浸潤による腸骨の増強が明らかである（星印）．さらに，隣接する大殿筋（矢印），多裂筋（点線矢印）にも淡い増強がみられ反応性の浮腫を表すと考えられている．この所見は放射線治療とともに消失した．

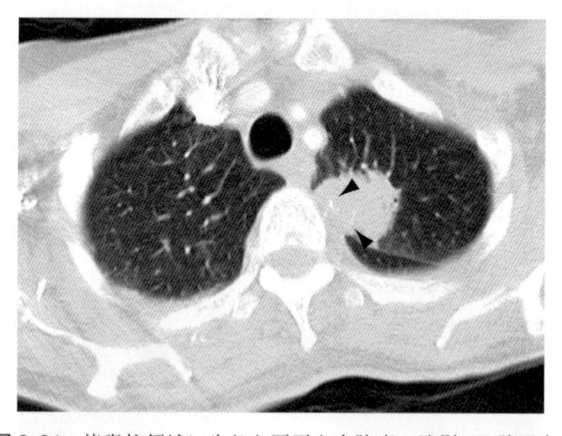

・図2-24 傍脊柱領域に生じた扁平上皮肺癌．造影CT肺野条件．葉間胸膜との関係や，境界の放射状所見などにより腫瘍は肺が主座であることがわかる．小石灰化（矢頭）は扁平上皮癌の特徴である．

典型的には3〜5椎体分に進展し，石灰化もみられる．神経節腫は良性病変で，しばしば曲線状のT1，T2信号により，"渦巻状所見"を呈する．一方神経芽腫は被膜をもたず，高頻度に出血，壊死，囊胞変性をきたす．逆に造影後も含めてきわめて均一にみえる場合もある[13]．

◆ 外傷

傍脊柱軟部組織は，外傷によっても変化を受けやすい．たとえば，骨粗鬆症の患者にみられる仙骨の不全骨折（図2-33）においては，直接の筋挫傷や骨折に伴う筋の使い

第 2 章　傍脊柱軟部組織　37

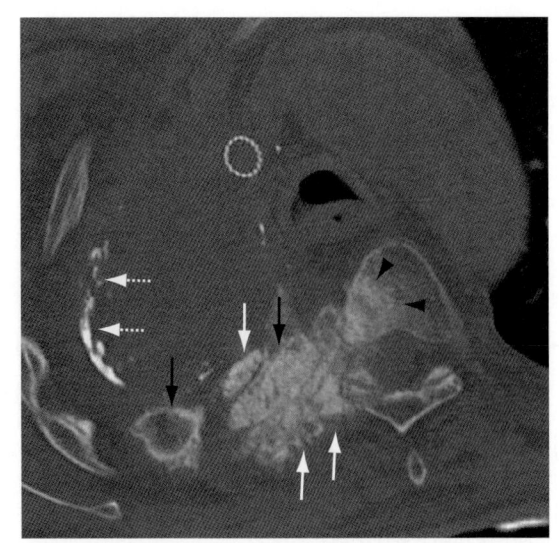

- **図 2-25**　楔状切除後に再発した肺腺癌の椎体転移．CT 水平断像にて，上部胸椎椎体の硬化像（矢頭），硬化，膨化を呈する肋骨（黒矢印），腫瘍軟部組織部分の石灰化（白矢印）が認められる．やや離れて胸膜の石灰化（点線矢印）がみられるが，こちらは結核などの不顕感染による陳旧性変化であろう．

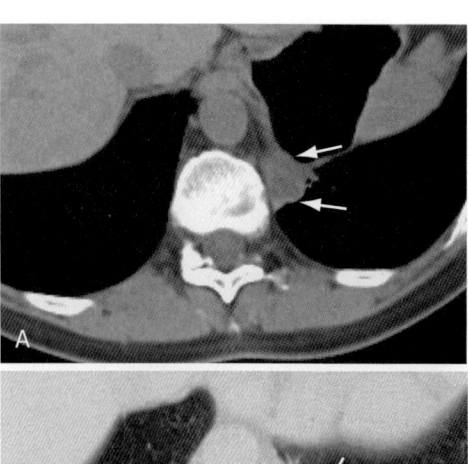

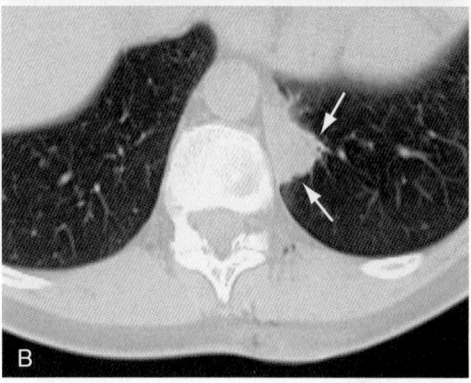

- **図 2-26**　肺原発リンパ腫．CT 水平断像．縦隔（A）および肺野（B）条件．この不均一な傍脊椎腫瘤（矢印）は C 型肝硬変の患者に偶然見つかった．肺野条件像にて，腫瘍が肺原発であることが明瞭に示されている．

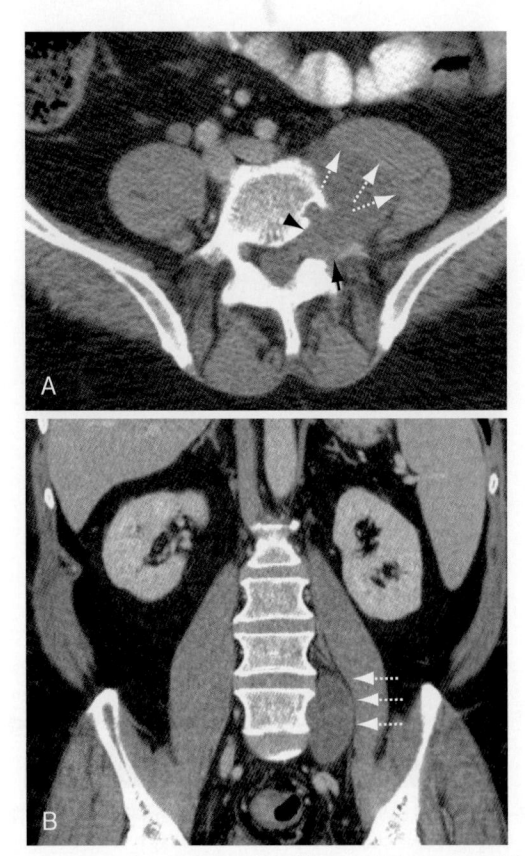

- **図 2-27**　右 L5 神経根由来の神経鞘腫．造影 CT 水平断像（A）と冠状断再構成像（B）．境界明瞭，ふたこぶ状の腫瘤であり，神経孔から出る際に同孔を開大させ（矢頭），腸腰筋を圧排偏位（点線矢印）させている．

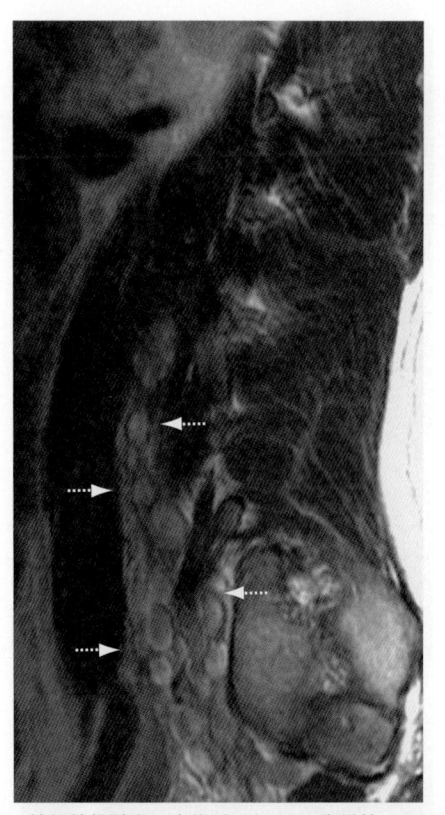

- **図 2-28**　神経線維腫症の家族歴のある 22 歳男性．T2 強調矢状断 MR 像で厚い蔦状に連なった長円形の病変が腸腰筋を前方へ圧排している（点線矢印）．大部分の病変が"ターゲットサイン"を呈しており，辺縁の高信号域はゼラチン様組織，中心のやや低信号域は腫瘍充実部を表す．

38　Ⅱ　傍脊柱構造

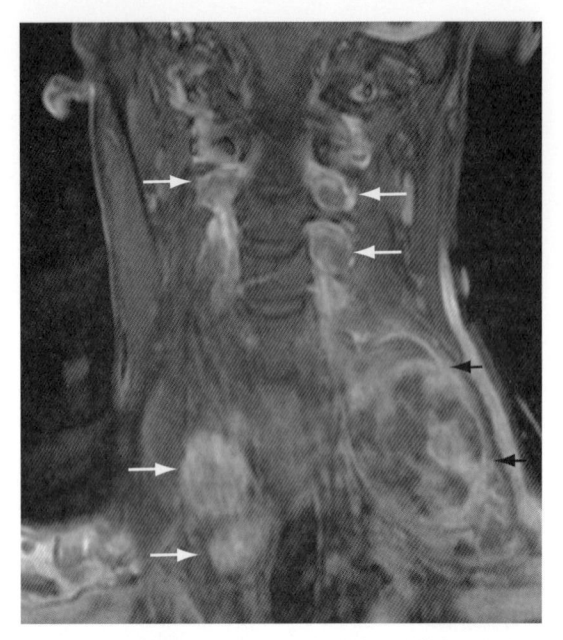

- 図 2-29　神経線維腫症 1 型の 36 歳男性．造影後冠状断 MR 像．複数のレベルで神経線維腫が椎体神経孔を開大させ（矢印），隣接する傍脊柱軟部組織へ進展している（黒矢印）．とくに左側の大きな腫瘤では，壊死を反映する非増強部と混在して不均一な造影効果を呈している．より小さな病変では，特徴的な"ターゲットサイン"が明らかで，辺縁の高信号はゼラチン質を，中心のやや低信号部は腫瘍充実部を表す．

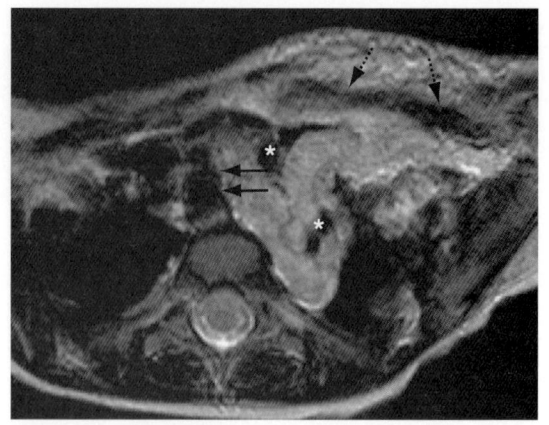

- 図 2-30　蔓状神経線維腫をもつ，神経線維腫症 1 型の 34 歳男性．頸椎の T2 強調水平断 MR 像にて，不整形の腫瘤が喉頭を右前方へ圧迫偏位（黒矢印）させている．胸鎖乳突筋（点線矢印）と肩甲挙筋（星印）も圧迫され，萎縮している．

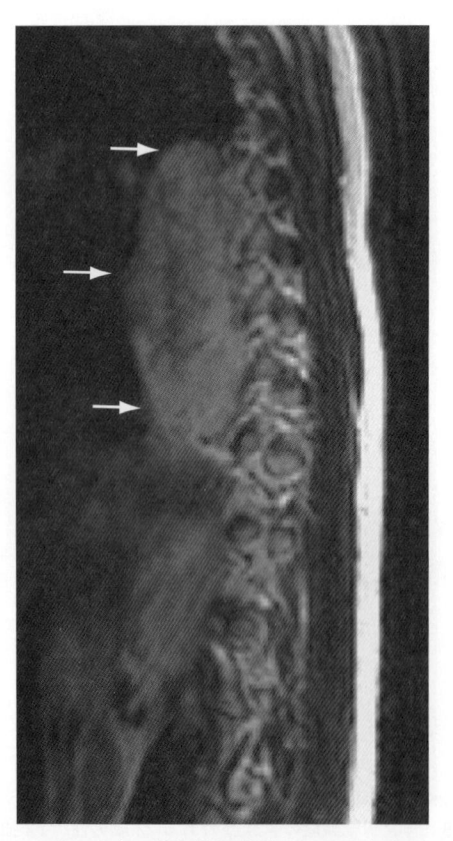

- 図 2-31　10 代の少年の神経節細胞腫．T2 強調矢状断 MR 像．この良性腫瘍は，T4〜T9 レベルまで広がり，神経孔内と脊柱管内に進展し，古典的な所見である．境界明瞭で被膜をもち（矢印），不均一な高信号を呈している．内部の渦巻状の低信号が特徴的である．

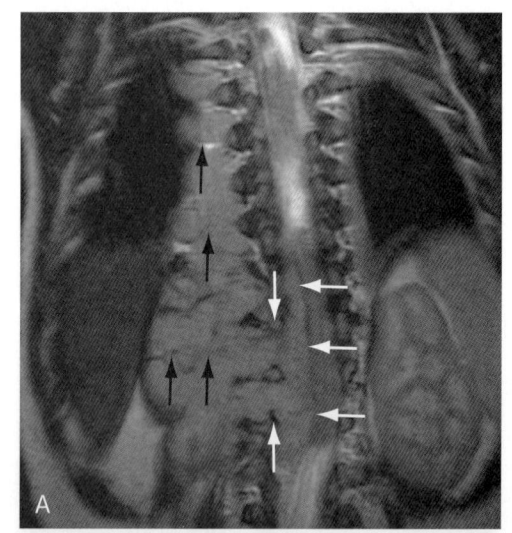

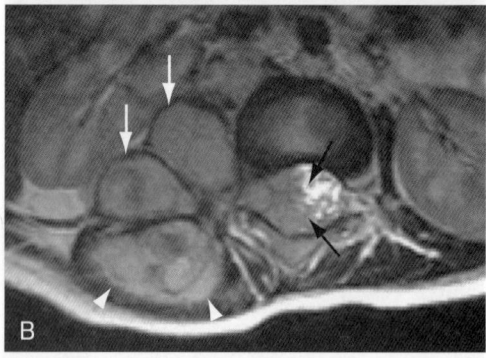

- 図 2-32　9 カ月の男児の神経芽腫．A：T2 強調冠状断 MR 像にて，腫瘍は胸腰椎ほぼ全体のレベルに広がり，神経孔（垂直白矢印），肋間腔（黒矢印），脊柱管（水平白矢印）へと進展している．境界明瞭で多結節様の輪郭をしている点に注意．B：T2 強調水平断 MR 像で，腫瘍の多結節様の様相がより明瞭にわかる（白矢印）．腫瘍の後方部が右最長筋，腸肋筋（矢頭）に分け入るように浸潤し膨化させている．腫瘍は脊柱管内にも進展している（黒矢印）．

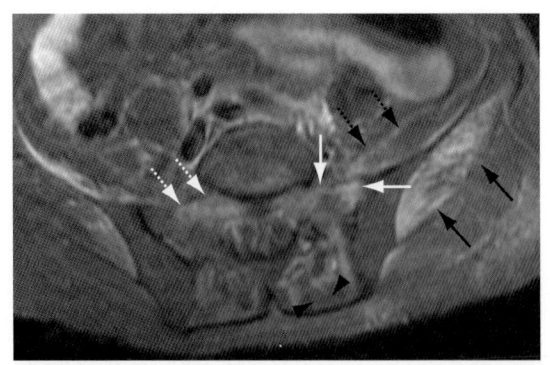

・図 2-33 仙骨不全骨折の患者にみられた周囲筋の浮腫．T2 強調水平断 MR 像にて，仙骨骨折部が高信号として描出され，左側では仙腸関節まで及んでいるが（白矢印），右側では内側に限局している（白点線矢印）．左中殿筋（黒矢印）および脊柱起立筋（黒矢頭）内に浮腫がみられる．浮腫は左腸筋周囲にもみられる（黒点線矢印）．

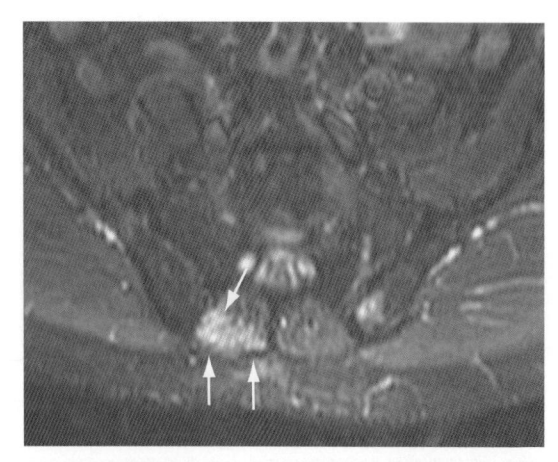

・図 2-34 右殿部痛を訴えた 45 歳塗装工の筋挫傷．STIR 水平断 MR 像にて，右の腸肋筋内に T2 高信号がみられ，挫傷の所見である．周囲への圧迫はない．

方の変化により筋内浮腫が生じやすい．過度の筋の使用や急性筋損傷では筋挫傷をきたす．これらの障害では，典型的に，浮腫，腫脹，筋内・周囲の脂肪組織の消失が観察される（図 2-34）．頸長筋腱にみられるような腱炎では，軟部組織腫脹や石灰化が観察される[3]．筋内血腫は，典型的には抗凝固療法中や出血性素因のある患者において，まったくあるいはほとんど有意な外傷歴がないにもかかわらずみられることが多い（図 2-35）[14]．

◆ 変性疾患

傍脊柱筋組織の萎縮は，高齢者では珍しくなく，とくに背部痛や変性椎間板症をもつ患者ではしばしばみられる所見である（図 2-36）．慢性背部痛をもつ患者と無症状なボランティアを比較したある研究において，前者の多裂筋内により多くの脂質が MR スペクトロスコピーで同定された[15]．しかしながら，筋の脂肪変性と萎縮は全身的にも観察される現象で，対麻痺でも顕著な脂肪変性と萎縮がみられるし（図 2-37），局所的な萎縮は神経障害（図 2-38）や放射線治療後（図 2-39）にも観察される．

びまん性特発性骨増殖症（diffuse idiopathic skeletal hyperostosis：DISH）でみられるような靱帯の骨化は，とくにそれが激しい場合には傍脊柱筋にも侵入する．これは最も典型的には胸椎右側でみられやすい．というのも左側では拍動する大動脈がこれを防ぐ役割を果たすと考えられているからである[16]．

傍脊柱領域に囊胞性病変がみられた場合には滑膜囊胞を鑑別にあげるべきである（図 2-40）．傍脊柱滑膜囊胞は症候性で，隣接する椎体（とくに腰椎）の変性に伴ってみられやすい．これらは，典型的には背側に位置し，関節腔と

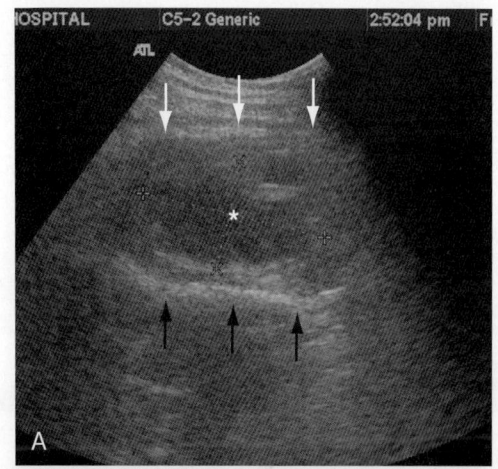

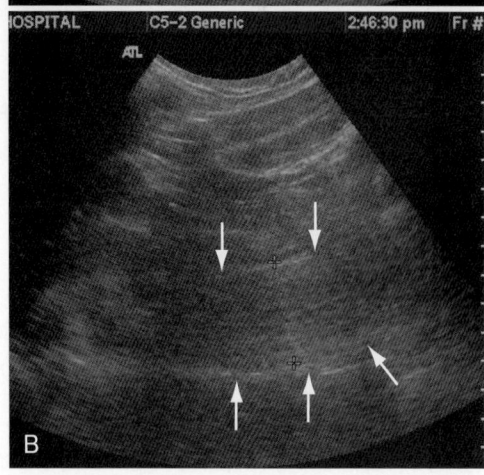

・図 2-35 鎌状赤血球貧血症の 15 歳少年にみられた左腸筋内血腫．左（A）と右（B）の腸筋の矢状断超音波像．A：左腸筋は腫脹し（白矢印），内部に低エコーの液体貯留がみられる（星印と測定線）．腸骨皮質を表す高エコーが筋の深部に位置している（黒矢印）．B：対側正常右腸筋（矢印）．対照的に腸筋表面はやや陥凹して描出され，内部は均一で淡い層状構造もみられる．

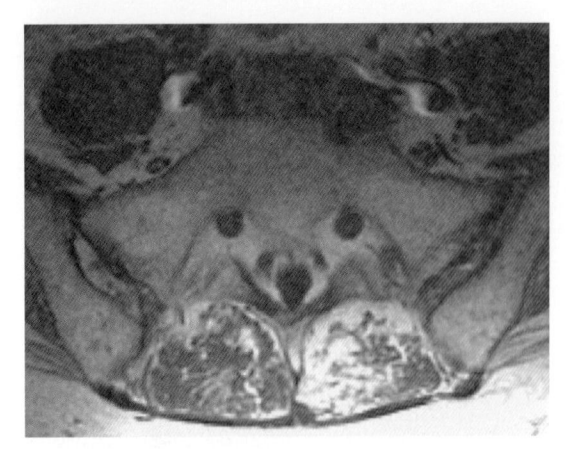

• 図 2-36 変性椎間板症重症例にみられた非対称性の左傍脊柱筋の萎縮．T1 強調水平断 MR 像．

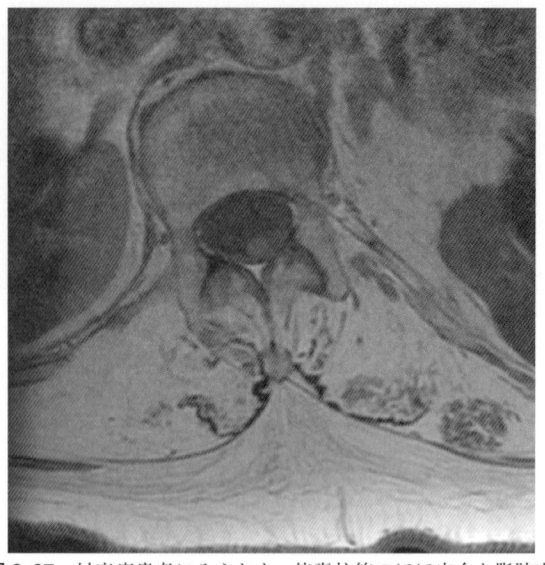

• 図 2-37 対麻痺患者にみられた，傍脊柱筋のほぼ完全な脂肪変性．T1 強調水平断 MR 像．

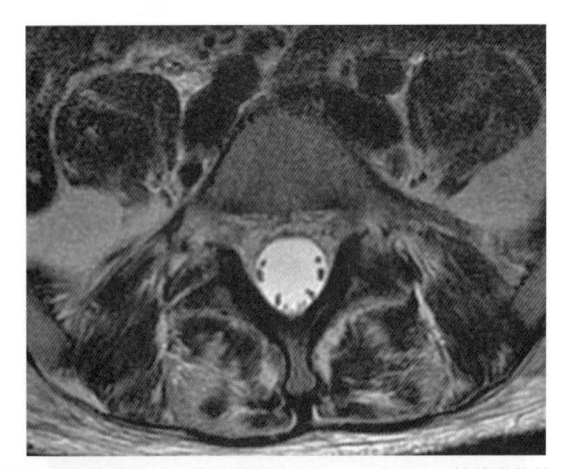

• 図 2-38 サルコイド多発神経症にみられたびまん性傍脊柱筋の萎縮．T2 強調水平断 MR 像．筋の大きさの縮小，脂肪変性がみられる．

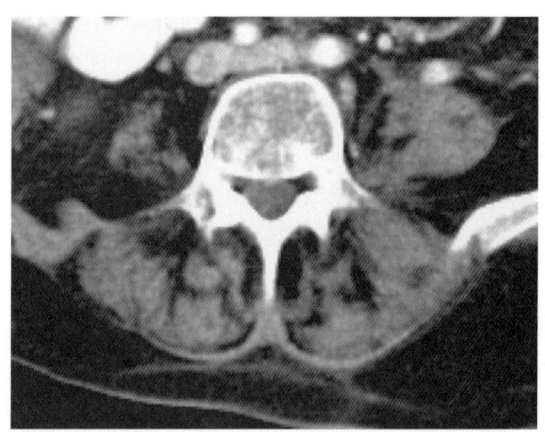

• 図 2-39 以前，放射線療法を受けた患者の腸腰筋萎縮．CT 水平断像．腸腰筋の左右非対称が明らかである．

は交通がない．このことから滑膜嚢胞は関節周囲の線維性組織の粘液変性により生じると考えられている[17,18]．

◆ 先天性疾患

傍脊柱領域にみられる先天性腫瘤は縦隔にみられ，かつ嚢胞性のものが多い．境界平滑，円形の腫瘤で壁は増強され，周囲組織へは浸潤しない．これらに属するものとしてまず気管原性嚢胞がある．気管分岐部後方，心後方，もしくは食道周囲に頻発しときに石灰化する．蛋白や出血を含むため T1 強調 MR 像での信号はさまざまで，液面形成をきたすこともある．嚢胞内に空気がみられた場合には，感染や気管支との交通が示唆される．食道重複嚢胞も，壁がやや厚い点や食道に近い位置を除けばほぼ同様な CT/MRI 所見を呈する（図 2-41）．食道前腸嚢胞の半数で，異所性胃粘膜がみられるため，核医学検査がその診断に有用な場合がある[12,18]．

胸椎外側髄膜瘤は，髄軟膜が椎間孔や椎体の骨欠損部を介して異常に逸脱した状況をいう（図 2-42）．境界は明瞭でしばしば神経線維腫症の成人例に好発する．このために骨格系のゆがみ，側彎症，椎間孔の開大，隣接した肋骨の変形などをきたす場合もある．ほかの良性嚢胞性疾患には類皮嚢胞，リンパ管腫があげられる．ときに，先天性嚢胞性腺腫様奇形（congenital cystic adenomatoid malformation：CCAM）や肺分画症のような肺実質由来の病変が縦隔の疾患と区別しにくい場合もあり鑑別になりうる[12,19]．

◆ 髄外造血

髄外造血巣は表面平滑な分葉状の腫瘤として，典型的には T6～T12 のあいだで片側または両側性にみられる．神経原性腫瘍と異なり，骨格系に侵食しない．本疾患は基本

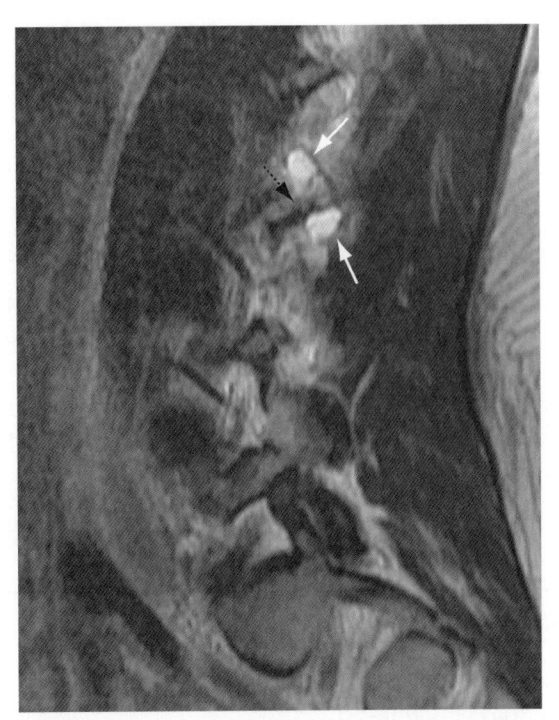

• 図2-40 滑膜嚢胞．T2強調矢状断MR像．円形の液体信号をもつ病変で，右L3/L4間隙に偶然発見された（白矢印）．椎間関節面に直接及んでいることがよくわかる（黒矢印）．

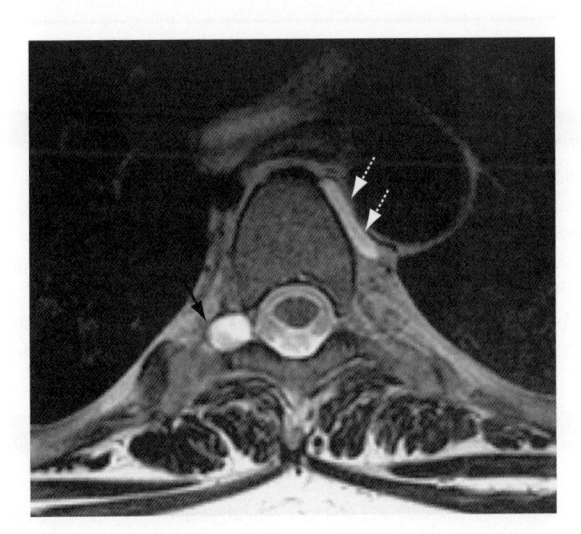

• 図2-41 前腸重複嚢胞．T2強調水平断MR像．背部痛の精査の際，偶然，下行大動脈と椎体のあいだに管状の液体信号（点線矢印）として発見された．造影剤投与によってもこの病変は増強されない．右神経根に別の偶発嚢胞がみられる（黒矢印）．

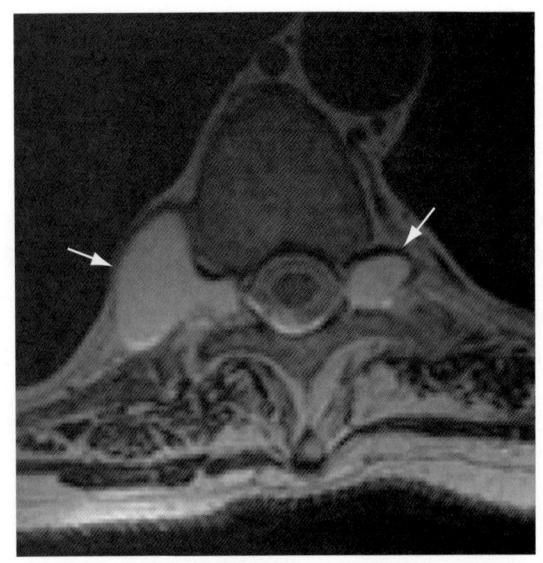

• 図2-42 多レベルでの両側髄膜瘤．T2強調水平断MR像．これらのCSFを含んだ嚢胞の逸脱により，全胸椎の神経孔は開大している．

的に血球低下に対する代償性反応であるので，遺伝性貧血や悪性疾患による骨髄占拠などの患者にみられやすい[20]．

分析

傍脊柱軟部組織の放射線学的画像を読影するに際し，最も重要な情報は臨床上の現病歴であるが，まったくない場合や不十分な場合が少なくない．可能な限り，過去の外傷歴，手術歴，内科的疾患の有無，家族歴などを十分得る努力をする必要がある．

傍脊柱軟部組織の評価は，椎体や躯幹部の疾患の評価に合わせて行われることが多いので，椎体，肺，内臓の病変の情報とともに読影されることになる．鑑別診断を考える際には，既知の病変が傍脊柱領域にどの程度近いのか，偏位させているか，または浸潤しているかをまず単純に考えてみることから始まる[21]．これは，たとえば化膿性椎間板炎と骨髄炎の場合（図2-16）で考えるとわかりやすい．病変の主座は脊柱にあり，そこから隣接する筋組織へ波及していることがわかれば，傍脊柱領域の病変の質的診断が可能になることになるわけである．外傷の場合には（図2-33），骨折が認識できれば，その周囲の軟部組織の変化は二次的な浮腫や出血であろうと診断できる．

もし病変がどうみても傍脊柱領域原発であるなら，その境界と広がりをていねいに評価する．神経原性腫瘍は境界明瞭で，隣接する骨には平滑な拡大と骨の再形成をきたす（図2-29）．感染と転移は境界不明瞭で，激しい骨破壊や浮腫を伴いやすい（図2-19, 22）．

最後に，もし傍脊柱軟部組織に明らかな局在病変が指摘できない場合には，対称性，増強パターン，萎縮について評価する（図2-34）．筋内のT2強調像での微妙な高信号のみが，外傷による筋挫傷の唯一の所見であることもある（図2-34）．

Box 2-1にMRIレポートの例を記す．

BOX 2-1　背部痛の MRI 評価

- 病歴

  背部痛と発熱で来院．

- 手技

  腰仙椎に下記のシーケンスを施行．T1 強調・脂肪抑制 T2 強調水平断像，T1 強調・脂肪抑制 T2 強調矢状断像，造影後 T1 強調水平断像・矢状断像．ガドリニウム製剤 15 mL を静注した．

- 所見

  描出範囲の脊髄および終糸は正常範囲内．脊髄円錐はほぼ L1 レベル．

  L1，L2 椎体内に液体信号と不均一な増強がみられ，椎間板は比較的保たれている．椎体高は保たれている．左腸腰筋内 L2-3 レベルに 2.3 cm 径の液体貯留あり，その辺縁のリング状濃染と周囲筋全体のびまん性増強を伴っている．より小さなリング状濃染を呈する液体貯留が右側の腸腰筋にもみられ，腰方形筋・脊柱起立筋内へ進展している．椎体前方では，前縦靱帯の T12 ～ L3 に及ぶ膨化と内部の液体信号，不均一な増強がみられ，靱帯下膿瘍の所見である．

  左腰方形筋，脊柱起立筋は脂肪間隙も明瞭で正常．

  ほかの椎体，椎間板には狭小化や異常増強なく正常範囲内．硬膜外腔にも異常増強や液体貯留なし．

  腎，大動脈も描出範囲内で正常．

- 印象

  傍脊柱膿瘍および前縦靱帯下膿瘍を伴った脊椎炎の所見で，結核感染を最も考えたい．

キーポイント

- 壁の薄い，弁のない静脈系が，傍脊柱領域への感染もしくは転移の経路となる．
- 結核性脊椎炎は，椎間板を保ちつつ（おかさずに）周囲の腸腰筋へ広がる．石灰化は軟部組織へ結核が広がったことを示す有意な所見である．
- 神経鞘腫は通常，単発，神経線維腫は多発し，神経線維腫症 1 型に伴ってみられる．
- 髄外造血巣は神経原性腫瘍と類似した所見をとるが，後者と異なり骨侵食を伴わない．

参考文献

- Donnelly LF, Frush DP, Zheng JY, Bisset GS. Differentiating normal from abnormal inferior thoracic paravertebral soft tissues on chest radiography in children. AJR Am J Roentgenol 2000; 175:477-483.
- Gaisie G, Oh KS. Paraspinal interfaces in the lower thoracic area in children: evaluation by CT. Radiology 1983; 149:133-135.
- Khong PL, Goh WHS, Wong VCN, Fung CW. MR Imaging of spinal tumors in children with neurofibromatosis 1. AJR Am J Roentgenol 2003; 180:413-417.
- Ledermann HP, et al. MR imaging findings in spinal infections: rules or myths? Radiology 2003; 228:506-514.
- Sharif HS, Clack DC, Aabed MY, et al. Granulomatous spinal infections: MR imaging. Radiology 1990; 177:101.
- Silver AJ, et al. Computed tomography of the carotid space and related cervical spaces: II. Neurogenic tumors. Radiology 1984; 150:729-735.

文献

1. Snell R. Clinical Anatomy for Medical Students, 6th ed. Baltimore, Lippincott Williams & Wilkins, 2000, pp 828-830.
2. Gray H. Anatomy of the Human Body. Philadelphia, Lea & Febiger, 1918; available at Bartleby.com.
3. Harnsberger HR. Handbook of Head and Neck Imaging, 2nd ed. St. Louis, Mosby, 1995.
4. Harnsberger HR, et al. Diagnostic and Surgical Imaging: Anatomy, Brain, Head & Neck, Spine. Salt Lake City, Amirsys, 2006.
5. Osborn AG, Koehler PR. Computed tomography of the paraspinal musculature: normal and pathologic anatomy. AJR Am J Roentgenol 1982; 138:93-98.
6. Ng AHW, et al. Extensive paraspinal abscess complicating tuberculous spondylitis in an adolescent with Pott kyphosis. J Clin Imaging 2006; 29:359-361.
7. de Roos A, et al. MRI of tuberculous spondylitis. AJR Am J Roentgenol 1986; 146:79-82.
8. Chang MC, et al. Tuberculous spondylitis and pyogenic spondylitis: comparative magnetic resonance imaging features. Spine 2006; 31: 782-788.
9. Turker RJ, Mardjetko S, Lubicky J. Aneurysmal bone cysts of the spine: excision and stabilization. J Pediatr Orthop 1998; 18:209- 213.
10. Woods ER, Martel W, Mandell SH, Crabbe JP. Reactive soft-tissue mass associated with osteoid osteoma: correlation of MR imaging features with pathologic findings. Musculoskeletal Radiol 1993; 186:221-225.
11. Guzey FK, et al. Vertebral osteoid osteoma associated with paravertebral soft-tissue changes on magnetic resonance imaging. J Neurosurg (Pediatrics 5) 2004; 100:532-536.
12. Jeung MI, et al. Imaging of cystic masses of the mediastinum. Radio-Graphics 2002; 22:S79-S93.
13. Tanaka O, et al. Neurogenic tumors of the mediastinum and chest wall: MR imaging appearance. J Thorac Imaging 2005; 20:316-320.
14. Baba Y, et al. Large paraspinal and iliopsoas muscle hematomas. Arch Neuroradiol 2005; 62:1306.
15. Mengiardi B, et al. Fat content of lumbar paraspinal muscles in patients with chronic low back pain and in asymptomatic volunteers: quantification with MR spectroscopy. Radiology 2006; 240: 786-792.

16. Nakhoda K, Greene G. Diffuse idiopathic skeletal hyperostosis. emedicine 2005. Available at www.emedicine.com/RADIO/topic218.htm
17. Alguacil-Garcia A. Spinal synovial cyst (ganglion): review and report of a case presenting as a retropharyngeal mass. Am J Surg Pathol 1987; 11:732-735.
18. Choudhri HF, Perling LH. Diagnosis and management of juxtafacet cysts. Neurosurg Focus 2006; 20:E1.
19. Buckley JA, et al. CT evaluation of mediastinal masses in children: spectrum of disease with pathologic correlation. Crit Rev Diagn Imaging 1998; 39:365-392.
20. De Backer AI, et al. Extramedullary paraspinal hematopoiesis in hereditary spherocytosis. JBR-BTR 2002; 85:206-208.
21. Davis WL, Harnsberger HR. CT and MRI of the normal and diseased perivertebral space. Neuroradiology 1995; 37:388-394.

III

正常な脊柱と脊髄

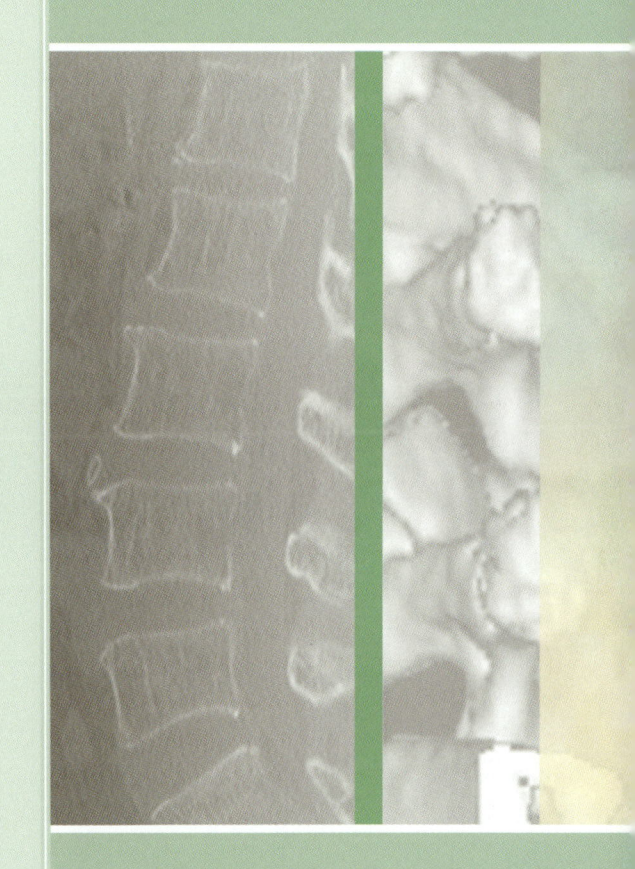

第3章

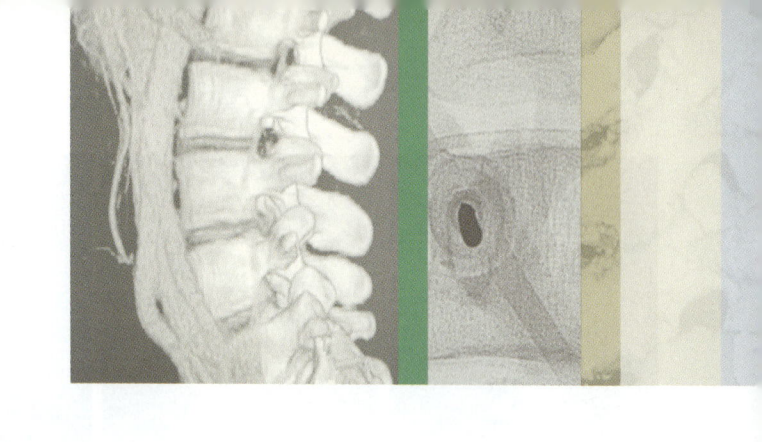

正常な脊柱：概要と頸椎

Jose Conrado Rios, Thomas Paul Naidich, David L. Daniels, Victor M. Haughton,
Cheuk Ying Tang, Joy S. Reidenberg, Patrick A. Lento, Evan G. Stein,
Girish Manohar Fatterpekar, Tanvir Fiaz Choudhri, Irina Oyfe

　脊柱は多くの分節された骨性椎骨から構成されていて，それらの分節間には椎間板が介在している．そして，また靱帯や関節がその分節をつないでいる．脊椎は32〜35の椎骨にて構成されていて，一般的に7個の頸椎，12個の胸椎，5個の腰椎，5個の仙骨そして3〜5個の尾骨から構成されている．頸椎，胸椎，腰椎と仙骨の相対的な長さの比率は2：5：3：2となっている[1-3]．

　脊柱は互いに軟骨や滑膜や線維関節の連結によって結合している．頸椎は，頭蓋底部で頭蓋椎骨結合部，胸椎部では頸椎胸椎結合部によって結合している．胸椎は，肋骨頭で肋骨小頭（肋椎）関節を，肋骨頸で肋横突関節を，腰椎は胸腰椎結合で関節を形成する．仙骨は腰椎と腰仙椎関節を，腸骨と仙腸関節を，尾骨と仙尾関節を形成している．

　脊椎の前面は，はっきりした境界がなく外側面に移行する．外側面は，頸部では関節突起によって，胸部では横突起によって，そして，腰部ではまた関節突起によって後面との境界を定められる．椎体後面は，両外側面の関節および横突起のあいだで後方に面する[1-3]．

正常な解剖学的構造

　脊柱は，男性ではおよそ70 cm，女性では60 cm程度の長さである．その長さのおよそ80%は骨により，20%は椎間板によっている[1-3]．椎間板の水分含有量の日内変動により脊柱の長さは1日に16 mmも違ってくる．1日の高さの低下は，覚醒のあとの最初の3時間で最も多く，そして，若者と若年成人で最も大きい[1-3]．

　そして，脊柱は通常，特有の背腹彎曲（図3-1, 2）を示す．後方に向かう凹の彎曲は，脊柱前彎と称される．後方に向かう凸の彎曲は，脊柱後彎と称される．正常な頸椎の脊柱前彎は，頂点がC4-C5レベルにあって，C2からT2にわたってみられる．正常な胸椎の脊柱後彎は，頂点がT6からT9レベルにあって，T2からT11またはT12にわたってみられる．正常な腰椎の前彎はL3を頂点としてT12から腰仙椎結合にわたってみられている．これらの彎曲の結果，立った状態の成人の外耳道から垂直に下ろした線は，C2の歯突起を通過して，T2椎体のすぐ前からT12椎体の中央部を通り，L5椎体のすぐ背側を通過し，仙椎の前面まで到達する．利き手に関連した筋変化により，右利きの人は右に，左利きの人は左へと，上位胸椎にわずかに非対称な側彎を誘発する可能性がある[1-3]．

◆ 標準脊椎骨

骨性椎骨

　各骨性椎骨には全体に標準的な構造があり，前方の椎体と後方の椎弓（図3-3, 4）からなる．この一般の形状は，各レベルで二次的に少し変更される．各脊椎骨は，密度の高い皮質骨と，内部にはあまり密度の高くない海綿骨からなっている．皮質骨は椎弓に沿って最も厚く，椎体の側面に沿ってはやや薄く，椎間板に近接した椎体の上面と下面

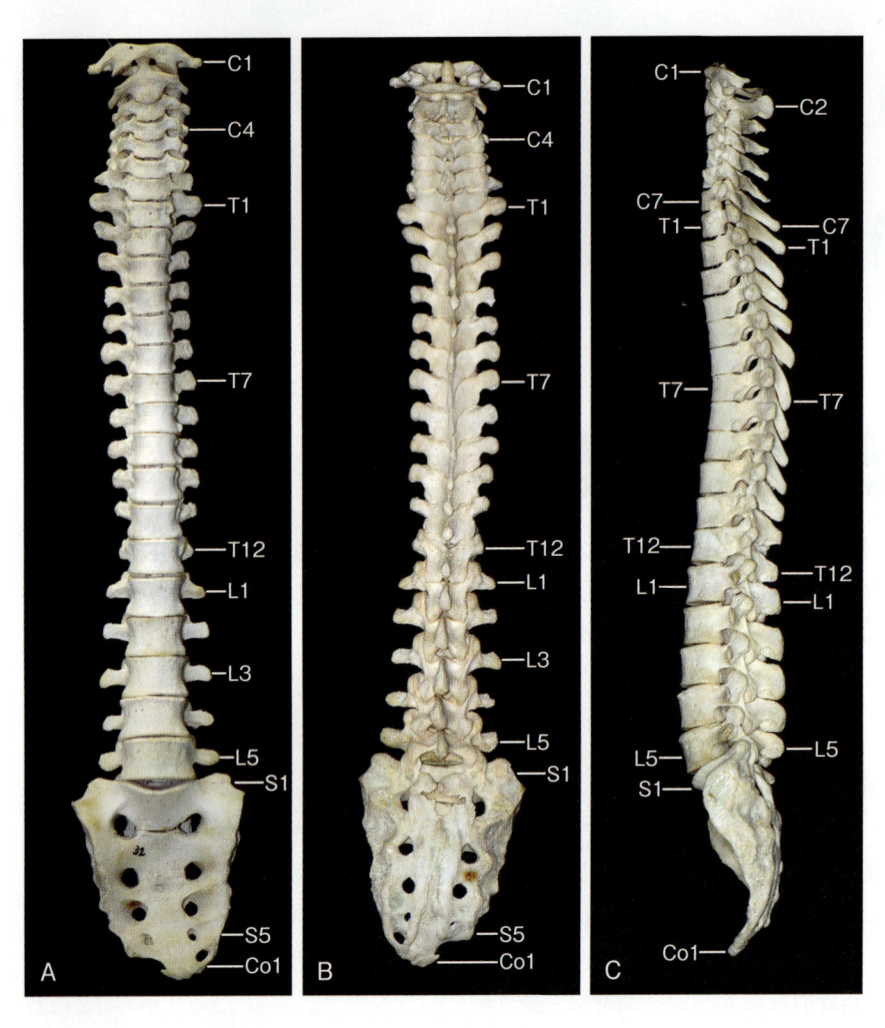

・図3-1 脊柱の全長．乾燥骨脊柱．前面（A），後面（B）と側面（C）．この概観は，生理的彎曲，比率，脊柱の頸部（C），胸部（T），腰部（L），仙椎（S）と尾骨（Co）の全長にわたる椎体，横突起，椎間孔，椎間板と棘突起の位置を表す．これらの解剖学的な移行は，本章と以下の章を通して順番に示される各セクションの拡大されたイメージで詳細に述べられる．

では最も薄くなっている．海綿骨は，脊椎骨髄を含む．

椎体は，凹状の側壁を伴った非対称のシリンダーのような形状を呈している．各椎体の最上部と最下部は，平滑で高くなった辺縁で，平面はやや不整で中心部が陥凹しており，鼓膜に似ている．

椎弓は各脊椎骨の側面および後面部分を形成する．そして，それは脊柱管の側面や後面にもあたる．各椎弓は，1対の椎弓根，1対の椎弓板，1対の関節突起と，1つの後方に突出した棘突起からなる．椎弓根は，脊柱管の2つの側方部分を形成する．これらの細い支柱は各椎体の上方の後外側から生じて，後方で椎弓板になっていく．椎弓根は，冠状方向の断面ではほとんど円筒状である．側面からみると，それらの上下の辺縁は浅い曲線を呈している（なだらかな上椎切痕と深い下椎切痕）．椎弓板は，脊柱管の後部・後外側の壁を形成する，平らで斜めを向く骨板である．それらは前方で椎弓根と併合し，互いに正中で棘突起の底部と融合するために，後方に向かって角度がついている．棘突起は1対の椎弓板の中央部の縁から生じて，脊柱管の後方の正中で，後方や下方へ突き出している．

上および下関節突起は，脊柱管の後外側に位置している．それらは椎弓根が椎弓板に融合する所から生じる．そこから，1対の関節突起は，1つ上および1つ下の脊椎骨（図3-5）の関節突起で滑膜関節を形成するために，上方や下方へ突出する．各関節において，下方の脊椎骨の上関節突起は，上方の脊椎骨の下関節突起の前下方に位置する．上関節突起の椎間関節は，前方に向かっている下関節突起の椎間関節と適合するように，後方へ向かっている．

脊椎の横突起は，椎弓根が椎弓板に併合する所から生じるだけでなく，側方にも突出する．胸部の領域において，これらの突起は，肋骨（所定の肋骨突起，肋骨要素）と関節でつながる真の横突起（所定の横突起関節）である．ほかの脊髄レベルでは，類似の，横に突出している骨の要素は，真の横突起（脊椎骨横突起）と併合された肋骨突起（肋骨要素）からなる[1-3]．

椎間孔は，脊柱管とのあいだに脊髄神経と血管が出入りする軟部組織と骨性のルートである（図3-5, 6）．椎間孔は，

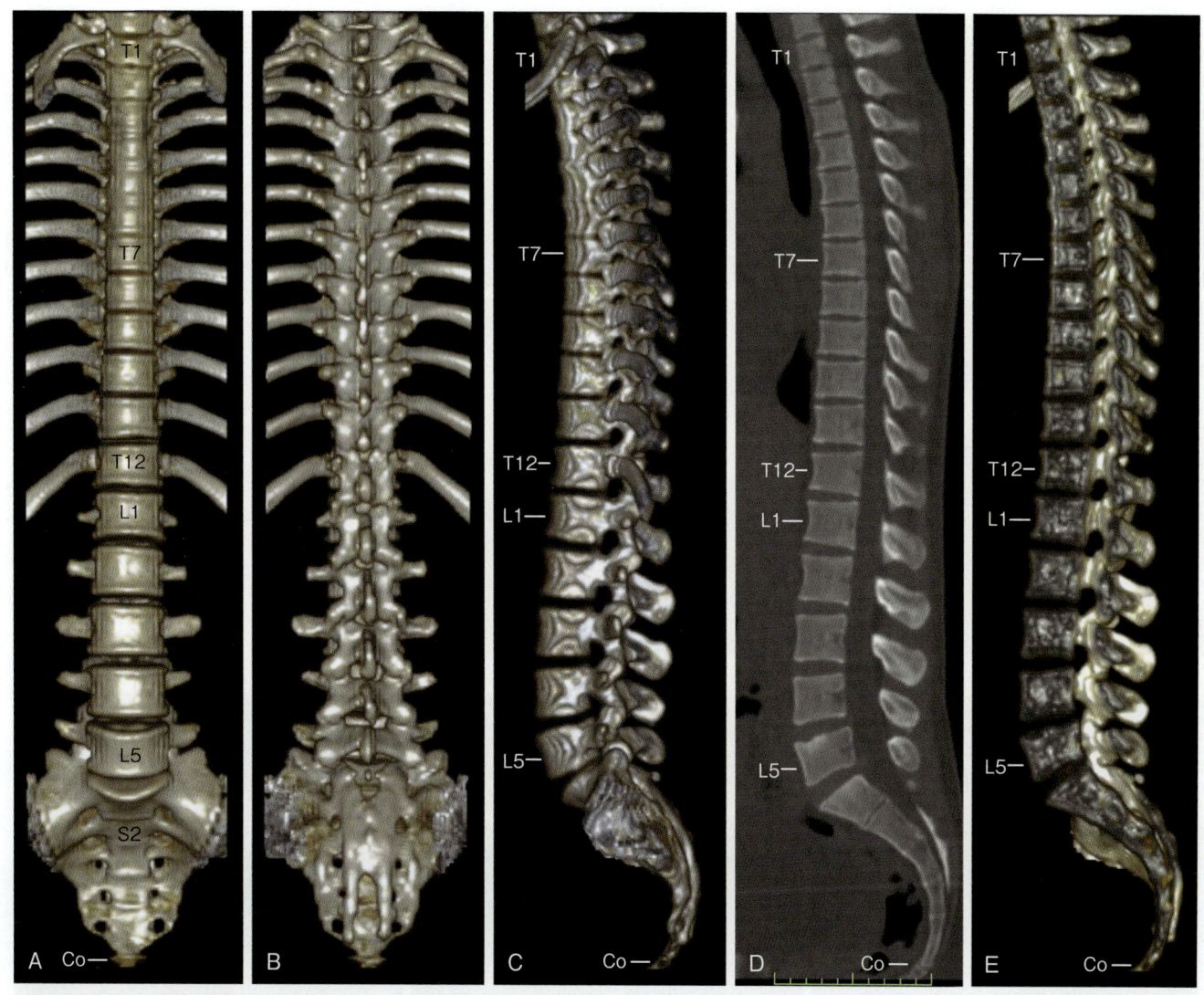

第 3 章　正常な脊柱：概要と頸椎　49

• 図 3-2　27 歳の男性，胸腰仙椎の前面（A），後面（B）と側面（C）の三次元 CT 表面再構成像．D：脊椎の矢状断正中部の再構成像．E：内部を示す矢状断切り取り再構成像と，正中から反対側の脊椎の三次元画像．

上方および下方で，椎弓根の凹状の縁の骨膜によって隔てられている．椎間孔の上縁は，1 つ上の椎弓根の下面である．したがって，上部の椎弓根の深く屈曲した下椎切痕は椎間孔の屋根を構成する．椎間孔の下縁は下部の椎弓根の上面である．したがって，下部の椎弓根の浅い上椎切痕は椎間孔の床を構成する．それらの前壁で上方から下方へ，椎間孔は，上部の脊椎骨の後面の骨膜，硝子軟骨終板と椎間板によって形成される靱帯結合，および下部の脊椎骨の後面の骨膜によって隔てられている．後方において，椎間孔は，関節突起間部を覆っている骨膜や，黄色靱帯と椎間関節の滑膜包によって形成されている[1-3]．T1 から T10 のみは，椎間孔の前方の境界も同様に，肋骨の関節に対して滑膜包を含む．

脊椎骨の範囲内の骨髄は，赤色髄（造血髄）と黄色の脂肪髄からなる（図 3-7, 8）．脊索の遺残に付随した小さい（2 〜 4 mm）骨内小結節は 14% の脊柱でみられる[4]．出生してから 2 歳くらいまでの脊椎骨髄はおもに赤色髄である．それは，成長および発達するにしたがって，次第にびまん性に，そして均一に黄色の脂肪髄に変わっていく．中年初期以降は，赤色髄から黄色髄への変化は，より緩徐に，そして不均等に進行する．腰部の脊椎骨髄の脂肪の含有量は，男性のほうが女性より通常高く，成人期の 10 年につき約 7.5% の割合で，27 〜 70% まで増加する可能性がある[4,5]．成人において，腰部の骨髄の脂肪含有量は，通常，L1 から L5 まで増加する．しかしながら，脂肪の分布はさまざまであり，不均一である．赤色髄は，椎体の前縁や終板の近くに多く集まっている可能性がある[4]．脂肪細胞と造血細胞は，小結節を形成するために細胞のクラスターを拡大

50　Ⅲ　正常な脊柱と脊髄

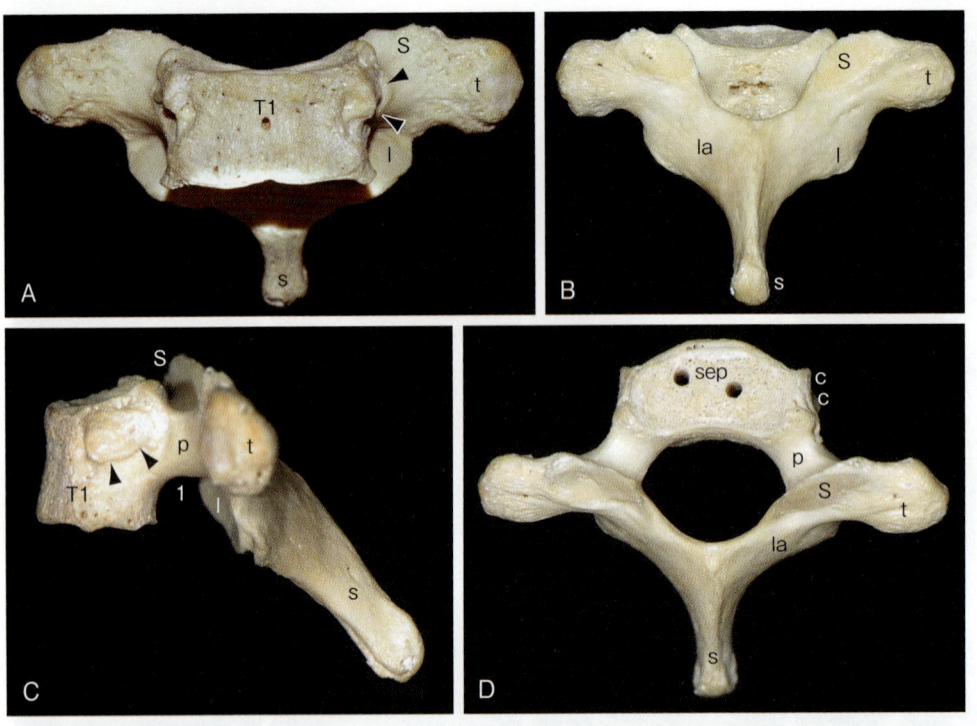

・**図 3-3**　単独の乾燥 T1 脊椎骨．前面（A），後面（B），側面（C）と上面（D）．4 つの表示は，椎体（T1），椎弓根（p），上（S）と下（I）関節突起と椎間関節，横突起（t），椎弓板（la），棘突起（s）と肋骨頭（肋椎）関節面（矢頭；cc）を示す．側面の表示（C）において，椎弓根（p）の上の辺縁の緩やかなくぼみは上椎切痕である．椎弓根の下部の辺縁の深いくぼみは下椎切痕である．分節 T1 神経根（1）は T1 椎弓根のちょうど下の T1-T2 椎間孔を通って出る．椎体の上終板（sep）は，緻密な皮質骨の縁と海綿骨の中心領域を示す．T1 肋骨頭は，肋骨頭関節面（肋椎）を T1 椎体の側面と関節でつなぐ（矢頭；cc）．これとほかの像で，1 対の「ドリル孔」は，分節椎体が脊柱を構成するためにつなぎ合わせられていたことを示す．

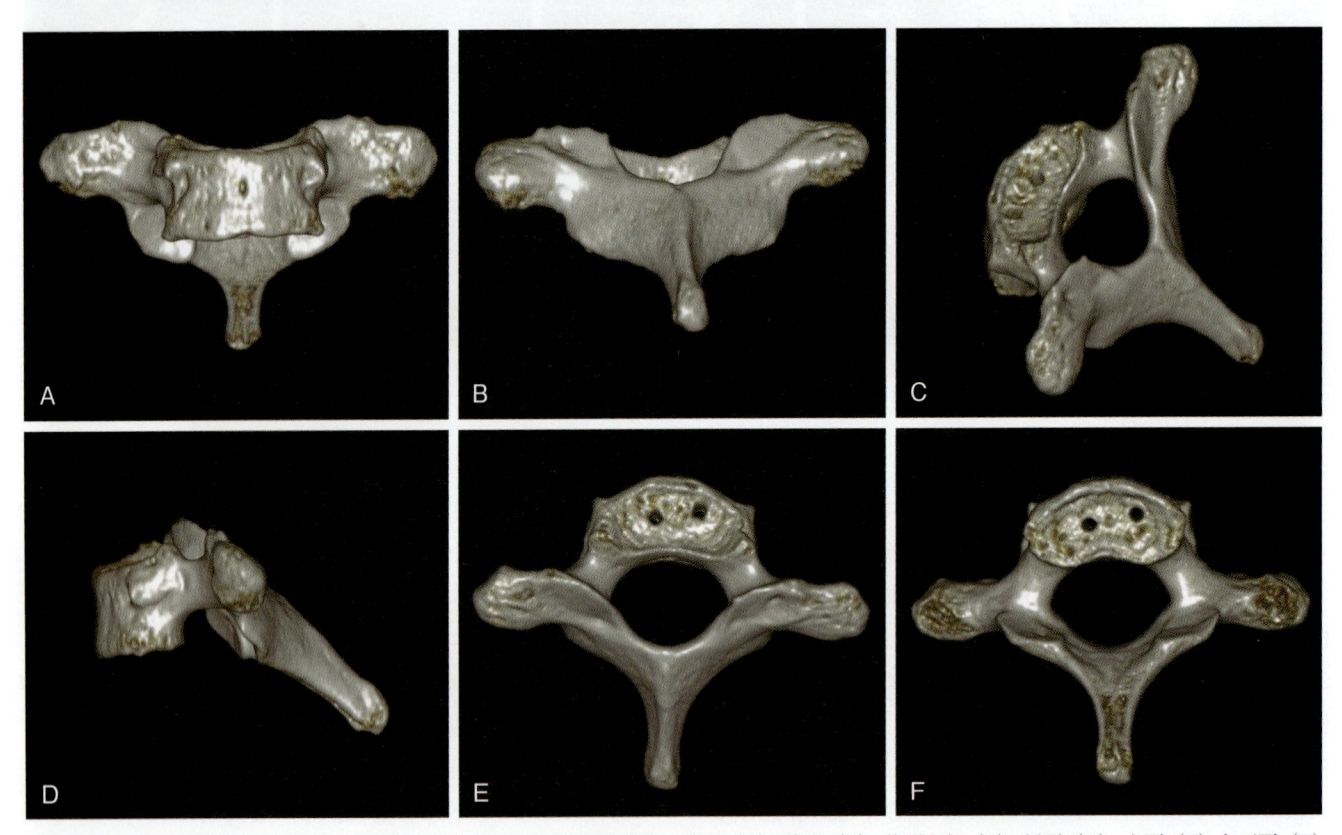

・**図 3-4**　図 3-3 のなかで図解される乾燥 T1 脊椎骨の 3D CT 再構成像．前面（A），後面（B），後面上部（C），側面（D），上面（E）と下面（F）．構造を確認するために図 3-3 を参照．

することによって両方とも成長するので，脂肪転換は並べて置かれた赤色髄と黄色髄の島をつくる傾向がある．脂肪含有量の増加は，年齢に関連する動脈硬化による全体の血流の低下や，骨塩密度の減少に相関する [4,6]．

骨解剖の頭尾側のパターン（図3-1, 2）

椎体

通常，椎体の高さは，頸椎から腰椎にいくにつれて高くなる．胸椎の範囲内ではT3椎体が最も小さい．これより下では，胸椎および腰椎の椎体は，L4椎体まで次第に大きくなり，L5椎体で少しだけ高さが減少する．椎体の幅（横断寸法）は，C2からL3椎体まで次第に増加し，L4とL5椎体はさまざまな幅を呈する．それから，椎体の幅は，S1椎体から尾骨のいちばん下まで狭くなる[1-3]．

脊柱管

脊柱管は，頸部では大きな三角の形状で，胸部では小さな円形であり，また，腰部で大きな三角の形状を呈する．腰部の脊柱管は，L1からL5まで次第に縮小する．1対の椎弓根において，最も内側で彎曲が強く最も短い横径は椎弓根間距離である．これは脊柱管に沿って系統的に変化し，最も一般的には，グラフ（文献7を参照）に示されるような特徴的なパターンを呈する[1-3,7]．

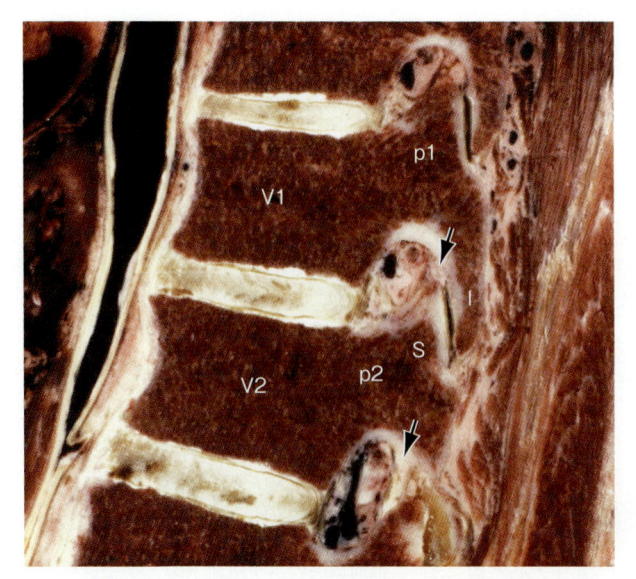

• 図3-5　椎弓根，椎間孔と胸部脊柱近傍の椎間関節のなかの傍矢状の凍結マイクロトーム切断面．椎体，椎弓根と椎間関節面の外面は，緻密な皮質骨を表す．内面は，均一な赤色髄を含んでいる海綿骨を示す．椎間関節（S/I）は，急勾配の冠状断に近い傾斜を呈している．卵形の椎間孔は，上方では上部椎弓根（p1）の深い下椎切痕によって，下方では下部の椎弓根（p2）の浅い上椎切痕によって，前側では上部椎体（V1）とV1-V2椎間板の後面によって，そして，後方では黄色靭帯（矢印）と下部の脊椎骨（V2）の上関節窩（S）によって囲まれている．椎間孔は硬膜外脂肪，横断する静脈，分節神経根および分節後根神経節を含む．

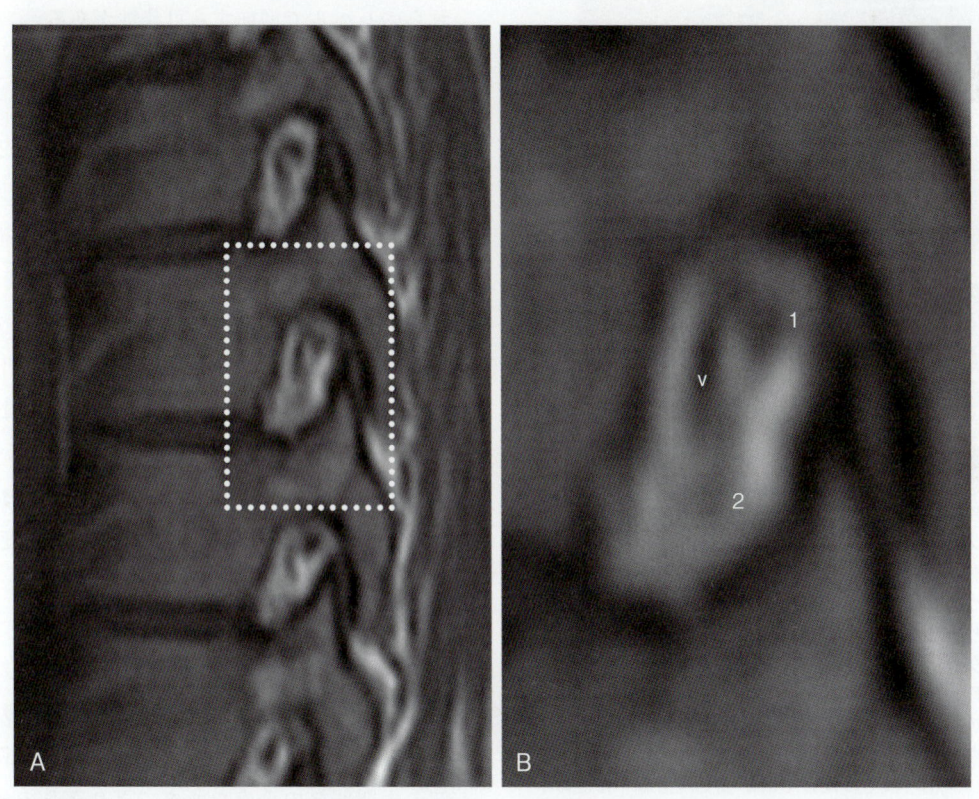

• 図3-6　31歳の女性の椎間孔．A：図3-5に相当する中位胸椎の椎間孔のT2強調矢状断MR像．B：前側に根静脈（v）とその背側には後根（1）と前根（2）が位置しているのを示す1つの椎間孔の拡大画像．

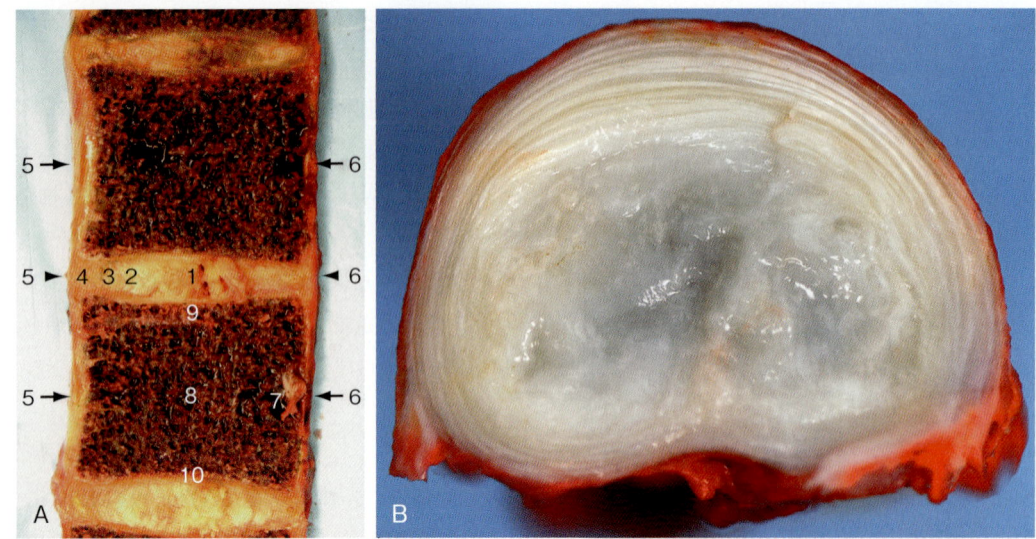

• 図 3-7　椎間接合．2つの新しい固定されてない標本．2つの近隣する椎体内の正中矢状断面（A）と椎間板内の水平断面（B）．中心髄核（1），内側線維輪（2），外側線維輪（3），椎体の角にはまり込む Sharpey 線維（4）と，椎体の上部終板（9）と下部終板（10）を表す．椎体内の網状骨（8）はおもに赤色髄（造血髄）を含む．前縦靱帯（5）と後縦靱帯（6）は，非常にしっかりと椎間板と椎間結合の終板へはまり込んでいる（矢頭）が，椎体の中央部へはゆるく付着しているだけである（矢印）．基底脊椎静脈経路（7）は，静脈血を脊椎骨から後方内椎骨動脈叢深部や後縦靱帯の側方へ流出させる．

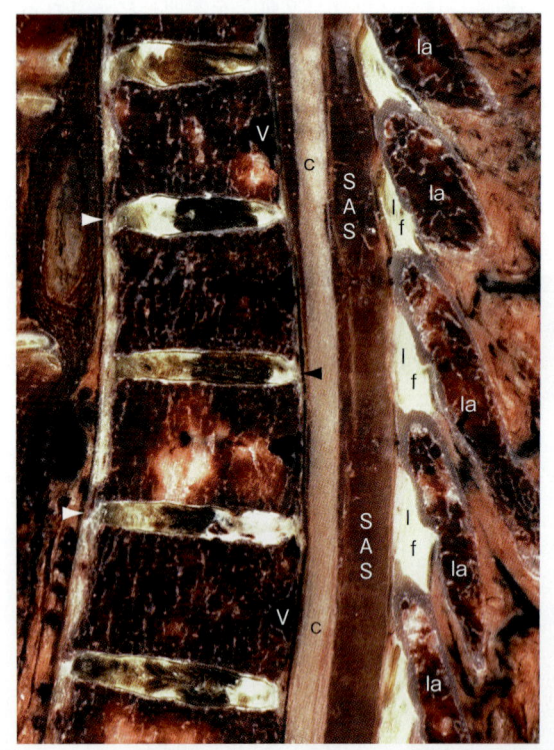

• 図 3-8　胸椎の傍正中の凍結マイクロトーム切断面．海綿骨は，赤色髄と黄色髄を示す．上方と下方において，椎体は，部分的に，対の上下の脊椎骨縁，硝子軟骨終板と介在する椎間板からなる椎間結合によってつながれる．老化色素は，この標本において椎間板を変色させる．前方と後方において，椎体は丈夫な前縦靱帯（白い矢頭）と後縦靱帯（黒い矢頭）でつながれている．後方において，椎弓板は各椎弓板（la）の下半分の前皮質面に付く分節黄色靱帯（lf）によってつながれ，上縁の皮質面と次に下位の椎弓板の後面の近隣にはまり込む．胸部の生理的後彎のため，脊髄（c）は脊柱管の前方部分に位置し，クモ膜下腔（SAS）はその後方で広がってみえる．脊柱の中央の高さの椎体静脈（v）は，後縦靱帯の腹側にある前内椎骨静脈叢へと後方へ流出する．

椎弓根

椎弓根の内側の面は，典型的には脊柱管のほうへ凸面を呈している．しかしながら，T11 から L2 領域において，椎弓根の内側面は，正常変異として，平らな場合や凹面であることもある[8]．その結果，椎弓根間距離は，通常はこれらのレベルで増加する可能性がある．

椎弓板

C1 は，後弓があるが椎弓板がない．C2 と C7 の椎弓板は非常に厚く強固である．C3 から C6 までの頸部椎弓板は薄く，頭尾側の狭い範囲では広い．胸椎部の椎弓板は，一般的に頸椎部の椎弓板より厚く，より広く，および高い．しかしながら胸椎部の長さによってさまざまである．T1 椎弓板は非常に広い．椎弓板は T2 から T7 までは狭くなり，T8 から T11 まで再び広がって，T11 から L3 まで再び狭くなる．腰椎部の椎弓板は，頸椎部か胸椎部の椎弓板（C2 と C7 以外）より強くて，大部分の胸椎部の椎弓板より狭くて，それらの頭尾側の長さは中程度である．

関節突起と椎間関節

関節面と椎間関節の滑膜は，頸部および胸部の脊椎で比較的平坦であるが，腰椎ではより複雑でカップ形を呈している．頸椎部の椎間関節は，垂直線（上部椎間関節から下部の椎間関節の垂直な所までぎりぎりの角度を測定する）に対して 30〜50° 程度斜めの冠状面を呈している．T10-

T11までの胸部の椎間関節は，下位の椎間関節に対して15～20°というさらに狭い角度の急な斜めの冠状面を呈している．だいたいT11-T12からL2-L3までは，椎間関節はほとんど矢状方向に移行する．この下位では，カップ形の椎間関節の後下方外側部分は，矢状方向を向くのに対して，同じ椎間関節の前上方内側部分は冠状方向を向く．

横突起

頸部の横突起の形状はC2では長くて広く，そしてC3-C6で狭く華奢になり，C7でまた長くなる．胸部の横突起はT1で広く，T1からT12にいくに従って次第に幅は減少する．T12横突起は，ほとんど存在しない．腰部の横突起はL1からL3までより広くなって，通常L4とL5でさらに大きくなる．そのため，L5横突起は最も頑丈で，荷重が骨盤へかかるため椎体と椎弓根から直接生じている．横突起の角形成と，椎弓根，小関節窩や椎間孔に関連したそれらの位置は脊髄レベルによってさまざまである．位置によって，頸部の横突起は，関節突起の前であったり，椎弓根の横であったり，そして2つの近隣する椎間孔のあいだで垂直にあったりする．胸部の横突起は，ほかの脊椎の横突起の位置よりも，椎弓根や椎間孔の後方に位置している．腰部の横突起は，関節突起の前であるが，椎間孔の後方である[1-3]．

棘突起

頸部

C1棘突起は痕跡的であり，C1の頸椎の後結節だけを形成する．C2棘突起は大きく強いが，C3棘突起は非常に短く細い．C3～C7まで，棘突起は段階的に長さが増えるので，最も長い棘突起はC7である．棘突起はC2-C5で二分であり，C6では，単独であるか二分であるかはさまざまであり，そして，C7では特徴的に単独で，先端がとがっている．

胸部

T1棘突起は最も強固で，C7とほとんど同じくらいの長さである．T2～T8の棘突起は細く長く，下方に曲がっていて，広範囲において互いに重なり合う．T9～T12棘突起は短く厚くなり，後方にまっすぐに傾く．

腰部

L1からL3の棘突起は，厚く大きく，後方にまっすぐ尖っている．L4棘突起では，L3よりしばしばわずかに小さい．L5棘突起はさまざまであるが，通常はL4より小さい．

仙骨部

S1からS3（またはS4）脊椎では，3～4つの棘結節としてそれらの遺残を残し，ともに正中仙骨稜に付着する．

背側の傍脊椎の溝

棘突起とともに，近くにある椎弓板と横突起は，背面の傍脊柱筋系のために対の傍脊柱側溝を形成している．頸部および腰部の領域において，これらの側溝は浅くて，それ自身はおもに椎弓板自体から形成されている．胸部の領域では，それらはより深く広くて，椎弓板と横突起によって形成される．

椎間孔

椎間孔は頸部および上部の胸部領域では小さいが，中部～下部の胸部および腰部の領域になるに従い次第に大きくなる．頸部の椎間孔は，ほとんど円形で，前外側を向いている．頸部の横突起は，椎間孔と前外側や外側下方に神経根を導くくぼみのような形状の半管とのあいだにある．胸腰椎の椎間孔は形状が鍵穴状で，横突起がそれらの後ろにあって側方を向いている[1-3]．

肋骨窩

肋骨頭と椎体との関節は，胸椎の長さによってさまざまに変化する．T1肋骨頭はT1椎体だけに単独で関節を形成するので，T1肋骨窩は円形である．T2からT10まで，各肋骨頭は，肋間にかかる近くの2つの脊柱と関節を形成する．上方で，肋骨頭は，小さい半月状の肋骨半小面で，上方の椎体の下縁と関節を形成する．下方で，同じ肋骨は，大きい半円形の肋骨半小面で，下方の椎体の上面と関節を形成する．T11とT12で，肋骨頭は，完全な円形の肋骨窩で，それ自身の椎体とだけでまた関節を形成する．T9からT12まで，肋骨窩の位置は，上外側から椎体の中外側面に尾側に移動する．

◆ 椎体間の関節

椎骨間の接続は，椎体間の連結，後弓間の連結とさらに靱帯の連結からなる[1-3]．

椎体の間の連結

椎体の間の連結は，(1) 椎間板によって形成される線維軟骨結合とすぐ近傍の軟骨終板，(2) 前縦靱帯，(3) 後縦靱帯からなる．

線維軟骨結合

椎間結合は下方と上方の終板から硝子軟骨の2枚の層によって形成される「サンドイッチ」構造である．そして，線維軟骨板はそれらの中心にある（図3-5, 7, 8および図3-9参照）．頸部，胸部および腰部のレベルで，これらの線維軟骨結合は，前および後縦靱帯（ALLとPLL）で強固に固定されている．胸部のレベルで，靱帯結合は肋骨小頭（肋椎）関節で側方に肋骨を向く関節内靱帯にも固定されている．形状は，頸部および腰部の椎間板は前方でより厚いが，胸部の椎間板の厚みはほとんど均一である．大きさは，椎間板は上部胸部領域が最も細く腰部のほうが厚い．5本の腰椎を有する患者において，最も厚い椎間板は，概してL4-L5椎間板である．

前縦靱帯（ALL）

前縦靱帯（anterior longitudinal ligament：ALL）は，全体に，斜台（基底後頭）の尾側の終わりから上部仙骨まで全部の脊椎の前面に沿って伸びる，平滑で，厚い，光沢のある靱帯である（図3-7〜9および図3-10参照）．3枚の層がある．ALLで最も表層にある線維は，3〜4つの層がある．次に深部の線維は1〜3つの層があるが，最深部の線維は脊柱に近接して結合しているだけである．全体として，靱帯は頸部で広くて，胸部の領域で厚くて狭く，腰部で最も広い．ALLは，C1の前結節にあたるバジオン，C2の椎体の前面と上部仙骨までの各椎間結合の前面に付着している．具体的には，ALLの縦走線維は，椎体の上および下縁，付随する終板の硝子軟骨と介在する椎間板の前面と強固に付着する．ALLは，椎体のへこんだ中央部では，非常にゆるく付着している．

後縦靱帯（PLL）

後縦靱帯（posterior longitudinal ligament：PLL）は，C2の椎体から仙骨までの脊柱の後面に沿って伸びる平滑な光沢のある靱帯である（図3-7〜9と図3-11, 12参照）．上方で，蓋膜になる（後述）．ALLのようにPLLは，個々に，全体として靱帯より短い長さにわたる線維によって形成される混合靱帯である．ALLのようにPLLは，各椎体の辺縁，終板の硝子軟骨と各椎間板の後面に沿って強く椎間結合に付着している．椎間板のあいだで，PLLは椎体の陥凹した後面から分離される[1-3]．全体としてPLLは，頸部および上部の胸部レベルで幅が広く均一であるが，下部胸部および腰部領域で非常に微小なギザギザの縁をもつ形状をしている．

外科的に，小歯状のPLLは2枚の層として概念化される．PLLの深い（より前方の）層は，椎間板の線維輪の上に広く外へ扇状に広がり，椎体の中央において狭い（2〜3 mm）砂時計形の帯である[10]．PLLの表層の（より背面の）層には，類似の砂時計形の帯があるが，その最も狭い範囲においてもより広い（8〜10 mm）[10]．内側で，表面の層

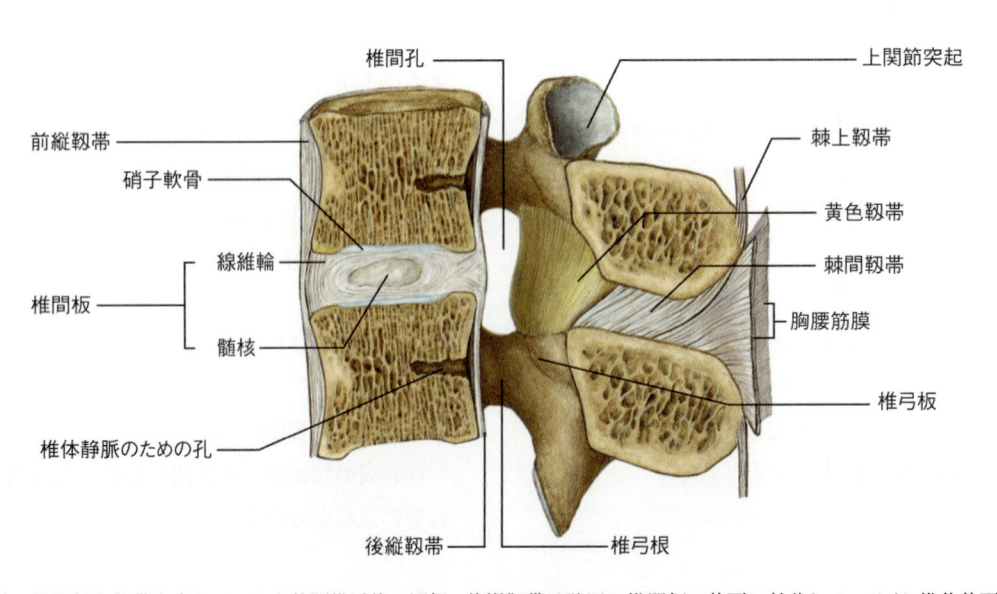

• 図3-9　椎間結合．椎間板と靱帯を表している上位腰椎近傍の図解．後縦靱帯は強固に椎間板の後面に付着しているが，椎体後面とは離れている．

は深層にゆるく付着する．外側で，それは深層と分離して，両方の椎間孔のなかで椎骨動脈，神経根とそれらの硬膜袖を囲むために，両側性に外側に広がる[9]．両側に対するPLLの浅層の外側への広がりは，頸部のPLLの筋膜と称されるかもしれないが，単に腰部のPLLの浅層とよばれている冠状の結合組織平面を形成する[11]．この冠状の線維層は，脊髄硬膜外腔を層の腹側の前方硬膜外コンパートメントと背側の後部硬膜外コンパートメントに完全に分ける[9,11]．前方硬膜外コンパートメントは，前内椎骨静脈叢の静脈で，ほとんど完全に満たされる．これらは，まれに

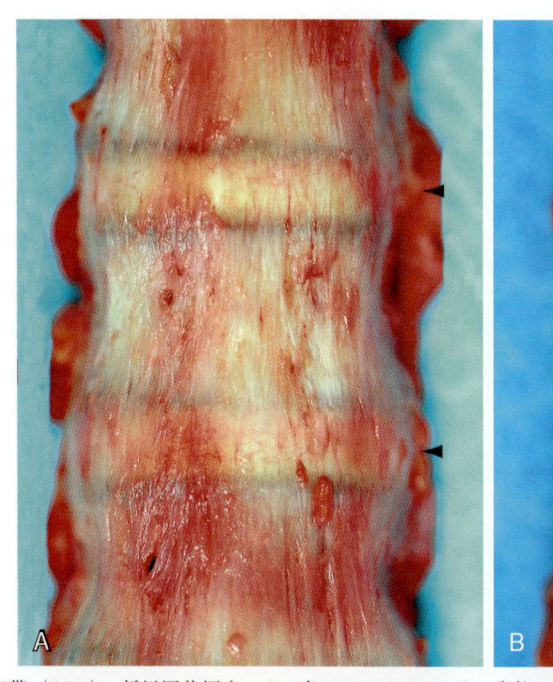

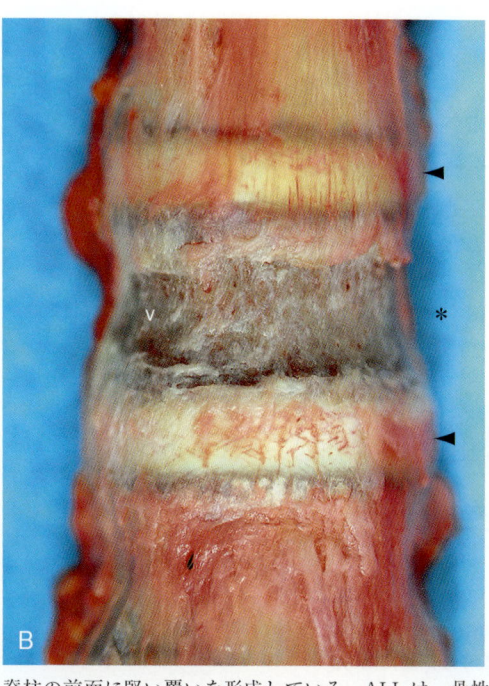

• 図3-10 前縦靱帯（ALL）．新鮮屍体標本．A：光っているALLは，脊柱の前面に堅い覆いを形成している．ALLは，骨性脊柱の上下の辺縁，軟骨終板，そして，椎間板の前面に非常に強固に付着する（矢頭）．それは，椎体正中部を覆ってゆるく付着している．B：椎体の正中部からALLをていねいに削り取っている（星印），しかし，鋭く解剖してもALLを椎間結合から切り離すのはむずかしい．vはむき出しになった椎体の前面を示す．椎間板の上下の黒い水平線は，近隣する骨性脊柱の辺縁である．

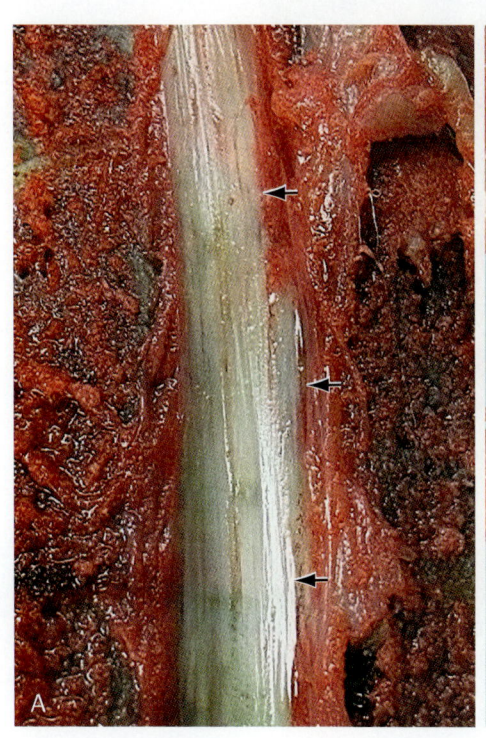

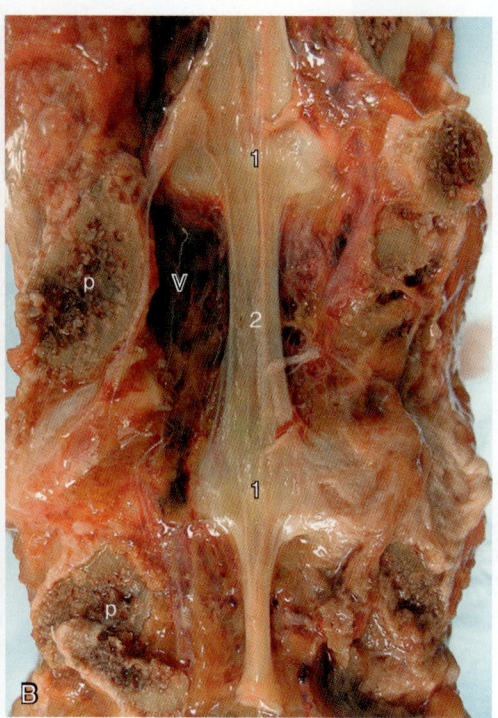

• 図3-11 後縦靱帯（PLL）．上部胸部（A）と腰部（B）椎体の後面を示している脊柱管の前壁の新鮮屍体標本．p，椎弓根．A：頸椎および上位胸椎領域において，PLLは椎体と椎間板にかけて均一な厚み（矢印）を呈している．B：下位胸椎および腰椎領域において，PLLは非常に微少なギザギザの縁を呈している．それは椎間板の後面に付着する所で広くなっていて（1），それが椎体の後ろで交わる所で狭くなっている（2）．前内静脈叢（v）は，PLLの浅層のすぐ前方にある．それは，椎体の完全な横径の全体にわたるが（一方では細いPLLは骨に付着しない），PLLは横では側溝まで制限されて広がり，しっかりと椎間板に付着する．

靱帯の後方から後部のコンパートメントへ通過する．各椎間板レベルで，体節的に，椎間板の環状部に対するPLLの融合は，前方コンパートメントの内側部分を消失させる．

内椎骨静脈叢

内椎骨静脈叢は，上方部では斜台組織（系）の静脈から下方部では仙骨部に伸びる弁のない静脈の複合体である[12]．それは，後縦靱帯の浅層の腹側に向かって，脊柱管腹側に沿って位置する．内椎骨静脈叢の前方部分（anterior portion of the internal venous plexus：AIVVP）は，1対の互いに連結している内側および外側の静脈コンパートメント（区画）からなる．AIVVPの内側コンパートメントは，後縦靱帯の表層および深層のあいだにあり，正中およびその両側にある微細な静脈叢からなる．AIVVPは，椎骨の上部および下部の終板から横下関節静脈を経て，そしてまた椎骨の中央部からの1, 2本の椎体静脈を経て椎体から流出される[12]．AIVVPの外側のコンパートメントはより大きく明確なチャネル（導管）からなり，そして，ときどき前縦静脈とよばれる．これらのチャネルは，後縦靱帯の腹側から外側へ拡張する前外側硬膜外腔に位置する．AIVVPの内側および外側の部分は，広く相互に連結する．全部の静脈叢は，椎間孔の外側の外椎骨静脈叢と融合するために，椎間孔のなかで神経根周囲を外側に広がる[12]．Wiltseによると，このシステムの範囲内の血流量は双方向性であり，腹腔内圧力によってさまざまに変化する[10]．

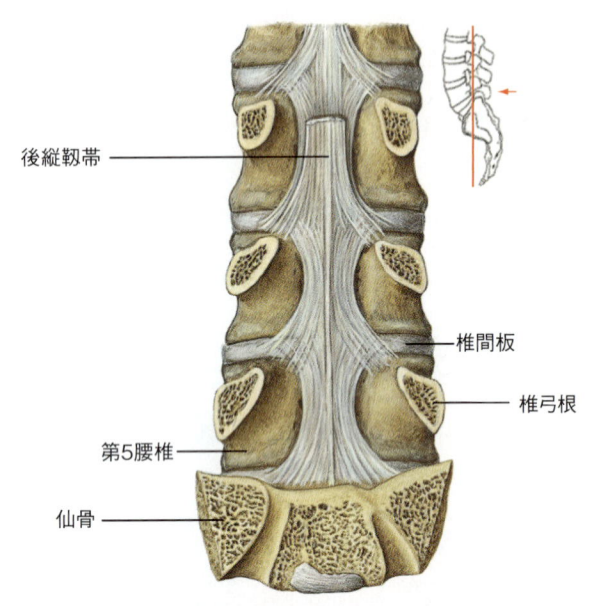

• 図3-12　後縦靱帯（PLL）の図解．後縦靱帯（切口）のより広い浅層は，より狭い深層の背側にある．

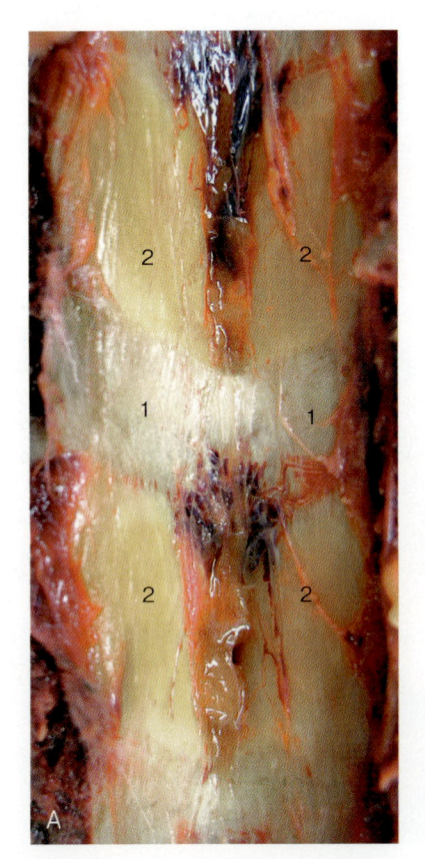

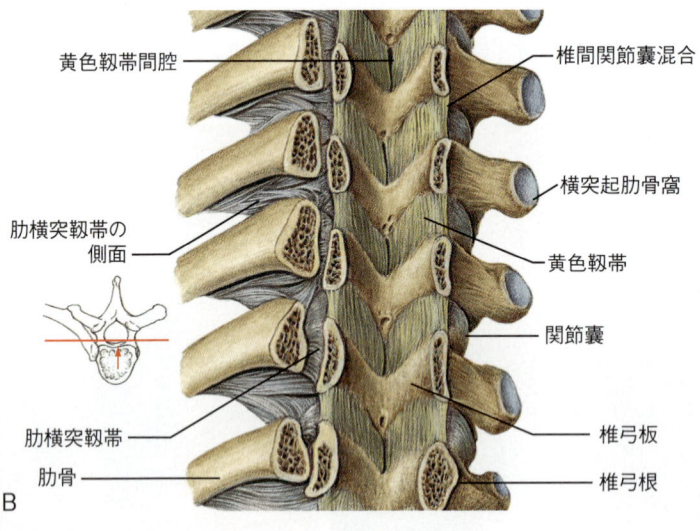

• 図3-13　A：黄色靱帯．腰部の椎弓板前面を示している脊柱管の後壁の新鮮屍体標本．各靱帯の黄色弾力組織（2）は，各椎弓板の下半分の前面から生じて，次に下方に近接する椎弓板後面と上縁にはまり込んでほとんど垂直に隙間の向こう側へ下降する．上部椎弓板の覆いのない前面（1）は，黄色靱帯の対になった分節のあいだの光っている骨膜を表示する．B：分節起始の図解と1対の黄色靱帯の付着．

椎弓間の連結

椎弓間の連結は，2つの形式をとる．上および下関節突起は，椎間関節とよばれる滑膜関節を形成する．椎弓板，棘突起と横突起は，黄色靱帯，棘間靱帯，棘上靱帯，横突間靱帯と項靱帯によって形成される線維靱帯結合を経て相互に連結する[1-3]．

椎間関節

椎間関節は，関節突起が対置した小関節面によって形成される（図3-5，8参照）．これらは，厚さ2～4 mmの滑らかな硝子軟骨の層によって覆われている．関節形成面は，頸椎および胸椎の領域では比較的単純な形状を呈しているが，腰椎ではより複雑なカップ形状を呈している．関節は，両側性に対称もしくは非対称である場合がある．椎間関節の非対称は，関節屈性（articular tropism）とよばれる．関節を形成している椎間関節は，周辺に付着する被膜に囲まれている．頸椎部では，被膜は細く疎である．腰椎部において，腰部の被膜の後方部は弾性および線維組織からなるが，前壁はほぼ完全に黄色靱帯によって形成される[1-3]．約40％の成人症例において，腰椎部の被膜は以下を取り囲む可能性がある．

(1) 関節の前上方，後下方もしくは両側の脂肪体，
(2) 関節の上方，下方もしくは両極の線維脂肪「メニスコイド」，および／または
(3) 椎間関節の上方，下方，もしくは両端に沿った関節囊によって形成される結合組織端[1-3]．

実際の関節裂隙は，一般的に椎間関節の関節面を超えて，黄色靱帯の下および／または椎間関節後方に広がる[13,14]．

椎弓の靱帯結合

1対の黄色靱帯は，上方はC1-C2から下方ではL5-S1まで両側で近くの脊柱の椎弓板と相互に結合する（図3-8，9，図3-13，14参照）．それらは腰椎部で最も厚く，胸椎部の領域では次に厚く，および頸椎部で細く広くて長い[1-3]．それらは，同側で，垂直に下降する上方の椎弓板前面の下半分に付着し，そしてまた，次に下方の椎弓板後面の上縁と付着する黄色の弾性線維でできている．結果として，各椎弓板前面の上部は，平滑で靱帯によって覆われていないままである．硬膜囊と後方の神経根囊は，恐らくこれらの滑らかな表面に付着している．椎弓板の前面の低い部分は，黄色靱帯を覆い付着するためにざらざらしている．

両側で，黄色靱帯は椎間関節の嚢の側面から椎弓板の内側縁までの脊柱管の後縁の向こうまで広がっている．対の黄色靱帯の後端は多様な様相を示し，しばしば不完全で，背面の正中部のギャップを残して融合する[15,16]．形状は，正中部のギャップは部分的である場合があって，正中部の下1/3の低い所だけを含む場合があったり，完全に，頭尾側に等しい広さであったり，または，ギャップの下1/3の部分は，完全で最も広かったりする（図3-14）[15]．ギャップは1.0 ± 0.3 mmの平均幅を示す．頸椎部および近位の胸椎部領域では，最高74％のレベルで，正中部で黄色靱帯の不完全な融合を示す[15]．具体的には，正中部のギャップはC3-4からT1-2まで65～74％の黄色靱帯でみられるが，尾側になるにしたがって次第により少なくなる：T1-2：66％，T2-3：61％，T3-4：41％，T4-5：18％，そしてT5-6：18％[15]．多くの場合，ギャップは後内静脈叢から後外静脈叢まで静脈を送る．C1-2で，項靱帯の線維は，後方脊髄硬膜（後述の後方での硬膜付着を参照）に付着するために，このギャップを通って広がる．

棘上靱帯は，C7から仙骨まで棘突起の先端を相互に結合する線維組織の丈夫な帯で，外側で近隣の筋膜と併合する（図3-9参照）．それは，腰椎部で最も厚く最も広い．また，項靱帯を形成するためにC7から外後頭隆起まで後方に広がる．ALLとPLLと同様に，靱帯で最も表層にある線維は3～4つの区域に広がる．より深い線維は2～3

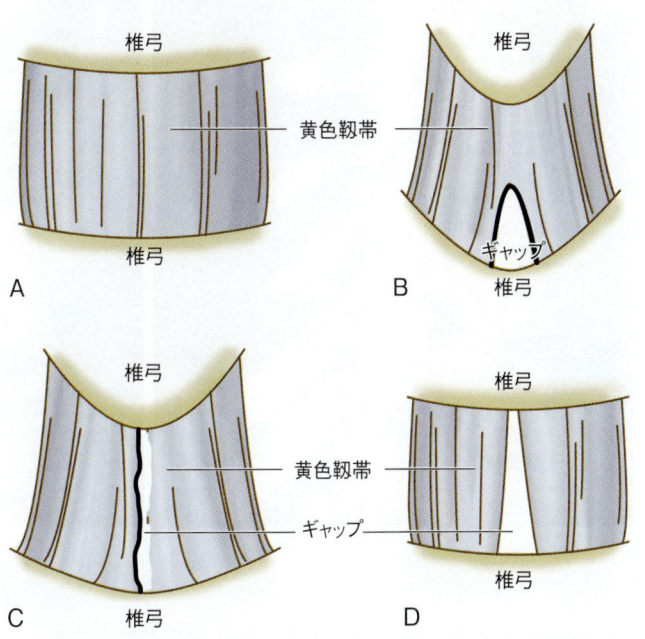

• 図3-14 黄色靱帯の多様な融合．A：正中ギャップのない完全融合．B：下1/3の正中ギャップ．C：等幅の完全なギャップによる不融合．D：下方1/3でより広いギャップがある不融合．

58　Ⅲ　正常な脊柱と脊髄

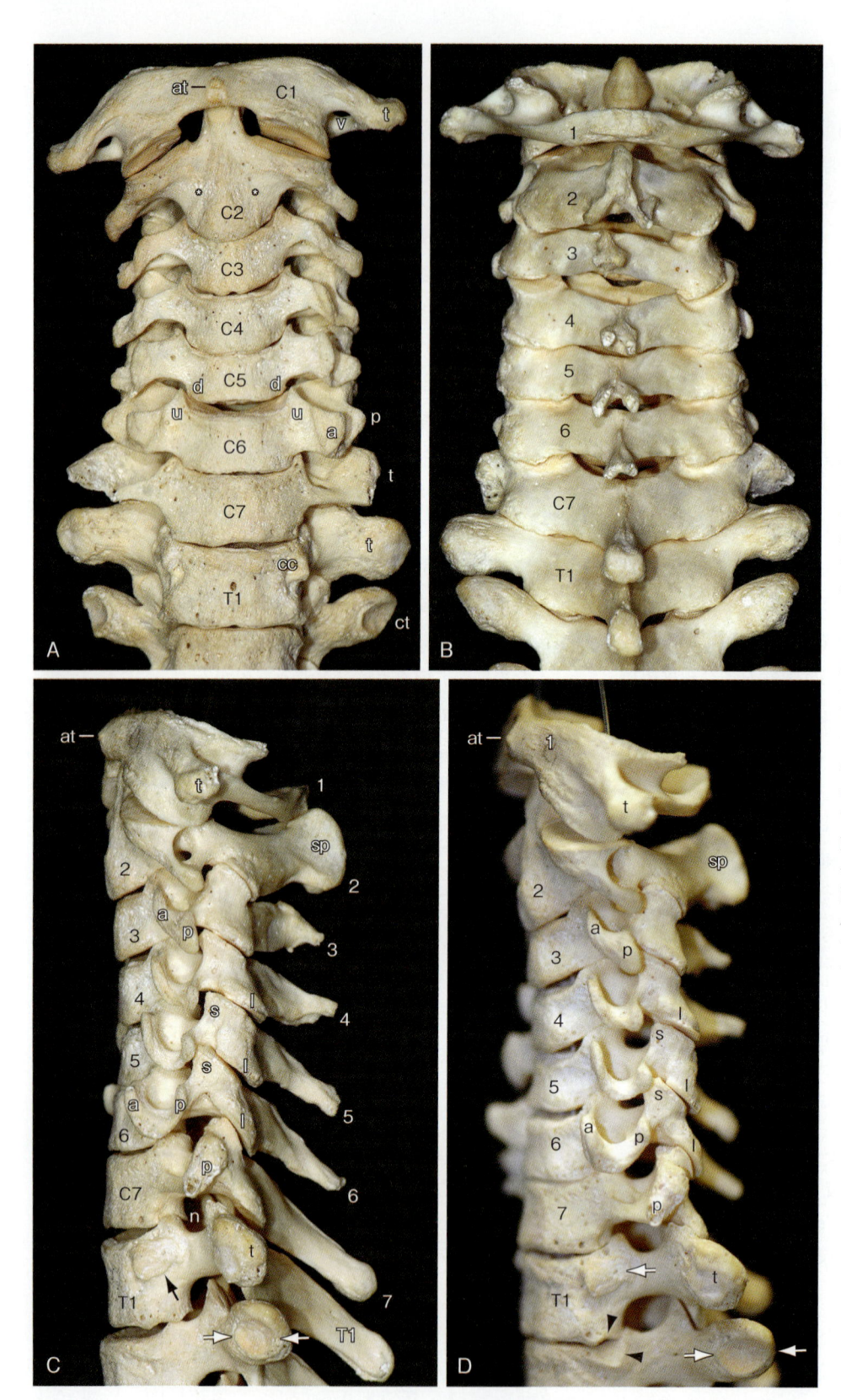

• 図3-15　完全な脊柱頸椎部．乾燥骨脊柱．前面（A），後面（B），側面（C）と前外側面（D）．これらの像は，頸椎部（C）と胸椎部の最も近位部（T）の脊椎の全長における，椎体（C1-T1），横突起（t）と棘突起（sp；数）の相対的な大きさを示す．棘突起はC1で痕跡的であり，C2からC6まで二分になり，C7で再び1つになる．C1椎体は，正中部で前そして後結節をみせる．頸椎部および第1胸椎の上面の鉤状突起（u）は，その上の椎体の下外側面で，半関節（d）と関節を形成している．各脊椎骨の上関節突起（s）は，その上の脊椎骨から突き出ている下関節突起（I）と関節を形成している．横突起（t）は前外側に広がり，前上方の横突起（a）の前結節から同じ横突起の後結節（p）に，神経根のために半管を形成する．頸神経根（n）は椎間孔の底部に位置して，最も近い椎弓根から命名されるので，C7神経根はC6-C7椎間孔，C8神経根（8）はC7-T1椎間孔から出てくる．第1肋骨の頭部（小頭）は，完全な円形の肋骨小頭（肋椎）小関節面（cc）（1つの黒矢印，CとD）をT1の側面の表面とだけ関節でつなぐ．第2の（そして，より低い）肋骨頭部は，それ自身の脊椎骨と間隙を超えてその上の脊椎骨で関節をつなぎ，上部脊椎骨の小さい半関節とそれ自身の脊椎骨（黒矢頭，D）のより大きな半関節を形成する．すべての胸部肋骨の隆起は，横突起の側面の端の外側前面で肋骨結節（肋横突）小関節面（ct）（正面の白い矢，C，D）で自分自身の椎体を横突起（t）と関節でつなぐ．

つの区域にわたり，最も深いものは棘間靱帯で結合する．
　棘間靱帯は，底部から頂点まで隣の棘突起を相互に結合する細い線維束である（図3-9参照）．頸椎部において，

それらは前方で黄色靱帯になり，後方では棘上靱帯になる．
　各領域では，棘突起の形状と間隔から予想されるように，棘間靱帯は頸部で薄くて，胸部で狭くなって伸長し，そし

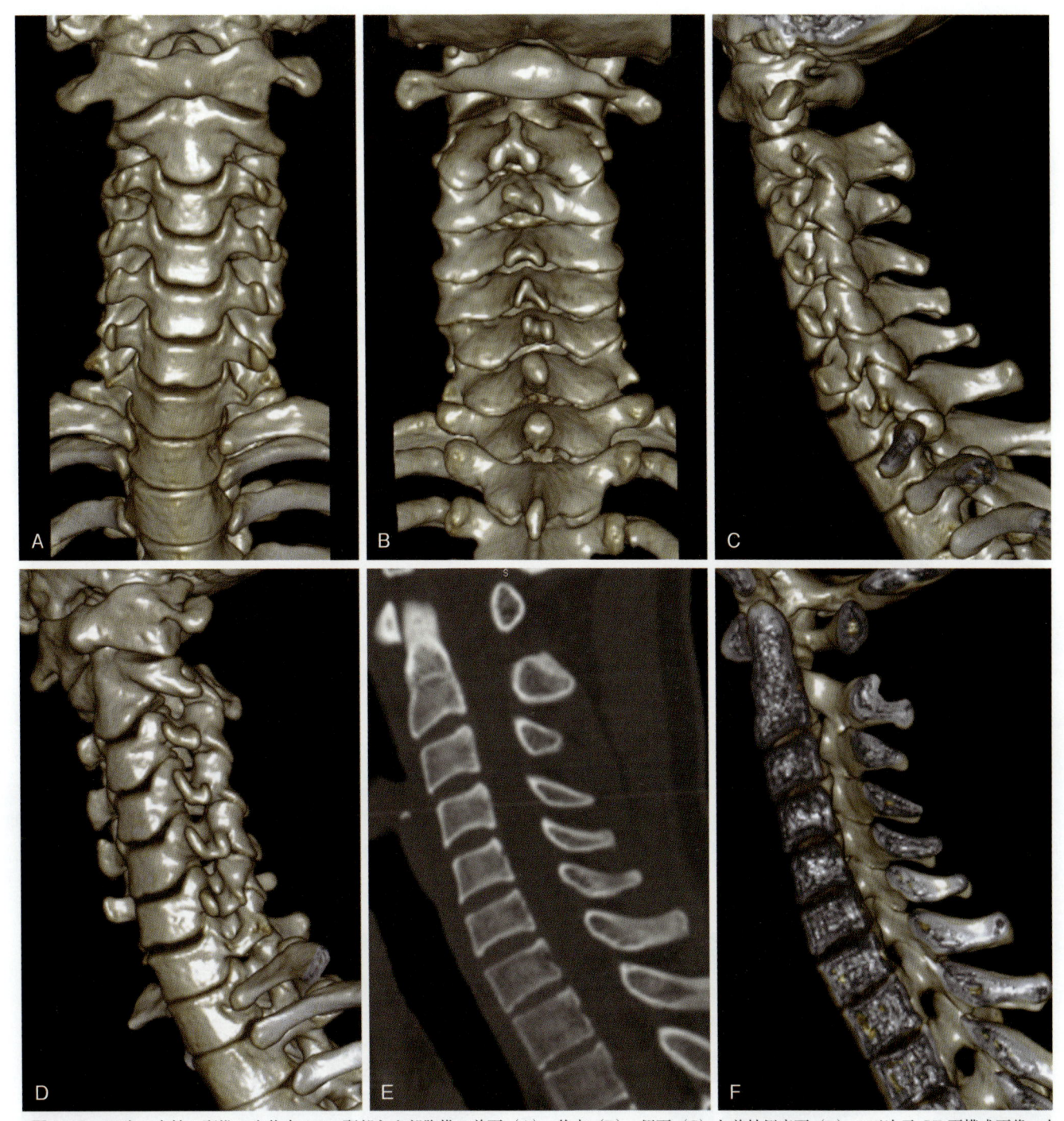

第 3 章　正常な脊柱：概要と頚椎　59

- 図 3-16　27 歳の女性の頚椎の生体内 CT. 頚部と上部胸椎の前面 (A), 後方 (B), 側面 (C) と前外側表面 (D) の三次元 CT 再構成画像. 矢状断正中の再構成像 (E) と, 3D 切取図 (F) 像は正中から脊椎の内部と反対側を示す.

て, 腰部で大きな四角形を呈している. 横突間靱帯は, すべてのレベルで横突起を相互に結合する.

◆ 分節骨形態学
頚椎

7 つの頚椎がある. これらのうち, C3 から C6 では, 標準的で典型的な頚椎部構造を示す (図 3-15 ～ 17). C1, C2 と C7 は, 特別な変化を呈する.

典型的な頚椎 (C3-C6)

頚椎の中央部の椎体は小さく, 比較的広くて, 凸状の前縁を示す (図 3-18 ～ 20). 後方の脊椎骨縁は, 平坦から

穏やかに凹状を呈している．椎体溝は，前内椎骨静脈叢と椎体静脈が相互に結合するために，椎体の正中後方の表面を貫通する．

隆起した原口側唇（側唇）のあいだの中央陥凹で，椎体の上面は鞍形をしている．これらの口唇は，鉤状突起（同義語：神経中心口唇）によって形成される．椎体の下面の横の部分は，次に下部の脊椎骨の鉤状突起と関節でつなぐ1対の半小面を示す．下面の前端は，部分的に次に下部の脊椎骨に突き出る顕著な口唇がある．

頸部脚は椎体の中央の高さから生じるので，上下の脊椎切痕の深さはほぼ等しく，椎間孔は丸い．椎弓板の形態は薄く曲がった板で，それらは下方の端に沿ってわずかに厚い．棘突起は二分し，大きさにおいてしばしば不均等である1対の後結節を示す．棘突起は後方に，そして，わずかに下方へ向いている．それらは，C3，C4とC5で二分されている．そして，C6は癒合しているか二分されているかどちらかである．両側の椎弓根と椎弓板のお互いの接合は，関節柱と称される大きく外側に向いた厚い骨を生じさせる．各柱の上縁は上関節突起である．各柱の下縁は下関節突起である．介在骨は関節間部である．上関節突起の関節面は後上方を向く．下関節突起と合わさっている小関節面は前方を向く[1-3]．

横突起は，椎弓根の横の関節突起の前にあり，垂直に2つの近くの椎間孔のあいだに位置する[1-3]．頸椎部の横突起には複雑な起始と形状があり，そして，2つの根源からつくられる．後根は椎弓根と椎弓板の接合部の中央に付着して，外側で後結節を示す．これは，真の横突起（脊椎骨横突起）を表す．前根は椎体の中央に付着して，外側で前結節を示す．この根は肋骨要素から生じて，肋骨突起を表す．結節間薄板は横突孔の外側に2つの根源を結合させて，椎骨動脈，椎骨静脈と椎骨神経を囲む．後結節は，同じ頸椎の前結節の外側と尾側部に位置する．結果として生じた

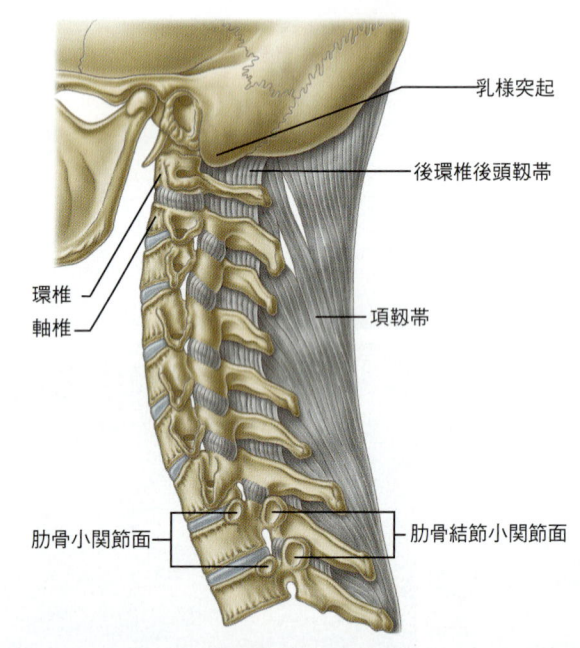

• 図3-17　項靱帯とほかの頸椎靱帯．C1-後頭における後環椎後頭膜への分節黄色靱帯形態．関節包靱帯は，分節関節骨端（小関節面）関節を囲む．

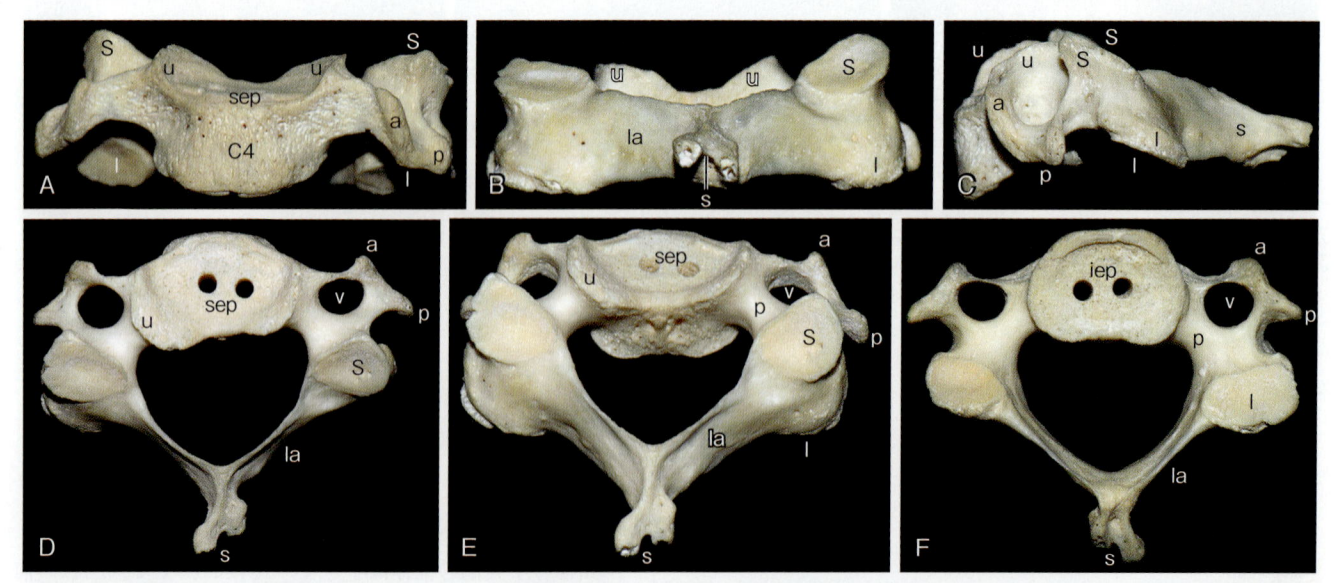

• 図3-18　単独の乾燥C4脊椎骨．前面（A），後面（B），側面（C），上面（D），後方上面（E）と下面（F）．C4は，上終板（sep）と鉤状突起（u）からなる鞍形の上面，上関節突起（S）と下関節突起（I）と椎間関節による突出した関節柱，小さい椎弓根（黒いp），前外側に突出した前結節（a）と後結節（白いp）を伴った横突起，椎骨動脈のための横突孔（v），細い椎弓板（la）と小さい二分棘突起（s）によって構成されている．iep, 下終板．

横突起は，神経孔へ導かれる前外側へ向くくぼみ（半管）を形成する[11-13].

横突孔は，椎骨動脈，椎骨静脈と椎骨神経を含む．靱帯は，一般的に椎間孔を横切り，椎骨動脈を静脈（神経）から分離する．靱帯の骨化は，2つのパラレル・チャネルを作成する．横突孔は前内側で椎骨動脈と，副横突孔は後外側で静脈（神経）と，片側性にまたは両側性に，副横突孔は，単独もしくは複数の脊柱で形成される可能性がある．それらはC1でまれで，C2で存在せず，C3からC7頸椎では19～45%で存在する．レベルによって，副横突孔はC7で15%，C6で23%，C5で17%，C4で5%，C3で5%，C2で0%とC1で13%の症例で見つかる[19].

頸椎部椎孔（脊柱管）の全体の形状は三角形である（図3-20，図3-21～23）．頸部脊柱管の各レベルの正確な大きさと形状は，213本の骨格で研究されて，性別と背景について分析された．本研究によれば，頸部脊柱管は，男性で女性より大きくて，横径が前後径より約10 mm広い[20]. 頸部の脊柱管の前後の長さは，平均して13.2～16.8 mmまでで，C2で最大である．横径の長さの平均は22.5～25.5 mmで，C2～C6までしだいに長くなり，C6で最も広い（表3-1）[20].

矢状方向の凍結マイクロトームとCTにおいて，頸椎部椎間孔は，高さ8～9 mmと長さ4～5 mmである．それらは，冠状面に対し約45°の角度で前外側を通過し，水平面に対し約10°の角度で尾側を向く[18]. 20人の若年成人（20～25歳）におけるMRIによる頸椎部椎間孔のMRI画像では，頸椎部椎間孔が縦長な卵形であることがわかる．C2-C3椎間孔は，高さ，幅とも断面でみて最も大きいが，C7-T1椎間孔は最も小さい（表3-2）[21]. 平均して，女性の椎間孔は，各レベルの男性の椎間孔より1～7%小さかった．

C7

C7の棘突起は癒合していてとくに長い．横突起は厚く，横突孔の後外側にある．椎骨動脈が通常はC6で横突孔に入るので，C7横突孔は通常小さくて，通常，動脈ではなく椎骨静脈が通る．しかしながら，かなりの変異がある．横突起の前根（肋骨突起）はC7で小さいかもしくは存在しない場合があり，前方で横突孔が開いたままのことがある．あるいは，C7の肋骨突起は，異常に長い横突起（2%）または真の頸肋（最高3%）に発達することがある[15]. 頸肋は，一般的には片側よりも両側性である．延長横突起（細長い横突起）と頸肋は，女性のほうが，男性よりも一般的である[22].

頸椎靱帯

大部分の頸椎の脊柱に共通の靱帯に加えて，頭蓋椎骨接合部（C2-頭蓋底）に限定される項靱帯と複雑な多数の靱帯を含む[23-29]. 項靱帯は，2層の高密度の線維性弾性組織からなる強い筋間中隔である（図3-17参照）．これらの層は前方で疎性結合組織の薄い層によって切り離されるが，強い後方の自由縁を形成するために後方に結びつく．項靱帯の自由縁は，外後頭隆起から下方へ広がり，C2からC6頸椎の二分した棘突起の内側面とC7の棘突起の1つの先端，C1の後結節に付着する外後頭稜の内側部分と近接する．この幅広い線維様シートは，後方の頸部筋系と付着する．

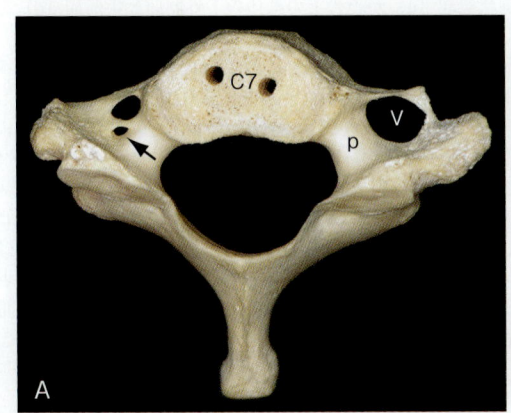

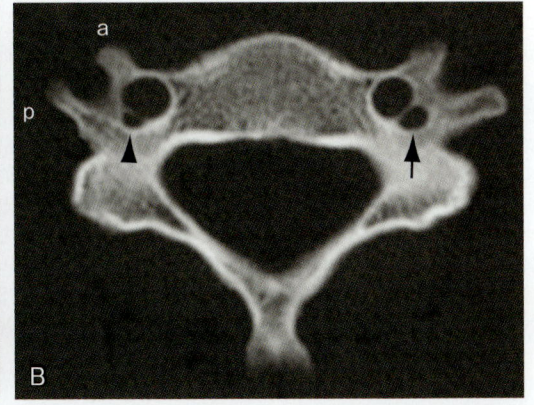

• 図3-19 副横突孔．A：単独の乾燥C7脊椎骨．靱帯の骨化により，解剖学的に右側の横突孔は前外側で真の横突孔（V）に，副横突孔（矢印）は後外側に，再分割される．椎弓根（p）は，左側に示される．B：27歳の男性におけるC5の生体内CTスキャン．両側副横突孔は，解剖学的に左（矢印）においてより大きくて，右（矢頭）においてより小さくみられる．横突起は，突起した前結節（a）と後結節（p）が並んでいる．

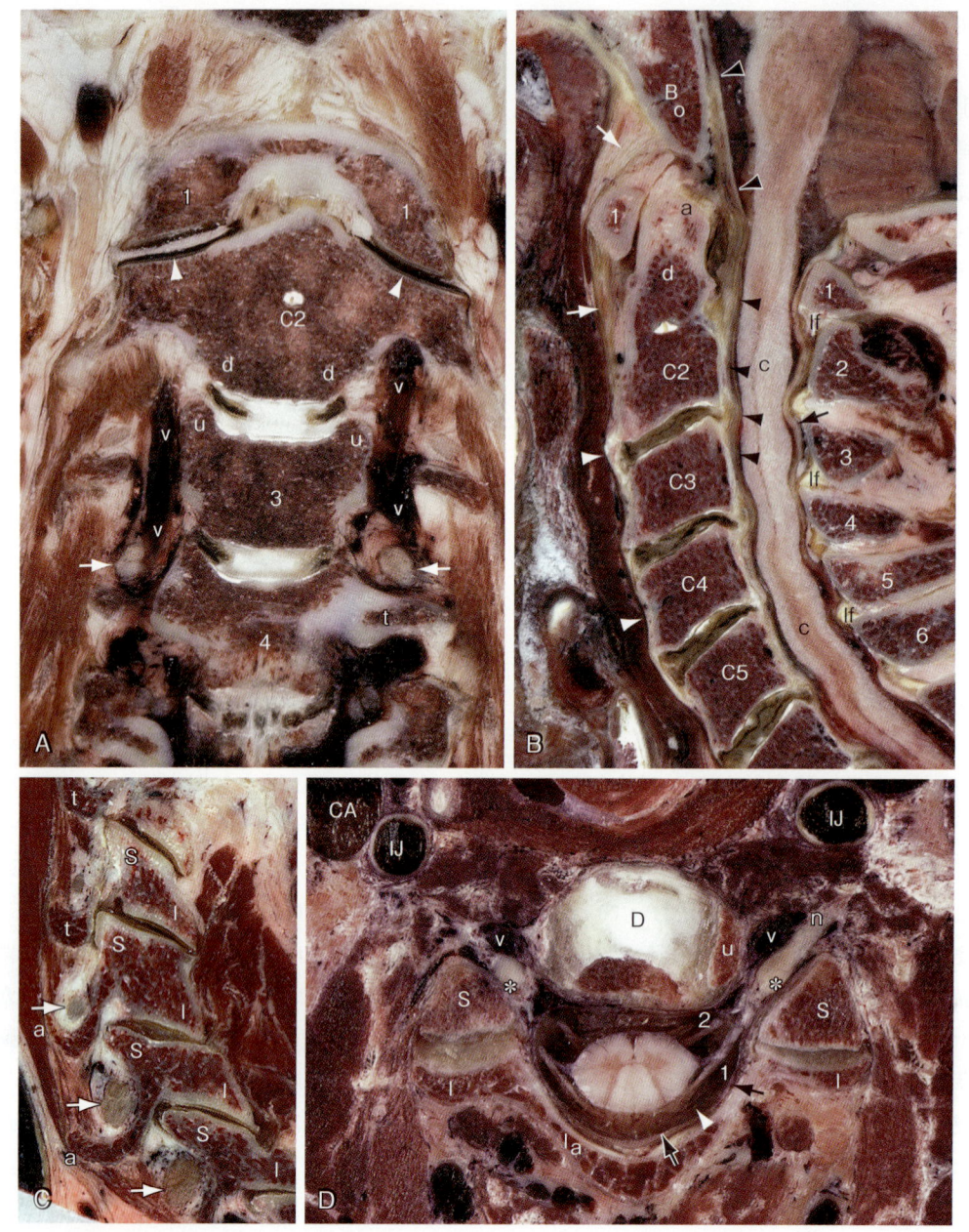

- **図 3-20** 脊柱頸椎部．冠状，正中矢状，傍矢状および水平断面の凍結マイクロトーム像．4つの異なる標本．A：C1-C4 の冠状断面は，椎骨鉤状突起結合を示している．そこでは各脊椎骨の上外側表面から生じている鉤状突起（u）がその上の椎体の下外側面と半関節（d）を形成している．C1 と C2 の横に一塊となり向かい合った関節面（矢頭）は外側下方に傾く．右側の C4 後根神経節（矢印）は，右側の C4 横突起（t）の直上に位置する．椎骨動脈（v）は，両側性に横突孔のなかを上行する．B：正中矢状断面は，椎体の皮質骨と骨髄，前縦靱帯（ALL）（白矢頭）と後縦靱帯（PLL）（黒矢頭），黄色靱帯（lf），脊椎（1-6）と C1-C5 の棘間靱帯を表す．ALL は，C2 の前方正面から，基底後頭（Bo）の下面に付着し，C1 の前結節の上を横切る組織（白い矢）の丈夫な細い帯として上方に伸びる．PLL は，C2 と C1 を超えて斜台の後部正面の上へ付着するように上方に広がる．歯尖靱帯は，歯突起（d）の頂点（a）からバジオン（基底後頭 [Bo] の尾側縁）上へ付着するように伸びる．椎体のかたよりと黄色靱帯の伸張による陥入により，脊柱管と脊髄（c）は狭くなる．C：傍矢状断面は，関節突起間関節の斜冠状の傾き，上（S）と下（I）関節突起の皮質骨と椎間関節軟骨，くぼみのような横突起（t）の前結節（a），と神経根と脊髄後根神経節（矢印）の横および上関節突起に対する関係を示す．脂肪と静脈は，椎間孔のなかで後根神経節を囲む．D：椎間板（D），鉤状突起（u）と椎間関節（S/I）を通る水平断面は，頸部脊柱管の「三角形」形状を示す．硬膜嚢（黒矢印）とクモ膜は，クモ膜下腔（白矢頭）と脊髄を囲む．中心灰白質の蝶形状と白質の周囲の円柱状の形状は，よく表示されている．後根の知覚根（1）と前根の運動根（2）は，後根神経節（星印）の遠位で混合した分節神経根（n）になるために，前外側で，椎間孔を通過する．上行椎骨動脈（v）は，神経節の前外側にある．CA，頸動脈；IJ，内頸静脈；la，脊椎骨の椎弓板．各椎骨動脈は，静脈叢によって囲まれる．

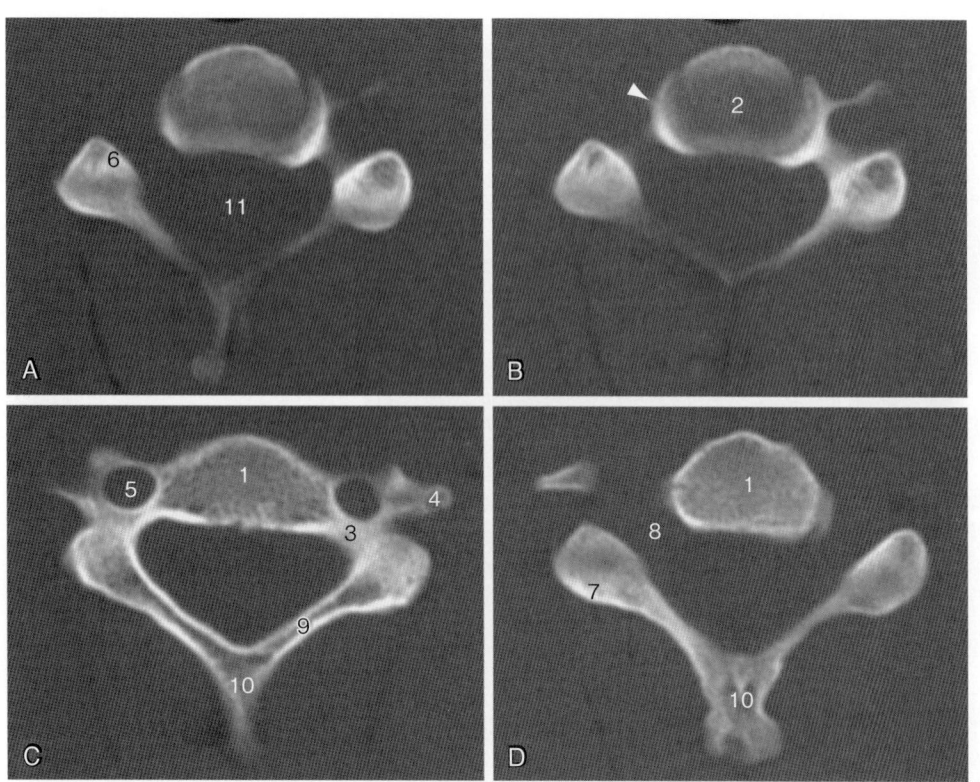

第 3 章　正常な脊柱：概要と頸椎　63

- **図 3-21**　27 歳の男性における C4 の生体内水平断 CT. 上方から下方（A から D）まで示される連続した断面は，C4 椎体（1），C4 の鉤状突起（矢頭），C3-C4 椎間板（2），C4 椎弓根（3），C4 横突起（4），椎骨動脈を含んでいる横突孔（5），C5 の上椎間関節突起（6），C4 の下関節突起（7），C4 神経根を含んでいる C3-C4 椎間孔（8），C4 椎弓板（9），二分した C4 棘突起（10）と脊髄を含んでいる脊柱管（11）を示す．

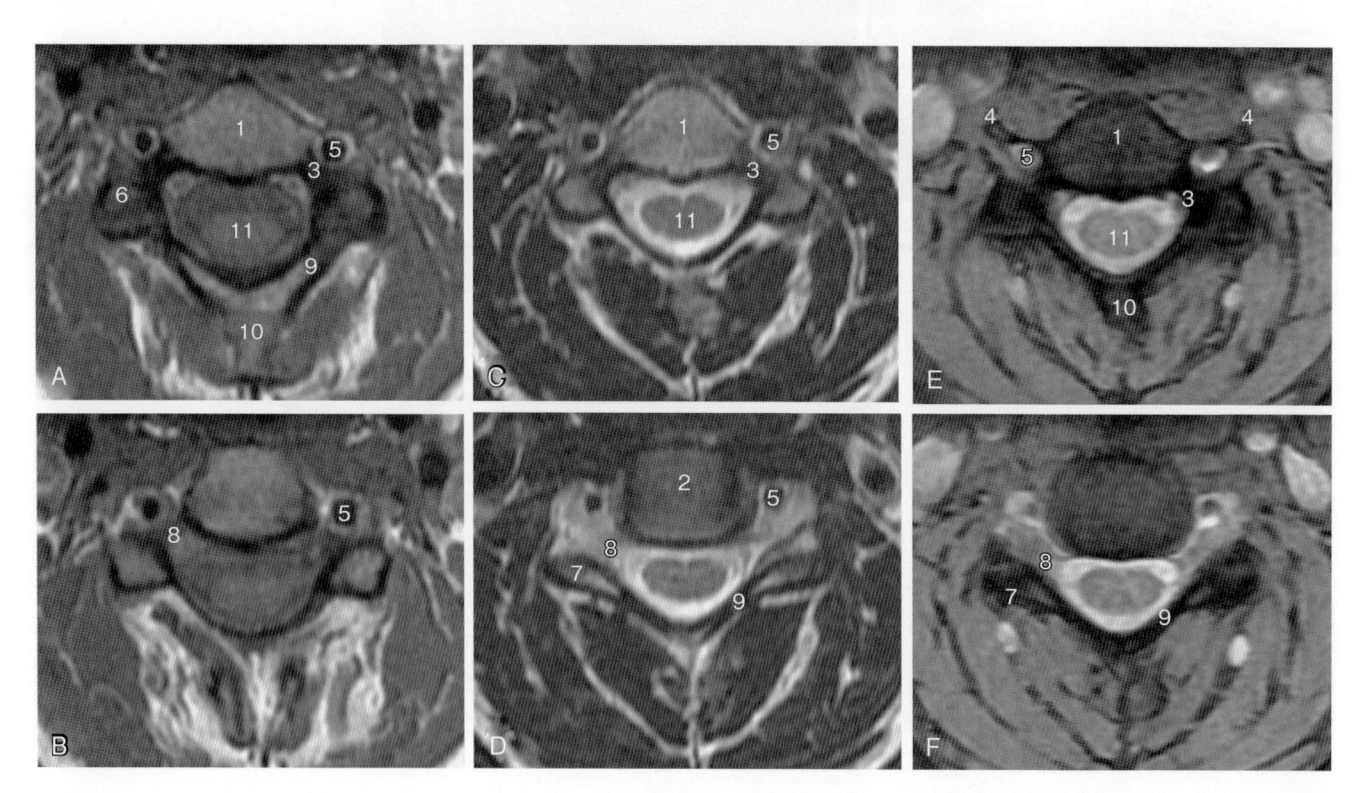

- **図 3-22**　34 歳の女性の T1 強調（A，B），T2 強調（C，D）と脂肪抑制 T2 強調（E，F），C4 内の生体内水平断 MR 像．上記から下方への連続水平断断面は，C4 椎体（1），C4-C5 椎間板（2），C4 椎弓根（3），C4 横突起の前結節（4），椎骨動脈を含んでいる横突孔（5），C4 の上椎間関節突起（6），C4 の下関節突起（7），C5 神経根を含んでいる C4-C5 神経孔（8），C4 椎弓板（9），C4 棘突起（10）と脊髄（11）を示す．

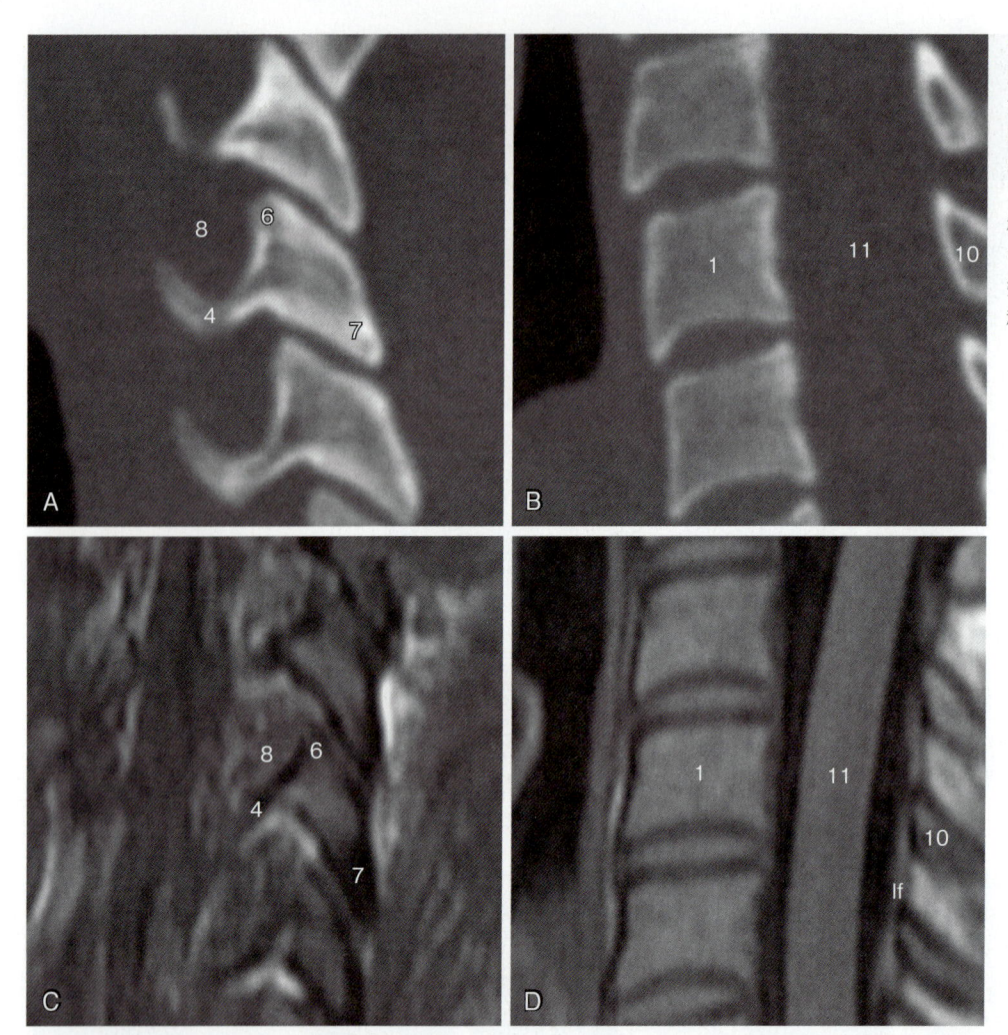

• **図 3-23** 27 歳の男性の生体内再構成矢状断 CT 像（A, B）と，34 歳の女性の矢状断 T1 強調 MR 像（C, D）．関節柱，椎間関節を通る断面と正中の脊柱管を通る断面では C4 椎体（1），くぼみのような横突起（4），C4 神経根が通る C3-4 椎間孔（8），椎間関節を形成する上関節突起（6）と下関節突起（7），黄色靱帯（lf），C4 の棘突起（10）と脊髄（11）を表す．

表 3-1 頸椎脊柱管の分析：前後径および横径

	前後径（mm）*				横径（mm）*			
	白人		アフリカ系米国人		白人		アフリカ系米国人	
脊髄レベル	男性	女性	男性	女性	男性	女性	男性	女性
C2	16.8	16.6	16.4	15.1	23.8	22.9	23.4	**22.5**
C3	15.0	14.4	14.4	13.3	**23.4**	**22.5**	23.3	22.7
C4	14.6	13.7	**14.0**	**13.2**	24.1	23.5	24.3	23.5
C5	14.5	13.6	14.1	13.3	24.9	24.2	25.0	24.0
C6	**14.3**	**13.4**†	14.2	13.3	25.2	24.3	25.5	24.5
C7	14.3	13.4	14.4	13.6	24.3	23.4	24.5	23.5

太字の番号は，各カテゴリーの最小の寸法を示す．
* 記載される各測定値の標準偏差は，1.0～1.6 mm のあいだを変化した．
† 数値がこの表へ含まれている 3 カ所で終結する前に，このレベルが最も狭いところを測定したことを示す．
(Tatarek NE. Technical review: variation in the human cervical neural canal. Spine J 2005；5：623-631 より改変)

環椎

C1 脊椎骨は，明らかな椎体をもたない独特の形状を示す（**図 3-24**）．その代わりに，その部位は，発生学的に C1 原基である C2 の歯状突起（同義語：dens）の上部によって占められる．その結果，C1 は前弓および後弓によって結合される 2 つの外側塊によって形成される．前弓には，粗い前結節があり，歯状突起と関節を形成する凹状の後部小面がある．後弓は C1 で脊柱管の後壁を形成して，小さい正中での後結節（不全型の棘突起）がある．後弓の上面には，椎骨動脈，静脈叢と C1 根のための幅広い 1 対の溝

表 3-2 生体 MRI により表示される 20 人の成人，年齢 20 ～ 25 歳（10 人の男性，10 人の女性）の正常な頸椎椎間孔

パラメーター	脊椎レベル					
	C2-C3	C3-C4	C4-C5	C5-C6	C6-C7	C7-T1
椎間孔の高さ (mm)	12.2 ± 1.3	9.9 ± 1.2	10.5 ± 1.6	10.5 ± 1.5	10.5 ± 1.3	10.0 ± 1.4
椎間孔の幅 (mm)	8.3 ± 1.3	7.2 ± 1.5	6.8 ± 0.9	6.9 ± 1.0	7.1 ± 1.2	6.9 ± 1.4
断面領域 (mm)	64.6 ± 16.8	48.6 ± 12.2	47.7 ± 10.8	46.3 ± 9.9	48.1 ± 11.2	43.6 ± 11.6

(Lentell G, Kruse M, Chock B, et al. Dimensions of the cervical neural foramina in resting and retracted positions using magnetic resonance imaging. J Orthop Sports Phys Ther 2002 ; 32 : 380-390 より)

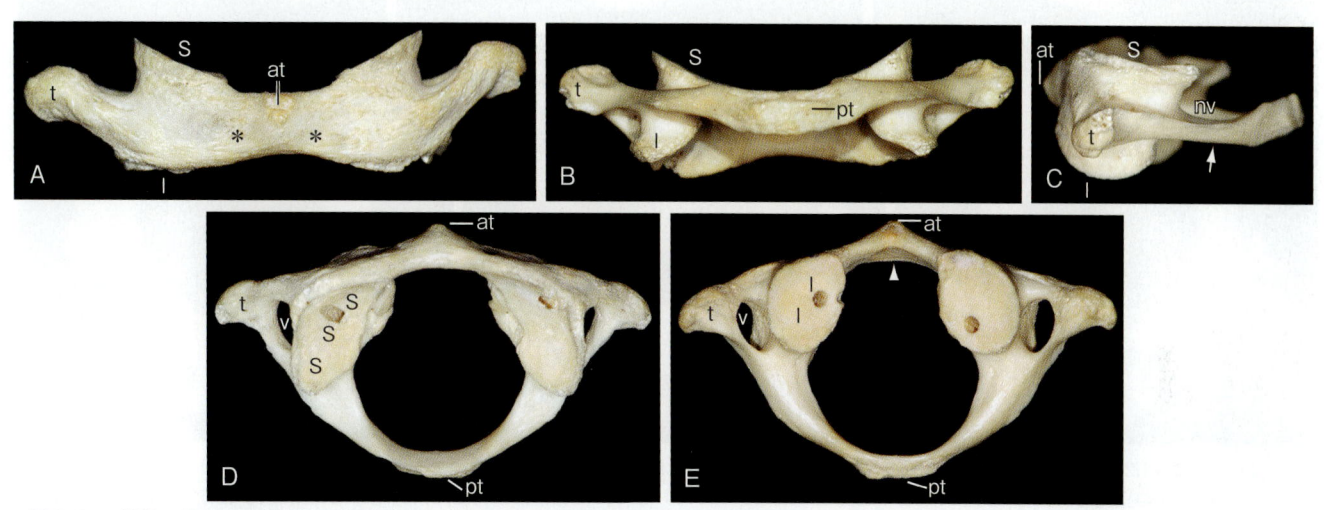

- 図 3-24　単独の乾燥 C1 脊椎骨．前面（A），後面（B），側面（C），上面（D）と下面（E）．C1 環椎は，正中に突出する前結節と後結節（at, pt），椎骨動脈の通る横突孔を含むために広い横突起（t）を示す．頸長筋の上斜筋部分は，前結節の両側面で C1 に付着する（星印）．1 対の大きな卵形の関節面（S）と，より小さくより円形の下関節面（I）は，正中前方へ収束している．軟骨小関節面（矢頭，E）は，C2 の歯状突起（歯突起）の前面で関節を形成する．後弓（矢印，C）の上面は，両側面で神経血管束（nv）のために溝が形成される．

がある．

　この溝の上を覆っている後環椎後頭膜の個々の骨形成の約 14％において，ponticle ponticus または Kimerle 奇形とよばれる，動脈，静脈と神経を囲む骨化した橋を形成する[1-3]．C1 の外側塊は斜めを向くので，それらの長軸は前方に収束する．上方の外側塊には，後頭顆と関節を形成する卵形または腎形の小関節面がある．下方の外側塊には，C2（軸椎）の外側塊と関節を形成するほとんど円形の小関節面がある．各外側塊の内側面には，横靱帯に付着するはっきりした結節がある（後述）．

C2（軸椎）の特別な変形

　C2 脊椎骨は，C1 環椎の前弓で関節を形成する上方に向いた歯状突起（dens）をもつために独特である（図 3-25 ～ 27）．成人において，歯状突起は緻密骨によって形成され，高さ 9 ～ 21 mm である．それは通常，垂直線から離れてわずかに傾くことがあり，後方に最高 14°，側方に最高 10°の角度で曲がる[1-3]．C2 の椎体は胎児期の C1 と C2 脊椎骨の中央から形成されるので，C1 と C2 は椎体の中にしばしば結合（軟骨結合）がある．椎体の上面には，C1 の外側塊と関節を形成するために大きい小関節面がある．これらは，近隣の椎弓根と横突起の上面の上で，後方に，そして側方へ広がる．C2 の椎弓根は強固である．椎弓板は，黄色靱帯が付着するために厚い．横突起は尖っていて外側下方に突出する．それらのなかの横突孔は大きな関節柱周辺で，外へ椎骨動脈を導くために外側へ向く．棘突起は，項靱帯に付着する非常に突出した二分した先端を伴っていて大きい．

特殊な連結
頭蓋の連結

　頭蓋底の後頭顆から C1 と C2 への関節は，広い可動域を可能にする拡張された関節として一緒に機能する．これにより，約 18°の屈曲と約 40°の回旋が可能になる．

　後頭-C1：環椎後頭連結は，1 対の滑膜関節と重要な支持靱帯によって形成される．滑膜環椎後頭関節は，上記の

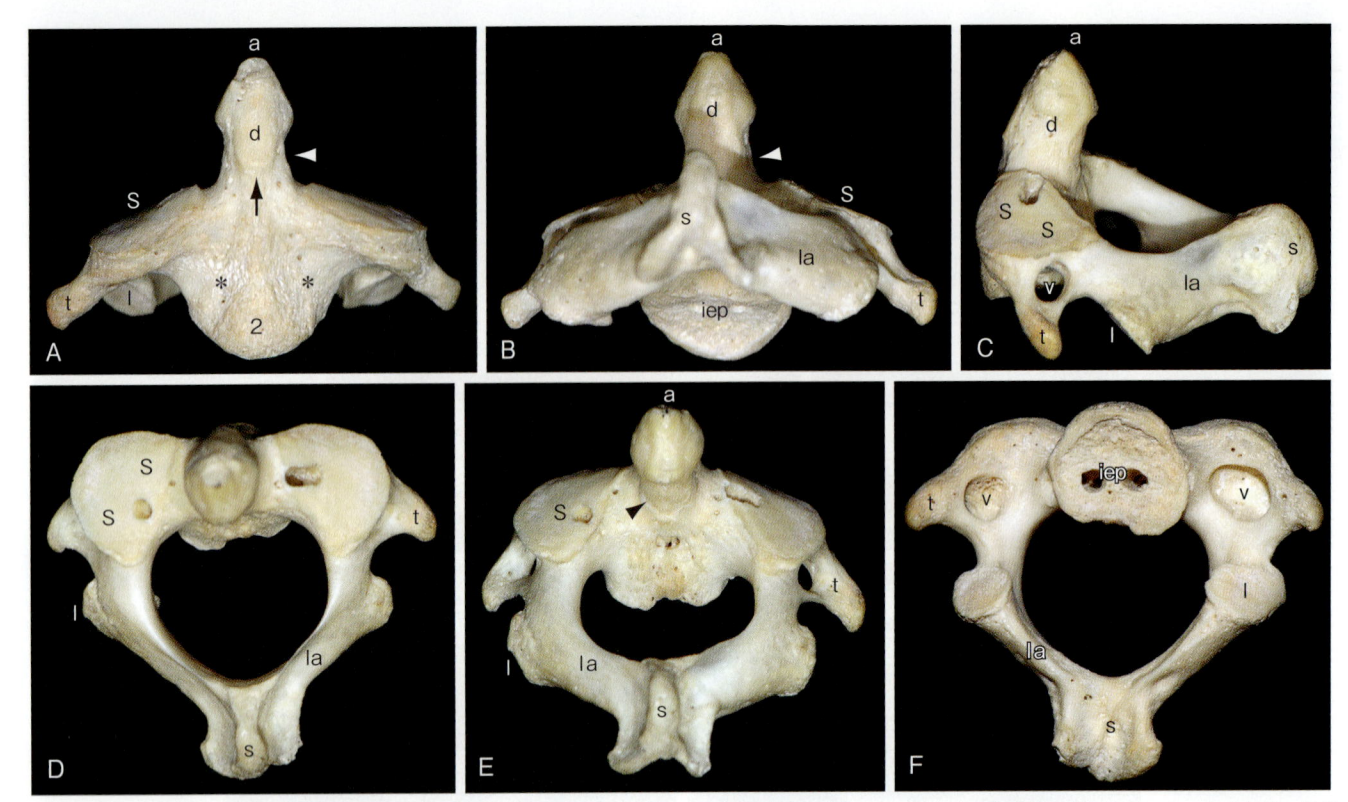

・図3-25 単独のC2脊椎骨．前面（A），後面（B），側面（C），上面（D），後方上面（E）と下面（F）．歯突起の前面（d）は，歯尖靱帯に付着する頂点（a），C1の前弓との関係のための軟骨小関節面の正中部（矢印）と環椎横靱帯が後外側で歯突起を囲む歯溝（矢頭）を示す．顕著な陥凹（星印）は，両側性に頸長筋の垂直部分の付着する所を示す．iep，下終板；la，椎弓板；s，棘突起；SとI（上および下椎間関節突起）；t，横突起；v，横突孔．

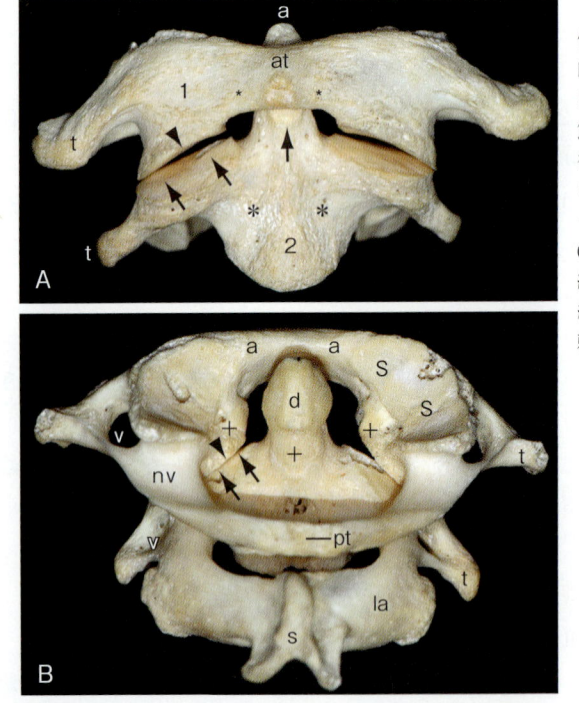

・図3-26 C1-C2関節．単独の乾燥椎体．前面（A）と後方上面（B）．側方では，C1はC1の下椎間関節（矢頭）とC2の上椎間関節（2本矢印）に沿ってC2で関節を形成する．正中の前方において，C1の前弓（a）は，歯突起の前椎歯突起関節面（1本矢印）に沿った歯突起の前面と関節を形成している．正中の後方では，C1は環椎横靱帯に沿って歯突起の後面で関節を形成する．環椎横靱帯は，両側面でC1の突き出た内側結節（対になったプラス記号）に付着するために，歯突起（プラス記号）のほうへ後方に弓なりに曲がる．椎骨動脈はC2の横突孔（v）から出てきて，C2とC1の側面塊をぐるりと回って，C1の横突孔（v）を通って上方に続き，それから，脊柱管に入るために，C1の後弓を超えて，そして，神経血管性溝（nv）に沿って通過する．t，横突起；S，上関節面；la，椎弓板；s，棘突起；atとpt，前および後結節．星印は，C1への頸長筋の付着を示す．

後頭顆と下記のC1の上関節窩のあいだに位置する．これらは厚い線維皮膜によって囲まれて，歯突起と横靱帯のあいだの関節腔と交通することがある（下記の環軸関節連結を参照）．支持靱帯は，前および後環椎後頭膜を含む．

前環椎後頭膜は，大後頭孔の前縁からC1の前弓の上縁に及ぶ1枚の幅広い密度の高い線維組織である（図

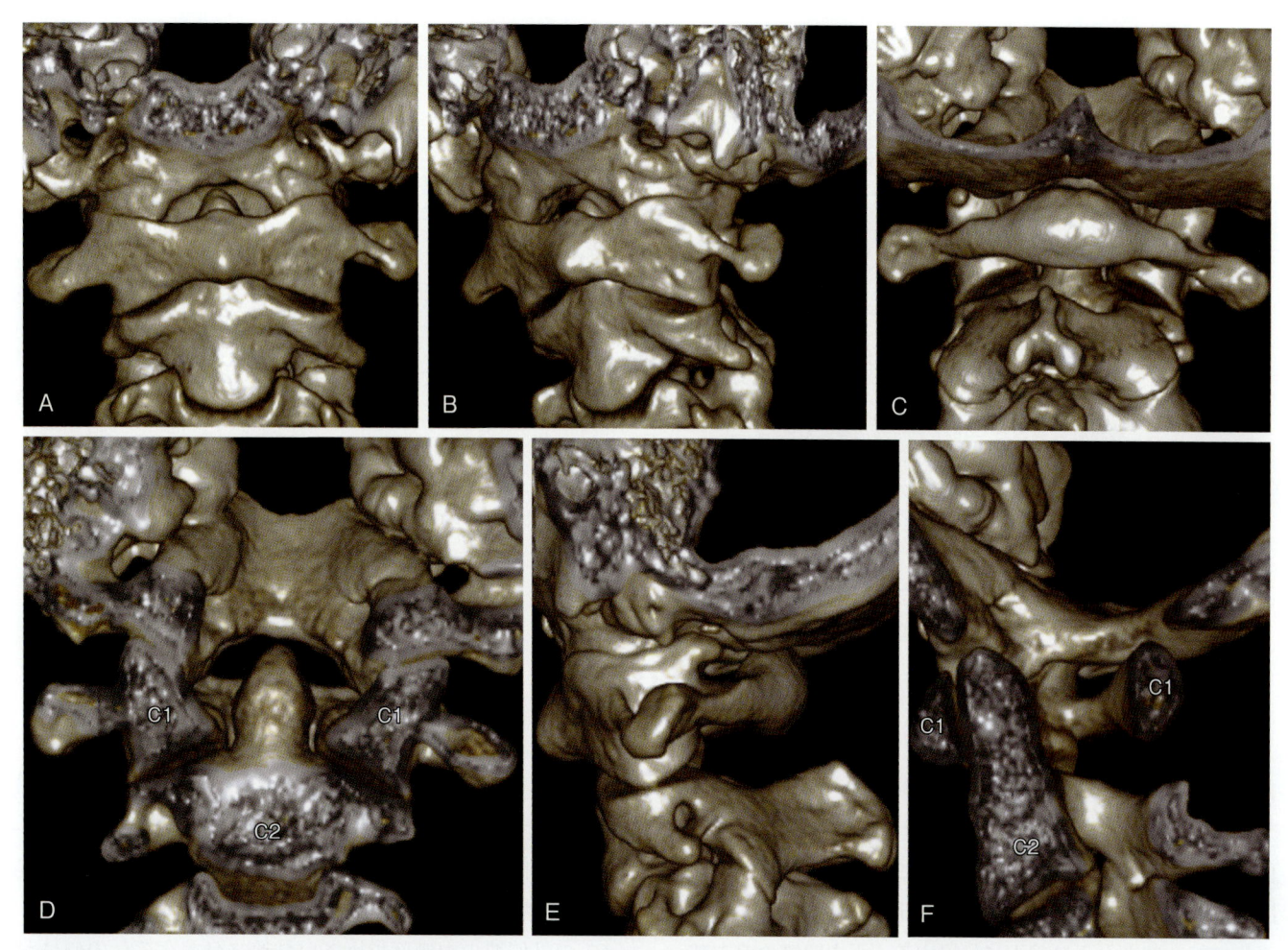

第3章　正常な脊柱：概要と頸椎　67

- 図3-27　27歳の女性における脊柱頸椎部の生体内CT．C1-C2の前面（A），前外側面（B），後面（C）と側面（E）の表面の三次元表面再構成像．D：Cから後ろの骨を取り除き，C2の歯突起とC1の側面塊（C1）との関係が表示される後方からの外観を示す三次元切取再構成像．F：Eから側面の骨を取り除き，C1の前弓と後弓との関係が表示される側面正中の外観を示す三次元切取再構成像．

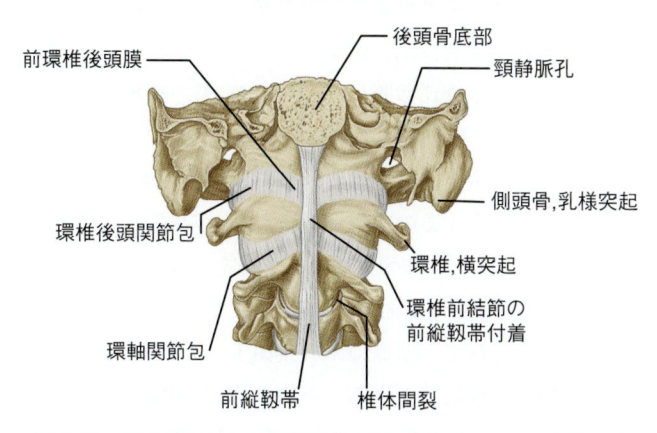

- 図3-28　環椎後頭および環軸関節の前面像を表している図解．小さい人工の裂け目は，C3の鉤状突起とC2の下外側面の半関節面とのあいだにある鉤椎関節の部位を表すために作成されている．

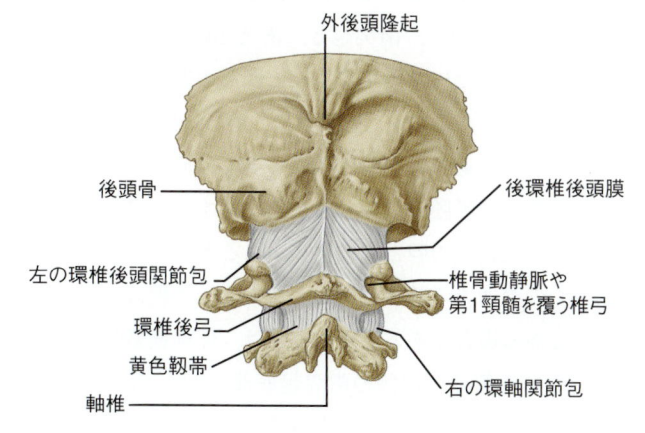

- 図3-29　環椎-後頭骨と環軸関節の後方からの外観を表している図解．

3-28）．内側では，それはALLによって補強されている．外側では，それは関節包靱帯と結合している．後環椎後頭膜は，大後頭孔の後縁からC1の後弓に及ぶ幅広い薄い膜であり（図3-29），外側では関節包靱帯と結合している．この膜はC1の後弓を超えるので，その後外側縁は，椎骨動脈，静脈叢とC1神経根の上にアーチ状になる．

68　Ⅲ　正常な脊柱と脊髄

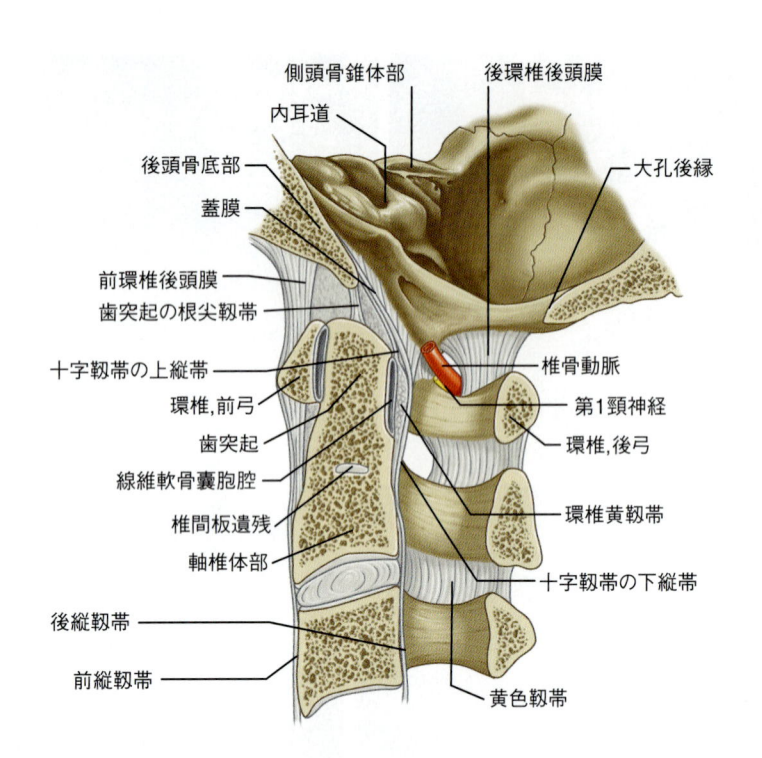

・図 3-30　環椎後頭，環軸関節および近隣の関節の正中矢状断面の外観の図解．

（図中ラベル：側頭骨錐体部／後環椎後頭膜／内耳道／後頭骨底部／蓋膜／前環椎後頭膜／歯突起の根尖靱帯／十字靱帯の上縦帯／環椎，前弓／歯突起／線維軟骨嚢胞腔／椎間板遺残／軸椎体部／後縦靱帯／前縦靱帯／大孔後縁／椎骨動脈／第1頸神経／環椎，後弓／環椎黄靱帯／十字靱帯の下縦帯／黄色靱帯）

　C1-C2：環軸関節結合は，3つの滑膜関節と重要な支持靱帯によって形成される（図3-30，31）[1-3]．1対の側方の滑膜関節が，C1とC2の外側塊の関節面のあいだに位置する．薄いゆるい線維皮膜は，これらの1対の側方の関節の関節縁に付着する．正中滑膜関節は，両方ともC2の歯突起の前方および後方に位置する．正中関節の前方部分が，C1の前弓と歯突起のあいだに位置する．前関節の関節面は，C1の前弓の後面の軟骨で覆われた小関節面と，歯突起前面の近傍にある卵形軟骨によって形成される．正中関節の後方部分は，歯突起と，歯突起の後ろのC1の環椎横靱帯のあいだに位置する．後方関節の関節面は，歯突起後面に溝をつくる水平小関節面と，歯突起の後ろの環椎横靱帯の前面にある骨端軟骨板によって形成される．これらの正中関節の滑膜空洞は，歯突起に対する前後の2つの独立した非交通性の腔として存在することがあるか，もしくは1つの交通する腔となることがある．被膜は，上部で不完全である場合がある．正中関節は，環椎横靱帯の近くと，環椎の外側塊の内側の歯突起底部の近くで，C2椎体から広がる後内側の副靱帯によって補強される[1-3,30]．

支持靱帯

　環椎-後頭骨と環軸関節は，一連の強固な靱帯と膜によって補強される（図3-30，31）[1-3]．前方で，ALLは，C1の前結節の下縁からC2椎体の前面上へ広がる丈夫な正中帯を形成する．後方で，黄色靱帯の対のいちばん高い部分は，上方ではC1椎の下縁から伸びる薄い膜を，下方ではC2椎弓板の上縁上へ伸びる薄い膜を形成する．両側C2根は，脊柱管から出るために，側面からこの膜を貫通する．

　横環椎靱帯は，歯突起の後側のC1環椎に広がる幅広い強い膠原性の帯である．両側の外側で，横環椎靱帯は，C1の外側塊の内側面で小さい結節に付着する．内側において，それは歯突起で関節を形成するためにその前面で軟骨組織の層をもたらす幅広い帯に広がる．上方において，横環椎靱帯は正中上縦靱帯につながる．上縦靱帯は，先端の靱帯後方の基底後頭にはまり込み，そして，蓋膜の前で上方へ広がる（後述参照）．下方において，横環椎靱帯は，C2の後面上を下方へはまり込むように及び，より弱く不安定な下縦靱帯を生じさせる．横および縦の靱帯はともに十字構造を形成するので，一括して，十字靱帯と称される．

　蓋膜はPLLの上方へ拡張し，2層を示す（図3-30，31参照）[1-3]．椎弓板の表面は（より後部で），C2椎体の後面から上方へ伸びて，頭側の基底後頭上（大後頭孔）へはまり込む幅広い板に拡大する．それは，頭蓋硬膜に結合する．蓋膜の深層も，C2椎体の後面から上方へ伸びて3つの主要な帯を形成する．強い中央帯は大後頭孔にはまり込み，対の側方の帯部は環椎後頭関節囊にはまり込み結合する．蓋膜は深くなるにつれて，ゆるい疎性結合組織となり，ときに，滑液包は蓋膜の前面を十字靱帯の後面から分離する．

　翼状靱帯は，歯突起の最上の後外側面から両側の後頭顆の内側面に向かい，前上外側に伸びる丈夫な対の線維帯で

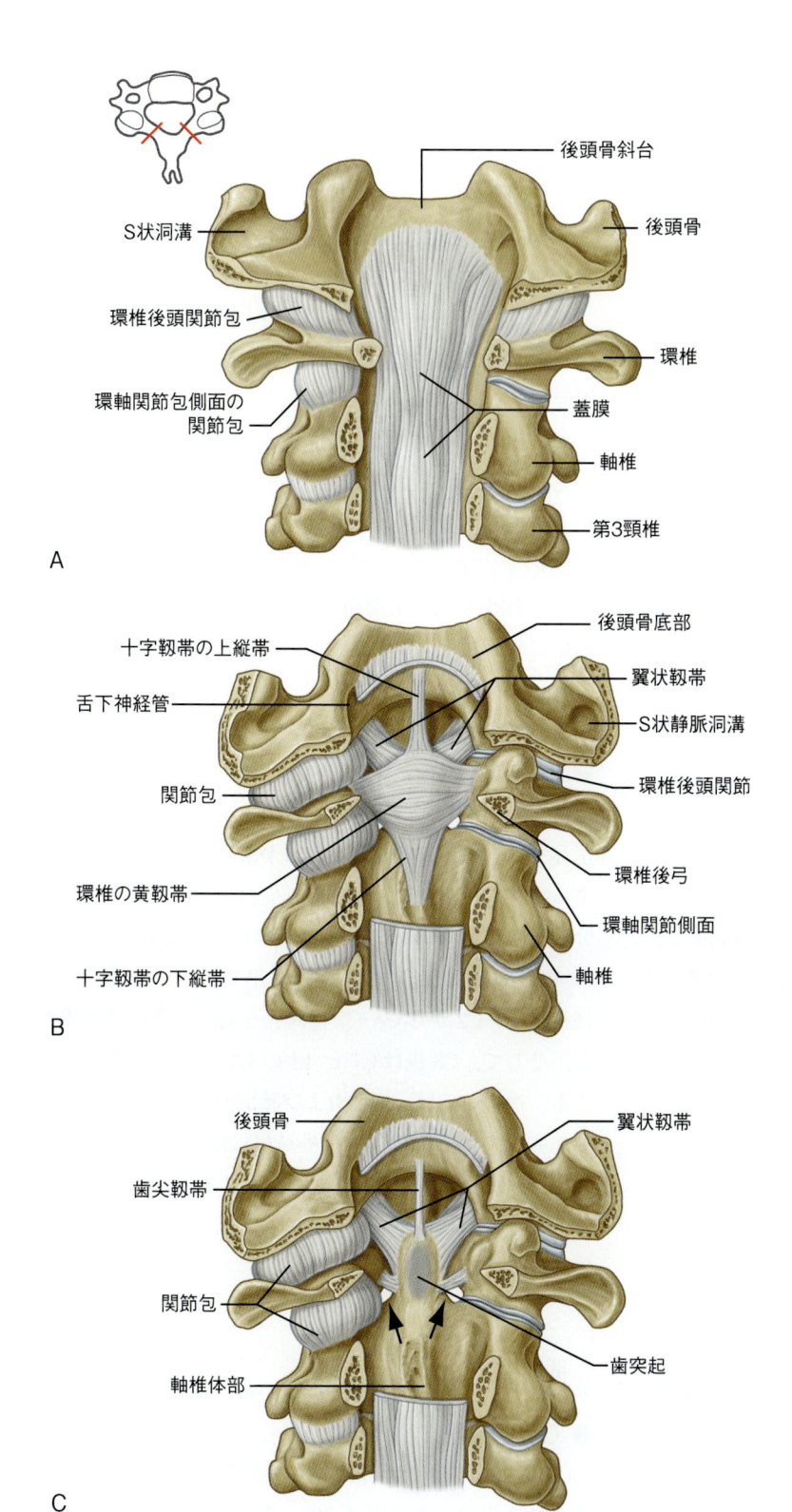

第3章 正常な脊柱：概要と頸椎   69

・**図3-31** AからCまでは，脊柱管のなかからの環椎-後頭骨と環軸関節の後方の外観を示す図解．後頭骨の後方部分と頸部椎弓板は取り除かれている．環椎後頭関節腔は開かれている．Cの矢印は，副靱帯を示す．

A

- 後頭骨斜台
- S状洞溝
- 環椎後頭関節包
- 環軸関節包側面の関節包
- 後頭骨
- 環椎
- 蓋膜
- 軸椎
- 第3頸椎

B

- 十字靱帯の上縦帯
- 舌下神経管
- 関節包
- 環椎の黄靱帯
- 十字靱帯の下縦帯
- 後頭骨底部
- 翼状靱帯
- S状静脈洞溝
- 環椎後頭関節
- 環椎後弓
- 環軸関節側面
- 軸椎

C

- 後頭骨
- 歯尖靱帯
- 関節包
- 軸椎体部
- 翼状靱帯
- 歯突起

ある（図3-31 参照）[1-3]．翼状靱帯は，両側の靱帯が反対側に回転するのを制限するので，C1-C2で過剰な回転を妨げることができると考えられる．

歯尖靱帯は，歯突起の頂点から，翼状靱帯のあいだで大後頭孔の前縁に付着するために上方へ伸びる．そのコースにおいて，それは脂肪体によって，正面で前環軸膜と後ろで十字靱帯から分離される．歯尖靱帯は，頭蓋脊索とその鞘の残りである[1-3]．

ともにこれらの靱帯は，C2，C1と後頭のあいだで関節を安定させるのに役立つ．環椎横靱帯は，すべてのなかで

表3-3 患者の年齢による環軸関節距離

年齢グループ	正常範囲の上限（mm）
0～1歳	3.6
1～2歳	3.9
2～3歳	4.4
3～5歳	3.9
5～7歳	4.1
7～9歳	3.6
成人（20歳以上）	3.4

(Rojas CA, Hayes A, Bertozzi JC, et al. Evaluation of the C1-C2 articulation on MDCT in healthy children and young adults. AJR Am J Roentgenol 2009 ; 193 : 1388-1392 より)

最も強い．翼状靱帯は弱い．環軸関節および（側方）環椎歯突起間隔の幅は，成人と小児において環軸関節靱帯の損傷を確認するのに用いることができる．Rojasらは，さまざまな年齢の母集団の正常値上限を確立するために，178人の成人と112例の小児患者でこれらのパラメータを分析した（表3-3）[31]．項靱帯と後頭下筋も，頸部の上で頭部を安定させるのに役立つ．

後部硬膜付着

頭蓋脊椎結合（後頭-C2）で，後方脊髄硬膜は厚くなって，項靱帯と小後頭直筋（rectus capitis posterior minor：RCPM）に付着することによって後方に固定されている．30屍体の解剖により，2つのそのような付着が明らかになった[32]．

すべての検体（100%）で広間膜は，項靱帯の深い層板から生じて，C1の後弓とC2の棘突起のあいだの正中に沿って広がって，左と右側の黄色靱帯（後方環軸関節膜）間の正中の間隙を横断して，後方の脊髄の硬膜に付着するために，横にラッパ状に広がっていた．靱帯の頭蓋尾側の高さは3～10 mmであった．横に広がり付着している幅は，数mmから1.5 cmのあいだとさまざまである[32]．

すべての検体（100%）において，結合組織の付着は，RCPMの前面から生じて，後頭とC1のあいだの正中に沿って広がって，非常に薄い後環椎後頭膜の間隙を横断して，後方脊髄の硬膜に付着していた[32]．

27の検体（90%）で，付加的な結合組織橋は，RCPMの後方面から生じ，C1の後弓の上方から後方で項靱帯に付随する．同じく27の検体から，結合組織複合体は，RCPMと後頭-C1，項靱帯とRCPMおよびC1-C2の後方の脊髄の硬膜と項靱帯を連結することがわかった．検体において，1つの付着を動かせば，ほかも連動して動いた．

これらの付着は，頭を動かしているあいだ，後方脊髄の硬膜への陥入と圧縮を妨げるのに役立つ可能性がある[32]．

◆ 椎間孔

椎間孔は，混合脊髄分節神経となる運動および感覚の神経根，関連する髄膜鞘，2～4つの反回硬膜神経，さまざまな神経根髄膜や神経根髄膜脈管，そして内部および外部の椎骨静脈叢間の網状静脈結合を伝達する（図3-5，6参照）[1-3]．

神経血管束の位置は，胸腰椎部領域より頸椎部領域で異なる．頸椎において，前根と後根は各頸椎孔の内部下方にあり，頸部椎間板のレベルより下方にある．後根は，上関節窩のすぐ前に位置する．後根神経節（dorsal root ganglion：DRG）は，上関節突起の前壁の小さいくぼみ（窩）の中にしばしば位置する．水平断で，後根は黄色靱帯のちょうど前に位置するようにみえ，その一方で，前根は脊椎骨縁と鉤状突起のすぐ後ろに位置しているようにみえる[18,33]．胸部および腰部の領域において，神経根は椎間孔の上部に位置する．そして，上部椎弓根のちょうど下である．脊椎全体を通じて，神経根はそれらが最も近くにある椎弓根によって名づけられる．頸部の神経根は各椎間孔の下位の部分を通って現れるので，下位の椎弓根に最も近いところ，C1根は頭蓋底とC1のあいだに出てくる．C2からC7神経根はC1-C2からC6-C7椎間孔を通ってそれぞれ出てくる，そして，C8根はC7とT1のあいだの椎間孔から出てくる．逆にいえば，胸部および腰部の神経根が椎間孔の上部から出てくるので，上位椎弓根に最も近く，T1神経根はT1-T2椎間孔から出，T12神経根はT12-L1神経孔から，L5はL5-S1椎間孔から，そして，S5はS5と第1の尾骨の部分のあいだから出てくる．

画像

◆ CTとMRI

CTは，骨構造と本章で述べる脊髄解剖の最も多くの正常変異を表示する（図3-32～36）．MRIは，CTよりは骨構造を表示しないが，骨に含まれた骨髄を鮮明に示して，CTよりもよく靱帯と筋膜を示す（図3-33～36参照）．たとえば，CTは関節面の平滑な，ふつうの緻密な皮質骨を示すのに対して，T2強調（T2W）MR像は最も小関節面の均一な低信号の皮質骨の上にある硝子軟骨の正常では2～4 mmの厚い層の滑らかな，明るい均一な信号を

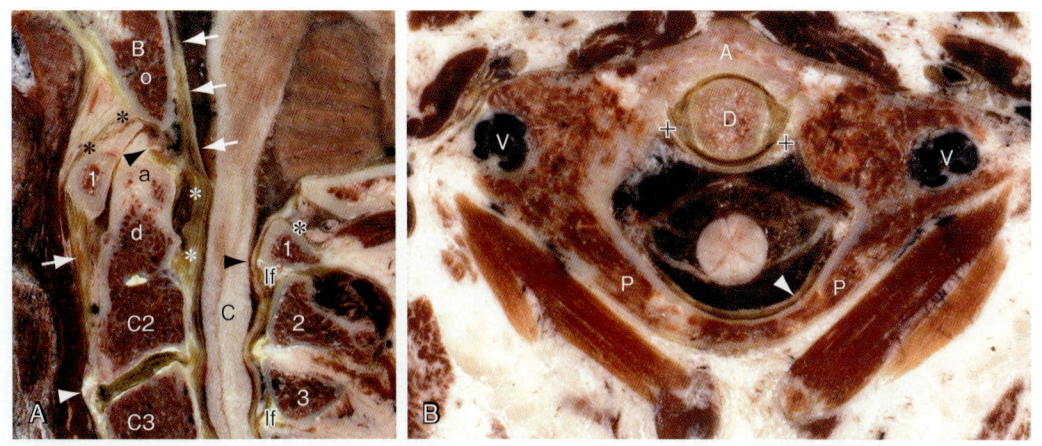

第3章　正常な脊柱：概要と頸椎　71

- 図3-32　頭蓋頸椎接合の凍結マイクロトーム断面．A：環椎-後頭骨と環軸関節（図3-20Bの上部を拡大）を通る正中矢状断面．遺残した間隙は，部分的にC2の底部を歯突起（d）から切り離している．前方から後方にかけて，5つの主要靱帯は，頭蓋底でC2とC1と互いに結合する．前環椎後頭膜（二重の黒い星印）は，大後頭孔の前縁とC1の前弓の上縁とで相互に結合する．正中では，これはC2の前面，C1の前結節と頭蓋底にはまり込む環椎後頭膜の前面の上を交差する前縦靱帯（白い矢頭）の丈夫な帯（白い矢印）によって強化される．歯尖靱帯は，歯突起（小さい黒い矢頭）の浅いくぼみから後頭顆の上にはまり込むように伸びる．十字靱帯（二重の白い星印）の横断部分は，後方歯横関節を形成するために歯突起の後方の方向のコースをとる．蓋膜（3本の白い矢）は，歯尖靱帯の上方および背側の斜台後面に付着する．後縦靱帯が幅広く上方に拡張した膜である．後環椎後頭膜（白の輪郭の黒い星印）は，C1の後弓の上面から大後頭孔の後端に及ぶ．1つには，それは下でみられる黄色靱帯（lf）に対する薄い対応する物と考えられている可能性がある．関節裂隙は，C1（1）の前弓の後面と歯突起（d）の前面のあいだ，そして，歯突起の後面と環椎横靱帯（白い星印）の前面のあいだにみられる（図3-31参照）．B：環軸関節を通る凍結標本水平断面．C1の前弓（A）と後弓（P）は，歯突起，硬膜嚢（白い矢頭），脳脊髄液，脊髄と神経根を囲む．前方において，歯突起（D）は，C1の前弓（A）の後面で関節を形成している．後方において，それは環椎横靱帯（対のプラス記号）の前面で関節を形成し，両側面のC1の内側面の内側結節に付着し，歯突起を抱きかかえるように後方に向かう．関節軟骨は，ちょうど前弓に並走する面，歯突起と環椎横靱帯にみることができる．椎骨動脈（V）は，両側性にC1の横突孔を横断する．

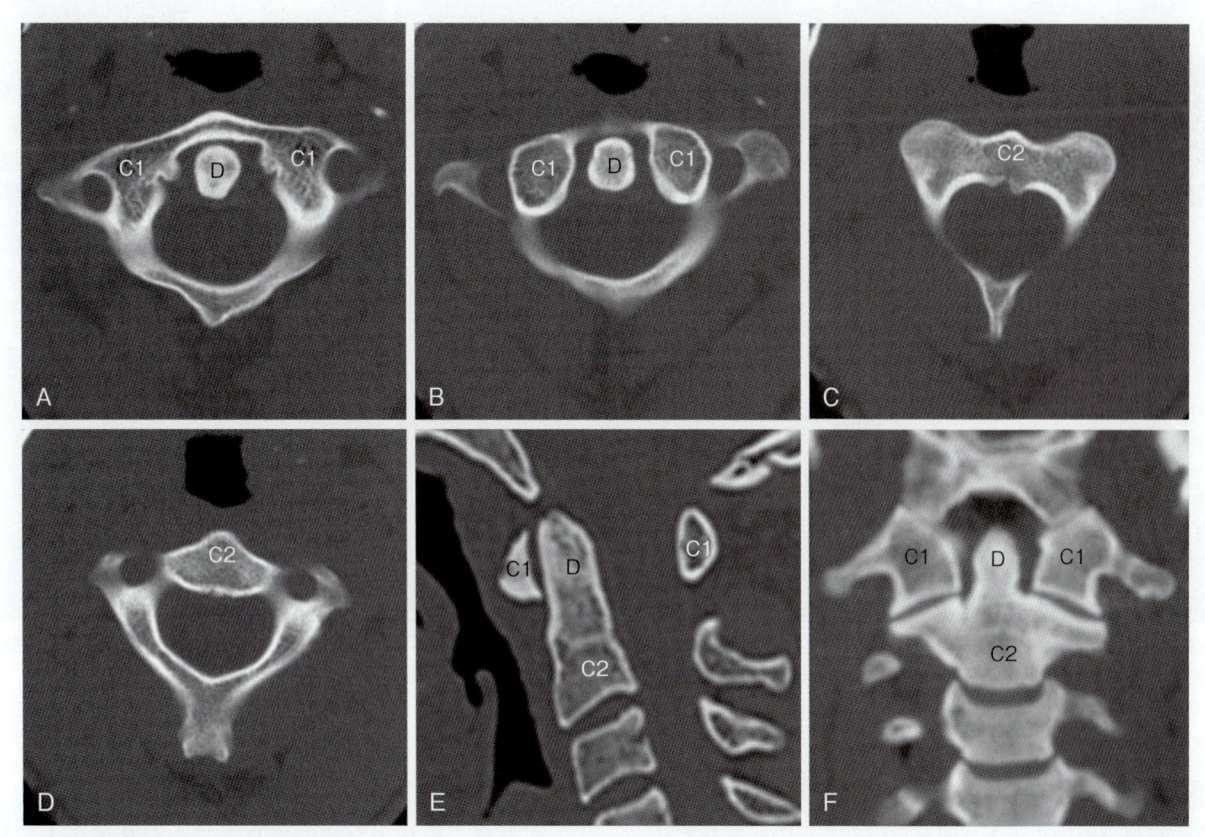

- 図3-33　27歳の男性における頭蓋頸椎結合の生体内CT．A〜D：C1からC2のCT水平断面で，上から下まで示した．E：正中矢状断CT再構成像．F：冠状断CT再構成．D，歯突起．

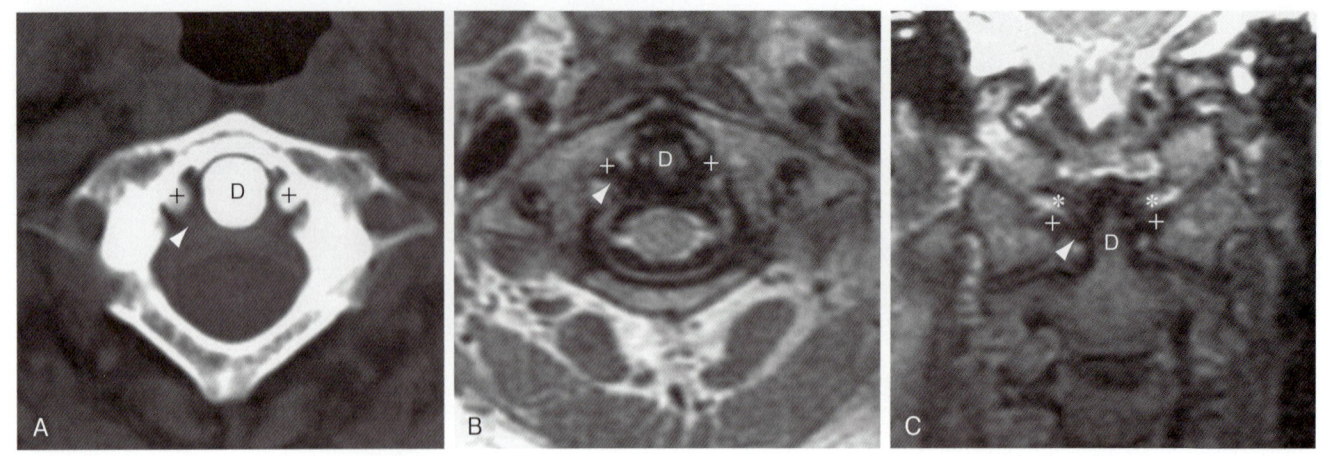

・図 3-34　C1-C2 結合．A：85 歳の男性における C1 内部の水平断 CT 像．B，C：47 歳の女性における水平断および冠状断の MRI，T2 強調像．環椎横靱帯（矢頭）は，後環軸関節を形成するために，歯突起（D）の後面周辺で C1 の内側結節（対のプラス記号）から伸びる．翼状靱帯（対の星印）は，歯突起の側面から生じ，後頭顆の内側面に付着する．

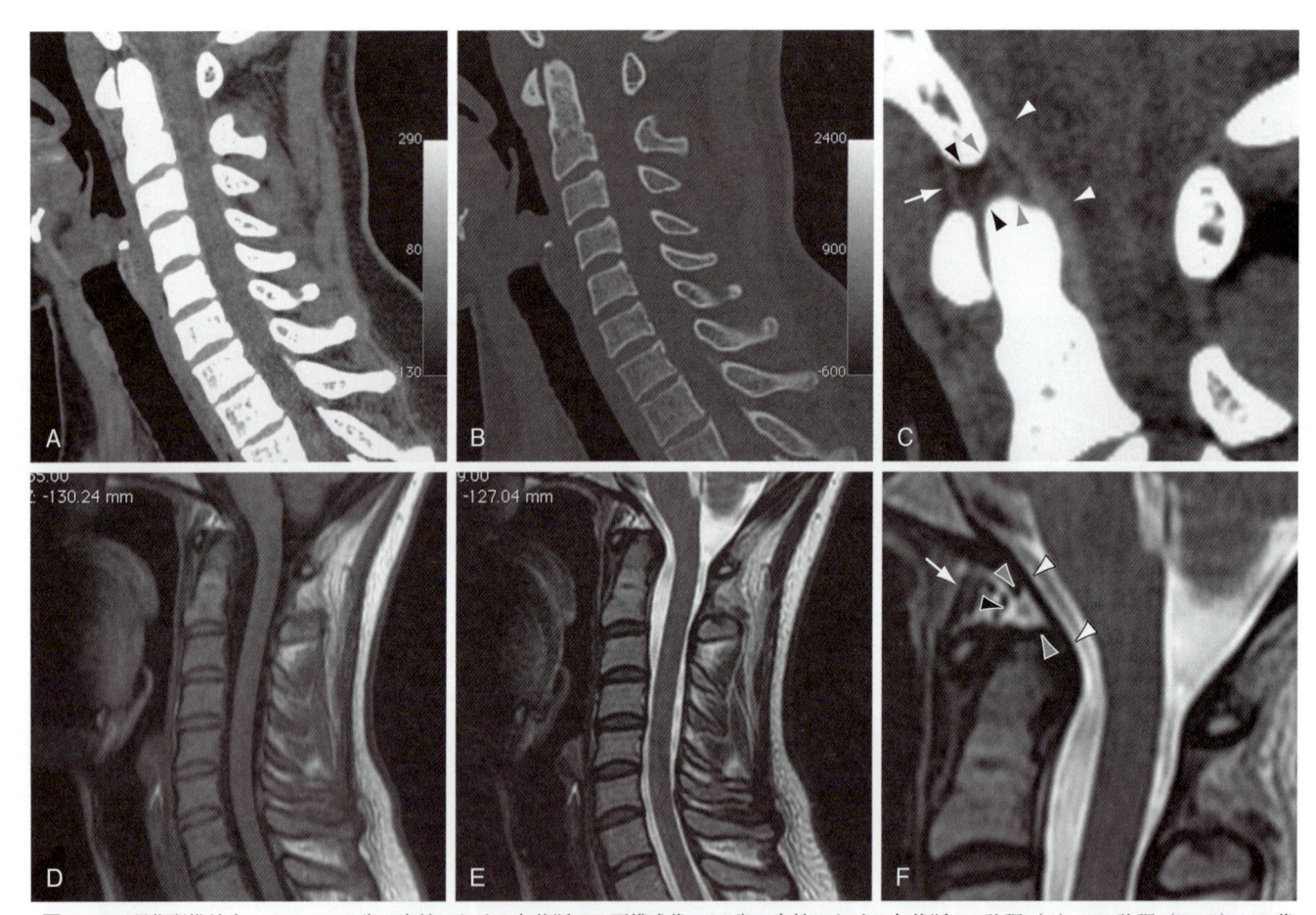

・図 3-35　頭蓋頸椎結合．A～C：27 歳の女性における矢状断 CT 再構成像．34 歳の女性における矢状断 T1 強調（D），T2 強調（E，F）MR 像．C と F の像は，前縦靱帯，歯尖靱帯（黒い矢頭），後環椎後頭靱帯（灰色の矢頭）と，後縦靱帯の上方に伸びる蓋膜（白い矢頭）によって正中で厚くなる前環椎後頭靱帯（白い矢印）を表す．

表す[13]．この章に示される正常な解剖学的構造の画像所見は，その解剖の画像表示と肉眼解剖学と直接の比較を容易にするために，解剖の各サブセクションの範囲内で図解されている．

CT のプロトコル

頸椎部の画像のためのプロトコルを Box 3-1 に示す．実例の症例報告は Box 3-2 で示す．

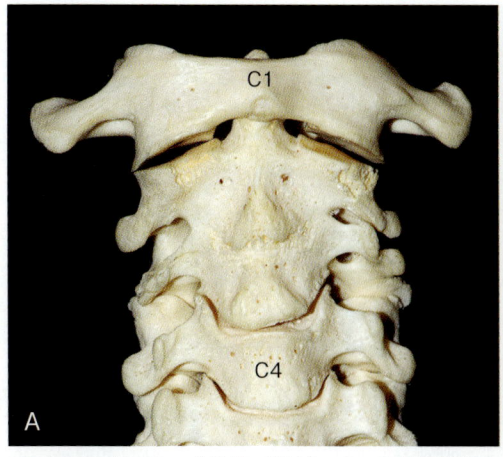

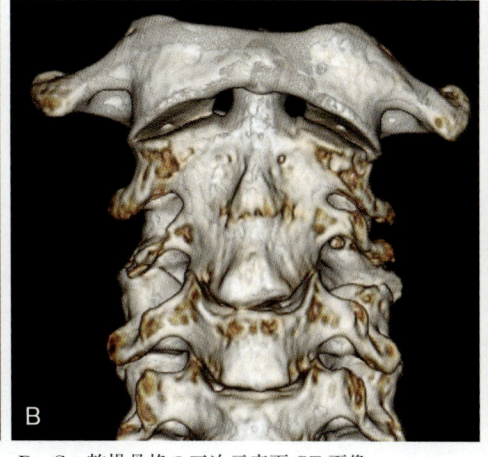

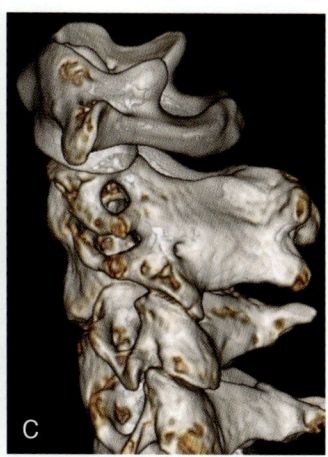

第3章　正常な脊柱：概要と頸椎　73

・図3-36　C2-C3の非分割（癒合）．A：乾燥骨性脊柱．B, C：乾燥骨格の三次元表面CT画像．

MRIのプロトコル

表3-4は，頸椎部のための現在のMRIプロトコルを示す．どんな個々の症例においても，さらなるシーケンスは必要である可能性がある．特定のプロトコルは，技術を高めることで進化することが期待される．

◆ 頸椎検査を解釈して報告するための計画

1つは，多くの方向で脊椎の断面画像を解釈することができる．脊髄像の系統的および広範囲の総説のための1つの形式をここで詳細に述べる．ほかの形式が採用されるかもしれない．しかしながら，選択されるアプローチは，同じデータがすべての以降の報告で同じ順序で現れるように，長年にわたって各検査の各レベルの（ほとんど）同一の様式で最も多く経過観察される．このように，これからの放射線科医と臨床医は，平行したデータを各部位で発見することができて，時間とともに容易に患者の状態を経過観察することができる．慎重にまた提唱される画像診断報告の形式は，報告の鍵となるデータがただちに利用できることを確実にするために，異なる点でいくつかのデータを複製する．コンピュータ・ベースの口述は，現在そのような標準化された報告書を生成することを容易にする．このように，われわれは以下を提案する．

1. CTとMRI検査において，あらゆる大きい異常やすべての器具使用（たとえば，留置カテーテルでも，ドレーン，モニター導線，手術用材でも）に気づくために，スカウト像から始める．
2. 矢状方向（直接もしくは再構成像）の軟部組織像について，前方から後方まで皮膚を評価する．
3. 頸椎部において，気道に腫瘍または狭窄症の所見がなく開存していることを確認する．具体的には，喉頭を分析して，声帯機能不全の所見の有無を報告書に記す．
4. 炎症，腫瘍または外傷の所見のために，甲状腺，リンパ節，筋膜面とその他の前脊椎軟部組織を分析する．それから，後脊髄軟部組織に影響を及ぼしている炎症，腫瘍または外傷に類似した所見を見つけるために脊柱管から後方を観察する
5. 骨と軟部組織像について矢状断像で以下を評価する．
- 脊椎全体の彎曲
- 椎体全体の配列
- 個々の椎体の骨と骨髄の，高さ，輪郭とX線吸収値・信号
- 椎間板の高さとX線吸収値・信号
- 前縦靱帯および後縦靱帯
- 脊柱管全体の寸法

BOX 3-1　頸椎CTのためのプロトコル

- 患者肢位：仰臥位
- スキャン範囲：放射線科医が決定する
- 造影剤：なし
- スキャン型：ヘリカル
- スライス厚：0.625 mm
- 検出器範囲：20 mm
- ピッチ：0.531：1（10.62 mm/回旋）
- 回旋時間：0.5秒
- 再構成：2.5 mm
- 撮像範囲：横突起および棘突起を含むすべての脊柱を含むように大きさを設定する
- アルゴリズム：軟部組織と骨
- 後処理：冠状断および矢状断像の多断面再構成像；MPRの1.0 × 0.5 mmの増加

BOX 3-2 頸椎部の単純 CT

・病歴
40歳の男性には非特異的な頸部痛があった.

・手技
連続する薄い水平断像は,頭蓋底からT2レベルまでヘリカル法によって得られて,頸椎部の長さを通して再構成された平らな水平断,矢状断および曲がった断面;curved-plane「冠状」の軟部組織アルゴリズムと骨アルゴリズム画像をつくり出すために処理された.補足的な斜位矢状断像は,両側の椎間孔の横断面を表示するためにつくり出された.造影剤は投与されなかった.

・所見
傍脊柱軟部組織は,狭窄症または腫瘍の所見はなく,開放された気道を示す.喉頭は,声帯機能不全の所見なしで正常である.甲状腺,リンパ節,前脊椎と後脊椎軟部組織は,正常範囲内である.脊柱は,正常な頸椎前彎を示す.亜脱臼はない.脊椎骨の高さ,輪郭とX線吸収値は,患者の年齢相応の変化の範囲内である.椎間腔の高さの減少や終板の不整はなく正常にみえる.脊柱管の全体のサイズは正常である.脊髄は,正常な大きさ,位置,輪郭とX線吸収値を示す.椎間関節には,正常な輪郭と配列がみられる.左の椎間孔は,C2-3からC7-T1を通して正常である.右側の椎間孔のサイズは,C2-C3で正常で,C4-C5とC5-C6において椎骨鉤状突起の骨棘で軽度狭くなっていて,C6-C7とC7-T1で再び正常である.頸動脈の石灰化像は確認されない.後頭蓋窩,頭蓋底といちばん上位の胸椎の観察される範囲では,異常を示さない.C1-C2において,環椎歯突起配列と十字靱帯は正常にみえる.C1の前弓および後弓は,異常を示さない.脊柱管,脊髄と傍脊椎の軟部組織は正常範囲内である.C2-C3において,脊柱管は,椎間板または骨棘によって障害されず正常な輪郭をもつ.横突起,椎間関節と椎弓板は両側性に正常である.椎間孔の大きさは正常である.C3神経節と出てきているC3神経根は,椎間板または骨棘による圧排なしで,両側性に脂肪によって囲まれている.脊髄は,大きさ,位置,X線吸収値と形状において正常である.傍脊椎の軟部組織は正常範囲内である.C3-C4において,脊柱管は,椎間板または骨棘によって障害されず正常な輪郭をもつ.横突起,椎間関節と椎弓板は両側性に正常である.椎間孔の大きさは正常である.C4神経節によってできているC4神経根は,椎間板または骨棘による圧排なしで,両側性に脂肪によって囲まれる.脊髄は,大きさ,位置,X線吸収値と形状において正常である.傍脊椎の軟部組織は正常範囲内である.C4-C5において,脊柱管は,椎間板または骨棘によって障害されず正常な輪郭をもつ.横突起,椎間関節と椎弓板は両側性に正常である.左の椎間孔,左のC5神経根と神経節は正常である.右側の椎間孔は,椎骨鉤状突起の骨棘により軽度狭窄化しているが,出てきている右側のC5神経根または神経節の障害はみられない.脊髄は,大きさ,位置,X線吸収値と形状において正常である.傍脊椎の軟部組織は正常範囲内である(C7-T1を通して各レベルにおいて連続的に続く).

・印象
頸椎部のこの非造影CTは,年齢相応の正常範囲内である.椎骨鉤状突起の骨棘による右側のC4-C5椎間孔の軽度の狭小化は,分節C5神経根または神経節に影響を与えない.

表3-4 脊椎画像における現在のMRIプロトコル

シークエンス	TE	TR	TI	Echo Train	BW	Freq	Phase	Freq Dir	NEX	FOV	ST	# Diff Dir
造影前												
矢状断 T1 FLAIR	22.0	2,500.0	Auto	8	41.67	416	224	A/P	2.00	26.0	4.0	
矢状断 T2 FRFSE	110.0	4,400.0	Auto	24	41.67	416	224	A/P	4.00	24.0	2.5	
2D MERGE	110.0	654.2	Auto	24	50.00	320	192	A/P	2.00	16.0	4.0	
3D MERGE	11.2	Minimum	Auto	24	62.50	320	160	R/L	2.00	16.0	2.0	
水平断 T2 FRFSE	110.0	4,617.0	Auto	1	41.67	416	224	R/L	2.00	17.0	3.0	
水平断 T1 FLAIR	17.0	500.0	Auto	3	31.25	256	160	R/L	1.00	16.0	3.0	
矢状断 DTI	Minimum	1,500.0	Auto	2	31.25	96	128	S/I	10.00	28.0	3.3	6
矢状断 STIR	42.0	4,050.0	180	12	31.25	352	160	A/P	2.00	24.0	3.0	
造影後												
矢状断 T1 FLAIR	21.0	2,250.0	Auto	7	41.67	416	192	A/P	2.00	26.0	4.0	
水平断 T1 FSE	17.0	2,000.0	Auto	7	31.25	256	192	R/L	1.00	16.0	3.0	

TE:エコー時間(ms),TR:繰り返し時間((ms),TI:反転時間(ms),BW:バンド幅,Freq:周波数エンコード数,Phase:位相エンコード数,Freq Dir:周波数エンコード方向,NEX:加算回数,FOV:撮像視野(mm),ST:スライス厚(mm),# Diff Dir:拡散方向数,FLAIR:フレア法(fluid-attenuated inversion recovery),FRFSE:fast recovery fast-spin echo,MERGE:multiple echo recombined gradient echo(GE社のマルチエコー型グラディエントエコー法),DTI:diffusion tensor imaging,STIR:short tau inversion recovery,FSE:ファストスピンエコー,A/P:前後方向,R/L:左右方向,S/I:上下方向.

- 脊髄の大きさ,位置と形状
- 黄色靱帯と脊柱管の後壁のspinolaminar lineの配列
- 椎弓板,棘突起と棘間靱帯の整合性と方向づけ
- 後頭蓋窩,頭蓋底と上部胸部の近隣の観察できる部分

6. 両側の各レベルの関節骨端(facet)関節の矢状断解剖を評価するために,端から端へスクロールする.

7. 頸部の椎間孔，神経根，腕神経叢と筋系がみえる範囲で観察できるように，両側で横にスクロールし続ける．そこでは，頸動脈の石灰化や潜在的狭窄症を評価できる可能性もある．
8. 頸椎部において，椎間孔と横突起を観察するために斜位矢状断像を評価する．最初は片側を，それからもう一側へ．両側それぞれのために，2つの独立した文でこれらを報告する，たとえば"左側では，椎間孔は正常である（上位から下位まですべての正常レベルをここで記載する）が，狭く棘状（または他の病的な突起）にみえる（上位から下位まですべての異常なレベルをここで記載する）"そして，"右側において，椎間孔（同じような形式で文を終える）．"
9. 水平断画像に目を向けて，レベルごとに脊柱管を評価する．
10. 水平断像では，各レベルにおいて，前脊椎の軟部組織，隣接している椎体，鉤状突起，椎弓根，横突起，横突孔（椎骨動脈を含む），椎間孔，椎間関節，椎弓板と棘突起を評価する．前および後縦靱帯，黄色靱帯と十字靱帯とC1-C2に関連した靱帯を評価する．
11. 脊柱管の断面領域，椎体と椎間板の輪郭と，椎間板の膨隆・ヘルニアまたは骨棘による脊柱管または椎間孔の病変についても述べる．
12. 脊髄の輪郭とX線吸収値・信号を観察する．
13. 脊柱と脊髄の血流をチェックして，筋，筋膜平面と他の傍脊柱軟部組織が完全な状態かを評価する．
14. 各レベルにおいて同じ形式でこれらのデータを報告するので，レベルが正常であるか否かにかかわらず，各レベルでは同じ規定の所見を詳細に述べる．そのためには，各レベルにおいて新しい段落を始めるかもしれない．「C1-C2で…」，「C2-C3で…」そして，順次，「T1-T2で…」と続く．これらの水平断のデータは，初期に得られた矢状方向のデータと部分的に重複する．この故意の重複は，たとえばすべての椎間孔のうち左または右側のどちらが最も高度に影響を受けるか（矢状方向データで），そして，特定のレベルの2つの椎間孔はどういう状態であるか（水平断データ）を理解することをより容易にする．
15. 頸椎部において，また，椎骨動脈がC6（最も頻度が高い入り口）で横突孔に入るかどうか，または，C7，C5または他のレベル（より一般的ではない）で入るかどうかを左右する下部の頸椎の横突孔の大きさをとくに評価する．椎骨動脈のループが，椎間板，椎間孔と椎骨動脈のあいだの骨を菲薄化している鉤状および横突起の下方を切り取り，狭くするかどうかに注意する．どんな右側大動脈弓でも，大動脈から分岐する鎖骨下動脈のどんな起始異常症でも報告する．これらのデータは，外科医が，椎骨動脈の異常な部分，椎間孔の分節神経根，または，異常な直接的な（再発性であるよりはむしろ）喉頭神経に対する損傷を回避するのに役立つ可能性がある．標準化されたコンピュータ・ベースの報告の使用は，素早く，そして，ちょっとした余分の労力で再生可能な形式でデータを記録するのを助ける（Box 3-2を参照）．

謝辞

Edward Lugo, Steven Yuen, Nancy Hoo, Jeremy Tietjens, Aron Legler, Jalal Ahmed, Marcia Jaunoo（放射線技師），Artur Yadgarov（放射線技師），そしてJames Stephen（放射線技師）の助力に感謝する．

3D-CTはTera Recon社製Aquariusワークステーション3.7.0.12，またはOsiriX PACSワークステーションDICOMビューワ v3.6.1（64 bit）により作成した．OsiriXはGNUライセンス下のフリーのオープンソースソフトウェアで，http://www.osirix-viewer.com/Downloads.htmlからダウンロードできる．

キーポイント

- 椎体，横突起，棘突起と椎弓板の大きさは，脊椎の長さに応じて系統的に変化する．
- 椎体は傍にある脊椎縁，2つの硝子軟骨終板と，椎間板によって形成されている線維軟骨結合によって椎間腔越しに結合する．
- 前縦靱帯は，頭蓋底から第1仙椎までの脊椎の長さにわたる．前縦靱帯は，椎間板のレベルでは非常に強く付着し，そして椎体の正中部ではよりゆるく付着する．
- 後縦靱帯は，斜台の後面から第1仙椎の後面までの脊椎の長さにわたる．C2から斜台の部分は，別途，蓋膜と称される場合がある．
- 椎弓は，側方で椎間関節によって，後外側で黄色靱帯によって，そして後方で棘突起間および棘上靱帯によって結合される．
- 横突起は，本当の横突起（脊椎骨横突起）と肋骨要素（肋骨突起）の変形と（部分的な）融合を示し，頸椎，胸椎，腰椎および仙椎の横突起と肋骨のさまざまな形状の原因となる．
- CTでは，脊椎の骨要素の状態が最もよくわかる．MRIでは，筋の軟部組織，靱帯，脊髄と神経根の状態が最もよくわかる．

参考文献

- Atlas SW. Magnetic Resonance Imaging of the Brain and Spine, 4th ed. Volume 2, Part 4, Spine and Spinal Cord. Philadelphia. Wolters Kluwer/Lippincott Williams & Wilkins, 2009.
- Bullough PG, Boachie-Adjei O. Atlas of Spinal Disorders. Philadelphia, JB Lippincott, 1988.
- Castillo M. Neuroradiology Companion: Methods, Guidelines, and Imaging Fundamentals, 3rd ed. Philadelphia, Lippincott Williams & Wilkins, 2006.
- Daniels DL, Haughton V, Naidich TP. Cranial and Spinal Magnetic Resonance Imaging: An Atlas and Guide. New York, Raven Press, 1987.
- Modic MT, Masaryk TJ, et al. Magnetic Resonance Imaging of the Spine. St. Louis, MO, Mosby-Year Book, 1994.
- Newell RLM. The back. In Strandring S (ed). Gray's Anatomy: The Anatomical Basis of Clinical Practice, 39th ed. Edinburgh, Churchill Livingstone, 2009.
- Ross JS, Brant-Zawadzki M, Moore KR, et al. Diagnostic Imaging Spine. Salt Lake City, UT, Amirsys, 2004.
- Soames RW. Skeletal system. In Williams PL (ed). Gray's Anatomy: The Anatomical Basis of Medicine and Surgery, 38th ed. Edinburgh, Churchill Livingstone, 1995.
- Van Goethem JWM, van den Hauwe L, Parizel PM (eds). Spinal Imaging: Diagnostic Imaging of the Spine and Spinal Cord (Medical Radiology/Diagnostic Imaging). Berlin, Springer, 2007.

文献

1. Williams PL (ed). Gray's Anatomy: The Anatomical Basis of Medicine and Surgery, 38th ed. New York, Churchill Livingstone, 1995.
2. Standring S (ed). Gray's Anatomy: The Anatomical Basis of Clinical Practice, 39th ed. Edinburgh, Elsevier Churchill Livingstone, 2005.
3. Standring S (ed). Gray's Anatomy: The Anatomical Basis of Clinical Practice, 40th ed. Edinburgh, Elsevier Churchill Livingstone, 2009.
4. Vande Berg BC, Lecouvet FE, Galant C, et al: Normal variants of the bone marrow at MR imaging of the spine. Semin Musculoskelet Radiol 2009; 13:87.
5. Liney GP, Bernard CP, Manton DJ, et al. Age, gender, and skeletal variation in bone marrow composition: a preliminary study at 3.0 Tesla. J Magn Reson Imaging 2007; 26:787.
6. Griffith JF, Yeung DK, Antonio GE, et al. Vertebral bone mineral density, marrow perfusion, and fat content in healthy men and men with osteoporosis: dynamic contrast-enhanced MR imaging and MR spectroscopy. Radiology 2005; 236:945.
7. Schwarz GS. The width of the spinal canal in the growing vertebra with special reference to the sacrum; maximum interpediculated distances in adults and children. Am J Roentgenol Radium Ther Nucl Med 1956; 76:476.
8. Benzian SR, Mainzer F, Gooding CA. Pediculate thinning: a normal variant at the thoracolumbar junction. Br J Radiol 1971; 44:936.
9. Hayashi K, Yabuki T, Kurokawa T, et al. The anterior and the posterior longitudinal ligaments of the lower cervical spine. J Anat 1977; 124:633-666.
10. Wiltse LL. Anatomy of the extradural compartments of the lumbar spinal canal: Peridural membrane and circumneural sheath. Radiol Clin North Am 2000; 38:1177-1206.
11. Hogan QH. Lumbar epidural anatomy: A new look by cryomicrotome section. Anesthesiology 1992; 76:866-867.
12. Crock HV, Yoshizawa H. The Blood Supply of the Vertebral Column and Spinal Cord in Man. New York, Springer Verlag, 1977.
13. Hasegawa T, An HS, Haughton VM. Imaging anatomy of the lateral lumbar spinal canal. Semin Ultrasound CT MR 1993; 14:404.
14. Xu GL, Haughton VM, Carrera GF. Lumbar facet joint capsule: appearance at MR imaging and CT. Radiology 1990; 177:415.
15. Lirk P, Kolbitsch C, Putz G, et al: Cervical and high thoracic ligamentum flavum frequently fails to fuse in the midline. Anesthesiology 2003; 99:1387-1390.
16. Lirk P, Moriggi B, Colvin J, et al. The incidence of lumbar ligamentum flavum midline gaps. Anesth Analg 2004; 98:1178-1180.
17. Lirk P, Colvin J, Steger B, et al: Incidence of lower thoracic ligamentum flavum midline gaps. Br J Anaesth 2005; 94:852-855.
18. Pech P, Daniels DL, Williams AL, et al. The cervical neural foramina: correlation of microtomy and CT anatomy. Radiology 1985; 155:143.
19. De Boeck M, Potvliege R, Roels F, et al. The accessory costotransverse foramen: a radioanatomical study. J Comput Assist Tomogr 1984; 8:117.
20. Tatarek NE. Variation in the human cervical neural canal. Spine J 2005; 5:623.
21. Lentell G, Kruse M, Chock B, et al. Dimensions of the cervical neural foramina in resting and retracted positions using magnetic resonance imaging. J Orthop Sports Phys Ther 2002; 32:380.
22. Brewin J, Hill M, Ellis H. The prevalence of cervical ribs in a London population. Clin Anat 2009; 22:331.
23. Daniels DL, Williams AL, Haughton VM. Computed tomography of the articulations and ligaments at the occipito-atlantoaxial region. Radiology

1983; 146:709.
24. Krakenes J, Kaale BR, Rorvik J, et al. MRI assessment of normal ligamentous structures in the craniovertebral junction. Neuroradiology 2001; 43:1089.
25. Menezes AH, Traynelis VC. Anatomy and biomechanics of normal craniovertebral junction (a) and biomechanics of stabilization (b). Childs Nerv Syst 2008;24:1091.
26. Mercer SR, Bogduk N. Clinical anatomy of ligamentum nuchae. Clin Anat 2003; 16:484.
27. Pfirrmann CW, Binkert CA, Zanetti M, et al. MR morphology of alar ligaments and occipitoatlantoaxial joints: study in 50 asymptomatic subjects. Radiology 2001; 218:133.
28. Schweitzer ME, Hodler J, Cervilla V, et al. Craniovertebral junction: normal anatomy with MR correlation. AJR Am J Roentgenol 1992; 158:1087.
29. Shoda N, Anamizu Y, Yonezawa N, et al. Ossification of the posterior atlantoaxial membrane and the transverse atlantal ligament. Spine 2005; 30:E248.
30. Yuksel M, Heiserman JE, Sonntag VK. Magnetic resonance imaging of the craniocervical junction at 3-T: observation of the accessory atlantoaxial ligaments. Neurosurgery 2006; 59:888.
31. Rojas CA, Hayes A, Bertozzi JC, et al. Evaluation of the C1-C2 articulation on MDCT in healthy children and young adults. AJR Am J Roentgenol 2009; 193:1388-1392.
32. Humphreys BK, Kenin S, Hubbard BB, Cramer GD. Investigation of connective tissue attachments to the cervical spinal dura mater. Clin Anat 2003; 16:152-158.
33. Czervionke LF, Daniels DL, Ho PS, et al. Cervical neural foramina: correlative anatomic and MR imaging study. Radiology 1988; 169:753

第4章

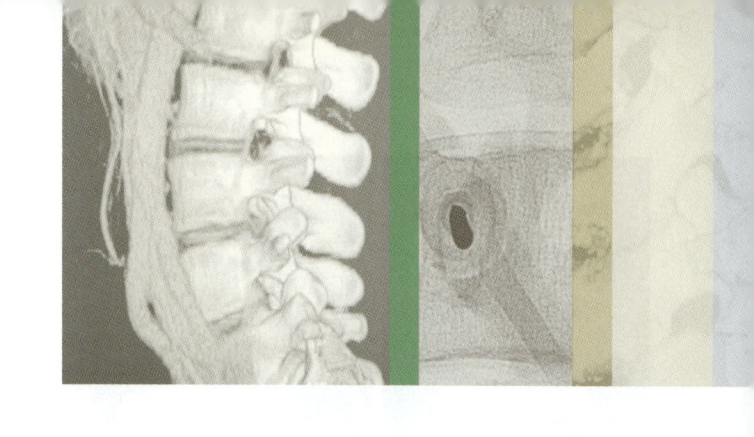

正常な脊柱：胸椎，腰椎，尾骨

Jose Conrado Rios, Thomas Paul Naidich, David L. Daniels, Victor M. Haughton,
Cheuk Ying Tang, Joy S. Reidenberg, Patrick A. Lento, Evan Gary Stein,
Girish Manohar Fatterpekar, Tanvir Fiaz Choudhri, Irina Oyfe

脊柱は，複数の骨性の脊椎分節と椎間板，そしてこれらの分節を連結する靱帯と関節から構成される．脊椎は全体で32～35の分節，すなわち7個の頸椎，12個の胸椎，5個の腰椎，5個の仙椎，そして3～5個の尾骨からなる．頸椎，胸椎，腰椎，仙椎の長さの割合はおよそ2：5：3：2である[1-3]．脊柱解剖の序説と頸椎の詳細な解剖については第3章で述べた．第4章では胸椎，腰椎，仙椎，尾骨を取り扱う．また骨髄の画像について述べる．

正常解剖

◆ 骨性脊椎分節の形態

胸椎

胸椎（thoracic vertebrae）は肋骨に連結しており，個々の胸椎は互いに類似した形態を示すが，頭側から尾側にかけて，徐々に頸椎様から腰椎様の形状へ変化する（図4-1, 2）[1-3]．椎体は側壁が陥凹した円柱状で，前後径と横径はほぼ等しい．T1とT2の前面は平坦である．T3椎体は胸椎では最も小さく，前面は前方凸を示す．T4以下の胸椎は，荷重に耐えるため，尾側に向かうにつれて大きくなる．椎体後面から後方に伸びる椎弓根は左右がほぼ平行であり，後外側方に広がる頸椎とは異なる（図4-3, 4）．胸椎の椎弓根はT1からT12に向かうにつれて大きくなる．肋骨との関節面は椎弓根外側面に及ぶ．そのため，胸椎（T1を除く）の椎弓根の上面は平坦もしくは上方凸であり，上椎切痕（superior vertebral notch）はほとんどないか欠損している．椎弓根下面は陥凹しており深い下椎切痕（inferior notch）を形成する．したがって，椎間孔（neural foramen）は椎体下部の後方に位置することになる．椎間孔は類円形，外側向きで，胸椎全長にわたりほぼ同サイズである．

胸椎の椎弓板（laminae）は厚く，高さは低く，幅は広い．上下の椎弓板は屋根瓦のように重なっている．小さな上関節突起が椎弓根と椎弓板の移行部*から上方に突出し，おもに後面に上関節面がみられる．下関節突起は椎弓板の下縁から尾側に突出し，前方に下関節面がある．左右の上関節面のあいだは，下関節面間よりも狭い．胸椎の横突起は椎弓根と椎弓板の移行部から後外側方に突出する．横突起はT1で最も長く，下方に向かうにつれ小さくなる．T12横突起はほとんど認められないこともある（図4-5～7）．

腰椎

5個の腰椎（lumbar vertebrae）は脊椎のなかで最も大きい（図4-8, 9）[1-3]．L1からL3にかけてサイズは大きくなる．L4とL5のサイズはさまざまである．腰椎では椎体は前後径よりも幅が大きく，前面に明瞭な陥凹がみられる．短く太い椎弓根が，椎体後外側面の上縁近傍から連続する．上椎切痕は浅く，下椎切痕は深い．その結果，椎間孔はお

---

*訳注：原著では「椎体と椎弓根の移行部」とあるが誤りである．

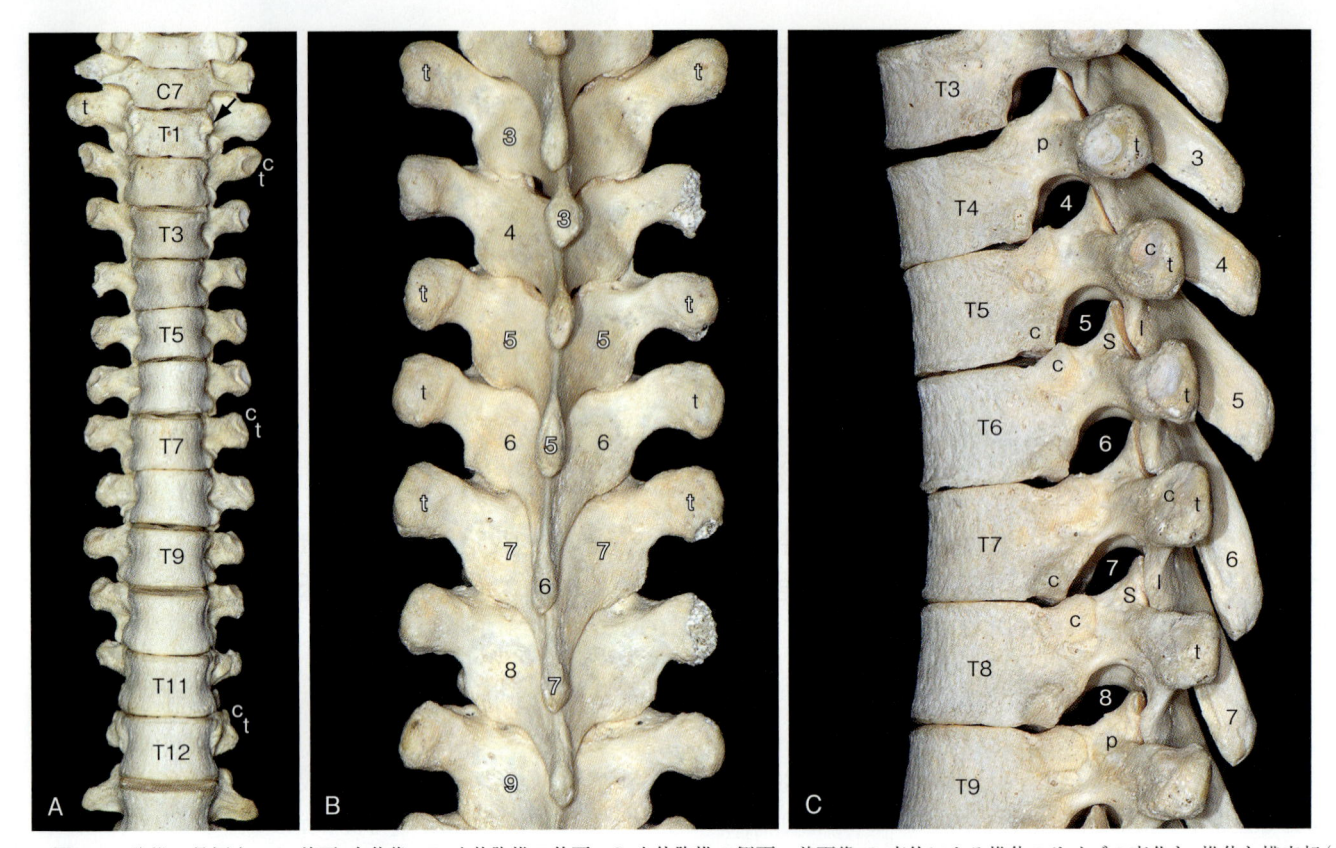

• 図4-1 胸椎の骨標本．A：前面，全体像．B：中位胸椎の後面．C：中位胸椎の側面．前面像で，高位による椎体のサイズの変化と，椎体と横突起（t）の位置関係がわかる．肋骨との関節を形成する横突肋骨窩（costotubercular〔costotransverse〕facet）（ct）の方向は頭側から尾側に向かうにつれて変化する．T1では上肋骨窩（costocapitular〔costovertebral〕facet）（黒矢印，A）が明瞭で，椎体外側面に円形の陥凹と，その周囲に骨の隆起を形成している．後面からみると，幅広い椎弓板と長い棘突起（3-9）が互いに重なっている．棘突起後端は二分していない．側方からみると，椎体の配列はゆるやかな後彎を示す．各椎体の後上縁部と後下縁部に，上肋骨窩，下肋骨窩（cc）による変形がみられる．横突起（t）外側端の前外側面に，横突肋骨窩（ct）があり肋骨結節と関節を形成する．上（S）・下（I）関節突起のあいだの椎間関節はやや前傾した冠状面である．この関節は尾側になるにつれて徐々に浅くなり，複雑な形態を示す．椎間孔は上位椎弓根（p）の下椎切痕と，下位椎弓根の浅く平坦な上椎切痕とのあいだにある．胸椎（および腰椎）においては神経根は椎間孔内上部の，上位椎弓根の近傍に存在する．そのため上位椎弓根の高位に合わせて番号がつけられている．Cの白い番号4〜8は，T4〜T8椎弓根の下方で神経根が出る部位を示す．

もに上位の椎体の後方に位置するが，一部は下位の椎体の後方まで及ぶ（図4-10〜12）[1-3]．

腰椎の椎弓板の高さは低く，幅は広い．上下椎弓板の重なりは胸椎と比較して少ない．上関節突起は陥凹した，後内側向きの関節面を有する（図4-13〜15）．上関節突起の後縁には明瞭な乳頭突起（mammillary process）がある[1-3]．下関節突起の関節面は凸面で，前外側に向いている．L1からL3において，左右の上関節突起間の距離は，下関節突起のあいだよりも広い．L4とL5においてこれらの距離はほぼ等しい[1-3]．

腰椎の横突起は比較的薄く，L1からL3にかけて長さが増す．L4横突起も薄く，L3横突起よりやや短い．L5の横突起はより厚く頑丈で，長さはさまざまである．典型的には後上方に向いており先端は鈍である．各腰椎の横突起基部の後下面には小さい副突起がある[1-3]．おのおのの横突起の前面には，胸腰筋膜の前葉が付着する．縦方向の隆起がみられる．各横突起の先端部には胸腰筋膜の中葉が付着する．L1-4の棘突起は水平に近く，厚い後下縁を有する．L5の棘突起は小さく，後端部は下方向きで丸みを帯びている[1-3]．各棘突起の後端には，胸腰筋膜の後葉が付着する．

仙骨

仙骨（sacrum）は，5個の仙椎の癒合からなる三角形の骨の塊である（図4-16，17）[1-5]．上面にL5と関節をなす仙骨底（base），下端に尾骨と関節をなす仙骨尖（apex），骨盤の後上壁である陥凹した前面（ventral surface）と，後方に凸をなす後面（dorsal surface）を有する．後面は皮膚の下に触れることができる．後面には，上下に連続する突起がみられる．これらの突起は，複数の仙椎要素が癒合して単一の仙骨後面を形成した際の，各仙椎要素の輪郭

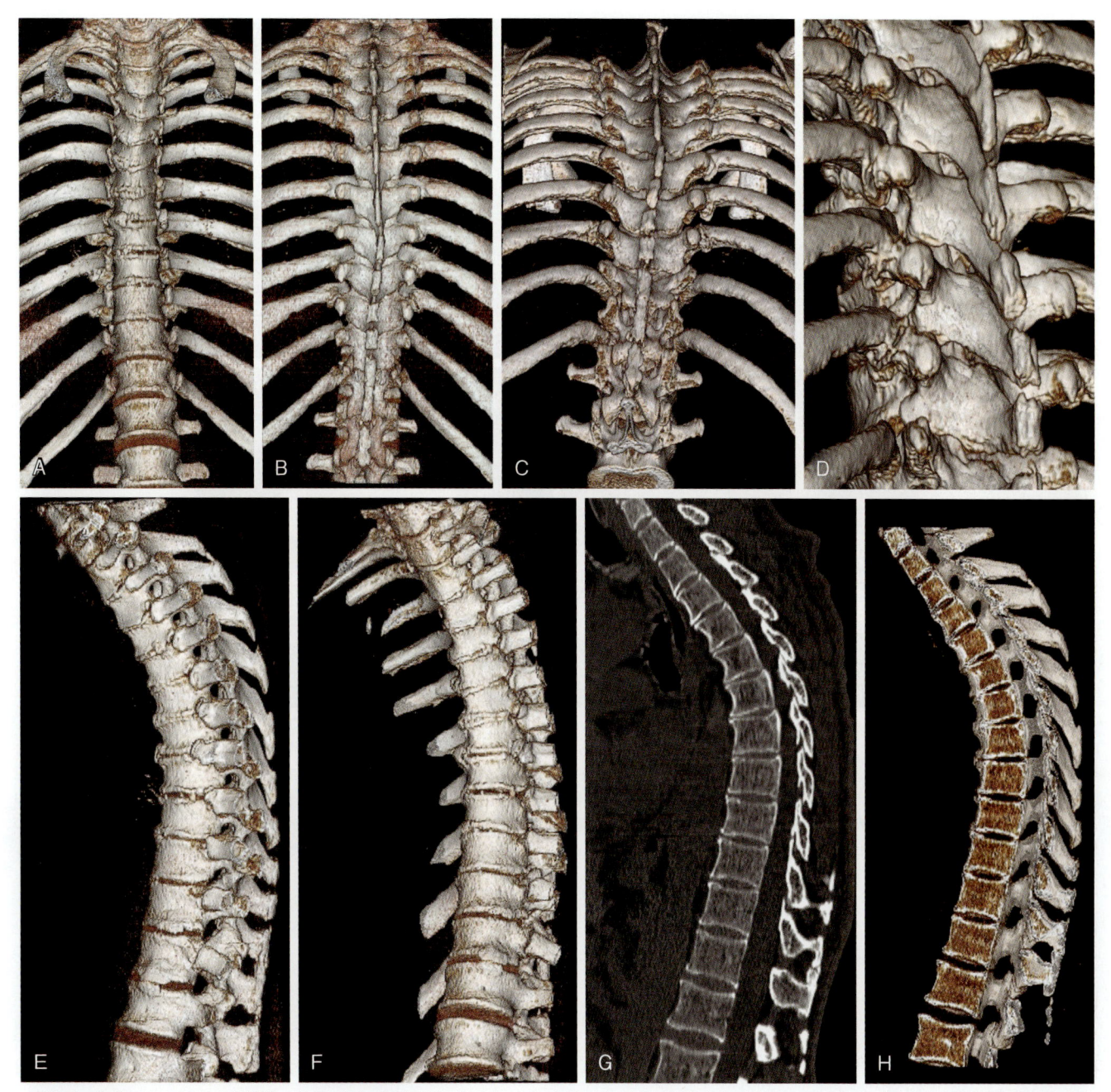

第4章　正常な脊柱：胸椎，腰椎，尾骨　81

• 図 4-2　生体の 3D CT，56 歳男性．前面（A），後面（B），後下方（C），左後下方（D），側面（E），左前方からの観察（F）．矢状断面再構成像（G）．H：正中で切断して左側（内側）から右半側を観察．

部分に相当する．仙骨の両外側面は腸骨との関節を形成する．

仙骨底

　仙骨底は，S1 椎体の広い上面部からなる（**図 4-18**）．S1 前縁部の突出は仙骨の最前部に相当し，岬角（promontory）とよばれる（**図 4-16D 参照**）．S1 の両側横突起は，椎体，椎弓根，上関節突起からなる骨塊と癒合する．これらは後外側に突出し，仙骨翼（sacral ala）の上部を形成

する．椎弓根は短く，後外側に広がって細い仙骨管（sacral canal）を形成する．椎弓板は後面正中部に集まって脊柱管*の後壁となる．S1 の上関節突起は上方に突出し L5 との関節を形成する．この上関節突起には，腰椎における乳頭突起に相当する皮質の肥厚がみられる．

---

* 訳注：仙骨管のことである．

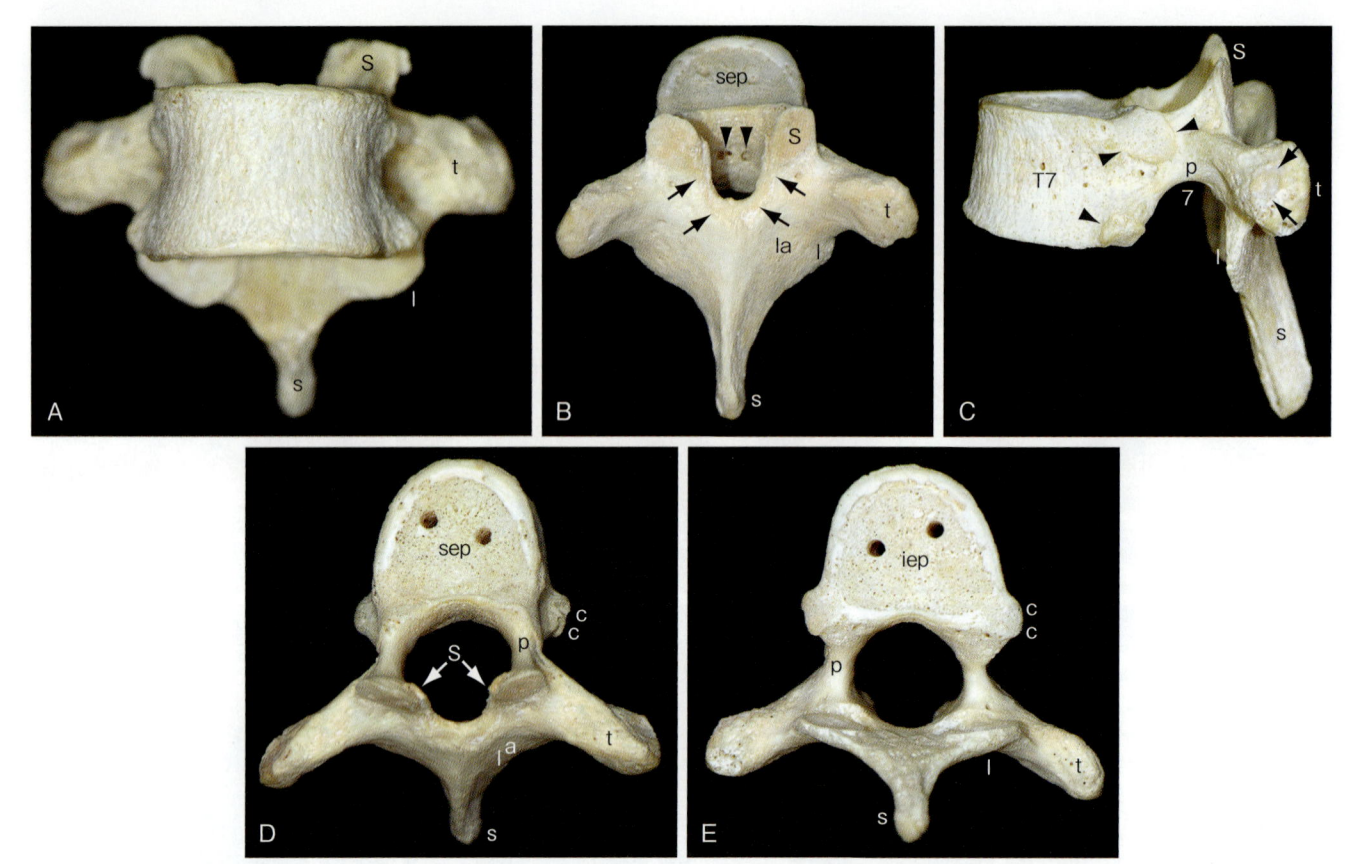

• 図 4-3　T7 の骨標本．前面（A），後面（B），側面（C），上面（D），下面（E）．椎体の側面は陥凹している．各椎体の幅は椎弓板とほぼ等しい．椎弓根は椎体外側縁部から後方に連続し，左右の椎弓根はほぼ平行である．横突起は外側後方に突出する．上関節突起（s，白矢印）は下関節突起より小さく，上向きに尖っている．下関節突起は下外側向きに広がっており，上関節突起よりも左右の間隔が広い．椎弓板の上縁から上後面部は黄色靱帯が付着するため粗となっている（B，黒矢印）．椎体の後面には椎体静脈（basivertebral vein）の通る血管孔がみられる（B，黒矢頭）．上部および下部の終板（sep；iep）の辺縁部は平滑な皮質骨で，中心部は粗糙でより海綿状である．C の矢頭は上肋骨窩と下肋骨窩，矢印は横突起前面の横突肋骨窩を示す．D，E の cc は肋骨窩を示す．D，E で椎体にみられるドリル孔は，この椎体が脊柱標本の一部に使われていた際のアーチファクト．

仙骨尖

S5 の下端には，尾骨との関節を形成する卵円形の関節面がある．

仙骨前面

仙骨前面は陥凹しているが，S2 前面はしばしば前方への膨隆を示す（図 4-19, 20）．内側部では，本来の仙骨椎体の上縁と下縁が横走する稜を形成し，椎間腔に相当する．左右 4 対の前仙骨孔（ventral sacral foramen）が仙骨前面に開口し，仙骨神経の前枝の出口となる．これらの仙骨孔のあいだの架橋様の骨は，肋骨要素（costal element, rib analogs）が椎骨と癒合して形成されたものである．仙骨孔の外側方において，これらの肋骨要素は，後方の真の横突起と癒合して仙骨外側部を形成する．その上方部分は大きく，仙骨翼をなす．下方では正中部に集束し仙骨尖にいたる．

仙骨後面（内側から外側へ）

正中線上で，S1 ～ S3（または S4）の棘突起が癒合して正中仙骨稜を形成する．正中仙骨稜は棘突起後端に相当する部位に 3 ないし 4 カ所の棘突起結節を有する（図 4-16B 参照）．最も下位の結節の下方において，S5（または S4 と S5）の椎弓板は癒合せず，仙骨管の開口部すなわち仙骨裂孔がある．正中仙骨稜の外側で，仙骨の椎弓板と関節突起が癒合して仙骨後壁を形成している．その外側端には 4 対の関節結節がみられ，合わせて中間仙骨稜（intermediate sacral crest, articular crest）とよばれる．これらの外側に 4 対の後仙骨孔があり，S1-S4 仙骨神経の後枝が通過する．おのおのの後仙骨孔は関節結節の上外側に接して存在する．尾側では，S5 の下関節突起が左右 1 対の骨稜—仙骨角（sacral cornua）—を形成し，これらは仙骨裂孔の外側縁をなす．仙骨角は下方の Co1（第 1 尾骨）の尾骨角と関節を形成する．S5 神経根は仙骨角の内側を通り，S5 外側面に溝を形成する．外側方では S1 ～ S5 の横突起

第 4 章　正常な脊柱：胸椎，腰椎，尾骨

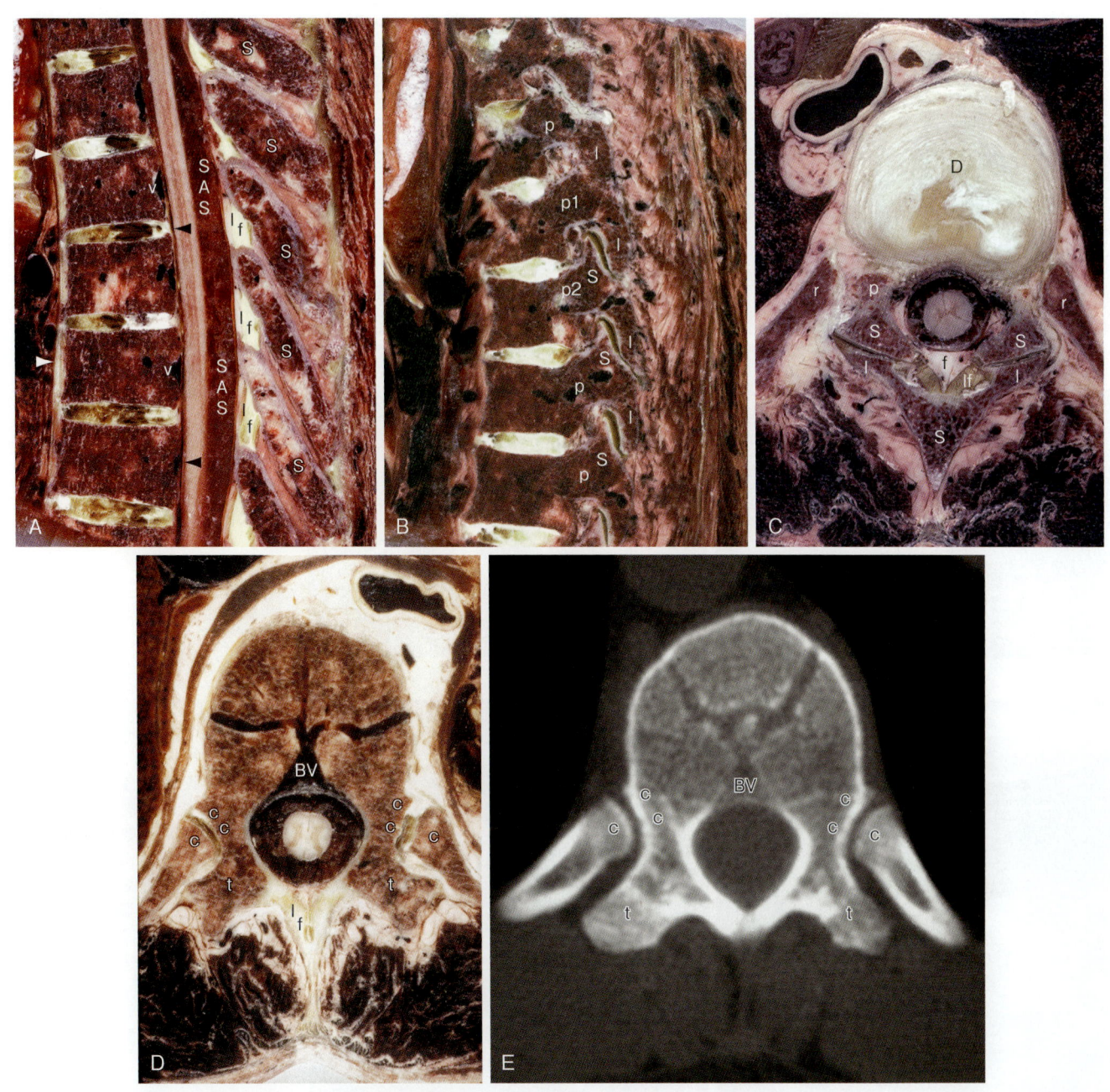

• 図 4-4　胸椎の解剖と CT 像．凍結ミクロトーム正中矢状断（A），傍正中矢状断（B），水平断像（C, D）．E：生体の単純 CT，D と同様のスライス．正中矢状断で，椎体の骨皮質と骨髄，前縦靱帯（白矢頭），後縦靱帯（黒矢頭），黄色靱帯（lf），棘突起（S）の急峻な下傾と重なり，棘突起間の筋と靱帯が観察される．脊髄の灰白質と白質が明瞭に認められる．胸椎後彎に伴い脊髄が前方に位置するため，後方のクモ膜下腔（SAS）は広い．傍正中矢状断では上関節突起（S），下関節突起（I），上関節面と下関節面の軟骨，斜冠状断面に配列する椎間関節が観察される．神経孔の上端は上位椎弓根（p1）の下椎切痕，下端は下位椎弓根（p2）の浅くほぼ平坦な上椎切痕，前端は上位椎体と椎間板後面，後端は黄色靱帯と下位の上関節突起で区画される．神経根と脊髄神経節（dorsal root ganlia）は神経孔内上部，上位椎弓根の近傍にある．C：椎間板（D），椎弓根（p），椎間関節（S/I）を通る水平断面で，類円形の胸部脊柱管，棘突起（S）とその前面の左右一対の黄色靱帯（lf），三角形を示す後部硬膜外脂肪（f），硬膜，クモ膜下腔，そして脊髄がみられる．類円形を示す胸髄，蝶形の灰白質と周囲の白質が明瞭に観察される．両側の肋骨（r）は椎間板の外側方に位置する．D：椎体中心部の高さの水平断面で，椎体静脈（BV）は後方の前内椎骨静脈叢（anterior internal vertebral plexus）と，前外側方に向かう静脈路に連続する．左右の肋骨頭（c）は上肋骨窩（cc）で椎体との関節すなわち肋骨頭関節を形成し，さらに肋骨結節は肋骨横突関節（costotubercular joint）を形成する．lf, 黄色靱帯．他の患者の単純 CT では凍結ミクロトーム像と同様，椎体内に，椎体静脈（BV）の後方へ向かう静脈孔と前外側に向かう静脈孔，肋骨頭（c）と椎体間の肋骨頭（肋椎）関節（costocapitular〔costovertebral〕joint）（cc）がみられる．前部の静脈の形状は各椎体ごとに，また個人ごとに異なる．

84　Ⅲ　正常な脊柱と脊髄

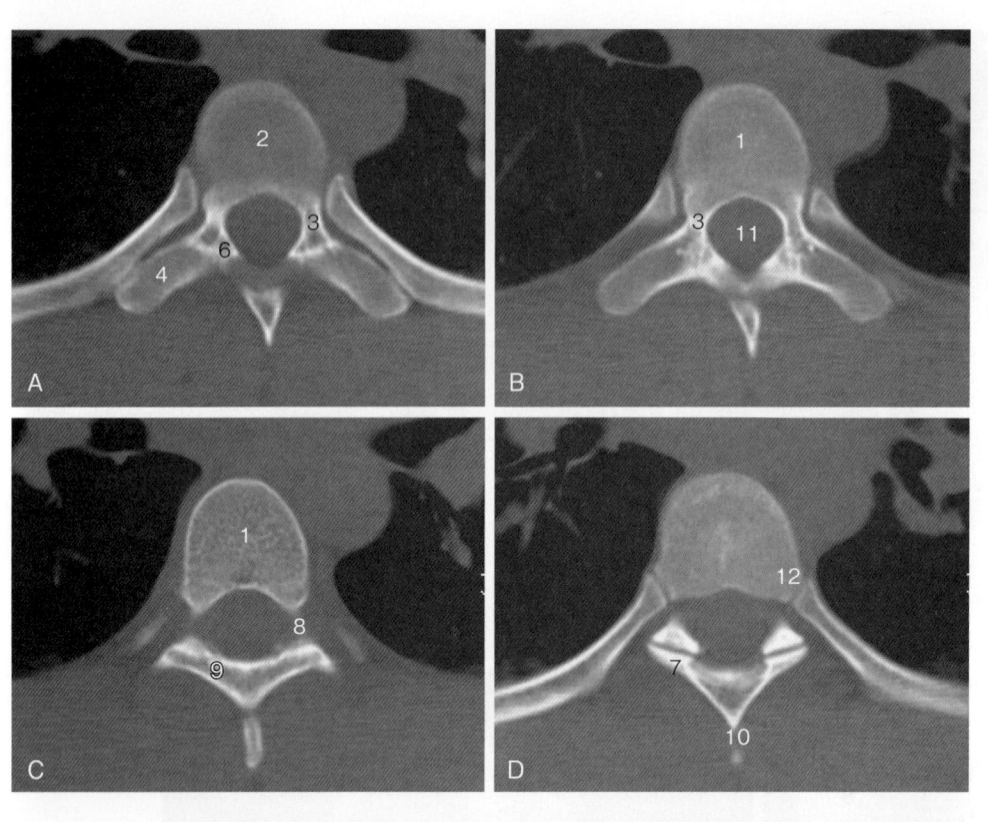

- **図 4-5**　T7 の高位の CT 像，27 歳男性．A～D：頭側から尾側への連続断面で，T6-T7 椎間板（2），T7 椎体（1），T7 椎弓根（3），横突起（4），上関節突起基部（6），下関節突起（7），T7 神経根が通る椎間孔（8），椎弓板（9），棘突起（10），脊柱管と脊髄（11），肋骨頭（肋椎）関節（12）．肋骨はまた肋骨結節と横突起のあいだに肋横突関節を形成している（A）．

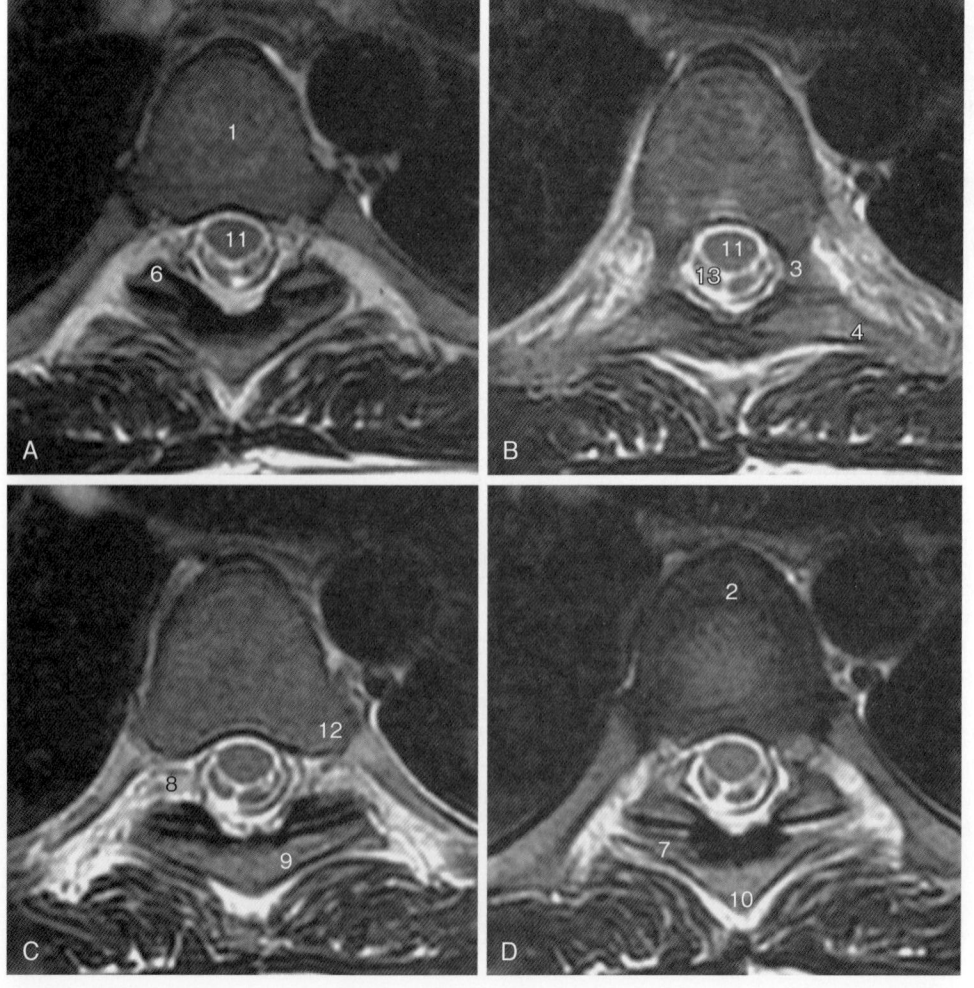

- **図 4-6**　T7 の高位の T2 強調 MR 像，31 歳女性．A～D：頭側から尾側への連続断面で，T7 椎体（1），T7-T8 椎間板（2），T7 椎弓根（3），T7 の上関節突起（6），T7 の下関節突起（7），外側向きで T7 神経根が通る T7-T8 椎間孔（8），T7 椎弓板（9），T7 棘突起（10），脊髄（11），下肋骨窩*（12），そして脊髄の後外側に脳脊髄液の拍動流によるフローボイド（flow void）が観察される（13）．

*訳注：原著では "costal facet of the T7 rib" とあるが，写真は T7 の下肋骨窩と第 8 肋骨である．

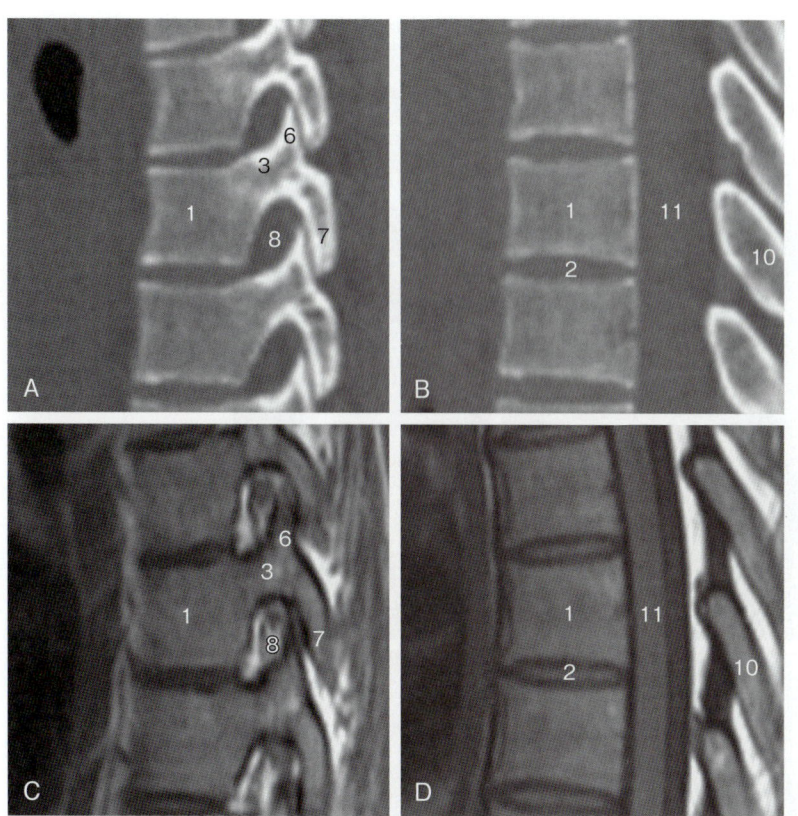

第 4 章　正常な脊柱：胸椎，腰椎，尾骨　85

• **図 4-7**　A，B：生体の CT 矢状断再構成像，27 歳男性．C，D：T1 強調矢状断 MR 像，31 歳女性．T7 椎体（1），T7-T8 椎間板（2），T7 椎弓根と深い下椎切痕（3），上関節突起（6），下関節突起（7），T7 神経根を含む椎間孔（8），下方向きに突出する T7 棘突起（10），および脊柱管と脊髄（11）が観察される．椎弓根の上面は平坦で，上椎切痕はほとんどみられない．

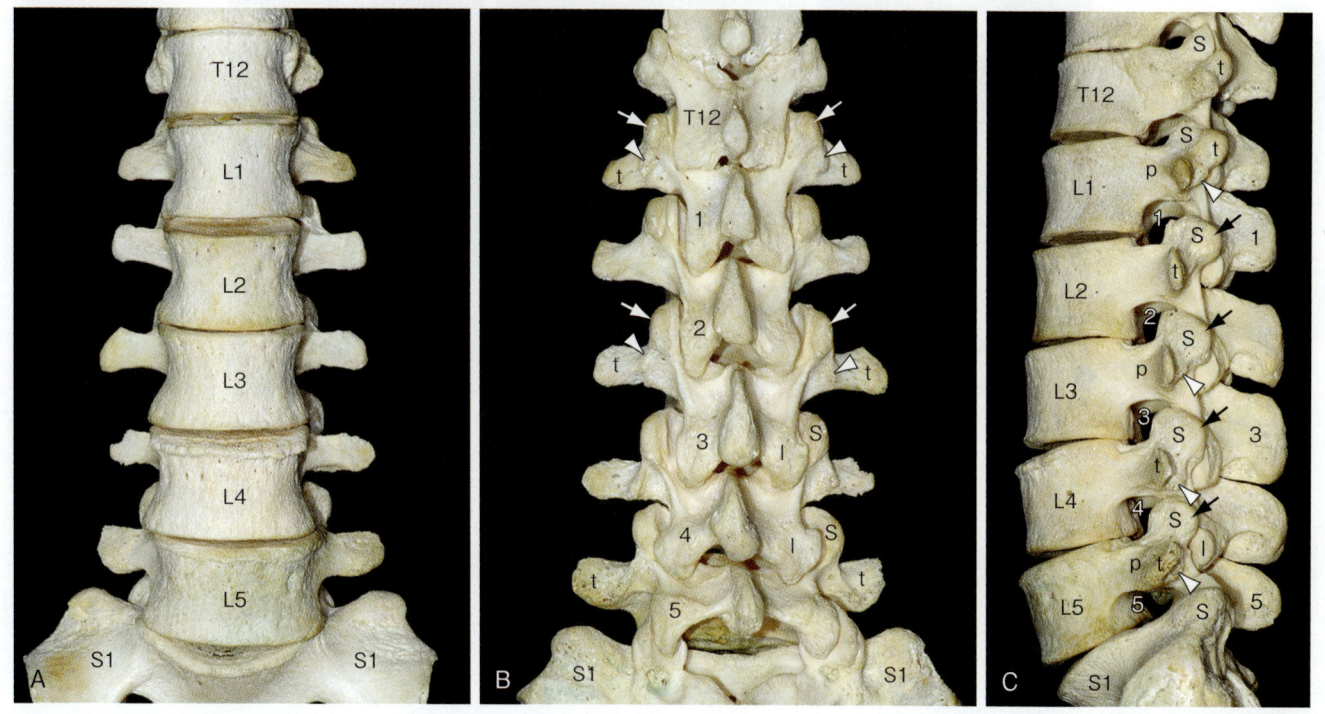

• **図 4-8**　腰椎全体の骨標本．前面（A），後面（B），および側面（C）．T12 から L3 に下降するにつれ，椎体の幅と高さ，および横突起の幅は増加する．L4 と L5 の形態は個人差が大きい．椎間関節の形状は，頭側では冠状面に近く単純で，下方では形態がより複雑になる．明らかな乳頭突起（mammillary process）（白矢印，黒矢印）が上関節突起（s）の上外側面にみられる．腰椎の横突起（t）は椎間孔の後方にある．副突起（白矢頭）は各横突起基部の後下面に観察される．下関節突起（l）は頭側では幅が狭く，左右の突起間の距離は頭側から尾側に下がるにつれて大きくなる．棘突起は T12 から L3 に下がるにつれ厚く，大きくなり，下方に傾斜している．L4 と L5 では棘突起は通常は小さく，下方への傾斜は少ない．神経根は椎間孔内上部の，上位椎弓根の近傍を通る．そのため神経根には上位椎弓根の高位に合わせて番号がつけられている（C の白番号）．

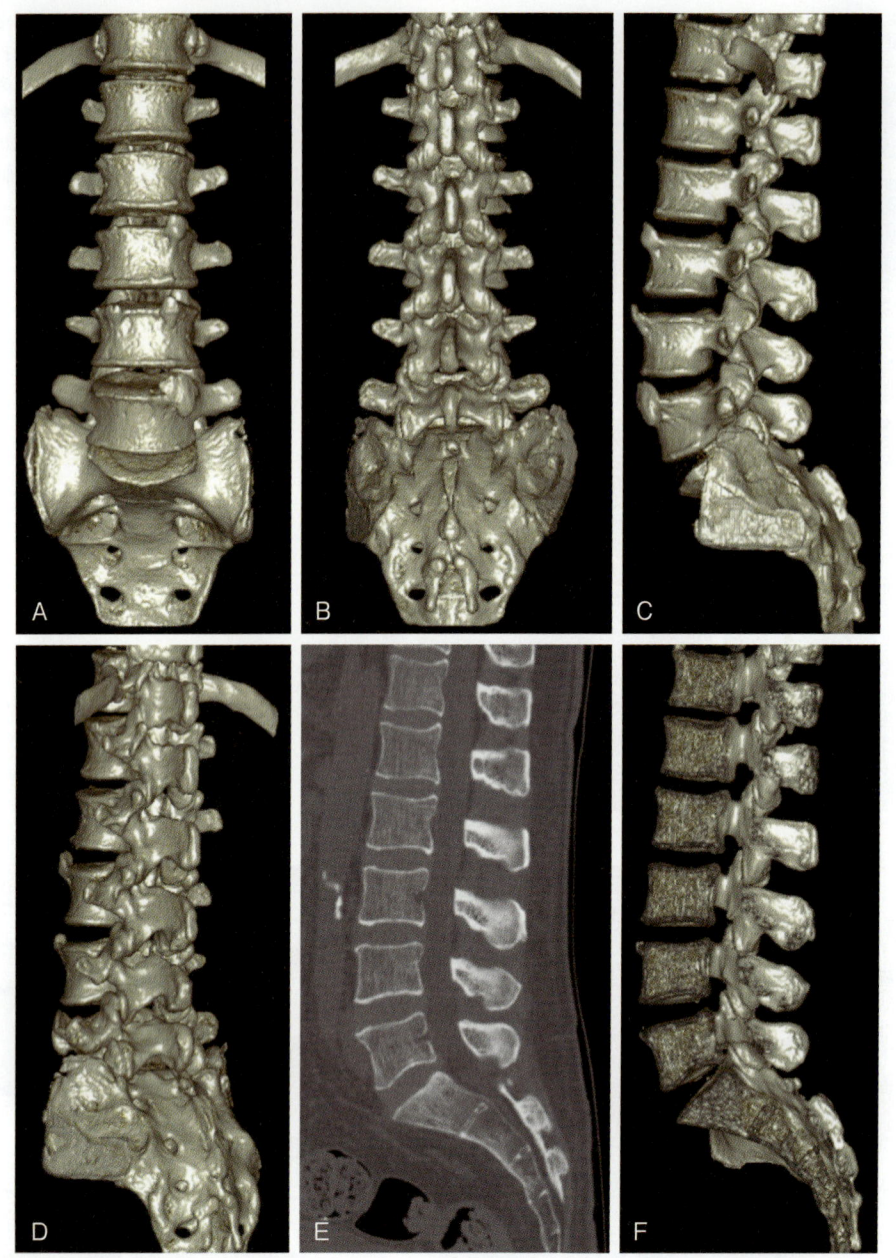

•**図 4-9** 生体の 3D CT. 49 歳男性. 前面（A）, 後面（B）, 側面（C）, 後側面（D）からの観察. E：矢状断面再構成像. F：正中で切断して左側（内側）から右半側を観察.

が後仙骨孔の外側で癒合して, 外側仙骨稜を形成する. これらの横突起の尖端は横突起結節とよばれる小さな突起となる.

外側面

仙骨の外側面は癒合した肋骨要素（前部）および横突起（後部）から形成される（図 4-16C 参照）. 前部と上部において癒合した肋骨突起は腸骨との関節をなす耳状面を形成する. その上部は S1 の肋骨要素から形成される. 下部は S2 の肋骨原基, および S3 の肋骨原基の一部から形成される. 耳状面の後方では仙骨外側面は靱帯が付着するため粗面となる. S3 より下方では仙骨外側面は他の骨と関節を形成せず, 下方に向かって急に小さくなる.

腰仙部の特殊性

腰仙部移行椎（transitional lumbosacral vertebrae）は人口のおよそ 5 ～ 7％ にみられる. 21％ との報告もある[7-9]. これらの移行椎は Castellvi らの基準により分類されることがある（表 4-1, 図 4-21）[10]. 全体として, L5 の仙骨化と S1 の腰椎化がほぼ同様の頻度でみられる. Ⅱ型

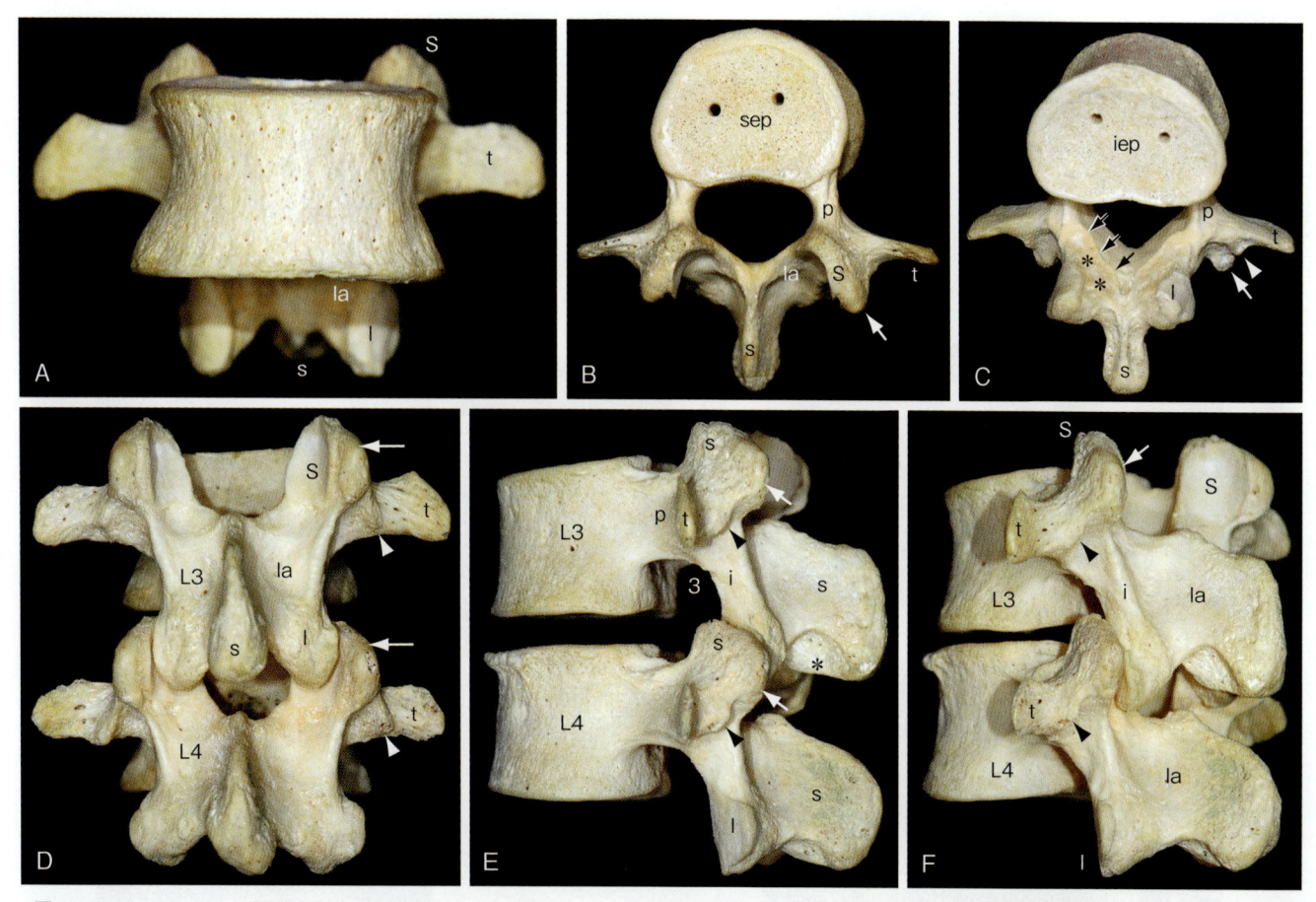

• 図4-10　A〜C：L3の骨標本．前面，上面，下面．D〜F：L3-4の関節．後面，側面，左側後面．椎体の両側面は深く陥凹している．椎弓根（p）は頑健である．上関節突起（S）は広く，明瞭な乳頭突起（白矢印）が後外側方に突出している．椎弓板の高さは低く，ずんぐりしている．椎弓板の内側面には，上部の平滑な面と，下部の黄色靱帯が付着する粗な面（星印，C）の境界（Cの黒矢印）が明瞭にみられる．下関節突起（I）は比較的狭く，左右の上関節突起のあいだは下関節突起のあいだより広い．この関係は胸椎の場合と逆である．関節面は杯状であり，椎間関節の外側部はほぼ矢状面で，内側部はほぼ冠状面となる．横突起（t）の基部に副突起（D，E，Fの黒と白の矢頭）がみられる．i は関節間部（pars interarticularis）．棘突起（s）の下縁には，棘間筋と棘間靱帯が付着する境界明瞭な陥凹（星印，E）がある．

からIV型のなかで，IIA型とIIIB型が最も多く，IIIA型が最も少ない[11]．

仙骨の二分脊椎の頻度は，報告によって1.2〜50%とさまざまである[12]．Fidasらはスウェーデン人2,707名の成人例を検討し，潜在性二分脊椎の頻度は23%であった[13]．潜在性二分脊椎の頻度は男性において女性の2倍で，S1単独が最多で，次いでS1とS2の両者にみられる例が多い．L5やS2単独の例はまれであった（**表4-2**）[13]．

尾骨

尾骨（coccyx）は，3〜5個の痕跡的な尾椎からなる小さな三角形の骨である（**図4-22**）[1-3]．癒合が不完全であったり，左右が非対称であることもある．仙骨と同様，Co1の上面は尾骨底（coccygeal base）とよばれる．最も下位の尾骨下端は尾骨尖（coccygeal apex）とよばれる．尾骨底は，仙骨尖との関節をなす卵円形の関節面をもつ．尾骨は仙尾関節（sacrococcygeal joint）部で前方に傾いている．したがって尾骨の前面は傾斜している．Co1の椎弓根と上関節突起は尾骨角を形成し，尾骨角はS5の仙骨角と関節をなす．両側または片側においてCo1の横突起の痕跡が上外側方に突出し，仙骨下外側部と癒合してS5神経根が通る骨孔を形成することがある．Co1からC4に下がるに従い尾骨は小さくなる．

◆ 靱帯

黄色靱帯

左右の黄色靱帯（ligamentum flavum）の後縁部は互いに癒合することもあるが，癒合せずに間隙が残っていることもある（詳細は「第3章　正常な脊柱：概要と頸椎」を参照）[14-16]．左右の黄色靱帯は，部分的癒合を示す頸椎や

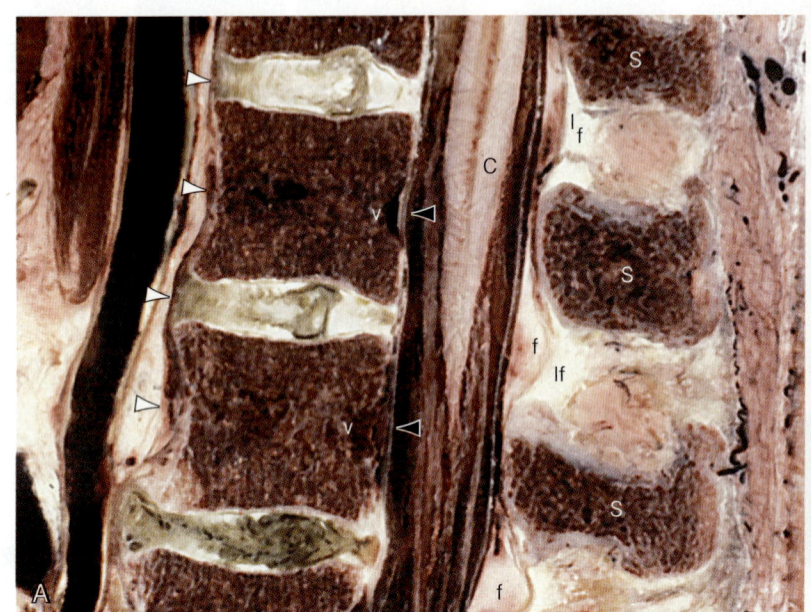

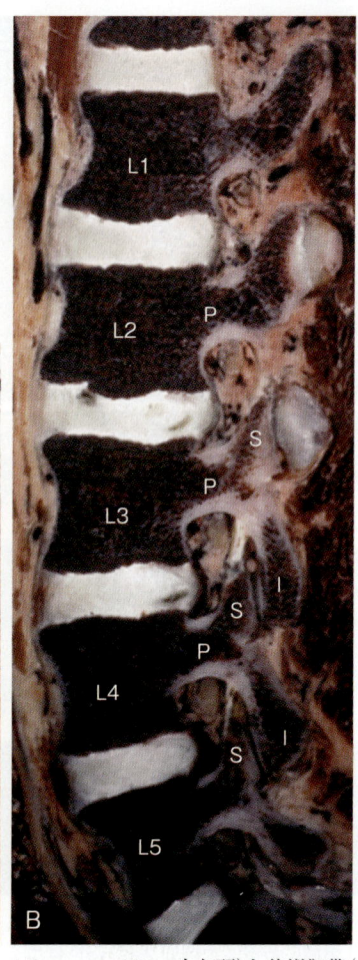

• 図4-11 腰椎の凍結ミクロトーム矢状断．A：L1-2の正中矢状断で，前縦靱帯（anterior longitudinal ligament：ALL，白矢頭）と後縦靱帯（posterior longitudinal ligament：PLL，黒矢頭），椎体辺縁の白色の皮質骨，海綿骨内の斑状にみえる赤色髄と黄色髄，PLL腹側の前内椎骨静脈叢に還流する椎体静脈（v），椎間板内の加齢に伴うリポフスチン色素沈着，硬膜，背側の硬膜外脂肪（f）と脊柱管後壁に沿ってみられる黄色靱帯（lf），棘突起（S），棘間筋および棘間靱帯が観察される．脊髄の下端（脊髄円錐 conus medullaris）はL1-2の高さにあり，馬尾（cauda equina）に取り囲まれている．B：L1からS1上部を含む若年者の傍正中矢状断で，椎間板の高さと色調が均一であることがわかる．椎体内には均質な赤色髄がみられる．鍵穴状の椎間孔，椎間孔内上部の神経根と脊髄神経節，上関節突起（S）と下関節突起（I）のあいだの椎間関節の角度，上関節突起の上部前面から下位椎弓板および関節突起に伸びる明るい色の黄色靱帯が観察される．黄色靱帯は椎間関節の前面を形成する．

上位胸椎とは異なり，下部胸椎と腰仙部においては完全に癒合していることも，分離していることもある[15, 16]．下部胸椎では，左右の黄色靱帯間が癒合せず間隙を示す頻度はT6-7からT8-9ではきわめて低く，尾側に下がるにつれて頻度が高くなり，T10-11とT11-12で最大の28〜35％となり，その下方では再び頻度が低くなる[16]．腰椎では，黄色靱帯の間隙がみられる頻度は胸椎と比較しておおむね低いが，L1-2では比較的よくみられる[15]．正中の間隙の頻度は以下のとおりである．T6-7で4.4％，T7-8で2.1％，T8-9で4.4％，T9-10で17.9％，T10-11で35.2％，T11-12で28.5％，T12-L1で15.8％，L1-2で22.2％，L2-3で11.4％，L3-4で11.1％，L4-5で9.3％，L5-S1で0％[15]．

腰椎仙椎移行部

前縦靱帯と後縦靱帯の最も下方の線維はそれぞれ，S1の前面と後面に付着する（図4-23，24）[17]．最も下位の黄色靱帯はL5から起こり，S1椎弓板の上縁につく．腸腰靱帯はL5の仙骨，腸骨への固定を補助している．腸腰靱帯は，L5横突起（および，ときにL4横突起）の先端と前下縁から外側に伸び，上帯と下帯を形成する．上帯は仙腸関節の前方の腸骨稜に伸び，上方で胸腰筋膜の前葉に融合する．下帯はL5横突起とL5椎体の下面から起こり，前仙腸靱帯と交差して腸骨窩の後縁につく[1-3]．腸腰靱帯の後部は腰方形筋の後方に伸び，腸骨に付着する[1-3]．

仙尾骨移行部

仙尾骨の関節は，仙尾骨（線維軟骨）結合（sacrococcygeal

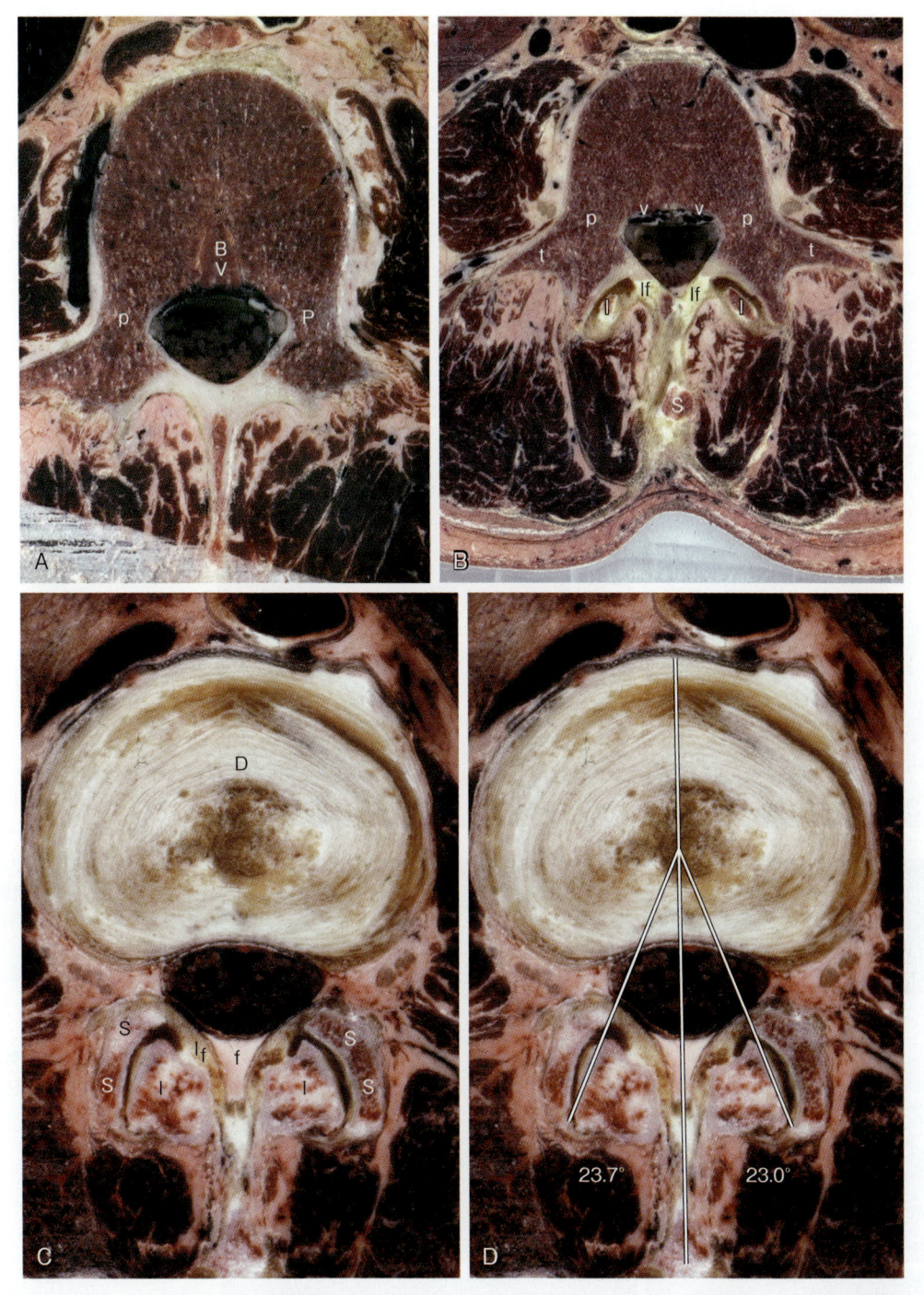

• 図 4-12 腰椎の凍結ミクロトーム水平断像．上部腰椎（A）において椎弓根は短く頑丈である．下部腰椎（B）では椎弓根はさらに太く，後外側に向け開いている．正中部の椎体静脈（BV）は硬膜外腔腹側部の静脈叢（vv）に注ぐ．厚い硬膜嚢の中に脳脊髄液と馬尾が入っている．C：椎間板，椎間孔，椎間関節を通る断面で，上関節突起（S）と下関節突起（I）からなる杯状の椎間関節と，棘突起（s）がみられる．左右の黄色靱帯は脊柱管の後部において，脊柱管後壁，椎間関節の前壁，そして椎間孔の後壁を形成する．後部正中において，三角形の硬膜外脂肪（f）が左右の黄色靱帯の後内側縁のあいだにみられる．D：線図は椎間関節の角度の計測法を示す（p.102〜103 参照）．この例では右の椎間関節の 23.7° に対し左側は 23.0° である．7.0° 以内の角度の左右差は正常範囲内と考えられている．

symphysis）と複数の靱帯から形成される．前仙尾靱帯（anterior sacrococcygeal ligament）は仙骨前面と尾骨に付着する不整形の靱帯で，前縦靱帯と似た働きをもつ[1-3]．深後仙尾靱帯（deep dorsal sacrococcygeal ligament）は S5 椎体の後面から尾骨後面に伸び，後縦靱帯と同様に機能する[1-3]．浅後仙尾靱帯（posterior superior sacrococcygeal ligament）は，仙骨裂孔の縁から尾骨後面に伸び，仙骨裂孔を覆う（図 4-23）[1-3]．

90　Ⅲ　正常な脊柱と脊髄

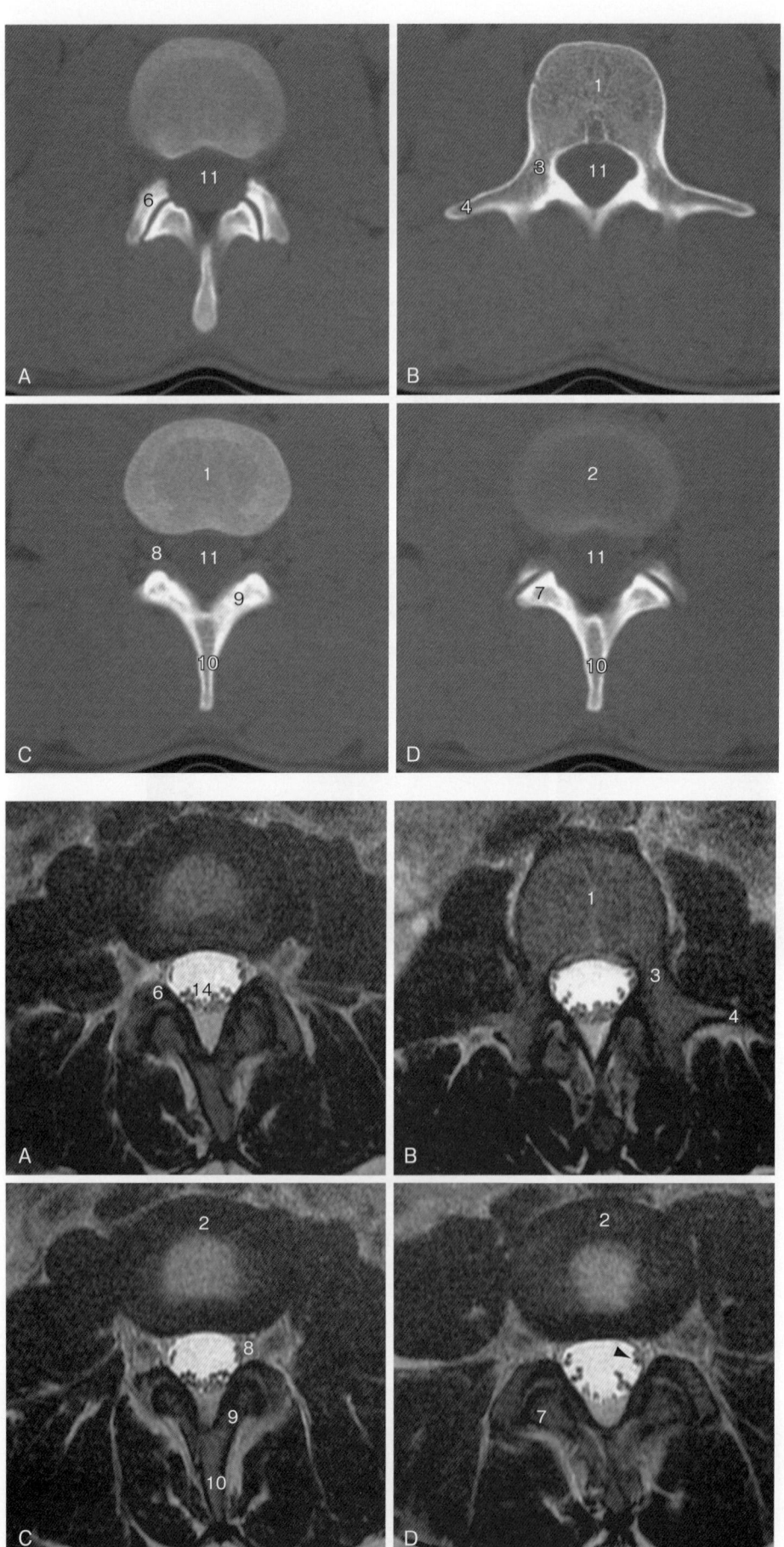

・図4-13　L3を通るCT水平断面．27歳男性．A〜D：頭側から尾側への連続スライスで，L3椎体（1）およびその後面正中に椎体静脈の開口部，L3-L4椎間板（2），L3椎弓根（3），横突起（4），上関節突起（6），下関節突起（7），L3神経根が通るL3-4椎間孔（8），L3の椎弓板（9）と棘突起（10），そして馬尾を含む脊柱管（11）が観察される．

・図4-14　L3部のT2強調水平断MR像．18歳女性．A〜D：頭側から尾側への連続スライスで，L3椎体（1），L3-L4椎間板（2），L3椎弓根（3），横突起（4），上関節突起（6），下関節突起（7），L3神経根が通るL3-4椎間孔（8），L3の椎弓板（9）と棘突起（10），脊柱管内の馬尾（14），そして下位のL4-L5椎間孔に向かって外側向きに下降していくL4神経根（Dの黒矢頭）が観察される．

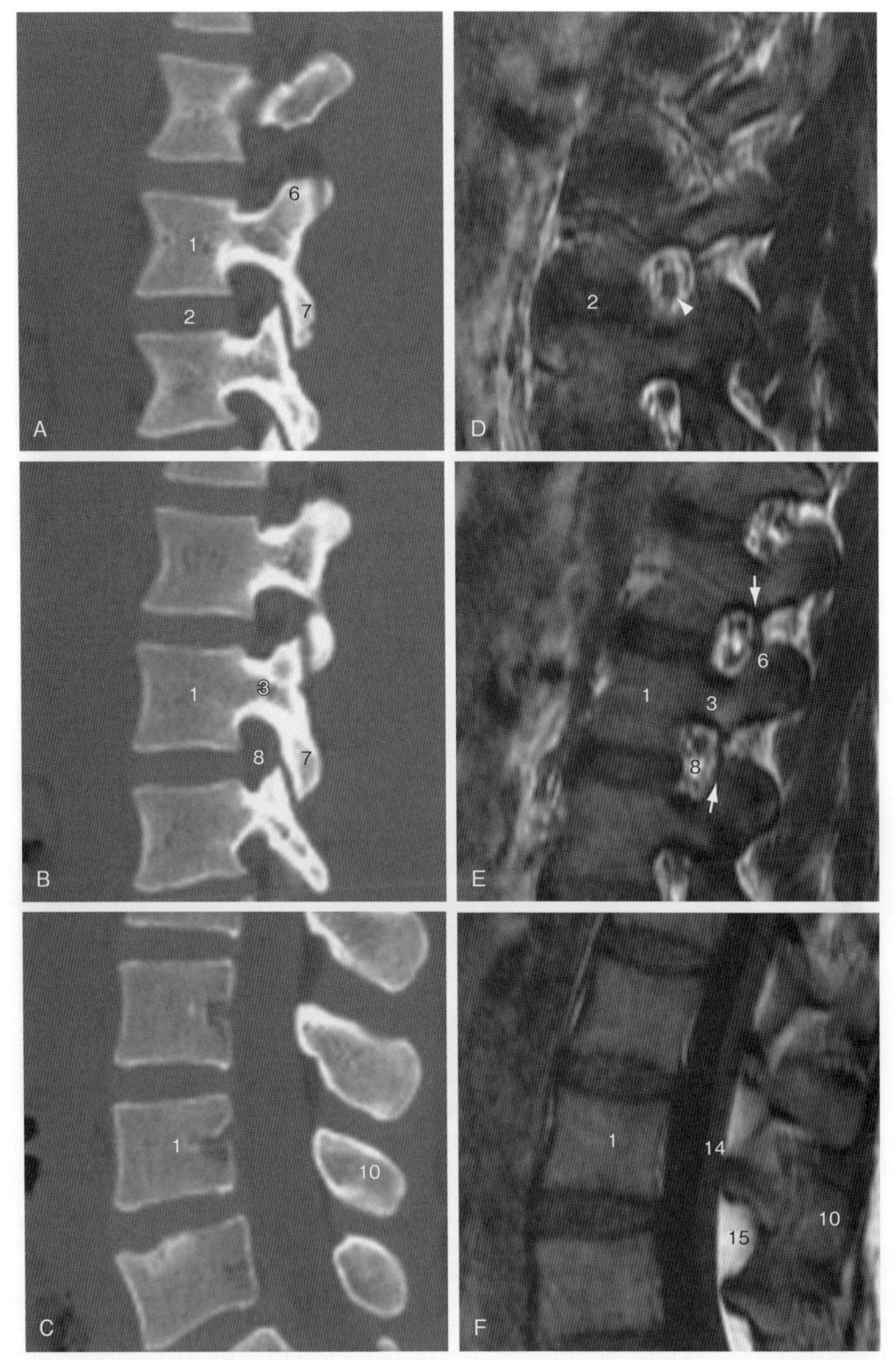

第4章　正常な脊柱：胸椎，腰椎，尾骨　　91

- **図4-15**　生体のL2-L4の矢状断像．A～C：CTの矢状断再構成像，27歳男性．D～F：T1強調MR像，18歳女性．これらの画像でL3椎体（1），L3-L4椎間板（2），L3椎弓根（3），上関節突起（6），下関節突起（7），L3神経根（白矢頭）が通るL3-4椎間孔（8），L3の棘突起（10）が観察される．黄色靱帯（白矢印）が椎間孔の後壁をなす．背側の硬膜外脂肪は分節状に分断されてみえる．

92　III　正常な脊柱と脊髄

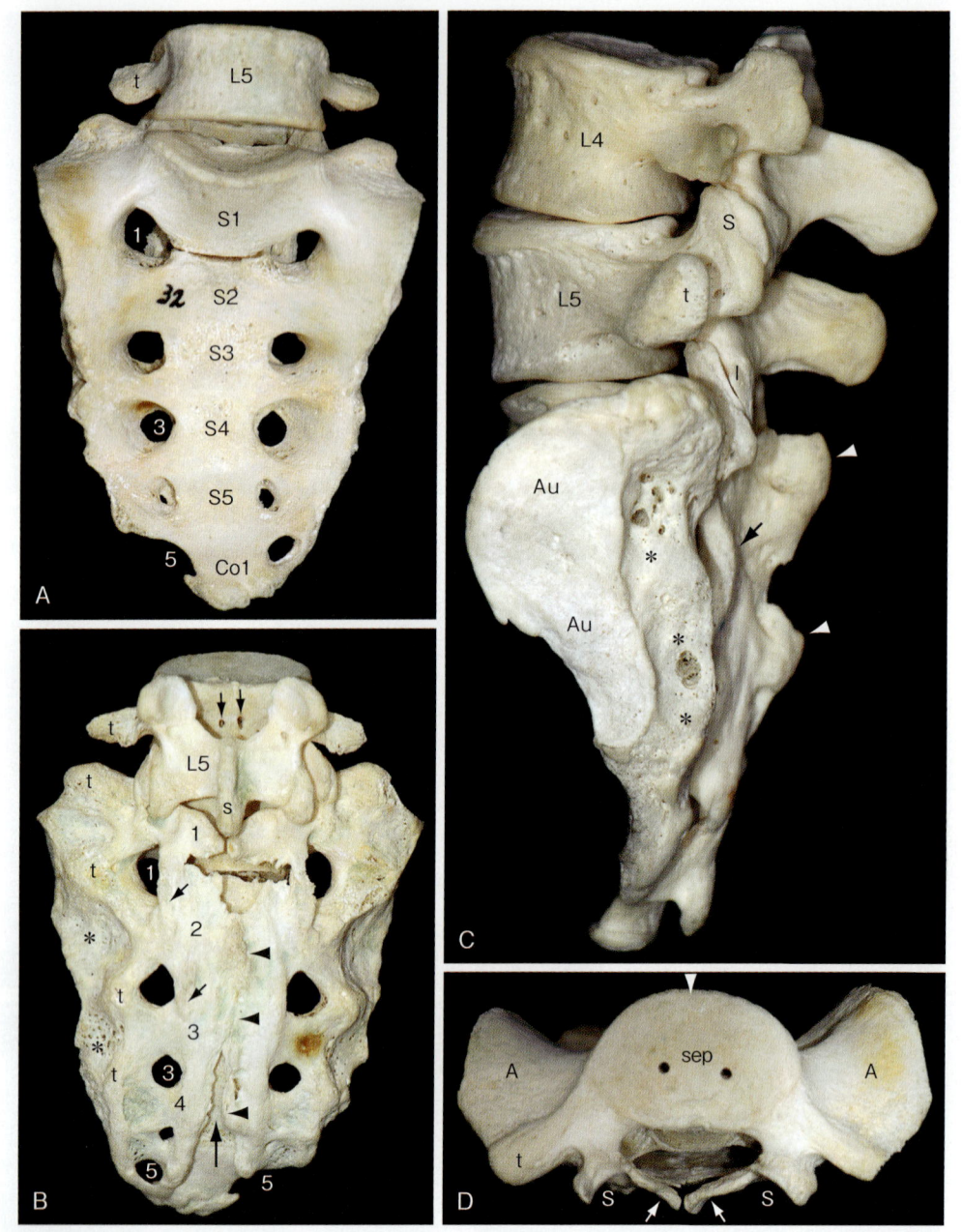

- **図 4-16**　仙骨と腰仙部の関節．L5 と仙骨の前面（A）と後面（B）．仙骨は三角形に近い形状を示す．S1 の横突起は仙骨翼の最も広い部分を形成する．前面において，胎児期の骨間部の位置を示す稜（ときに間隙）がみられる．S1 から S4 の神経根は左右の仙骨孔から出る．S5 神経根は S5 の直下から出る（右側）．第 1 尾椎の横突起が仙骨と癒合した場合（左側）には，S5 神経根は"第 5 仙骨孔"から出ることになる．後面において棘突起の痕跡が癒合して正中仙骨稜（median sacral crest，黒矢頭，B）を形成する．その一部には棘突起結節（spinous tubercle）がみられる．S3 または S4 において，脊柱管は仙骨後面の仙骨裂孔（sacral hiatus，大きい黒矢頭，B）に開口する．関節突起は左右で癒合して中間仙骨稜（intermediate sacral crest）を形成し，その一部には関節結節（articular tubercle）がみられる．横突起（t）は癒合して外側仙骨稜（lateral sacral crest，仙骨上の t）を形成し，その一部に横突起結節（transverse tubercle）がみられる．この標本では S1 の椎弓板は癒合せず，潜在性二分脊椎（spina bifida occulta）を呈している．外側部では，仙骨後面は複数の仙腸靱帯が付着するため粗面となっている（星印）．B の 2 つの小さい黒矢印は，椎体静脈の L5 後面への開口部を示す．C：L4，L5，S1 の側面（A と B とは異なる標本）．仙骨は外側の耳状面（auricular facet，Au）を介して腸骨との関節を形成する．靱帯が付着する粗面は耳状面の後方にみられる．白矢頭は S1 と S2 の棘突起結節を示す．C の黒矢印は S1-S2 の関節突起結節を示す．D：S1 の上面．岬角（白矢頭）が仙骨上部の最前部にあたる．仙骨翼（A）は横突起から形成される（後外側部は真の横突起［横突起関節］，前外側部は肋骨突起［肋骨要素］）．椎弓板（白矢印）は癒合していない．sep：上部終板（superior end plate）．

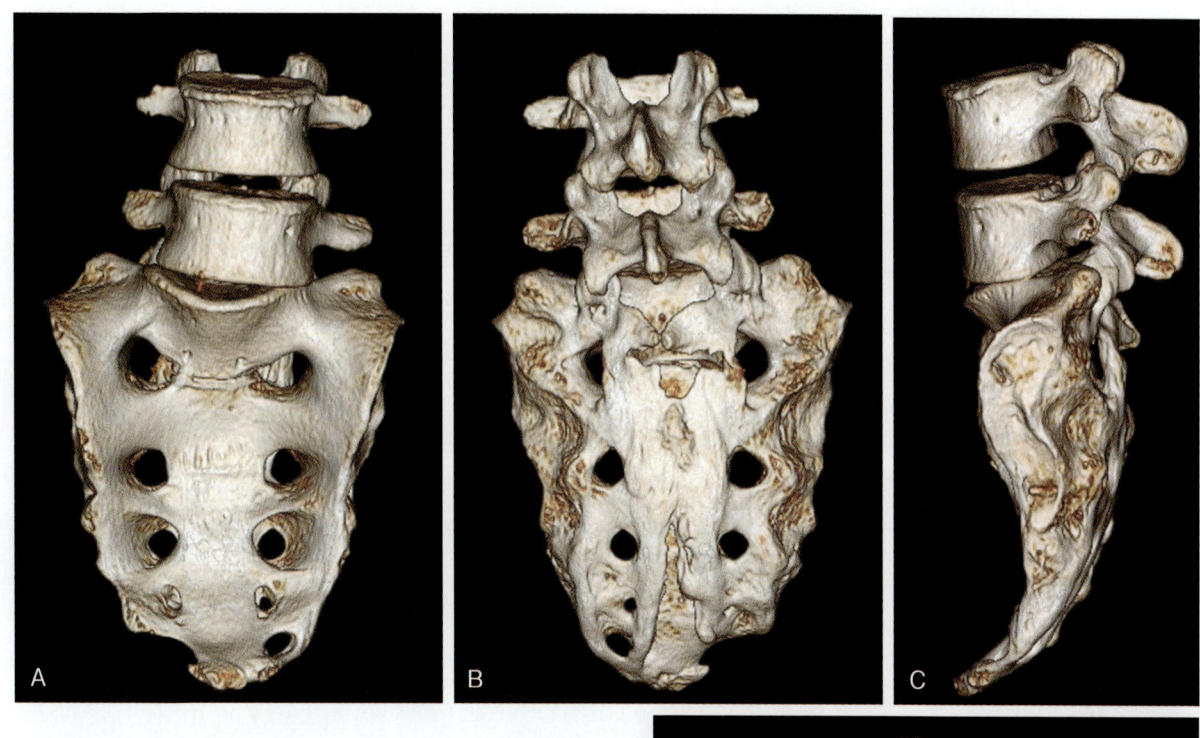

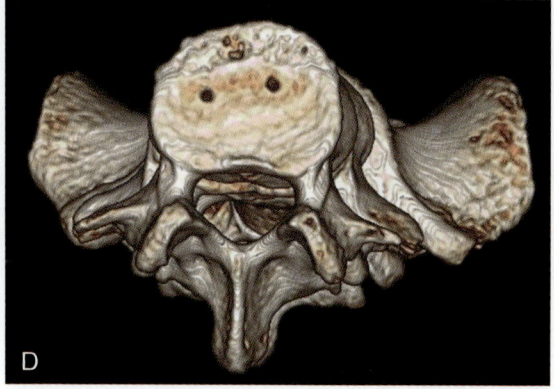

第4章　正常な脊柱：胸椎，腰椎，尾骨　93

・図4-17　仙骨の3D CTで，図4-16でみられる解剖学的構造が忠実に描出されている．

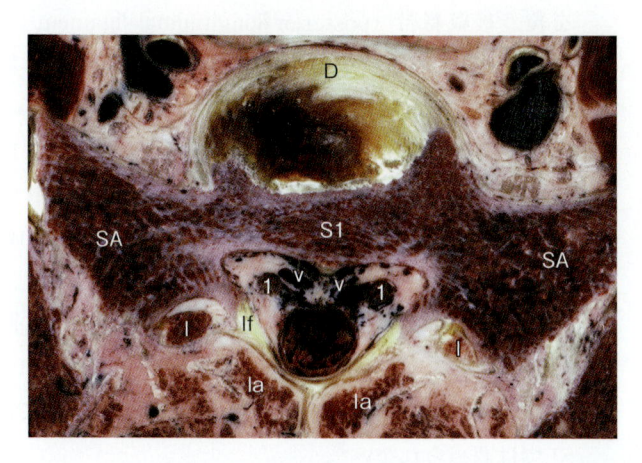

・図4-18　凍結ミクロトーム像．L5-S1椎間板（D）と仙骨翼（SA）を通る水平断面で，椎弓板（la），S1上関節突起とのあいだで椎間関節を形成するL5の下関節突起（I），左右の黄色靱帯（lf）が観察される．仙骨管は三角形を呈する．S1神経根袖（1）は硬膜嚢から前外側方に分岐する．前内椎骨静脈叢（anterior internal venous plexus, v, v）は後縦靱帯浅層の腹側に位置する．

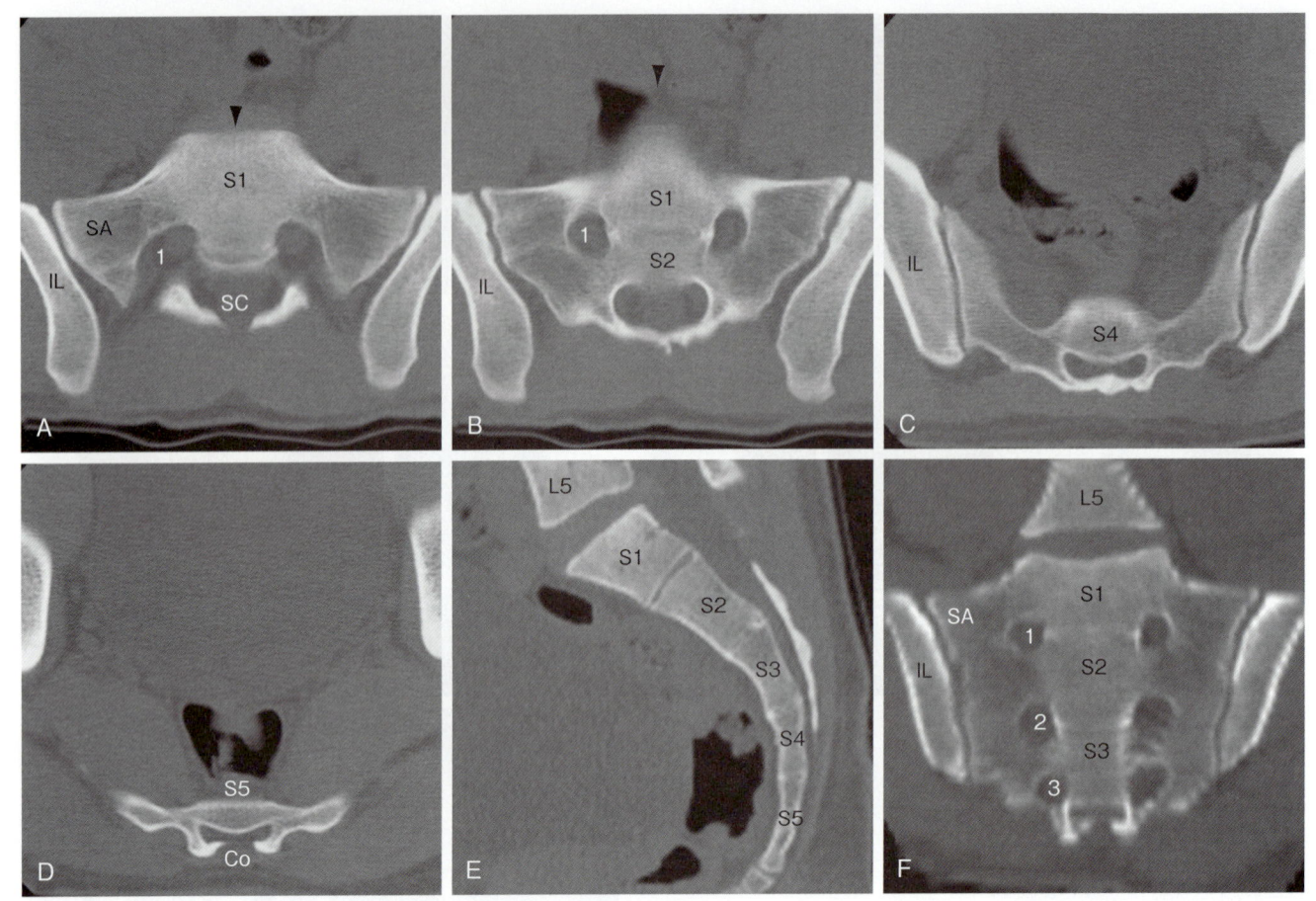

• 図4-19　仙骨のCT，27歳男性．A〜D：水平断像，E：正中矢状断再構成像，F：冠状断再構成像．これらの画像で岬角（黒矢頭）と，S1から下方に5個の脊椎分節，仙骨神経根が通る仙骨孔（1, 2, 3），仙骨翼（SA），仙骨翼と腸骨（IL）のあいだの仙腸関節，S5と関節を形成する尾骨角（coccygeal cornua, Co）の一部が描出されている．仙骨管は下方の仙骨裂孔部に開口している．

◆ 脊椎硬膜外腔

脊椎の硬膜外腔（spinal epidural space）は硬膜と脊柱管壁のあいだにある（図4-25）．解剖学的には，硬膜外腔は大後頭孔に始まり，およそS4の高さの仙骨裂孔で終わる．内側は硬膜，外側は脊柱管壁で境界される．外側では各椎間孔の最も狭い部位まで伸びている[18]．脊椎硬膜外腔は結合組織，脂肪細胞，および内椎骨静脈叢を含む（図4-26）[19]．

髄膜脊椎靱帯

硬膜嚢は，おもにI型膠原線維と弾性線維からなる密な結合組織でできた分節状の髄膜脊椎靱帯（meningovertebral ligaments）により脊柱管内に支えられている（図4-27）．髄膜脊椎靱帯の配列は個体ごとに，また脊椎高位ごとにさまざまである[20,21]．最も普遍的にみられ特徴的なものは，硬膜嚢の前壁と，後縦靱帯の浅層（dorsal (superficial) layer）および椎体の骨膜を連結する，腹側の髄膜脊椎靱帯である[21,22]．これらの靱帯の幅はおよそ1〜1.5 mmで，前方に扇状ないしY型に広がり，椎体と椎間板を覆う後縦靱帯（posterior longitudinal ligament：PLL）に付着する．靱帯は1本のみ存在することも左右2本存在することもあり，ときに傍正中で左右非対称性にみられる．腹側の靱帯は概して尾側になるほど発達しており，L5-S1で最も厚い．これらの靱帯が合わさって，腹側正中もしくは傍正中に，脊柱管全長に及ぶ非連続性の中隔が形成される[21]．

さらに左右1対の外側髄膜脊椎靱帯が硬膜嚢から前下方に伸びてPLL浅層に付着する．この靱帯はL2では1 cmもしくはそれ以上の幅があり，L5では細いか索状であり，S1では認められない[23]．

仙骨レベルには2つの固有名をもつ髄膜脊椎靱帯がある．前方では厚い線維帯が強固な網状の膜を形成し，硬膜を仙骨に固定している（Trolardの前仙骨硬膜靱帯）[21]．後方では，より薄い，左右1対の靱帯が仙骨孔間で硬膜の

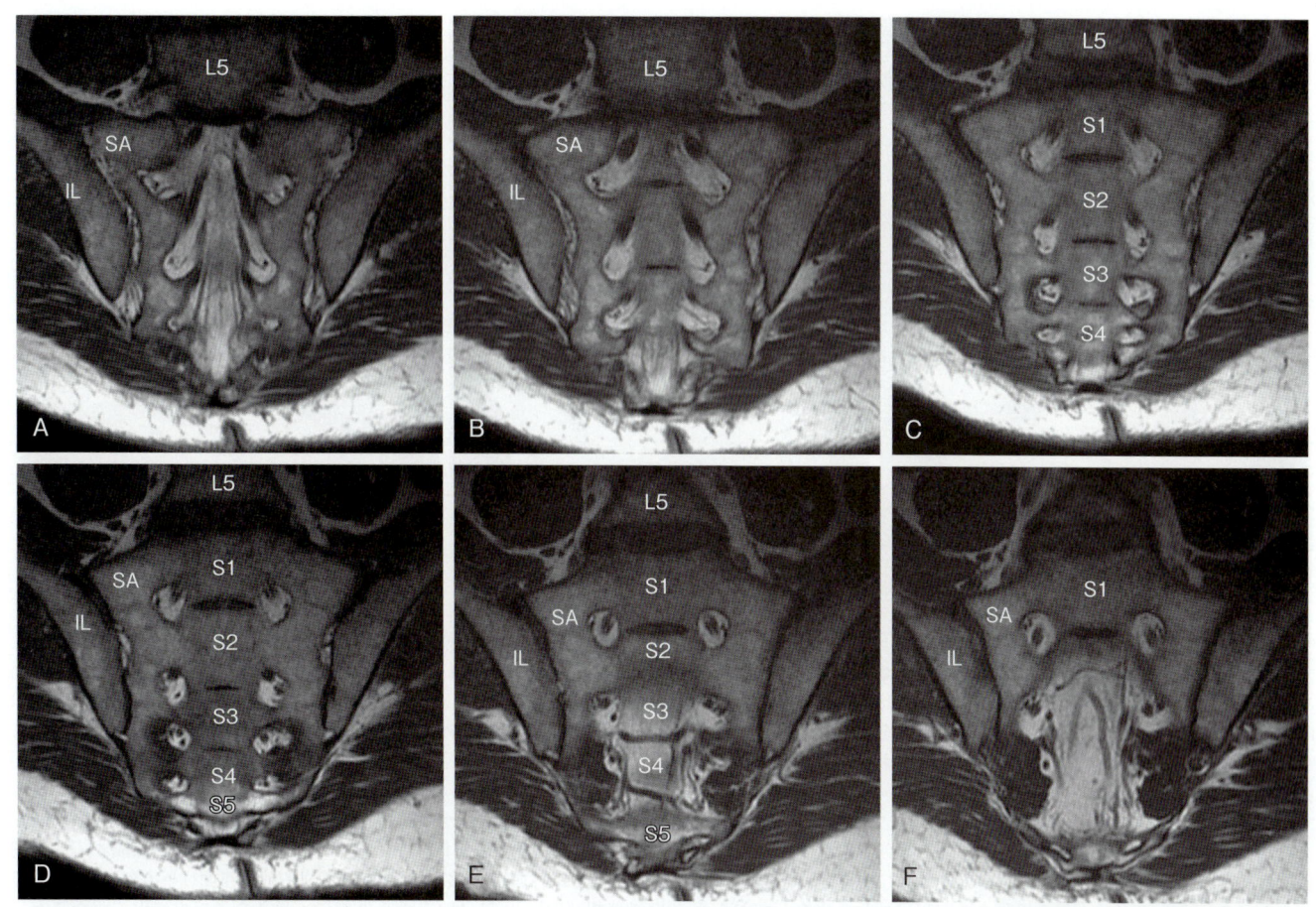

• 図 4-20　仙骨の T1 強調斜位冠状断 MR 像，62 歳男性．この撮像方向において，S1～S5 の仙骨分節，仙骨翼（SA），腸骨（IL），仙腸関節，仙骨孔，そして仙骨神経の位置関係が観察される．

表 4-1　腰仙部移行椎の分類

型	説明
I	横突起過形成，高さ＞19 mm
I A	片側性
I B	両側性
II	不完全腰椎化または仙骨化．大きな横突起が下位仙骨翼とのあいだに偽関節を形成
II A	片側性
II B	両側性
III	完全腰椎化または仙骨化．大きな横突起が下位の仙骨翼と骨性に癒合
III A	片側性
III B	両側性
IV	混合型，片側のII A 型と対側のIII A 型

(Castellvi AE, Goldstein LA, Chan DP. Lumbosacral trositional vertebrae and their relationship with lumbar extradural defects. Spine 1984 ; 9 : 493-495 より)

表 4-2　成人 2,707 例における潜在性二分脊椎の頻度

型	男性（％）	女性（％）
なし	70.4	83.0
L5 のみ	0.1	0.1
S1 のみ	17.8	11.5
S2 のみ	1.0	0.7
L5+S1	0.8	0.4
L5+S2	0.1	0.0
S1+S2	8.5	3.7
L5-S2 すべて	1.1	0.6
いずれかの二分脊椎あり	29.6	17.0

(Fidas A, MacDonald HI, Elton RA, et al. Prevalence and patterns of spina bifida occulta in 2707 normal adult. Clin Radiol 1987 ; 38 : 537 より)

外側面から出て，やや尾側に向かい，硬膜を後方の椎弓と黄色靱帯に固定する（Hofmann の背外側仙骨硬膜靱帯）[21]．その他にもさまざまな靱帯が硬膜の外表面から出て，椎間孔の縁，椎弓板，および黄色靱帯に付着する[20]．真の背側正中髄膜脊椎靱帯は頸椎にのみ存在するといわれており，硬膜と黄色靱帯を連結する[21]．

硬膜と骨の関係

硬膜は，個々の部位において対応する骨の内側面に直接適合するような形状を示す．各椎弓の高さにおいて，硬膜

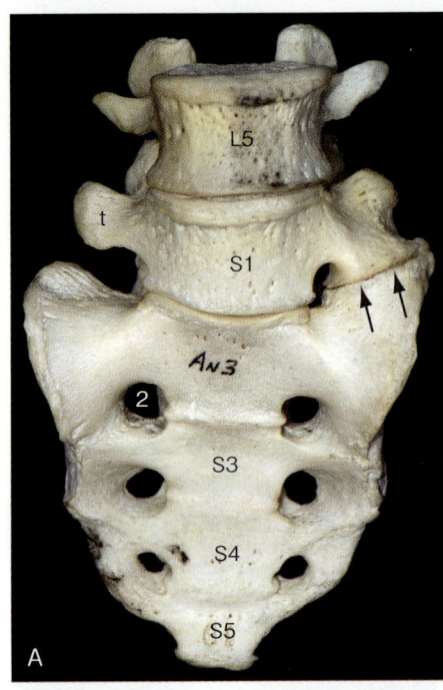

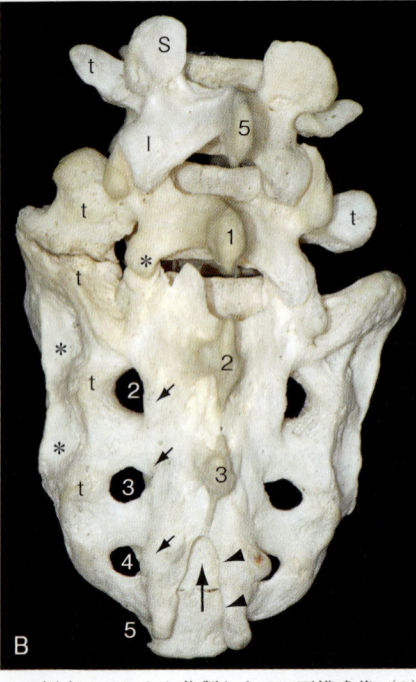

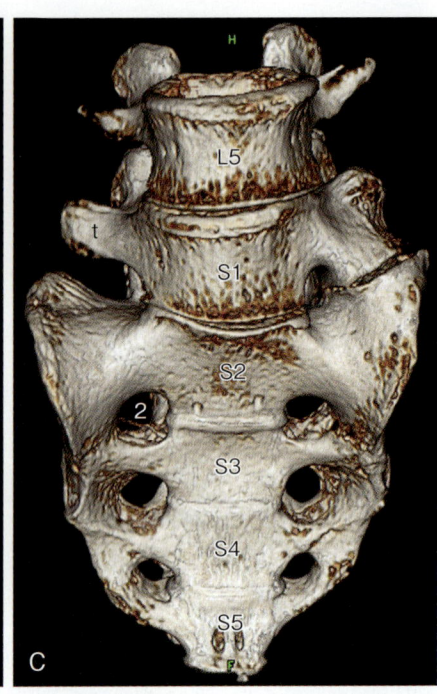

• 図 4-21　腰仙部移行椎．前面（A），後面（B），この標本の CT から作製した 3D 再構成像（C）．S1 は部分的に腰椎化しており，右の横突起（t）は腰椎の形状を示し，左の横突起は仙骨の形状を示しているが S2 の仙骨翼との癒合は不完全である（矢印，A）．下位の癒合した仙骨には仙骨孔が 3 対しかなく，下位仙骨は S2〜S5 で形成されていることがわかる．B：左側の S1 下関節突起（上の星印）は小さく，S2 の異常な上関節突起と関節を形成している．L5 の棘突起（5）と S1 の棘突起（1）は離れているが，S2（2）と S3（3）の棘突起は正中で癒合して正中仙骨稜を形成している．仙骨裂孔（黒矢頭）は S4 背面に開口している（縦の黒矢印）．関節突起（斜め黒矢印）が中間仙骨稜（同義語：関節稜 articular crest）を形成している．その外側に S2-S4 後枝が通る後仙骨孔がある．さらに外側には S2-S5 の横突起結節（t, t, t）があり外側仙骨稜を形成する．外側仙骨稜と，仙骨の形状を示す S1 の左横突起（上方の t）とは上下に並んでいる．さらに外側に，複数の靱帯が付着する仙骨粗面（下方の 2 つの星印）がみられる．この例では，第 1 尾骨の横突起は仙骨と癒合しておらず，S5 神経根（白字の 5）は S5 から外側に，骨孔を通らずに出ていたことになる（図 4-16 参照）．

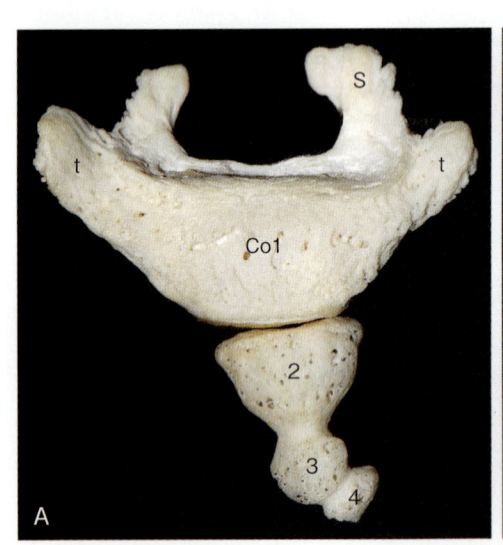

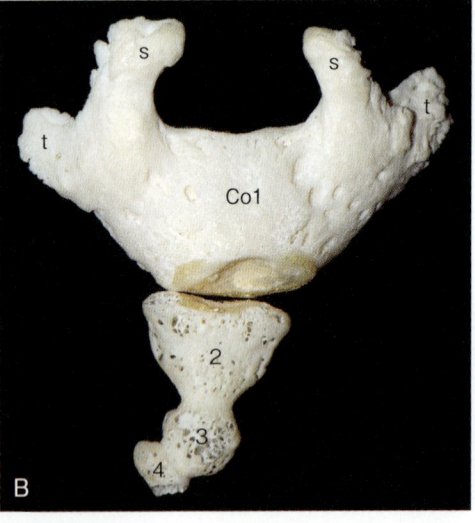

• 図 4-22　尾骨．前面（A），後面（B）．第 1 尾椎（Co1）は S5 と関節をなす尾骨角（s）[*1] をもつ．Co1 の横突起（t）は仙骨の下外側角に癒合して S5 の通る仙骨孔を形成することがある．尾骨の尾側部（2〜4）[*2] はしばしば左右非対称な小片として観察される．

は対応する椎弓根や椎弓板に合わせた形状を示す．椎弓のあいだでは，外側方で硬膜は椎間孔の脂肪に隣接し，後外側方では黄色靱帯に，後方では左右黄色靱帯間の硬膜外脂肪に接する[24]．

硬膜外脂肪

脊椎の硬膜外脂肪は黄白色調の脂肪組織で，その色調は食事中のカロテノイドに依存する[25]．脂肪組織は硬膜の拍動に対するクッションとして働き，神経組織を保護し，前

[*1] 訳注：原著の図 4-22B では "c" になっていたので "s" に修正した．
[*2] 訳注：原著では "(c)" となっていたので "(2〜4)" に修正した．

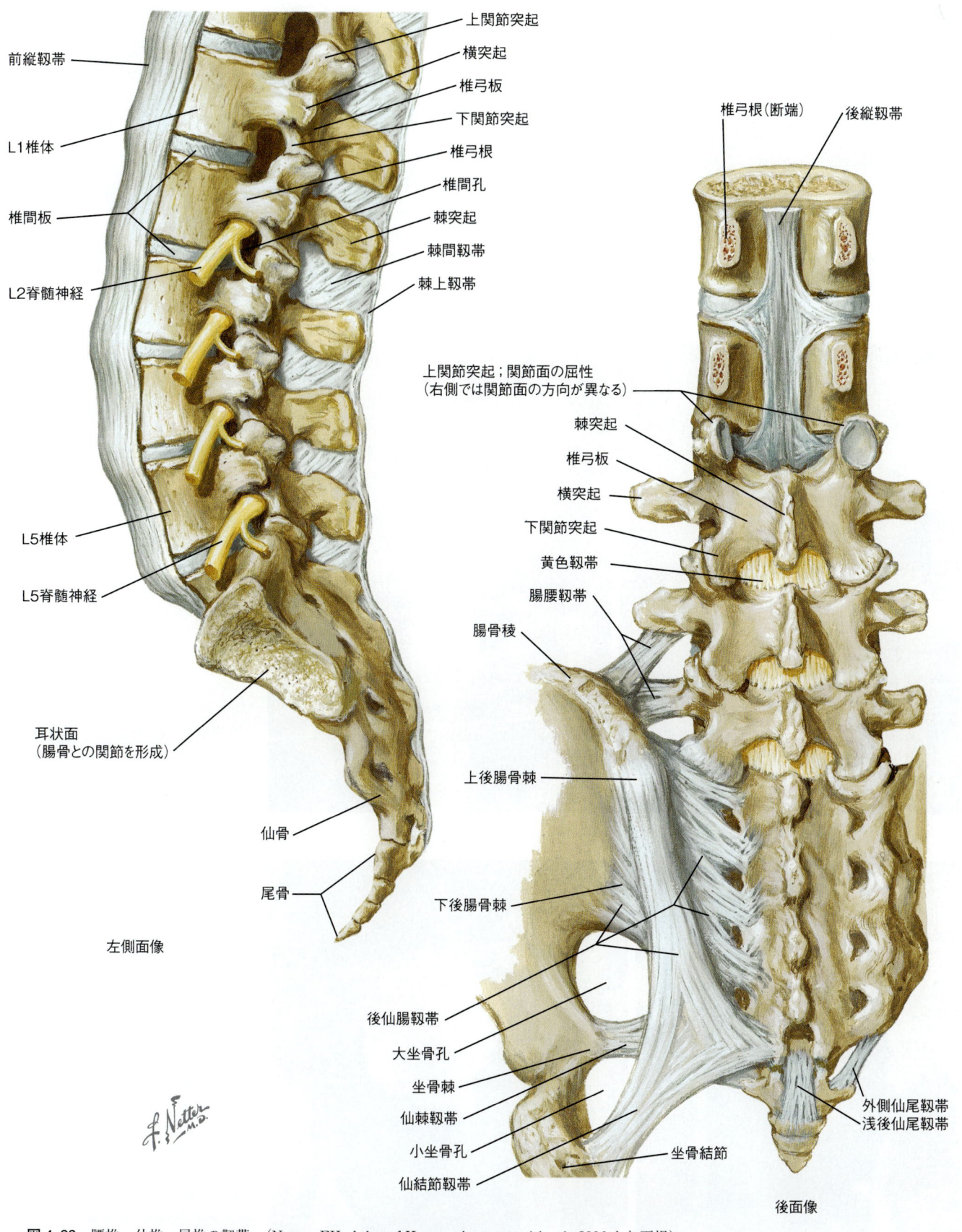

第 4 章　正常な脊柱：胸椎，腰椎，尾骨　　97

• 図 4-23　腰椎，仙椎，尾椎の靱帯．（Netter FH. Atlas of Human Anatomy, 4th ed., 2006 より再掲）

98　Ⅲ　正常な脊柱と脊髄

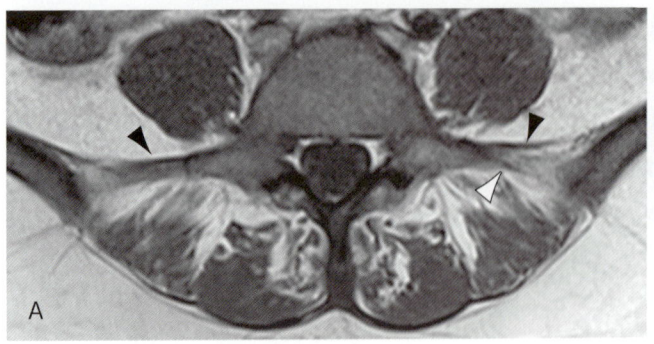

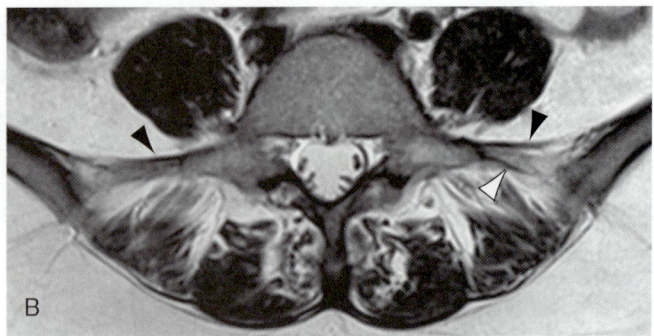

- 図 4-24　腸腰靱帯．34 歳女性の水平断 MR 像．A：T1 強調像，B：T2 強調像．腸腰靱帯は 2 つの帯からなる．上帯（黒矢頭）は仙腸関節の前方で腸骨稜に付着する．下帯（白矢頭）は L5 横突起と椎体から起こり，腸骨窩の後縁に付着する．

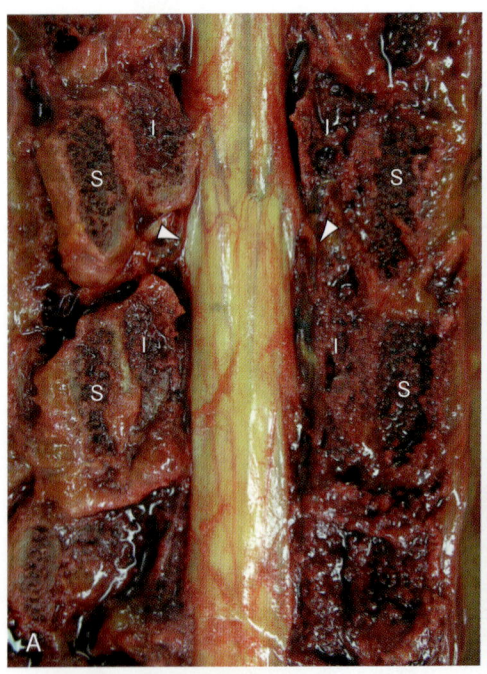

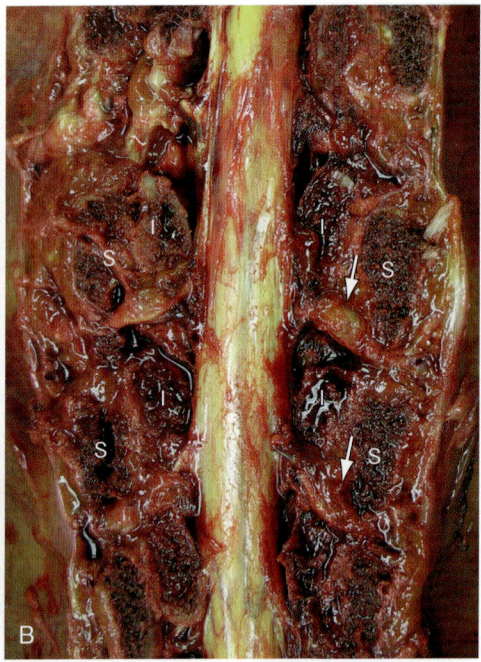

- 図 4-25　脊椎の硬膜外腔．新鮮屍体標本．上関節突起（S）と下関節突起（I）後部を削除し，脊柱前部と硬膜嚢を除去して後方から観察．脊椎の骨と硬膜嚢を隔てる硬膜外脂肪（黄色）と血管（赤色）（硬膜外組織を通して透見される）．A：左右 1 対の硬膜神経根嚢（矢頭）が脂肪を通して透見される．B：複数の神経根嚢が椎間孔内後部の脊髄神経節（白矢印）に向かって伸びている．

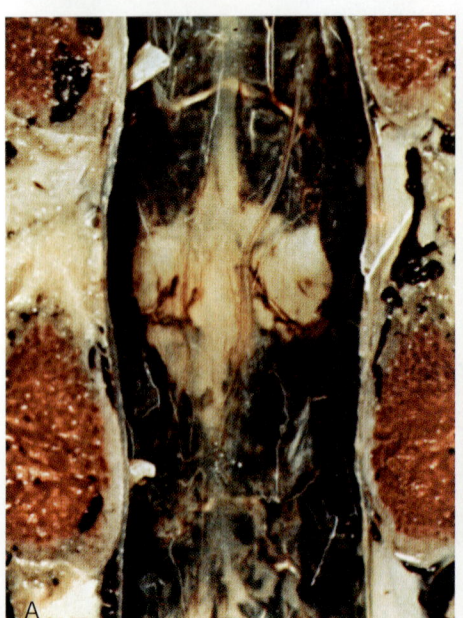

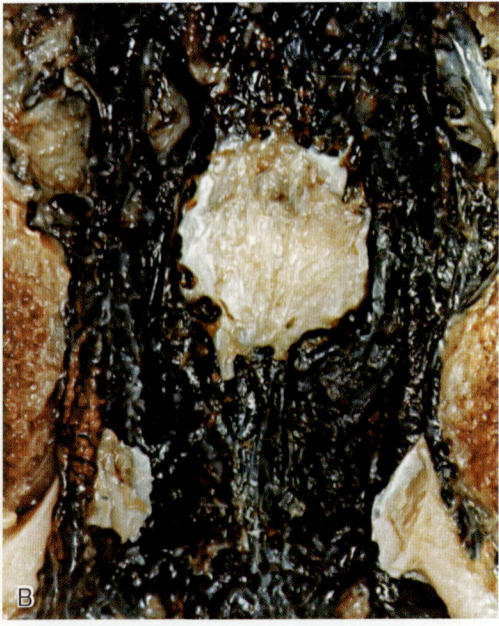

- 図 4-26　内椎骨静脈叢（internal vertebral venous plexus：IVVP），2 標本．A：上部腰椎．硬膜は保たれている．墨汁が椎体静脈から注入され，前内椎骨静脈叢を満たしている（黒色の領域）．硬膜を透明にすることにより，PLL が鋸歯状で，静脈叢が椎体上で幅広く（PLL が狭い部位），椎間板の上では静脈叢が左右に分かれて狭くなっている（PLL が左右に広がり線維輪後面に付着する部位）ことがわかる．B：硬膜と PLL を除去することにより，樹脂で充満された IVVP の多数の細い管腔が観察される．（Crock HV, Yoshizawa H. The Blood Supply of the Vertebral Column and Spinal Cord in Man. New York, Springer-Verlag, 1977 より転載）

屈時や伸展時に硬膜の骨膜に対する移動を容易にする．また脂溶性物質の薬理学的貯蔵器となっている可能性がある[25]．

硬膜外脂肪の分布は部位によりさまざまである．頸椎では通常，硬膜外脂肪は前方から側方，後方にかけて乏しい．ときにC7とT1において小さな点状の脂肪がみられることがある[25]．胸椎の硬膜外脂肪は，前方ではまばらであるが，後方では豊富にみられる（図4-4～7参照）．胸椎後方の硬膜外脂肪は通常，T1からT7にかけて連続するシートを形成するが，T8からT12で非連続性，分節状である[25]．腰椎では，前方と後方の硬膜外脂肪はそれぞれ異なる形態を示す（図4-12C，13～15参照）．腰椎の前部硬膜外脂肪はしばしばL4からS2にかけて連続するシートを形成する．後方の硬膜外脂肪は典型的には非連続性，分節状（体節性）であり，硬膜嚢が脊柱管の内側壁に近接する部位で分かれている．腰椎後方の硬膜外脂肪は通常，L1-2からL4-5に下降するにつれて大きくなる．また腰椎後方の硬膜外脂肪の体積は患者の体重（肥満）によって増減するが，性別や身長，体格には依存しない[25]．若い患者はより多量の前部硬膜外脂肪を有するが，後部硬膜外脂肪では若年者と高齢者の差はない[25]．また，硬膜外脂肪の体積は脊柱管の彎曲が強いところで増大し，とくに脊柱後側彎症の例で顕著である．

腰椎の矢状断像において，後部硬膜外脂肪は黄色靱帯深部の表面に沿った半月状を呈する．脂肪組織は椎弓板の前面に接し，椎弓板の中ほどの高さから，下位の椎弓板の上縁の高さに認められる（図4-11A，15参照）．後方の硬膜外脂肪の高さは腰椎の各高位においてほぼ等しく，およそ

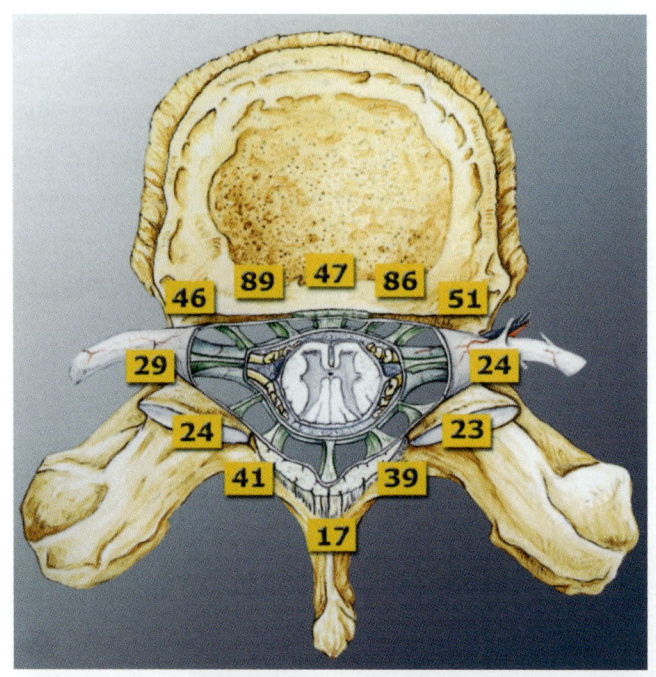

• 図4-27　成人70例の腰椎における靱帯の部位と頻度．(Geers C, Lecouvet FE, Behet C, et al. Polygonal deformation of the dural sac in epidural lipomatosis : Anatomic explanation by the presence of meningovertebral ligaments. AJNR Am J Neuroradiol 2003 ; 24 : 1276-1282 より転載)

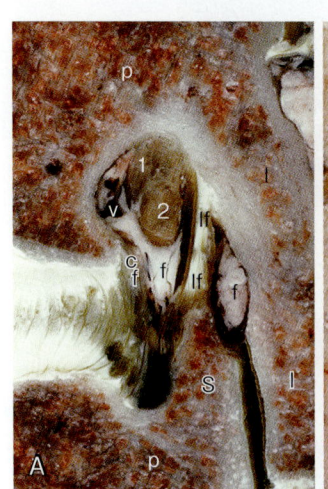

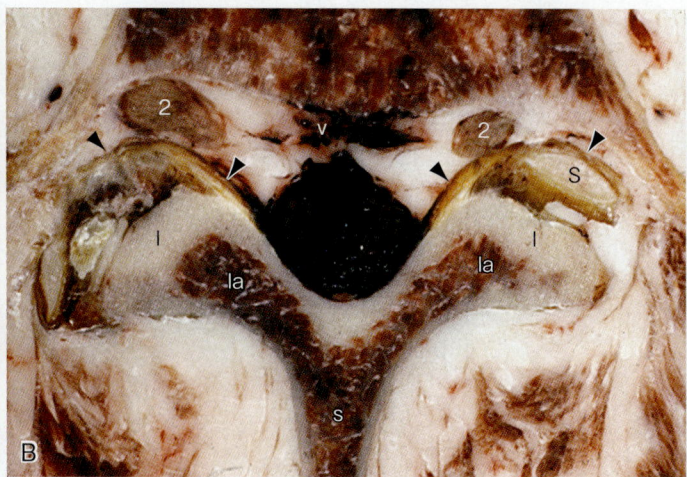

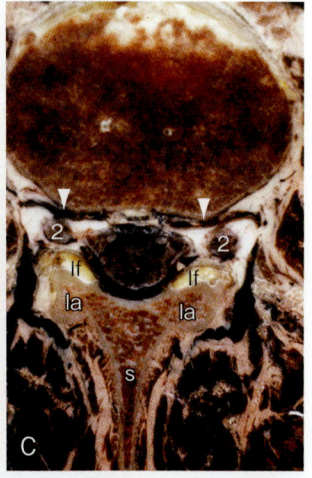

• 図4-28　椎間孔の凍結ミクロトーム標本．A：椎間孔を通る矢状断．椎間孔は，上方と下方は椎弓根（p）で，前方は上位椎体と椎間板の後縁で，後方は黄色靱帯（lf）と下位の上関節突起（S）で囲まれ，鍵穴状を呈している．神経根は椎間孔の上部にみられ，前根（1）が上腹側に，後根（2）が後下方にある．上関節突起と下関節突起からなる椎間関節の上部に，脂肪組織(f)がみられる．cf,篩状筋膜．B：椎間孔と椎間関節を通る水平断像．左右の黄色靱帯（矢頭）は脊柱管の後壁，椎間関節の関節包の前方部分，そして椎間孔の後壁をなす．椎間孔の中には脂肪組織，血管，神経がある．脊髄神経節（2）は椎間孔内で，黄色靱帯のすぐ前方に位置する．前内椎骨静脈叢（anterior internal vertebral venous plexus：VVP）(v)は脊椎硬膜外腔の前区画にある．laは椎弓板，Sは上関節突起，Iは下関節突起，sは棘突起を示す．C：椎間孔を通る水平断像で，発達した根静脈（radicular vein）（矢頭）が，椎間孔内で脊髄神経節前方を通過している．

21 mm まで（範囲は 16 ～ 25 mm のあいだ）である．おのおのの硬膜外脂肪の分節は，頭側端において最も厚い．脂肪の分節は尾側になるほど大きい：L1-2 で 6 mm, L2-3 で 9 mm, L3-4 で 11 mm, L4-5 で 13 mm である[18,25]．水平断像では，おのおのの硬膜外脂肪の分節は三角形（四面体）で，硬膜の後面に接する部は陥凹し，また黄色靱帯と接する外側後面も陥凹している．後方の頂点は正中線上で棘突起前面に接する．おのおのの脂肪分節を包む薄い結合組織が前面の硬膜側から黄色靱帯および外側の椎間孔にかけて認められる．また各脂肪分節の中では，まばらな膠原線維と血管が後方に集まって血管柄を形成し，正中で四面体の下端（まれに上端）から左右の黄色靱帯のあいだを通って後方に出る．これらの血管柄が貫通する部分においてのみ，各脂肪分節は脊柱に癒着している．したがって，脂肪組織と脊柱の境界面の固定は弱く，前屈・背屈時の硬膜と脊椎の他の構造の自由な動きが可能になる．この血管柄は形態学的には硬膜外造影において記載されている背側正中ひだ（plica mediana dorsalis）に一致する[26,27]．

脂肪の四面体の外側縁は，硬膜外造影 CT で背側硬膜外腔にみられる'横結合組織面'に一致する[18,27]．

背側の硬膜外脂肪と異なり，外側方の硬膜外脂肪は隔壁により分葉状となっている[18]．隔壁は，典型的には後縦靱帯の外側縁から，硬膜–クモ膜の神経根嚢にいたる[18]．電子顕微鏡的検索では，神経根嚢周囲の硬膜外脂肪と，硬膜内部の（硬膜の各層のあいだに挟まれた）脂肪層の存在が確認されている．脂肪はまた神経根嚢の中の小さい神経小束のあいだにも存在するが，神経根の軸索のあいだには脂肪は介在していない．脊髄神経節より近位では，脂肪は神経根嚢の厚さの 1/3 を占めることもある[25]．

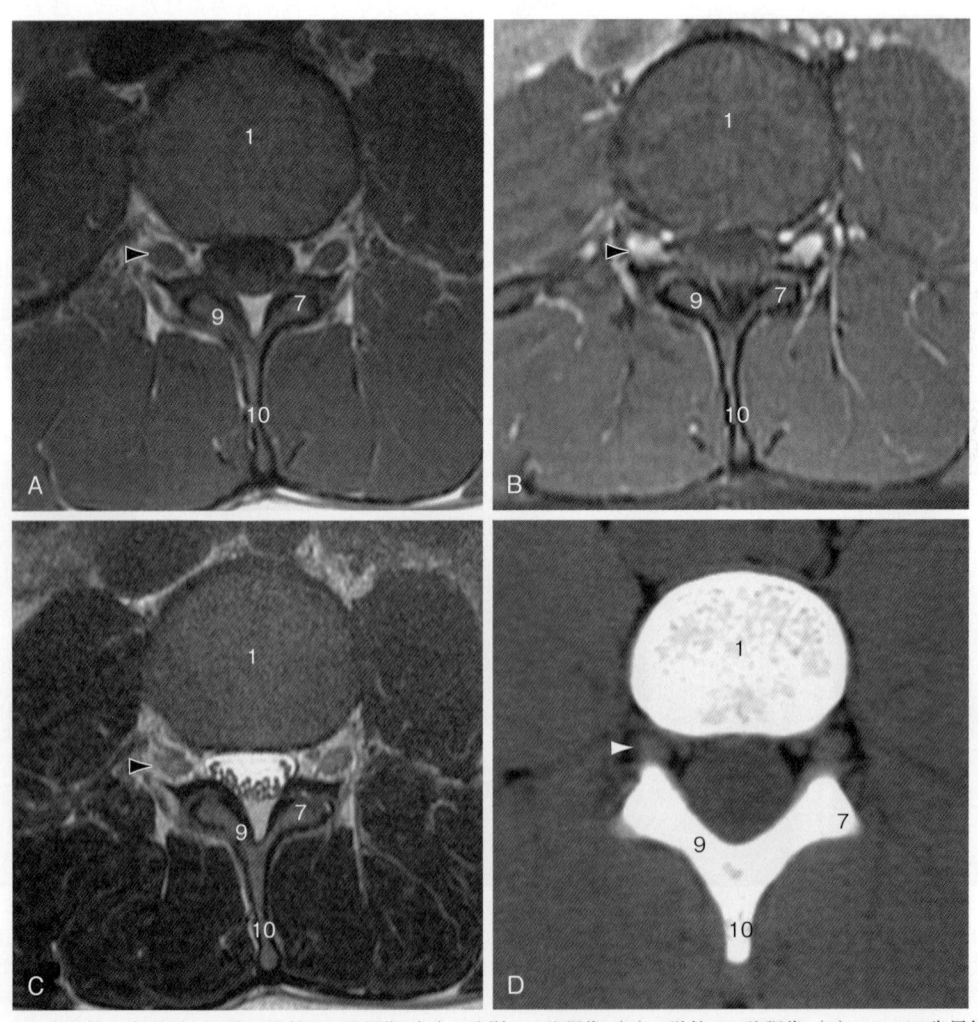

• 図 4-29　椎間孔．20 歳男性の水平断 MR 像．単純 T1 強調像（A），造影 T1 強調像（B），単純 T2 強調像（C）．D：27 歳男性の単純 CT．これらの画像で，椎間孔前壁を形成する椎体と椎間板（1），椎間孔後壁を形成する黄色靱帯と上関節突起，椎間孔後壁の小さな陥凹に収まる脊髄神経節（矢頭）および椎間孔内の静脈叢の明瞭な造影剤増強効果が観察される．7 は下関節突起，9 は椎弓板，10 は棘突起を示す．

第4章　正常な脊柱：胸椎，腰椎，尾骨　101

◆ 椎間孔

椎間孔 (neural foramina) の中には，前根と後根が通り，これらは合流して脊髄分節神経となる．また脊髄神経を取り巻く髄膜の鞘，2本ないし4本の反回する硬膜枝 (meningeal nerve)，根髄膜動静脈ないし根脊髄動静脈，内椎骨静脈叢と外椎骨静脈叢をつなぐ網目状の静脈が，椎間孔の中を通る（図4-28～30）[1-3]．

神経血管束の位置は，頸椎と胸腰椎とで異なる．頸椎では，前根と後根はおのおのの椎間孔の下部で，椎間板から下方の高さに位置する．後根は上関節突起のすぐ前方に位置する．脊髄神経節はしばしば，上関節突起前面の小さいくぼみにはまっている．水平断像では，後根は黄色靱帯のすぐ前方に，前根は椎体後縁と鉤状突起のすぐ後方にみられる[28]．胸椎と腰椎では，神経根は椎間孔内の上部で，上位の椎弓根のすぐ下方に位置する．

全脊椎にわたり，脊髄神経は，最も近接する椎弓根に合わせた番号が付けられている．頸椎の脊髄神経は椎間孔の下部を走行するため，下位の椎弓根に合わせてよばれる．したがって第1頸神経（C1）は頭蓋底とC1のあいだ，第2から第7頸神経はC1-C2からC6-C7椎間孔から出る．そして第8頸神経（C8）がC7とT1のあいだの椎間孔から出る．胸神経と腰神経は椎間孔の上部で上位椎弓根の近くを通るため，これらの神経には下位椎弓根の番号が付いている．したがって第1胸神経（T1）はT1-T2椎間孔から，第12胸神経はT12-L1椎間孔から，第5腰神経（L5）はL5-S1椎間孔から，そして第5仙骨神経（S5）はS5と第1尾椎のあいだから出る．

L1からL4の椎間孔の外側縁は，篩状筋膜 (cribriform fascia) とよばれる薄い線維性のシートで '閉じられて' いる（図4-31）[29]．この筋膜は，前方では椎体と椎間板の

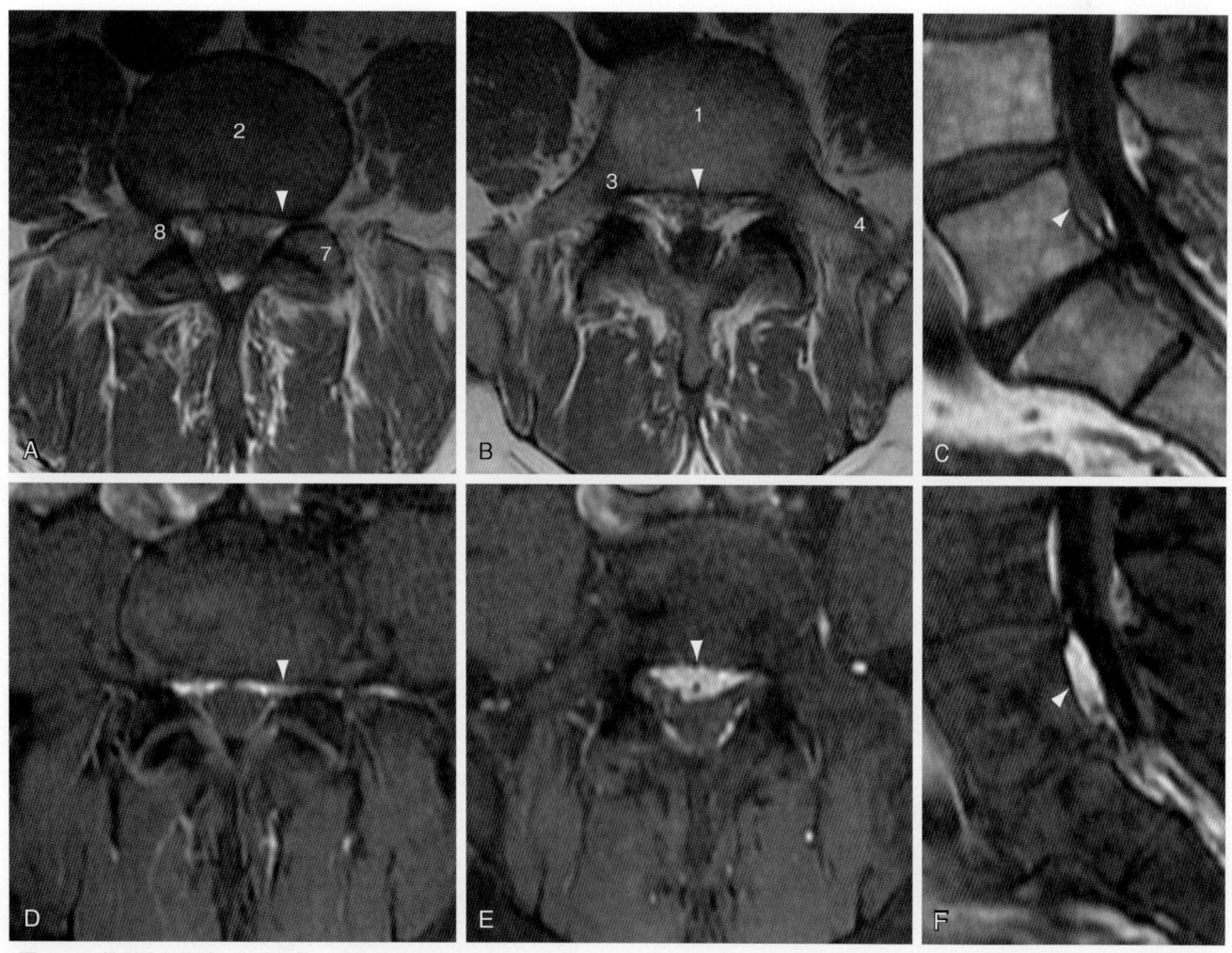

• 図4-30　椎間孔と静脈．50歳男性．単純MRのT1強調水平断像（A, B）と矢状断像（C），造影MRのT1強調水平断像（D, E）と矢状断像（F）．脊柱管内の前方部分と椎間孔内において，硬膜外の静脈叢（白矢頭）に明瞭な造影剤増強効果がみられる．図4-28も参照．1は椎体，2は椎間板，3は椎弓根，4は横突起，7は上関節突起，8は椎間孔を示す．

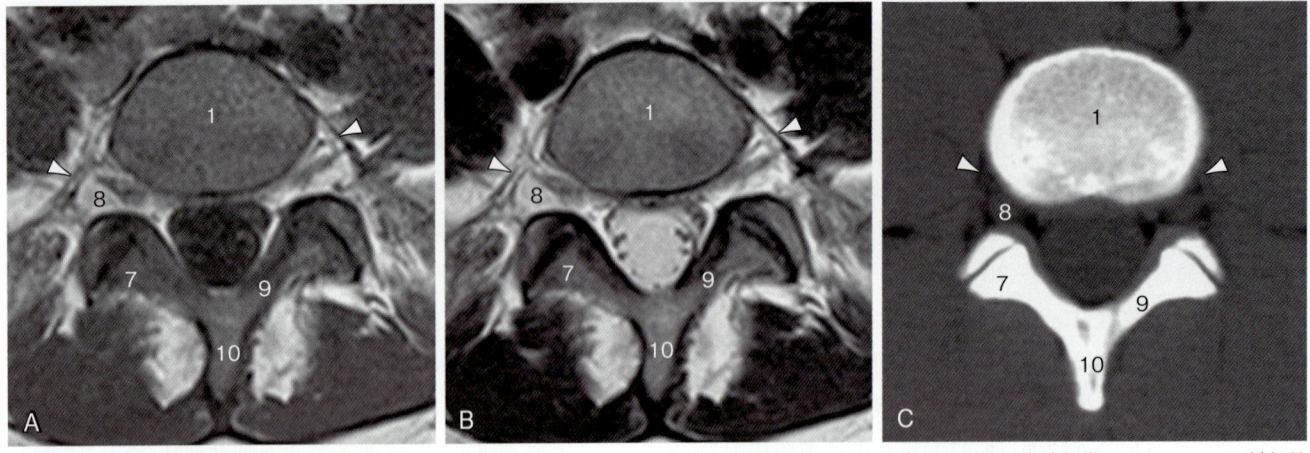

• 図4-31　椎間孔と篩状筋膜．A，B：単純MRI，40歳女性．C：CT水平断像，27歳男性．椎間孔内部と周囲の脂肪組織により，MRIで低信号，CTでは軟部組織の吸収値を示す．薄い膜状構造が描出されている．篩状筋膜（白矢頭）は椎間孔の出口を覆うように存在する．1は椎体，7は下関節突起，8は椎間孔，9は椎弓板，10は棘突起を示す．

表4-3　剖検例18例の正常の腰椎椎間孔（35～86歳）

計測値	L1-L2	L2-L3	L3-L4	L4-L5	L5-S1
椎間孔の高さ（mm）	20.3 ± 2.3	21.8 ± 2.3	22.2 ± 2.5	20.5 ± 2.7	21.7 ± 2.5
椎間板後部の高さ（mm）	6.8 ± 1.1	7.6 ± 1.5	7.3 ± 2.0	6.9 ± 1.5	6.1 ± 1.3
面積*					
椎間孔（mm）	126.7 ± 26.6	132.3 ± 26.9	141.0 ± 24.0	123.0 ± 22.6	147.3 ± 39.0
神経根（mm）	29.8 ± 10.7	32.5 ± 8.3	38.2 ± 12.5	34.3 ± 8.1	41.8 ± 13.5
神経が占める面積の比率（％）	23.3 ± 6.7	25.1 ± 6.5	27.0 ± 6.6	28.4 ± 6.8	29.2 ± 4.3

（Hasegawa T, An HS, Haughton VM, et al. Lumbar foraminal stenosis : critical heights of the intervertebral discs and foramina : a cryomicrotome study in cadavera. J Bone Joint Surg Am 1995 ; 77 : 32 より）
* 訳注：面積の単位は mm^2．

後外側面に，後方は横突起または関節突起に付着し，上部において下部よりも厚い．神経の区画と傍脊椎組織を区分する膜であり，CTでもMRIでも観察することができるが，L5-S1間にはみられない．その他，上下の椎間孔靱帯（transforaminal ligaments）や上下の椎体横突起靱帯（corporotransverse ligaments）などがときに存在し，篩状筋膜に新たな層を形成する（図4-28，31）[30]．

18例の連続凍結ミクロトーム矢状断において100カ所の椎間孔（L1-2からL5-S1）を計測した値を表4-3に示す．正常の腰椎の椎間孔の高さは15 mm以上である[31]．椎間孔内の神経の断面積はL1からL5に下がるに従って増加するが，椎間孔自体の面積は変わらない．したがって神経根が占める面積の割合は尾側において大きくなる[31]．

画像

◆ CT

CTは骨の構造と，前項や本項で述べる数多くの正常変異を最もよく描出する．MRIは骨構造をCTほど良好には描出しえないが，内部の骨髄の評価に優れる．また，しばしば靱帯や筋膜をCTより良好に描出する．

関節の角度と屈性

椎間関節の左右対称性は，両側の椎間関節面と，椎間板の中心から棘突起基部正中に引いた垂線との角度を計測することにより評価される（図4-12D，図4-32）．腰椎では，椎間関節と正中線のなす角は10～77°である[32]．椎間関節の平均角度はT12-L1からL4-L5にかけて増大するが，L4-5からL5-S1では減少する[32]．

関節屈性（articular tropism）は，両側の椎間関節のなす角の左右差と定義される．腰椎では，7°未満の左右差は

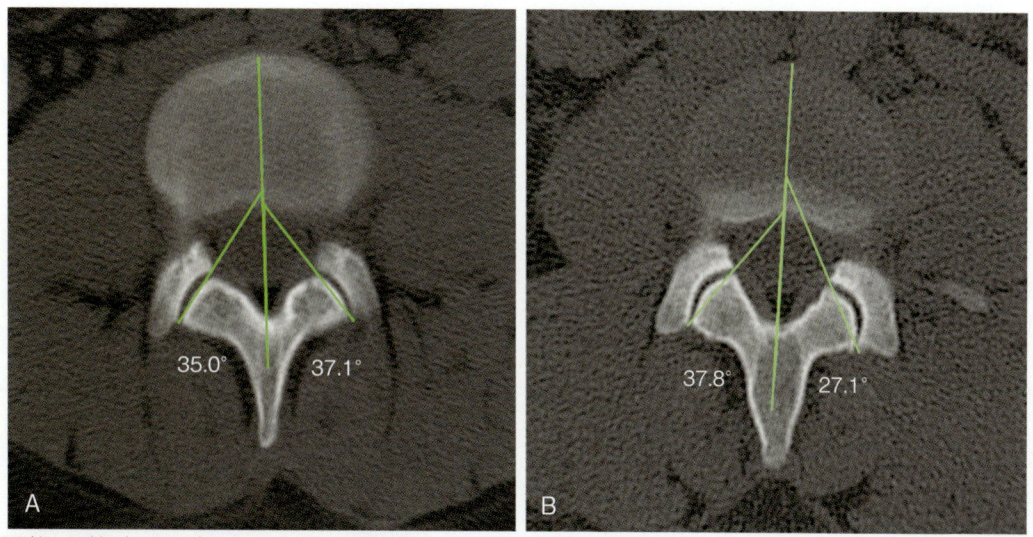

第4章　正常な脊柱：胸椎，腰椎，尾骨　103

- 図4-32　椎間関節の屈性（tropism）．L3-4を通る生体のCT．A：正常の角度，22歳女性．右側と左側の角度の差は2.1°．7°未満の左右差は正常範囲内である．B：軽度の異方性，21歳女性．左右差は10.7°である．7〜15°の左右差は中等度*の屈性に分類される．15°を超えると高度の屈性とされる．

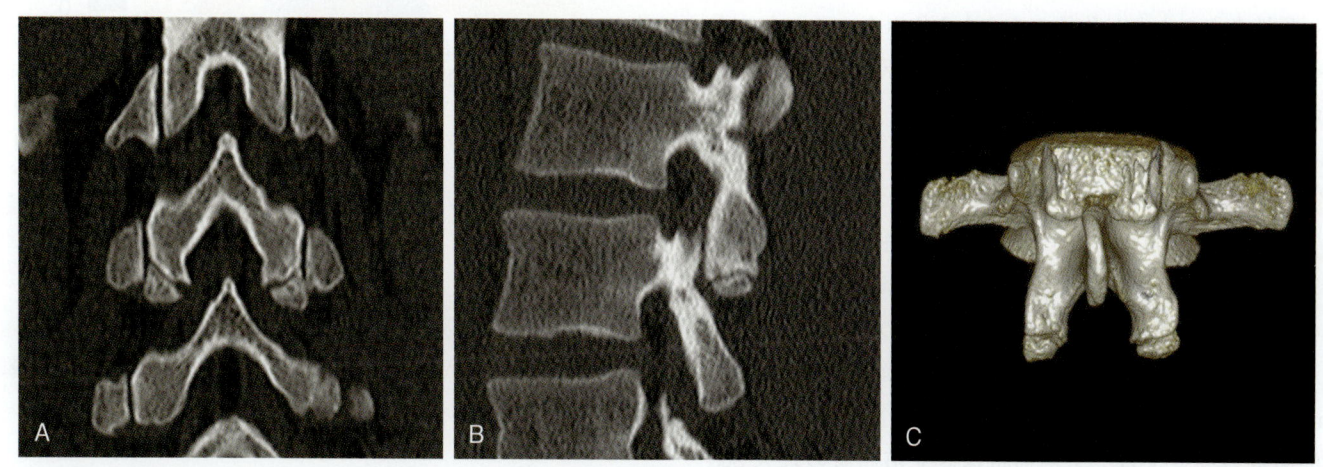

- 図4-33　副骨化中心（accessory ossification center），32歳男性．腰椎の骨条件CTの冠状断面再構成像（A），矢状断像（B），3-D CT後面像（C）で，L2の両側の下関節突起に左右対称性の副骨化中心がみられる．

正常範囲内と考えられる．7〜15°の左右差は中等度，15°を超える左右差は高度の屈性とされる．生体88例の79部位におけるCTとMRIの計測では，左右差の平均は5〜6°（±5°）であった[33]．死後CTにおける104関節の検討では，90%で屈性はなく（左右差7°未満），6%で中等度，4%で高度屈性がみられた[32]．

関節突起の欠損

　上関節突起そして／または下関節突起が形成不全により欠損することがある[34]．37個体の40カ所の関節突起欠損のメタ解析によると，これらは1カ所または複数カ所の片側の上関節突起の欠損（12%），下関節突起の片側性欠損（17%），同じレベルの上関節突起と下関節突起の片側性欠損および椎弓板の欠損（10%），同じ椎間関節部の上・下関節突起の片側性欠損（50%），または同レベルの両側下関節突起の欠損（10%）としてみられる[34]．

腰椎椎間関節部の分離小骨

　二次（または副）骨化中心が母床の骨と癒合できない場合，関節の近くに副小骨がみられることがある（図4-33）[35]．腰椎の単純X線写真では0.7〜1.5%にこれらの小骨がみられる[35]．38例，273カ所の腰椎椎間関節における解剖標本の画像を用いた解析によると，副小骨は38例

---

* 訳注：原著では「軽度」となっていたが，本文中の記載に従えば「中等度」なので本文に合わせた．

BOX 4-1　胸椎・腰椎のCT撮像法
・撮像体位：仰臥位
・撮像範囲：放射線科医が決定
・造影剤：なし
・スキャン方式：ヘリカル
・スライス厚：0.625 mm
・検出器厚（原本：detector coverage）：20 mm
・ピッチ：0.531：1（10.62 mm/回転）
・回転時間：0.5秒
・再構成：3.75 mm
・FOV：脊椎全体，横突起と棘突起を含む大きさ
・再構成アルゴリズム：軟部組織条件と骨条件
・後処理：スライス厚1.0 mm，スライス間隔0.5 mmで，冠状断面と矢状断面再構成

中5例（13%）に，273関節のうち7関節（2.6%）にみられた．小骨は単数のものも複数のものもあり，また左右対称性のものも非対称性のものもみられた．これらはすべて辺縁平滑な骨皮質をもち，骨折とは区別が可能であった[35]．

腰部脊柱管

Schmidら[36]は0.5TのオープンMRIを用い，高速スピンエコー法のT2強調像で，12名の正常例（19～33歳）を対象に，さまざまな体位でのL4-5部の脊柱管を計測した．椎弓根の高さでは，脊柱管の平均面積は260～280 mm^{2}であり体位変換による変化はなかった．しかしL4-5椎間板の高さでは，平均面積は直立前屈時の最大268 mm^{2}から直立背屈時の最小224 mm^{2}まで，およそ16%の変化を呈した[36]．黄色靱帯の厚さも類似の変化を示し，直立前屈時に平均1.8 mmと最も薄く，直立背屈時に平均4.3 mmで最も厚かった[36]．

腰椎外側陥凹

外側陥凹の前後径の正常値は確立されている．5 mm以上は正常である．3～4 mmの場合は狭窄の疑いがあり，2 mmは病的である[37]．

椎間孔

骨の位置による変化

Schmidら[36]はまた，さまざまな体位におけるL1-2からL5-S1椎間孔の変化を計測した．直立前屈位から直立伸展位になると，椎間孔の面積は30～40%の減少を示した．中間位からの変化をみると，直立中間位から直立前屈

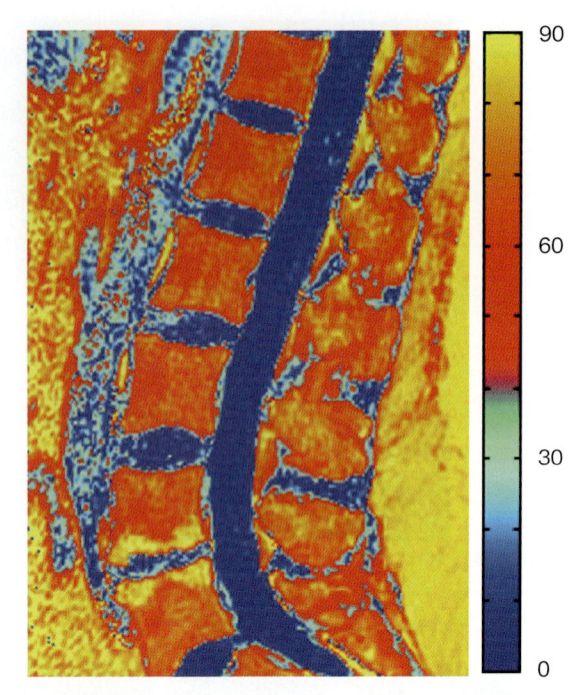

• 図4-34　腰椎における脂肪髄の分布．57歳女性．T12からS1上部の矢状断像．脂肪分画（fat fraction：FF）はL1からL5に下がるにつれて増加している．カラースケールは脂肪含有率で，濃青は0%，黄色は90%を示す．（Liney GP, Bernard CP, Manton DJ, et al. Age, gender, and skeletal variation in bone marrow composition : a preliminary study at 3.0 Tesla. J Magn Reson Imaging 2007 ; 26 : 787-793より転載）

位に変化したとき，椎間孔の平均面積は5～20%増加した．また直立中間位から直立伸展位になると，椎間孔平均面積は20～30%減少した．

体軸方向の荷重に伴う変化

Hasegawaらは椎間孔の高さを計測し，神経根圧迫，椎間板疾患や体軸方向の荷重との関連を検索した[31]．椎間孔の高さが15 mm以下の例の80%，また椎間板後縁の高さが4 mm以下の例の80%で，神経根の圧迫がみられた．したがって，椎間板後縁の高さ4 mm以下，および椎間孔の高さ15 mm以下の例では神経根圧迫の可能性が高いと考えられる．

屍体の下部脊椎（T12からS1）を用いた検討で，体軸方向に，各関節の可動性が不良になる程度の荷重を加えると，椎間板の高さは減少し，椎間板と黄色靱帯は短軸方向に膨隆し，その結果，74%の標本で椎間孔の狭小化がみられた[38]．これらの椎間板と椎間孔の変化は，椎間板が正常であった部位よりも，椎間板に放射状亀裂（radial tear）が存在した部位で有意に大きかった．しかし，線維輪断裂（annular tear）などのよくみられる変性を伴った

BOX 4-2　腰椎の単純CT

- 病歴

　25歳男性，非特異的な腰痛．

- 手技

　下部胸椎から仙骨上部を連続的にヘリカル撮像し，腰椎全長を含む水平断面，矢状断面，および曲面冠状断再構成像を，軟部組織アルゴリズムと骨アルゴリズムで作成した．造影剤は使用していない．

- 所見

　大動脈と腸骨動静脈に狭窄や動脈瘤，解離の所見なし．傍脊柱の軟部組織に明らかな臓器腫大，病的石灰化，外傷性変化の所見なし．リンパ節や，脊椎前方および後方の軟部組織は正常範囲内．

　移行椎はみられない．脊柱は正常の腰部前彎を示す．椎体の整列状態は良好．椎体の高さ，形状と吸収値は年齢相応である．椎間板腔の高さは正常で，椎体終板の不整はみられない．脊柱管の大きさは正常．脊髄下部と馬尾の大きさ，位置，吸収値は正常．椎間関節の形状と配列は正常．L5左側の関節間部に線状の欠損を認め，周囲に硬化像を伴っており，脊椎分離症を示す．右側の関節間部は正常である．T12-L1からL4-L5の椎間孔は正常．左側のL5-S1椎間孔は脊椎分離症に伴い軽度に狭小化している．右側の椎間孔はT12-L1からL5-S1まで正常．

　観察可能な範囲で，下部胸椎と仙骨に異常はみられない．

　T12-L1において，脊柱管の形状は正常で，椎間板や骨棘の突出はみられない．横突起，椎間関節，および椎弓板は両側とも正常．椎間孔の大きさは正常．T12神経節とT12神経根は両側ともに脂肪に囲まれており，椎間板や骨棘による圧迫はない．脊髄の大きさ，位置，吸収値，および形態は正常．傍脊柱軟部組織は正常範囲内．

　L1-L2において，脊柱管の形状は正常で，椎間板や骨棘の突出はみられない．横突起，椎間関節，および椎弓板は両側とも正常．椎間孔の大きさは正常．L1神経節とL1神経根は両側ともに脂肪に囲まれており，椎間板や骨棘による圧迫はない．脊髄の大きさ，位置，吸収値，および形態は正常．傍脊柱軟部組織は正常範囲内．

　（以下，L4-5まで各レベルについて連続的に記載）

　L5-S1において，脊柱管の形状は正常で，椎間板や骨棘の突出はみられない．横突起，椎間関節，および椎弓板は両側とも正常．左側の関節間部は狭く硬化しており，脊椎分離症を示す線状の欠損がみられる．脊椎すべり症は認められない．左側の椎間孔は軽度に狭小化しているがL5神経根と神経節の圧迫は明らかではない．右側の椎間孔，通過するL5神経根および神経節は正常である．馬尾神経根は大きさ，位置，吸収値，形状ともに正常．クモ膜炎の所見は明らかではない．傍脊柱軟部組織は正常範囲内．

　仙骨上部は正常．

- 印象

　L5左側の関節間部は狭く硬化しており，線状の欠損がみられ，脊椎分離症を示す．左側L5-S1椎間孔のごく軽度の狭小化があり，通過するL5神経根とL5神経節の圧迫は明らかではない．仰臥位での撮像では脊椎すべり症の所見はみられない．

関節においても，神経根や神経の偏位や変形，圧迫はみられなかった[38]．

CT撮像プロトコル

　現在，胸椎と腰椎で使われている撮像法をBox 4-1に示す．所見報告書の1例をBox 4-2に示す．

◆ MRI

　MRIは，本書でこれまで述べてきた正常の解剖学的構造を描出できる．さらにMRIでは，以前の画像診断では観察不能であった骨髄の情報が得られる．

骨髄画像

　標準的なT1強調（T1W），T2強調（T2W）MR像において，より低信号の赤色骨髄（red marrow）と，より高信号の脂肪/黄色骨髄（yellow marrow）の混在により，骨髄は中間信号を示す．より低信号の赤色骨髄は，通常は椎体内に均一に分布しているが，ときに椎体終板の近くや椎体前面の近くに集まっている[39]．

　成人の腰椎において，高信号を示す骨髄の脂肪は，すべての腰椎に同じ程度にみられることもあるが，L1からL5にかけて増加してみられることもある[40]．T1強調像では，脂肪の含有率が高いため，正常の腰椎椎体は筋よりやや高信号を示し，通常は椎間板よりも高信号である[39]．生後6カ月未満ではすべて，またときには生後2年未満の例においても，赤色髄の比率が高く，正常の骨髄が椎間板より低信号を示す[39]．成人でも，正常の胸椎は椎間板より低信号を示すことがある[39]．

　年齢とともに脂肪髄（脂肪の割合）は増加していき，赤色骨髄と黄色骨髄の分布はより不均一になる（図4-34，35）[40]．T1強調像では以下の4パターンがよくみられる．(1)大部分は均一な低信号で，椎体静脈の上下に平行に走る2条の高信号の脂肪が分布，(2)椎体の角や終板の近くに，三角形ないし帯状の高信号が存在，(3)多数の小さな（2～3 mm大）高信号の脂肪が椎体全体に散在，(4)大きな（5～15 mm）斑状の高信号が椎体全体に散在[41]．頸椎では，パターン(1)を示す多くの例は40歳未満で，パターン(2)～(4)のほとんどは40歳以上でみられる．胸椎

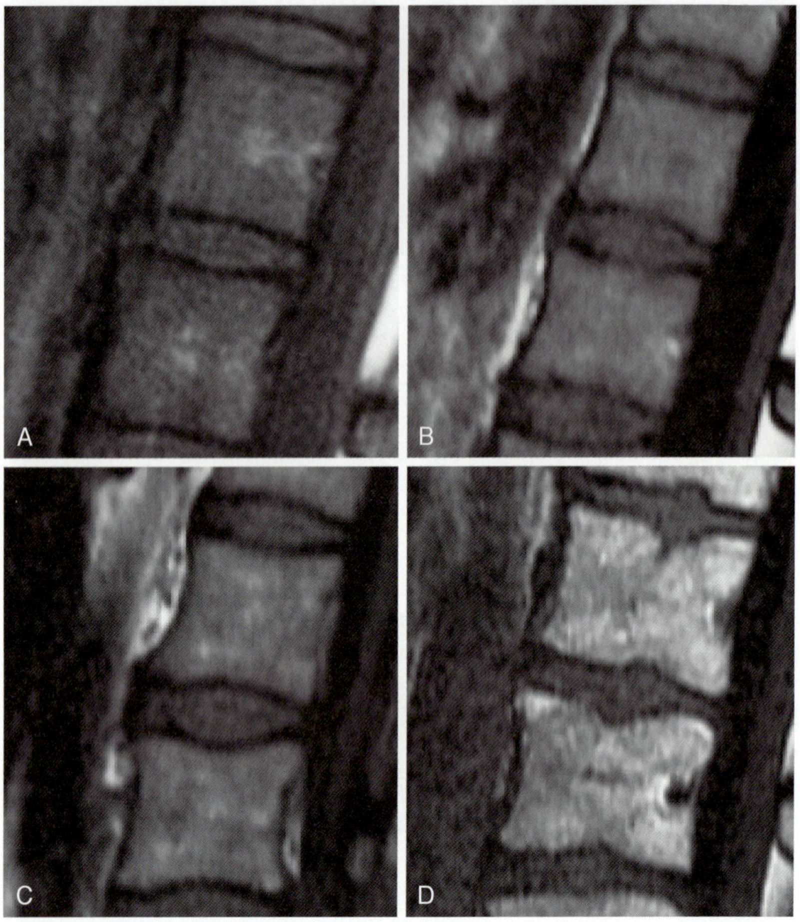

•図4-35 4例の異なる患者のT1強調矢状断MR像で，高信号の脂肪髄分布の4パターンを示す．A：14歳女性．パターン1．脂肪髄の高信号は椎体静脈の周囲に限局して線状を示す．B：18歳女性．パターン2．椎体の辺縁で上下縁部や角に沿って，帯状や三角形を示す脂肪髄の高信号域がみられる．C：44歳女性．パターン3．多数の小さい高信号域が椎体内全体に分布．D：53歳女性．パターン4．複数の大きな高信号域が椎体内全体に分布．

では，純粋なパターン（2）はまれであり，パターン（3）がさまざまな年齢層にみられる．腰椎では，やはりパターン（1）は若年者（20歳未満）に多く，30歳以後はみられない．パターン（2）と（3）の割合は年齢とともに増加する[41]．胸椎と，頸椎・腰椎のパターンの違いは，肋骨への力の分散に伴う，胸椎への荷重と回転力の減少を反映しているかもしれない．

Vande Bergらは，T1強調像とT2強調像において，低信号の赤色骨髄が椎体前縁近傍に集まり楔状の低信号域を呈していると考えた[39]．赤色骨髄と黄色骨髄はいずれも集合して結節状となり，結節状の黄色骨髄が近くの赤色骨髄に入り込み，赤色骨髄の低信号域の辺縁が陥凹することがある[39]．脂肪髄はときにかなり大きくなる．反対に，赤色骨髄の結節は増大して1つまたは複数の，境界不鮮明または境界鮮明な低信号巣を形成することがある[39]．これらの島状の赤色骨髄は，しばしば椎体の辺縁部に沿ってみられる．さらに複雑なことには，椎体内には小さな（2～4mm大）島状の，T1強調像で軽度低信号，T2強調像で高信号を示す脊索組織もみられることがある[39]．

椎体内の脂肪を評価する際に，プロトンMRスペクトロスコピー（proton MR spectroscopy：MRS）は，通常のT1強調スピンエコー（spin-echo）MRIよりもさらに有用である．MRSにおいて，閉経後の骨梁減少と骨粗鬆症の女性で，骨髄脂肪が明らかに増加していることがわかる．飽和脂肪のほうが不飽和脂肪よりも増加しており，脂肪の増加は骨塩の減少とよく相関する[42]．

造影剤増強効果

造影MRIにおける脊椎の増強効果の程度は，個人差が大きい（範囲は3～59%）（図4-36）．35歳を超える例で，造影後のT1強調像における信号上昇率はおよそ21%であり，35～40%を超える例はまれである[39,43]．しかし，多くの正常例（21%にのぼる）において，通常の，脂肪抑制を用いないT1強調像では，脊椎骨髄の造影剤増強効果は視覚的には明らかではない[44]．増強効果は30歳を超える患者で最も強く，以後は年齢とともに弱くなる．したがって，若い正常例では，脊椎の骨髄にびまん性の浸潤がある高齢者よりも強い増強化を示すかもしれない[43]．

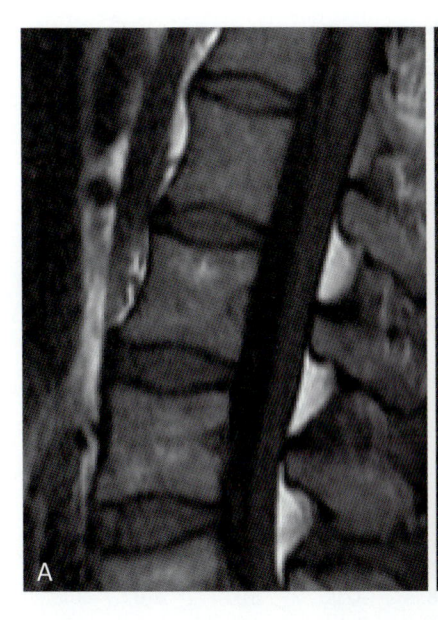

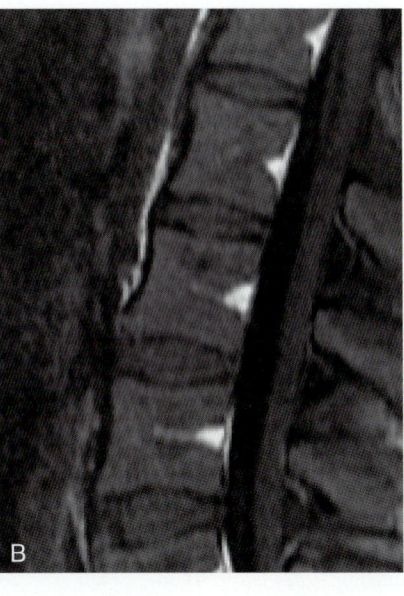

• 図 4-36　正常腰椎の造影 MRI．44 歳女性．ガドリニウム造影剤（マグネビスト 0.1 mmol/kg）による造影前（A），造影後（B）の T1 強調矢状断像．各レベルの椎体静脈および前内椎骨静脈叢が強い増強効果を示す．その他の変化は明瞭には認められない．B：脂肪抑制法の追加により，硬膜外脂肪を含む脂肪組織の信号が低下している．

ダイナミック MRI では，脊椎の灌流は早期にきわめて急速で，洗い出しは比較的緩やかである．増強効果のピークは造影剤注入の 40～60 秒以内にみられる（図 4-37）．その後，造影剤のゆるやかな洗い出しが 1 分に 6％ の割合で，7 分間にわたって続く[43]．年齢と性別は灌流の速度と増強効果の程度に有意な影響を及ぼす[45]．男女ともに，50 歳未満では，50 歳を超える例と比較してより急速でかつ強い増強効果を示す．50 歳未満では，女性の方が男性よりも増強効果が強く，急速である．50 歳を過ぎると増強効果は急速に減少していくが，50 歳を超える例では男性のほうが増強効果は強い[45]．Montazel らは正常例でこれらの所見を追認し，造影効果の程度には個人差がきわめて大きいこと（1 分以内において 0～430％），40 歳未満できわめて急速で強い増強効果がみられること，40 歳以降に増強効果が対数的に減少していくことを示した[44]．彼らは性差は見いだしていない．

脊椎の骨髄の灌流状態はまた，骨密度とも相関する．高齢男性における骨髄の灌流は，骨密度正常例で骨減少例よりも有意に多く，また骨減少例でも骨粗鬆症例より有意に多い[46]．

MRI 撮像プロトコル

現在，胸椎，腰椎そして仙骨で使用している撮像法を表 4-4 に示す．症例によっては追加の撮像法が適用される．テクノロジーの進歩に伴って，これらの撮像プロトコルはさらに発展していくと考えられる．

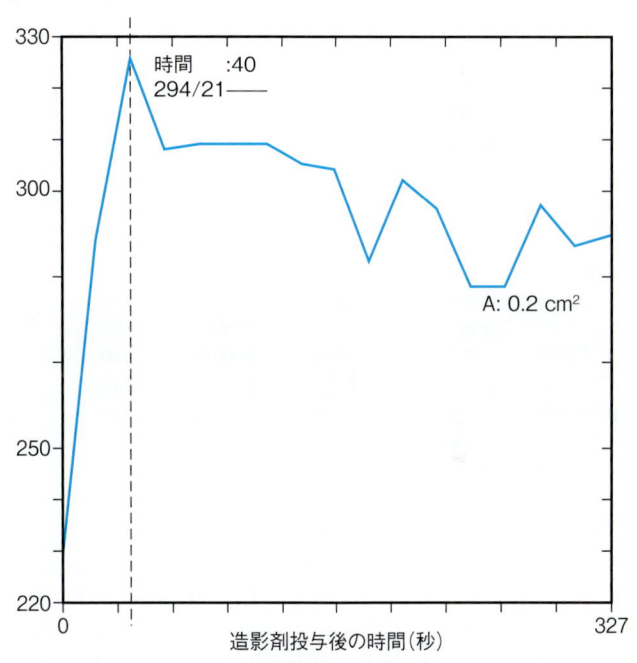

• 図 4-37　MRI における脊椎骨髄の造影剤増強効果の経時的変化．x 軸は造影剤投与後の時間（秒）．y 軸は信号強度．ガドペンテト酸ジメグルミン（Gd-DTPA）0.1 mmol/kg の投与後，正常骨髄の信号強度は初期の 40 秒以内*で急速に上昇し，その後の 7 分間で徐々に低下する（TR/TE=572/15 ms）．A：0.2 cm^2 は，計測した範囲の面積を示す．（Baur A, Stäbler A, Bartl R, et al. MRI gadolinium enhancement of bone marrow : age-related changes in normals and in diffuse neoplastic infiltration. Skeletal Radiol 1997 ; 26 : 414-418 より転載）

◆ 胸椎・腰椎画像読影の戦略

脊椎の断層画像を読影する方法はいろいろ考えられる

---

* 訳注：原著では「初期の数ミリ秒以内」と記述されているが，原著が引用している元の文献では「初期の 40 秒以内」となっているので，日本語版ではそれに合わせた．

表 4-4　現在使われている胸椎・腰椎・仙骨の MRI 撮像法

胸椎

撮像法	TE	TR	TI	Echo Train	BW	Freq	Phase	Freq Dir	NEX	FOV	ST
単純											
T1 FLAIR 矢状断	22.0	1,550.0	Auto	8	41.67	512	256	A/P	2.00	35.0	4.0
T2 FRFSE 矢状断	110.0	4,450.0	Auto	24	31.25	512	256	A/P	4.00	35.0	2.0
2D MERGE Disc	111.0	300.0	Auto	24	62.50	320	192	A/P	2.00	18.0	7.0
T2 FRFSE 水平断	110.0	5,300.0	Auto	1	41.67	320	224	R/L	2.00	17.0	5.0
STIR 水平断	42.0	4,050.0	180	12	31.25	352	160	A/P	2.00	35.0	4.0
造影											
T1 FLAIR 水平断	22.0	2,500.0	Auto	8	41.67	512	256	A/P	2.00	35.0	4.0
T1 FSE 水平断	20.0	425.0	Auto	4	31.25	288	160	R/L	2.00	22.0	4.0

腰椎

撮像法	TE	TR	TI	Echo Train	BW	Freq	Phase	Freq Dir	NEX	FOV	ST
単純											
T1 FLAIR 矢状断	20.0	2,500.0	Auto	8	41.67	448	224	A/P	2.00	26.0	4.0
T2 FRFSE 矢状断	102.0	4,300.0	Auto	24	41.67	416	288	A/P	4.00	26.0	3.0
T2 FRFSE 水平断	110.0	5,717.0	Auto	32	41.67	288	256	R/L	4.00	16.0	4.0
PD 水平断	32.0	3,200.0	Auto	10	50.00	320	192	R/L	2.00	16.0	4.0
STIR 矢状断	42.0	4,050.0	180	12	31.25	352	160	A/P	2.00	26.0	4.0
造影											
T1 FLAIR 矢状断	20.0	2,000.0	Auto	8	41.67	448	224	A/P	2.00	26.0	4.0
T1 FSE 水平断	20.0	825.0	Auto	4	31.25	256	192	R/L	2.00	22.0	4.0

仙骨

撮像法	TE	TR	TI	Echo Train	BW	Freq	Phase	Freq Dir	NEX	FOV	ST
単純											
T1 FLAIR 矢状断	15.0	3,000.0	Auto	7	62.50	448	224	A/P	1.00	26.0	4.0
T2 FRFSE 矢状断	102.0	4,300.0	Auto	24	41.67	448	224	A/P	2.00	26.0	3.0
IR 矢状断	38.0	2,900.0	180	8	62.50	448	192	A/P	1.00	26.0	4.0
T1 FLAIR 冠状断	15.0	2,975.0	Auto	7	62.50	448	224	S/I	1.00	26.0	4.0
IR 冠状断	42.0	2,875.0	180	8	62.50	448	160	S/I	1.00	30.0	5.0
造影											
T1 FLAIR 矢状断	20.0	2,250.0	Auto	8	41.67	448	224	A/P	2.00	26.0	4.0
T1 FSE 水平断	20.0	825.0	Auto	4	31.25	256	192	R/L	2.00	36.0	4.0
T1 FLAIR 冠状断	15.0	2,725.0	Auto	7	41.67	448	224	S/I	1.00	26.0	4.0

TE：エコー時間（ms），TR：繰り返し時間（ms），TI：反転時間（ms），BW：バンド幅，Freq：周波数エンコード数，Phase：位相エンコード数，Freq Dir：周波数エンコード方向，NEX：加算回数，FOV：撮像視野（mm），ST：スライス厚（mm），FLAIR：フレア法（fluid-attenuated inversion recovery），FRFSE：fast recovery fast-spin echo，MERGE Disc：multiple echo recombine gradient echo（GE 社のマルチエコー型グラディエントエコー法），STIR：short tau inversion recovery，FSE：ファストスピンエコー，PD：プロトン密度，IR：反転回復法，A/P：前後方向，R/L：左右方向，S/I：上下方向．

が，われわれはここに，体系的かつ包括的な脊椎画像読影の1つの形式を詳述する．他の形式を取り入れることもできるが，すべての報告書で同じデータが同じ順番で並ぶように，最初に選択したアプローチに従った形式を使い続けるべきである．このやり方によって，次に読影する放射線科医や診療を行う臨床家がそれぞれの場所で，患者の経時的変化を並列するデータとして見つけやすくなる．ここに提案した報告書の形式はまた，複数個所で故意に情報を重複させているため，重要なデータに到達しやすくなっている．現在は，コンピュータを用いた口述筆記により，このような標準化した報告書を作成することが容易になった．以上のことから，われわれは以下の事項を提唱する（Box 4-2 参照）．

1. CT と MRI では，位置決め用のスカウト画像から始める．全体的な異常や，留置カテーテル，ドレーン，モニターの導線，外科的材料などの有無を確認する．
2. 次に，矢状断面（直接矢状断像または再構成像）の軟部組織像で，前方から後方，すなわち腹部皮膚から腰

背部の皮膚までを評価する．とくに大動脈とその主要分枝を評価し，狭窄や動脈瘤，解離の有無を報告する．また腫瘍や液体貯留，遊離ガスの有無につき報告する．

3. 下部胸椎と腰椎の検査では，肝臓，脾臓，膵臓，腎・尿管，大動脈，腸管，そして婦人科的構造の病的所見を評価する（脊椎疾患に類似した症状を示す他臓器の疾患が隠れているかもしれない）．腫瘍性病変や結石，臓器の裂傷，その他の緊急を要する所見をチェックする．傍脊柱軟部組織の炎症や腫瘍を示す所見の有無を評価する．

4. 上記のように全体を概観してから，脊柱自体の評価を始める．

5. 骨条件と軟部組織条件の矢状断像で，以下の評価を行う：
   - 脊柱の彎曲
   - 椎体の整列状態
   - おのおのの椎体の高さ，形状，骨と骨髄の吸収値（CT）・信号強度（MRI）
   - 椎間板の高さ，吸収値／信号強度
   - 前縦靱帯と後縦靱帯
   - 脊柱管の全体的な大きさ
   - 脊髄の大きさ，位置，形状
   - 黄色靱帯と，上下の脊柱管後壁を結ぶ線（spinolaminar line）の整列状態
   - 椎弓板，棘突起，棘間靱帯の状態
   - 隣接するの脊椎の状態

6. 次に矢状断で左右方向にスクロールし，各レベルの両側の椎間関節を評価する．

7. また外側方で椎間孔および通過する神経根，腰仙骨神経叢（lumbosacral plexus）および背部の筋を観察する．

8. 次に水平断像に移り，脊柱管を各レベルごとに評価する．
   - 脊椎前軟部組織，隣接する椎体，椎弓根，横突起，椎間孔，椎間関節，椎弓板，そして棘突起を評価する．
   - 前縦靱帯と後縦靱帯，黄色靱帯，そして腸腰靱帯を評価する．
   - 次に脊柱管の大きさ，椎体の形状，そして椎間板膨隆・ヘルニアや骨棘による脊柱管と椎間孔の変形の有無をみる．
   - 脊髄と馬尾の形状の吸収値・信号を評価する．
   - 脊柱と脊髄の血管の状態，および筋，筋膜，その他の傍脊柱軟部組織の状態をチェックする．
   - これらの―しばしば反復的で冗長な―所見を，おのおののレベルについて同じ形式で報告する．

9. 胸椎領域では分節の数が多いため，水平断像での各レベルの所見の繰り返しは困難である．代わりに，上位胸椎，中位胸椎，下位胸椎の3項目に分ける．局所的な所見はすべて，これらのうちどの項目の所見であるかを明確に記載する．

10. 腰椎領域では，まず腰仙部移行椎の有無を記載する．神経根は脊椎に準じて命名されているため，移行椎の存在は神経根の高位決定の間違いにつながる可能性がある．臨床家は患者の臨床所見を説明する画像所見が欲しいので，画像所見の高位と患者の症状が合致しない場合には，画像所見を無視することもある．移行椎を正しく報告することはまた，複数の医師による所見の不一致の解消や，間違った部位の手術の防止につながる可能性がある．しかるのちに，上記に概説したように，陽性所見と陰性所見を各高位ごとに，下位胸椎から仙骨にかけて記述していく．

謝辞

Edward Lugo, Steven Yuen, Nancy Hoo, Jeremy Tietjens, Aron Legler, Jalal Ahmed, Marcia Jaunoo（放射線技師），Artur Yadgarov（放射線技師），そしてJames Stephen（放射線技師）の助力に感謝する．

3D-CTはTera Recon社製Aquariusワークステーション3.7.0.12，またはOsiriX PACSワークステーションDICOMビューワv3.6.1（64bit）により作成した．OsiriXはGNUライセンス下のフリーのオープンソースソフトウェアで，http://www.osirix-viewer.com/Downloads.htmlからダウンロードできる．

参考文献

- Atlas SW. Magnetic Resonance Imaging of the Brain and Spine, 4th ed. Volume 2, Part 4, Spine and Spinal Cord. Philadelphia, Wolters Kluwer/Lippincott Williams & Wilkins, 2009.
- Bullough PG, Boachie-Adjei O. Atlas of Spinal Disorders. Philadelphia, JB Lippincott, 1988.
- Castillo M. Neuroradiology Companion: Methods, Guidelines, and Imaging Fundamentals, 3rd ed. Philadelphia, Lippincott Williams & Wilkins, 2006.
- Daniels DL, Haughton V, Naidich TP. Cranial and Spinal Magnetic Resonance Imaging: An Atlas and Guide. New York, Raven Press, 1987.

- Modic MT, Masaryk TJ, et al. Magnetic Resonance Imaging of the Spine. St. Louis, Mosby-Year Book, 1994.
- Newell RLM. The back. In Standring S (ed). Gray's Anatomy: The Anatomical Basis of Clinical Practice, 39th ed. Edinburgh, Churchill Livingstone, 2009.
- Ross JS, Brant-Zawadzki M, Moore KR, et al. Diagnostic Imaging Spine. Salt Lake City, UT, Amirsys, 2004.
- Soames RW. Skeletal system. In Williams PL (ed). Gray's Anatomy: The Anatomical Basis of Medicine and Surgery, 38th ed. Edinburgh, Churchill Livingstone, 1995.
- Van Goethem JWM, van den Hauwe L, Parizel PM (eds). Spinal Imaging: Diagnostic Imaging of the Spine and Spinal Cord (Medical Radiology/Diagnostic Imaging). Berlin, Springer, 2007.

文献

1. Williams PL (ed). Gray's Anatomy: The Anatomical Basis of Medicine and Surgery, 38th ed. Edinburgh, Churchill Livingstone, 1995.
2. Standring S (ed). Gray's Anatomy: The Anatomical Basis of Clinical Practice, 39th ed. Edinburgh, Elsevier Churchill Livingstone, 2005.
3. Standring S (ed). Gray's Anatomy: The Anatomical Basis of Clinical Practice, 40th ed. Edinburgh, Elsevier Churchill Livingstone, 2008.
4. Marty C, Boisaubert B, Descamps H, et al. The sagittal anatomy of the sacrum among young adults, infants, and spondylolisthesis patients. Eur Spine J 2002; 11:119.
5. Puhakka KB, Melsen F, Jurik AG, et al. MR imaging of the normal sacroiliac joint with correlation to histology. Skeletal Radiol 2004; 33:15.
6. Hughes RJ, Saifuddin A. Numbering of lumbosacral transitional vertebrae on MRI: role of the iliolumbar ligaments. AJR Am J Roentgenol 2006; 187:W59.
7. Tini PG, Wieser C, Zinn WM. The transitional vertebra of the lumbosacral spine: its radiological classification, incidence, prevalence, and clinical significance. Rheumatol Rehabil 1977; 16:180.
8. Kim YH, Lee PB, Lee CJ, et al. Dermatome variation of lumbosacral nerve roots in patients with transitional lumbosacral vertebrae. Anesth Analg 2008; 106:1279.
9. Lee CH, Park CM, Kim KA, et al. Identification and prediction of transitional vertebrae on imaging studies: anatomical significance of paraspinal structures. Clin Anat 2007; 20:905.
10. Castellvi AE, Goldstein LA, Chan DP. Lumbosacral transitional vertebrae and their relationship with lumbar extradural defects. Spine 1984; 9:493-495.
11. Hsieh CY, Vanderford JD, Moreau SR, et al. Lumbosacral transitional segments: classification, prevalence, and effect on disk height. J Manipulative Physiol Ther 2000; 23:483.
12. Eubanks JD, Cheruvu VK. Prevalence of sacral spina bifida occulta and its relationship to age, sex, race, and the sacral table angle: an anatomic, osteologic study of three thousand one hundred specimens. Spine 2009; 34:1539.
13. Fidas A, MacDonald HL, Elton RA, et al. Prevalence and patterns of spina bifida occulta in 2707 normal adults. Clin Radiol 1987; 38:537.
14. Lirk P, Kolbitsch C, Putz G, et al. Cervical and high thoracic ligamentum flavum frequently fails to fuse in the midline. Anesthesiology 2003; 99:1387-1390.
15. Lirk P, Moriggi B, Colvin J, et al. The incidence of lumbar ligamentum flavum midline gaps. Anesth Analg 2004; 98:1178-1180.
16. Lirk P, Colvin J, Steger B, et al. Incidence of lower thoracic ligamentum flavum midline gaps. Br J Anaesth 2005; 94:852-855.
17. Netter FH. Atlas of Human Anatomy, 4th ed. Philadelphia, Elsevier Saunders, 2006.
18. Hogan QH. Lumbar epidural anatomy. A new look by cryomicrotome sections. Anesthesiology 1991; 75:767-775.
19. Hamid M, Fallet-Bianco C, Delmas V, Plaisant O. The human lumbar anterior epidural space: morphological comparison in adult and fetal specimens. Surg Radiol Anat 2002; 24:194-200.
20. Geers C, Lecouvet FE, Behets C, et al. Polygonal deformation of the dural sac in lumbar epidural lipomatosis: anatomic explanation by the presence of meningovertebral ligaments. AJNR Am J Neuroradiol 2003; 24:1276-1282.
21. Scapinelli R. Anatomical and radiologic studies on the lumbosacral meningovertebral ligaments of humans. J Spinal Disord 1990; 3:6-15.
22. Schellinger D, Manz HJ, Vidic B, et al. Disk fragment migration. Radiology 1990; 175:831-836.
23. Wiltse LL. Anatomy of the extradural compartments of the lumbar spinal canal. Peridural membrane and circumneural sheath. Radiol Clin North Am 2000; 38:1177-1206.
24. Parkin IG, Harrison GR. The topographical anatomy of the lumbar epidural space. J Anat 1985; 141:211-217.
25. Reina MA, Pulido P, Castedo J, et al. Characteristics and distribution of normal human epidural fat. Rev Esp Anestesiol Reanim 2006; 53:363-372.
26. Luyendijk W. The plica mediana dorsalis of the dura mater and its relation to lumbar peridurography (canalography). Neuroradiology 1976; 11:147-149.
27. Savolaine ER, Pandya JB, Greenblatt SH, Conover SR. Anatomy of the human lumbar epidural space: New insights using CT-epidurography. Anesthesiology 1988; 68:217-220.
28. Pech P, Daniels DL, Williams AL, et al. The cervical neural foramina: correlation of microtomy and CT anatomy. Radiology 1985; 155:143.
29. Paz-Fumagalli R, Haughton VM. Lumbar cribriform fascia: appearance at freezing microtomy and MR imaging. Radiology 1993; 187:241.
30. Nowicki BH, Haughton VM. Neural foraminal ligaments of the lumbar spine: appearance at CT and MR imaging. Radiology 1992; 183:257-264.
31. Hasegawa T, An HS, Haughton VM, et al. Lumbar foraminal stenosis: critical heights of the intervertebral discs and foramina: a cryomicrotome study in cadavera. J Bone Joint Surg Am 1995; 77:32.
32. Grogan J, Nowicki BH, Schmidt TA, et al. Lumbar facet joint tropism does not accelerate degeneration of the facet joints. AJNR Am J Neuroradiol 1997; 18:1325.
33. Lee DY, Lee SH. Effects of facet tropism and disk degeneration on far lateral lumbar disk herniation: comparison with posterolateral lumbar disk herniation. Neurol Med Chir 2009; 49:57.
34. Ikeda K, Nakayama Y, Ishii S. Congenital absence of lumbosacral articular process: report of three cases. J Spinal Disord 1992; 5: 232.
35. Wang ZL, Yu S, Sether LA, et al. Incidence of unfused ossicles in the lumbar facet joints: CT, MR, and cryomicrotomy study. J Comput Assist Tomogr 1989; 13:594.
36. Schmid MR, Stucki G, Duewell S, et al. Changes in cross-sectional measurements of the spinal canal and intervertebral foramina as a function of body position: in vivo studies on an open-configuration MR system. AJR Am J Roentgenol 1999; 172:1095.
37. Hasegawa T, An HS, Haughton VM. Imaging anatomy of the lateral lumbar spinal canal. Semin Ultrasound CT MR 1993; 14:404.
38. Nowicki BH, Yu S, Reinartz J, et al. Effect of axial loading on neural foramina and nerve roots in the lumbar spine. Radiology 1990; 176:433.
39. Vande Berg BC, Lecouvet FE, Galant C, et al. Normal variants of the bone marrow at MR imaging of the spine. Semin Musculoskelet Radiol 2009; 13:87.

40. Liney GP, Bernard CP, Manton DJ, et al. Age, gender, and skeletal variation in bone marrow composition: a preliminary study at 3.0 Tesla. J Magn Reson Imaging 2007; 26:787-793.
41. Ricci C, Cova M, Kang YS, et al. Normal age-related patterns of cellular and fatty bone marrow distribution in the axial skeleton: MR imaging study. Radiology 1990; 177:83.
42. Yeung DK, Griffith JF, Antonio GE, et al. Osteoporosis is associated with increased marrow fat content and decreased marrow fat unsaturation: a proton MR spectroscopy study. J Magn Reson Imaging 2005; 22:279.
43. Baur A, Stabler A, Bartl R, et al. MRI gadolinium enhancement of bone marrow: age-related changes in normals and in diffuse neoplastic infiltration. Skeletal Radiol 1997; 26:414.
44. Montazel JL, Divine M, Lepage E, et al. Normal spinal bone marrow in adults: dynamic gadolinium-enhanced MR imaging. Radiology 2003; 229:703.
45. Chen WT, Shih TT, Chen RC, et al. Vertebral bone marrow perfusion evaluated with dynamic contrast-enhanced MR imaging: significance of aging and sex. Radiology 2001; 220:213.
46. Griffith JF, Yeung DK, Antonio GE, et al. Vertebral bone mineral density, marrow perfusion, and fat content in healthy men and men with osteoporosis: dynamic contrast-enhanced MR imaging and MR spectroscopy. Radiology 2005; 236:945.

第5章

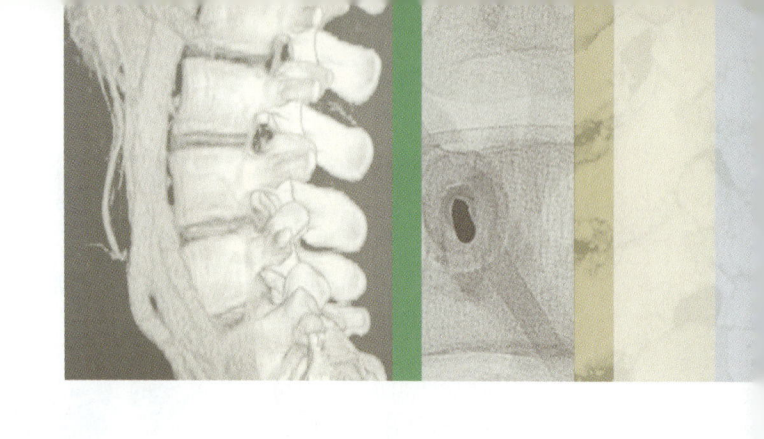

正常な脊髄と髄膜

Thomas P. Naidich, Bradley N. Delman, Cheuk Y. Tang, Mary Elizabeth Fowkes, Girish M. Fatterpekar, Jose C. Rios, Evan G. Stein, Victor M. Haughton, David L. Daniels

I 脊髄

　脊髄（spinal cord）は，大後頭孔から尾側の脊柱管内にある中枢神経の分節である（図5-1～3）[1-24]．C1神経根が出る部位の直上が，脊髄の上端とされる[11]．脊髄の下端はL1-2椎体の高さで終糸（filum terminale）に移行する．脊髄は以下の31分節に分けられる．頸髄8，胸髄12，腰髄5，仙髄5，尾髄1分節[11]である．

　全体として，脊髄は脊柱管の頭側2/3にある管状の神経構造である[21,24]．長さはおよそ45 cm，重さは約30 gである[21,24]．水平断面でみると，脊髄の前後径は短く，とくに肩甲帯と骨盤帯への神経を送る頸膨大と腰膨大において，その幅は広い．頸膨大（cervical enlargement）はC5-T1にあり，周径はC6で最大となる（38 mm[*1]）[21,24]．腰膨大はL2-S3髄節レベルにあり，周径はT12椎体の高さで最大となる（35 mm[*2]）[21,24]．腰膨大から尾側で脊髄は細まり，脊髄円錐とよばれる．平均的な成人において脊髄円錐（conus medullaris）の下端はL1-2椎体の高さにある．しかしその高位は個人差が大きい（本章の後半，画像，MRIの項を参照）[15]．

　終糸とよばれる糸状の結合組織が，脊髄円錐から尾側に伸びている[21,24]．終糸は長さがおよそ20 cmで，2つの部分に分けられる．近位側の硬膜内終糸（長さ約15 cm）は脊髄円錐の下端からクモ膜下腔を下降し，およそS2の高さにおいてクモ膜下端部を貫通する[21,24]．遠位側の終糸硬膜外部（extradural portion）（約5 cm）は硬膜に癒合し，仙骨管内を下降して，第1尾椎の背面に付着する[21,24]．脊髄円錐の場合と同様，硬膜嚢の下端の高位は個人差が大きい（本章の後半，画像，MRIの項を参照）[15]．

◆ 内部構造

　全体として脊髄は，同心円状に配列する複数の空洞状の円柱状構造から構成される．これらは深部から表層に向かって，脊髄中心管（central canal of the cord），中心灰白質（deep gray matter），およびこれを取り巻く白質である．灰白質と白質の占める割合は，高位ごとに異なる（図5-4）．上位の脊髄は，下位の脊髄全体へ下降する白質神経路と，脊髄全体から上行する神経路をもつため，白質の占める割合が大きい．下位の脊髄は，さらに尾側の脊髄のための少数の神経路しかもたない[6]．脊髄の灰白質は通常，白質と明瞭に境界されるが，頸髄では例外的に，外側の白質に伸びる脊髄網様体（reticular formation）というひも状の灰白質がある[21,24]．

　脊髄中心管は，第4脳室の尾側端から終糸の近位部まで伸びる（図5-4参照）．中心管は線毛をもつ上衣細胞（ependyma）で覆われ，その周囲を神経膠（neuroglia）

[*1] 訳注：原著では"38 cm"となっているが"38 mm"の誤り（Gray's anatomy 38th Edより）．

[*2] 訳注：原著では"35 cm"となっているが"35 mm"の誤り（Gray's anatomy 38th Edより）．

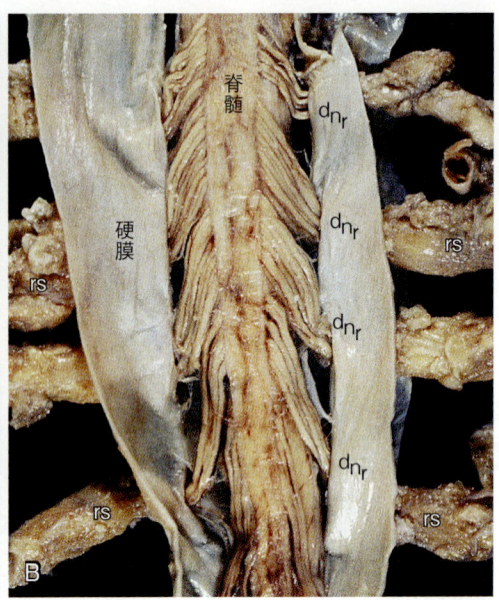

• 図 5-1　硬膜とクモ膜を開いて観察した頸胸髄の肉眼解剖．A：前面．前根（運動根 ventral〔motor〕roots）（vnr）が脊髄の各分節から出る．これらは比較的細い根糸（rootlet）となって歯状靭帯（denticulate ligament）の前方のクモ膜下腔を，神経根囊（rs）に向かって走る．B：後面．後根糸（感覚根 dorsal〔sensory〕rootlets）（dnr）は脊髄神経根から出て，歯状靭帯の後方のクモ膜下腔を通る．後根糸は比較的幅広いブラシ状で，各分節の全長にわたる後根入口帯から脊髄に入る．前脊髄動脈（Aの矢印）は正中を縦走する1本の血管として観察される．左右一対の後脊髄動脈（無印）はより小さく，後根入口帯のすぐ内側を縦走しているが，連続性は不完全である．

と，細い網状の神経線維からなる中心膠様質（substantia gelatinosa centralis）で囲まれている[21,24]．若年者では中心管の径は通常1mm未満で，成人では部分的に閉鎖し，40歳までに大部分が閉鎖する．脊髄遠位部そして／または終糸近位部において中心管は紡錘状に拡大し，長さ8～10mmで1mL未満の脳脊髄液を含む"終末室"となる[21,24]．また脊髄円錐や終糸近位部に，上衣の遺残や，未熟な付帯的な管がみられることがある．

　中心管を取り巻いて，縦走する中心灰白質が縦溝のある柱を形成する．水平断像ではHの字の型を示す（図5-4，図5-5）．H字の腹側の腕部分は運動ニューロンを含む，左右対称性の前角である．H字の背側の腕は，脊髄神経節にある感覚ニューロンの中枢線維（central fibers）を受ける左右対称性の後角である．Hの字の横棒は中心灰白質である．胸髄領域ではさらに左右一対の側角（lateral horn）が外側の白質に突出しており，神経節前の交感神経ニューロンを含む．脊髄を縦断的にとらえると，前角，後角，側角はそれぞれ灰白質の前柱，後柱，側柱に相当する．

　灰白質を取り巻く白質は，裂（fissure），隔壁（septum），溝（sulcus），神経根（nerve roots）により，左右一対の後索，側索，前索（dorsal, lateral, ventral columns [funiculi]）*に区分される（図5-4，5参照）．腹側正中では前正中裂（ventral median fissure）が中心管の近くま

で深く入り込み，脊髄腹側の白質を左右の前索（ventral column, anterior column, anterior funiculus）に区分している．前外側部では，左右一対の前外側溝（ventrolateral sulcus）があり，運動性の前根の出口を示す．前柱は前正中裂の両側から外側は前外側溝（前根を含む）のあいだに存在する白質神経路である．背側正中では，後正中溝（dorsal median sulcus）が後正中中隔とともに中心管の近くまで入り込み，背側の白質を左右の後索（dorsal column, posterior column, dorsal funiculus）に区分している[11]．後外側では，左右一対の後外側溝があり，後根の入口部を示す．後柱は，内側は後正中裂と後正中隔壁から外側は後外側溝までの左右一対の白質神経路である（ただし後根は含まない）．頸髄とT6以上の胸髄では，後中間溝・後中間中隔（posterointermediate sulcus and septum）により後索はさらに内側の薄束（fasciculus gracilis）と外側の楔状束（fasciculus cuneatus）に区分される．側索は前外側溝と後外側溝（ventrolateral and dorsolateral sulci）のあいだの白質神経路である．

　縦走する白質の索内を走る線維は，中心管の近くで正中

---

*訳注：原著では白質の索 funiculus と柱 column が同様に用いられているが，日本語版では，灰白質の柱と区別するために，白質では索，灰白質では柱の語を用いる．

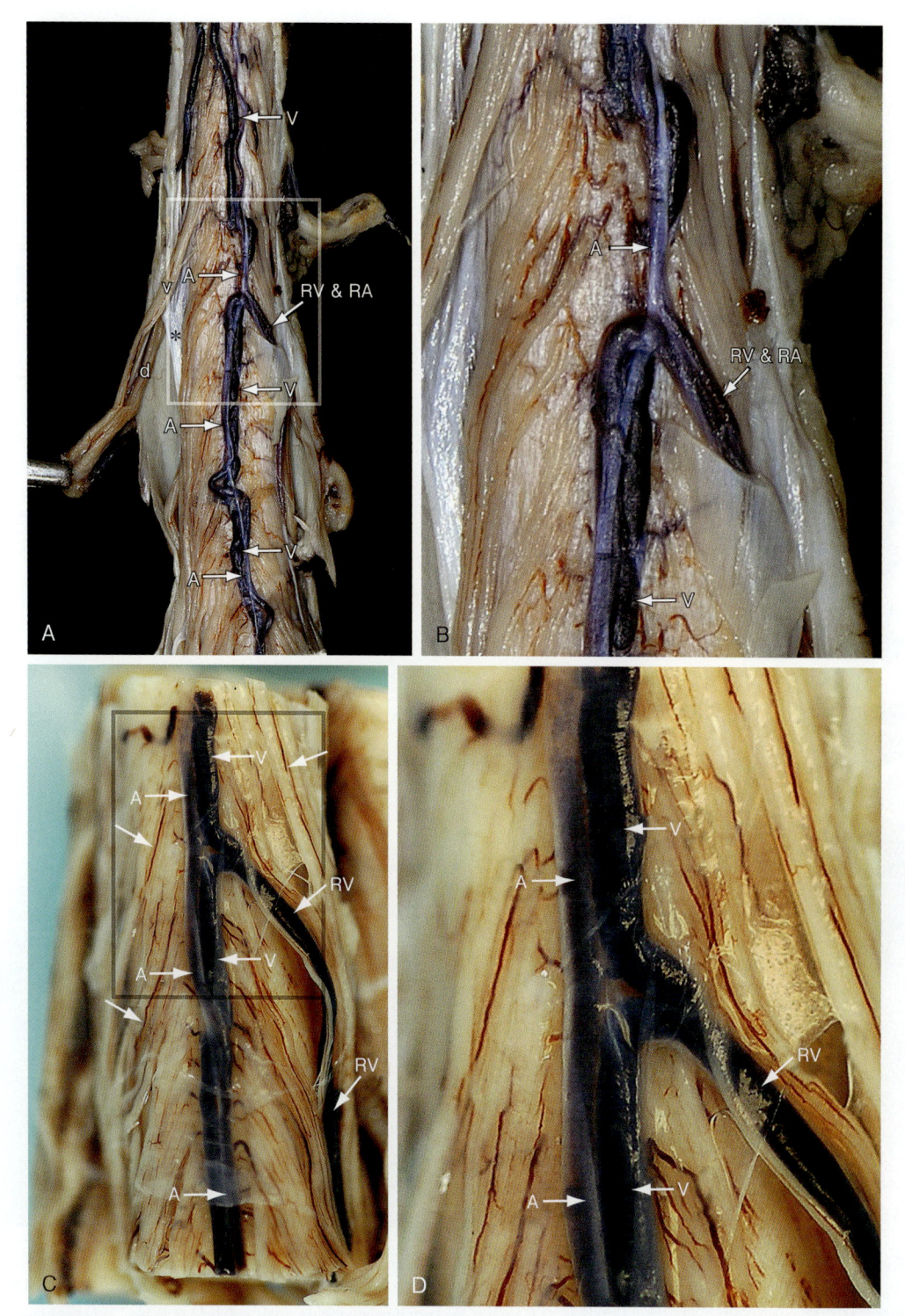

・**図 5-2** ホルマリン固定後の脊髄前面．2 標本（A, C）と前面の血管の拡大像（B, D）．A：前（運動）根糸（ventral〔motor〕rootlet）（v）は歯状靱帯（A の星印）の前方を通って，後根（d）とともに神経根嚢に入る．根髄動脈（radiculomedullary artery：RA）と静脈（radiculomedullary veins：RV）は神経根に伴走し，より細く表層側にある前脊髄動脈系（A）と，より深く大きい前脊髄静脈系（V）に連続する．さらに細く，各神経根糸を栄養する根動脈（C の矢印）が観察される．

をまたぎ，灰白交連および白交連（gray and white commissures）を介して対側に向かうこともある．後灰白交連および前灰白交連（dorsal and ventral gray commissure）は正中を交差する無髄（したがって"灰白"）線維路で，

中心管のすぐ後ろと前に位置する．前白交連は交差する有髄（したがって"白"）線維路で，前正中裂と前灰白交連のあいだに位置する（図 5-6A）[21, 24]．

前根は，脊髄灰白質の前角にある細胞体より生じる．こ

116　Ⅲ　正常な脊柱と脊髄

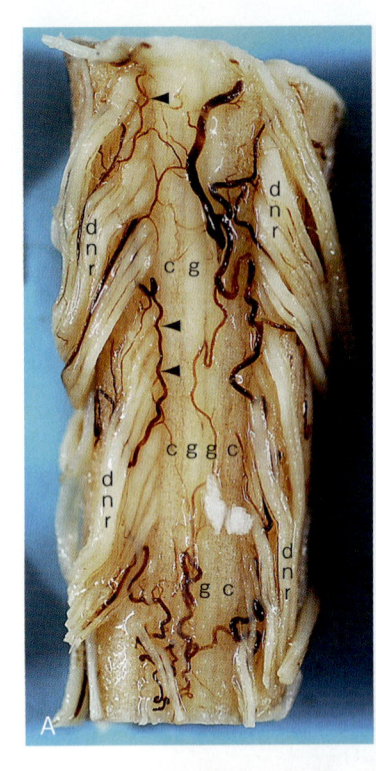

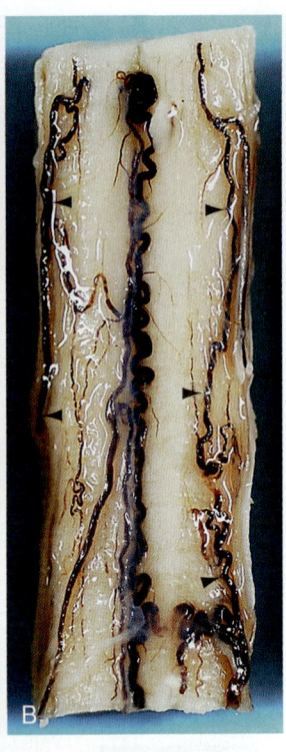

•図5-3　ホルマリン固定後の頸胸髄の後面．2標本．後根（dnr）は扇状に広がって複数の根糸となり，後外側溝から脊髄に入る．左右一対の薄束（gracile fasciculus, g）と楔状束（cuneate fasciculus, c）が浅い後正中溝（median dorsal sulcus）と一対の後中間溝（dorsal intermediate sulcus），および後根入口帯のある後外側溝（dorsolateral sulcus）によりかすかに境界されている．複数の根髄動脈から連続する左右一対の後脊髄動脈（矢頭）がみられ，後根入口帯のすぐ内側を上下に走行するが，その連続性は不完全である．これらの末梢は軟膜の動脈叢（血管冠 vasocorona とよばれる）に連続し，脊髄背側部を栄養する．ときに後脊髄静脈（posterior median vein）は根髄静脈（radiculomedullary vein）へ還流する際にヘアピンカーブを示し，根髄動脈（radiculomedullary artery）が前脊髄動脈へ連続する際のヘアピンカーブと類似することがある．後脊髄静脈はしばしば蛇行している．

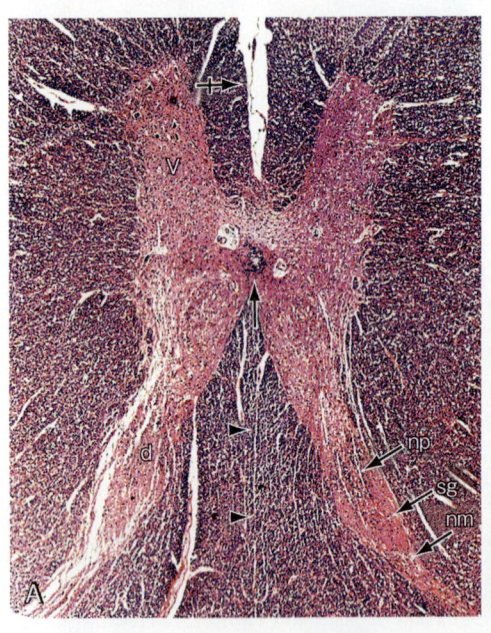

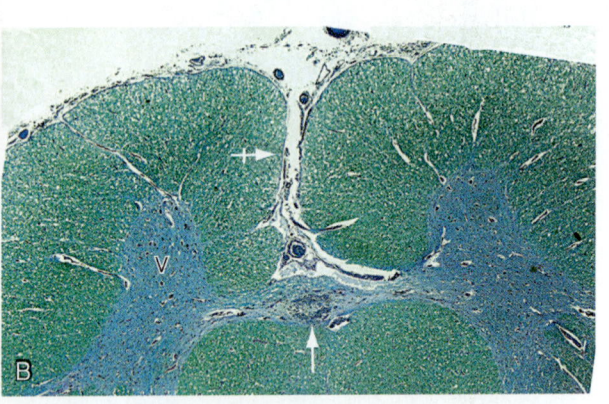

•図5-4　水平断組織標本．A：脊髄中心部（HE 染色）．B：脊髄腹側部（Luxol Fast Blue 髄鞘染色）．脊髄中心管（正中の縦矢印）は上衣で裏打ちされている．これを取り囲む円柱状の灰白質は左右一対の前角（v）と後角（d）により水平断像で H 型を示す．H 字の横棒は中心管を取り巻く灰白質からなる．灰白質の細胞密度の違いは，細胞密度の高い固有核（nucleus proprius, np），より粘液基質に富む膠様質（substantia gelatinosa, sg），そして三角帽様の辺縁核（nucleus marginalis, nm）などの神経核に対応している．腹側正中部には深く広い前正中裂（ventral median sulcus, 横向きの十字矢印）があり，中に溝縁血管（sulcomarginal vessels）が通る．背側正中には後正中中隔（glial dorsal median septum）（黒矢頭）がみられる．白質内の血管は放射状に配列している．

れらの細胞体は内側，中心，外側の細胞柱（medial, central, lateral cell columns）からなり，異なる筋群を支配する．前根は前外側溝からクモ膜下腔に出て，神経根嚢（root sleeve）に向かって前外側に走る．

各レベルにおいて，後根（感覚根）は椎間孔の中の脊髄神経節の中にある細胞体から生じる．脊髄神経節のおのおのの細胞から短い神経線維が出て，すぐに中枢突起と末梢突起（central and peripheral process）に分かれる．脊髄

第5章 正常な脊髄と髄膜　117

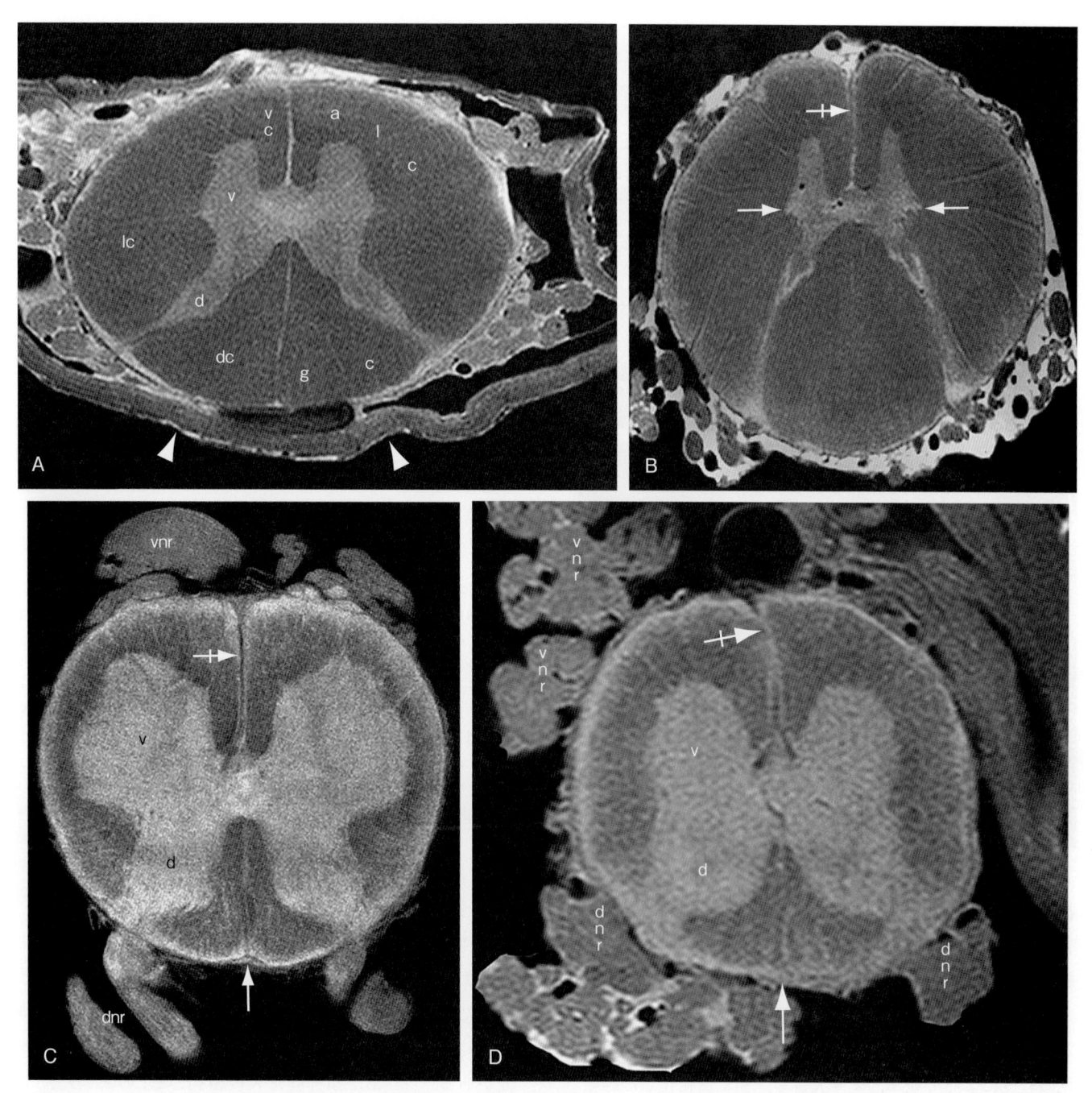

•図5-5　9.4-TのMRIでみた正常の頸髄（A），胸髄（B），腰髄（C），仙髄（D）（死後）．脊髄の前後径は頸髄から腰髄にかけてほぼ均一で，以下のレベルでは徐々に細くなる．肩甲帯に対応する頸膨大と，骨盤帯に対応する腰膨大において，横径は大きい．白質の体積は頸髄において最大で，尾側に下がるにつれ小さくなる．水平断像において正中灰白質は一対の前角（v）と後角（d），およびこれらを正中で連結し中心管を取り囲む灰白質帯，により，H型ないし蝶型を示す．胸髄にはさらに一対の側角（Bの矢印）がみられる．脊髄表面には深い前正中裂（ventral median sulcus, 十字矢印）と，浅い後正中溝（dorsal median groove）およびこれに接する後正中中隔（dorsal median septum, Cの矢印），前根（vnr）が前角から出る一対の前外側溝（ventrolateral sulcus），そして後角（dnr）が後角に入る一対の後外側溝（dorsolateral sulcus）により区画される．後外側路（dorsolateral fasciculus of Lissauer, Lissauer路）は後根入口帯部において高信号を示す（B）．灰白質の周囲では，脊髄白質が前索〜後索とよばれる，縦方向に配列する神経路を形成している．左右一対の前索（vc）は前正中裂から前根の外側縁までを含む．一対の後索（dc）は後正中中隔と後外側溝の後根入口帯のあいだにある．側索（lc）は前索と後索のあいだに位置する．前根出口部を取り囲む部分の名称として前側柱（anterolateral column, alc）という用語が有用である．頸髄とT6から頭側の胸髄では，後中間隔壁（dorsal intermediate septum）により後索は内側の薄束（fasciculus gracilis, g）と外側の楔状束（fasciculus cuneatus, c）に分割される．線維に富む硬膜は低信号（Aの矢頭），神経根は中間信号，クモ膜下腔内の血管は低信号を示す（B）．

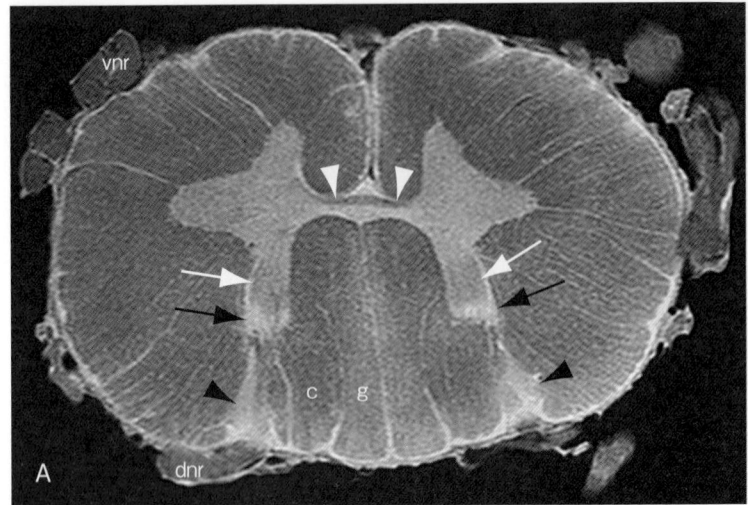

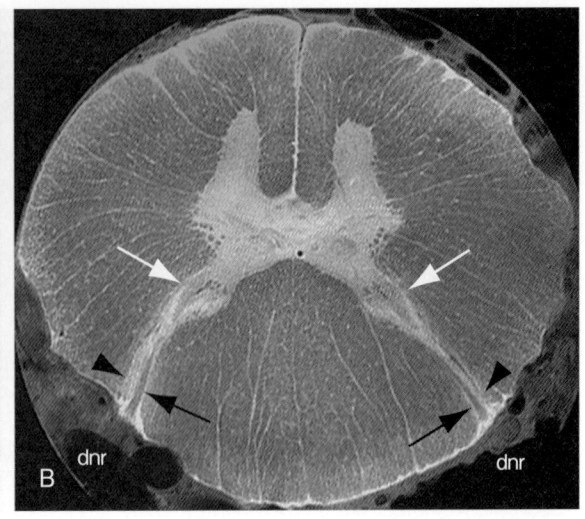

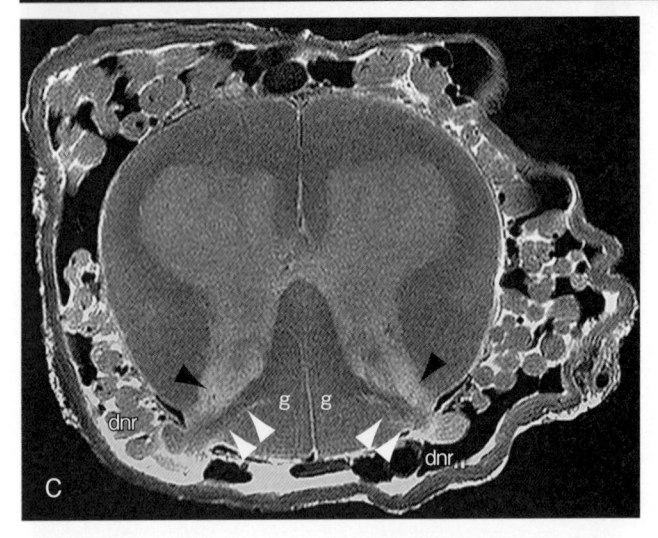

• 図 5-6 9.4-T の MRI でみた正常脊髄の水平断像（死後）．A，B：異なる 2 例の頸髄．正中を交差する有髄線維が前正中裂のすぐ後方，灰白交連のすぐ前方で，白交連（white commissure, A の白矢頭）を形成する．後根入口帯に近づくと後根糸（dnr）は，より強く髄鞘化した線維（B の黒矢印）と，後根入口帯の外側部に入る，髄鞘の乏しい線維とに分かれる．後根を取り巻く後外側路（Lissauer 路，A の黒矢頭）は，髄鞘が乏しいため明るくみえる．C：腰髄レベル．厚い髄鞘をもつ後根の線維（C の白矢頭）が，後根入口帯の内側面に入る．頸髄レベルには薄束（g）と楔状束（c）があるが，腰髄レベルの後柱は薄束（g）のみである．A，B の白矢印；固有核（nucleus proprius），A の黒矢印；膠様質（substantia gelatinosa），vnr；前根，dnr；後根．

神経節の中枢突起（中枢軸索）はクモ膜下腔内を通って脊髄に向かう．各レベルの脊髄神経節からは複数の中枢突起が生じる．これらは扇状に広がって 6 ないし 8 本の後根糸（dorsal rootlet）となり，後外側溝で対応する髄節に入る[21, 24]．中枢突起は脊髄に近づくと，髄鞘のサイズと髄鞘化の程度によって並ぶ．より大きく，強く髄鞘化した線維は，中枢線維の内側束として，後根入口帯の内側部に入る（図 5-6B，C 参照）．髄鞘化の乏しい線維は，中枢線維の外側束となって，後根入口帯の外側部に入る．おのおのの中枢突起は上行枝と下行枝に分かれる[3]．内側の線維の上行枝は長く，後柱に直接入るか，または後角の内側を通って灰白質の深層に向かう．細く髄鞘化の乏しい外側線維の枝は，後外側路（Lissauer 路，dorsolateral fasciculus of Lissauer）に入る（後述）．

脊髄神経節細胞の末梢突起は，神経根嚢内を通り，感覚受容体に向かって外側に走る．各椎間孔内において，脊髄から生じる運動性の前根糸は，脊髄神経節の遠位側において，脊髄神経節から生じる感覚性の末梢突起と一体となり，脊髄神経を形成する．このように，脊髄神経とは，脊髄神経節より末梢側の，運動性神経根と感覚性神経根が一体となった部分を指す．ヒトでは 8 対の頸神経，12 対の胸神経，5 対の腰神経，5 対の仙骨神経，そして 1 対の尾骨神経がある[21, 24]．第 1 頸神経は大後頭孔と C1 のあいだ，すなわち第 1 頸椎の上で脊柱管から出る．第 8 頸神経は C7 と T1 のあいだ，第 1 胸椎の上で脊柱管から出る．以下の胸神経，腰神経および仙骨神経はすべて，対応する番号のついた脊椎の椎弓根直下を通って脊柱管から出る．すなわち，第 7 胸神経は第 7 胸椎の椎弓根直下，T7-8 椎間孔を通り，そして第 4 腰神経は第 4 腰椎の椎弓根直下，L4-5 椎間孔を通る．上位頸椎では，いくつかの神経根が白質の側柱外側面から直接出て副神経（第 XI 脳神経）脊髄根を形成し，クモ膜下腔内を上行して大後頭孔を超え，後頭蓋窩内で副神経延髄根に合流する[21, 24]．

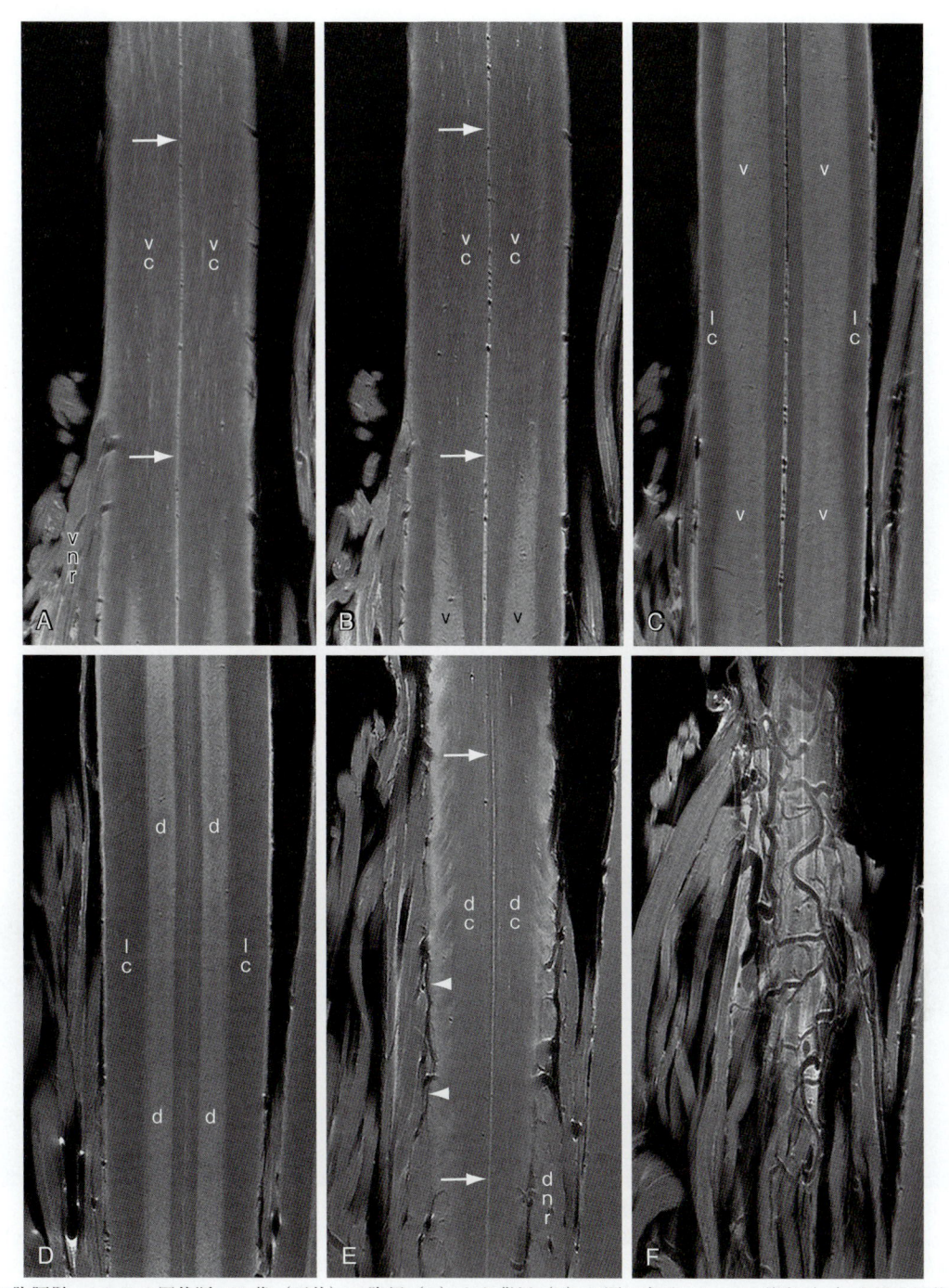

- **図 5-7** 正常の胸腰髄．9.4-T の冠状断 MR 像（死後）で腹側（A）から背側（F）の順に表示．A, B：前索（vc）を通る冠状断面で，正中に前正中裂（白矢印）と，前外側溝から出る運動根（vnr）がみられる．溝縁血管群（sulcomarginal vessels）は（ペアではなく）1 本ずつ前正中裂に入り，背側方の前正中裂深部に向かう．C：さらに背側の MRI 冠状断で，前正中裂の深部と内部の血管，前正中裂の両外側に前索，その外側に接する幅広い前角（v），そして表面近くに側索（lc）＊の前方部分が観察される．D：脊髄後部の MRI 冠状断像では，後正中中隔，後索の深部，細い後角（d），側索（lc）の後方部分がみられる．E：後索（dc）を通る冠状断像で，後正中溝（白矢印），後根（dnr），そして後根の内側において後脊髄動脈が形成する，連続性が不完全な縦走する動脈叢が観察される．F：脊髄後面に，根髄静脈に還流する後脊髄静脈叢がみられる．

◆ 脊髄の血管系

動脈支配

　脊髄は，単一の前脊髄動脈と，左右一対の後（後外側）脊髄動脈から栄養される（図 5-1 ～ 3，図 5-7 ～ 9）．前脊髄動脈は長く正中部を縦走する，通常は連続した動脈幹で，その径は 0.2 ～ 0.8 mm である[22]．大後頭孔の近くで，椎骨動脈から分岐する左右の前脊髄枝が合流して前脊髄動

＊訳注：原著ではラベル"(lc)"の記載がなかったので日本語版では加えた．

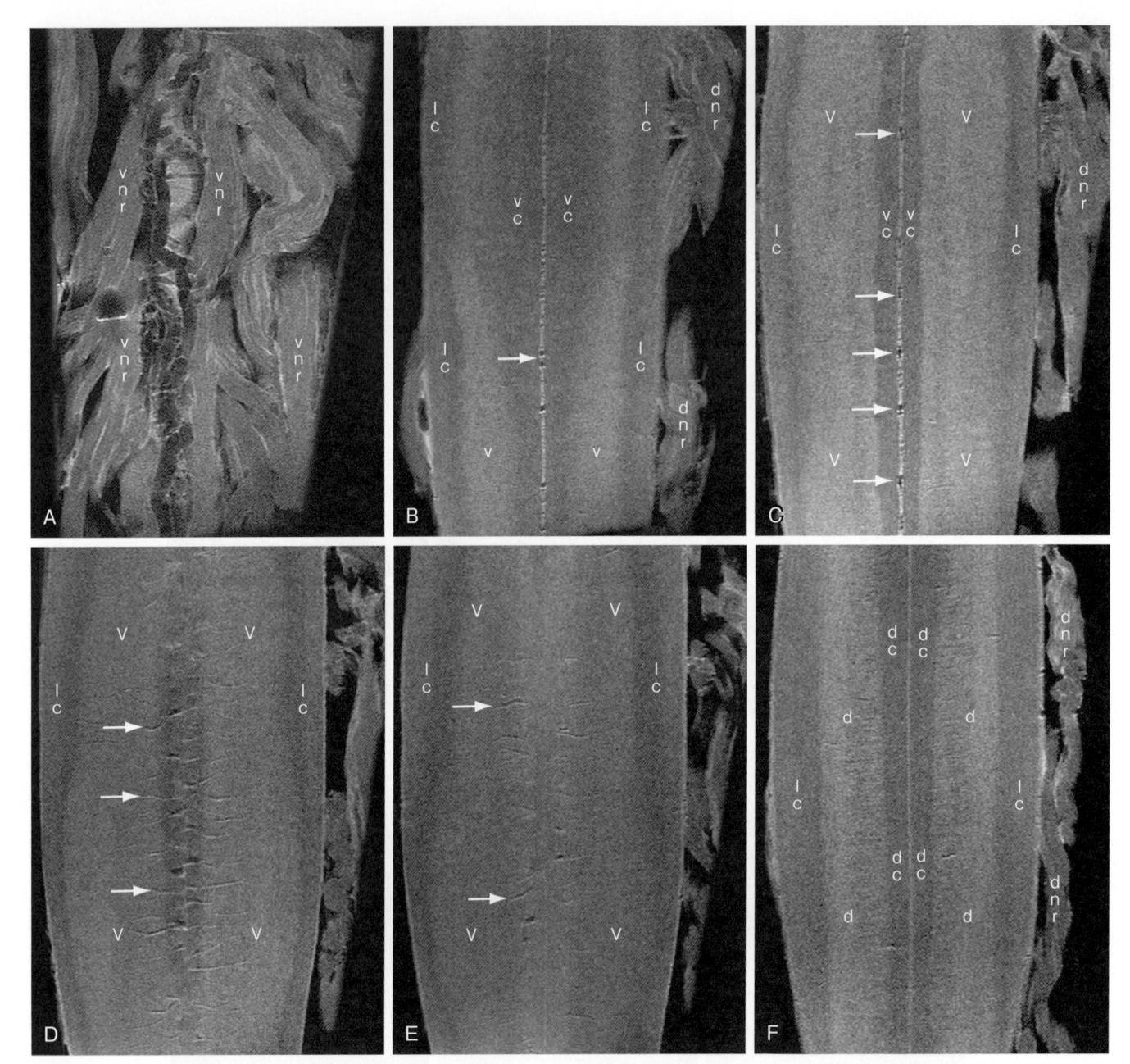

• 図 5-8　正常の胸腰髄．9.4-T の冠状断 MR 像（死後）で腹側（A）から背側（K）の順に表示．A：脊髄前面の血管と前根（vnr）．B, C：溝縁血管群（sulcomarginal vessels，白矢印）が前正中裂の中を通る．その外側には，内側から順に，前索（vc）の深部，前角（v）の灰白質，そして側索（lc）の前部が並ぶ．前角の前端部より後方で脊髄外側にみられる神経根は，神経根嚢に向かい腹側に走る後根（dnr）である．D, E：これらの断面では前索の白質の深部が見えなくなり，中心管を取り巻く灰白質が見えてくる（E）．F, G：中心管の後方では，正中に後正中中隔（G の白矢印）がみられる．後角（d）は後外側方に広がって後根（dnr）を出す．したがって後角は E では正中近くに，F では外側寄りに描出される．後角の内側には後索（dc）の深部が，外側には側索（lc）の後部がみられる．

脈となり，前正中裂の中を下方に向かう．その径は部位によって異なり，胸部では比較的細く，Adamkiewicz（アダムキービッツ）動脈との合流部以下で最大となる（0.5〜1.0 mm）[1]．前脊髄動脈は複数の，不規則に配列する補足的栄養動脈からの血流を受ける．通常，これらの動脈は前脊髄動脈に合流する際にヘアピンカーブを描く．C4 と C8 のあいだで流入する大きな栄養動脈を，頸膨大動脈とよぶことがある[22]．栄養動脈のうち最大のもの（大根動脈：arteria radicularis magna）は典型的には T9 と T12 のあいだで生じ胸腰髄にいたる．この動脈は腰膨大動脈（すなわち Adamkiewicz 動脈）とよばれる[22]．前正中裂の中で，前脊髄動脈は多数の溝縁枝（sulcomarginal branch）を出し，これらは脊髄の前 2/3（灰白質の大部分と，白質の大半）を栄養する．

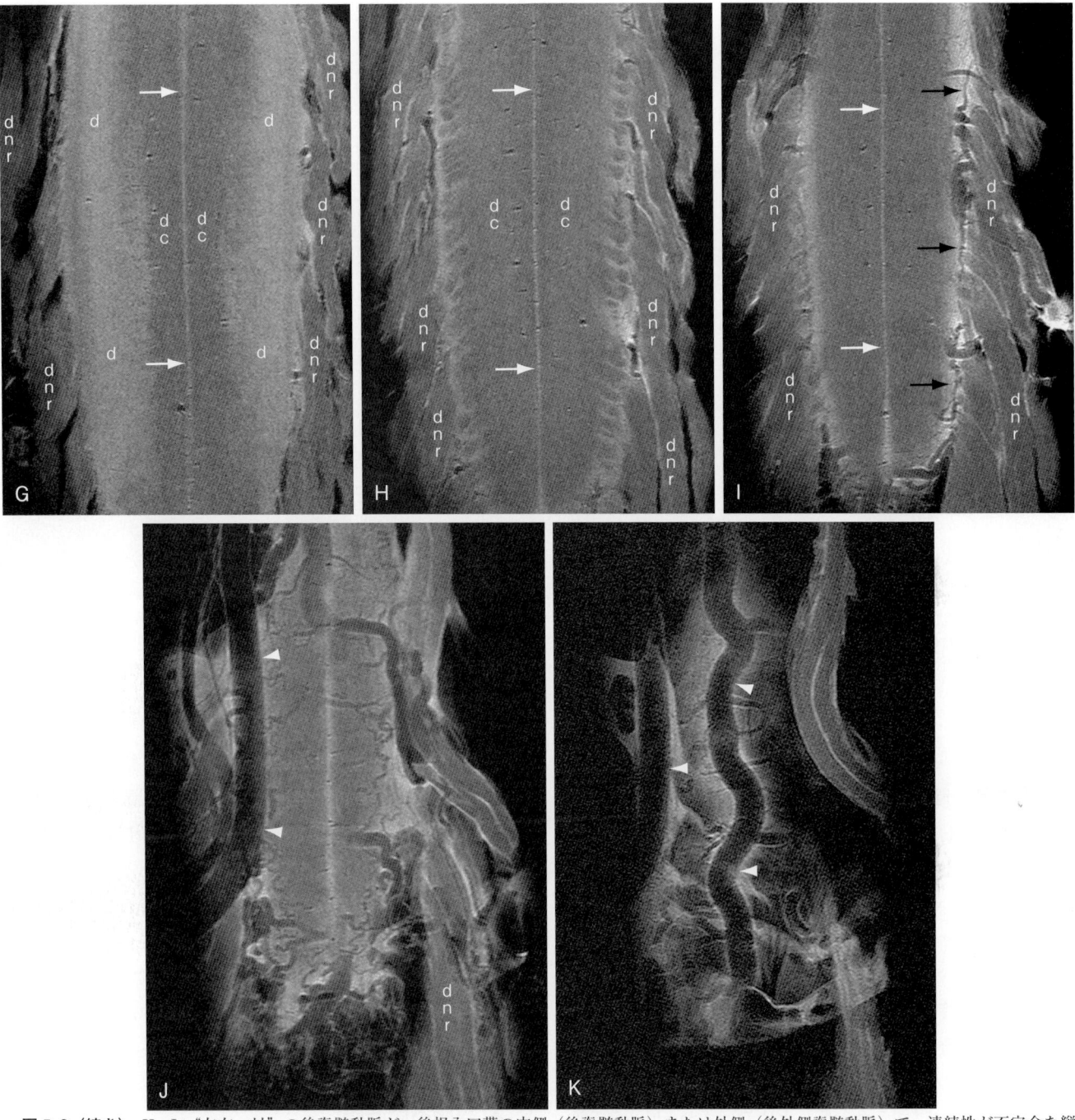

• 図 5-8（続き） H, I："左右一対"の後脊髄動脈が，後根入口帯の内側（後脊髄動脈）または外側（後外側脊髄動脈）で，連続性が不完全な縦走する動脈路を形成している．後正中中隔（白矢印）は後索で左右の薄束を分けている．J, K：脊髄後面において後脊髄静脈（矢頭）が明瞭に観察され，脊髄前面で前脊髄動脈が形成するカーブと類似したヘアピンカーブを呈する．

　おのおのの栄養動脈からの血流は，前脊髄動脈において頭側と尾側の両方に向かう．これに伴い，各動脈支配領域の境界に，血管が豊富でない"分水嶺"が生じる．これらの分水嶺においては前脊髄動脈からの血流がきわめて乏しい場合がありうる．

　背側では，左右一対の縦走する動脈（ときに不連続で，径は 0.5 mm 未満）が，後外側溝の後根入口部の内側（後脊髄動脈）または外側（後外側脊髄動脈）を走行する[22]．これらの後脊髄動脈／後外側脊髄動脈は直接脊髄に分布しない．その代わりに，これらの動脈は血管冠（vasocorona）とよばれる，脊髄を円周状に取り巻く軟膜血管叢に連続する．そして血管冠から多数の細い動脈枝が脊髄の中心に向かって入り，後方 1/3 を栄養する[22]．

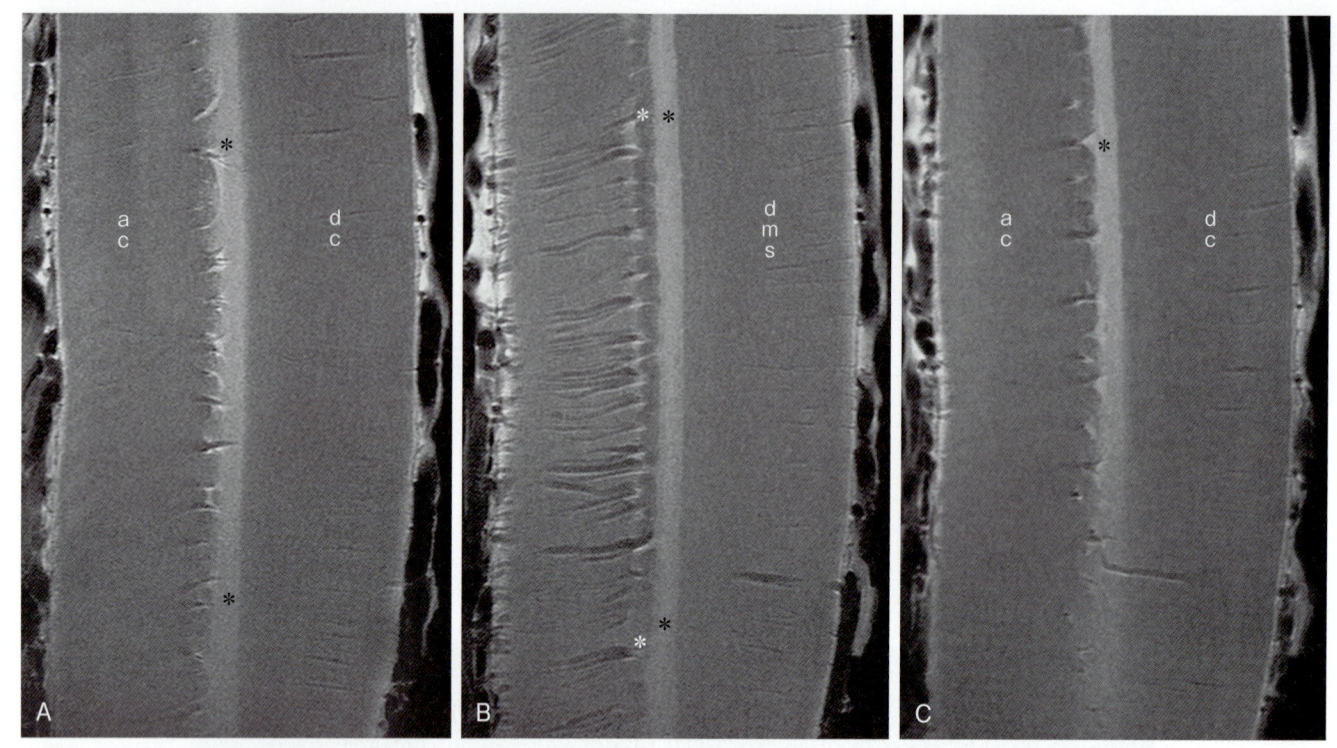

• 図 5-9　溝縁動脈（sulcomarginal arteries）．9.4-T の矢状断 MR 像（死後）．正中（B）および隣接する傍正中（A，C）の断面で，向かって左が腹側．おのおのの溝縁動脈は前正中裂の中を後方に向かい，前白交連（白星印）の直前で左右どちらか一方の外側方に向きを変え，同側の灰白質と白質を支配する．前白交連のすぐ背側には中心灰白質（黒星印）と灰白交連があり，H の字の横棒に相当する．また前索（ac）と後索（dc），後正中中隔（dms）が観察される．

静脈還流

　脊髄の静脈還流は動脈支配よりも個人差が大きく，必ずしも動脈とは伴走しない（図 5-2, 3, 7 ～ 9, 図 5-10, 11）[22]．脊髄前面では，上下に連続する前脊髄静脈（anterior median spinal vein）（径 0.4 ～ 1.0 mm）が前正中裂内，前脊髄動脈よりも後方にある．この静脈は腰仙部で最も太く，60 ～ 70％の例では終糸に沿って太い静脈が下方に連続している（終静脈 terminal vein）[22]．前脊髄静脈は通常は対応する前脊髄動脈より太い[1]．胸腰髄から還流する静脈のうち最大のものを大根静脈（great anterior radiculomedullary vein）（図 5-2 参照）とよび，Adamkiewicz 動脈と間違えやすい[1]．

　背面において最も恒常的にみられる静脈は後脊髄静脈（posterior median spinal vein）である．この静脈は胸腰膨大から吻側で最も太く，頸部まで連続する[22]．腰膨大の背面において蛇行しており，また背面正中には動脈がないため，この静脈は容易に同定される[1,22]．

　また脊髄表面には，上記の静脈より細く短い，副次的な静脈系が存在する．そのうち最も連続していることが多いものは前外側の静脈で，上記の正中静脈群が閉塞した際には側副路となりうる[22]．また表在横静脈叢（superficial transverse veins）が縦走する静脈路を連結している．各分節において脊髄内の静脈は外側向きに，放射状に配列して，表在静脈叢に還流する．脊髄内を貫通して前後の脊髄静脈を吻合する静脈路がみられることがある．これらは前脊髄静脈から出て前正中裂内から脊髄内に入り，中心管部を迂回して蛇行し，後正中中隔に沿って後方に走り，後脊髄静脈に還流する（図 5-10 参照）．典型例ではこれらの静脈は前下方から後上方に上向する．脊髄内からの，これらの吻合静脈への直接の還流はほとんどみられない．

◆ 脊髄の灰白質

　脊髄の灰白質は，ニューロン，軸索末端（terminal axon）と樹状突起（dendrite）（総合して神経突起 neurite），および神経膠細胞からなる[21,24]．ニューロンの突起が同じ脊髄分節内にとどまる場合は分節内（intrasegmental）ニューロン，隣の分節に及ぶ場合は分節間（intersegmental）ニューロン，突起が脳にまで及ぶ場合は超分節（suprasegmental）ニューロンとよばれる．脊髄では多数のニューロンと神経突起が正中の交連を越えて対側と連絡しているため，左右一対の脊髄灰白質が 1 つの機能系を形成している（図 5-4, 6A 参照）[21,24]．

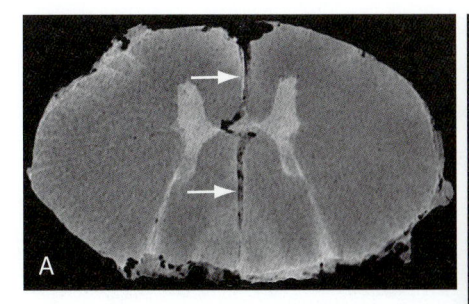

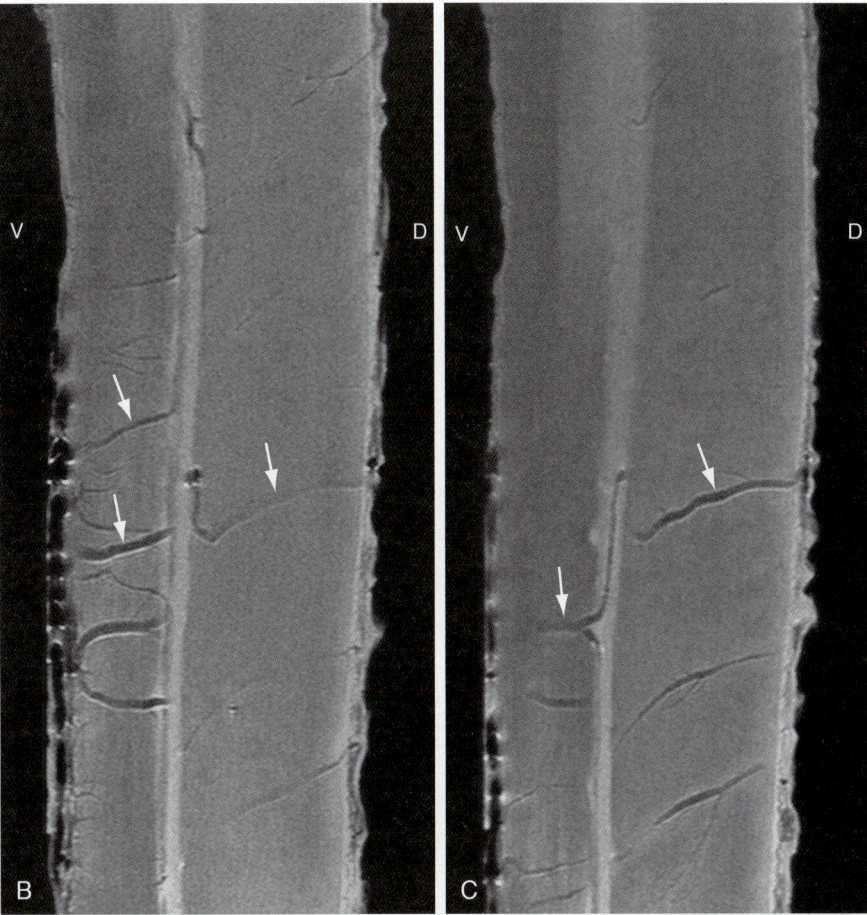

• 図5-10 脊髄を前後に貫通する静脈吻合. 9.4-T の MR 像（死後）, 水平断像（A）, 矢状断像（B, C）. A：複数の連続水平断像から作成した最小値投影像（minimum intensity projection）. この例では, 前脊髄静脈と後脊髄静脈を連結する大きな吻合静脈（矢印）が前正中裂から中心管近傍, 後正中溝を走行している. B, C：傍正中矢状断像. 吻合静脈は前方から後方に向かって上向（ときに下向）するが, 中心管部の周囲を回る際に特徴的な縦方向のジグザグ様蛇行を示す.

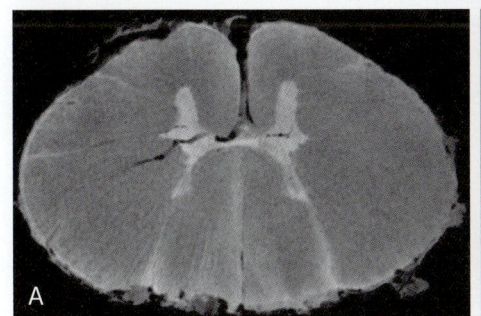

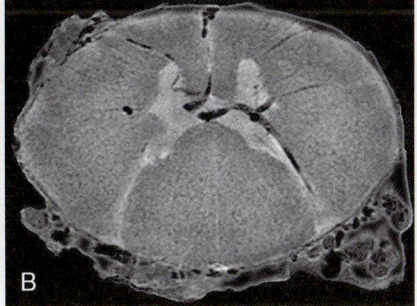

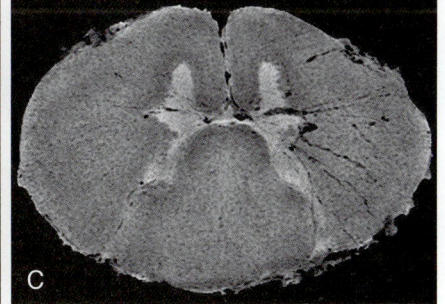

• 図5-11 9.4-T の MR 像（死後）, 水平断像でみた脊髄内部の血管構造. A～C：複数の連続水平断像から作成した最小値投影像で, 脊髄腹側部の血管が前正中裂に連続している様子, 後角に沿った血管の存在, そして白質内の血管が放射状に配列している様子が強調されている.

水平断像において, 脊髄の灰白質は後角, 前角, 側角（T2-L1 レベルのみ）を有し, H の字または蝶の形に似ている（図5-4～6参照）. 灰白質の体積は, 脊髄の高位によって異なる（図5-5参照）. 灰白質の体積は, 下肢や会陰, 骨盤を支配する腰仙髄で最も大きい. また体幹のみを支配する胸髄では最も小さく, 肩甲帯を支配する頸髄では2番めに大きい. 前角は幅広く, 中心管側に向かう前角底と前方に突出する大きな前角頭をもつと考えられる. 後角は狭く, 中心管の近くに後角底があり, その後方に狭小化した後角頸, 楕円形ないし紡錘状の後角頭, そして後外側方に突出する後角尖をもつ（図5-4～6参照）. 後角と前角の接合部は中間質（intermediate gray matter, substantia intermedia）とよばれる.

脊髄の灰白質にはさまざまな固有の核が含まれる. とくに重要なものを以下に記す.

後角の脊髄神経核

後角内には3つの主要な細胞群が同定される[21,24].

- 背側辺縁核（nucleus marginalis, posteromarginal nucleus, marginal zone）は後角尖の表層にある薄いニューロンの層で，Lissauerの後外側路（後述）に突出する．すべての髄節レベルに存在し，皮膚の侵害受容器からの入力を受ける（図5-4, 図5-12, 13．後述のレクセド第Ⅰ層の項を参照）．
- 膠様質（substantia gelatinosa〔of Rolando〕）は，辺縁核の直下にあり，すべてのレベルに存在する．後根から痛覚と温覚の求心線維を受け，その情報は脊髄視床路を介して脳に送られる（図5-4, 6C, 12, 13；後述のレクセド第Ⅱ層と第Ⅲ層の項を参照）．
- 固有核（nucleus proprius, proper sensory nucleus）は，膠様質の下方の後角内にみられる明瞭な核である．すべてのレベルに存在する．さまざまな感覚モードのなかでもとくに触覚の情報を受けると同時に，運動調節をつかさどる皮質脊髄線維を受ける（図5-4, 6, 12, 13参照；後述のレクセド第Ⅳ層の項を参照）[3]．

中間質の脊髄神経核

中間質内には4つの主要な細胞群が同定される．
- Clarkeの背核（nucleus dorsalis of Clarke, nucleus thoracicus, Clarke's column）は，C8～L2[6]ないしL3-L4[21, 24]の高さで，後角基部内側にみられる．下部胸髄から上部腰髄レベルで最も大きく，これらの部では内側の後索内に突出することがある（図5-12, 13）．背核は後脊髄小脳路の起始部である（後述のレクセド第Ⅶ層の項を参照）[3]．
- 中間質外側核（intermediolateral spinal nucleus）は側索（Terni柱）を占め，およそT1からL2-L3のレベルにみられる．この部位のニューロンは，前根と，白交通枝（white rami communicantes）を介して交感神経幹に線維を送る[21, 24]．
- S2-S4の中間質にも，類似した部位のニューロンから副交感性節前線維が出る．しかしこのレベルでは，細胞柱が外側に突出して側角を形成することはない[6, 21, 24]．
- 中間質内側核（intermediomedial column of neurons）はT1-L2において内臓からの痛覚求心線維を受ける[6]．

前角の脊髄神経核

前角内には3つの主要な運動核，すなわち内側，中心および外側縦細胞柱が同定される．これらの細胞柱は複数の分節にわたって存在し，上下に長く連続するものや，固有の両域に島状の細胞集簇としてみられるものがある[21, 24]．
- 内側細胞柱（内側核群；腹内側核と背内側核，medial

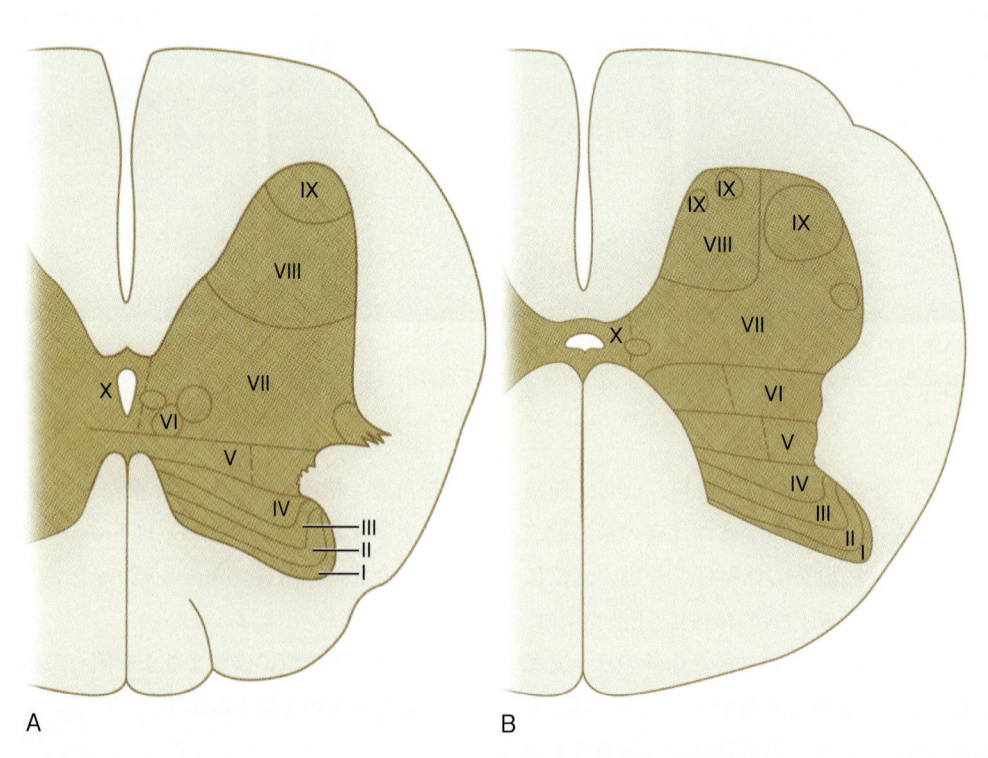

A　　　　　　　　　　　　　　B

- **図5-12** レクセドの層（Rexed lamina）．胸髄（A），腰髄（B）の模式図．ローマ数字は猫の脊髄灰白質におけるレクセド層のおよその位置を示す．本文および図5-13の説明を参照．（Williams PL [ed], Gray's Anatomy : The Anatomical Basis of Clinical Practice, 38th ed. Edinburgh, Churchill Livingstone, 1999より改変）

第 5 章　正常な脊髄と髄膜　125

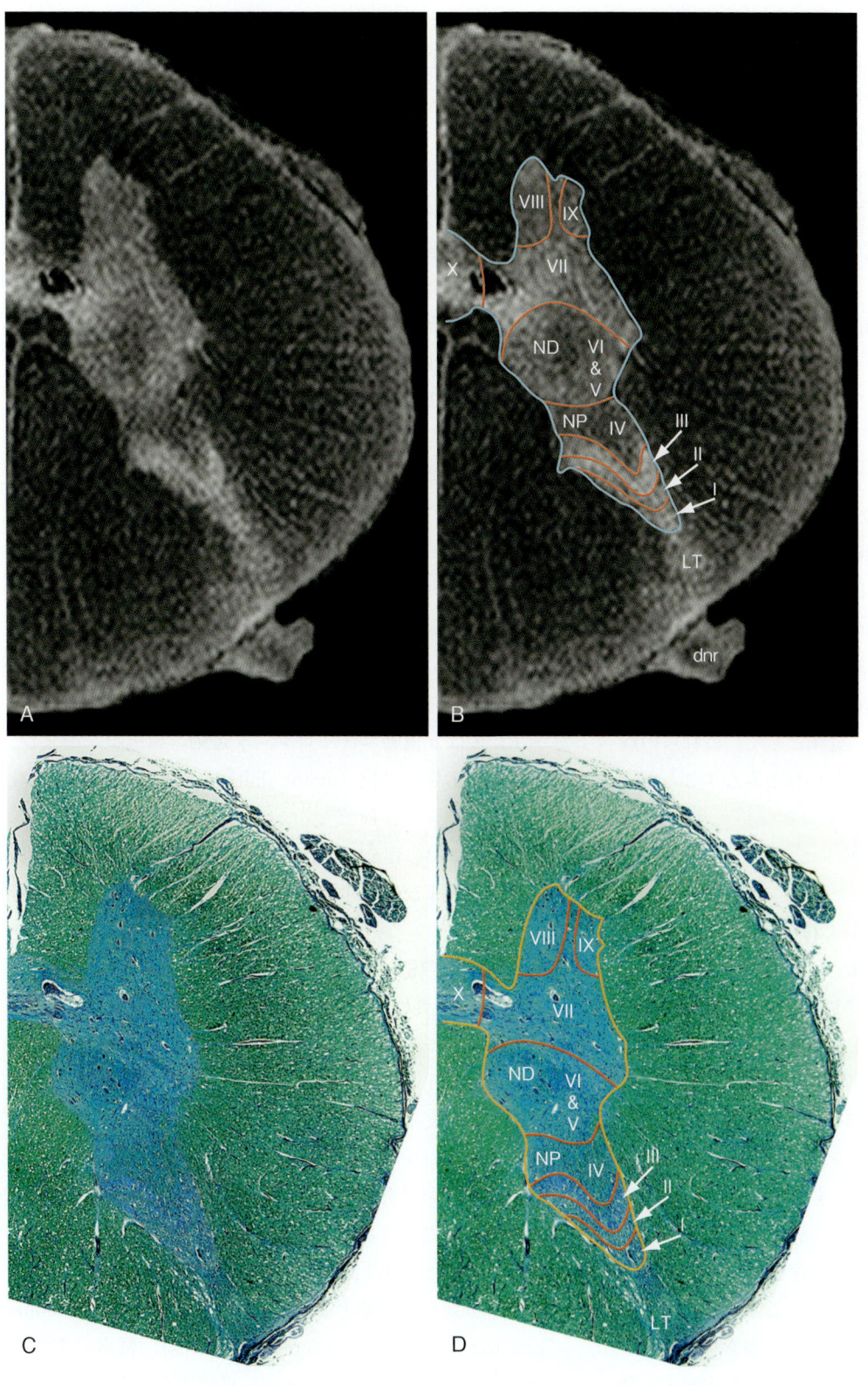

• **図 5-13**　レクセドの層（Rexed lamina）．9.4-T の MR 像（死後）でみた胸髄半側部の水平断像．C*[1]：同じ標本の Luxol Fast Blue 髄鞘染色．B と D*[2]：において，A と C*[3] の上にレクセドの層を表示．図 5-12 で示されたとおり，灰白質は RL I から X に分けられる．RL I は辺縁核（nucleus marginalis）に相当する．RL II と RL III は膠様質（substantia gelatinosa）に相当する．RL IV は固有核（nucleus proprius, NP）を含む．RL V と RL VI はヒトでは識別できない．RL VII の広がりは図 5-12 においてより良好に描出されている．C8 から L2 のレベルでは，クラークの背核（ND, nucleus dorsalis of Clarke, Clarke's column）が RL VII の基部内側にある．脊髄遠位部では，RL VIII は前角の内側部，RL IX は外側部で，ともに広い RL VII の中に入っている．RL X は中心管周囲の灰白質である．Lissauer の後外側路（LT）は後根入口部に位置する（図 5-5B，5-6 参照）．

---

*[1] 訳注：原著では"B"となっていたが"C"の誤りである．
*[2] 訳注：原著では"C and D"となっていたが"B と D"の誤りである．
*[3] 訳注：原著では"A and B"となっていたが"A と C"の誤りである．

cell column）は，L5 と S1 を除く脊髄のほぼ全長にわたり存在する．この部位からの神経は背側の脊柱起立筋や腹側の屈筋群を含む体幹の筋群を支配する[21, 24]．

- 中心細胞柱（中心核：central cell column）は頸髄と腰仙髄のみにみられる．C1～C5-6 において，中心細胞柱のニューロンは副神経核を形成する．C3-C7 では，この部のニューロンは横隔膜を支配する神経を送る横隔神経核を形成する[21, 24]．
- 外側神経柱（lateral cell column，腹外側核と背外側核）は頸膨大と腰膨大において最も顕著であり，上肢と下肢の筋を支配する[21, 24]．

レクセドの層

スウェーデンの神経学者レクセド（Bror Rexed）は脊髄の灰白質を細胞構築学的に 10 層に分類した[12-14]．このレクセドの層（Rexed laminae, RLs）第Ⅰ層から第Ⅹ層は，背側から腹側の順に並ぶ，脊髄のほぼ全長にわたる灰白質の層で構成される（図 5-12, 13 参照）．RLⅠは後角の最後部に相当する．RLⅨは前角の最腹側部で，RLⅩは中心管を取り巻く灰白質である[6]．全体として，これらの層は，番号順に重ねられた灰白質の長い柱とみなすことができる．

解剖

- RLs Ⅰ～Ⅵは後角に存在する．これらの層のニューロンは後根からの感覚情報を受け取り，中枢側に送る[6]．RLⅠは辺縁部の薄い層で，ときに辺縁核（marginal nucleus）とよばれる[6]．RLⅡと RLⅢは膠様質（substantial gelatinosa）に相当する．RLⅣは固有核（nucleus proprius）を含む[11]．RLⅤと RLⅥは多くの脊髄固有ニューロンを含み，ヒトではおのおのを識別できない[11]．
- RLⅦは側柱から前角後部に存在する．Clarke の背核と，中間側柱（intermediolateral cell column）から中間質（intermediomedial cell column）を含む[6]．
- RLⅧは前角の前内側部に位置する．この部分の多くのニューロンは交連を介して脊髄の対側に軸索を送る．
- RLⅨは前角にあり，前根から出て骨格筋を支配する軸索を送る α，β，γ 運動ニューロンを含む[6]．
- RLⅩは中心管の周囲にある．

機能

- RLⅠから RLⅣは，皮膚からの一次求心神経とその側副枝のおもな受容帯である．そして，より高位へ上行する長い求心路や，脊髄内の同側または対側に至る複雑な分節内や分節間の多シナプス回路がこれらの部位から生じる[21, 24]．
- RLⅤから RLⅥは，一次固有覚（固有受容性：proprioceptive）の求心線維と，運動皮質と感覚皮質からの皮質脊髄線維の主要な受容帯である．この解剖学的結合から，これらの層が運動機能の調節に重要な役割を担っていることがわかる[21, 24]．
- RLⅦ（外側部）には，中脳や小脳とのあいだに多数の上行性および下行性連絡があり，これらは姿勢と運動の調節に関与する．RLⅦ（内側部）には複数の，運動系と自律神経系にかかわる灰白質との，脊髄固有性連絡を有する[21, 24]．
- RLⅧはおもに脊髄固有連絡路の介在ニューロンからなり，同側の隣接する RL や，対側の RLⅧからの交連線維，網様体脊髄路や前庭脊髄路および内側縦束の下行線維が投射している．この層は両側の運動ニューロンを調整すると考えられている[21, 24]．
- RLⅨは α 運動ニューロン，γ 運動ニューロンおよび，横紋筋の運動単位（motor unit）にかかわる多数の介在ニューロンを含む[21, 24]．
- RLⅩは中心管を取り巻く灰白質と，前灰白交連，後灰白交連および中心膠様質を含む[21, 24]．

◆ 脊髄の白質

脊髄の白質は，神経線維，神経膠，そして血管を含む[21, 24]．これらの神経線維はよく髄鞘化されており白くみえる．髄鞘化が乏しい線維は灰白色を示すことから，中心管の近くを交差する異なった線維群を示すために白交連と灰白交連という用語が用いられる．

白質神経路は典型的には，脊髄固有束，上行性長索路，下行性長索路の 3 群に分けられる（図 5-14）[21, 24]．主要な脊髄固有束は前柱，側柱，後柱の脊髄灰白質のすぐ外側にある．主要な上行路として，後索にある薄束（fasciculus gracilis）と楔状束（fasciculus cuneatus），側索にある脊髄小脳路（spinocerebellar tract），前索から側索（"前側索"）にある脊髄視床路（spinothalamic tract）がある．主要な下行路としては，前索と側索の皮質脊髄路（corticospinal tract）と前庭脊髄路（vestibulospinal tract）があり，側索にある赤核脊髄路（rubrospinal tract）も関与していると考えられる[21, 24]．

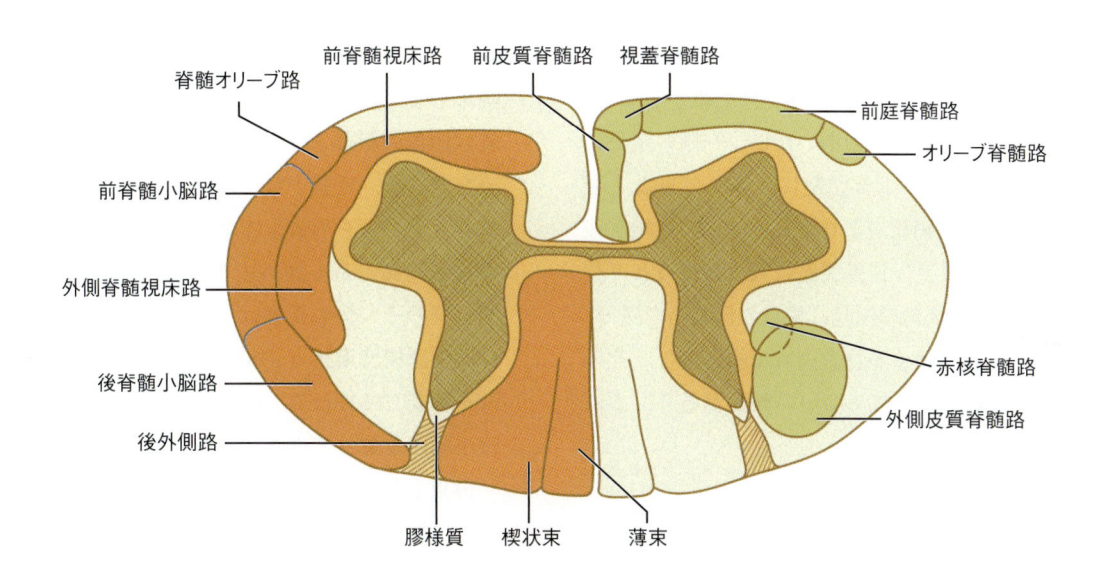

• 図5-14 脊髄の白質神経路の概観．脊髄固有路の線維（淡いオレンジ色）が灰白質の外側を取り囲む．脊髄固有路には，おのおのの索内にとどまる前固有束，外側固有束，後固有束（網かけのない部分），後根入口帯において分節間分布を示すLissauerの後外側路（斜線部分[*2]），そして正中の前白交連が含まれる．上行路（濃いオレンジ色）には後索の薄束と楔状束，側索の表面を形成する後脊髄小脳路，前脊髄小脳路と脊髄オリーブ路，そして前索と側索において表面側の神経路と固有束のあいだに位置する前脊髄視床路と外側脊髄視床路が含まれる．下行路（黄緑色）には前皮質脊髄路，外側皮質脊髄路，前庭脊髄路，赤核脊髄路，およびその他の小さな神経束が含まれる．(Williams PL [ed], Gray's Anatomy : The Anatomical Basis of Clinical Practice, 38th ed. Edinburgh, Churchill Livingstone, 1999 より改変)

脊髄固有路

脊髄固有路（propriospinal tracts, fascicule proprii）は，後角と前角のニューロンから始まり，灰白質のすぐ外側を取り巻く白質内を通り，遠位側の脊髄分節につながり，局所反射を整合された体の運動と内臓機能に統合する[6,21,24]．脊髄のニューロンのほとんどは実際は脊髄固有ニューロンであり，RL ⅤからRL Ⅷに優位にみられる．その名のとおり，脊髄固有ニューロンの軸索は脊髄内にとどまる．脊髄固有系にはさまざまな役割があるが，とくに，脊髄が切断されたあとも持続するような自動的機能（すなわち発汗運動，血管運動，腸管や膀胱の機能）において大きな役割を果たす．膠様質（RL Ⅱ）とRL Ⅶにあるニューロンの軸索の多くは，その層の灰白質にとどまるため，脊髄固有系には関与しない[6]．

ヒトの脊髄固有線維は，固有束[*1]（ground bundle, anterior fasciculus proprius），(Lissauerの) 後外側路，および前白交連（ventral white commissure）の3群に分けられる[21,24]．

固有束

固有束は脊髄内の同じ場所（束）の中で上行または下行する固有束である．したがって前固有束，外側固有束，後固有束はそれぞれ前索，側索，後索の中にとどまる．

前固有束（ventral ground bundle）は脊髄の全長にわたって存在しており，脊髄路のなかで最も早く髄鞘化する[21,24]．その内部の線維の長さは，1分節にとどまるものから脊髄全長に及ぶものまでさまざまである．最も短い線維は灰白質のすぐ近くにあり，長い線維は辺縁側に分布する．前固有束の線維は，すべて前角の灰白質につながっている．

外側固有束（lateral ground bundle）もまた脊髄の全長に及ぶが，とくに頸膨大と腰膨大でよく発達している[21,24]．個々の線維はおもに中間質と後角の灰白質に始まる．線維の長さはさまざまで，上行または下行し，同側または対側にいたり，灰白質に多数の側副路をもつ．

後固有索（dorsal ground bundle）は細い無髄線維のみで構成され，後索内を上行または下行する[21,24]．おそらく後柱の灰白質から始まっており，後柱内側部の灰白質に分布する．

[*1] 訳注：ground bundles は一般に「固有束」と翻訳され，fasciculus proprius と ground bundle を区別する訳語はない．

[*2] 訳注：原著では「網掛け部分」と記載されているが「斜線部分」の誤りである．

後外側路

　(Lissauerの)後外側路は，後根から入る線維を取り巻く，細い有髄(白)線維と無髄(したがって灰白)線維からなる．この神経路は後外側溝と後角尖のあいだに，脊髄の全長にわたって存在する[6,11,21,24]．上位頸髄において最もよく発達している．小さく，髄鞘化がより乏しい後根の線維が後根入口帯の外側部から入り，後外側路に入る上行枝と下行枝に分岐する．これらは後角の細胞に複数の側副路を送る．これに加え，後外側路は多くの脊髄固有線維を含む．その1つに膠様質の小さいニューロンの短い軸索があり，これらは後柱の灰白質に入る．

白交連と灰白交連

　中心管の腹側で正中を横切る有髄線維を，前白交連とよぶ[11]．この経路に含まれる線維として，上行する脊髄視床路と，下行する前皮質脊髄路がある[6]．無髄(したがって灰白)線維は中心管の前後で，前灰白交連と後灰白交連を通って正中を横切る[11]．この意味で灰白という用語は灰白質ではなく，無髄白質を示す．

上行路

　ヒトの上行路は部位により，後索にある神経路，前索の神経路，そして前索および側索にわたる，すなわち前側索の神経路に大別される．

後索

　薄束(fasciculus gracilis)は脊髄の下端部で始まり，尾髄，仙髄，腰髄および下部胸髄の後根からの長い上行線維で構成される[21,24]．これらの線維は体性局在的に配列して上行する．すなわち，最も尾側の後根からの線維は最も内側に，後正中中隔に接して存在し，高位の後根からの線維はその外側に順に並んでいく．下肢から上行する薄束線維の一部はL2-3で薄束から出て，L2の高さでClarkeの背核(Clarke柱：Clarke's column)の下端でシナプスを形成する．この部から，二次線維が後脊髄小脳路を形成し，下小脳脚を介して固有覚を小脳に送る．Clarke柱を通過した薄束線維は薄束内を上行し，延髄下端の薄束核でシナプスを形成する．ここから二次線維が内側毛帯を上行して，視床の後外側腹側核にいたる．

　楔状束(fasciculus cuneatus)は中部胸髄に始まる．およそT6の高さから上方で，後中間中隔(posterointermediate septum)が薄束の外側縁，楔状束の内側縁として，両者を区画する．楔状束は，上部胸椎(T6から頭側)と頸椎レベルの後根からの上行路から構成される．楔状束の線維もまた体性局在的に配列しており，尾側から入った線維は頭側の線維よりも内側に位置する[21,24]．楔状束の線維のなかには，延髄下部において，楔状束の頭側端の楔状束核でシナプスを形成して終わるものがある．ここから二次線維が内側毛帯を通って視床の後外側腹側核に上行する．楔状束のその他の線維は，延髄において楔状束核の上外側にある副楔状束核(accessory cuneate nucleus)でシナプスを形成して終わる．副楔状束核からの二次線維は楔状束核小脳路を通って小脳に上行する．

　薄束と楔状束は固有感覚(位置覚と運動覚)と外受容感覚(触覚)および振動覚を伝導する[6]．薄束と楔状束の尾側部において，上行する求心線維は皮膚感覚帯(dermatome)の順に並ぶ．上行するにつれて，これらの線維は体性局在的に配列し直され，脳の一次感覚野にいたるすべてのシナプスにおいて，この配列が保持される．薄束と楔状束の線維はほとんど重複しないため，これらは別個の解剖学的構造とみなされる[6,21,24]．

側索(前脊髄小脳路，後脊髄小脳路，脊髄視床路)

後脊髄小脳路

　後脊髄小脳路はおよそL2-L3の高さで始まり，脊髄から延髄へ上行し，下小脳脚を通って小脳にいたる(図5-14，図5-15)[6,11,21,24]．T1-L2(または，おそらくL3-4まで)のRL Ⅶにあるクラークの背核(クラーク柱)の大きなニューロンから生じる軸索で構成される[21,24]．2種の異なる線維が背核で中継されて後脊髄小脳路に入る．L2より尾側の後根からの上行線維はまず薄束内を上行し，およそL2-3の高さで薄束から出て，およそL2の高さでクラーク柱の尾側端に入る．より高位の，L2〜T1レベルの後根から，付加的な線維が各分節において直接クラーク柱に入る．これらの線維群はいずれもクラーク柱において中継される[6,11,21,24]．

　後脊髄小脳路は側索の辺縁部において，皮質脊髄路の外側，(Lissauerの)後外側路の前方を上行する(図5-14，15参照)．各レベルで新たな線維が入ってくるため，後脊髄小脳路は上行するにつれて大きくなる．これらの新しい，より頭側の線維は，後脊髄小脳路の深い部分に入る．したがって下位の線維はより表層側に分布する(図5-16)[6,11,21,24]．延髄では，後脊髄小脳路は下小脳脚を通って小脳にいたり，同側の小脳虫部に終わる．

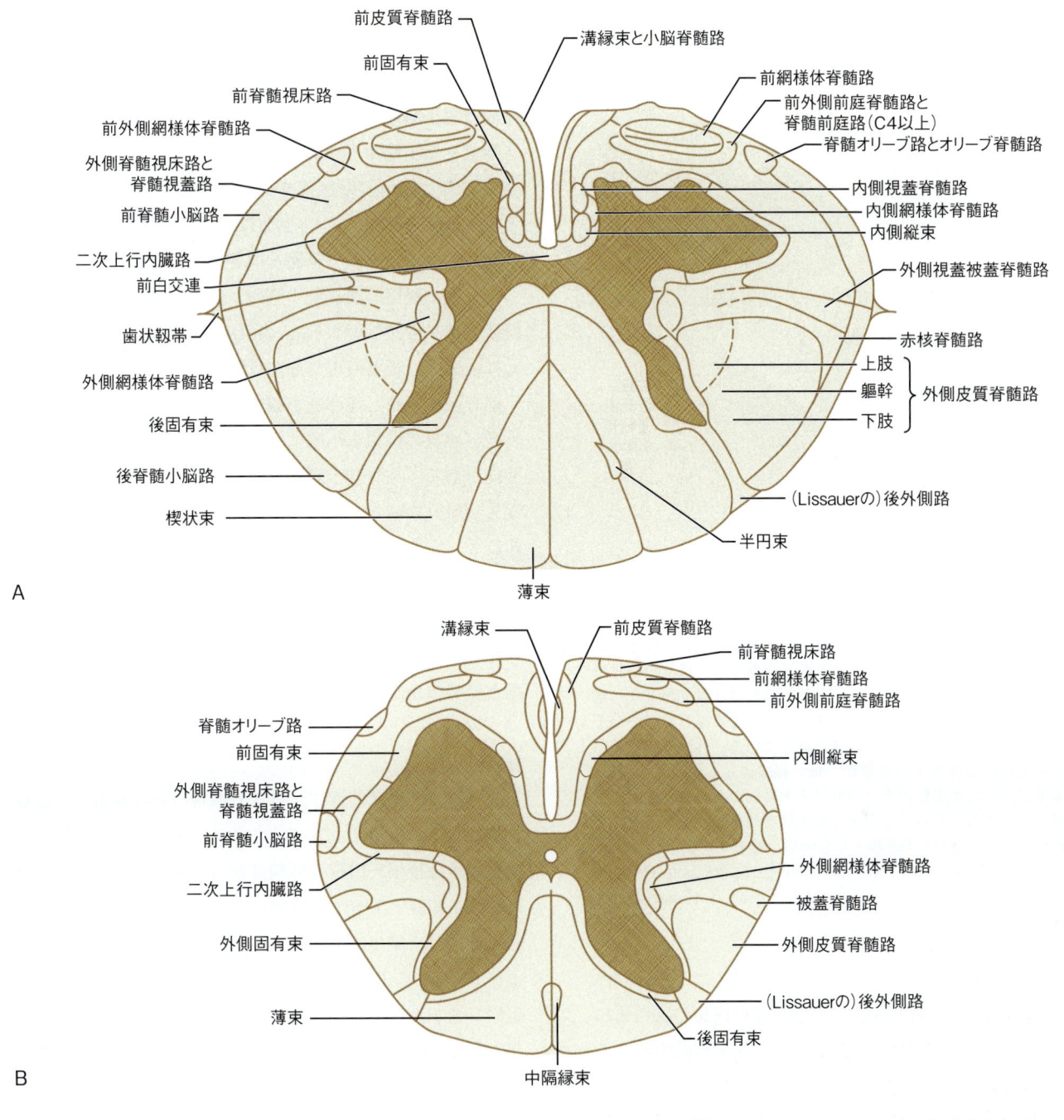

• 図 5-15　より詳細な白質神経路の分布．この図では中部頸髄(A)と腰髄(B)の主要な白質路および小さい白質路の大きさと分布を表示している．
(Crosby EC, Humphrey R, Lauer EW. Correlative Anatomy of the Nervous System. New York, Macmillan, 1962 より改変)

後脊髄小脳路は下肢と体幹の固有受容感覚と外受容感覚を小脳に伝える．上肢と頸部に関する同様の情報は，楔状束と楔状束核小脳路を介して小脳に伝えられる．上肢の固有受容感覚と外受容感覚の情報は楔状束の一次求心線維を上行する．これらの線維は副楔状束核と隣接する楔状束核に終わり，体性局在的に配列する．これらの核の細胞から楔状束核小脳路が始まり，下小脳脚を介して小脳にいたる．

副楔状束核および楔状束核の外側部はクラークの背核と相同であると考えられており，したがって（上肢に関して）楔状束核小脳路は後脊髄小脳路と機能的に同等である[11]．

前脊髄小脳路

前脊髄小脳路は仙髄領域に始まる．腰仙部の後根から，固有受容感覚と外受容感覚を伝える一次求心線維が薄束に

• 図5-16 白質神経路の体性局在の概観．後索の薄束と楔状束では，尾側の線維は頭側のものより内側に分布している．側索後部の外側皮質脊髄路では，尾側の（長い）線維は，頭側の（短い）線維よりも表層側に位置している．前側索の脊髄視床路では，尾側の線維は頭側のものより表層側に分布する．これらの配列は以下のように解釈される．後索に入ってきた線維はまず後正中溝に接して層をつくる．次に入ってきた線維はその外側に並んでいく．外側皮質脊髄路では，最も長い距離を進む線維が，短い線維よりも表層側を通る．前側索では，脊髄視床路の上行線維はまず対側から始まり，前白交連を通って交差してくる．したがってすべての新たな線維は，すでに存在している下位からの線維よりも深部に層をつくることになる．(Foerster O. Motorische Felder und Bahnen. In Bumpke O, Foerster O [eds], Handbuch der Neurologie. Berlin, Springer-Verlag, 1936, vol 6, pp 1-357 より改変)

入る．これらは次に薄束を出て，腰仙髄の同側の灰白質に入り，RL VからRL VIIの細胞とシナプスを形成する．これらの細胞から二次線維が出て，ほとんどは前交連から対側に向かい，前脊髄小脳路に入る（ただし少数の線維は同側にとどまる）．前脊髄小脳路は側索の辺縁部で，後脊髄小脳路の腹側を上行する．前脊髄小脳路において新たに加わった線維は深部に体性局在的に配列するため，上位分節の線維は下位の線維よりも深部に位置する（図5-14, 16参照）．上位頸髄では，前脊髄小脳路の線維は背側に偏位して，後脊髄小脳路の線維と混ざり合う．したがって，最も腹側*の脊髄小脳路の線維は下小脳脚を通って小脳にいたる．前脊髄小脳路の内側の小さい部分のみ，脳幹を上行

*訳注：最も背側，の間違いではないかと思われる．

して上小脳脚から小脳にいたる．この部分は対側の小脳虫部前部に終わる[6, 11, 21, 24]．

吻側脊髄小脳路

吻側脊髄小脳路は頸膨大の，脊髄灰白質の中間質の細胞から始まる．側索の後部を上行し，前脊髄小脳路の線維とともに終わる[6, 11, 21, 24]．上肢における吻側脊髄小脳路は，下肢における前脊髄小脳路と同等であると考えられる．

後脊髄小脳路，前脊髄小脳路，吻側脊髄小脳路，および楔状束核小脳路はいずれも，正中の小脳虫部と中間帯，とくに前葉と，後葉の尾側部に投射する[5]．

前脊髄小脳路と後脊髄小脳路はいずれも固有受容感覚と外受容感覚の情報を小脳に伝えるが，この両者には異なる機能がある．後脊髄小脳路では，固有受容感覚の信号はしばしば単一の筋または単一の関節で共働する少数の筋から起こる．すなわち後脊髄小脳路は，個々の四肢筋における姿勢協調や巧緻協調運動で利用される，特異的なモードの，また部位特異的な情報を伝える．前脊髄小脳路ではこのようなモードや四肢の分節の区別がなく，下肢全体の協調運動と姿勢にかかわる信号を伝える．

脊髄視床路

前脊髄視床路は前索に，外側脊髄視床路は側索に，前根を挟むように存在している[6, 11, 21, 24]．細く温痛覚を伝える後根線維は後根入口帯の外側部から脊髄に入る．これらは上行する線維と下行する線維に分かれ，Lissauerの後外側路を通過し，続いてRL I（辺縁核），RL II（膠様質）およびRL IIIからRL Vを通る．RL I～RL Vからの軸索は，起始レベルから1分節以内に前白交連を介して正中を横切り，脊髄の前外側部の白質を上行して視床にいたる．脊髄視床路の線維は体性局在的に配列する．各レベルで新しく交差してきた線維は脊髄視床路の深部に加わる．したがって上位分節の線維は，下位分節の線維よりも深部に配列する．この神経路は軽度に螺旋状に捻れているため，下位で表層側にあった線維は，上行するにつれてより背側に移動する．体性局在性は脳幹においても保たれる．前脊髄視床路の線維は内側毛帯に入り視床にいたる．神経路外側の線維は脊髄毛帯を上行して視床にいたる[6, 11, 21, 24]．視床において，下肢の温痛覚を伝える線維は背側に，軀幹と上肢からの線維はより腹側に分布する．古典的には前脊髄視床路は粗大な触覚と圧覚のインパルスを，外側脊髄視床路は温痛覚を伝える．しかし，これらの線維の位置は正確にはわ

かっていないので，これらの２つの神経路は，合わせて１つの機能的単位と考えるのがよい[11, 21, 24]．

下行路
皮質脊髄路
　皮質脊髄路の線維の多くは，中心前回運動野皮質の上2/3（ブロードマン第4野［BA 4］）と前運動野皮質（BA 6）から生じる．中心後回（BA 3, 1, 2）と近傍の頭頂葉皮質（BA 5）からも少数の線維が加わる．これらは延髄前面の延髄錐体に下行する．おのおのの錐体はおよそ100万本の，さまざまな径の線維を含む．錐体交差のレベルでは，下行する皮質脊髄路の線維は異なる3つの経路のうち1つを通る[3, 21, 24]．

　錐体路の線維の75～90％は交差して対側に向かい，（交差性）外側皮質脊髄路（crossed lateral corticospinal tract）を形成する．この神経路は側索の後外側部に位置する．脊髄内を下行するに従いその径は減少し，およそS4レベルで終わる．頸髄と胸髄では，外側皮質脊髄路は後脊髄小脳路の内側に位置する．腰髄と仙髄では（ここでは後脊髄小脳路がなく），外側皮質脊髄路は脊髄の表面にいたる．これらの線維は同側のRL ⅣからRL Ⅵ，RL Ⅶ，およびRL Ⅸの外側部の細胞に終わる．

　皮質脊髄路線維の10～25％は交差せず，同側の前索内を前皮質脊髄路として頸髄および胸髄まで下行する．前皮質脊髄路は前正中裂のすぐ外側で，内側縦束の内側に位置すると記載されている（図5-15，16参照）[11]．しかしグレイ解剖学第38版では，前皮質脊髄路と前正中裂のあいだに溝縁束（sulcomarginal fasciculus）があるとされている．脊髄の各レベルから出る線維は，その高さで前皮質脊髄路から出て，ほとんどは前白交連を通って交差し，対側の脊髄ニューロンとシナプスを形成する．したがって，外側皮質脊髄路も前皮質脊髄路もともに，起始した皮質の反対側のニューロンに連結することになるが，交差するレベルは異なる（錐体交差に対して髄節性脊髄交差［segmental spinal decussation］）．

　皮質脊髄路系の第3の経路は，側索内前部の皮髄境界を，非交差性外側皮質脊髄路として下行する[3]．これらは最後まで交差せず，同側の脊髄ニューロンに終わる．

　皮質脊髄路を下行する線維は層状に配列し，長い線維は辺縁部に，短い線維は内側部に位置する．およそ55％の線維は頸髄に終わり，20％は胸髄に，25％は腰仙髄に終わる[3]．

前庭脊髄路
　前庭神経核から，外側前庭脊髄路と内側前庭脊髄路が下行する[21, 24]．

　脳幹の前庭神経外側核から線維が始まり，頸髄，胸髄，腰髄へ，体性局在的に配列して下行する．外側前庭脊髄路の線維は同側を下行し，はじめは前側索の辺縁部を，次に前索の内側部を通り，前角の内側部，RL ⅦおよびRL Ⅷの内側部に終わる[21, 24]．

　脳幹において，前庭神経内側核のニューロン（および前庭神経下核と前庭神経外側核のニューロンのいくらか）は同側および対側の内側縦束に線維を送る．これらの交差性および非交差性の線維は，前皮質脊髄路の腹外側を通って，頸髄と胸髄に下行する．内側前庭脊髄路はおもに頸髄に投射し，RL Ⅶの後部とRL Ⅷに終わる[21, 24]．

　機能的には，内側前庭脊髄路と外側前庭脊髄路は姿勢と運動の調節に関与する[21, 24]．外側前庭脊髄路の線維は，頸部，背部および四肢の伸筋を興奮させ，四肢の屈筋を抑制する．内側前庭脊髄路の線維はおもに，頸部と上背部の体軸筋を支配する運動ニューロンを抑制する[21, 24]．

赤核脊髄路
　霊長類では，中脳赤核の大細胞部のニューロンから赤核脊髄路の線維が出て，脳幹の腹側被蓋交差で対側に交差し，頸髄の上位3分節の側索に下行する[21, 24]．脊髄内でこれらの神経は外側皮質脊髄路の前方にあり，一部は外側皮質脊髄路と混じり合う．赤核脊髄路はほかの哺乳類では重要であるが，ヒトでは皮質脊髄路の発達に伴って退化している[21, 24]．

　その他のより小さい白質神経路の位置は図5-14と5-16に示したが，詳しい説明は省略する．

Ⅱ　髄膜

　脊髄の髄膜は，脊髄を同心円状に取り巻く4つの筒状の袋からなる．これらは外側から順に（1）厚い硬膜，（2）薄いクモ膜，（3）クモ膜の深層にある多数の穴の開いた不完全な"中間層"，そして（4）脊髄を包む軟膜である（図5-17～21）[25-40]．脊髄の硬膜は厚く血管に富む結合組織の層で，大後頭孔から終糸にいたり，終糸を包んで下方に伸び，尾骨背面の骨膜に付着する．外側では硬膜は神経根の周囲に伸びて神経根嚢を形成する．クモ膜は薄い無血管性の層で，硬膜の内側面に付着している．硬膜とクモ膜との

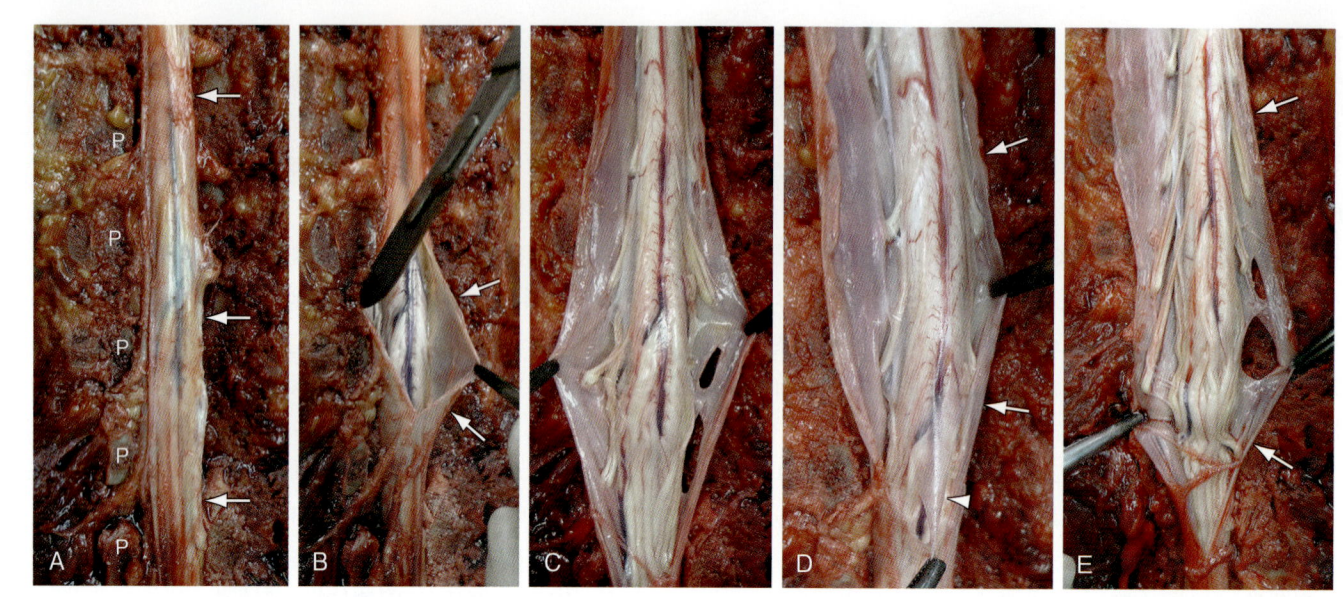

• 図5-17 成人屍体（未固定）の脊髄膜．A：椎体の除去により硬膜の前面（白矢印）と，椎弓根（P）の下方から出る神経根嚢が露出されている．脊髄と前脊髄動脈が硬膜を通して透見される．B：硬膜（白矢印）の切開（メス）により，無傷のクモ膜と内部の脊髄が露出されている．Adamkiewicz動脈は前脊髄動脈に入る際に特徴的なヘアピンカーブを示す．C：硬膜を広く開くと，光沢のある硬膜内側面，無傷のクモ膜前面の光沢，クモ膜に包まれた神経根，神経根に沿って脊髄に分布する複数の根髄血管，そして馬尾の近位部が観察される．D：腹側のクモ膜をゆっくり持ち上げることにより（鉗子の先端，白矢頭），クモ膜が薄く，脊髄に癒着しておらず，ほぼ透明であることがわかる．E：反転するクモ膜を切開すると，クモ膜下腔が開き，軟膜で覆われた遠位脊髄の前面，脊髄円錐，そして馬尾が露出する．神経根の束が神経根嚢を通るのがみえる．部分的にはクモ膜が残存している．

あいだには解剖学的硬膜下腔は存在しない．クモ膜はクモ膜下腔を取り巻き，クモ膜下腔内から軟膜に向けてクモ膜小柱を伸ばす．剖検例の43〜73%においてクモ膜に薄い石灰化斑がみられる（図5-19, 21参照）[26]．軟髄膜の中間層は多数の孔の開いたレース状の層で，クモ膜の内側に存在し，クモ膜下腔の中を内側に伸びている[25]．中間層は部分的に肥厚して後靱帯，後外側靱帯，および前靱帯を形成し，脊髄をクモ膜に固定している．脊髄軟膜は2層の膜で，深層で神経組織に癒着する内軟膜（pia intima）と，表層側でクモ膜小柱に連続する上軟膜層（epipial layer）からなる．脊髄の血管は上軟膜層の中に存在する[25]．

組織学的には，脊椎の髄膜は頭蓋の髄膜に類似している[27]．しかし，脊椎背側部の硬膜では，頭蓋の硬膜でみられるような豊富な神経分布はみられない．脊髄のクモ膜は，頭部のクモ膜よりもコラーゲンを豊富に含む．脊髄にみられる中間層は頭部の髄膜には存在しないと考えられている．そして脊髄の軟膜は脳軟膜と比べて厚く強固で，血管はより乏しい[25,27]．

脊髄の硬膜は，以下の3層で形成される．すなわち，(1) 薄く，線維芽細胞，疎なコラーゲンと，おもに硬膜表面と平行に配列する弾性線維からなる外硬膜境界細胞層（dural border cell layer），(2) 細胞外コラーゲンと弾性線維がさまざまな角度で織り交ぜられた層からなり，血管に富む中間線維層，(3) おもに硬膜の内面に平行に配列する扁平な細胞からなる内硬膜境界細胞層，の3層である[27,28]．内硬膜境界細胞は互いに組み合わさったように配列するが，細胞間結合はみられない．内硬膜境界細胞のあいだには広い細胞外腔があり，その一部に少量の細胞外コラーゲンが存在する．内硬膜境界細胞層は容易に破綻するため，疾患においてみられる硬膜下腔は，内硬膜細胞間のずれに伴い二次的に生じたものと考えられている[27,28]．硬膜では細胞外コラーゲンが織り交ぜられた層を形成し，これが螺旋状に巻きつくことにより張力を保っている[27]．

クモ膜は，クモ膜障壁細胞（arachnoid barrier cell）の外層と，より線維性の，疎に配列するクモ膜網様細胞（arachnoid reticular cell）の内層から形成される[27]．クモ膜障壁細胞層は細胞外コラーゲンをもたない．この部分の細胞は密に存在し，各細胞間はデスモソーム結合とギャップ結合，中間径フィラメント，そして内側面を線維性クモ膜網様細胞層から分離する明瞭な基底板により連結されている[27]．クモ膜障壁細胞層は硬膜内を循環する血液とクモ膜下腔内の脳脊髄液とのあいだの，効果的な形態的・生理的バリアと考えられている[27]．

軟膜は，"連続した"3ないし6層の扁平な軟膜細胞で

第5章　正常な脊髄と髄膜　133

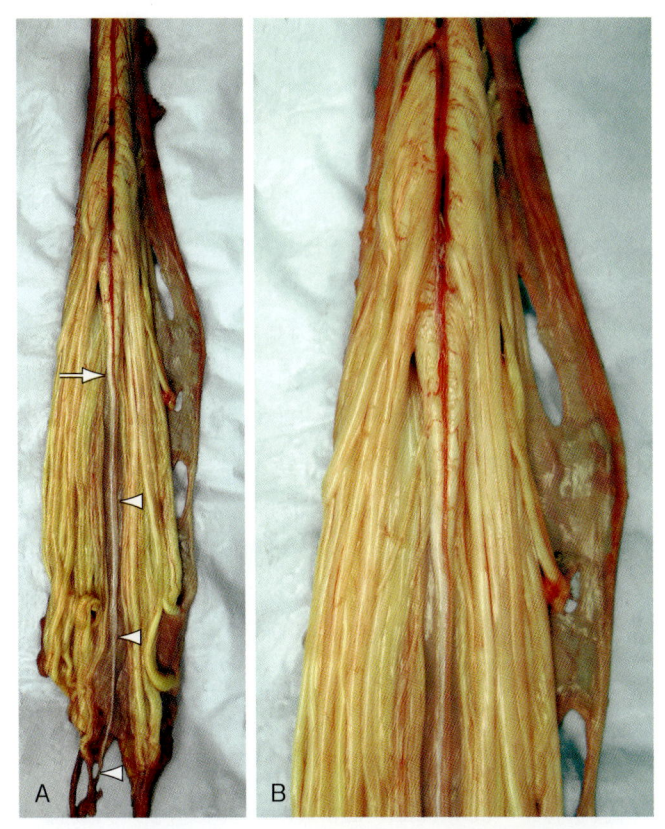

- 図5-18　脊髄円錐，馬尾，そして終糸．A：脊髄遠位部と馬尾．B：Aの一部を拡大．図5-17と同一標本（ただし光源の状態は異なる）．クモ膜を開いて馬尾にていねいにブラシをかけると，脊髄円錐から終糸（矢頭）にかけて下方に先細る様子が観察される．脊髄円錐の下端（矢印）と終糸への移行には個人差があるが，典型的にはL1椎体の高さにみられる（以下p.139脊髄円錐の項を参照）．馬尾は左右対称性に配列し，近位から出る馬尾は，尾側の馬尾よりも外側に位置している．生体では，馬尾は（この図でみられるよりも）正中に集まって下行し，脊髄円錐と終糸近位部を覆い隠すため，ときにこれらの位置は不明瞭である．

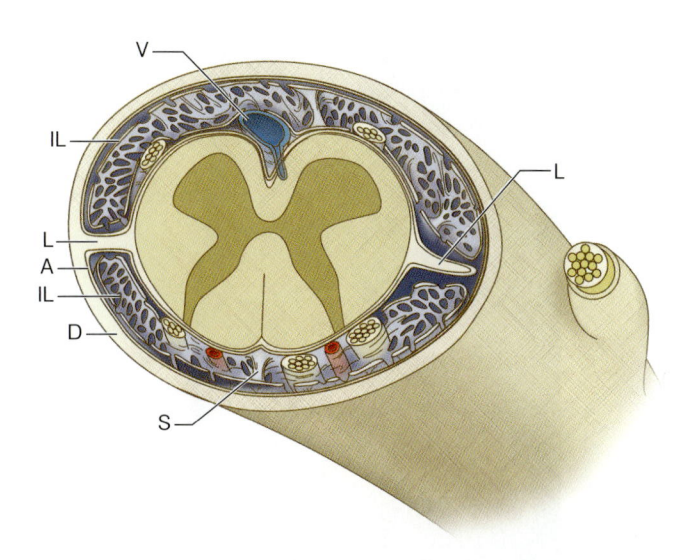

- 図5-19　ヒトの脊髄と周囲の髄膜の模式図．クモ膜（A）は外側の厚い硬膜（D）と密に接している．軟髄膜中間層（IL）はクモ膜と軟膜のあいだに存在する．この層は多孔性で，クモ膜の内側面に接している．この層は反転して背側中隔（S）を形成する．中間層は脊髄の周囲に広がり，細いクモ膜小柱を介して血管や神経根，および軟膜に連結している．歯状靱帯（L）が脊髄の両側にみられ，軟膜とクモ膜の層で覆われている．歯状靱帯の膠原性の芯は，内側では軟膜下の膠原組織と連続し，外側では，図の左側に示すように，硬膜の膠原組織と（とぎれとぎれに）連続する．クモ膜下腔の血管（V）は，軟膜と連続する軟髄膜の鞘で覆われる．（Nicholas DS, Weller RO. The fine anatomy of the human spinal meninges. A light and scanning electron microscopy study. J Neurosurg 1988；69：276-282 より改変．この図では，本章の他の図に合わせて腹側を上向きにするため，オリジナルの図を反転してある．）

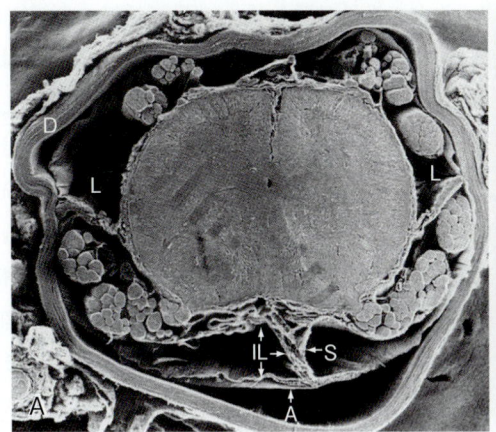

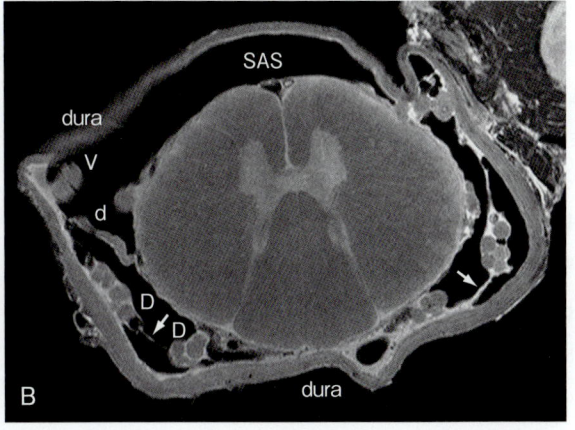

- 図5-20　脊髄膜と脊髄．固定後の2標本．A：生後15カ月児の腰髄の走査電子顕微鏡写真．軟髄膜中間層（IL）はクモ膜（A）の内側面に密に接している．中間層は反転して背側中隔（S）を形成し，脊髄の後面に樹枝状に広がる．歯状靱帯（L）は脊髄の両側にみられ，向かって左側の靱帯は硬膜（D）に連続している．対側の歯状靱帯の自由縁はクモ膜に接している．B：9.4-TのMR像，プロトン密度強調水平断像（屍体）において，Aでみられる構造の多くが同様に描出されている．すなわち，厚い硬膜（dura），クモ膜下腔（SAS），歯状靱帯（d）と，その前後に被包化された後根（D）と前根（V），そして神経根のあいだをつなぐ膜（矢印）が観察される．（Nicholas DS, Weller RO. The fine anatomy of the human spinal meninges. A light and scanning electron microscopy study. J Neurosurg 1988；69：276-282 より改変．この図では，本章の他の図に合わせて腹側を上向きにするため，オリジナルの図を反転してある．）

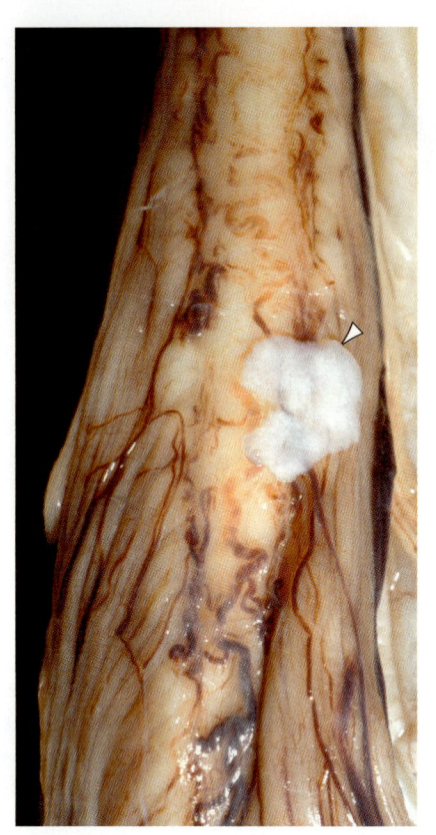

• 図 5-21　胸髄背側クモ膜の石灰化斑．固定後標本．薄い板状の石灰化がクモ膜の表面にゆるく癒着している．脊髄，神経根および血管は正常である．

形成され，これらの細胞はデスモソームおよび他の特殊な結合により連結されている．軟膜は脊髄の外表面，前正中裂，脊髄円錐，終糸および神経根の表面を覆っている[29]．脊髄円錐と神経根の軟膜表面には複数の裂孔がある．これらの裂孔は胸腰髄移行部では少なく，上部胸髄ではみられない[29]．軟膜の裂孔の数は個人差が大きい．裂孔の部位では軟膜細胞は存在しないため，神経細胞と脳脊髄液のあいだを完全に連続して隔てている構造は基底膜のみである[29]．軟膜と脊髄の神経グリアのあいだはコラーゲン，少量の弾性線維，および無定形の物質からなる軟膜下層で隔てられる．軟膜下層は胸髄と腰髄で最も厚く，脊髄円錐や馬尾，神経根では薄い[29]．

クモ膜下腔を横切って軟膜に連結するクモ膜小柱においては，複数の組織学的特徴が混在している．おのおののクモ膜小柱の中心となる芯は，コラーゲンと無定形の細胞外物質で形成され，これらは脊髄の線維性軟膜下層と直接連続する．これらの芯は軟膜膜の細胞で覆われる．この事象については，2つの異なる観点からの説明が可能である．1つは，クモ膜の深層が，扁平で枝分かれするクモ膜境界細胞により覆われているという考え方である[27]．これらの

クモ膜境界細胞はクモ膜の深層からクモ膜小柱に突出しているとみなすことができる．他方，クモ膜小柱が脊髄の軟膜下層に連続する部において，軟膜細胞とクモ膜細胞が組織学的に区別できず，両者がオーバーラップすることがある[29]．このように，軟髄膜の"小柱の"細胞がクモ膜細胞なのか，軟膜細胞なのか，それとも場所によって両者であるのかは明確にはなっていない[27]．

軟髄膜の中間層はクモ膜の内側面にゆるく接している（図 5-20 参照）．ここから中間層は内側に反転して，脊髄の表面に至る背側中隔と腹側中隔を形成する．これらは次に樹枝状に分岐して脊髄を包み，神経根と血管を取り巻く[25]．中間層は多数の裂孔を有し，とくに外側の神経根と血管の近傍では不連続である．中間層が背側に集まって形成される小葉は，脊髄造影でみられる"septum posticum"や，胸椎背側部における交通性の"クモ膜嚢（arachnoid pouch）"に相当する[25,30]．

◆ 歯状靱帯

歯状靱帯（denticulate ligaments）は，脊髄の外側部を硬膜に固定する左右対称性の靱帯である（図 5-22, 23）．通常は 21 対がみられるが，その数は 18 対から 24 対までさまざまである．組織学的には，歯状靱帯は膠原組織の芯からなり，脊髄の軟膜下膠原組織層に連結する内側部では細く，硬膜に連結する外側部は太い[21-25]．膠原組織の芯は，内側の脊髄表面と外側のクモ膜から連続する軟髄膜で覆われている．最も上位の歯状靱帯は索状で，大後頭孔外側縁の，前方の椎骨動脈と後方の舌下神経のあいだに付着する．副神経脊髄根は歯状靱帯の後方を通る．これより下位の歯状靱帯は三角形で，脊髄の全長にわたり存在し，ほぼ等間隔に並ぶ．三角形の底は，脊髄の側面，前根出口部と後根入口部のあいだに縦方向に接する．三角形の先端は外側に向かい，椎間孔のおよそ 2 mm 背側で 3 mm 頭側の部位で硬膜に付着する．脊柱管の全長にわたり，歯状靱帯は上位の椎間孔よりも，下位の椎間孔にやや近い部位に付着する．最も下位の歯状靱帯は脊髄円錐の高さで，T12 と L1 神経根の出口部のあいだに付着する．最も下位の歯状靱帯の軟膜は，この高さで終糸に癒合する[21-24]．

歯状靱帯は，脊髄の腫瘍が及ぼす作用に対して影響を与える．脊髄の前面に突出する腫瘍は，まず脊髄の前柱を圧迫し，次に脊髄を後方に偏位させる．脊髄が後方に偏位すると，歯状靱帯の付着部が引っ張られて，側索に圧が加わる．このような場合，後索は最も影響を受けにくい．脊髄

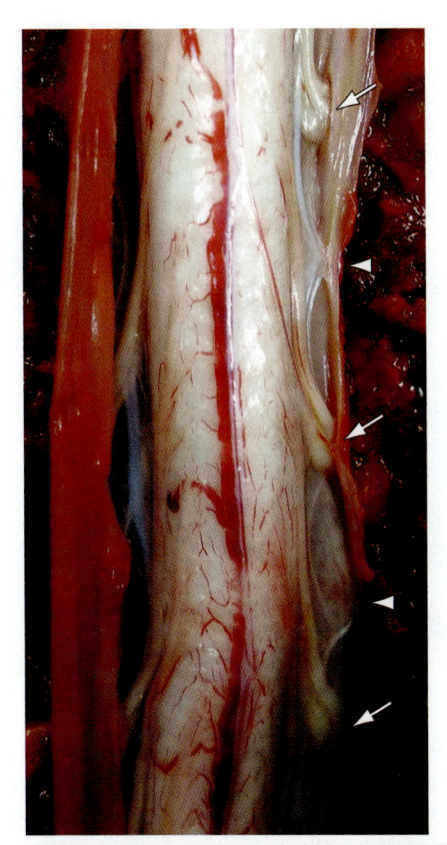

•図 5-22 歯状靱帯の前面．屍体の固定前標本．歯状靱帯は三角形で，その底は脊髄の側面に縦に並び，先端（矢頭）は外側に伸びて，各神経根嚢（矢印）のあいだで硬膜内面に付着する．近位部では，前根と後根はそれぞれ歯状靱帯の前方と後方を，外側に向かって走る．遠位側では，おのおのの神経根は歯状靱帯の狭い自由縁と交差して神経根嚢に入る．

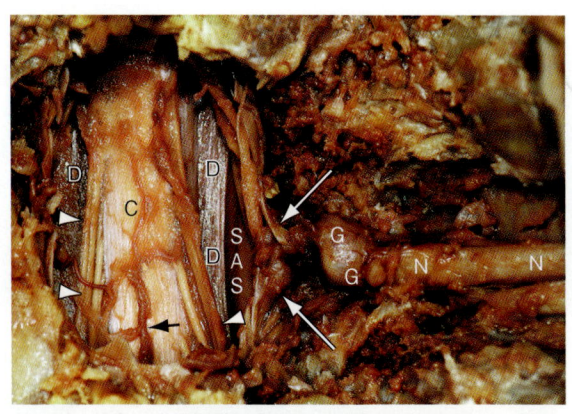

•図 5-23 体内の歯状靱帯の背側面．固定後の屍体標本．背側のクモ膜下腔（SAS）に入ると，脊髄（C）の外側縁と硬膜外側部の神経根嚢の後上方に付着する歯状靱帯（D）が観察される．後根（白矢頭）はクモ膜下腔の中で，歯状靱帯の後方を通り，歯状靱帯外側部の自由縁の下をくぐって下位の神経根嚢に向かう．神経根嚢（白矢印）は開放されており，2つに割れた脊髄神経節（G）と遠位側の肋間神経（N）が露出している．後脊髄静脈（黒矢印）が脊髄後面でヘアピンカーブを形成している．

後方の腫瘤は，逆の効果をもたらす．しかし，歯状靱帯は頸椎で最も厚くて尾側では薄いため，T8より下位では，後方の腫瘤により脊髄が前方に偏位して，歯状靱帯が伸びきる以前に脊髄前面が圧迫されることがある．歯状靱帯はまた，脊髄の左右方向の動きも制限している．脊髄が側方に偏位すると，神経根に力が加わるより前に歯状靱帯が緊張する．

歯状靱帯は，頭側に向かう力よりも，尾側への力をよりよく吸収する．上方の腫瘤は，その6～7分節下方までの脊髄に対して，検知可能な下方への偏位をきたしうる．一方，下方の腫瘤は，その10～11分節上方の脊髄にも上方偏位をきたしうる．屍体での検討では，歯状靱帯により，上位頸髄の上下方向の可動範囲は最大1cmにとどまる．

◆ 神経根

クモ膜下腔のなかで，馬尾の神経根（nerve roots）は小さい構成要素（神経小束：fascicles）が集合した，より大きな神経束（bundle）で形成されている（図5-17，18，図5-24，25）．1本から10本の神経小束が集まり，周囲の薄い軟髄膜に囲まれて1本の神経束にまとまる．後根は1本から5本の主要な神経束を含むが，多くの場合は2～3本である[32]．ほとんどの場合，前根は1本の神経束からなり，対応する後根より細い[32]．神経束が外側に出る際に，個々の神経束を覆う軟髄膜は癒合して，後根と前根のすべての神経束をゆるく取り巻く，膨らんだ共通の鞘を形成する．これらはほぼ全例で，1つの神経根嚢を通って硬膜から出ていく．まれに，前根と後根が異なる神経根嚢から出ることがある[32]．硬膜の神経根嚢の中で，神経束は個々の神経小束に分離する．おのおのの神経小束は管状に延長したクモ膜下腔で囲まれ，他の神経小束とのあいだは結合組織で隔てられる．脊髄神経節より近位において後根が神経小束に分離する程度には個人差がある．脊髄神経節は，3本以上の神経束が出ている場合も含め，ほぼすべての例で2葉性である[32]．前根は神経節に接して，その前方を通る．神経節の外側では，複数の末梢側の後根神経束が前根と一緒になって，各レベルの脊髄神経を形成する．神経根がさらに外側，腹側に進むと，神経束の周囲の硬膜はすぼまって硬膜嚢を形成する[32]．電子顕微鏡を用いた検討で，神経根嚢の硬膜外腔の脂肪や，硬膜層内に織り交ぜられた脂肪，硬膜内の神経小束の内部や周囲に脂肪が確認される．しかし神経根の軸索のあいだには実際には脂肪の介在はない[33]．

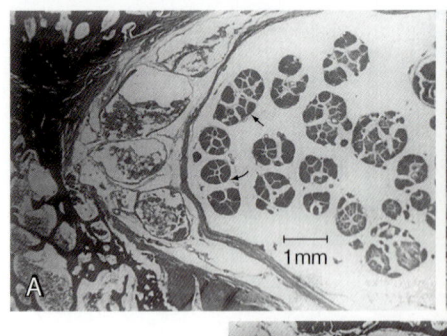

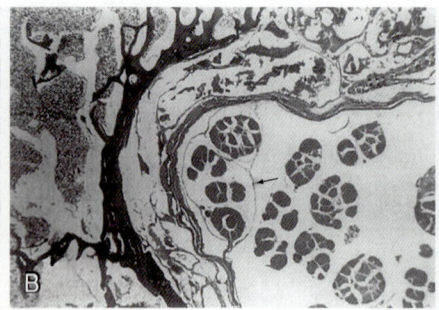

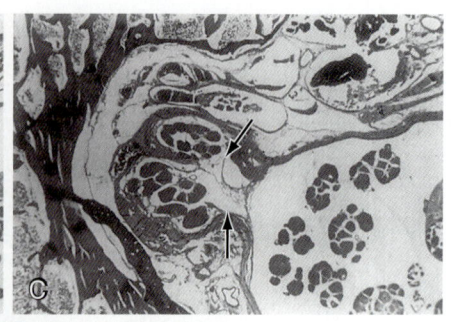

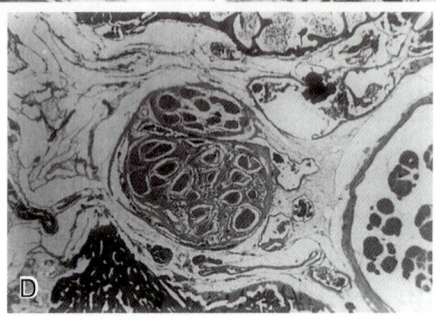

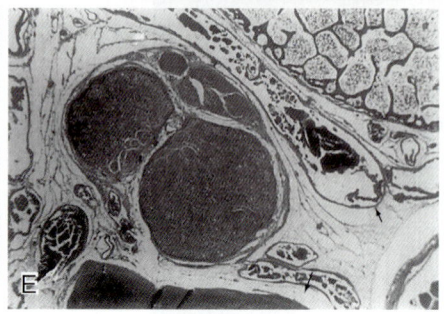

・図5-24 神経根の出口部．ヒトの硬膜と馬尾神経根の顕微鏡写真で，神経根が硬膜囊から出ていく様子を吻側から尾側へ連続的に示す（HE染色）．A：3本の後根神経束を包む膜がここで癒合している（曲矢印）．1本の前根神経束を覆う膜が明瞭に観察される（矢印）．硬膜外では大きな静脈が脊柱管内に充満している（目盛＝1 mm）．B：遠位側では，前根と後根を包む膜（矢印）が癒合して，硬膜に接している．C：神経根は単一の膨出部を介して硬膜囊から出る．クモ膜下腔のポケットが引きずりこまれている（矢印）．神経束は個々の神経小束に分離しつつある．D：神経根は硬膜囊から完全に離れ，鞘に包まれている．個々の神経小束はもはや神経束の集まりを形成しておらず，1本1本が管状のクモ膜下腔で囲まれている．E：脊髄神経節は2つの塊を形成し，前根はその前面に接している．大きな静脈（矢印）が椎間孔内で神経組織の腹側を通る．（Hogan Q, Toth J. Anatomy of soft tissues of the spinal canal. Reg Anesth Pain Med 1999；24：303-310 より改変．腹側と背側を標準的な向きに表示するためにオリジナルの図を反転していることに注意．）

神経根の正常変異

結合神経根

結合神経根（conjoined nerve roots*）は，隣り合う複数の神経根が，硬膜囊を出る際に1つの神経根囊を共有する状態を指す．NeidreとMacNabにより，この変異は以下の4型に分類されている（図5-26A～G）．

1型　隣接する2本の神経根が共通の神経根囊に入るが，おのおのの神経根は最終的には分離して，本来通るべき椎間孔を通過する．

2型　隣接する2本の神経根が，別々に，またはともに硬膜囊から出たあと，ともに同じ椎間孔から出る．隣接する椎間孔には神経根が通らない場合（2A型）と，別の神経根が通る場合（2B型）がある．

3型　隣接する2本の神経根をつなぐ網状の側副路が存在する．

4型　上記の1型～3型の組み合わせ．

結合神経根は画像を用いた研究で0.5～4％の例にみられ，ある解剖学的研究では14％にみられた[34-37]．最も多いのはL5とS1（50％）およびS1とS2の結合（33％）である[34,36]．MRIによる12例の結合神経根の検討ではS1-S2が75％，L5-S1が16.7％，L3-L4が8.3％であった[37]．その他の部位の結合神経根はまれである．左右差や性差は認められない[34]．椎弓板分離（retroisthmic cleft，別名laminolysis）や椎弓根低形成・欠損などの奇形との合併はまれである[34]．

結合神経根を示唆する画像所見としては，広い外側陥凹，硬膜囊前外側部の形状の左右差（コーナーサイン：corner sign），硬膜囊と異常神経根囊のあいだに介在した脂肪層（脂肪の三日月：fat crescent），そして，1枚の水平断像で椎間孔内から外側方まで観察される，異常に長く，水平方向に走る神経根（平行神経根）がある[37]．より頻度の少ない所見として，両方の神経根そして／または脊髄神経節が拡大した椎間孔の中にみられたり，椎間孔の後壁において脊髄神経節の陥凹が2カ所みられることがある[38]．椎間孔を通る矢状断像では，椎間板ヘルニアにより圧迫された結合神経根が，隣接する神経根に連続する帯状の神経組織として，椎間板の後面に接してみられることがある（肩サイン：shoulder sign）[39]．

---

*訳注：わが国でも conjoined nerve roots の英語表記が一般的である．

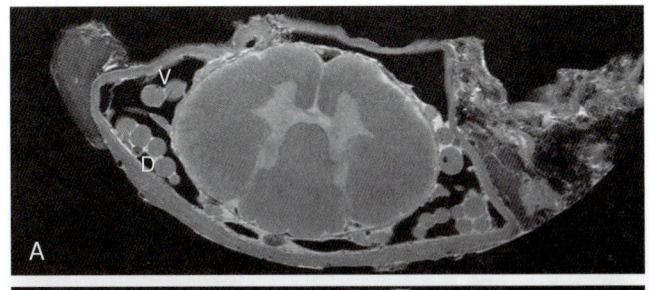

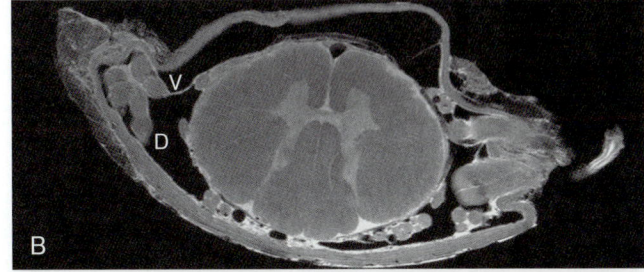

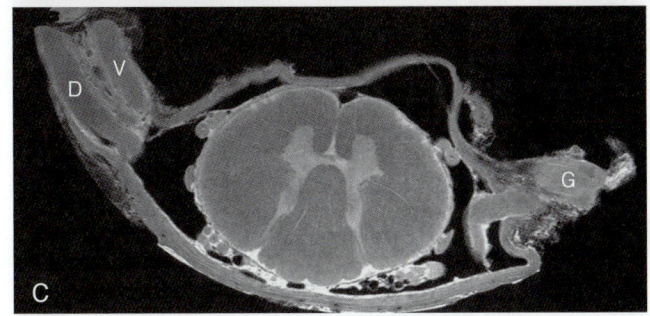

• 図 5-25 神経根の出口部．A〜C：胸髄と神経根の水平断 MR 像，頭側（A）から尾側（C）への連続スライス．A：硬膜嚢内において，後根の 4 本の神経束（D）と前根の 2 本の神経束（V）が，歯状靭帯のそれぞれ背側と腹側にみられる．B：前根と後根の神経束が，歯状靭帯の自由縁の外側において，共通の鞘に入る．C：神経束は鞘の中で癒合して 2 本の神経根となる．対側では脊髄神経節（G）が描出されている．

分岐神経根

分岐神経根（bifurcation anomalies）は，神経根が二分する正常変異であり，椎弓根外側縁より内側で分岐する椎間孔内型（intraforaminal form）と，外側で分岐する椎間孔外型（extraforaminal form）がある（図 5-26H, I 参照）．L3-4 に最も多く，しばしば両側性のものや多発するものがみられる．

画像

◆ CT

MRI が禁忌である場合を除き，脊髄の評価におけるルーチン CT の役割は乏しい．CT 血管造影（CT angiography）は，脊髄の血管や灌流を評価する際に有用である（特殊撮像法の項を参照）．

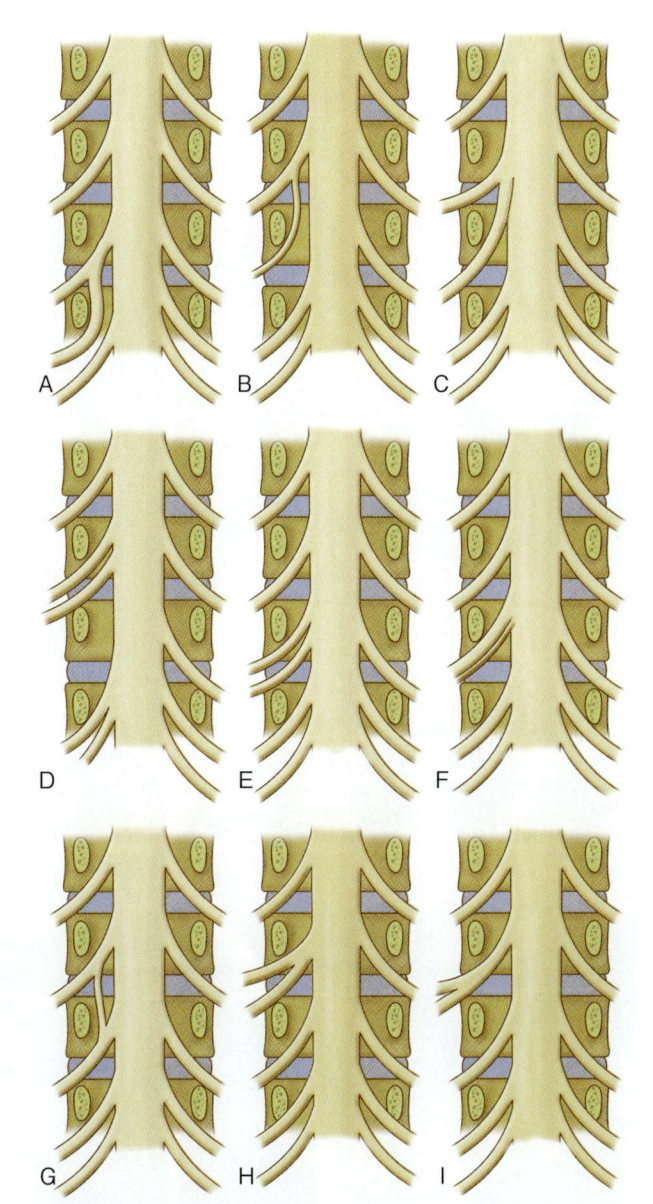

• 図 5-26 神経根の正常変異の模式図．A〜G：結合神経根．結合神経根は，隣接する神経根同士が網状の配列を形成，そして／または，隣接する神経根とともに変則的に脊柱管から出るような神経根のことである．結合神経根は 1 型から 4 型に分類される．A〜C：1 型結合神経根では，2 本の隣接する神経根が共通の神経根嚢を通り，最終的には分岐して本来の椎間孔から出る．通常の角度で出るものは 1A 型で，高位の神経根が直角に近い角度で出るものは 1B 型である．Neidre と MacNab に従うと，図中の A と B は 1A 型に，C は 1B 型に分類される．D〜F：2 型では，2 本の神経根が 1 つの椎間孔から出る．D は 2A 型に，E と F は 2B 型に分類される．G：3 型では隣接する神経根のあいだに網状の側副路がみられる．G は 3 型に分類される．4 型は 2 型と 3 型の混合型である．H, I：分岐神経根．分岐神経根は，1 つの神経根が 2 つに分岐するものである．分岐の部位により，椎間孔内（H）と椎間孔外（I）に分類される．（A〜G は Neidre A, MacNab I, Anomalies of the lumbosacral nerve roots. Review of 16 cases and classification. Spine 1983; 8: 294-299. の 294〜295 頁，図 1〜3 より改変．H と I は Scuderi GJ, Vaccaro AR, Brusovanik GV ほか，Conjoined lumbar nerve roots. A frequently underappreciated congenital anomaly. J Spinal Disord Tech 2004; 17: 83-93. の 92 頁，図 13 より改変．）

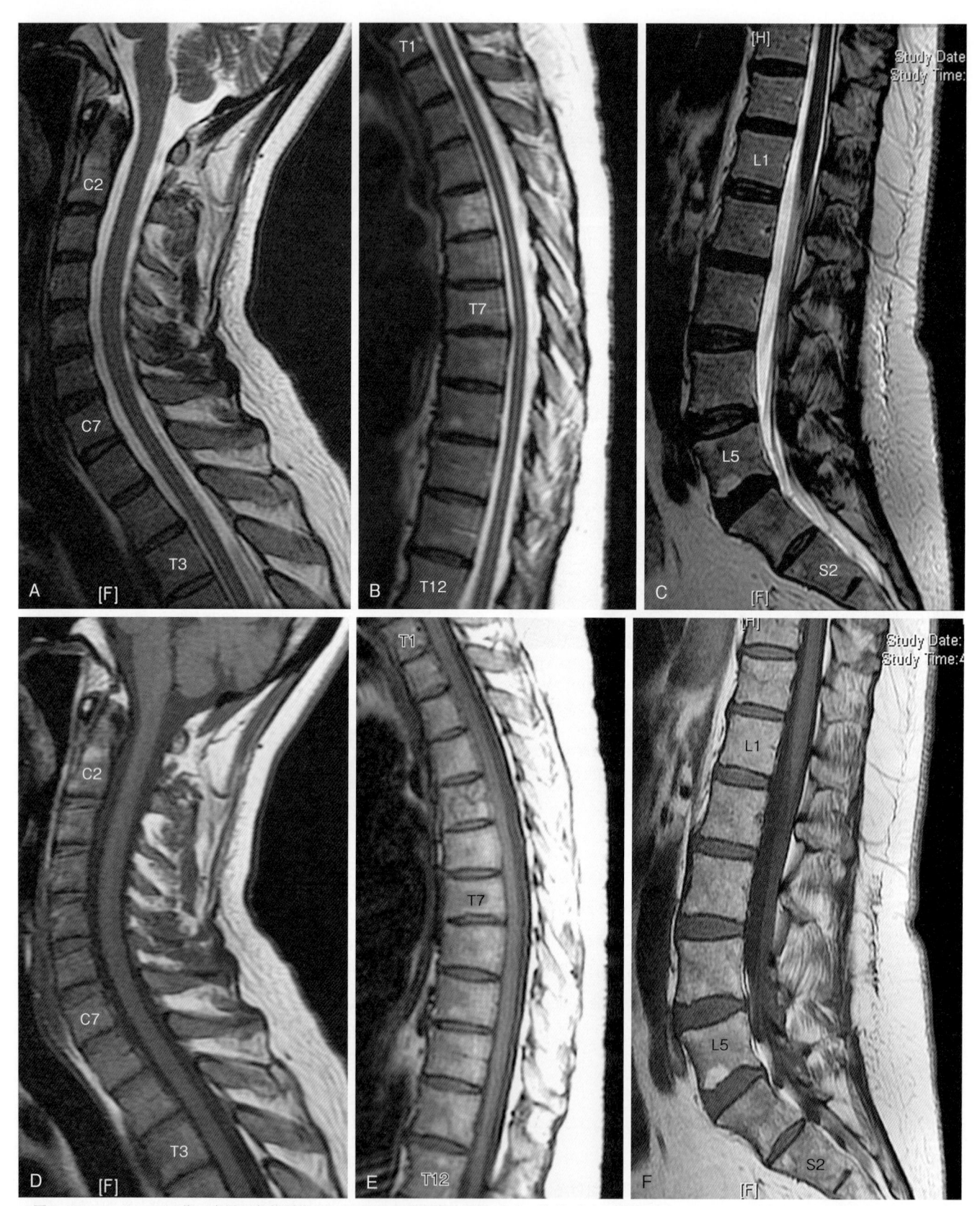

• 図 5-27　1.5-T の MR 像．脊髄の矢状断像．A〜C：T2 強調像．頸椎（A），胸椎（B），腰椎（C）．D〜F：対応する T1 強調像．特定の高位を画像上に示す．T5 椎体内に血管腫がみられる．S1-S2 間に痕跡的な椎間板がみられる．

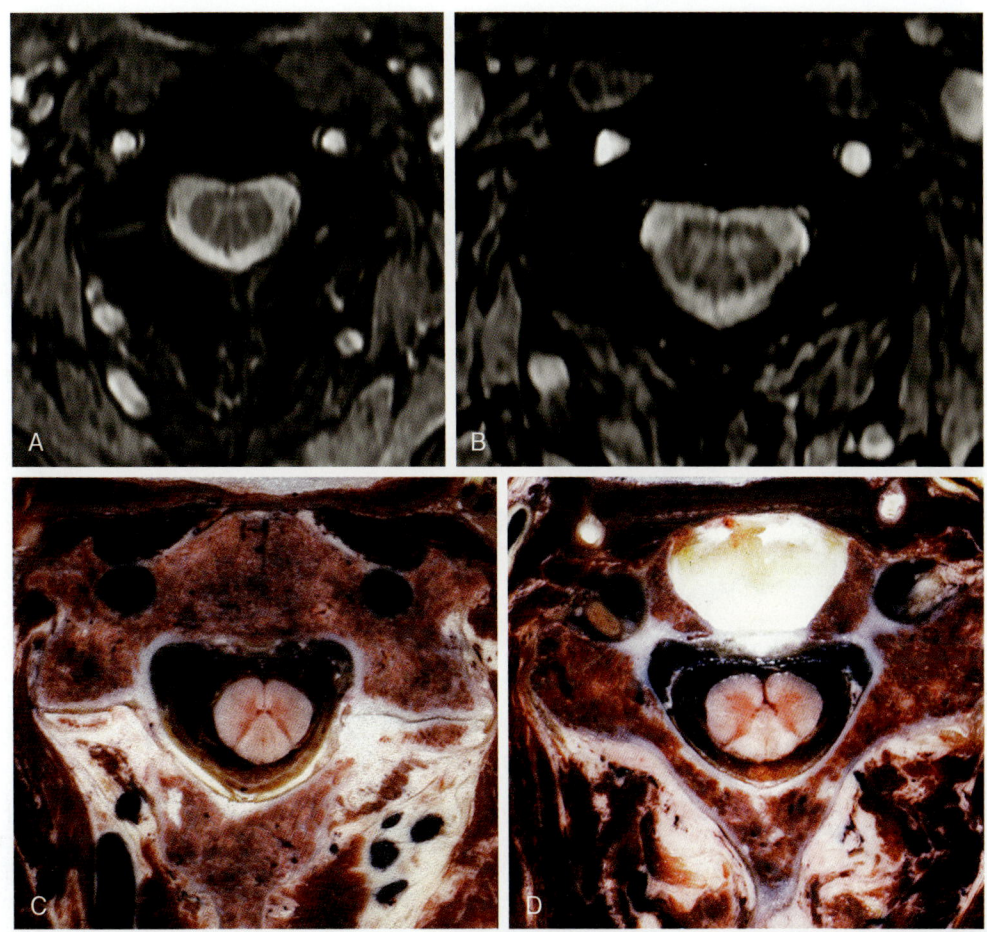

・図 5-28　頸髄．A，B：1.5-T 臨床機で撮像した C3 と C4 レベルの水平断 MR 像．3D Multiple-echo-recalled gradient-echo（MERGE）法．C，D：A と B に対応した凍結ミクロトーム標本．MR 像で，"蝶"形を示す脊髄灰白質の後角と前角，および白質の前索，側索，後索との位置関係を示す．

◆ MRI

脊髄を評価する際に行うべき画像検査は MRI である．現在，1.5-T や 3.0-T の MRI 臨床機では，本章でこれまで示した，9.4-T で撮像した屍体標本画像のような高精細画像や詳細な解剖学的情報は得られていない（図 5-5〜10, 13 参照）．1.5-T 機器を用いた通常の矢状断像で，脊髄の長さや各レベルにおける太さが評価できる（図 5-27）．三次元（3D）グラディエントエコー系の撮像法の 1 つ*で，正常頸髄の灰白質と白質の構造が観察できる（図 5-28）．標準的な T1 強調像と T2 強調像（T1W, T2W）で，椎間孔内構造が描出される（図 5-29）．ステディステート（steady-state）を利用した高速撮像法である FIESTA（fast imaging employing steady-state acquisition）や CISS（constructive interference in steady state）により，クモ膜下腔内の神経根と，歯状靱帯や神経根嚢などの周囲構造との位置関係が評価できる（図 5-30, 31）．

---

*訳注：MERGE 法，GE 社のマルチエコー型グラディエントエコー法．

脊髄円錐と硬膜嚢の終端

脊髄円錐（conus medullaris）と硬膜嚢（thecal sac）の終端の高さは，これらが位置する椎体と椎間板のレベルにより分類される（図 5-32）．これらの正常範囲は広く，性差がある（図 5-33, 34）．

脊髄円錐

Righi と Naidich は，1〜89 歳の 300 例（男性 150 例，女性 150 例）の MRI で，脊髄円錐の終端の高さは男女ともに L1 にある（63％）ことを報告した[41]．正常範囲は T11-12 から L2-3 のあいだで，女性においてその範囲は広かった（図 5-33 参照）．この研究で，84％の例で脊髄終端は T12-L1 椎間板と L1-L2 椎間板のあいだにあり，L1-2 自体の高さにあったのは 5.5％のみであった．のちに McDonald らによる 136 例（男性 47 例，女性 89 例）の MRI による検討でも同様に，脊髄終端は L1 の高さに多く（57％），その範囲は T11 から L3 椎体レベルであった[42]．

脊髄円錐終端は，患者の体位によってわずかに偏位する．

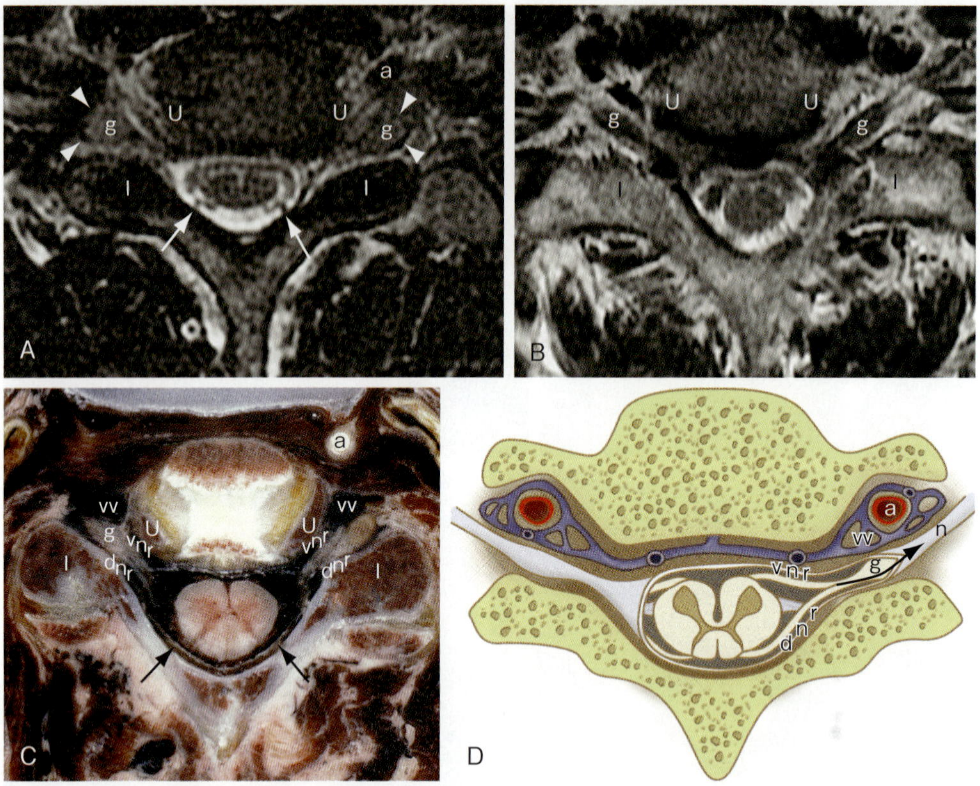

140　Ⅲ　正常な脊柱と脊髄

• 図5-29　頸髄，神経根および脊髄神経節．A，B：C6-C7とC7-T1のT2強調水平断MR像．C：Aに対応した凍結ミクロトーム標本．D：解剖学的構造の模式図．クモ膜下腔の中に脊髄，前正中裂（図5-17A，Dと比較），硬膜嚢（黒矢印），椎間孔の中に後根（dnr）と前根（vnr），脊髄神経節（g），および静脈（vv）がみられる．椎間孔は鉤状突起（U）と下関節突起のあいだである．a．横突孔内の椎骨動脈．白矢印はクモ膜下腔内の後根を示す．（D：Daniels DL, Haughton EM, Naidich TP (eds). Cranial and Spinal Magnetic Resonance Imaging: An Atlas and Guide. New York, Raven Press, 1987 より改変）

患者が体位を仰臥位から左側臥位に変換すると，円錐終端は全例で前方に，また77％の例で左側に偏位する[43]．前方偏位は平均6.3 mm（標準偏差［SD］2.2 mm）で，側方偏位は1.63 mm（SD 1.2 mm）である[43]．馬尾もまた患者の体位変化により偏位する．

硬膜嚢

RighiとNaidichはMRIで，硬膜嚢の終端はS2の高さにあり，85％の例でS1上部とS2下部のあいだにあることを示した[41]．正常範囲はS1の上方からS3下部であり，女性において範囲が広かった（図5-34参照）[41]．McDonaldらの検討でも同様の結果で，終端の高さはS2（60％）に多く，S1上部からS4上部のものがみられた[42]．硬膜嚢終端の形状は，通常は長く先細り状（男性の78％，女性の72％）であったが，短く丸みを帯びていたり（男性の17％，女性の23％），弾丸状（男性の5％，女性の5％）のこともある[41]．小児では，正中位から前屈位になると硬膜嚢終端が1/3椎体分，平均でS2中央部からS2上部まで挙上することがある[44]．Hansasutaらは27体を用いて硬膜嚢終端の高さを検討した解剖学的研究で，ほとんどの例で終糸はS2の高さで硬膜に癒合する（範囲：L5下部からS3上部）ことを見いだした．4例（15％）の終糸はS1より上方で癒合していた．また3例（11％）で，終糸は正中からおよそ1 cm外れて癒合していた[45]．

脊髄円錐と硬膜の間隔

ほとんどの例（77％）で，硬膜嚢下端の終糸との結合部は，脊髄終端から6分節下方に位置する．脊髄円錐下端と硬膜下端の間隔の個人差は小さく，5分節（8.5％）から6分節（77％），7分節（8.8％）までみられるが，7分節を超える例はない．このように，脊髄と硬膜はともに，組織的に調和して偏位する．

T1緩和時間，T2緩和時間，磁化移動率，髄鞘，水分含有量

T1

3.0-TのMRIで反転回復法（inversion recovery：IR）とB_1-補正二重フリップ角グラディエントエコー（gradi-

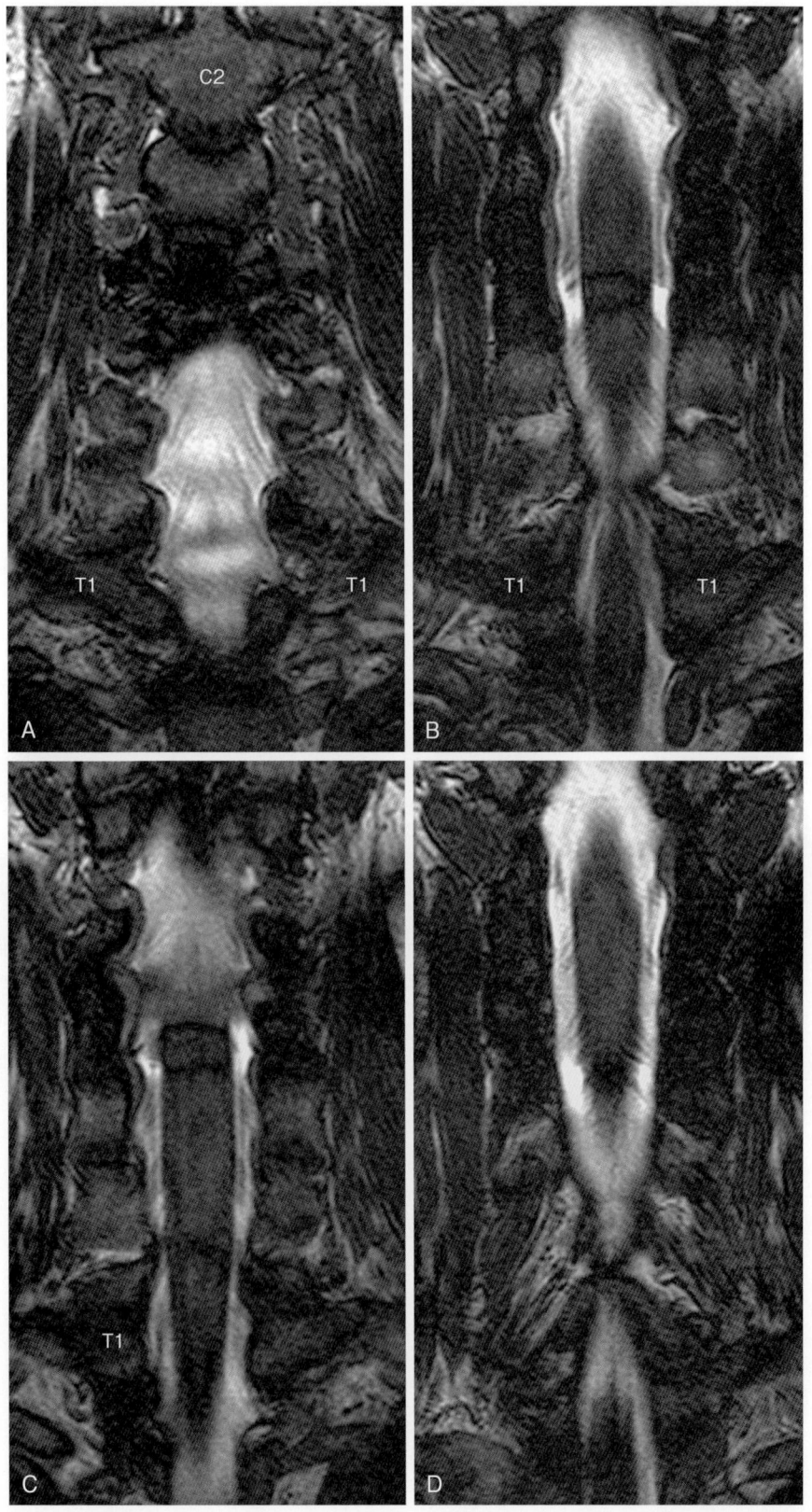

• 図 5-30　頸髄の高分解能 T2 強調冠状断 MR 像．腹側（A）から背側（D）の順に表示．C4-C7 の頸膨大と各分節から出る前根と後根が明瞭に描出されている．

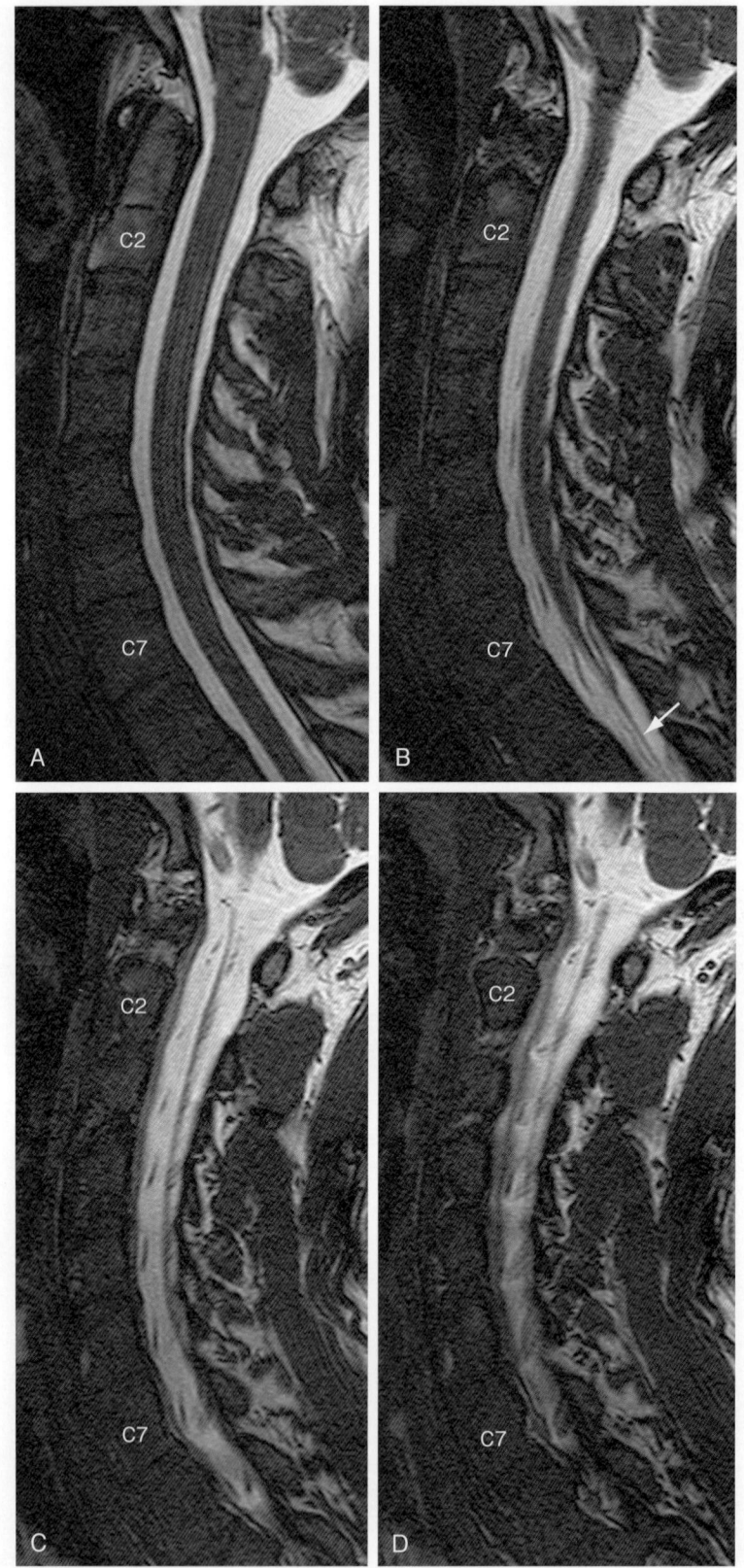

・図 5-31　頸髄の高分解能 T2 強調矢状断 MR 像．正中（A）から外側（D）の順に表示．軟膜の歯状靱帯（B の矢印）が脊髄の側面からクモ膜外側壁に伸びている．歯状靱帯は不完全な隔壁を形成し，クモ膜下腔を部分的に前方と後方の区画に分割している．歯状靱帯の前方では，細い前根が脊髄の前外側面から出て外側に向かう．より太くブラシ状の後根は脊髄神経節から出て，歯状靱帯の後方を内側に向かい，脊髄後外側面の後根入口部に至る．

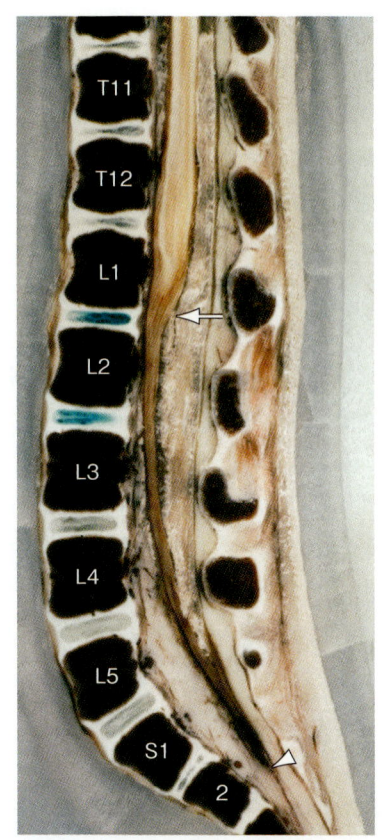

• 図 5-32　脊髄円錐の終端（矢印）と硬膜嚢の終端（矢頭）．凍結ミクロトーム矢状断標本．これらの位置を示すため，まず脊椎高位決定に特別な注意を要する可能性がある移行椎につき解析した．次に脊髄円錐が終糸に移行する高さと，硬膜嚢終端の高さを，最も近い椎間板または椎体の高さで表した．この例では，脊髄円錐の終端はL1椎体下部に，硬膜嚢終端はS2下部の高さにある．脊髄円錐と硬膜の間隔は6分節である．

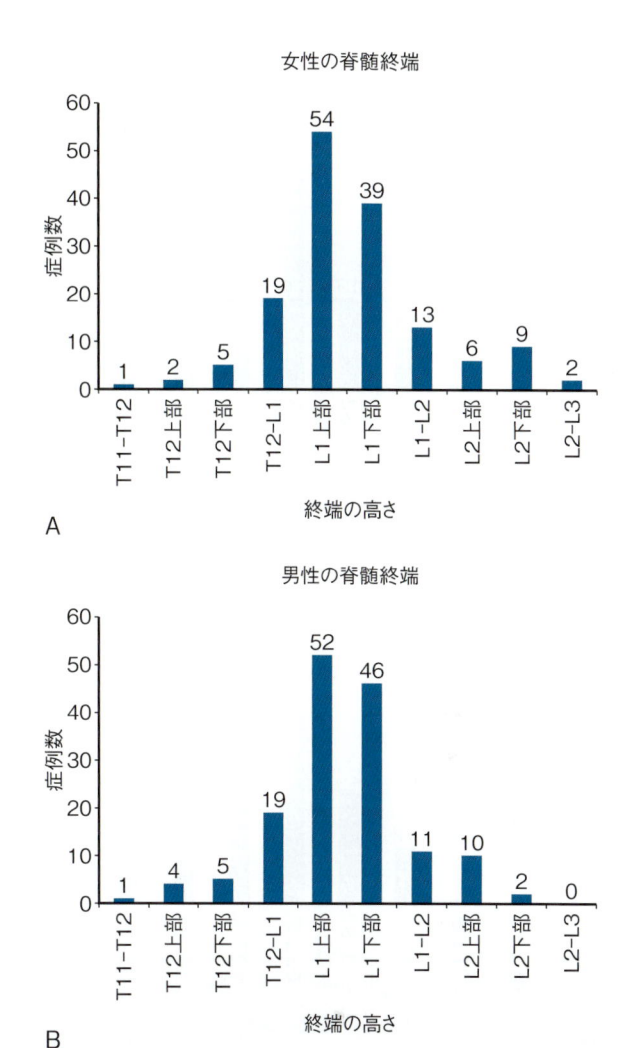

• 図 5-33　脊髄円錐終端の高さ．150例の女性（A）と150例の男性（B）の，脊椎高位で表した脊髄円錐終端の高さの分布．（Righi A, Naidich TP. The normal termination of the thecal sac. Internat J Neuroradiol 1996；2：188-195 より転載）

ent-recalled-echo：GRE）法を用いた生体における頸髄のT1緩和時間計測により，灰白質と白質のT1値の有意な違いが示されている[19]．IR法では灰白質のT1値 973 ± 33 ms に対して白質は 876 ± 27 ms であった．GRE法ではT1値は灰白質の 994 ± 54 ms に対して白質で 838 ± 54 ms であった．IR法ではまた白質の側索（863 ± 23 ms）と後索（899 ± 18 ms）のあいだに有意差があったが，GRE法ではこの差は確認されなかった[19]．

T2

3.0-T の MRI を用いた生体における頸髄の T2 緩和時間計測において，脊髄灰白質と白質（後索または側索）の T2 緩和時間は 73～76 ms で，有意な差はなかった[19]．脊髄白質の T2 値は，脳梁などの密度が高い脳白質と同様である[19]．脊髄灰白質の T2 値は，基底核や脳幹の深部灰白質と同様で，新皮質の層状灰白質とは異なる[19]．

水分含有量から脊髄は3つの区画に分類され，したがって3つの異なるT2緩和を示す区画がある．1つは髄鞘の二重層の中でT2緩和時間は20 ms未満，次に細胞内／細胞外の水分でT2緩和時間は30〜100 ms，そして3つめは脳脊髄液で，T2緩和時間は1,000 msを超える[8]．髄鞘二重層内の水分は髄鞘水分画（myelin water fraction：MWF）とよばれる．ラットでは頸髄の髄鞘水分画は灰白質で5％，白質で24％である．これらのデータは，ラットの脊髄において白質が灰白質のおよそ5倍の髄鞘を含むことと合致する[8]．

1.5-T の MRI で生体の頸髄における磁化移動率（quantitative magnetization transfer ratio：qMTR）を計測した報告では，灰白質の平均 qMTR（67 ± 12 Hz）は白質（56 ± 11 Hz，後索と側索の平均）よりわずかに大きかった[20]．

後索と側索の平均 qMTR に有意差はなかった[20]. 平均大分子分画（Mob）は白質において灰白質より有意に大きく，白質で 14 ± 2%，灰白質で 8 ± 2% であった[20]. 後索と側索の白質では大分子分画は同等であった[20]. 平均の大分子緩和時間（T2b）は灰白質，白質ともに 9 ± 2 μs であった[20].

血管分布と灌流

CT を用いた研究において，ヒト頸髄の血流量は 6 〜 9 mL/ 分 /100 g，血液量は 1 〜 4.3 mL/100 g，平均通過時間は 16 〜 17 秒，浸透率は 0.7 〜 2 mL/100 g/ 分と推定されている[2]. しかし現時点ではこれらの値は再現性が乏しく，技術的要素の影響を受けていると考えられる. 影響を与える技術的要素には，使用したソフトウェアや，動脈入力関数に使用する動脈（内頸動脈か椎骨動脈か），そして造影剤注入に関するタイミングの設定が含まれる[2].

拡散強調像

拡散強調像により，脊髄の白質神経路の数，大きさ，および方向を計測することが可能である. 脊髄内で軸索の膜と髄鞘が水の拡散を制限し，拡散異方性を生じる（図 5-35）. その結果，白質と灰白質ともに，水の拡散はおもに脊髄の長軸方向に，そしておもに白質神経路に沿って生じる. 一部の拡散は短軸方向に，少数の分節間で灰白質を放射状に出入りする側副神経線維に沿って生じる[10]. 組織と拡散強調像を対比すると，短軸方向と長軸方向の拡散は

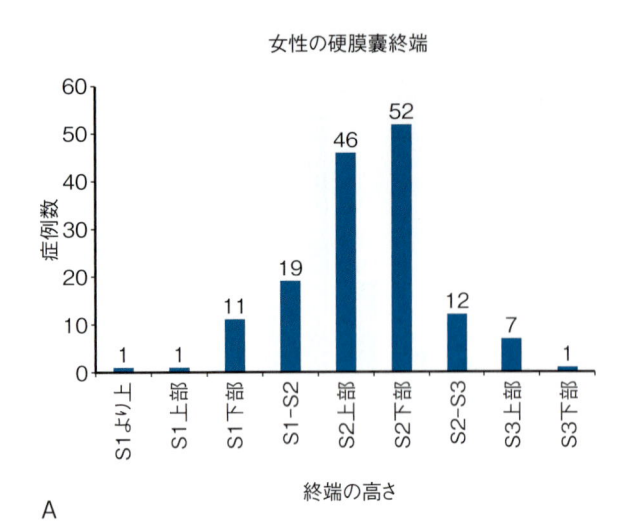

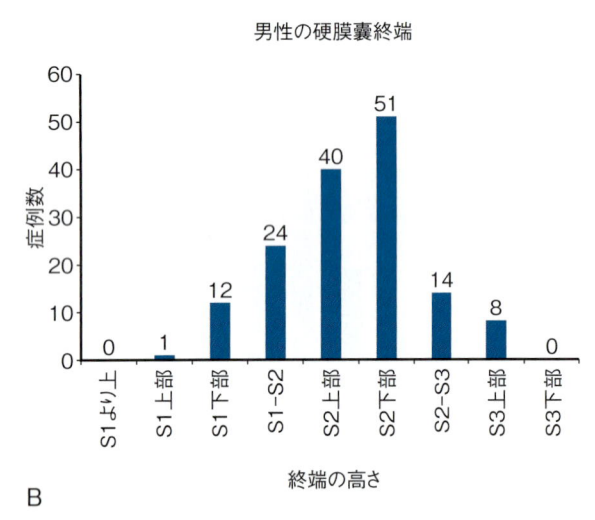

• 図 5-34　硬膜嚢終端の高さ. 150 例の女性（A）と 150 例の男性（B）の, 脊椎高位で表した脊髄円錐終端の高さの分布. （Righi A, Naidich TP. The normal termination of the thecal sac. Internat J Neuroradiol 1996 ; 2 : 188-195 より転載）

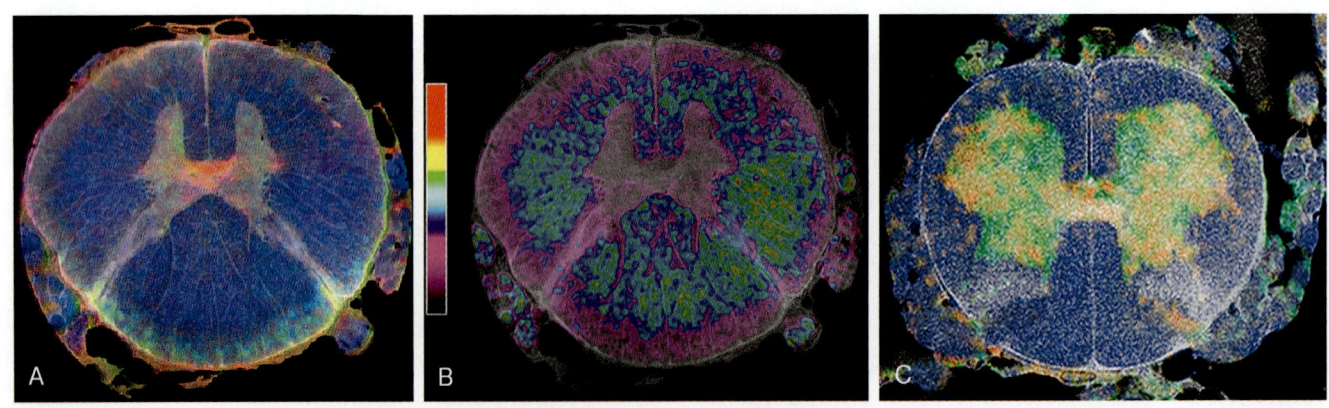

• 図 5-35　拡散テンソル画像. A, B：胸髄の拡散テンソルカラーマップ（A）と異方性比率（FA）マップ（B）. 図 5-5B, 6B と比較のこと. C：腰髄の拡散テンソルカラーマップ. 図 5-5C, 6C と比較のこと. A と C の色分けは，上下方向のベクトル（青），前後方向（緑），左右方向（赤）. 斜め方向に走る線維は，上記の 3 方向成分の割合と同じ比率の混色で表示してある. 白質と脊髄周囲の神経根の大部分は青色を示しており，これらの部で線維が上下方向に走っていることを表している. 後根入口部や前白交連部は赤みを帯びており，これらの部では線維がおもに左右方向に走っていることを示す. 灰白質は複雑な色調を示しており，さまざまな方向に出入りする線維を表していると考えられる. C の後角にみられる明るい青の部は膠様質（レクセドの第 2 層と第 3 層）に相当すると考えられる.

組織所見上の異なる要素とよく相関する．

脊髄内において長軸と直行する短軸方向の拡散は，軸索の間隔や細胞外水分からなる組織（細胞外体積分画）とよく相関する[18]．短軸方向の拡散は軸索数（常用対数で表す）や髄鞘からなる組織の割合（髄鞘体積分画）と有意な負の相関を示す[18]．これらの要素は細胞外腔の捻れを反映している可能性がある．短軸方向の拡散は軸索の径や髄鞘の厚さとは相関しない[18]．

脊髄の長軸方向の拡散は，髄鞘の有無にかかわらず，軸索の径と相関を示す．長軸方向の拡散は軸索数（常用対数で表す）と非常に強い負の相関を示し，髄鞘を除く軸索の径と弱い相関を示す．この軸索自体の径との相関から，細胞内の拡散が長軸方向の拡散の主要な要素である可能性が示唆される．大きな軸索では神経フィラメントと細胞骨格の蛋白濃度が低く，軸索内での長軸方向の拡散に対するバリアが乏しいということかもしれない[18]．

異方性比率（fractional anisotropy：FA）は年齢と発達の程度によりさまざまである．生体では，拡散の値は小児で最も高く，30〜50歳の成人で最も低く，50歳を超えると再び上昇する．成人男性の拡散能（diffusivity）は脊髄白質で $0.87 \pm 0.04\ \mu m^2/ms$，脊髄灰白質で $0.81 \pm 0.02\ \mu m^2/ms$ と報告されている[9]．FA（20カ所以上の平均）は脊髄白質で 0.65 ± 0.04，脊髄灰白質で 0.34 ± 0.05 と報告されている[9]．

Rossiらは，1.5-T機器でb値が700 s/mmのエコープラナー法拡散強調像を用いて，灰白質のFAはすべての白質よりも有意に低いことを見いだした．さらに，側索の白質のFAは後索のFAより低値であった．彼らの報告では，

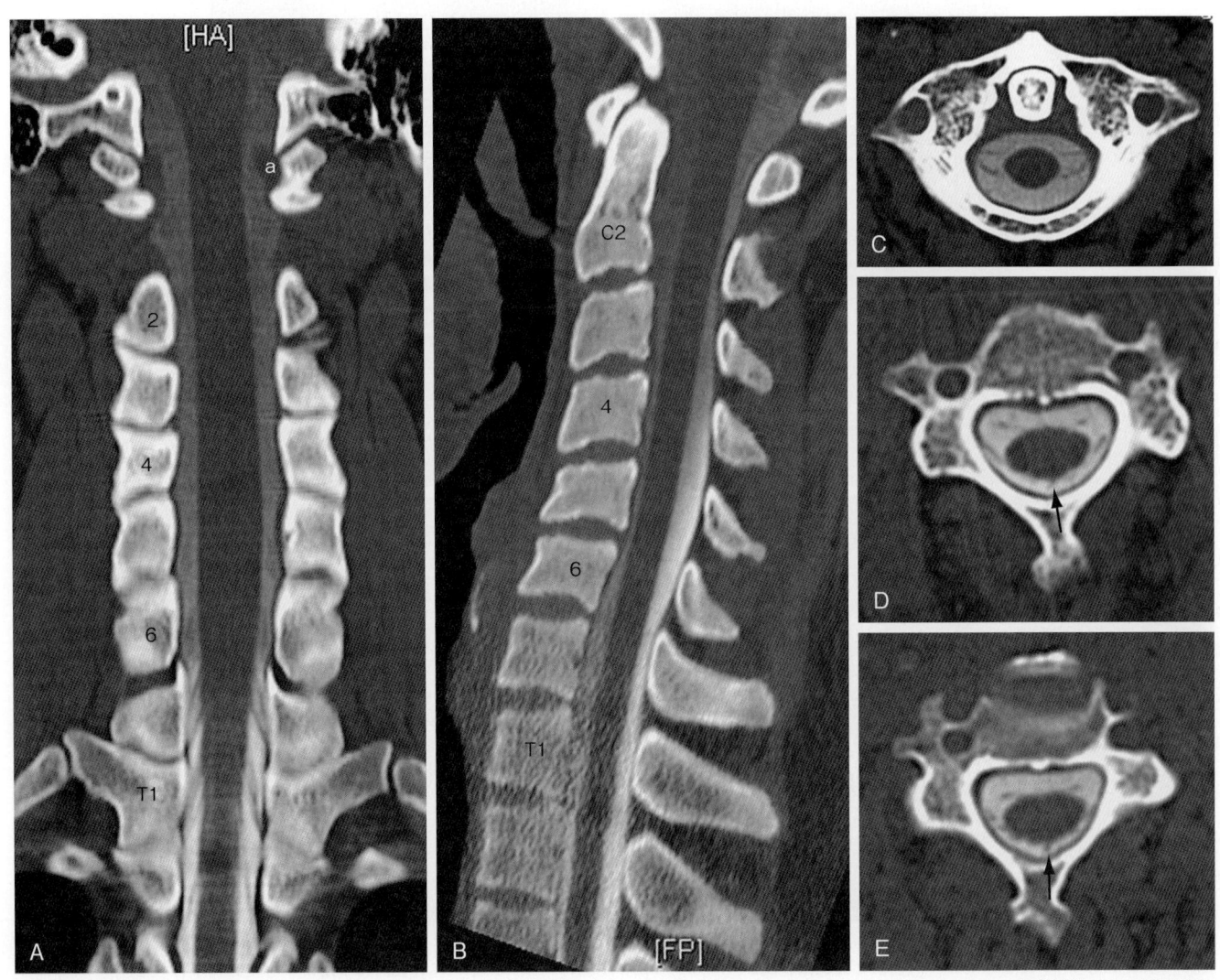

・図 5-36　頸椎のCT脊髄造影．再構成冠状断像（A）と矢状断像（B）．C〜E：それぞれC1，C3およびC4レベルの水平断像．クモ膜下腔に注入された水溶性造影剤により脊髄と神経根の輪郭が描出され，周囲構造との関係がわかる．椎骨動脈（a）がC1から脊柱管内に入る部分が描出されている．DとEの黒矢印は，脊髄に沿って縦走する後脊髄静脈を示す．

FAは灰白質で 0.45 ± 0.06，側索の白質で 0.69 ± 0.08，後索の白質で 0.79 ± 0.07 であった．後索の FA を 100％とすると，灰白質の FA は 57％，側索の白質の FA は 87％であった[16]．これらの値は後索と側索の軸索の大きさと密度の違いを部分的に反映している．後索の上行感覚路は細い有髄線維（薄束）と太い線維（楔状束）の両者を含み，これらの径は 13 ～ 20 μm である[16]．側索は下行運動神経路（外側皮質脊髄路）と上行感覚路（外側脊髄視床路）か

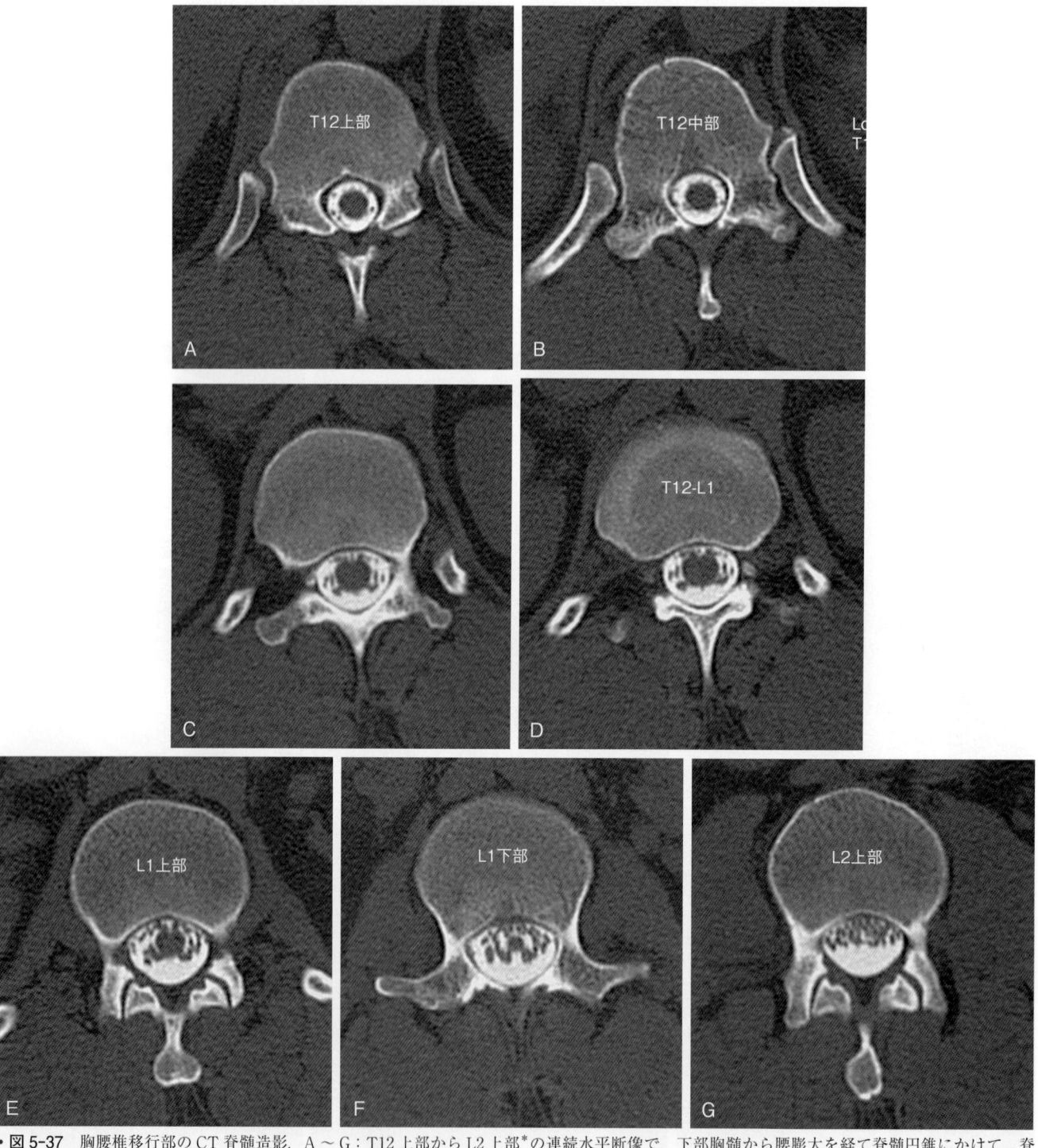

• 図 5-37　胸腰椎移行部の CT 脊髄造影．A ～ G：T12 上部から L2 上部※の連続水平断像で，下部胸髄から腰膨大を経て脊髄円錐にかけて，脊髄の形状が変化していく様子を示す．前根と後根は脊髄から分節的に出て尾側に向かい，さらに脊髄円錐下端よりも尾側に下行する．

※ 訳注：原著図説では "the bottom of L2" となっているが，図中文字では "Top" となっているので「L2 上部」と訳出した．

らなり，前者の径は平均 1～4μm で，後者は髄鞘が薄いか，または無髄である[16]．

標本の固定は脊髄の短軸方向の拡散能には影響がないが，長軸方向の拡散能には有意な影響を与える[7]．しかし標本が十分に固定されたあとは，拡散能の指標は経時的に変化しない．グルタルアルデヒドとホルマリンを使用した固定液は軸索の微細構造を保持し，とくに長軸方向の線維路における大きな異方性の検出は可能である[18]．したがって，ホルマリン固定後標本の拡散強調像（図 5-35 参照）は生体でみられる拡散異方性を検討する際の解剖学的基礎として有用である．

◆ 特殊撮像法

CT 脊髄造影（CT myelography）は脊髄の形態や，脊髄と周囲の構造の関係を描出できるが，脊椎穿刺および水溶性造影剤注入のリスクを有する（図 5-36，37）．

CT 血管造影（CT angiography）と MR 血管造影（MR angiography）はともに，Adamkiewicz 動脈の描出に使用しうる．造影 CT と造影 MRI による Adamkiewicz 動脈の描出率はほぼ同等である（CT で 68～90％，MRI で 67～93％）．下行大動脈近位部への造影剤注入後の CT では，肘窩静脈からの経静脈的造影後の CT と比較して描出率は高い（経大動脈；94.1％，経静脈；60.0％）．MR 血管造影での描出率の向上にかかわる重要な因子は，十分に大きな撮像視野（50 cm 以上，T8-L5 を含む），少なくとも 0.2 mmol/kg 体重以上のガドリニウム造影剤投与，造影剤濃度が K 空間の中心になるような適切な造影タイミング，そして後処理の技量である[1]．

謝辞

新鮮屍体標本を用意していただいた Calvin Keys 氏に深謝する．

キーポイント

- 脊髄には 31 の分節がある：頸髄に 8 分節，胸髄に 12 分節，腰髄が 5 分節，仙髄が 5 分節，そして尾髄が 1 分節である．
- 脊髄において灰白質と白質の占める割合は高位によって異なる．白質は上方で大きく，下行するにつれ減少する．灰白質は腰膨大で最も大きく，頸膨大がそれに次ぎ，胸髄では最も小さい．
- 脊髄の灰白質は縦溝のある柱の形をしており，水平断面では前角，後角および（胸髄では）側角を有する．灰白質は細胞構築学的に 10 層に分類され，レクセドの層（Rexed laminae：RL）とよばれる．RL I は最も背側，RL IX は最も腹側にあり，RL X は中心部に存在して中心管を取り囲んでいる．
- 前根（運動根）の細胞体は前角にあり，前外側溝より脊髄から出て前根糸を形成する．後根（感覚根）の細胞体は脊髄外側方の，椎間孔内の脊髄神経節にある．脊髄神経節の中枢突起が内側に向かい，後外側溝（後根入口帯）から脊髄に入って，後角内でシナプスを形成するか，または後索を通ってほかのレベルに向かう．
- 白質は種々の程度に髄鞘化した，尾側から頭側への神経束（上行路）と，頭側から尾側への神経束（下行路）を伝導する，縦走する索で構成される．後索は振動覚，触覚，識別覚および関節位置覚を小脳と視床に伝える薄束と楔状束を含む．側索は上行して固有受容間隔を小脳に伝える後脊髄小脳路と前脊髄小脳路，上行して疼痛と温度の情報を視床に運ぶ脊髄視床路，そして大脳から下行して脊髄に運動機能のインパルスを伝える外側皮質脊髄路を含む．前索は下行する（非交差性）前皮質脊髄路と，下行して運動と姿勢の調節に関与する内側前庭脊髄路と外側前庭脊髄路を含む[6]．
- 脊髄の動脈支配は通常，1 本の前脊髄動脈と左右 1 対の後（または後外側）脊髄動脈からなる．前脊髄動脈は通常は脊髄の全長にわたって存在し，複数の分節で溝縁動脈を分岐する．溝交連動脈は前正中裂に入り，脊髄の腹側 2/3 を栄養する．後（後外側）脊髄動脈は連続性が不完全な縦走する血管で，血管冠とよばれる軟膜血管叢に連続する．次に血管冠から脊髄の各レベルで無数の動脈が脊髄の中心に向かって穿通し，脊髄の後部 1/3 を栄養する．

参考文献

- Carpenter MB, Sutin J. Human Neuroanatomy, 8th ed. Baltimore, Williams & Wilkins, 1983, pp 232-264.
- Daniels DL, Haughton VM, Naidich TP. Cranial and Spinal Magnetic Resonance Imaging: An Atlas and Guide. New York, Raven Press, 1987.
- Gilman S, Newman SW. Manter and Gatz's Essentials of Clinical Neuroanatomy and Neurophysiology, 10th ed. Philadelphia, FA Davis, 1996.
- Miller RA, Burack E. Atlas of the Central Nervous System in Man, 2nd ed. Baltimore, Williams & Wilkins, 1977.
- Nieuwenhuys R, Voogd J, van Huijzen C (eds). Topography of spinal cord, brain stem and cerebellum. In The Human Central Nervous System, 4th ed. Berlin, Springer-Verlag, 2008, pp 177-246.
- Standring S: Gray's Anatomy: The Anatomical Basis of Clinical Practice, 39th ed. Edinburgh, Churchill Livingstone, 2005.
- Thron AJ: Vascular Anatomy of the Spinal Cord: Neuroradiological Investigations and Clinical Syndromes. New York, Springer-Verlag, 1988.

文献

1. Backes WH, Nijenhuis RJ. Advances in spinal cord MR angiography. AJNR Am J Neuroradiol 2008; 29:619-631.
2. Bisdas S, Rumboldt Z, Surlan K, et al. Perfusion CT measurements in healthy cervical spinal cord: feasibility and repeatability of the study as interchangeability of the perfusion estimates using two commercially available software packages. Eur Radiol 2008; 18:2321-2328.
3. Carpenter MB, Sutin J. Human Neuroanatomy, 8th ed. Baltimore, Williams & Wilkins, 1983, pp 232-264.
4. Crosby EC, Humphrey R, Lauer EW. Correlative Anatomy of the Nervous System. New York, Macmillan, 1962.
5. Foerster O. Motorische Felder und Bahnen. In Bumpke O, Foerster O (eds). Handbuch der Neurologie. Berlin, Springer-Verlag, 1936, vol 6, pp 1-357.
6. Gilman S, Newman SW (eds). Manter and Gatz's Essentials of Clinical Neuroanatomy and Neurophysiology, 10th ed. Philadelphia, FA Davis, 1996.
7. Kim TH, Zollinger L, Shi XF, Jeong EK. Diffusion tensor imaging of ex vivo cervical spinal cord specimens: the immediate and long-term effect of fixation on diffusivity. Anat Rec 2009; 292:234-241.
8. Kozlowski P, Liu J, Yung AC, Tetzlaff W. High-resolution myelin water measurements in rat spinal cord. Magn Reson Med 2008; 59:796-802.
9. Maier SE. Examination of spinal cord tissue architecture with magnetic resonance diffusion tensor imaging. Neurotherapeutics 2007; 4:453-459.
10. Mamata H, De Grolami U, Hoge WS, et al. Collateral nerve fibers in human spinal cord: visualization with magnetic resonance diffusion tensor imaging. NeuroImage 2006; 31:24-30.
11. Nieuwenhuys R, Voogd J, van Huijzen C (eds). Topography of spinal cord, brain stem and cerebellum. In The Human Central Nervous System, 4th ed. Berlin, Springer-Verlag, 2008, pp 177-246.
12. Rexed B. The cytoarchitectonic organization of the spinal cord in the cat. J Comp Neurol 1952; 96:415-495.
13. Rexed B. A cytoarchitectonic atlas of the spinal cord in the cat. J Comp Neurol 1954; 100:297-379.
14. Rexed B. Some aspects of the cytoarchitectonics and synaptology of the spinal cord. Progr Brain Res 1964; 11:58-92.
15. Righi A, Naidich TP. The normal termination of the thecal sac. Int J Neuroradiol 1996; 2:188-195.
16. Rossi C, Boss A, Steidle G, et al. Water diffusion anisotropy in white and gray matter of the human spinal cord. J Magn Reson Imaging 2008; 27:476-482.
17. Schwartz ED, Cooper ET, Chin C-L, et al. Ex vivo evaluation of ADC values within spinal cord white matter tracts. AJNR Am J Neuroradiol 2005; 26:390-397.
18. Schwartz ED, Cooper ET, Fan Y, et al. MRI diffusion coefficients in spinal cord correlate with axon morphometry. NeuroReport 2005; 16:73-76.
19. Smith SA, Edden RAE, Farrell JAD, et al. Measurement of T1 and T2 in the cervical spinal cord at 3 T. Magn Reson Med 2008; 60:213-219.
20. Smith SA, Golay X, Fatemi A, et al. Quantitative magnetization transfer characteristics of the human cervical spinal cord in vivo: application to adrenomyeloneuropathy. Magn Reson Med 2009; 61:22-27.
21. Standring S (ed-in-chief). Gray's Anatomy: The Anatomical Basis of Clinical Practice, 39th ed. Edinburgh, Elsevier Churchill Livingstone, 2005.
22. Thron AJ. Vascular Anatomy of the Spinal Cord: Neuroradiological Investigations and Clinical Syndromes. New York, Springer-Verlag, 1988.
23. Uotani K, Yamada N, Kono AK, et al. Preoperative artery of Adamkiewicz by intra-arterial CT angiography. AJNR Am J Neuroradiol 2008; 29:314-318.
24. Williams PL (ed-in-chief). Gray's Anatomy: The Anatomical Basis of Medicine and Surgery, 38th ed. Edinburgh, Churchill Livingstone, 1995.
25. Nicholas DS, Weller RO. The fine anatomy of the human spinal meninges: A light and scanning electron microscopy study. J Neurosurg 1988; 69:276-282.
26. Wijdicks CA, Williams JM. Spinal arachnoid calcifications. Clin Anat 2007; 20:521-523.
27. Vandenabeele F, Creemers J, Lambrichts I. Ultrastructure of the human spinal arachnoid mater and dura mater. J Anat 1996; 189:417-430.
28. Orlin JR, Osen KK, Hovig T. Subdural compartment in pig: A morphological study with blood and horseradish peroxidase infused subdurally. Anat Rec 1991; 230:22-37.
29. Reina MA, De León Casasola O, Villanueva MC, et al. Ultrastructural findings in human spinal pia mater in relation to spinal anesthesia. Anesth Analg 2004; 98:1479-1485.
30. Di Chiro G, Timins EL. Supine myelography and the septum posticum. Radiology 1974; 111:319-327.
31. Tubbs RS, Salter G, Grabb PA, Oakes WJ. The denticulate ligament: Anatomy and functional significance. J Neurosurg 2001; 94: 271-275.
32. Hogan Q, Toth J. Anatomy of the soft tissues of the spinal canal. Regional Anesth Pain Med 1999; 24:303-310.
33. Reina MA, Villanueva MC, López A, De Andrés JA. Grasa dentro de los mangitos durales de las raíces nerviosas de la columna lumbar humana. [English title: Fat within the nerve root sleeves of the human lumbar spinal column]. Rev Esp Anestesiol Reanim 2007; 54:297-301.
34. Scuderi GJ, Vaccaro AR, Brusovanik GV, et al. Conjoined lumbar nerve roots. A frequently underappreciated congenital anomaly. J Spinal Disord Tech 2004; 17:83-93.
35. Neidre A, MacNab I. Anomalies of the lumbosacral nerve roots. Review of 16 cases and classification. Spine 1983; 8:294-299.
36. Kadish LJ, Simmons EH. Anomalies of the lumbosacral nerve roots. An anatomical investigation and myelographic study. J Bone Joint Surg [Br] 1984; 66:411-416.
37. Song SJ, Lee JW, Choi J-Y, et al. Imaging features suggestive of a conjoined nerve root on routine axial MRI. Skeletal Radiol 2008; 37:113-138.
38. Artico M, Carloia S, Piacentini M, et al. Conjoined lumbosacral nerve roots: Observations on three cases and review of the literature. Neurocirugia 2006; 17:54-59.
39. Kang CH, Shin MJ, Kim SM, et al. Conjoined lumbosacral nerve roots compromised by disk herniation: Sagittal shoulder sign for the preoperative diagnosis. Skeletal Radiol 2008; 37:225-231.
40. Haijiao W, Koti M, Smith FW, Wardlaw D. Diagnosis of lumbosacral nerve root anomalies by magnetic resonance imaging. J Spinal Disord 2001; 14:143-149.
41. Righi A, Naidich TP. The normal termination of the thecal sac. Int J Neuroradiol 1996; 2:188-195.
42. McDonald A, Chatrath P, Spector T, Ellis H. Level of termination of the spinal cord and the dural sac. A magnetic resonance study. Clin Anat 1999; 12:149-152.
43. Ranger MRB, Irwin GJ, Bunbury KM, Peutrell JM. Changing body position alters the location of the spinal cord within the vertebral canal: A magnetic resonance imaging study. Br J Anaesth 2008; 101:804-809.
44. Koo B-N, Hong J-Y, Kim JE, Kil HK. The effect of flexion on the level of termination of the dural sac in paediatric patients. Anaesthesia 2009; 64:1072-1076.
45. Hansasuta A, Tubbs RS, Oakes WJ. Filum terminale fusion and dural sac termination: Study in 27 cadavers. Pediatr Neurosurg 1999; 30:176-179.

第6章 脊椎の加齢による変化

Victor M. Haughton

正常な脊椎の老化と変性

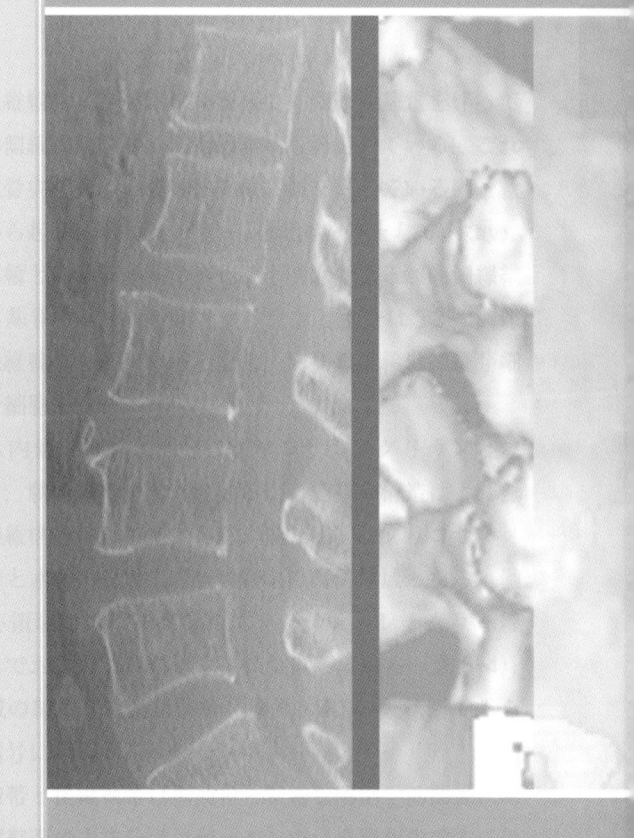

IV

152　Ⅳ　正常な脊椎の老化と変性

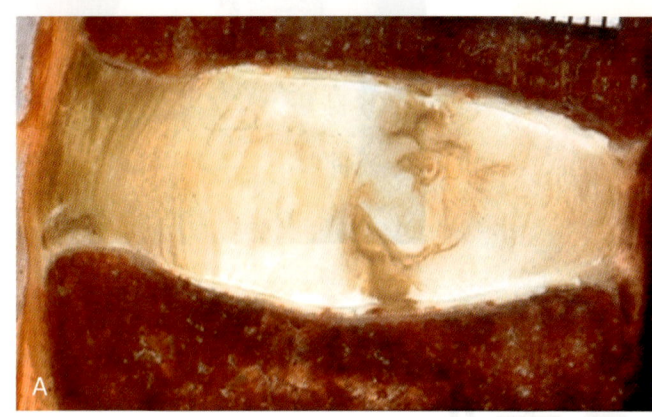

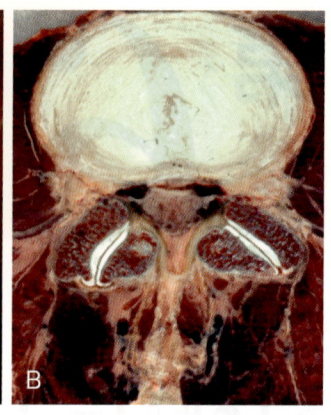

•図6-1　腰椎椎間板の矢状断（A）と水平断（B）の解剖学的部分．矢状断面では左側のとくに椎間板の前方部分でわずかに着色して境界明瞭な辺縁の層を認める．その層は椎間板内部の内側線維輪に向かっていくとだんだん境界不明瞭となる．椎間板中心部には髄核といわれる無定形組織がある．髄核の中心部分にはいくつかの線維性構造物をはっきり認める．髄核の濃く着色した部分は加齢性変化である．

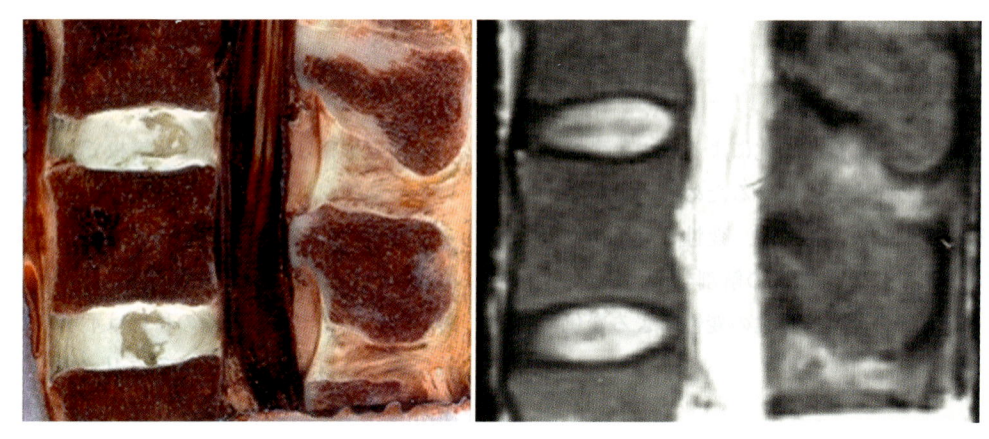

•図6-2　屍体腰椎の矢状断の解剖像とT2強調MR像における外側線維輪，内側線維輪，髄核部分．椎間板の最も前方部分の層は内側線維輪と髄核を含んでおりMRIでは低信号となる．髄核内のより線維成分の多い部分は低信号の水平な帯状の外観を呈する．

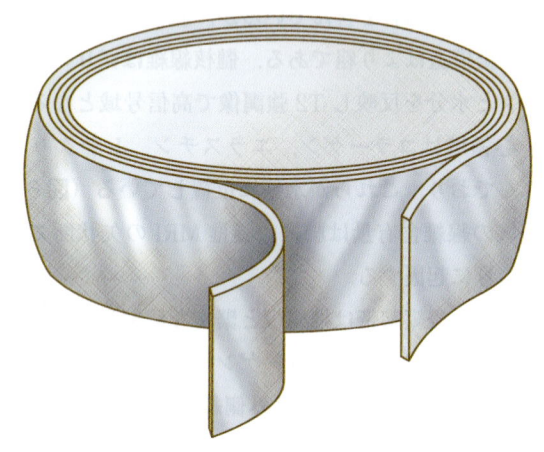

•図6-3　外側線維輪の層板における膠原線維の方向のスケッチ．最も表面の層の線維は隣接椎体終板と60°の角度で存在している．この層は椎間板から分離して次の隣接する層となり，隣接椎体終板と60°の角度で存在するが，外側層板とは互生している．

よっておよそ180日ごとにコラーゲンとグリコサミノグリカンは再生される．

　胎児を除いて椎間板には動脈や毛細管は存在しないため，椎間板の細胞は拡散による栄養を受ける．酸素，ブドウ糖，硫酸塩は椎体終板と外側線維輪の一部を通して取り込まれ，二酸化炭素とその他の廃棄物は廃棄される．椎間板内への拡散は常磁性造影剤の静脈内投与後の椎間板の信号強度の増大として測定できる．椎間板への拡散減少は椎間板を構成する正常な細胞合成を妨げることにより椎間板変性の一因となる可能性がある．

　椎間板は通常，造影効果がない組織に分類されている．脊柱管内へ脱出した椎間板断片は瘢痕組織が造影されるのと対照的に通常は造影されない．しかし，正常椎間板においては造影剤投与後に信号強度が増大する．造影剤静脈投与40分後のMRI像で，椎間板周囲が造影されている（図6-8）．

　椎間板は脊椎に柔軟性をもたらす．脊椎の屈曲，伸展，側屈は椎間板の柔軟性のおかげで可能である．軸方向への回旋においては線維輪の斜走線維によって脊椎はほとんど回旋できない．椎間板はまた，脊柱の高さに日内変動をも

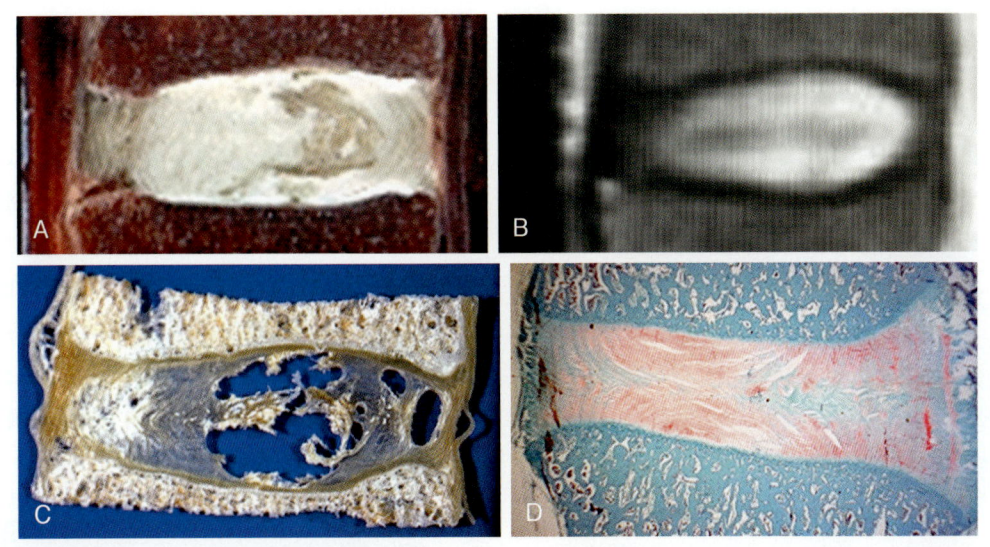

• 図 6-4　腰椎椎間板矢状断の解剖（A），MR 像（B），乾燥させた切片（C），H & E 染色（D）．乾燥させた切片においては椎間板の線維成分を認め，そのほとんどが辺縁の線維輪であり，中心の髄核部分には存在していない．染色された切片では線維輪と中心の髄核の線維成分（青色に染色）が目立つ．髄核と内側線維輪の基質部分はピンク色に染色されている．

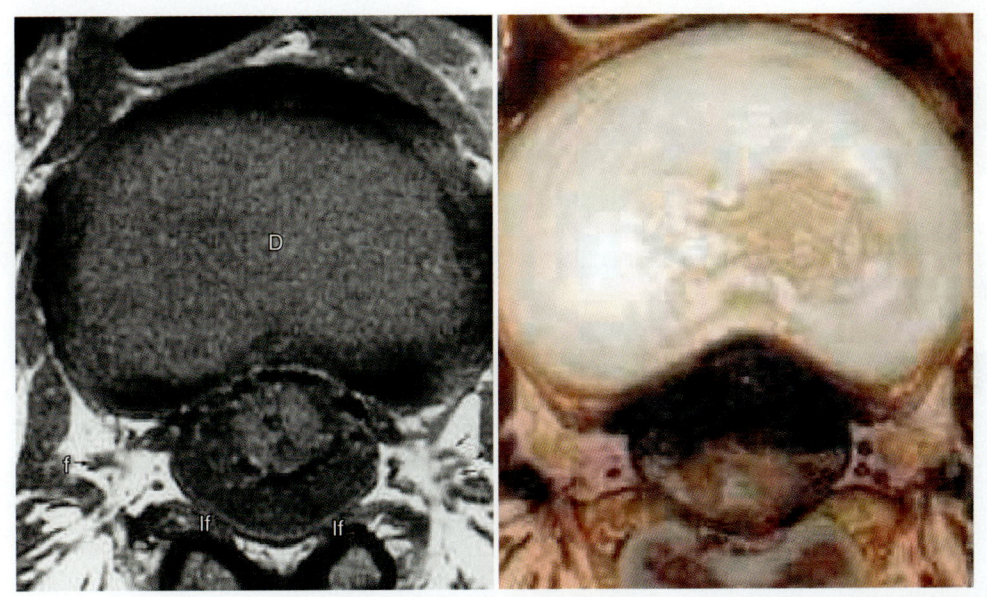

• 図 6-5　腰椎椎間板の水平断 MR 像（左）と解剖（右）では椎間板の辺縁は低信号を示す．椎間板前方および外側面に沿った前縦靱帯は区別できない．

たらす性質がある．臥位のとき，椎間板の軸方向への力は最小となり，その結果，椎間板は余分に水分を吸収する．立位時には椎間板内の水分は圧出され脊椎の高さは最高で 2.5 cm 小さくなる．

椎間板内には神経組織は存在しない．前縦靱帯は神経終末を含む．神経終末は靱帯に隣接した椎間板に存在することがあるが，より深くの椎間板内には存在しない．したがって，椎間板は通常痛み刺激を伴わない．

頸椎，胸椎，腰椎の椎間板形態はさまざまである．C2 ～ C7 間の椎間板の下部は鉤状突起，上部は半椎間関節（demi-facet）または切痕（echancrure）のあいだで外側に伸びている（図 6-9）．この領域は関節滑膜がなく，椎間板の典型的な線維軟骨で構成されているにもかかわらず鉤状関節とよばれている．年齢とともに椎間板のこの領域に滑液包や溝が形成され，関節裂隙を形成すると示唆される．頸椎では鉤状突起は椎間板と神経根出口のあいだに存在している．胸椎では椎間板は相対的に丸く，細い（図 6-10）．外側線維輪は MRI 上，区別できる．腰椎椎間板は脊椎では最も厚く，大きく，椎間孔と密接に関係している．

加齢による椎間板の変化

◆ 新生児

新生児の椎間板は部分的に骨化した椎体のあいだに存在する（図6-11A)[1]．解剖切片において，髄核と内側線維輪は一緒になっており，無色で半透明の構造物である．外側線維輪はコラーゲンを含有しており，より暗い色を呈している．原始的脊索の遺残を含んだ細い索は椎間板の前後方から中心部に向かって存在している．解剖切片において，骨化していない終板軟骨は椎間板軟骨と似ている．新生児では，骨化していない椎体軟骨内に大きな血管が存在する．

新生児椎間板はT2強調MR像における椎間板変性病期分類のThompson分類でのステージIと位置づけられ[2]，髄核と内側線維輪は高信号領域，外側線維輪は低信号域を

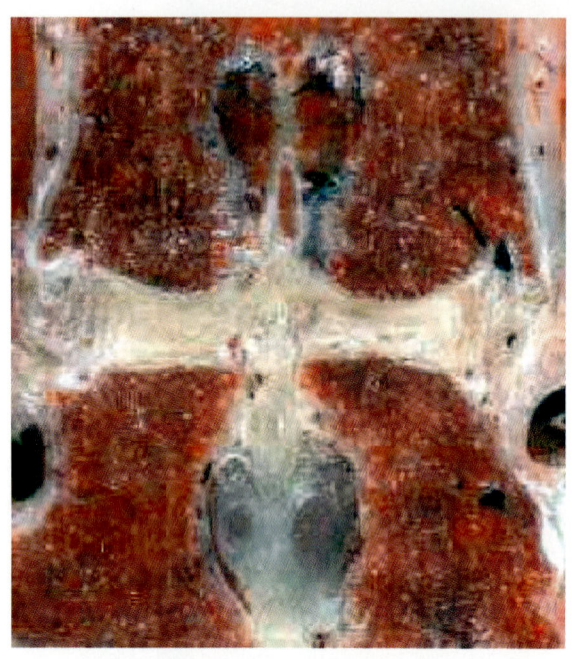

- 図6-6　椎間板後方部分の冠状断の解剖部分．椎間板の後縁に沿って水平に走行している後縦靱帯を認める．後縦靱帯は切片の上方から下方に走行しており，椎体静脈の後方で，椎間板の上下に血液を含む構造として存在する．

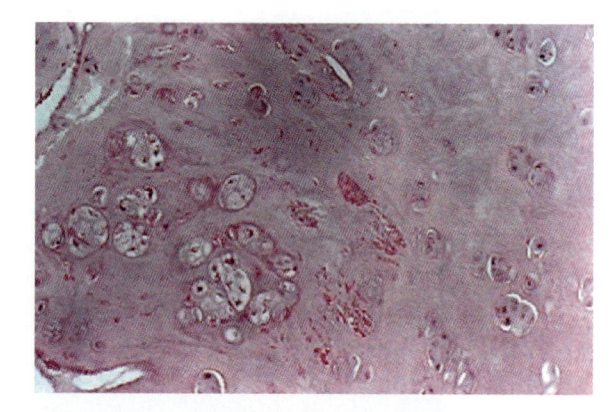

- 図6-7　髄核部分の組織切片．豊富な軟骨様基質（ピンク色に染色）と楕円形の暗点を含んでいる多数の軟骨細胞を認める．

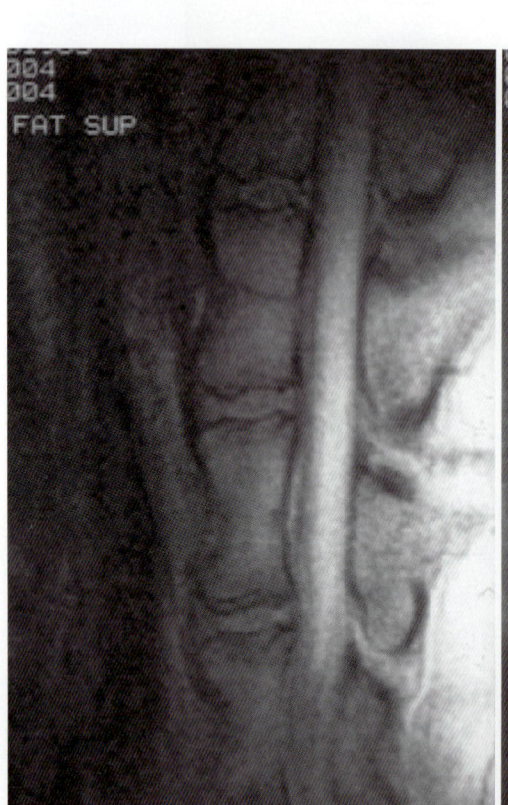

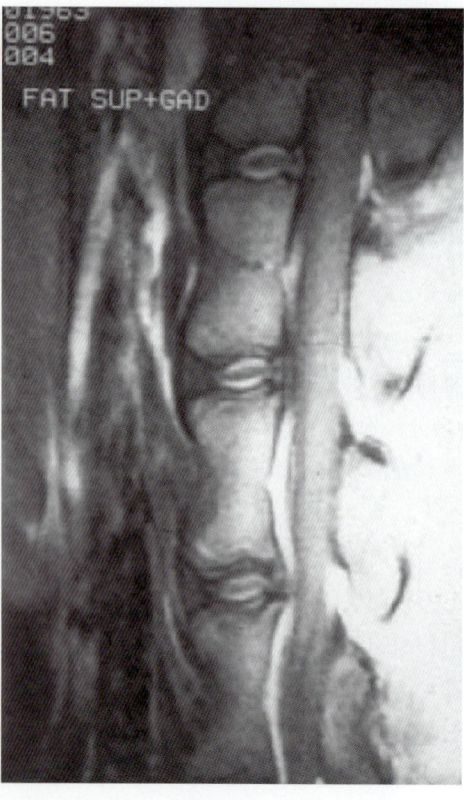

- 図6-8　イヌの脊椎矢状断MR像造影前（左）と造影剤注入40分後（右）．正常椎間板が造影されている．

示す（図6-11B）．髄核と内側線維輪の境界ははっきりしない．しかし，内側線維輪と外側線維輪の境界はコラーゲンによりはっきりしている．隣接する骨化していない椎体軟骨は椎間板軟骨と同じ信号強度を示す．これらはMRIではPfirrmannの椎間板変性病期分類の病期Ⅰと見なされる[3]．

◆ 10歳代

10歳代の椎間板解剖切片はコラーゲン含有量が増えるため白く，不透明となる（図6-12A）[4]．この10年のあいだに椎間板はだんだん少なく均一になる．髄核はとくに中央部では脊索細胞は消失しコラーゲンとエラスチン線維をより多く含有する．内側線維輪の線維は10歳以前より明瞭となる．外側線維輪は80枚もの層板を含み，10歳以前より大きな幅をもつ[5]．膠原線維は並列に並んでいるが，各層板間に60°の違いがある．椎間板に隣接する椎体終板は10歳代で骨化する．この世代では椎間板内や終板内に血管は存在しない．椎間板内の水分含有量は10歳以前と10歳代では変化しない[4,6]．10歳代の椎間板はThompson分類でステージⅡに相当する．

この世代の椎間板はT2強調MR像にて外側の低信号領域の厚みが増す（図6-12B）．椎間板の中心領域は比較的

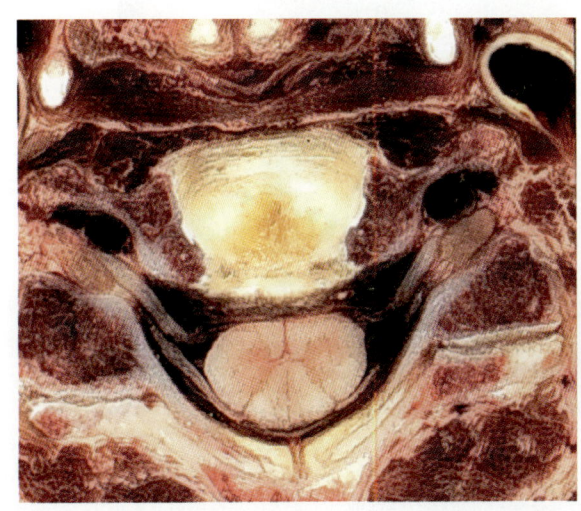

• 図6-9 屍体頸椎椎間板の水平断切片．中央椎間板と後外側の鉤状突起の関係を描写している．鉤状突起は椎間板の外側面を支持している．神経孔内で，腹側神経根と背側神経根の神経節がはっきりみえる．

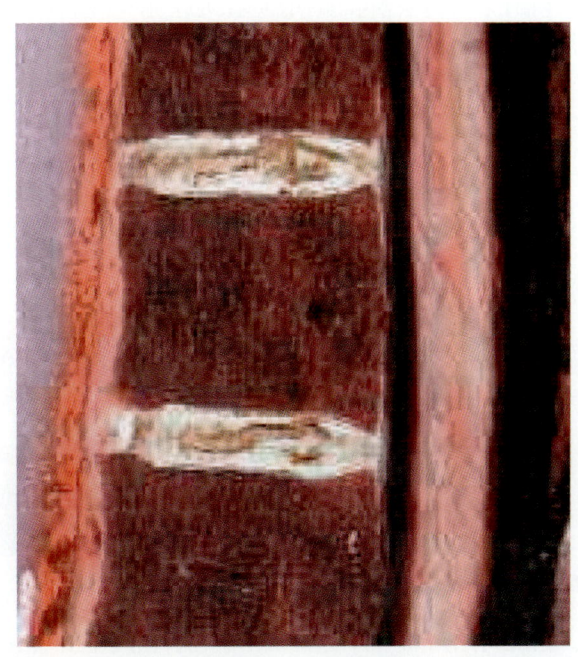

• 図6-10 胸椎の矢状断解剖部分．胸椎椎間板は腰椎椎間板と同様に外側線維輪の線維は密集している．内側線維輪と髄核は軟骨基質を含む．椎間板内の色素は加齢性変化を示している．

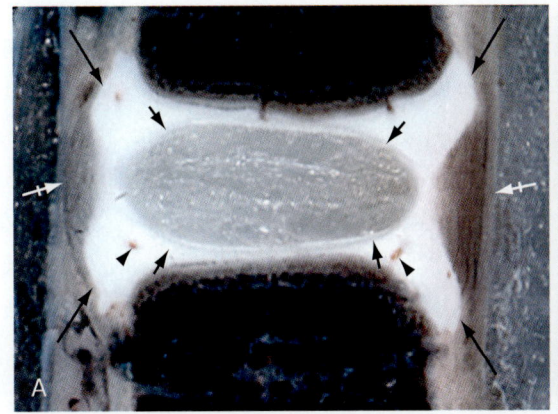

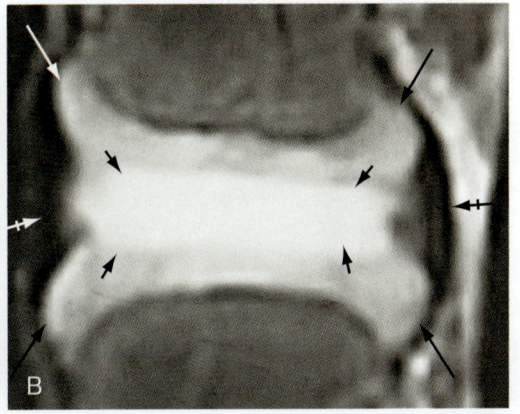

• 図6-11 正常新生児腰椎椎間板．A：矢状断解剖切片．新生児の髄核（短い矢印）は空間の中心内に明るい灰色で半透明の卵円形として表される．内側線維輪の硝子軟骨と隣接椎体の非骨化部分（長い矢印）は髄核周辺で環を形成する．前方および後方の周縁の線維輪（十字矢印）は茶色の層構造としてみえる．小さな血管は椎体終板の硝子軟骨内に認める（矢印頭）．B：Aと同じ標本のT2強調矢状断MR像．髄核（短い矢印）は高信号強度をもつ．内側線維輪内の硝子軟骨と椎体の非骨化部分（長い矢印）はわずかに低信号強度をもつ．周縁の線維輪（十字矢印）は強い低信号強度をもつ．

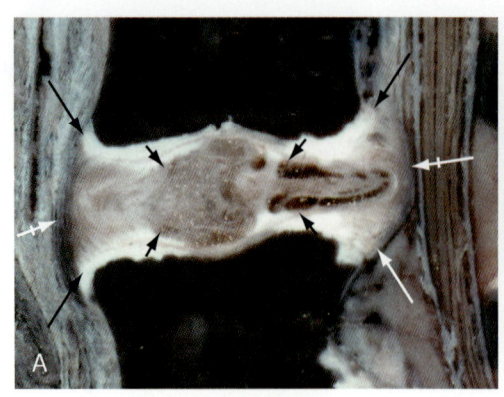

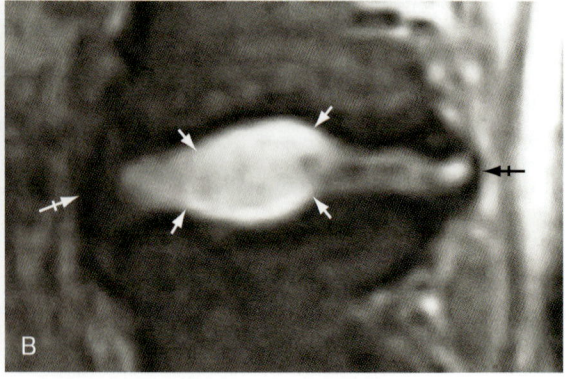

- **図6-12** 12歳の正常椎間板．A：矢状断解剖切片．髄核（短い矢印）は異質でややくすみ，わずかに赤みがかった組織と半透明物質の焦点として表される．硝子軟骨は隣接椎体の終板の非骨化部分に残存する（長い黒矢印）．周縁の線維輪（十字矢印）は新生児よりより厚く，より多くの層構造を呈する．硝子軟骨内に血管はみられない．B：Aと同じ標本のT2強調矢状断MR像．髄核と内側線維輪（短い矢印）はほとんど均一な高信号を示す．周縁の線維輪（十字矢印）は非常に強い低信号を示す．

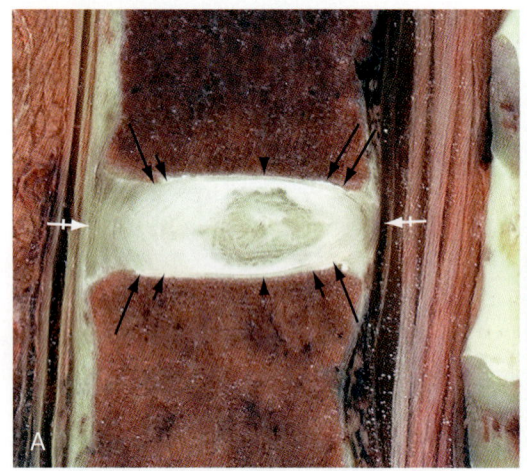

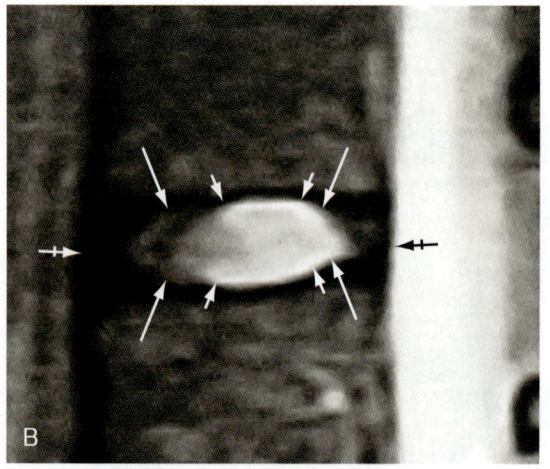

- **図6-13** 36歳の正常椎間板．A：矢状断解剖切片．髄核（短い矢印）と内側線維輪（長い矢印）はおのおの区別することがむずかしい．周縁の線維輪（十字矢印）は暗い色で，より明白な層構造をもつ．髄核の一部は暗い組織である脂肪褐色素を含む（矢印頭）．B：Aと同じ標本のT2強調矢状断MR像．髄核と内側線維輪（短い矢印）はどちらも高信号を呈し，それらの境界は区別できない．辺縁の線維輪（十字矢印）は低信号を示す．

均一な高信号域を示す．低信号と高信号の境界は新生児期より不明瞭となる．4～20歳までのあいだで椎間板のT2緩和時間の延長がみられ，水分含有量の増加を示唆する．青年期の椎間板は新生児期に比較して低信号域と高信号域の境界が不明瞭になるのでPfirrmann分類ではステージIIに相当する．

◆ 20歳代

20歳までに椎間板の形態は完全に成人椎間板へと移行する．髄核は不透明となり，リポフスチン色素により赤みがかった変色を示すことがある（図6-13A）．線維輪の線維は粗くなる．内側線維輪は軟骨基質と結合する．外側線維輪は軟骨基質なしで複数の層に結合する．各層内で線維は終板に対し約35°斜めに走る．コラーゲン線維は隣接する層板とのあいだで交差する．これらの非弾性線維は隣接した椎体間の回旋を制限する．これらのコラーゲンとレチクリン線維は終板の半分近くまで椎間板全体に水平の帯を形成する[7]．

この世代の椎間板はT2強調MR像にて外側線維輪が低信号域となる．この部位でコラーゲン含有量は最大となる（図6-13B）．内側線維輪と髄核は，軟骨基質があるためT2強調像でより高信号となる．椎間板中央を横切るより大きな線維を含む中央索は帯状の低信号域となる[7]．この帯は「髄核内裂溝」とよばれ，より正確には低信号の中央領域といわれ，正常な成人椎間板の典型的特徴である．

年々，椎間板形態は変化し[4,8]，年齢とともに椎間板軟骨は不均一になる（図6-14）．カルシウム塩と色素がみられる．経年的に椎間板内に損傷や亀裂が生じる．椎間板の損傷は線維輪の同心，および横断裂を含む．同心円状の断裂は2つの隣接する層板の離層を表す（図6-15）．そうで

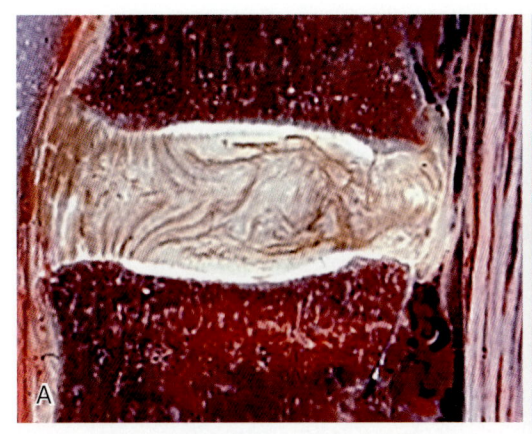

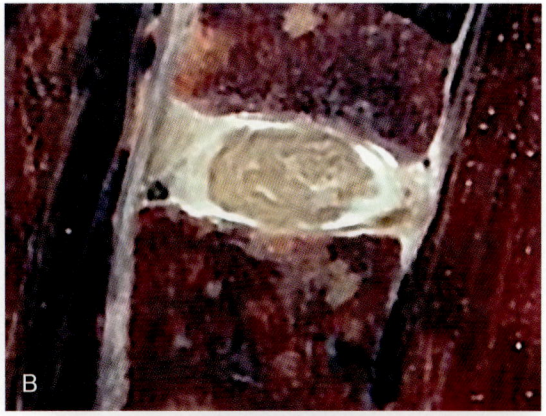

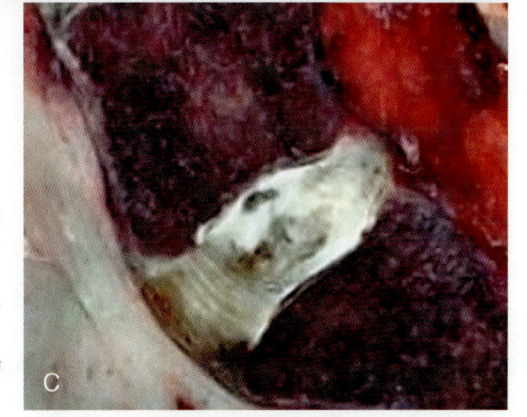

・図6-14　正常成人椎間板の矢状断解剖切片．線維輪と内側線維輪のあいだで別々の辺縁で切ったすべての椎間板を示す．椎間板の線維内容物と層構造は中心部から辺縁部まで次第に増加している．椎間板の一部にひびと亀裂を認める（A）．ほかに，髄核や内側線維輪に色素沈着を認める（B）．この色素沈着は髄核と内側線維輪を区別せず，おそらく不均一に分布する（C）．

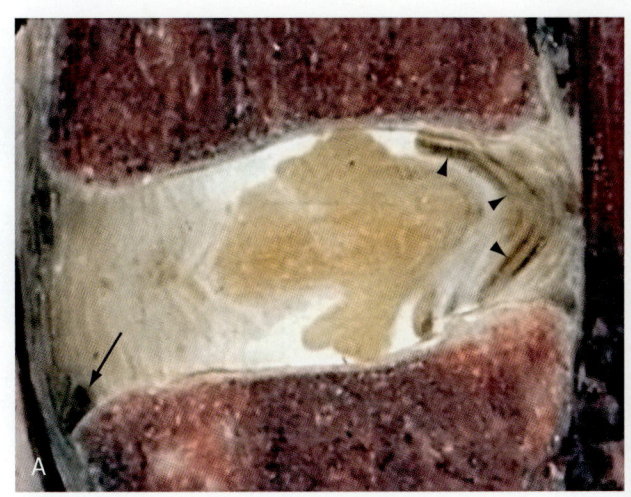

・図6-15　髄核の同心円状断裂．A：成人椎間板の矢状断解剖切片．後方線維輪の同心円状断裂（矢印頭）は粘液様物質を含む．この標本では前方線維輪の横断裂も明らかである（矢印）．B：T2強調矢状断MR像．線維輪の隣接層間の三日月状の高信号領域として同心円状断裂（矢印頭）がみられる．椎間板の変性の徴候はみられない．

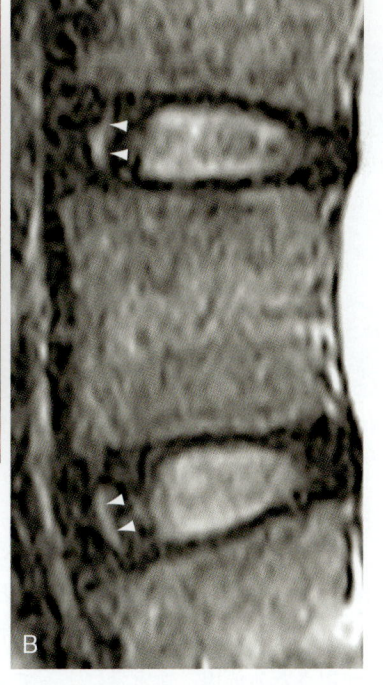

なければ層板構造は椎間板の変性なく正常である．横断裂は「辺縁」，「角」病変といわれ，環状突起に入り込む線維輪の1つまたは複数の層の損傷である（図6-16）．横断裂はしばしばガスを含む（図6-17）．50歳以上の大多数の椎間板において，線維輪内側に横断裂や同心円状断裂がみられる[9]．断裂が起こっても痛みは引き起こさない．なぜなら，椎間板の神経支配を受けてない領域であるためである．神経終末は椎間板の辺縁層にのみ存在する．

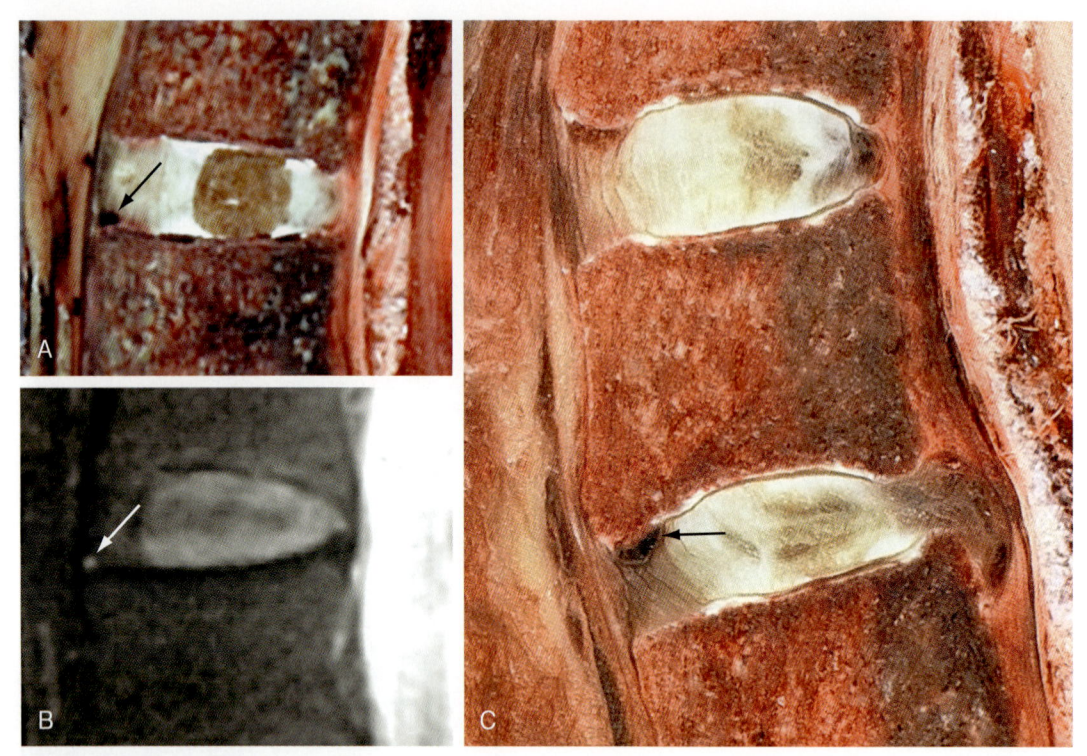

158　Ⅳ　正常な脊椎の老化と変性

• 図 6-16　成人線維輪の横断裂（角の断裂，辺縁病変）．A：成人腰椎の矢状断解剖切片．横断裂は線維断裂による小さな焦点，環状突起に近接して周縁線維輪の変色（矢印）として表される．これらは隣接する線維組織より薄い色あるいは濃い色をもち，また，その他の椎間板変性の徴候なしに存在することがある．脂肪褐色素沈着は椎間板内にみられる．B：A と同じ標本の T2 強調矢状断 MR 像．横断裂は周縁線維輪の高信号変化として表される（矢印）．色素沈着は椎間板の信号強度を変えない．C：成人頸椎の矢状断解剖切片では頸椎の横断裂（矢印）は腰椎の横断裂と類似した外見を示す．

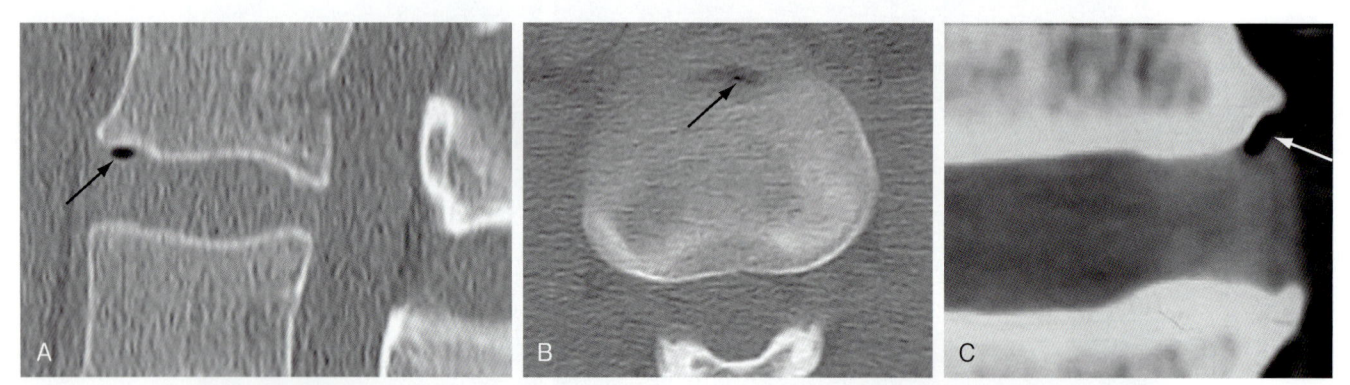

• 図 6-17　CT 画像の矢状断再構築（A），水平断像（B），冠状断再構築（C）にて横断裂内にガス像がみられる．ガス像が横断裂内に蓄積すると，CT で低密度の領域（矢印）として表される．

　MR 画像上，椎間板高が保たれ，線維輪内側環と髄核の T2 信号強度が保たれていれば正常な加齢性変化と分類される（図 6-14）[10]．T2 強調 MR 像の信号強度は椎間板の選択された順序，使用される要因，含水量によって決定される．

　髄核の信号強度は T2 強調ファストスピンエコー像（FSE）や，T1 強調スピンエコー像（SE）より T2 強調スピンエコー像（SE）でより大きい．信号強度は数値よりも T2 緩和時間を測定することによってより正確に評価できる[6]．髄核の辺縁と線維輪の境界は加齢とともに不明瞭になる．椎間板中心部の低信号域は正常な加齢性変化である．MRI にて認められる同心円状断裂や横断裂は正常な加齢性変化である．同心円状断裂は線維輪辺縁の彎曲した高信号領域として表される（図 6-15）．椎間板の横断裂は T2 強調矢状断 MR 像において終板近くの線維輪辺縁の高信号域として表される（図 6-16）．これらの椎間板は Pfirrmann 分類や Thompson 分類では第Ⅱ期に分類される．

　椎間板の化学的性質は組織学的性質と同様に加齢ととも

に変化する.髄核の含水量は加齢とともに次第に減少する.線維輪の含水量は人生の最初の30年間で減少し,それから安定する(図6-18)[11].生存細胞数の濃度は1 mm³当たり数千個減少する.椎間板のプロテオグリカン集合体の割合と大きさはいずれも加齢とともに減少する.コラーゲン蛋白質と非コラーゲン蛋白質は髄核と線維輪で濃度が増加する[12].老化した椎間板は硫酸グリコサミノグリカン,とくにコンドロイチン硫酸が減少し,コラーゲン蛋白質と非コラーゲン蛋白質が増える[13].同時に,これらの変化により椎間板のT2緩和時間とT2信号強度が徐々に減少する[10].

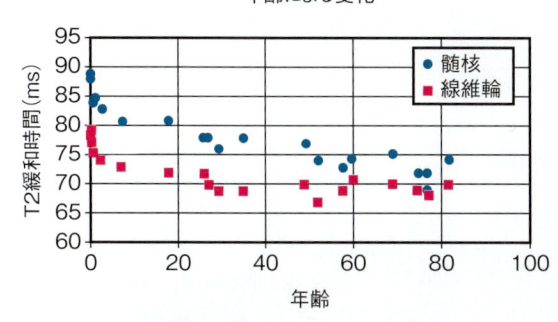

• 図6-18 ヒト屍体椎間板の年齢に応じた含水量変化.20歳を超えると髄核の含水量は加齢とともに減少する.線維輪内の含水量は年齢とともにわずかに減少する.(Puschel J. Der Wassergehalt normaler und degenerierter Zwischenwirbelscheiben. Beitr Path Anat 1930; 84: 123-130 より引用)

加齢による椎体と靱帯の変化

脊椎の骨性要素の加齢性変化について解剖学的と生化学的に広く研究した.

◆ 骨髄

画像検査において,最も顕著に加齢性変化が表れるのは骨髄である.加齢性変化による骨髄内での脂肪髄への転換により細胞の異質化による信号変化が起こる(図6-19)[14].このパターンは広範な浸潤性転移性変化と似ている[14].

◆ 骨棘

骨棘はほとんどの人種の男女で10歳代ごろからみられ,増生する.小さな骨棘は40歳代以降で広範にみられる(図6-20).大きな骨棘は基本的に80歳代で広範にみられる[15].加齢を特徴づける骨棘は特徴的な場所にできる傾向にある.骨棘は椎体の後方よりも前方に多くみられる.胸椎では左側より右側に骨棘が多くみられる.椎体前方の骨棘は脊椎のどの部位でも発生するが,下位頸椎でより顕著にみられる.これらの椎体前方および後方骨棘の特徴的位置は脊椎の正常な前彎と後彎に関係している.ほとんどの症例でこれらの骨棘は明らかな椎間板の変性なく起こる.

椎間板の異常や側彎,後彎に関連して起こる骨棘はとりわけ骨棘が大きく,多数みられ,こられは加齢というより

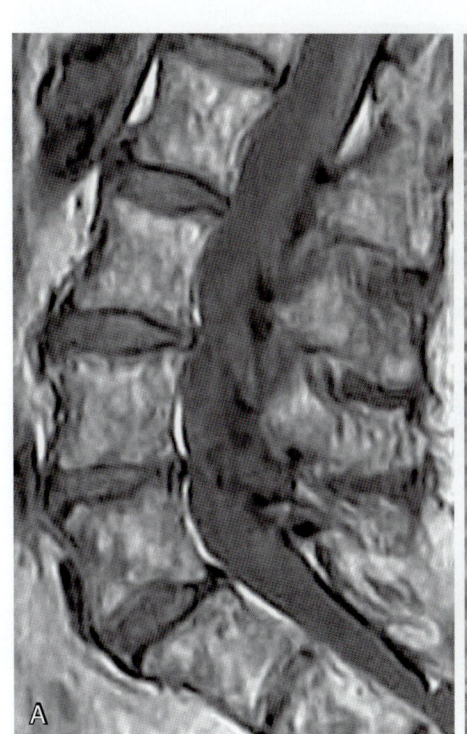

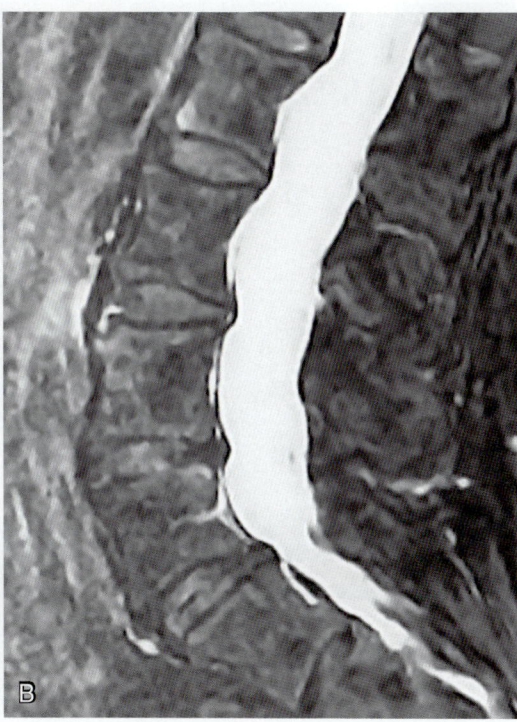

• 図6-19 骨髄.82歳男性の腰椎T1強調(A),T2強調(B)MR像にて,骨髄内は均一でない信号変化を示している.

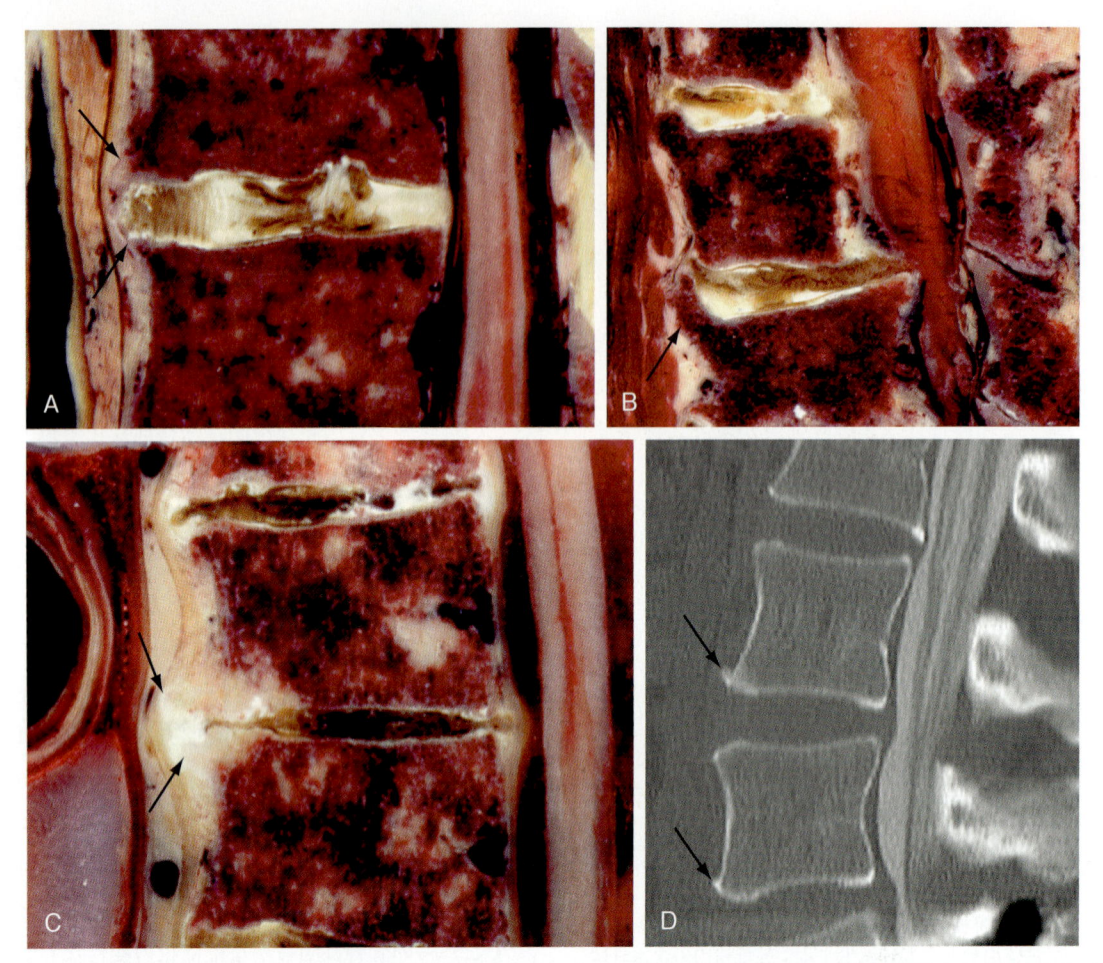

160　Ⅳ　正常な脊椎の老化と変性

- **図 6-20**　椎体骨棘．矢状断解剖切片にて椎間板から前方に伸びる小さい（A）骨棘（矢印）を認める．椎間板変性とともに大きな（B）骨棘（矢印）を認める．椎体終板の骨硬化変化とともに前方に連続して突出した（C）骨棘（矢印）を認める．小さな（D）骨突出（矢印）は椎間板高がまだ正常に保たれている椎間板レベルに生じた早期の骨棘を表している（CT ミエログラフィーの矢状断再構築像）．

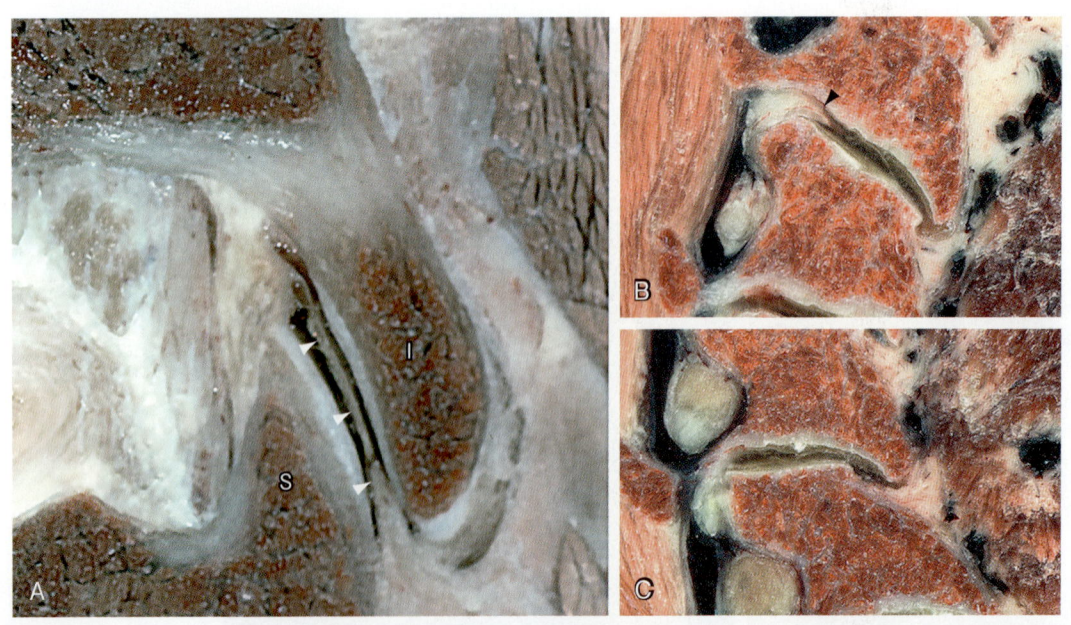

- **図 6-21**　頸椎椎間関節．矢状断解剖切片．A：新生児では半月様組織（矢印頭）を上（S）下（I）関節突起の軟骨内に認める．B：若年成人では半月様組織は減少あるいは完全に消失する．C：関節軟骨は加齢とともに薄くなる．

むしろ変性とみなされる．これらの骨棘は椎体炎やクル病，骨粗鬆症，外傷，脊柱変形でより顕著となる．髄核の横断裂と骨棘の増生の関連性が原因として考えられる．

骨棘は髄核外側付着部の軟骨内骨化として始まり[16]，加齢とともに増大する．最も小さな骨棘は椎体終板近くの椎体腹側の壁から分離した骨片である．水平に突出した大きな骨棘は椎体の外側へ広がる．これらが拡大するにつれて周囲の前縦靱帯や線維輪を取り囲み，「オウムの嘴」を呈する．これらが連続して隣接椎体に密度の高い緻密骨の架橋を形成する（図6-20）．これらの前脊柱靱帯に対する骨棘の解剖学的関係は靱帯のコラーゲン構造が骨形成を制御することを示唆する．

◆ 黄色靱帯

解剖学的研究において，黄色靱帯は年齢とともにその均一な外見が失われる．小嚢胞や脂肪，石灰沈着は高齢者の黄色靱帯でよくみられる．これらはMRIでははっきりと示されない[17]．黄色靱帯の顕著な肥厚や拡大は加齢とともには起こらない．前縦靱帯と棘間靱帯の加齢による変化は特徴づけられていない．

椎間関節と鉤椎関節の加齢性変化

◆ 椎間関節

椎間関節の構造は年齢とともに変化する．20歳未満の被検者では椎間関節は軟骨と下関節の皮質骨が同一の層をなす．高齢者の頚椎椎間関節ではこれらの大部分の軟骨は失われ，不規則に肥厚する下関節突起の上に変色した軟骨の薄層のみがみられる（図6-21）[18]．10歳より若い小児の椎間関節に特徴づけられる関節間軟骨はほとんどの成人では消失している．これらの椎間関節の変化はほとんど広範にみられるので，正常な加齢性変化とみなされる．

標準的なMRI画像では頚椎椎間関節軟骨の加齢性変化は効果的に描出されない．しかし高解像度のMRIにおける関節面と直角をなすスライスでこの病変はとらえられる可能性がある（図6-22）．腰椎椎間関節も同様に加齢により関節軟骨は失われる[19,20]．

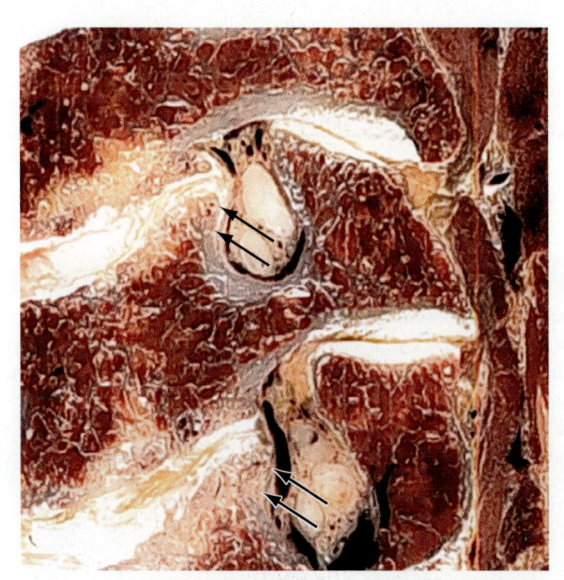

• 図6-22　頚椎の斜位矢状断解剖切片の鉤椎関節，神経孔，椎間関節．椎間板軟骨は鉤状突起と上位隣接椎体間を占拠している（矢印）．鉤椎関節には関節軟骨や滑膜がない．

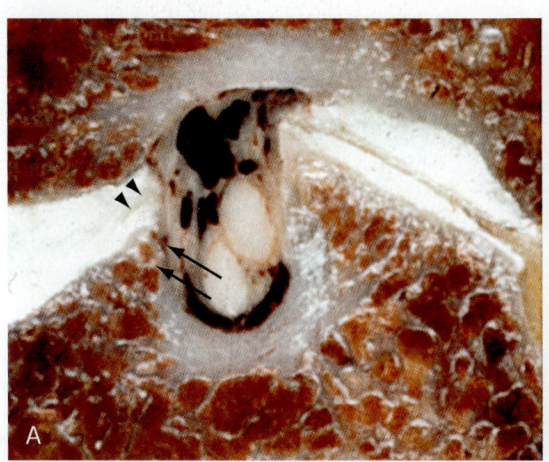

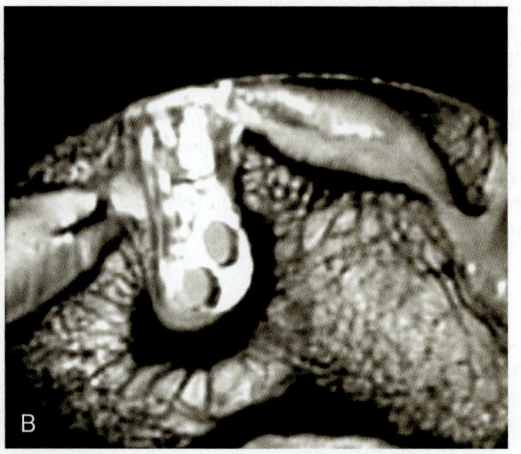

• 図6-23　鉤椎関節の加齢性変化．解剖切片（A）と同標本のT1強調MR像（B）では鉤状突起（矢印）と隣接椎間板間に組織を認める．小さな裂け目や滑液嚢（矢印頭）が解剖切片およびMRIともにみられる．この裂け目は正常の20歳代，30歳代で発現し，鉤椎関節と称される構造を意味する．

◆ 鉤椎関節

鉤椎関節は加齢により変化する（図6-23）．幼少期はこれらの関節は鉤状突起，上位隣接椎体のわずかに狭い部分（切痕）と介在線維軟骨（椎間板の残部にある線維軟骨に似ている）からなる[21]．加齢により，鉤状突起と切痕のあいだの線維軟骨内に裂溝が発達する．この裂溝は鉤状突起に隣接した関節にくぼみを与え，鉤椎関節と称される．しかしながら，可動関節とは異なり，関節滑膜と硝子軟骨がない．頸椎が成熟するにつれてこの裂溝が頸椎の各鉤状突起で発達するので，これは加齢性変化と適切に分類される．椎間板の変性変化が起こらなければ鉤状突起と切痕の肥厚や浸食は起こらない．

MRIではCTより鉤状突起ははっきりとは示されない．MRI冠状断で鉤状突起と切痕のあいだの線維軟骨は正常椎間板軟骨のように比較的高い信号強度で示される（図6-23）．裂溝はそのサイズと内部の液体の量に依存してMRIで確認されたりされなかったりする．もしもそれが確認される場合，裂溝は明瞭な液体の近くに高信号域として示される．

> **キーポイント**
> - 脊椎の加齢性変化は大多数のある程度の年齢における特徴的変化である．
> - 加齢による過程において椎間板は不透明さが増し，色素沈着が増し，コラーゲンが増え，ゆっくりと水分含有量が減り，MRI T2信号強度が低下する．
> - 加齢による過程で，椎間板は椎間板機能にほとんど影響がない同心円状あるいは放射状断裂を起こす．
> - ほとんど例外なくすべての脊椎レベルに形成される小さな骨棘は加齢性変化として分類される．
> - すべての成人の椎間関節は加齢により軟骨と軟骨下骨が次第に減少する．
> - 鉤椎関節内の軟骨内に例外なく発達する裂溝は加齢性変化として分類される．

参考文献

- Ho PS, Yu SW, Sether LA, et al. Ligamentum flavum: Appearance on sagittal and coronal MR images. Radiology 1988; 168:469-472.
- Ho PS, Yu SW, Sether LA, et al. Progressive and regressive changes in the nucleus pulposus: I. The neonate. Radiology 1988; 169:87-91.
- Nowicki BH, Haughton VM, Yu S, An H. Radial tears of the intervertebral disc: Anatomic appearance, biomechanics, and clinical effects. Int J Neuroradiol 1997; 3:270-284.
- Yu SW, Haughton VM, Ho PS, et al. Progressive and regressive changes in the nucleus pulposus: II. The adult. Radiology 1988; 169:93-97.
- Yu SW, Haughton VM, Lynch KL, et al. Fibrous structure in the intervertebral disk: Correlation of MR appearance with anatomic sections. AJNR Am J Neuroradiol 1989; 10:1105-1110.
- Yu S, Sether L, Wagner M, Haughton V. Tears of the anulus fibrosus: Correlation between MR and pathologic findings in cadavers. AJR Am J Roentgenol 1988; 9:367-370.

文献

1. Ho PS, Yu SW, Sether LA, et al. Progressive and regressive changes in the nucleus pulposus: I. The neonate. Radiology 1988; 169: 87-91.
2. Pfirrmann CW, Metzdorf A, Zanetti M, et al. Magnetic resonance classification of lumbar intervertebral disc degeneration. Spine 2001; 26:1873-1878.
3. Thompson JP, Pearce RH, Schechter MT, et al. Preliminary evaluation of a scheme for grading the gross morphology of the human intervertebral disc. Spine 1990; 15:411-415.
4. Coventry MB, Ghormley RK, Kernohan JW. The intervertebral disk: Its microscopic anatomy and pathology: II. Changes in the intervertebral disk concomitant with age. J Bone Joint Surg Am 1945; 27:233-247.
5. Andersson GB. What are the age-related changes in the spine? Bailliere's Clin Rheumatol 1998; 12:161-173.
6. Krueger EC, Perry JO, Wu Y, Haughton V. Changes in T2 relaxation times associated with maturation of the human intervertebral disk. AJNR Am J Neuroradiol 2007; 28:1237-1241.
7. Yu SW, Haughton VM, Lynch KL, et al. Fibrous structure in the intervertebral disk: Correlation of MR appearance with anatomic sections. AJNR Am J Neuroradiol 1989; 10:1105-1110.
8. Yu SW, Haughton VM, Ho PS, et al. Progressive and regressive changes in the nucleus pulposus: II. The adult. Radiology 1988; 169:93-97.
9. Yu S, Sether L, Wagner M, Haughton V. Tears of the anulus fibrosus: Correlation between MR and pathologic findings in cadavers. AJR Am J Roentgenol 1988; 9:367-370.
10. Sether LA, Yu S, Haughton VM, Fischer ME. Intervertebral disk: Normal age-related changes in MR signal intensity. Radiology 1990; 177:385-388.
11. Puschel J. Der Wassergehalt normaler und degenerierter Zwischenwirbelscheiben. Beitr Path Anat 1930; 84:123-130.
12. Eyre DR. Biochemistry of the intervertebral disk. Int Rev Connect Tissue Res 1979; 8:227-291.
13. Pritzker KP. Aging and degeneration in the lumbar intervertebral disc. Orthop Clin North Am 1977; 8:66-77.
14. Ricci C, Cova M, Kang YS, et al. Normal age-related patterns of cellular and fatty bone marrow distribution in the axial skeleton: MR imaging study. Radiology 1990; 177:83-88.
15. Hilel N. Osteophytes of the vertebral column: An anatomical study of their development according to age, race, and sex with considerations as to their etiology and significance. J Bone Joint Surg Am 1962; 44:243-268.
16. Vernon-Roberts B, Pirie CJ. Degenerative changes in the intervertebral discs of the lumbar spine and their sequelae. Rheumatol Rehabil 1977; 16:13-21.
17. Ho PS, Yu SW, Sether LA, et al. Ligamentum flavum: Appearance on

sagittal and coronal MR images. Radiology 1988; 168:469-472.
18. Yu SW, Sether L, Haughton VM. Facet joint menisci of the cervical spine: correlative MR imaging and cryomicrotomy study. Radiology 1987; 164:79-82.
19. Monson NL, Haughton VM, Modl JM, et al. Normal and degenerating articular cartilage: In vitro correlation of MR imaging and histologic findings. J Magn Reson Imaging 1992; 2:41-45.
20. Ziv I, Maroudas C, Robin G, Maroudas A. Human facet cartilage: Swelling and some physicochemical characteristics as a function of age: II. Age changes in some biophysical parameters of human facet joint cartilage. Spine 1993; 18:136-146.
21. Fletcher G, Haughton VM, Ho KC, Yu SW. Age-related changes in the cervical facet joints: Studies with cryomicrotomy, MR, and CT. AJR Am J Roentgenol 1990; 154:817-820

第7章

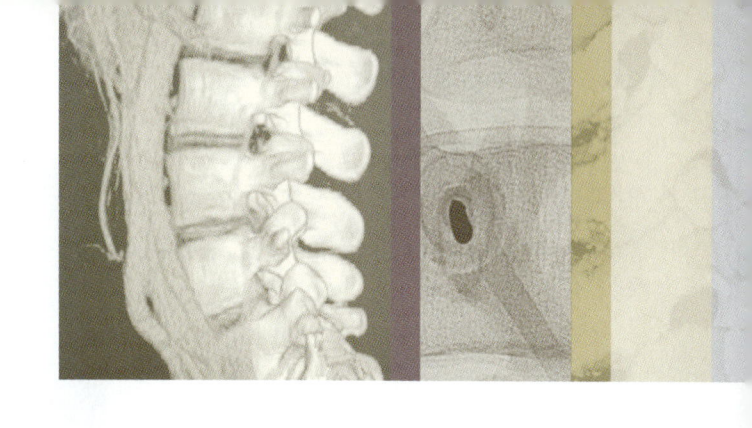

脊椎の変性疾患

Victor M. Haughton

　脊椎の変性は正常な加齢性変化と区別すべきである．正常な加齢性変化は脊椎の生体力学的，生化学的機能を保持するが，変性はそうではない．椎間板の変性が人生の最初の10年間で始まり，多くの子どもに影響するという主張は"変性"という用語の使い方に誤解を連想させる[1,2]．この章では，脊椎の生化学的，生体力学的変化が脊椎変性を特徴づけ，正常な加齢性変化との相違を解説する．椎間板変性が背部痛を引き起こすという多くの機序が力説されており，変性と正常な加齢性変化を区別する新しいMRI技術が発見されている．

　背部痛，頸部痛，根性疼痛患者では画像上の椎間板ヘルニアや神経根の圧迫の同定がよく強調されている．しかしそのほとんどの患者の痛みは直接の神経根の圧排からではなく，変性そのものから生じる．椎間板変性は脊椎要素の椎間板の解剖学的関係の生化学に影響し，そして椎間板や隣接椎体の運動セグメントの生体力学的な統合に影響する．開発中の新しい生物学的治療や外科的治療は退行性背部痛のこれらの生化学的，生体力学的な原因究明を目的としている．新しい治療法の研究が進むにつれて，加齢と変性の生化学および生体力学的変化に対する知識がますます重要となる．

技術面

◆ 脊椎変性変化を評価することに適用できるMRI技術

　脊椎の解剖は高解像度スピンエコー（SE）またはGRE（gradient-recalled-echo）MR像によって示すことができる．SE像は椎間板の健全性に関する質的な情報をもたらす．GRE像は類似の情報を提供して脳脊髄液の動きによって生じるアーチファクトを減弱させる．FLAIR（fluid-attenuated inversion recovery）T1強調像は軟部組織と脳脊髄液とのコントラストを改善させる．励磁や再収束パルスの前に短い間隔（タウ）で反転パルスが適用されたときSTIR像がつくられる．STIR像は脂肪からの信号強度を減弱し，それによって異なる含水量の組織とのコントラストを増加させる．造影剤はしばしば肉芽組織を同定することを助けたり，瘢痕組織と椎間板ヘルニアを区別したり，椎間板内の溶質の拡散を測定したり，脊髄内や神経根内，腫瘍内での血液／組織バリアの破綻を同定したりすることに役立つ．

　SEとGRE MRI像はT1，プロトン強調，T2強調像と異なった組み合わせ像を供給する．変性椎間板において，T2強調像では椎間板内の水分とグリコサミノグリカンの減少により低信号を示す（図7-1）．MRレポートではこの椎間板信号の減少は脱水ととらえられる．しかし，MR像の信号強度は単に含水量だけに起因しない．

　脊椎の機能を分析することに役立つその他のMRI技術は椎間板のT2緩和時間測定，MRS，DWI，DTI，UTEなどがある．機能的MRI（fMRI）は脊髄内のニューロン活性を評価するのに用いられる[3]．位相差MRIは脳脊髄液の動きを評価するのに役立つ[4]．MR血管造影（MRA）は脊椎血管構造を評価するのに役立つ．脊椎変性を評価するのに最も役立つこれらの技術を以下に短く要約する．

- **T2緩和時間．** 椎間板のT2緩和時間の測定は椎間板の

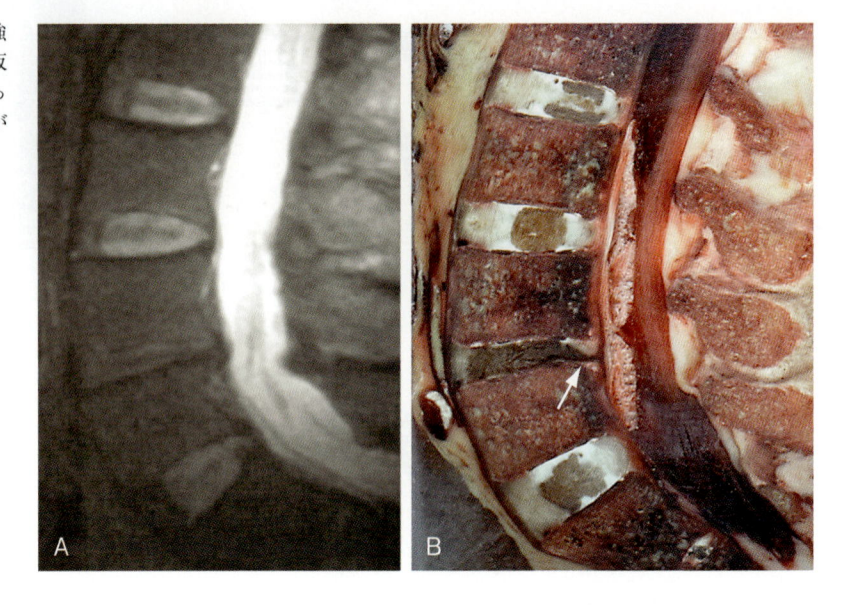

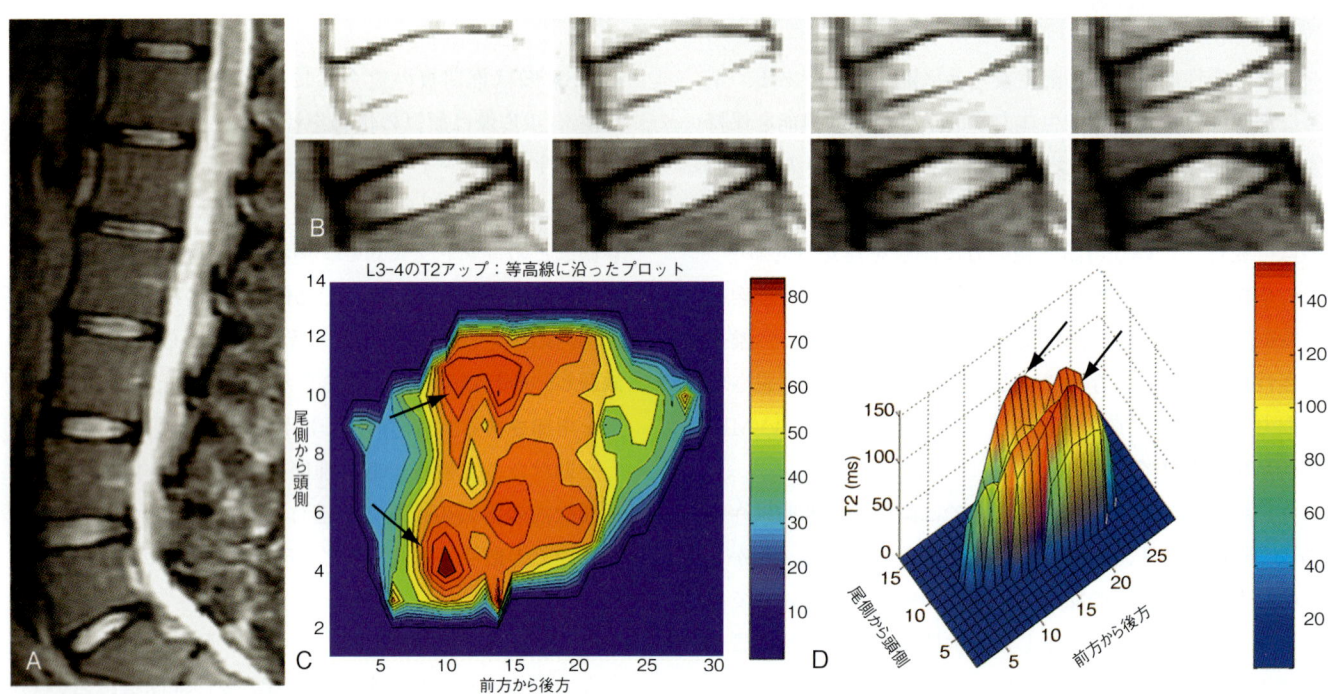

166　Ⅳ　正常な脊椎の老化と変性

・図7-1　腰椎椎間板線維輪の横断裂．A：屍体T2強調矢状断MR像にてL4-5椎間板は隣接する正常椎間板と比べて信号の低下がみられる．線維輪の横断裂ははっきりしない．B：同じ標本の解剖切片矢状断で横断裂がみられる（矢印）．

・図7-2　マルチエコーMRIからのT2緩和時間算出．A：腰椎T2強調矢状断MR像の共鳴時間（TE）90 msにて正常椎間板を示す．B：次第により長い共鳴時間で得られた多数の矢状断像（左上から右下まで示す）にてTEを増加させることにより椎間板の信号減少がみられる．それぞれの画素のため，信号減少は正確なT2緩和時間の算出のため減衰モデルと適合している．色調地図（C），と色調曲線地図（D）はAのL5-S1椎間板の矢状断スライスにおける算出したT2緩和時間を描写している．上方，下方，前方，後方に印がつけられる．上方と下方の椎間板中央に近い短いT2領域をもつ髄核部分（矢印）は最も高いT2値を表す．椎体は短いT2緩和時間をもち，脳脊髄液は長いT2緩和時間をもつ．

加齢性変化と変性を評価するのに再生可能な有用な技術である（図7-2）[5-7]．T2緩和時間は椎間板の含水量と相関するので加齢性変化と変性に影響を受ける．T2緩和時間は正常な加齢性変化でみられる緩徐進行性の椎間板含水量の減少と椎間板変性でみられるより急速な含水量減少を同定する鋭敏な方法である．

・**MRS．**MRSは椎間板内の代謝物（たとえば乳酸）や椎体内の生化学構成要素（たとえば脂肪）などを測定することができる[8]．変性椎間板においては乳酸の増加がみられ，そしてそれは隣接したクモ膜との炎症や線維形成の一因となる可能性がある[9,10]．いくつかの沈着症において，MRSでは脊椎内の脂質の異常な濃度として描出される[11]．

・**DWI．**椎間板内の水分の拡散は椎間板内の含水量と椎

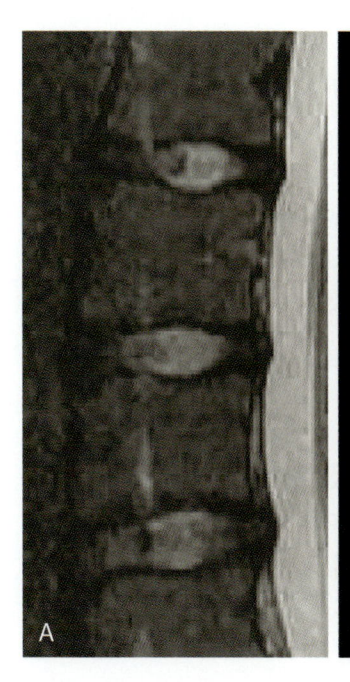

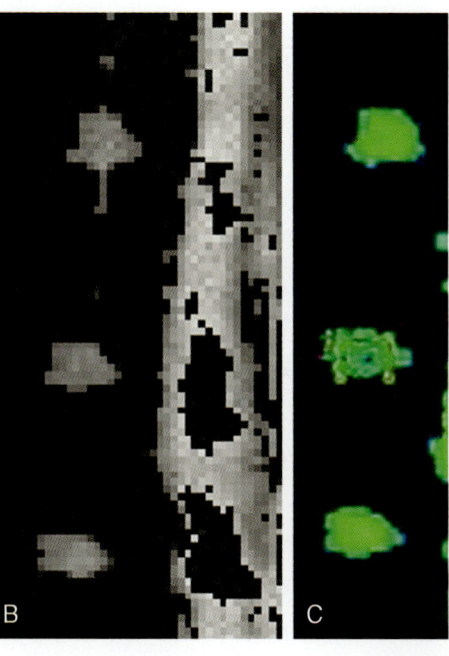

・**図 7-3** 22 歳女性の L2-3, L3-4, L4-5 椎間板とその隣接腰椎. T2 強調矢状断（A），拡散強調（B）MR 像. 顕性拡散率（ADC）が算出され（C），脊椎の特殊な画素の ADC が椎間板内の関与部分（L3-4 にマークされている）に描出されている.

間板基質の組成を反映する. それゆえ，椎間板内の水分拡散測定と，造影剤を用いた椎間板内への血液循環からの造影剤拡散率の測定は椎間板基質を評価するのに役立つ（図 7-3）[12, 13].

- **DTI.** DTI は椎間板内の水分拡散の大きさと異方性を測定する. それゆえ，DTI は椎間板の健全性，加齢，変性の指標として椎間板線維輪の線維方向[14]を同定するのに役立つ[15, 16].

- **UTE.** 超短波 TE 画像は脊椎の骨組織を描写する. 大部分の MRI と異なり，この方法は骨自体の MR 信号と造影強調を同定する[17]. これは整形外科の研究や最終的に臨床評価に役立つ可能性がある.

- **MRA.** 脊椎 MRA は Adamkiewicz 動脈と関連した脊椎血管を同定するのに用いられる可能性がある（図 7-4）[18, 19]. 現在の MRA 解像度では限界があるが，正常な神経根脊髄性動脈と脊髄の脈管奇形に伴う異常血管を同定するのには十分である.

- **ダイナミック MRI.** 脊椎の軸性負荷と回旋によって引き起こされる脊柱配列の変化を計測する新しい MRI 方法が試みられる. 1 つの方法は，軸圧をかける前後に得られる MRI 像を比較しスキャナーの範囲内で患者へ応用する[20, 21]. もう 1 つの方法は，直立型 MRI の範囲内で患者が種々の立位または座位の姿勢をとることで得られる脊椎配列の変化を評価する[22]. 3 つめの技術は，患者がスキャナーの範囲内で回旋するにつれて脊椎椎体運動に対して隣接椎運動の動きを評価する[23]. 正常な椎間

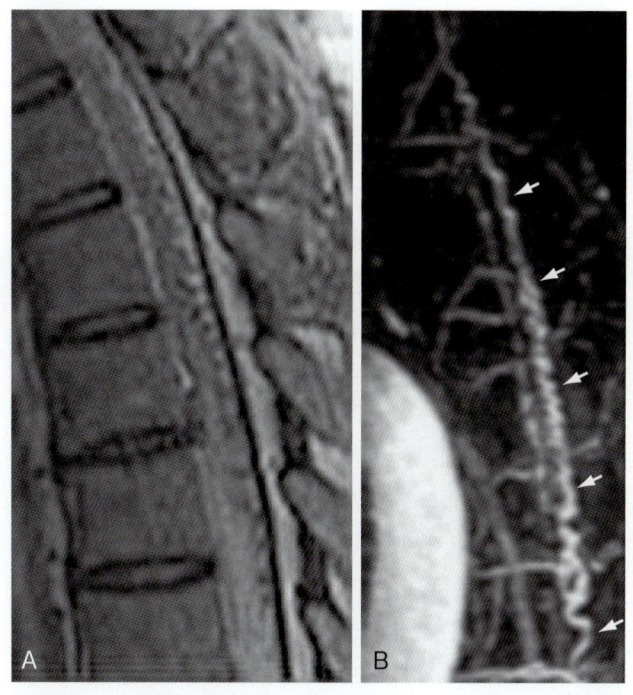

・**図 7-4** 脊髄動静脈瘻患者の T2 強調矢状断 MR 像（A），MR 血管造影（B）画像. 脊髄後方の異常な大きく曲がりくねった血管が描かれている.

板を含む運動部分は最高 1°の回旋ができる. 変性した椎間板はより大きな回旋運動が可能である. 椎間板造影にて「一致した痛み」を引き起こす椎間板で，そうでない椎間板より有意に回旋は大きい[24]. これらの動態画像技術は (1) 脊椎が負荷または力をかけられるときのみ明白になる浅在性脊柱管狭窄，(2) 靱帯損傷による不安

定性，(3) 固定術施行後の偽関節などを検出するのに役立つ検査と考えられる．動態画像による過剰運動性の検出と測定は脊椎不安定性の客観的な測定と脊椎固定術を決定する際の選択基準の改善につながる可能性がある[25]．

脊椎不安定性は臨床的に生理的な負荷によるゆがみや抵抗から正常な状態を保とうとすることができなくなる状態と定義される[26, 27]．現時点では，不安定性は患者の痛みの特徴やX線上の屈曲-伸展運動によって（不十分だが）決定されている[28]．将来的にはMRIによってより良好に脊椎不安定性を計測するべきである．椎間板の変性は運動部分のトルク運動，とくに回旋によるトルクによって変化する[29]．正常な椎間板は回旋運動に抵抗する．なぜなら線維輪内の放射状にある非弾性膠原線維が回旋運動を阻止するためである．線維輪の放射状断裂は椎間板の膠原線維を分裂させるので正常椎間板より効果的に軸性の回旋に抵抗できない．レントゲン・ステレオ写真測量分析とよばれている古い侵襲的手法は，生体内で脊椎回旋を測定するために考案された[30]．新しい非侵襲的CTとMRI技術では，現在，レントゲン・ステレオ写真測量分析と同程度正確に軸性トルクから生じる回転量を測定する．軸性トルクを供給する脊椎画像は，生体内で脊椎の分節運動に関して椎間板変性の影響を決定することに役立つ可能性がある．

これまで椎間板ヘルニアや変性した椎間関節による神経根圧迫を見つけるのにミエログラフィーに取って代わっておもにCTやMRIが使用されてきた．その結果，現在の画像は，椎間板ヘルニアや神経根の圧迫を同定するのにほぼ完璧な精度がある[31]．しかし，現在のCT，MRIでは背部痛や神経根圧迫のない根性疼痛の原因を同定できない[32, 33]．CT，MRIでは背部痛のある患者とない患者の脊柱の変性変化はきわめて類似して示される[32]．したがって，将来的にはCT，MRI技術は脊椎の機能異常に伴う非圧迫性の痛みを評価するための臨床的に有効な手段に発展しなければならない．

椎間板変性の生化学と生体力学

◆ 椎間板変性の生化学的変化

椎間板の加齢と変性は，椎間板内の含水量の減少，グリコサミノグリカン含有量の低下とコラーゲン含有量の増加の両方と関係している．しかし，水分とグリコサミノグリカンが椎間板から失われる比率は，加齢と変性において異なる．加齢では椎間板の化学成分の緩やかな進行性変化と関係している．変性では非常に急速に変化する．加齢により椎間板の含水量は減少し，30〜90歳代までのあいだにおもに髄核の数％で含水量が減少する[34]．変性ではより短い期間で多くの含水量が減少する[35]．定量可能なMRI計測のT2関係時間は椎間板内の随意の含水量と相関する正確な連続した，再生可能な手段を提供する[5, 6]．つまり，T2緩和時間を計測することで，椎間板の加齢と変性の経時的研究に適用できる[5]．

◆ 加齢および変性椎間板の生化学的変化

加齢と変性は椎間板に異なる生体力学的な影響を及ぼす．加齢椎間板は生涯を通じて正常な線維輪をもつことで軸性回旋トルクのような力に正常な抵抗をもたらす．変性椎間板は力学的な損傷を示す．その根拠として，髄核に放射状断裂を認める変性椎間板においてその隣接椎体の軸性回旋トルクは正常と比べて大きい[36]．ダイナミックMRIおよびCTは腰椎の各椎体の生理学的な回旋量を計測する[37]．

椎間板変性の形態学的特徴

◆ 変性椎間板の肉眼的な形態学的変化

放射線学的な解釈では，変性椎間板は伝統的に椎間板膨隆，脱出，遊離などと表現されてきた．CTとMRIによって椎間板変性を特徴づける用語は読者間の同意と整合性を改善するために標準化された[38]．しかし，変性した椎間板に使われる肉眼解剖学用語は症候学的な予測ではなく，臨床的所見と相関しない．さらに，その用語は椎間板が損傷したか，疼痛をもたらす根本的な変化を同定できない．次の項では最初に根本的な椎間板変性による放射状損傷と椎間板変性の形態学的な分類用語について述べる．

線維輪の放射状断裂

線維輪の放射状断裂はすべての変性椎間板に特徴的であるが，椎間板高と信号強度が保たれた正常椎間板では特徴的ではない[39]．放射状断裂は椎間板の内部から辺縁まで線維輪の全層にわたる障害であると定義される（図7-5）．放射状断裂は前方線維輪のみ，後方線維輪のみ，または前方と後方のすべての径にわたる断裂に影響する可能性がある．放射状断裂は椎間板の疲労性損傷と考えられる．なぜなら，生体力学的研究において，反復する軸性負荷と軸性捻転により線維輪の放射状断裂を生じるためである[40]．放

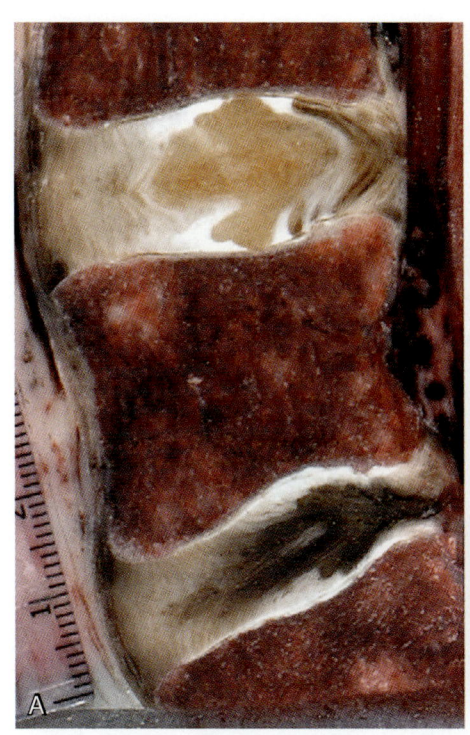

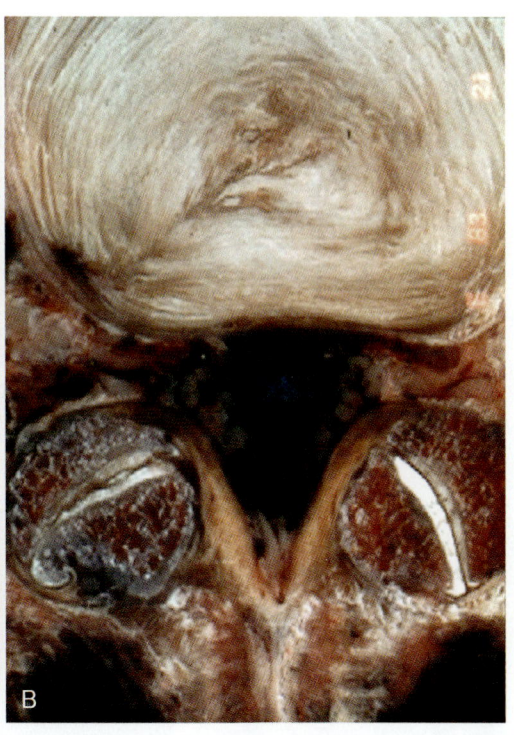

• 図 7-5　解剖切片矢状断における L5-S1 椎間板放射状断裂（A）と解剖切片水平断（B）．放射状断裂は線維輪全体に及んでいる．

　射状断裂は腰椎で最もよくみられ，L4-5 と L5-S1 レベルで最もよくみられる．放射状断裂は，線維輪のほんのわずかな薄板だけを含む断裂（横断裂）や，隣接する線維輪の薄板との離層によって生じる断裂（同心円断裂）と明らかな違いがある．

　放射状断裂は，髄核脱出の前提条件で，すべての椎間板ヘルニアに付随して起こる．しかし，放射状断裂は実際には典型的な臨床所見を呈する患者よりも椎間板ヘルニアがない患者でより多くみられる[41]．放射状断裂はいくつかの機序により疼痛を引き起こすと思われる．次項で考察する．

　肉芽組織を含む神経線維は椎間板内に深く入り込んで放射状断裂に沿い，これにより椎間板を神経支配された組織に置き換える．変性椎間板の解剖切片では多くの線維輪の放射状断裂内で血管と小さい脊髄神経の分枝と一緒に肉芽組織がみられる（図 7-6）[42]．仮説上は，脊髄神経から供給され，椎間板内部に伸びた神経線維の有害な刺激が関連痛を引き起こすと思われる．腰椎でこれは下肢に放散する痛みに帰着する場合がある．関連痛は臨床的に脱出した髄核が神経根を圧迫して起こる根性疼痛と区別することが困難である場合がある[41]．

　放射状断裂で髄核から外側へ漏れ出た液体や組織は隣接する髄膜の炎症を引き起こす場合がある．実験的研究では，椎間板由来のグリコサミノグリカンや乳酸が，硬膜と硬膜外腔のあいだで炎症や線維化を引き起こす可能性があるこ

とを示している[9,10]．硬膜外に漏れ出た椎間板内容物は炎症をもたらす免疫反応を起こすと思われる[43]．椎間板から漏れ出ている炎症性の液体から引き起こされる炎症の過程で疼痛を生じるものと思われる．

　放射状断裂による線維輪の破壊は当該レベルの脊椎の動きを増加させる[36]．線維輪内の強く，斜走する非弾性膠原線維の断裂は椎間板の剛性を減弱させる．放射状線維が断裂すると，トルクや力，とくに軸性回旋トルクで脊椎のより大きな回旋を生じる．したがって，放射状断裂がある脊椎部分はトルクまたは力の存在で非生理的にそして過度に動くことになる．仮説上は放射状断裂によって脊椎の過度の動きを生じ，変性した椎間板の周囲に広がる他の結合組織を引き伸ばすことによって痛みを生じると思われる．この仮説はまだ適切に検証されていない．

　放射状断裂は，脊椎に負荷がかかるときのみ狭窄が明らかになる潜在性脊柱管狭窄を引き起こすことがある．放射上断裂を有する患者では通常の運動で損傷椎間の脊柱管外側の距離の変化が正常より大きくなる[44]．姿勢の変化や脊椎の生理的な負荷は線維輪の放射状断裂を含んだ椎間の神経根の間欠的な圧迫を引き起こす．放射状断裂のある椎間板へ生理的負荷がかかったときの神経孔の変化は神経根の圧迫を引き起こすのに十分である[45]．患者が楽な姿勢でMRIやCT撮影を行った場合，脊柱管の正中，外側狭窄がはっきりしないかもしれない．同じ患者を立位や荷重時，

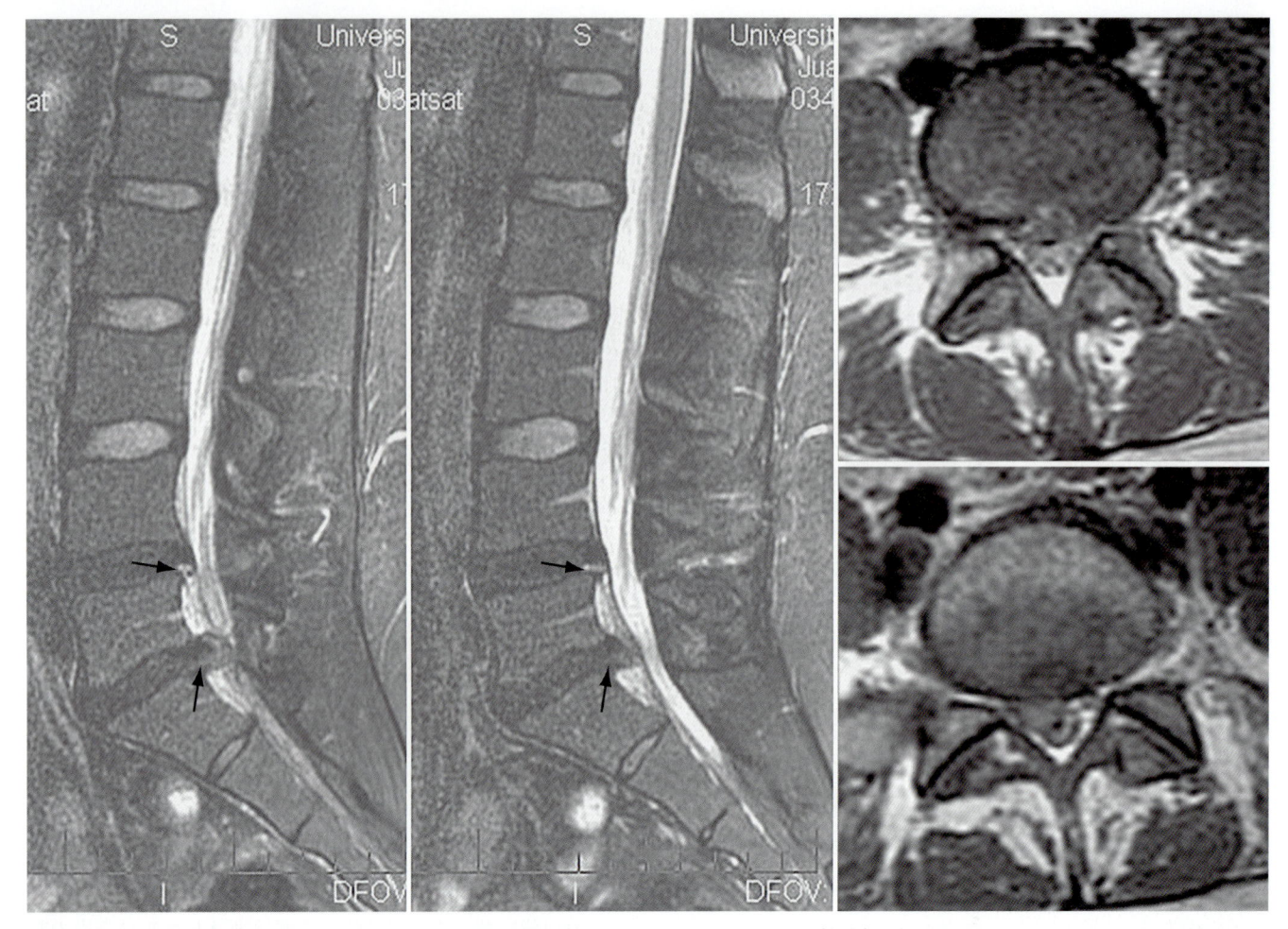

• 図7-6　T2強調矢状断MR像でL4-5, L5-S1椎間板に信号減少と放射状断裂がみられる（矢印）．水平断ではL4-5レベルで正中に突出した椎間板が，L5-S1レベルで後側方に脱出した椎間板がみられる．

腰椎捻転時に撮影した場合，椎間孔狭窄や正中の脊柱管狭窄が明らかになる可能性がある．

　放射状断裂は，椎間板ヘルニアの状態を引き起こすのに必要である．線維輪を通って脱出した椎間板内容物は椎間孔部の神経根や正中の脊柱管を圧迫し，疼痛を生じる．椎間板ヘルニアの同定は，1カ所の神経圧迫でさえ，他の痛みのメカニズムの存在を除外できない[46,47]．

　放射状断裂がどのくらい起こると特定の患者の背部痛や下肢痛を引き起こすのかを決定することはむずかしい．放射状断裂がある一部の患者では症状がない．背部痛を有する他の患者において，放射状断裂は背部痛の原因である場合がある．とくに放射状断裂が複数のレベルに存在するとき，症候性の断裂を特定することはむずかしい．椎間板造影のような機能テストは疼痛の原因を供給するいくつかの手がかりとなる可能性がある．"一致する疼痛"（椎間板造影の際，椎間板内へ造影剤注入時に起こる痛み）は症候性の放射状断裂を意味する可能性がある．患者の疼痛を生じている特定の脊椎レベルを同定するために椎間板造影を行う臨床医もいる．特定の椎間板への注入による"一致する疼痛"の発生は注入された椎間板が背部痛や下肢痛の原因の1つであることを示すと報告されている[48,49]．脊椎固定術の結果を予測するための椎間板造影の有用性が討論されている．

放射状断裂のMRIの特徴

　放射状断裂の最も特徴的な所見はT2強調矢状断MR像で髄核内に線状あるいは不整な高信号域の存在である（図7-7）[39]．この"高信号域"は断裂内の粘液成分に起因する．ある屍体実験において，放射状断裂の約30％は粘液成分が欠如しており，断裂部でT2高信号を示さない[51]．したがって，粘液成分は断裂部の一部にしか存在しないので，MRIでの高信号域が断裂部のすべての範囲を示しているわけではない．水平断MR像にて，放射状断裂は後方線維輪内にパイ状の高信号域としてみられる（図7-8）．放

射状断裂は椎間板造影にて高い的中度で"一致する疼痛"（椎間板造影の際，椎間板内へ造影剤注入時に起こる痛み）が陽性となる[48-50]．放射状断裂部に肉芽組織が浸潤した場合，造影MRIにおいて断裂部は椎間板内に線状造影として描出される（図7-9）[52]．

椎間板全体に及ぶ信号強度の減少（すなわち"黒い椎間

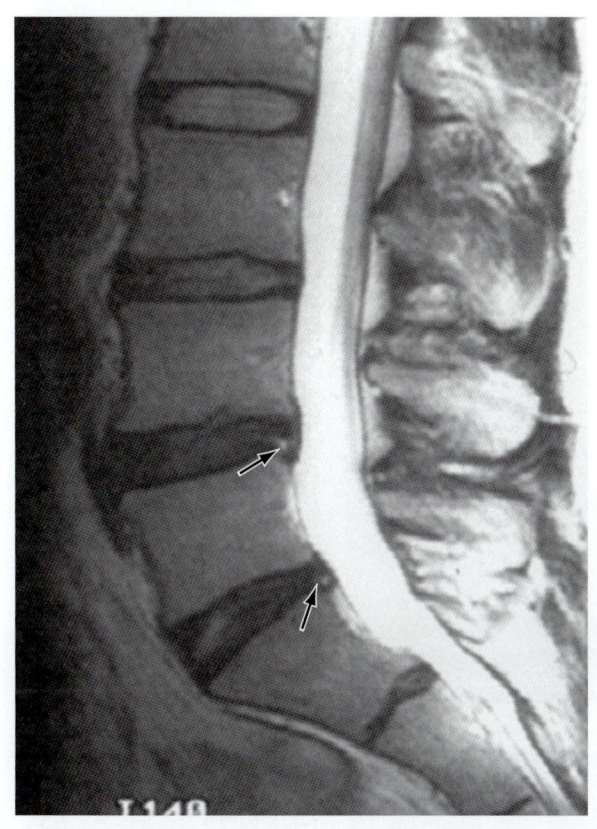

• 図7-7　T2強調矢状断MR像でL4-5, L5-S1椎間板後方線維輪内に小さな高信号領域（矢印）がみられる．これらの高信号領域と椎間板中央部の正常信号の損失は放射状断裂を示す．

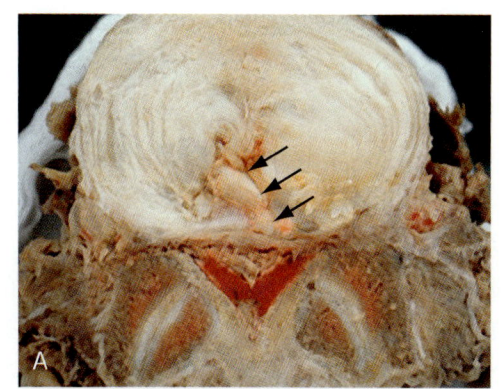

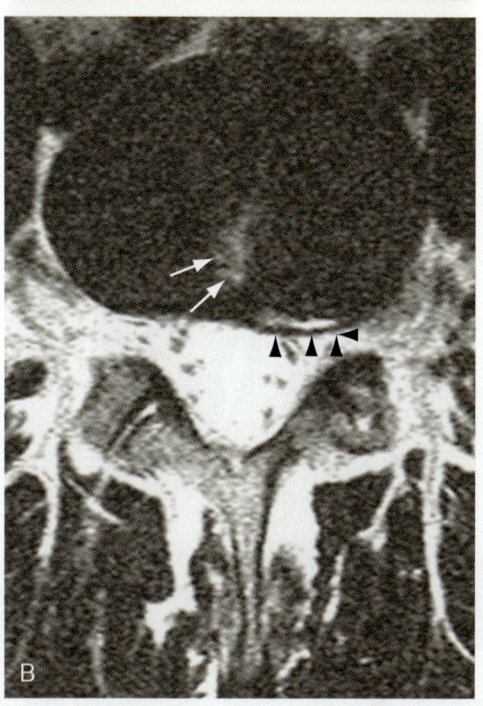

• 図7-8　線維輪の放射状断裂．A：解剖切片水平断にて横断裂内に無定形組織，髄核（矢印）を示す．B：MR像で線維輪内に高信号領域を認め（矢印），おそらく横断裂内のムコイド物質を示している．椎間板ヘルニアは椎間板と後縦靱帯のあいだの高信号領域（矢頭）として示される．

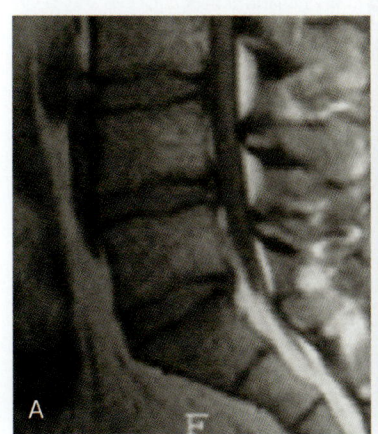

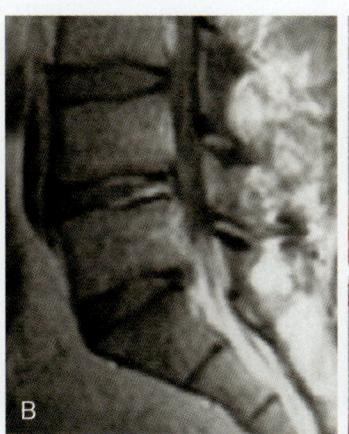

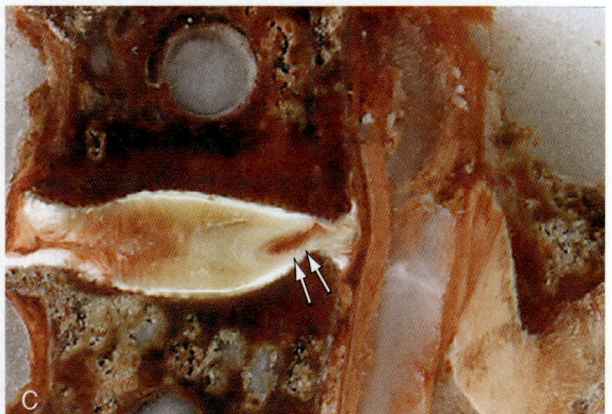

• 図7-9　T1強調矢状断MR像造影剤使用前（A）と造影後（B）にて横断裂内に肉芽組織が線状に造影されて映る．C：屍体腰椎椎間板矢状断切片では線維輪断裂内の肉芽組織（矢印）を示す．反対側の椎間板でもまた横断裂と肉芽組織のさらなる広がりを認める．

板")は線維輪の放射状断裂を示している．これらの椎間板は一般的に"水分のなくなった椎間板"と称される．しかし，これらはプロテオグリカンの内容を減少させ，減少した含水量と同様のコラーゲンを増加させている．椎間板造影にて"黒い椎間板"は椎間板の放射状断裂部からつねに造影剤の漏出がみられる（図7-10）[53]．

椎間板ヘルニアも椎間板膨隆も放射状断裂の存在を示す．髄核脱出は線維輪の放射状断裂を必要とし，それはMRIで認めることもあるが認められないこともある（図7-11）．解剖学的研究で示されるように，椎間板膨隆も線維輪の破綻から生じる[39]．椎間板高の減少や椎間板の圧壊はより慢性的な放射状断裂の存在を示している（図7-12）．

放射状断裂の線状高信号域は変性変化というより加齢性変化でみられる同心円状，放射状断裂と区別されなければならない．線維輪の同心円状断裂は線維輪の薄板の限局性離層を表す．同心円状断裂は括弧の形をした高信号域の病巣のようにみえ，線維輪の薄板の形と位置が一致する．それらは椎間板の信号強度の減少や機械的損傷と必ずしも関係しているわけではない．線維輪の横断裂は輪状骨端の近

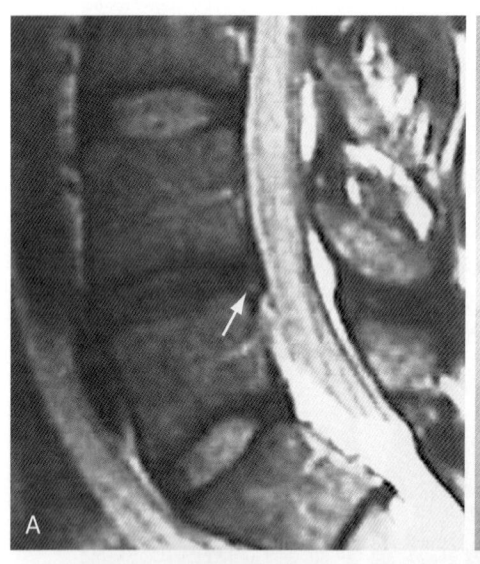

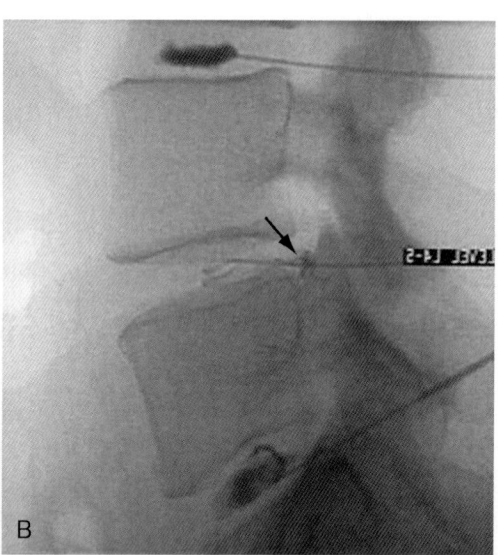

・図7-10 線維輪の横断裂した椎間板における椎間板造影．A：椎間板造影前のT2強調矢状断MR像でL4-5椎間板内の信号低下と後方にかすかな高信号域（矢印）を認める．B：椎間板造影後の放射線画像側面像にてL3-4，L4-5，L5-S1椎間板内に針が刺入されている．L4-5レベルの髄核からの造影剤の漏出（矢印）は横断裂を裏付けており，それはかろうじて高信号領域であると検出できる．針が刺入されている．L3-4，L5-S1椎間板では中央に注入した造影剤が留まっている．

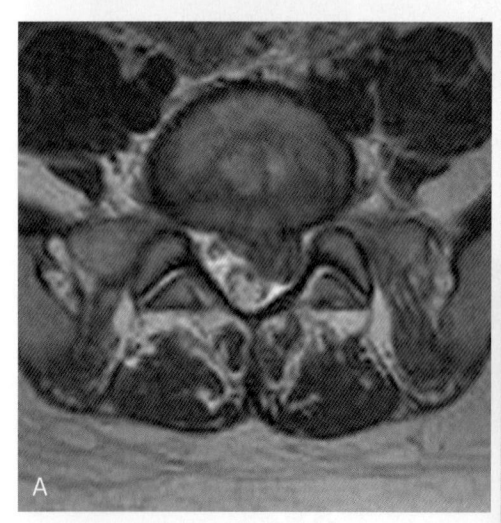

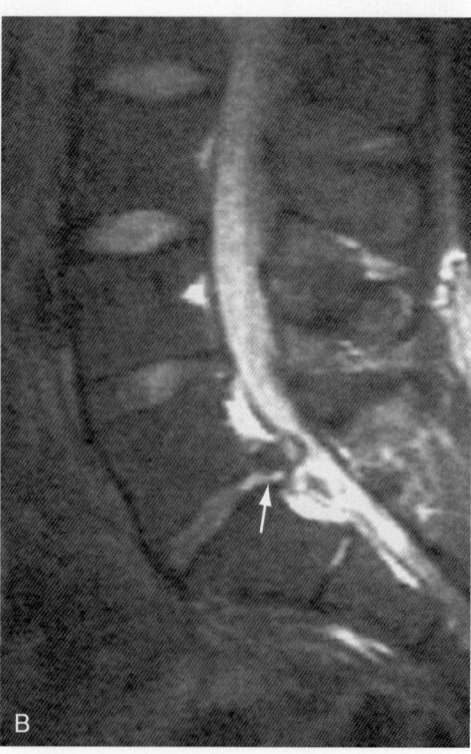

・図7-11 T2強調水平断（A），T1強調矢状断（B）MR像ではL5-S1レベルの大きなヘルニアを表す．ヘルニア塊により左S1神経根は偏位し不鮮明だがL5神経根には接触していない．椎間板ヘルニアによる横断裂はT2強調像矢状断にて後方線維輪内の高信号領域として示される（矢印）．

くで起こる．それらは変化した T2 強調像にて小さな出血あるいは非出血性の裂状病巣の外観を呈することがある．それらは椎間板の信号強度の減少や機械的損傷と必ずしも関係しているわけではない．同心円状断裂および横断裂については第6章で記述され，図 6-5, 6 で例示されている．

椎間板変性の肉眼的形態分類

椎間板の肉眼的形態変化は椎間板変性の段階を定義するのに用いられた[54]．病期分類システムにおいて，椎間板高，信号強度と形態は適切な段階に割り当てるために評価される．椎間板分類の段階の1つは疼痛を引き起こす機序を暗示していない．肉眼的形態変化の基礎として，変性椎間板はヘルニア，膨隆，椎間板圧壊に分類される．

椎間板変性の病期分類

椎間板変性を分類する1つの方策は Pfirrmann 病期分類システムである[54]．このシステムは椎間板変性を5段階に区別する（**図 7-13**）．T2 強調 MR 像において，Ⅰ期は内側線維輪に加えて暗い外側線維輪と，より高信号の髄核とのあいだにはっきりした境界があることを特徴とし，正常な若年者の椎間板を代表する．Ⅱ期は椎間板の高信号域と低信号域のはっきりした境界が減少することを特徴とし，正常な若者と若年成人の椎間板を代表する．Ⅲ期とⅣ期は椎間板内に亀裂とひびが認められ，椎間板の信号強度が減少しやや椎間板高が減少することを特徴とする．Ⅴ期は椎間板の圧壊を特徴とする．Ⅲ期からⅣ期は椎間板の変性を示唆する．Ⅲ期とⅣ期の個々の椎間板の正確な分類は，読影者間で変動性を示す．

椎間板変性の肉眼的形態変化の分類

椎間板変性は椎間板縁の外観によって分類される[38]．この分類は正常椎間板，線維輪膨隆とヘルニア（下位分類として椎間板突出，椎間板脱出，靱帯下脱出，遊離脱出（遊離片））と区別している．これらの分類は実用的であるが，解剖学的に正確ではない．椎間板膨隆は隣接椎体との境界線（周辺部）の外側椎間板縁の50％以上の遠心性転位と定義されている（**図 7-14**）．この転位は対称性でも非対称性でもよい．椎間板ヘルニアは隣接椎体との境界線（周辺部）の外側椎間板縁の50％未満の遠心性転位と定義されている（**図 7-14B**）．ヘルニアで最も幅広い直径が椎間板縁にあるとき，突出という用語が当てはまる（図 7-14C 参照）．椎間板突出は他のどの領域よりも大きな直径をもつ．椎間板突出と包含椎間板ヘルニア（contained herniation）

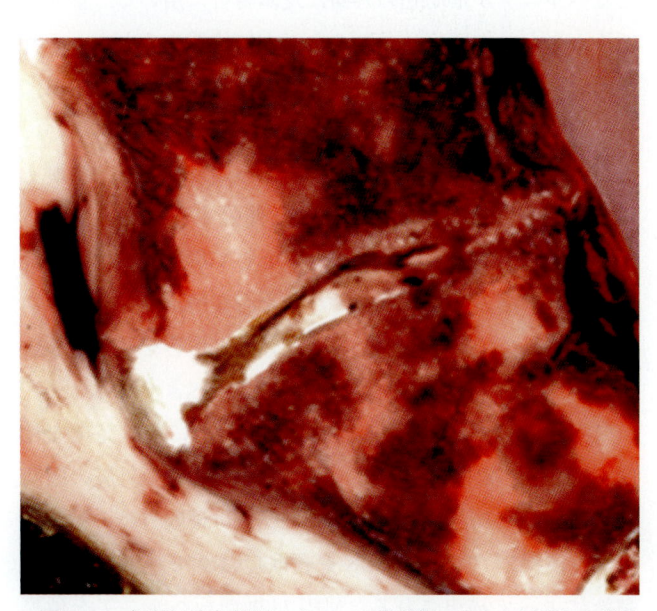

• **図 7-12** 解剖切片矢状断では L5-S1 椎間板の完全な圧壊と本質的な椎間板軟骨の消失を示している．

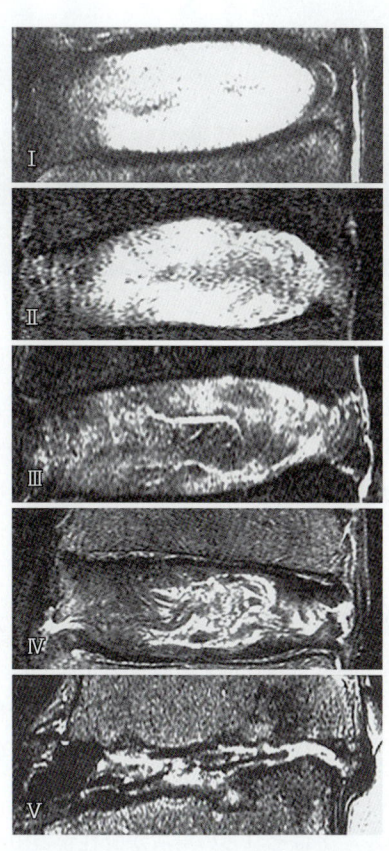

• **図 7-13** 椎間板変性の Pfirrmann 分類の5段階を MR 像にて表す．上から下に．タイプⅠ：椎間板中央の高信号領域と椎間板周囲の低信号領域との境界がはっきりしている．タイプⅡ：椎間板中央の高信号域の減少と周囲の低信号域との境界がやや不明瞭．タイプⅢ：椎間板中央の高信号域の消失．タイプⅣ：椎間板高の減少と椎間板の亀裂．タイプⅤ：椎間板の圧壊．

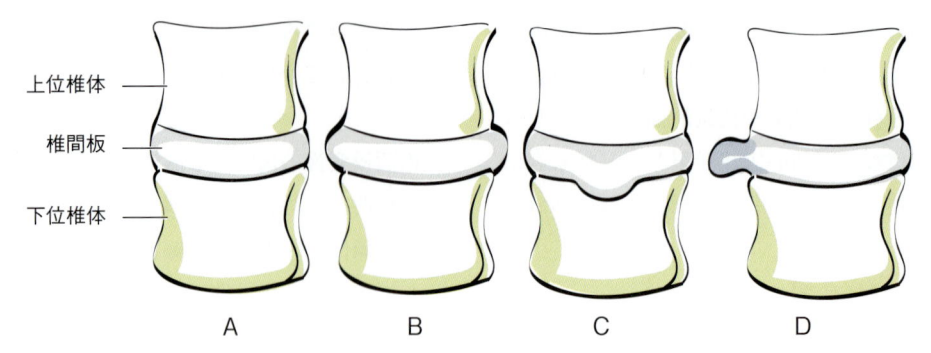

174　Ⅳ　正常な脊椎の老化と変性

- 図7-14　2つの椎体とそのあいだの椎間板のスケッチ．正常椎間板（A），膨隆した椎間板（B），突出した椎間板（C），脱出した椎間板（D）．膨隆した椎間板が完全に椎間板円周あるいは少なくとも半周の隣接した椎体を超えて広がるのに対し，正常椎間板は隣接した椎間板にほぼ水平面と一致していることに注目するべきである．突出した椎間板は椎間板縁の限局した転位として現れる．脱出した椎間板はそれより小さな面積の椎間板と連続した組織の塊として現れる．

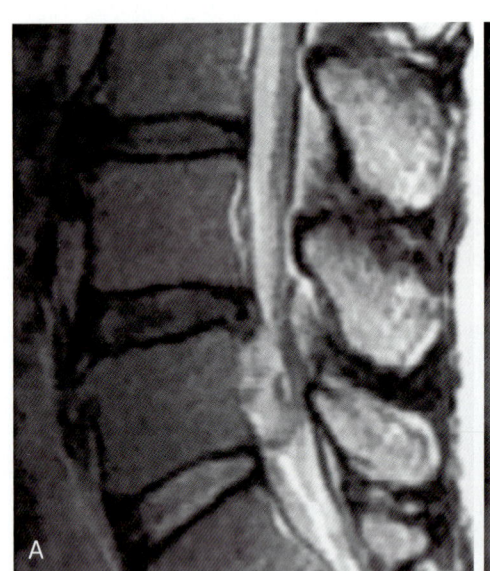

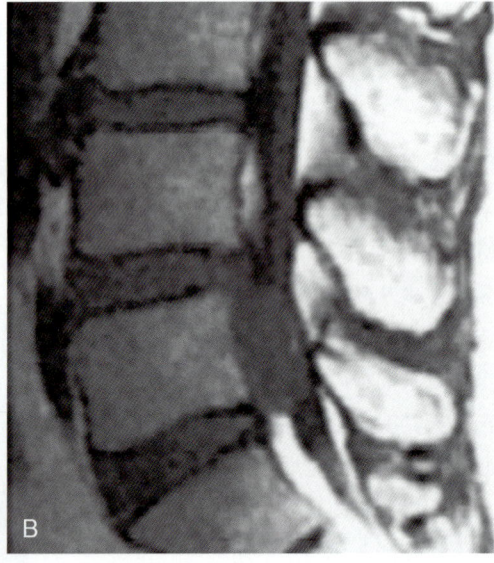

- 図7-15　T1強調矢状断（A），T2強調（B）MR像でL5-S1レベルの硬膜外血腫を示している．血液の集積は椎間板片よりT1とT2緩和時間は延長してみられ，椎間板よりわずかに下方に占拠し，辺縁は丸い．

はいずれも髄核が後縦靱帯の外側に脱出しないことを示すが，包含椎間板ヘルニアという用語は専門用語とは考えられない．椎間板ヘルニアは椎間板縁の25～50％を含む広い層への突出と，椎間板縁の25％未満の限局した突出に下位分類される．ヘルニアで最も幅広い直径がヘルニアの基盤よりむしろ下にある椎間板から離れているとき，脱出という用語が当てはまる（図7-14D）．ヘルニアの脱出成分が母体の椎間板との接触をもはやもたないとき，遊離脱出と遊離片という用語が当てはまる．すべての椎間板縁異常がこのシステムによって分類のうちの1つに確実に格付けされるわけではない．

椎間板ヘルニアはそれらの場所が脊柱管の中心にあるのか外側にあるのかによって分類されている．正中，傍正中という言い方は椎間板が脊柱管内で，あるいは正中近くに及ぶ場合に用いる．外側という言い方は椎間板が椎間孔に及ぶ場合に用いる．さらに外側（far lateral）という言い方はヘルニアが椎間孔の外側に及ぶ場合に用いる．椎間板断片がもとの椎間板レベルの上下方に位置するとき，それを移動（migrated）という．椎間板ヘルニアは神経根との関係について表現されることがある．ヘルニアにより，椎間孔または脊柱管内で脊髄神経を移動させる可能性があるか，圧迫する可能性があるか，伸張する可能性があるか，不明瞭である可能性があり，そして影響を受けた神経根は患者の痛みの原因となることを潜在的に示す．ヘルニアが隣接している脊髄神経または脊髄に影響を及ぼさないとき，痛みを産生する他の機序を考慮すべきである．

MRIは椎間板ヘルニアを検出するためにほぼ完全な精度をもつ[31]．腰椎において，椎間板断片は硬膜外腔の脂肪によって縁取りされる．頸椎においては硬膜外腔の脂肪は少なく，MRIでは椎間板縁や脊椎症はクモ膜下腔の脳脊髄液によって描出される．MRIは椎間板ヘルニアを硬膜外腫瘍（たとえばリンパ腫，神経鞘腫，硬膜外血腫，海

第 7 章　脊椎の変性疾患　175

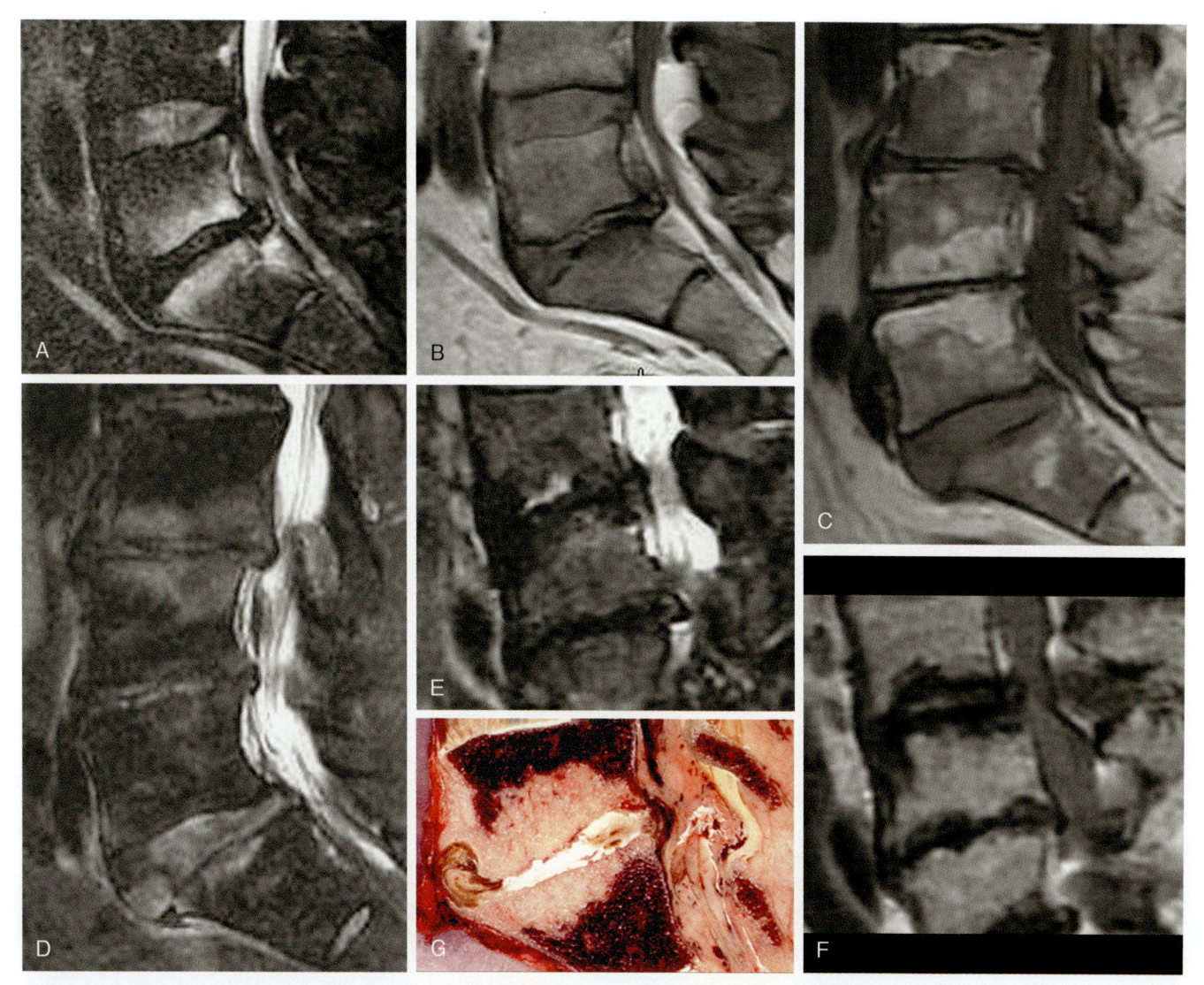

- **図 7-16**　椎間板変性に伴う椎体および終板変化．A：T2 強調矢状断 MR 像にて変性した椎間板に隣接する椎体終板の高信号変化はタイプ I の変性を示す．B：T1 強調矢状断 MR 像ではタイプ I では等信号または低信号を示す．信号変化は浮腫や骨髄の充血を反映する．タイプ II 変化は赤色髄から脂肪髄への変換が特徴で，結果として T1 強調像で高信号（C），と T2 強調像 SE または脂肪抑制 FSE（D）で低信号を示す．タイプ III 変化は T2 強調像（E），T1（F）強調像とも低信号を示す．低信号は終板と隣接椎体骨皮質の骨硬化の結果として起こり，腰椎解剖切片矢状断（G）にみられる．

綿状血管腫や滑膜嚢腫など）と区別するのに役立つ．不確かな症例において，静脈内造影剤の使用は造影される腫瘍性組織と造影されない椎間板ヘルニアを区別するのに役立つ．硬膜外血腫を椎間板ヘルニアと区別するのはいずれも造影効果がないため高度な指標を必要とする[55]．脊柱管内前方にある硬膜外血腫は通常正中に存在し，信号強度は均一で通常，椎間板より液体に近い信号強度を示す（図 7-15）．

椎間板変性に関連した骨変化

変性している椎間板に隣接する椎体終板は変性を受けて 3 種類の変化を示す[56]．骨髄浮腫（タイプ I），骨髄の脂肪転換（タイプ II），骨硬化（タイプ III）（**図 7-16**）．タイプ I の終板変化は水や肉芽組織を表しており，それで T1 強調像で低信号と T2 強調像で高信号を示すと思われる．タイプ II の終板変化は脂肪を表しており，終板は T1 強調像で高信号，T2 強調像でわずかに高信号でない変化を示す．タイプ III の終板変化は骨を表しているので，終板は T1 強調像，T2 強調像とも低信号を示す[56]．これらの臨床的重要性は不確かである．タイプ II 変化が脊椎不安定性といくらか相関があると示唆されている[57]が，追加の確証が必要である．

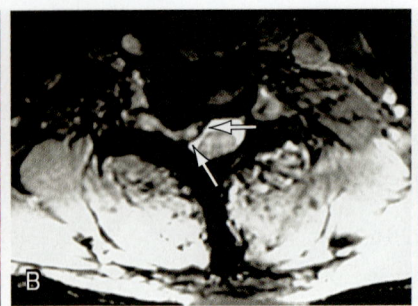

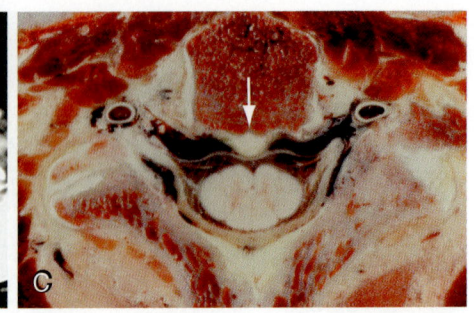

• 図7-17 頸椎椎間板ヘルニア．A：屍体頸椎解剖切片水平断にて椎間孔近位部にヘルニアがみられる（矢印）．B：同様の患者のT2強調水平断MR像を示す．ヘルニア辺縁に低信号がみられ，カルシウムや骨を示す（矢印）．C：別の屍体解剖切片水平断では正中ヘルニア（矢印）がみられるが，脊髄や神経根には影響を与えていない．

椎間板変性における付加的なMRI機能

変性は椎間板内でT2信号強度の焦点に帰着する場合があり，それは亀裂や空洞内に集まる液体を反映する．これらの焦点はとくにタイプⅠ終板変化において，椎間板炎や骨髄炎を伴う膿と区別することが困難である場合がある．隣接した軟部組織のコントラスト増強，広範囲な終板破壊と浮腫は通常，変性椎間板疾患よりむしろ感染を示す．椎間板変性はまた，椎間板内に沈着するカルシウム塩によりT1信号強度が増加することもある[58]．変性した椎間板内にガスが存在するとき（真空現象：vacuum phenomenon），MRIは無信号領域を示す．

より新しいMRI戦略による椎間板変性画像診断

動的な画像診断（回転トルクが画像診断検査のあいだ，脊椎に注がれる）は脊椎運動部分の可動性を測定するのに用いられる可能性がある．動的MRIによって，加齢性椎間板は正常運動部分を1°未満回転させるが，変性椎間板では最高6°回転させる[24,36]．拡散強調画像診断はそうでない画像に比べて，横断裂のある椎間板で水拡散の大きさと不均等性において有意な変化を示す[16]．横断裂を認めた椎間板は正常髄核よりもT2緩和時間がより短い[6,16]．椎間板のT2緩和時間測定のような量的MRI技術は加齢性の椎間板と変性椎間板の識別を促す可能性がある．

頸椎椎間板変性

頸椎椎間板変性の解剖学的，生化学および生体機械的な特徴は腰椎椎間板変性のそれらより十分に裏付けられていない．変性している頸椎椎間板は，MRIで信号強度の減少と椎間板高の減少として特徴づけられる．MRIは変性している椎間板に隣接した椎体終板や変性している椎体鈎状関節の領域で硬化所見を示すことがある．腰椎椎間板ヘルニアと異なり，頸椎椎間板ヘルニアには通常，同部位に骨性変化があり，異常な椎間板-骨棘複合体をつくる（同義語：腹側隆起，骨軟骨症）．変性している頸椎椎間板では放射状断裂がよくみられるが，腰椎椎間板ほど断裂部の高信号域はみられない．腰椎椎間板ヘルニアで一般にみられる椎間板断片の脱出や移動（migrated）は頸椎椎間板ヘルニアではまれである．

頸椎椎間板ヘルニア患者において，MRIは神経根や脊髄の圧迫の程度を決定し，椎間板-骨棘複合体の椎間板と骨の大きさ，面積を決定し，脊髄圧迫によって二次的に起こる浮腫や脊髄軟化症を検出するのに用いられる（図7-17）．高解像度MRIは狭小化した脊柱管，椎間孔の程度が脊髄神経や脊髄に影響を及ぼすのに十分であるか，あるいは単純に隣接した変性変化に付随したものかどうかについて決定するのに役立つ．

胸椎椎間板変性

胸椎椎間板は一般的に，おそらく椎間板に加わる力が，肋骨により安定しているため，頸椎や腰椎椎間板より変性しにくい．胸椎領域において，椎間板高の減少や椎間板の高輝度変化は変性している椎間板を特徴づける．胸椎椎間板変性において，後方線維輪は小さい対称性または非対称性の膨隆として後方に広がることがある．これらの膨隆は一般的には根性疼痛は起こらず，疑わしい背部痛も起こさない．遊離した椎間板断片は胸椎領域では通常みられない．胸椎椎間板の大きなヘルニアは石灰化を含むことがあり，髄膜腫に類似する（図7-18）．胸椎椎間板変性によって中心性脊柱管狭窄症が起こることがあるが，まれに脊柱管外側狭窄が起こる場合がある．

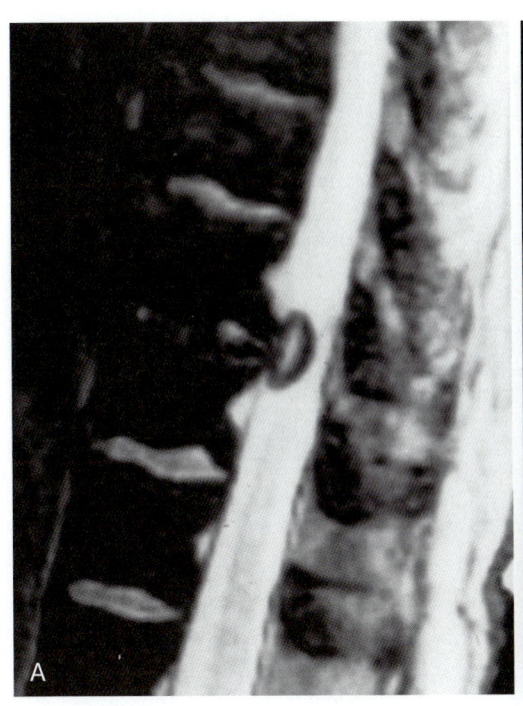

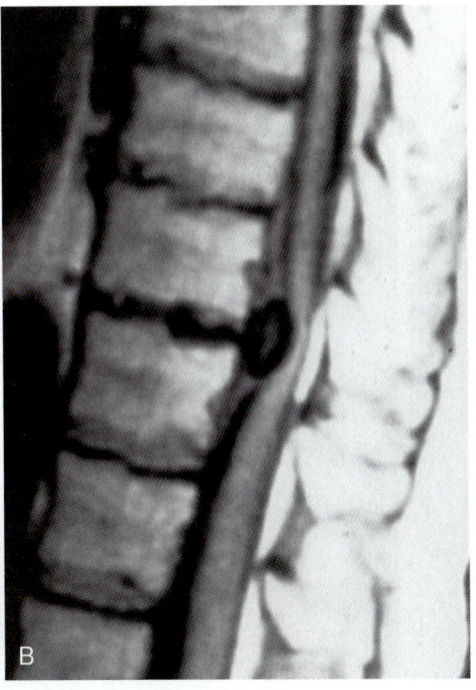

• **図 7-18** T2 強調矢状断（A），T1 強調（B）MR 像にて胸髄を圧迫した大きな，一部石灰化したヘルニアを認める．ヘルニアは椎弓切除によって確認された．

脊柱，椎間関節と靱帯の変性変化

◆ 椎体

変性疾患による椎体の退行性の変化はない．ほとんどすべての椎体に起こる脊椎症は変性変化というより加齢性変化と考えられる．しかし，限局性の脊椎症が椎間板変性を伴うとき，それは椎間板変性の徴候に分類される可能性がある．鉤椎関節と椎間関節の変性はこの項で熟慮する．そして，鉤椎関節が本当の関節の特徴が欠如していて，おもに椎間板の裂け目から発生するという事実を認識する．椎間板変性を伴う椎体終板変化は本章の最初に述べた．

◆ 鉤椎関節変性

頸椎は C3～C7 を通して，1対の鉤椎関節がある．鉤椎関節は，切れ込みまたはくぼみを表すフランス語から「echancrure」という名の，上位椎の椎体下方の終板の下の鉤状突起と限局する陥凹のあいだの線維軟骨の存在によって形成される．年齢とともに，小さい裂溝や滑液包は鉤状突起と隣接した椎体のあいだに線維軟骨内で発達する．椎間板が年齢とともに狭くなるにつれて，下位椎体の上側面の鉤椎関節は上位椎体に近づく．そして，鉤椎関節を狭くする．このより緊密な解剖学的関係は骨吸収とそれに続く骨性肥大を刺激する（**図 7-19**）．これらの骨性反応は鉤椎関節変性を構成する．肥大した骨は椎間孔狭小化の

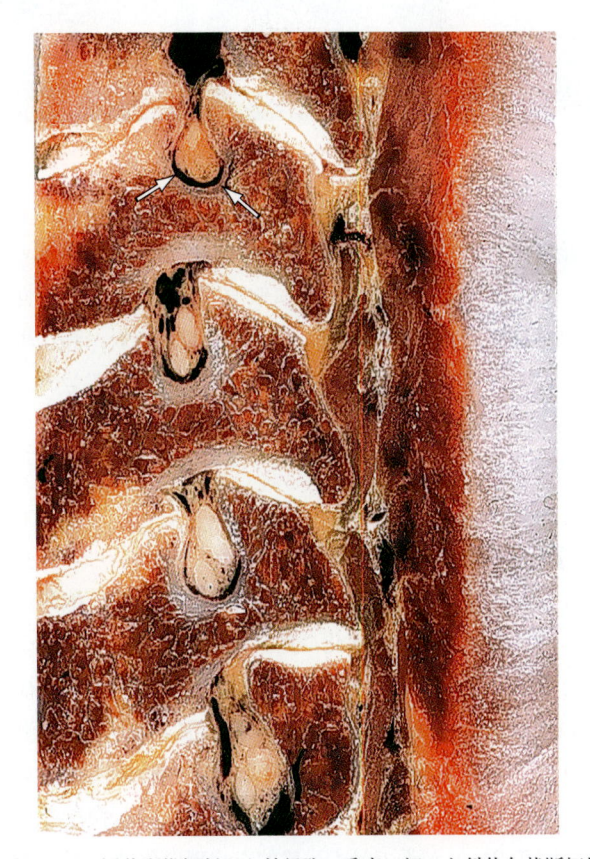

• **図 7-19** 屍体頸椎解剖から神経孔に垂直に切った斜位矢状断切片では正常と変性した鉤椎関節がみられる．左が前方である．C4-5 鉤椎関節の神経孔前縁部分は正常にみえる．C5-6，C6-7 は鉤椎関節の軽度肥厚性変化により神経孔は狭小化しているが神経根に影響していない．C3-4 は椎間板の狭小化に伴って鉤椎関節は中等度骨硬化し肥厚しており，また，椎間関節後方から神経孔への肥厚によって神経孔内で神経根は影響を受けている（矢印）

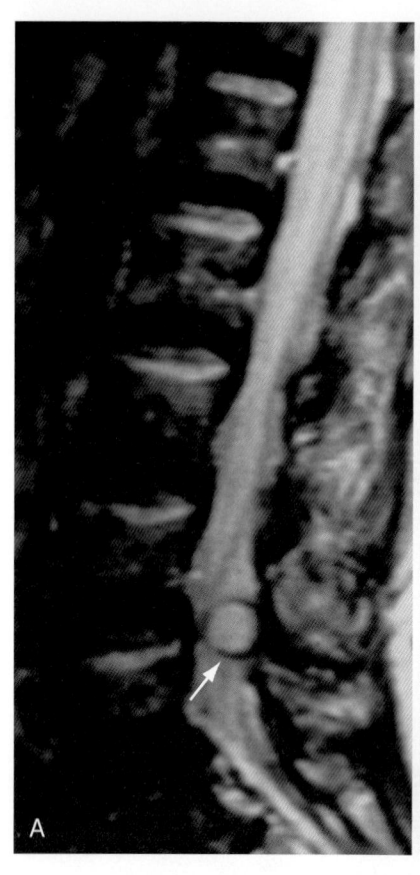

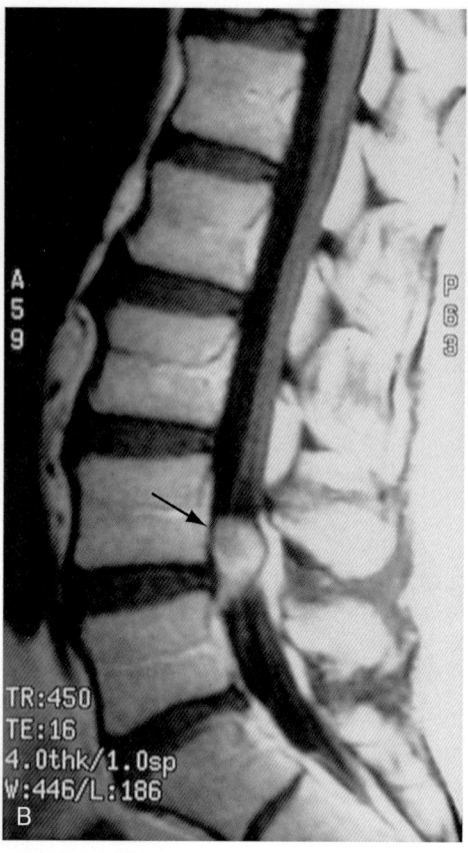

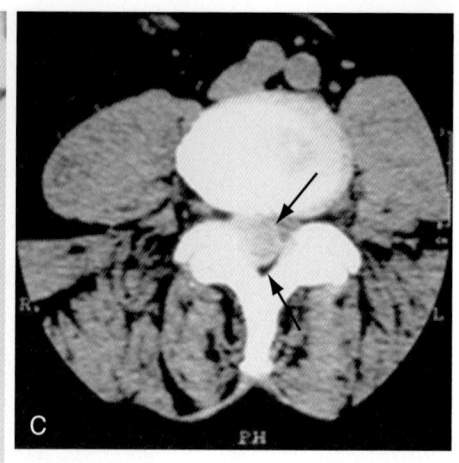

• 図7-20 3人の患者の腰椎滑膜嚢腫MR像. A：T2強調矢状断MR像における滑膜嚢腫（矢印）にて嚢腫中央の石灰化した低信号の嚢腫壁内に高信号の滑液がみられる．B：T1強調矢状断MR像では滑膜嚢腫内に血液による高信号域（矢印）を認める．C：CT水平断像．大きな滑膜嚢腫（矢印）が隣接する椎間関節内に直接注入した造影剤によって高信号を示している．

一因となることがある．頸椎で，鉤椎関節が椎間孔の上縁に接するあいだ，脊髄神経根は椎間孔の下方の部分をめぐる．したがって，疾患の始めに鉤椎関節変性に伴う骨性肥大は通常椎間孔で脊髄神経に影響を及ぼさない．真空現象はしばしば変性している鉤椎関節に起こる．低信号ガスはMRIでは骨硬化から容易に区別できないが，CTによって容易に区別できる．

◆ 黄色靱帯変性

変性の過程で，黄色靱帯の石灰化，小嚢胞化，亀裂が起こる[50]．黄色靱帯に嚢胞化や亀裂が椎間関節近くで起こるとそれらは黄色靱帯を脆弱化し，椎間関節の滑膜が脊柱管内に飛び出し，滑膜嚢腫を形成する（図7-20）．関節滑膜はまた，黄色靱帯と椎弓のあいだのスペースに浸潤することもあり，ときに破壊性の過程を刺激し骨侵蝕をもたらす（図7-21）．靱帯で最も一般的な病理変化は「肥厚」で，やがて「肥大」と称される．黄色靱帯の「肥厚」は椎間板高が減少するにつれて，靱帯の長さが減少し，幅の増大によって表される．

黄色靱帯の肥厚は中心性，外側の脊柱管狭窄の一因となる．黄色靱帯は中心脊柱管の後面に沿って並ぶので，黄色靱帯の肥厚により脊柱管の狭窄が起こる．厚くなった黄色靱帯は，それから頸椎または腰椎で硬膜嚢を圧迫する可能性がある（図7-22）．なぜなら，黄色靱帯も椎間孔の後面に沿って並ぶので，靱帯の肥厚は外側の脊柱管狭窄をもたらす可能性がある．椎間孔での脊髄神経の圧迫は椎間板膨隆によるものより黄色靱帯肥厚によって起こることが一般的である（図7-23）．

◆ 椎間関節変性

椎間関節の変性は他の滑膜関節の変性変化と似ている．椎間関節変性という用語は正常な加齢性変化よりも関節突起のより大きな変化と軟骨の菲薄化を意味する（第6章参照）[59]．腰椎において，椎間関節の変性は関節軟骨での表面的な割れ目から始まり，「かに肉変性」といわれる．軟骨のさらなる破壊で，関節骨は露出し，軟骨下骨内に表面的に骨侵蝕あるいは深い嚢胞をつくる[60]．この過程は造骨細胞の反応を刺激することがあり，関節突起の肥大と硬化をもたらす．胸椎および腰椎で，神経根は椎間孔から出て，椎間孔の上方で，上位椎弓根の直下を通る．椎間関節の有意な骨性肥大は椎間孔を狭小化させ，椎間孔内で神経根の圧迫が起こることがある．高解像度MRIとCTは関節の

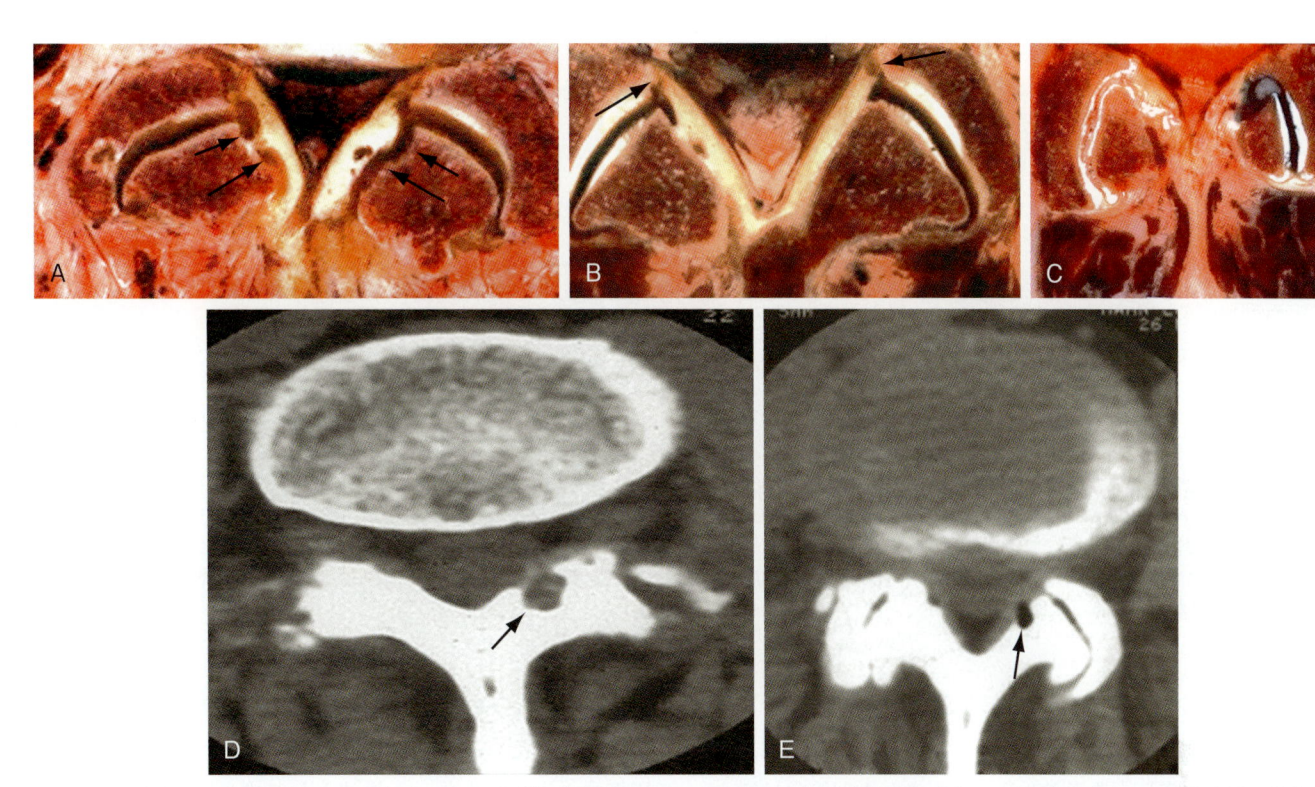

・図7-21 解剖切片水平断像（A〜C）とCT水平断像（D, E）にてさまざまな外見の滑膜嚢腫を示す．A：液体の貯留した滑膜嚢腫が黄色靱帯と椎弓のあいだに存在している（矢印）．B：黄色靱帯は欠損し（矢印），滑膜が脱出して脊柱管内に滑膜嚢腫を形成している．C：左椎間関節に注入した色素が滑膜から漏れて黄色靱帯内へ流入している．反対側の椎間関節は軟骨の変性と石灰沈着を伴った変性した黄色靱帯がみられる．D：CT水平断像では椎弓のびらん（矢印）がみられ，滑膜の二次的な脱出を認める．E：他の患者のCT水平断像では椎弓の周囲にガス像を認め（矢印），隣接した関節の関節外の滑膜内のガスによる真空現象である．

骨および軟骨変化を表す[61]．

腰椎において，椎間関節の変性はさまざまな経路で背部痛を起こす．ある1つの機序は関節の肥大性変化によって椎間孔が狭小化し脊髄神経を圧迫し，そして根性疼痛をもたらす．もう1つの機序は，関節突起内の神経終末を刺激する関節下の炎症によって，隣接する2つの関節に分布する脊髄神経の関連痛を引き起こす．この関連痛は神経根圧迫によって生じている痛みの分布と類似する特徴がある．椎間関節変性は中心性脊柱管狭窄の一因となることがあり，「偽性間欠跛行」の症状をもたらす．椎間関節骨侵蝕も運動部分を不安定にし，変形性脊椎不安定性をもたらす．

椎間関節関節症はとくに下位腰椎に影響を及ぼす[62-64]．関節症は他のレベルよりL4-5で急速に進行する．なぜならおそらく椎間関節にかかる応力がこのレベルで最大であるためである．おもに椎間関節変性から生じる脊椎変性すべりはほとんどL4-5レベルで起こる．

脊柱管内滑膜嚢腫は椎間関節と黄色靱帯の両方の変性によって生じる．関節内の過剰な水腫は変性した黄色靱帯を通して脱出することがある．椎間関節嚢腫は通常L4-5レベルでみられ，他の腰椎レベルや胸椎や頸椎ではほとんど

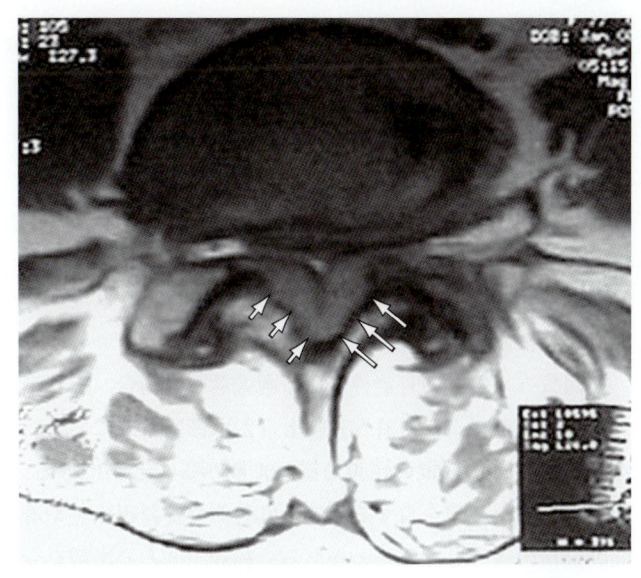

・図7-22 T1強調水平断MR像にて黄色靱帯の肥厚（矢頭）がみられ，中心性の脊柱管狭窄を起こしている．

みられず，画像上，変性した椎間関節に隣接する硬膜外軟部組織としてみられる（図7-21参照）．嚢腫内の袋は石灰化することがある．嚢腫の内容物は透明な液体（高いT2信号強度），蛋白性液体（高いT1信号強度），ガス（信号

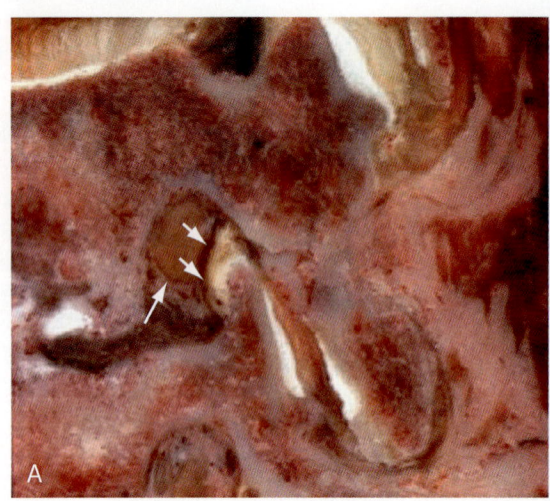

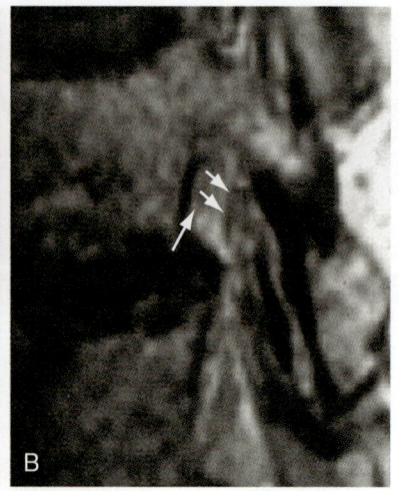

・図 7-23　A：解剖切片矢状断にて狭小化した神経孔と肥厚した黄色靱帯（矢頭）がみられ，このレベルで神経根の圧迫を起こしている（矢印）．膨隆した椎間板は直接神経根には影響していない．B：別の似たような患者の T2 強調矢状断 MR 像にて肥厚した黄色靱帯（矢頭）とそれに関係した新たな神経根がみられる（矢印）．

の欠如），または血液（高い T1 信号強度および／または低い T2 信号強度）である場合がある．関節包は静脈内造影剤の投与後に著しく造影される．造影された関節包は髄膜腫または神経鞘腫に類似することがある．

画像

　MRI は，変性疾患患者における背部痛の原因を診断するために多用される．残念なことに，MRI は解剖学的および病理学的変化を正確に検出するが，疼痛の原因の特定や，特異的治療を指示することはできない．MRI は背部痛のある患者とない患者とで非常に類似した変性変化を示すことがある．画像診断の特異性を増加させるために MRI と CT はしばしば他の技術（たとえば椎間板造影や機能的脊椎画像診断）で補充される．

　椎間板ヘルニアの可能性がある画像診断の場合，矢状断および水平断の T1 強調 MR 像と T2 強調 MR 像にて異常な椎間板縁と神経根の圧迫を詳しく調べることができる．明確な神経根圧迫を有する患者は外科的な神経根除圧や脊椎固定術の適応となることがある．神経がどこで影響を受けているかを示すことが，手術を計画するうえで役立つ情報を提供する．背部痛を有する患者における神経根圧迫または変位の不正確な診断は"失敗した脊椎手術"を高率に発生させる可能性がある．神経根を圧迫しない椎間板断片や髄核の膨隆はまだ疼痛と関係している可能性がある[41]．これらの症例の疼痛はおそらく線維輪の放射状断裂から生じている．

　椎間板切除または固定術なしに椎間板の機能を保つ治療法は評価中である．いくつかの実験的な治療では，変性椎間板内の異常な生化学を標的として成長因子，遺伝物質，調節遺伝子などを椎間板内へ緩徐に注入し椎間板変性を遅らせる目的で使用している．運動部分の柔軟性を維持する人工椎間板については最初の臨床試験を完了した．線維輪の放射状断裂を修復するデバイスが発表され，試験された．これらの治験中のデバイスあるいは処置のうちどれが最も背部痛に効果があるかは現在わかっていない．進行中の研究では介入した治療を必要とする椎間板を特定するためのより良好な画像診断を必要とし，治療をモニターするための画像診断戦略を開発する必要がある．

　脊柱管狭窄症が疑われる症例において，脊柱管の中心および外側の解剖学的関係が画像化によって検査される．下肢筋力低下患者または頸椎神経根症患者において脊髄の関係と頸部脊柱管の中心と外側の神経が評価される．歩行によって悪化して，安静によって軽減する腰痛，根性疼痛（偽性跛行）を有する患者においては腰椎の脊柱管中心と外側の神経根の関係が評価される．頸椎，腰椎の両方とも，脊柱管狭窄は中心性と外側の両方である場合がある．中心性脊柱管狭窄の診断の手助けとなる MRI，CT 所見は，クモ膜下腔の脳脊髄液の閉塞と（重症例では）脊髄軟化症による髄内の高信号である（図 7-24）．椎間孔部狭窄を含む脊柱管外側狭窄の診断の手助けとなる CT，MRI 所見は，神経根周囲の脂肪組織の閉塞である（図 7-25）．3 つの平面像の獲得は脊柱管外側狭窄の診断を容易にする．そのような像は水平断面，矢状面，斜位面の平面の 3 つのそれぞ

れの平面を1つの平面として得られるか，同時に3Dデータセットとして得られる．腰部脊柱管狭窄症のその他の徴候は，硬膜外脂肪の減少（硬膜外脂肪腫症のような過剰な硬膜外脂肪が馬尾を圧迫する場合を除く）である（図7-26）．重度の狭窄症のときには場合によっては馬尾の弛緩や蛇行がみられることがある．狭窄レベルに尾部の髄内の脳脊髄液の増加したT2信号は，高度狭窄によってそのレベルの遠位の脳脊髄液拍動が減少したことを示す．隣接

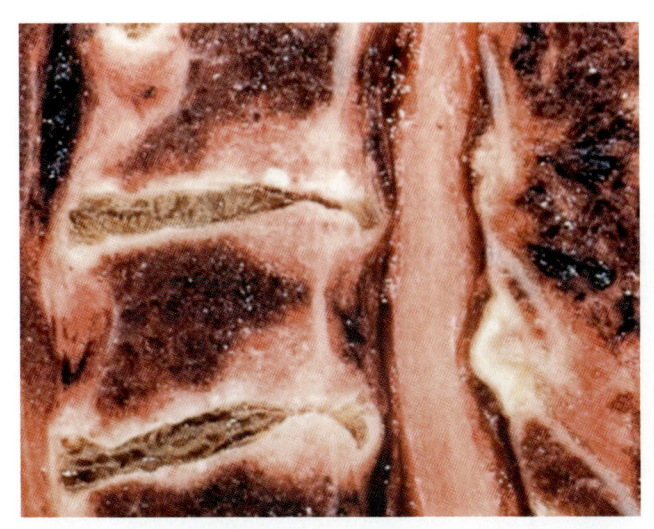

- 図7-24 頸椎の解剖切片矢状断にて先天性の中心性脊柱管狭窄がみられ，さらに前方の椎間板と骨棘，後方の黄色靱帯により狭小化している．脊髄は圧迫されている．

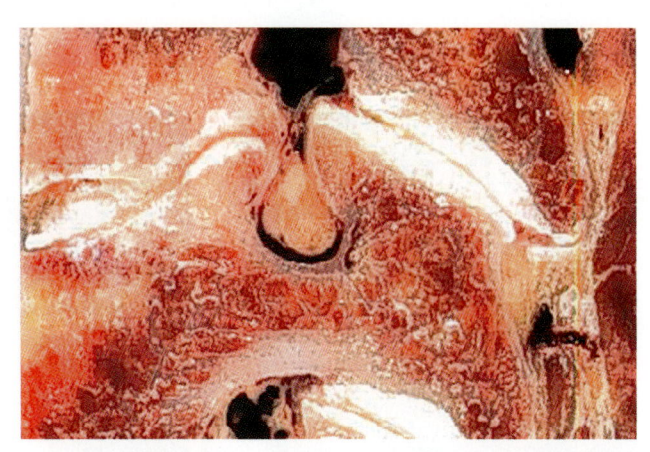

- 図7-25 頸椎神経孔に垂直に切った解剖切片．鉤椎関節の肥厚により神経孔前方を侵食し，椎間関節肥厚により脊柱管の後方を侵食している．神経孔内の脂肪はなくなり神経根は圧迫されている．

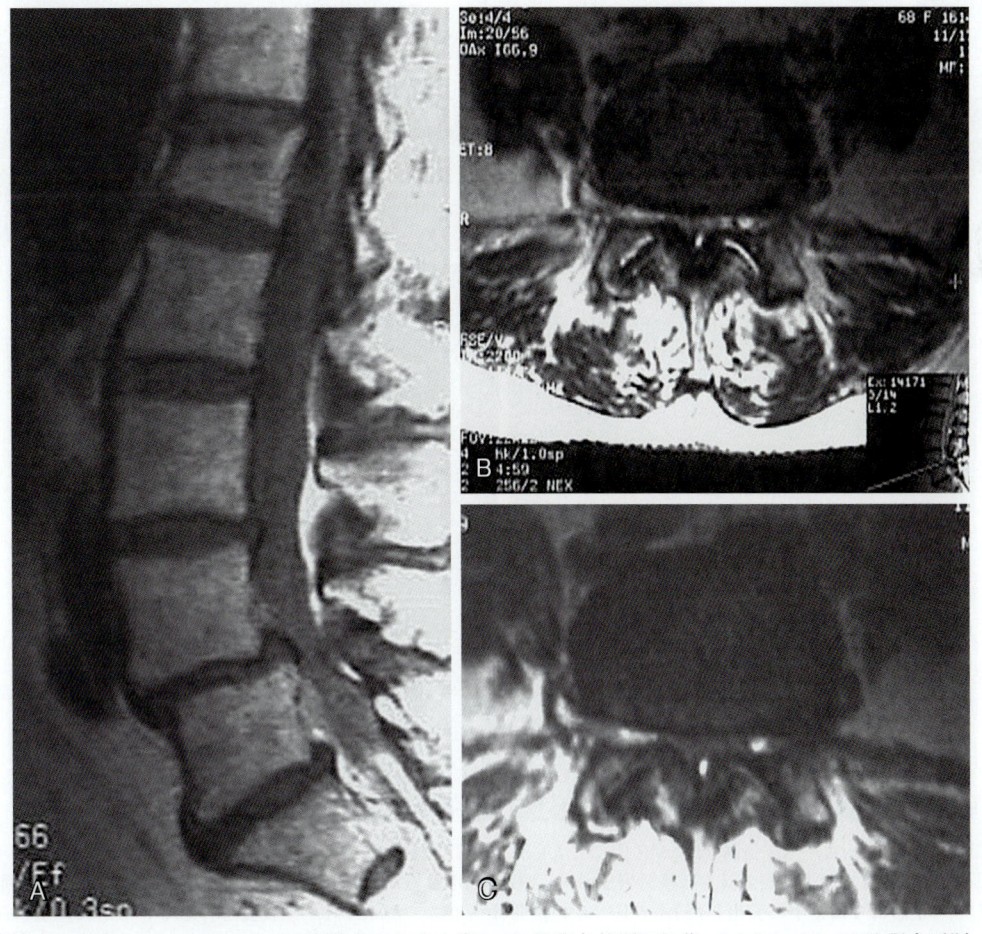

- 図7-26 脊椎変性すべり症．A：L4-5レベルの変性すべり症1度のT1強調矢状断MR像．L4-5レベルT2強調水平断（B），T1強調（C）MR像にて変性すべりと肥厚した黄色靱帯による重度の脊柱管狭窄がみられる．

182　Ⅳ　正常な脊椎の老化と変性

した硬膜嚢を含む T2 高信号を除去するのに十分な中心性狭窄は腰部脊柱管狭窄症を決定づける．椎間孔部外側障害においては，神経の周囲を囲んでいる脂肪と血管束が椎間孔部で閉塞される．

脊柱管狭窄症は評価者間あるいは内部評価者の合意による主観的な診断等級として軽度，中等度，重度にしばしば分類される[65]．脊柱管狭窄症を示唆する症状を有する患者において，MRI の最も重要な役割は脊柱管あるいは椎間孔の狭小化が神経根を圧迫するのに十分かどうか決定することにある．

決定的な狭窄かそうでないかを正確に分類する MRI 評価法は報告されていない．どんな患者における脊柱管狭窄

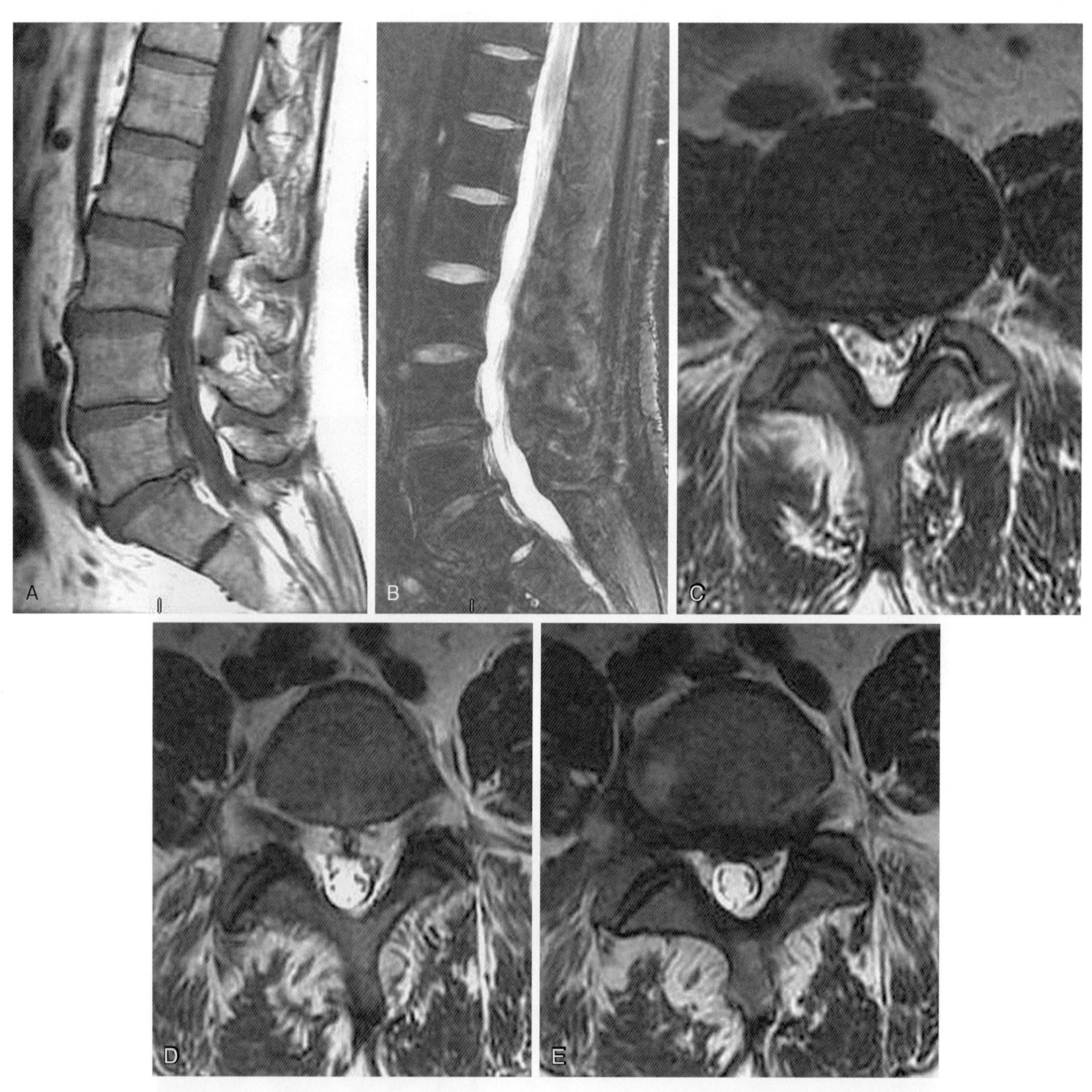

• 図 7-27　腰椎 T1 強調矢状断（A），T2 強調（B）MR 像にて L4-5，L5-S1 椎間板の信号減少と椎間板高の減少を認める．L5-S1 椎間板後方線維輪の横断裂を認める．L4-5 椎間板の信号減少は横断裂を示す．痕跡の S1-2 椎間板は保たれている．L1-2，L2-3，L3-4 椎間板は正常信号と高さを保っている．C：水平断像では正中に突出した L4-5 レベルの椎間板ヘルニアがみられ，硬膜嚢を押しているが神経根の圧迫はみられない．L5-S1 レベルの 2 つのスライス（D, E）では軽度の脊柱管内への椎間板突出がみられるが神経根の圧迫や神経孔内，脊柱管内の圧迫はみられない．この患者では神経根圧迫を伴わない下位腰椎の 2 椎間での椎間板変性がみられる．

BOX 7-1　脊椎変性疾患の画像

- **病歴**
69歳の女性で体幹部の腰痛があり，3週間前から増悪している．
- **手技**
連続したCT水平断を下位胸椎，腰椎，上位仙椎まで0.75 mm照準で撮影し，さらに3 mm刻みの水平断，矢状断，冠状断に再構築し軟部組織と骨条件を算出する．造影剤は使用しない．
- **所見**
大動脈と腸骨動脈は動脈瘤を伴わない軽度のアテローム性動脈硬化を認める．水腎症，腫瘍，リンパ節腫大は認めない．腰椎は縦の骨梁が肥厚した骨密度の減少を認め，軽度の右側彎，軽度のL5椎体の後方すべりを伴う腰椎前彎の増加，L4-5椎体に軽度の骨棘形成を認める．傍脊柱筋は側彎に沿って典型的な左右非対称を認める．L3-4，L4-5椎間板は狭小化し，L4-5椎間板の後縁には石灰沈着を，L5-S1椎間板には放射状断裂を伴ったガス像を認める．脊柱管面積は全体的に小さく，L3-4，L4-5，L5-S1レベルで限局的に狭小化し，とくにL4-5レベルで強く狭小化している．椎間関節は軽度の変性変化と黄色靱帯の両側性の肥厚を伴っている．椎間板突出，椎間関節肥厚，黄色靱帯肥厚によりL3-4，L4-5，L5-S1両側椎間孔は狭小化している．棘突起は正常である．
- **印象**
1. 骨減少症
2. 軽度の右側彎症
3. 軽度の変形性脊椎症と下位腰椎，とくにL4-5の椎間孔狭小化を伴う脊柱管狭窄症
4. L5-S1椎間板線維輪の放射状断裂

症の臨床診断においても臨床評価と画像診断所見の相関を必要とする．外科的手術がとくにこの状態を治療するのに効果的である場合があるのでMRIによる変性すべりの診断は非常に重要である．脊椎すべり症は70～80歳代で最も頻度が高く，男性より女性に頻度が高い．それはほとんどL4-5レベルで起こる．付加的な検査は，仰臥位でのMRIより立位でのMRIで脊椎すべりが悪化することを示すことができるか確定するために必要である．MRIでは概してL4-5間の椎間関節の重度の破壊を示す．MRIはまた，椎間関節の矢状化を示すこともある．そしてそれはさらなる脊椎すべりの要素となる．全体として，椎間関節の変性変化と脊椎すべりの合併は中心性に脊柱管を狭くする．

分析

脊椎変性疾患のCT診断の実例報告をBox 7-1に供覧する．

キーポイント

- 脊椎の発育性，外傷性，その他全体の変化の存在について評価する．
- 椎間板内の高信号と低信号を呈する組織と椎間板高について評価する．
- 椎間板内の亀裂について調査する．
- 椎間板縁における椎間板ヘルニア，椎間板突出，神経根圧排の徴候について評価する．
- 椎体骨髄と各椎間板レベルの終板の信号変化について評価する．
- 脊柱管内および椎間孔部の黄色靱帯の肥厚について評価する．
- 多種の平面における脊柱管，椎間孔の大きさについて評価する．
- 骨びらん，骨増殖，椎間関節由来の滑膜嚢腫の徴候について評価する．
- 鉤椎関節の骨増殖と椎間孔への影響について評価する．
- 変性変化による脊髄と馬尾への影響について調査する．
- 脊椎画像に含まれるほかの組織：傍椎体，血管，臓器，結節性組織などについて調査する．

参考文献

- Krueger EC, Perry JO, Wu Y, Haughton V. Changes in T2 relaxation times associated with maturation of the human intervertebral disk. AJNR Am J Neuroradiol 2007; 28:1237-1241.
- Modic MT, Steinberg PM, Ross JS, et al. Degenerative disk disease: assessment of changes in vertebral body marrow with MR imaging. Radiology 1988; 166:193-199.
- Monson NL, Haughton VM, Modl JM, et al. Normal and degenerating articular cartilage: in vitro correlation of MR imaging and histologic findings. J Magn Reson Imaging 1992; 2:41-45.
- Ross JS, Modic MT, Masaryk TJ. Tears of the anulus fibrosus: assessment with Gd-DTPA-enhanced MR imaging. AJR Am J Roentgenol 1990; 154:159-162.
- Yu SW, Haughton VM, Sether LA, et al. Comparison of MR and diskography in detecting radial tears of the anulus: a postmortem study. AJNR Am

J Neuroradiol 1989; 10:1077-1081.
- Yu SW, Sether LA, Ho PS, et al. Tears of the anulus fibrosus: correlation between MR and pathologic findings in cadavers. AJNR Am J Neuroradiol 1988; 9:367-370.

文献

1. Powell MC, Wilson M, Szyprt P, et al. Prevalence of lumbar disk degeneration observed by magnetic resonance imaging in symptomless women. Lancet 1986; 2:1366-1367.
2. Salminen J, Erkintal-Tertti MO, Paajanen HEK. Magnetic resonance imaging findings of lumber spine in the young: correlation with leisure time physical activity, spinal mobility and trunk muscle strength in 15 year old pupils without back pain. J Spinal Disord 1993; 6:386-638.
3. Stroman P. Magnetic resonance imaging of neuronal function in the spinal cord: spinal FMRI. Clin Med Res 2005; 3:146-156.
4. Quigley MF, Iskandar B, Quigley ME, et al. Cerebrospinal fluid flow in foramen magnum: temporal and spatial patterns at MR imaging in volunteers and in patients with Chiari I malformation. Radiology 2004; 232:229-236.
5. Boos N, Wallin A, Schmucker T, et al. Quantitative MR imaging of lumbar intervertebral disk and vertebral bodies: methodology, reproducibility, and preliminary results. Magn Reson Imaging 1994; 1:577-587.
6. Perry J, Haughton V, Anderson PA, et al. The value of T2 relaxation times to characterize lumbar intervertebral disks: preliminary results. AJNR Am J Neuroradiol 2006; 27:337-342.
7. Krueger EC, Perry JO, Wu Y, Haughton V. Changes in T2 relaxation times associated with maturation of the human intervertebral disk. AJNR Am J Neuroradiol 2007; 28:1237-1241.
8. Majumdar S. Magnetic resonance imaging and spectroscopy of the intervertebral disc. NMR Biomed 2006; 19:894-903.
9. Diamant B, Karlsson J, Nachemson A. Correlation between lactate levels and pH in discs of patients with lumbar rhizopathies. Experientia 1968; 24:1195-1196.
10. Haughton VM, Nguyen CM, Ho KC. The etiology of focal spinal arachnoiditis: an experimental study. Spine 1993; 18:1193-1198.
11. Scherer A, Wittsack HJ, Engelbrecht V, et al. Proton MR spectroscopy of the lumbar spine in patients with glycogen storage disease type Ib. J Magn Reson Imaging 2001; 14:757-762.
12. Kealey SM, Aho T, Delong D, et al. Assessment of apparent diffusion coefficient in normal and degenerated intervertebral lumbar disks: initial experience. Radiology 2005; 235:569-574.
13. Nguyen-Minh C, Riley L 3rd, Ho KC, et al. Effect of degeneration of the intervertebral disk on the process of diffusion. AJNR Am J Neuroradiol 1997; 18:435-442.
14. Hsu EW, Setton LA. Diffusion tensor microscopy of the intervertebral disk anulus fibrosus. Magn Reson Med 1999; 41:992-999.
15. Tertti M, Paajanen H, Laato M, et al. Disk degeneration in magnetic resonance imaging: a comparative biochemical, histologic, and radiologic study in cadaver spines. Spine 1991; 16:629-634.
16. Boos N, Wallin A, Schmucker T, et al. Quantitative MR imaging of lumbar intervertebral disk and vertebral bodies: methodology, reproducibility, and preliminary results. Magn Reson Imaging 1994; 12:577-587.
17. Robson MD, Bydder GM. Clinical ultrashort echo time imaging of bone and other connective tissues. NMR Biomed 2006; 19:765-780.
18. Mistretta CA, Wieben O, Velikina J, et al. Highly constrained backprojection for time-resolved MRI. Magn Reson Med 2006; 55: 30-40.
19. Bowen BC, Fraser K, Kochan JP, et al. Spinal dural arteriovenous fistulas: evaluation with MR angiography. AJNR Am J Neuroradiol 1995; 16:2029-2043.
20. Willen J, Danielson B. The diagnostic effect from axial loading of the lumbar spine during computed tomography and magnetic resonance imaging in patients with degenerative disorders. Spine 2001; 26:2607-2614.
21. Schonstrom NR, Lindahl S, Willen J, Hansson T. Dynamic changes in the dimensions of the spinal canal: an experimental study in vitro. J Orthop Res 1989; 7:115-121.
22. Vitzthum HE, Konig A, Seifert V. Dynamic examination of the lumbar spine by using vertical, open magnetic resonance imaging. J Neurosurg 2000; 93(1 Suppl):58-64.
23. Haughton VM, Rogers B, Meyerand ME, Resnick DK. Measuring the axial rotation of lumbar vertebrae in vivo with MR imaging. AJNR Am J Neuroradiol 2002; 23:1110-1116.
24. Blankenbaker DG, Haughton VM, Rogers BP, et al. Axial rotation of the lumbar spinal motion segments correlated with concordant pain on discography: a preliminary study. AJR Am J Roentgenol 2006; 186:795-799.
25. Weishaupt D, Schmid MR, Zanetti M, et al. Positional MR imaging of the lumbar spine: does it demonstrate nerve root compromise not visible at conventional MR imaging? Radiology 2000; 215:247-253.
26. Pope MH, Panjabi M. Biomechanical definitions of spinal instability. Spine 1985; 10:255-256.
27. Panjabi MM, Thibodeau LL, Crisco JJ 3d, White AA 3d. What constitutes spinal instability? Clin Neurosurg 1988; 34:313-339.
28. Shaffer WO, Spratt KF, Weinstein J, et al. The consistency and accuracy of roentgenograms for measuring sagittal translation in the lumbar vertebral motion segment: an experimental model. Spine 1990; 15:741-750.
29. Nowicki BH, Haughton VM, Schmidt TA, et al. Occult lumbar lateral spinal stenosis in neural foramina subjected to physiologic loading. AJNR Am J Neuroradiol 1996; 17:1605-1614.
30. Axelsson P, Karlsson BS. Intervertebral mobility in the progressive degenerative process: a radiostereometric analysis. Eur Spine J 2004; 13:567-572.
31. Jarvik JG, Deyo RA. Diagnostic evaluation of low back pain with emphasis on imaging. Ann Intern Med 2002; 137:586-597.
32. Jensen MC, Brant-Zawadzki MN, Obuchowski N, et al. Magnetic resonance imaging of the lumbar spine in people without back pain. N Engl J Med 1994; 331:69-73.
33. Modic MT, Obuchowski NA, Ross JS, et al. Acute low back pain and radiculopathy: MR imaging findings and their prognostic role and effect on outcome. Radiology 2005; 237:597-604.
34. Puschel J. Der Wassergehalt normaler und degenerierter Zwischenwirbelscheiben. Beitr Path Anat 1930; 84:123-130.
35. Antoniou J, Steffen T, Nelson F, et al. The human lumbar intervertebral disc: evidence for changes in the biosynthesis and denaturation of the extracellular matrix with growth, maturation, ageing, and degeneration. J Clin Invest 1996; 98:996-1003.
36. Schmidt TA, An HS, Lim TH, et al. The stiffness of lumbar spinal motion segments with a high-intensity zone in the anulus fibrosus. Spine 1998; 23:2167-2173.
37. Rogers BP, Haughton VM, Arfanakis K, Meyerand ME. Application of image registration to measurement of intervertebral rotation in the lumbar spine. Magn Reson Med 2002; 48:1072-1075.
38. Fardon DF, Milette PC. Nomenclature and classification of lumbar disk pathology: recommendations of the Combined Task Forces of the North American Spine Society, American Society of Spine Radiology, and American Society of Neuroradiology. Spine 2001; 26: E93-E113.
39. Yu S, Sether L, Wagner M, Haughton V. Tears of the anulus fibrosus: correlation between MR and pathologic findings in cadavers. AJR Am J Roentgenol 1988; 9:367-370.
40. Schmidt H, Kettler A, Heuer F, et al. Intradiscal pressure, shear strain, and fiber strain in the intervertebral disk under combined loading. Spine 2007; 32:748-755.

41. Fernstrom U. Discographical study of ruptured lumbar intervertebral discs. Acta Chir Scand Suppl 1960; Suppl 258:1-60.
42. Goldie I. Granulation tissue in the ruptured intervertebral disc. Acta Pathol Microbiol Scand 1958; 42:302-304.
43. Crock HV. Internal disk disruption: a challenge to disk prolapse fifty years on. Spine 1986; 11:650-653.
44. Fujiwara A, An HS, Lim TH, Haughton VM. Morphologic changes in the lumbar intervertebral foramen due to flexion-extension, lateral bending, and axial rotation: an in vitro anatomic and biomechanical study. Spine 2000; 25:3036-3044.
45. Nowicki BH, Haughton VM, Schmidt TA, et al. Occult lumbar lateral spinal stenosis in neural foramina subjected to physiologic loading. AJNR Am J Neuroradiol 1996; 17:1605-1614.
46. Smyth MJ, Wright V. Sciatica and the intervertebral disc. J Bone Joint Surg 1958; 40:1401-1418.
47. Devor M. Neuropathic pain and injured nerve: peripheral mechanisms. Br Med Bull 1991; 47:619-630.
48. Buirski G. Magnetic resonance signal patterns of lumbar discs in patients with low back pain: a prospective study with discographic correlation. Spine 1992; 17:1199-1204.
49. Vanharanta H, Sachs BL, Spivey MA, et al. The relationship of pain provocation to lumbar disk deterioration as seen by CT/discography. Spine 1987; 12:295-298.
50. Kang CH, Kim YH, Lee SH, et al. Can magnetic resonance imaging accurately predict concordant pain provocation during provocative disc infection? Skeletal Radiol 2009; 38:877-885.
51. Yu SW, Haughton VM, Sether LA, Wagner M. Comparison of MR and diskography in detecting radial tears of the anulus: a postmortem study. AJNR Am J Neuroradiol 1989; 10:1077-1081.
52. Ross JS, Modic MT, Masaryk TJ. Tears of the anulus fibrosus: assessment with Gd-DTPA-enhanced MR imaging. AJR Am J Roentgenol 1990; 154:159-162.
53. Schneiderman G, Flannigan B, Kingston S, et al. Magnetic resonance imaging in the diagnosis of disk degeneration: correlation with discography. Spine 1987; 12:276-281.
54. Pfirrmann CW, Metzdorf A, Zanetti M, et al. Magnetic resonance classification of lumbar intervertebral disk degeneration. Spine 2001; 26:1873-1878.
55. Gundry CR, Heithoff KB. Epidural hematoma of the lumbar spine: 18 surgically confirmed cases. Radiology 1993; 187:427-431.
56. Modic MT, Steinberg PM, Ross JS, et al. Degenerative disk disease: assessment of changes in vertebral body marrow with MR imaging. Radiology 1988; 166:193-199.
57. Toyone T, Takahashi K, Kitahara H, et al. Vertebral bone marrow changes in degenerative lumbar disk disease. J Bone Joint Surg 1995; 765:757-764.
58. Major NM, Helms CA, Genant HK. Calcification demonstrated as high signal intensity on T1-weighted MR images of the disks of the lumbar spine. Radiology 1993; 189:494-496.
59. Fletcher G, Haughton VM, Ho KC, Yu SW. Age-related changes in the cervical facet joints: studies with cryomicrotomy, MR, and CT. AJR Am J Roentgenol 1990; 154:817-820.
60. Yu SW, Sether L, Haughton VM. Facet joint menisci of the cervical spine: correlative MR imaging and cryomicrotomy study. Radiology 1987; 164:79-82.
61. Monson NL, Haughton VM, Modl JM, et al. Normal and degenerating articular cartilage: in vitro correlation of MR imaging and histologic findings. J Magn Reson Imaging 1992; 2:41-45.
62. Grogan J, Nowicki BH, Schmidt TA, Haughton VM. Lumbar facet joint tropism does not accelerate degeneration of the facet joints. AJNR Am J Neuroradiol 1997; 18:1325-1329.
63. Carrera GF, Haughton VM, Syvertsen A, Williams AL. Computed tomography of the lumbar facet joints. Radiology 1980; 134: 145-148.
64. Yong-Hing K, Kirkaldy-Willis WH: The pathophysiology of degenerative disease of the lumbar spine. Orthop Clin North Am 1983; 14:491-504.
65. Stafira JS, Sonnad JR, Yuh WT, et al. Qualitative assessment of cervical spinal stenosis: observer variability on CT and MR images. AJNR Am J Neuroradiol 2003; 24:766-769.

V

正常な血管と虚血

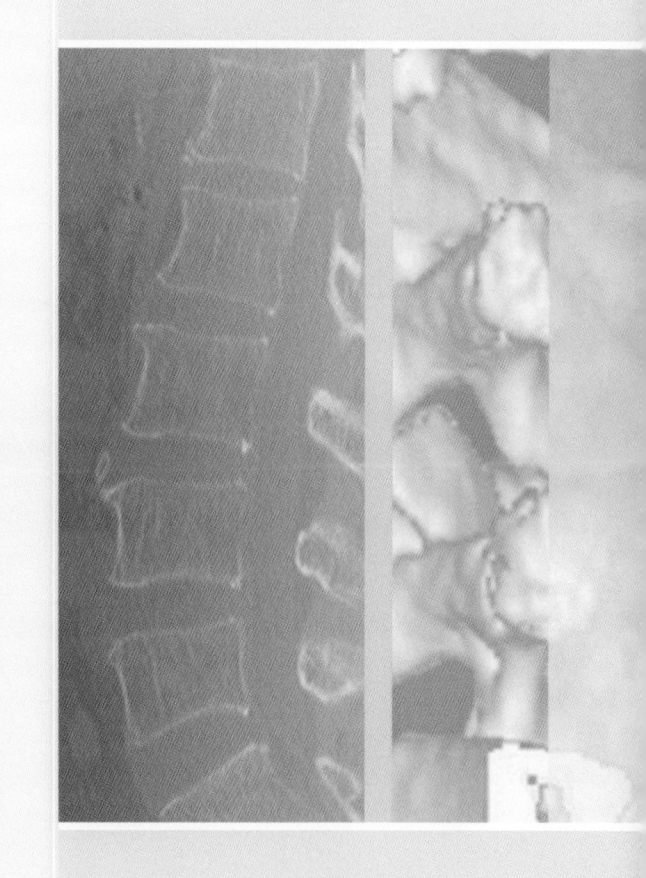

第8章

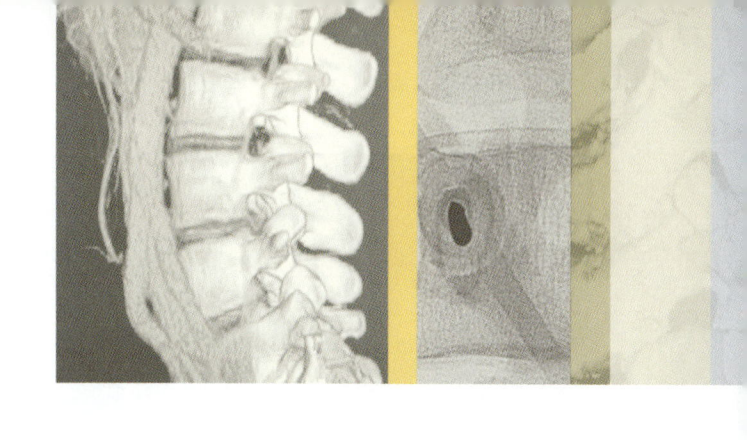

脊椎・脊髄の血管解剖

Timo Krings, Sosikhan Geibprasert, Armin K. Thron

　この章では脊椎・脊髄に関与する大動脈から小動脈への分枝，毛細血管から徐々に太くなる静脈に及ぶ正常血管解剖について述べる．脊髄病変の画像所見に関する解剖については第13章259〜285頁で述べる．

動脈

◆ 分節動脈とその吻合

　脊椎は，椎体，傍脊柱筋，硬膜，脊髄，神経根を含む分節単位で構築される．それぞれの分節への血流は，それぞれに対応した分節動脈（segmental artery）により供給される．胎児期では31の脊椎分節ごとに分節動脈がみられるが，子宮内での血管再構成により胸椎と腰椎のみで典型的な分節支配が残る．胸椎の大半でそれらの分節動脈は肋間動脈である．胸椎頭側では数本の分節動脈が共通幹を形成し最上肋間動脈とよばれる．腰椎では4本または5本の腰動脈が分節動脈として両側性にみられる．

　分節動脈は，脊髄以外の部分ではその分節組織を一側性に支配している．発生学的要因により，それぞれの分節は椎間板を中心に，椎間板の上下で椎体の半分ずつをなしている．そのため，それぞれの椎体は片側ずつ2本の上下に連続する分節動脈により栄養されている．これらの分節動脈は正中を越えて吻合を形成し，さらに上下の分節動脈は脊髄外で縦方向の吻合を形成している（図8-1, 2）．

　これらの吻合は頸部でより発達しており，椎骨動脈，深頸動脈，上行頸動脈が縦方向の最も有効な吻合網を形成している．頸椎は，椎骨動脈，深頸動脈，上行頸動脈からそれぞれ片側ずつ3カ所の潜在的な血液供給がある．椎骨動脈は頸椎を栄養する縦方向の分節間の吻合網を構成している．頸椎の動脈吻合で最も有名なものは歯突起のアーケード（odontoid arcade）である．上部頸椎では，（1）後頭動脈（C1とC2の吻合），（2）上行咽頭動脈（odontoid arcadeを介した椎骨動脈のC3分節動脈と舌下動脈の吻合）を介した外頸動脈と分節動脈の吻合による潜在的血液供給がある．仙骨と下位腰椎では内腸骨動脈の分岐である仙骨動脈と腸腰動脈が脊椎尾側を栄養する最も重要な血管であり，多くの場合はL5レベルから供給される．

　脊椎分節血管は椎体や横突起の外側を走行し，椎体の彎曲に沿って後方に向かい椎体に穿通枝を分枝し椎体の表面を栄養する．椎間孔部では髄節動脈から分岐する脊髄動脈が内側を走行し椎間孔を通って脊柱管内に入る．脊椎動脈は通常3つの分枝に分かれ，前・後脊柱管枝は脊柱の骨成分をおもに栄養し，根動脈はそれぞれの髄節レベルで硬膜や神経根を栄養している．分節動脈の筋枝は椎間孔の後方を走行し傍脊柱筋を栄養する．

　脊柱管内の硬膜外では左右分節動脈間で横方向の吻合，上下分節動脈間で縦方向の吻合を形成している．椎体後部動脈や前層動脈は骨や硬膜を栄養し，近傍や対側の分節動脈との吻合を形成する．これらの吻合は非常に有用な側副血行路となる．多くの分節動脈が1本ずつの選択的造影をすることで描出されるのは，両側間，分節間，脊椎内，脊椎外での複数の吻合があるためである．このような広範な側副血行路の発達により，分節動脈閉塞による虚血から脊髄が保護されている（図8-3, 4）．

190　V　正常な血管と虚血

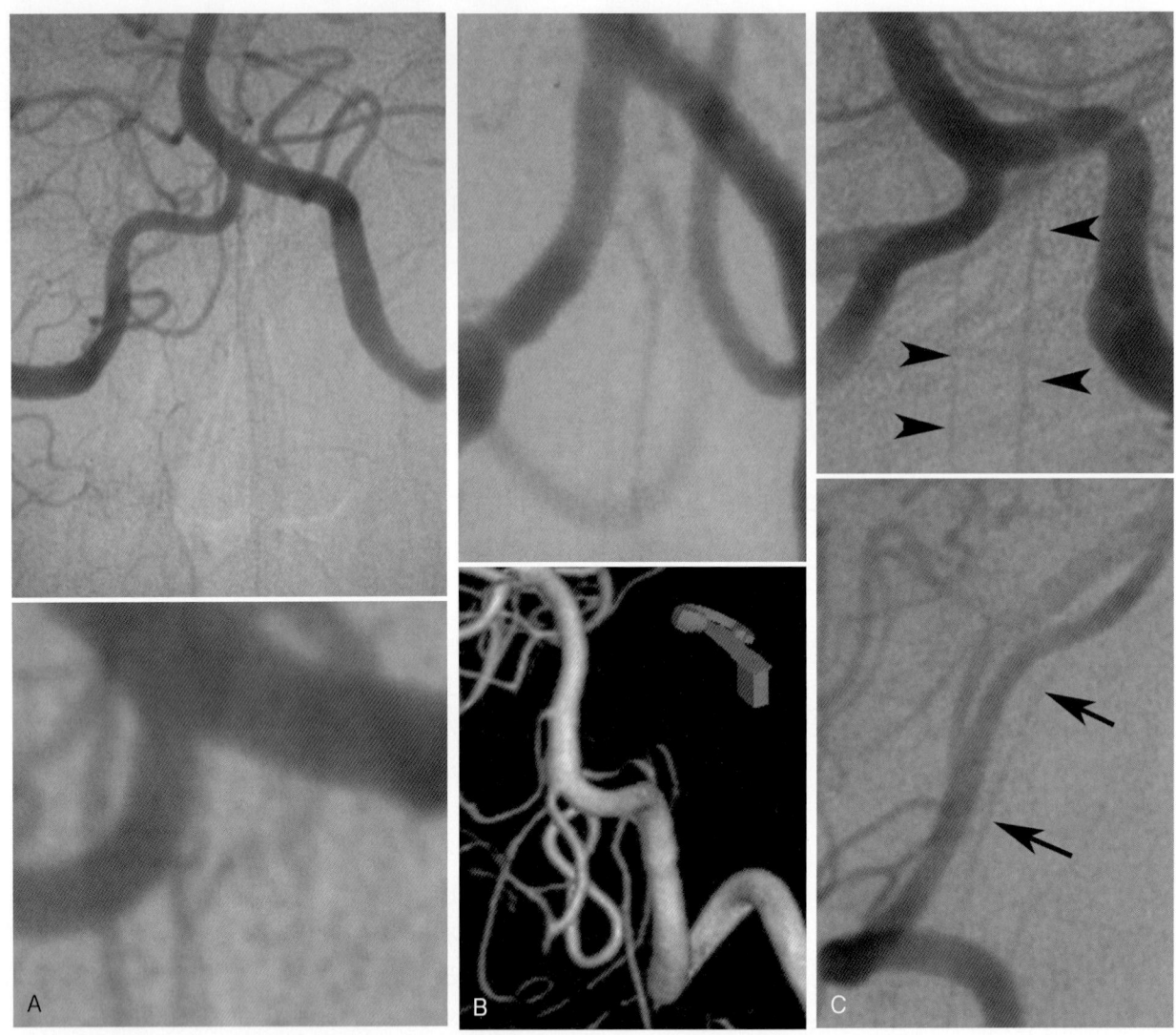

- 図 8-1　椎骨動脈から分岐する前脊髄動脈の起始部はさまざまであり，一側または両側の椎骨動脈から起始する．左右の前脊髄動脈が正中部で吻合する部位はさまざまであり，前正中溝で早期に融合するものから脊髄前面で長く融合しないものまである．A：古典的な教科書にも記載されている両側の前脊髄動脈が近位部の正中で融合するもの．B：前脊髄動脈が片側椎骨動脈からのみ栄養されているもの．C：左右の前脊髄動脈が融合しないもの．上段；前後像（矢頭），下段；側面像（黒矢印）

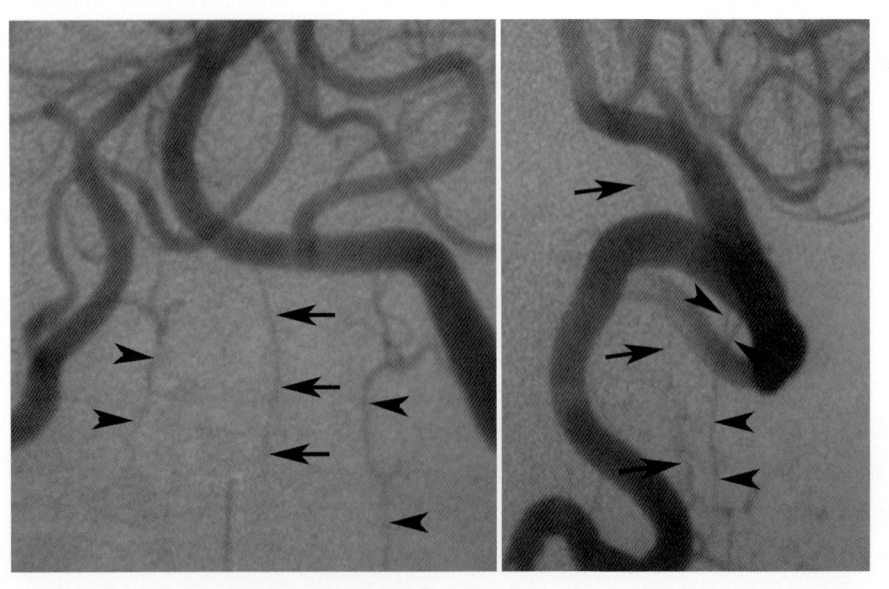

- 図 8-2　前脊髄動脈（矢印）からの栄養に加え，頸髄は後下小脳動脈の後下方や椎骨動脈から分岐する後外側脊髄動脈（矢頭）からも栄養されうる．

第8章 脊椎・脊髄の血管解剖　191

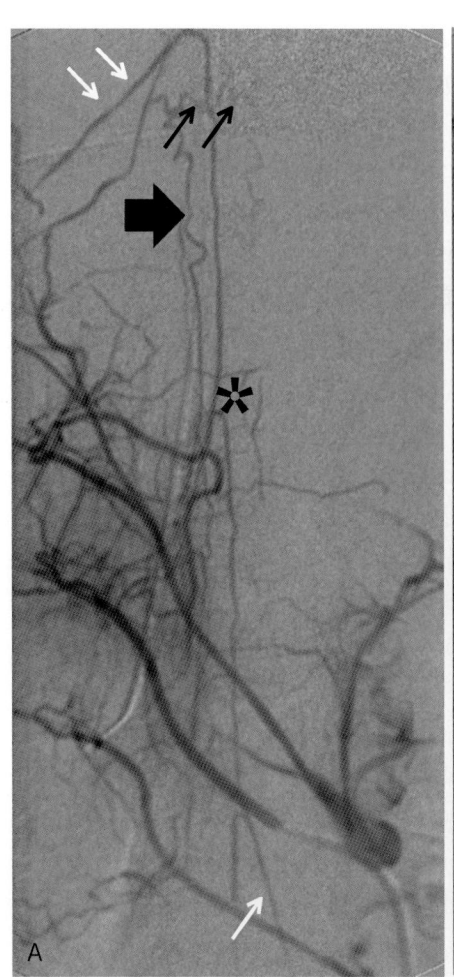

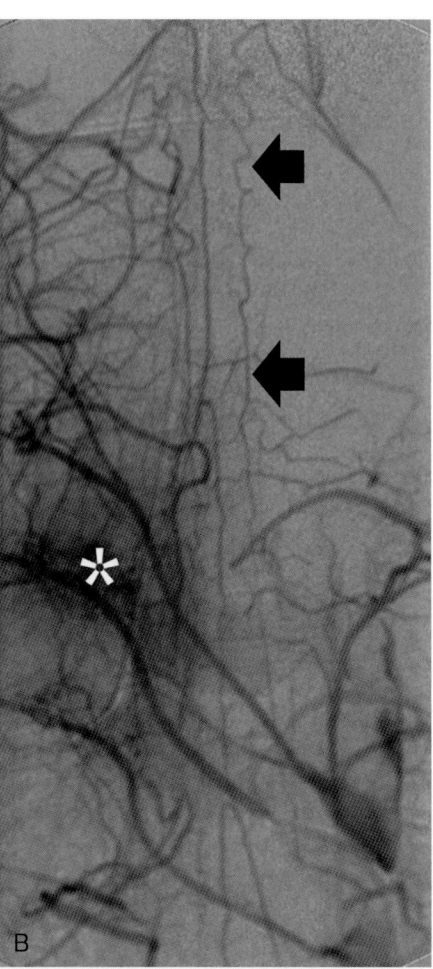

・図8-3　脊髄はさまざまな場所で前脊髄動脈は分節動脈から補助的な血流供給がある．脳動静脈奇形が疑われたこの若い症例は，T4レベルの右分節動脈造影（A：動脈相早期，B：動脈相後期）で，前脊髄動脈が上行枝と下行枝に分かれ（A，黒の＊），T4レベルの上下から逆向性に造影される別の栄養血管がみられる（Aの白矢印）．さらに，根軟膜動脈（太い黒矢印）が上下左右方向の傍脊椎血管吻合や血管冠の広範囲な側副血行を介して造影されている（Aの小さい黒矢印）．造影した分節動脈のレベルは椎体が造影されることにより推測できる（B，白の＊）．

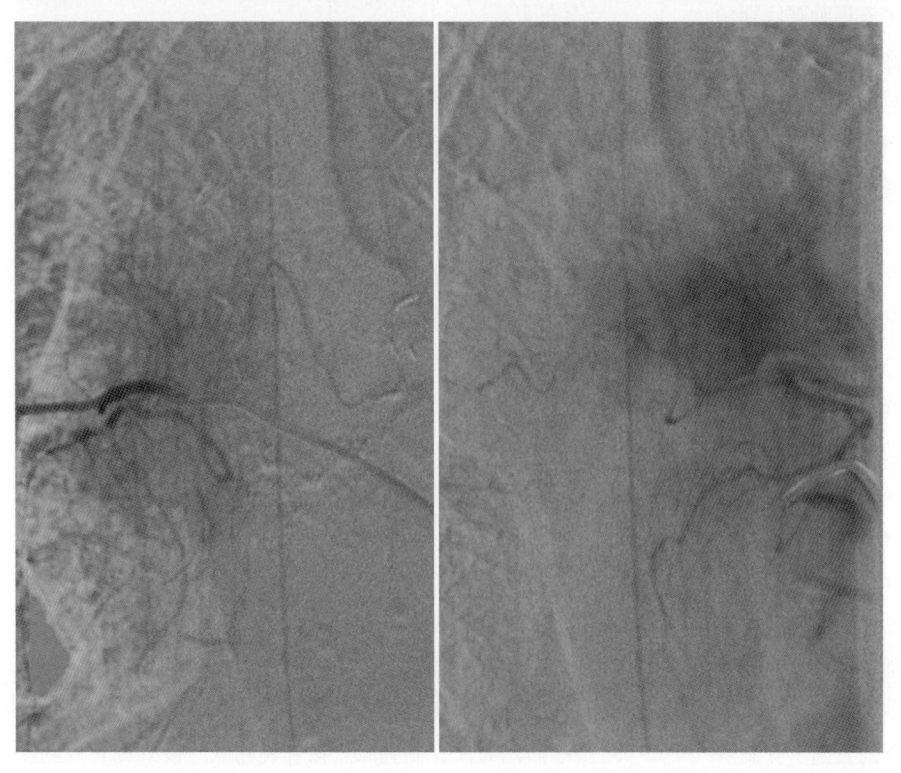

・図8-4　前脊髄動脈への栄養血管は非常にさまざまである．この症例ではT8レベルで左右の分節動脈を造影することにより，両側から左右対称性の脊髄動脈への栄養血管がみられる．左右の造影で，対側の前脊髄動脈を栄養する同じ血管がそれぞれ逆行性に描出されている．

> **BOX 8-1　脊髄動脈解剖の要点**
>
> - 前根髄動脈　2～14本，平均6本
>   つねに神経根に沿って走行
>   部位別の根髄動脈の数
>   頸髄：平均2～3本
>   胸髄：平均1～3本
>   腰膨大部・脊髄円錐：平均1～2本
>   これらは前脊髄動脈や血管冠を栄養．
> - 1本の前脊髄動脈の径は0.2～1.0 mm
> - 前脊髄動脈の正中溝への分枝（中心溝動脈）：径は0.1～0.25 mm
> - 部位別の中心溝動脈の数
>   頸膨大部：1 cmごとに約5本
>   胸髄：1 cmごとに約2～3本
>   胸腰膨大部：1 cmごとに約6～8本
> - 後根髄動脈：11～16本，平均14本
>   これらは対の後脊髄動脈，後外側脊髄動脈，血管冠を栄養．
> - 対の後外側脊髄動脈の径は0.1～0.4 mm
> - 血管冠の穿通枝は多数存在し，径は0.05 mm

◆ **脊髄の動脈**

脊髄周囲の動脈

　胎芽期ではそれぞれの根動脈が根随動脈を分岐し脊髄分節を栄養している．個体発生過程で変態，癒合により脊髄を栄養する根動脈が減少し，生後は限られた分節根動脈が脊髄を栄養する．前根に沿って走行する根動脈が脊髄前面に連続する．その他の後根に沿って走行する根動脈は脊髄の外側後面に連続する．脊髄の血管網は後面よりも前面でより広範に発達過程で淘汰され，2～14本（平均6本）のみの前根髄動脈が残り脊髄前方を栄養するようになる．それに対し，後根髄動脈は11～16本が残り脊髄後外側を両側から栄養する（Box 8-1）．

　今まで脊髄の動脈に関してはさまざまな命名や分類がされており混乱をきたしている．元来，脊髄動脈は動脈の場所や走行によって分類され，前脊髄動脈と後脊髄動脈（または後外側脊髄動脈）として命名分類されていた．次の分類として，LasjauniasとBerensteinらは動脈の支配領域をもとに脊髄根動脈を3種類に分類することを提唱した．この分類で根動脈（radicular artery），根軟膜動脈（radiculopial artery），髄動脈（radiculomedullary artery）と命名された．根動脈はそれぞれの分節動脈から分岐する小血管で，神経根のみを栄養する．根軟膜動脈は神経根と脊髄の背外側表面を栄養する（例：後根動脈 posterior radicular artery）．髄動脈は神経根と脊髄表面，脊髄内を栄養する（例：前動脈 anterior radicular artery）．この分類は脊髄実質の灰白質を栄養する前脊髄動脈の重要性が強調されており，脳血管内治療医にとって以前の分類よりも有用である．しかし，前脊髄動脈は神経根，根軟膜，脊髄を栄養しており，根軟膜動脈も脊髄の一部を栄養しているため，この分類が誤解を招くこともある．この誤解を避けるため，近年われわれはこの分類の改変を提案したので下記に示す（図8-5，6）．

- 根動脈（radicular artery）は神経根と硬膜を栄養し，脊髄は栄養しないものとする．根動脈はすべての分節動脈に存在する．
- 前根髄動脈（anterior radiculomedullary artery）は前根に沿って走行し脊髄前面の縦方向の動脈幹（前脊髄動脈 anterior spinal artery）に連続する根動脈の遺残脊髄枝とする．前根髄動脈は脊髄外側表面の軟膜血管網の一部にも関与しうる．前根髄動脈はすべての髄節レベルに存在する．
- 後根髄動脈（posterior radiculomedullary artery）は（1）後外側脊髄動脈（後根のroot entry zoneの外側に存在），（2）後脊髄動脈（後根のroot entry zoneの内側に存在）の両者またはいずれかに連続する根動脈の遺残脊髄枝とする．これらの動脈は脊髄軟膜表面の血管網をおもに栄養し，後角の灰白質の一部に小分枝を出す（この血管を根髄動脈と称する）．後根髄動脈はすべての髄節レベルに存在する．

　この分類で特記すべきことは，後根髄動脈が脊髄表面（脊髄白質）の血流をおもに供給し，前根髄動脈が脊髄灰白質の血流をおもに供給していることである（図8-7，8）．

脊髄表面の動脈

　前根髄動脈と後根髄動脈の両者は前脊髄動脈や後脊髄動脈（または後外側脊髄動脈）とよばれる縦方向の血管吻合に血流を供給している．前脊髄動脈は通常両側の椎骨動脈から分岐し，1本に合流して脊髄正中溝の前方を下行する（図8-1参照）．その血管径は0.2～1.0 mmである．左右2本の後脊髄動脈は通常左右の椎骨動脈（pre-atlantal portion），もしくは後下小脳動脈から分岐し（図8-2参照），血管径は0.1～0.4 mmである．これら3本の動脈は頸髄から脊髄円錐まで連続して下向するが，それらが脊髄すべての血流を供給できるものではない．その代わりに前根髄動脈や後根髄動脈から分節的に血流が補われる（図8-3参照）．そのため前脊髄動脈，後脊髄動脈，後外側脊髄動脈の血流方向はそれぞれの脊髄レベルで尾側から頭側，また

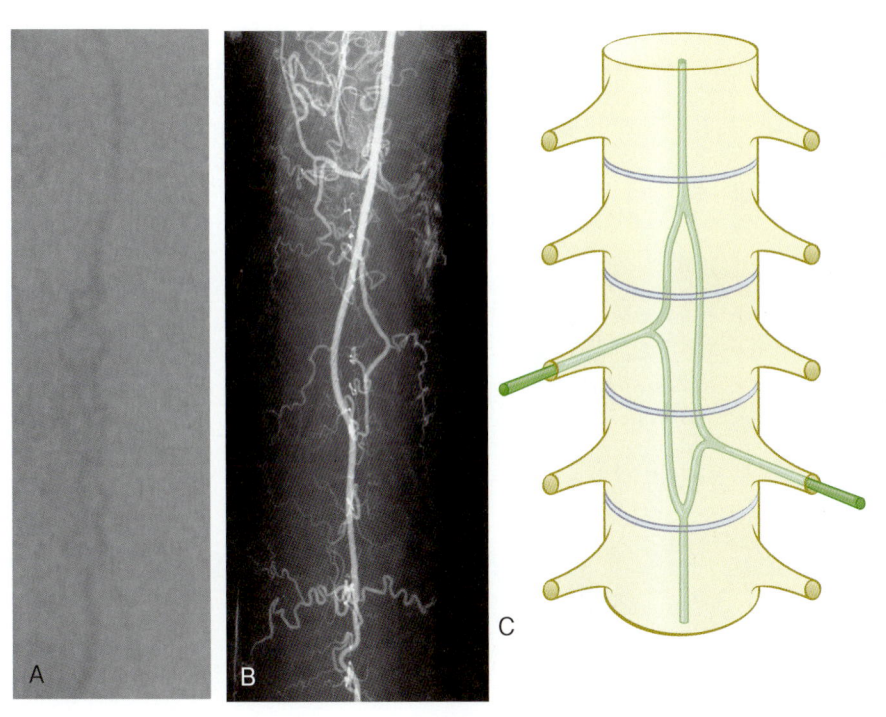

第 8 章　脊椎・脊髄の血管解剖　193

・図 8-5　血管造影．脊髄前面で縦方向に対をなしていた動脈の再構築．癒合により部分的に癒合していない前脊髄動脈の微小血管造影（A, B）とシェーマ（C）を示す．頸髄レベルでは前脊髄動脈が癒合せずに比較的距離をもっているのがよくみられる．

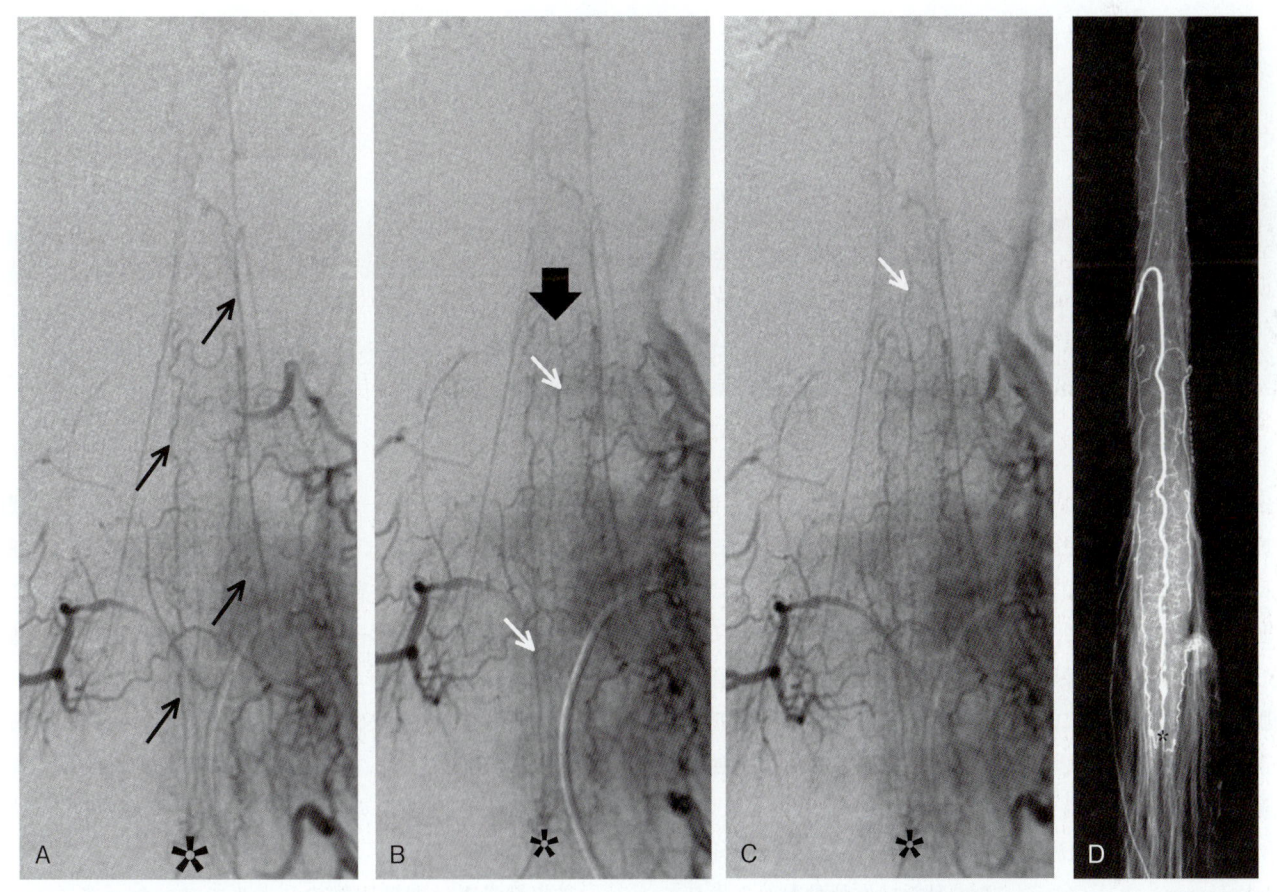

・図 8-6　血管造影の動脈相 3 相（A～C）と微小血管造影（D）で脊髄円錐部において前脊髄動脈と根軟膜動脈がネットワークを形成していることを示している．脊髄円錐（＊）のレベルで，後根髄動脈（黒矢印）と前脊髄動脈（白矢印）が 2 つの半円状の側副血行路を介して吻合している．これらは脊髄円錐部のアーケード（conal arcade）として知られている．左右の後外側脊髄動脈のあいだにははしご状の血管吻合がみられる（太い黒矢印）．

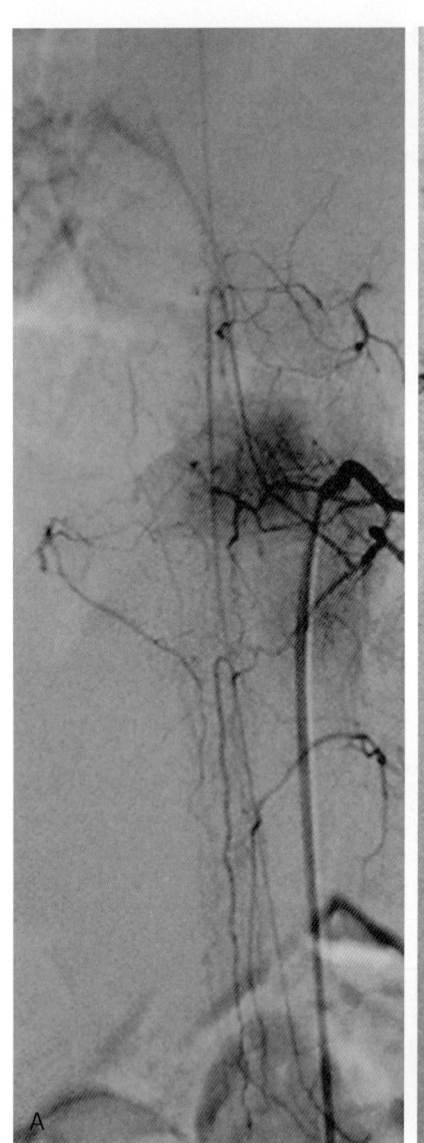

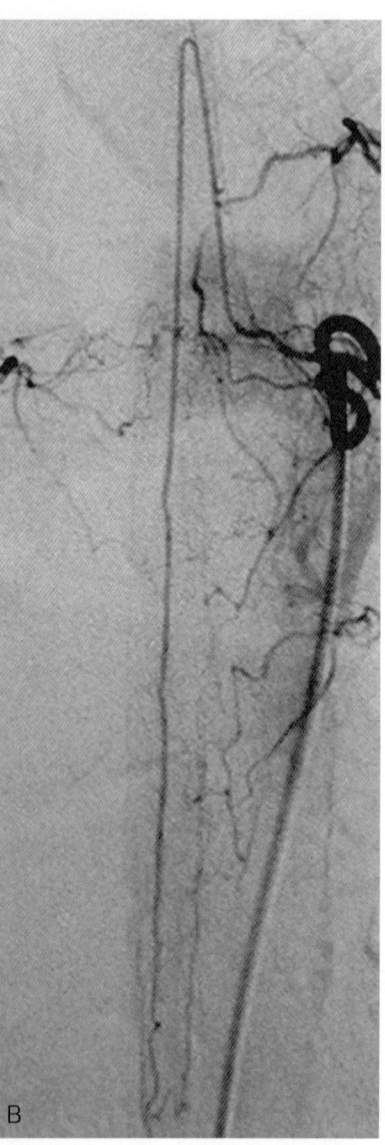

•図8-7　前脊髄動脈を栄養する分節動脈造影により conal arcade が描出されている症例を2例示す（A, B）. 両症例ともに正中部のヘアピンカーブと下行枝が優位であるといった特徴によりそれが前脊髄動脈であることが同定される. 脊髄円錐レベルでは前脊髄動脈は外側後方にカーブして脊髄後外側で上行する両側の根軟膜動脈網と吻合している.

　は頭側から尾側に流れうる.

　頸髄は前方からさまざまな動脈からの血流供給がある. 上位頸髄は前方より頭蓋内椎骨動脈から分岐する非常に細い動脈の血流を受ける. それらは片側性または両側性に存在し, 通常左右の動脈は結合しない. 上位頸髄では前脊髄動脈は左右結合せずに離れて存在することが多い. 頸髄では前根髄動脈は平均2～3本である. C5-8の前根髄動脈は通常ほかの部位の前根髄動脈よりも0.4～0.6 mm太い. この大きな血管は頸膨大部動脈（artery of the cervical enlargement）とよばれる. この動脈は椎骨動脈からよりも深頸動脈と上行頸動脈から多く分岐する（図8-9, 10）.

　胸髄や腰髄レベルでは前根髄動脈は左右非対称の形態で脊髄に流入する（図8-4, 5参照）. 前根髄動脈はつねに正中で脊髄に到達する. 小さな脊髄上行枝は脊髄正中で根動脈に沿って走行する. 大きな脊髄下行枝は脊髄前正中裂前方に到達するとすぐにヘアピンカーブを形成する（図8-8参照）. 後根髄動脈は脊髄後面の正中やや外側で脊髄に到達する（図8-9, 図8-11）. 大きな前根髄動脈は大根髄動脈 Adamkiewicz（アダムキュービッツ）動脈とよばれる（図8-10参照）. この動脈は胸腰膨大部近傍（T9とL1のあいだ, まれにL2やL3）のほとんど左側から分岐する. まれにAdamkiewicz動脈の尾側からもう1本太い前根髄動脈が存在する.

　後根髄動脈は脊髄円錐のレベルでアーケード（arcade of the conus）として知られる2つの半円状の吻合を介して前脊髄動脈と吻合する（図8-6, 7参照）. 前方と後方の動脈は脊髄軟膜の広範な血管網を介しての吻合もみられる. この表層の軟膜血管網は脊髄表面を覆っており, 血管

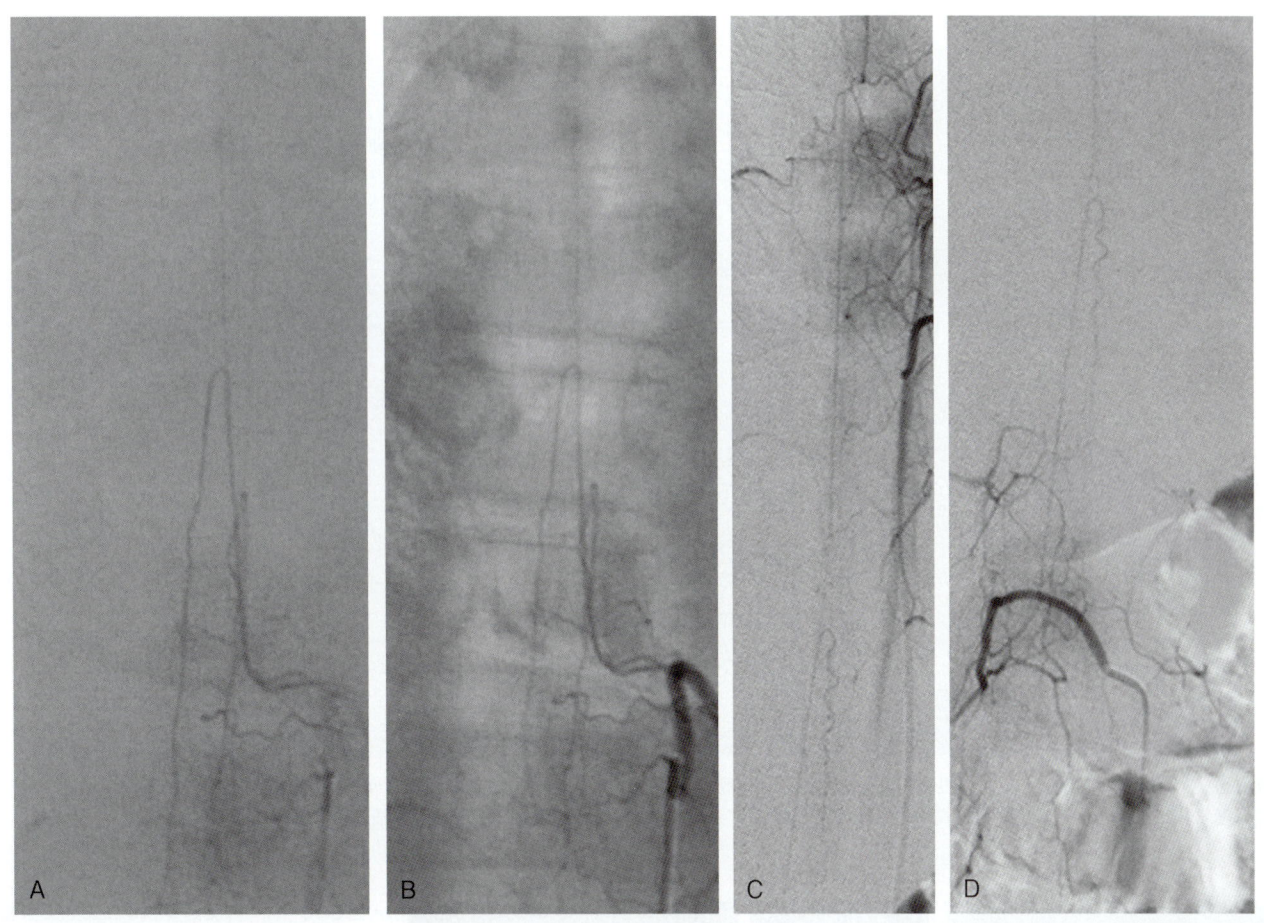

• 図 8-8　前脊髄動脈の典型的な走行を示す．最初の症例（A，B）では下行枝が優位のヘアピンカーブがよく観察される．骨の半透亮像を重ねた画像ではヘアピンカーブが正中近傍にあり，前脊髄動脈下行枝が正確に正中を走行していることがわかる．次の症例では（C，D）前脊髄動脈を栄養する分節動脈造影にて，2椎間尾側の造影（D）でみられる前脊髄動脈が逆向性に造影されている．

冠（vasocorona）とよばれる．この表層の軟膜血管網はおもに後根髄動脈から供給を受けている（図8-13）．前根髄動脈は正中裂の軟膜下に入る直前で軟膜血管網に関与している（図8-14*）．脊髄前面と外側面の軟膜への分枝は血管冠の腹側2/3を供給している（図8-11，図8-12）．

脊髄内の動脈

前脊髄動脈は脊髄のおもな血流を担っている（図8-15）．この血管は多分節性に血流を供給しており支配領域は明瞭に分かれている．脊髄を直接栄養している動脈は，(1) 前脊髄動脈から分岐する中心溝動脈（central artery, sulcal artery, sulcocommissural artery）と (2) 脊髄表面を覆っている血管網からの穿通枝である．中心溝動脈は中心から周辺に向かう遠心性の血管で血管径は0.1〜0.25 mm，灰白質の大半を栄養している．中心溝動脈は前正中裂の最深部の前白質交連を穿通し，左右どちらか一方に向かいおもに灰白質へ分枝を出す（図8-16）．中心溝動脈の数は脊髄レベルごとに異なり，頸膨大部では1 cmごとに約5本みられ水平に走行する．胸髄では1 cmごとに中心溝動脈が2〜3本存在し，上向性や下向性に角度をもって走行している．胸腰膨大部では中心溝動脈が最も密に存在し，1 cmごとに6〜8本みられる（図8-13, 14 参照）．

中心溝動脈は髄質動脈を介して血管冠や後外側脊髄動脈からの深い穿通枝と吻合を形成しうる．脊髄表面を覆っている血管冠からの穿通枝は辺縁から中心に向かって白質を穿通し，これらの0.05 mm以上の血管は非常に多く存在する．後脊髄動脈や後外側脊髄動脈は血管冠の背側1/3の血流を供給している．それらは中心溝動脈の分枝とともに後角と中心灰白質辺縁の血流を供給している．後脊髄動脈や後外側脊髄動脈には，前脊髄動脈のような明確な血流支配領域は存在しない．その代わりに，それらの脊髄後面の動脈にははしご状の血管網が発達している（図8-15, 16

---

*訳注：図8-15の間違いと思われる．

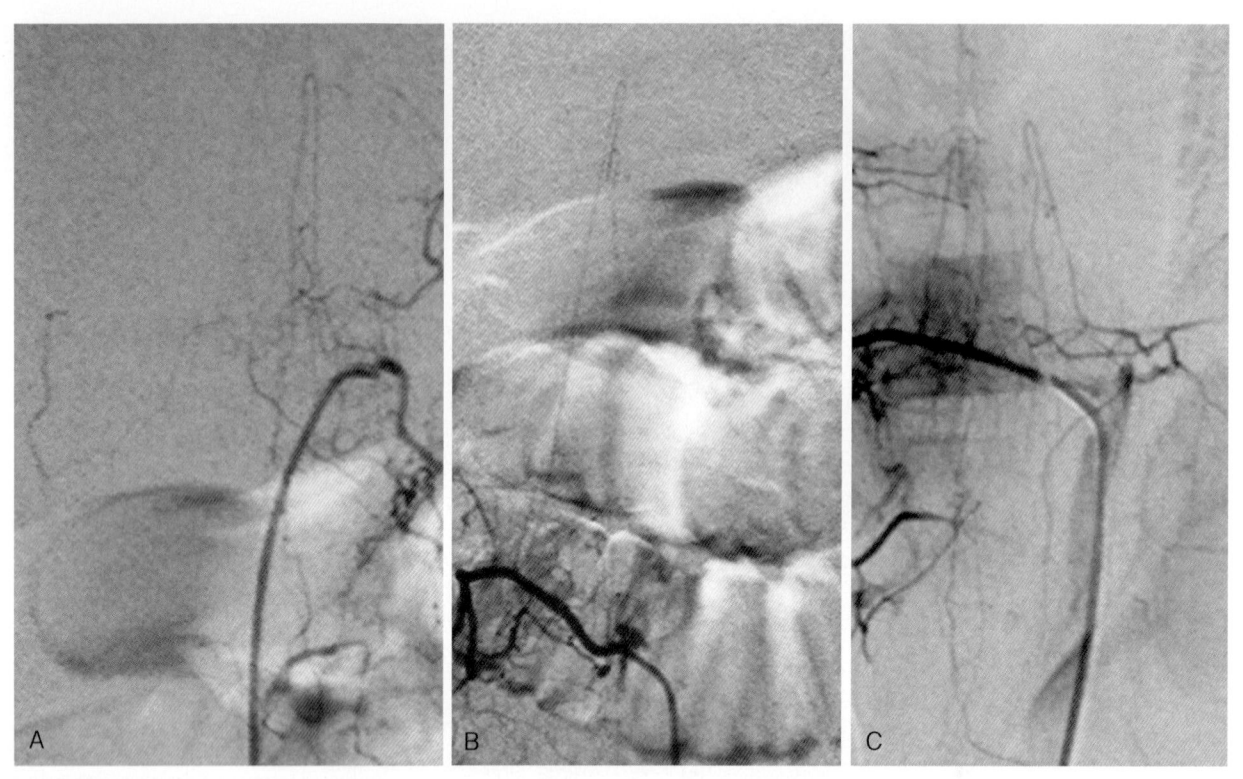

• 図 8-9　3例の異なる症例で4本の根軟膜動脈を示す．根軟膜動脈のヘアピンカーブは典型的にはカーブが急峻で正中に位置する（A, B）．上行枝は通常描出されない．Cでは根軟膜動脈を分枝する対側の分節動脈が背側の側副血行路を介して描出されている．

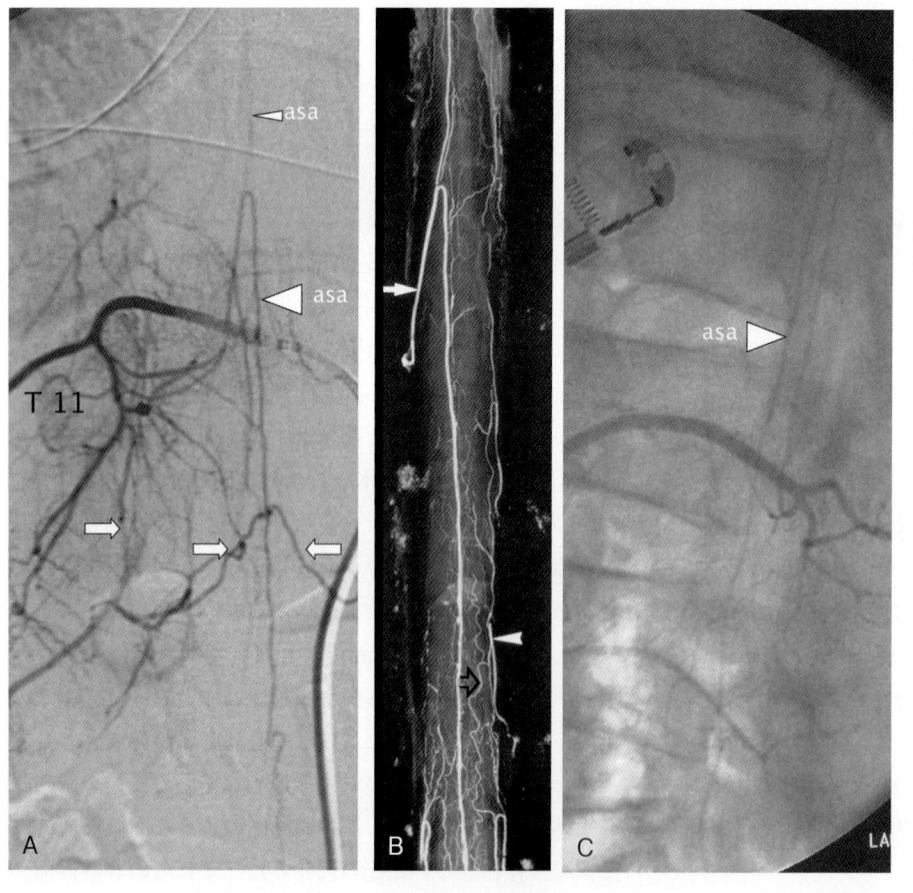

• 図 8-10　A：胸腰髄レベルにおいて大根髄動脈（アダムキュービッツ動脈）が前脊髄動脈と小さな上行枝（小矢頭）と大きな下行枝（大矢頭）を栄養している．他の分節動脈が背側の縦方向と横方向の吻合を介して造影されている（小さい白矢印）．B：微小血管造影にて大根髄動脈（白矢印），後脊髄動脈（白矢頭），後外側脊髄動脈（黒線矢印）がみられる．C：側面像で前脊髄動脈の前方での走行がみられる（白矢頭）．

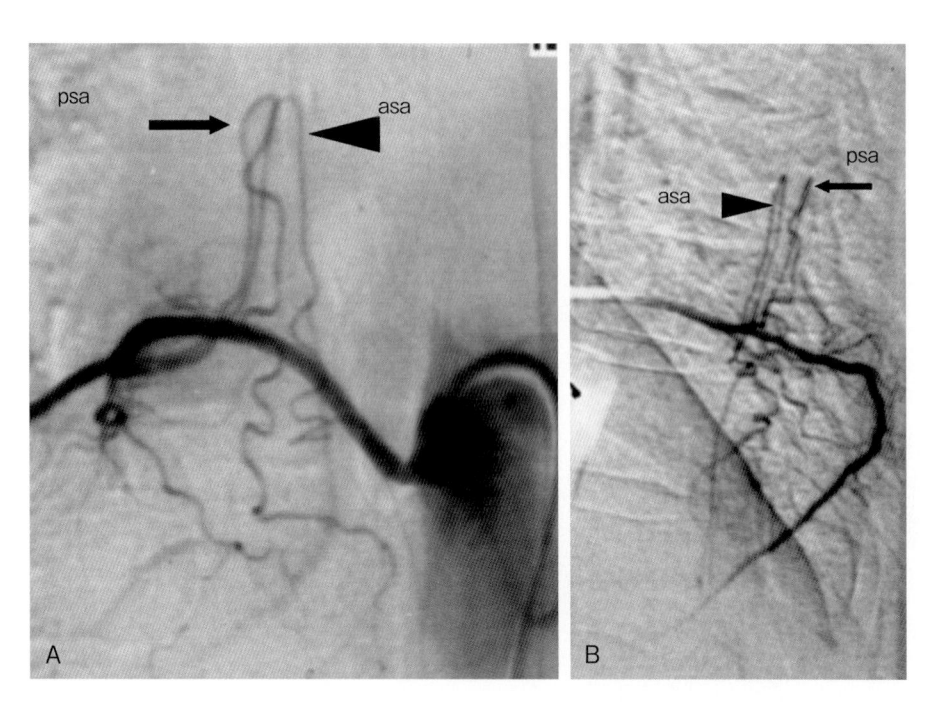

第 8 章　脊椎・脊髄の血管解剖　197

・図 8-11　A：この症例では前脊髄動脈（矢頭）と後脊髄動脈（矢印）の両者が同じ分節動脈から分枝している．前根髄動脈はつねに正中で脊髄に到達し，それに対して後脊髄動脈は傍正中で脊髄に到達する．B：側面像でそれぞれの脊髄栄養動脈が明瞭に描出されている（矢頭と矢印）．

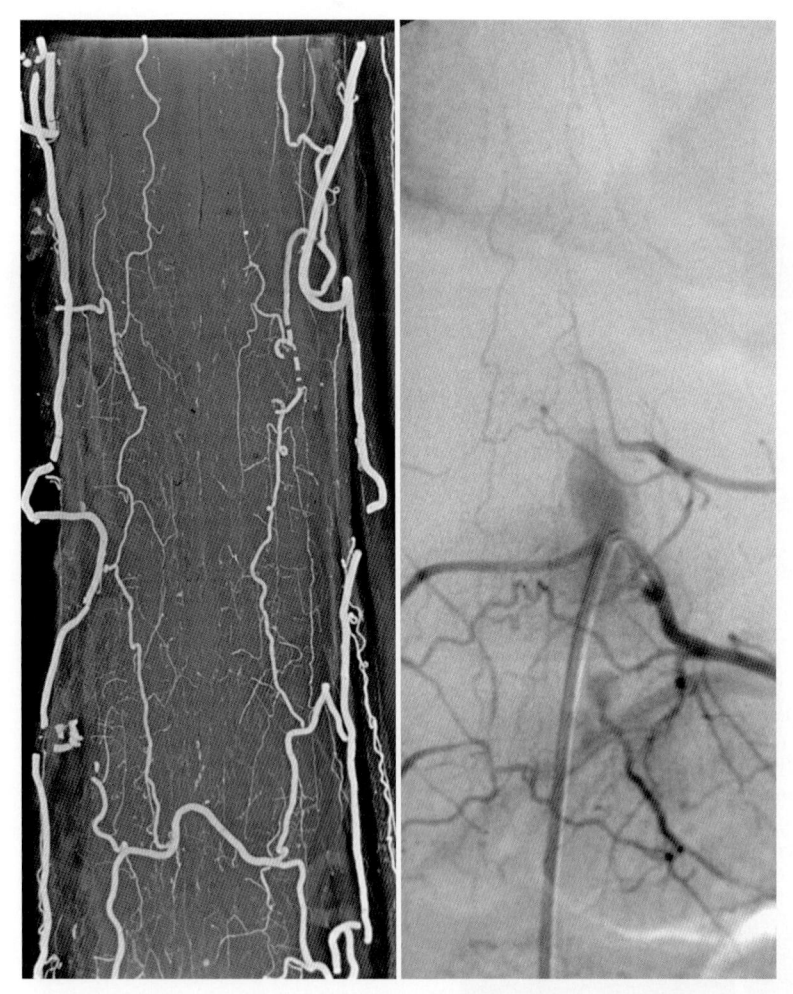

・図 8-12　後外側の根軟膜動脈はしばしば脊髄後面にはしご状の血管吻合を形成する．

198　V　正常な血管と虚血

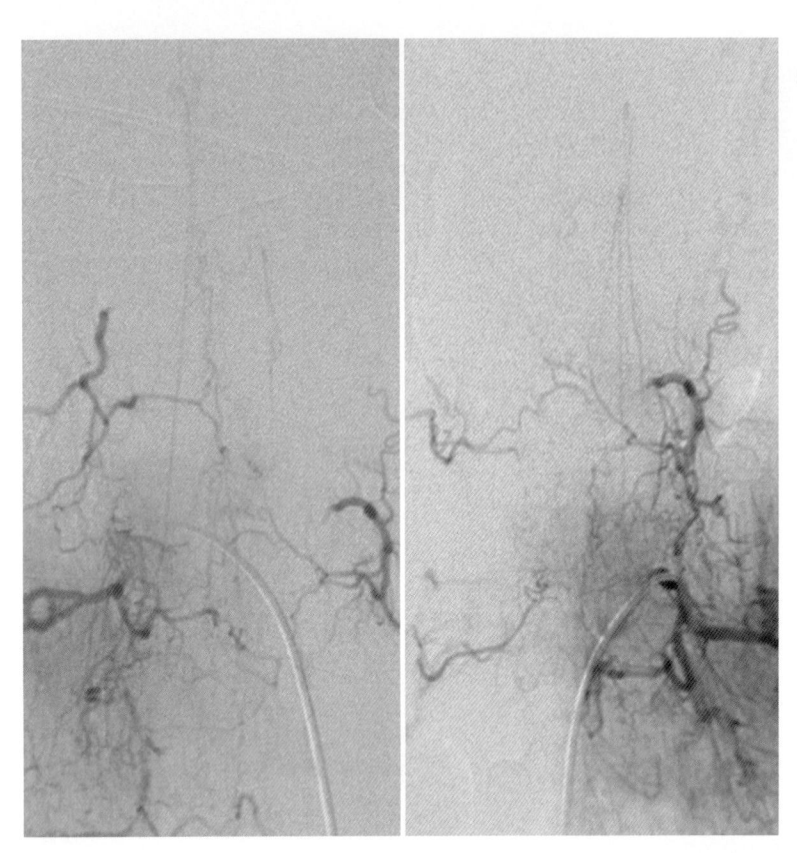

・図8-13　後外側の2本の根軟膜動脈は背側のはしご状の吻合を形成する．脊髄を栄養する血管はつねに神経根に沿って走行する．そのため，腰椎や下位胸椎レベルではそれらの血管が脊髄表面に到達する前は急峻な角度で上向する．

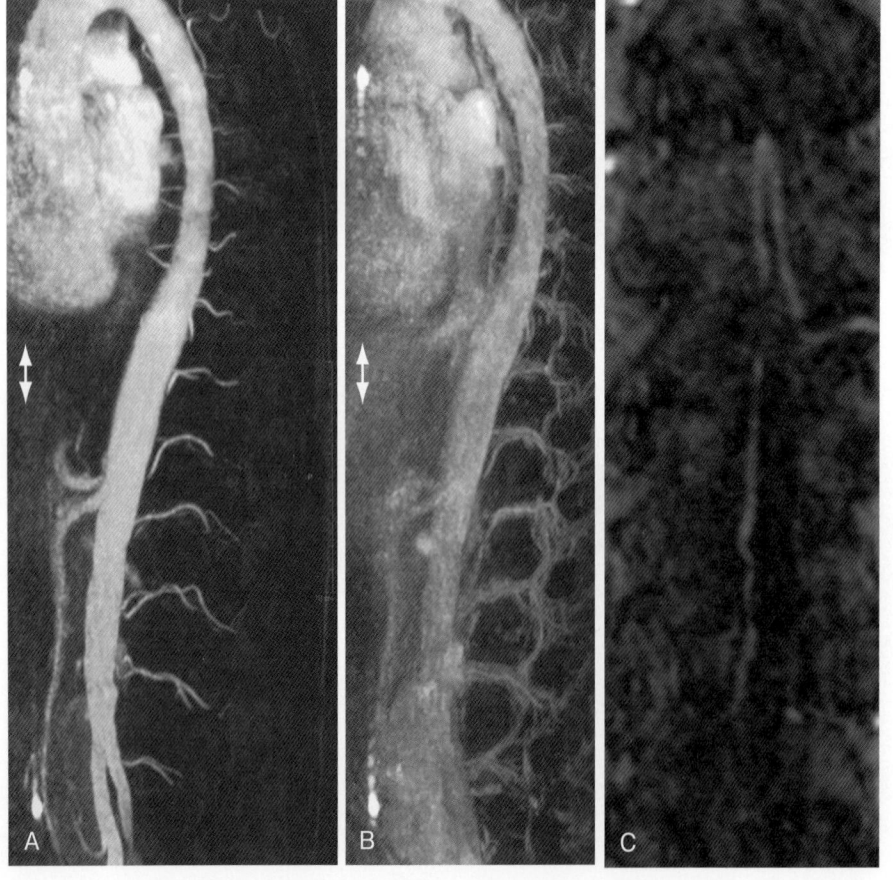

・図8-14　A，B：近年，進歩したMR装置による造影MR血管撮影（contrast-enhanced MR angiography）により動静脈相と別に選択的な動脈相の描出ができるようになった．C：この技術により前脊髄動脈の描出が可能となっている．

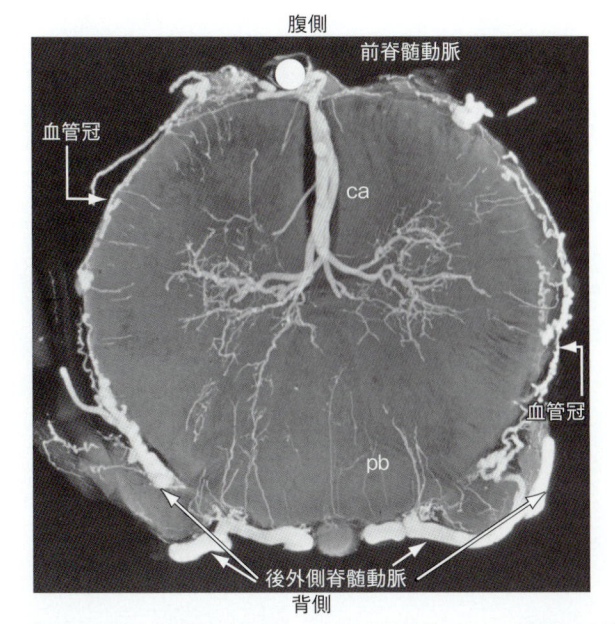

• 図8-15 前脊髄動脈は脊髄のおもな栄養血管であり，多数の分節をそれぞれ区別して還流している．前脊髄動脈は中心溝動脈や交連下動脈と命名されている脊髄中心への分枝（ca；central artery）を出しており，脊髄内から放射状に分枝している．前脊髄動脈と後脊髄動脈は脊髄表面の軟膜で吻合網を形成している．この吻合網は脊髄への穿通枝（pb；perforating branches）を分枝し，脊髄表面から中心に向かって還流している．

静脈

静脈還流の形態は動脈のそれとは大きく異なっている．最も重要な違いは，脊髄の動脈はつねに神経に沿って走行しているが，静脈は必ずしもそうではないことである（図8-17, Box 8-2）．静脈の配置は，脊髄実質から硬膜外静脈叢へと向かう血流方向を考慮して述べることができる（図8-17参照）．

脊髄実質の静脈血は脊髄内部の放射状の静脈を通り脊髄深部から表層に向かって還流する．脊髄の大半で，脊髄実質内の静脈は脊髄横断面にて水平で放射状かつ左右対称性に存在する．下位胸髄，腰膨大部から脊髄円錐では中心溝静脈（0.1〜0.25 mm）が多数の放射状の髄内静脈よりも大きい．

脊髄軟膜の静脈血は縦方向の2本の静脈（前正中脊髄静脈，後正中脊髄静脈）に還流する．前正中脊髄静脈は前脊

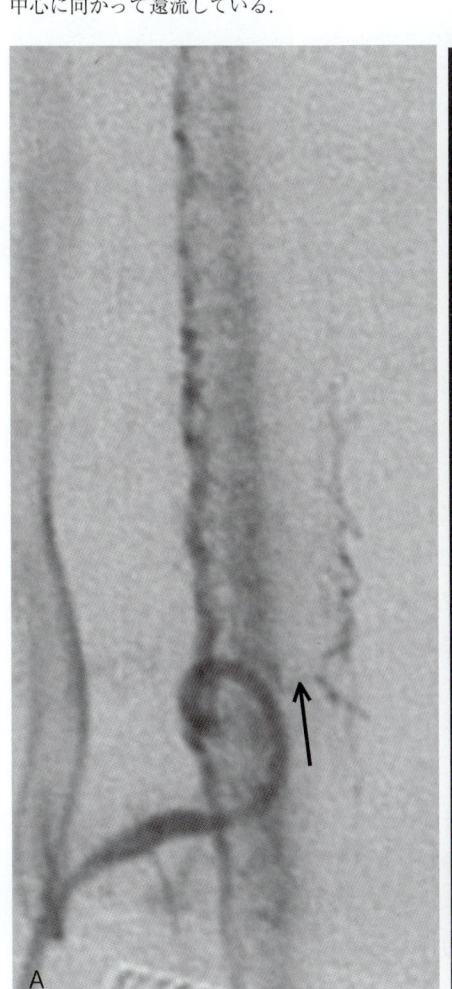

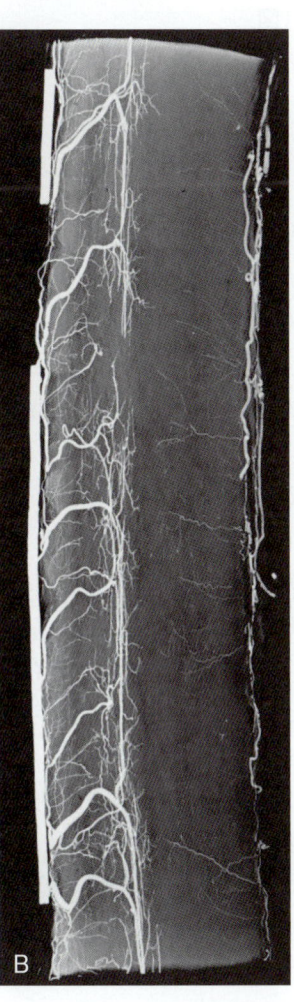

• 図8-16 選択的血管造影の側面像（A）と前脊髄動脈に造影剤を注入した微小血管造影の矢状断（B）で中心溝動脈が中心溝を通って脊髄内に進入しているのが描出されている．脊髄後面の血管網と前脊髄動脈は脊髄表面の血管冠を介して吻合している（Aの黒矢印）．

BOX 8-2　脊髄静脈解剖の要点

- 静脈はつねに神経根に沿って走行するわけではない．
- 脊髄内の静脈は分節性に平行で放射状に流出する．
- それらの静脈は2本の縦方向の静脈（しばしば連続性がない）に還流する．
  1. 前正中静脈：前脊髄動脈の深部で軟膜下に存在
  2. 後正中静脈：後脊髄動脈や後外側脊髄動脈とは独立して走行しクモ膜下腔に存在
- 胸腰膨大部では静脈は脊髄表面のクモ膜下腔に存在し，これらの静脈は脊髄表面の血管のなかで最も大きく（1.5 mm以上）近接する脊髄動脈より太い．
- 脊髄内の静脈吻合（0.3～0.7 mm）は前正中静脈と後正中静脈とを連結している．
- 脊髄表面の静脈流出路は多数存在する．
  脊髄前面：径が0.25 mm以上の静脈は6～11本
  脊髄後面：径が0.25 mm以上の静脈は5～10本

髄動脈よりも深い軟膜下に存在する．この静脈は腰仙部で最も大きい．前正中脊髄静脈は80％の症例で終糸に沿って下行し，しばしば硬膜嚢の最下端で大きな終糸静脈となる．脊髄の前面や後面の縦方向の静脈還流システムは動脈と比べると走行や大きさ，部位が多種多様である（図8-18）．脊髄正中の縦方向の静脈は必ずしも連続性があるわけではなく，二次的により小さな静脈に還流路が変わることもある．後正中脊髄静脈は後外側脊髄動脈とは独立して走行する．後正中静脈は胸腰膨大部より頭側でとくに大きい．静脈の屈曲蛇行や怒張はよくみられる．胸腰膨大部の脊髄後面の静脈は脊髄表面のクモ膜下腔に存在する．これらの静脈は脊髄表面の動脈のなかで最も大きく（1.5 mm以上），正常のMR画像で最もよく観察される（図8-19, 20）．脊髄軟膜静脈の血管網は軟膜静脈叢または冠状静脈叢とよばれている（図8-18参照）．

脊髄実質内で脊髄を貫通した静脈吻合はよくみられるものでありとくに胸髄で多い．その静脈は正中に存在し前正中静脈と後正中静脈を吻合しているが，脊髄内の静脈からの還流はみられない．この正中の静脈吻合は脊髄の片側から反対側への静脈還流を容易にしている．この静脈は0.3～0.7 mmの大きさがあり造影MRIで描出できることがある．頸髄レベルにおいては前正中静脈と後正中静脈は脳幹の静脈や大孔周囲の静脈洞への吻合がある．

脊髄表面の静脈は根静脈を介して硬膜外静脈叢へと還流している．正中静脈は前述した動脈のヘアピンカーブに似た静脈を介して根性静脈に還流している．そのため血管造影でこのヘアピンカーブの静脈は動脈と間違えられること

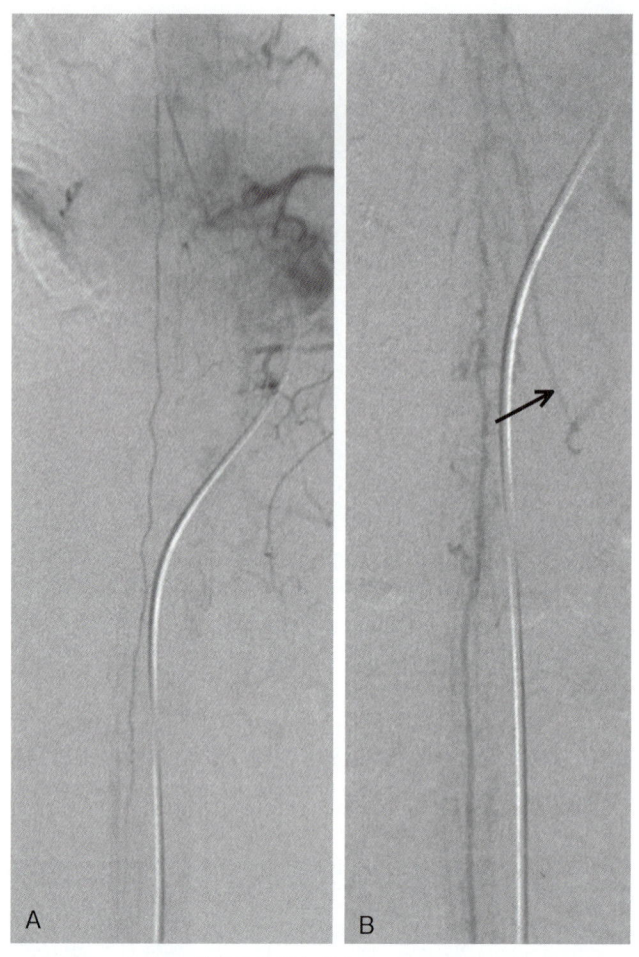

・図8-17　A，B：前脊髄動脈を栄養している分節動脈の超選択的造影の動脈相と静脈相を示す．注目すべき点は動脈が静脈よりも小さいことである．脊髄根静脈（Bの矢印）は神経根に沿って流出するため脊髄から離れる部分でヘアピンカーブ状になりうる．これらは動脈のヘアピンカーブに一見類似している．

があり，とくに動静脈奇形などにより静脈の拡張，早期描出がある場合は注意が必要である．時間分解能が低いMR血管撮影やCT血管撮影では根脊髄静脈と前脊髄動脈の鑑別が困難なことがある．静脈の流出路は非常に多く，脊髄前面と後面には平均25本の根静脈が存在するとの報告もみられる．径が0.25 mm未満の小さな静脈を除くと，脊髄から還流する根静脈の数は前面で6～11本，後面で5～10本存在する．加齢による静脈の線維化により根静脈の数は年齢とともに減少する可能性がある（図8-19, 20参照）．

脊椎や脊髄の静脈還流は多数の根静脈から硬膜外静脈叢へと還流する．静脈造影時にみられるような硬膜外静脈叢から脊髄の静脈への逆行性血流は非常にまれであり，過去に数少ない文献報告があるのみである．屍体解剖による研究でも末梢静脈（肋間静脈など）からの脊髄静脈への逆向

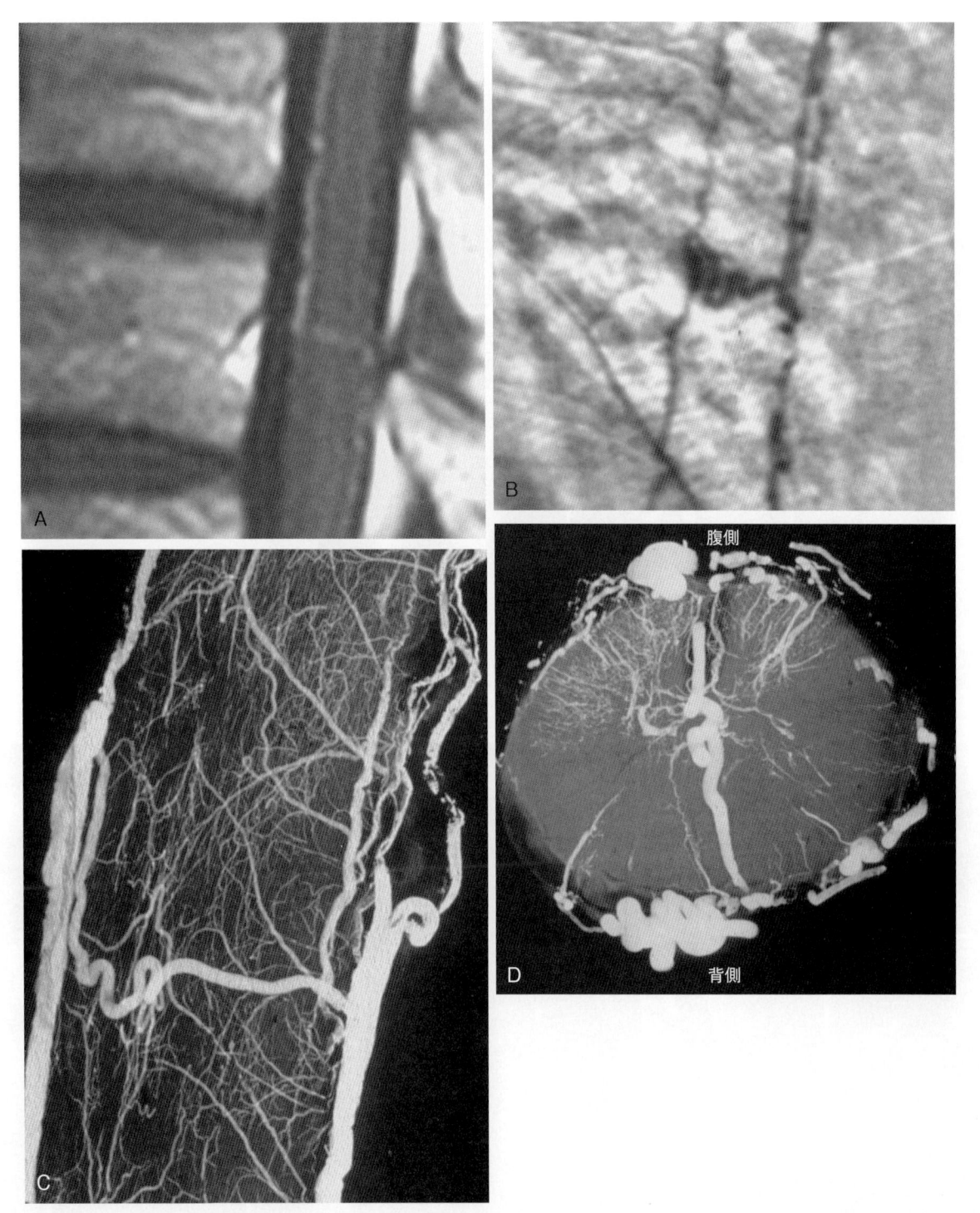

• 図8-18　脊髄正中部での静脈吻合が造影MRI（A），DSA側面像（B），微小血管造影（C，D）で描出されている．これらの静脈吻合は前方と後方の縦方向の静脈還流を連結している．これらの大きな静脈吻合を介して脊髄の対側同士の静脈が容易に流れることができる．これらの静脈吻合は胸髄に最も多くみられる．

性注入はほぼ不可能である．屍体解剖ではこれらの静脈には典型的な静脈弁はみられないが，微小血管造影や組織学的検討ではそれらの静脈は硬膜貫通部で生理的狭窄やジグザグの形態が示されている（図8-21）．このような静脈の構造は静脈の逆流を防ぐためのものと思われる．静脈と神経根が近接していることや糸球様の構造をもつ硬膜膠原線維の膨隆部の存在により静脈の屈曲部がみられる．そのため，静脈の硬膜貫通部の弁様の構造物はスリット型と膨隆型に大別される．硬膜外静脈叢が動脈化したとしても静脈弁の機能があるため，脊髄血管造影で脊髄周囲静脈への逆

202　V　正常な血管と虚血

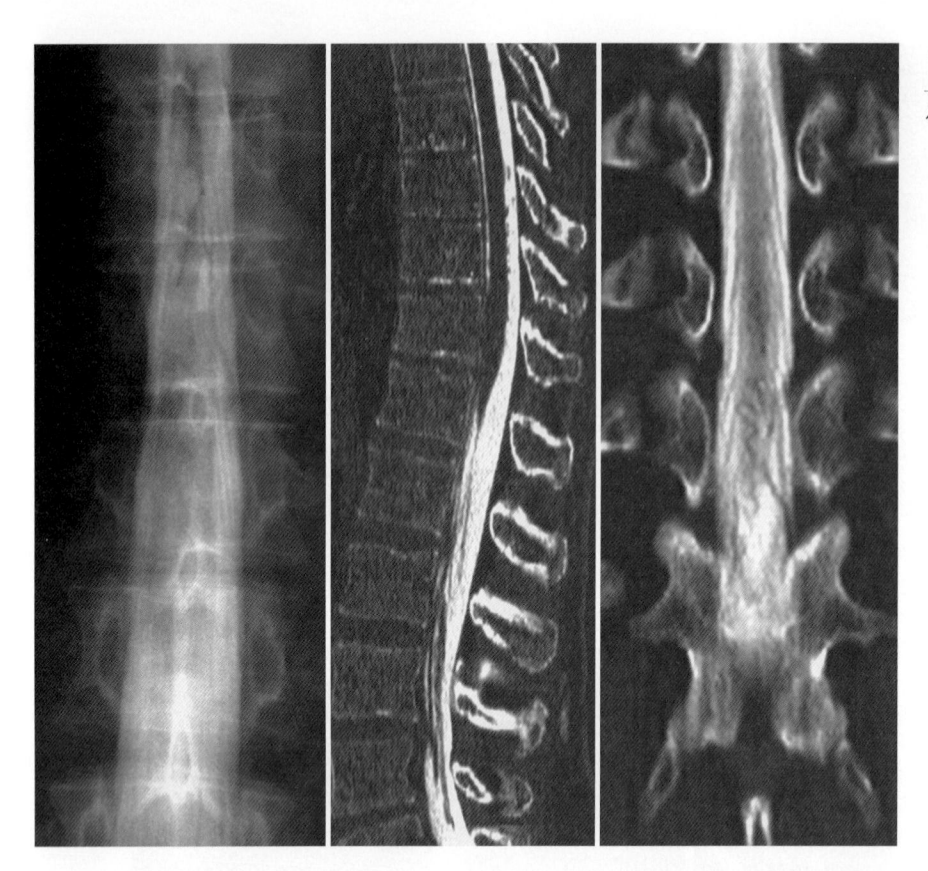

・図 8-19　脊髄表面の静脈は直径が 1.5 mm 以上あるため脊髄造影や CT 脊髄造影で描出できることがある.

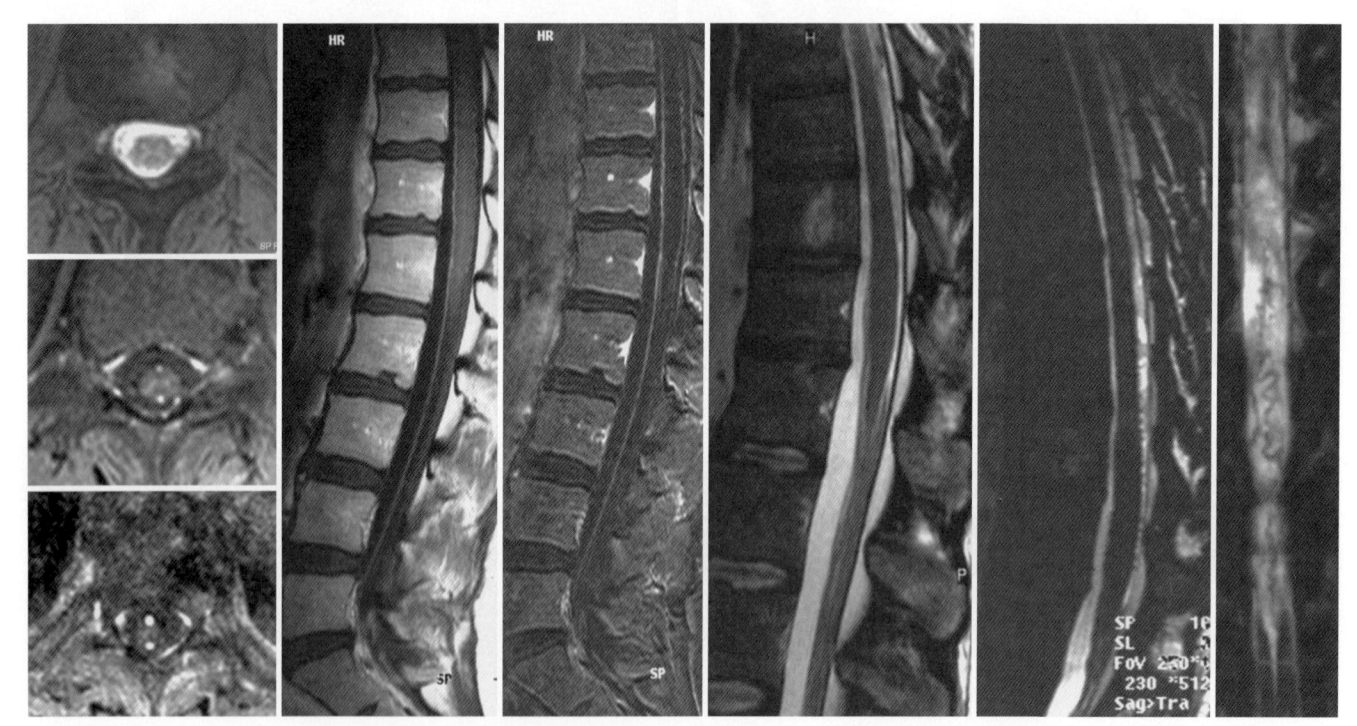

・図 8-20　MRI の水平断, 矢状断, 冠状断で胸腰髄膨大部の脊髄後面の静脈がみられる. 前正中静脈は前脊髄動脈の深部の軟膜下に位置し, サイズは腰仙部で最も大きい. 約 80% の症例で前正中静脈は終糸静脈として脊髄終糸とともに下行し (しばしば非常に大きい), 硬膜嚢の尾側端に到達する. この部位での静脈の拡張蛇行は正常でもよく観察され, 脊髄動静脈瘻による静脈拡張と鑑別すべきである.

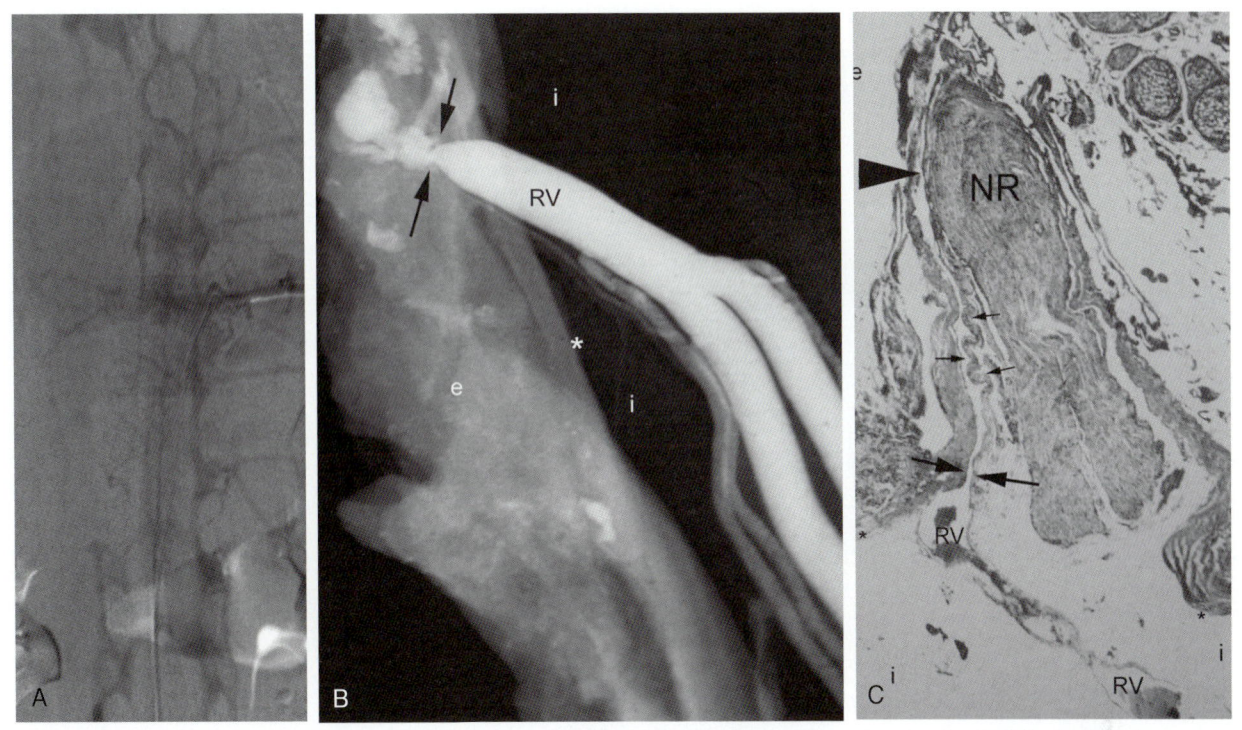

• 図8-21　微小血管造影（B）や病理組織（C）が示すように，脊髄静脈は硬膜外静脈叢（A）に流入する前に硬膜内で根静脈（radicular vein；RV）が狭窄（B，Cの大きい黒矢印）し，ジグザグ（小さい黒矢印）になったバルブ様の静脈を通過する．神経根（nerve root；NR）の近位部で根静脈のさらなる狭小化がみられる（矢頭）．i；硬膜内腔（intradural space），e；硬膜外腔（extradural space），＊；硬膜辺縁（dural margin）．

流がない硬膜外の動静脈シャントがみられることがときにある．

　硬膜外静脈叢は硬膜外の脂肪組織と線維組織のなかで仙骨から頭蓋底まで連続した薄く弾性の血管壁で構成されており弁は有さない．腰椎では硬膜外静脈叢は分節静脈を介して上行腰椎静脈と連続し，最終的には奇静脈（右側）と半奇静脈（左側）に連続する．胸椎では硬膜外静脈叢は肋間静脈を介して奇静脈と半奇静脈に連続している．頸椎では硬膜外静脈叢は椎体静脈や深頸静脈と連続している（図8-21参照）．

キーポイント

- それぞれ片側ずつの脊椎分節動脈は，骨，周囲軟部組織，神経根嚢の硬膜を栄養する．
- 分節動脈は縦方向と横方向に密な側副血行路を形成している．
- 脊髄は多数の分節動脈によって栄養されている．個々の分節動脈の詳細な分岐部は予測困難である．
- 脊髄の栄養動脈は後外側面か前面で後外側脊髄動脈か前脊髄動脈とつながり，さまざまなレベルで縦方向の連続性をもってお互いに連結している．
- 前脊髄動脈は中心溝動脈を介して脊髄内の灰白質を栄養し，それに対し後外側脊髄動脈は軟膜の冠状動脈を介して脊髄表面の白質を栄養している．
- 脊髄内の静脈は放射線状に流出して脊髄表面の縦方向の静脈に流入し，根静脈を介して硬膜外静脈叢に還流する．

参考文献

- Lasjaunias P, Berenstein A, Ter Brugge KG. Surgical Neuroangiography, 2nd ed, Vol 1, Clinical Vascular Anatomy and Variations. Berlin, Springer, 2001.
- Thron A. Vascular Anatomy of the Spinal Cord: Neuroradiological Investigations and Clinical Syndromes. Berlin, Springer, 1988.

第9章

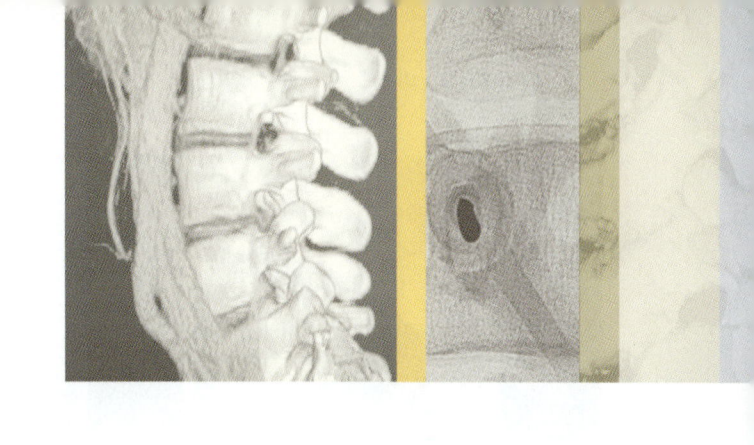

脊髄の動脈性虚血

Timo Krings, Sasikhan Geibprasert, Armin K. Thron

　脊髄の虚血は肋間動脈，腰動脈や脊髄の固有動脈の閉塞による血流不足が原因となる．脊髄虚血は脊髄軟化症の原因にもなる．

◆ 疫学

　脊髄虚血に関する詳細な疫学はわかっていない．われわれの経験では，男女差はなく年齢は非常に幅広く6ヵ月〜82歳で平均年齢は48歳であった．われわれがこの数年で経験した約40例から推測すると，発症率は年間に10万人に1人程度と思われる．脊髄梗塞の約2/3の症例は胸腰膨大部と脊髄円錐部を含んでいる（図9-1）．頸髄の脊髄梗塞はまれである．

◆ 病態生理学

　脳梗塞と脊髄梗塞の一般的な原因は多くの場合異なる．
　アテローム性動脈硬化は脊髄動脈にはまれである．脊髄動脈間には多数の吻合があるため単一の脊髄動脈閉塞による脊髄梗塞はまれである．分水界虚血（watershed ischemia）も同様にまれである．
　古典的な仮説で胸椎T4付近は動脈の分水界による脆弱性があるとされているが，臨床症状や画像の検討によるとこのレベルの脊髄梗塞は頻度が低い（図9-2）．そのため，急性脊髄虚血において胸椎T4レベルは分水界による脆弱性があるといった概念は適切ではないと思われる．
　その代わりとして，脊髄の動脈性梗塞にはさまざまな原因があり，大動脈解離，大動脈回腸動脈閉塞症に対する外科手術，脊髄動脈の血栓塞栓症，凝固能異常，血管炎，放射線性血管炎，造影剤の副作用，硬膜外麻酔，コルチコステロイドの神経根周囲投与，減圧病（潜函病），ショックまたは心臓停止，腰動脈圧迫，脊椎腫瘍，血管奇形などがある．脊髄外傷で長軸方向の負荷がかかったことによる脊髄梗塞症例で脊髄動脈内腔の軟骨成分が剖検で報告されており，椎間板軟骨の塞栓が脊髄梗塞の原因になることがある．椎体への垂直方向の急性椎間板ヘルニアは椎体内圧を上昇させ，脊髄を栄養する動脈への軟骨組織の逆向性塞栓を引き起こすのではないかと考えられる．
　その他のきわめてまれな脊髄虚血の原因として，横隔膜脚（右脚と左脚があり椎体前面に付着する）による腰動脈の圧迫がある．左右の第1腰動脈と右の第2腰動脈は椎体と横隔膜脚のあいだの骨と腱でできたトンネルを通る．もしAdamkiewicz動脈（腰膨大部の大根髄動脈）がこれらのレベルから起始している場合は，横隔膜脚を横断する腰動脈が脊柱前彎過度により圧迫され脊髄への動脈供給が障害されうる（図9-3）．

◆ 臨床像

　急性脊髄虚血の一般的な症状は，疼痛と脊髄横断症状である．脊髄障害のレベルと脊髄障害の範囲により特異的な神経症状を呈し，神経根症状や膀胱直腸障害も起こりうる．脊髄の動脈支配形態はさまざまなバリエーションがあり動脈のネットワークも広範囲であるため，前脊髄動脈症候群のような典型的な脊髄症候がみられることはそれほど多くはない（図9-4）．

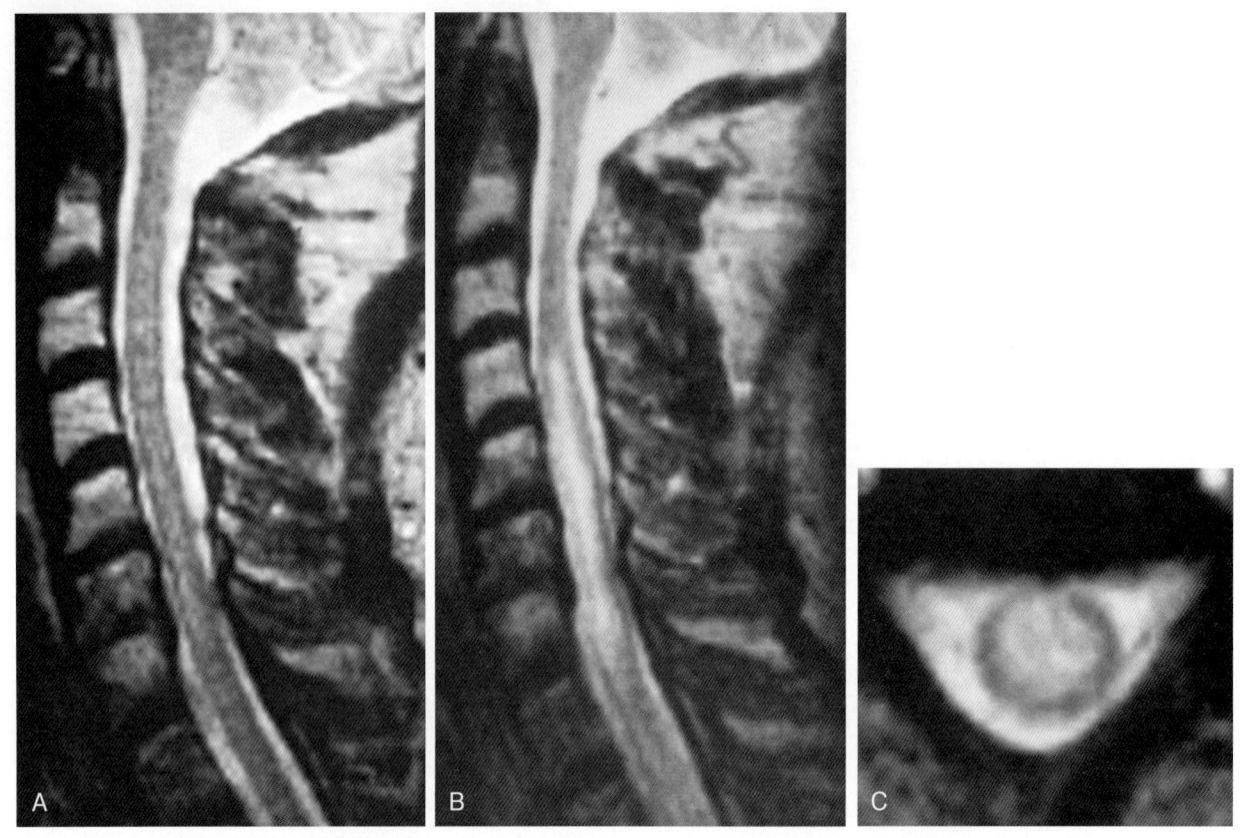

- **図 9-1** 症例は 53 歳男性で急激な四肢麻痺で発症．A：発症 5 時間後の頸髄 T2 強調 MR 像で脊髄の異常所見はみられなかった．発症 3 日目の MR 矢状断（B）と水平断（C）で前脊髄動脈領域に広範な梗塞巣がみられた．

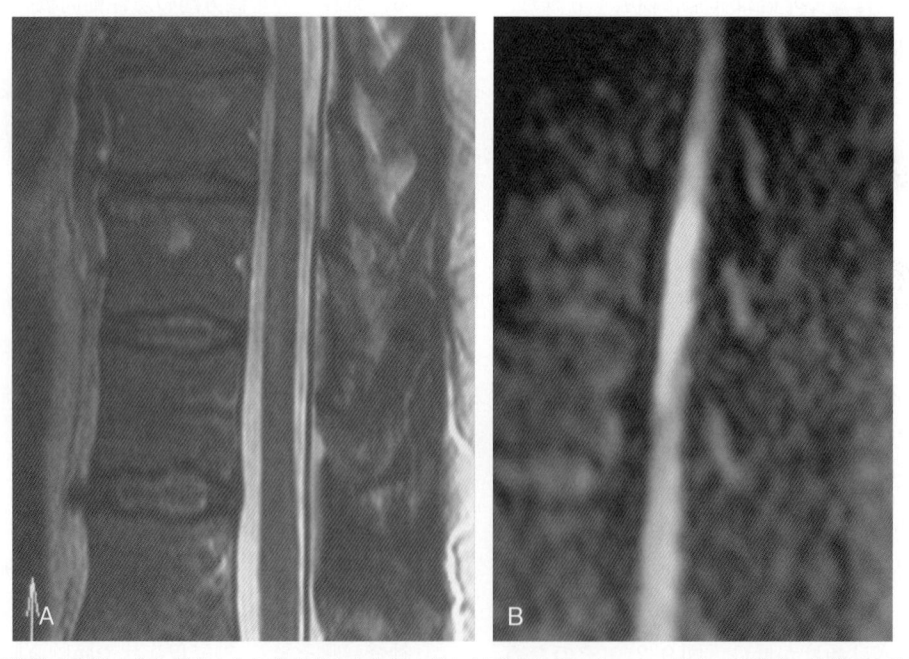

- **図 9-2** 症例は 55 歳男性で突然の突き刺すような背部痛がありその後に対麻痺となった．A：発症 8 時間後の胸髄 T2 強調矢状断 MR 像で脊髄内にわずかな鉛筆型の高信号域がみられた．B：拡散強調矢状断 MR 像で広範囲に拡散低下領域がみられ脊髄梗塞と診断した．

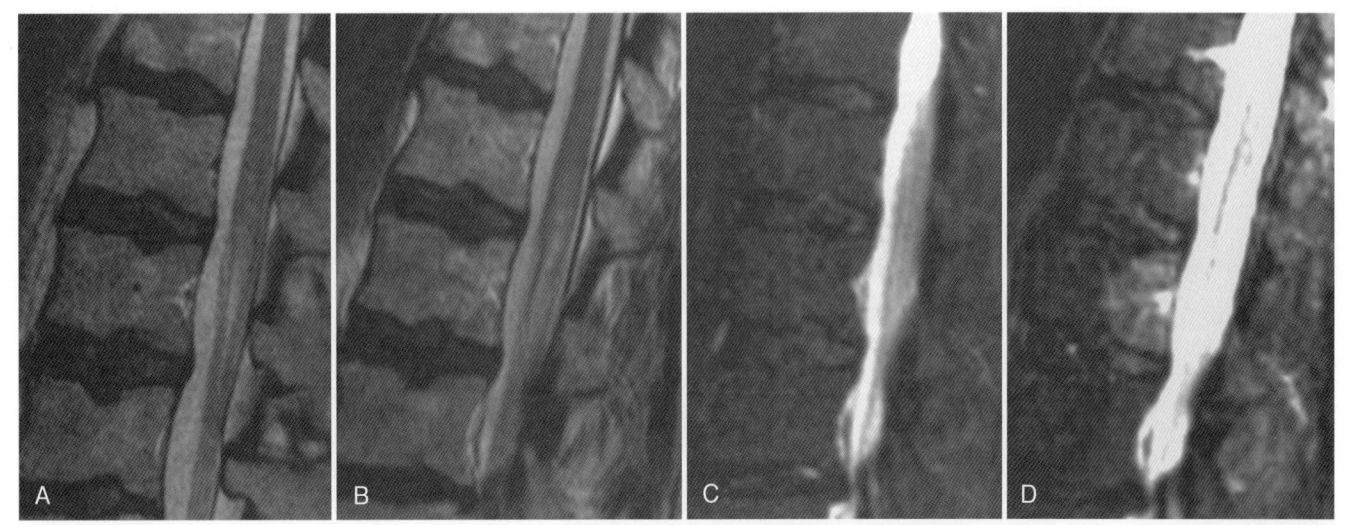

・図9-3 椎体梗塞に合併した脊髄梗塞の信号変化を示す．A～C：突然の突き刺すような背部痛と対麻痺を発症した1時間後のT2強調像とSTIR画像では明らかな異常はみられない．D：発症3日後のSTIR MR像にて脊髄円錐と椎体の梗塞を示す高信号域がみられ分節動脈閉塞による梗塞と診断した．

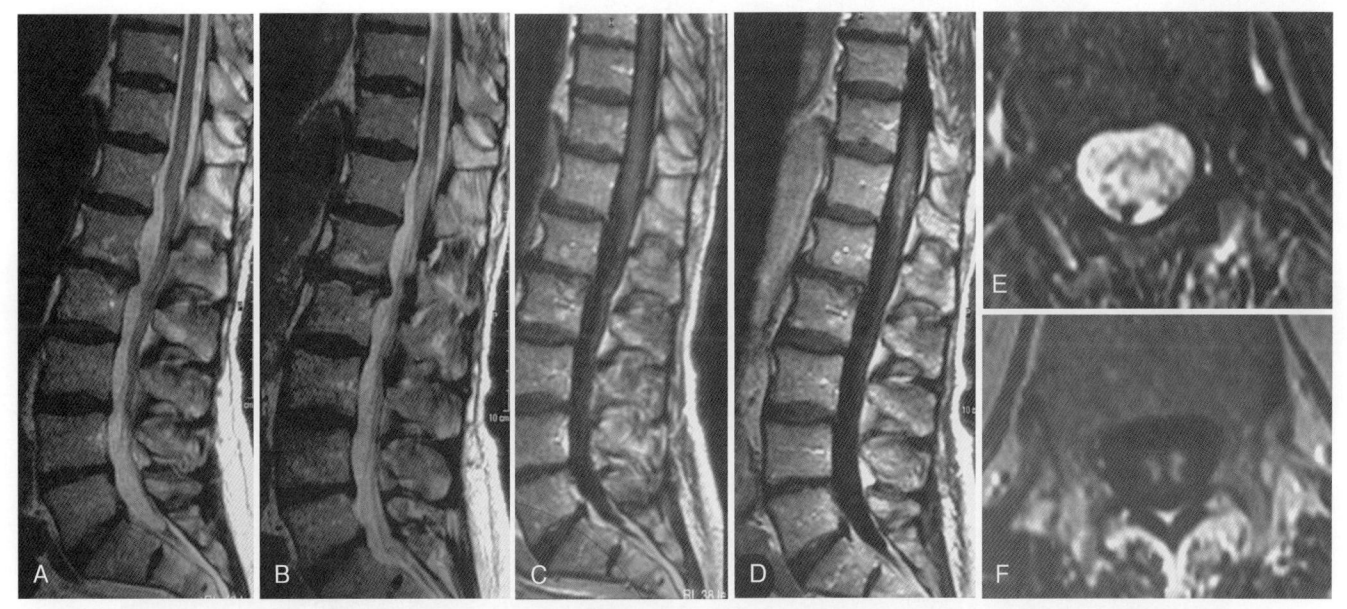

・図9-4 症例は62歳で急性の脊髄円錐症候群を発症．MRIを発症4時間後（A, C）と7日後（B, D, E, F）に施行した．A, B, EはT2強調像，C, D, Fは造影T1強調像．最初のMR像で異常所見はみられず，7日目のMR像で脊髄円錐内の高信号域と造影効果がみられ急性脊髄梗塞と診断した．

◆ 画像

　脊髄梗塞急性期の診断はCTではなくMRIが最適である．急性大動脈解離による分節動脈閉塞を鑑別するため，大動脈を撮像範囲に入れるべきである．発症24時間以内で脊髄梗塞の診断ができたものは50％の症例のみであり，急性期画像診断の一番の目的は急性出血などほかの原因による脊髄横断症状を鑑別するためである．脊髄虚血巣は通常T2強調像で脊髄腹側2/3に鉛筆型の高信号域としてみられる．脊髄背外側の根軟膜脊髄動脈障害による脊髄背側1/3の限局性梗塞はまれである．急性脊髄梗塞は中等度の脊髄腫脹がみられ，数年後には萎縮してくる．急性期には脊髄梗塞巣の造影効果はみられないが，亜急性期になると造影されることが多い（通常発症5日後から造影され始め3週間ほど造影効果がみられる）．そのため，T1強調像の造影は発症時期を予測するのに有用である．浸潤したマクロファージにより障害組織が吸収されるため，脳と同じように中心灰白質周囲の造影効果がみられる．馬尾にみられる造影効果は，血液脊髄関門の破綻と反応性充血によって起こる．脂肪抑制MR画像は急性脊髄梗塞の診断には最も重要である．椎体の異常信号域は，節動脈閉塞による急

208　V　正常な血管と虚血

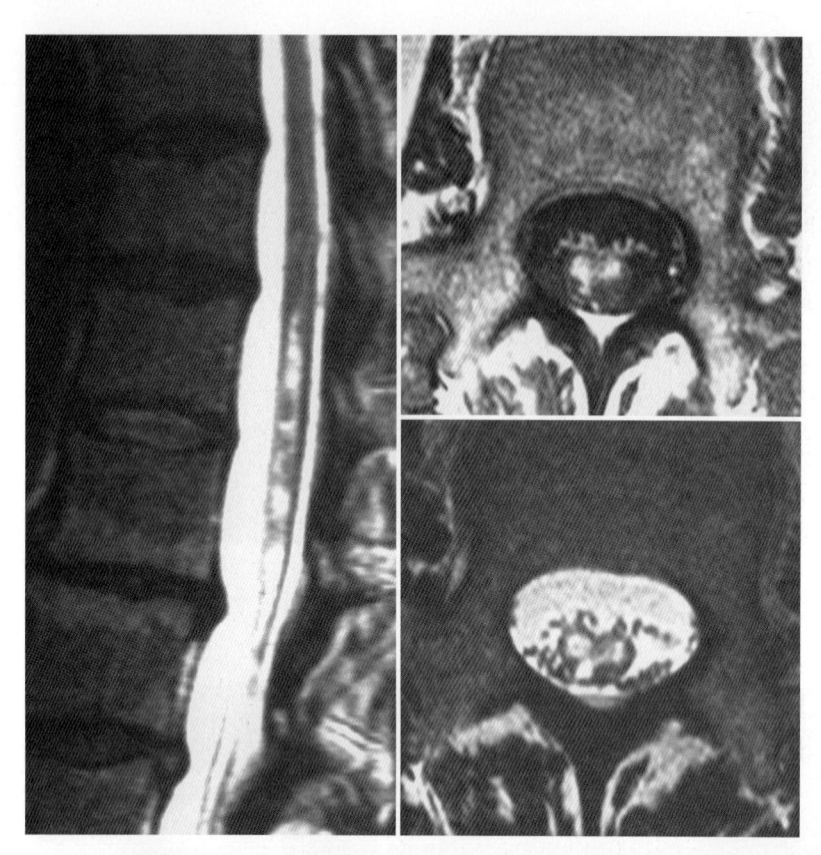

・図9-5　症例は55歳女性で突然の対麻痺と膀胱直腸障害を発症し，脊髄横断症状を示していた．発症3日目のMRIで脊髄円錐内にまばら状の高信号域と造影T2強調像による信号変化がみられた．障害された神経根の造影効果もみられた．

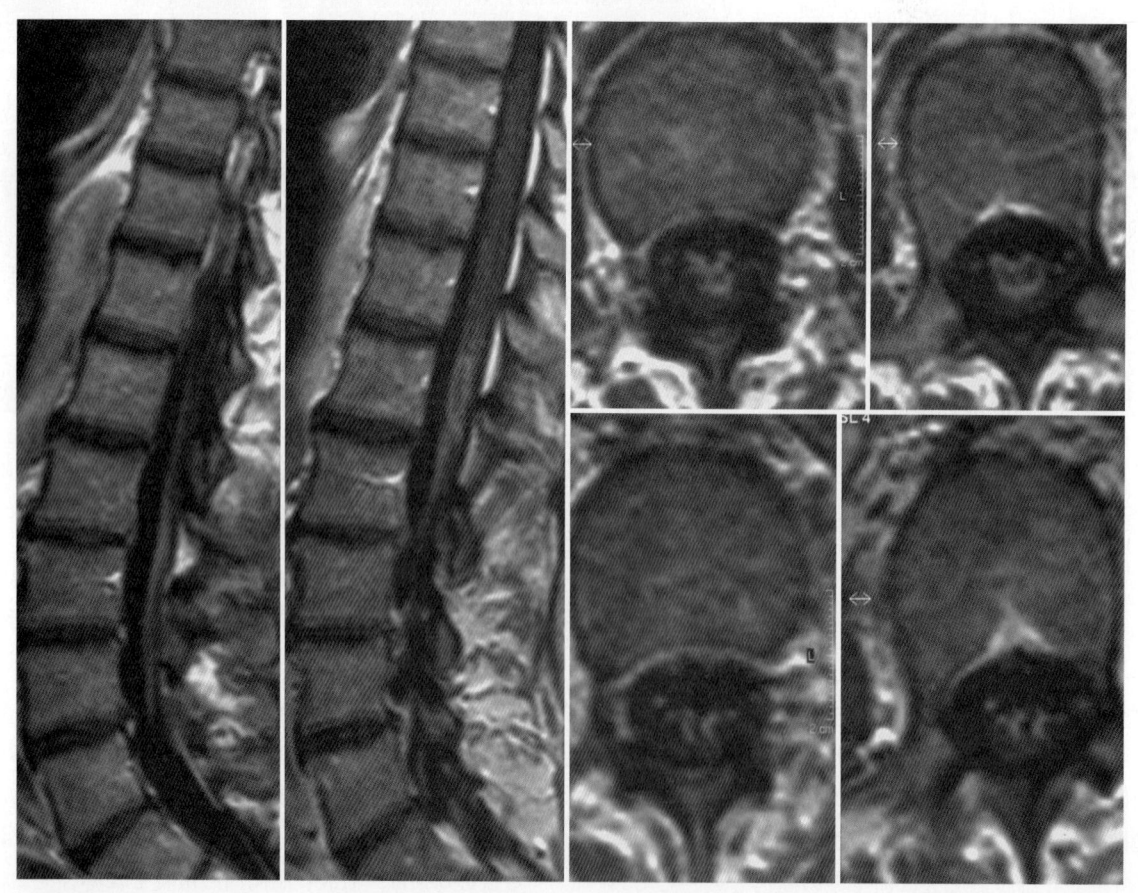

・図9-6　脊髄梗塞発症19日目のMRIにて脊髄円錐と終糸の造影効果がみられている．脊髄梗塞の発症から3週間は造影効果を示しうる．末梢の中心灰白質の造影効果は，マクロファージによる損傷を受けた組織の吸収によるもので脳内と同様である．馬尾神経の造影効果は血液脳関門の破綻と反応性の充血によるものである．

性脊髄梗塞と近接する椎体梗塞を併発していることが強く示唆される．椎体梗塞は脊髄虚血患者の約1/3にみられる．椎体のなかで，椎体終板軟骨と椎体の髄質深部は虚血に対して最も脆弱である（図9-5～8）．

その他のMR画像は補助診断として有用であり，FLAIRは急性発症の疼痛性脊髄症状を起こすまれな原因であるクモ膜下出血を診断するのに有用である．発症1週間以内では拡散強調画像が梗塞巣の局在診断に有用な場合もあるが，脊髄の拡散強調画像は磁化率アーチファクトが強くむずかしい．

分析

急性の脊髄症状を伴う神経根性疼痛は脊髄梗塞の可能性が示唆される．急性期における画像診断の最大の目的は非外傷性の急性脊髄横断症候群を起こすほかの原因，とくに出血性病変を鑑別するためである．急性期の画像所見で異常がみられなくても神経症状が持続する場合は脊髄梗塞を診断するために追跡検査を行うべきである（Box 9-1参照）．

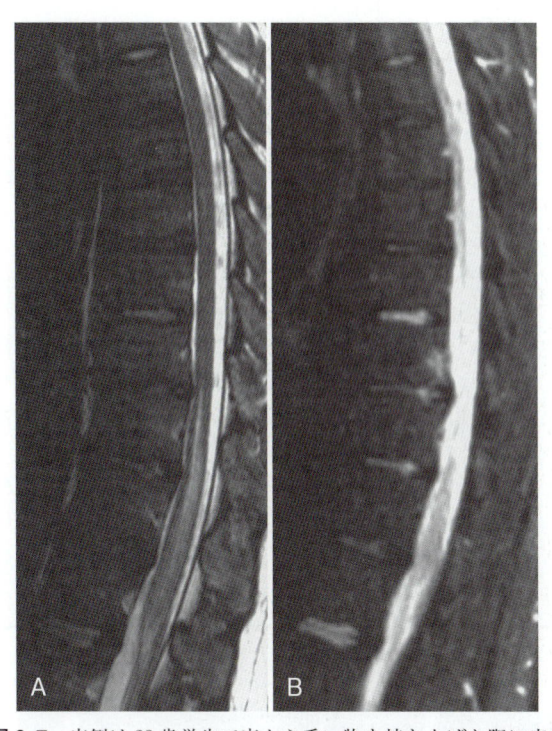

• 図9-7　症例は23歳学生で床から重い物を持ち上げた際に突然の刺されるような背部痛を自覚し，4時間後に両下肢感覚障害，上行性対麻痺，T10以下の感覚脱失を発症．その後30分で痛みは軽減したが，対麻痺，膀胱障害の状態となった．脳脊髄液検査とMRIは正常であった．A, B：2日後のMRIで脊髄梗塞と椎体梗塞がみられた．

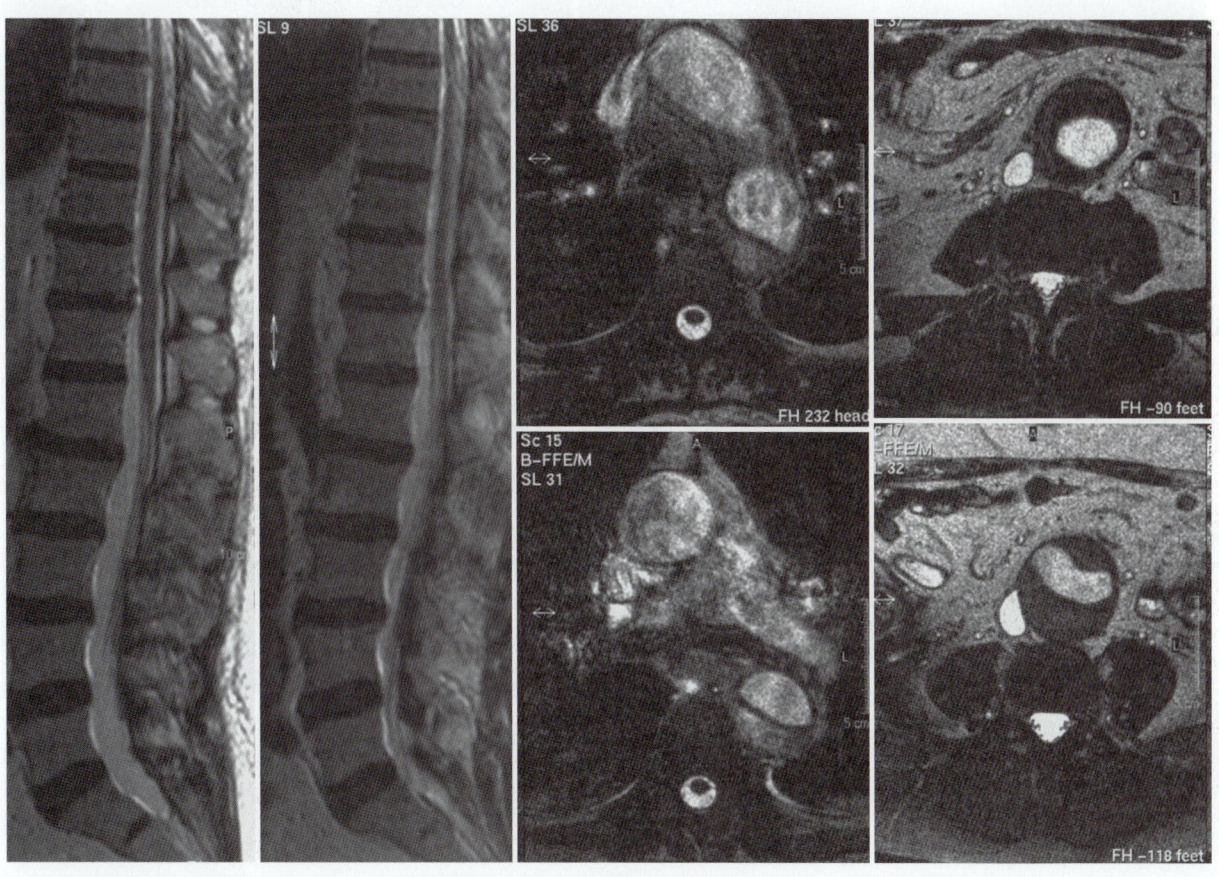

• 図9-8　大動脈解離による脊髄梗塞症例．このような原因で起こる脊髄梗塞を診断するために，画像の撮像範囲はつねに十分にとるべきである．

BOX 9-1　脊髄梗塞のMRI

- 病歴

  28歳男性で，重量挙げ練習中に急激に突き刺すような激しい背部痛と，亜急性の対麻痺と膀胱直腸障害を発症した．

- 比較検査

  最初の急性期MRI（STIR，T2強調像；図9-9 A, B）は正常であった．

- 手技

  フォローアップMRI（T2強調像，STIR）を2日後に施行した（図9-9 C, D）．

- 所見

  広範な脊髄浮腫と第12胸椎の椎体背側に椎体梗塞を示唆するあらたな高信号域を認めた．

- 印象

  臨床症状，あとから出現したMRI所見，椎体梗塞の併発から，急性脊髄梗塞と考えられた．

キーポイント：鑑別診断の要点

- 脊髄梗塞がまれに非外傷性の急性脊髄横断症状の原因となる．
- 感染，炎症や感染後の脊髄炎，脊髄出血，多発性硬化症，腫瘍や椎間板ヘルニア，硬膜下血腫，硬膜外血腫による脊髄圧迫，膿瘍，遅発性放射線性脊髄炎，脊髄動静脈奇形の急性血栓症などが鑑別にあがる．それらの疾患の大半はMRIにより鑑別できる．
- 脊髄内の鉛筆型の高信号域は脊髄神経膠腫，急性横断性脊髄炎が鑑別にあがる．脊髄神経膠腫は通常臨床症状によって鑑別できる．急性横断性脊髄炎と急性脊髄梗塞を鑑別するために髄液検査が必要な場合がある．
- 造影所見が日々変化し椎体の変化が脊髄梗塞診断に有用であるため，脊髄梗塞の可能性がある患者では短期間にフォローアップMRを行うべきであり，椎体の変化が診断に有用である（図9-10）．

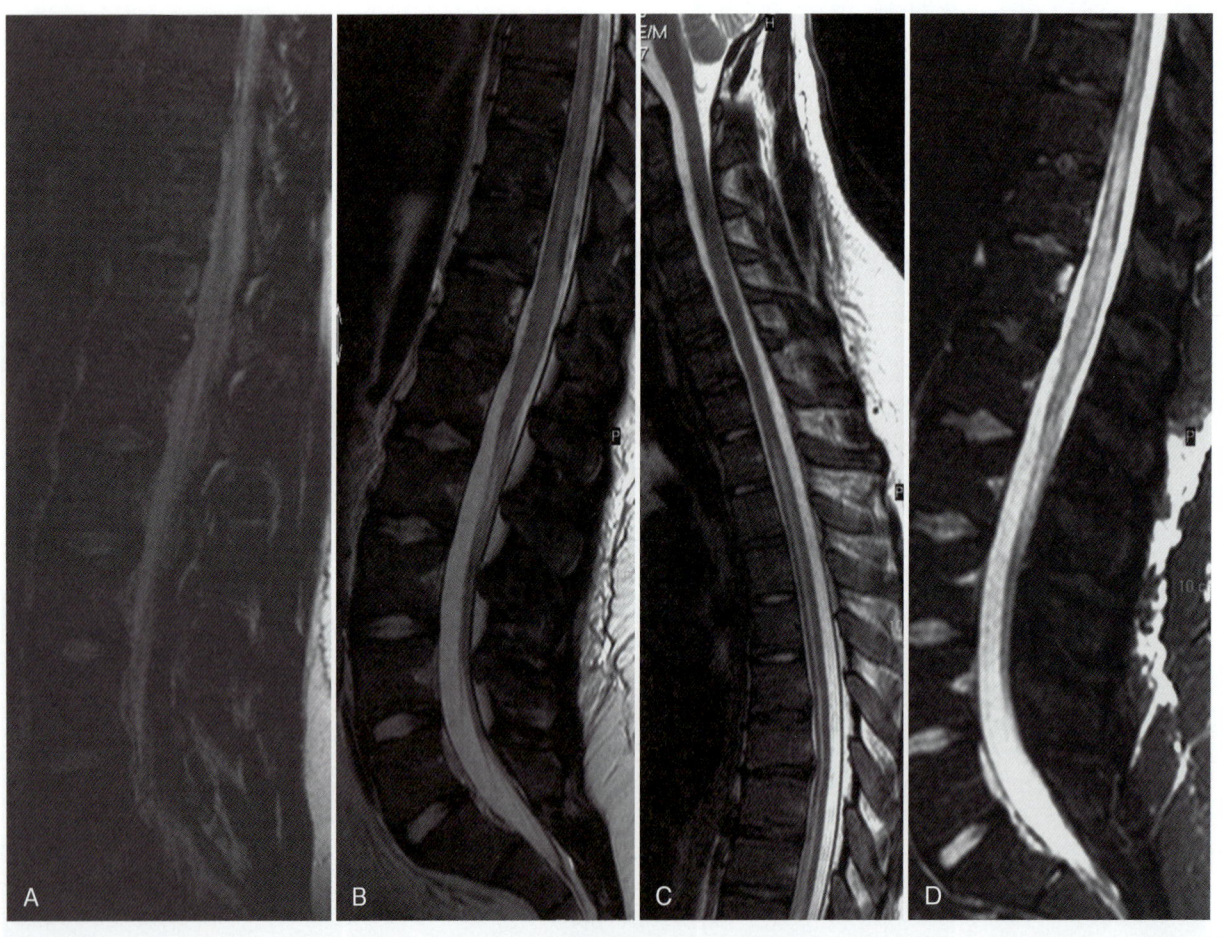

- 図9-9　症例は28歳で重量挙げの練習中に突然の刺されるような背部痛を自覚し，亜急性に対麻痺と膀胱直腸障害を発症した．最初の急性期MRIは正常であった（A, B）．2日後のMRIで脊髄の広範な浮腫と第12胸椎椎体の背側に椎体梗塞を示すあらたな高信号域がみられた（C, D）．

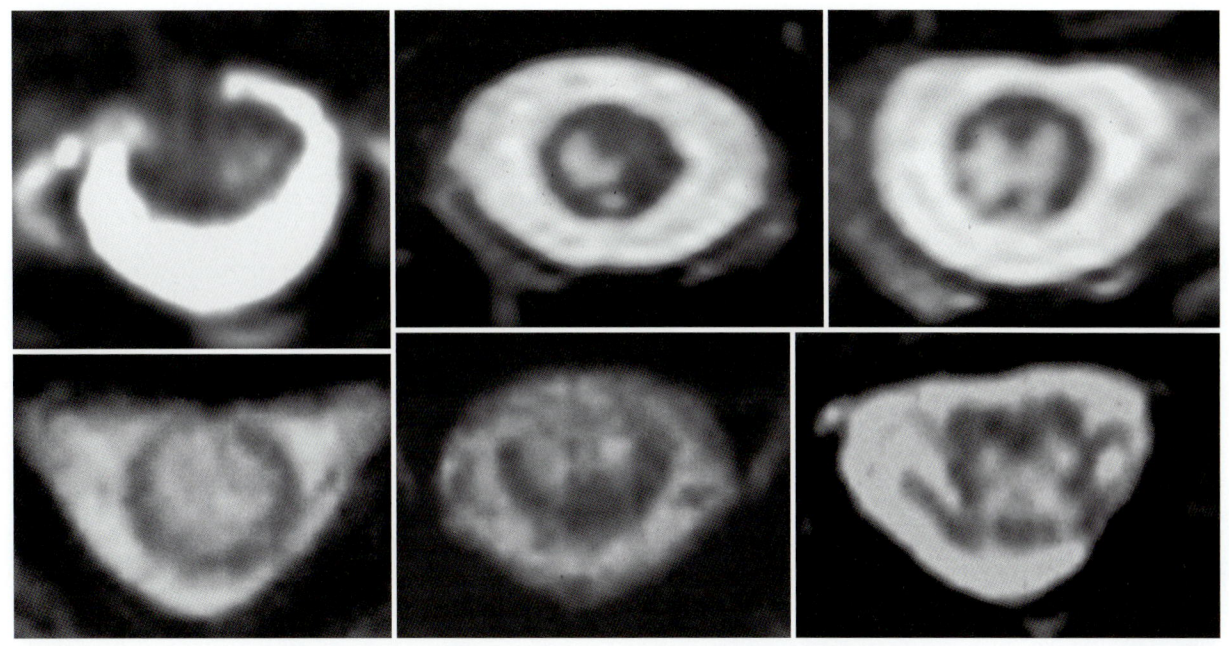

・図9-10　さまざまな脊髄梗塞の形態を6症例示す．特記すべきことは，脊髄内の側副血行路は複雑で予測することはできず，梗塞の形態が多様なことである．

参考文献

- Gravereaux EC, Faries PL, Burks JA, et al. Risk of spinal cord ischemia after endograft repair of thoracic aortic aneurysms. J Vasc Surg 2001; 34:997-1003.
- Mikulis DJ, Ogilvy CS, McKee A, et al. Spinal cord infarction and fibrocartilaginous emboli. AJNR Am J Neuroradiol 1992; 13:155-160.
- Mull M, Thron A. Spinal infarcts. In Von Kummer R, Back T: Magnetic Resonance Imaging in Ischemic Stroke. Berlin, Springer, 2006, pp 251-269.
- Rogopoulos A, Benchimol D, Paquis P, et al. Lumbar artery compression by the diaphragmatic crus: a new etiology for spinal cord ischemia. Ann Neurol 2000; 48:261-264.
- Weidauer S, Nichtweiss M, Lanfermann H, Zanella F. Spinal cord infarction: MR imaging and clinical features in 16 cases. Neuroradiology 2002; 44:851-857.

VI

脊椎の損傷

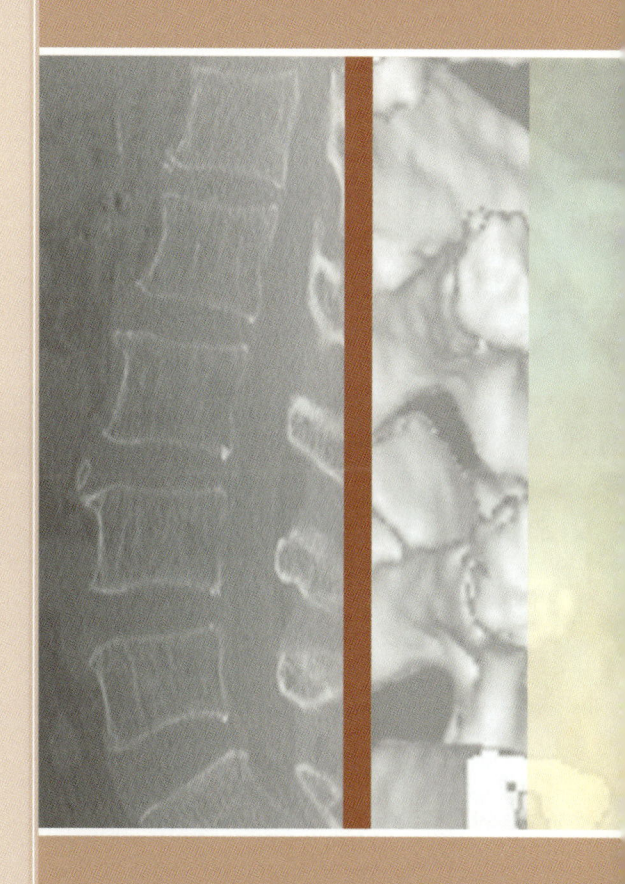

IV

第10章

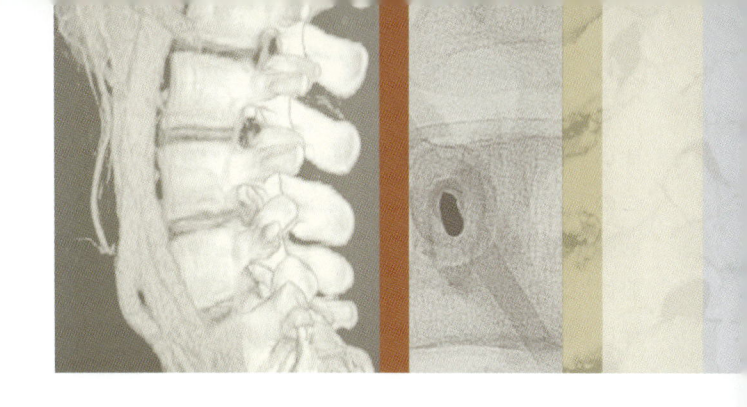

脊椎外血腫

Francis Michael Castellano

　脊髄硬膜外血腫と脊髄硬膜下血腫は，脊柱管の硬膜外腔あるいは硬膜下腔，またはその両者にわたり蓄積する血液により形成される．これらは特発性のもの，外傷や凝固障害，血管奇形，新生物あるいはその他の原因から二次的に生じる可能性がある．臨床症状は硬膜外血腫，硬膜下血腫ともに類似しており，局所の疼痛や四肢の筋力低下，知覚障害そして膀胱直腸障害などの症状が生じうる．外傷の場合においては，脊椎評価に有用であるCTが最優先される検査である．脊髄硬膜外あるいは脊髄硬膜下血腫が疑われる場合は，適切な診断と腫瘤の大きさの同定，そして治療方針を決定する場合にMRIが必要となる．重症あるいは進行性の神経脱落所見や出血の大きさが増大傾向にある場合は，通常，手術により凝血塊の除去が必要となる．中等度の安定した臨床所見で，凝血塊のサイズに増大がなければ保存療法も許容される[1]．

脊髄硬膜外血腫

　硬膜外腔へ血液が貯留すると脊髄硬膜外血腫（spinal epidural hematoma：SEH）の原因となる．

◆ 疫学

　SEHの大多数が"特発性"である[1]．すべての脊椎損傷のうちの外傷後のSEHは自然発生例に比べて少なく1.7%と報告されている．しかしながら近年の報告により，以前考えられていたよりも外傷性SEHは頻度が高く，とくに脊椎骨折や脊髄軟部組織損傷に関連して発生することが示唆されている[1,3,4]．

◆ 臨床像

　SEHは進行性の脊髄または馬尾神経の圧迫により，重篤な神経学的障害の原因となるため，緊急を要する状態である．SEHの原因はさまざまである．そのほとんどが"特発性"のものであるが，特発性（自然発生）でないものには，外傷，凝固異常，妊娠，椎間板ヘルニア，腫瘍，動静脈瘻や奇形などの疾患から二次的にSEHを生じる[2]．SEHの臨床所見と症状は，腰痛，下肢脱力，知覚障害，そして膀胱直腸障害である．脊髄あるいは神経根圧迫の程度が，神経症状の重症度を決定する．急性の重度神経障害を伴うSEHは適切な外科手術による血腫除去により治療される．もし症状が重症あるいは進行性でなければ，保存的治療が選択される．頻回の神経所見とMRI再検による注意深いフォローアップにより，血腫が増大していないことを確定する[1]．画像のフォローアップにより約2週間以内に血腫の減少や消失が示される[5]．保存療法により患者は神経脱落の所見なく完全回復する．65歳以上の高齢患者において，症状が残存する頻度が増加するが，初診時の血腫の大きさと残存する症状の重症度は相関しない[6]．

◆ 病態生理学

　SEHは静脈性出血の結果生じると考えられている．硬膜外静脈叢は椎体静脈から発生し，頭蓋内静脈洞と奇静脈系に自由枝で交通する[7]．硬膜外静脈叢は静脈弁がないため腹圧や胸腔内圧の急激な上昇による影響で破綻しや

すい[2,8-10]．硬膜外静脈叢は胸椎で最も発達している[8,10]．このような理由のため，特発性 SEH は腰椎領域に比べて胸椎や頸胸椎領域に多く発生すると考えられる．硬膜の腹側面は後縦靱帯と強固に接着している[11]．したがって特発性 SEH の大部分が背側硬膜外腔に集中している[1,2,8]．

◆ 画像

CT

外傷の場面においては，脊柱支柱のスクリーニング検査，あるいは単純 X 線で同定した異常に対するさらなる評価として，MRI 検査より先に CT 検査が施行されることがある．CT 画像では SEH の典型例では，椎間板と同等の信号減少（60～70 HU）をもつ硬膜外の軟部組織腫瘤として示される[12]．異常が腹側にある場合は，血腫と突出した椎間板組織との鑑別は不可能である（図 10-1）．MRI はさらなる評価のための検査としては最も適切である．

MRI

MRI は脊髄軟部組織と脊髄を評価するのに主要な診断的検査である．MRI により脊椎全体の迅速で非侵襲的な評価が可能であり，緊急の外科的減圧を必要とするような脊髄や神経根のいかなる圧迫も同定することができる[5,6,12]．硬膜外血腫の頭尾側への拡大は変化しやすい．多くの SEH が 2～4 椎体レベルにわたり拡大する[13]．1 椎体レベルに限局するものがある一方で，脊柱支柱の長さにわたり血

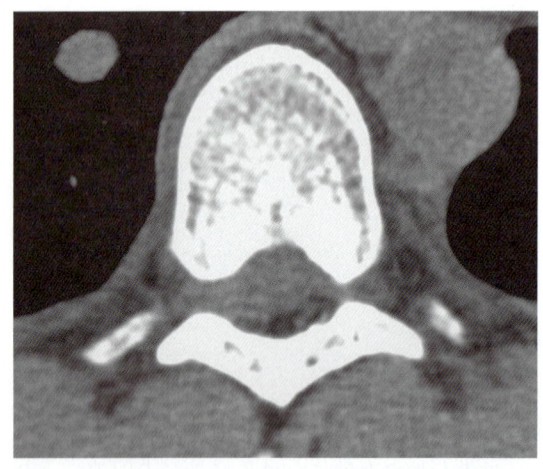

•図 10-1　中位胸椎の CT 水平断では，胸髄腹側の高信号を呈する髄外腫瘤により，脊髄に高度の圧迫を認める．

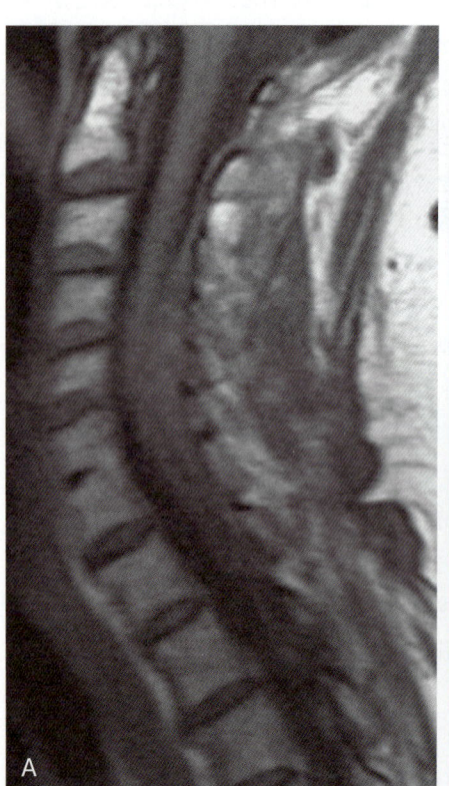

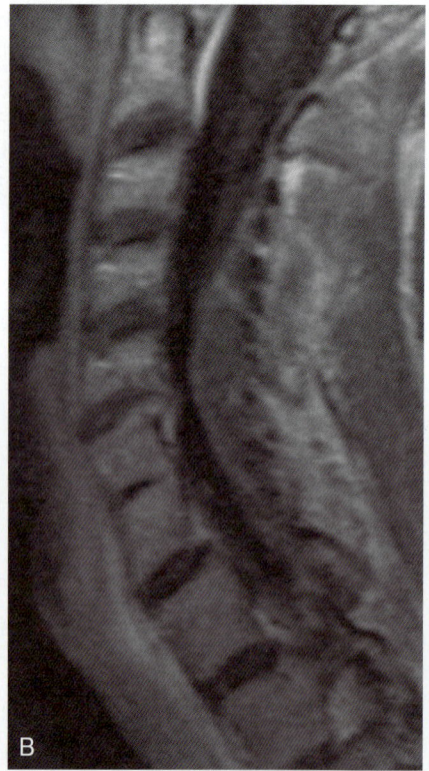

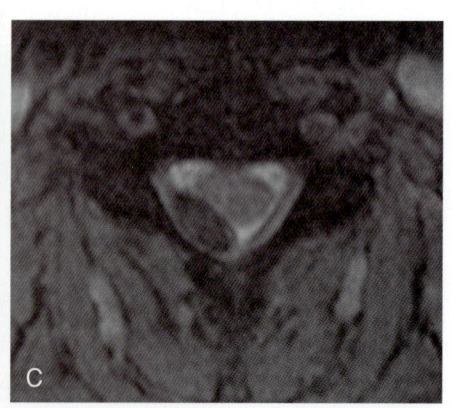

•図 10-2　A：頸椎の T1 強調矢状断 MR 像にて背側硬膜外腔に血液の貯留を認める．この血腫は隣接する脊髄と比較して等信号からやや高信号を呈している．B：ガドリニウム造影後 T1 強調矢状断 MR 像では，背側硬膜外血腫の辺縁に造影効果を認める．髄外に発生した腫瘍性病変と混同される場合がある．C：A および B 画像と同一患者の第 5 頸椎レベルにおける T2 強調水平断 MR 像では，低信号変化を呈する両側凸の SEH を認め，脊髄は圧迫され偏位している．

腫が拡大するものもある．水平断では，SEHの多くは，頭側および尾側端が先細りする両側凸の形状を示す（図10-2）[11]．正常脂肪組織が置換されていることは，血腫が硬膜外腔に存在することを立証している（図10-3）[14]．

SEHのMRI所見はその経過によって変化する．超急性期（6時間未満）では細胞内は酸化ヘモグロビンが優位であるため，脊髄と比較してT1強調像で等信号，T2強調像で中等度の高信号変化を示す．6～72時間後では，血腫に取り囲まれた細胞内の酸化ヘモグロビンは，脱酸素化され細胞内は還元ヘモグロビンとなる．これらの変化は急性所見として特徴づけられており，T1強調像で脊髄等信号変化とT2強調像で明瞭な低信号変化を示す[5,6,12]．T1強調像における等信号領域は，最初の受傷から約5日後まで持続すると報告されている[5]．3～5日後にはメトヘモグロビンの形成により，T1強調像では脊髄よりやや高信号となり，T2強調像ではさまざまな信号変化を呈する（細胞内外のメトヘモグロビンの比率によって変化する）．保存的に経過をみた患者では，T1強調像における硬膜外血腫の経時的な信号強度の上昇は特徴的なものである[6]．陳旧性の血液は典型的にはT1強調およびT2強調像の両者において低信号領域となる．

特殊検査
血管造影

カテーテル血管造影は，病因が不明の症例や，特発性硬膜外血腫を脊髄動静脈奇形や動静脈瘻あるいは血行豊富な

• 図10-3　A：下位胸椎と腰椎のT1強調矢状断MR像では，脊髄と比較して中等度の信号増強を示している．脊髄腹側の血腫を認める．血腫は正常硬膜外脂肪にとって代わる場所に存在している．血腫は，Th12の外傷性Chance骨折に続いて生じたものである．B：T2強調矢状断MR像では，血腫は一部に顕著な信号上昇をもつ不均一な信号変化を示す．併発しているChance骨折はL1に存在し，脊髄を圧迫している．C：同一患者でのL2椎体高位でのT1強調水平断MR像では，脊髄腹側の高信号のSEH（矢印）を認め，隣接してる馬尾神経を圧迫している．D：T2強調水平断MR像でも，血腫内の高信号領域が示されている（矢印）．

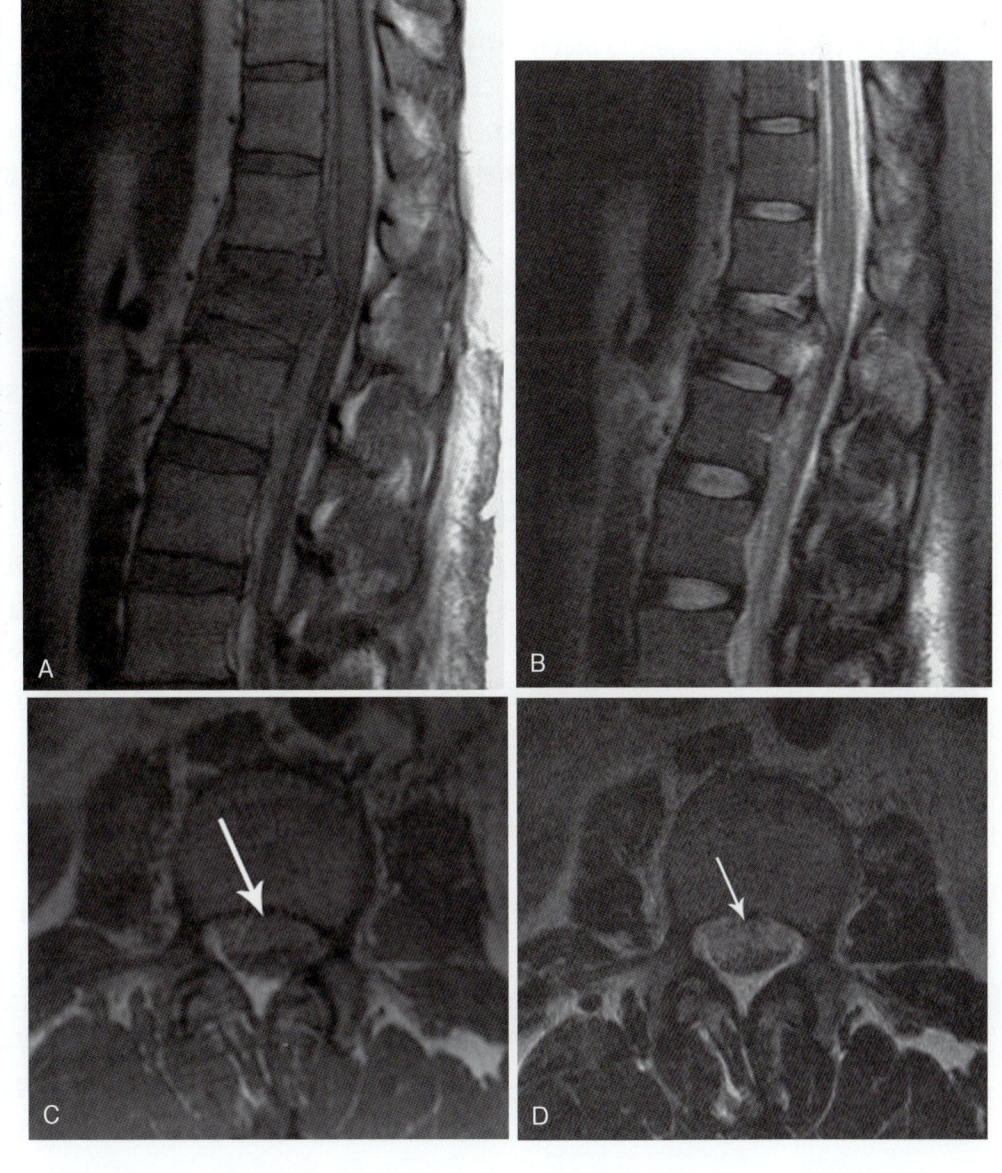

脊髄腫瘍などの疾患と鑑別するのに有用である．

脊髄造影

　原因不明の背部痛を訴える患者において，脊髄造影を最初の検査として施行することがある．硬膜嚢が描出されなかったり，クモ膜下腔が圧迫されたりしていると脊髄硬膜外血腫の可能性がある．MRI 検査が禁忌となるような患者では，脊椎を CT ミエログラフィーで評価することが可能である．

脊髄硬膜下血腫

　脊髄硬膜下腔の血液貯留は，脊髄硬膜下血腫（spinal subdural hematoma：SSH）を示している．

◆ 疫学

　SSH はまれな病変である．多くの SSH は非外傷性に発生する．脊髄あるいは頭蓋内手術，腰椎穿刺，抗凝固療法，血液疾患，血管奇形あるいは腫瘍などの誘因があげられる．外傷性は非常にまれである[15]．患者はどの年齢層でも，若年から高齢まで存在する．やや男性に多い[16]．

◆ 臨床像

　SSH の臨床症状は SEH と類似している．典型的には患者は，脊髄あるいは馬尾神経の圧迫により急性の神経所見を呈する[17]．SSH の大きさと部位により，背部痛や進行性の運動あるいは知覚障害，さらに膀胱直腸障害を含む自律神経障害を呈する．外傷症例の場合，骨折や靱帯断裂など，迅速に明確となる損傷がある場合も，SEH や SSH が合併している可能性を念頭に置き，疑いを持ち続けることが重要である．

　SSH の治療においては，保存的治療と手術的治療の両者が適切に選択され行われる．保存的治療においては頻繁な臨床所見の観察と，定期的なフォローアップの MRI 検査が必要となる[17]．SSH の予後は，頸椎と胸椎で悪く腰椎で良好である[15]．腰椎脊柱管は広く，脊髄は L1-2 高位で終止しているため，血腫の圧迫による中枢神経の障害を回避する．このため腰椎 SSH の予後が良好となると考えられる．3 カ月以上にわたる有症状期間があると予後はより悪化する[15]．神経学所見の明らかな進行がない症例では，自然寛解の報告もある．

◆ 病態生理学

　脊椎硬膜外腔と違い，硬膜下腔には主要血管や架橋静脈は存在していない[18]．硬膜下腔は無血管であること，硬膜下腔は脊柱カラムと傍脊柱筋群によって保護されていることが，SSH の発生頻度が低いことの理由となっている[16]．

　SSH のさまざまな病因が提唱されている．

1. 頭蓋内圧の異常な亢進により硬膜の内膜が破綻し剪断力によって出血を生じる可能性がある[15]．この理論により SSH の患者によく頭蓋内出血を併発していることがあることも説明できる．
2. 頭蓋内硬膜下血腫がその部位が脊髄硬膜下腔に依存しているため脊髄内の除圧を必要とすることがある．2004 年以降，外傷後に発生した SSH は 10 例の症例報告がある[19]．10 例のうち 6 例が頭蓋内出血と関係していた．ある症例報告では，急速に改善した頭蓋内の硬膜下血腫とこれに続いて発生した SSH との一時的な関連性について述べている[19]．電子顕微鏡の微細な細胞所見が，頭蓋内と脊髄の硬膜下腔の連続性を示している，という事実はこの理論を支持するものである[20]．
3. クモ膜下腔の血液が硬膜下腔に入り込むことは，また別の SSH の原因となる[21]．SSH の患者に同時に発生するクモ膜下血腫を同定できない理由は，脊髄クモ膜下腔を通過したクモ膜下の出血が分散することで生じるためである[16]．

　発生原因は何であれ，SSH は SEH に比べて非常にまれである．

◆ 病理

　SSH は腰椎領域単独に比べ，胸椎あるいは胸腰椎領域により多く発生する[22]．血腫の頭尾側への進展は 1 〜 18 椎体とさまざまである．SSH は多くは硬膜背側の硬膜下腔に発生するが，腹側あるいは全周性にも発生することがある[14]．

◆ 画像
CT

　急性の SSH は，高信号領域を示す腫瘤として示される[23]．慢性の SSH は脊髄に対してほぼ等信号の腫瘤として認められる[23]．CT 画像では，血腫が単独で硬膜内あるいは硬膜外腔のどちらに存在しているかどうかを決定するのは困難である[22]．低信号領域を示す硬膜外脂肪により，高信号を呈する血腫の後外側の境界が示されれば，血腫が

硬膜下であることが確認できる．SSH は多くが三日月型を呈するが，両側凸を呈する可能性もある[13]．外傷の場合は，CT が最初に施行される検査であることがあるが，臨床あるいは画像所見で SSH の可能性があれば，MRI によるさらなる精査が必要である．

MRI

MRI は SSH を同定するうえではその他の検査よりも優れている．複数面，マルチシーケンスの MRI により，血腫の頭尾側への広がりの境界と脊髄および神経根の圧迫を描出することができる[24]．SSH の MRI 所見は血液組成の経時的変化によって決定される．超急性期は T1 強調像で等信号，T2 強調像で高信号領域を示す．出血から最初の 72 時間では，T1 強調像で等信号で，T2 強調像では正常赤血球に含まれる細胞内の脱酸化ヘモグロビンの存在により低信号を呈する場合が多い（**図 10-4**）[25, 26]．最初の 3 日間では，メトヘモグロビンにより T1 強調像で高信号領域を呈する．T2 強調像所見は，メトヘモグロビンが細胞内あるいは細胞外にどの程度存在しているかによって変化する．細胞内のメトヘモグロビンは T2 強調像で低信号領域を示す．赤血球が溶解すると，細胞外メトヘモグロビンが集積し，その結果として T2 強調像での信号強度の上昇が生じる（**図 10-5**）[25]．それゆえに亜急性期の後期になると，硬膜下血腫は T1 強調像および T2 強調像の両者で高信号変化を示す．体内のどの部位でも同様であるが，慢性的な血液代謝産物では T1 および T2 強調像の両者で低信号変化を示す．

特殊検査

血管造影

カテーテルによる血管造影は原因不明の SSH の症例において，脊髄動静脈奇形を除外するのに有用である．

脊髄造影

予期しない背部痛を生じた患者に，脊髄造影を最初の検査として施行することがある．硬膜嚢の消失やクモ膜下腔の描出制限は脊髄硬膜下血腫の存在を示唆する．もし MRI が禁忌である患者であれば，さらなる評価は CT と CT ミエログラフィーにて行い，病変の性質や大きさ，そして髄外腫瘤の局在とその神経構造物に対する影響を明ら

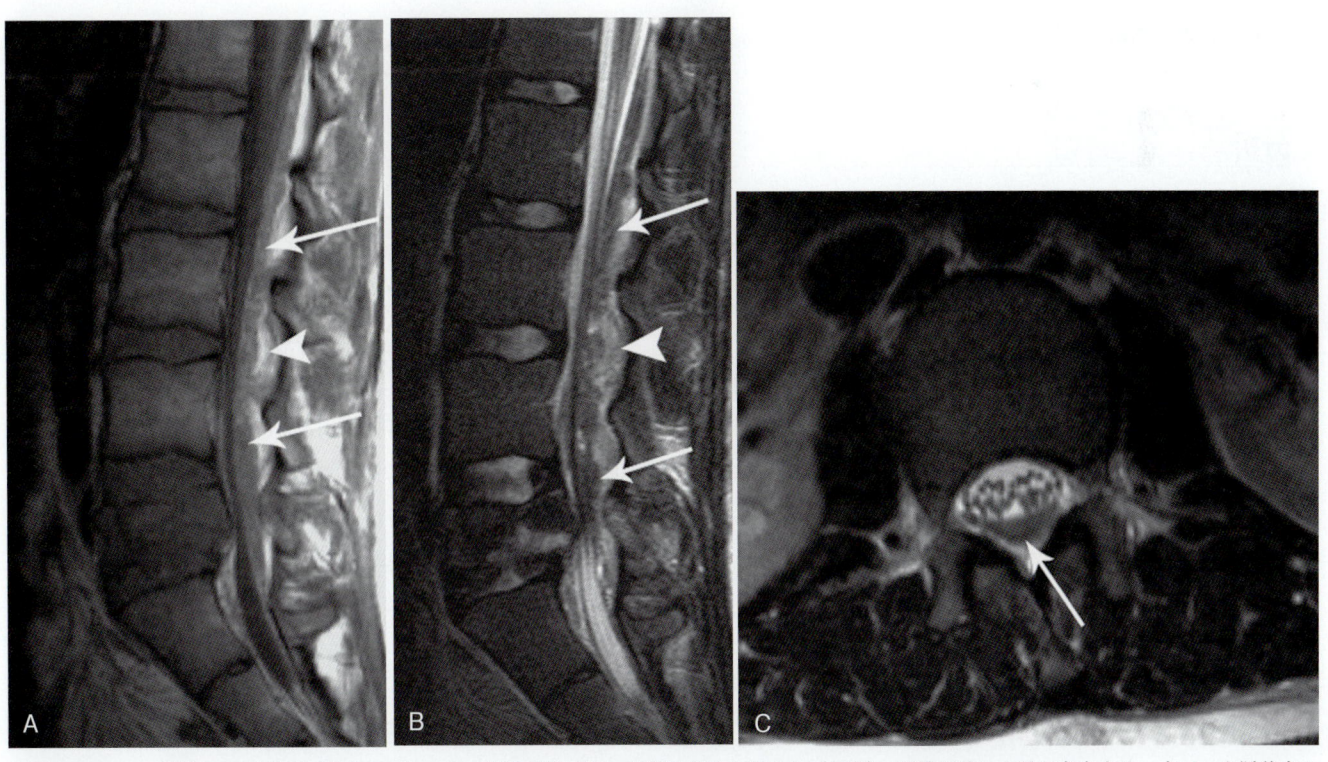

• **図 10-4** A：腰椎の T1 強調矢状断 MR 像では，背側硬膜下腔に高信号領域を認める（矢印）．硬膜下腔に血腫が存在する一方で，血腫後方の硬膜外脂肪が保たれていることが重要である（矢頭）．B：T2 強調 MR 像では，T1 強調 MR 像と同様に低信号領域を示す SSH を認め（矢印），高信号領域を示す硬膜外脂肪に近接している（矢頭）．第 5 腰椎の新鮮圧迫骨折を認める．C：第 3 腰椎レベルでの T2 強調水平断 MR 像を示す．SSH は半月状の形態を呈している（矢印）．

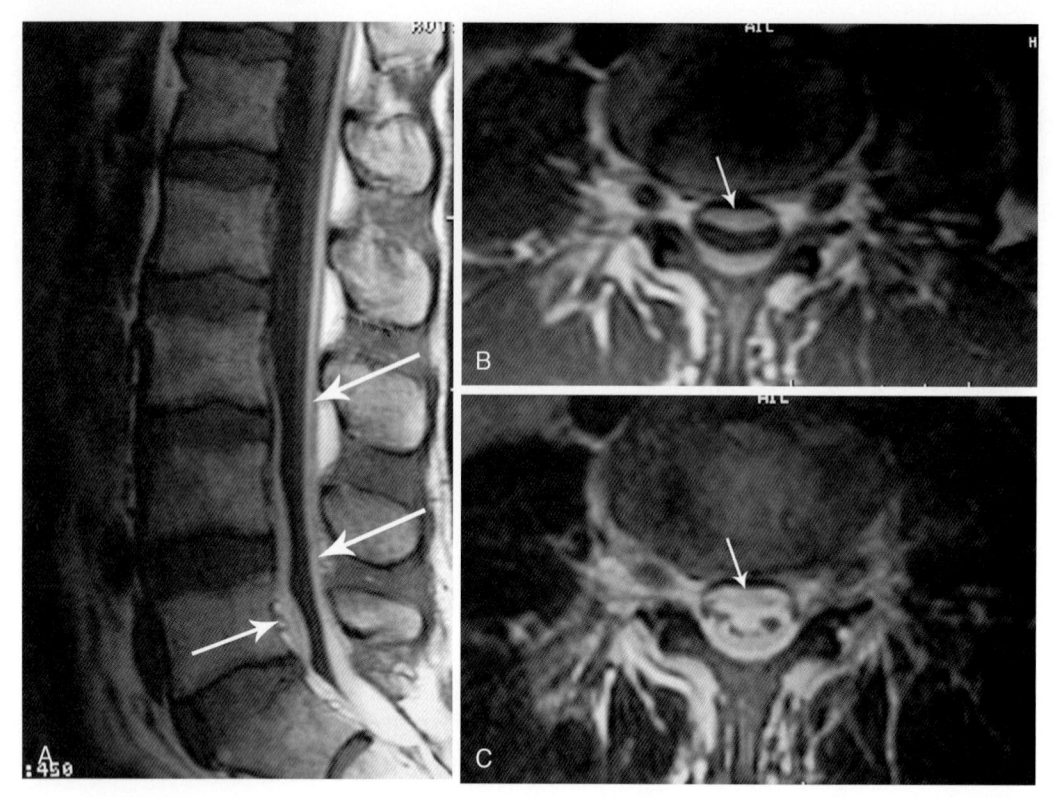

・図10-5　A：腰椎のT1強調矢状断MR像にて腹側と背側の亜急性期のSSHを認め，高信号領域を呈している（矢印）．抗凝固療法中の患者である．B：第5腰椎レベルのT1強調水平断MR像では，腹側のSSH内のメトヘモグロビンの存在によりT1強調像の信号は著明に増加する（矢印）．C：第5腰椎レベルのT2強調水平断像では，亜急性期SSHの，細胞外メトヘモグロビンの存在により，信号強度は上昇する（矢印）．

かにする必要がある．

分析

SEHやSSHの鑑別診断としてはその他の髄外病変を考慮する必要がある．硬膜外膿瘍や椎間板ヘルニア，硬膜外腫瘍，とくにリンパ腫などがある．外傷の場面では，最もよくある診断上の問題として，急性椎間板ヘルニアをSEHあるいはSSHから正確に鑑別することである．両者ともに急性の神経症状をきたす．硬膜外腫瘍は，無症候性かあるいは慢性進行性の症状を呈する場合があるが，これは脊柱管や神経椎間孔に腫瘍が進展し狭窄を生じるかに依存している．

◆ 硬膜外血腫（SEH）vs. 椎間板

SEHのいくつかの画像的特徴は，腰椎部のSEHと，脱出した腰椎椎間板の破片とを鑑別するのに有用である[27]．T1強調像では，信号強度の上昇をきたし，周囲の椎間板に比べても高信号となる．SEHの長さは，隣接する椎体の1.5倍以上となる．SEHは涙滴状の形態となり，隣接する椎間板の高さは保たれている[27]．しかしながら，急性外傷性の椎間板ヘルニアとSEHが同時に発生することもあり，これは転位した椎間板の破片が周囲の硬膜外静脈を破綻させることによって生じる[12]．これらの症例における診断上の問題点としては，両者が存在することがあることを認識することであり，両者の一方を選択しないことである．

◆ 硬膜外血腫（SEH）vs. 硬膜外膿瘍

SEHと硬膜外膿瘍には，その画像所見にオーバーラップを認めるが，硬膜外膿瘍においては椎間板炎や骨髄炎を同時に併発していることが多く，これらはMRIにて容易に同定される．臨床的には硬膜外膿瘍の患者に外傷の病歴はない．病歴上外傷の既往がなく，臨床的に感染徴候がない症例において，画像所見で椎間板と異なる硬膜外腫瘤を認めた場合の診断名として，SEHが疑われる[6]．

◆ 硬膜外血腫（SEH）vs. 腫瘍

外傷の場面においては，偶発的に発見される腫瘍の可能性について考慮する必要がある．たとえば単発性の硬膜外リンパ腫，転移性腫瘍，硬膜外血管脂肪腫などである．ガ

> **BOX 10-1　SEHに対する頸椎MRIによる評価**
>
> - 病歴
>   28歳男性，自動車事故にて受傷．
> - 比較検査
>   3.5時間前に頸椎CTを施行した．
> - 手技
>   複数面，マルチシーケンスの単純頸椎MRIを施行した．矢状断はT1強調，T2強調，STIR画像とし，水平断はT1強調，T2強調像を撮影した．
> - 所見
>   背側の硬膜外腔に異常陰影を認め，C4～C7レベルに拡大していた．水平断にて腫瘤陰影は両側凸の形態を呈しており，硬膜外腔の正常脂肪組織の信号に置き換わっている．頸髄は腹側に圧迫され中等度から高度の中心性脊柱管狭窄を呈する．脊髄内の異常信号領域は認めない．腫瘤陰影は，脊髄に比較してT1強調像で等信号，T2強調像で低信号を示す．頭蓋頸椎移行部，頸椎，頸胸椎移行部の脊柱アライメントは正常であった．椎体高や椎間板腔は保たれていた．骨折や靱帯損傷は認めなかった．
> - 印象
>   急性の脊髄硬膜外血腫がC4～C7レベルの背側硬膜外腔に進展しており，中等度から高度の中心性脊柱管狭窄と頸髄の圧迫を認めた．緊急の神経外科治療コンサルテーションが勧められる．

ドリニウム造影MRIでの造影効果や造影パターンは腫瘍の存在を証明するのに有用である[6]．たとえば脊髄硬膜外血管脂肪腫の多くは，T1強調脂肪抑制画像において強い均一な造影効果を認める[28]．しかし，急性SEHのなかには硬膜の充血により辺縁造影効果を認める症例がある（図10-2C参照）[29]．48時間以上経過したSEHは，混合型あるいは中心性の造影効果を認める[5]．それゆえ，不均一あるいは辺縁の造影効果を認める場合もSEHの除外はできない．

> **キーポイント：鑑別診断**
>
> - 外傷性のSEHおよびSSHは，適切に診断され治療されないと神経学的な機能障害を生じる可能性がある．
> - MRIではSEHは正常脂肪に置き換わって存在する[14]．SSHは硬膜嚢内に存在しており，隣接する硬膜外脂肪は維持されており，血腫の後外側の境界が描出される[25]．
> - 水平断ではSEHは両側凸を呈することがある一方で，SSHはその多くが三日月状の形態を呈する[13]．
> - SEHおよびSSHの頭尾側への拡大の程度は異なる．通常，SSHは2～4椎体レベルの拡大であるが，SEHは全長が平均7椎体レベルに達する[14]．

参考文献

- Buchowski JM, Riley LH. Epidural hematoma after immobilization of a "hangman's" fracture: case report and review of the literature. Spine J 2005; 5:332-335.
- Kuker W, Thiex R, Friese S, et al. Spinal subdural and epidural haematomas: diagnostic and therapeutic aspects in acute and subacute cases. Acta Neurochir (Wien) 2000; 142:777-785.
- Miller DR, Ray A, Hourihan MD. Spinal subdural haematoma: how relevant is the INR? Spinal Cord 2004; 42:477-480.

文献

1. Lefranc F, David P, Brotchi J, De Witte O. Traumatic epidural hematoma of the cervical spine: magnetic resonance imaging diagnosis and spontaneous resolution: case report. Neurosurgery 1999; 44:408-410; discussion 410-411.
2. Sklar EM, Post JM, Falcone S. MRI of acute spinal epidural hematomas. J Comput Assist Tomogr 1999; 23:238-243.
3. Soundappan SV, Darwish B, Chaseling R. Traumatic spinal epidural hematoma—unusual cause of torticollis in a child. Pediatr Emerg Care 2005; 21:847-849.
4. Cuenca PJ, Tulley EB, Devita D, Stone A. Delayed traumatic spinal epidural hematoma with spontaneous resolution of symptoms. J Emerg Med 2004; 27:37-41.
5. Fukui MB, Swarnkar AS, Williams RL. Acute spontaneous spinal epidural hematomas. AJNR Am J Neuroradiol 1999; 20:1365-1372.
6. Holtas S, Heiling M, Lonntoft M. Spontaneous spinal epidural hematoma: findings at MR imaging and clinical correlation. Radiology 1996; 199:409-413.
7. Hogan Q. Lumbar epidural anatomy: a new look by cytomicrotome section. Anesthesiology 1991; 75:767-775.
8. Szkup P, Stoneham G. Case report: spontaneous spinal epidural haematoma during pregnancy: case report and review of the literature. Br J Radiol 2004; 77:881-884.
9. Cheng-Ta Hsieh, Yung-Hsiao Chiang, Chi-Tun Tang, et al. Delayed traumatic thoracic spinal epidural hematoma: a case report and literature review. Am J Emerg Med 2007; 25:69-71
10. Groen RJ, Ponssen H. The spontaneous spinal epidural hematoma: a study of the etiology. J Neurol Sci 1990; 98:121-138.
11. Chang F-C, Lirng J-F, Luo C-B. Evaluation of clinical and MR findings for the prognosis of spinal epidural haematomas. Clin Radiol 2005; 60:762-770.
12. Gundry CR, Heithoff KB. Epidural hematoma of the lumbar spine: 18 surgically confirmed cases. Radiology 1993; 187:427-431.
13. Boukobza M, Guichard JP, Boissonet M, et al: Spinal epidural haematoma: report of 11 cases and review of the literature. Neuroradiology 1994; 36:456-459.
14. Boukobza M, Haddar D, Boissonet M, Merland JJ. Spinal subdural haematoma: a study of three cases. Clin Radiol 2001; 56:475-480.
15. Hung KS, Lui CC, Wang CH, et al: Traumatic spinal subdural hematoma with spontaneous resolution. Spine 2002; 27:E534-E538.
16. Jimbo H, Asamoto S, Mitsuyama T, et al: Spinal chronic subdural

hematoma in association with anticoagulant therapy: a case report and literature review. Spine 2006; 31:E184-E187.
17. Sari A, Sert B, Dinc H, Kuzeyli K. Subacute spinal subdural hematoma associated with intracranial subdural hematoma. J Neuroradiol 2006; 33:67-69.
18. Nicholas DS, Weller RO. The fine anatomy of the spinal meninges. J Neurosurgery 1988; 69:276-282
19. Bortolotti C, Wang H, Fraser K, Lanzino G. Subacute spinal subdural hematoma after spontaneous resolution of cranial subdural hematoma: causal relationship or coincidence? J Neurosurgery (Spine 4) 2004; 100:372-374
20. Reina MA, De Leon Casasola O, Lopez A, et al: The origin of the spinal subdural space: ultrastructure findings. Anesth Analg 2002; 94:991-995.
21. Vinters HV, Barnett HJ, Kaufmann JC. Subdural hematoma of the spinal cord and widespread subarachnoid hemorrhage complicating anticoagulant therapy. Stroke 1980; 11:459-464.
22. Shimada Y, Sato K, Abe E, et al. Spinal subdural hematoma. Skeletal Radiol 1996; 25:477-480.
23. Tillich M, Kammerhuber F, Reittner P, et al. Chronic spinal subdural haematoma associated with intracranial subdural haematoma: CT and MRI. Neuroradiology 1999; 41:137-139.
24. Morandi X, Riffaud L, Chabert E, Brassier G. Acute nontraumatic spinal subdural hematomas in three patients. Spine 2001; 26: E547-E551.
25. Kulkarni AV, Willinsky RA, Gray T, Cusimano MD. Serial magnetic resonance imaging findings for a spontaneously resolving spinal subdural hematoma: case report. Neurosurgery 1998; 42:398-400; discussion 400-401.
26. Post MJ, Becerra JL, Madsen PW, et al. Acute spinal subdural hematoma: MR and CT findings with pathologic correlates. AJNR Am J Neuroradiol 1994; 15:1895-1905.
27. Dorsay TA, Helms CA. MR imaging of epidural hematoma in the lumbar spine. Skeletal Radiol 2002; 31:677-685. Epub 2002; Nov 12.
28. Leu NH, Chen CY, Shy CG, et al: MR imaging of an infiltrating spinal epidural angiolipoma. Am J Neuroradiol 2003; 24:1008-1011.
29. Caldemeyer KS, Mocharla R, Moran CC, Smith RR. Gadolinium enhancement in the center of a spinal epidural hematoma in a hemophiliac. J Comput Assist Tomogr 1993; 17:321-323.

第11章

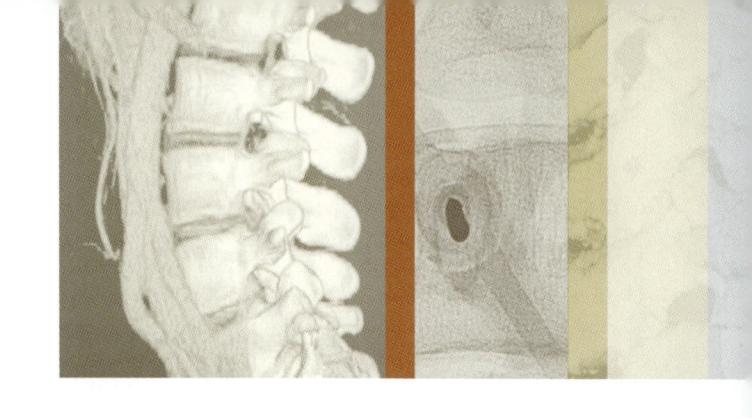

脊柱の外傷

Michael Christian Hollingshead, Mauricio Castillo

　脊柱の外傷はその発症機序を反映する．損傷パターンにより，外傷の機序を予測することが可能である．そのため画像診断により病的な状態を描写し，関連する異常について十分に検索することで，患者の予後予測を行うことが可能となる．各脊椎分節の解剖と可動性の相違が，病状の経過に影響を与える．

　頸椎損傷は，典型的には，環椎後頭病変か軸椎下病変に分類される．頭頸部損傷の多くは，環椎後頭結合と環椎軸椎結合の伸展によって生じる．これらの伸展損傷はまれであるが，頻度は増加している[1]．軸椎下の頸椎損傷の大多数は屈曲伸展損傷である．上位胸椎は肋骨により安定化されており，この部位での損傷は少ない[2]．しかしながら，脊柱の可動性は下位ほど増加する．そのため骨折や脱臼骨折は下位胸椎と腰椎，とくに胸腰椎移行部に好発する[2,3]．

　脊柱の安定性とは，骨性および靱帯性要素が変位や離開することなく同じ状態のままで存在していることを示す．脊柱の不安定性とは，安定化することなく脊椎要素が変位する可能性があり，付加的に神経学的および軟部組織あるいは骨性の損傷を誘導する可能性があることを示している[4,5]．多数のX線検査およびCT検査によって，合併する靱帯損傷や不安定性の存在が示唆される[4]．MRIは多くの靱帯について直接的に視覚化するために，靱帯損傷についてはより良好な診断に至る．MRIにより靱帯の菲薄化や骨からの剥離，靱帯実質内の不連続性，病巣周囲の浮腫が明らかとなる．MRIにより合併した脊髄損傷も明らかとなるため，不安定性のある脊椎外傷や神経学的脱落所見を有する患者の精査にきわめて有用である．

　3つの支柱モデルは脊柱安定性を評価するために使用される[5,6]．このモデルにおいては，脊柱は安定性を保つために3つの支柱（columns）からなると考えられている．前方支柱は前縦靱帯と椎体，椎間板および線維輪の前方3分の2により構成される．中央支柱は椎体，椎間板，線維輪の後方3分の1と後縦靱帯から構成される．後方支柱は後縦靱帯より後方に位置する骨性要素と靱帯要素すべてから構成される．Denisは不安定損傷とは，すべての支柱が損傷したものと，隣接する2つの支柱を含む損傷（すなわち前方および中央の支柱，または中央および後方の支柱）であると述べている[5]．

　関連して生じうる損傷として椎間板損傷やヘルニア，椎体動脈損傷，脊髄損傷，髄内あるいは髄外血腫，硬膜損傷そして神経根損傷などがあげられ[7,8]，これらが生じると患者の管理や治療成績に影響を及ぼす．

環椎後頭骨解離損傷

　環椎後頭骨解離とは，C1（atlas）からの後頭骨の亜脱臼または脱臼のことである．解離を生じる方向はさまざまであり，これは垂直方向の牽引に加えて，前方，後方，あるいは側方の剪断力が加わることによって解離が生じるためである[9,10]．環椎後頭骨解離は頭蓋頸椎移行部の靱帯性および骨性の複合損傷であるかあるいは靱帯の単独損傷で生じる．これらの解離損傷は脱臼または亜脱臼として言及される場合もある．

◆ 疫学

環椎後頭骨脱臼は，自動車による死亡事故の8～35%に認められる[9]．事故で生存した患者の30日間での死亡率は35%とされる[11]．交通事故のあとに大多数の患者は生存しているが，環椎後頭骨脱臼の多くは，歩行者への損傷の結果として生じる[9]．Greggらは環椎後頭骨脱臼の135名の生存者について報告している．このうち80名が小児であり，55名が成人であった[11]．53名が女性で，79名が男性，3名の性別は不明であった[11]．Bucholtzらは外傷で犠牲になった112名の検死者を再検し，9患者（8%）に環椎後頭損傷を認めたと報告している．犠牲者はすべて男性であった[12]．3名は18歳よりも若年の小児であった．4名は18～24歳であり，2名は高齢者であった[12]．

◆ 臨床像

環椎後頭骨脱臼は通常は致命的な損傷となる．初期救急における画像検査と初期治療の向上により，生存者の数は増加している[1]．脊髄損傷やそのほかの神経損傷，とくに脳幹機能不全や下位脳神経麻痺（V～XII）を呈する患者は，典型的にほとんどが救急部門に搬送される[9,11]．これらの患者は血管損傷も起こる可能性がある[13]．X線あるいはCT検査では靱帯損傷はときに軽微であり，脳幹機能不全の臨床症状が診断に至るために重要となる[1]．

◆ 病態生理学

病態生理学的には環椎後頭骨脱臼は，牽引下での過屈曲あるいは過伸展によって生じる[6]．前環椎後頭膜，蓋膜，横靱帯，翼状靱帯を含む主要な靱帯が損傷する可能性がある[13,14]．蓋膜は，歯突起と大後頭孔が過屈曲に対するカウンターと考えられているように，過伸展外力に対するカウンターと考えられている[12]．それゆえにこれらの構成物は過伸展と過屈曲外力により損傷される．

◆ 病理

環椎後頭損傷は頭蓋骨骨折に合併している可能性があり，多くは後頭骨顆（occipital condyle）と翼状靱帯（alar ligament）の裂離骨折を含んでいる[13]．

この損傷は頭蓋頸椎移行部を含む損傷であるため，脳神経とくに下位脳神経である三叉神経から舌下神経の損傷を合併している可能性がある[9,11]．脳神経の核およびその周辺部分，たとえば舌下神経管（脳神経XII）または頸静脈孔（脳神経IX～XI）を含む損傷である可能性がある[9]．

◆ 画像

CT

頭蓋頸部領域は，解剖が複雑であり重要な構造物がオーバーラップしているため，単純X線写真で描出することが困難である[14]．患者の状態により，至適なX線検査のためのポジショニングが困難となることがある．意識状態が悪化している患者は診察や検査に協力することができない．頸部筋群のスパズムが両肩関節を挙上し，頸部と重なることがある．傍脊柱の軟部組織の腫脹を認める場合は近接する脊髄損傷を合併していることがある[11]．

CTは簡便に施行可能であり，骨解剖と骨折の状態が示されるが，多平面の再構築画像により，必要な画像を正確な角度で描出することが可能である．環椎の外側塊が後頭骨結節から離開し，傍脊柱の軟部組織の腫脹を認めることがある[11]．両者の距離の開大が同定される場合は，靱帯損傷の可能性が示唆される．基底点（basion：大後頭孔前縁と頭蓋正中線の交点）と歯突起間の距離と，基底点と軸椎間距離（図11-1～3）[15]．基底点-歯突起間距離は基底点と歯突起尖端で測定する[15]．基底点-軸椎間距離は，軸椎後方の骨皮質に平行に引いた線に対する基底点からの垂直方向への距離で測定する[15]．通常は，これらの距離は12mm未満である．基底点から環椎後弓までの距離を後頭点（opisthion）から環椎前弓までの距離で除した比が使用されるが，単純X線写真での測定はより困難となる．

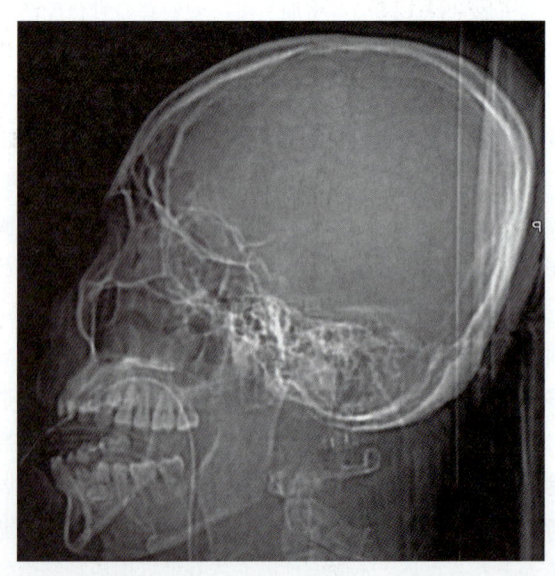

• 図11-1　環椎後頭骨脱臼の症例．頭部CT時の側面スカウトX線では，頭蓋骨基部と第1頸椎の異常な離開を認める．

MRI

MRIは蓋膜，翼状靱帯，前環椎後頭膜や，その他の頭蓋頸椎領域の構造物を描出する（図11-4）[13]．後頭骨と環椎の病的な離開やT2強調像，STIR画像における関節包付近の高輝度変化は，環椎後頭靱帯損傷を示唆する[13]．MRIにより軟部組織の出血，浮腫や，頭環椎移行部のクモ膜下あるいは硬膜外出血，さらには脊髄の出血や浮腫，挫傷について描出することができる．

特殊検査

環椎後頭骨を伸延する外力が作用すると，椎骨動脈の血管壁も伸張され損傷を受ける可能性がある．これらには潜在的な解離をきたしたり，血栓形成/塞栓症，あるいは偽動脈瘤の形成を伴う場合がある[16]．CT血管造影やMR血管造影，通常の血管造影などが血管損傷を精査するのに有用である．

環軸椎脱臼損傷

環軸椎脱臼損傷は，環軸椎（C1-2）関節における靱帯や骨性構造物の損傷によって引き起こされるC1-2間の脱臼あるいは亜脱臼をきたす状態である．これらの損傷は頭蓋頸椎移行部の損傷も含有しているため，続発する損傷や不安定性は重篤となる．これらの損傷は伸張あるいは亜脱臼との関連性もある．

◆ 疫学

外傷後の環軸椎伸展損傷は交通外傷に続発することが最も多く，転落やスポーツ外傷でも認められる．外傷後の環軸椎伸展あるいは亜脱臼は一般的ではない[10,17]．

◆ 臨床像

これらの患者は典型的には受傷時から頸部痛が存在している[17]．亜脱臼の角度が大きくなると脊髄損傷や椎骨動脈損傷による神経損傷が生じる[17]．頭部外傷を併発している場合は新たな頭蓋内損傷の原因となる[10,17]．

◆ 病態生理学

典型的な受傷機転は，伸展もしくは屈曲外力に伸延外力が加わって発生する[13]．横靱帯は環椎が前方に移動するのを制御しているため，これらの外傷で損傷されることがある[10]．翼状靱帯は，安定性を維持することに寄与しているが，横靱帯が損傷された場合，C1-2関節面の適合性を支持することはできない[10]．前縦靱帯，後縦靱帯，歯状靱帯や十字靱帯がC1-2の関節面の形成を支持している．これ

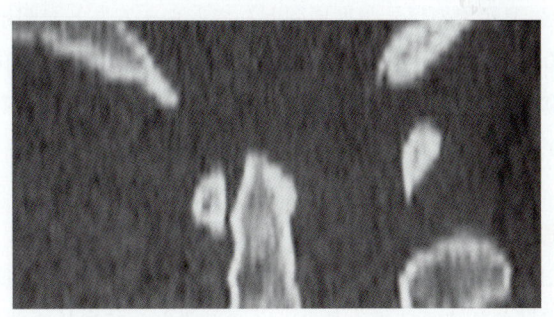

• 図11-2 環椎後頭骨脱臼の症例．CT矢状断にて基底点と歯突起間距離の異常な増大を認める．

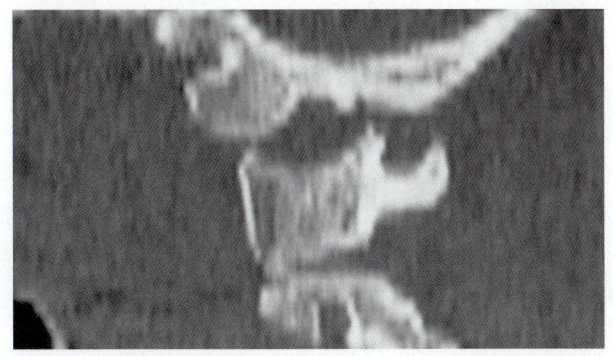

• 図11-3 環椎後頭骨脱臼の症例（図11-2と同一患者）．傍正中のCT画像にて後頭顆に対して環椎外側塊が後方に脱臼している所見を認める．

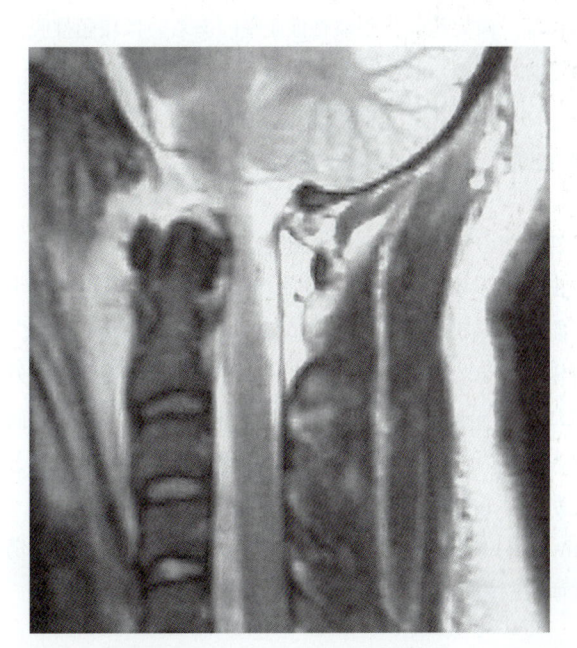

• 図11-4 環椎後頭骨脱臼の症例．T2強調矢状断MR像にて基底点と歯突起間距離の増大を認める．蓋膜，歯状靱帯，そして前環椎後頭靱帯の断裂を認める．傍脊柱の軟部組織の浮腫も認めている．

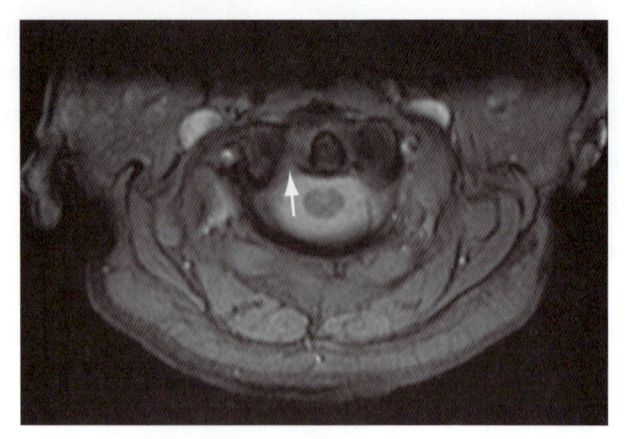

・図11-5 環軸椎不安定症の症例．T2強調水平断MR像にて環椎横靱帯の右外側部での断裂が示唆される（矢印）．

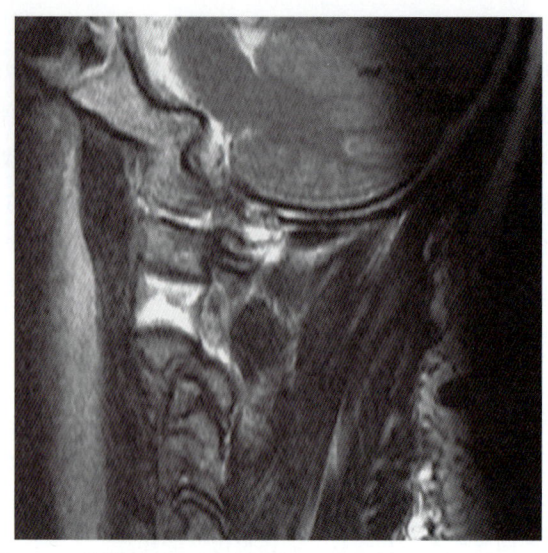

・図11-6 環軸椎脱臼．T2強調傍正中矢状断MR像でC1-2椎間関節の開大と異常な高信号領域を示している．

らの靱帯が破綻すると，亜脱臼や脱臼を生じる可能性がある．歯突起のタイプⅡ型の骨折により，C1-2の亜脱臼や脱臼を生じることがある[10]．炎症性関節炎や感染症または腫瘍性病変が存在する場合もこれらの靱帯が脆弱化し，その結果，比較的軽微な外傷でも破綻する可能性がある[10]．

Whiteらは環軸椎損傷を5つのタイプに分けて述べている．両側前方転位，両側後方転位，片側前方転位，片側後方転位，そして片側前方および後方C1-2脱臼あるいは亜脱臼に分類している[10]．

◆ 病理

外傷の機転が前後方向の外力あるいは側方からの外力であれば，歯突起骨折が環軸椎亜脱臼あるいは環軸椎脱臼に関連して認められることがある[10]．

◆ 画像

CT

傍椎体の軟部組織陰影の腫脹は，椎体周囲の腫脹あるいは出血を示唆しており，軽微な環軸椎亜脱臼が存在する可能性がある[6,13]．その他の環軸椎亜脱臼の徴候としては，再構築されたCT画像においてC1の外側塊がC2の外側塊に比べて転位を認めること，C1とC2の椎間関節面が開大していることや，環椎歯突起間距離が開大することなどがあげられる[15]．環椎歯突起間距離の正常値は成人で3mm，小児で5mmであり，これより大きな値となる場合は亜脱臼の可能性を示唆している．

MRI

MRIにより横靱帯，蓋膜，前環椎後頭靱帯，翼状靱帯を含むC1-2の靱帯を直接描出することができる（図11-5）．損傷を受けた患者のMRIにおいては，靱帯の断裂や菲薄化に加え，前縦靱帯あるいは後縦靱帯の損傷を合併している可能性がある．傍椎体の軟部組織の出血や腫脹が直接同定される．椎間関節の損傷は椎間関節の異常な開大や，椎間関節の液体貯留の増加をSTIRあるいはT2強調像での信号強度増強としてとらえることで明示される（図11-6, 7）．MRIにより脊髄の異常信号や，脊髄損傷や髄内あるいは髄外の出血などの異常を同定することができる[13]．

特殊検査

C1-2関節面の異常可動性によって椎骨動脈壁が伸長され損傷される可能性があり，その結果として血栓や解離，偽動脈瘤が形成される[16]．CT血管造影，MR血管造影あるいは通常の血管造影によって同定される．

環椎の骨折

環椎の骨性損傷とは，前弓の骨折，後弓の骨折，そして外側塊の骨折が含まれている．これらの環椎骨折は横靱帯の損傷に随伴して生じる可能性がある[10,18]．前弓および後弓そして外側塊の骨折はJefferson破裂骨折とも呼称される．

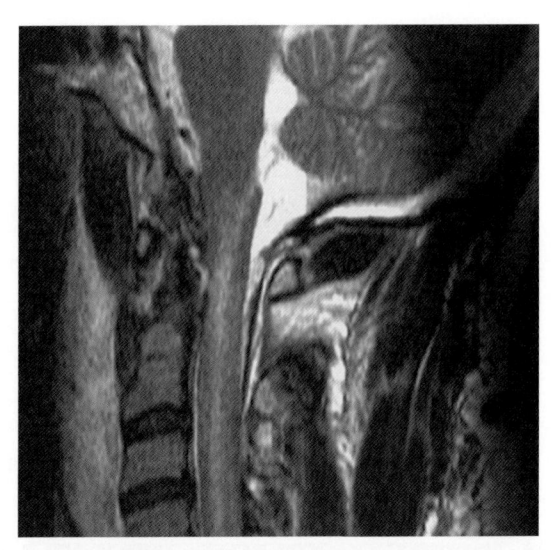

• 図 11-7　環軸椎脱臼（図 11-6 と同一患者）．T2 強調傍矢状断 MR 像では前縦靱帯と前環椎後頭靱帯，蓋膜の破綻を示している．軸椎の下方脱臼により環椎歯突起間距離の異常を認める．椎体前面の軟部組織腫脹も認めている．脊髄内に異常信号変化を認め，梗塞を示している．

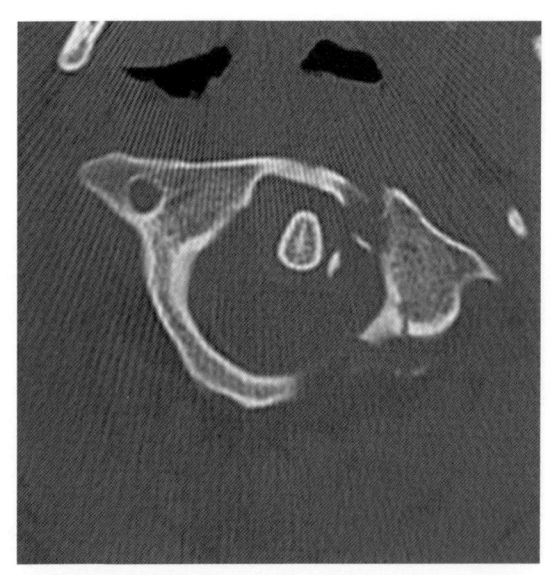

• 図 11-8　横靱帯の裂離を伴う外側塊の粉砕骨折．CT の水平断は，外側への環椎歯突起間距離の増大と，前弓と後弓の粉砕骨折を示している．

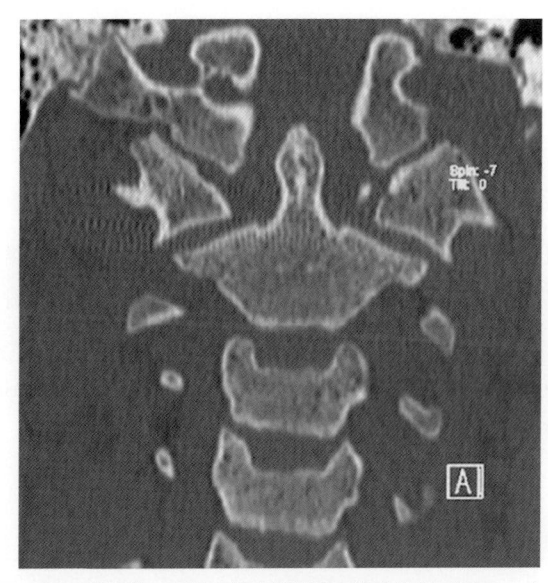

• 図 11-9　横靱帯の裂離を伴う外側塊の粉砕骨折（図 11-8 と同一患者）．冠状断の CT では外側環椎軸椎間距離の増大が示されている．左 C1 外側塊の内側に小さな骨片を認める．

◆ 疫学

環椎（C1）を含む骨折は頸椎骨折の 2 ～ 13％である[19]．

◆ 臨床像

受傷機転は交通事故，転落，そして飛び込み（diving）である[18]．これらの損傷では骨片は分散するため，神経脱落所見を呈することはまれである[18,19]．頸部痛と後頭部痛が最もよくある症状である[10]．

◆ 病態生理学

C1 はリング状であるため，典型的には 2 カ所あるいはそれ以上の骨折線を生じる．通常，損傷機序は垂直方向の圧迫力を含んでいる．骨折の様式は，外力を受けたときの頭部の位置と，作用した回旋外力の程度によって決定される（図 11-8, 9）[10]．Jefferson 破裂骨折は典型的には，著明な軸圧負荷により生じ，他のタイプの C1 骨折に比べてより外力が大きく，より垂直方向に作用している．その結果として通常 4 つの骨片を生じる[10,18]．横靱帯も損傷されていることが多い．

◆ 画像

CT

Jefferson 破裂骨折と単純な骨折を単純 X 線写真で判別するのは困難である．CT により骨折形態はより明確に示される（図 11-10）[14]．もし骨折が前弓を含んでいれば，傍椎体の血腫により通常軟部組織は腫脹する．

Jefferson 破裂骨折では，横靱帯が損傷されているかを評価する必要がある．C1 外側塊が C2 外側塊に対して側方に転位している場合，転位の程度を測定することは有用である．屍体研究では，両方の外側塊の転位距離が 6.9 mm 以上である場合は，横靱帯が断裂している可能性があることが示されている[15,19]．Heller らの報告によると，開口位による歯突起 X 線撮影において，生きている患者で拡大がみられる適正値は 8.1 mm 以上必要であると報告し

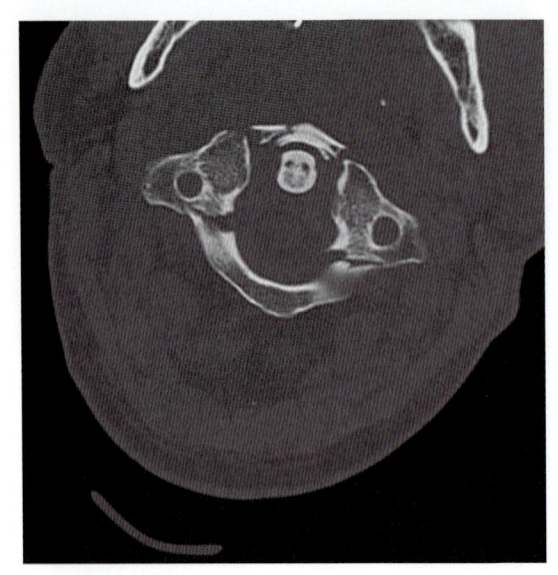

• 図 11-10　Jefferson 破裂骨折．水平断の CT 画像は前弓と後弓の骨折により破砕する骨片を認めている．

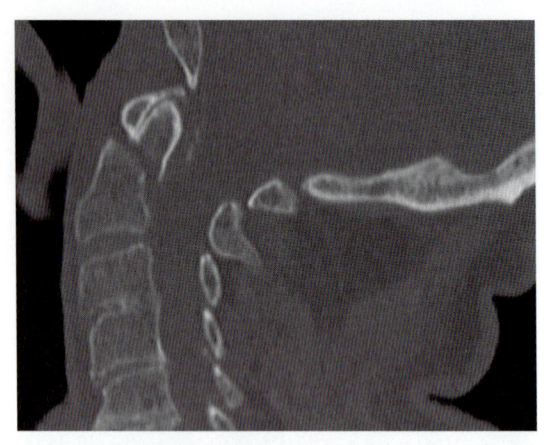

• 図 11-11　type Ⅱ歯突起骨折．CT 矢状断では歯突起の斜骨折により，近位骨片の後方へ転位していることが示されている．

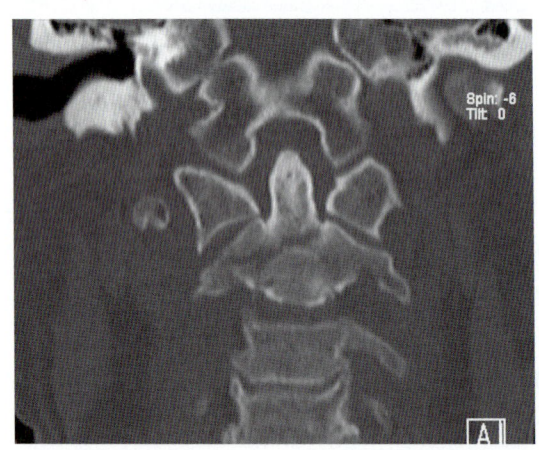

• 図 11-12　type Ⅲ 歯突起骨折．冠状断 CT 画像は歯突起と軸椎椎体を通る斜骨折を示す．

ている[15,20]．CT ではこの転位量を正確に測定することができる．前方の環椎軸椎間距離が異常に開大している場合は，靱帯損傷を示唆している可能性がある．

MRI
MRI は横靱帯の損傷や，その他の損傷に関連した靱帯すべての損傷を描出する．type Ⅰ損傷は靱帯の損傷や破綻を示しており，一方 type Ⅱ損傷は裂離損傷も含有している．この区別は臨床的に重要である．なぜなら type Ⅰ損傷は，一般的に手術によって治療されるためである[21]．

歯突起骨折

C2 骨折は，歯突起骨折あるいは歯突起を含む下方の骨折を示す．それにもかかわらず，これらの損傷は歯突起骨折の type Ⅰ～Ⅲ と呼称されている．type Ⅰ骨折は歯突起の上端部分のみを含む骨折である．type Ⅱ骨折は歯突起が椎体に移行する歯突起の基部を含む骨折である．type Ⅱa 骨折は粉砕した type Ⅱ骨折である[22]．type Ⅲ骨折は C2 椎体を含み，歯突起の付着部（基部）を含む骨折である（図 11-11 ～ 13）[22]．

◆ 疫学
C2 骨折は頸椎骨折の約 20％ を占めている[23]．Greene らによると C2（軸椎）骨折の 340 人のうち歯突起骨折は 59％ に発生していた[23]．これらによると type Ⅱ骨折が最も多かった（199 人の歯突起骨折のうち 120 人，60％）．type Ⅰ骨折はわずか 2 人であった[23]．50 歳以上の患者は type Ⅱ骨折となる傾向がある一方，若年者で type Ⅲ骨折となる傾向があった[23]．受傷機転は自動車事故，転落，飛び込みによる損傷であった[22,23]．

◆ 臨床像
患者には受傷後より頸部痛が存在する．これらは顔面外傷による影響もある．脊髄損傷の存在により，骨折部の転位が悪化する可能性がある[22]．

◆ 病態生理学
歯突起骨折の原因となるメカニズムとしては，過伸展と同様に前方から後方，あるいは後方から前方への剪断/無回転の外力による損傷であることが示唆されている[10]．横靱帯の安定性については，考慮すべき重要な要素であり，同様の受傷機転で損傷される可能性がある[23]．type Ⅱ骨

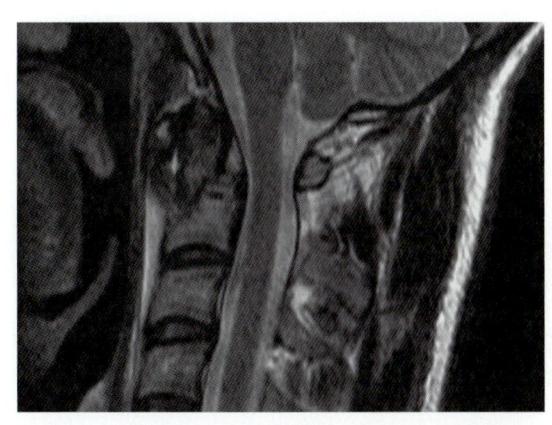

・図11-13　typeⅢ歯突起骨折であり十字靱帯損傷を伴っている．T2強調矢状断MR像にて，歯突起骨折と歯突起の前方転位を示している．この患者はまた十字靱帯損傷も伴っている．傍椎体の軟部組織の腫脹も認める．

折は他の歯突起骨折に比べて偽関節となる確率が高い．

◆ 画像
CT

単純X線撮影は傍椎体軟部組織の腫脹や，C1前弓からの歯突起の解離，C2の歯突起基部の屈曲変形，あるいは骨折線の存在を示す可能性がある[14]．これらはすべて同定されて描写される必要がある[15]．粉砕のある歯突起骨折は手術による固定が必要となる[23]．6 mm以上の歯突起骨折部の転位は，通常横靱帯の損傷を示唆しており，手術による固定が必要である[23]．環軸椎解離においては，環椎歯突起間距離の測定が，靱帯損傷の有無を評価するのに役に立つ（図11-13参照）[15]．急性外傷による骨折を歯突起骨（os odontoideum）と鑑別する必要がある．歯突起骨は，歯突起骨折が骨皮質の破綻を示す一方で，通常，骨硬化，皮質骨化した辺縁を認める[6]．

MRI

MRIは横靱帯の損傷あるいは破綻について十分に評価することができる．これにより治療方針が決定することもある．多くの歯突起骨折は創外固定が使用される．しかしながら，同時に横靱帯損傷も合併している場合は，通常手術による固定が必要とされる[23]．

◆ 外傷性のC2分離すべり

外傷性のC2分離すべりは，C2関節突起間部の骨折によって生じる．この骨折はまたhangman骨折やhangee骨折とよばれる．この損傷は通常，LevineとEdwardsの分類あるいはFrancisらの分類によって分類されている[23]．Levine分類は，初期のEffendiの分類を改良したものであり，外傷性の分離すべり症を4つのパターンと受傷機転に分類している（図11-14）[24]．

Francisらの分類によると，損傷の程度について記載しており，C2-3の間の角状変形と同様に，C3に対するC2の前後方向への転位の程度を測定する方法が示されている[23,25]．classⅠでは3.5 mm未満の転位で，11°未満の角状変形である．classⅡ損傷は同様の転位の程度であっても11°以上の角状変形を生じるものである．classⅢ損傷は3.5 mm以上の転位があるが，C3前後径の50%に達しないもので，かつ11°未満の角状変形となるものである．classⅣ損傷は，同程度の転位があるが，11°以上の角状変形を生じるものである．classⅤ損傷は椎間板の破綻を合併している[25]．しかしながら，すべての外傷が容易に，既存の分類のシェーマに分類されるわけではない．

◆ 疫学

Greeneらによると，340名のC2骨折のうち22%がhangman骨折であった[23]．Francisらの分類のなかで最も多かったのは，classⅠであり74名の患者のうち65%が軸椎の外傷性すべりに伴うものであった[23]．受傷機転は，交通事故，飛び込み，転落などであった[22,23]．

◆ 臨床像

これらの患者の典型的な症例には頸部痛が存在する．神経損傷の頻度は6～57%とさまざまな報告がある．また，損傷の重症度は，軽度の排尿障害から，神経根損傷で麻痺に至るものまでさまざまである[22]．神経損傷は不安定型の骨折やC1骨折においてより多く認められる[22]．

◆ 病態生理学

これらのC2骨折の原因として，その他の受傷機転が働いていると仮定され，他の研究者からこの損傷について違う分類が提案された[22]．Effendi分類を改良したLevineとEdwardsの分類によると，typeⅠ損傷は過伸展と軸圧外力が関係している．typeⅡ損傷は，初めに過伸展と軸圧が加わり，続いて前方屈曲と圧迫力を生じる．typeⅡa損傷は屈曲と伸展外力が関係しており，typeⅢ損傷は屈曲と圧迫外力が関係している（図11-14参照）[24]．骨折の外観と，骨片の転位あるいは角状変形が，受傷機転を示唆

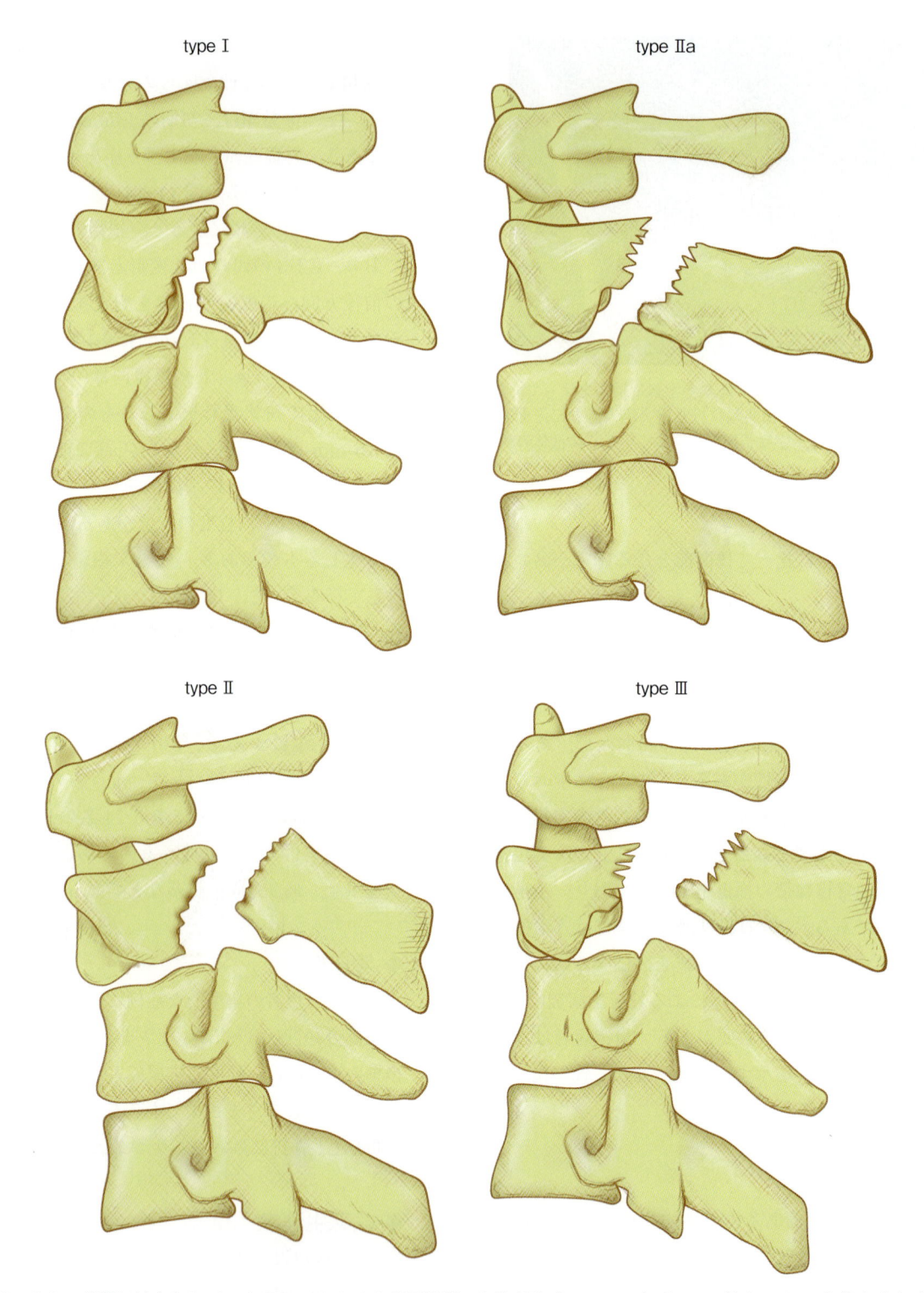

• 図 11-14　Effendi らの分類に対する Levine と Edwards による修正分類．角状変形（angulation）は C3 に対する C2 の角状変形を示す．偏位（translation）は C3 に対する C2 の水平方向への転位を示す．type I―3 mm 以下の転位，角状変形なし．type II―角状変形を伴う転位．type IIa―軽度の転位を伴う角状変形．type III―椎間関節脱臼を伴う転位と角状変形．（Levine AM, Edwards CC. The management of traumatic spondylolisthesis of the axis. J Bone Joint Surg Am 1985; 67: 217-226 より改変）

している[24]．

「hangman 骨折」あるいは「hangee 骨折」の呼称の起源は，司法の絞首刑であり，結び目が下顎に設置されるため過伸展外力が増加する[10]．外傷性の脊椎すべりに対して初期に示された受傷機転とは対照的に，オトガイ下の結び目により過伸展と伸長力が作用するというのが有力な受

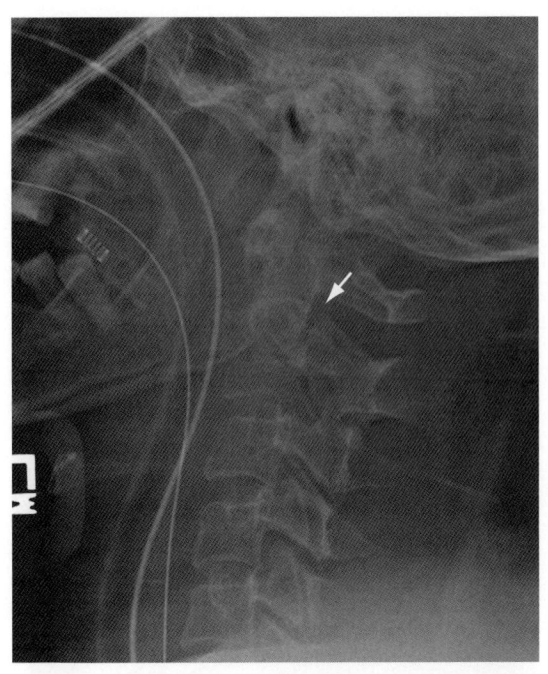

・図 11-15 C2 の外傷性脊椎すべり症である．側面の X 線像では両側の関節突起間の骨折を認めるが，その転位は軽度である（矢印）．

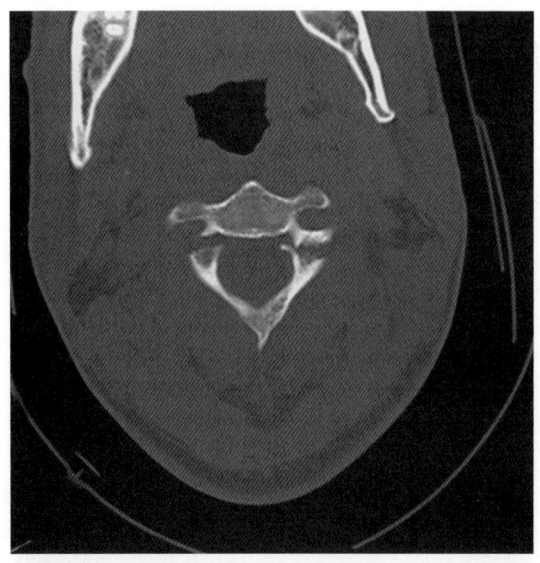

・図 11-16 C2 の外傷性脊椎すべり症である．CT 水平断では両側の関節突起間の骨折と中等度の転位が認められる．右側の骨折は椎間孔部を含んでいる．

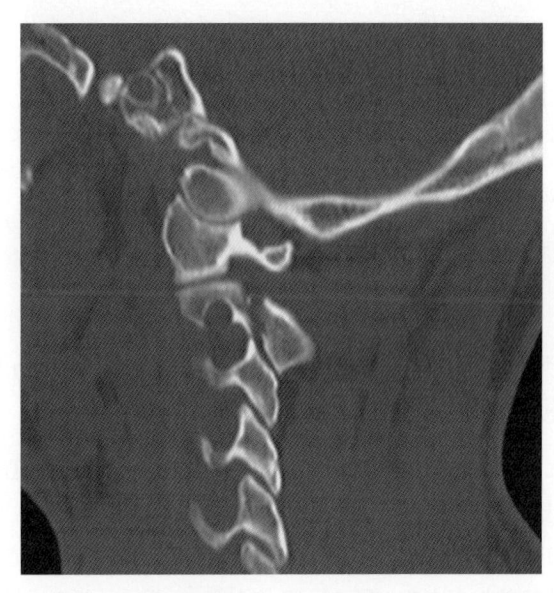

・図 11-17 C2 の外傷性脊椎すべり症の症例（図 11-16 と同患者）．CT の傍矢状断では，関節突起間から椎間関節に至る骨折を認める．

傷機転である[10]．

◆ 病理

合併する骨折の多くは C1 骨折であるが，C3 あるいは隣接する椎体の棘突起にも影響がある[22,23]．過伸展外力は顔面にも伝導するため，軟部組織の損傷や顎顔面の骨折が発生することがある．

◆ 画像

CT

傍椎体軟部組織の腫脹は脊椎損傷の二次的なサインとして役に立つ（図 11-15 〜 17）．hangman 骨折は，C2 の関節突起間部の骨折であり，C2 の椎体まで骨折線を認めることがある．C3 に対する C2 の転位あるいは角状変形の程度はさまざまであり，椎間関節の脱臼を伴う可能性がある[15,26]．C2-3 の椎間板腔は拡大している[26]．たとえ Effendi 分類あるいは Francis らの分類に分類されたとしても，Greene らによると重度の grade の損傷は典型的には外科的固定術を必要とするとされている[23]．

MRI

MRI は軟部組織の損傷を直接的に証明する．C2-3 椎間板への損傷は，T2 あるいは STIR 画像での椎間板の信号強度の増強が明白である．椎間板内での出血は，T1 強調像での信号強度の増強として示される．椎間関節の脱臼を伴う場合，椎間関節の損傷があり，後方靱帯複合体や前方あるいは後縦靱帯の損傷を伴っている可能性がある．まれに，脊髄損傷や浮腫あるいは出血や神経根損傷を伴うことがある[22]．

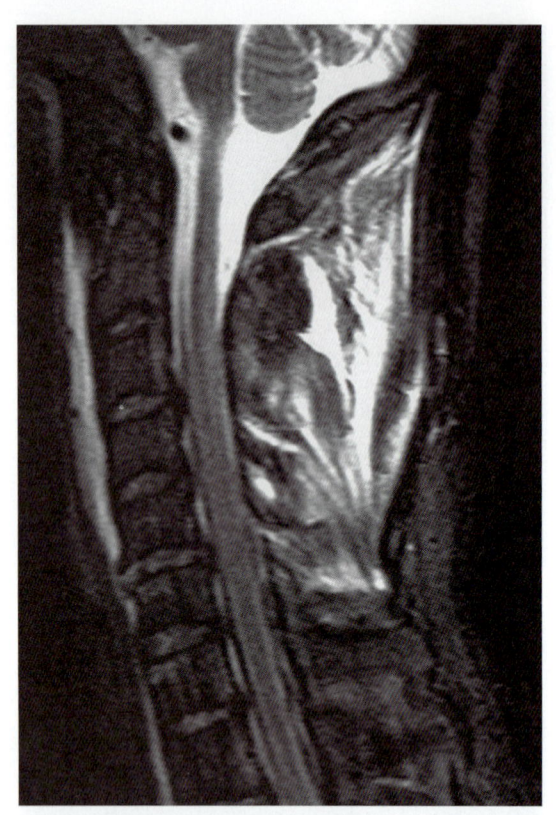

- **図 11-18** 前縦靱帯損傷を伴う過伸展損傷．STIR像の矢状断では，びまん性の傍椎体軟部組織の浮腫性変化を認める．C5-6高位では前縦靱帯の損傷と椎間板の高輝度変化を認め，椎間板損傷の所見と考えられる．同様に後方靱帯複合体の高輝度変化があり，損傷と考えられる．

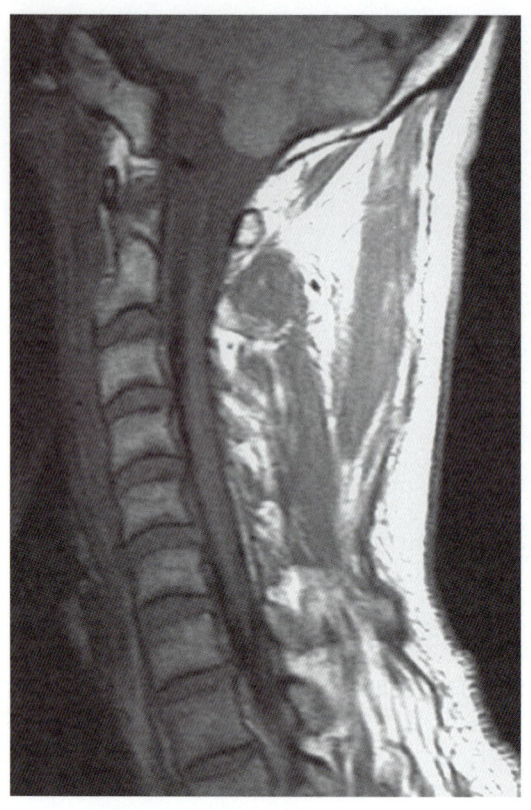

- **図 11-19** 前縦靱帯断裂を伴う過伸展損傷（図11-18と同一患者）．T1強調矢状断MR像では傍椎体軟部組織の腫脹を認める．前縦靱帯損傷は同定されるが，椎間板損傷は認められない．

下部頸椎の過伸展損傷と過伸展 teardrop 型損傷

これらの損傷は頸椎の伸展と関連している．外力の程度が低ければ，靱帯性捻挫のみとなる．外力が大きくなると，より大きな損傷が発生し，前縦靱帯の損傷や脱臼を引き起こす可能性がある（図11-18, 19）[26, 27]．椎弓骨折や，椎根椎弓解離の骨折などの外傷は，過伸展脱臼として知られてる．

◆ 疫学

頸椎の過伸展損傷は，典型的には前頭部の外傷や追突事故などにより生じることが多い[27]．高齢者の患者は，変性疾患により自由な脊柱伸展の可動域制限があるため，過伸展損傷の危険性が増大する[26]．

◆ 臨床像

臨床所見は，過伸展外力の程度によって変化する．高齢者においては，teardrop型の過伸展損傷はより小さな外力で発生するが，多くは軸椎（C2）に発生し，脊髄損傷や神経根損傷は合併しない[6, 26]．C2以下の，椎体の過伸展teardrop型損傷と過伸展脱臼は，通常，神経損傷とくに"中心性脊髄症候群（central cord syndrome）"を併発する[10, 26]．この症候群は，（1）下肢に比べて上肢でより強い運動障害を生じる，（2）温痛覚の消失はあるが，触覚の低下は認めないこと，（3）神経損傷の進行がある場合は膀胱機能障害と下肢運動麻痺を生じる[10]．

椎弓や椎弓根骨折のような軸椎下の過伸展損傷のその他のタイプにおいては，骨片が脊柱管内に迷入したり，椎弓根椎弓骨折による分離が発生しないかぎりは，通常は神経損傷を合併しない．

◆ 病態生理学

高齢者における過伸展のteardrop型損傷を除外すると，過伸展外力により通常，下位頸椎，とくにC5-6レベルでの損傷が生じる[10, 27]．過伸展外力が増大すると，損傷をうける組織もまた増大する．最初に傍椎体の軟部組織が損傷され，続いて前縦靱帯と椎間板が損傷される．これらはお

第 11 章　脊柱の外傷　233

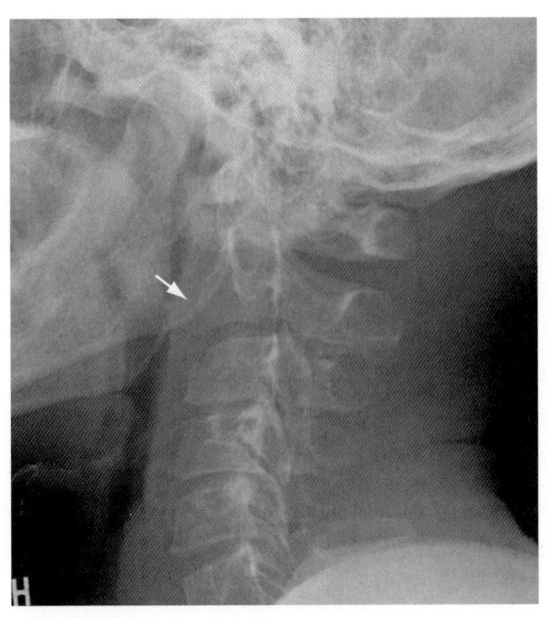

• 図 11-20　過伸展 teardrop 型損傷．X 線側面像では C2 の前下方の小さな三角骨片を認める（矢印）．

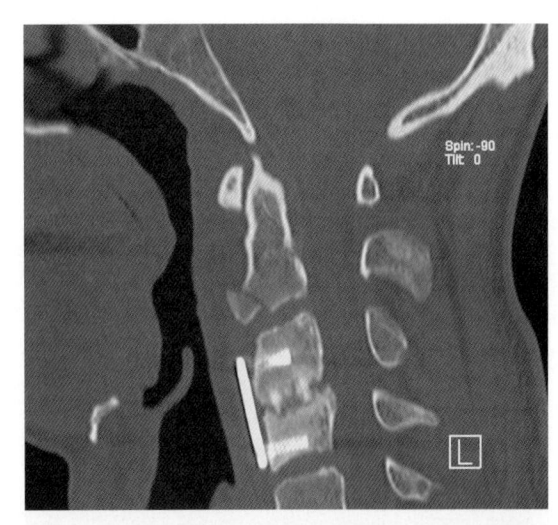

• 図 11-21　過伸展 teardrop 型損傷（図 11-20 とは別の症例）．CT 矢状断では，歯突起の前下方に，小さく軽度転位した三角骨片を認める．この症例では以前に C3-4 の前方固定が施行されている．

そらく椎間板ヘルニアであり，椎間板は終板から剥離している[27]．より大きな外力により 3 つの支柱に損傷が及ぶと，過伸展脱臼が引き起こされ，骨折および脊髄損傷が発生する可能性がある．椎弓骨折は屈曲と圧迫外傷により引き起こされることが多いが，その他の過伸展損傷においても認められることがある[26]．椎弓根椎弓骨折分離は椎弓根と椎弓に損傷が及んでおり，椎間関節部を残りの椎体から分離する損傷である[26]．椎弓根椎弓骨折は，不安定型損傷であり，前縦あるいは後縦靱帯への損傷や後方の靱帯複合体への損傷を併発することもある[26]．

◆ 病理

　これらの損傷が前額部への外力で発生する場合，顔面外傷を併発する可能性がある．

◆ 画像

CT

　過伸展の teardrop 型損傷は，高齢者では多くが C2 に発生するが，より若年者では下位頸椎に発生する[6]．典型的には，前縦靱帯を介した裂離により，椎体前下方に骨片を生じる（図 11-20，21）[26]．前後方向よりも頭尾側方向への，"垂直の"骨片となることが多い[26]．軸椎下の teardrop 型損傷では通常，椎体前面の軟部組織の腫脹や出血を示す[6, 26]．

　重度の過伸展脱臼損傷のあとには，脊柱支柱は自然に

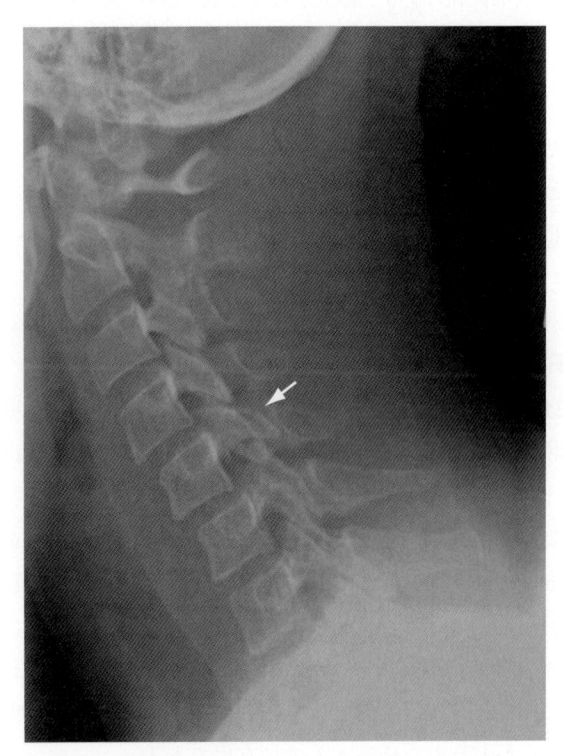

• 図 11-22　椎弓根椎弓分離骨折の症例．単純 X 線側面像で第 5 頸椎の椎間関節部の異常な回旋（転位）を認める．

整復され，外傷の重症度が隠されることがある．過伸展損傷の微細な徴候として，受傷高位の椎間板の前方開大（anterior gaping）や傍椎体の軟部組織の腫脹があげられる[26, 27]．過伸展損傷によって生じる骨片の多くは，水平面での骨折を呈しており，頭尾側方向よりも前後方向へ長い骨折を認める．このことは，過伸展 teardrop 型損傷の所見とは反対の所見を呈することを示す[26]．

　椎弓骨折や椎弓根椎弓分離骨折は，CT により容易に診

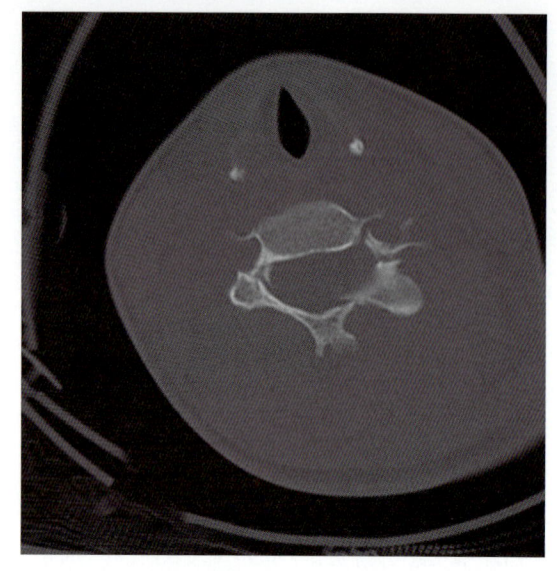

• 図11-23 椎弓根椎弓離開骨折（図11-22とは別の症例）．CTの水平断では左側の椎弓と椎弓根の粉砕骨折を認め，椎弓根椎弓離開骨折をきたしている．骨折は横突孔の骨折を合併している．右の椎弓根にも骨折を認める．

断される[26]．これらの骨折においては，骨片の正確な把握と，骨片により神経椎間孔あるいは脊柱管が狭窄をきたしていないかを評価することが必須である（図11-22, 23）[26]．

MRI

MRIは，椎間板や靱帯および脊髄を含む軟部組織損傷を評価するのに非常に有用である[27]．損傷した椎間板は，T2強調像あるいはSTIR画像での高信号変化により明白となる．椎間板内の出血はT1強調像での高信号領域を呈することがある．MRIにより椎間板ヘルニアや脊柱管狭窄が視覚化される．

椎弓根椎弓分離骨折においては，MRIは前縦靱帯あるいは後縦靱帯，後方靱帯複合体，椎間関節の損傷が合併しているかどうかを確認するのに有用である．

下部頸椎の過屈曲損傷

過屈曲損傷は，C2以下の頸椎に対して屈曲外力が加わることによって生じる．はじめは，外力がかかることで後方の靱帯複合体のみに損傷が生じるか，単純圧迫骨折を生じる．大きな外力が加わると，脱臼や屈曲teardrop型損傷を含む不安定な靱帯と骨性の損傷を生じる．これらには，後方靱帯複合体の損傷，圧迫骨折，片側椎間関節脱臼，両側椎間関節脱臼，屈曲teadrop型損傷などが含まれる．

◆ 疫学

受傷機転は交通外傷，飛び込み，転落などである[28]．

◆ 臨床像

臨床所見は外傷の重症度によってさまざまである．後方靱帯複合体の捻挫や単純圧迫骨折などの単独損傷は，安定型であり，頸部痛のみが臨床症状となることがある．片側椎間関節脱臼は，通常神経脱落所見はきたさないが，まれに神経根損傷や椎間板損傷と関連することがある[6,29]．

屈曲teardrop型損傷や両側椎間関節脱臼では典型的には重度の神経学的脱落所見を合併する．屈曲teardrop型損傷の一型は"前部脊髄症候群（anterior cord syndrome）"とよばれる[10,28]．この病態は四肢麻痺と知覚障害を呈し，触覚および温痛覚の消失があるが，位置覚と振動覚は保たれている（脊髄後索を走行するため）[10,28]．屈曲teardrop型損傷の45例の報告では，Kimらはわずか13%（6/45）が神経学的に正常であったと報告した[28]．麻痺が発生した症例は，56%が四肢完全麻痺，31%が不全四肢麻痺であった[28]．

◆ 病態生理学

屈曲損傷は下位頸椎に発生する傾向がある．単純な圧迫骨折は，椎体前方部分の屈曲損傷を含む外傷である[10]．さらに屈曲および伸長外力が作用すると，その結果として，両側の椎間関節脱臼や屈曲teardrop型損傷が発生する．両側椎間関節脱臼は，後方靱帯複合体や椎間関節，後縦靱帯，椎間板そして前縦靱帯などの軟部組織や靱帯構造のほとんどを含む重度の損傷である[6,29]．屈曲teardrop型損傷は，3つすべての支柱の軟部組織と靱帯を含む損傷である[6]．片側椎間関節脱臼の生じるメカニズムは，過屈曲および伸長外力に回旋外力が作用して発生するといわれている[29]．片側椎間関節脱臼は，典型的には後方靱帯や椎間板，関節包と前縦靱帯を含む損傷である[6]．

◆ 画像

CT

後方靱帯複合体の損傷は通常，棘間距離の開大を示す．

単純圧迫骨折はCTで前方椎体高の低下を伴う椎体の圧壊を示す（前方楔状変形）．

片側あるいは両側椎間関節脱臼があると，片側あるいは両側の椎間関節が"むき出し（uncovered）"の状態となる（図11-24）[6]．片側椎間関節脱臼であれば，損傷したレ

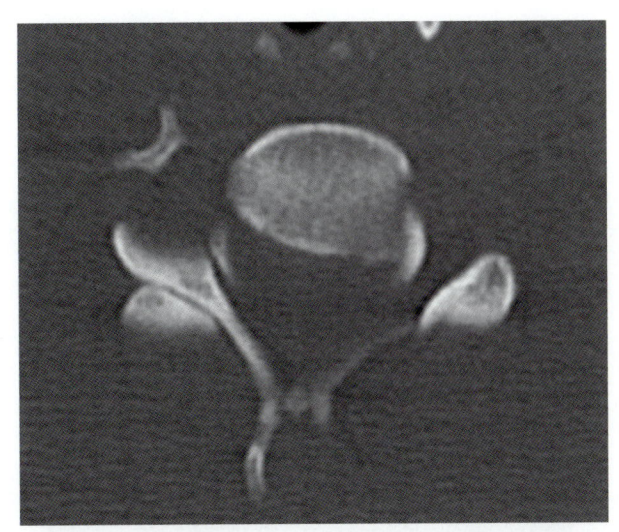

• 図11-24 片側椎間関節脱臼．CTの水平断では片側椎間関節脱臼を呈しており，右の椎間関節が"むき出し(uncovered)"の状態となっている．

ベルで椎体の50%以下の脱臼となることが多いが，一方で両側椎間関節脱臼の場合は，多くが50%以上の前方脱臼を示す[6]．どちらのタイプも椎間関節の骨折と関連している[6]．

屈曲teardrop型損傷では椎体の前下方を含む三角の骨片を生じる．損傷した椎体後方部分の後方への転位を生じ，損傷高位尾側の椎間板腔の後方部分は狭小化し，受傷椎体の下関節突起と尾側椎体の上関節突起とのあいだは開大する．そして受傷高位での後彎変形と損傷高位より頭側の頸椎椎体の後方転位を認める（図11-25）[28]．

MRI

MRIは軟部組織と靱帯損傷を直接的に呈示する．後方靱帯複合体の損傷では，複合体の大部分が，T2強調像あるいはSTIR画像にて信号の増強を認め，組織の浮腫を示す．片側あるいは両側の椎間関節脱臼や屈曲teardrop型損傷では，椎間板や前縦あるいは後縦靱帯，後方靱帯複合体そして椎間関節の損傷を認める（図11-26～29）．しかしながら，個別の靱帯損傷がMRIでつねに簡便に確定できるというわけではない[29]．

特殊検査

椎骨動脈損傷は椎間関節脱臼や脱臼骨折に関連してみられ，血栓/塞栓症あるいは解離をきたす[16]．それゆえにこのような症例ではMR血管造影，CT血管造影，通常の血管造影が必要となる．

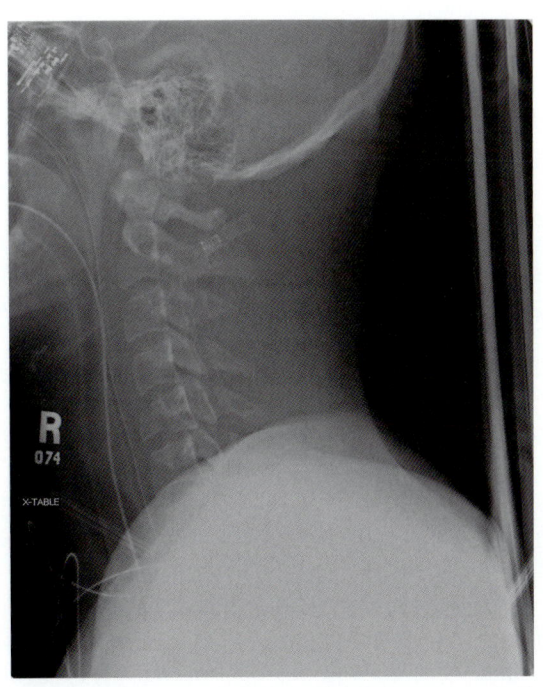

• 図11-25 屈曲teardrop型骨折．X線側面像では，C5の前下方の辺縁を含む三角骨片を認め，椎体後方部分の後方転位を伴っている．傍椎体軟部組織の腫脹があることに留意が必要である．

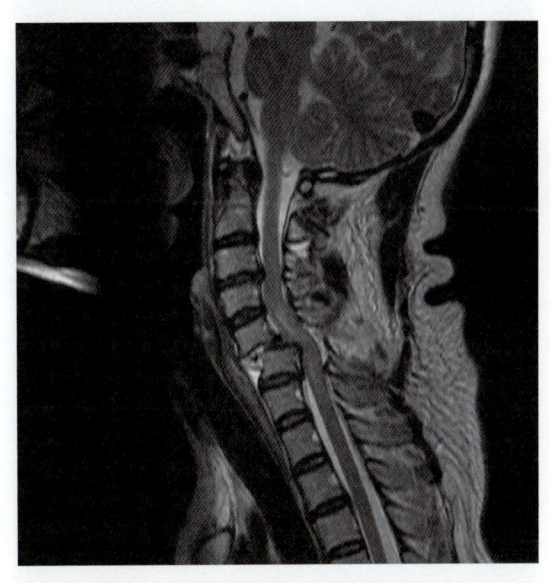

• 図11-26 両側椎間関節脱臼．T2強調矢状断像ではC6に対してC5が前方脱臼を呈している．前縦靱帯，後縦靱帯は断裂している．傍椎体軟部組織と後方靱帯複合体に異常な高信号領域を認める．また脊髄内の浮腫/挫傷の所見を認める．

椎骨動脈損傷

鈍的外傷により生じる椎骨動脈損傷は，血栓/塞栓症，解離，そして仮性動脈瘤の形成などに分類される．他の名称としては，椎骨動脈血栓/塞栓症，椎骨動脈解離，そして椎骨動脈偽動脈瘤などがある．

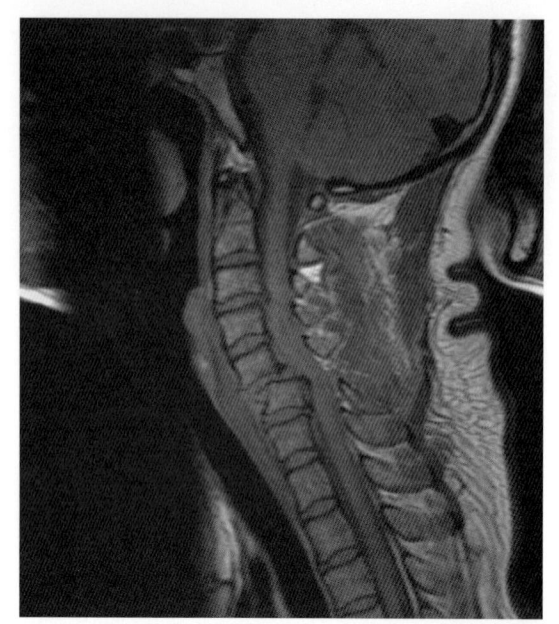

・図 11-27 両側椎間関節脱臼（図 11-26 と同一患者）．T1 強調矢状断 MR 像では，C5 前方脱臼を示しており，靱帯断裂を伴っている．

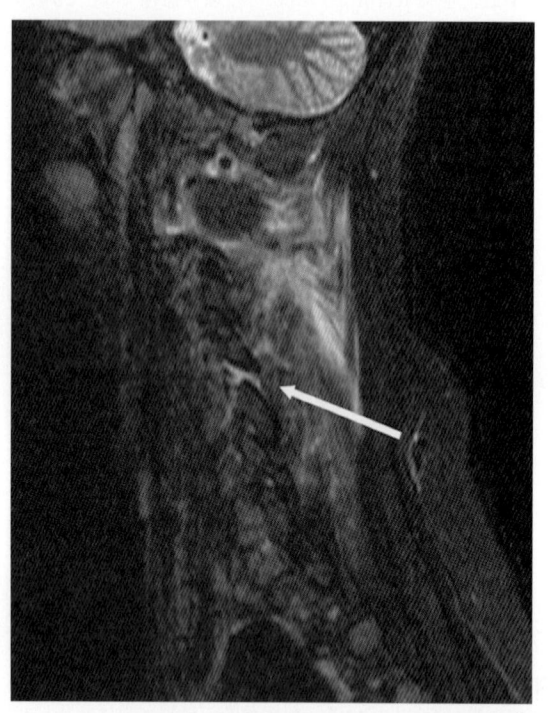

・図 11-28 過伸展損傷．傍正中での STIR 画像の矢状断では，後方靱帯複合体と椎間関節の浮腫を示しており，椎間関節の亜脱臼を認める（矢印）．

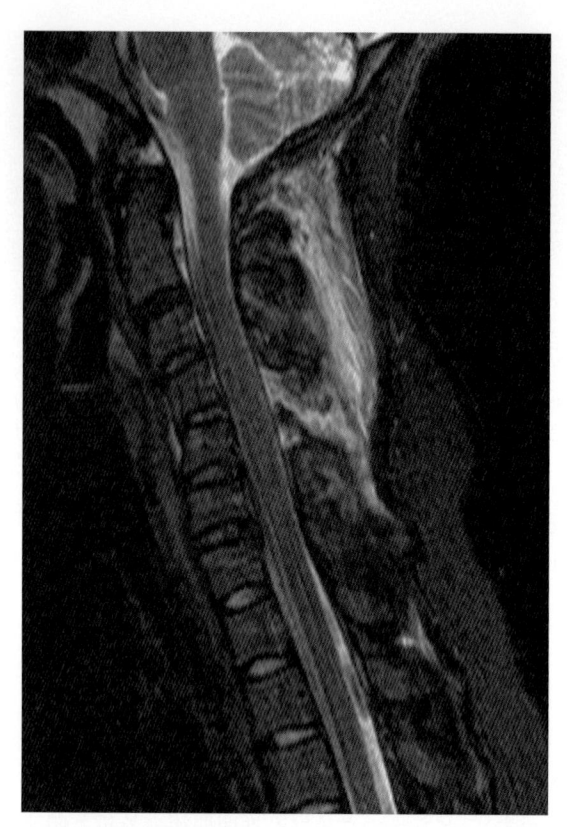

・図 11-29 過伸展損傷（図 11-28 と同一患者）．STIR 画像の矢状断では後方靱帯複合体の損傷を示し，傍椎体軟部組織の腫脹と中位頸椎での局所後彎を呈している．

◆ 疫学

頸椎損傷は椎骨動脈損傷との関連性がある．外傷の重症度が増加すると，椎骨動脈損傷のリスクも増大する[7]．頸椎損傷後の椎骨動脈損傷の頻度は 19 〜 75% とされており過去の研究によると，特定の頸椎損傷のタイプに依存する[30]．たとえば脱臼外傷においては，動脈損傷のリスクは明らかに増大する[16]．MR 血管造影により，鈍的外傷に 13 〜 16% の割合で生じる可能性がある椎骨動脈の血栓を同定することができる[7,30]．しかしながら，MR 血管造影の真の正確性については明らかにされていない[7,30]．椎骨動脈損傷は，頸椎骨折と同様の受傷機転で生じ，交通事故，首つり，飛び込み，転落などによって生じる．しかし椎骨動脈損傷は軽微な外傷，たとえばカイロプラクティック関連や痙攣によっても生じたと報告されている[16,30]．

◆ 臨床像

片側の椎骨動脈損傷は，通常は神経脱落所見を認めないが，両側椎骨動脈損傷は，脳卒中や死亡の原因となる[30]．Ren らは，片側の椎骨動脈損傷が生じた場合は，厳密なモニタリングを行うことを推奨しており，これは血栓が後方の血液循環に入り，塞栓をきたす可能性があるからである[30]．神経所見としては，典型的には後方の血液循環不全による失調やめまい（dizziness）を生じる[7,30]．診断については，非常に軽微な臨床徴候について疑いをもち，正しく判断を行わなければ見落とされる可能性がある[30]．

◆ 病態生理学

　非貫通性の外傷による受傷機転は，血管の伸張や血管が裂けることによって生じると考えられている[30]．血管損傷においては，いくつかの部位にて血管の脆弱性を生じる部位があり，C6の横突孔や環椎，そして環椎と大後頭孔とのあいだである[16]．脱臼骨折や伸展損傷において，骨折線が横突孔に及ぶ場合は，血管損傷のリスクが増大する[16]．反対側の椎骨動脈の血流が保たれていれば，片側の血管損傷に神経脱落所見を伴うリスクは低いと考えられている[16]．

◆ 病理

　血管外傷により，内膜と中膜が損傷されることで血栓や塞栓症を引き起こすことがある[30]．

◆ 画像

超音波検査

　ドップラー超音波検査により，血流不全や血栓症を同定することが可能である．超音波検査は血管内腔の血栓や，血管壁の不整，あるいは解離した血管壁のフラップそのものを同定できる場合もある．

CT

　単純CTは椎骨動脈損傷のリスクがある患者に，損傷があるか同定することが可能である．しかし単純CTは椎骨動脈損傷の診断に対する有用性については限界がある．CT血管造影は椎骨動脈損傷の診断に使用され，ほかの造影を行う画像と同時に行われる．典型的な所見として，閉塞や解離，偽動脈瘤形成が認められる．

MRI

　非侵襲的なMR血管造影は椎骨動脈損傷のスクリーニング検査として役立つと考えられている．しかしながらいくつかのケースにおいてはその正確性は不十分であり，機械的損傷から生じるスパズムと区別するのは困難である[7, 30]．MR血管造影のテクニックは，2Dあるいは3DのMR血管造影と，造影MR血管造影を含んでいる（図11-30, 31）．

　もし椎骨動脈に血栓や解離の疑いがある場合，MRIのシークエンスを追加することが有用である．これらには脂肪飽和したT2強調水平断像や脂肪飽和あり／なしのT1強調水平断像が含まれる．解離の症例の場合，maximum

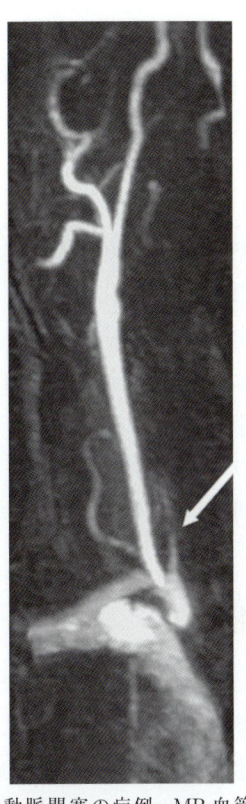

• 図11-30　右椎骨動脈閉塞の症例．MR血管造影から得られたMIP画像では，椎骨動脈分岐部での閉塞を示している（矢印）．この患者は椎間関節脱臼を併発していた．

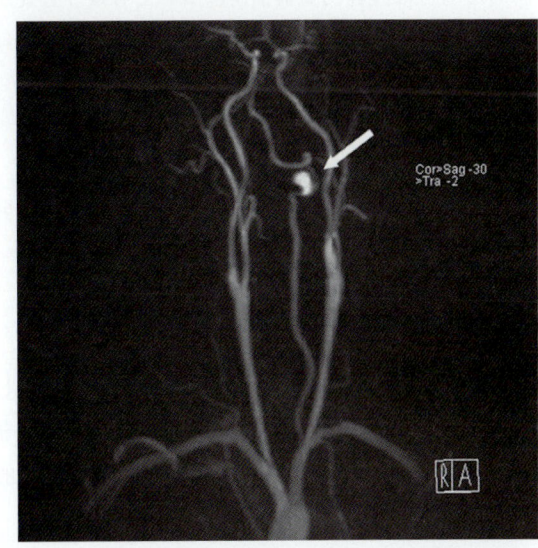

• 図11-31　左椎骨動脈の偽動脈瘤の症例．MR血管造影のMIP画像により左椎骨動脈から起始する囊状の偽性動脈瘤が示されている（矢印）．

intensity projection（MIP）画像により管腔の狭小化が示される．急性の血栓が偽腔に形成される場合，T1強調像（とくに脂肪飽和画像）により，三日月状の高信号領域が示される．同時に脂肪飽和のT1強調像あるいはT2強調水平断像において解離の血管壁のフラップが視覚化される．椎

骨動脈解離を認める場合，後方循環により供給される範囲に梗塞を生じていないかを確認するために脳のMRIを含める必要がある．

特殊検査

外傷による動脈損傷の危険がある患者は，通常の血管造影の手技により，内腔の狭小化，閉塞／血栓や，偽動脈瘤などの明らかな損傷の所見が示される可能性がある．通常のカテーテル手技による血管造影は，MR血管造影により見過ごされる微細な，しかし確実な異常を立証することが可能である[30]．また血管造影の利点としては，血管病変に対して迅速な血管内治療が行えることである．

Chance 型損傷

Chance骨折はlap belt fracturesと古典的に表現される，椎体から後方要素に至る横骨折である[3]．より一般的にはChance骨折の名称が使用されており，屈曲伸延損傷により骨性要素のみ，あるいは軟部組織のみ（まれである），もしくはその両者が損傷された状態である．Chance型骨折を認める場合は腹腔内臓器損傷についても疑う必要がある[31]．

◆ 疫学

Chance骨折は胸腰椎損傷の5〜15％を占めている．これらの胸腰椎骨折は自動車事故，転落そしてスポーツ外傷などによって生じる[3]．

◆ 臨床像

これらの患者にはさまざまな程度の腹部外傷が存在している可能性がある[31]．この損傷形態が，脊柱管および脊髄を含むすべての脊柱支柱を含んだ損傷であり，神経学的脱落所見が存在する可能性もある[31]．

◆ 病態生理学

受傷機転は屈曲伸延損傷である．典型的にはこれらの損傷は胸腰椎移行部に発生する[2]．Chance骨折は，横断面あるいは斜状面で生じる骨折であり，脊柱の3つすべての支柱を含む損傷であるために不安定型の骨折となる[2]．圧迫外力が棘突起や椎弓根に加わり，椎体を通り前方に拡大する．椎体の前上方部分が圧壊する場合もある[31]．この損傷は軸圧負荷による結果として起こる破裂骨折は区別されるべきある．Chance型損傷の特徴は，後方の靱帯および骨性構造物の破綻があるが，後方の椎体高は保たれるという点である[3,31]．しかしながら，BernsteinらはいくつかのChance型損傷において骨片の後方転位を伴う「破裂」骨片を認めたと報告した[3]．Grovesらは隣接椎の椎体損傷の頻度が高いことを報告している[31]．

◆ 病理

これらの損傷は傍脊柱筋から皮下組織にまで損傷が広がることがある[31]．

◆ 画像

CT

多面的に再構築されたCT画像により，骨折の状態と，棘間距離の離開や椎間関節の拡大などの所見より，合併する軟部組織損傷の所見が明らかとなる[3]．通常は，後方要素から椎体に至る水平面での骨折を認める．Chance骨折と破裂骨折との鑑別点は，Chance骨折では後方の椎体高が保たれており症例によっては増加している，という点である[31]．しかしながら，いくつかのChance型損傷においては破裂骨片が後方に転位していることがある[3]．

MRI

MRIは損傷範囲をより十分に示す．骨折部には"sandwich sign"（骨折線を含む血腫による低信号領域の頭側と尾側に，浮腫を示すT2高信号領域を認める）が同定できる（図11-32）[3,31]．典型的な所見としては，後方靱帯，および／あるいは骨性構造物の損傷に加えて椎体骨折と軟部組織損傷を合併している[31]．MRIにより椎間板ヘルニアや椎間板損傷，筋や皮下組織損傷，硬膜外の出血，これらと同様に脊髄損傷や出血の所見を同定することができる[31]．

胸腰椎の骨折

圧迫骨折は，前方椎体高の減少を伴っている[2]．破裂骨折は軸圧負荷によるものであり，前方椎体高の減少のみならず後方骨皮質の骨折と，骨片の後方転位を含んでおり後方の椎体高が減少する可能性がある[32]．脱臼骨折はより重度の外傷を伴っている．

◆ 疫学

圧迫骨折は胸腰椎移行部の損傷のなかでよく起こる骨折

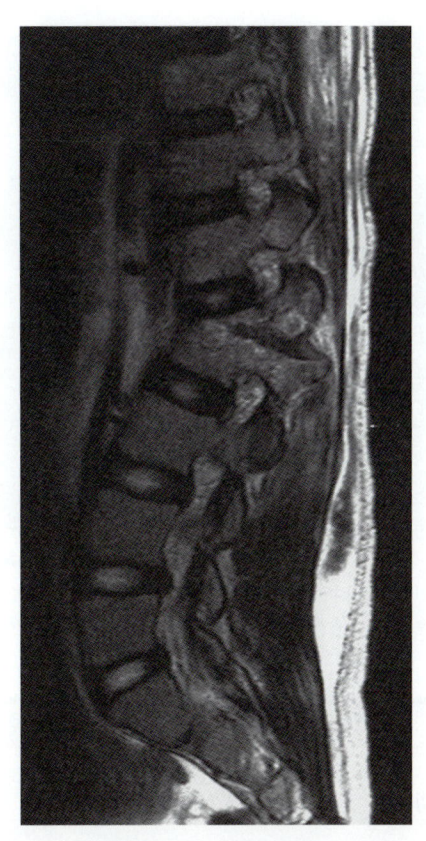

• 図 11-32　Chance 型損傷．T2 強調矢状断 MR 像にて，後方要素から椎弓根と椎体に達する水平面に生じた骨折とその周囲に浮腫を認め "sandwich sign" を示している．注目すべきは後方の椎体高は損傷時の伸延外力により増加してる点である．

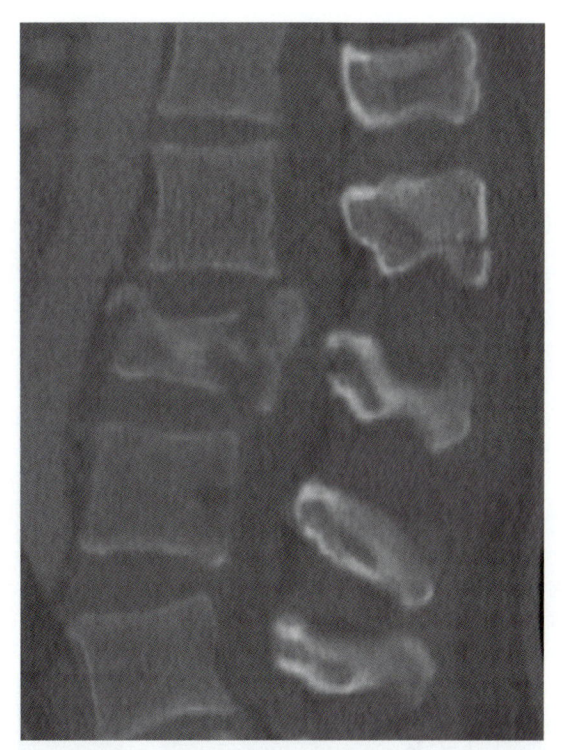

• 図 11-33　破裂骨折．CT は L3 の破裂骨折と骨片の脊柱管内への後方転位を示している．上位椎の棘突起骨折を認める．

である．破裂骨折は外傷による胸腰椎移行部損傷のうち，64〜81% を占めている[32]．脱臼骨折はまれであり，頻度は 3 % である．

◆ 臨床像

圧迫骨折では背部痛を生じる．破裂骨折や脱臼骨折のように外傷の重篤度が増すと神経損傷を発生する頻度が高い．

◆ 病態生理学

これらの損傷の典型的な受傷機転には，多様な屈曲角度と軸方向への圧迫力が影響している[2]．側方への外力が生じると，側方脱臼を含む違うパターンの屈曲損傷を生じる．

圧迫骨折は前方支柱単独の損傷であり，それゆえに安定型損傷といえる．これらが著明な後彎変形（＞40°）をきたすと不安定型損傷となる[2]．

破裂骨折は骨片の後方転位を伴う椎体の圧潰をきたす骨折である[32]．破裂骨折の分類については議論のあるところである[2,32]．外力がさらに大きくなると脱臼骨折をきたす．

胸椎は肋骨により安定化されており，胸腰椎移行部や腰椎に比べると骨折を生じるにはより大きな外力が必要となる[2]．胸腰椎移行部において骨折の頻度が増加するのは，この部位での脊椎可動性が大きいことが関与している可能性がある．

◆ 画像

CT

圧迫骨折は単純 X 線で容易に診断される．しかしながら，検者はより重度の外傷かどうかを鑑別するため，椎体の後方成分と後方要素について詳細に調べなければならない．CT は破裂骨折や脱臼骨折により生じる後方転位した骨片や脊柱管の状態を正確に描写する（図 11-33）[32]．脱臼骨折はときとして明らかであるが，自己整復された場合は軽微な変化しか生じないことがある．

MRI

MRI は圧迫骨折の評価として通常用いられる検査ではないが，良性骨折あるいは病的骨折の鑑別に有用である（図 11-34）[2]．破裂骨折においては，MRI により後縦靱帯の損傷，脊髄損傷，硬膜外血腫その他の椎間板ヘルニアを含む軟部組織損傷を同定することが可能である（図 11-35）[32]．

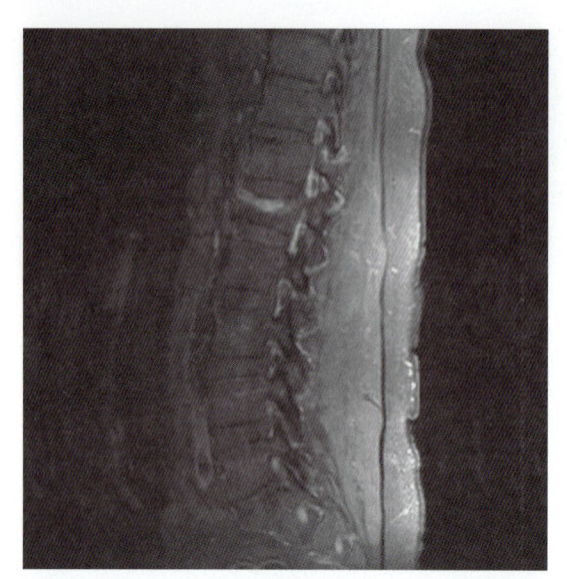

- 図 11-34 良性圧迫骨折．T2 強調矢状断 MR 像にて L1 椎体上方の信号増強を認め浮腫と考えられる

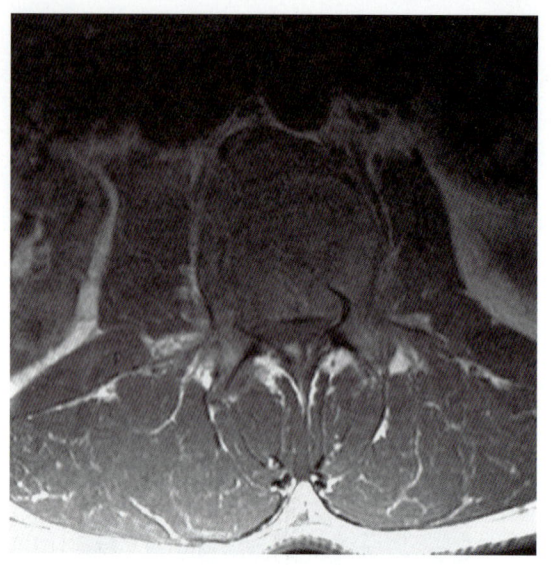

- 図 11-35 破裂骨折（図 11-33 と同一症例）．T1 強調水平断 MR 像にて後方転位した骨片により著明な中心性脊柱管狭窄を認める．

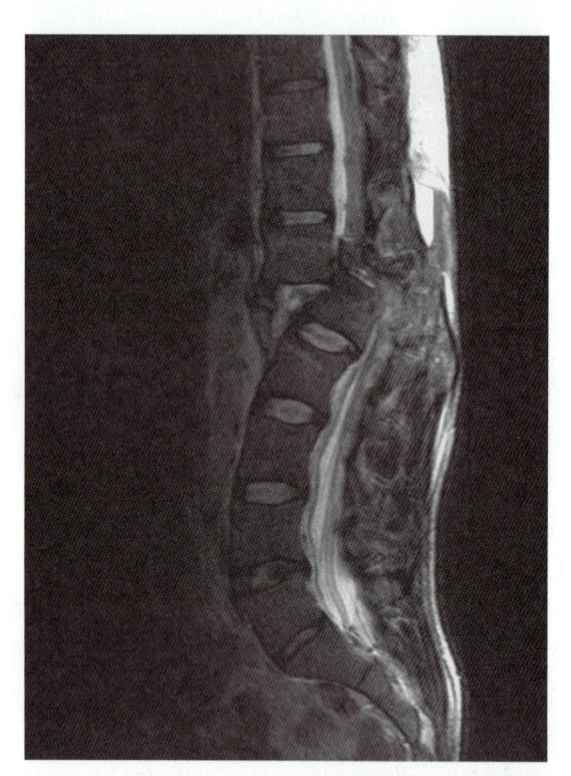

- 図 11-36 脱臼骨折．T2 強調矢状断 MR 像では L1 椎体が Th12 椎体に対して後方へ脱臼している．このレベルでの脊髄横断と，重度の靱帯損傷とすべての支柱に至る軟部組織損傷を認める．

脱臼骨折では脊髄損傷の範囲と同様に靱帯損傷を同定することが可能である（図 11-36）．

BOX 11-1　靱帯損傷と第 5 頸椎骨折の MRI 所見

- **病歴**
  自動車事故で受傷した 22 歳男性．
- **手技**
  T1 強調，T2 強調矢状断，STIR 像の矢状断と，T1 強調と T2 強調の水平断を撮影，造影は未使用．
- **所見**
  頭蓋頸椎移行部のアライメントは正常であった．C5 の 5 mm の前方すべりと局所後彎変形を認め，後縦靱帯の局所断裂を認めた．前縦靱帯はこのレベルでたわみを認めたが画像上は正常であった．血液や椎間板組織は，C5 椎体の後方で，硬膜外腔の腹側にある後縦靱帯の深部にあるため，脊髄の圧排はきたしていなかった．棘間の浮腫は C5-6 で認めた．同高位の椎間関節の拡大と STIR での異常信号変化を認めた．椎体前面の浮腫は C4-7 レベルに存在した．C5 椎体と椎弓根の骨折は，CT により容易に同定され，描出された．損傷レベルの頭側と尾側の後方傍脊柱筋群に広範囲の浮腫を認めた．C5-6 レベルで局所後彎により中等度の中心性脊柱管狭窄が認められ，同高位で，T2 強調像と STIR において脊髄内の信号強度上昇を認め浮腫が示唆された．
- **印象**
  - C5-6 に生じた後縦靱帯の局所断裂であり，これにより局所後彎と前方すべりを生じた．棘間靱帯断裂があり，前縦靱帯のたわみを認めた．
  - 既知の C5 骨折は CT により詳細に評価された．
  - C5-6 に小さな脊髄浮腫像を認めた
- **手術記録**
  手術は C4-6 の頸椎前方除圧固定が施行された．手術所見では，C5-6 の外傷性前方すべりと両側椎間関節の脱臼が認められた．両側の椎弓根粉砕と，外側塊分離骨折を認め，脊髄損傷を合併していた．

分析

頸椎では検者は頭蓋頸椎移行部と軸椎下脊椎離断（分離）

について考慮する．伸展外力による損傷には，環軸椎あるいは環椎後頭骨の亜脱臼や脱臼が含まれる（図 11-4，7 参照）．骨性の損傷には，Jefferson 破裂骨折や歯突起骨折や外傷性 C2 分離すべりを含む軸椎の損傷が含まれる．（図 11-10，11，16 参照）．軸椎以下の頸椎では，過屈曲損傷か過伸展損傷かの相違が重要であり，骨性そして軟部組織構造の損傷の形態に基づいて確定する（図 11-18, 29 参照）．

圧迫骨折と破裂骨折は脊柱支柱を通して起こることがある（図 11-33，34 参照）胸腰椎移行部では脱臼骨折と Chance 型骨折が生じる．腹腔内臓器損傷との関連性があるため，Chance 骨折はその他のタイプの損傷である破裂骨折とは区別される必要がある（図 11-32 参照）[31]．Box 11-1 に C5 骨折と靱帯損傷を生じた症例を呈示する．

キーポイント

- CT や MRI を利用することでさまざまな損傷を描出し，正確な診断を行うことが可能となる．
- 受傷機転を理解することは，損傷を正確に描出し，合併損傷を同定するのに有用である．
- 適切な治療に導かれるためには，（画像検査により）不安定型損傷を同定する必要がある．
- MRI は椎間板や靱帯，血管損傷などの軟部組織損傷を描出することが可能である．

参考文献

- Bagley LJ. Imaging of spinal trauma. Radiol Clin North Am 2006; 44:1-12.
- Cohen WA, Giaque AP, Hallam DK, et al. Evidence-based approach to use of MR imaging in acute spinal trauma. Eur J Radiol 2003; 48:49-60.
- Daffner RH. Controversies in cervical spine imaging in trauma patients. Semin Musculoskelet Radiol 2005; 9:105-115.
- Provenzale J. MR imaging of spinal trauma. Emerg Radiol 2007; 13:289-297.
- Sliker CW, Mirvis SE, Shanmuganathan K. Assessing cervical spine stability in obtunded blunt trauma patients: review of medical literature. Radiology 2005; 234:733-739.

文献

1. Hosalkar JS, Cain EL, Horn D, et al. Traumatic atlanto-occipital dislocation in children. J Bone Joint Surg Am 2005; 87:2480-2488.
2. Gray L, Vandemark R, Hays M. Thoracic and lumbar spine trauma. Semin Ultrasound CT MR 2001; 22:125-134.
3. Bernstein MP, Mirvis SE, Shanmuganathan K. Chance-type fractures of the thoracolumbar spine: imaging analysis in 53 patients. AJR Am J Roentgenol 2006; 187:859-868.
4. Daffner RH, Deeb ZL, Goldberg AL, et al. The radiologic assessment of post-traumatic vertebral stability. Skel Radiol 1990; 19:103-108.
5. Denis F. Spinal instability as defined by the three-column spine concept in acute spinal trauma. Clin Orthop Relat Res 1984; (189):65-76.
6. Harris JH, Harris WH. The Radiology of Emergency Medicine. Baltimore, Lippincott Williams & Wilkins, 2000.
7. Torina PJ, Flanders AE, Carrino JA, et al. Incidence of vertebral artery thrombosis in cervical spine trauma: correlation with severity of spinal cord injury. AJNR Am J Neuroradiol 2005; 26:2645-2651.
8. Demaerel P. Magnetic resonance imaging of spinal cord trauma: a pictorial essay. Neuroradiology 2006; 48:223-232.
9. Fisher CG, Sun JCL, Dvorak M. Recognition and management of atlanto-occipital dislocation: improving survival from an often fatal condition. Can J Surg 2001; 44:412-420.
10. White AA, Panjabi MM. Clinical Biomechanics of the Spine. Philadelphia, JB Lippincott, 1978.
11. Gregg S, Kortbeek JB, du Plessis S. Atlanto-occipital dislocation: a case study of survival with partial recovery and review of the literature. J Trauma 2005; 58:168-171.
12. Bucholz RW, Burkhead WZ. The pathological anatomy of fatal atlanto-occipital dislocations. J Bone Joint Surg Am 1979;61:248-250.
13. Deliganis AV, Baxter AB, Hanson JA, et al. Radiologic spectrum of craniocervical distraction injuries. RadioGraphics 2000; 20: S237-S250.
14. Harris JH. The cervicocranium: its radiographic assessment. Radiology 2001; 218:337-351.
15. Bono CM, Vaccaro AR, Fehlings M, et al. Measurement techniques for upper cervical spine injuries—consensus statement of the Spine Trauma Study Group. Spine 2007; 32:593-600.
16. Weller S, Rossitch E, Malek AM. Detection of vertebral artery injury after cervical spine trauma using magnetic resonance angiography. J Trauma 1999; 46:660-666.
17. De Beer JDV, Thomas M, Walters J, Anderson P. Traumatic atlantoaxial subluxation. J Bone Joint Surg Br 1988; 70:652-655.
18. Levine AM, Edwards CC. Fractures of the atlas. J Bone Joint Surg Am 1991; 73:680-691.
19. Isolated fractures of the atlas in adults. Neurosurgery 2002; 50 (Suppl):S120-S124.
20. Heller JG, Viroslav S, Hudson T. Jefferson fractures: the role of magnification artifact in assessing transverse ligament integrity. J Spinal Disord 1993; 6:392-396.
21. Dickman CA, Greene K, Sonntag V. Injuries involving the transverse atlantal ligament: classification and treatment guidelines based upon experience with 39 injuries. Neurosurgery 1996; 38:44-50.
22. Isolated fractures of the axis. Neurosurgery 2002; 50(Suppl): S125-S139.
23. Greene KA, Dickman CA, Marciano FF, et al. Acute axis fractures: analysis of management and outcome in 340 consecutive cases. Spine 1997; 22:1843-1852.
24. Levine AM, Edwards CC. The management of traumatic spondylolisthesis of the axis. J Bone Joint Surg Am 1985; 67:217-226.
25. Francis WR, Fielding JW, Hawkins RJ, et al. Traumatic spondylolisthesis of the axis. J Bone Joint Surg Br 1981; 63:313-318.
26. Rao SK, Wasyliw C, Nunez DB Jr. Spectrum of imaging findings in hy-

perextension injuries of the neck. RadioGraphics 2005; 25:1239-1254.
27. Davis SJ, Teresi LM, Bradley WG, et al. Cervical spine hyperextension injuries: MR findings. Radiology 1991; 180:245-251.
28. Kim KS, Chen JJ, Russell EJ, Rogers LF. Flexion teardrop fracture of the cervical spine: radiographic characteristics. AJR Am J Roentgenol 1989; 152:319-326.
29. Vaccaro AR, Madigan L, Schweitzer M, et al. Magnetic resonance imaging analysis of soft tissue disruption after flexion-distraction injuries of the subaxial cervical spine. Spine 2001; 26:1866-1872.
30. Ren X, Wang W, Zhang X, et al. The comparative study of magnetic resonance angiography diagnosis and pathology of blunt vertebral artery injury. Spine 2006; 31:2124-2129.
31. Groves CJ, Cassar-Pullicino VN, Tins BJ, et al. Chance-type flexiondistraction injuries in the thoracolumbar spine: MR imaging characteristics. Radiology 2005; 236:601-608.
32. Petersilge CA, Emery SE. Thoracolumbar burst fracture: evaluating stability. Semin Ultrasound CT MR 1996; 17:105-111.

第12章

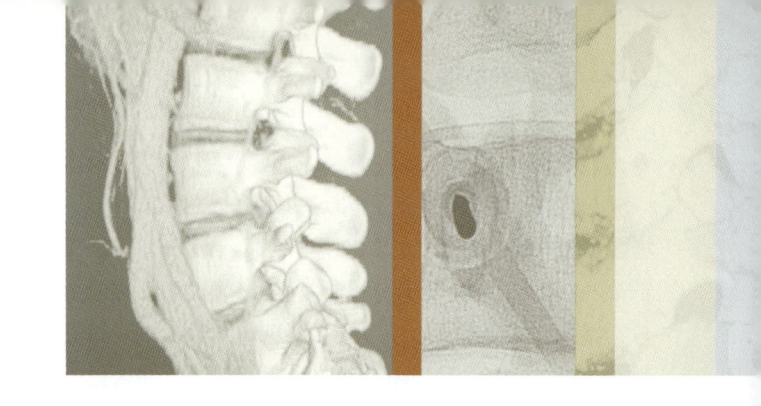

脊髄損傷

Matthew F. Omojola

　脊髄外傷は脊髄に対して過大な外力が作用して生じ，脊髄に対して外力がかかった結果として生じる．外傷性脊髄損傷（spinal cord injury：SCI）は脊柱に対する急性の直達外力によって生じ，その結果，椎体の骨折や脱臼，椎間板や靱帯の破綻，脊髄周囲の血管の断裂や閉塞により，脊髄外浮腫（extra-axial collection）や血腫を生じる．これらの過程により，脊髄の圧迫や挫傷，伸張や断裂が生じる可能性がある．非外傷性のSCIは，受傷前から存在するその他の疾患を基盤として生じる可能性があり，これらの疾患には新生物や血管奇形，炎症性疾患，変性疾患，そして放射線後障害などがあげられる．この章で強調したいのは，脊髄に対する外傷が生じた場合は，脊髄損傷が起こる可能性が高いということである．

　脊髄に対する血行支配への損傷は，脊髄の虚血や梗塞を引き起こし，その一方で髄外血管損傷においては，脊髄外血腫（extra-axial hematoma）を生じ脊髄圧迫をきたす可能性がある．SCIのいくつかのケースにおいては，単純X線やCT検査において骨性の損傷を認めないことがある．これらの症例は，"X線学的異常のない脊髄損傷（spinal cord injury without radiographic abnormality：SCIWORA）"とよばれている．SCIWORAの症例においてはMRIにて脊髄損傷の確証を得る必要がある．SCIWORAは，骨性に未成熟な可動性や弾性をもつ脊柱に発生することが多いため，若年小児や青年期に生じることが多いが，成人にも認められることがある[1,2]．

◆ 疫学

　米国では，毎年10,000〜11,000の外傷性SCIが発生している[3,4]．この数字は過去20年間で少し上昇している[3,4]．受傷時の平均年齢は，1973〜1979年調査時が28.7歳であったが，2000〜2003年調査時は，37.6歳と高齢化が認められた[5,6]．SCIの発生頻度については，とくに小児において地理的なバリエーションが潜在的に存在しており，南や中西部でとくに高い損傷の頻度が記録されている[7]．SCIのなかでC5が最も多く，対麻痺をきたすレベルはTh12が最多であった[1]．

　一般人口に対して外傷性SCIを生じる症例は，約50%が自動車事故，転落が24%，銃弾損傷によるものが11%，スポーツ関連外傷が9%，そのほかの原因が5%であった[4,5]．男性は女性に比して罹病率が高い（男性：女性＝80：20）．SCIの発生頻度に影響する因子は，自動車事故の際にシートベルトを着用していないことと，アルコールまたは薬物の使用であった．

　小児においては，米国におけるSCIの発生頻度は，100,000人に対して1.99人であった．男児は女児に比べて約2倍の発生頻度であった（100,000人に対して男児は2.79人，女児は1.15人）[7]．アフリカ系米国人は最も受傷の割合が高く（100,000人当たり1.53人），一方，アジア系米国人はその他の人種に比べて最も低かった（100,000人当たり0.36人）[7]．子どもでは，受傷機転は自動車事故が56%，事故による転落が14%，火器による損傷が9%，スポーツ関連損傷が8%，その他が13%であった[7]．

◆ 臨床像

　SCI を生じている可能性がある患者は，意識清明である場合もあるが意識状態が悪化している場合もある．意識が正常の患者は，痛みと神経機能の不調を訴えるため，これらを調べる必要がある．これらの患者ではSCIの高位と程度が明らかになる．酩酊状態や意識不明瞭な患者においては，患者は訴えることもできず，正確な神経学的所見の診察もできない[8]．後者の患者群では，SCI がないと証明されるまで，SCI の疑いをもって検査する必要がある．障害のある患者は特別な準備を必要とする．すべての損傷が否定できるように，全身の画像精査を行い，過度の操作とならないように慎重に患者を取り扱う必要がある[8]．SCIの存在の有無を可能な限り早期に確定することが必要である．なぜならばこれにより外傷の治療結果や適切なマネージメントが決定するからである．

　局所の疼痛と圧痛により解剖学的高位を決定することができるであろう．しかしながら，解剖学的高位と神経損傷高位は必ずしも一致するわけではない．Th10-12領域の重度外傷は脊髄損傷や圧迫，血腫の原因となる一方で，Adamkiewicz動脈損傷を併発すると，骨性損傷のある高位よりも離れた高位で，広範な脊髄梗塞を生じる．圧迫性の硬膜外出血が広がると，局所の損傷からかけ離れた神経学的高位を示す．

　SCI の範囲について十分な証拠を確保し，SCI の評価や調査を規格化するために，大きく2つの分類が使用され始めている．Frankel分類と，最近では米国脊髄損傷学会（American Spinal Injury Association：ASIA）による，より広範囲にわたる損傷スケールが使用されている[10]．放射線科医は，同業者と有効なコミュニケーションをとるために，これらの分類についてのアウトラインについて精通しておく必要がある（表12-1, 2）．

　急性の SCI は急性の神経脱落所見を示す．この神経脱落所見は，損傷高位以下の知覚および運動麻痺を認め対麻痺や四肢麻痺をきたしている場合は，完全麻痺と称される．不全麻痺と分類される神経脱落所見は，損傷高位以下に非対称性の麻痺がある場合や，部分的に麻痺が回避されている場合である．不全麻痺と称される麻痺の臨床症状は，たとえば中心性脊髄損傷，混合型脊髄症候群，前脊髄症候群やBrown-Séquard症候群などの特有の症候群を含んでいる[4,10]．

　急性損傷の時期である数カ月から1年が経過すると，SCIの患者は改善を示し，神経学的に安定した状態となる

表 12-1　Frankel 分類

Frankel A	運動および知覚完全麻痺
Frankel B	知覚のみ残存
Frankel C	知覚正常，随意的な運動機能はない
Frankel D	低レベルでの運動機能あり
Frankel E	運動および知覚障害なし

表 12-2　ASIA 損傷スケール

A	完全：S4〜S5 の知覚・運動ともに完全麻痺
B	不全：S4〜S5 を含む神経学的レベルより下位に知覚機能のみ残存
C	不全：神経学的レベルより下位に運動機能は残存しているが，主要筋群の半分以上が筋力3未満
D	不全：神経学的レベルより下位に運動機能は残存しており，主要筋群の少なくとも半分以上が筋力3以上
E	正常：運動および知覚ともに正常

が，新たに出現する症状が問題となる．新たな疼痛やスパスムなどの症状は外傷後脊髄症状を示唆しており，これは脊髄損傷部位に生じる脊髄の圧迫，癒着性の牽引により生じたり，脊髄外（クモ膜嚢胞）や脊髄内（脊髄空洞症）で生じる嚢胞形成により生じる可能性がある．瘢痕形成は初回損傷部位において脊髄に影響を与える．嚢胞や空洞症は初回受傷高位から大きく進展する可能性があり，初回受傷部位の症状や兆候とはかけ離れた所見を誘発する[11]．

◆ 病態生理学

　脊髄外傷が生じるメカニズムには直達外力，介達外力もしくはその双方の作用によるものがある[12]．直達外力は，暴力や刺創，あるいは銃創が脊髄を貫通することによって生じる．ナイフでの損傷は，脊髄が骨で最も保護されていない脊髄の後外側部位を損傷する傾向がある[12]．ナイフによる外傷により受傷高位の局所の浮腫や限局性の出血を生じる．これらは臨床的には通常不全麻痺を呈する．ときに貫通外傷を生じると脊髄離断により完全な SCI を生じることがある．銃弾による貫通外傷は，背外側の経路を通過するか，脊椎を破壊して，骨の破砕や脊髄損傷を起こしうる．破裂/離断は，射入口より大きく広がる，より重度のSCI を生じる可能性がある．このような状況においては，硬膜のエントリーホールは小さく，脊髄あるいは脊髄周囲のクモ膜下腔，硬膜下，あるいは硬膜外の最小限の出血を伴うことがある[12]．慢性的な経過では，髄内あるいは傍髄

内のスペースに広範囲の癒着や神経膠症が生じ，脊髄内の囊胞形成，クモ膜下腔の被囊，受傷高位における硬膜-骨とのスペースでの脊髄の係留を引き起こす可能性がある．血管損傷が同時に発生した場合は，脊髄の虚血や梗塞を生じる可能性がある．脊髄の亜脱臼や脱臼は脊髄への圧迫性損傷を生じることがある．

　介達外力による脊髄損傷はより一般的な損傷であり，脱臼骨折や亜脱臼，椎間板や靱帯の破裂，そして硬膜外血腫により脊髄の圧迫や伸張が加わって生じる[1,3,12]．これらの外傷はほとんどが，自動車事故や転落，スポーツ外傷の結果として生じる．これらの患者のなかには骨性の異常を同定できない症例（SCIWORA）もある．頸椎の脱臼骨折はC5-6レベルで最も生じやすく，四肢麻痺を生じる．胸椎の脱臼骨折は下位胸椎（Th11-12レベル）で生じやすく，対麻痺を生じる．

◆ 病理

　脊髄外傷により，挫傷，血腫あるいはその双方が生じ，その結果として脊髄の浮腫や神経線維の破綻を生じる[12]．巨大な硬膜外血腫や靱帯のたくれこみや腫脹，椎間板ヘルニアまたは突出した骨片により脊髄は強く圧迫され扁平化する．骨片あるいは椎体の亜脱臼や脱臼により脊髄が引き裂かれたり離断されたりすることがある．完全な脊髄横断性障害はまれであるとされている．なぜならば，画像的に神経組織が完全に消失しているようにみえるときでさえ，屍体解剖時にはいくらかの神経組織が生存していることが確認できるからである[3]．損傷の広がりや側副血行路の程度により，虚血や梗塞の領域が受傷部位を超えて拡大するかどうかが左右される．

　慢性的な変化として，脊髄萎縮，脊髄軟化症，囊腫形成，脊髄係留症，ワーラー変性などをあげることができる．これらの変化には，血腫の再吸収，脊髄周囲の線維性組織，脊髄の腫脹や浮腫，脊髄内の液体貯留，そして軸索の障害などがさまざまな割合で関与している．急性の脊髄血腫により，しばしば遅発性に脊髄萎縮を生じることがある．

　骨折，亜脱臼そして脱臼は脊髄の介達損傷の原因となりうる．粉砕あるいは破裂骨折により脊柱管狭窄をきたし，脊髄を圧迫する．亜脱臼や脱臼した椎体により同様の状況となる．

　髄膜に対する初回損傷の程度は，損傷形態によるところが大きい．ナイフによる損傷は硬膜に小さな孔を形成する．銃創により硬膜に大きな損傷が生じ，骨片の状態により硬膜が裂ける程度に差が生じる．出血は髄膜内あるいはその周囲で生じ，大きな血腫を生じることにより脊髄を圧迫することもまれではない．慢性経過例では，髄膜は瘢痕化，硬化し石灰化をきたし髄外腔の狭小化や癒着を生じる．クモ膜下腔の癒着が小囊胞に分かれ，二次性のクモ膜囊胞や骨性脊柱管への脊髄の係留を生じる．係留により脊髄周囲の脳脊髄液（cerebrospinal fluid：CSF）の灌流が阻害され，脊髄空洞症を生じ損傷高位とその上下に広がるように生じる[12]．

◆ 画像

超音波検査

　超音波検査は，急性脊髄損傷の初期評価においては有用な検査ではない．脊椎骨が超音波を阻害する．しかしながら，手術中の超音波検査の使用は，脊髄囊胞と脊髄軟化症を鑑別するのに非常に有用である．

CT

　CTは脊柱に生じる外傷を評価するのにおいて主要な手段となっているが，脊髄損傷それ自体を評価するのには不十分である．CTはMRIに比較して，SCIのうち，最も二次的な原因となりうる骨折や脱臼などの骨性の異常を描出する．CTにより砲弾の破片や金属片，骨片，空気泡沫などを含むSCIの直接の原因が描出される．これらの情報は，加わった衝撃力の軌道を明らかにするのに有用である[14,15]．多次元CTにより，精巧な再構築画像（冠状断および矢状断）が得られ，脊柱の損傷形態を十分に理解することが可能である．CTは脊椎と傍脊椎の軟部組織の評価には十分とはいえない（とくに脊髄と靱帯の評価について）．硬膜外血腫はCTではほとんど描出されない．神経脱落所見を認める場合はMRIの適応である．

MRI

　急性の脊髄損傷の評価において，MRIの正確性についてはいままでの著書で述べられている[3,13]．Goradiaらは頸椎外傷例のMRI所見と手術中所見との相関について調査し，MRIは二次的なSCIの原因となる損傷を高い感受性で同定することができることを示した．その損傷内容は，椎間板損傷（93％），後縦靱帯損傷（93％）と棘間靱帯損傷（100％）である．MRIは前縦靱帯損傷（71％）と黄色靱帯損傷（67％）については感受性が低かった[16]．

　急性の脊髄損傷患者においてMRIを安全に施行すること

は，高度な技術が要求される．高いクオリティーの診断的な画像所見を安全に確保するためには，医療従事者のなかでも習熟した集団（救急搬送チームから看護スタッフ，（検査）技術者まで）が協力する必要がある．患者の安全のため，患者をスキャナーの狭い穴に設置し適切な画像コイルを設置するときには，多くのライフサポートや固定のデバイスが使用されている．ライフサポートデバイスには，モニタリングデバイス，呼吸器デバイス，創外固定，牽引デバイス，頚椎カラー，スパイナルボードや体幹ギプスが含まれる．画像検査の質の向上と患者の安全のために，体動を最小限におさえることが必要である．患者を比較的平静な状態に保つためには，鎮静剤や鎮痛剤の使用が必要である．

詳細不明の異物が存在する場合，磁場の環境のなかで患者にさらなる障害を与える可能性があること，その結果画像の劣化を生じることがあることを考慮するべきである．患者やその付属物の安全性に疑問がある場合，CT（脊髄造影後，あるいは未施行での）などの他の画像検査手段を考慮する必要がある．しかしながらこのような事例はまれである．脊髄造影をこのような患者に施行することは困難であり，脊髄損傷部位の所見としては不十分であることがわかっている．血管損傷の疑い，とくに脊髄動脈あるいは椎骨動脈損傷の疑いがある場合はMR血管造影が必要である．

SCIに対するルーチンの1.5 TのMRI検査においては，T1強調矢状断，T2強調矢状断，矢状断のshort tau inversion recovery（STIR）を撮影し，頚椎ではT2強調水平断かgradient recalled echo（GRE）を撮影する．胸椎ではT2強調水平断像か，GREの水平断を撮影する．これらにより脊髄の十分な画像評価が可能である（**表12-3**）．患者の体動が問題となる場合は，T2強調のfast spin echo（FSE）やhalf Fourier single shot turbo spin echo（HASTE）などの速い撮影のシーケンスを使用することが有用であると考えられる．これらのルーチンの撮影手技により脊髄や靱帯，椎間板の異常や軟部組織の変化についての詳細が明らかとなる．骨挫傷や骨折を除外すると，骨損傷はMRIでは十分に示されない．それゆえに，外科治療を計画するときには詳細を明らかにするためにCT精査が重要である．脊椎損傷の評価においてはCTが初期検査法となっている[1]．

近年のテクノロジーの進化により，より高度なMRIの撮像技術である拡散強調像（diffusion-weighted imaging：DWI），拡散テンソル画像（diffusion tensor imaging：DTI），拡散テンソル撮像法（diffusion tensor tractgraphy：DTT），灌流画像（perfusion imaging）などの撮影が脊椎に適応となっている．これらの撮影は脳撮影に比べて脊髄病変に関しては有用ではないとされてきた．しかしながら，脊髄の長さ，狭い横断面，そして脳脊髄液の動きに起因するアーチファクトや，その他の骨や脂肪，軟部組織などによる多数の緩衝因子によるアーチファクトがあり，脊髄の撮影を困難にしていた[17, 18]．それゆえにこれらの撮影技術は損傷脊椎の評価としてはルーチンに施行されていなかった[17, 18]．3-T画像やコイルデザインの進化などの技術の進歩により，よりよいSN比や空間解像度の向上が達成された．その一方でparallel imagingのような新しい画像のシーケンスはスキャンの時間を短縮している[17, 18]．これらの内容により，外傷患者の脊髄脊椎の評価をより改善することが期待できる．

SCIのMRI変化は，大きく2つのカテゴリーに分けられる．急性のSCIと慢性のSCIである．

急性脊髄損傷における変化

内在性の脊髄損傷を含む急性脊髄損傷は次のような病態を含む．まず直接的な神経脱落所見と，周囲組織，たとえば靱帯や椎間板，血腫や骨の破片などの周囲構造物による二次的な脊髄圧迫によって生じる，間接的な脊髄損傷が存在する．これらの間接的な圧迫病変は，十分な管理の妨げとなり，これらが認識されないと脊髄に恒久的な損傷が生じる原因となりうる．このような外在的な圧迫病変は，MRIにおいて脊髄損傷の70%以上の割合で認められる[13]．

Kulkarniらは[13]，急性のSCI 24例のMRIを分析し，T1強調像とT2強調像におけるMRIの信号変化を分類し，

表12-3 頚椎損傷に用いられるMRシーケンス

MRシーケンス	有用性
T1矢状断	硬膜外血腫，脊髄の腫脹
T2矢状断 turbo SE	脊髄浮腫，変性，脊髄圧迫，靱帯損傷
矢状断 turbo STIR	骨髄浮腫，靱帯や軟部組織損傷
T2矢状断 GRE	脊髄血腫，椎間板ヘルニア，骨性フラグメント
T1水平断	硬膜外血腫，後方要素骨折
T2水平断 turbo SE	脊髄浮腫，脊髄圧迫

（Mhuircheartaigh NN, Kerr JM, Murray TG: MR imaging of traumatic spinal injuries. Semin Musculoskelet Radiol 2006; 10: 293-307より改変）

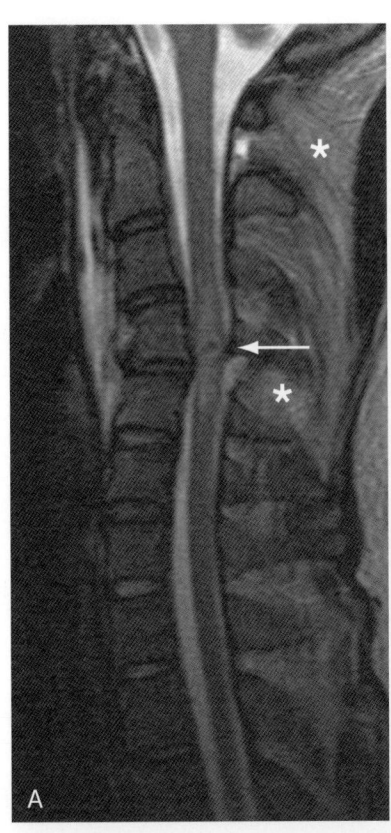

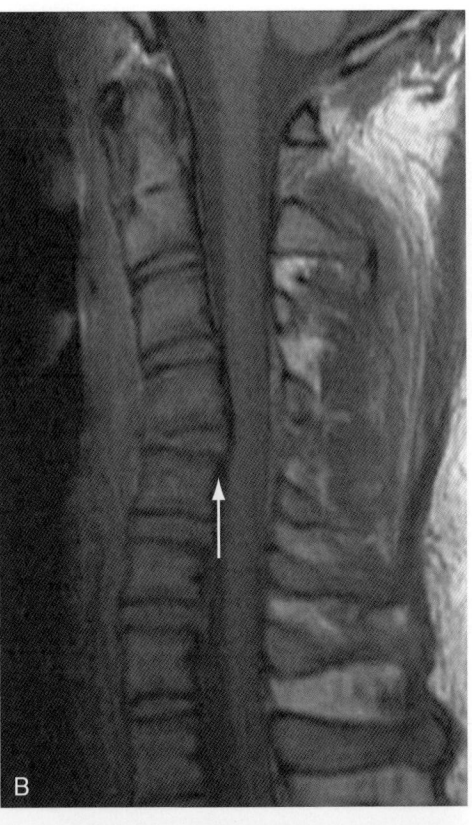

•図 12-1 パターン 1 の脊髄損傷．A：T2 強調矢状断像では C4-5 レベルで，病巣の低信号領域を示している（矢印）．この病巣の辺縁を取り囲む高信号領域があり，かなり広い不鮮明な高信号領域を受傷部位の頭尾側 C3 から C5 に認めている．このことは，C4-5 高位での黄色靱帯の断裂と中等度の後彎変形とも関連している．広範囲で傍脊柱の軟部組織の腫脹を認める（＊）．B：本症例における T1 強調矢状断像では，脊髄に異常信号領域は認めない．C4-5 椎間板ヘルニアを認める（矢印）．

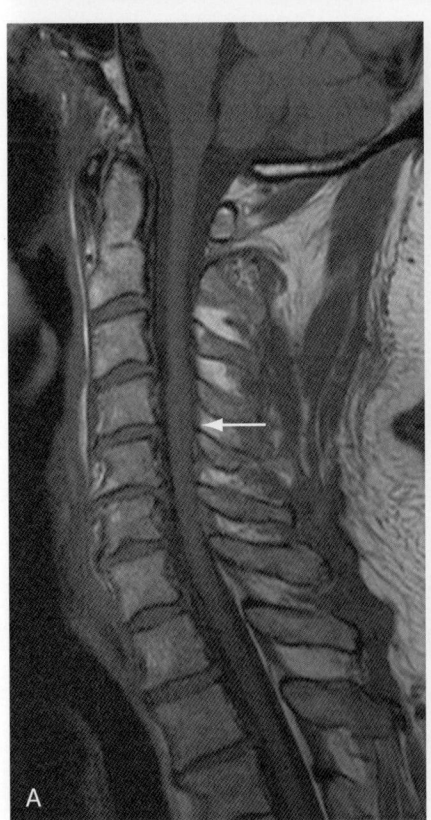

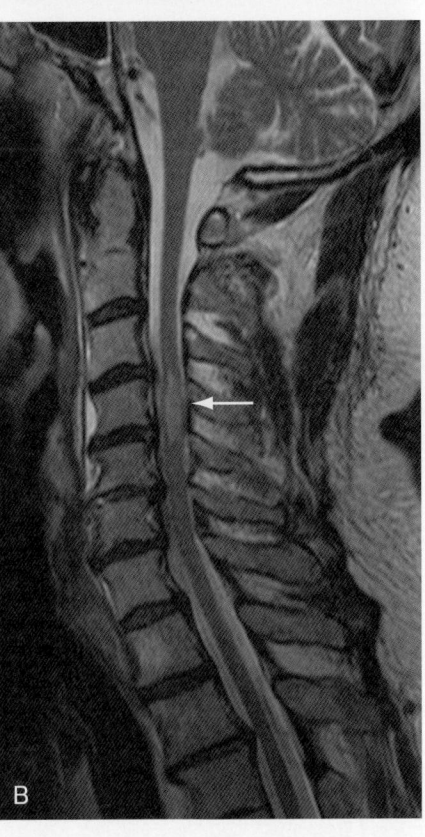

•図 12-2 パターン 2 の脊髄損傷．A：交通外傷後の頸椎 T1 強調矢状断 MR 像である．CT では C4 の椎弓骨折を認めた．脊髄は C4 高位で紡錘状の腫脹を認めるが，異常信号は認めない（矢印）．多椎間のヘルニアと椎間板変性を認める．B：同一患者の T2 強調矢状断像では，C4 から C5 高位の上方まで脊髄は病巣部の腫脹を認め，脊髄の均一な高信号変化を伴っている（矢印）．同様の病変で斑点状の低信号変化を認めることもある．

これらと解剖学的構造物との相関を調査した（正常を含む）．4 つのパターンに分類されている．

1. **パターン 1**：5 例（21%）．これらの患者は脊髄の腫脹と，T1 強調像で不均一な信号変化を伴っていた．T2 強調像では，大きな中心性の低信号領域の周囲を取り囲む辺縁の高信号領域を認め，腫脹した脊髄内の出血と解

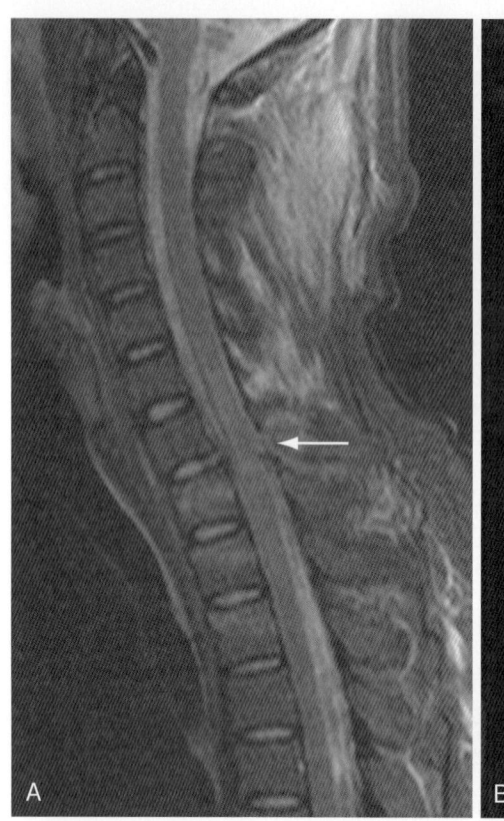

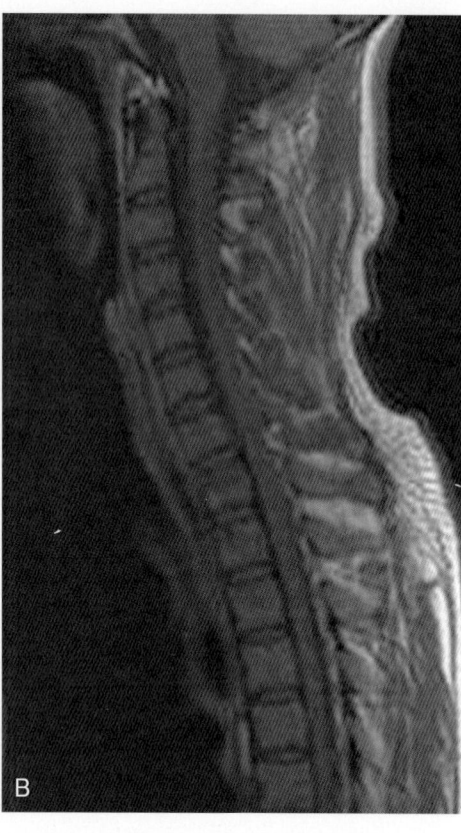

・図12-3 パターン3の脊髄損傷．A：歩行者が交通事故により受傷．外固定を施行されていない状態での頸椎MRI STIR画像矢状断を示す．C5-6レベルからTh1-3レベルまで脊髄内に不均一な信号変化を認める．C7-Th1高位で（矢印）後縦靱帯と黄色靱帯の断裂を認め，骨髄浮腫と，傍脊柱筋の広範な損傷を認める．B：T1強調矢状断像では，脊髄内の異常信号は認めない．靱帯損傷は同定できないことに注目．

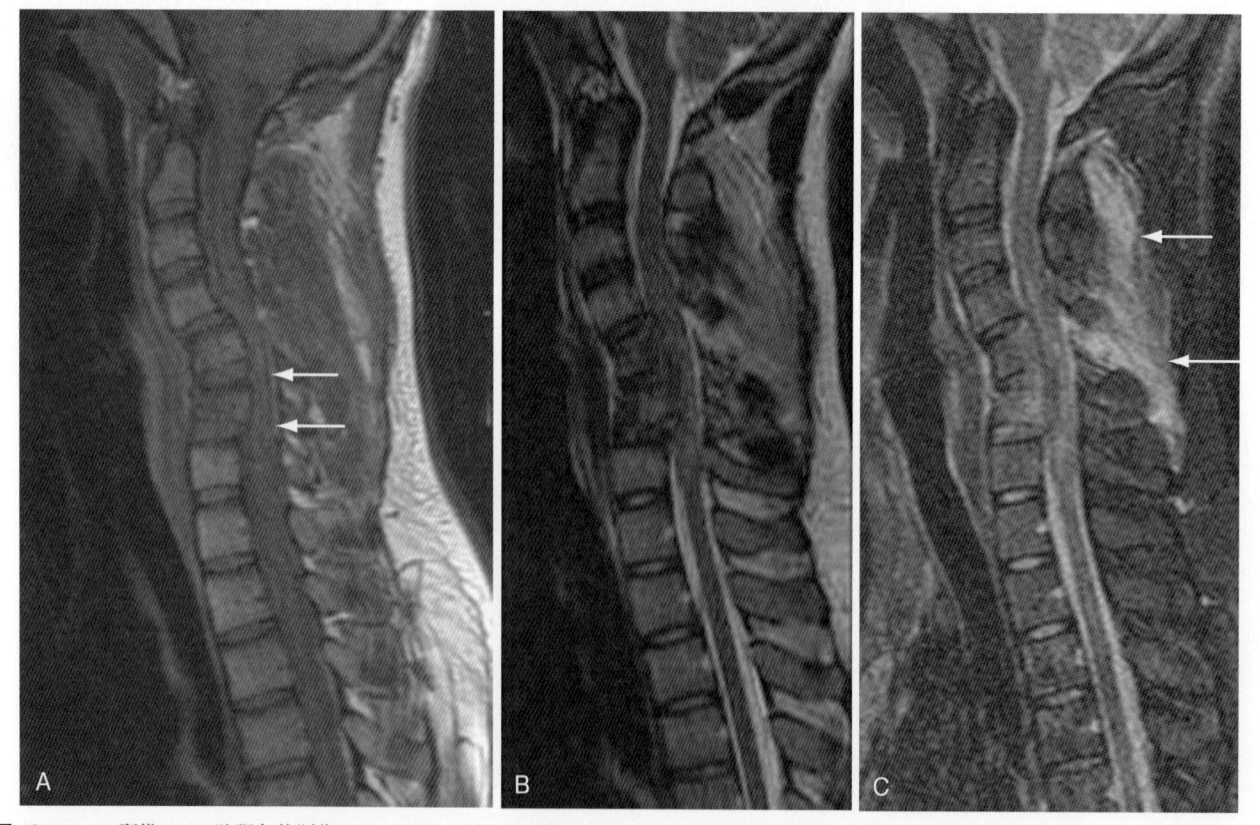

・図12-4 A：頸椎のT1強調矢状断像では，C5-6の外傷性後彎変形を示し，同レベルで脊髄内の高信号領域を認め，C5-6（矢印）から頭側に向かいC4〜C1まで広がる線状の高信号領域を伴っている．B：同一患者のT2強調矢状断像では，C4〜C7の脊髄内に不均一な信号変化を認める．C2-3後方に薄い高信号を呈する硬膜外血腫が存在する．C4-5黄色靱帯の断裂と，多椎体の骨信号変化，傍脊柱軟部組織の損傷と棘突起骨折を伴っている．C：STIR画像の矢状断では，脊髄の損傷部位と傍脊柱の軟部組織損傷部位の高信号変化が強調されている（矢印）．

釈される（図12-1）．この信号変化は数週間後に改善し，隠れていた脊髄損傷が明らかとなる．経過を追跡したパターン1の患者は，改善や回復の見込みがない傾向にあり，しばしば完全麻痺，Frankel A の状態を示す．

2. **パターン2**：12例（50%）．これらの患者は T1強調像で正常信号，T2強調像では損傷高位から少し上位あるいは下位に広がるびまん性の高信号領域を示し，脊髄浮腫と解釈される（図12-2）．経過観察にて異常信号は速やかに改善する．これらの患者は不全麻痺（Frankel B, C, D）を呈し，受傷後に麻痺の改善を認める傾向がある．2例は最終経過観察時，神経学的に正常なFrankel E となった．

3. **パターン3**：2例（約8%）．これらの患者はT1強調像で正常信号，T2強調像で不均一な信号を示す（図12-3）．これらの病変は出血と浮腫が混在した状態と考えられる．この群の1例の患者が経過観察され，臨床的な改善を認めた．

4. **パターン4**：5例（21%）．これらの患者は正常の脊髄のサイズと信号変化を示す．この群の3例が経過観察され，2例はFrankel E となったが，1例は最終経過観察時の所見で横断性不全麻痺が存在した．

近年，その他のパターンが著者らにより観察されている．T1強調像で不均一な高信号があるが，T2強調像では顕著な低信号領域をきたすものである（図12-4）．これはびまん性の出血を示していると考えられる．

概して，Kulkarni らは T1強調像が脊髄のサイズを評価するのに最も有用であり，T2強調像で異常信号の特徴を決定するのがよいとしている[13]．また，Flanders らは SCI のMRI 所見と，神経回復所見の範囲について相関させて調査し[19]，Kulkarni らの所見を立証した．MRI でパターン1の特徴を有する頸椎 SCI の患者は回復の可能性が低い．パターン2およびパターン4の患者は完全回復を認める可能性もある．パターン3については症例数が少なく階層化して判定できるような数ではない．

多くのシリーズにおいて，明らかに MRI 上正常な脊髄においても，SCI が隠れている可能性がある．たとえば Kulkarni らのシリーズによると，5人の神経脱落所見がある患者が，MRI 上，明らかな脊髄の信号およびサイズの異常を認めなかった．Kalfas らによると，さまざまな重症度の脊髄症候群を伴う SCI のうち，62人中6人（9.7%）が MRI では明らかな異常を認めなかった．4人は不完全な混合型の脊髄症候群を呈しており，1人は中心性脊髄症候群，1人は完全な脊髄症候群であった[3]．

SCI は脊髄の梗塞や離断の原因となりうる．完全な解剖学的離断はまれである．しかしながら，Kalfas らは T1強調像矢状断において62人中7人（11.3%）に脊髄の連続性の途絶を認めたと報告した．7人中5人は手術所見から確かめられており，脊髄の完全な離断を示していると考えられた[3]．受傷部位を超えて頭尾側に T2強調像における高信号領域が拡大する場合，これが血行支配領域と一致する場合は，脊髄梗塞が示唆される（図12-5）．

外因性の脊髄圧迫は，さまざまな原因すなわち，亜脱臼した椎体，後方転位した骨片，断裂した椎間板，断裂した靱帯，脊髄硬膜外血腫や，その組み合わせによって生じる．亜脱臼した椎体や後方転位した骨片についてはMRI（図12-6）にて容易に同定可能であり，CT でも確定診断できる．硬膜外血腫はすべてのMRI のシーケンスで，不均一な信号異常を有する硬膜圧迫病変として描出される（図12-7）．小さな硬膜外血腫，とくに頸椎領域では，T2強調像で均一な高信号異常を示し，T1強調像では脊髄と等

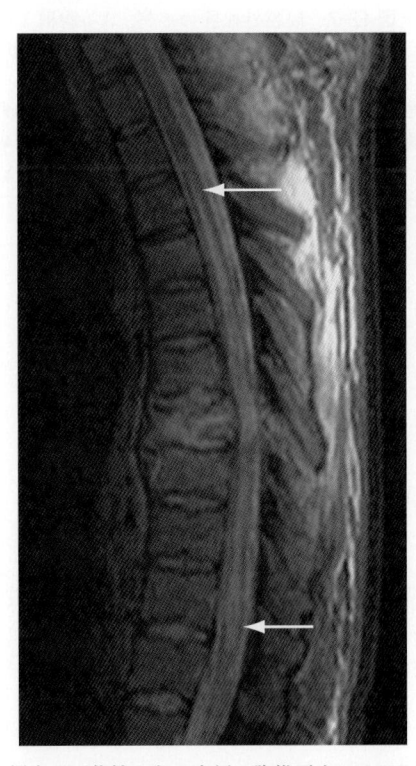

• 図12-5 梗塞の可能性のある症例．胸椎正中のSTIR画像矢状断では，骨片の迷入を伴う第9胸椎の破裂骨折と，隣接する第8および10胸椎骨折とTh9-10黄色靱帯の断裂を認める．脊髄内には著明な高信号領域があり，頭側はTh5高位，尾側は脊髄円錐まで拡大している（矢印）．受傷部位を超えて異常が分布することと，Adamkiewicz動脈がこの部位に流出することを考慮すると，このような信号変化は脊髄損傷部位頂点での虚血性変化を示している可能性がある．

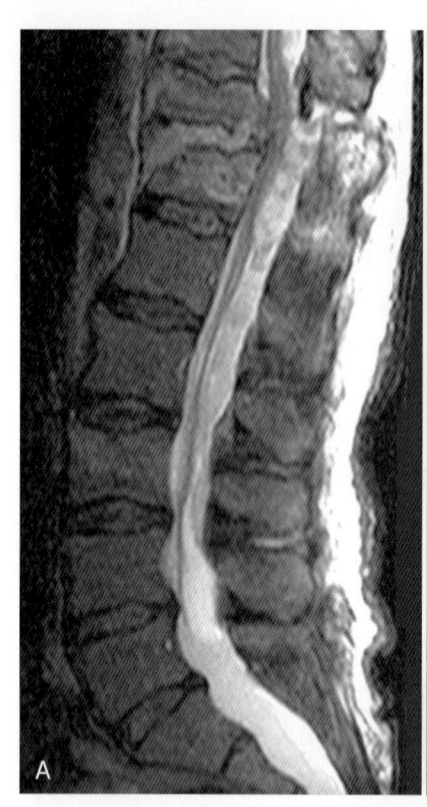

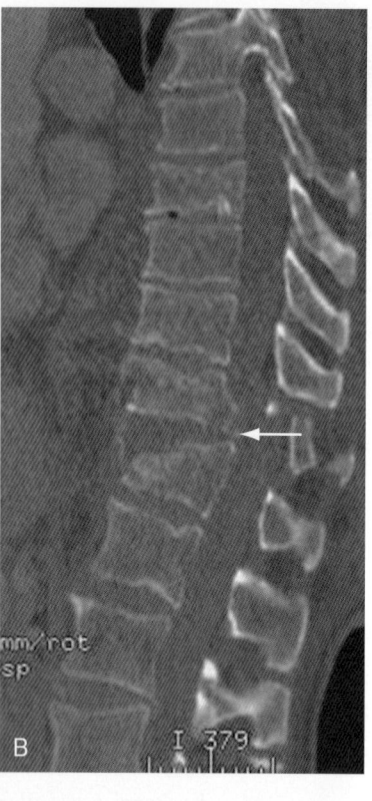

• 図12-6　亜脱臼骨折の症例．A：胸腰椎のT2強調矢状断像にて，Th11-12の亜脱臼骨折を認める．脊髄はTh12椎体の後壁突出と，後方の硬膜外血腫および前方に転位したTh11椎弓により挟まれている．Th11-12椎間板は高信号領域を呈しており，Th11の下位椎体終板まで高信号領域は広がり，脊髄を圧迫していることがわかる．B：再構築CTの矢状断では，亜脱臼骨折の詳細が明示される．Th11椎体後方の信号変化は，Th11椎体の後下方から突出した骨片であることが明確となる（矢印）．

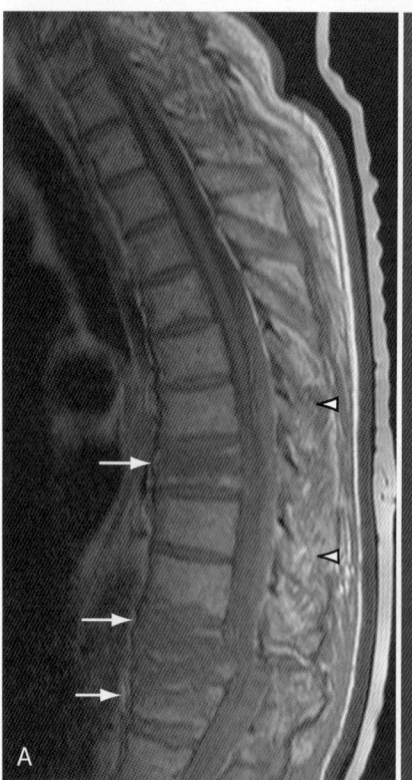

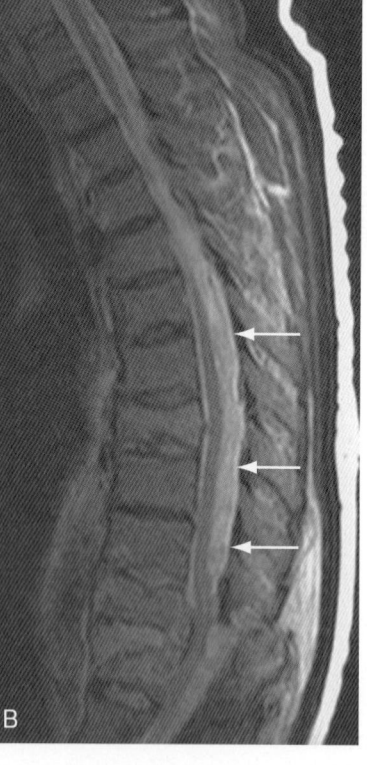

• 図12-7　硬膜外血腫の症例．A：胸椎T1強調矢状断像では，多椎体の損傷とTh11-12の脱臼骨折と後方要素の骨折を示す．Th8とTh10も骨折している（矢印）．脊髄と比較して中等度の高信号を示す大きな硬膜外血腫を脊髄後方に認め（矢印頭），脊髄を圧迫している．B：同一症例のT2強調矢状断像では，硬膜外血腫を認める（矢印）．不均一な高信号領域を認め脊髄を圧迫している．

信号か軽度の高信号領域を示す（図12-4を参照）．これらは頭部のヒグローマ（hygroma）と同様のものである可能性もある．

　椎間板損傷はT1およびT2強調像で同様によく描出され，典型的には椎間板腔の開大や，明瞭な椎間板ヘルニア，あるいは椎間板内の異常高信号領域が示され，これは出血や浮腫を示唆するものである（図12-8）[3,16]．黄色靱帯の断裂や前あるいは後縦靱帯の断裂などの靱帯損傷は，T2強

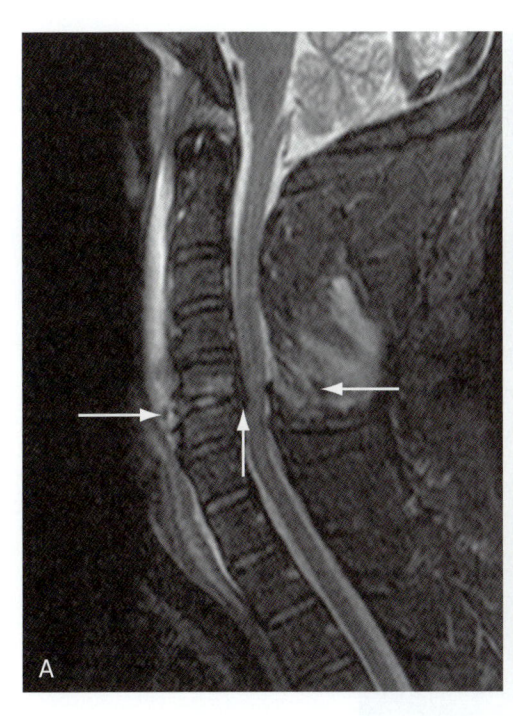

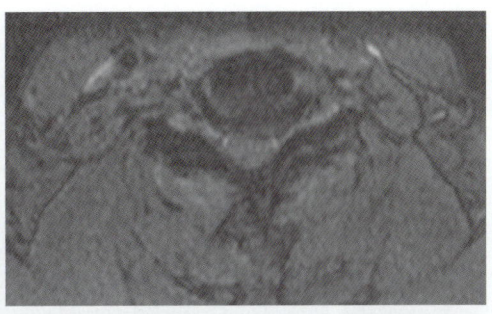

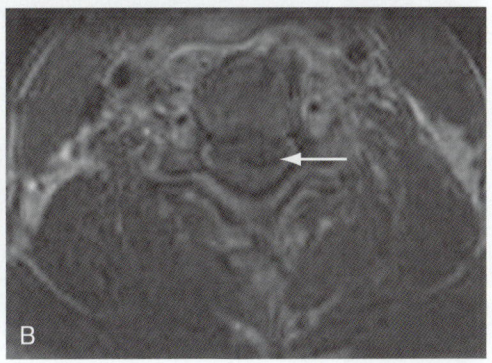

• 図12-8 急性の靱帯断裂を伴う椎間板脱出の症例．A：頸椎MRIのSTIR画像矢状断では，C5-6の外傷性の椎間板浮腫を認め，脊髄の圧迫を伴う椎間板の脱出を認める（垂直矢印）．また黄色靱帯の断裂（右水平矢印）も認めており，脊髄を後方において圧迫している．前縦靱帯断裂も認める（左水平矢印）．椎間板損傷高位にて脊髄内の高信号領域を認めている．同様にC5とC6の椎体と椎間板腔，傍脊柱腔，傍脊柱軟部組織にも高信号領域を認める．B：gradient-recalled-echo（GRE）MR画像の水平断ではC5-6高位で急性椎間板断裂とヘルニア（矢印）を認め，脊髄を圧迫している．

調像矢状断でよく描出されることが多く，肥厚やたわみ，構造物の明らかな途絶などが表示される．例外なく，断裂した靱帯を取り囲むように組織の中に高信号領域を認める．低信号領域は靱帯それ自体と関連しており，拡大した浮腫の領域に続いている（図12-8，**図12-9**）[16]．T1強調像では靱帯損傷は過小評価される．SCIWORAは通常は青年期に発生するが，成人に生じることもあり，この場合は例外なく靱帯損傷が関連している（図12-9を参照）．

慢性脊髄損傷

慢性SCIの画像を得るための技術的な課題は，急性SCIの画像所見に比べれば困難ではない．多くの患者で状態は安定している．骨折は治癒しているか治癒過程にある．脊椎インストゥルメンテーションはアーチファクトを生じ，画像を劣化させるが，最近使用されるインストゥルメントの多くは非強磁性物質にて製造されているため，患者にはMRI環境においても危険は生じない．生命維持を必要とする患者はMRIを撮影するあいだに生命を維持するために特殊な処置を必要とする．これらの患者は麻痺を有しており，移動に際してサポートを必要とする．十分な呼吸器管理と，患者管理を行うために麻酔を必要とすることがある．手術結果が最適でない場合，術後の適切な画像評価により，新たな治療手段を計画する必要がある．慢性SCIの患者の画像所見を得ることの最も大きな理由は，新たな症状の発現，とくに外傷後の脊髄症状を評価するためであ

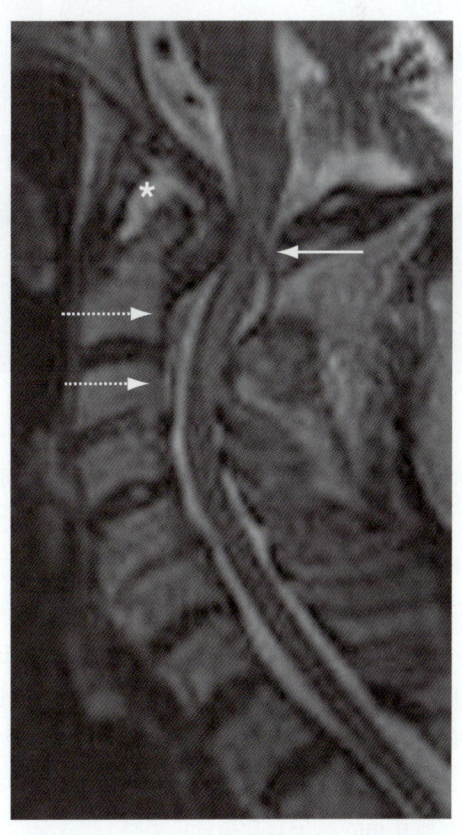

• 図12-9 SCIWORAの症例．91歳女性で，交通事故後より四肢麻痺を呈した症例における頸椎T2強調MR像，正中矢状断を示す．延髄から第3頸椎まで広がる脊髄内の不均一な信号変化を認める．C1の後縦靱帯部位での異常高信号領域の肥厚を認め，靱帯損傷を示しており脊髄を圧迫している．歯突起周囲の液体貯留（高信号領域）を認め，C2-3の背側に小さな硬膜外貯留を認める（点線矢印）．CTではこの部位での骨折は明らかではなかった．

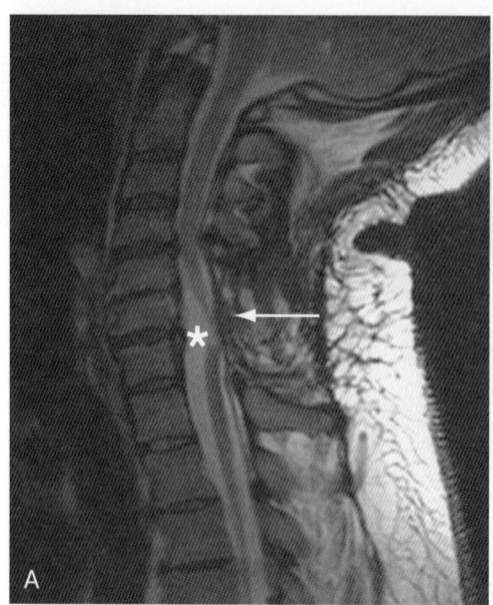

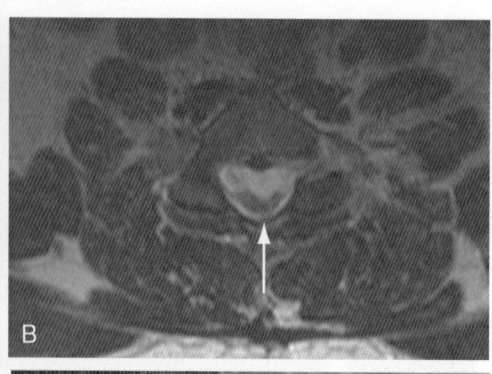

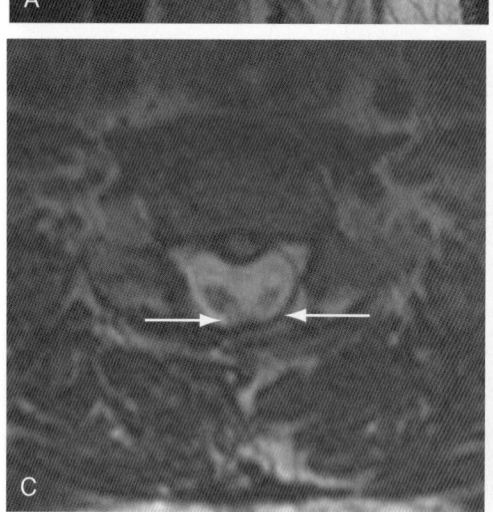

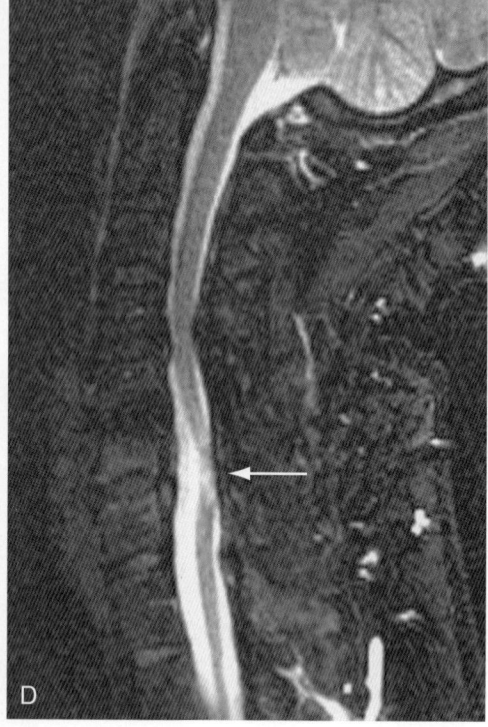

・図12-10 術後の脊髄萎縮と係留（tethering）．A：脊髄腫瘍に対する術後数年の頸椎T2強調矢状断MR像を示す．C6-7椎間板高位で脊髄の萎縮と脊髄の係留を認める（矢印）．萎縮した脊髄の前方にクモ膜下腔の拡大を認める（＊）．C5-7の多椎間の椎弓切除が施行された．B：C6-7高位のT2強調水平断MR像では，萎縮して三日月型に変形した脊髄を認め，硬膜嚢に向かい後方に係留している（矢印）．C：C6-7下方レベルでのT2強調水平断MR像では，硬膜嚢の両側に係留する明からな重複脊髄を認めている（矢印）．D：T2強調MR像．脂肪抑制の矢状断ではC6-7高位で係留を認め，同部位で高信号変化を認め，神経膠症か重複脊髄間のCSFが示唆される（矢印）．

る．MRIはこれらの患者の画像所見を得るのに最も適しており，CTやCTミエログラフィーよりも優れていると判断される[20,21]．

SCIは脊髄萎縮，脊髄軟化症，囊胞，空洞症，脊髄の係留，あるいはワーラー変性を進行させることがある．脊髄の萎縮は，MRIにて受傷高位の上下の領域と比較して局所的に脊髄のサイズが減少している場合に診断される（図12-10）．測定すると，頸髄あるいは胸髄では，矢状断において5～6 mm減少した場合に萎縮していると考えられる[22]．脊髄軟化症は，MRI画像にてT1強調像で低信号，T2強調像で高信号を呈する場合に診断されるが，この信号変化は脳脊髄液とは異なるものである（図12-11）．脊髄囊胞は，MRIにてT1強調像およびT2強調像ともに脳脊髄液と同等の信号変化をもつ領域を認める場合に診断される（図12-12）．脊髄軟化症と脊髄囊胞の鑑別については，病変が大きい場合は比較的容易であるが，小さく局所的変化であると困難となる．しかしながら，両者の治療は大きく異なるため，2つの病態を鑑別することは重要である．脊髄軟化症は通常外科的治療を必要としないが，脊髄囊胞は外科的ドレナージを必要とする[11,20]．かなり困難な症例においては，脊髄を操作する前に，術中超音波検査を施行することで正確な診断を確立できることがある．

脊髄の係留は通常，髄外の癒着に起因するものである．これらにより脊髄に捻れや牽引力が生じ，CSF（髄液）スペースの周囲の変形を生じ，結果としてクモ膜下腔の非対称性を生じる（図12-10C参照）．これらの癒着そのものが脊髄空洞症の原因となる．

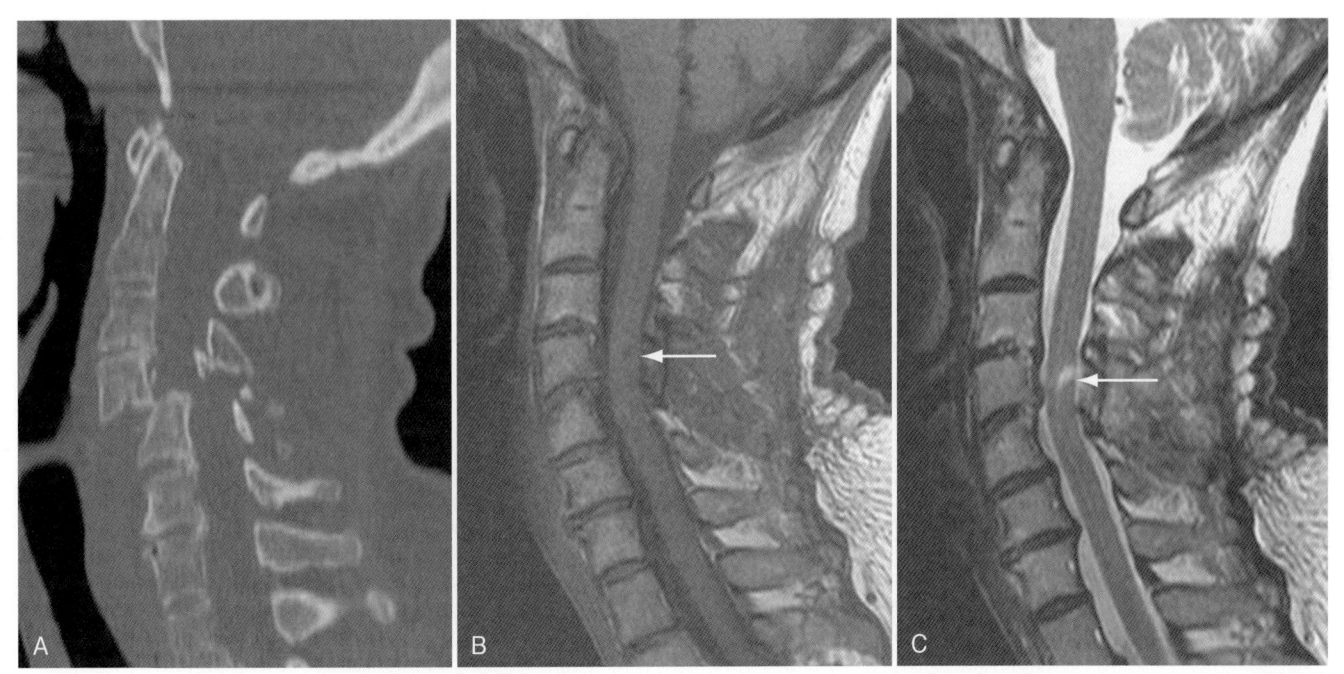

・図12-11 A：自動車事故による頸椎損傷患者の再構築CTにて，C4-5レベルのgrade 5の脱臼骨折と椎間関節のロックにより高度の脊柱管狭窄を呈している．受傷時，患者はすべての四肢を動かすことができなかったが，病院搬送時は上肢の動きに改善が認められた．初診時はMRIを施行せずに，手術にて脱臼整復が施行された．術後3日目には四肢麻痺が残存するもののC4-5レベルでの知覚が回復していた．B：手術後10日目のT1強調矢状断MR像を示す（2椎間の椎弓切除と後方インストゥルメンテーションが施行された）．C4レベルの脊髄後方に小さな低信号領域を示す領域を認める（矢印）．通常，このような脱臼骨折後に生じる脊髄損傷を示していると考えるが，これは囊胞あるいは脊髄軟化症が示唆される．C：同じ撮影のT2強調矢状断MR像を示す．C4レベルの脊髄後方に小さな高信号領域を認める（矢印）．辺縁は不明瞭である．明らかな拡大や拡張は認めない．脊髄軟化症と解釈される．

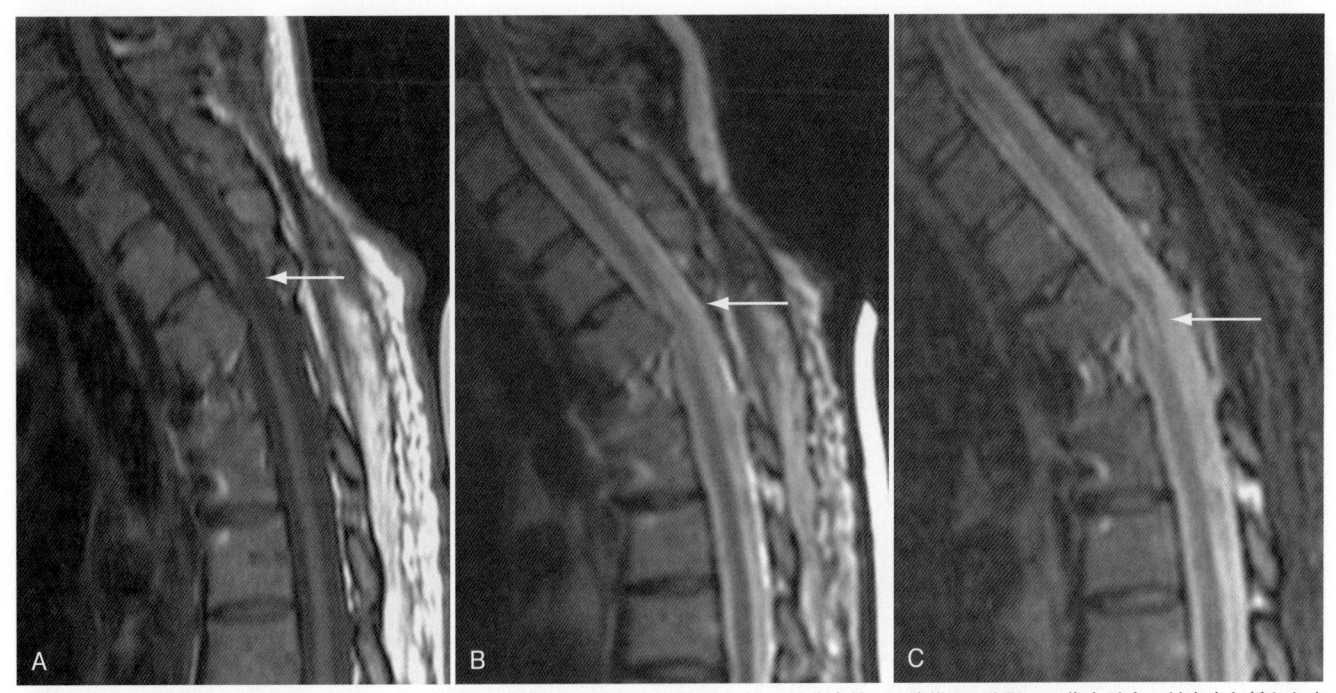

・図12-12 脊髄囊胞の症例．A：以前に脊髄損傷にて対麻痺をきたした病歴をもつ40歳女性の，胸椎T1強調MR像を示す．対麻痺と新たな症状として複合性局所疼痛症候群が残存している．Th3-4-5の椎体間固定と椎弓切除を施行されており同部位でのアーチファクトを認める．この画像では，脊髄内に卵円形の低信号領域を認め，Th3の後彎部に続いている（矢印）．このレベルで脊髄の容積が減少しているようにみえる．B：Aと同時期のT2強調傍矢状断MR像では，脊髄はTh3の後彎部に接している．後彎部位を超えてTh3-4の脊髄内に小さな卵円形の高信号領域を認める．この高信号領域は後彎部から認める後方の薄い不均一な脊髄組織とは分離している．T1強調像で示唆されるようなこの部位での脊髄容積の減少は認めない．この部位で信号変化の辺縁が後方に彎曲しておりよく描出される場合や，脊髄内のCSFと同輝度の信号変化を認める場合は，囊胞や空洞症が示唆される．信号変化の頭尾側の脊髄容積は正常のようである．C：STIRの矢状断では，脊髄内の液体貯留を認め，局所的に後方への突出を軽度認める（矢印）．Th3椎体への前方への脊髄の係留が存在する可能性がある．

254 VI 脊椎の損傷

BOX 12-1　脊髄損傷のCTとMRI

・病歴

37歳男性がベッドから後方に転落しその直後から頸部痛と，手指および上腕三頭筋の異常感覚が出現した．とくに既往歴はなかった．神経学的評価では，同日中に緩徐な神経学的所見の悪化を伴う中心性脊髄症候群が明らかにされた．

・手技：CT

造影剤の注射を行わない頸椎CTにて水平断と矢状断，冠状断が再構築された．画像は骨と軟部組織条件で示される（図12-13）．

・所見

骨性の架橋により椎体間の骨癒合を認める．C1-2以外の頸椎全体で，両側性，びまん性の椎間関節の癒合を認める．C7上方に横骨折を認め，後方の両側性に癒合したC6-7椎間関節に連続している．C6はC7に対して4mmの前方転位を認めている．C6棘突起の後方に小さな骨性病変を認め，骨折の骨片と考えられる．脊髄は同濃度の軟部組織により囲まれており，クモ膜下腔が占拠され描出されていない．

・印象

1. 本症例はC7上方の横骨折があり，後方要素に連続して拡大している．
2. C6はC7に対して4mmの前方転位を認め，C6棘突起の骨折を認める．
3. びまん性の骨性癒合があり，強直性脊椎炎の所見に一致する
4. 硬膜外血腫により脊髄が圧迫されている．

・手技：MRI

多断面，マルチシーケンスの頸椎MRIを造影剤を使用せずに施行した（図12-14）．

・所見

C6-7での両側椎間関節を含む横骨折を認め，同レベルでの前縦および後縦靱帯と黄色靱帯の断裂を伴っている．T2強調像にてC6-7レベルに高信号領域を認め椎間板腔の拡大を認める．C6はC7に対して4mmの前方転位を認めるC7椎体の異常信号は浮腫を示している．傍脊柱軟部組織の浮腫は後方に明らかな拡大を認める．C3からTh4-5椎間板レベルまで広がる巨大な硬膜外血腫を認め，最大幅は1cm程度あり，C6-7高位で完全にクモ膜下腔を閉塞しており，脊髄を圧迫している．脊椎には明らかな巣状の異常信号領域は認めない．硬膜嚢のたわみを伴わないC6椎体背側の巣状の異常信号領域は，椎間板組織か液体貯留を示している．

・印象

1. C6-7脱臼骨折により前縦および後縦靱帯と黄色靱帯の断裂を認め，その結果不安定型損傷を呈している．
2. C6椎間板背側に液体貯留あるいは椎間板組織を伴うC6-7椎間板損傷を認める．
3. 巨大な硬膜外血腫により脊髄の圧迫を認める．
4. 脊髄内に明らかな巣状の異常信号領域は認めない．
5. 傍脊柱軟部組織の浮腫を認める．

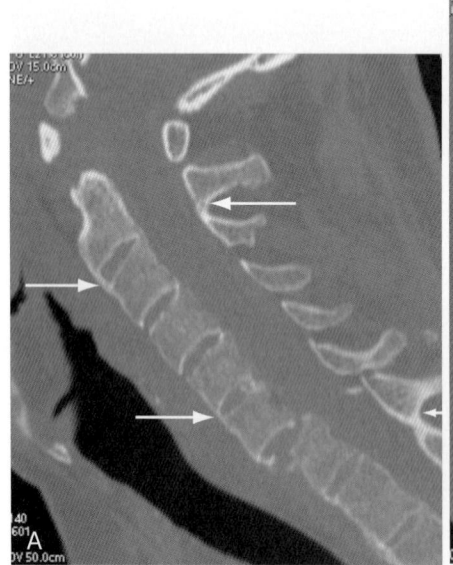

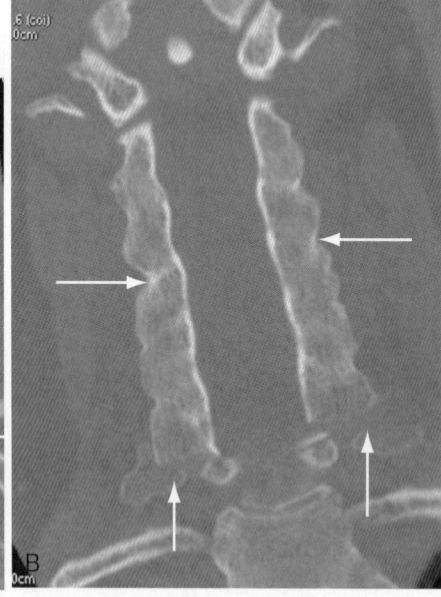

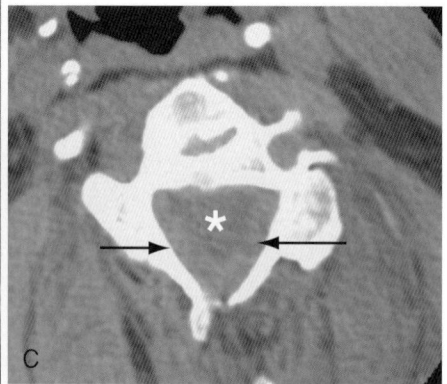

・**図12-13**　強直性脊椎炎．A：再構築された頸椎CTの矢状断ではC6-7椎弓基部での亜脱臼骨折を示しており，骨折部には小さな骨片を認める．多椎間での靱帯骨化を認めるが（矢印）椎間板腔は比較的保たれている．B：Aと同一症例の頸椎CTの冠状断では，C2-7の椎間関節は，全体が骨性に強直している（水平矢印）．C6-7椎間関節の両側に横骨折を認める（垂直矢印）．C：C5レベルでの軟部組織画像の水平断を示す．比較的低信号の脊髄/硬膜嚢の周囲を取り囲む三角形の高信号領域を認める（*）高信号の構造物はMRIで認める硬膜外血腫と関連している．

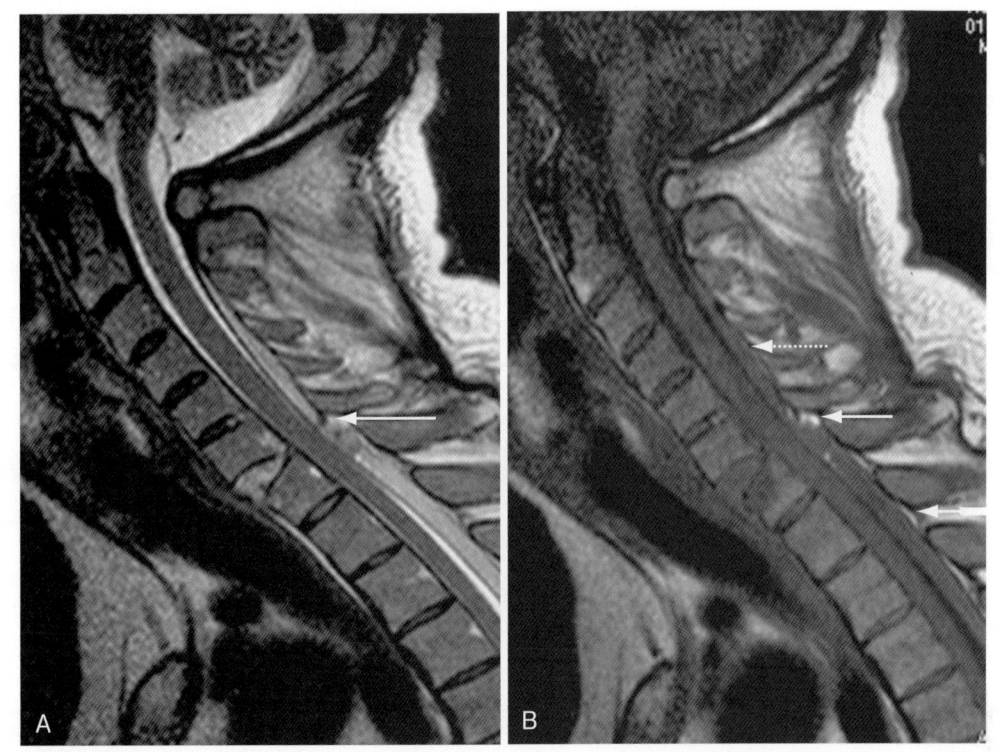

・図12-14　強直性脊椎炎を罹患している37歳男性で，急性硬膜外血腫の症例．A：頸椎T2強調矢状断MR像では，C6-7椎体の亜脱臼骨折があり，前縦および後縦靱帯と黄色靱帯の断裂を伴っている．C6-7椎弓縁にずれがある．C6-7椎間板腔は拡大して，C6後方には高信号領域の拡大を認める（この部位には手術時に破綻した椎間板組織を認めた）．C3からTh5に至る脊髄後方に巨大で均一の高信号を呈する硬膜外血腫を認める．C6-7椎間板レベルの最も脊髄圧迫が強いレベルにおいて，硬膜外血腫内に少し不均一な信号変化を認める（矢印）．この患者は不完全な脊髄症候群を呈しており，脊髄内には明らかな異常信号領域を認めていない．CTでは患者が自覚していなかった強直性脊椎炎の所見を呈している．MRIで強直性脊椎炎と診断するのは困難である．B：同一症例の頸椎T1強調矢状断MR像では，C6-7の亜脱臼と急性硬膜外血腫を示す均一で同濃度の信号変化を認める（点線矢印）．C6-7レベルでの硬膜外血腫の内部にある巣状の高信号領域は，硬膜外血腫内に脂肪が迷入したための明るい均一な信号変化と考えられる（矢印）．

分析

SCIは直接あるいは間接外力により生じうる（**Box 12-1**参照）．SCIのマネージメントについては，患者の臨床所見と画像所見にどのような変化があるかによって決定される．次に述べることは画像の解釈において重要である．

・巣状（focal）の脊髄の異常があるか？

MRIにて正常の脊髄であれば予後は良好である．脊髄が異常であれば，異常信号のパターンにより予後が決定される．治療前にこのことを知るのは有益である（図12-1〜4参照）．

・損傷の間接的な原因は何か？

急性の亜脱臼骨折は整復を必要とする（図12-6参照）．椎間板損傷や，外傷性の椎間板ヘルニアに注意が必要である（図12-2, 8, 14参照）．椎間板ヘルニアが存在する場合，椎間板切除を行わずに骨折整復を施行してもその成績は不良である．黄色靱帯や前縦および後縦靱帯の損傷が生じている可能性がある場合は，これを描出する必要がある（図12-8, 9, 14参照）．

・硬膜外血腫は存在するか？

巨大な血腫は可視的に確認できる．小さな血腫の存在は，同定されていない靱帯損傷を示す徴候である可能性がある（図12-4, 14参照）．

・骨病変が基礎疾患として存在していないか？

強直性脊椎炎や他の原因疾患による骨の局所的破壊をきたす骨病変が，基礎疾患として存在しているかどうかは，治療の選択肢を決定するのに重要である．

・脊髄損傷の慢性期では，脊髄軟化症と脊髄囊胞および空洞症との鑑別が重要である．囊胞が大きければ診断はむずかしくないが，小さい囊胞は画像的に脊髄軟化症と区別できない可能性がある（図12-11, 12参照）．

キーポイント

- 正常の脊髄MRIであってもSCIは除外されない．このことは麻痺が完全に回復する可能性が高いことを示しているだけである．
- 脊髄の巣状の腫脹は，急性のSCIを示す所見である．特異的な信号の異常変化は，浮腫や出血，あるいはその両者があるかどうかで決定される．
- 間接的な脊髄損傷の原因となる，椎間板損傷や靭帯損傷，硬膜外血腫による圧迫を視認することが重要である．このことは患者をどのようにマネージメントするかに影響を与える．
- 慢性期のSCIでは脊髄軟化症と脊髄嚢胞の鑑別が重要である．両者の治療方針が大きく異なるからである．MRIでは脊髄嚢胞は通常良好に描出され，CSFと同様の信号変化を示す．

参考文献

- Flanders AE, Croul SE. Spinal trauma. In Atlas SW (ed). Magnetic Resnance Imaging of the Brain and Spine. Philadelphia, Lippincott-Raven, 1996, pp 1161-1206.
- Lammertse D, Dungan D, Dreisbach J, et al. National Institute on Disability and Rehabilitation. Neuroimaging in traumatic spinal cord injury: an evidence-based review for clinical practice and research. J Spinal Cord Med 2007; 30:205-214.
- Slucky AV, Potter HG. Use of magnetic resonance imaging in spinal trauma: indications, techniques, and utility. J Am Acad Orthop Surg 1998; 6:134-145.

文献

1. Mhuircheartaigh NN, Kerr JM, Murray JG. MR imaging of traumatic spinal injuries. Semin Musculoskelet Radiol 2006; 10:293-307.
2. Hendey GW, Wolfson AB, Mower WR, Hoffman JR. Spinal cord injury without radiographic abnormality: result of the National Emergency X-Radiography Utilization Study in blunt cervical trauma. J Trauma 2002; 53:1-4.
3. Kalfas I, Wilberger J, Goldberg A, Prostko ER. Magnetic resonance imaging in acute spinal cord trauma. Neurosurgery 1988; 23:295-299.
4. Mayo Clinic. Spinal cord injury. Available at www.mayoclinic.com/health/spinal-cord-injury. Accessed 6/19/2007.
5. Ho CH, Wuermser L, Priebe MM, et al: Spinal cord injury medicine. 1. Epidemiology and classification. Arch Phys Med Rehabil 2007; 88(3 Suppl 1):S49-S54.
6. Jackson AB, Dijkers M, DeVivo MJ, Poczatek RB: A demographic profile of new traumatic spinal cord injuries: change and stability over 30 years. Arch Phys Med Rehabil 2004; 85:1740-1748.
7. Vitale MG, Goss JM, Matsumoto H, Roye DP Jr. Epidemiology of pediatric spinal cord injury in the United States. J Pediatr Orthop 2006; 26:745-749.
8. El Masry WS. Traumatic spinal cord injury: the relationship between pathology and clinical implications. Trauma 2006; 8:29-46.
9. Frankel HL, Hancock DO, Hyslop G, et al. The value of posterior reduction in initial management of closed injuries of the spine with paraplegia and tetraplegia. Paraplegia 1969; 7:179-192
10. American Spinal Injury Association. Standard neurological classification of spinal cord injury (revised 2000). Chicago, ASIA, 2002.
11. Stevens JM, Olney JS, Kendall BE. Post-traumatic cystic and noncystic myelopathy. Neuroradiology 1985; 27:48-56.
12. Blackwood W, McMenemey WH, Meyer A, et al. Traumatic spinal lesions. In Greenfield's Neuropathology. London, Edward Arnold, 1963, pp 458-463.
13. Kulkarni MV, McArdie CB, Kopanicky D, et al. Acute spinal cord injury: MR imaging at 1.5 T. Radiology 1987; 164:837-843.
14. Hogan GJ, Mirvis SE, Shanmuganathan K, Scalea TM. Exclusion of unstable cervical spine injury in obtunded patients with blunt trauma: Is MR imaging needed when multi-detector row CT findings are normal? Radiology 2005; 237:106-113.
15. Schuster R, Waxman K, Sanchez B, et al. Magnetic resonance imaging is not needed to clear cervical spines in blunt trauma patients with normal computed tomographic results and no motor deficits. Arch Surg 2005; 140:762-766.
16. Goradia D, Linnau KF, Cohen WA, et al. Correlation of MR imaging findings with intraoperative findings after cervical spina trauma. Am J Neuroradiol 2007; 28:209-215.
17. Vertinski AT, Krasnokutsky MV, Augustin M, Bammer R. Cuttingedge imaging of the spine. Neuroimaging Clin North Am 2007; 17:117-136.
18. Ducreux D, Fillard P, Facon D, et al. Diffusion tensor magnetic resonance imaging and fiber tracking in spinal cord lesions: current and future indications. Neuroimaging Clin North Am 2007; 17:137-147.
19. Flanders AE, Spettell CM, Tartaglino LM, et al: Forecasting motor recovery after cervical spinal cord injury; value of MR imaging. Radiology 1996; 201:649-655.
20. Quencer RM, Sheldon JJ, Post JD, et al. MRI of the chronically injured cervical spinal cord. AJR Am J Roentgenol 1986; 147:125-132.
21. Yamashita Y, Takahashi M, Matsuno Y, et al. Chronic injuries of the spinal cord: Assessment with MR imaging. Radiology 1990; 175:849-854.
22. Lamount AC, Zachary J, Sheldon PWE. Cervical cord size in metrizamide myelography. Clin Radiol 1981; 32:409-412.

VII

脊髄血管奇形

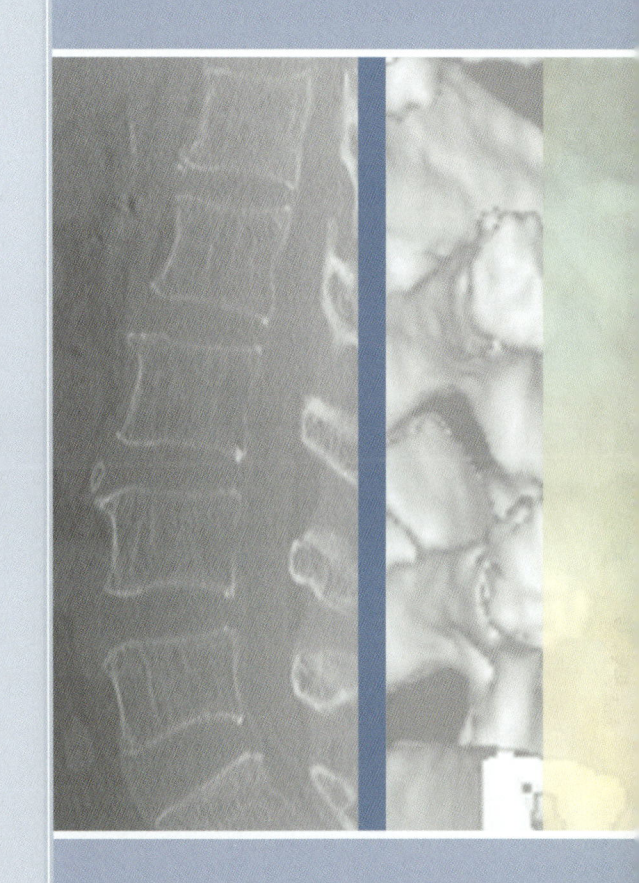

第13章

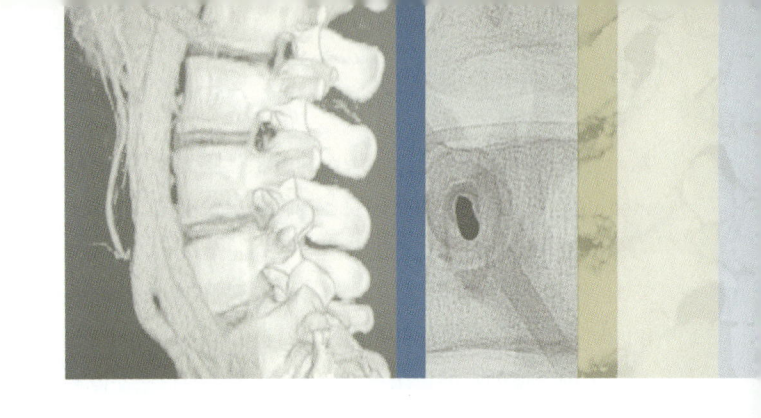

脊髄血管奇形

Timo Krings, Pierre L. Lasjaunias, Armin K. Thron

　脊髄血管奇形は動脈と静脈相互の連絡の発達異常である．その結果，血管の拡張，動脈瘤や静脈瘤の形成，拡張した血管による質量効果（mass effect），過剰灌流による盗血現象や潜在的心不全，あるいは静脈圧亢進による血流低下，静脈うっ滞による虚血などの二次的症候を生じる．

　脊髄血管奇形を分類するさまざまな試みが提唱されてきた．遺伝学的には，脊髄動静脈奇形は以下のように分類される．

- 遺伝性出血性毛細管拡張症（hereditary hemorrhagic telangiectasia）など，血管胚芽細胞の突然変異によって引き起こされる遺伝性疾患．
- 脊髄動静脈 metameric syndrome（Cobb, Klippel-Trenaunay, Parkes-Weber 症候群）など，発生時に同じ体節と関連する非遺伝性疾患（体細胞突然変異など）．
- 現時点では遺伝子異常との関連が知られておらず，また外傷によるものでもない特発性の脊髄動静脈シャント．これらのうちのあるものは，やがて遺伝性あるいは髄節ごとに再分類されることもある．

　多くの脊髄動静脈奇形（arteriovenous malformation：AVM）は特発性である．これらはさらに，AVM や海綿状血管腫（cavernous malformation, cavernomas）などの先天性疾患や，硬膜動静脈瘻（dural AV fistula：AVF）などの後天性疾患に分類される．毛細血管拡張症（capillary telangiectases）は脊髄では認められておらず，今後の検討が必要である．

　先天性の脊髄 AVM は，亢進した血管新生の特徴を伴う，構造的に不安定な血管組織の存在を示していると考えられている．とくにエンドグリン（endoglin）の欠乏状態での過剰な内皮細胞成長因子（endothelial growth factor）の発現が，AV シャントの発達を招いたのであろう．先天性疾患ではあるが，出生前に診断されることはまれである．患者はおそらく AV シャントを形成する傾向にある状態で出生し，血管修復や血管新生が妨げられる二番目か三番目のイベントののちはじめて明らかになるであろう．動物モデルからは，ノッチ（notch）シグナル経路が機能不全となり，動脈や静脈の性質を規定する際にエラーを生じるのではないかと考えられている．また血管の細胞骨格の欠損は，無秩序で脆弱な血管を生じるであろう．これらの影響を受けて最初に異常を示す血管の部位は後毛細血管細静脈（postcapillary venule）である．形態学的には，脊髄 AV シャントは近位静脈循環を中心に現れる．

　血管構築（angioarchitecture）という用語は，栄養血管の性質（神経根硬膜動脈 [radiculomeningeal] か神経根軟膜動脈 [radiculopial] か神経根髄質動脈 [radiculomedullary]），AV シャント固有の形態（nidus か fistula, nidus 内動脈瘤など）や流出静脈の性質（髄質静脈 [medullary]，傍髄質静脈 [perimedullary]，根静脈 [radicular]，硬膜外静脈 [epidural]，傍脊髄静脈 [parachordal]）のある一時期での状態を表す．血管構築という用語は，とくに AV シャントの形態や流出静脈の性質は，時間の経過によって，シャントによって引き起こされる静脈の拡張，血流路の変化，nidus 内の構造変化や新たな栄養動脈の出現などにより，変化しうるというコンセプトを組み入れている．

　硬膜動静脈瘻と動静脈奇形を区別するためには，栄養動

脈の性質が重要である．前者が神経根硬膜動脈（radiculo-meningeal artery）（通常硬膜と神経根を栄養する動脈）から栄養されるのに対し，後者は通常脊髄そのものを栄養する血管により栄養される（神経根髄質動脈［radiculomedullary artery］や神経根軟膜動脈［radiculopial artery］）．脊髄動静脈瘻の形態に限っていえば，2つの形態が認められる．(1) fistula が動脈と静脈の直接の結合であり，介在する血管が存在しないタイプ．fistula はさらにスペクトラムの両端として，low-flow microfistula と high-flow macrofistula に分類される．(2) nidus は栄養血管と流出静脈のあいだに介在する（病的な）血管のネットワークである．流出静脈の性質から（少なくともある程度は），臨床経過が予測できる．たとえば，硬膜外（epidural）および傍脊髄（parachordal）のみのドレナージは神経脱落症候をきたすことがほとんどない（症候をきたすことがあるとすれば，ほとんどの場合は拡張した静脈［venous pouch］による神経根への質量効果によるものである）．一方，髄質（medullary）および傍髄質（perimedullary）ドレナージは脊髄の通常のドレナージを妨げ，静脈性うっ血を生じる．

このように，血管構築によりシャントの特徴や潜在的なリスクが決定される．既知のリスクとおのおののタイプの奇形に対するおのおのの治療によって（変化しうる）成功率を基本に，これらのデータが治療計画に組み込まれる．通常はまず血管内治療が考慮され，続いて直達手術が考慮される．

脊髄硬膜動静脈瘻

脊髄硬膜動静脈瘻（spinal dual AV fistulas）は，神経根硬膜動脈と神経根静脈（radicular vein）のあいだの動静脈瘻であり，傍脊髄質血管に逆行性に流出するため，脊髄の静脈性うっ血を生じる．

◆ 疫学

脊髄硬膜動静脈奇形は，脊髄の血管奇形では最も頻度が多く，すべての脊髄 AV シャントの70%を占める．後天的疾患と考えられているが，正確な病因は知られていない．通常症候性となるのは高齢の男性（40～60歳のあいだ）である．ほとんどの fistula は胸腰部に生じる．

◆ 病理

AV シャントは，神経根硬膜動脈が神経根静脈の近傍に

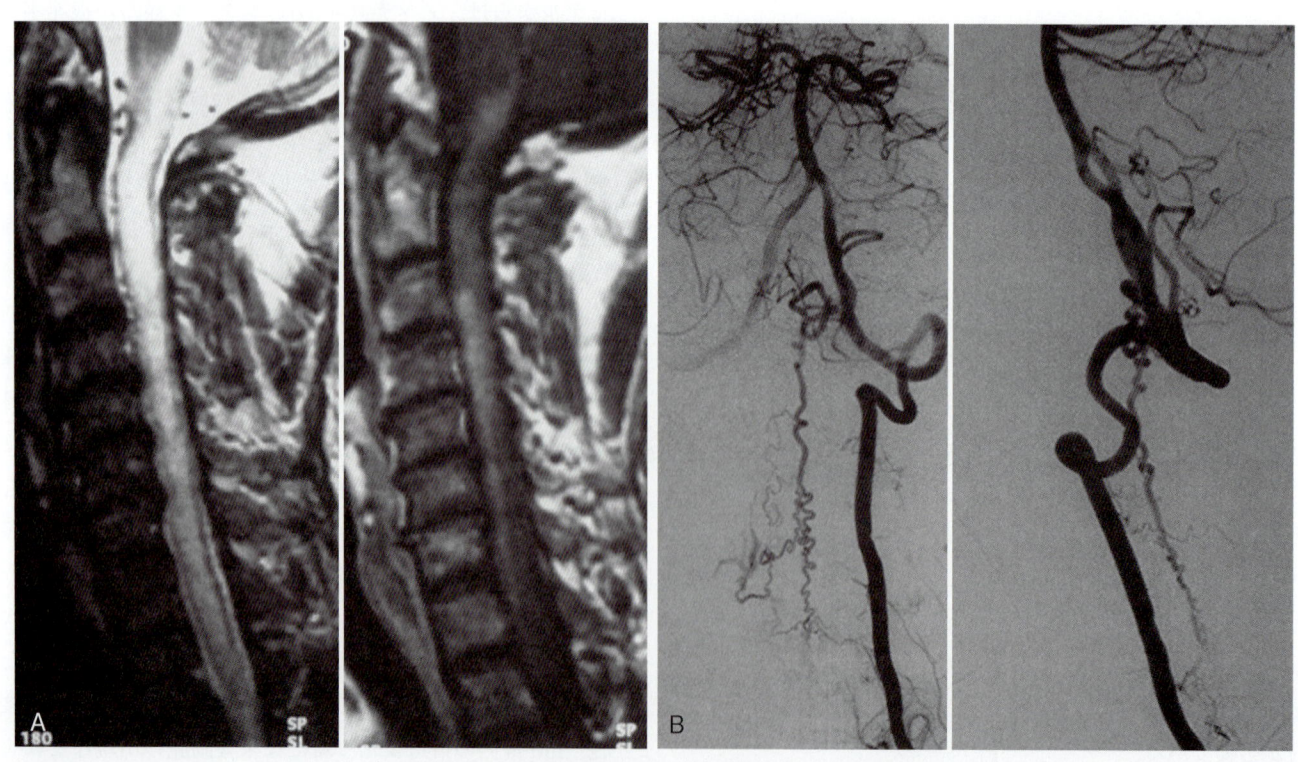

• 図13-1　62歳の男性．3カ月来の両下肢のしびれ感，1カ月前からの進行性の麻痺および腱反射亢進を生じた．T9以下で感覚低下（針刺激による）を認めた．A：MRI（T2強調像，T1強調像造影）にて，造影を受け T2強調像にて高信号となる病変が頭蓋頸椎移行部以下に進展している．病的な血管は T2強調像にて脊髄の前面に flow void として認められる．B：左椎骨動脈撮影では大後頭孔レベルで dural AVF を認める．

位置する．脊髄神経根近傍の硬膜の中に存在する．神経根硬膜動脈は神経根と髄膜を栄養するが，脊髄を栄養するわけではない．（AVシャントにより）神経根静脈が脊椎管内に流入することになる．シャントによる動脈血の静脈系への流入は脊髄の静脈圧を上昇させ，動静脈の圧勾配を消失させ，正常な脊髄静脈の流出を妨げる．これらにより髄内の浮腫を伴う静脈性うっ血を生じる．神経根髄質動脈（radiculomedullary artery）内にも，遅延性の静脈逆流によるうっ滞を認める．これらの結果，慢性的な低酸素症と進行性のミエロパチーをきたす．

◆ 臨床像

うっ血性ミエロパチーによって生じる臨床症状として特定なものはない．感覚鈍麻，知覚異常，下肢に放散しうる背部痛，インポテンス，括約筋の障害などが含まれる．神経脱落症状はしばしば緩徐に進行し，潜行性のこともある

ため，患者は非常に長期間にわたる，漠然とした，しかし進行性の症候を呈する．まれに，急性の症候や，病気の進行による周期的な寛解を示すこともある．脊髄硬膜動静脈瘻に対する治療を行わなければ，不可逆的な対麻痺あるいは四肢麻痺さえをももたらす．

◆ 画像

MRI

脊髄硬膜動静脈瘻における特徴的なMRI所見は，脊髄の浮腫と傍髄質血管の拡張である（図13-1～9）．通常T2強調像（T2W）では，脊髄の腫脹部に高信号を示す．脊髄中心の大部分を占める灰白質は，多髄節にわたり境界不明瞭なH型の高信号域を呈する．低信号を示す辺縁がうっ血した脊髄を取り囲むが，これはおそらくうっ滞した毛細血管内の非酸素化血液を反映している．慢性的な静脈性うっ血による造影効果を認めることもある．病気の進行

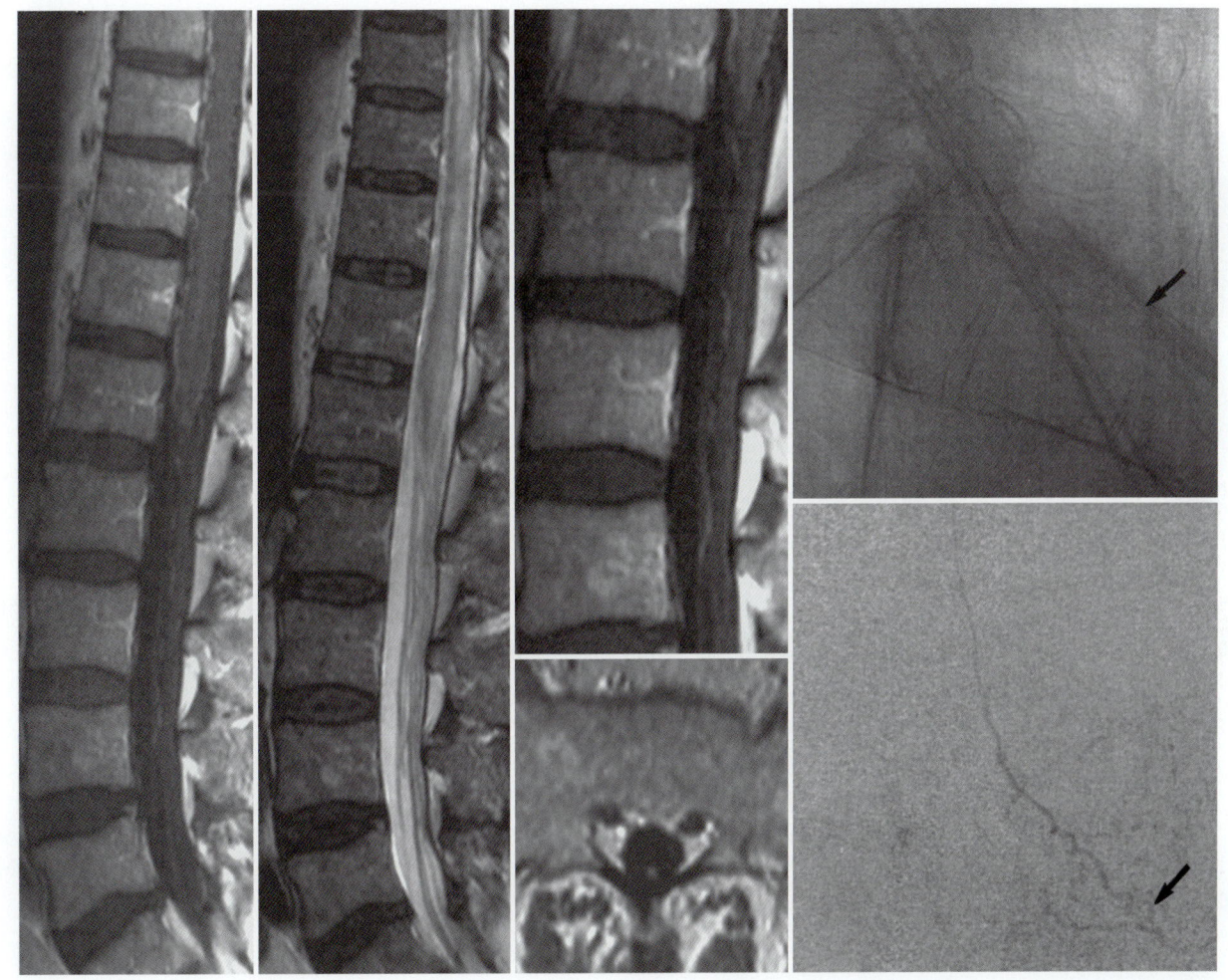

• 図13-2　大後頭孔レベルから仙骨部までのdural AVFを認める．この患者においては，終糸の拡張した静脈により深部に存在する動静脈シャントが示唆され，（AVシャントは）S2-3レベルに存在し，細く逆行性に上行する終糸の静脈を伴っている．

262　VII　脊髄血管奇形

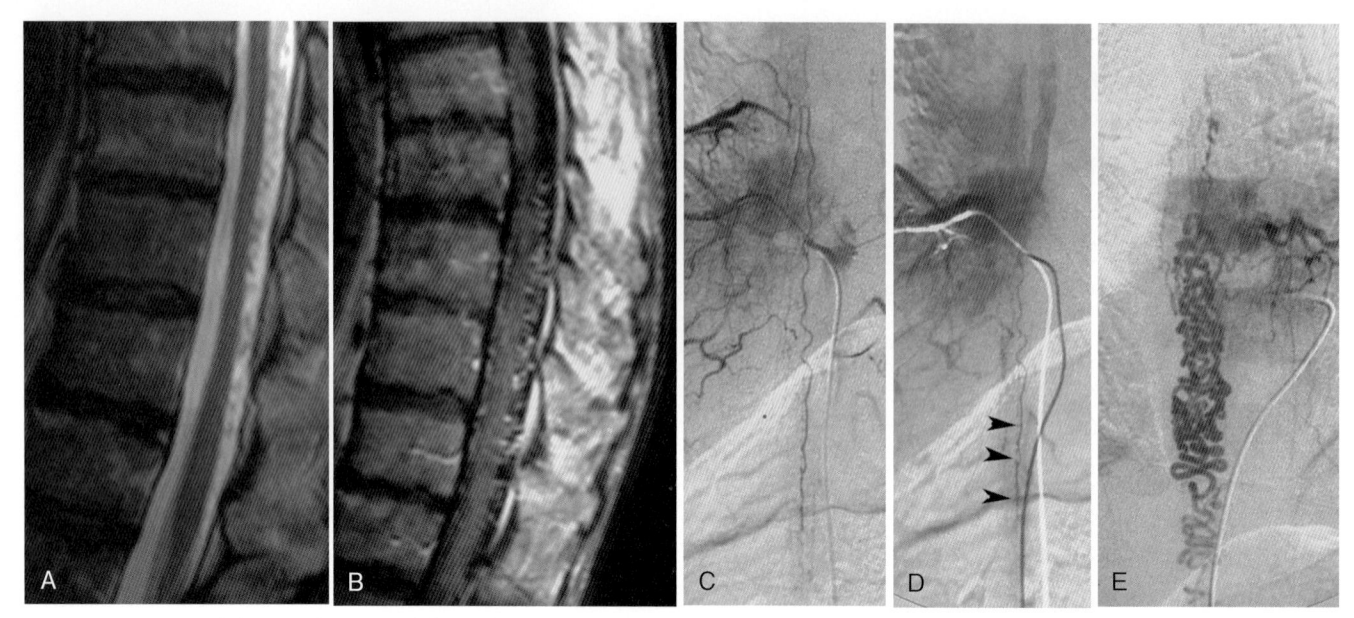

- 図13-3　T2強調（A）と造影T1強調（B）MR像にて，脊髄周囲のflow voidおよび脊髄後方の血管の造影を認める．脊髄の浮腫はまだ伴っていないが，これらの所見は動静脈シャントを強く示唆する．右T10分節動脈の選択的な造影で，造影剤注入の8秒後（C），23秒後（D）に前脊髄動脈を認める．正常の動静脈の循環時間は10秒なので，血管撮影所見は前脊髄動脈のうっ滞を示しており（矢頭，D），これは静脈圧の上昇を反映し脊髄動静脈シャントの診断を裏付ける．シャントはT8分節動脈からのdural AVFによるものである（E）．

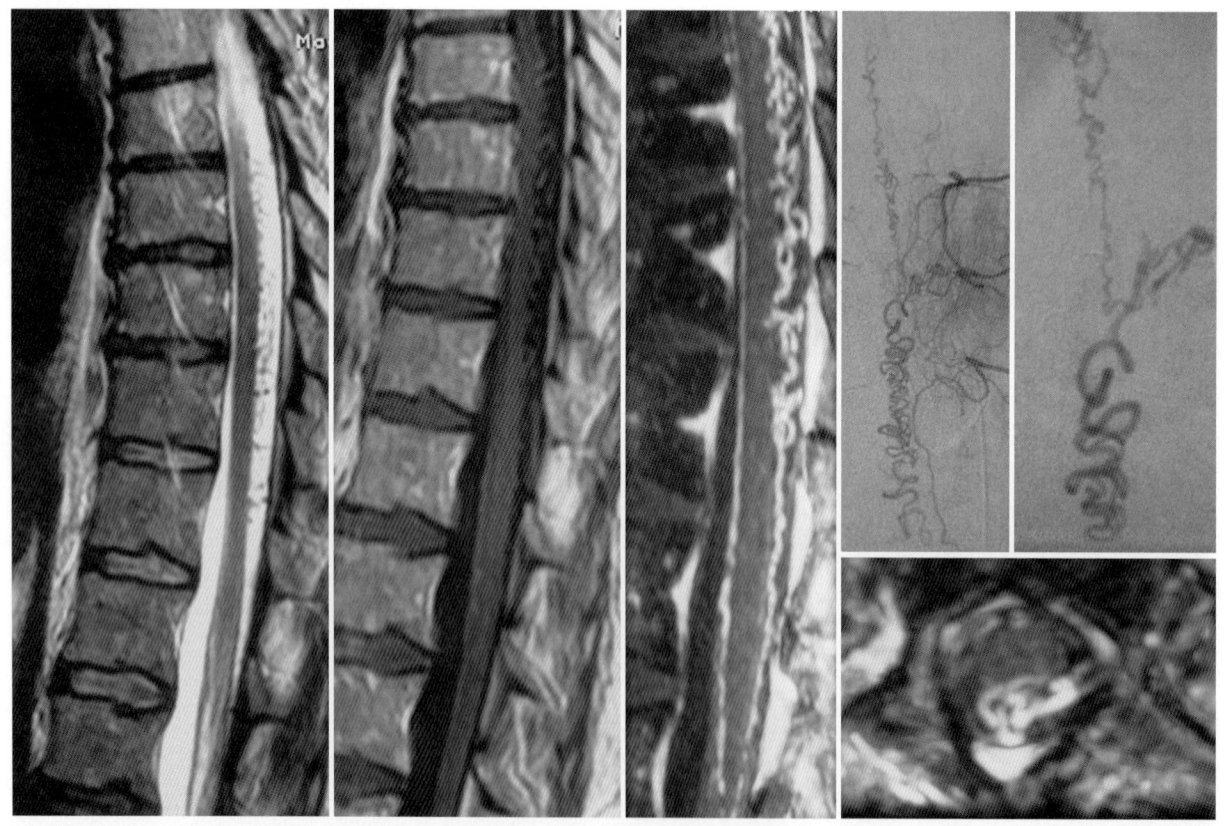

- 図13-4　MRIのT2強調像，造影T1強調像，造影MRAの矢状断と水平断の再構成画像によって，とくに脊髄の後面の異常なコイル状の血管が示される．わずかな脊髄の浮腫と軽度の脊髄円錐の造影効果は，静脈うっ血による慢性の脊髄虚血を示唆する．脊髄造影でAVシャントを認めるが，超選択的造影でより詳細に評価できる．

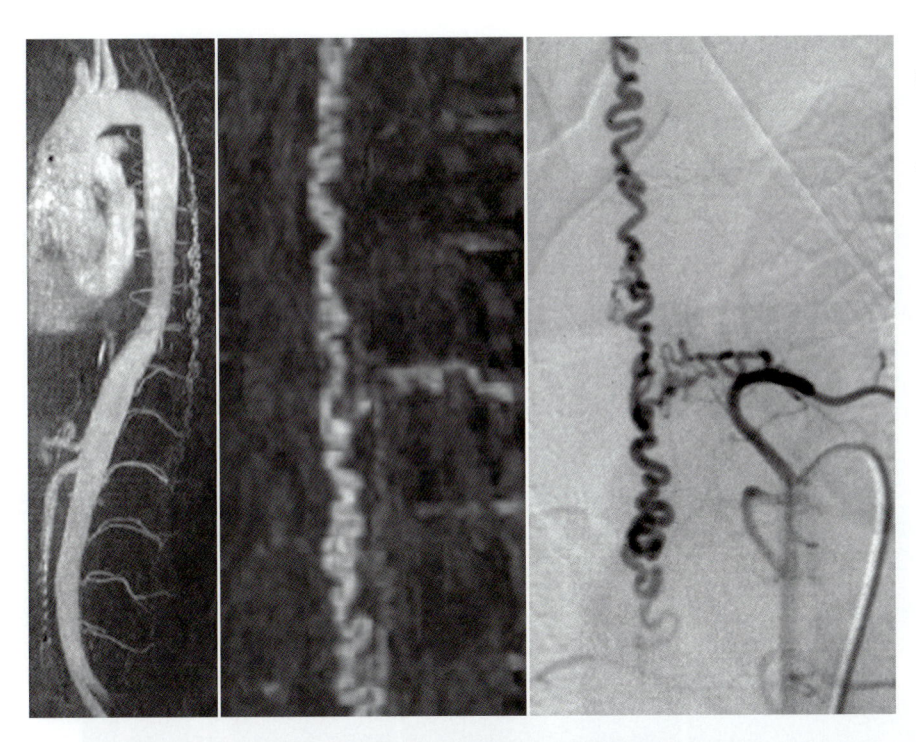

•図 13-5 造影 MR 血管撮影によって，造影剤が早期動脈相において傍脊髄静脈にあることで，AV シャントの存在を示すことができる．これによって，奇形の正確なレベルが示され，後に放射線科医がデジタルサブトラクションアンギオグラムを正しいレベルで行うことができる．

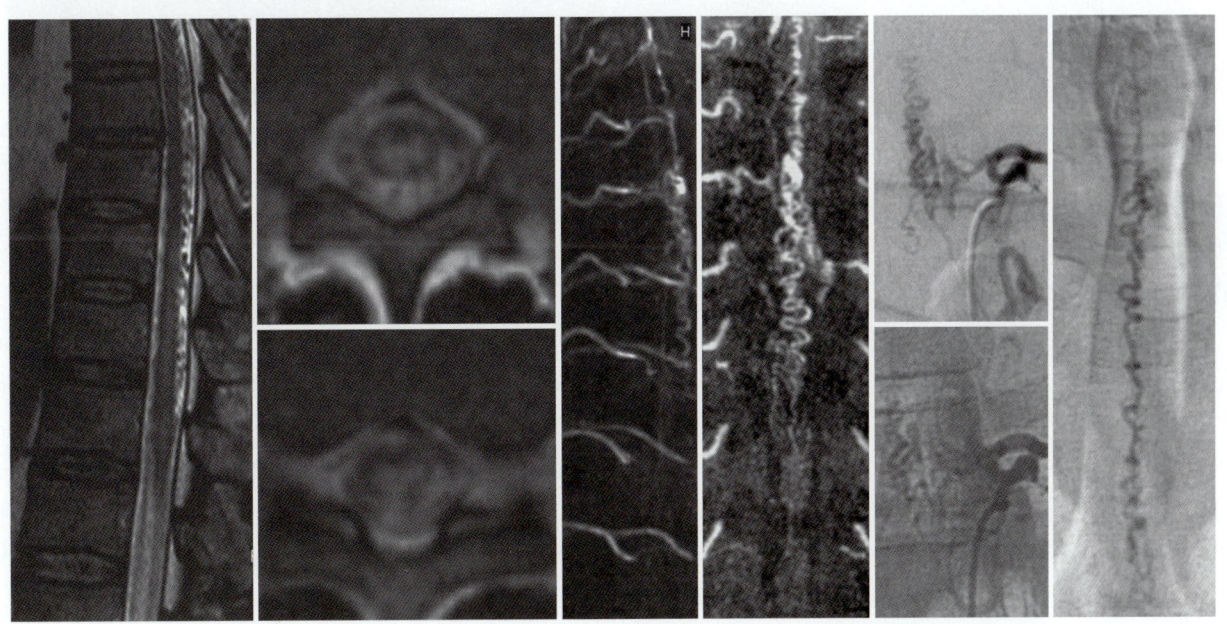

•図 13-6 脊髄血管撮影の早期動脈相において，脊髄の浮腫，拡張した傍髄質の flow void，傍髄質静脈内の造影効果といった，典型的な脊髄 dural AVF の所見を認める．

に伴って，脊髄は萎縮していく．T2 強調像では，螺旋状に拡張した傍髄質血管は著明な flow void として認められる．しかしながら，AV シャントの量が少なければ，それらの傍髄質血管は造影剤の投与後にのみ認められる．

血管撮影

脊髄 dural AVF の局在を特定することは非常にむずかしい．病的な血管の局在も画像上の髄内の異常所見も fistula のレベルには無関係のようにみえる．高速スキャンプロトコールを用いた造影 MRA などの非侵襲的診断技術も開発されたが，やはり時間がかかり，複数血管へのカテーテルによる手技は，診断にはまだ必要であろう．選択的血管撮影では，神経根髄質動脈（radiculomedullary artery）や，とくに前脊髄動脈での造影剤のうっ滞を認める．AVF が存在する分節動脈での造影により，早期の静脈の造影と神経根髄質静脈（radiculomedullary vein）が

・図13-7　典型的なturbo spin-echo T2強調MRシーケンスにおいて脊髄の浮腫は良好に描出されるが，拡張した傍髄質血管が描出されないことがある．これらはconstructive interference steady-state（CISS）シーケンス等のheavily T2強調シーケンスにおいてより良好に描出される．

脊柱管内へ逆流するのがわかる．広い範囲に及ぶ拡張した傍髄質静脈のネットワークをしばしば認める．

◆ 治療法

脊髄dural AVFの治療法は2通りある（図13-10〜12）．1つはシャントから血流を受けている硬膜内の静脈を手術で閉塞することである．これは仙骨部のfistula以外では比較的シンプルで安全な方法である．もう1つの方法は，シャントを栄養している神経根硬膜動脈の，超選択的なカテーテル挿入によるglueを用いたfistulaの閉塞であろう（図13-10，11参照）．いったん閉塞したあとのfistulaの硬膜内の側副血行による再開通を防ぐため，塞栓物質はnidusを通過して流出静脈の近位部に到達し閉塞しなければならない．血管内治療の成功率は25〜75%とさまざまである．fistulaの完全な閉塞は病気の進行を止めるが，麻痺症状の寛解を認めるのは患者の2/3のみで，感覚障害の改善を認めるのは1/3である．インポテンスや括約筋の障害はめったに回復しない．

脊髄動静脈奇形

脊髄動静脈奇形（spinal cord arteriovenous malformation：脊髄AVM）は髄内の神経根髄質動脈（radiculomedullary artery）とあるいは神経根軟膜動脈（radiculopial artery）に栄養され，髄内の脊髄静脈へ流出する血管奇形である．AVシャントは髄内とあるいは傍髄質に位置する．脊髄AVMとはglomerular（nidusを有するnidal）AVMと脊髄のAVFの両方を含む．

◆ 疫学

脊髄の動静脈奇形は脊椎脊髄領域の血管奇形のほぼ20%を占める．20代での発症が典型的である．成人では性差を認めないが，小児では女児より男児のほうの罹患が圧倒的に多い．

◆ 臨床像

脊髄AVMは急性の出血や突然の神経症候で発症する．突然の出血がなければ，症候は非特異的である．患者は知覚過敏あるいは知覚異常，麻痺，背部の広範な痛みや筋肉

第 13 章　脊髄血管奇形　265

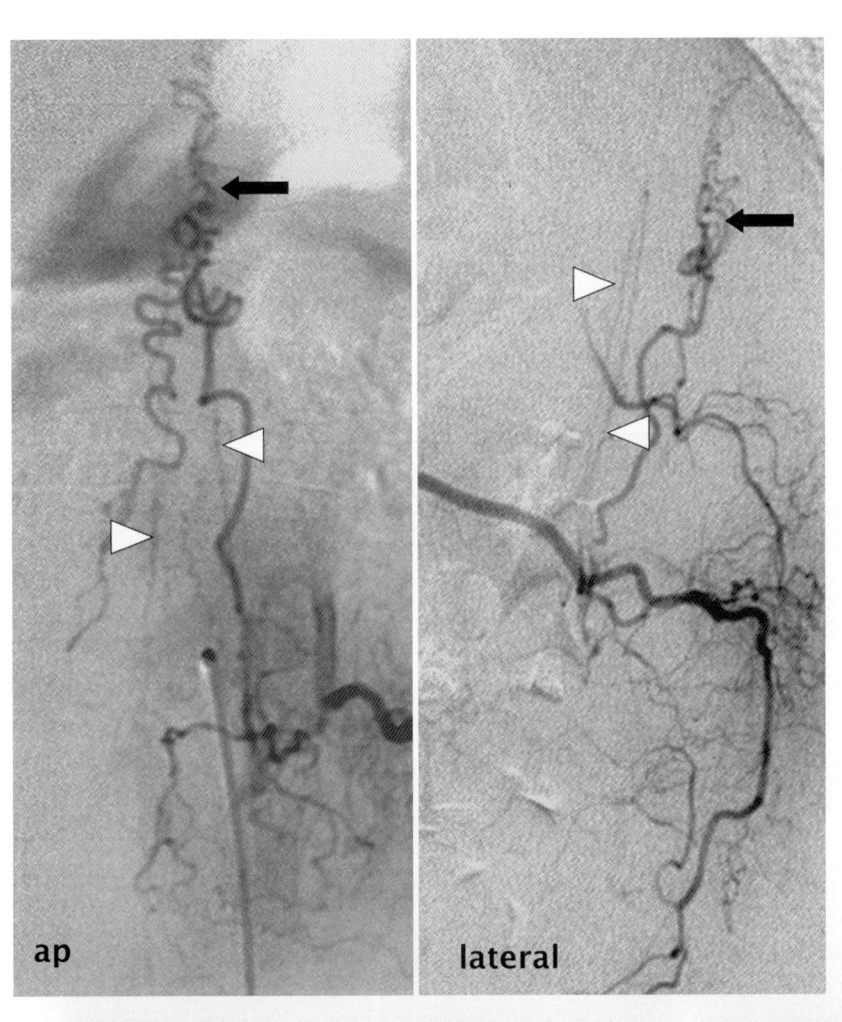

・図 13-8　解剖学的に特徴的な脊髄の血管構築により，前脊髄動脈（白矢頭）への栄養は，dural AV シャントを栄養するのと同じ分節動脈に由来していると考えられる．黒矢印は拡張した傍髄質血管を示し，側面像では脊髄の後方に存在する．

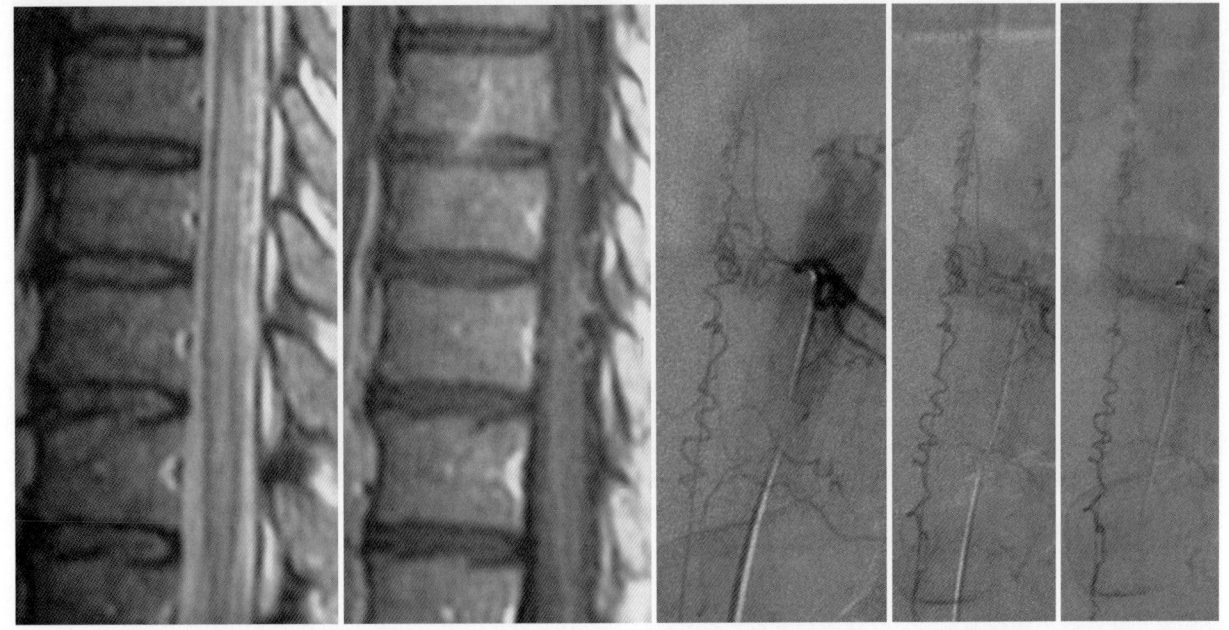

・図 13-9　この症例では，前脊髄動脈への主要な栄養は dural AVF と同じ分節動脈から供給されている．前脊髄動脈は正常の血管径と直線的走行を示している．動脈化した脊髄の静脈は拡張し螺旋状となっている．この違いは，前脊髄動脈がシャントに寄与していないことを示している．シャントは実際には分節動脈の神経根硬膜枝（radiculomeningeal branch）から生じている．

•図 13-10 脊髄 AV シャントの有効な治療オプションの1つは，血管内治療による液体塞栓物質（N-butyl cyanoacrylate：NBCA）を用いたシャントの閉塞である．治療が成功するためには，glue が動脈からシャントを越えて nidus まで到達する必要がある．この症例においては，超選択的造影にて glue は完全には静脈側まで到達していないことがわかる．このため，同部位の豊富な吻合のネットワークにより，遅発性に fistula が再開通する可能性がある．

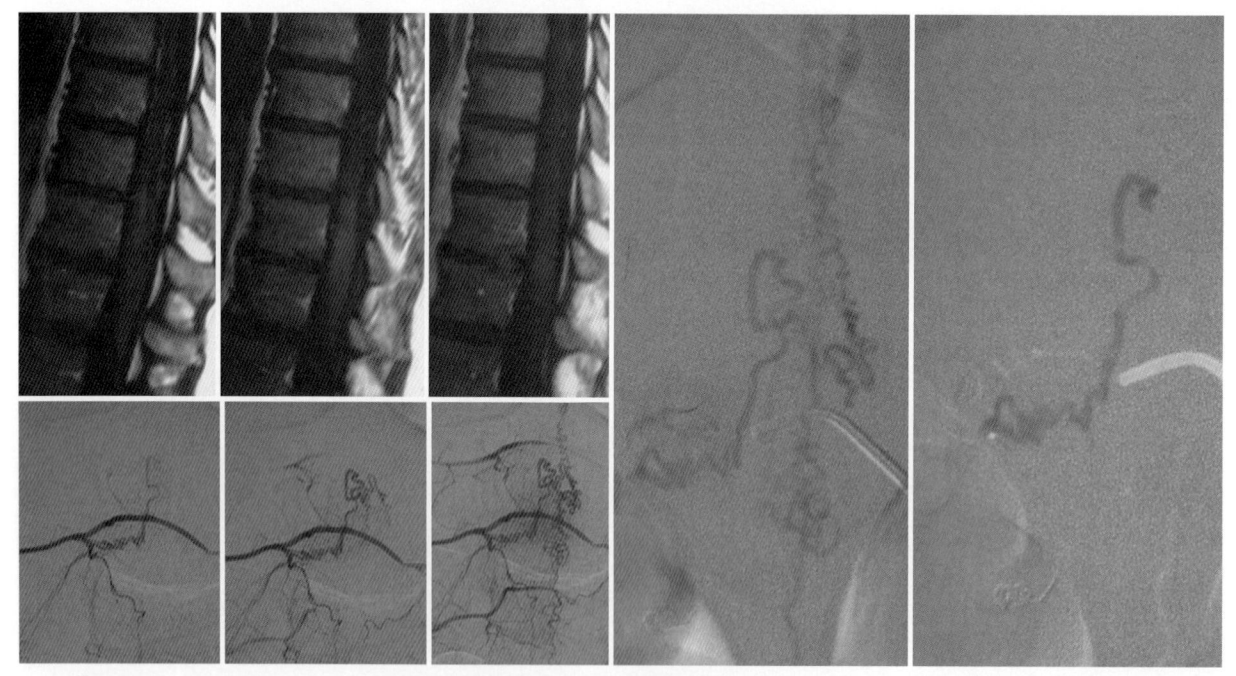

•図 13-11 この症例では，液体塞栓物質の超選択的注入が動脈側から静脈側まで到達し，シャント部位を確実に閉塞した．

痛を訴える．進行性の感覚運動障害は緩徐に進行したり，経過中にある程度軽快したのち急速に増悪したりすることもある．fistulous AVM は硬膜内の傍髄質に位置するため，しばしば症候としてクモ膜下出血を生じる．glomerular AVM は静脈性うっ血のみ，実質内の出血，あるいはクモ膜下出血による症状を生じることがある．

◆ 病態生理学

脊髄の AVM は glomerular あるいは fistulous な形態をとる．

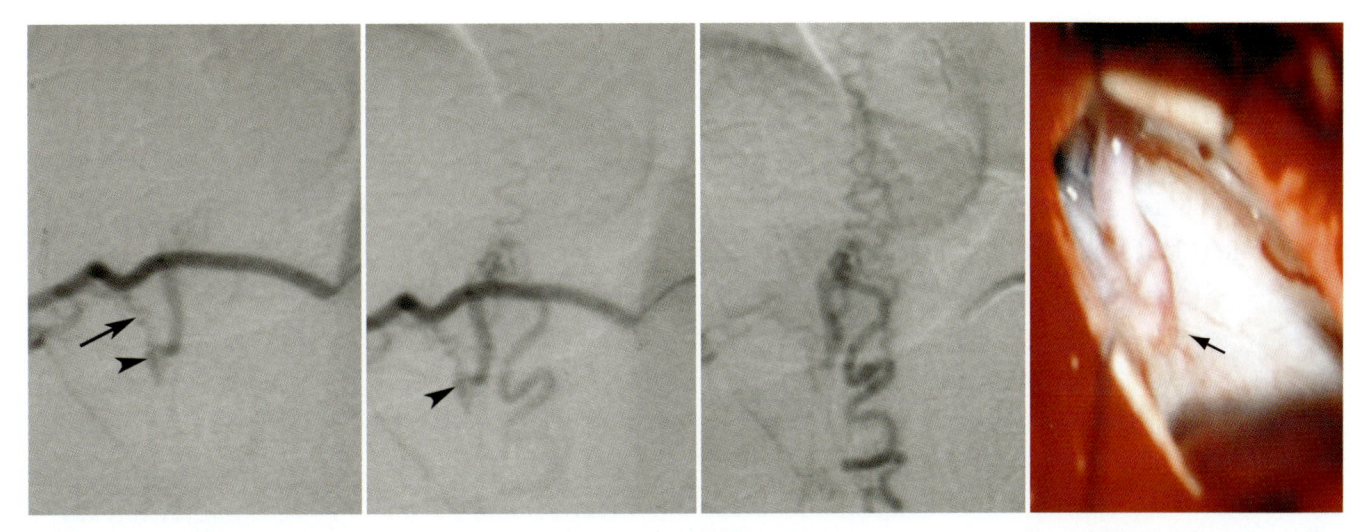

• 図13-12 分節動脈の選択的造影により，dural AVF を栄養する神経根硬膜枝が示された（矢印，最初の画像）．後期相の画像では，この枝は椎弓根の下方神経根のレベルで神経根静脈（矢頭）と連絡していることを示す．radicular vein（矢頭）は脊髄髄外血管に逆流し，静脈性うっ血をきたしている．手術時の所見では，拡張し動脈化した静脈を認める（矢印，最後の画像）．

glomerular AVM（plexiform 網状のAVMまたは nidal [nidus を有する AVM]）は，脳 AVM と同様の nidus により特徴付けられる．通常髄質内にあり，一般的に後方および前方両方からの複数の栄養血管をもち，拡張した脊髄血管に流出する．nidus の表在性の部分はクモ膜下腔に達する．glomerular AVM は最も頻度の多い脊髄 AVM である．

fistulous AVM（intradural AVF, perimedullary fistula type の AVM）は脊髄の表面に位置する直接の AV シャントが特徴的である．介在する nidus はなく，髄内成分もめったに認めない．腹側の脊髄動脈系によって栄養される fistuous AVM は軟膜下にある．背側の動脈系によって栄養される fistulous AVM はクモ膜下に存在する．

脊髄の fistulous AVM は microfistula あるいは macrofistula の形態に分離される．これらは異なるタイプの病変と考えられる，なぜなら microfistulous AVM が macrofistula の形態に拡張する例や，macrofistulous AVM が（塞栓術を受けることなく）自然に血栓化して microfistula の形態に消退する例を観察したことがないからである．そのうえ，2つの病変は成人と小児で異なる振る舞いをする．

microfistulous AVM は成人の脊髄 AVF の90%を占める．神経根硬膜動脈ではなく，神経根髄質動脈から栄養されることで，硬膜動静脈瘻とは区別される．表在性の傍髄質静脈に流出するが，脊柱管内をはるか上方まで通過し，大孔を通過して後頭蓋窩まで上行することさえある．microfistulous AVM はシャント量が少ないため，中程度に拡張した栄養動脈や静脈を示すのみである．脊髄全体にわたって存在し，頸髄10%，胸髄50%，腰仙髄40%（このうち2/3は終糸に存在する）となる．頸髄の病変は一般的に進行性の感覚障害を呈するが，胸髄の microfistulous AVF は多くの場合，出血（脊髄出血あるいはクモ膜下出血）やしばしば進行性の脊髄症状を示す．脊髄円錐や終糸の fistula では，進行性の脊髄症状あるいは急性非出血性の対麻痺を生じる．

脊髄 macrofisculous AVM は成人の脊髄 AVF の10%を占める．多くのシャント量をもち，著明な動静脈の拡張や静脈瘤 variceal "pouches" といった，重度の血管のリモデリングに至る．脊髄の macrofistulous AVM は，主として遺伝性出血性毛細血管拡張症（hereditary hemorrhagic telangiectasia：HHT）の小児に認められる．

◆ 病理

動静脈シャントは，盗血減少，静脈うっ血による静脈圧の亢進，それらによる虚血，拡張した動脈による質量効果，血流依存の動脈瘤，拡張した静脈や大きな静脈瘤を生じる．

◆ 画像
MRI

MRI では脊髄 AVM は一般的に，拡張した傍髄質や髄質内の血管の複合体として示される（図13-13～35）．これらは T2 強調像で flow void として，また T1 強調像では高信号から低信号の混ざり合った（血流速度と方向に

よって決まる）管状の構造として示される．静脈性うっ血と浮腫は，T2強調像にて髄質内の高信号を伴う脊髄の腫脹として示される．造影の程度はさまざまである．合併した実質内の出血は出血時期によって異なる信号強度を示す．クモ膜下出血を呈することもある．

通常MRIでは脊髄血管奇形のタイプを鑑別することはできないが，脊髄や硬膜に対する局在や，low-flowかhigh-flowかを知ることができる．小さな栄養動脈や流出静脈は非造影MRIでは見逃すこともあるが，とくにlow-flowのperimedullary fistulous AVMでは，静脈のわずかな拡張を見つけるためには造影剤を使用しなければならない．

血管撮影

最近では，高速MRA撮像法により，glomerular AVMや1本の大きな栄養動脈をもつ脊髄fistulous AVMの，主要な栄養血管を認めることが示されてきた．小さなあるいは複数の栄養血管をもつものに関してはまだ十分に検討されていない．AVMの正確なタイプを確定し治療の計画をたてるためには，まだ選択的な脊髄血管撮影が必要である．

◆ 治療法

無症候性の脊髄AVMに対する治療法ははっきり確立されていない．なぜならこれらの病変に対する自然歴がよく知られていないからである．症候性AVMについては症状を改善するため，また患者の予後を良くするために，治療を行わなければならない．すべての脊髄AVMに対する最適な治療法は血管内治療による塞栓術である．これは選択的脊髄血管撮影，その血管奇形固有の血管構築の詳細な解析，固有の血管構築に対する適当な塞栓物質（コイル，

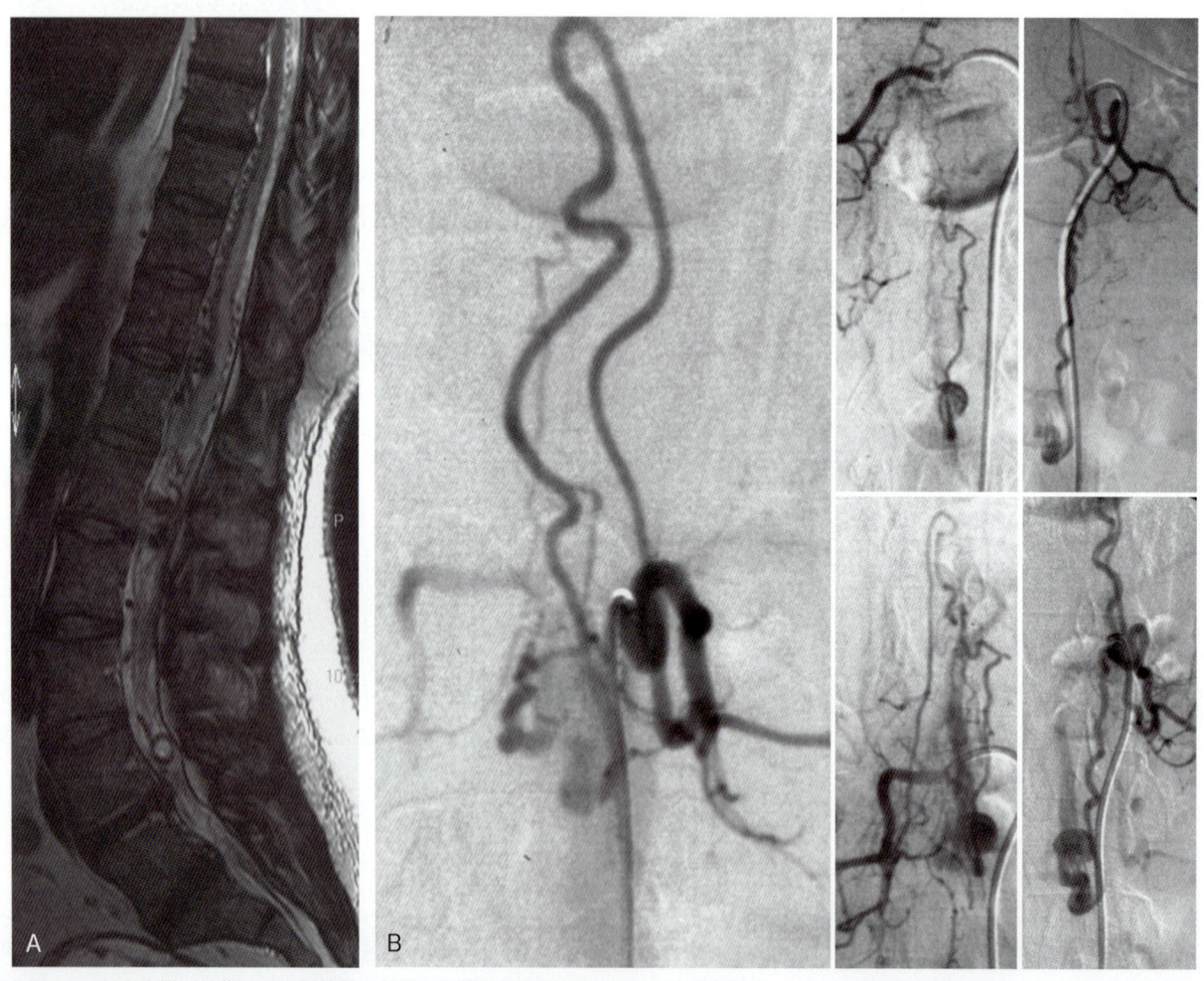

• 図13-13　A：T2強調MR像にて，螺旋状に拡張した傍脊髄血管のflow voidと静脈性うっ血による脊髄浮腫を認める．B：血管撮影では，脊髄のperimedullary fistulaあるいは脊髄AVMのfistula様形態を認める．脊髄AVMは，前脊髄動脈あるいは後脊髄動脈などの脊髄を栄養する血管からつねに栄養される．fistula様形態においては，動脈と静脈のあいだに介在するnidusがない．動脈の拡張は　動脈内の血流の程度によって決まる．複数の栄養血管が存在することもあり，多くの場合は1カ所の開口部に合流する．

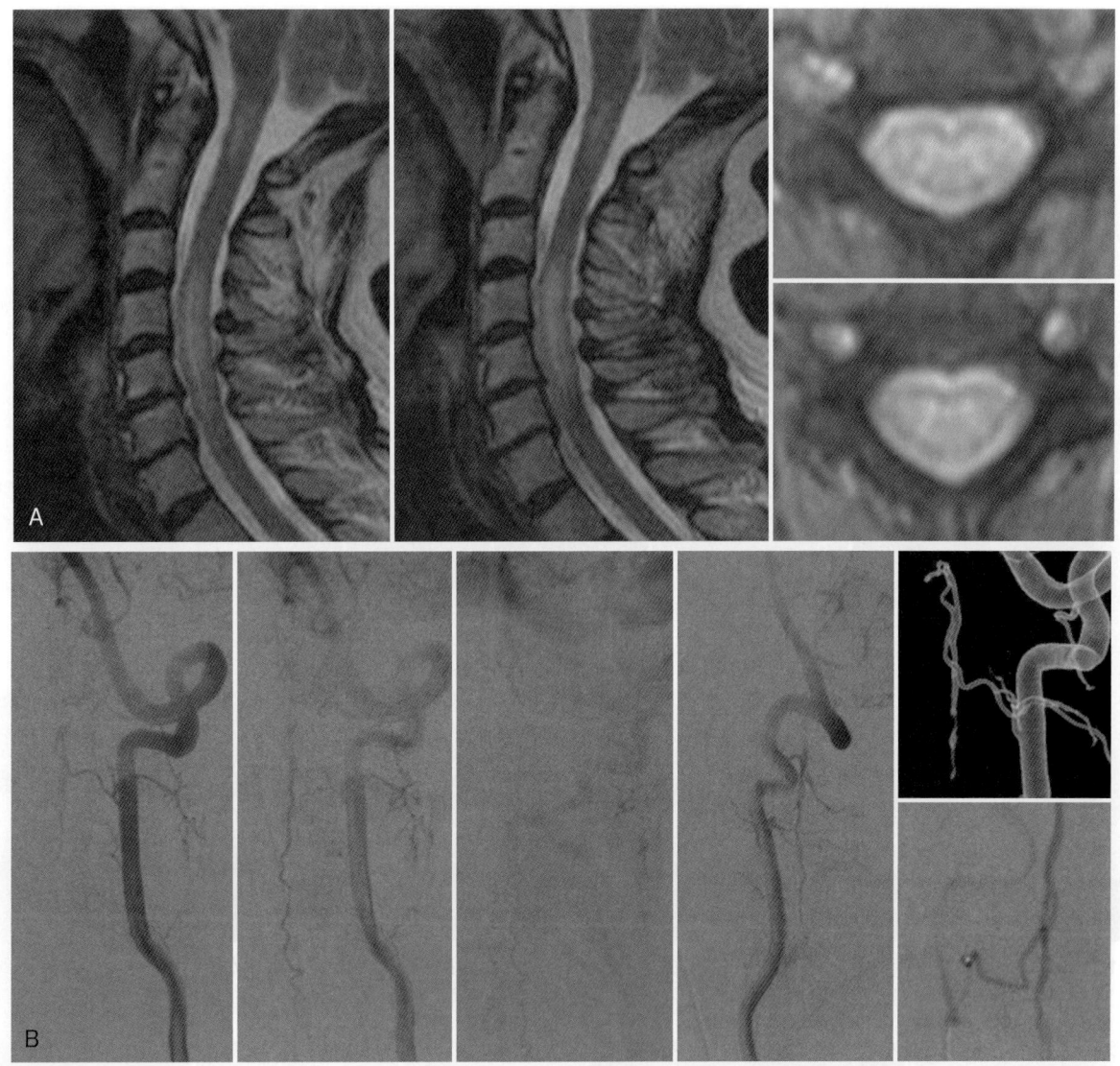

・図 13-14 流れの遅い脊髄の perimedullary fistula．A：これらの症例では，とくにシャントが前方に位置する場合は，MRI では拡張した病的血管を認めないこともある．脊髄前方の静脈は軟膜下を走行するからである．B：血管撮影によりシャントを認めた．超選択撮影により最も良好に描出された．

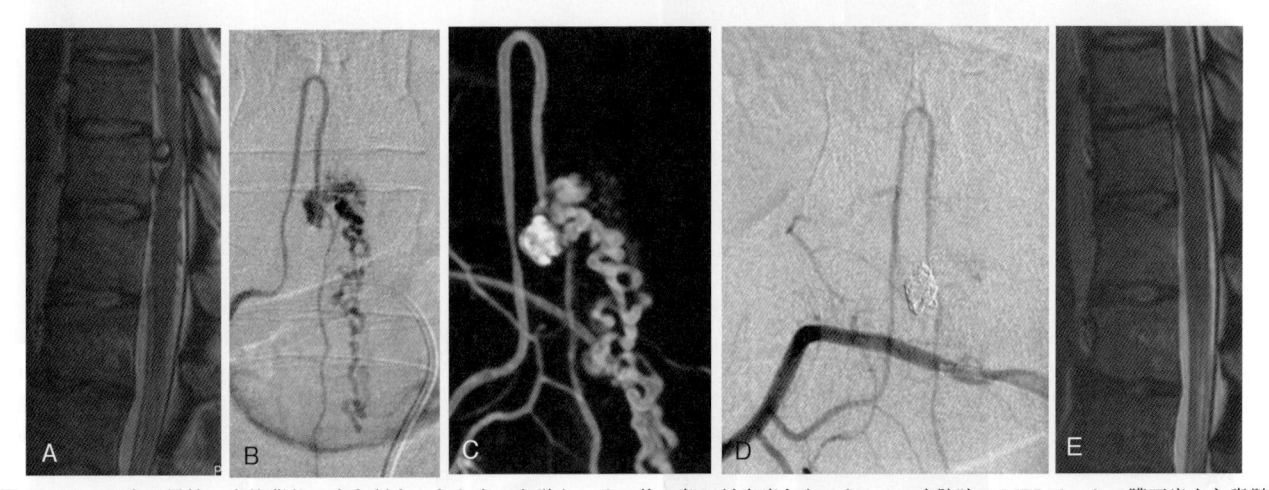

・図 13-15 23 歳の男性．突然背部に突き刺すような痛みを覚え，その後，急に対麻痺となった．A：来院時の MRI で，クモ膜下出血と脊髄前面の flow void を認めた．血管撮影で，前脊髄動脈から栄養される perimedullary fistula が明らかとなり（B），動脈と静脈の移行部に静脈瘤（varix）を伴っていた（C）．D：静脈瘤はコイルで完全に塞栓され，fistula は完全に閉塞され，前脊髄動脈の血流は保たれた．E：フォローアップ MRI では静脈瘤の完全な消失を認め，患者は症状から完全に回復した．

272　Ⅶ　脊髄血管奇形

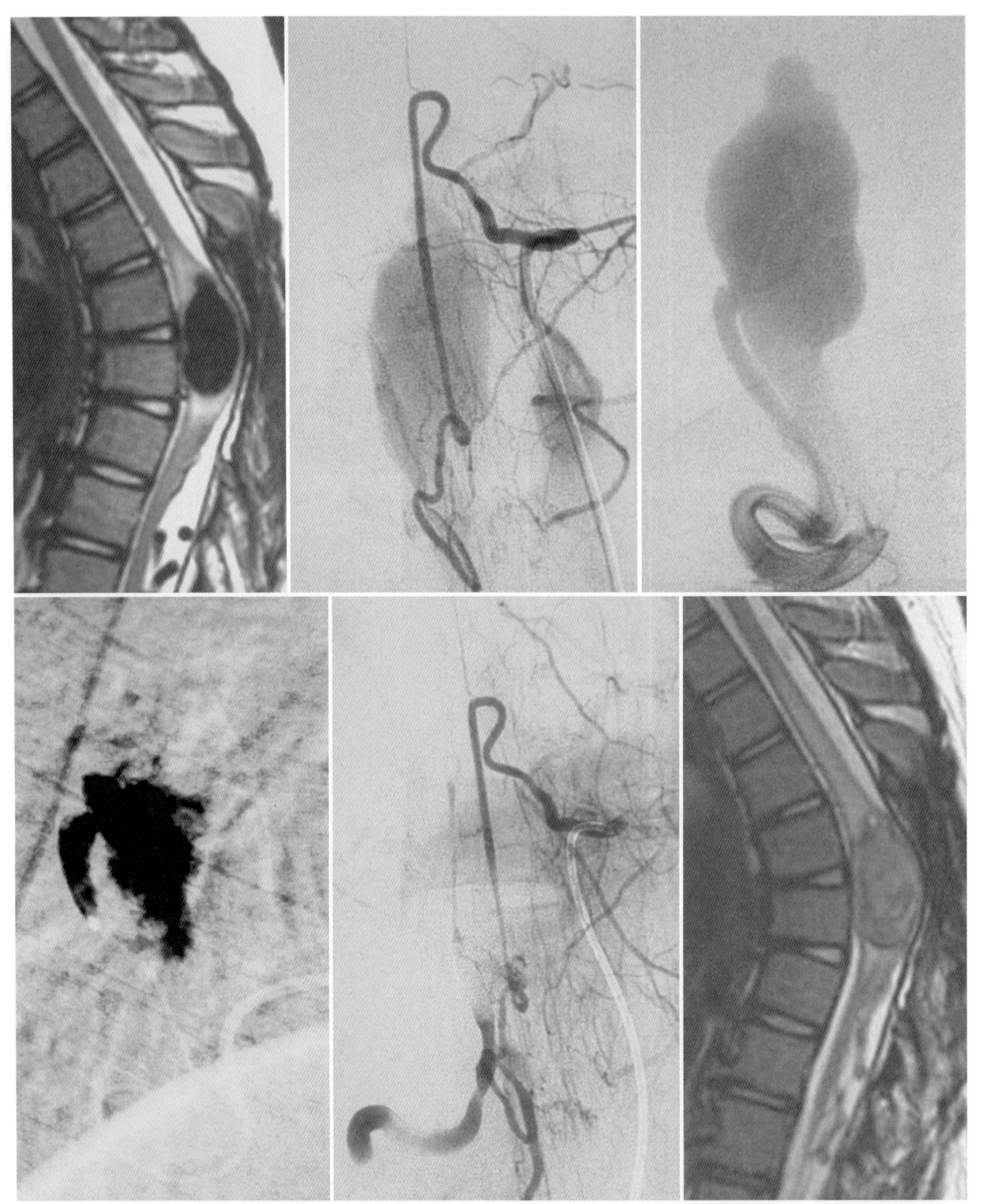

- **図 13-20**　HHT（遺伝性出血性毛細血管拡張症）における macrofistula. 前脊髄動脈と後脊髄動脈の両方が同じ瘻に集まっており，大きく拡張した venous pouch に続き，その後，拡張した perimedullary vessel に流出する．最も安全な血管内アプローチは，背側方の神経根軟膜動脈経由である．そこからの液体塞栓物質の注入で，venous pouch の流入部を閉塞し，マッシュルーム型の glue mass をつくった．閉塞後，venous pouch の血栓化で質量効果を生じ，症候の一過性増悪をみることがある．

glue，パーティクル）の選択のあとにはじめて行われるべきである．

　脊髄 glomerular AVM に対しては，glue やパーティクルを nidus 閉塞のために用いることができる．部分的な塞栓でさえ患者の予後を改善するようである．

　low-flow の perimedullary fistula に対しては，fistula 部

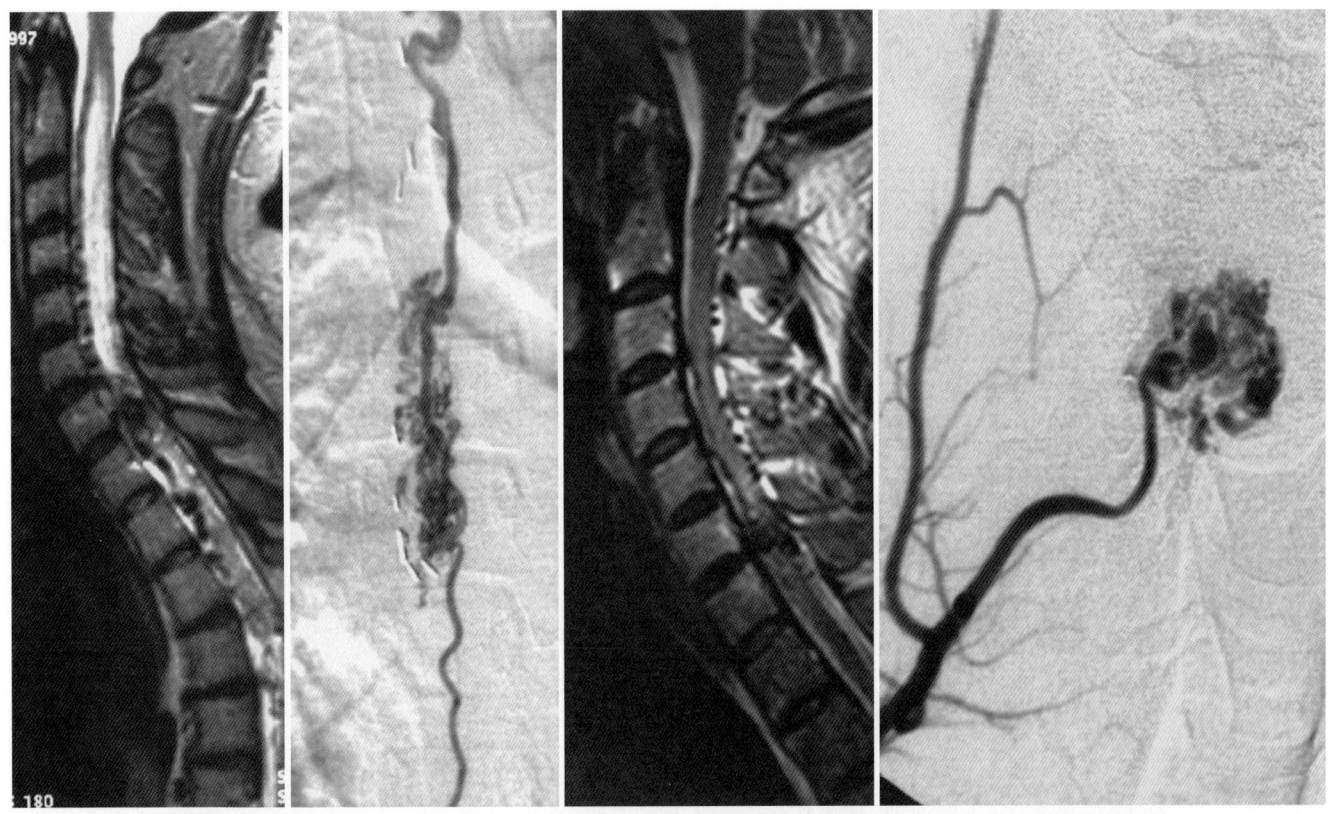

• 図 13-21　2 人の異なる患者での T2 強調 MR 像で，glomerular AVM とさまざまな程度の脊髄浮腫を認める．髄内奇形の glomerular 部の局在が良好に描出されている．

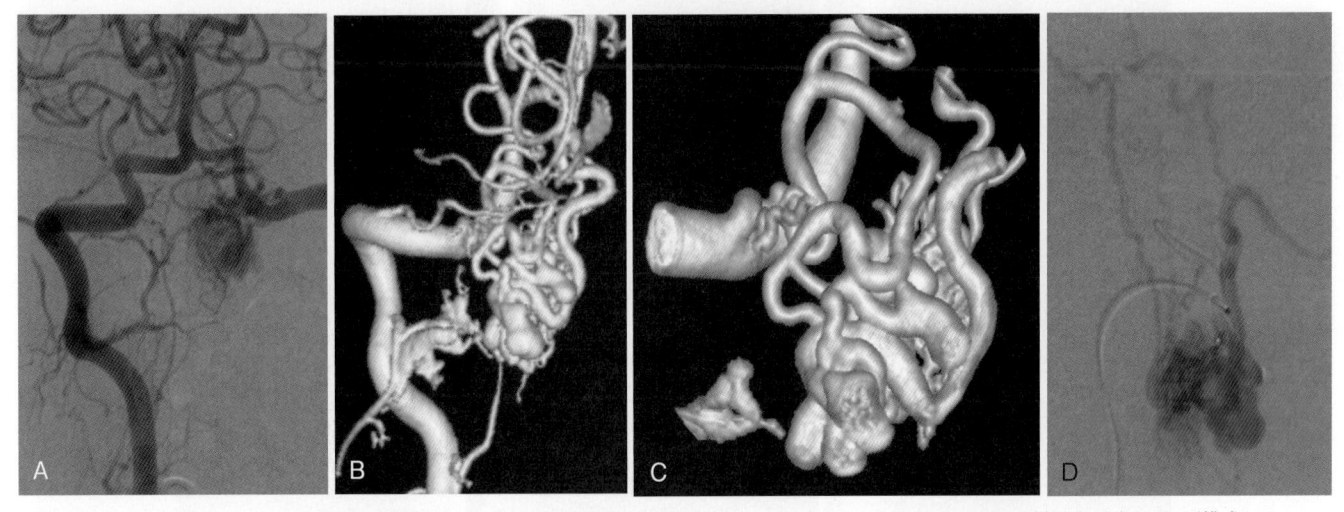

• 図 13-22　血管撮影（A），3D 回転血管撮影（B と C）および超選択的造影（D）で glomerular AVM の nidus の様子を示す．3D 再構成によって，通常の血管撮影より良好に，nidus 内の動脈瘤等 AVM の潜在的なウィークポイントが示され，引き続き治療の対象とすることができる．

での glue（あるいはときにはコイル）が，静脈側の最も近位部を閉塞するのに用いうる．神経根軟膜動脈のネットワークによる側副血行で再開通をきたすため，動脈側近位部の閉塞では fistula を閉塞することはできない．もし静脈の近位部が glue cast あるいはコイルで充填できないのであれば，血管内治療は避け，代わりに手術による切除を考慮すべきである．

大きな high-flow fistula 様の脊髄 AVM では，ほとんどの症例で超選択的なカテーテルの挿入で fistula 近傍まで到達し，高濃度の glue，コイルや他の塞栓物質で fistula を閉塞することで，ほとんどの症例で容易にまたうまく治療することができる．塞栓術の目的は静脈の最も近位部を

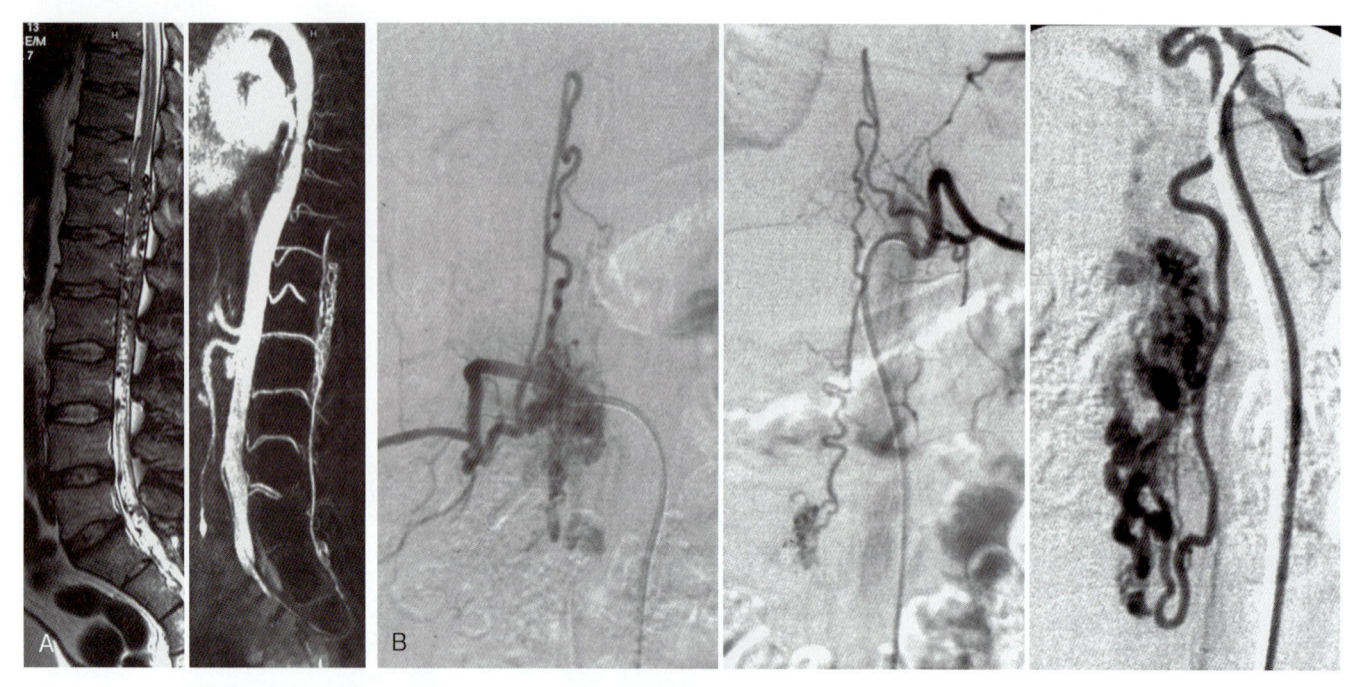

・図 13-23　T2 強調 MR 像（A），造影 MRA（B）で，glomerular AVM における病的血管の nidus と流出静脈の早期描出を認める．これらの奇形は一般に複数の栄養動脈をもち，AVM の同じコンパートメントあるいは異なるコンパートメントに流入する．

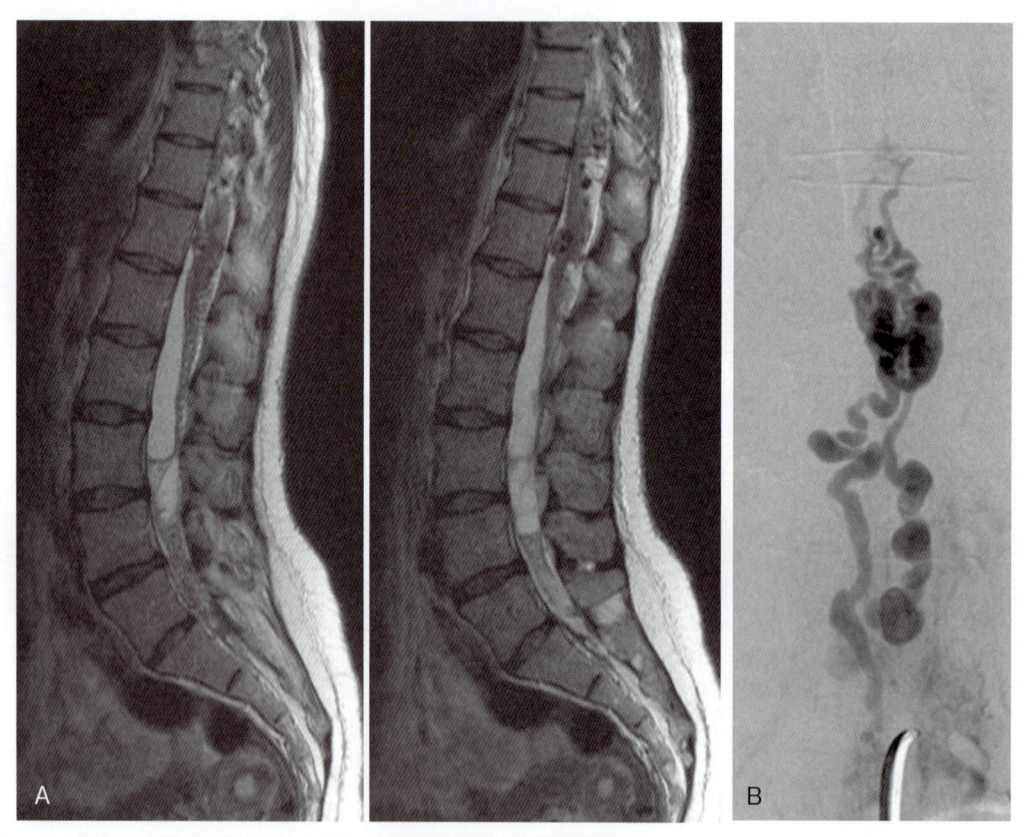

・図 13-24　A：脊髄クモ膜下出血による，多数の隔壁形成とクモ膜炎様変化．B：血管撮影では，多数の血管の囊状変化を認める．

閉塞することであり，"マッシュルーム型"の glue cast を用いて，glue による塞栓を行うことができる．

海綿状血管腫

脊髄の海綿状血管腫（cavernous malformation：caver-

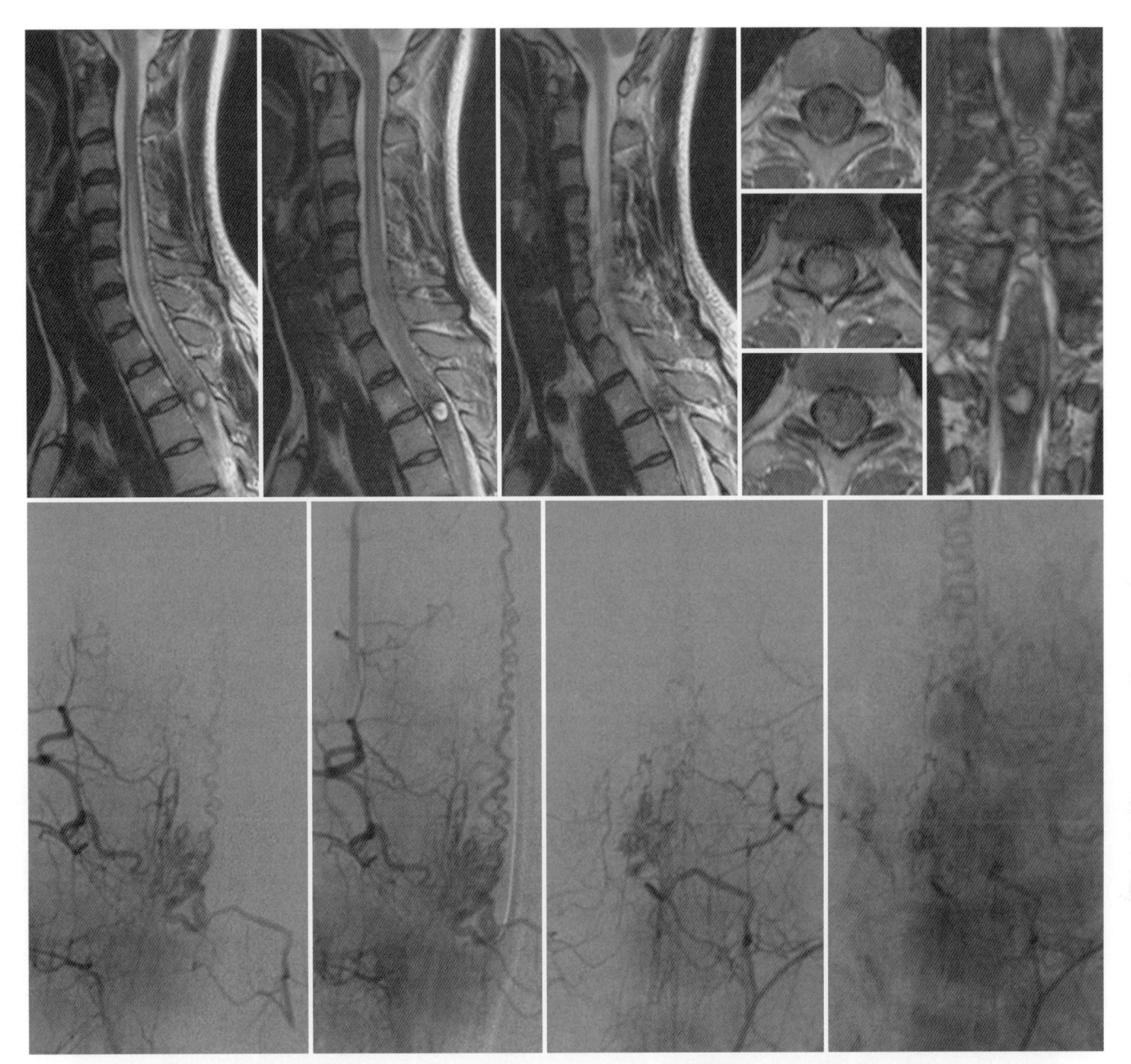

•図 13-25　脊髄の glomerular AVM と，それに伴う部分血栓化した仮性動脈瘤によって脊髄浮腫をきたしている．

noma）は，脊髄実質の介在しない拡張した壁の薄い毛細血管と洞様毛細血管からなる髄質内血管奇形で，栄養血管や特定の流出静脈を認めない．spinal cord cavernous malformation, cavernous hemangioma of the spinal cord, intramedullary cavernous malformation などとよばれることもある．

◆ 疫学

　海綿状血管腫はすべての脊髄血管奇形の 5% を占めると考えられる．一般に中高年者に最も認めることが多いが，全年齢でも認めることがある．2：1 の割合で男性より女性での罹患が多い．家族発症，同じ体節由来の血管腫の合併や，頭蓋内海綿状血管腫の合併が記載されている．頸髄よりも胸髄のほうにより発症しやすい．

◆ 病態生理学

　脊髄海綿状血管腫は，急性の髄内出血あるいはまれにクモ膜下出血のみで症候を生じる．毛細血管の拡張や増殖による病変の拡大，病変内や周囲での繰り返す小出血，（おそらく）髄内血腫の分解産物による毒性効果などにより進

276　Ⅶ　脊髄血管奇形

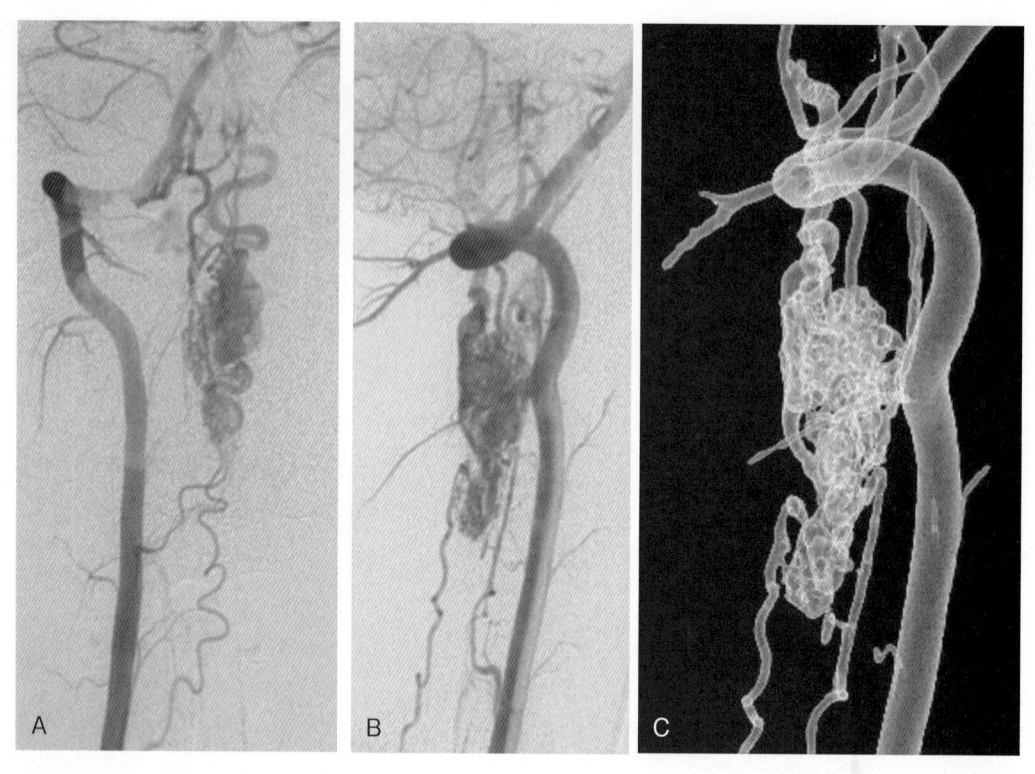

- **図 13-26**　前後像（A），側面像（B）と 3D 回転血管撮影（C）によって，頸髄 glomerular AVM の nidus 内の血管構築が描出される．

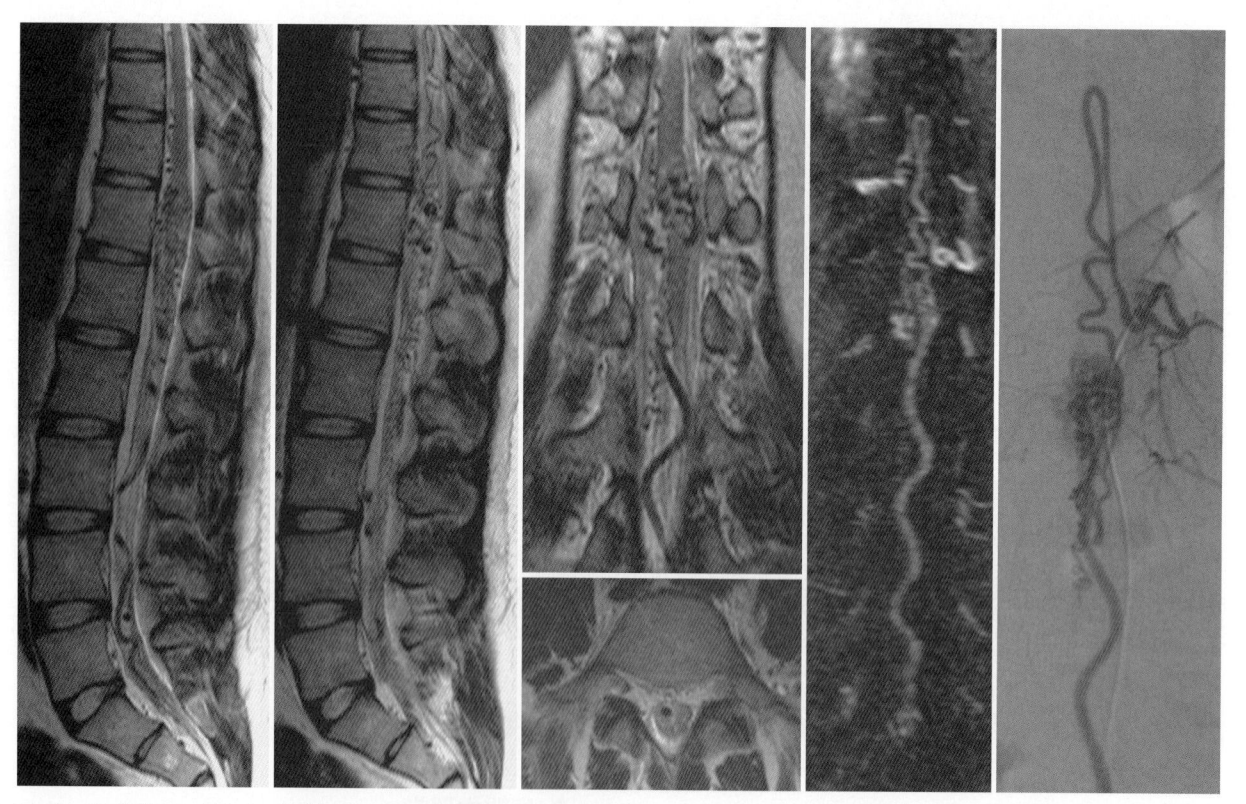

- **図 13-27**　T2 強調 MR 像および造影 MRA の早期動脈相により，glomerular AVM の拡張した栄養血管と流出静脈がわかる．DSA（digital subtraction angiography）で，栄養血管，nidus と流出静脈の血管構築を確認できる．

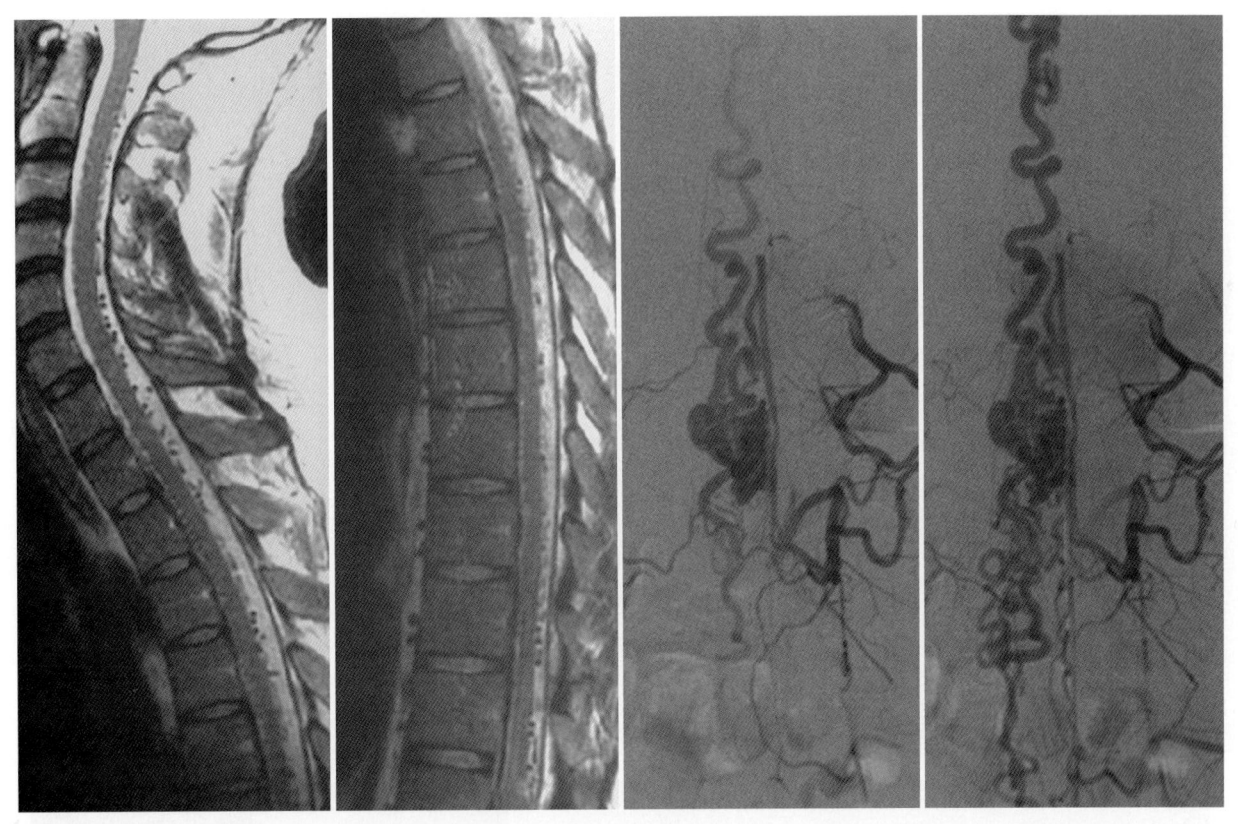

- **図 13-28** MRI によって glomerular AVM 内の髄質内 nidus が描出されるとは限らない．拡張した傍髄質静脈が脊髄全長にわたって認められることもあるが，それは血管奇形それぞれの流出静脈のパターンによって決まる．

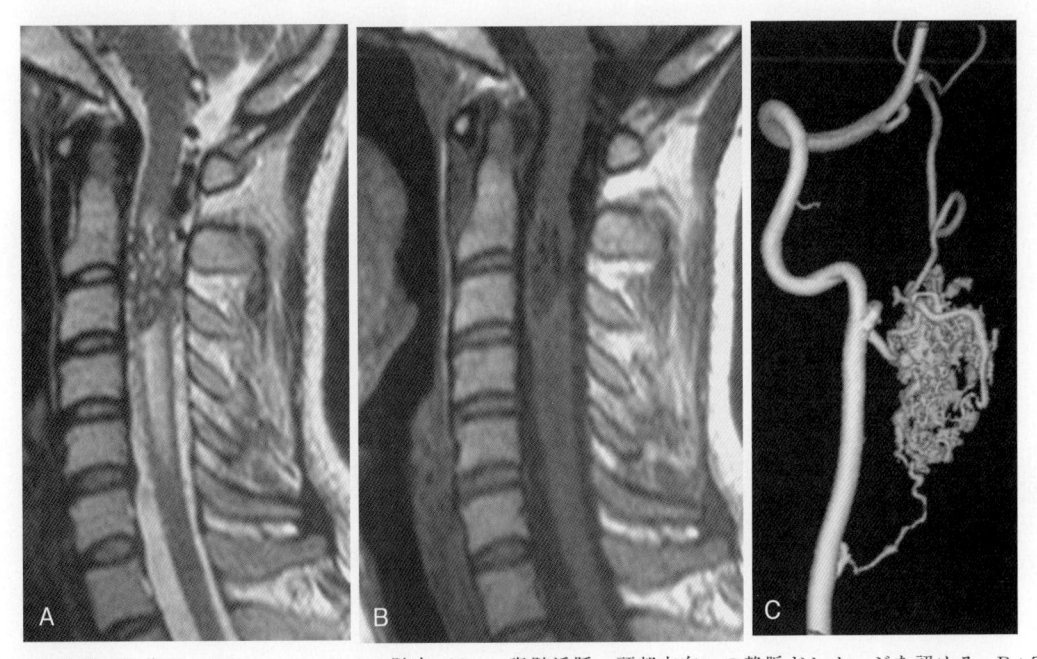

- **図 13-29** A：T2 強調 MR 像で，glomerular AVM の髄内 nidus，脊髄浮腫，頭部方向への静脈ドレナージを認める．B：T1 強調像では，AVM の血流速度に応じてさまざまな信号強度を示す．C：3D 回転血管撮影で，栄養動脈と nidus 内の血管構築が描出される．

278 Ⅶ 脊髄血管奇形

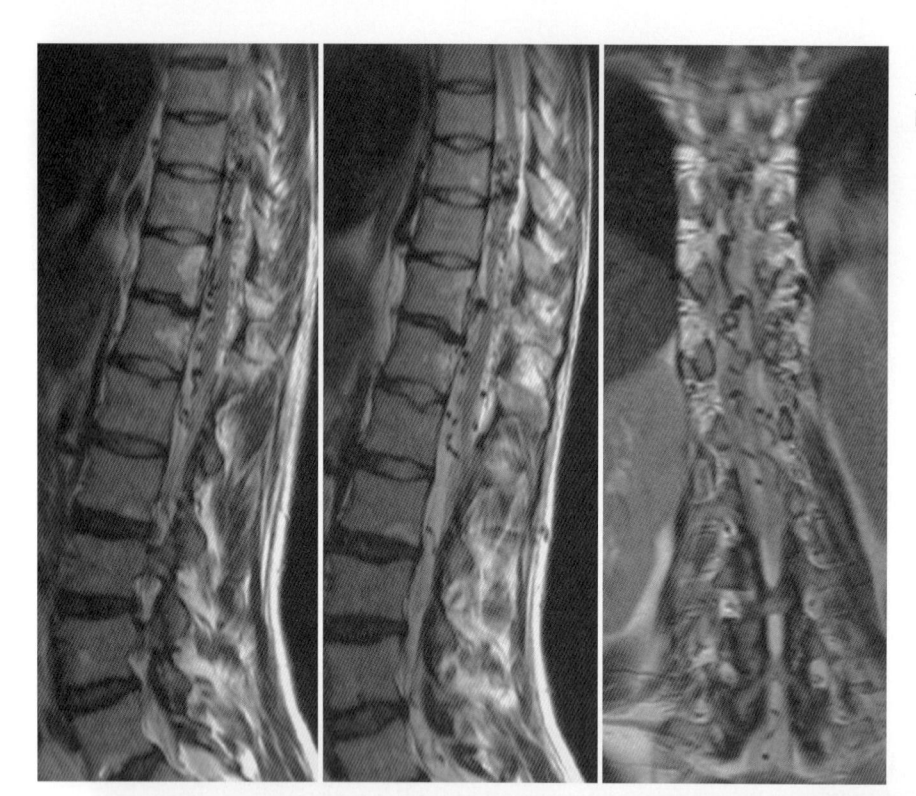

・図 13-30　下位胸椎レベルの glomerular AVM で，拡張した血管，囊状の静脈および脊髄内の nidus を認める．

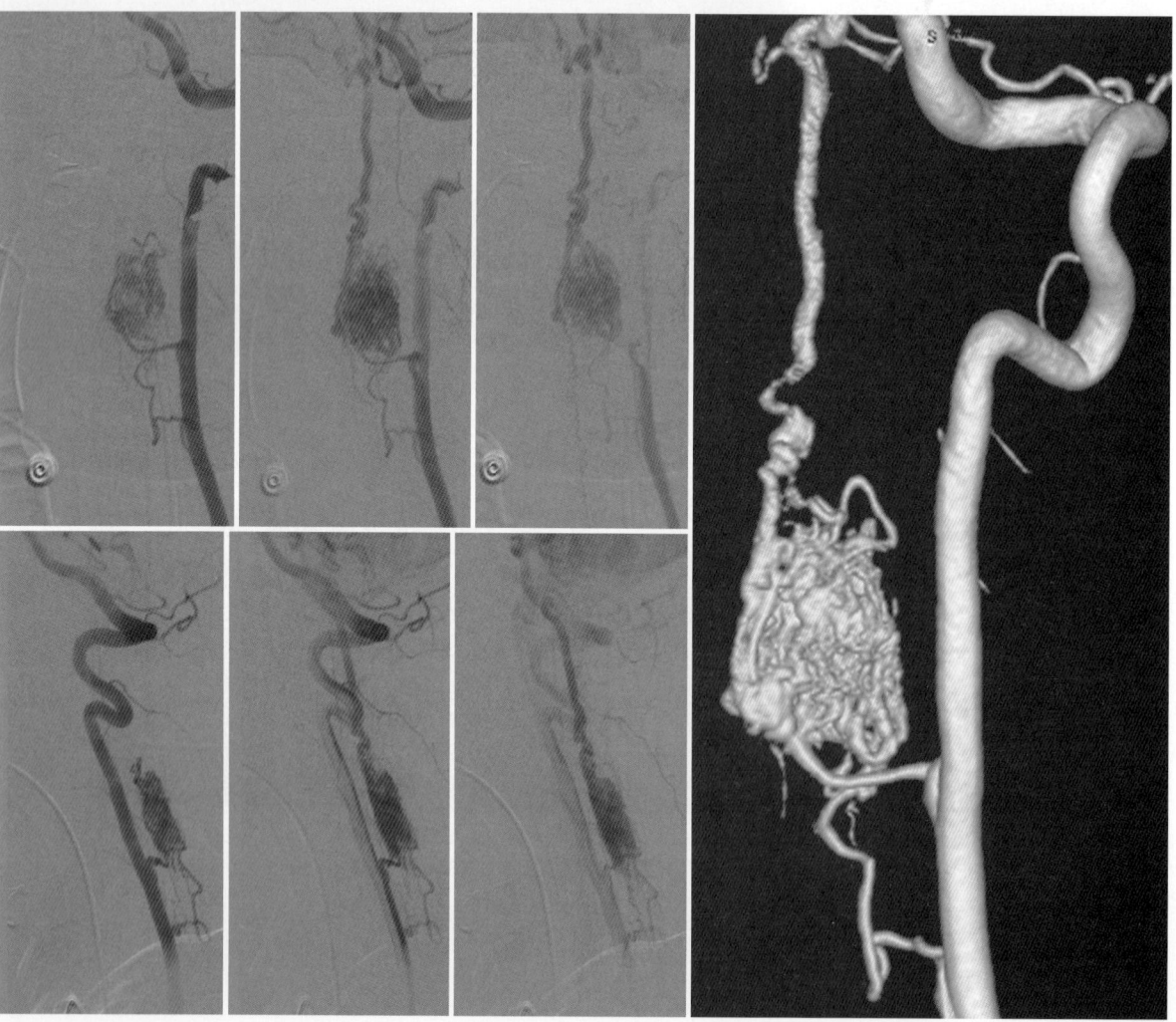

・図 13-31　頭部方向に流出するドレナージをもつ頸部 glomerular AVM の動脈相および静脈相．左椎骨動脈撮影．上段，正面像，下段，側面像．右，3D 回転血管撮影．

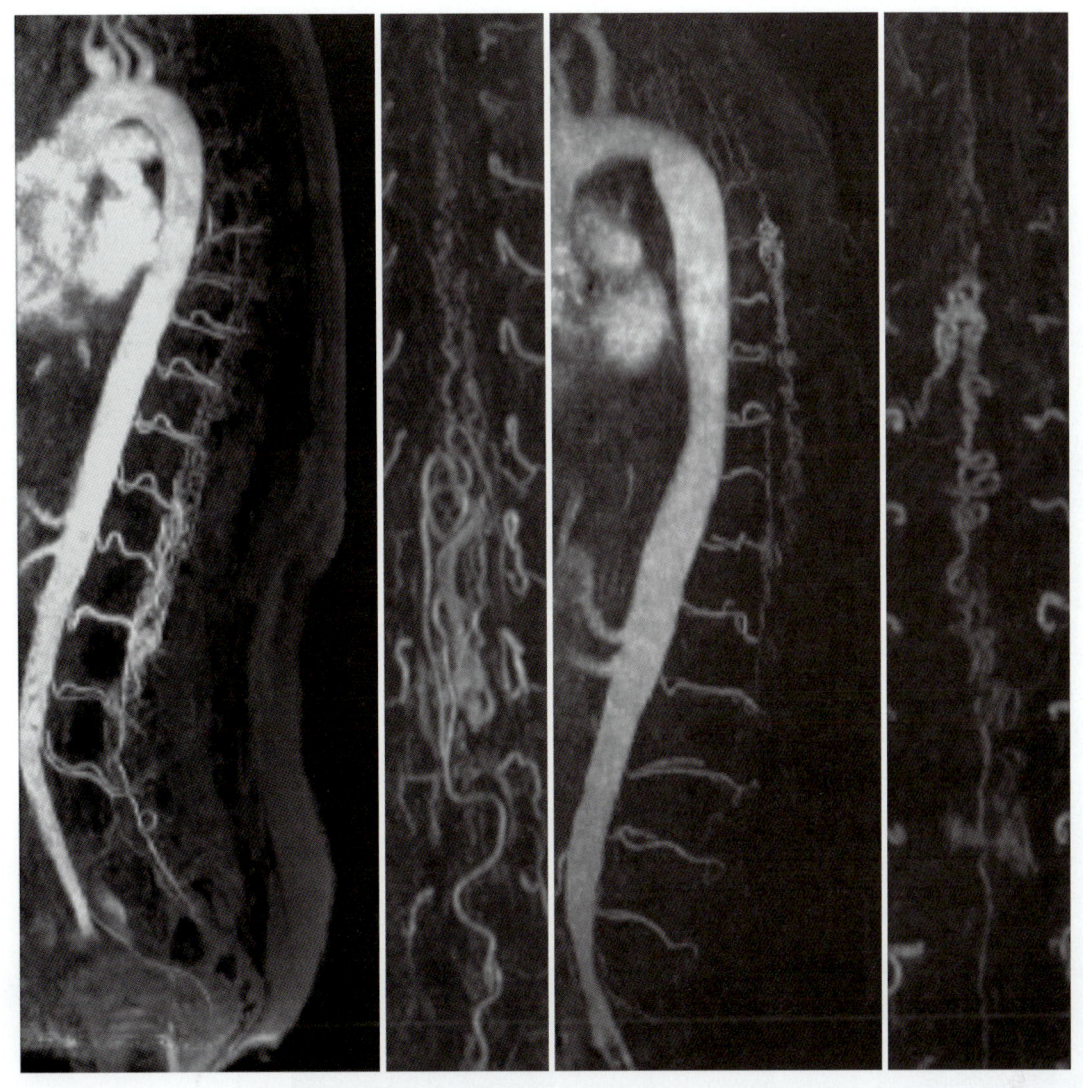

• 図 13-32　造影 MRA で描出された 2 例の異なる glomerular AVM.

行性の脊髄症状をきたす．

◆ 臨床像

　脊髄海綿状血管腫は，急性で，繰り返すあるいは進行性の脊髄症状を引き起こす．髄内海綿状血管腫の典型的な臨床所見は感覚運動障害で，通常痛みの発症のあと数時間で認められるようになる．突然の四肢麻痺のような急性の症候／障害は，病変内部あるいは周辺部の新たな出血を示唆する．緩徐進行性の症状は，おそらく繰り返す微小出血や毛細血管の増殖や拡張による周囲の脊髄組織への局所圧迫効果を反映している．いったん症状が出現すれば，臨床経過は一般的に進行性の脊髄症状を呈する．

◆ 病理

　一般的に脊髄海綿状血管腫は，個別の，境界明瞭な，分葉状で，赤紫色をしたラズベリー様の病変である．顕微鏡下では，海綿状血管腫は拡張した壁の薄い毛細血管からなり，それらは可変的な薄い線維性の外膜を伴う一層の内皮をもつ．瘢痕化，ヘモジデリンが沈着したマクロファージや石灰化といった，以前の出血の痕跡を伴うこともある．病変はさまざまな程度のグリオーシスや浮腫に取り囲まれている．海綿状血管腫の内層は，組織学的に毛細血管拡張症のそれと見分けがつかない．

◆ 画像

CT

　CT では，最近の出血や強い石灰化により一部の海綿状血管腫を認めることができる．他の場合は CT では診断できない．

280　Ⅶ　脊髄血管奇形

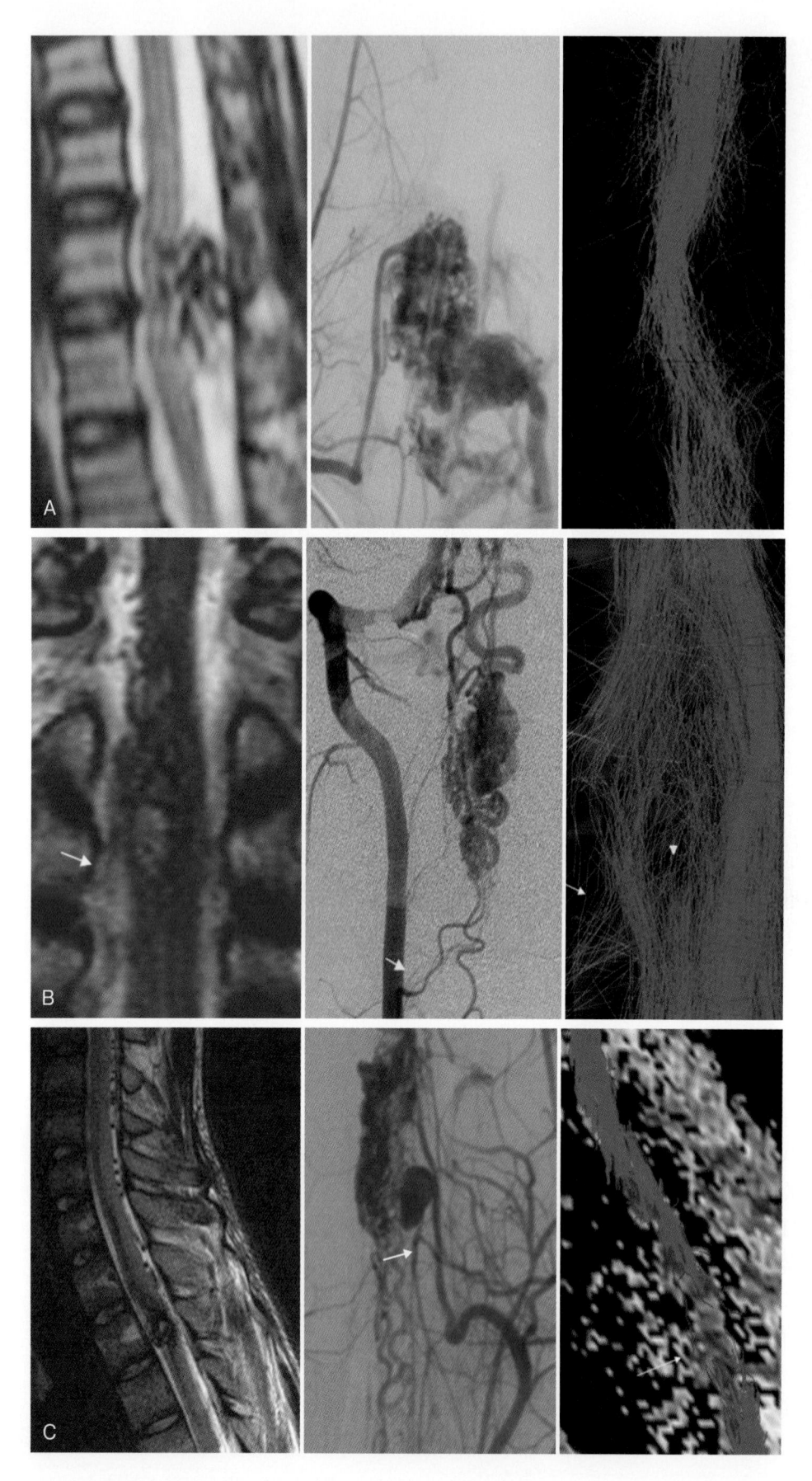

・図13-33　3例の異なるglomerular AVMの拡散テンソル画像．この新しい画像技術はそれぞれの症例の病因を明らかにする可能性がある．Aでは神経線維は外側に偏位している．Bでは神経線維は分散しており，脊髄浮腫を示唆する（白矢頭）．AVMを栄養する分節動脈が視覚化される（白矢印）．Cでは神経線維の明らかな断裂があり（白矢印），おそらく血栓化したpouch近傍のヘモグロビン分解産物による，磁化率効果に関連すると思われる．

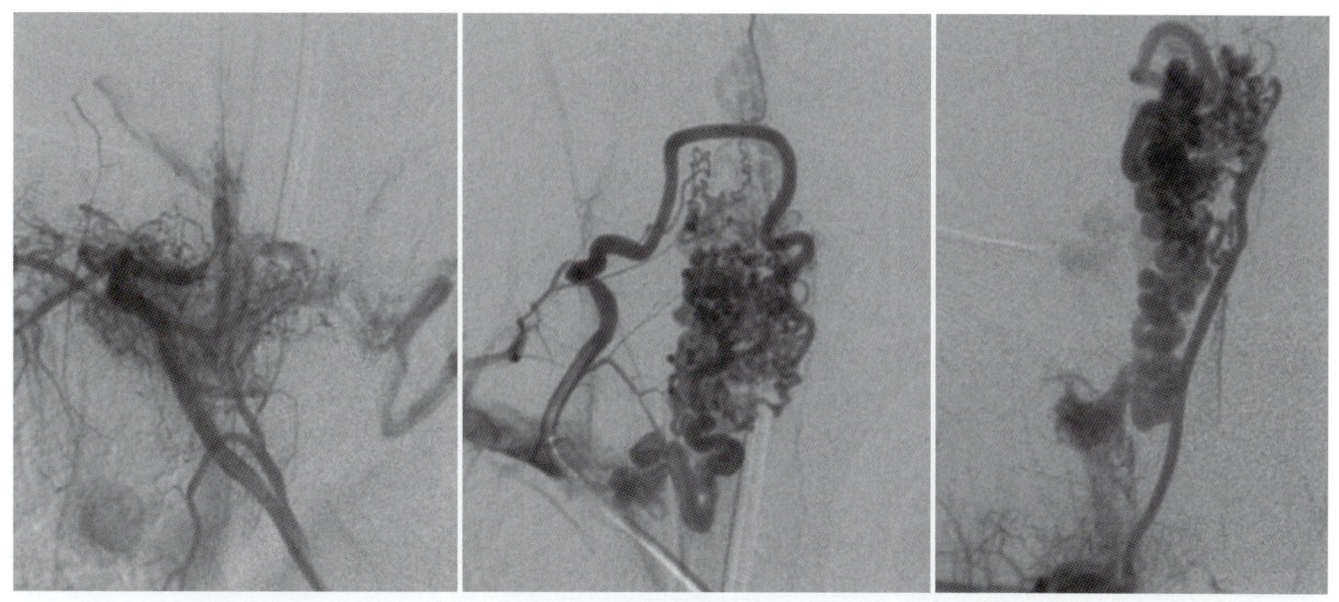

・図 13-34 脊髄動静脈 metameric syndrome（SAMS）（Cobb 症候群）に伴った glomerular AVM と神経根に沿った動静脈シャント．

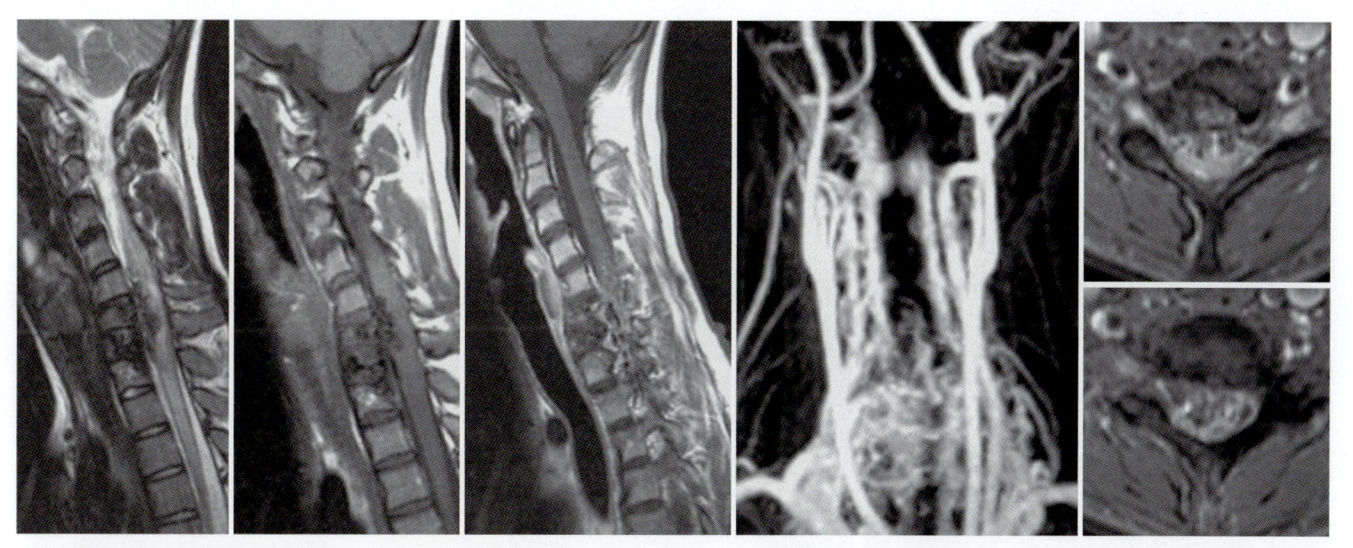

・図 13-35 脊髄動静脈 metameric syndrome（SAMS）（Cobb 症候群）に伴った，椎体，脊髄，隣接した傍脊椎筋の glomerular AVM で，本血管奇形における同一体節での分布を示す．

MRI

MRI では海綿状血管腫は，さまざまな大きさの，境界明瞭な限局性の病変として認められる（図 13-36〜40）．T2 強調像では，低信号の周辺部に取り囲まれた，不均質なしばしば高信号を呈する"ポップコーン"様の中心部として認められる．低信号を呈する周辺部は，ヘモジデリンの沈着による磁化率アーチファクトである．典型的なマルベリー様の外観を呈する複雑な網状の中心部は，さまざまな時期の出血を示している．T2 強調像ではしばしば海綿状血管腫のサイズを過大評価しやすい，というのはヘモジデリンは病変そのものには相当しないからである．海綿状血管腫の大きさや脊髄表面との正確な関係は，T1 強調像で最もよく観察できる．

血管撮影

海綿状血管腫は，通常の血管撮影の撮影時間枠では造影されないため，確認することができないことがある．所見が得られない場合は，非常に緩徐な造影剤の注入によってゆっくりと造影されることがある．海綿状血管腫では造影剤がゆっくりと満たされまた排出されるからで，実際に血管撮影手技時間すべてにわたって造影剤を集積させる．それゆえ，サブトラクションのためのそれぞれの新しい"ス

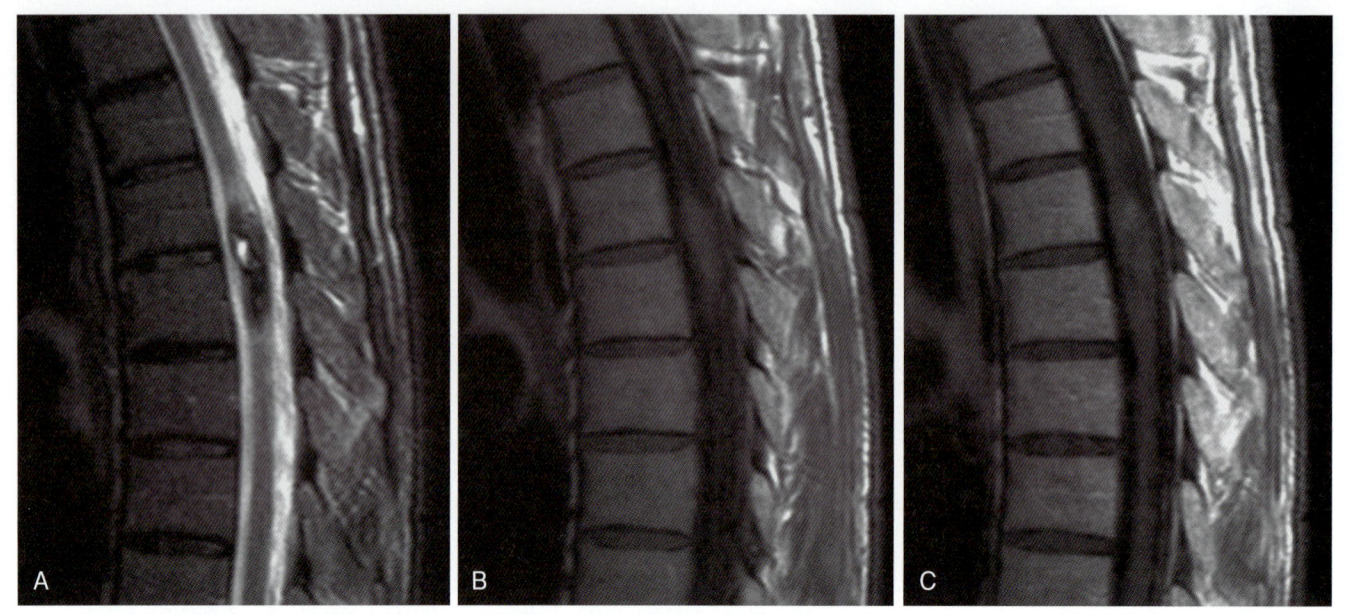

• 図 13-36 A：脊髄海綿状血管腫における典型的な T2 強調 MR 像所見で，低信号の辺縁と網状の高信号の中心部を伴う．これはさまざまな病期での血液の分解産物を反映している．B, C：T1 強調像では，わずかに高信号を示す部位は一般的にメトヘモグロビンを意味する．浮腫が病変を囲んでいる．C：造影後には，病変のわずかな造影効果を認めることもある．

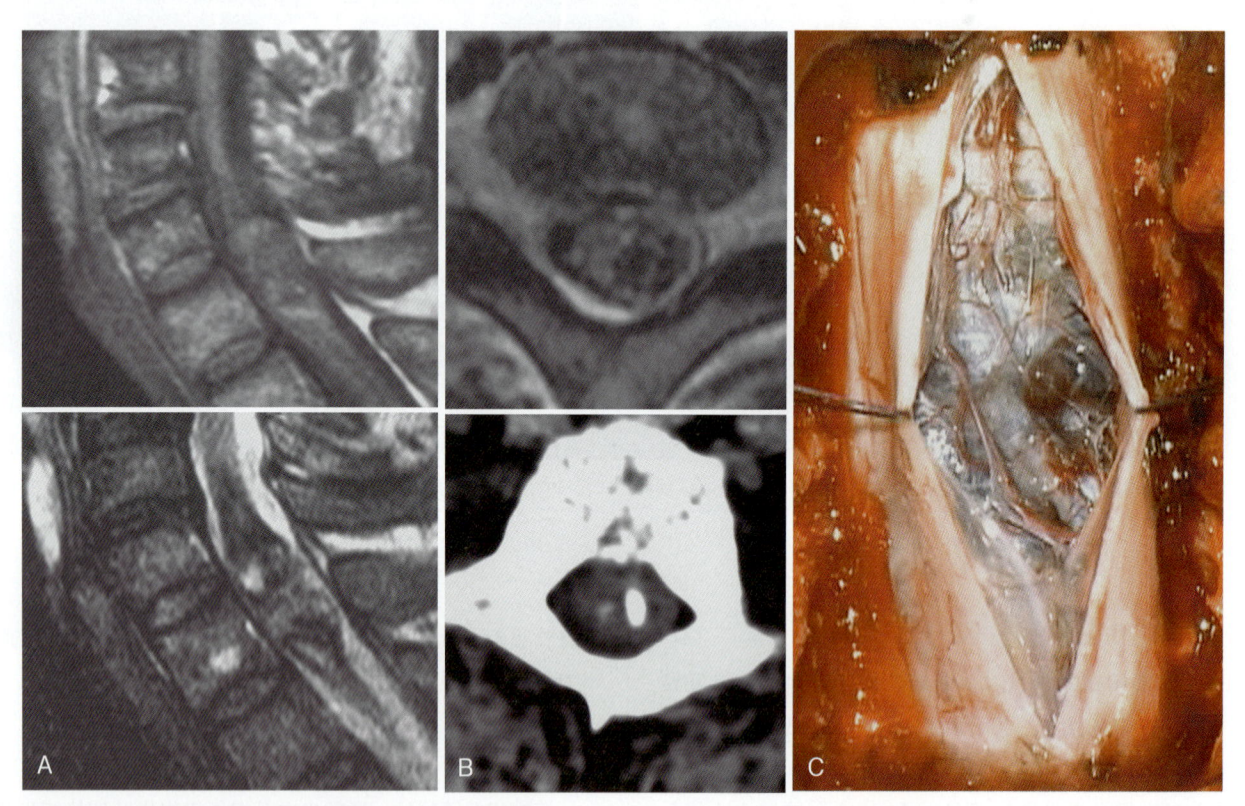

• 図 13-37 巨大な部分的に石灰化した海綿状血管腫．MR 画像（A），CT スキャン（B），と術中所見（C）．本病変ではさまざまなステージの血液産物により，画像上非常にさまざまな信号強度を示す．ここに示されるように，海綿状血管腫は質量効果を示すことはまれである．

カウト"画像において増加しつつある造影剤の濃度を示しており，新しい撮影ではそのままサブトラクションされてしまうことになる．まったく造影剤を注入していない最初のスカウト画像を使用することにより，標準のサブトラクション法では認められなかった海綿状血管腫の造影を認めることがある．収穫の少ない検査ではあるが，急性期の脊髄出血の患者では，小さな glumerular AVM を除外診断するために脊髄血管撮影を行わなければならない，と

第13章　脊髄血管奇形　283

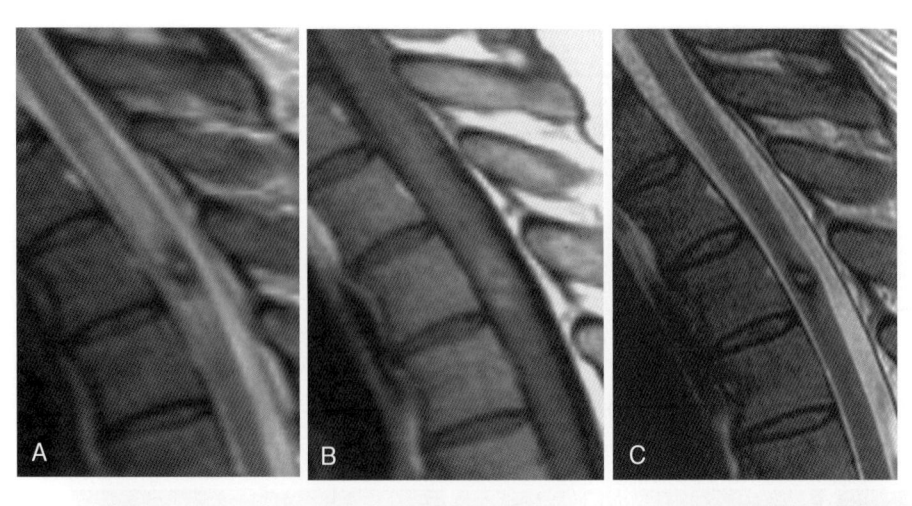

・図 13-38　経過中徐々に増大した海綿状血管腫．最初の2つの画像（AとB）は急性発症の脊髄症状のあとに撮影され，新鮮な出血と浮腫を示す．症状が軽快したあとの検査では，浮腫は消失し，髄質内の海綿状血管腫がより明瞭に描出される．

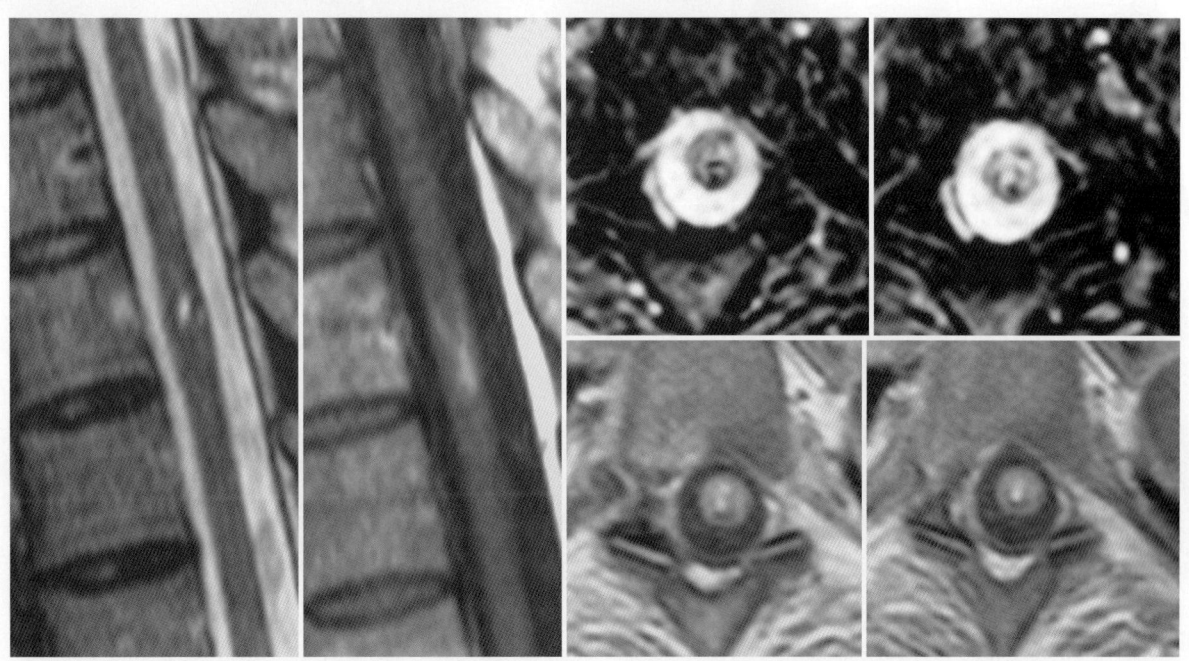

・図 13-39　脊髄海綿状血管腫の典型的な T2 および T1 強調 MR 像所見．T2 強調像では海綿状血管腫のサイズを過大評価しやすい．これはヘモジデリンは病変そのものに相当しないためである．海綿状血管腫のサイズや脊髄表面との正確な関係は T1 強調像で最もよくわかる．

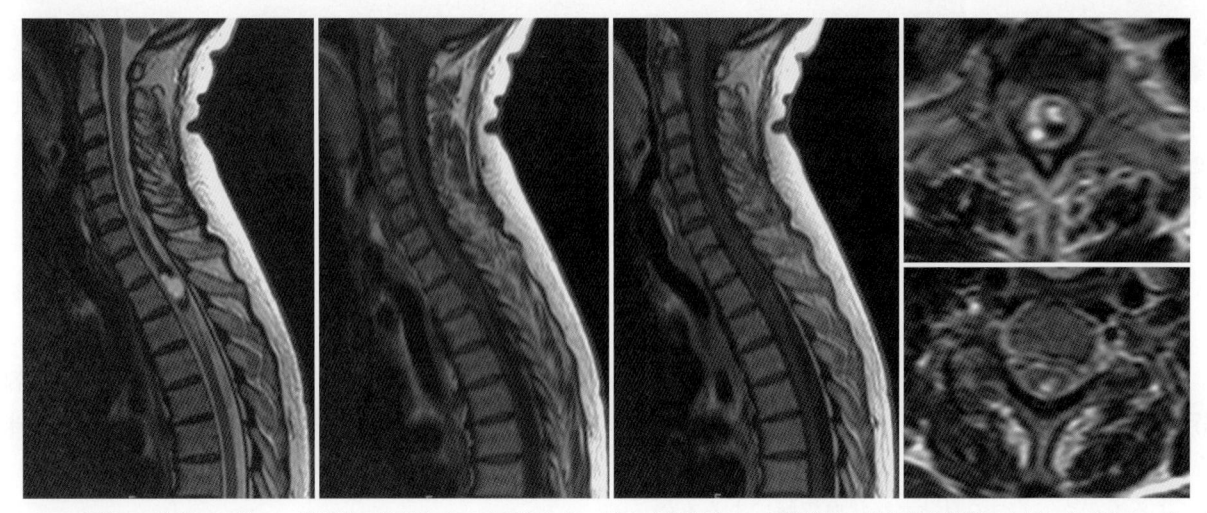

・図 13-40　脊髄 T2 強調 MR 像で，低信号の辺縁をもつ造影されない髄内病変を認め，組織学的に海綿状血管腫であることがわかった．鑑別診断は micro AVM や上衣腫（ependymoma）である．

284　Ⅶ　脊髄血管奇形

BOX 13-1　dural AVF を疑う MRI および血管撮影所見

- **病歴**

41 歳の女性で，緩徐進行性の麻痺と緩徐に上行し徐々に増悪する感覚障害を生じた．神経根由来ではない痛みによって，退行性椎間板変性症と初期診断された．

- **所見**

造影 MRI では，脊髄の浮腫および，拡張し造影を受ける傍脊髄および神経根に沿った病的な硬膜内の血管を認める（図 13-41）．髄内の異常血管は認めない．以前の出血を示唆する所見はない（たとえばクモ膜炎等）．性別と比較的若年ということからは dural AVF の診断を考えにくいが，画像所見と病歴からは強くこれを示唆する．脊髄 digital subtraction angiography で，拡張した前脊髄動脈下降枝の急速な造影を認めた．前脊髄動脈は脊髄円錐部で終わっておりその下降枝（終糸の動脈）は通常認めることができないため，この血管を早期に認めまた拡張した様子は，MRI で腰椎部に見える病的な血管所見に加えて，終糸での fistula を示す．終糸での fistula の特徴は，平行に走る 2 本の血管が，時間分解像にて動脈と静脈であることが確認できることである．fistula のポイントはつねに，下降する前脊髄動脈から上行する終糸部の静脈へターンする部位にある．治療は fistula のポイントを閉塞することを目指さなければならない．

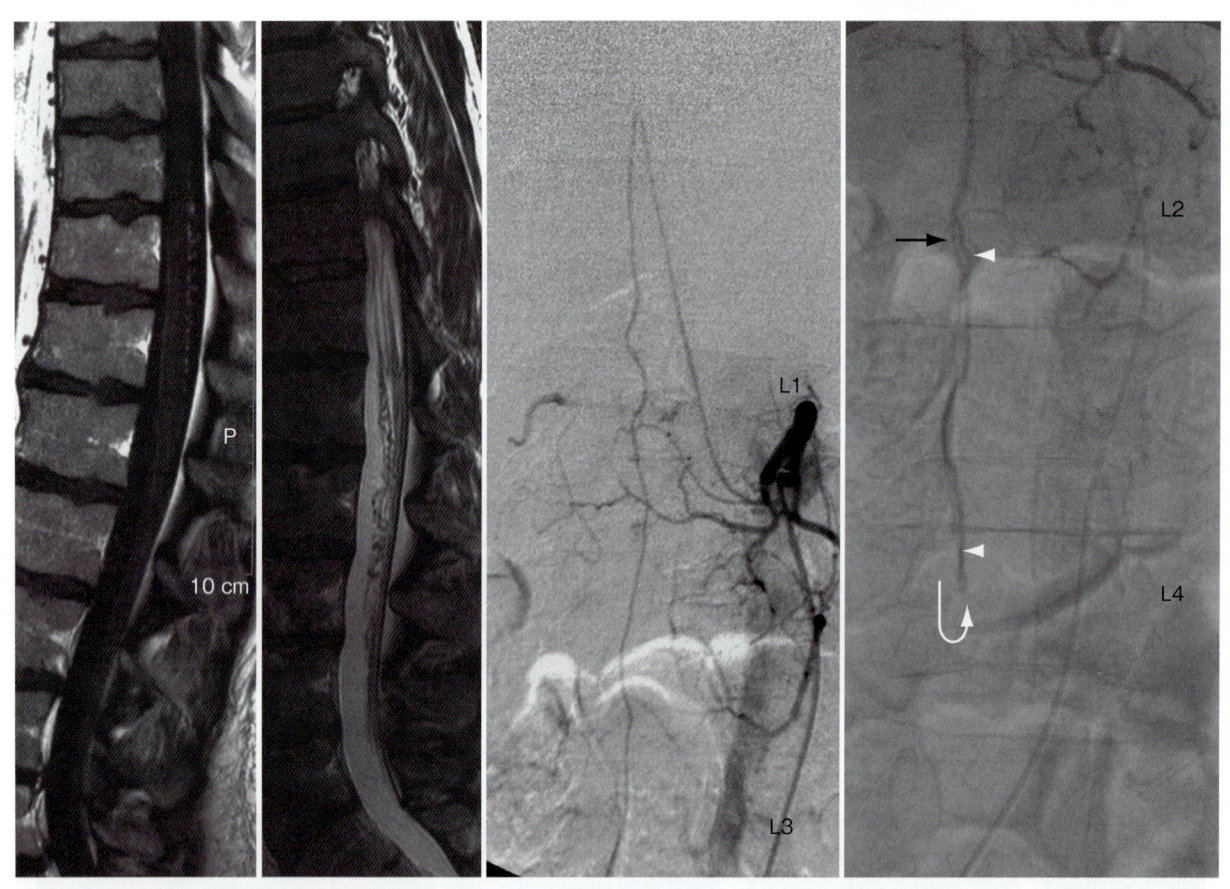

- 図 13-41　緩徐進行性の麻痺と知覚障害を呈した 41 歳の女性．症状は緩徐に上行し徐々に悪化した．造影 MRI にて脊髄の浮腫と，拡張し造影される病的な硬膜内血管を傍脊髄質に神経根に沿って認めた．髄内の異常血管は認めなかった．脊髄血管撮影では，終糸の動脈まで下降する前脊髄動脈が急速に造影された（黒矢印）．遠位部ではその動脈は L4 レベルで瘻孔性連絡（曲がった白矢印）をもち，上行する終糸の静脈（白矢頭）に流出することがわかった．

いうのも出血後の急性期では MRI で（小さな glumerular AVM を）認めることができないからである．

◆ 鑑別診断

現在，画像技術によって急性期の脊髄出血が micro AVM によるものか，1 つの脊髄海綿状血管腫によるものかを鑑別することはできない．もし複数の病変を認めるのならば，海綿状血管腫の可能性が高いであろう．連続したフォローアップの画像診断や選択的脊髄血管撮影が，正確な診断を得るために必要であろう．脊髄の海綿状血管腫は，とくにサイズが大きい場合は，神経膠腫や上衣腫，未分化星状細胞腫などの脊髄腫瘍と似た症状を呈する．

治療法

　無症候性の海綿状血管腫は，通常治療せずに引き続き画像検査でフォローアップされる．しかしながら，いったん症候性となれば典型的に進行性の脊髄症状を呈し，治療適応となる．血管内治療は海綿状血管腫には適当ではない．その代わり，細心の顕微鏡下手術によって安全に外科的に切除することができる．まず，脊髄内でのレベルと局在を注意深く確認する．病変が脊髄の表層に近い場所に存在する場合は，病変の上から剝離を開始する．病変が脊髄の深部に存在する場合は，脊髄の切除を青く変色した部位から行うアプローチか，後根の入り口あるいは中心溝からの標準的なアプローチで行う．引き続き，病変を徐々に減圧し，少しだけ牽引，凝固，周囲のグリオーシスの黄色い面を優しく吸引することによって，近接する健常な神経組織にダメージを与えることなく病変を摘出する．切除後は，病変の摘出腔を小さな残存病変がないか注意深く観察しなければならない．

分析

　脊髄の血管奇形のタイプを診断する鍵は，栄養動脈の特徴を注意深く評価することである．これによって，pial AVM と dural AVF を鑑別することができる．この鑑別は，患者の自然経過やその後の治療計画を立てるために重要である．

キーポイント：鑑別診断

- 脊髄硬膜動静脈瘻（spinal dural AVF）の診断の鍵となる所見は，拡張した傍髄質静脈（T2強調MR像においてflow voidとしてみられる）と脊髄の浮腫/出血である．脳脊髄液の拍動によるアーチファクトをflow voidと間違えないよう注意が必要である．造影効果が血管とアーチファクトの鑑別に有用となることがある．
- 脊髄AVMの主要な鑑別診断は，脊髄虚血，神経膠腫や感染である．多くの症例において，病歴とMRIによる傍髄質の異常な血管の証明により正確な診断が得られる．MRIだけでは，傍髄質のslow flow fistulaを脊髄dural AVFと鑑別できない．しかしながら，選択的血管撮影においてその栄養動脈により容易に鑑別できる．
- 脊髄血管奇形はまれな疾患であるが，進行性脊髄症状における治療可能な原因である．
- 初期診断はMRIにより，病的なflow void，脊髄浮腫や出血を認めることであり，どのタイプの血管奇形かの初期評価がなされる．
- 多くの脊髄血管奇形の病態生理は，その静脈還流によって決まる．上昇した静脈内圧は血流を妨げ，血流のうっ滞，進行性の静脈性うっ血，うっ血性静脈浮腫，そして脊髄虚血をきたす．
- dural AVFは出血することはなく，病的なflow voidを呈することもないが，海綿状血管腫や脊髄AVMは出血し，病的なflow voidを示すことがある．
- 正確なシャントのタイプの鑑別やその後の治療計画のため，脊髄血管撮影はいまだ必要である．脊髄AVMは通常脊髄そのものを栄養する動脈から栄養されるが，脊髄dural AVFは脊髄を栄養しない神経根硬膜動脈から栄養される．

参考文献

- Berenstium A, Lasjaunias P, Ter Brugge KG. Surgical Neuroangiography, 2nd ed. Vol 2, Clinical and Endovascular Treatment Aspects in Adults. Berlin, Springer, 2004.
- Doppman JL, Di Chiro G, Dwyer AJ, et al. Magnetic resonance imaging of spinal arteriovenous malformations. J Neurosurg 1987; 66: 830-834.
- Krings T, Mull M, Gilsbach JM, Thron A. Spinal vascular malformations. Eur Radiol 2005; 15:267-278.
- Rodesch G, Hurth M, Alvarez H, et al. Embolization of spinal cord arteriovenous shunts: morphological and clinical follow-up and results—review of 69 consecutive cases. Neurosurgery 2003; 53:40-49.
- Rosenblum B, Oldfield EH, Doppman JL, Di Chiro G. Spinal arteriovenous malformations: a comparison of dural arteriovenous fistulas and intradural AVMs in 81 patients. J Neurosurg 1987; 67:795-802.
- Thron A, Caplan LR. Vascular malformations and interventional neuroradiology of the spinal cord. In Brandt T, Caplan LR, Dichgans J, et al. (eds). Neurological Disorders: Course and Treatment. Boston, Academic Press, 2003, pp 517-528.
- Weinzierl M, Krings T, Korinth M, et al. MRI and intraoperative findings in cavernous haemangiomas of the spinal cord, Neuroradiology 2004; 46:65-71.
- Zevgaridis D, Medele RJ, Hamburger C, et al. Cavernous haemangiomas of the spinal cord: a review of 117 cases. Acta Neurochir (Wien) 1999; 141:237-245.

VIII

脊椎・脊髄の嚢胞と腫瘍

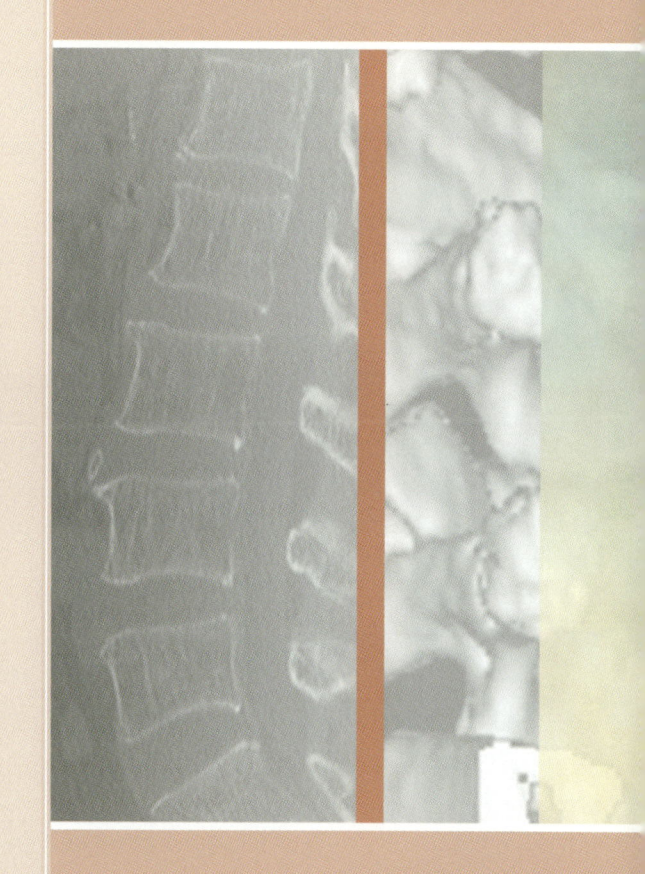

第14章

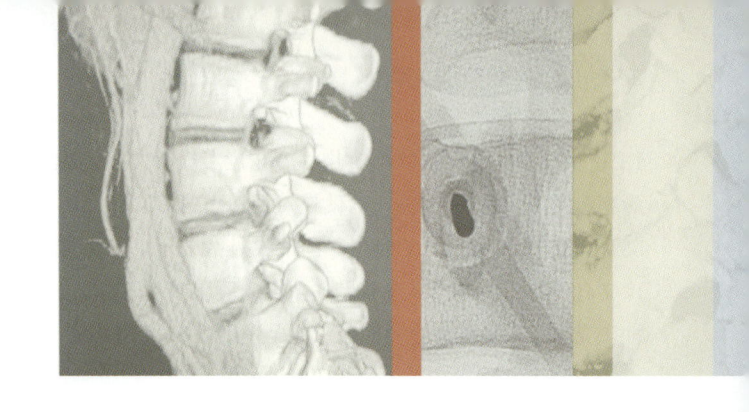

脊髄嚢胞性疾患

Krisztina Baráth, Michel Guy André Mittelbronn, Paola Carmina Valbuena Parra, Spyros S. Kollias

脊椎の囊胞性病変は感染性，外傷性，血管内治療後および退行性変化など多様な原因によって生じ，囊胞壁を伴う液体貯留を呈する疾患群の総称である．したがって，これらの囊胞壁は扁平上皮，円柱上皮，クモ膜細胞，上衣細胞あるいは膠原線維などで構成されていることになる．囊胞内に貯留する液体は脳脊髄液（髄液）に近い低蛋白性成分であったり，高蛋白成分を含むものや出血後成分，あるいは腫瘍に伴う嚢胞であったりする．また囊胞の成因によっては充実性成分（皮膚付属器，条虫頭節［scolex］，腫瘍結節など）を含む場合や，造影検査では炎症性あるいは腫瘍病変に伴い囊胞壁が造影されたり，あるいは厚い膠原線維として描出されることもある．一般にMRI検査だけではすべての囊胞性病変を鑑別することはできないが，囊胞成分の個数やサイズ，あるいは隣接組織への影響，周辺組織への解剖学的な広がりの程度などは十分に評価可能である．したがって，MRIやCT検査は囊胞内の構成成分の評価（脂肪，血液，髄液，軟部組織，石灰化）や病巣周囲の炎症性変化/腫瘍成分の含有などの判断には有用であり，患者の年齢や性別および病歴などをすべて考慮すれば病変の形態的・質的診断およびその治療に有益なものとなる．

脊椎囊胞性病変はその解剖学的な局在により，髄内病変，硬膜内髄外病変および硬膜外病変と分類されることが多い．この分類法は治療を計画するうえでは有用であるが，大部分の症例は1つの解剖学的な区画に限局することは少なく，いくつかの区画に広がっており，その鑑別診断を考えるうえではあまり有用ではない．それゆえ，今回は下記に示すように囊胞性病変を組織学的な側面より検討してみる（原発性脊髄腫瘍に占める割合を示す）．

- 類皮囊胞（類皮腫＋類上皮腫：0.8～1.1%）
- 類上皮囊胞（類皮腫＋類上皮腫：0.8～1.1%）
- 髄膜囊胞（1～3%）
  - タイプⅠ
  - タイプⅡ
  - タイプⅢ
- 上衣囊胞（0.2～0.4%）
- 神経腸管囊胞（0.7～1.3%）
- 水脊髄空洞症
- 退行性囊胞
  - 関節包囊胞（facet joint cyst）
  - 黄色靱帯囊胞（ligamentum flavum cyst）
  - 椎間板囊胞（discal cyst）

寄生虫性囊胞（parasitic cyst）や囊胞性腫瘍はつねに鑑別に考えなくてはならない．

類皮囊胞

類皮囊胞（dermoid cyst）は扁平上皮で覆われた皮膚付属器を含む囊胞性病変で，ときに類皮腫ともよばれる．

◆ 疫学

脊椎の類皮囊胞と類上皮囊胞は原発性脊髄腫瘍の0.8～

1.1％を占め，男女比はほぼ均等の頻度で発生する．類皮嚢胞の大半（62〜84％）は硬膜内髄外病変であり，16〜38％は髄内病変として発生し，硬膜外病変としての発生はまれである．また類皮嚢胞や類上皮嚢胞の約5％は多発性に発生し，類皮嚢胞の頭蓋脊椎発生比は6：1である．

◆ 臨床像

先天性の類皮嚢胞は新生児期あるいは乳児期に発症するが，その発育速度はきわめて緩慢であり，成人期まで症状が出ないこともある．一方，続発性の類皮嚢胞としては腰椎穿刺後や手術後あるいは外傷数年後に発症することがある．患者は数カ月間にも及ぶ背部痛や神経根痛，あるいは緩徐に進行する脊髄症状で発症する．ほとんどの類皮嚢胞は腰仙部に好発するので，患者の多くは脊髄円錐症候群を呈することが多い．また類皮嚢胞が破裂した場合には無症状の人もいれば，無菌性（化学性）髄膜炎に伴う頭痛，痙攣，水頭症あるいは虚血症状（二次的な血管攣縮機序による）をきたすこともある．

◆ 病態生理学

類皮嚢胞は真の腫瘍ではない．先天性の病変は遺残・迷入した真皮組織から発生し，胎生3〜5週の神経管閉鎖時にその形成が開始される．後天性の病変は腰椎穿刺や外科手術後，あるいは外傷時に皮膚組織の一部が脊椎クモ膜下腔に医原的に迷入され発生すると考えられている[1]．脊髄髄膜瘤や髄膜瘤の修復術後には約2％の頻度で続発性の類皮嚢胞が発生するとも報告されている[2]．

先天性の類皮嚢胞は皮膚表面を覆う多毛症や皮膚洞，二分脊椎，脊髄正中離開症，脊髄空洞症あるいは脂肪腫（硬膜外，硬膜内髄外，髄内）などと関連して発生することがある．最も関連性の多い病変は皮膚洞であり，皮膚外胚葉からの神経外胚葉への分離不全に関連して発生すると考えられている．しかし，皮膚洞病変自体は類皮嚢胞の20％程度にしか合併せず，大半の類皮嚢胞は皮膚洞との関連性は少ない．

◆ 病理

類皮嚢胞は皮膚洞を介した導管と連結することがある．皮膚への導出孔としてはくぼみあるいは血管腫として認められることがある．また導出孔には薄い柔らかな毛髪を伴ったり，導出孔が正中部ではなく非正中部に確認されることもある．

類皮嚢胞では脊柱管の閉鎖不全を合併したり，慢性的な局在徴候のため脊柱管が開大したりする．

また類皮嚢胞は毛髪の分解産物で油性混合物である乾酪様物質や汗腺や皮脂腺の分泌液，歯や爪あるいは脂質やコレステロールなどで構成されている．そして皮膚付属器やまれに石灰化（図14-1）も伴うことがある．類皮嚢胞は類上皮嚢胞とは対照的に，組織学的に境界が明瞭に区分されている．

類皮嚢胞は重層扁平上皮とともに毛包，脂腺，汗腺などの皮膚付属器（図14-2）から構成され，免疫染色では上皮系マーカーを示すサイトケラチンや上皮性細胞膜抗原（epithelial membrane antigen：EMA）が陽性を示す．

類皮嚢胞は頭蓋脊椎軸（craniospinal axis）に沿ってどこにでも発生するが，中心線上に最も多く発生する．脊椎では腰仙部で60％と最も多く，続いて仙尾部25％，胸椎部10％，頸椎部5％である．

◆ 画像

超音波検査

通常，類皮嚢胞は局所的な脂肪を表す高輝度を伴う低輝度な液性成分として描出される．

CT

類皮嚢胞は脂肪に類似し，円形，楕円形あるいは多房性の境界明瞭な低吸収域として描出され，内部には毛髪，爪あるいは石灰化を示す固形成分を伴うことがある（図14-1D）．大きな嚢胞では局所的な骨びらんや脊柱管の開大を示す症例も散見される（図14-1E，F）．

MRI

類皮嚢胞のMRI画像は嚢胞内に含まれる脂肪や皮膚付属器の割合に依存する．通常，嚢胞はT1強調像やT2強調像で不均一に描出されるが，脂質成分を含む場合にはT2強調像で高信号に描出される．また毛髪，腺組織，コレステロールあるいは分泌液成分が含まれる場合には，T2強調像で等信号あるいは低信号に描出される（図14-1A〜C）．類皮嚢胞は嚢胞内感染や嚢胞破裂に伴う無菌性の炎症反応の併発がなければ造影はされない．しかし，皮膚洞を伴う類皮嚢胞では感染を併発していることが頻繁にあり，感染性類皮嚢胞では膿瘍類似のリング状造影を示したり，いわゆる膿瘍に移行している可能性もある．また嚢胞破裂を起こした類皮嚢胞では，脊柱管内のクモ膜下腔

第 14 章 脊髄嚢胞性疾患 291

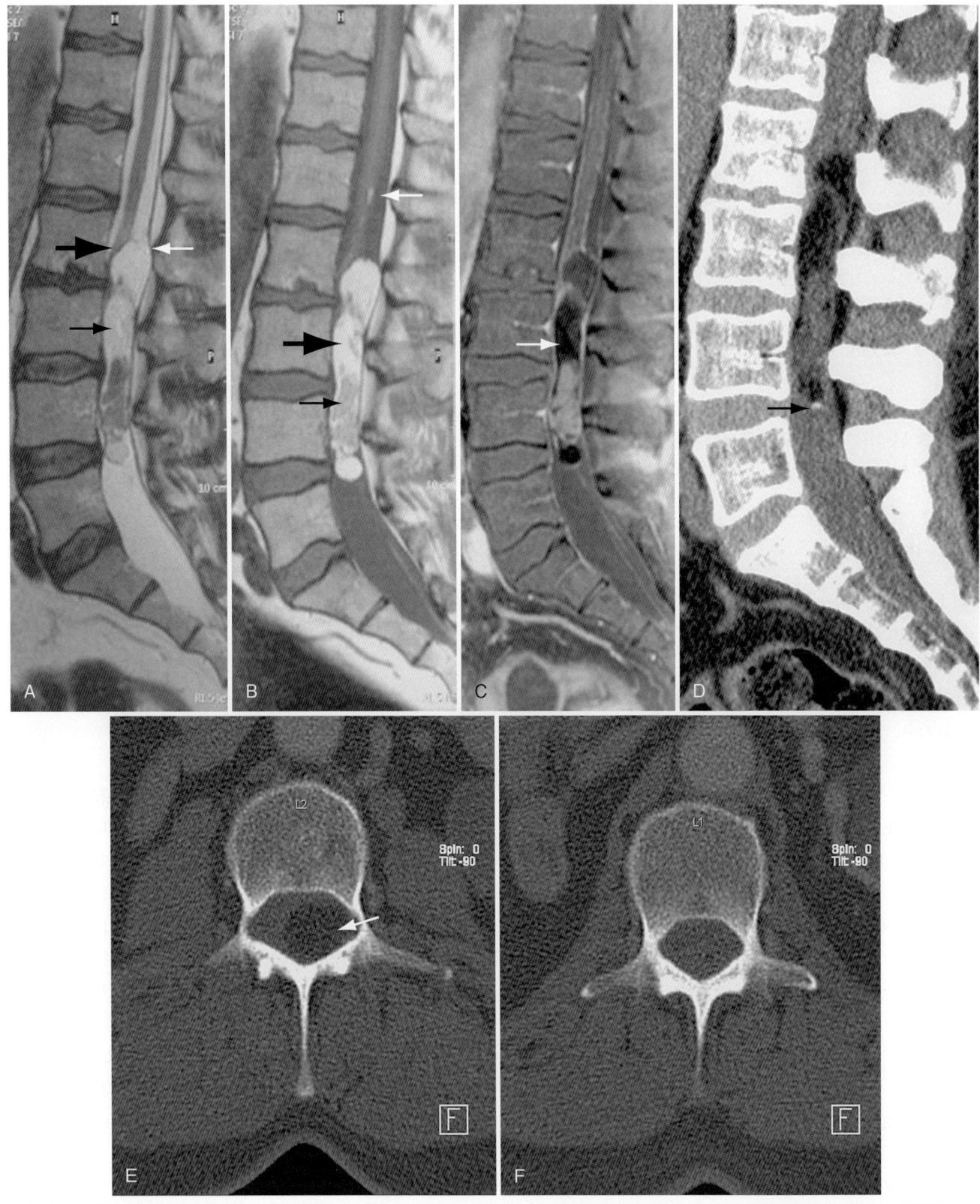

- 図 14-1 硬膜内髄外型の類皮嚢胞．52 歳男性で，腰痛，下肢のしびれ感および便失禁で発症した．A：T2 強調矢状断 MR 像では円錐部〜馬尾神経領域の大きな嚢胞性硬膜内腫瘤（細い黒矢印）として描出される．腫瘤により硬膜は後方へ（細い白矢印），脊髄円錐部は前方へ偏位している（太い黒矢印）．B：T1 強調矢状断 MR 像では充実成分は等信号（細い黒矢印）に描出され，脂肪成分は高信号（太い黒矢印）として描出される．クモ膜下腔には小さな脂肪滴（細い白矢印）が観察される．C：造影 T1 強調（脂肪抑制後）矢状断 MR 像では矢印の部分が脂肪成分であることが明らかである．D：CT 矢状断では小さな石灰化（矢印）も描出される．E：骨条件 CT 水平断（L2 レベル）では低吸収域を呈する脂肪成分のため，脊柱管の開大が散見される（矢印）．L1 椎体レベルの CT 水平断（F）では脊柱管の大きさは正常範囲である．これは緩慢に増殖する病変に伴う周辺骨構造のリモデリングを示唆する所見である．

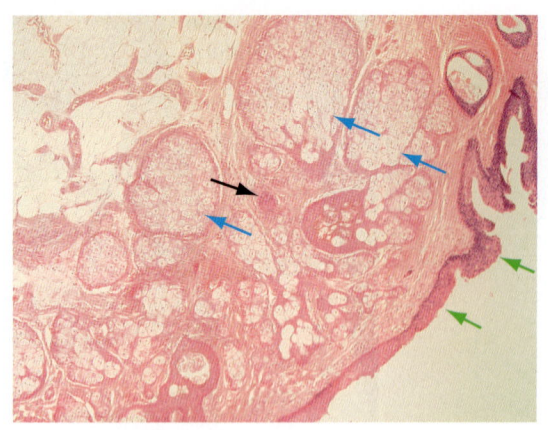

・図 14-2 類皮嚢胞.毛包（黒矢印）や皮脂腺（青矢印）を伴う重層扁平上皮（緑矢印）が示されている（HE染色）．

近傍（図 14-1B）や頭蓋内の髄液腔に脂質素材である複数の小滴が T1 高信号病変として描出されることもある．

類上皮嚢胞

類上皮嚢胞（epidermoid cyst）は皮膚付属器を含まない扁平上皮で覆われた嚢胞性疾患である．皮膚の付属器を含む場合には類皮嚢胞と診断されるが，付属器を含まない場合が類上皮嚢胞となる．また類上皮嚢胞は類上皮腫と呼称されたり，真珠腫ともよばれることがある．

◆ 疫学

脊椎の類上皮嚢胞と類皮嚢胞の発生頻度は原発性脊髄腫瘍の 0.8〜1.1% を占める．類上皮嚢胞は男性に多く，その発生部位・分布は類皮嚢胞と類似している．類上皮嚢胞の約 60% は硬膜内髄外腫瘍として発症し，残り約 40% は髄内腫瘍として発症する．硬膜外発生の類上皮嚢胞はきわめてまれである．また脊椎の類皮嚢胞や類上皮嚢胞の約 5% は多発性に発症するともいわれている．

◆ 臨床像

先天性の類上皮嚢胞は類皮嚢胞と比べるとより緩慢に発育するため，30〜50 歳以降に症状がでるようになる．後天性の類上皮嚢胞は腰椎穿刺後，外科手術後あるいは外傷後 2〜23 年経過して初めて症状を示す結果となる．臨床症状は類皮嚢胞と類似し，背部痛，神経根痛，脊髄症状（多くは馬尾症候群）あるいは嚢胞破裂に伴う無菌性（化学性）髄膜炎症状を呈することがある．

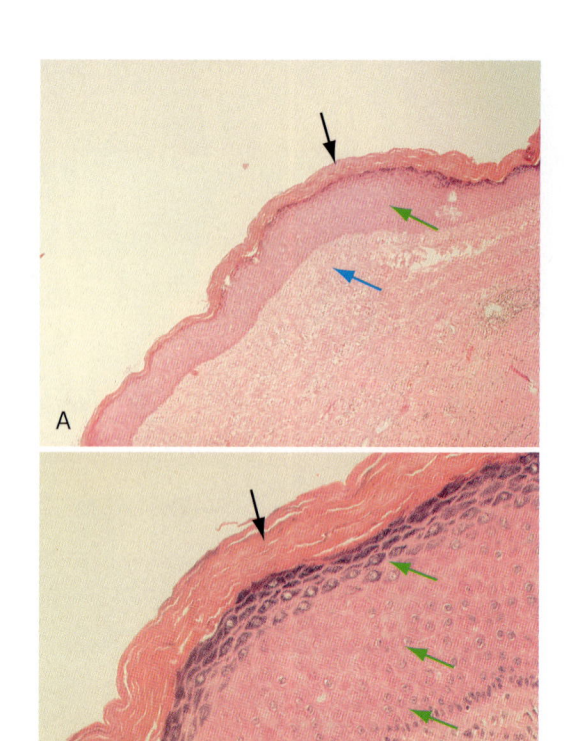

・図 14-3 類上皮嚢胞．A と B は結合組織（青矢印）に覆われた重層扁平上皮（緑矢印）の嚢胞壁を示している．嚢胞の中心部は剥離されたケラチンの偏心状の層構造物（黒矢印）で満たされている（HE染色）．

◆ 病態生理学

類上皮嚢胞も真の腫瘍ではなく，もちろん脊柱管内の表皮遺残組織から発生する．嚢胞の拡大は重層扁平上皮の増殖やケラチン様壊死組織片の落屑増加で生じる．先天性の類上皮嚢胞は胎生 3〜5 週の中心管閉鎖時期に発生し，後天性の嚢腫は腰椎穿刺後，外科手術後あるいは外傷後の表皮組織の医原的迷入に起因する．ある研究では全脊柱管内類上皮嚢胞の 41% は腰椎穿刺後に発生したと報告されている[3]．また，後天性の類上皮嚢胞は（脊髄）髄膜瘤の修復術後（13〜27%）にも発生するが，これは類皮嚢胞の発生よりも約 6 倍も多いとされている[2]．先天性の類上皮嚢胞では多毛症，皮膚洞，二分脊椎，脊髄正中離開症，空洞症や髄外あるいは髄内脂肪腫と関連して発生することがある．皮膚洞の併発は類皮嚢胞に比べて類上皮嚢胞では少なくなる．

◆ 病理

類上皮嚢胞では類皮嚢胞と同様に，長期に及ぶ局在徴候により脊柱管の骨構造変化をきたす可能性がある．類上皮

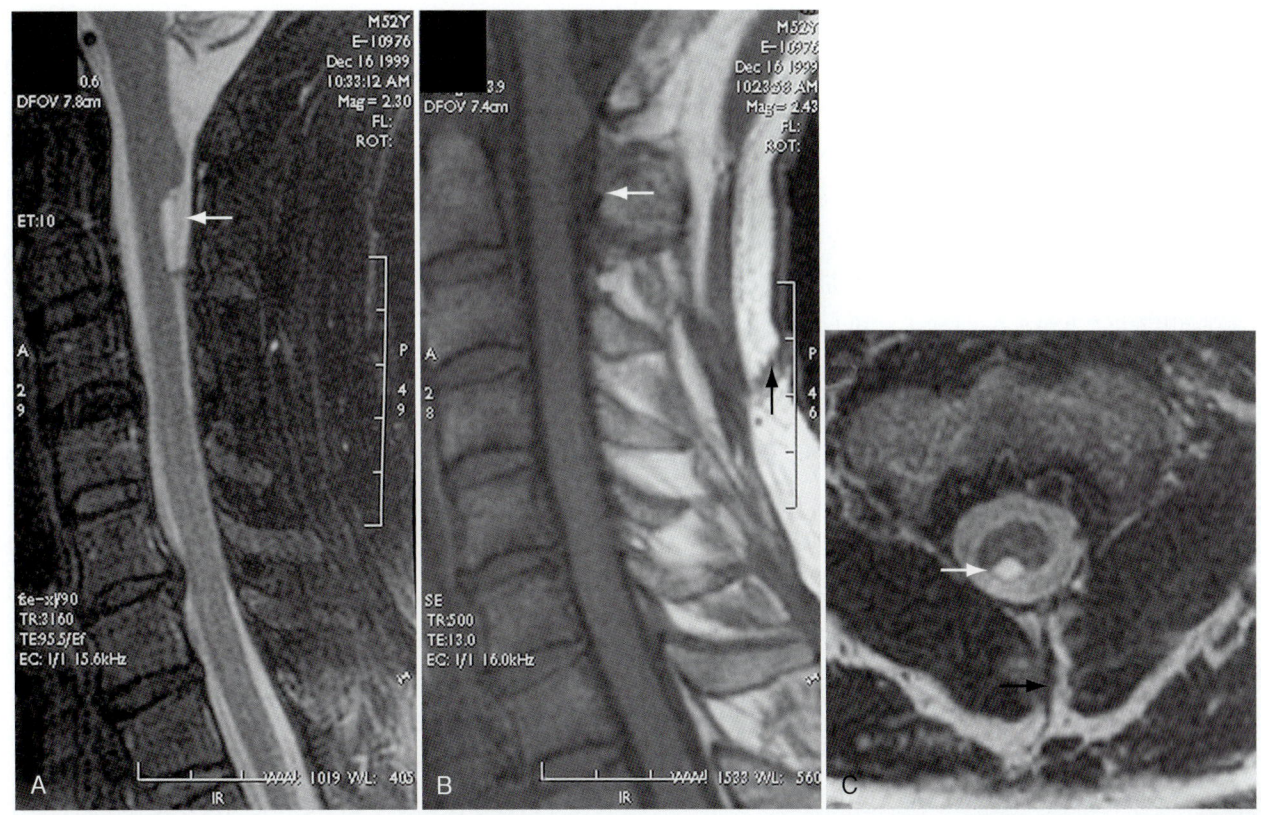

• 図14-4 硬膜内髄外型の類上皮嚢胞．52歳男性で緩慢な進行性の脊髄症で発症．T2強調矢状断（A），T1強調矢状断（B），およびT2強調水平断（C）MR像では頸髄を背側から圧排する液性嚢胞性病変が示されている（白矢印）．関連する皮膚洞の管状構造が明瞭に観察されている（黒矢印）．Bでは皮下組織，Cでは傍脊柱領域の区画化も明瞭である．

嚢胞は肉眼的には被包化された限局性病変であるが，軟らかな光沢のある表面を有し，内部にはケラチンやコレステリンを多く含み，真珠の母貝（mother-of-pearl）とも表現され，別名真珠腫ともよばれている．また類上皮嚢胞の大半は組織学的に周辺組織とは境界が不明瞭となる．

類上皮嚢胞は結合織を伴った重層扁平上皮で覆われ，嚢胞内は落屑したケラチンによる同心円状の構造物で満たされる（図14-3）．免疫染色では上皮成分がサイトケラチンやEMAで陽性を示す．

類上皮嚢胞も頭蓋脊椎軸（craniospinal axis）に沿ってどこにでも発生するが，類皮嚢胞とは異なり傍正中部に発生する傾向がある．脊椎の類上皮嚢胞は大半が腰仙部に好発する．

◆ 画像
超音波検査
超音波検査では類上皮嚢胞は内部エコーを伴う低輝度な嚢胞病変として描出される．

CT
類上皮嚢胞は境界明瞭で髄液と似た低吸収域として描出される．CT上はクモ膜嚢胞との鑑別は困難で，石灰化は類皮嚢胞に比べてまれである．類上皮嚢胞に伴う脊柱管の開大や骨変形は緩慢な発育を呈する病変を示唆している．

MRI
T1強調像およびT2強調像では髄液に似た信号変化を示す嚢胞性病変である．すなわち，T1強調像では低信号あるいは等信号に描出され，T2強調像では高信号に描出される（図14-4）．そのため，病変が小さい場合には標準的なMR撮像法では検出することが困難なことがある．もし嚢胞性病変が大きい場合は脊髄の変形を伴うクモ膜下腔の開大を示すので，潜伏するなんらかの病変が疑われ，他の撮像法を追加することもある．通常，髄液やクモ膜嚢胞では水分子の拡散制限はないが，類上皮嚢胞では拡散制限を生じるため，拡散強調像（DWI）検査が確定診断に有用となる[4]．また，FLAIR画像やCISS/FIESTA画像，あるいは磁化転送画像などでは嚢胞内の粘稠度の高い嚢胞液の検出・評価に有効である．類上皮嚢胞はときにCTで

高吸収域，T1強調像で高信号，T2強調像で低信号（髄液と比べて）を示すことがある．詳細な信号変化は囊胞内コレステロールの励起状態（chemical state）やコレステロールとケラチンの割合によっても異なる（Box 14-1参照）．出血後のメトヘモグロビンもT1強調像で高信号を示し，もし脂肪飽和シーケンスが組み込まれていなければ，非典型的なMR画像を示す類上皮囊胞では，脂肪腫や類皮囊胞との鑑別が困難なことがある．しかし，類上皮囊胞は通常脂肪成分を含まないため，脂肪抑制画像においても高信号のままとして描出されるが，脂肪腫や類皮囊胞では脂肪成分が抑制され低信号化することになる．通常，類上皮囊胞では囊胞や充実成分が造影されることはないが，圧排された正常脳との境界面や境界部に肉芽様組織を伴う場合には，囊胞の辺縁部のみが薄く造影されることがある．皮膚洞を伴うような類上皮囊胞例ではときに感染を併発し膿瘍へ移行したり，膿瘍様に厚い被膜がリング状に造影されることがある．

特殊検査

以前は硬膜内髄外腫瘍の診断にはミエログラフィーが有用であった．脊椎の類上皮囊胞では脊髄や神経根への局在徴候を伴う髄液腔の陰影欠損として描出される．囊胞破裂や感染を併発した類上皮囊胞では，ときにクモ膜下腔が部分的に消失したり，馬尾神経の広範な不鮮明化を呈することもある．ミエログラフィーでは類上皮囊胞と非交通性のクモ膜囊胞を確実に鑑別することは困難であり，現在では大部分がMRI検査に置き換えられている．

髄膜囊胞

脊髄の髄膜囊胞（meningeal cyst）はクモ膜，あるいは膠原線維で覆われた囊胞性病変であり，クモ膜下腔と完全に分離しているものや，あるいは髄液と交通を有するポケット状の憩室を形成する囊胞も存在する．一般的に髄膜囊胞はクモ膜囊胞，クモ膜憩室，クモ膜囊，あるいは髄膜憩室ともよばれている．

◆ 疫学

脊髄の髄膜囊胞はまれな疾患で，原発性脊髄腫瘍の1〜3%を占める程度である．その発生に男女差はなく，青年期では胸椎レベルに多く，40〜50歳代の成人例では腰仙部に好発する．また髄膜囊胞は硬膜内発生よりも硬膜外に

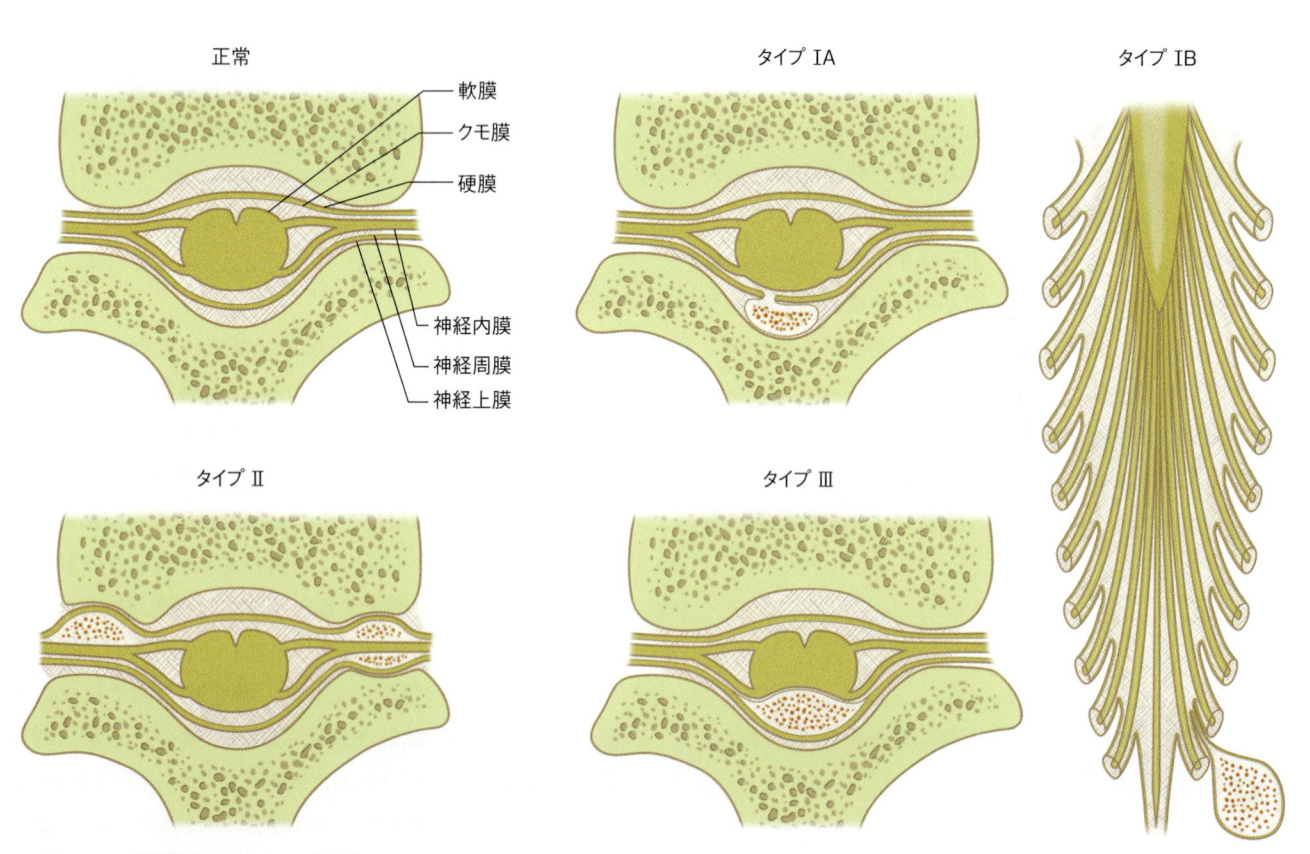

• 図 14-5　髄膜囊胞の Nabors 分類[6]．

より多く発生する．

◆ 臨床像

　大部分の髄膜囊胞は無症候性で，偶然に MRI 検査で発見されることが多い疾患である．臨床症状は囊胞の広がりとともに局在に依存するが，頸椎レベルでは痙性四肢麻痺や感覚障害を呈し，胸椎レベルでは進行性の痙性対麻痺や痛みを伴わない感覚障害で発症する．腰仙部の囊胞では，腰痛，下肢痛，下肢の脱力やしびれ，歩行障害あるいは膀胱直腸障害を呈する[5]．髄膜囊胞の大半は脊柱管の背側に局在するため感覚障害を呈するが，まれに脊柱管腹側に発生した場合には運動機能障害を生じてくる．症状は体位・姿勢で増悪し，バルサルバ手技で悪化する．患者の約 30% は症状の変動レベルがあり，ときに進行性症状が囊胞破裂を契機に軽減あるいは一時的に消失することもある．

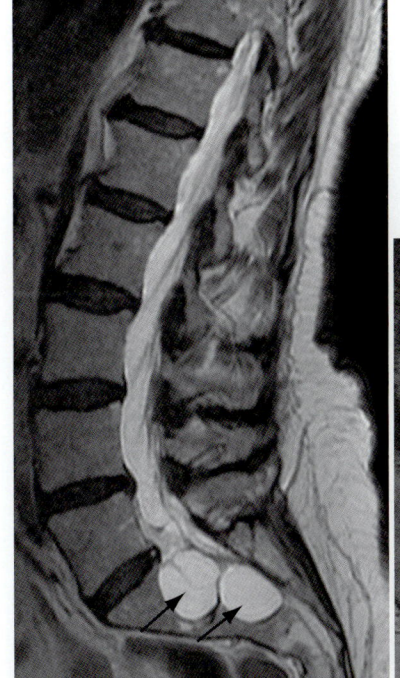

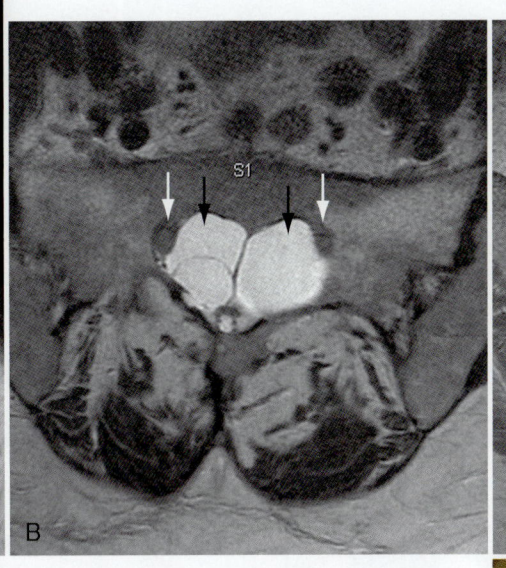

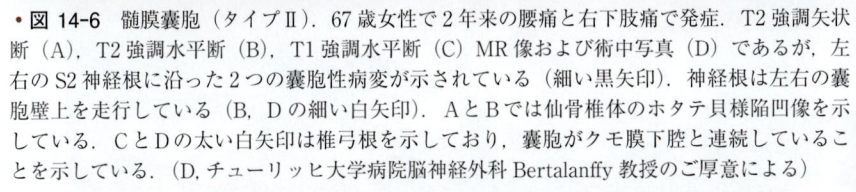

◆ 病態生理学

　Nabors らは髄膜囊胞を術中所見，MRI 所見および組織学的所見より 3 つのタイプに分類している[6]．

- タイプⅠ：神経根と関連しない硬膜外型
  タイプⅠA：硬膜外クモ膜囊胞
  タイプⅠB：仙骨部髄膜瘤
- タイプⅡ：神経根が囊胞内あるいは囊胞壁を走行する硬膜外型
- タイプⅢ：硬膜内型

　髄膜囊胞は解剖学的には硬膜，クモ膜あるいは神経鞘に囲まれた髄膜の憩室病変であり，図 14-5 には 3 タイプの髄膜囊胞病変の解剖学的な位置関係が表示されている[6]．

　神経孔部では硬膜囊の髄膜層は神経根の結合組織性の被膜層へ移行する．硬膜は脊髄神経の神経上膜へ，クモ膜は神経周膜へ，軟膜は神経内膜へそれぞれ移行する[7]．

　タイプⅠAの髄膜囊胞（硬膜外型クモ膜囊胞）は，クモ

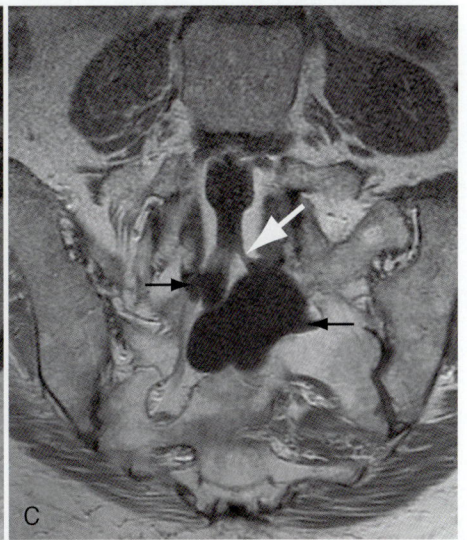

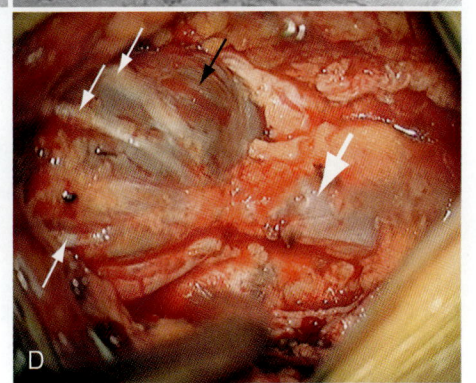

- 図 14-6　髄膜囊胞（タイプⅡ）．67 歳女性で 2 年来の腰痛と右下肢痛で発症．T2 強調矢状断（A），T2 強調水平断（B），T1 強調水平断（C）MR 像および術中写真（D）であるが，左右の S2 神経根に沿った 2 つの囊胞性病変が示されている（細い黒矢印）．神経根は左右の囊胞壁上を走行している（B，D の細い白矢印）．A と B では仙骨椎体のホタテ貝様陥凹像を示している．C と D の太い白矢印は椎弓根を示しており，囊胞がクモ膜下腔と連続していることを示している．（D，チューリッヒ大学病院脳神経外科 Bertalanffy 教授のご厚意による）

膜憩室が硬膜欠損部を通じて硬膜外腔へ嵌頓するために形成される．大部分は青年層に発症し胸椎管内に局在する．

タイプIBの髄膜囊胞（仙骨部髄膜瘤）は，解剖学的には硬膜囊の尾側端で，仙骨や尾骨神経根に隣接する椎弓根部と連結する硬膜外型の髄膜瘤である．大半は中高年層に発症し仙骨管内に局在している．

タイプIIの髄膜囊胞も硬膜外型であり，解剖学的には神経根部が拡張し，神経根線維が囊胞壁（図14-6）あるいは囊胞内（図14-7）を走行しているタイプである．脊柱管のどこにでも発症するが仙骨部では神経徴候を呈することが多く，最も重要なタイプといえる．また中高年層では多胞性の囊胞病変がより多く発見されるが，大部分は偶然に見つかることが多いタイプでもある．

タイプIIIの髄膜囊胞は硬膜内型（図14-8）で，硬膜内の髄外腔に局在するタイプである．クモ膜下腔と交通するものと交通しないものがあるが，大半は胸椎レベルで脊髄背側に好発する．この場合もクモ膜下腔のどこにでも発生するが，多発性かつ無症候性病変が特徴である．またこのタイプは先天的な要因でも発生するが，外傷や手術後あるいはクモ膜下腔の炎症，癒着などの続発的な要因でも発生することがある[8]．

完全な小胞性囊胞を除いては，髄膜囊胞自体は大半がクモ膜下腔と交通し，内部に髄液を含んでいることが多い[9]．このような髄膜囊胞の発生機序については抵抗性の弱い硬膜面を介したクモ膜顆粒の増殖，髄液産生が関与し，その後に局所的に髄液腔，囊胞が形成され，引き続いての囊胞液の産生増加，浸透圧やチェックバルブ機構に伴う囊胞拡大機序などが推測されている[5]．また，間歇的なクモ膜下腔の圧勾配変化（たとえば咳や姿勢変化）も囊胞増大に影響しているかもしれない．手術中の観察所見（図14-7D）は，このような機序で囊胞内圧が高い状態になっていることを裏付けている．一般に硬膜外型の髄膜囊胞は大半が高齢者，あるいはマルファン症候群，神経線維腫症など結合組織障害の患者であり，局所的な硬膜面の脆弱性が強く関

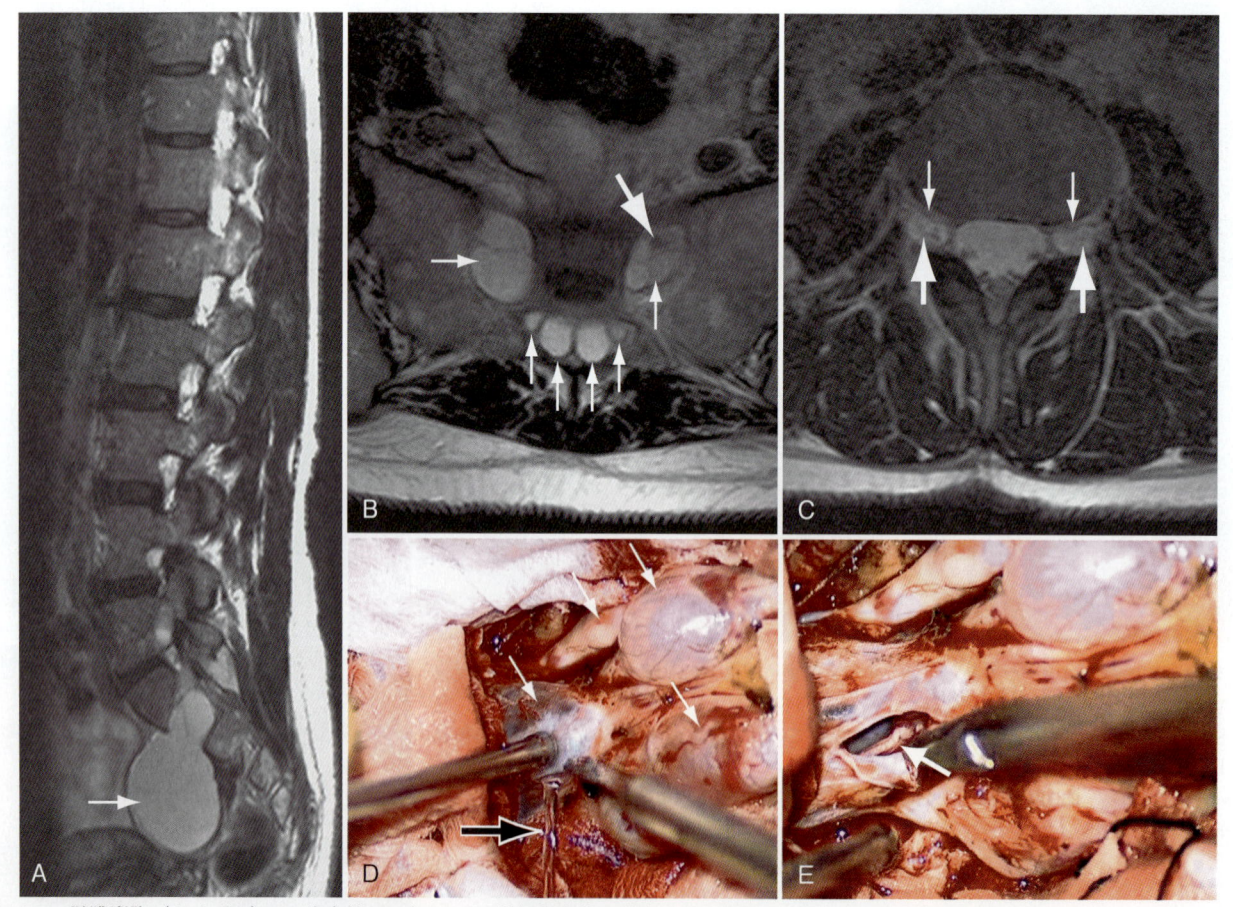

•**図14-7** 髄膜囊胞（タイプII）．44歳女性で，左S1，S2神経根症状で発症．T2強調矢状断（A），仙骨部水平断（B），腰椎部水平断（C）MR像および術中写真（D, E）であるが，囊胞の中心部を走行する神経根（太い白矢印）を伴った多房性の囊胞（細い白矢印）を示している．囊胞壁を切開すると囊胞内の髄液が勢いよく流出している（Dの太い黒矢印）．（DとE，チューリッヒ大学病院脳神経外科 Bertalanffy教授のご厚意による）

• 図14-8　髄膜囊胞（タイプⅢ）．無症候性に発見された52歳男性例．T2強調矢状断（A），T2強調水平断（B）MR像ではTh5-6レベルで後方から圧排される脊髄の変形病変が描出され，囊胞性病変の存在が示唆される（細い黒矢印）．髄液に類似する信号強度および囊胞の局在が硬膜内（細い白矢印）でクモ膜下腔に存在することより，クモ膜囊胞が推測される．

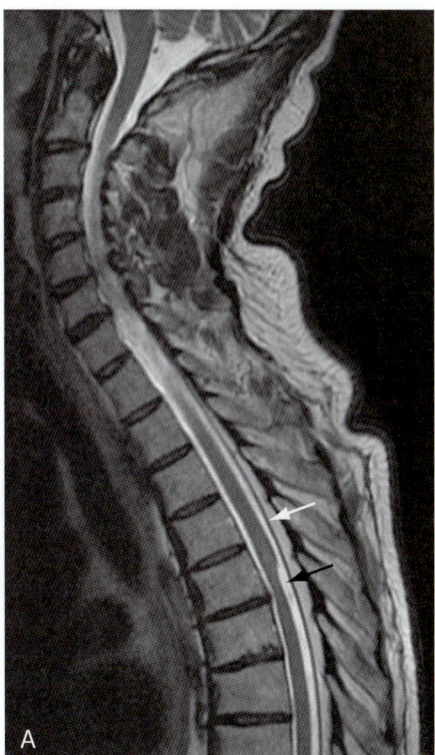

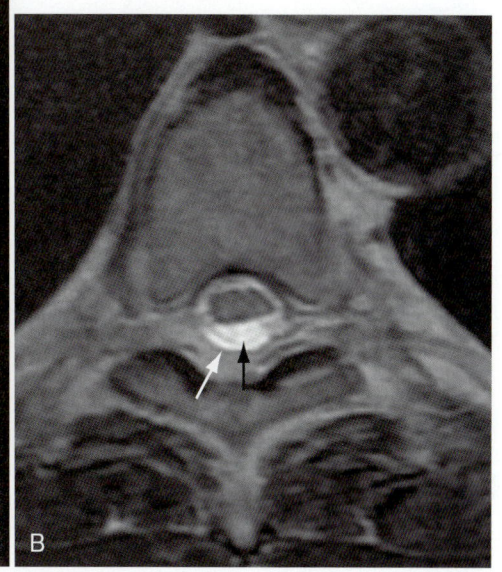

係し，そのような箇所を介したクモ膜の嵌頓が髄膜囊胞の発生に大きく関係しているものと推測されている．また硬膜外型のクモ膜囊胞では先天性の神経管閉鎖不全の関与や，睫毛重生やリンパ水腫患者あるいは硬膜外型クモ膜囊胞でもFoxC2転写因子や16q24の突然変異などの関連性が指摘されている．

◆ 病理

大きな髄膜囊胞では周囲骨のホタテ貝様陥凹や脊柱管の開大あるいは神経孔の拡大をきたすことがある．タイプⅠAの髄膜囊胞では破裂した硬膜面を通してクモ膜が硬膜外へ突出し，タイプⅠBの髄膜囊胞は本質的には硬膜憩室（仙骨部髄膜瘤）の形態を示す．またタイプⅡの髄膜囊胞は神経根部の拡大を示し，タイプⅢの髄膜囊胞はクモ膜の重複，解離あるいは癒着が原因で形成されている．正常クモ膜下腔は囊胞の局在によっては開大したり，あるいは圧排されたりする．またタイプⅡの髄膜囊胞では脊髄神経が囊胞壁や囊胞内を走行していることになる．

髄膜囊胞では薄い半透明膜が存在し，囊胞内は透明液体（髄液）あるいはときに黄色液体を含んでいる．囊胞内の液体成分はクモ膜下腔の髄液に比べて蛋白濃度が軽度高くなっていることが多い．囊胞内壁はクモ膜細胞から構成されているが，囊胞外壁は膠原線維成分からなっている（図14-9）．しかし囊胞壁にはつねにクモ膜層が存在するとは限らない．

なお免疫染色では囊胞壁はEMAが陽性で，GFAPやS100蛋白は陰性である．

髄膜囊胞は胸椎レベル（65％）に好発し，次に腰椎・腰仙部（13％），胸腰椎移行部（12％），仙椎部（7％），頸椎（3％）に散見される[5]．大部分は脊柱管背側（80％）に局在し，腹側（20％）にはまれである．硬膜内型の髄膜囊胞も胸椎レベルに多く，上下の椎体を越えて伸展するのが特徴である．

◆ 画像

CT

CT検査では椎弓根部の菲薄化を伴うホタテ貝様陥凹や神経孔部の拡大を伴い，長期にわたる骨の圧排変形を示す．

MRI

MRI検査は囊胞の描出に優れ，その詳細な解剖学的な位置関係，囊胞の広がりや周囲の構造物（神経線維，脊髄，骨）との関係評価に有用である．髄膜囊胞は境界明瞭に楕円状あるいは細長い病変として描出される．ときに脊髄に対する軽度の局在徴候，あるいは脊髄神経の偏位として囊胞の存在が示唆されることもある．そのような症例で

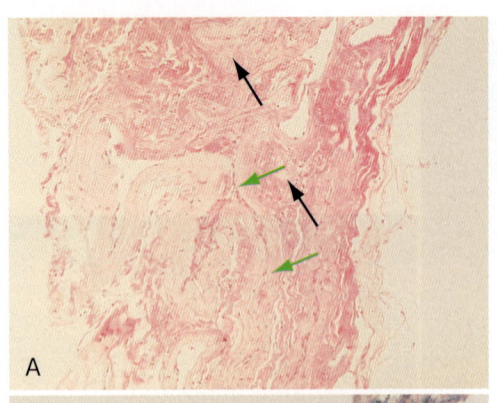

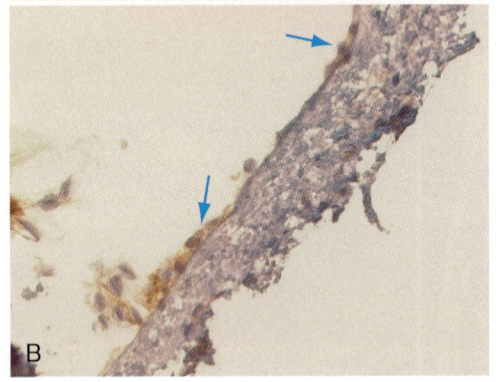

・図14-9 髄膜囊胞（タイプⅢ）．A：クモ膜細胞（緑矢印）および外側壁が膠原線維（黒矢印）で覆われている（HE染色）．B：免疫染色ではクモ膜細胞はEMA（青矢印）が陽性で，GFAPとS100蛋白が陰性である．

はCISS/FIESTA画像を撮像することで，クモ膜下腔や薄い囊胞壁を適切に区別することが可能となる．椎間孔部にまたがるような囊胞性病変では，ダンベル状に囊胞が描出されることもある．髄膜囊胞の信号強度は髄液に一致し，T1強調像で低信号，T2強調像で高信号に描出され，造影効果は通常認めない．

特殊検査

CTミエログラフィーでは囊胞病変とクモ膜下腔の交通の有無を評価するが，造影剤髄注後，早期に囊胞が描出されることはまれである．しかし造影剤髄注，数時間（3～24時間）で徐々に囊胞が描出されることが多い[9]．またCTミエログラフィーでは脊柱管内クモ膜下腔が部分的あるいは完全ブロック像を呈することもある．

上衣囊胞

上衣囊胞（ependymal cyst）は上衣細胞や分離された上衣組織で覆われた囊胞性病変で，神経上衣囊胞（neuroepithelial cyst），膠上衣囊胞（glioepedymal cyst）あるいは脈絡上皮囊胞（choroidal epithelial cyst）ともよばれている．

◆ 疫学

脊椎の上衣囊胞は非常にまれな病態であり，硬膜内髄外性の上衣囊胞は全脊髄腫瘍の0.2～0.4%を占めると報告されている．一方，髄内性の上衣囊胞に関しては20例未満の症例しか報告されていない[10]．硬膜内髄外性の上衣囊胞では2：1の割合で女性に多く，一般には40代での発症が指摘されている[11]．一方，髄内性の上衣囊胞例には男女差がなく，好発年齢も明確ではない[10]．

◆ 臨床像

症状は囊胞病変の局在と大きさに依存するが，緩慢な進行性の脊髄症で発症し，ときに神経根症（間歇的な対麻痺，四肢麻痺，しびれ感や神経根痛）を伴ったりする．

◆ 病態生理学

上衣囊胞の発生機序は，胎生期の神経管閉鎖期における底板（floor plate）の局所的陥入が成因として考えられている．その際に上衣細胞・組織がどの場所で陥入し分離されるかで，上衣囊胞が髄内あるいは髄外のどちらに発生してくるかが決定される．通常，髄内性の上衣囊胞は脊髄中心管からは分離されて発生するが，大半は脊髄腹側に多く局在する．一方，髄外性の上衣囊胞は膠上衣組織が髄外腔に分離されるために生じると考えられる．

◆ 病理

上衣囊胞は正常上衣細胞から分離された薄い囊胞壁を伴っている．形態的には正常上衣細胞に似た円柱上皮で構成されている（図14-9）．通常，円柱上皮には繊毛を伴うが，杯細胞は伴わない．免疫染色では囊胞壁の円柱上皮はGFAP，S100蛋白が陽性を示す．髄内性の上衣囊胞は胸腰椎レベルに好発し[10]，髄外性の上衣囊胞は大部分が脊髄円錐部あるいは馬尾神経領域に好発する[11]．その場合には脊髄の腹外側あるいはクモ膜下腔に囊胞が局在することになる．

◆ 画像

MRI

上衣囊胞は髄液に似たT1強調像にて低信号，T2強調像で高信号に描出されるが，明らかな造影効果は認めない

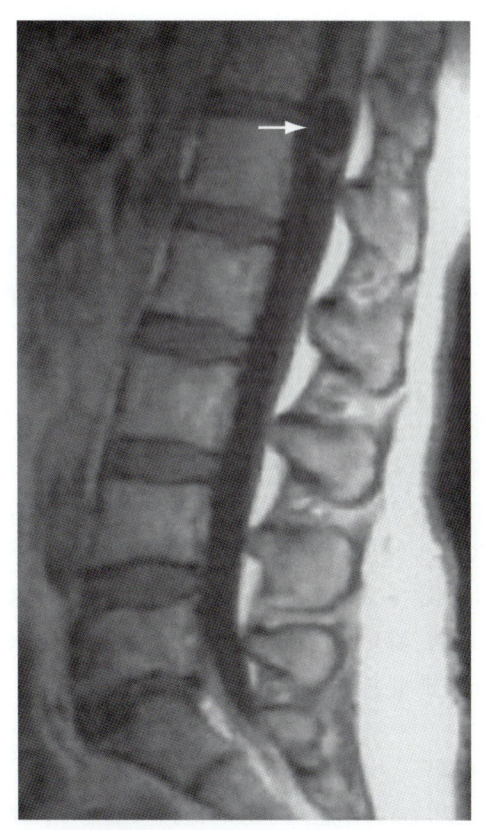

• 図 14-10　上衣囊胞（41 歳女性）．T1 強調矢状断 MR 像では脊髄円錐部（矢印）に囊胞性病変が示されている．（Robert Veres, ブダペスト国立脳神経外科研究所のご厚意による）

（図 14-10）．

神経腸管囊胞

神経腸管囊胞（neurenteric cyst）は腸管様上皮，肺胞様上皮，あるいは粘液産生上皮で覆われた先天奇形である．これらの病変は腸上皮囊胞（enterogenous cyst），内胚葉性囊胞（endodermal cyst）あるいは気管支囊胞（bronchogenic cyst）ともよばれている．

◆ 疫学

神経腸管囊胞はまれな囊胞で，全脊髄腫瘍の 0.7 〜 1.3% を占めるにすぎない．通常は 20 〜 30 歳代で発症し，ほとんどが男性に好発する[12]．

◆ 臨床像

一般的には進行性の脊髄症を伴う腰痛で発症し，患者の半分は尿失禁を示す．症状の平均持続期間は約 1 カ月で，髄内性の神経腸管囊胞の場合には囊胞内の粘液産生量と吸収量に従って，臨床症状が変動することがある[12]．

◆ 病態生理学

基本的には胎生 3 週目の神経板・脊索板の不完全分離のために発症する．この不完全な分離は腹側の内胚葉性の憩室成分が背側の外胚葉成分に陥入し，接触し続けるために発生する．この神経腸管囊胞では二分脊椎や Klippel-Feil 症候群，半椎などの脊柱奇形が約 30% の症例で併発する．とくに頸椎腹側レベルに局在する髄外性の神経腸管囊胞では，椎体奇形が合併しやすくなる．また神経腸管囊胞では皮膚溝，皮膚洞，色素沈着，多毛症などの正中部皮膚病変を併発することもある．

◆ 病理

前述のように正中部の皮膚病変や脊柱管の前方あるいは後方成分の閉鎖不全は，おそらく胎生期 Kovalevsky 管の遺残が影響していると考えられる．他の脊柱奇形もその影響が示唆されている．

神経腸管囊胞では薄い囊胞壁をもった液性成分で満たされている．囊胞液は髄液のような透明液であったり，乳液状の蛋白成分の多い液体であったりする．囊胞壁は基底膜を伴い膠原線維で覆われた偽性重層様の単一性円柱上皮で構成されている（図 14-11）．円柱上皮にはときに繊毛が散見され，囊胞壁の上皮性配列は消化管や肺胞性上皮の分化を示すことがある．また囊胞壁には粘液腺，漿液腺，平滑筋，リンパ組織および神経節成分も散見されることがあり，まれに上衣様あるいはグリア様の領域も観察される．免疫染色ではサイトケラチンや EMA が陽性で GFAP は陰性である．

神経腸管囊胞は大半が頸胸椎腹側（70%）で，硬膜内髄外腔（70 〜 95%）に好発する．髄内の発生例はまれである（5 〜 30%）．

◆ 画像

超音波検査
超音波検査では低輝度に描出される．

MRI
MRI 上，神経腸管囊胞は囊胞内の蛋白成分に依存し，T2 強調像では高信号〜等信号，T1 強調像では低信号〜等信号に描出される（図 14-12）．基本的には造影効果は認めないが，まれにリング状に軽度造影されることがある．

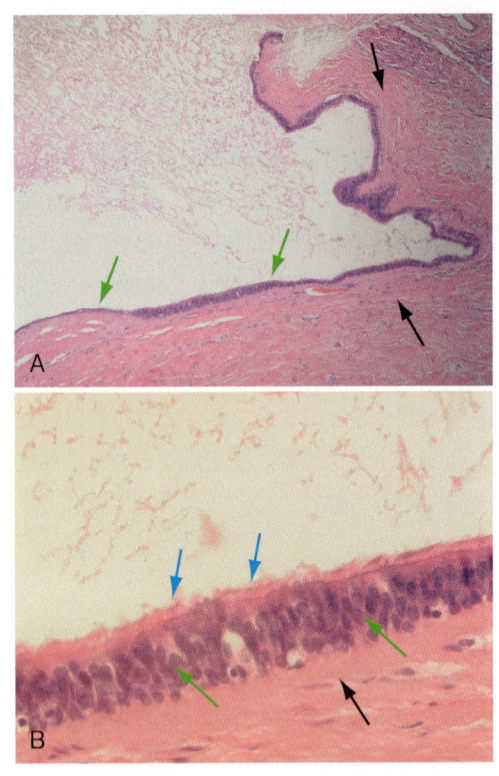

・図 14-11　神経腸管嚢胞．A：基底膜と膠原線維組織（黒矢印）で覆われた偽性重層様の単層性円柱上皮（緑矢印）を示す．B：上皮細胞には繊毛（青矢印）を認める（HE 染色）．

水脊髄空洞症

狭義の脊髄空洞症（syringomyelia）は脊髄内に存在する嚢胞性空洞だが，中心管と交通するものと交通がないものがある．脊髄水腫（hydromyelia）は中心管が拡大する病態であるが，MRI 検査での両者の鑑別はむずかしいことがあり，両方の可能性を網羅する用語として水脊髄空洞症（syringohydromyelia）がよく使用されている．

◆ 疫学

水脊髄空洞症はキアリ I 型の 20〜85％ と関連して発症し，キアリ II 型では 48〜88％ が関連して発症するともいわれている．ほとんどの場合には青年後期に発症するが，男女差は明瞭ではない．脊髄外傷に伴う外傷性脊髄空洞症はまれだが，特発性の水脊髄空洞症は年間に 8.4 人／10 万人の発症が推測されている．

◆ 臨床像

臨床症状は空洞の縦方向と横方向への広がり，伸展範囲によってさまざまである．古典的には水脊髄空洞症の初発症状は痛みであるが，その後上肢の筋力低下，下肢の痙性

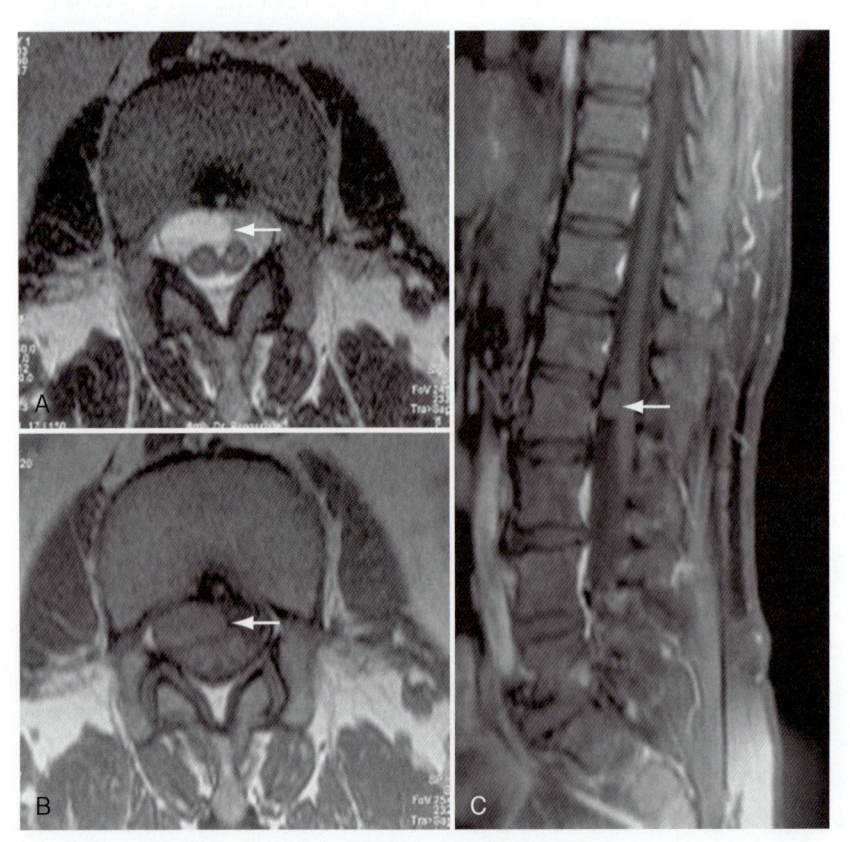

・図 14-12　神経腸管嚢胞．脊髄円錐症候群を呈した 42 歳男性．T2 強調水平断（A），T1 強調水平断（B），造影 T1 強調矢状断（C）MR 像では硬膜内髄外嚢胞は脊髄円錐の前外側に局在している（矢印）．脊髄円錐部は軽度圧排されているが嚢胞の造影効果は認めない．

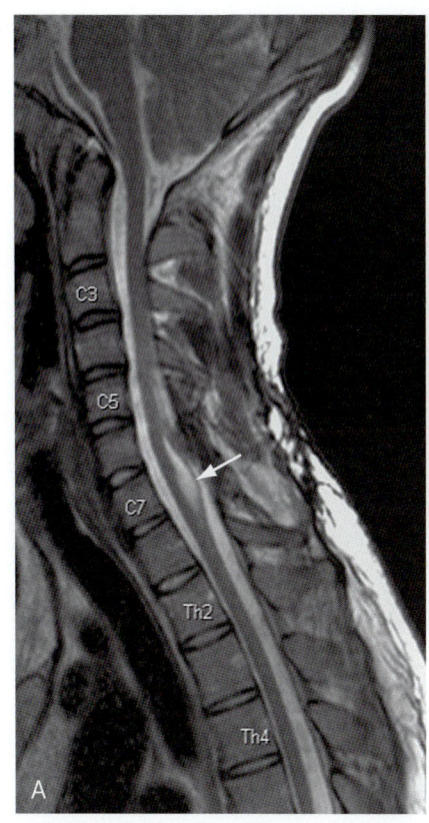

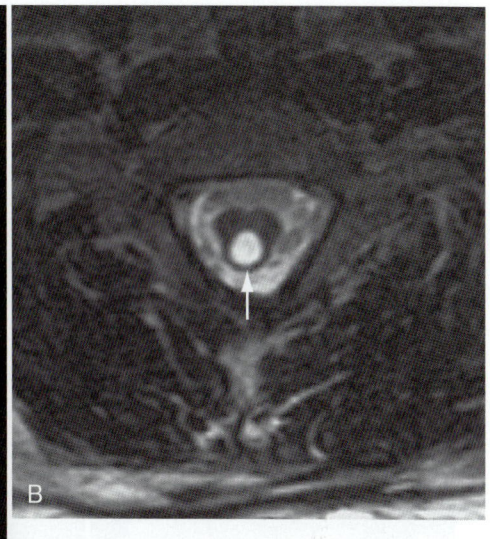

• 図14-13 水脊髄空洞症・キアリⅡ型(25歳男性). T2強調矢状断（A），T2強調水平断（B）MR像では中心管の拡大を示す（矢印）．また小脳扁桃のヘルニアも観察されている．

麻痺やしびれ感，あるいは膀胱直腸障害が出現してくる．感覚障害は深部知覚が保たれ，温痛覚のみが障害される解離性感覚障害が特徴的である[13]．

水脊髄空洞症は脊髄外傷後の遅発性合併症としても発症するので，外傷後数年経過してからの遅発性の神経症状増悪があれば，外傷性脊髄空洞症（クモ膜下腔の二次的な拡張を含めて）の併発を考慮し，注意しながら除外診断を行う必要がある[14]．

関連する先天奇形疾患としては，水頭症，キアリ奇形，脊椎癒合不全，脊髄係留症候群，側彎症，クモ膜囊胞などがある．

◆ 病態生理学

水脊髄空洞症の最も一般的な原因はキアリⅠ型やⅡ型でみられるような後頭蓋窩構造物の上位脊柱管への嵌頓（図14-13），その後の係留機序が考えられている（図14-14）．キアリ奇形に関連した水脊髄空洞症の病因論としては，大孔部での髄液の通過障害が強調されており，そのために脊髄クモ膜下腔と脊髄内のバランス不均衡・圧較差が生じ，中心管や脊髄表面に機械的なストレスが加わるためとされている[15]．一方，外傷性脊髄空洞症の発生に関してはいまだ詳細不明だが，クモ膜の癒着やクモ膜下腔の部分的な拡張などが髄液拍動の波及を障害させ，心拍動に一致する髄液の反復圧にも影響を与えてしまうことが示唆されている[14,16]．加えて局所での壊死や出血巣に伴う組織の癒着機序が空洞形成の要因になっており，外傷後数カ月あるいは数年を経て空洞が形成されるものと考えられている．

また水脊髄空洞症は髄内腫瘍（図14-15）やクモ膜囊胞に関連しても生じることがあり，局所での髄液灌流の変化がその発生要因としても考えられている[17]．

◆ 病理

水脊髄空洞症は脊髄内の管状空洞で，内部は無色透明液あるいは黄色調液で満たされている．脊髄水腫では中心管が拡張しており，内腔は上衣組織で覆われている．一方，狭義の脊髄空洞症はグリア組織で覆われた傍中心部の空洞形成が特徴である．内腔（空洞壁）は中枢性のグリア組織から膠原線維に至るまで，その形態は変化に富むことが多い（図14-16）．空洞壁が上衣組織で覆われている場合には中心管との交通を有することが多く認められる．

なお水脊髄空洞症は脊髄のどこにでも発生するものと考えられている．

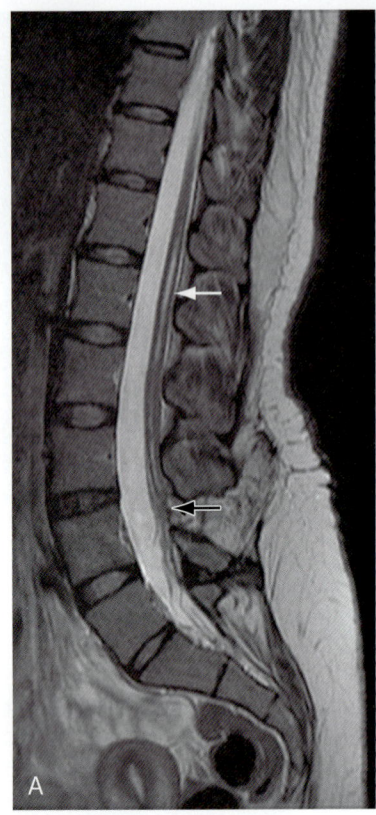

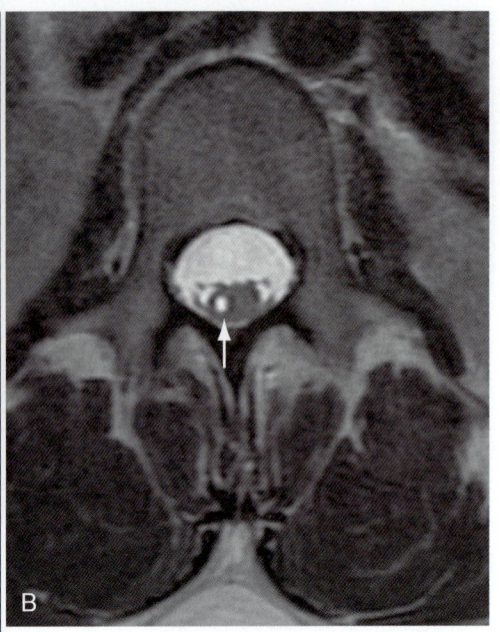

• 図 14-14 水脊髄空洞症・脊髄係留症候群（21歳女性）．T2強調矢状断（A），T2強調水平断（B）MR像では偏在性の空洞（白矢印）が示され，脊髄神経の係留（黒矢印）も伴っている．

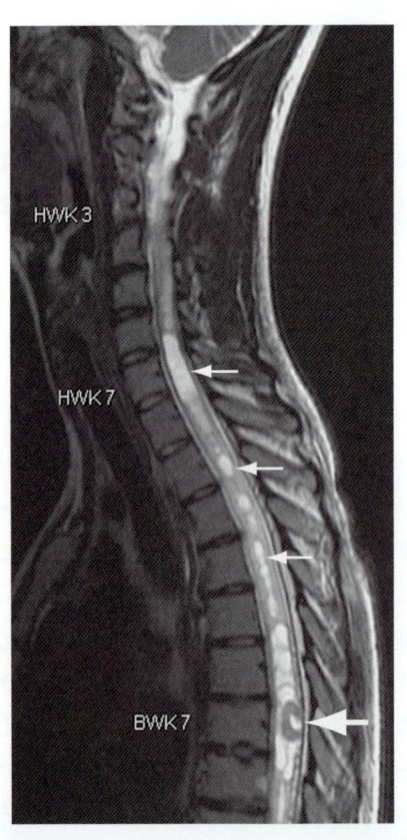

• 図 14-15 血管芽腫に関連した水脊髄空洞症．T2強調MR像では胸腰椎〜頸胸椎レベルまで進展する大きな小胞性空洞病変を示す（細い白矢印）．血管芽腫の結節影も観察される（太い白矢印）．

◆ 画像

超音波検査

超音波エコーでは低輝度として描出される．

CT

CTミエログラフィーは従来のMRI撮像では検出されない嚢胞性病変やクモ膜との癒着の評価に役立ち，空洞形成の要因・原因を明らかにすることが可能となる．

MRI

MRI検査は脊髄内の空洞を明瞭に描出したり，病理学的な経過を識別するために最も適切な検査法である．典型的な外傷性脊髄空洞症では損傷部以下で，中心性に類円形状あるいは楕円状の空洞形成を呈する[14]．また外傷性空洞では髄液に似てT1強調像で低信号，T2強調像で高信号を示すことが多いが，空洞内での液性成分の停滞や髄液拍動がない場合には，T1強調像で正常髄液よりも軽度高信号に描出されることがある[18]．MRI検査では空洞周囲のグリオーシスや脊髄軟化症（myelomalacia）はT2強調像で高信号に描出される．通常，空洞自体はガドリニウムで造影されないが，造影される場合には炎症性変化の存在や腫瘍性病変の可能性をより示唆することになる．

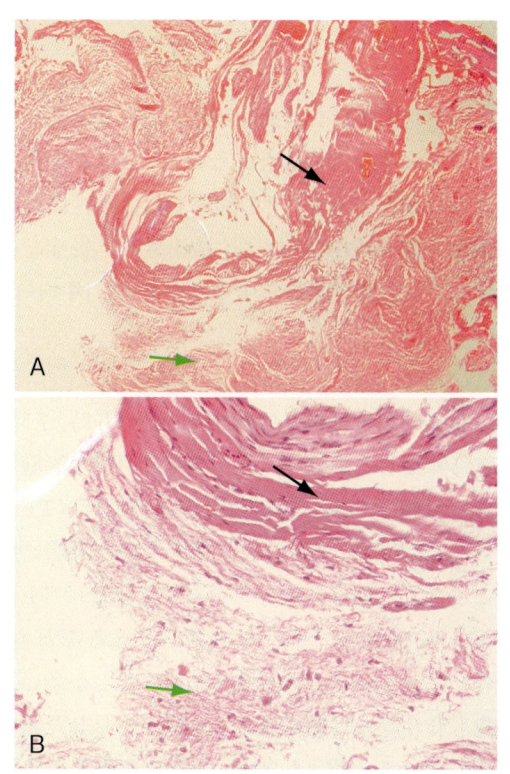

• 図14-16 水脊髄空洞症．AとBでは中枢性のグリア組織（緑矢印）および膠原線維層（黒矢印）（HE染色）が示されている．

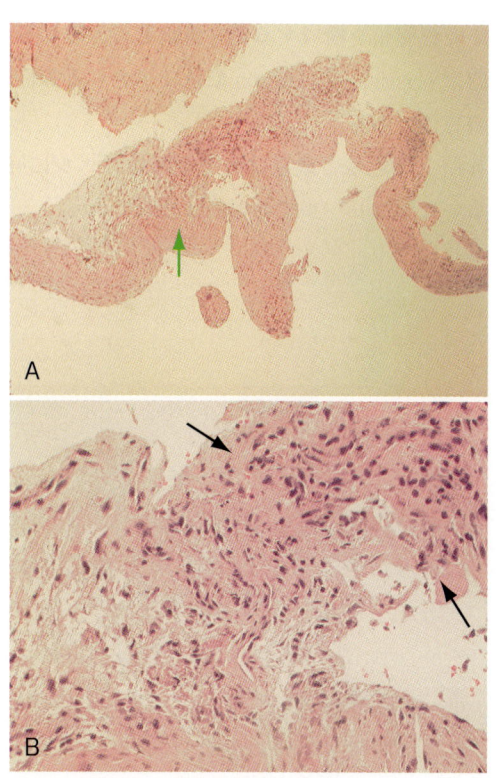

• 図14-17 滑膜囊胞．線維性組織（Aの緑矢印）と炎症性の慢性肉芽様組織（Bの黒矢印）（HE染色）が示されている．

シネMRI検査は心収縮期での髄液の循環動態における閉塞所見を間接的に呈示する．空洞内での著明な髄液拍動の存在は，外科処置なしでは空洞が拡大する可能性を強く示唆する病態である[19]．術後のシネMRI検査での生理的な髄液循環動態への回復・復元は，術後症状が改善するかどうかの重要な指標になりうる[20]．

退行性囊胞

このグループでは腰椎の退行性変化の結果として囊胞性病変が形成される．退行性の囊胞病変には関節包囊胞（facet joint cyst），黄色靱帯囊胞（ligamentum flavum cyst），椎間板囊胞（discal cyst, ganglion cyst）などが含まれている[21]．

◆ 疫学

関節包囊胞や黄色靱帯囊胞は60～70歳代の高齢者に発症し，男女差は認められない[22]．椎間板囊胞はまれな囊胞で，大半は20～40歳の男性に好発する[23]．

◆ 臨床像

いくつかの退行性囊胞は偶然発見されたり，ほかは椎間板ヘルニアや脊柱管狭窄と同一の急性あるいは慢性症状を引き起こす．

◆ 病態生理学

椎体や椎間板あるいは関節包の退行性変化や黄色靱帯の老化現象は，関節包や黄色靱帯内に囊胞性変化を形成することがある．また変性した椎間板が軟化し液体が貯留すると傍椎間板領域へ漏れ出し，その後に被包化されて椎間板囊胞を形成することになる[24]．

◆ 病理

滑膜囊胞（synovial cyst）は滑膜内に袋状の突出物が形成される囊胞である．黄色靱帯囊胞も黄色靱帯内に囊胞形成が生じる病態である．通常，滑膜囊胞（**図14-17**）は上皮性の囊胞壁が欠如し，真の囊胞とはいえない．代わりに炎症や慢性肉芽変化を伴った線維性組織によって囊胞壁を構成する偽性囊胞と考えられる．

黄色靱帯囊胞（**図14-18**）も上皮性の囊胞壁が欠損し，変性あるいは破綻した靱帯組織，線維性組織または慢性肉

芽腫反応で囊胞壁を構成する偽性囊胞と考えられる．これらの囊胞は elastica-van Gieson 染色で示される弾性膠原線維がその特徴である．

滑膜囊胞と黄色靱帯囊胞は大半が腰椎レベルに好発し，胸椎あるいは頸椎レベルでの報告はまれである．

◆ 画像

CT

退行性の囊胞病変は二次的な出血や石灰化あるいは関節包内でのガス産生などの変化がなければ，CT 検査で描出されることは困難である．CT 検査では変性性関節症を伴った関節包（図 14-19C）はよく描出され，炎症組織では軽度のリング状造影効果を示すことがある（図 14-19B）．

MRI

関節包囊胞は脊柱管の後外側部（時計の 5 時，7 時位置）の関節包に隣接した部位で，均一で境界明瞭な囊胞として描出される（図 14-19）．通常は髄液様の信号（T1 強調像で低信号，T2 強調像で高信号）を示すが，内部に出血変化が起こったり，高蛋白成分を含有する場合は T1 強調像で高信号，T2 強調像で低信号に描出されることもある．造影検査ではリング状の造影効果を伴うことが多い．黄色靱帯囊胞も脊柱管後外側に位置するが，肥厚した黄色靱帯内に存在している（図 14-20）．一方，椎間板囊胞は脊柱管の腹外側部で，突出した椎間板ヘルニアに隣接した硬膜外腔に局在するのが特徴である（図 14-21）．

分析

類皮囊胞は囊胞内に脂肪や皮膚付属器を含むため，ほかの囊胞性病変との鑑別は比較的容易に可能である．MRI では充実成分や液性成分，あるいは脂肪などの影響で不均一な信号に描出され，髄液に似た信号を呈するほかの囊胞性疾患とは異なる．もし，患者が若年者であれば，類皮囊胞に類似する画像を示す奇形腫を鑑別しなければならない

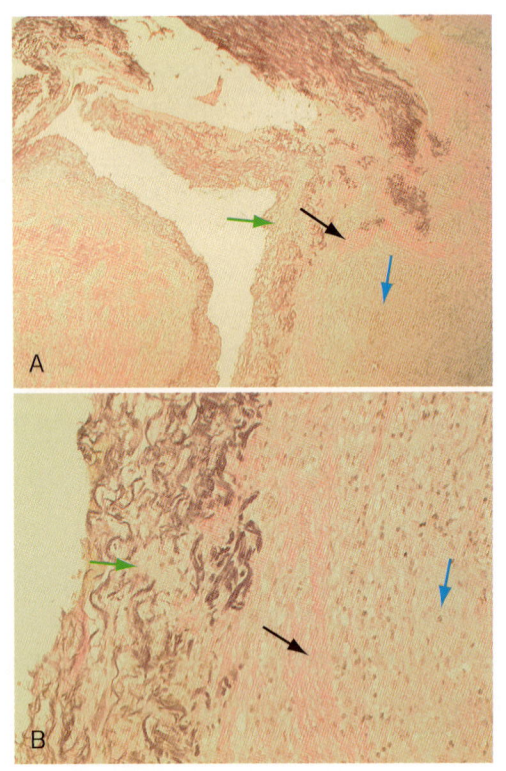

• 図 14-18　黄色靱帯囊胞．A，B：Elastica-van Gieson 染色では線維性成分（黒矢印）および慢性肉芽腫反応を伴う変性あるいは崩壊した黄色靱帯（緑矢印）が示されている．この染色法は弾性線維（青矢印）と膠原線維の検出に優れている．

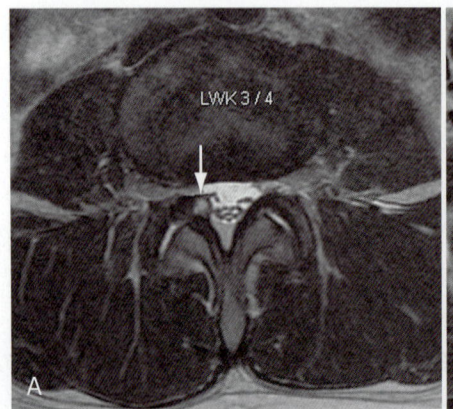

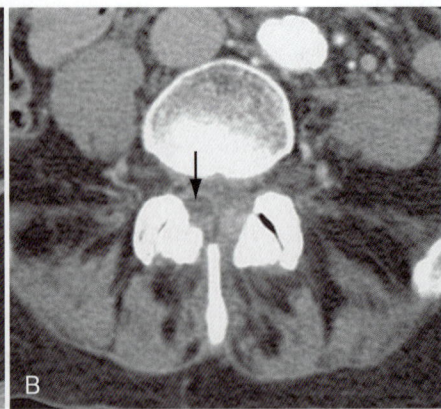

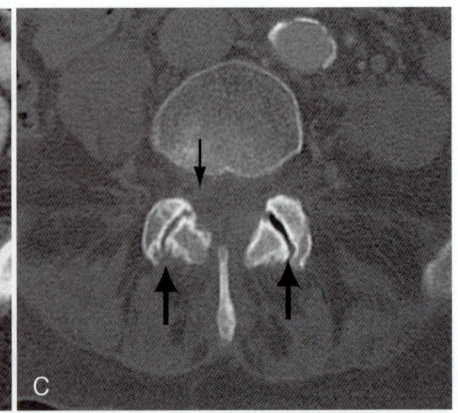

• 図 14-19　関節包囊胞．腰痛で発症した 73 歳女性．T2 強調水平断 MR 像（A），軟部組織 CT 水平断像（B）ではリング状造影（CT 画像）を伴う類円状の囊胞（A〜C の細い矢印）として描出され，脊柱管の後外側である硬膜外の関節包を示唆する．骨条件 CT（C）では関節包の変形性変化（太い矢印）が示されている．

第 14 章 脊髄嚢胞性疾患 305

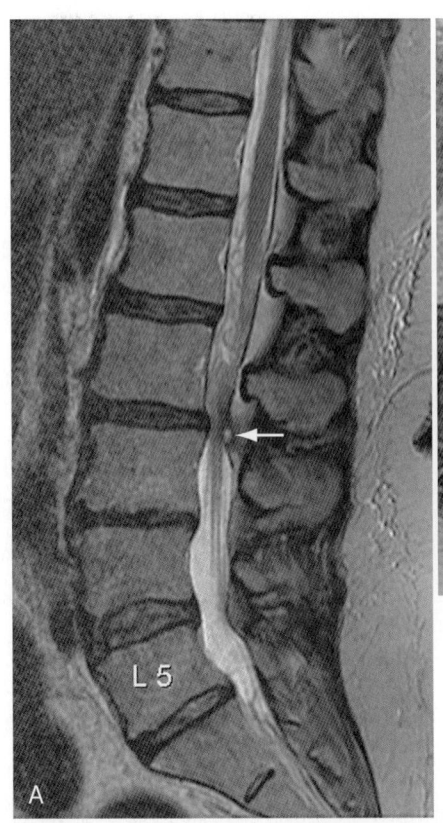

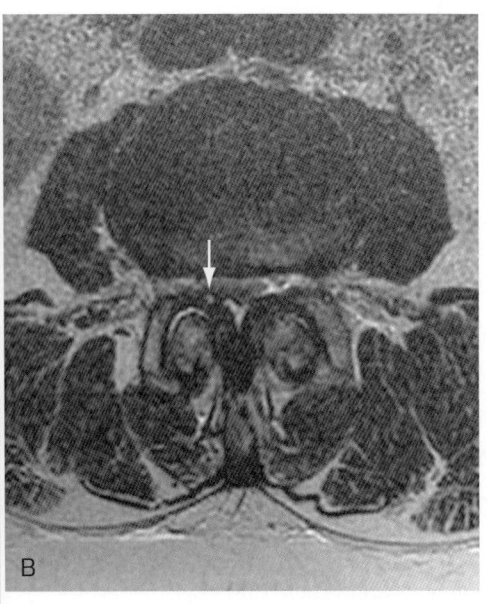

・図 14-20 黄色靱帯嚢胞．腰痛で発症した 62 歳女性．T2 強調矢状断（A），T2 強調水平断（B）MR 像では肥厚した黄色靱帯内に埋没した小さな嚢胞性病変を示す（矢印）．

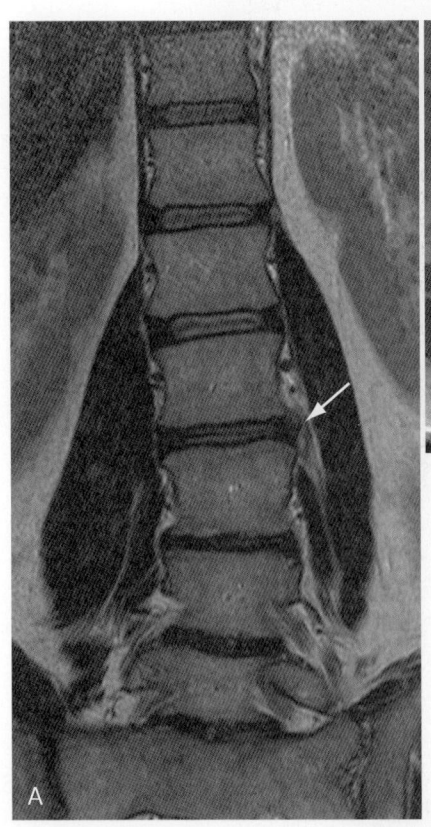

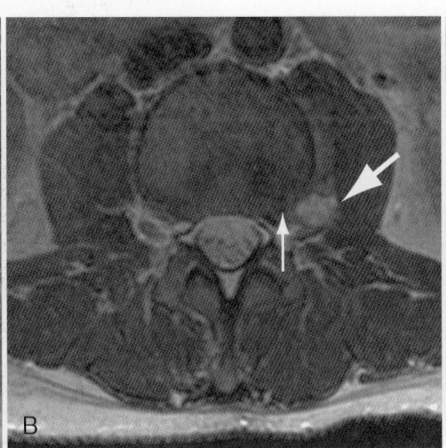

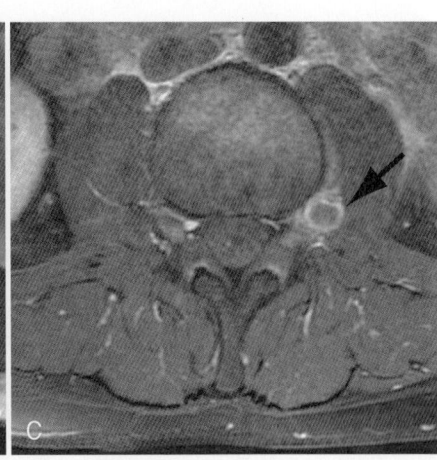

・図 14-21 椎間板嚢胞．腰痛で発症した 45 歳男性．A：T2 強調冠状断 MR 像では左外側の椎間板ヘルニア（細い白矢印）を示す．B：保存的加療 6 カ月後の T2 強調水平断 MR 像では突出した椎間板ヘルニアの隣に新たな嚢胞性病変（太い白矢印）の出現を認める．C：造影 T1 強調水平断 MR 像（脂肪抑制）では，嚢胞辺縁部にリング状造影所見（黒矢印）を認める．

（図14-22）．通常，類皮嚢胞は血管や神経構造物を質量効果により圧排偏位させる画像形態を示すが，脂肪腫は神経血管構造物を取り込むように増殖することが特徴となる（図14-23）．ただし，類皮嚢胞が破裂あるいは感染すると隣接する構造物をすべて巻き込む可能性があり，その場合には注意が必要である．

類上皮嚢胞は髄膜嚢胞，上衣嚢胞，寄生虫性嚢胞，神経腸管嚢胞などと類似したMRI信号変化（T1強調像で低信号，T2強調像で高信号）を呈する．しかし，拡散強調像（DWI），FLAIR画像，あるいはCISS/FIESTA画像を撮像することで，その鑑別は可能となる．すなわち，髄膜嚢胞，上衣嚢胞，寄生虫嚢胞，神経腸管嚢胞は，ほとんどが均一な液性成分として描出されるが，類上皮嚢胞では拡散強調像（DWI）で水分子の拡散制限が認められ，FLAIR画像やCISS/FIESTA画像では嚢胞内の充実成分の描出が可能となる．また，皮膚洞と連続する管状構造の存在や厚いリング状の造影効果は類上皮嚢胞あるいは感染性類上皮嚢胞を示唆する．厚いリング状の造影を伴う感染性類上皮嚢胞ではあたかも膿瘍様に描出されたり，実際に膿瘍に移行している可能性がある．類上皮嚢胞と膿瘍病変は拡散強調像（DWI）においては両方とも拡散の制限を伴うが，臨床的には膿瘍病変は急性発症することがあり，炎症に伴う全身症状を呈することがふつうで，類上皮嚢胞とは鑑別可能と思われる．

小さなタイプⅡの髄膜嚢胞と神経根の引き抜き損傷に起因する外傷性偽性髄膜瘤では，基本的にMRI画像で両者を区別することは困難である（図14-24）．唯一の手がかりは外傷病歴や他の撮像法による腕神経叢の引き抜き損傷の証明になる．

タイプⅢの髄膜嚢胞は類上皮嚢胞に類似するが，類上皮嚢胞は拡散強調像で拡散制限を伴うが，髄膜嚢胞では拡散の制限はなくその鑑別は可能である．脊髄との位置関係あるいは椎体レベルにおける嚢胞局在は重要であり，タイプⅢの髄膜嚢胞（背側胸椎レベル），上衣嚢胞（腹外側の胸腰椎レベル）あるいは神経腸管嚢胞（腹側頸椎レベル）の鑑別診断には役立つことが多い．

髄内の上衣嚢胞は造影される固形成分がなく，しかも浮腫像がないことより，腫瘍性の嚢胞病変と鑑別は可能である．ときにMRI画像でも脊髄空洞症や中心管拡大（terminal ventricles）との鑑別が困難となるが，これらの症例では嚢胞が脊髄中心部から離れていることや，二分脊椎が欠如していること，あるいは成人期での遅発性の症状出現など

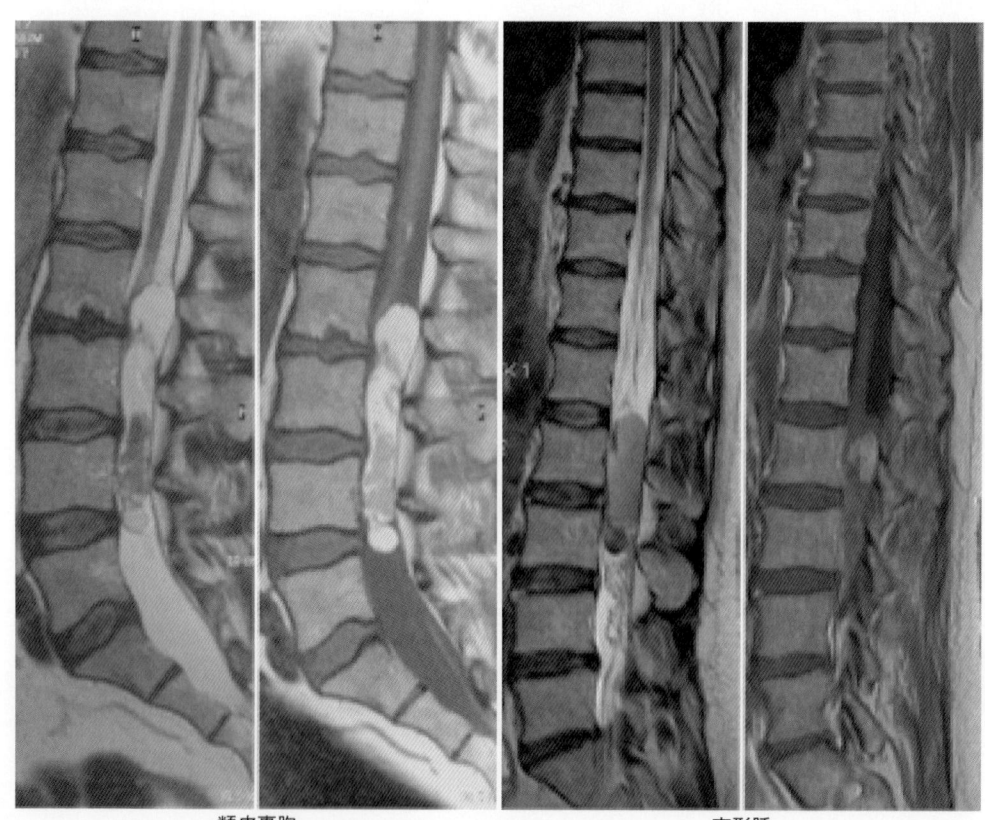

• 図14-22　類皮嚢胞．奇形腫と類似した画像を認める．

類皮嚢胞　　　　　　　　　　　　　　　奇形腫

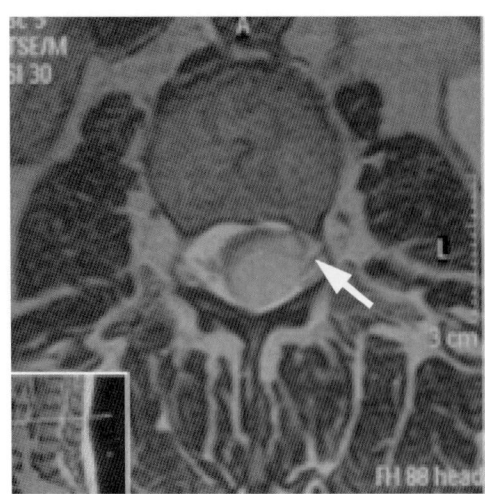

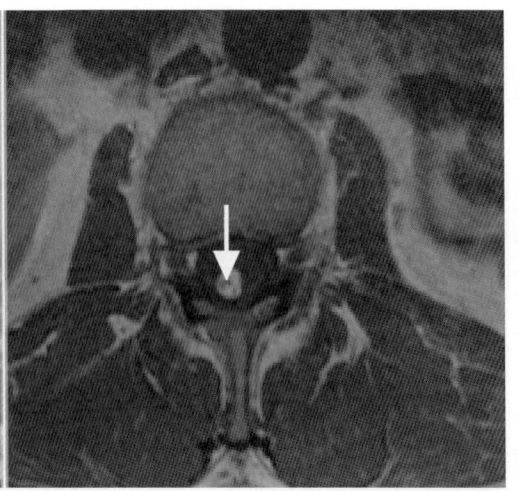

第14章 脊髄嚢胞性疾患 307

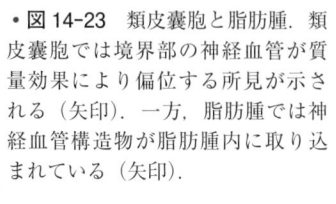

・図14-23 類皮嚢胞と脂肪腫. 類皮嚢胞では境界部の神経血管が質量効果により偏位する所見が示される（矢印）. 一方, 脂肪腫では神経血管構造物が脂肪腫内に取り込まれている（矢印）.

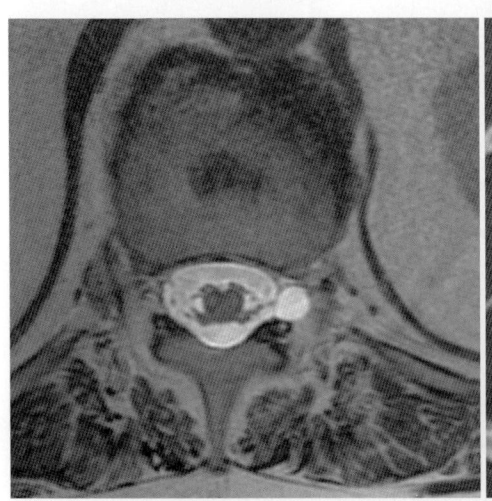

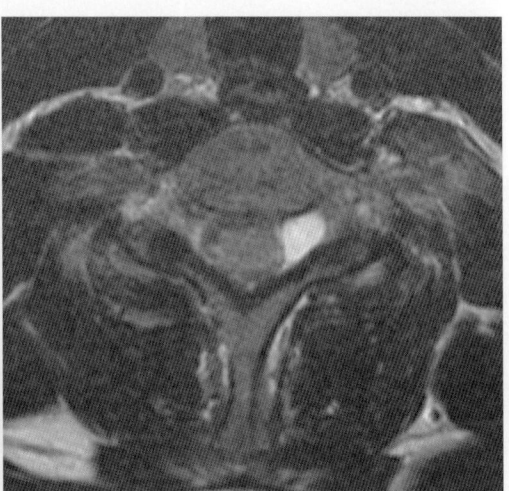

類皮嚢胞　　　　　脂肪腫

・図14-24 小さな髄膜嚢胞（タイプⅡ）と引き抜き損傷に伴う偽性髄膜瘤の鑑別は基本的にむずかしい.

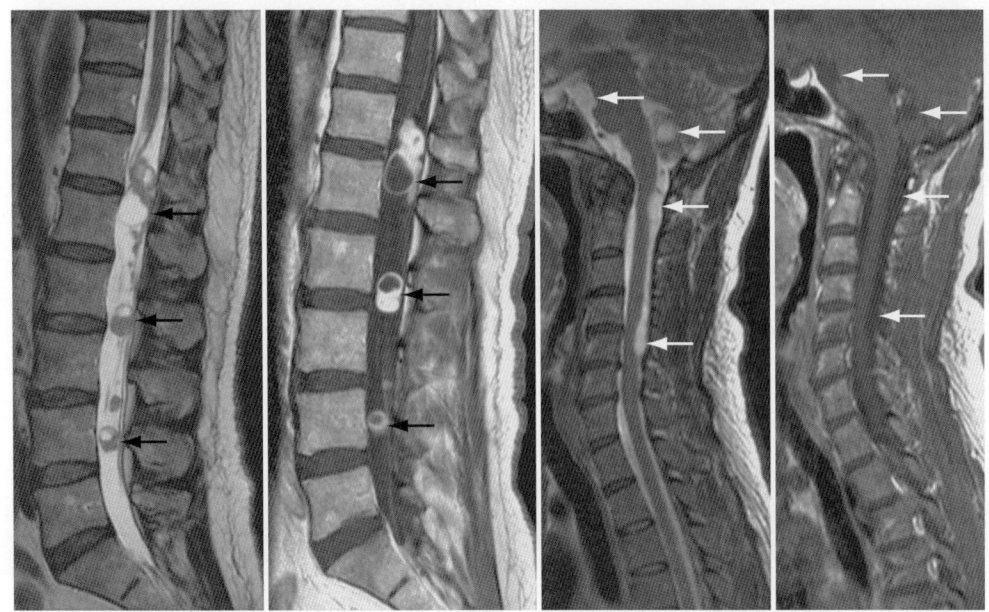

髄膜嚢胞（タイプⅡ）　　　　　偽性髄膜瘤

・図14-25 腫瘍性の嚢胞病変では造影効果（黒矢印）を認めるが, クモ膜嚢胞（髄膜嚢胞タイプⅢ）は通常造影されない（白矢印）.

多発嚢胞性腫瘍（神経鞘腫疑い）　　　　　髄膜嚢胞（タイプⅢ）

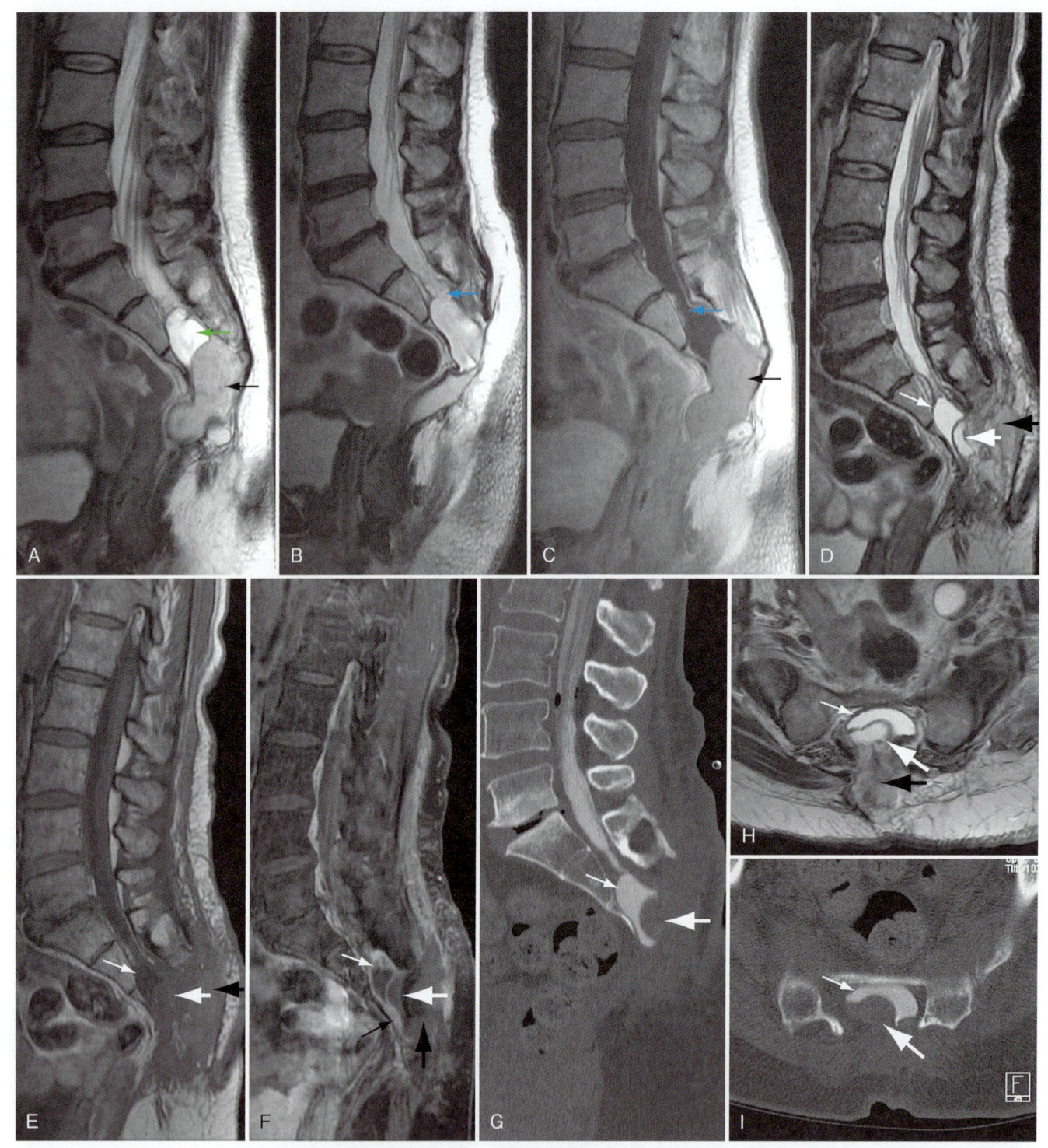

308　Ⅷ　脊椎・脊髄の囊胞と腫瘍

- 図 14-26　緩慢に進行する仙骨部痛で発症した 50 歳女性．初回の MRI 検査では，T2 強調像（A の黒矢印）で髄液よりも軽度低信号，T1 強調像（C の黒矢印）では髄液よりも軽度高信号を呈する類上皮囊胞が示唆された．囊胞成分としては黄色調あるいは軽度高蛋白を表すものである．類上皮囊胞の直上には椎弓根（B，C の青矢印）を介してクモ膜下腔と交通を有する髄液様の囊胞性病変（A の緑矢印）が存在し，併発する髄膜瘤を示すものである．手術後 2 年の T2 強調矢状断 MR 像（D），T1 強調矢状断 MR 像（E），脂肪抑制造影 T1 強調矢状断 MR 像（F），CT ミエログラフィー矢状断（G），T2 強調水平断 MR 像（H），CT ミエログラフィー水平断（I）では 2 つの囊胞性病変が示されているが，前方に位置する囊胞（すべての細い白矢印）は CT ミエログラフィー矢状断（G），水平断（I）で造影されており，髄膜瘤の再発が示唆される．一方，後方に位置する T1 で等信号，T2 で高信号を呈する囊胞性病変（すべての太い白矢印）は CT ミエログラフィーで造影されず，組織学的にも類上皮囊胞の再発と診断された．病変周囲の厚い造影病変（F の細い黒矢印）は，炎症反応に伴うものと考えられる．これらは椎弓切除後の瘢痕組織が示唆された（D，E，F，H の太い黒矢印）．

を考慮すると，上衣嚢胞の診断が支持されることがある．

神経腸管嚢胞では嚢胞内にムチン成分を含み，髄液が主体である髄膜嚢胞とは MRI 上異なり，T1 強調像で高信号に描出される．そのため，腹側に局在する髄膜嚢胞とも鑑別は比較的容易に行える．

脊髄空洞症ではキアリ奇形や脊髄係留症候群，あるいは腫瘍性嚢胞を注意深く鑑別しなければならない．とくに嚢胞内に結節性の造影が散見される場合は腫瘍性嚢胞を考慮する必要がある．

退行性嚢胞は脊柱の変性に関連して発症することが特徴であるため，鑑別診断上の問題はそれほどない．

通常，腫瘍に伴う嚢胞性病変では造影効果を認めるが，クモ膜嚢胞（タイプⅢ髄膜嚢胞）では造影効果を伴わない（図 14-25）．

Box 14-1 に代表症例を呈示する．

BOX 14-1 類上皮嚢胞の MR 画像

- **病歴**
患者は 50 歳女性で，緩慢に進行する仙骨部痛で発症した．

- **所見**
初回の MRI 検査では，T2 強調像（図 14-26A）で髄液より軽度低信号，T1 強調像（図 14-26C）では髄液よりも軽度高信号を呈する仙骨部の類上皮嚢胞が推測される．嚢胞内容としては黄色調あるいは髄液よりも高い蛋白成分が示唆される．この特徴は髄液と類似する典型的な類上皮嚢胞を示すものであるが，類上皮嚢胞の直上にはクモ膜下腔と交通を有する髄液様の嚢胞性病変が存在し，明らかな造影効果を認めないことより，併発する髄膜瘤を示すものと考えられる（図 14-26A～C）．

- **結果**
仙骨孔は拡大し，仙尾骨の椎体は侵蝕されていた．類上皮嚢胞は前方の肛門部へ伸展していたが，直腸壁は破壊されていなかった．手術では類上皮嚢胞を肉眼的に全摘出し，髄膜瘤は修復された．

- **コメント**
2 年後，患者は仙骨部に瘻孔を形成し，滲出液の排出を伴うようになってきた．前方に位置する嚢胞は CT ミエログラフィー（図 14-26G, I）では造影されるので髄膜瘤の再発が強く示唆された．一方，後方に位置する T1 等信号，T2 高信号の嚢胞性病変は CT ミエログラフィーでは交通を認めず，術後の組織学的評価でも類上皮嚢胞の再発と診断された．病巣周囲の厚い造影所見は炎症反応に伴うものと考えられ（図 14-26F），椎弓切除後の瘢痕組織が強く示唆された（図 14-26D～F, H）．患者は再手術を行い，瘻孔部および再発した類上皮嚢胞が完全に切除され，髄膜瘤も筋膜を用いて完全に修復された．

キーポイント：鑑別診断における留意点

- 類皮嚢胞：腰仙部の正中部でおもに硬膜内の髄外背側スペースに局在し，脂肪や液性成分，皮膚付属器を含むため MRI では混合性の信号強度を呈する．
- 類上皮嚢胞：腰仙部の非正中部でおもに硬膜内の髄外腔（背側）に局在し，MRI では髄液様の信号域を示すが，拡散強調像（DWI）では拡散制限を伴うため高信号に描出される．
- 髄膜嚢胞：タイプⅠAの嚢胞はおもに胸椎背側，タイプⅠBとタイプⅡ嚢胞は仙骨部，およびタイプⅢ嚢胞は胸椎背側部に好発する．髄膜嚢胞は髄液を含有する薄い嚢胞壁で構成され，ときに画像上の局在徴候のみで発見される．類皮嚢胞とは嚢胞内の脂肪成分（T1 強調像で高信号，脂肪抑制画像では低信号となる）で鑑別でき，類上皮嚢胞とは拡散強調像，FLAIR 画像，CISS/FIESTA 画像での不均一な高信号で鑑別される．
- 上衣嚢胞：胸腰椎レベルの硬膜内髄外腔で，偏在性の前外側部に局在し，髄液様の信号変化を示す．
- 神経腸管嚢胞：頸胸椎レベルで硬膜内髄外腔の腹側に好発し，髄液様の信号変化を呈する．診断の手がかりとして二分脊椎や蝶脊椎などの脊柱管正中部の閉鎖不全を伴う．
- 水脊髄空洞症：頸椎や胸椎の髄内嚢胞性病変であるが，キアリ奇形を除いた症例では腫瘍性の嚢胞病変を除外するために造影検査が行われる．
- 退行性嚢胞：腰椎レベルの退行性変化（関節包の関節症，黄色靱帯肥厚，椎間板ヘルニアなど）に関連する嚢胞であり，軽度の炎症に伴うリング状造影効果を示す．
- 寄生虫性嚢胞（paracytic cysts）：包虫嚢胞（hydatid cyst）（多くは骨成分を含むいくつかの区画を含む病変）や嚢虫症（cysticercosis）（クモ膜下腔や髄内に局在し，軟髄膜炎様）に伴う嚢胞．流行域での発症では，寄生虫性嚢胞も考慮に入れる必要がある．
- 腫瘍性嚢胞：結節性の造影効果所見および附随する浮腫像が最も重要である．

参考文献

- ArunKumar MJ, Selvapandian S, Chandy MJ. Sacral nerve root cysts: a review on pathophysiology. Neurol India 1999; 47:61-64.
- Brice G, Mansour S, Bell R, et al. Analysis of the phenotypic abnormalities in lymphoedema-distichiasis syndrome in 74 patients with *FOXC2* mutations or linkage to 16q24. J Med Genet 2002; 39:478-483.
- Di Lorenzo N, Cacciola F. Adult syringomyelia: classification, pathogenesis and therapeutic approaches. J Neurosurg Sci 2005; 49:65-72.
- Osenbach RK, Godersky JC, Traynelis VC, Schelper RD. Intradural extramedullary cysts of the spinal canal: clinical presentation, radiographic diagnosis, and surgical management. Neurosurgery 1992; 30:35-42.
- Wang MY, Levi AD, Green BA. Intradural spinal arachnoid cysts in adults. Surg Neurol 2003; 60:49-55; discussion 55-56.

文献

1. Najjar MW, Kusske JA, Hasso AN. Dorsal intramedullary dermoids. Neurosurg Rev 2005; 28:320-325.
2. Yen CP, Kung SS, Kwan AL, et al. Epidermoid cysts associated with thoracic meningocele. Acta Neurochir (Wien) 2008; 150:305-308; discussion 308-309. Epub 2008; Jan 14.
3. Manno NJ, Uihlein A, Kernohan JW. Intraspinal epidermoids. J Neurosurg 1962; 19:754-765.
4. Gupta DK, Shilpa S, Amini AC, et al. Congenital adrenal hyperplasia: long-term evaluation of feminizing genitoplasty and psychosocial aspects. Pediatr Surg Int 2006; 22:905-909.
5. Gortvai P. Extradural cysts of the spinal canal. J Neurol Neurosurg Psychiatry 1963; 26:223-230.
6. Naborss MW, Pait TG, Byrd EB, et al. Updated assessment and current classification of spinal meningeal cysts. J Neurosurg 1988; 68:366-377.
7. Tarlov IM. Spinal perineurial and meningeal cysts. J Neurol Neurosurg Psychiatry 1970; 33:833-843.
8. Sklar E, Quencer RM, Green BA, et al. Acquired spinal subarachnoid cysts: evaluation with MR, CT myelography, and intraoperative sonography. AJNR Am J Neuroradiol 1989; 10:1097-1104.
9. DiSclafani A 2nd, Canale DJ. Communicating spinal arachnoid cysts: diagnosis by delayed metrizamide computed tomography. Surg Neurol 1985; 23:428-430.
10. Saito K, Morita A, Shibahara J, Kirino T. Spinal intramedullary ependymal cyst: a case report and review of the literature. Acta Neurochir (Wien) 2005; 147:443-446; discussion 446.
11. Fortuna A, Mercuri S. Intradural spinal cysts. Acta Neurochir (Wien) 1983; 68:289-314.
12. Garg N, Sampath S, Yasha TC, et al. Is total excision of spinal neurenteric cysts possible? Br J Neurosurg 2008; 22:241-251.
13. Rhoades CE, Neff JR, Rengachary SS, et al. Diagnosis of posttraumatic syringohydromyelia presenting as neuropathic joints: report of two cases and review of the literature. Clin Orthop Relat Res 1983; (180):182-187.
14. Hida K, Iwasaki Y, Imamura H, Abe H. Posttraumatic syringomyelia: its characteristic magnetic resonance imaging findings and surgical management. Neurosurgery 1994; 35:886-891; discussion 891.
15. du Boulay G, Shah SH, Currie JC, Logue V. The mechanism of hydromyelia in Chiari type 1 malformations. Br J Radiol 1974; 47:579-587.
16. Greitz D. Unravelling the riddle of syringomyelia. Neurosurg Rev 2006; 29:251-264.
17. Takeuchi A, Miyamoto K, Sugiyama S, et al. Spinal arachnoid cysts associated with syringomyelia: report of two cases and a review of the literature. J Spinal Disord Tech 2003; 16:207-211.
18. Reed CM, Campbell SE, Beall DP, et al. Atlanto-occipital dislocation with traumatic pseudomeningocele formation and post-traumatic syringomyelia. Spine 2005; 30:E128-E133.
19. Castillo M, Quencer RM, Green BA, Montalvo BM. Syringomyelia as a consequence of compressive extramedullary lesions: postoperative clinical and radiological manifestations. AJR Am J Roentgenol 1988; 150:391-396.
20. Tominaga T, Watabe N, Takahashi T, et al. Quantitative assessment of surgical decompression of the cervical spine with cine phase contrast magnetic resonance imaging. Neurosurgery 2002; 50:791-795; discussion 796.
21. Marshman LA, Benjamin JC, David KM, et al. "Disc cysts" and "posterior longitudinal ligament ganglion cysts": synonymous entities? Report of three cases and literature review. Neurosurgery 2005; 57: E818.
22. Epstein NE. Lumbar synovial cysts: a review of diagnosis, surgical management, and outcome assessment. J Spinal Disord Tech 2004; 17:321-325.
23. Tokunaga M, Aizawa T, Hyodo H, et al. Lumbar discal cyst followed by intervertebral disc herniation: MRI findings of two cases. J Orthop Sci 2006; 11:81-84.
24. Kono K, Nakamura H, Inoue Y, et al. Intraspinal extradural cysts communicating with adjacent herniated disks: imaging characteristics and possible pathogenesis. AJNR Am J Neuroradiol 1999; 20:1373-1377.

第15章

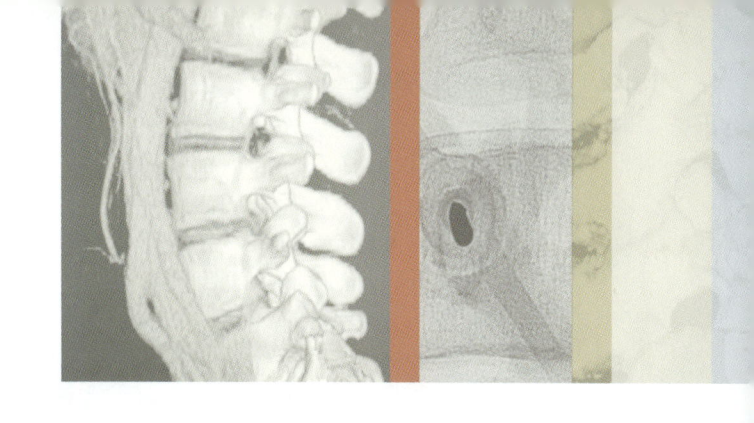

脊椎・脊髄腫瘍

Spyros S. Kollias, David Mark Capper, Nadja Saupe, Krisztina Baráth

　脊椎・脊髄腫瘍は種々の異なる組織由来の腫瘍を含み，おもに脊髄（髄内）や周囲の軟髄膜（硬膜内髄外），あるいは硬膜外軟部組織や骨（硬膜外）組織から発生する．またこれら解剖学的3構造組織のどこにでも，原発巣の判明しているあるいは不明の腫瘍からの転移性腫瘍も発生しうる．原発性あるいは転移性骨腫瘍とも同じように，椎体や傍脊髄軟部組織をおかし，椎間孔を介してあるいは直接脊柱管内へ進展する場合もある．臨床徴候や症状はさまざまで特異的なものはなく，背部痛や脱力，根性痛，感覚異常などで，これら症状はしばしば変性疾患に起因して生じることが多いために，比較的発生頻度の低い脊椎・脊髄腫瘍ではしばしば診断の遅れにつながる．

　脊椎・脊髄腫瘍は全中枢系腫瘍の15%を占め，人口100,000人当たり0.5～2.5人の発生頻度である．性差はみられないことが多いが，髄膜腫は女性に多く，上衣腫は男性に多い．また髄内腫瘍は小児に多く，一方髄外腫瘍は成人に多い傾向にある．脊椎・脊髄腫瘍の60%は硬膜外発生であり，40%が硬膜嚢内発生である．硬膜内腫瘍のうち，髄外腫瘍が大部分を占め（80%），髄内腫瘍は少ない（10%）．全脊髄脊椎腫瘍の約10%，とくに神経鞘腫では，診断時すでに髄内および髄外の両方に腫瘍が存在する．

　MRIは脊椎・脊髄腫瘍において神経放射線学的価値の高い診断手段である．軟部組織の視認性に優れ，病早期から正常と病的組織との鑑別ができ，浮腫の評価，充実性と嚢胞性組織の鑑別，正確な腫瘍の局在診断（図15-1）に優れ，これにより腫瘍の鑑別を可能にする．上衣腫，星細胞腫，神経節膠腫は血管芽腫や転移性腫瘍についで最もよくみられる髄内腫瘍である．硬膜内髄外腫瘍にはおもに神経鞘腫と髄膜腫とがある．軟髄膜転移は相対的に少ない疾患であるが，MRIや造影剤の使用以来，また原発巣コントロールの改善とともに発見率が増加している．硬膜外腔においては，骨性脊椎要素を巻き込んだ転移性腫瘍が脊髄症の最も多い原因であり，骨芽細胞腫（osteoblastoma），巨細胞腫（giant cell tumors），あるいは動脈瘤様骨嚢腫（aneurysmal bone cyst）などの原発性骨腫瘍はまれである．もしMRI検査ができない場合には，CTや脊髄造影，CT脊髄造影などの神経放射線学的検査が有用である．CTは骨変化（リモデリングremodeling，侵蝕像erosion，硬化像sclerosis）や腫瘍内石灰化所見や出血などの追加情報を与え，鑑別疾患や外科治療計画の助けになる．選択的血管造影は唯一血管に富む腫瘍，髄膜腫や血管芽腫の場合に行われ，これらの症例では術前の腫瘍塞栓術の適応がある．拡散テンソル画像やMRスペクトロスコピー（MRS）といった新しい検討方法は，術前の手術計画の補助や予後予測に有用性が増している．

　脊椎・脊髄腫瘍の鑑別診断の最初のステップは，前述したように（図15-1）解剖学的構造のどの部位から発生しているかを正確に診断することによる．この情報と患者の年齢を考慮することで，特定の解剖部位に発生する鑑別すべき腫瘍をさらに絞り込める．しかし，大きな硬膜内腫瘍においては，髄内あるいは髄外発生なのかはつねに鑑別がむずかしい．さらに硬膜内髄外腫瘍は，硬膜外へ椎間孔を介して進展することがあり，また髄内腫瘍においては髄外増殖することがある．高分解能によるT2強調水平断や矢

脊髄区画別分類

A 硬膜内髄内 — 脊髄, 硬膜, 硬膜外腔, クモ膜下腔
B 硬膜内髄外
C 硬膜外

• 図 15-1　脊髄区画別分類．

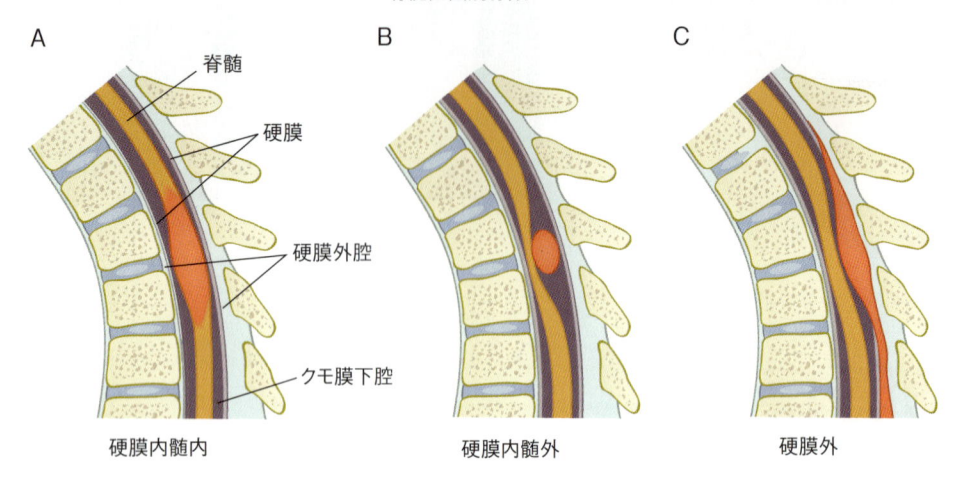

表 15-1　脊髄腫瘍の分類

硬膜内髄内腫瘍
神経上皮腫瘍（90%）
　上衣細胞系腫瘍（60%）
　　上衣腫（WHO grade Ⅱ）
　　退形成性上衣腫（WHO grade Ⅲ）
　　上衣下腫（WHO grade Ⅰ）
　　終糸の粘液乳頭上衣腫（WHO grade Ⅰ）（しばしば硬膜内髄外に
　　　分類されることがある）
　星状膠細胞系（グリア）腫瘍（30%）
　　びまん性星細胞腫（WHO grade Ⅱ）
　　毛様細胞性星細胞腫（WHO grade Ⅰ）
　　退形成性星細胞腫（WHO grade Ⅲ）
　　膠芽腫（WHO grade Ⅳ）
　　多形性黄色星状膠細胞腫（WHO grade Ⅱ）
　乏突起膠細胞系腫瘍
　　乏突起膠腫（WHO grade Ⅱ）
　　退形成性乏突起膠腫（WHO grade Ⅲ）
　混合性神経膠腫
　　乏突起星状細胞腫（WHO grade Ⅱ）
　　退形成性乏突起星状細胞腫（WHO grade Ⅲ）
　混合性神経性神経膠腫
　　神経節膠腫（WHO grade Ⅰ）
　　神経節細胞腫（WHO grade Ⅰ）
　　神経節神経芽腫（WHO grade Ⅳ）
　神経内分泌腫瘍
　　傍神経節腫（WHO grade Ⅰ）
間葉系腫瘍（7%）
血管芽腫（2〜7%）
脂肪腫
肉腫（混合性腫瘍-神経膠肉腫）
黒色細胞腫/悪性黒色腫
転移性腫瘍（2%）
　原発性中枢神経系腫瘍
　他臓器原発性腫瘍
他の低頻度腫瘍（1%）
　造血器腫瘍
　　原発性リンパ腫
　　白血病
　脊髄神経腫瘍
　　シュワン細胞腫
　　神経線維腫

胚腫
　ジャーミノーマ
　奇形腫
　胎児性癌
　混合性胚腫
硬膜内髄外腫瘍
髄膜系腫瘍
　髄膜腫*（WHO grade Ⅰ）
　非定型髄膜腫（WHO grade Ⅱ）
　退形成性髄膜腫（WHO grade Ⅲ）
末梢神経腫瘍
　神経鞘腫*（WHO grade Ⅰ）
　神経線維腫*（WHO grade Ⅰ）
　悪性末梢神経鞘腫（WHO grade Ⅲ/Ⅳ）
間葉系神経内分泌系腫瘍
　脂肪腫
　線維肉腫
　血管外皮腫
　傍神経節腫
造血器系腫瘍
　原発性あるいは転移性リンパ腫*
転移性腫瘍
硬膜外腫瘍
原発性骨腫瘍
　血管腫
　脊索腫
　動脈瘤様骨嚢腫
　軟骨肉腫
　ユーイング肉腫
　線維肉腫
　巨細胞腫
　リンパ腫
　形質細胞腫
　骨髄腫
　類骨骨腫
　骨芽細胞腫
　骨肉腫
神経芽腫性腫瘍
　神経芽腫*
隣接骨組織からの転移

WHO；世界保健機構
* 硬膜の内外に同時に進展することが多い．

状断撮影で硬膜嚢をみると，最も正確な解剖学的位置関係を把握することができる．

実用的な脊椎・脊髄腫瘍の組織学的・解剖学的分類を表15-1に掲載する．

硬膜内髄内腫瘍

脊髄の髄内腫瘍は，成人では全脊椎・脊髄腫瘍の5～10％，小児では約35％を占める．硬膜内髄内発生の90％は，膠細胞性腫瘍（glial tumors）である．非膠細胞性腫瘍（nonglial neoplasms）はわずか10％にすぎない．

MRIは，脊髄内の構造異常，変化を知るよい検査方法で，浮腫や出血，嚢胞，水脊髄空洞症（syringohydromyelia）や増強効果などの情報を提供する．多くの脊髄腫瘍は造影剤によりなんらかの増強効果を示すことが多いが，増強効果がみられない場合でも髄内腫瘍を除外することはできない．とくに脊髄の腫大や嚢胞形成，あるいは浮腫がある場合はそうである．

髄内腫瘍の約60％は反応性の中心管の拡大（空洞症，いわゆる polar cyst, satellite cyst, あるいは reactive cyst）やあるいは腫瘍内嚢胞を伴う．反応性の嚢胞（reactive cyst）は固形腫瘍の上下方向にみられ，MRIでの増強効果はない．しかし固形腫瘍に伴う腫瘍性の嚢胞では，多くの症例で嚢胞壁が造影剤による増強効果を示す．嚢胞の発生源を特定することは重要で，なぜなら反応性の嚢胞では単に固形の腫瘍部分の摘出のみで縮小するが，腫瘍性の嚢胞の場合は摘出しなければならないからである．

髄内腫瘍の診断ポイントは，周囲のクモ膜下腔が徐々に狭くなるように脊髄が局所的に腫大し，硬膜には影響が及んでいないことである（図15-1A）．脊髄の腫大のみられない脊髄の髄内信号の変化は，非腫瘍性病変に多い．たとえば運動神経変性疾患（筋萎縮性側索硬化症）や，炎症性疾患（灰白髄炎，多発性硬化症に関連した慢性脱髄性疾患），血管障害（非出血性脊髄梗塞，アミロイドアンギオパチー），あるいはグリオーシス（慢性圧迫性脊髄症）などの疾患が鑑別にあげられる．腫瘍と非腫瘍性病変の鑑別は治療計画を考えるうえで重要である．

◆ 上衣腫

上衣腫（ependymoma）は神経上皮性腫瘍で中心管の上衣細胞から発生する．組織亜型に粘液乳頭状上衣腫や上衣下腫がある．

疫学

上衣腫は成人の髄内脊髄腫瘍のなかで最も多く，全髄内腫瘍の最大60％を占める[1]．平均発症年齢は40歳前後で，わずかに男性優位である．脊髄上衣腫は全中枢神経系上衣腫の30％を占める．

本腫瘍は通常単発であるが，脊髄に多発する上衣腫の場合，しばしば他の脊髄腫瘍（髄膜腫や神経鞘腫）の発生にも関連するが，2型神経線維腫症（NF2）の患者でみられる[2]．多発ないし単発性上衣腫で髄内よりもむしろしばしば硬膜内髄外発生の場合には，原発性頭蓋内あるいは脊髄上衣腫からの転移性のことがある（図15-9C，D参照）．

終糸に発生する粘液乳頭状上衣腫（myxopapillary ependymoma）は，上衣腫の組織亜型であり全上衣腫の約13％であるが，脊髄円錐や終糸部に限れば80％以上を占める．本腫瘍は髄外に存在し，男性優位に発生する．平均発症年齢は35歳よりも若干若い．

上衣下腫瘍も上衣腫の別の亜型であり，脊髄発生はまれで，文献的報告もわずかに40編程度である．報告が少ないのは，上衣下腫瘍の50％が臨床的に生涯無症候のまま経過し，多くは剖検などで見つかることが多いからである．症候性の場合には，患者は通常男性が多く（2：1），40歳以上の発症が多い．

WHO分類のgrade Iに相当する粘液乳頭状上衣腫やgrade IIに相当する通常型上衣腫（classic ependymoma）などのlow-gradeの上衣腫は，WHO分類のgrade IIIに相当する退形成性上衣腫（anaplastic ependymoma）などの悪性病変よりもより多くみられる．

臨床像

患者は軽度で徐々に進行する神経障害で発症する．腫瘍はゆっくりと大きくなり，周囲神経組織に浸潤性に増大するのではなく圧迫して増大するため，しばしば初回診断の遅れにつながる．診断までの平均罹病期間は36ヵ月である．診断時，ほとんどの患者は腫瘍の局在に一致した分節に応じた背部痛や局所の感覚異常または運動障害を訴える．感覚症状がより優位に現れるのは，おそらく中心管周囲を交差する脊髄視床路の圧迫による障害のためであろう[3]．脊髄上衣腫の例外的症状として，脳神経麻痺の報告がある．脊髄上衣腫が微小出血をきたす傾向があり，そのため診断の遅れは脳幹周囲や下位脳神経の表面にヘモジデリン沈着をきたして脳神経症状を発症する．頭蓋MRIで説明のできない表層ヘモジデリン沈着症（superficial he-

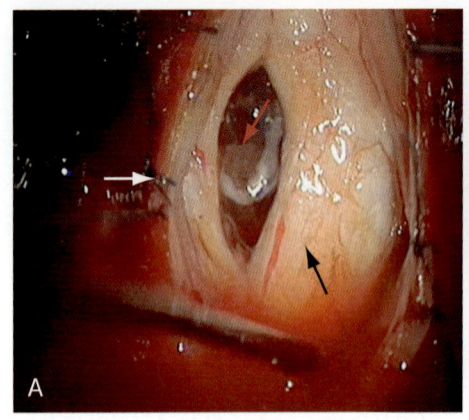

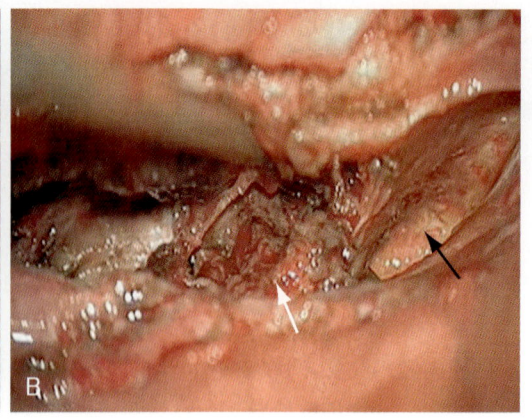

• 図 15-2　A：髄内上衣腫の外観．反転された硬膜（白矢印），開かれた脊髄（黒矢印）と灰色で軟らかく境界明瞭な髄内腫瘍（赤矢印）を示す．B：粘液乳頭状上衣腫の外観．ソーセージのように包まれた腫瘍（黒矢印）と境界不明瞭で出血を伴う柔らかい腫瘍部分（白矢印）を示す．（術中写真：A．チューリッヒ大学脳神経外科 Rene-Ludwig Bernays 医師のご厚意による．B．チューリッヒ大学脳神経外科 Helmut Bertalanffy 教授のご厚意による）

mosiderosis）があった場合には，脊髄上衣腫を除外するために，MRI による脊髄の検討を行うべきである．

粘液乳頭状上衣腫は，脊髄尾側部に最もよく発生するため，腰仙部痛や下肢痛，膀胱括約筋障害をきたすことが一般的である．

上衣下腫瘍の約 50％ は無症候性である．症候性の場合，患者は通常長期間の進行性の背部痛を訴える．また運動障害あるいは感覚障害が分節領域に関連して発生することもある．

病態生理学

上衣腫は上衣細胞由来の腫瘍で，脊椎・脊髄腫瘍の WHO の grading system に基づいて，上衣腫（WHO grade Ⅱ），粘液乳頭状上衣腫（WHO grade Ⅰ），上衣下上衣腫（WHO grade Ⅰ），退形成性上衣腫（WHO grade Ⅲ）に分類される．

通常型上衣腫は中心管の上衣細胞由来である．粘液乳頭状上衣腫は終糸の上衣膠細胞（ependymal glia）から発生する．上衣下上衣腫の起源はよくわかっていない．上衣下上衣腫は上衣下板（subependymal plate），あるいは上衣下層からの遺残細胞，または tanycytes（軟膜と上衣細胞層との橋渡しの細胞）由来と考えられている．

上衣腫は 22 番染色体長腕上の NF2 遺伝子の変異により引き起こされる常染色体優性遺伝疾患である NF2 患者の 89％ にまで発生する．NF2 とわかった場合，全中枢の MRI 検査を含む臨床的，放射線学的検討が重要である．脊椎・脊髄腫瘍を臨床症状がでる前に診断することは，治療や予後の改善につながるからである．

病理

上衣腫は通常境界明瞭な，灰色の軟らかい腫瘍である（図 15-2A）．粘液乳頭状上衣腫はしばしば被膜を有する，分葉状，ソーセージ状の腫瘍で，軟らかく，灰色を呈する（図 15-2B）．上衣下上衣腫は一般に境界明瞭で，固い結節状の種々の大きさを呈する．

通常型上衣腫は境界明瞭で，中等度の細胞密度を呈する．腫瘍細胞は均一かつ主として小さな点状の（ごま塩状の）クロマチンを有する円形から卵円形の核をもつ（図 15-3A）．上衣腫の典型的鑑別点は，血管周囲の偽ロゼット像あるいは上衣型ロゼットの所見である（図 15-3B）．腫瘍血管はしばしば硝子化している．上衣腫が悪性変化をすると（退形成性上衣腫），細胞密度，核分裂像，増殖率が高くなり（図 15-3C），壊死や血管内皮の増殖像が通常みられる．

免疫組織化学的検討では，多くの場合，上衣腫はグリア線維酸性蛋白質（GFAP），S-100 蛋白，vimentin 陽性である．さらに上衣腫はしばしば典型例では上皮性膜抗原（EMA）に点状に陽性である．

ほとんどの粘液乳頭状上衣腫では，円柱状から立方状細胞が線維血管性間質を伴って乳頭状構造を呈する（図 15-4A）．粘液基質に富む微小嚢胞が腫瘍被膜内や腫瘍細胞と血管とのあいだにみられる（図 15-4B）．

免疫組織化学的染色では，粘液乳頭状上衣腫は典型的には GFAP と S-100 が陽性，サイトケラチン陰性である．

脊髄上衣下上衣腫は，細胞集簇の周りを密度の高い線維性基質が取り囲む特徴的像を呈する（図 15-5）．そして腫瘍細胞は上衣性と星状膠細胞性分化の両方のマーカーを呈する．微小嚢胞性変化もみられるが，他の上衣腫の亜型よりも頻度は低い．免疫組織化学的検討では，GFAP に典型的な陽性を示すが，神経系マーカーにはより限定的に陽性となる．通常型上衣腫と比較して，上衣下上衣腫は非常に細胞増殖能が低く，通常 MIB-1 指数は 1％ 未満である．

通常型上衣腫は頸髄に最も多く発生し（67％），上位胸

第15章 脊椎・脊髄腫瘍 315

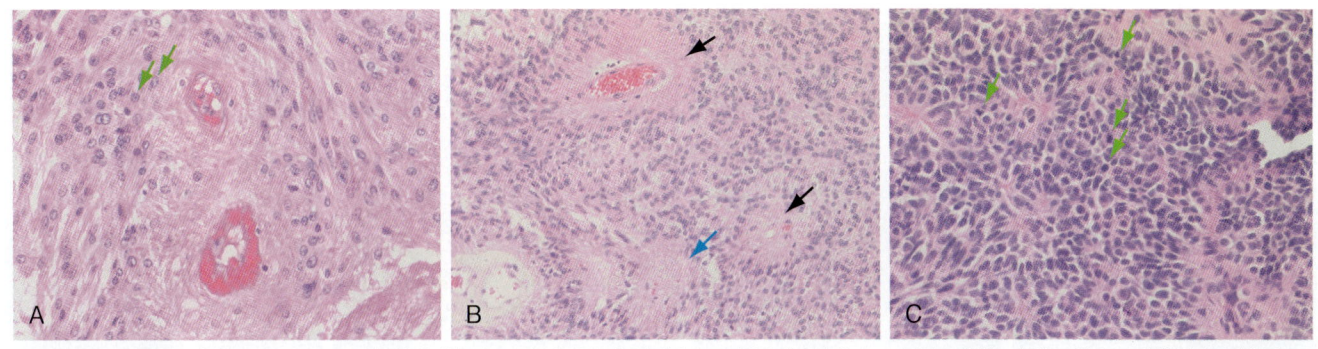

・図15-3 上衣腫．点状のクロマチン（ごま塩状）（Aの緑矢印）と円形または類円形の核をもった同一形態の細胞に注目．特徴的な血管周囲の偽ロゼット（黒矢印）や上衣性ロゼット（青矢印）がBに示されている．退形成性上衣腫であり，より高い細胞密度と高い分裂能（Cの緑矢印）が示されている．（HE染色）

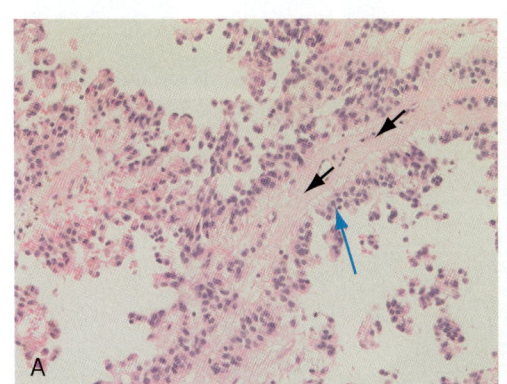

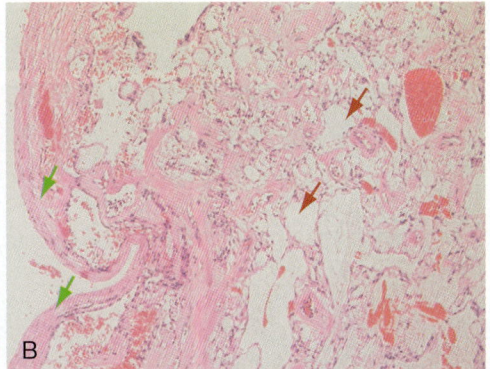

・図15-4 粘液乳頭状上衣腫．線維性分と血管に富んだ間質（Aの黒矢印）に円柱状から立方体の腫瘍細胞からなる乳頭腫瘍のパターン（Aの青矢印）に注目．多くの嚢胞（Bの赤矢印）を伴った類粘液様間質が腫瘍細胞と血管とのあいだにみられる．腫瘍は被膜に覆われている（Bの緑矢印）．（HE染色）

髄に進展することもしないこともある．ついで約27%が胸髄に発生し，脊髄円錐部には7%の発生率である[3]．

粘液乳頭状上衣腫は終糸や脊髄円錐部に発生し，そのために同部位に発生する腫瘍で最も多い（83%）．

上衣下上衣腫の発生部位は頸髄に最も多く発生し，ついで胸髄や胸腰髄移行部に発生しやすい．

画像

超音波

超音波検査では，腫瘍は境界明瞭で均一なエコー像として描出される．

CT

CTによる検討では，上衣腫は等吸収域か，脊髄に比し軽度高吸収域を呈する．典型例では強く増強される．

MRI

上衣腫は（まれに異所性に発生する上衣腫を除くと）中心管の上衣細胞から発生し，そのため，腫瘍が小さな場合，脊髄の中心部に位置し，一般に脊髄は局所的に対称的に腫大している．MRI検査では，上衣腫は境界明瞭な腫瘍

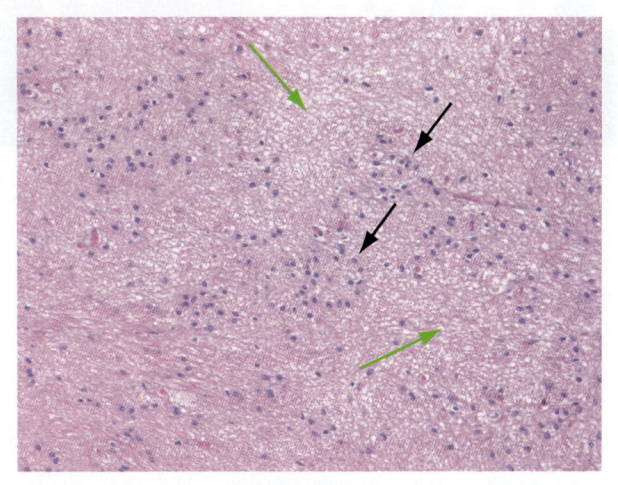

・図15-5 比較的同一形態の腫瘍細胞（黒矢印）が集簇をなし，周囲を濃いグリア様突起の線維（緑矢印）が取り囲むという典型的な上衣下腫像．

として描出され，T1強調像では脊髄に対し通常低信号ないし等信号で，T2強調像では典型的には高信号として描出される．造影検査では80%以上の症例が，さまざまな程度に増強効果を示す（図15-6）．上衣腫の約80%が嚢胞を伴うが，そのほとんどがしばしば反応性の嚢胞であり（polar cystsともいう）（p. 376, Box 15-1参照），よく星細胞性腫瘍でみられる腫瘍性嚢胞とは異なる（図15-11参

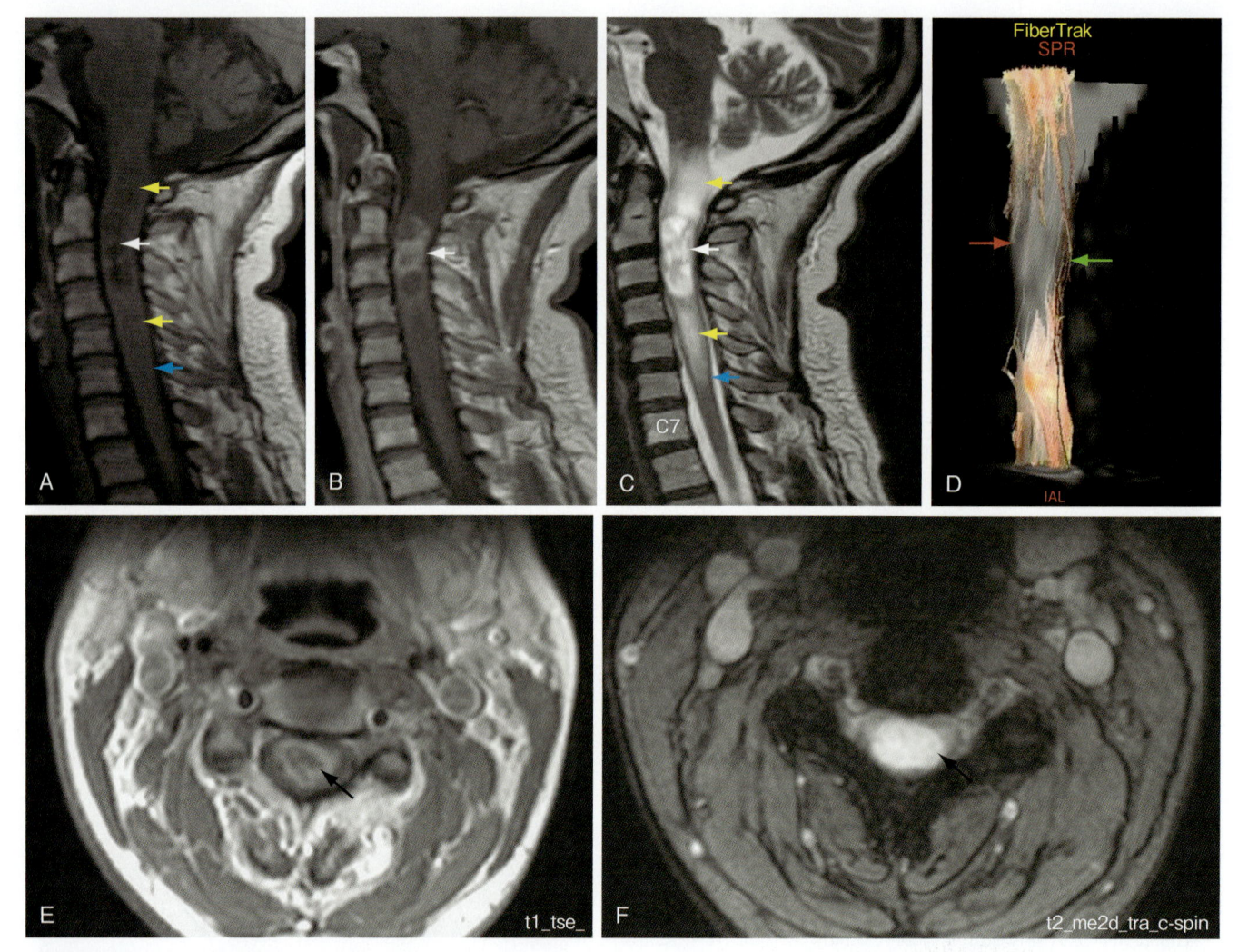

・図 15-6　頸髄髄内上衣腫．A：T1強調矢状断MR像でC2-C4（白矢印）の脊髄に低信号域を認め隣接する延髄脊髄に異常な低信号域（黄矢印）を認め，脊髄のC6にまで脊髄のびまん性の腫大（青矢印）を認める．B：T1強調像での造影では不均一に造影される腫瘍（白矢印）を認める．C：T2強調矢状断像では，比較的境界明瞭で内部が不均一な信号強度を示す腫瘍（白矢印）として描出され，浮腫と思われるびまん性の高信号が延髄や脊髄（黄矢印）に認められる．脊髄の腫大はC6レベル（青矢印）に至っている．D：縦断する線維を矢状断にて再構成すると前索（赤矢印）部で線維の連絡が絶たれ，側索と後索部（緑矢印）で線維が圧迫されているのがわかる．T1での造影（E）とT2でのSTIR画像（F）では髄内の真ん中に局在し，不均一な造影を受け（黒矢印）T2では高信号に描出される．

照）．上衣腫の患者の60％にさまざまな程度の腫瘍周囲性浮腫がみられ，大きな分葉状の腫瘍によりしばしば存在する（図15-6Cや図15-7C参照）．20～30％の患者に，慢性的微小出血の結果，ヘモジデリンの沈着がT2強調像で線状の低信号として腫瘍表面を縁どることがあり（図15-7C参照），この所見は他の増強効果を受ける膠細胞性腫瘍との鑑別の助けになる．頭蓋内上衣腫と異なり，脊髄上衣腫では石灰化所見はまれである．腫瘍が脊髄中心部にある場合，拡散テンソル画像にて髄質内脊髄神経線維の圧迫や分断の状況をとらえることがある（図15-6D参照）．

ほかの上衣腫亜型と比べ，粘液乳頭状上衣腫は脊髄円錐や終糸に好発し，髄外に発生する．T1強調像において腫瘍は等信号ないしは低信号を呈し，T2強調像で等信号ないし高信号に描出される（図15-8）．粘液乳頭状上衣腫は，しばしば嚢胞成分を伴い，ガドリニウム造影でつねに増強される．ときに，T1およびT2強調像とも高信号を呈することがあるが，それは腫瘍内の嚢胞成分や粘液，あるいは出血を示すものである．

脊髄上衣下上衣腫はMRIで境界明瞭の紡錘状腫瘍として描出される．50％の症例で増強効果がみられる．この組織亜型は，しばしば他の髄内腫瘍との鑑別がむずかしいことがある．上衣下上衣腫に関する顕著な特徴は，脊髄中心部にある上衣腫に比べ偏在する傾向にある．

退形成性上衣腫（WHO分類のgradeⅢ）は悪性性格を

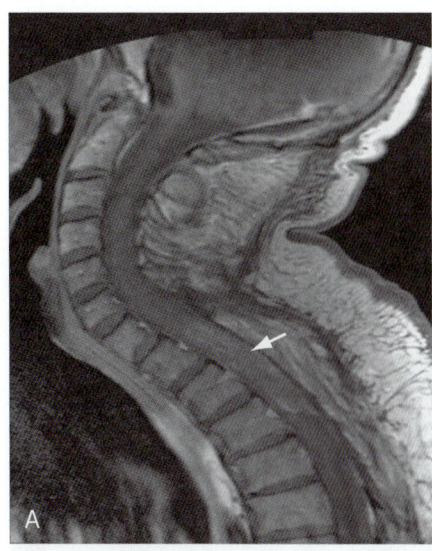

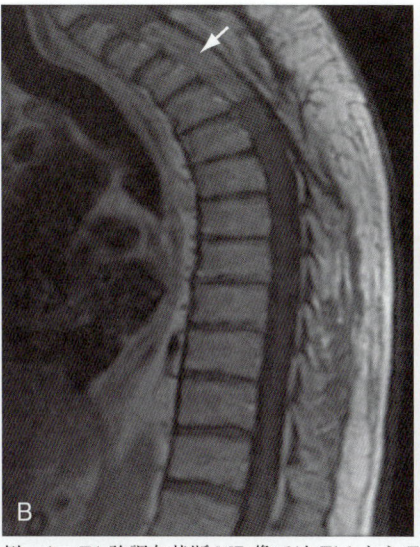

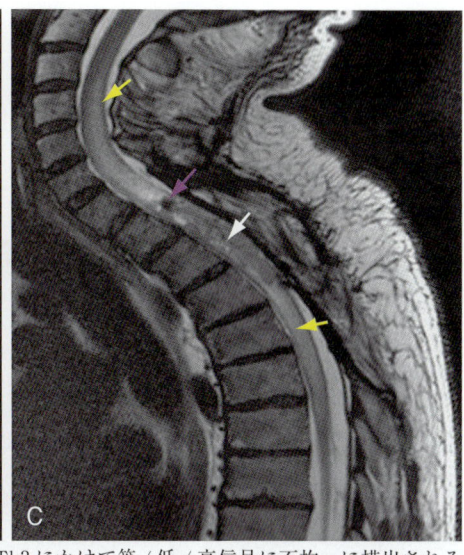

• 図15-7 胸髄の髄内上衣腫の出血を伴う再発例．A：T1強調矢状断MR像ではTh1からTh3にかけて等／低／高信号に不均一に描出される原発性腫瘍を認める（白矢印）．高信号は腫瘍の内部と辺縁での出血を意味する．B：造影T1強調矢状断MR像ではわずかに不均一に造影を認めるのみである（白矢印）．C：T2強調矢状断では等／低信号と高信号の混合した腫瘍を認め（白矢印），腫瘍から頭側尾側にびまん性に広がる高信号域は浮腫を示す（黄矢印）．腫瘍の頭側に古い出血を意味する小さなヘモジデリンのキャップ（紫矢印）があることに注意．

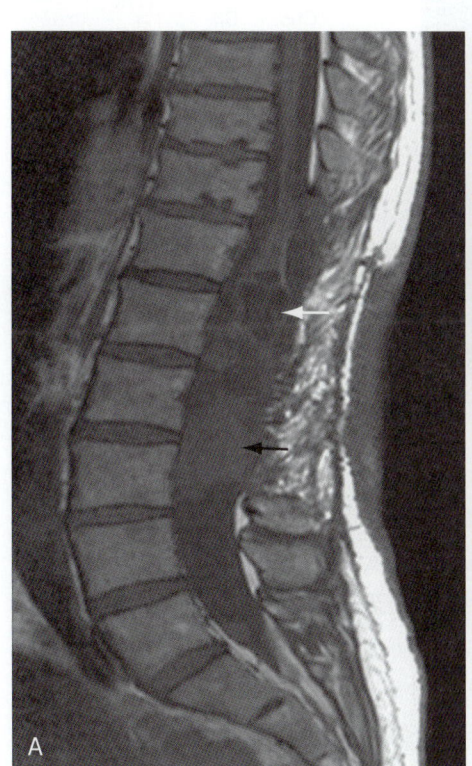

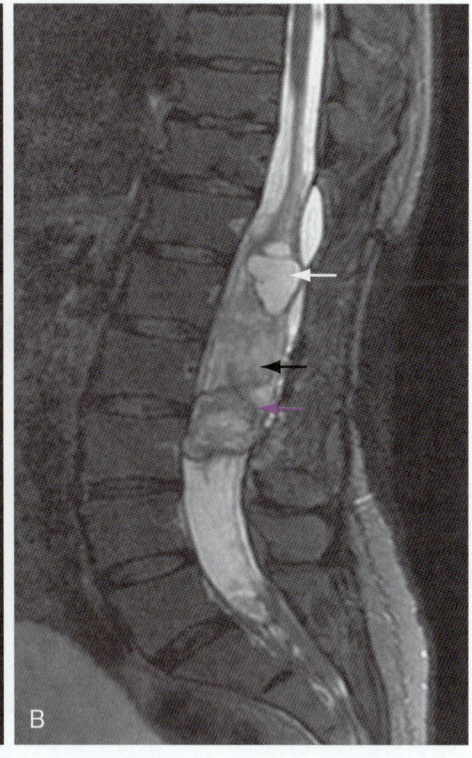

• 図15-8 円錐部と終糸の再発粘液乳頭状上衣腫．T1強調矢状断（A）とT2強調矢状断（B）MR像で不均一に描出される腫瘍を認める．T1低信号，T2高信号に描出され嚢胞と思われる部分（白矢印）とT1とT2で同信号に描出され腫瘍の実質部分と思われる部分（黒矢印）を認める．腫瘍下部の腫瘍表面に古い出血を意味するヘモジデリンのリング（紫矢印）があることに注意．

示す．診断時には，脊髄の多分節を巻き込み，多発性の発生傾向がある（図15-9）．退形成性上衣腫はしばしば著明な浮腫や出血を伴い，経過中急速に増大進行する．

側彎や，椎体の扇型変形，椎弓の浸食，層状菲薄化などの所見は上衣細胞性腫瘍でもみられるが，髄外脊髄腫瘍においてよりしばしばみられる所見である．

◆ 脊髄星細胞腫

脊髄星細胞腫（spinal cord astrocytoma）は神経上皮性髄内腫瘍で，星状膠細胞由来である．

低悪性度（WHO grade ⅠとⅡ）の腫瘍亜型には毛様性星細胞腫とびまん性星細胞腫が含まれ，一方高悪性度（WHO grade ⅢとⅣ）の亜型腫瘍には，退形成性星細胞腫と膠芽腫が含まれる．

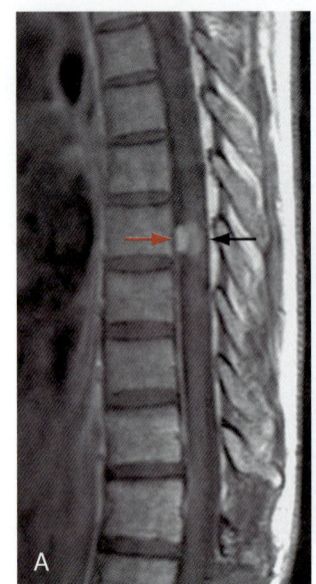

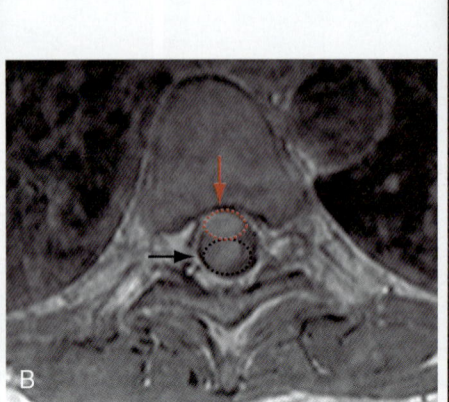

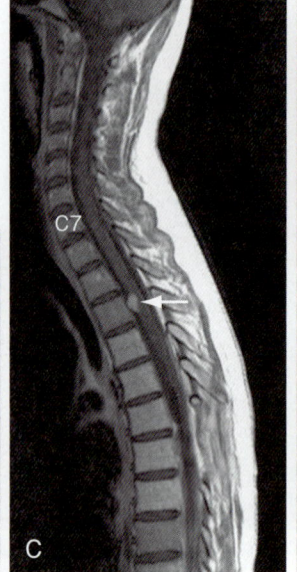

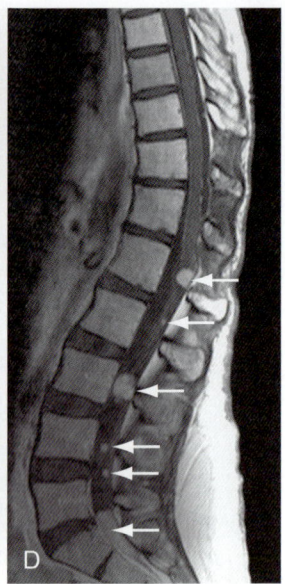

• **図 15-9** 退形成性上衣腫のクモ膜播種例．T1 強調 MR 像での造影矢状断（A）と対応する水平断（B）にて Th7（黒矢印）に造影される髄内腫瘍を認め，硬膜内で髄外に突出する部分（赤矢印）を認める．CとDは，術後7カ月の造影 T1 強調矢状断 MR 像にて，Th3 と L1 から L5（白矢印）にかけて新たに造影される部位を認め，クモ膜播種を示している．E：MR スペクトログラフィー（TE=144 ms）にて，コリンの増加とNアセチルアスパラギン酸の低下と乳酸の低下を認め，悪性神経膠腫が示唆される．(Henning A, Schär M, Kollias SS, et al. Quantitative magnetic resonance spectroscopy in the entire human cervical spinal cord and beyond at 3T. Magn Reson Med 2008；59：1250-1258 より引用)

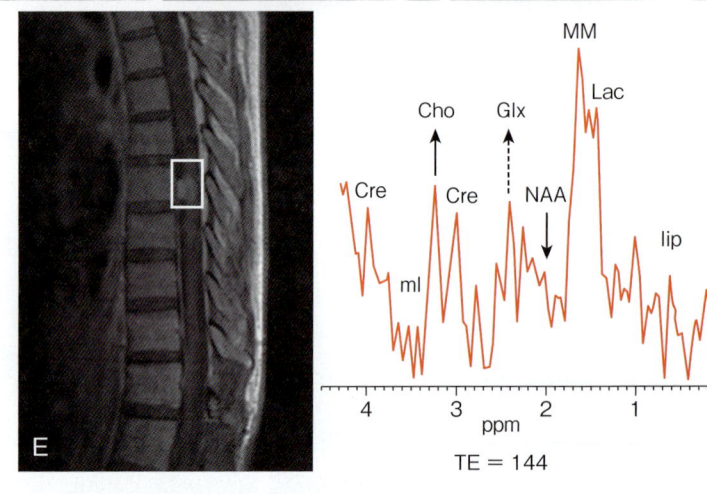

疫学

　星細胞腫は成人では上衣腫についで2番目に多い髄内腫瘍である．小児においては，星細胞系腫瘍は髄内腫瘍のうち最も多い腫瘍であり，とくに毛様性星細胞腫がしばしばみられる．原発性脊髄星細胞腫の年間発生頻度は10万人当たり2.5人であり，脳原発の星細胞腫の10分の1未満である[5]．低悪性度星細胞腫は高悪性度のものよりも多い．脊髄原発の膠芽腫は非常にまれで，全脊髄星細胞腫のわずか0.2～1.5％にすぎない．放射線誘発の膠芽腫はさらにまれであり，文献的報告がわずかに数編あるのみである[6]．頭蓋内原発の悪性星細胞腫からの播種性脊髄転移は原発性脊髄星細胞腫よりも頻度は多い．

　成人では，発症年齢は平均29歳で，上衣腫の発症年齢よりも若い．また男性に多い．

臨床像

　病状経過は腫瘍の組織悪性度による．低悪性星細胞腫の患者は，神経障害は軽度で，臨床経過もゆっくりとしているが，一方悪性星細胞腫では早い進行性の神経症状の悪化がみられる．神経障害は腫瘍の分節局在により，非特異的である．慢性の背部痛と局所の感覚障害や，あるいは運動障害が最も多い．脊髄円錐部の発生はまれなため，膀胱直腸障害もまれである．

　星細胞腫は浸潤性腫瘍のため，摘出はむずかしく，予後は通常型上衣腫に比べ著しく不良である．

病態生理学

　脊髄星細胞腫は膠細胞性腫瘍であり，WHO分類によると低悪性度には毛様性星細胞腫（WHO grade I）とびまん性星細胞腫（WHO grade II）が相当し，悪性は退形成性星細胞腫（WHO grade III）と膠芽腫（WHO grade IV）

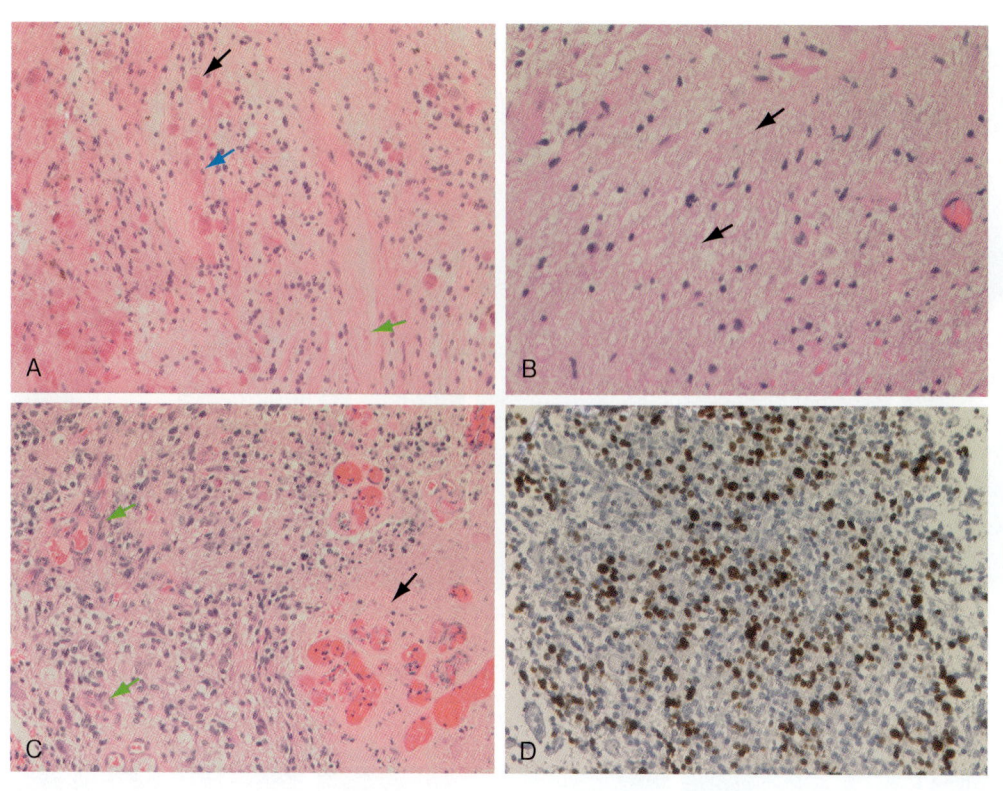

•図15-10　A：毛様性星細胞腫は低から中等度の細胞濃度で，さまざまな割合で双極細胞（青矢印）を含み，ローゼンタール線維（緑矢印）を伴う．微小囊胞や好酸性顆粒体／硝子様滴がしばしば観察される（黒矢印）．B：びまん性星状細胞腫は濃い線維性の間質（黒矢印）の中に同じ形態の腫瘍細胞が低密度に配列している．C：膠芽腫は細胞密度が高い．決め手は壊死であり（黒矢印），しばしば細胞密度の高いシュードパリセーディング（偽柵状配列）と血管の増生（緑矢印）を伴う．D：膠芽腫の増殖を示す指標は通常高く，増殖のマーカーであるMIB-1は腫瘍細胞の15％前後が陽性である．

が含まれる．

多くの遺伝子変異が低悪性や悪性星細胞腫において報告されており，よく知られているものに癌抑制遺伝子 *TP 53*，増殖因子受容体（血小板増殖因子／受容体［PDGF/R］や上皮増殖因子受容体［EGFR］の過剰発現や増幅），*RB* 突然変異，細胞周期制御蛋白 CDK4 の増幅，PTEN の欠失，19番染色体長腕の欠失（19q loss），11番染色体短腕の欠失（11p loss），INK4a/ARF の欠失，7番染色体の過剰，10番染色体あるいは10番染色体長腕の欠失などがある[7]．

病理

毛様性星細胞腫は一般に境界明瞭でかつしばしば囊胞を伴う．

びまん性星細胞腫は浸潤性発育形態をとるため，腫瘍境界もびまん性となる．正常中枢神経組織は通常腫瘍細胞に浸潤性におかされているが，構築は保たれている．囊胞形成はときに認める．

膠芽腫は一般に境界は不明瞭である．腫瘍内部構造はきわめて不均一であり，出血や壊死を伴う．

毛様性星細胞腫は，ローゼンタール線維を伴い，低から中等度の細胞密度の双極性細胞からなる．微小囊胞や好酸性顆粒体／硝子様滴がしばしばみられる（**図15-10A**）．免疫組織化学的染色では腫瘍細胞は GFAP と S-100 に陽性になる．MIB-1 増殖指数は通常低値である（4％未満）．

低悪性びまん性星細胞腫は豊富な線維性基質に，腫瘍密度の低い，均一な形態の腫瘍細胞よりなる（**図15-10B** 参照）．

膠芽腫は細胞異型の強い星細胞系腫瘍である．診断の指標となる所見は，壊死像でしばしば壊死辺縁を密度の高い細胞が偽柵状に集簇する像と，血管内皮の増殖像である（**図15-10C** 参照）．免疫組織化学的染色で，GFAP や S-100 の陽性度に大きなばらつきがみられる．MIB-1 増殖指数は通常高く，しばしば15％を超す（**図15-10D** 参照）．

胸髄は最も発生頻度が高く，頸髄がそれに続く．

画像

CT

CT で低悪性度の星細胞腫は低吸収域で，均一，境界不明瞭な腫瘍としてとらえられ，造影剤によりほとんど造影されず，そのため脊髄の腫大として描出される．悪性の星細胞腫はより強く造影剤による増強効果を示し，腫瘍内部は不均一である．軽度の椎体の扇型変形により脊柱管の拡大を伴いうるが，上衣腫や髄外硬膜内腫瘍よりも頻度は低い．

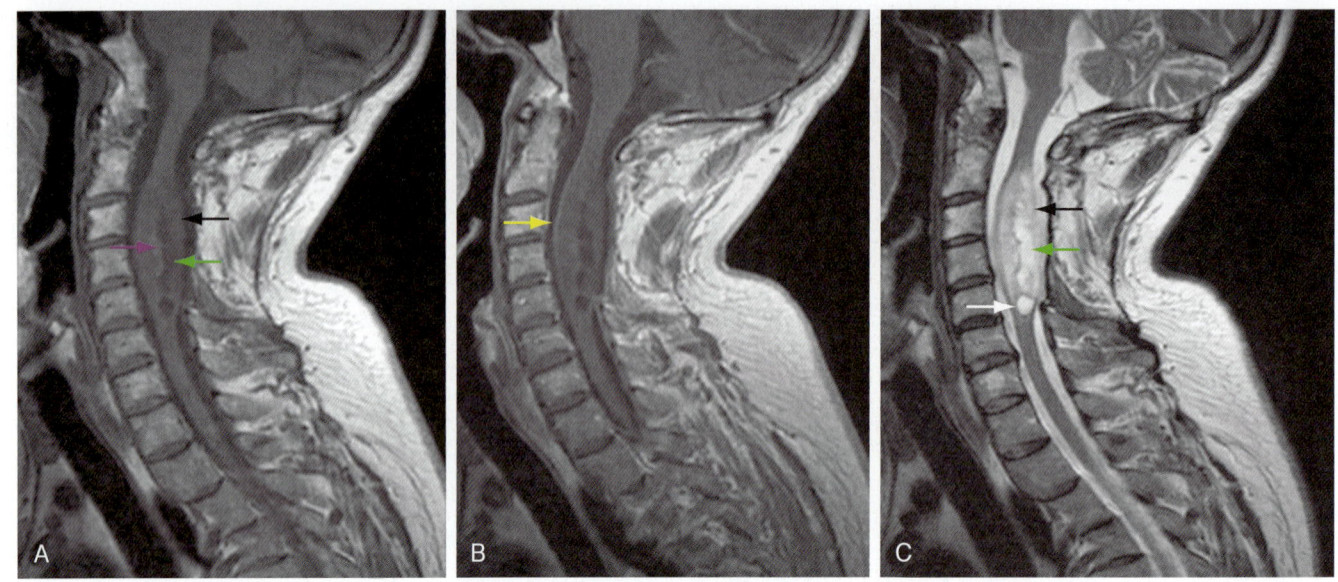

- 図 15-11 頸髄髄内毛様細胞性星細胞腫．A：T1 強調矢状断 MR 像にて C2 から C5 にかけて低信号の髄内腫瘍を認め（黒矢印），脊髄はびまん性に腫大している．花冠状の高信号は血液を意味している（紫矢印）．腫瘍性嚢胞も認める（緑矢印）．B：造影 T1 強調矢状断 MR 像にて腫瘍は造影されない．前脊髄静脈のみが脊髄前面にて描出されている（黄矢印）．C：T2 強調矢状断 MR 像にて不均一に高信号（黒矢印）となる極嚢胞（白矢印）と腫瘍嚢胞（緑矢印）を認める．出血を伴っていたり，造影されないなど本例は特殊なケースである．

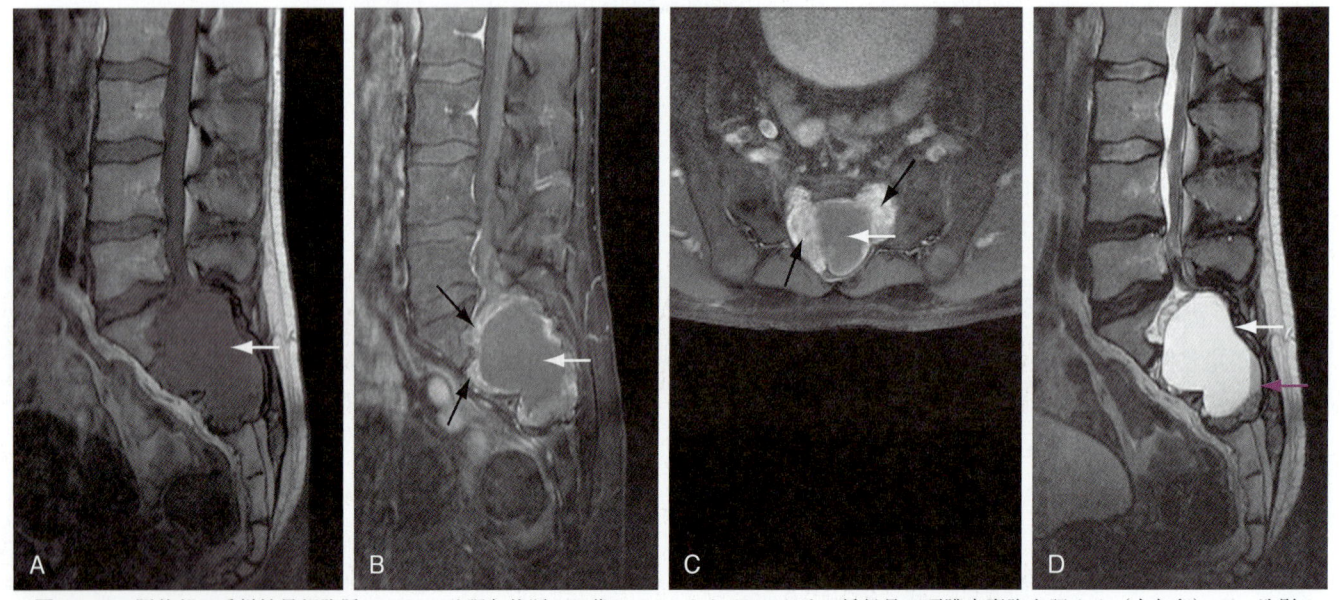

- 図 15-12 腰仙部の毛様性星細胞腫．A：T1 強調矢状断 MR 像にて L5 から S3 にかけて低信号の硬膜内嚢胞を認める（白矢印）．B：造影 T1 強調脂肪抑制矢状断 MR 像にて嚢胞（白矢印）と一部造影される腫瘍を認める（黒矢印）．C：造影 T1 強調脂肪抑制水平断 MR 像にて嚢胞（白矢印）と一部造影される腫瘍を認める（黒矢印）．D：T2 強調矢状断 MR 像にて高信号嚢胞（白矢印）と T2 にて低吸収なニボー（鏡面像）を嚢胞の背部に認める（紫矢印）．これは検査中臥床しているために血液の成分が沈殿したことによる．

MRI

　MRI 検査では，毛様細胞性星細胞腫は均一にあるいは不均一に造影剤により増強されることや，あるいはまったく造影されないこともある（図 15-11，12）．

　びまん性星細胞腫瘍は，しばしば T1 強調像で低信号から等信号に，T2 強調像で高信号として描出される．腫瘍境界は不明瞭であり，腫瘍周囲の浮腫か腫瘍境界かとの鑑別はむずかしい．造影画像では，一般に軽度で一部にあるいはびまん性に弱く増強されることもあれば，まったく増強効果のない場合もある（図 15-13）．造影画像のみでは低悪性度なのか悪性グリオーマなのかの鑑別には用いられない．腫瘍は数分節にわたることもあり，また（とくに毛様細胞性星細胞腫において）多中心性に発生することやほぼ全脊髄に及ぶ全脊髄型の報告もある．嚢胞はよくみられ

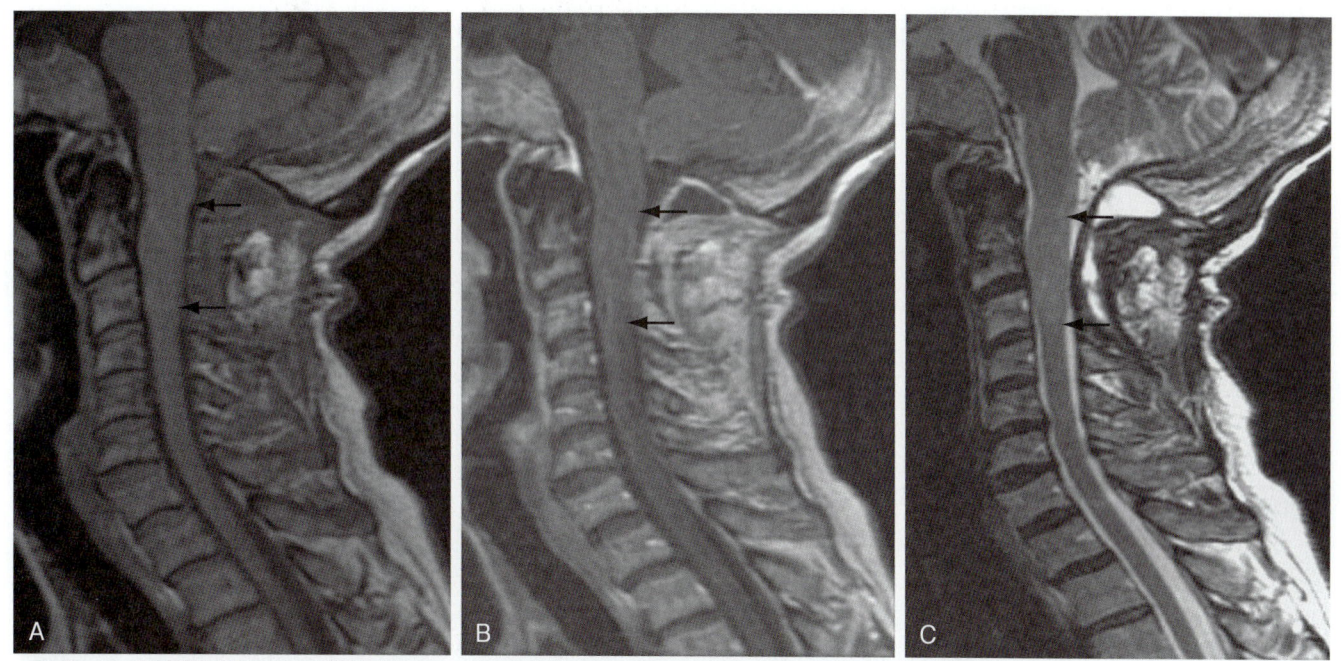

• 図15-13 頸髄髄内低グレード星細胞腫．A：T1強調矢状断MR像にてC2からC3にかけて等信号の髄内腫瘍を認め（黒矢印），脊髄はびまん性に腫大している．B：造影T1強調矢状断MR像にて腫瘍は造影されない（黒矢印）．C：T2強調矢状断MR像にて境界不明瞭で不均一に等または高信号（黒矢印）を示している．

る所見で（上衣腫よりも頻度が多い），とくに毛様細胞性星細胞腫でみられ，囊胞は反応性のこともあるいは腫瘍性のものもありうる．出血は上衣腫に比し，一般的ではない．星細胞腫は脊髄実質から発生するために，星細胞腫は通常脊髄の偏心性に発生するが，一方上衣腫は典型的には脊髄中心部に発生する（全文やp. 368，図15-97を参照）．T2強調水平断像による腫瘍の正確な横断面は，手術進入の計画を立てるうえで重要であり，つねに検討すべき点である．脳幹グリオーマ同様に，脊髄外方への増殖は脊髄星細胞腫でも知られている（図15-9A，B参照）．

脊髄原発性膠芽腫はまれであり，ほんの数編の文献報告が散見されるのみである．頭蓋内原発性膠芽腫同様，脊髄内発生の場合もまた腫瘍辺縁部の増強効果と腫瘍周辺の浮腫，また60％の症例で髄膜播種があり，他の髄内腫瘍との鑑別に役立つ（図15-14）．

◆ 乏突起膠腫

本神経上皮腫瘍は乏突起膠細胞から発生する．組織悪性度分類によると，本腫瘍には乏突起膠腫（WHO grade Ⅱ）と退形成性乏突起膠腫（WHO grade Ⅲ）の2つが含まれる．

疫学

原発性脊髄乏突起膠腫は脊髄腫瘍の2％と非常にまれであり，乏突起膠腫（oligodendroglioma）全体の1.5％を占めるにすぎない[8]．

臨床像

腫瘍が存在する脊髄分節に関連した長期間の背部痛や運動感覚徴候などがある．

病態生理学

乏突起腫瘍は神経組織の乏突起細胞から発生する．

病理

乏突起腫瘍は通常，軟らかく，境界明瞭で灰色調を呈する．しばしば砂粒状の石灰化所見が腫瘍組織内にみられる．

腫瘍は中等度の細胞密度で，円形の核を有する均一な形態をして，しばしば核を抜けた輪状に取り囲む（蜂巣状形態）．また密な網状の毛細血管や微小石灰化所見は典型的所見である．乏突起膠腫が悪性化した場合（退形成性乏突起膠腫，WHO grade Ⅲ），細胞密度や核分裂像，増殖能が増加して，壊死や血管内皮の増殖がみられる．乏突起膠腫に対する特異的免疫組織化学的マーカーはないが，特徴的所見として微小管結合蛋白質-2（MAP2）が核周囲に陽性となる．

好発部位は胸髄と頸髄で腰髄は非常にまれである．また

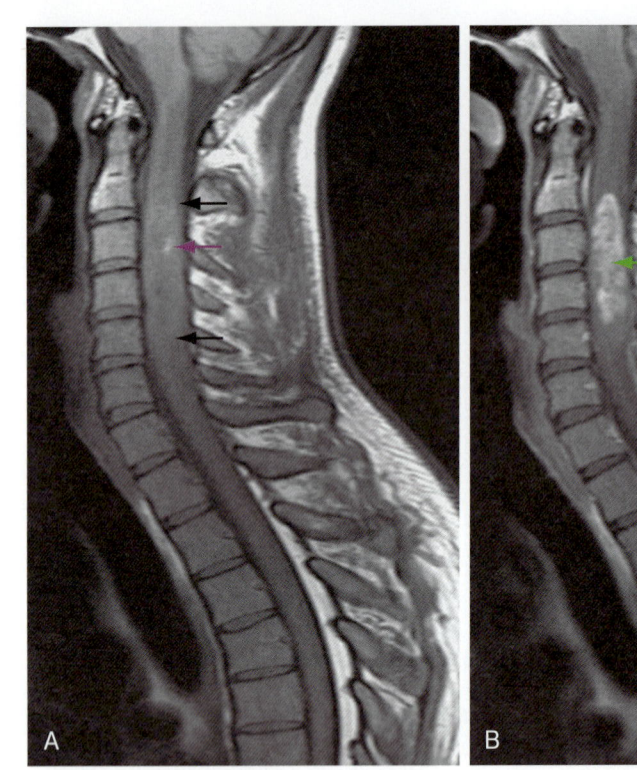

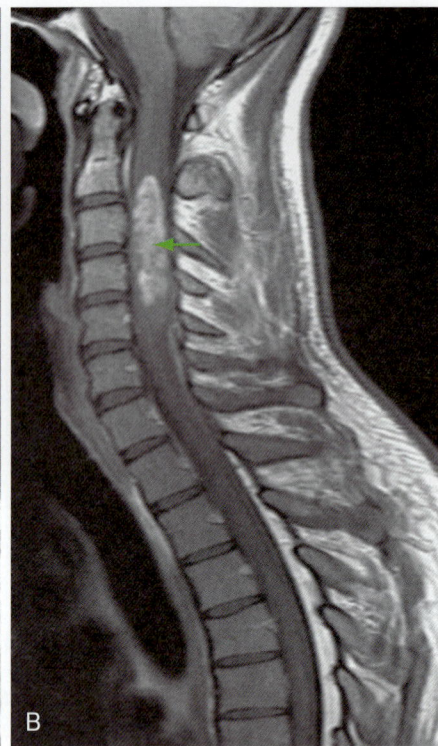

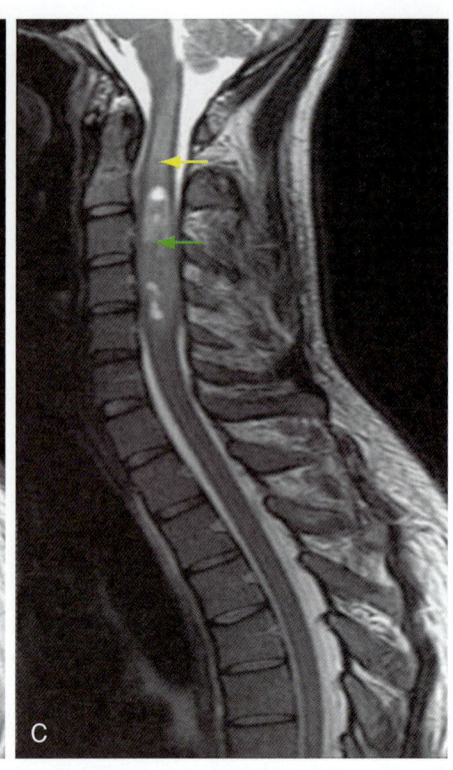

• 図15-14 頸髄髄内膠芽腫．A：T1強調矢状断MR像にてC2からC5にかけてほとんどが等信号の髄内腫瘍を認め（黒矢印），脊髄はびまん性に腫大している．腫瘍内出血が高信号として描出されている（紫矢印）．B：造影T1強調矢状断MR像にて強く不均一に腫瘍は造影される（緑矢印）．C：T2強調矢状断MR像にて等信号が中心で高信号を伴い（緑矢印），周囲に浮腫を伴っている（黄矢印）．

全脊髄に及んだ症例報告があり，それらの症例はいずれも16歳未満であった[8]．

画像

CT

CT検査で他の髄内グリオーマと鑑別となるような特徴的所見はないが，腫瘍内石灰化所見があれば乏突起膠腫を疑える．

MRI

乏突起膠腫はT1強調像で脊髄と同様の等信号を示し，T2強調像では高信号に描出され，腫瘍は不均一で，まだらに造影剤で増強される．腫瘍内出血や石灰化，脊髄空洞症はよくみられる所見である[8]．

◆ 神経節膠腫

神経節膠腫（ganglioglioma）は成熟した神経組織とグリア組織が混在したまれな腫瘍である．腫瘍組織内に占めるグリア成分あるいは神経成分の比率の多さにより，いろいろな呼称があり，神経節膠腫，神経節腫，神経節神経芽腫，神経節性神経鞘腫，神経星状膠腫，神経節性神経膠腫，神経膠腫，神経節細胞腫などがある．

疫学

文献によればこれまで約90例の脊髄内神経節膠腫の報告がある．神経節膠腫は脊髄腫瘍の1%を占め，全中枢神経系腫瘍の0.4〜6.5%に相当する．平均発症年齢は19歳で，小児に多い．性差はみられない．

臨床像

神経節膠腫は通常ゆっくりと大きくなる，おとなしい良性腫瘍で，そのために臨床症状も大部分の症例でゆっくりと進む．症状発現から診断までの期間は1カ月から5年ある．最も多い症状は対麻痺（50%），ついで分節に一致した疼痛（46%）や，また歩行障害，感覚障害，括約筋障害などもみられる．側弯はしばしば合併する．

一般に，神経症状はMRIで認められる腫瘍の広がり，すなわち診断時しばしば数髄節を巻き込んでいる割に非常に軽いといえる．悪性症例（退形成性神経節膠腫，WHO grade Ⅲ）は非常にまれであり，その臨床症状は非常に速く進む．

病態生理学

　神経節膠腫の組織分類は，神経成分の分化度やグリア成分の有無に基づいている．グリア成分がなく成熟した神経成分よりなる腫瘍の場合，すなわち，成熟神経細胞のみからなる腫瘍は，神経節腫（WHO grade I）に分類される．もし腫瘍性星細胞組織を含む場合には，神経節膠腫（WHO grade I／II）に分類される．分化度の低い腫瘍は非常にまれであり，退形成性神経節膠腫（WHO grade III）などが含まれる．

病理

　神経節膠腫は一般に腫瘍境界の明瞭な固形腫瘍である．頭蓋内発生のものに比べ，嚢胞や石灰化所見は少ない．

　神経節膠腫は神経成分とグリア組織からなる腫瘍である．神経系成分はしばしば，大型で，いくつかの突起を有し，ときに多核の神経細胞（形成異常の神経）によりなり，一方グリア成分は，毛様性星細胞腫やびまん性星細胞腫，あるいは乏突起膠腫といった他の低悪性星グリア系腫瘍のグリア組織に似る（図15-15）．

　免疫組織化学的には，神経性成分は通常 MAP 2, NeuN, neurofilament, あるいは synaptophysin といった神経系蛋白に対する抗体に染まる．グリア成分は通常 GFAP 陽性である．

　脊髄の神経節膠腫は頸髄や胸髄に発生する．腫瘍はしばしば多髄節に及び，ときに脊髄全長に及ぶこともある．

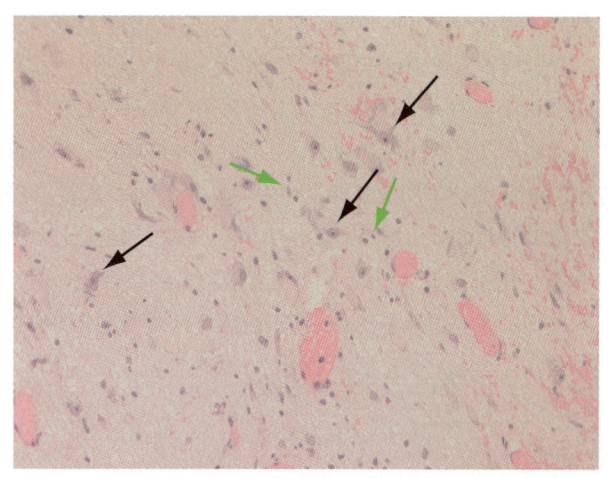

• 図15-15　多極性多核性の神経細胞（形成異常の神経）（黒矢印）の大半が目立たない膠細胞（緑矢印）を伴っている．神経節膠腫の膠細胞は，この症例よりももっと顕著である．（HE染色）

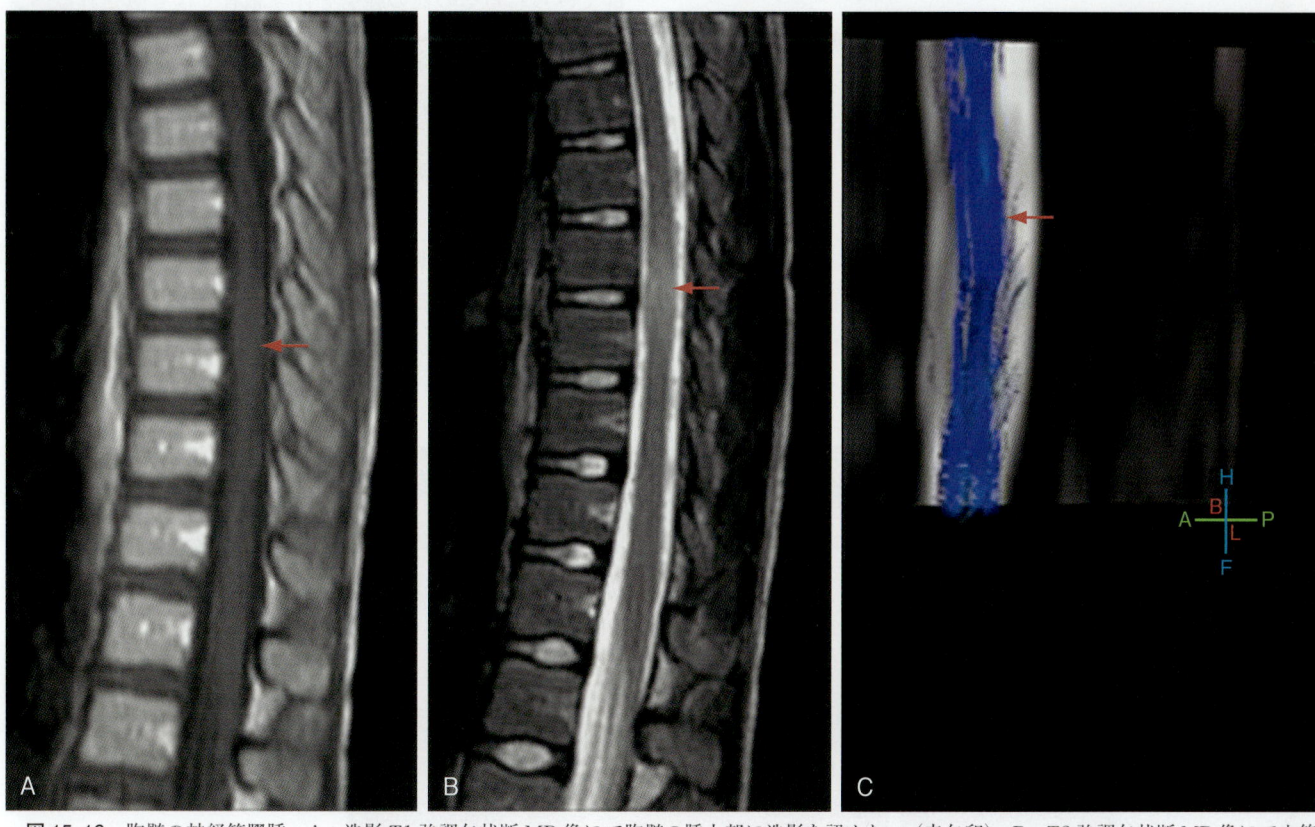

• 図15-16　胸髄の神経節膠腫．A：造影T1強調矢状断MR像にて胸髄の腫大部に造影を認めない（赤矢印）．B：T2強調矢状断MR像にて中等度の高信号が不均一に認められる（赤矢印）．C：拡散テンソル画像にて脊髄の縦線維は腫瘍によって障害されていない（赤矢印）．

画像

CT

CTで骨化や石灰化所見がみられることがある.

MRI

神経節膠腫に,他の低悪性度の脊髄グリア系腫瘍と鑑別できる特徴的な画像所見はない.脊髄は紡錘状に腫大し,脊髄星細胞腫のように脊髄辺縁に発生し,頸髄や胸髄に多く,脊髄円錐発生例はごく少数の報告しかない.唯一診断の助けになる特徴的所見は,T1強調像で種々の信号が混在していることで,これはグリア成分と神経成分との両成分が混在しているのを反映しているものと思われる.T2強調像においては,神経節膠腫は多くが高信号を呈し(図15-16),造影剤によりほとんど増強効果がないか,あっても斑状に弱く造影される.石灰化所見は頭蓋内発生の神経節膠腫に比べ,非常に少ない[3,9].

◆ 血管芽腫

この髄膜とのかかわりのある腫瘍の発生起源はよくわかっていない.

疫学

血管芽腫(hemangioblastoma)は脊髄腫瘍のなかで,上衣腫や星細胞腫についで3番目に多い腫瘍である[10].全脊髄腫瘍の1～7%を占め,性差はない.発症年齢は40歳未満である.

臨床像

腫瘍は脊髄後索に存在するかその付近に発生する傾向にあるため,知覚障害が最もよくみられる症状で,とくに固有知覚の障害が多い.背部痛や運動障害も一般的にみられる.症状の進行は,腫瘍の増大が遅いため,通常緩徐である.症状出現から診断までの平均期間は38カ月である.患者はまた,腫瘍が非常に血管成分に富むため,急性のクモ膜下出血や髄内出血をきたすこともあり,特発性あるいは慢性の微小出血の原因となる[10].

病態生理学

血管芽腫の70%は単発であり,30%は多発性でvon Hippel-Lindau(VHL)症候群である[3].VHLは常染色体優性遺伝で,種々の臓器に腫瘍ができ,小脳や脊髄血管芽腫のほかに,網膜血管芽腫,褐色細胞腫,腎癌,腎嚢胞,膵腺腫(pancreatic cystadenomas),膵臓の神経内分泌腫瘍などである.VHLは40,000に1人の出生率であり,VHL患者の70%近くが中枢神経系の血管芽腫を発症する.VHLは褐色細胞腫を伴わない1型と,伴う2型に分類される.2型はさらに腎癌を発症するA亜型と,伴わないB亜型に分けられる.*VHL*遺伝子は染色体3p25-26上に存在する腫瘍抑制遺伝子であり,この遺伝子の不活化がVHL病の発生に関与している.*VHL*遺伝子の突然変異に関する遺伝子検査は,したがって,血管芽腫とVHL症候群でみられるその他の腫瘍を伴う患者では考慮されるべきである[11].

病理

血管芽腫は境界明瞭で,非常に血管に富む赤みがかった結節性腫瘍で(図15-17),しばしば顕著に拡張した血管を伴う大きな嚢胞壁を有する.血管芽腫は大きく,しばしば空胞変性を伴う間質細胞と,薄い血管壁を構成する豊富な血管細胞の基質から構成される(図15-18).

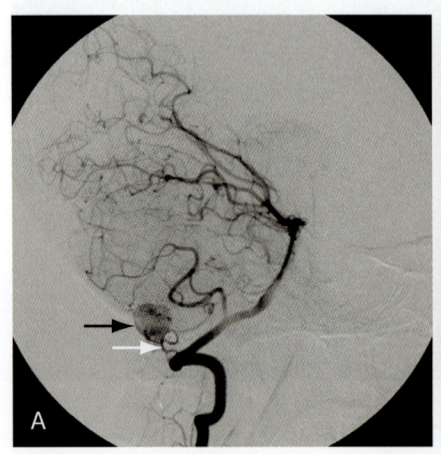

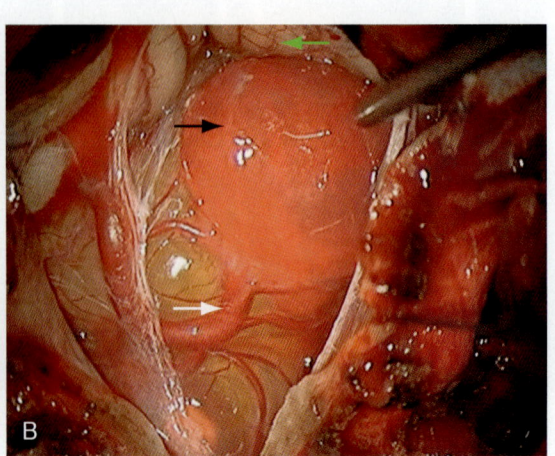

• 図15-17 延髄の血管芽腫.術前の脳血管撮影(A)と術中写真(B)より血管に富む結節状の腫瘍(黒矢印)を認め,右椎骨動脈からの硬膜枝が栄養血管(白矢印)となっていることがわかる.右側の扁桃が圧迫されていることに注意(緑矢印).(術中写真は,チューリッヒ大学脳神経外科のEvaldas Cesnulis医師のご厚意による)

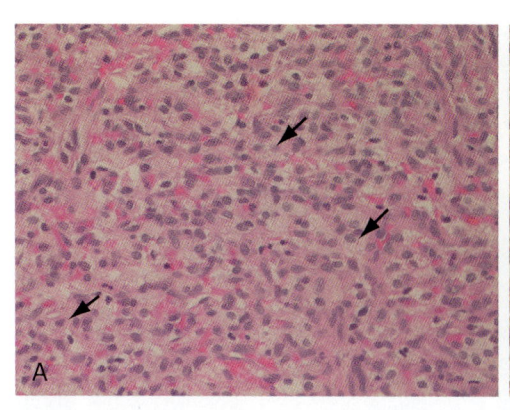

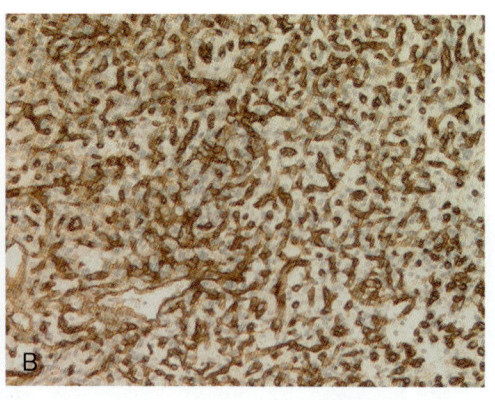

・図15-18　A：血管芽腫のHE染色にて大きなそしてしばしば空胞変性した間質細胞を認める（黒矢印）．B：内皮細胞のマーカーであるCD34の免疫染色にて薄い血管壁を形成する豊富な血管網を示す．

　免疫組織化学的検討では，間質細胞は種々の程度にS-100蛋白やneuron-specific enolase（NSE）を発現し，一方内皮細胞は種々の血管内皮マーカー（CD31，CD34）に陽性である．

　脊髄血管芽腫は50％が胸髄に，ついで40％が頸髄領域に発生する．このような発生分布は，おそらく胸髄が12分節と最も長いことを反映した結果と思われる．血管芽腫の75％は髄内に発生し，25％は硬膜内外に及ぶ．

画像
CT

　CTでは脊髄のびまん性腫大と低吸収域の囊胞性病変として描出される．

MRI

　血管芽腫の典型的なMR像は，造影剤で強く増強される結節性腫瘍で，囊胞の辺縁に栄養血管である蛇行した血流信号を呈する（囊胞には壁在結節を伴う）（p. 379, Box 15-3参照）．広範な脊髄の腫大はよくみられ，静脈のうっ血や浮腫を反映したものである（図15-19）[10]．血管芽腫は，T1強調像で等・低信号，T2強調像で高信号を呈する．腫瘍の結節部は，造影剤により均一かつ強く増強される．MR血管撮影は，とくに術前の血管内塞栓術を行う際の腫瘍の非侵襲的術前評価として重要である．造影MRAは，拡張蛇行した栄養血管や傍髄質灌流静脈などの腫瘍血管に関する情報を提供する（p. 369, 図15-99参照）．腫瘍の充実性結節は多くは小さく，2〜3mm程度であるが，しかし数分節に及ぶ可能性もある．血管芽腫は，とくにVHL病による場合，多発することがある（Box 15-3）．そのためMRIで全脊髄を検討することが重要である．小脳・血管芽腫ではよく囊胞を伴うが，一方，脊髄においては囊胞を伴わない充実性であること多い．

　MRIはVHL症候群の家族歴がある患者のスクリーニング検査として重要である．

特殊検査

　脊髄造影は蛇行した血管を描出するが，今日MRI・MRAがこの方法に取って代わっている．

　カテーテルによる脊髄血管撮影は，術中出血の軽減を目的とした術前塞栓術や血管豊富な腫瘍の描出，栄養血管や灌流静脈の評価を目的に行われる（図15-17やBox 15-3参照）．MRI・MRAの進歩により，カテーテルによる血管造影の診断的重要性は低くなり，唯一術前の超選択的腫瘍栄養血管の塞栓術を計画するときにのみ適応がある．

◆ 髄内転移性脊髄腫瘍

　ギリシャ語で「metastasis」とは本来「置換」という意味で，それが遠隔の原発性腫瘍から腫瘍細胞をまき散らすとかばらまくという意味で用いられている．

疫学

　髄内転移性腫瘍（intramedullary metastases）は非常にまれであり，癌患者の2％でみられたという報告がある．脊髄への転移は髄外転移のほうがより多く，原発性頭蓋内中枢性腫瘍からの髄液播種によるもので，中枢神経系以外の癌からの血行性髄内転移は非常にまれである．髄内転移の原発巣で最も多いのは肺癌で61％，ついで乳癌が11％，悪性黒色腫5％，腎細胞癌4％，大腸直腸癌3％，悪性リンパ腫3％，そして原発巣不明が5％である[12]．

臨床像

　最も頻度の高い訴えは，痛みや膀胱直腸障害と対麻痺である．臨床経過は一般に非常に進行が早く，そして多くの症例で症状出現から診断までの期間が1カ月未満である．

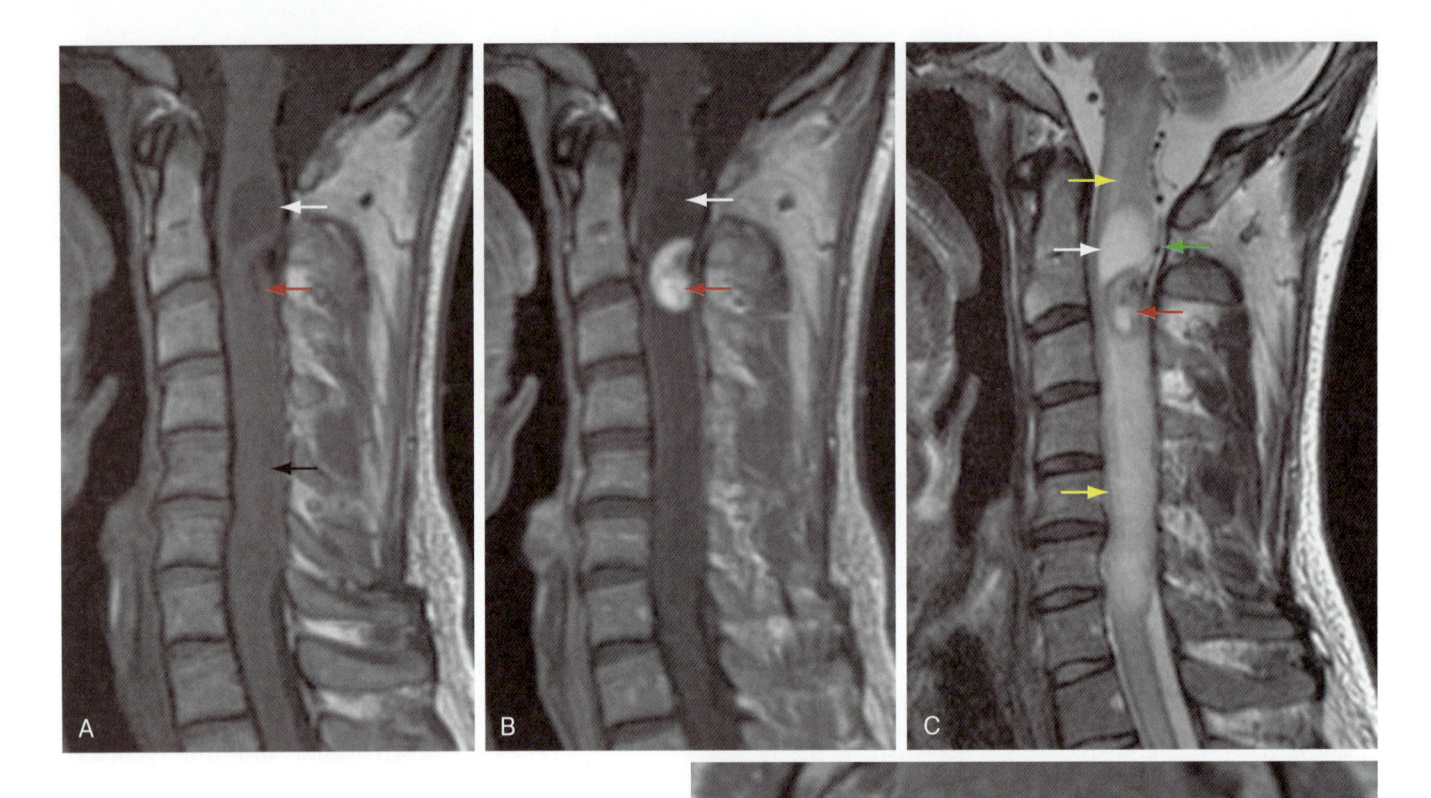

• 図15-19 頸髄内血管芽腫．A：T1強調矢状断MR像にて等信号の腫瘍結節を認め（赤矢印），C2領域に境界明瞭な低信号（白矢印）と脊髄のびまん性腫大は腫瘍の下からC7にまで及んでいる（黒矢印）．B：造影T1強調矢状断MR像にて強く造影される境界明瞭な結節状陰影を認め（赤矢印），造影されない低吸収な嚢胞を認める（白矢印）．C：T2強調矢状断MR像にて栄養血管はflow voidとして描出され（緑矢印），高吸収嚢胞（白矢印），不均一結節（赤矢印），腫瘍の頭側尾側に脊髄にびまん性の浮腫（黄矢印）が描出される．D：造影T1強調水平断MR像では，髄内病変が示されており，強い造影を受ける結節を伴い（赤矢印），栄養血管を示唆する中心の低信号が示されている（緑矢印）．

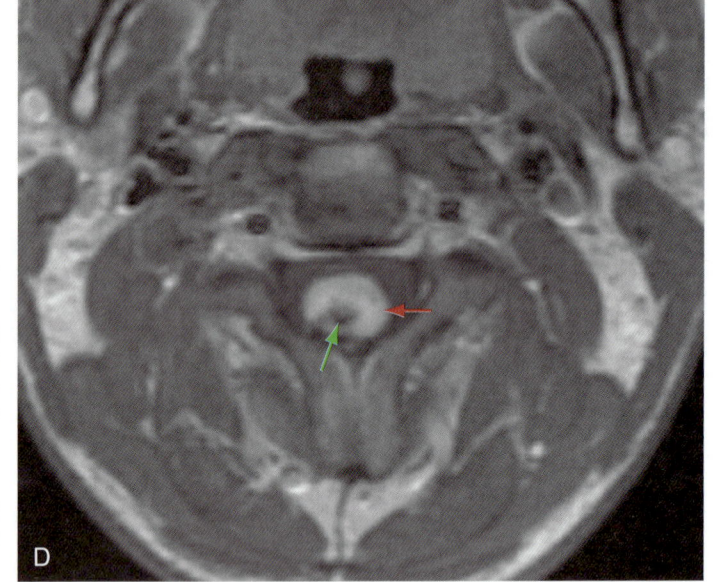

診断からの予後は，ほとんどの報告が数週間から数カ月である．

病態生理学

転移性腫瘍は，血行性やリンパ行性，あるいは直接髄液行性（ドロップ転移）に腫瘍細胞が脊髄に最終的に散布され，髄内転移を生じる．

病理

転移性腫瘍はしばしば境界明瞭で，円形で，灰白色ないし黄褐色の腫瘤である．腫瘍は中心壊死や出血，あるいは腺癌では粘液を含む．

転移性腫瘍はしばしば原発組織と同様の組織像を呈する．

脊髄髄内転移は脊髄のどの部位でも起こりうる．

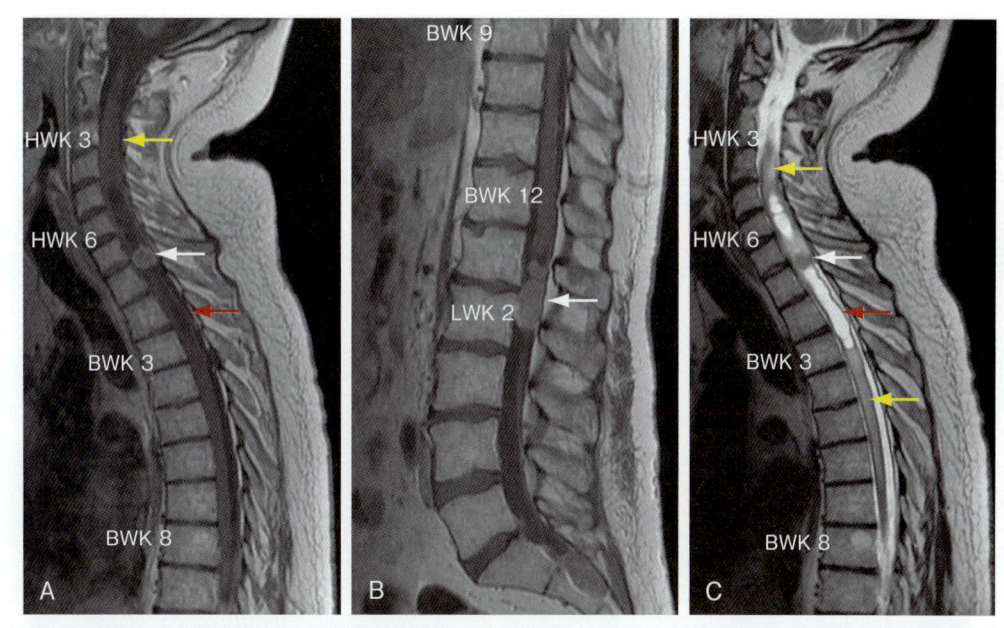

• 図15-20 髄内転移．A：頸椎と上部胸椎の造影 T1 強調矢状断像にて低信号を C5 から Th3 まで脊髄に広範囲に認め，浮腫を表したり（黄矢印），空洞を示しており（赤矢印），C7 から Th1 までは腫瘍と思われる結節性の造影を認める（白矢印）．B：下位胸椎と腰仙部の造影 T1 強調矢状断像にて円錐や終糸に 2 番目に造影される部位を認める（白矢印）．C：T2 強調矢状断 MR 像にて腫瘍は等信号として描出され（白矢印），浮腫はびまん性に高信号として描出され（黄矢印）腫瘍の頭側尾側の中心管は拡張し，シリンクス（脊髄空洞）とよばれる（赤矢印）．

画像

MRI

一般に，髄内転移巣は脊髄の軽度の腫脹像を呈し，T2 強調像で高信号域に描出され，腫瘍以外に浮腫や空洞症を伴う（図15-20）．浮腫は腫瘍の大きさに比し，不自然なほど広範囲に広がる．原発性脊髄髄内腫瘍に比べ，転移性髄内腫瘍では腫瘍性囊胞の発生はまれである．中心性壊死の有無にかかわらず，造影剤により強く増強される（図15-21）．組織の違いによる転移性腫瘍の画像に特徴的所見はないため，唯一の手がかりは組織学的にわかっている原発巣の存在である．

◆ その他の非常にまれな脊髄髄内腫瘍

傍神経節腫瘍，脂肪腫，神経鞘腫，神経線維腫は「硬膜内髄外腫瘍の項」で述べ，造血性腫瘍は「硬膜外腫瘍の項」で，生殖細胞性腫瘍は小児脊髄の章で述べる．

非常にまれであるが，肉腫も脊髄に発生することがある．間葉系細胞の種類により，髄膜肉腫，血管肉腫，膠肉腫，顆粒球肉腫，線維肉腫，ユーイング肉腫などがある．これらの腫瘍に，鑑別の助けになるような特徴的神経放射線学的所見はない．

一方，黒色（褐色）細胞腫や悪性黒色腫は，T2 強調像で低信号，T1 強調像で等ないし高信号という特徴的所見を呈するが，これはメラニン色素の常磁性に起因する．しかしこの所見はしばしば血液の分解産物と間違われ，よく海綿状血管腫や出血性神経上皮性腫瘍（上衣腫やグリオーマ）と誤診される．

硬膜内髄外腫瘍

硬膜内髄外腔は解剖学的には，脊髄表面の血管とその神経組織を取り巻く軟膜と硬膜囊とのあいだの腔を指し，硬膜囊は大孔から S2-S3 椎体まで伸びる．成人に発生する全脊髄腫瘍の約 30% が硬膜内髄外発生であり（小児では若干まれである），また 5% が硬膜内外に進展する．硬膜内髄外腔に発生する原発性腫瘍には，神経根を覆う神経鞘細胞由来の腫瘍（神経鞘腫や神経線維腫）やあるいは硬膜内層を覆うクモ膜細胞由来の腫瘍（髄膜腫）などがある．よりまれなものに間葉系腫瘍や神経性膠細胞性の混合型腫瘍，造血性腫瘍，転移性腫瘍がみられる．いくつかの教科書では，粘液乳頭状上衣腫の発生が，しばしば髄外に位置する終糸によることから硬膜内髄外腫瘍として分類されている．本書では，粘液乳頭状上衣腫は，上衣腫の組織亜型として他の亜型の上衣腫とともに髄内腫瘍の項で詳細を述べている．MRI は脊髄腫瘍の画像検索に有用である．硬膜内髄外発生の腫瘍の画像上の診断ポイントは，腫瘍から

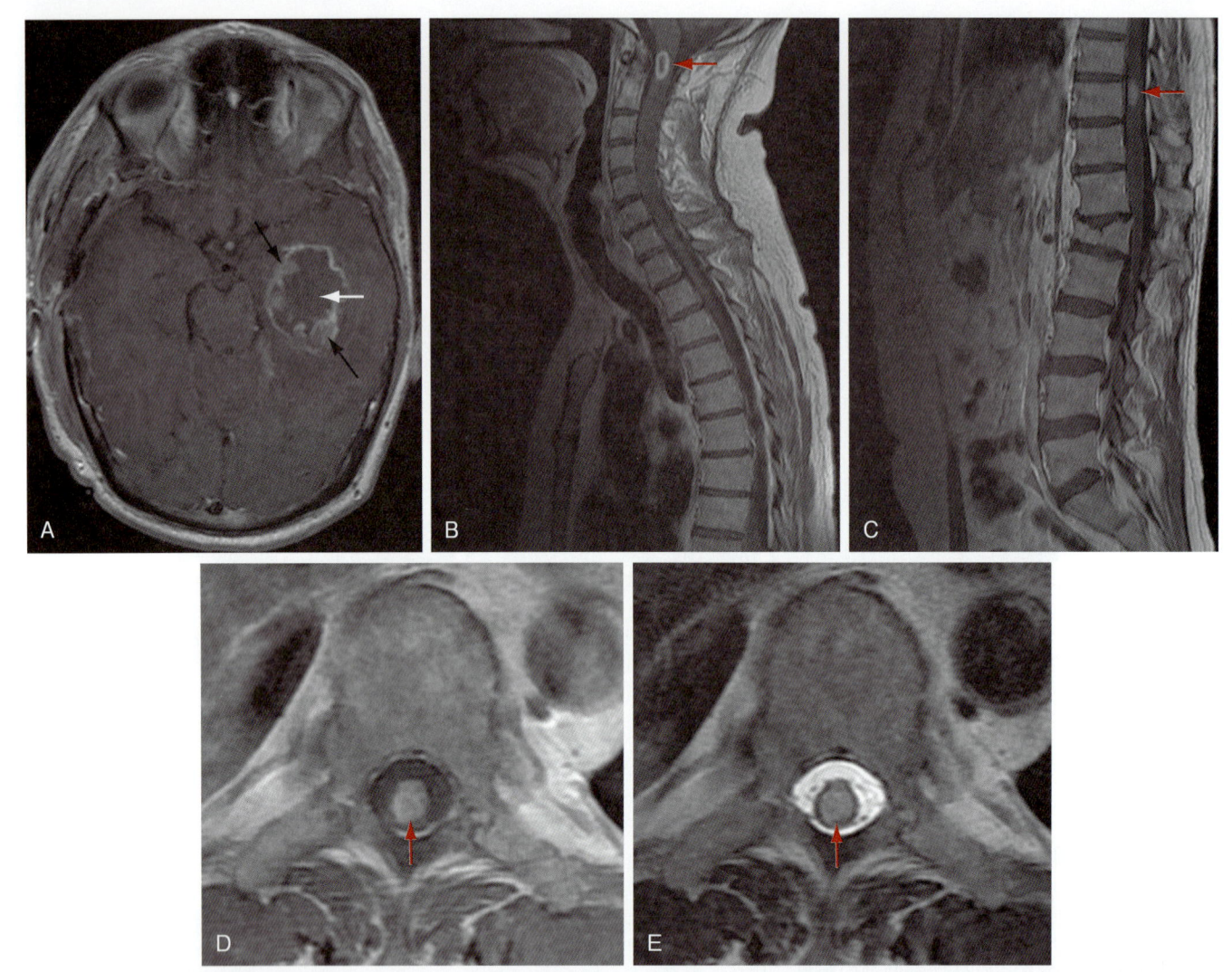

• 図 15-21　転移性膠芽腫．A：造影 T1 強調水平断 MR 像にて周囲が造影を受け（黒矢印）低信号の壊死が中心にある（白矢印）典型的な画像を示す原発性腫瘍を左側頭葉に認める．B：頸椎と上位胸椎の造影 T1 強調矢状断 MR 像にて延髄に周囲が造影される別の腫瘍を認め転移を意味している（赤矢印）．C：下部胸椎と腰椎の造影 T1 強調矢状断 MR 像にて Th10 にまた他の髄内腫瘍を認める（赤矢印）．D：造影 T1 強調水平断 MR 像にて胸椎部の髄内病変が確認される（赤矢印）．E：T2 強調水平断 MR 像にて腫瘍は高信号として描出されることに注目（赤矢印）．

脊髄が局所的に移動し，頭側および尾側のクモ膜下腔の拡大がみられる点である（p. 312, 図 15-1B 参照）．しばしば，必ずしもいつもではないが，硬膜嚢自体が，腫瘍の周囲に T1 および T2 強調像ともに低信号の薄い線状に描出されることがあり，これにより硬膜内腔の正確な局在を容易に診断することができる．

◆ 神経鞘腫瘍：神経鞘腫，神経線維腫

神経鞘腫は良性で，シュワン細胞の増殖からなる被膜に覆われた神経鞘腫瘍である．シュワノーマの名称はニューリノーマやニューリレンモーマと同義である．

神経線維腫は良性で，シュワン細胞と線維芽細胞の増殖による混合性の末梢神経由来の非被囊性腫瘍である．

疫学

神経鞘腫瘍（神経鞘腫や神経線維腫）は，原発性脊椎脊髄腫瘍で最も多い腫瘍の 1 つで（30％），また硬膜内髄外発生の腫瘍のうちでも最も多い（30％）[14]．脊髄神経鞘由来腫瘍の頻度は脊髄髄膜腫より若干高いかあるいは同等である．

神経鞘腫瘍の発生のピークは 30 〜 40 歳代で，男女差はない．神経鞘腫は小児には非常に少なく，脊髄内腫瘍の 10％ 未満である．幼若な子どもの多発性の神経鞘腫は NF2 のさらなる検討を行うべきで，とくに悪性変化の危険性が高く髄内上衣腫などの他の腫瘍を合併する傾向がある．神経線維腫は神経鞘腫より発生頻度はずいぶん少ない．

臨床像

神経鞘腫瘍に関連した症状は，一般にわずかな機能障害のために，診断までに2年以上になることもある．最も多い症状は，すべての神経鞘腫瘍に共通して，疼痛や神経根症状である．

急激な腫瘍増大やあるいは疼痛の増悪があるときには，神経鞘腫瘍の悪性転化を疑うべきである．

病態生理学

神経鞘腫（WHO grade I）は，通常単発性で，ほとんどが非遺伝性発生である．神経鞘腫は，そのほとんどが背側の知覚神経根から発生し，よく被包された，分葉状で，堅い腫瘤で，神経を巻き込むことなく周囲組織を圧迫する．

22番染色体上のNF2遺伝子の不活化や欠失により引き起こされる母斑症，NF2患者では，多発性に神経鞘腫が発生するが，NF2患者の50%は散発発生であり，残り50%が常染色体優性疾患による．また両側前庭神経鞘腫（NF2の特徴である）を欠く多発性神経鞘腫の患者の亜型群が報告されている．文献的には本症は，シュワノマトーシスとして知られるが，まったく異なる臨床病理学的疾患単位なのかあるいはNF2の一表現型かどうかはいまだ議論のあるところである．

神経線維腫（WHO grade I）は，とくに多発性の場合，通常1型神経線維腫症（NF1）に関連して発生するが，ときに散発性に発生することもある．NF1関連神経線維腫は，17番染色体上のNF1遺伝子の欠損ないし欠失による．

黒色神経鞘腫は大量の色素沈着を伴っている点が，通常の神経鞘腫と異なる点である．砂粒体は黒色神経鞘腫の50%以上にみられる．このような砂粒状黒色神経鞘腫の患者の半数はカーニー複合体にみられ，本症は常染色体優性遺伝形であり，粘液腫（心臓，皮膚，乳房），粘膜皮膚色素沈着性病変や内分泌機能亢進を呈する色素沈着性副腎腫瘍を伴う[15]．

神経鞘腫瘍の悪性型（WHO grade III/IV）はまれで（2〜6%），神経鞘から最初から悪性として発生するもの（de novo）と既存の神経鞘腫瘍の悪性変化から発生するもの（神経鞘腫よりも神経線維腫のほうが多い）がある．NF1に関連した網状神経線維腫は，その3〜5%が悪性化し，また悪性末梢神経鞘腫（MPNSTs）の50〜60%はNF1に関連する．悪性神経鞘腫瘍は呼称に富み，悪性神経腫，悪性シュワノーマ，神経鞘線維肉腫，神経線維肉腫などで，すなわち組織学的多様性を反映している．悪性神経鞘腫瘍

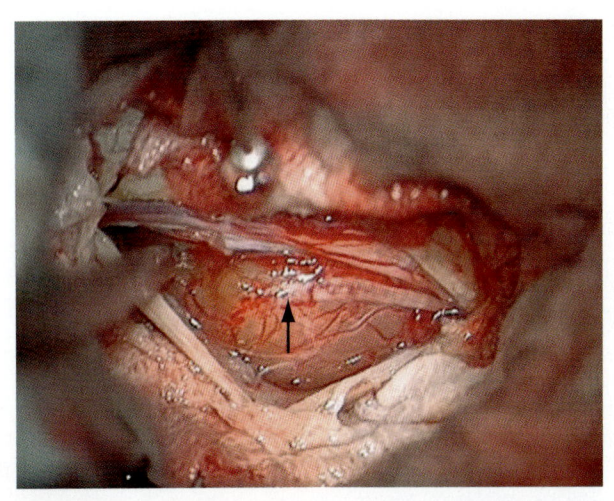

• 図15-22　シュワノーマの術中写真．神経根（矢印）に付着する（から発生する）境界明瞭な球状の病変を認める．（写真提供：チューリッヒ大学脳神経外科 Helmut Bertalanffy教授のご厚意による）

のみがまれに中枢神経系に発生するが，より多くは末梢性に発生し，そして脊柱に浸潤する．

病理

神経鞘腫瘍は，神経軸索の髄鞘を形成するシュワン細胞から発生する．神経鞘腫は通常被膜で覆われた球状の腫瘍で（図15-22），腫瘍切開面は黄色の斑点を伴った明るい褐色を呈する（p.379, Box 15-4 参照）．

神経線維腫は通常堅く，紡錘状の境界明瞭な腫瘍で，切開面は灰褐色を呈する．

神経鞘腫は，腫瘍性のシュワン細胞から発生し，2つの特徴的増殖パターンをとる．1つは細長い腫瘍細胞が密に増殖し，しばしば核が柵状に配列する部分と（アントニAパターン），もう1つは細胞が疎で細胞突起が不明瞭な部分（アントニBパターン）からなる．通常神経鞘腫ではこれら2つの部分が種々の割合でみられるが，ときにこれらの一方のみで構成されることもある（図15-23A）．レチクリン染色で，ほとんどの腫瘍細胞が基底膜で覆われているので陽性に染まる．神経鞘腫内の血管はしばしば高度に硝子化している（図15-23A）．

神経鞘腫はまた広範な嚢胞変化を示すことがある（図15-23B）．まれな神経鞘腫の亜型で，メラニン性神経鞘腫がある（図15-23C, D 参照）．メラニン性神経鞘腫は神経鞘腫に似るが，メラノゾームを有し，腫瘍細胞の一部が褐色調に変化している．本腫瘍は種々のメラノーマ・マーカーに強陽性になる．

神経線維腫は大部分が小さなシュワン細胞で構成され，

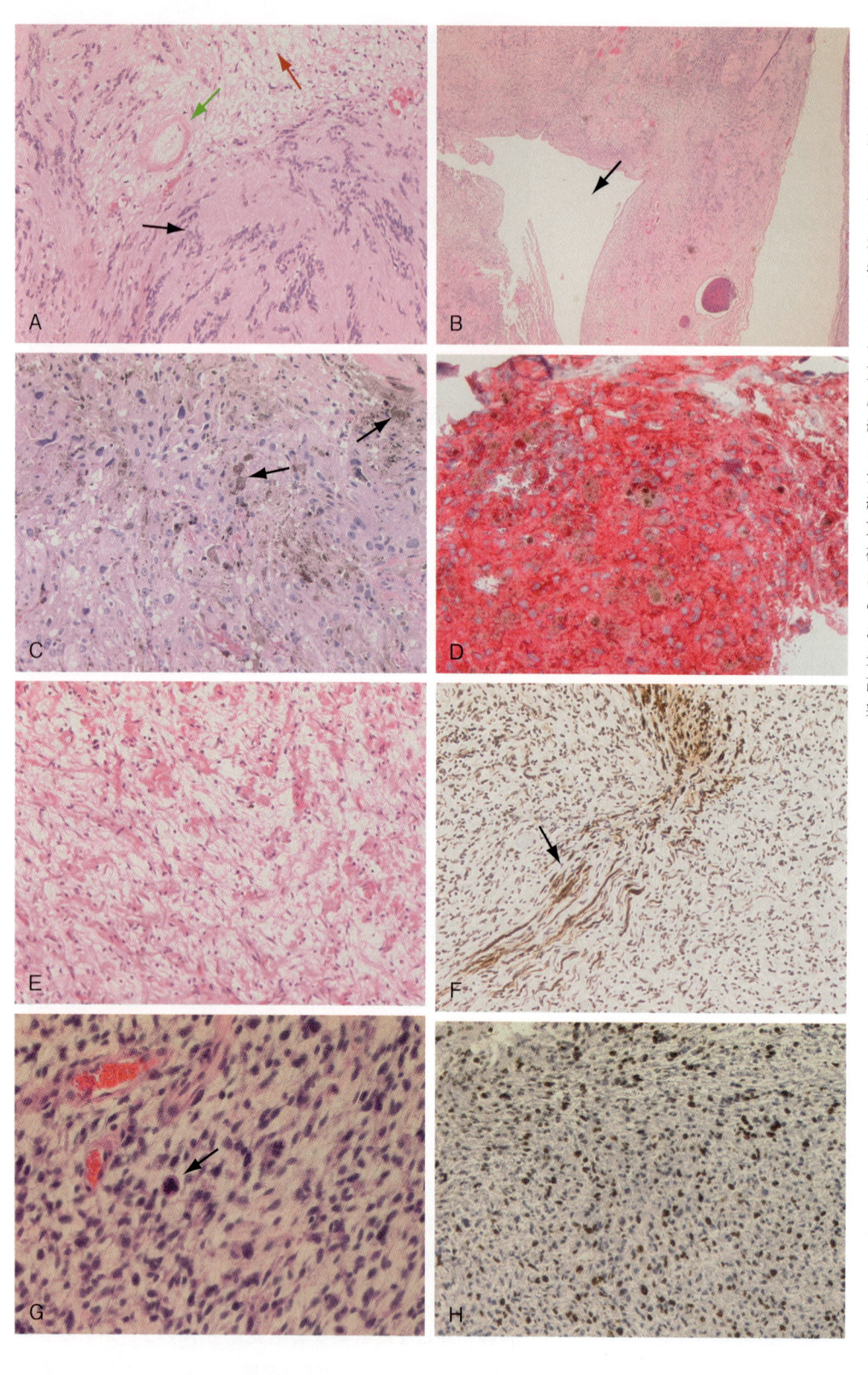

330　Ⅷ　脊椎・脊髄の囊胞と腫瘍

•図15-23　AからDはシュワノーマ．A：伸長した細胞が緻密に広がり，ときには核が柵状に並び（アントニA型，黒矢印）成長したり，不明瞭な突起を出し細胞密度の低い状態で（アントニB型，赤矢印）成長したりする腫瘍化したシュワン細胞．血管はしばしば高度に硝子様変性している（緑矢印）．B：腫瘍内囊胞（黒矢印）．C：特徴的なメラノゾームをもつメラニン産生シュワノーマにより，腫瘍細胞の一部が褐色になっている（黒矢印）．D：腫瘍細胞はメラニンAに強く反応し赤染している．EとFは神経線維腫．E：腫瘍はおもに，小さくシャフト状の細胞（シュワン細胞）が膠原線維と類粘液物質の間質に線維芽細胞を伴わず存在している．F：腫瘍細胞が浸潤し，神経細胞が破壊されて残存（黒矢印）．GとHは悪性末梢性神経鞘腫．G：悪性度の高い核の多型性と高細胞密度である．核分裂像は散見される（黒矢印）．H：MIB-1インデックスは高い（約10％）．（A〜C, E, G：HE染色；D, F, H：免疫染色）

コラーゲン線維と粘液からなる間質内に少数の線維芽細胞を混じる（図15-23E）．免疫組織化学的には神経線維腫はS-100蛋白に対してつねに陽性になる．ニューロフィラメントは，しばしば腫瘍細胞の浸潤で途絶した既存の神経に対し陽性となる（図15-23F）．

神経鞘腫ではまれだが，神経線維腫ではより多くの症例で，上皮性悪性末梢神経鞘腫（EMPNSTs）や血管肉腫へ転化することがあり，核異型が著明となり細胞密度が増加する．また核分裂像が容易にみられ（図15-23G），増殖指数が高くなる（図15-23H）．免疫組織化学的には，神経鞘

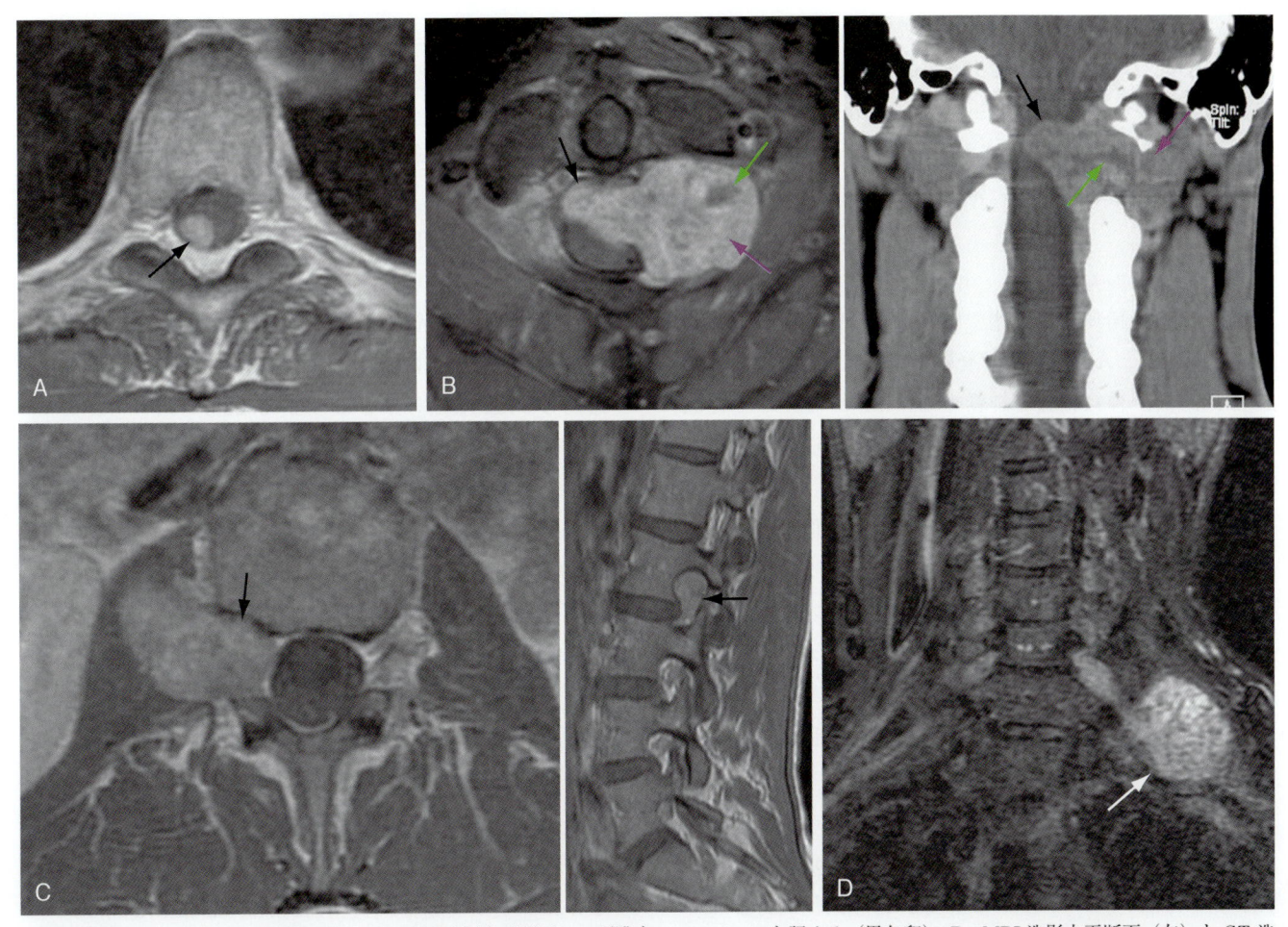

• 図 15-24　シュワノーマの好発部位．A：MRI 造影水平断面にて硬膜内シュワノーマを認める（黒矢印）．B：MRI 造影水平断面（左）と CT 造影冠状断（右）にてダンベル型のシュワノーマを認め，硬膜内は小さく（黒矢印），硬膜外は大きい（紫矢印）．病変が囊胞状に退行変性しているのみならず，隣接する骨構造が吸収されていることに注意．アントニ B 型であった（緑矢印）．C：MRI 造影水平断（左）と矢状断（右）硬膜外にて横突孔のシュワノーマにより椎間孔が拡大しているのがわかる（黒矢印）．D：MR STIR 法の冠状断にて大きな傍椎体部のシュワノーマを認める（白矢印）．

腫や神経線維腫では S-100 蛋白に強陽性で，基底膜マーカー（コラーゲン IV）がしばしばほとんどの細胞膜表面に陽性となる．しかし EMPNSTs へ転化すると，S-100 蛋白に対する染色性がしばしば弱くなる．

　70～80％ の症例が，神経根（ほとんどが背側の感覚神経根）が硬膜囊から出る前に発生し，腫瘍は硬膜内に存在する（図 15-24A）．10～20％ は硬膜囊から神経根が出たところで発生し，そのため硬膜内外に腫瘍が及ぶ（ダンベル型腫瘍）（図 15-24B）．完全に硬膜外発生の神経鞘腫は少ない（10％ 未満）（図 15-24C，D）．さらに髄内神経鞘腫はごくまれであり（1％ 未満），脊髄血管に付随する血管周囲神経鞘から発生すると考えられている．

　好発部位は頸椎で，胸椎や腰椎レベルでの発生は少ない[14]．

　神経線維腫は，組織学的にはシュワン細胞と線維芽細胞の増殖からなり，酸性多糖の基質を有し，神経そのものが腫大し紡錘状を呈する．腕神経叢や腰部神経叢からの神経線維腫は，複数の神経根に沿って硬膜内腔に増大し，またその結果軟膜下に進展することもある．

画像

CT

　CT は脊髄腫瘍の初期画像としての診断方法のみならず，MRI が禁忌の症例でも適応があり，さらに CT 脊髄造影は硬膜内髄外病変の解剖学的分解能に優れ，神経根との関係をよく描出するために行うべき検査法である．CT はさらに，腫瘍とその近辺の骨構造物との関連情報を提示してくれる．椎弓根の侵食や椎弓板の菲薄化，椎体後方のホタテ貝様陥凹を伴って椎間孔の拡大所見は骨条件 CT で明瞭に描出され，術前手術計画に有用な情報を提供してく

れる．腫瘍自体は脊髄変位を伴って軟部組織と同じかあるいはやや低吸収域として描出される．造影剤により腫瘍は，中等度から強度に増強される（図15-24参照）．石灰化所見や大きな出血病変はまれである．黒色神経鞘腫は単純CTで高吸収域を呈する（図15-27参照）．

MRI

MRIは神経鞘腫瘍の形態や硬膜囊との位置関係を実によく表し，ほとんどの症例で脊髄を正確に把握できる（図15-24参照）．神経鞘腫と神経線維腫は，いくつかの特徴はあるが，画像上ほとんど区別がつかない（p. 370, 図15-101参照）．両者とも充実性で境界明瞭，T1強調像で脊髄と同様等信号から軽度低信号，T2強調像で高信号を呈する．しかしながら神経鞘腫はしばしばT2強調像では不均一に描出され，病理上の特徴であるアントニAとBパターンを反映している（それぞれ細胞密度が密な部分と疎な部分）．神経鞘腫ではときにどちらかのパターンが優位となることもある（p. 372, 図15-103参照）．造影T1強調像では，強く増強される（**図15-25**）．

椎間孔内外病変は，硬膜外椎間孔内の脂肪や傍脊椎筋内の脂肪を抑制するshort tau inversion recovery（STIR）撮影により，よくとらえることができる（図15-24D参照）．

大部分の神経鞘腫は小さな腫瘍（数mm）であるが，大きくなることがある．巨大神経鞘腫とよばれるものの定義は，(1) 2椎体以上に及ぶか，(2) 脊椎外に2.5 cm以上増大するか，あるいは (3) 筋膜を超えて進展していることである（p. 379, Box 15-4，図15-24D参照）．巨大神経鞘腫の場合，悪性神経鞘腫瘍との鑑別が必要なため，生検術が求められる[16]．脊髄神経鞘腫ではまれに脊髄のどの部分にでも（髄内出血，クモ膜下出血，硬膜下出血，あるいは腫瘍内出血）出血を伴うことがある．

神経鞘腫は囊胞性の形態をとることがあるが，造影画像でその壁が結節状に厚く造影されるので，他の囊胞性脊髄腫瘍との鑑別の助けになる（**図15-26**）．

神経鞘腫の亜型に黒色・メラニン性神経鞘腫があり，メラニン顆粒が細胞質内に沈着している．メラニンの常磁性効果により，T2強調像で低信号，T1強調像で高信号に（単純CTで高吸収域に）描出される（**図15-27**）．しかし，MRIで転移性悪性黒色腫と黒色神経鞘腫との鑑別はむずかしい．

骨内神経鞘腫は文献上いくつかの報告があり，広範な骨破壊を伴っている[16]．

経過中急激な腫瘍の増大があるときや，周辺脊髄組織と腫瘍境界が不鮮明な場合，中心壊死を伴って腫瘍内容が不均一になっている場合や，圧迫を受けている脊髄内に著明な浮腫がみられるときは，神経鞘腫の悪性転化を疑う．とくに悪性転化は蔓状神経線維腫やNF1に関連した症例によくみられる．

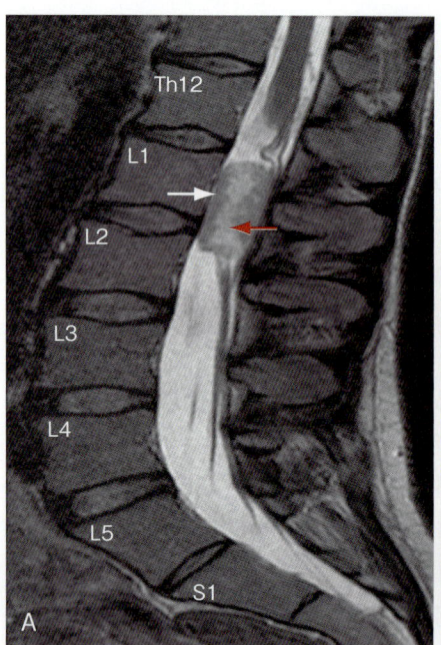

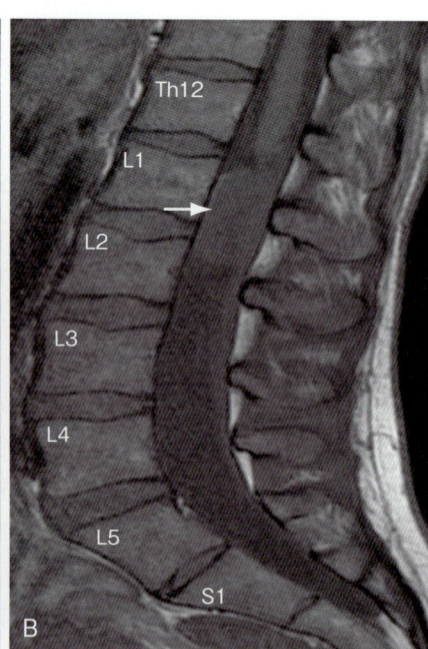

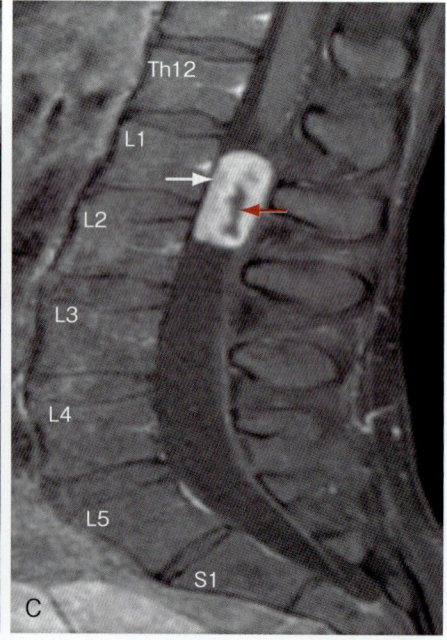

• **図15-25** T2強調矢状断 (A)，T1強調矢状断 (B) と造影矢状断 (C) MR像にて馬尾の典型的なシュワノーマを認める．T2強調像にて高信号，T1強調像にて等信号で強く造影を受ける（白矢印）．変性性囊胞に注目（赤矢印）．

特殊検査

ポジトロン断層撮影法（PET）は悪性神経鞘腫瘍と良性神経鞘腫瘍との鑑別に有用である．

◆ 髄膜腫

髄膜腫（meningioma）はクモ膜の細胞由来の腫瘍である．

疫学

髄膜腫は原発性脊椎脊髄腫瘍のうち，頻度の高い腫瘍であり，症例の 25 ～ 46% を占め，また脊髄クモ膜下腔に発生する（髄外硬膜内に位置する）腫瘍のうち，神経鞘腫についで発生頻度が多い（25%）．全髄膜腫の 10 ～ 13% が脊椎脊髄領域に発生する．

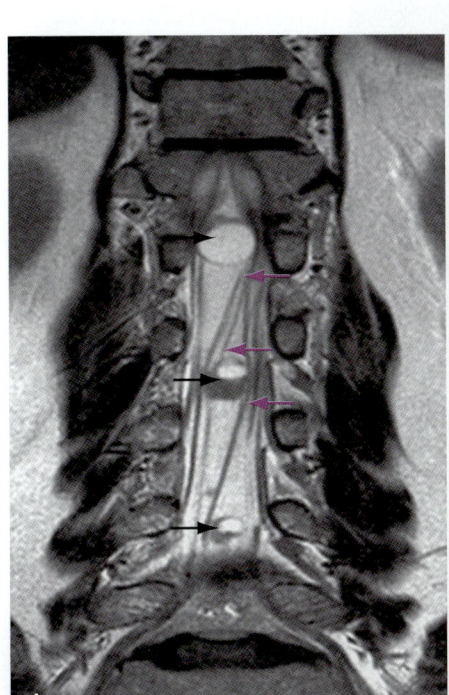

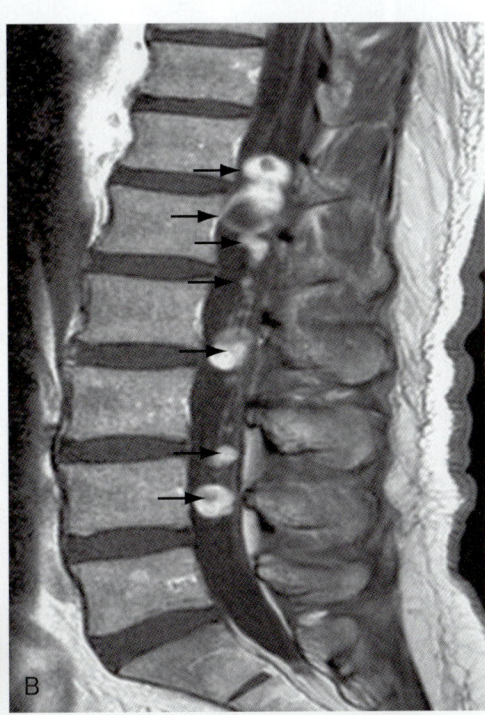

• **図 15-26** T2 強調冠状断（A）と造影矢状断（B）MR 像にて強い造影を受ける多発嚢胞を認める（黒矢印）．嚢胞性のシュワン症と考えられている．神経線維腫症 2 型や母斑症に特徴的な腫瘍は伴わない．馬尾が偏位していることに注目（紫矢印）．

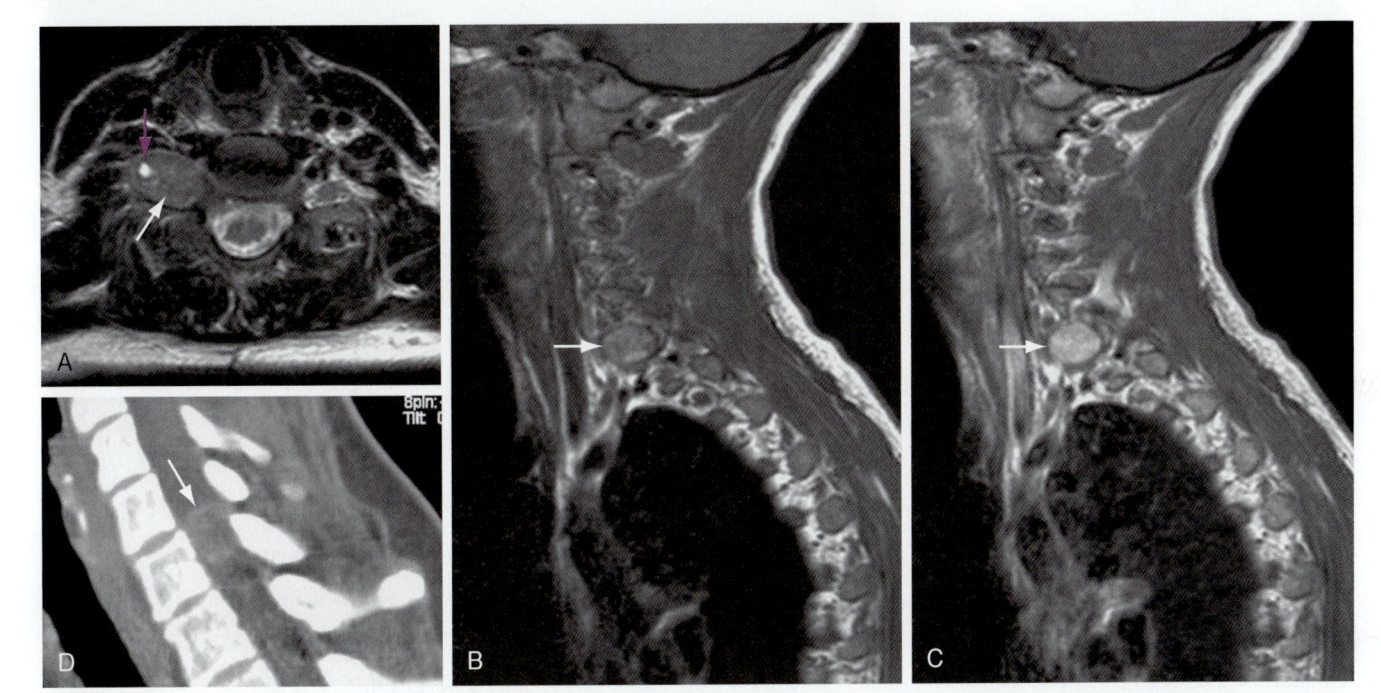

• **図 15-27** T2 強調水平断（A），T1 強調矢状断（B），造影矢状断（C）MR 像と CT 矢状断像にてメラニン色素特有の信号強度を示すメラニン産生シュワノーマを認める（白矢印）．T2 強調像にて低信号，T1 強調像にて高信号，CT にて高吸収で，強い造影を受ける．T2 強調像にて小さな嚢胞性の変性を認めることに注目（A の紫矢印）．

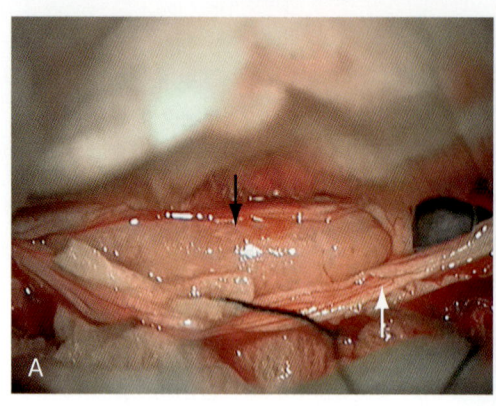

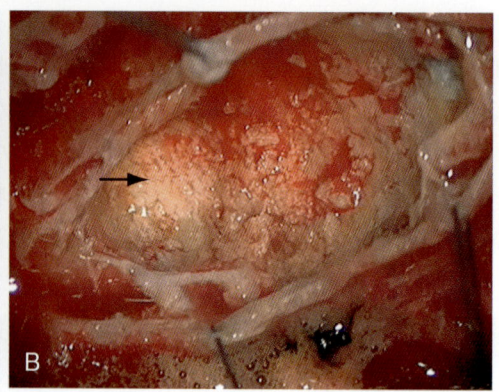

• 図15-28 A：しっかりとした表面の髄膜腫（黒矢印）．B：ぶつぶつとした表面の髄膜腫（黒矢印）．両者ともに境界明瞭．馬尾の神経根が圧迫されていることに注目（白矢印）．（術中写真：A. チューリッヒ大学脳神経外科 Helmut Bertalanffy 教授のご厚意による．B. チューリッヒ大学脳神経外科 Réne-Ludwig Bernays 医師のご厚意による）．

　女性での発生頻度が高く（82%），中年から初老の女性に多く発生する．患者のほとんどが40〜80歳であるが，まれに小児の発生報告がある．
　骨化髄膜腫は非常にまれであり，全脊椎脊髄髄膜腫の0.7〜5.5%にすぎない．

臨床像

　おもな症状は，局所疼痛ないし根性痛（83%）で，ついで感覚低下（50%）である．診断時患者の83%に不全麻痺がみられる．膀胱直腸障害は患者の36%に起こる．髄膜腫は良性腫瘍で，ゆっくりと増大する．そのために診断までの有病期間は長く4カ月から2年である．非常にまれに退形成性髄膜腫が発生し，臨床経過が速く，再発率は70%で，転移が30%にみられる．

病態生理学

　脊髄髄膜腫は，クモ膜キャップ細胞（meningothelial cells）から発生する場合には，髄膜性髄膜腫とよばれ，クモ膜の深層にある線維芽細胞ないし梁細胞から発生する場合には線維性または移行性髄膜腫とよぶ．
　脊髄髄膜腫の組織学的増殖や増大は遺伝子変化や性ステロイドホルモンが関与すると示唆されてきた．遺伝学的研究では22番染色体長腕の相同遺伝子の一方の欠失があり，同部位には癌抑制遺伝子の存在が示唆されている．
　全脊髄髄膜腫のほぼ99%がWHO grade Iである．WHO grade IIの脊髄髄膜腫の報告はまだなく，WHO grade IIIは全体のわずか1.3%にすぎない．WHO grade IIやIIIの脊髄髄膜腫は，頭蓋内発生のものより圧倒的に少なく，これは髄膜の発達の違いによるものであろう[17]．dural

---
＊訳注：硬膜と腫瘍とが付着して，硬膜に尾が付いたように見える徴候．

tail sign＊は脊髄，頭蓋内発生にかかわらず全髄膜腫の57〜67%でみられる所見である．dural tail signは腫瘍浸潤によるもの，あるいは充血を伴った過剰な血管新生によるもの，またはその両方の所見を反映しているものがあると考えられている．dural tail sign（頭蓋内にしろあるいは脊髄にしろ）は髄膜腫に特異的な所見ではない．他の硬膜内腫瘍（たとえば転移性腫瘍，悪性リンパ腫，サルコイドーシス）でも認められる．とはいえ，dural tail signを呈した脊髄神経鞘腫の報告はこれまでなく，脊髄領域の髄膜腫と神経鞘腫の鑑別には有用な所見ではあるといえよう．

病理

　脊髄髄膜腫周辺の骨構造は頭蓋内発生のものよりも（硬化像や浸潤像といった）影響は少ない．それはおそらく幅広でかつ脂肪のつまった硬膜外腔によるものであろう．
　髄膜腫は，硬膜への浸透性のあるクモ膜層の種々の細胞から発生する．
　髄膜腫周辺の神経は，腫瘍により変位する．
　髄膜腫は堅くゴム様の硬さで境界明瞭の腫瘤で（図15-28），しばしば硬膜と幅広く接している．玉石様の形態を反映して，腫瘍切断面は分葉状を呈する．
　髄膜腫は，組織学的に広い幅をもった腫瘍である．最も頻度の高い亜型は，良性の髄膜型（合胞体型），線維型と移行型髄膜腫の3タイプである．多くの髄膜腫は，その亜型にかかわらずいくつかの組織所見を共有している．不明瞭細胞境界（pseudosyncytial appearance）や核内細胞質封入体，渦巻き状形態，紡錘状細胞を一部に伴う豊富な膠原性基質や砂粒体型の石灰化所見などである．髄膜腫は，これらの特徴的な病理所見で亜分類されている．たとえば，砂粒体型髄膜腫は砂粒体所見が非常に多くみられ（図15-29A），一方髄膜性髄膜腫は大型のpseudosyncytial

lobulesよりなり，渦巻き状形態の発達は悪く，砂粒体もほんの少ししかみられない（図15-29B）．免疫組織化学的にはほとんどの髄膜腫でEMAが陽性である．

胸椎は脊椎領域で最も長い部分を占めるため，多くの髄膜腫が胸椎領域に発生する（55～80%）．ついで頸椎領域（15～18%）で，腰椎領域が最も少ない（2%）．髄膜腫の発生部位は硬膜内発生が83～87%，髄内発生が3%，硬膜外発生が14%みられる．髄膜腫は脊髄側方発生が50～68%，脊髄背側が18～31%，脊髄腹側に15～19%発生する．

画像
CT

CT所見は，硬膜付近に高吸収域の石灰化像を呈する（図15-30D）．頭蓋内髄膜腫と異なり，骨化所見や浸潤像は脊

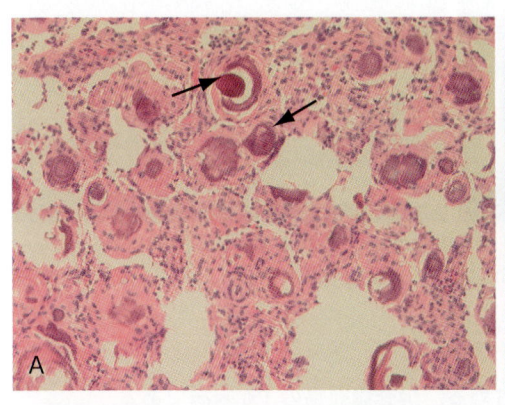

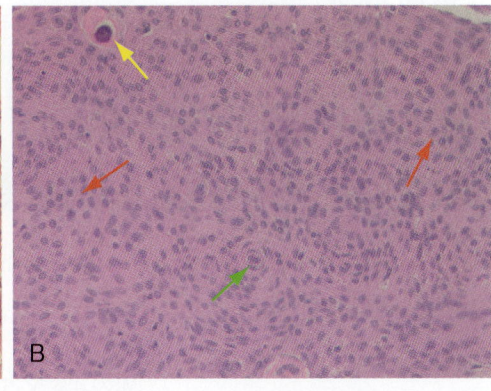

・図15-29 A：砂粒腫性髄膜腫は多くの砂粒体を含むことが特徴である（黒矢印）．B：髄膜皮性髄膜腫は大きな偽合胞体をもち（赤矢印），渦巻状変化に乏しく（緑矢印），砂粒体はわずかである（黄矢印）．（HE染色）

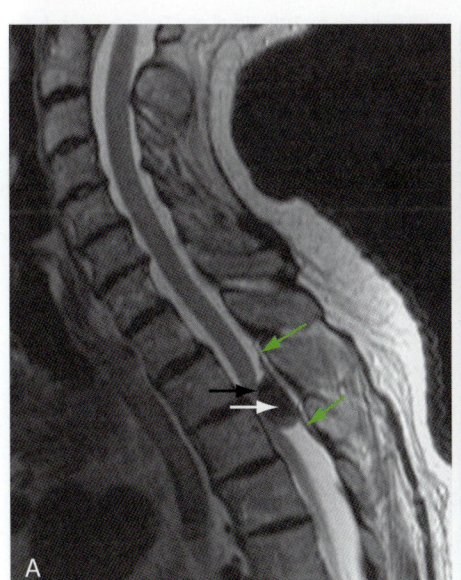

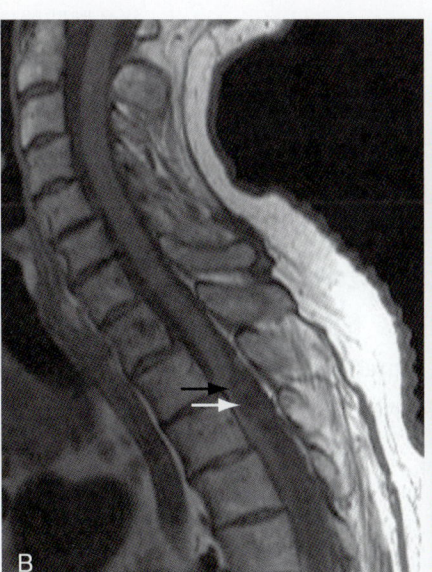

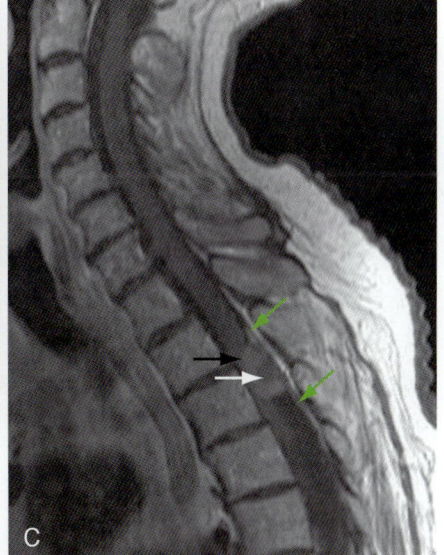

・図15-30 砂粒腫性髄膜腫（黒矢印）のT2強調矢状断（A），T1強調矢状断（B），造影矢状断（C）MR像とCT矢状断像（D）．特徴は著明な石灰化によりT2強調像，T1強調像にて低信号域となり，CTにて高吸収域となる．より石灰化の強い中央部（白矢印）の低信号域と高信号域に注意．緑矢印は硬膜に隣接する石灰化を示しており，中等度の造影を受けている．

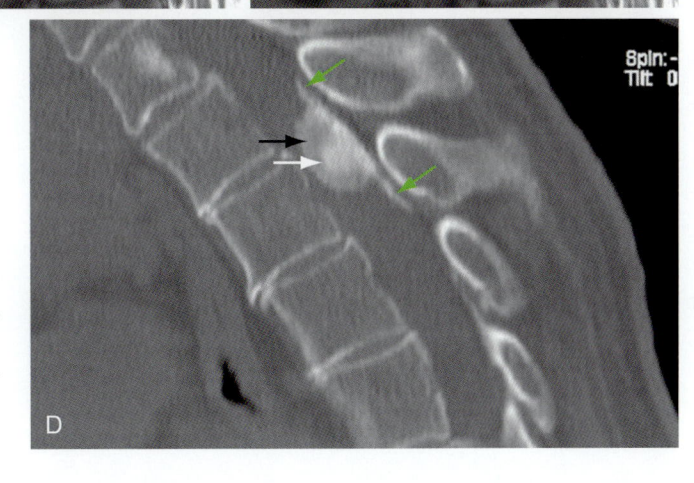

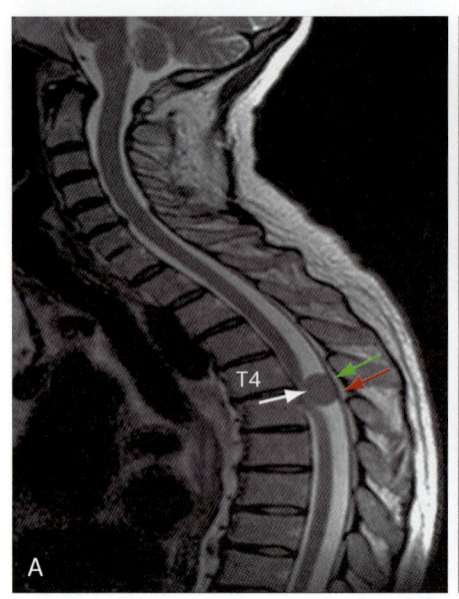

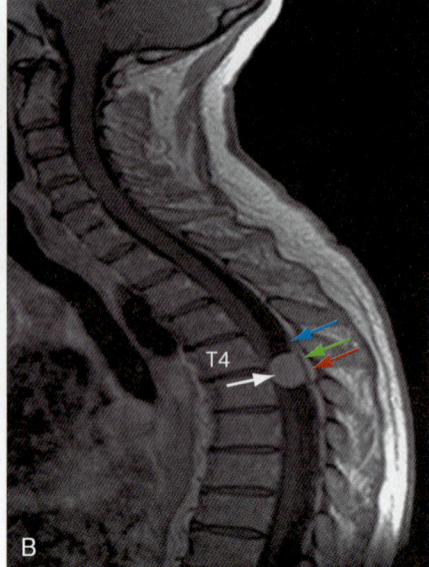

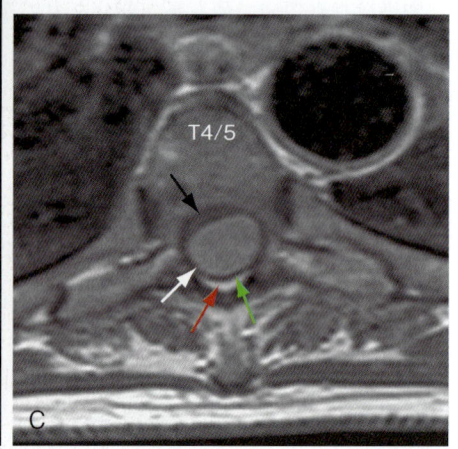

•図 15-31　典型的髄膜腫（白矢印）の T2 強調矢状断（A），造影矢状断（B），造影水平断（C）MR 像にて T2 強調像では等信号で中等度の均一な造影を認める．脊髄は前方右側から圧迫されている（黒矢印）．硬膜（緑矢印），dural tail sign（青矢印），硬膜外脂肪（赤矢印）と腫瘍が硬膜に広く付着部をもつことを確認．

髄髄膜腫ではまれである．

MRI

髄膜腫は境界明瞭な結節性の病変である．脊髄髄膜腫の信号強度は，T1 および T2 強調像ともに，均一な脊髄と同じ等信号ないし脊髄よりも高信号を呈する．脊髄髄膜腫は均一で中等度に造影される（神経鞘腫では強く不均一に造影される，p. 372，図 15-103 参照）．髄膜腫は軽度の境界不整のある結節像を示し，硬膜と広い接点を有する．腫瘍に接した硬膜が厚く強く増強する所見（dural tail sign）は髄膜腫に特異的ではないが，多くの症例でみられる（57〜67％）（図 15-31）．

特殊検査

髄膜腫は，特徴的な血管造影像を呈し，強く長く腫瘍濃染される．すなわち毛細血管相から静脈相にまで腫瘍濃染像が続く．術中出血を軽減するために，超選択的腫瘍塞栓術を施行することがある．

◆ 脂肪腫

脂肪腫（lipoma）は脂肪組織の良性腫瘍である．血管脂肪腫や筋脂肪腫の組織亜型がある．

疫学

非二分脊椎性硬膜内脂肪腫はまれな疾患で，全脊髄脂肪腫の 4％ を占める．全脊髄腫瘍の 1％ 未満である．

終糸脂肪腫は脊髄脂肪腫の 12％ にあたる．それは人口の 4〜6％ に発生し，比較的多い疾患である．

脊髄脂肪腫は通常脊髄癒合不全に関連して発生し，全脊髄脂肪腫の 84％ は lipo/myelo/meningocele group のいずれかに属する．

血管脂肪腫や筋脂肪腫，脂肪肉腫は非常にまれな組織病理学的疾患単位である．

臨床像

非二分脊椎性脂肪腫は若年成人期，通常 10 歳代に症候性となる．脊髄の圧迫により，緩徐進行性に神経機能の低下が起こり，脊髄性疼痛，感覚異常，対麻痺や四肢麻痺，失調，失禁などの症状はその後急速に進行悪化する[18]．脂肪腫は新生物ではないが，体脂肪の増加や妊娠などの代謝変化に伴い大きくなる可能性をもっている．

病態生理学

非二分脊椎性脂肪腫は，脂肪組織の先天性良性病変である．非二分脊椎性脂肪腫は，神経管閉鎖時期の多機能性胎児間葉細胞（たとえば meninx primitiva）から発生した過誤腫と考えられている．その結果，脂肪腫と脊髄とのあいだに明確な分割面はなく，とくに脂肪腫が周辺の神経根と合体することがある．

第15章 脊椎・脊髄腫瘍　337

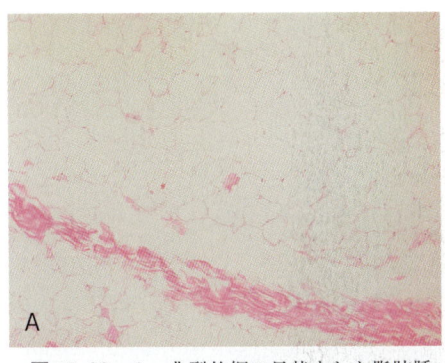

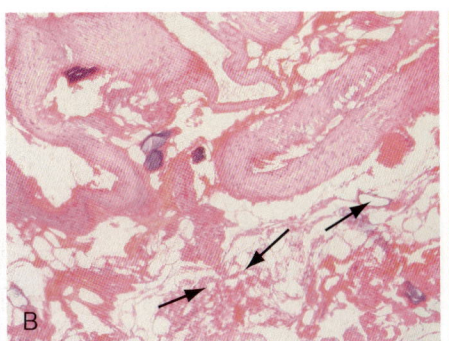

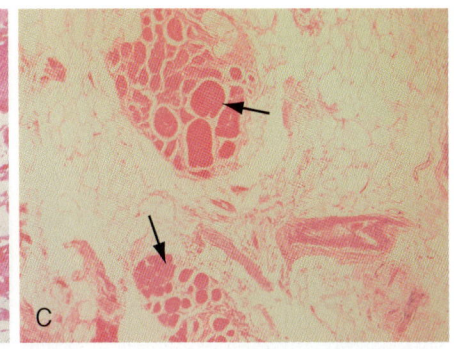

・図 15-32　A：典型的網の目状をした脂肪腫．B：血管に富む（とくに毛細血管）（矢印）と血管腫性脂肪腫となる．C：骨格筋（矢印）や平滑筋が加われば，筋腫性脂肪腫となる．（HE 染色）

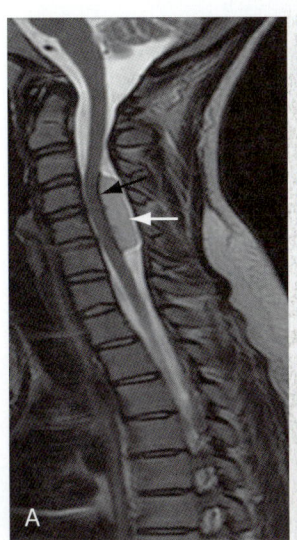

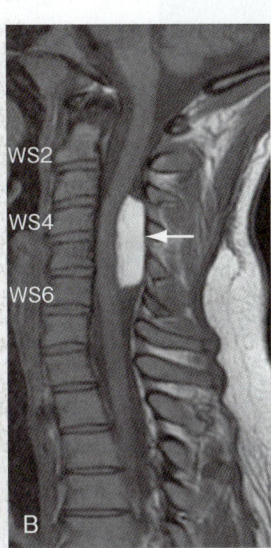

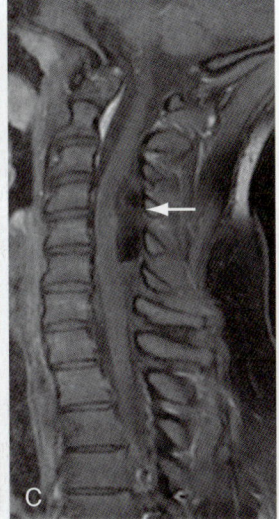

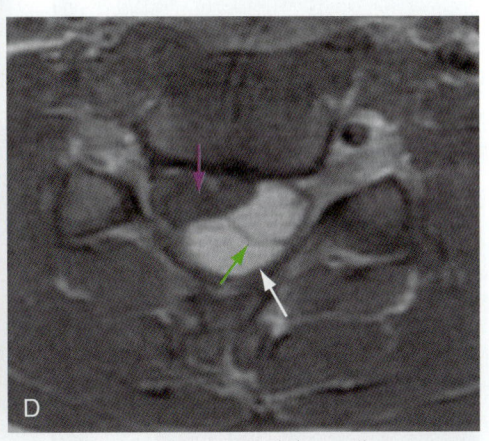

・図 15-33　頸椎の硬膜内脂肪腫．T2 強調矢状断（A），T1 強調矢状断（B），脂肪抑制をした造影（C），T1 強調水平断（D）MR 像にて T1/T2 ともに高信号で境界明瞭な硬膜内髄外に局在する所見を認め（白矢印），脊椎管を局所的に広げ，脊髄を前方右側へ（D の紫矢印）圧迫するのがわかる．化学的シフトによる偽所見に注目（A の黒矢印）そして後根が取り囲まれていることに注目（D の緑矢印）．脂肪抑制画像にて低信号となることから診断が確定する．

病理

脂肪腫は明るい黄色調を呈し，しばしば脊髄と癒着している．脆弱な被膜に覆われ，切断面は分離区画されている．

脂肪はアルコールやキシレン処理により失われるため，病理組織学的にはただの抜けた空胞状の細胞として残る．病変部は成熟した脂肪組織と実際のところ区別はつかず，六角形状金網類似の像を呈する（図 15-32A）．血管が豊富（とくに毛細血管）な症例は血管脂肪腫（angiolipoma）とよばれているが，多くの症例で，たとえば血管脂肪と脂肪の豊富な血管腫とは鑑別がむずかしいことがある（図 15-32B）．また発達段階で生ずるある種の腰椎部脂肪腫のなかに，横紋筋ないし平滑筋を混ずるものがある（図 15-32C）．組織学的には脂肪腫の形態は典型的であるので，診断に免疫組織化学的の検討まで必要としない．

非二分脊椎性脂肪腫では，胸椎や頸胸椎移行部に最も発生しやすく，ついで頸椎領域に多い．腰仙部脂肪腫のほとんどは，脊髄癒合不全に関連して発生する．それらはほとんどつねに背側の，脊髄付近に位置して，脊髄を前側方に圧迫するとともに神経根を巻き込んでいる（図 15-33）．しばしば，腰仙部脂肪腫は診断がつく以前に数椎体分の長さに進展し，著明な大きさになっていることもある．

終糸線維性脂肪腫は，終糸に位置する．多くの血管脂肪腫は胸椎の硬膜外腔に発生する．

画像

超音波検査

脂肪腫は，超音波検査でエコー反応性の脊髄内腫瘤である．

CT

脂肪腫の CT 像は特徴的である．すなわち拡大した脊柱

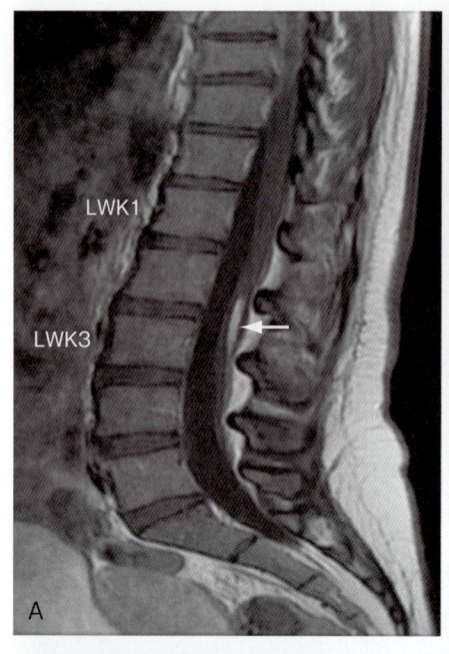

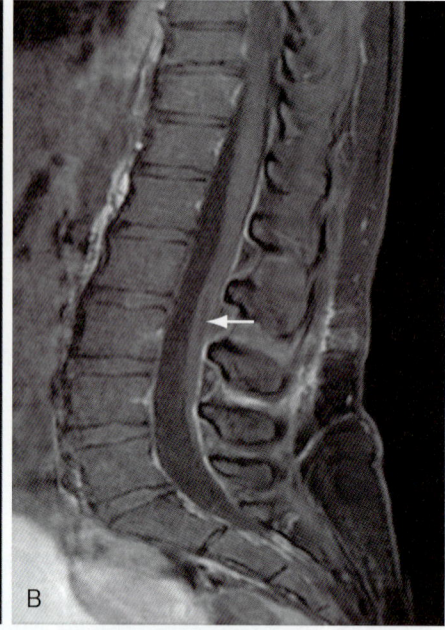

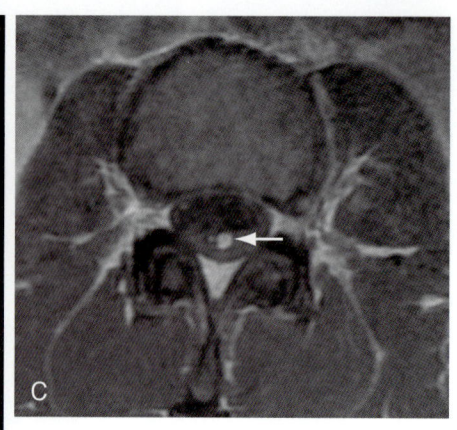

・図 15-34　終糸線維性脂肪腫．造影 T1 強調矢状断 MR 像で脂肪抑制を伴わないもの（A）と伴うもの（B）と T1 強調水平断 MR 像（C）にて分厚く脂肪で覆われた終糸を認める（白矢印）．正常の円錐の位置に注目．

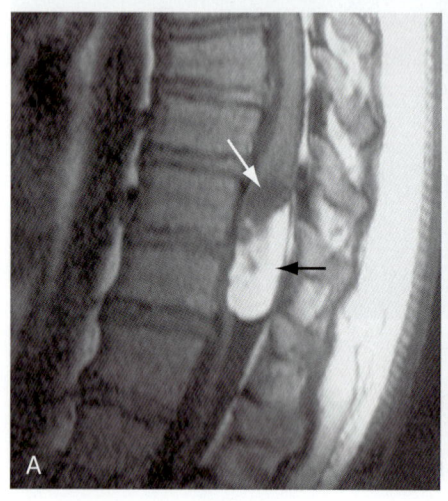

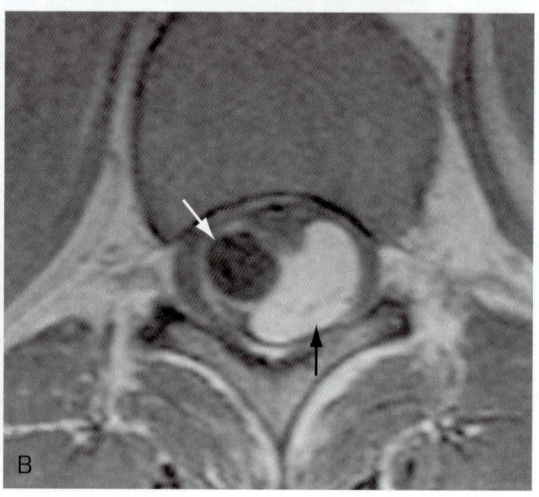

・図 15-35　円錐部の筋性脂肪腫．造影 T1 強調矢状断（A）と水平断（B）MR 像にて囊胞の一部が造影される（白矢印）だけではなく脂肪様に（黒矢印）みえる．診断は組織診断による．腫瘍が奇形腫や上皮腫と画像上鑑別困難であるからである．

管は，脂肪と同等の吸収値をもった病変で占められている．脊髄は前側方に圧迫偏位している．大きな病変では，脊髄造影をすると閉塞像を示す．

MRI

MRI はほかの原発性脊髄腫瘍と脂肪腫との鑑別に役立つ特徴的パターンを示す．すなわち T1 および T2 強調像とも腫瘍は高信号を呈し，まったく造影効果がみられない（図 15-33）．脂肪腫は境界明瞭で，結節状腫瘤を示す．脂肪抑制画像（髄液は低信号になる）を行うと診断をより確かにする．

終糸線維脂肪腫は終糸領域で高信号腫瘤として描出され，脊髄円錐が低位置にあり脊髄係留を伴う（図 15-34）．

筋脂肪腫は奇形腫や類皮嚢胞との鑑別は困難である（図 15-35）．

◆ 傍神経節腫

傍神経節腫（paraganglioma）は，自律神経系のクロム親和性細胞由来の副腎外褐色細胞腫である．ケモデクトーマともグロームス腫瘍ともよばれる．

疫学

好発年齢，性別はない．症状出現時の平均年齢は 45～50 歳である．

臨床像

傍神経節腫は，ほとんどの場合，脊髄円錐，馬尾に発生するので，よくある症状は，腰部痛あるいは下肢痛，感覚

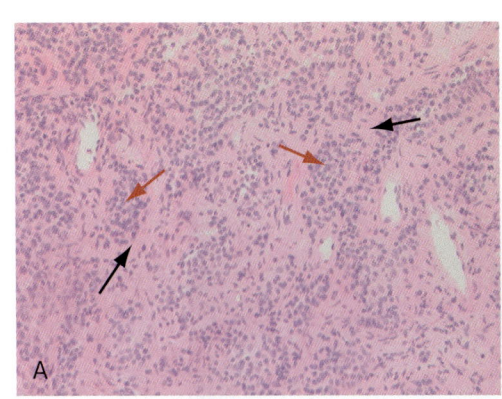

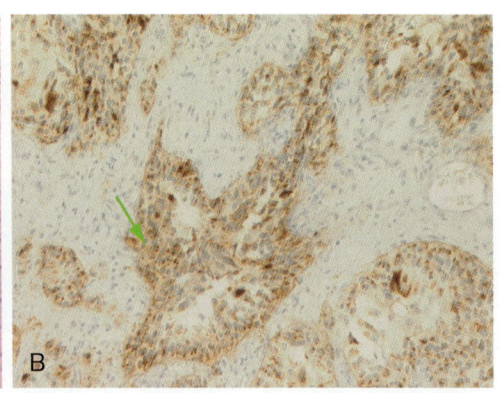

• 図 15-36　A：傍神経節細胞腫の HE 染色にて同じ大きさの円形の細胞を主審に小さな巣（Zellballen）（赤矢印）を形成しており，通常の組織ではめったにないが，伸長した支持細胞が一層囲んでいる．網状の隔壁と毛細血管が隔壁となっており（黒矢印），その結果腫瘍は分葉しているようにみえる．B：おもな細胞はクロモグラニン A の免疫染色に陽性を示す（緑矢印）．

障害あるいは運動障害，膀胱直腸障害である．症状発現から診断までは，数日から数年である．ほとんどの脊髄の傍神経節腫は，非機能性であり，すなわちカテコラミンを産生しない．

病態生理学

傍神経節腫は，副腎外神経堤細胞から発生する．80～90％ は頸動脈小体や頸静脈孔にある．脊髄はまれな発生部位となる．終糸にある末梢性神経芽細胞が傍神経節腫に分化することが原因と考えられている．脊髄内に限れば，単発例のみが報告されている．頭頸部の傍神経節腫と違って，馬尾の家族性傍神経節腫の報告はない．しかしながら，生殖細胞の遺伝子変異の報告が，脊髄傍神経節腫の症例で報告されている[19]．

病理

傍神経節腫は，境界明瞭で，赤色から茶色でしばしば石灰化を伴う被膜に全周性に囲まれた，軟らかい腫瘍である．これらの腫瘍は，主細胞は円形で一定の大きさをしており，小さな巣（Zellballen）を形成しており，一層の長く伸びた支持細胞に覆われている．レティキュリン線維の細い隔壁や毛細血管により，巣は隔てられて，腫瘍は分葉状にみえる（図 15-36A）．成熟した神経節細胞がみられることもある．免疫染色では，おもな細胞は神経系への分化を示し，さまざまな神経系のマーカー，たとえばクロモグラニン A で染まる（図 15-36B）．支持細胞は S-100 や GFAP で染まるのが典型である．

脊髄の傍神経節腫は，ほとんどの場合例外なく，馬尾に発生する．

画像
CT

CT では，境界明瞭に造影され，大きなものでは，骨の破壊を伴うこともある．

MRI

傍神経節腫 T1 強調像で低から同信号に，T2 強調像では同から高信号に描出される．病変は境界明瞭で，強く造影される（図 15-37）．特徴として，多発性の小孔（flow void）を認め，腫瘍が血管に富むことを示しており，典型的な「ごま塩」現象と認識される．塩は腫瘍が造影される様子で，ごまは動脈の小孔（flow void）を表す．

特殊検査

選択的血管造影で，早期動脈層で腫瘍陰影を認める．血管造影は術前の塞栓術をする場合，適応となる．

◆ 転移性腫瘍
疫学

剖検にて，癌患者の約 5％ に脊髄硬膜下髄外転移を認める．頭蓋内転移からのドロップ転移が多く，乳癌の 36％，リンパ腫の 28％，肺癌の 16％，メラノーマに認められ[10]，原発性脳腫瘍では，髄芽腫の 48％，悪性神経膠腫の 26％，上衣腫の 12％，網膜芽腫の 5％，松果体腫瘍の 3％，脈絡叢乳頭腫の 1％ に認める．原発性中枢神経腫瘍の播種はしばしば若い世代で生じるのに対して，続発性中枢神経腫瘍からの転移は高齢者によくみられる．全身の悪性腫瘍の初発症状は約 9％ であるが，髄膜播腫である．

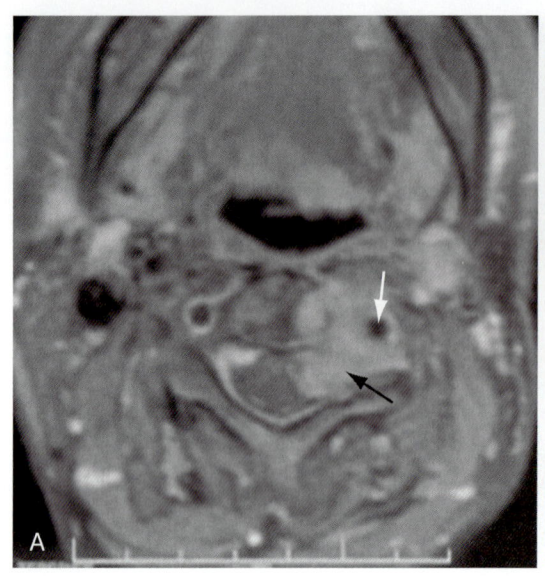

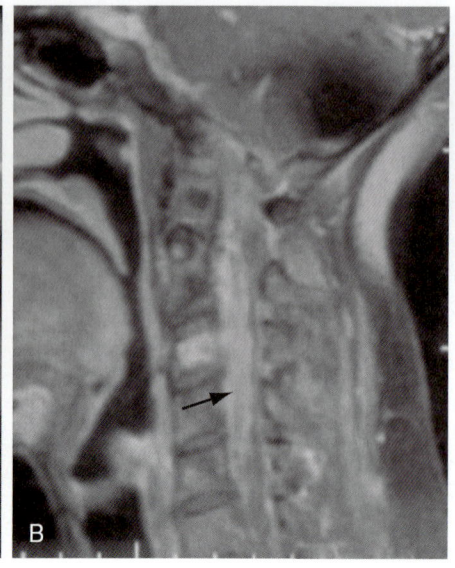

• 図15-37 MR造影水平断像（A）と矢状断像（B）にて椎間孔や椎体骨を通り脊髄を圧迫しながら硬膜内腔を浸潤する傍神経節細胞腫（黒矢印）．椎骨動脈は腫瘍に取り囲まれているが，狭小化はしていない（白矢印）．患者は多発性の傍神経節細胞腫であった．頸動脈球，迷走神経球，頸静脈球から発生していた

臨床像

患者は無症状であったり，症状があったとしても非特異的であり，局所的な背部の疼痛，根症状，運動あるいは感覚障害，膀胱直腸障害などである．

病態生理学

硬膜下髄外転移は，頭蓋内の原発性あるいは続発性腫瘍から細胞が髄液を介して直接播種する．

病理

腫瘍細胞が髄液を介して播種するので，軟髄膜（軟膜とクモ膜）に浸潤することもある．

神経根とくに馬尾線維に浸潤し，神経根に沿って線状または結節状に造影される．

肉眼的病理的特徴は，転移の組織型に強く依存する．たとえば，上衣腫の転移は灰色で表面は分葉状であり（図15-40参照），乳癌の転移の場合，白い塊となる（図15-41C参照）．白い塊は非定型的な上皮細胞の小さな集合体で，膠原線維（硬膜）に覆われていることがある（図15-41D参照）．細胞はサイトケラチン7とHER2/neu強陽性である（図15-41E参照）．

ドロップ転移の好発部位は腰椎部と胸腰椎部である．

画像

MRI

軟髄膜（硬膜下髄外腔）転移は画像上3タイプを示す．
1. 脊髄，神経根の軟膜に沿ったびまん性の造影（図15-38）．それゆえ「シュガーコーティング」パターンとよばれる．
2. クモ膜下腔の多発性結節状造影（図15-39）．
3. クモ膜下腔の単発性腫瘍造影（図15-40, 41）．

転移性病変はT1強調像にて同信号でT2強調像にて高信号を示し，造影では播種形式により，強く線状，結節状，腫瘍様に造影される．

硬膜外腫瘍

脊椎の原発性腫瘍は，続発性の転移性病変や多発性骨髄腫やリンパ腫と比較してまれであり，全骨腫瘍の5％以下である．脊椎腫瘍には多くの良性腫瘍があり，骨内膜腫，類骨骨腫，骨芽細胞腫，動脈瘤様骨嚢腫，巨細胞腫，骨軟骨腫がある．よくある原発性悪性腫瘍は脊索腫，軟骨肉腫，ユーイング肉腫，原始神経外胚葉性腫瘍や骨肉腫がある．最もよくある症状は疼痛であり，原発性脊椎腫瘍の85％に及ぶ[20]．

硬膜外脊椎病変は硬膜の外から生じ硬膜を圧迫しクモ膜下腔（髄内）を狭小化させる（p.312，図15-1C参照）．これら脊椎腫瘍の画像上の特徴は，しばしば特徴的で，さまざまな画像検査により有益な情報が得られ，鑑別診断を絞り込むのに役立ち，治療を計画するのに役に立つ（p.343，表15-2）．

◆ 内骨腫症

内骨腫症（enostosis）とは無症候性で局所的な骨硬化の

第15章 脊椎・脊髄腫瘍　341

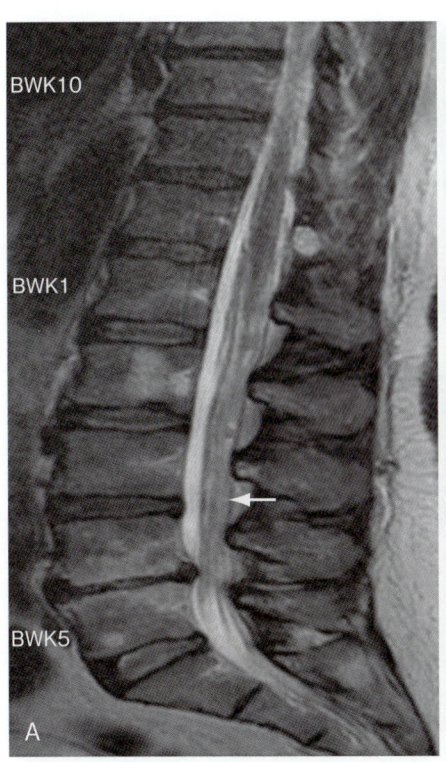

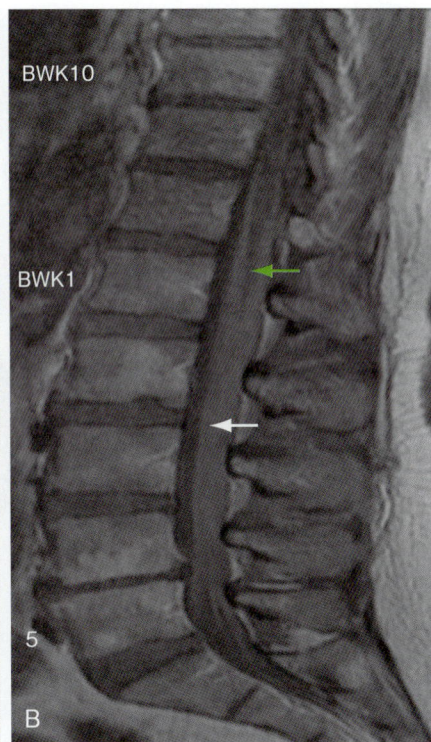

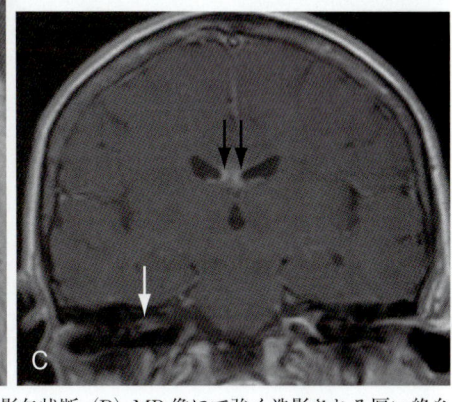

• 図15-38　悪性リンパ腫の軟髄膜転移：砂糖をふりかけたような型．T2強調矢状断（A），造影矢状断（B）MR像にて強く造影される厚い終糸（白矢印）を認め馬尾は明瞭に区別されうる（Bの緑矢印）．C：造影冠状断MR像にて，右の前庭神経（白矢印）だけでなく，両側脳弓（黒矢印）が悪性リンパ腫によりおかされている．

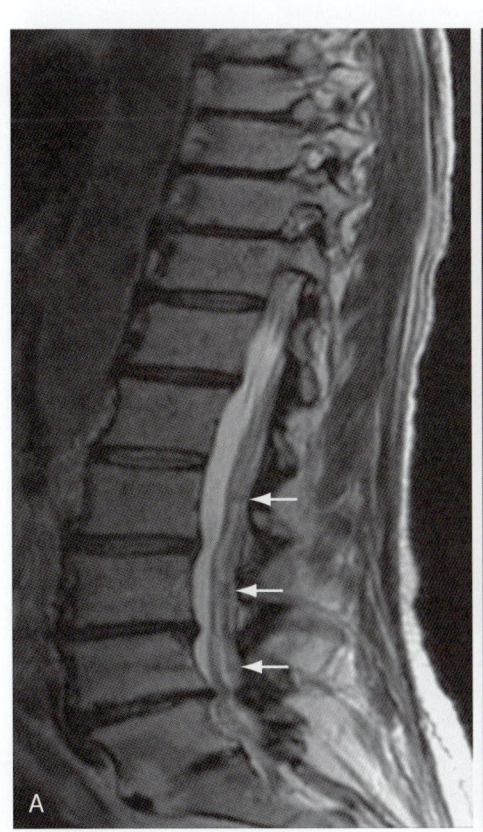

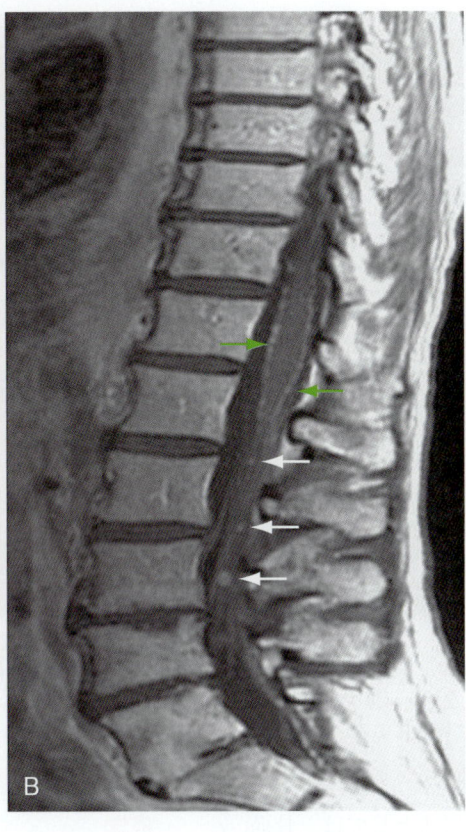

• 図15-39　気管支癌軟髄膜転移：砂糖をふりかけたようにまたは結節状である．T2強調矢状断（A）と造影矢状断（B）MR像にて小さなT2低信号の，造影される結節を認め（白矢印），脊髄円錐の表面は線状-結節状に軟膜が造影される（Bの緑矢印）．

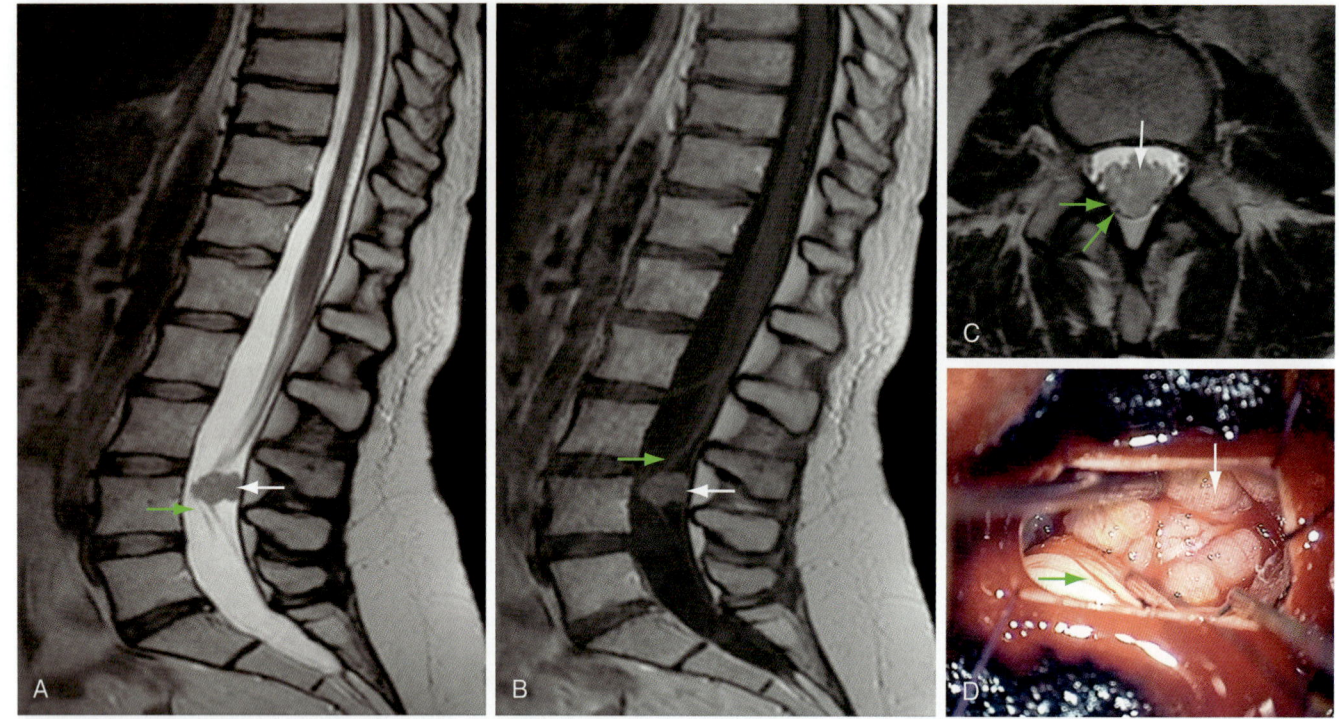

342　VIII　脊椎・脊髄の嚢胞と腫瘍

• 図15-40　小脳上衣腫からの滴状転移：結節型．T2強調矢状断（A），造影矢状断（B），T2強調水平断（C）MR像にてT2が高信号で，均一に造影される固形の腫瘍があり，馬尾の線維（白矢印）のあいだで神経根が圧迫（緑矢印）されている．術中写真では（D），分葉化した表面と柔らかそうで灰色がかっていることに注意．上衣腫にも似ており（白矢印）神経根を圧迫している（緑矢印）．（術中写真はチューリッヒ大学脳神経外科 Richard Marugg医師のご厚意による）

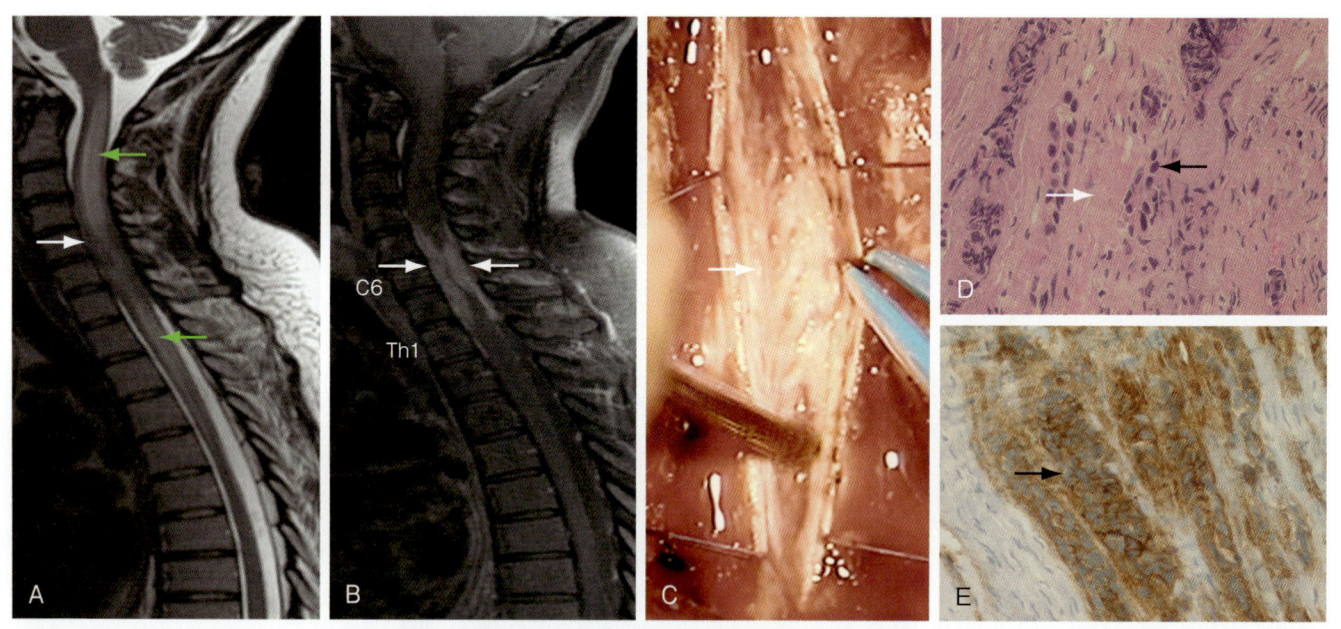

• 図15-41　乳癌からの転移．T2強調矢状断（A），造影矢状断（B）MR像にて強く均一に造影される浸潤性病変を認め，硬膜内髄外腔の脊髄周囲を取り囲むように位置する（白矢印）．著明な脊髄浮腫に注目（Aの緑矢印）．C：同患者の術中写真で白い塊を示している（白矢印）．HE（D）とサイトケラチン7（E）染色にて非定型上皮細胞（黒矢印）の小さな群れが膠原線維（硬膜）に囲まれている（白矢印）．（術中写真はチューリッヒ大学脳神経外科 Richard Marugg医師のご厚意による）

ことである．この概念を表すほかの用語としては，骨島，石灰化髄質欠損，石灰化島，緻密島，骨腫がある．

疫学

　剖検のデータによると脊椎内骨腫症の頻度は14%である．ほとんどの場合，骨盤，大腿骨，肋骨に生じる．どの

表 15-2 特殊な硬膜外腫瘍の特徴的な画像所見

部位	年齢/性別	脊椎好発部位	画像所見
良性			
骨内膜腫	年齢不問 男＝女	椎体	骨硬化像，ブラシ縁
類骨骨腫	10代が大半 男：女＝2～3：1	ほぼ椎弓が含まれる 腰＞頸＞胸＞仙	周囲に硬化像を伴う透亮像，<1.5 cm
骨芽細胞腫	10～20代が90% 男：女＝2～2.5：1	椎弓に始まりしばしば椎体へ 頸＞胸＝腰＝仙	後方支持組織に増大する腫瘍，激しい骨破壊像を伴うことあり
硬膜外脂肪腫症	症状出現時の平均年齢43歳 男＞女，人種差なし	胸椎（第6-8）60%，腰椎（第4-5）40%，脊髄背側	中位胸椎から腰椎遠位部の脊椎管の豊富な硬膜外脂肪が硬膜嚢を圧排する，Y字サインとよぶ，硬膜外脂肪 7 mm＞
動脈瘤様骨嚢腫	小児に多い：60%は20歳以下 女にやや多い	椎弓に発生，75～90%が椎体に進展，仙椎に10～30%	増大する良性腫瘍で薄い壁がありその中に血液像を確認できる
血管腫	30～50代がピーク 男＝女，女性のほうが重症	椎体と後方支持組織；硬膜外に進展し脊髄を圧迫することもあり	椎体の血管性腫瘍，境界明瞭，軸方向のCTにて垂直な粗い柱を確認（白いポルカ点）
巨細胞腫	80%が30～40代，脊椎は10～20代にピーク，骨格筋が成熟する前はまれ，脊椎では 男：女＝1：2.5	椎体と仙骨の中心部，多発病変はまれ，脊椎3%，仙骨4%	広範な融解病変，実質がなく通常周囲は硬化していない，皮質破壊があることもある
骨軟骨腫	10～30歳がピーク 男：女＝3：1	頸椎（50%，第2頸椎に多い）胸＞腰＞＞仙・棘突起，横突起＞椎体，脊椎は5%以下	無柄あるいは弁状の骨性のカリフラワー病変が椎体の骨髄と皮質に及ぶ，サイズは1～10 cm
悪性			
脊索腫	40～50代にピーク，小児はまれ 男：女＝2：1 脊椎，仙骨は男女差なし	仙尾＞蝶形後頭骨＞椎体（50%>30%>15%），脊索遺残物より発生すべての悪性骨腫瘍の2～4%	不均一な破壊所見，T2で椎間板より高信号，隔壁多数
骨肉腫	脊椎では30代にピーク，8～80歳 男＝女	4%は脊椎と仙骨，79%が後方支持組織より発生；17%は隣接する2椎体に及ぶ；84%は脊椎管内に浸潤	未熟な骨が広範に広がり，骨破壊，皮質を破壊し軟部組織に進展
軟骨肉腫	45歳；20～90歳 男：女＝2：1	脊椎の3～12%，3番目に多い原発性骨腫瘍	融解性で軟骨成分がある場合もない場合もある．皮質破壊や軟部組織進展，環状，円弧状の軟骨成分が特徴
ユーイング肉腫	20歳までに90%，50歳にもわずかなピーク 男：女＝2：1	脊椎腫瘍の5%，椎体と椎弓を含む，脊椎よりも仙骨に多い	椎体と仙骨中心に融解像，軟部組織から発生する場合もある
形質細胞腫	平均54歳，多発性骨髄腫よりも若い 男＞女	単発性の形質細胞腫は椎体に多い	T1低信号な骨髄所見，単発例の33%に他病変あり
多発性骨髄腫	40～80歳にピーク 男：女＝3：2 アジア人に少ない	中軸骨格，87%で第6胸椎から第4腰椎の椎体の破壊	多発性，びまん性，不均一なT1低信号，びまん性の骨減少85%，多発性骨融解像80%
転移，造骨性	小児，成人 性差は腫瘍による	椎体後面の皮質と椎弓を破壊；骨形成が骨破壊を上回る	硬化は境界明瞭な結節陰影，象牙様の椎体となる（前立腺癌，多発性骨髄腫，脊索腫，リンパ腫）
転移，骨融解性	小児，成人 性差は腫瘍による，中年期が最も多い	椎体後面の皮質と椎弓を破壊；骨破壊が骨形成を上回る	融解，穿通，破壊的病変．硬膜外に腫瘍進展し対麻痺を生じさせることあり

年齢にもみられる．男女比はほぼ同じである．

臨床像

内骨腫症は無症候性であり，偶然発見される．経過中，増大したり縮小したりすることはない．

病態生理学

内骨腫症は，発達性の過誤腫（異常な部位にある正常組織）と考えられている．

病理

組織学的に，内骨腫症は層状の緻密骨からなる．脊椎の

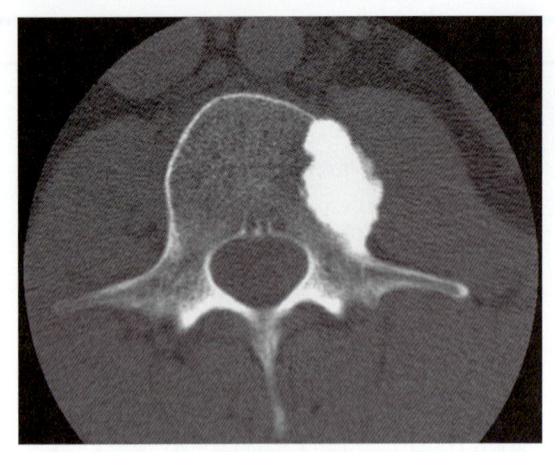

344 VIII 脊椎・脊髄の囊胞と腫瘍

• 図 15-42　内骨腫症．CT にて境界明瞭な高吸収な局所病変を認める．軟部組織はまったく認めていない．

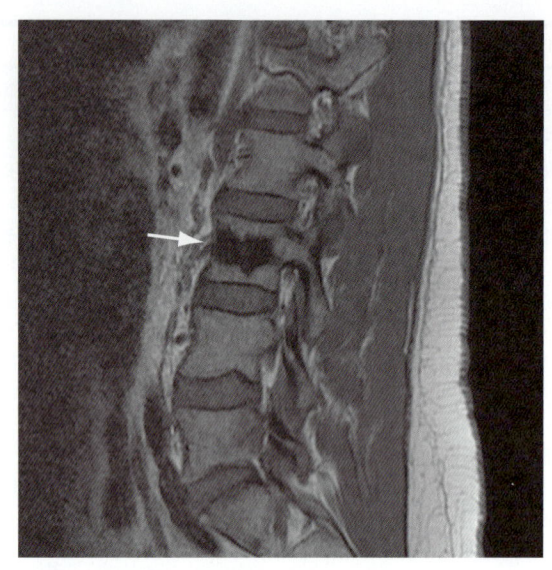

• 図 15-43　内骨腫症．T1 強調矢状断 MR 像にて，L3 椎体に低信号の局所病変（矢印）を認める．

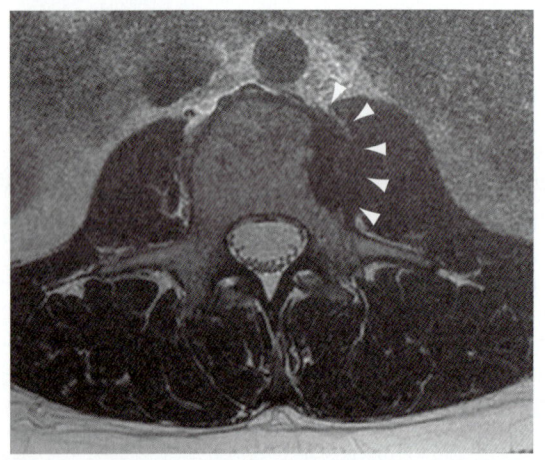

• 図 15-44　内骨腫症．T2 強調水平断 MR 像にて，低信号で境界明瞭な病巣（矢頭）を認める．

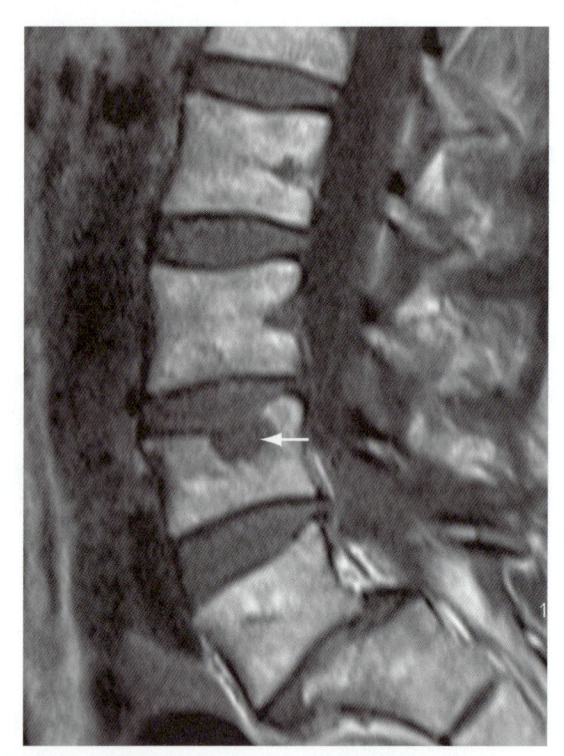

• 図 15-45　内骨腫症の鑑別診断．T1 強調矢状断 MR 像にて L4 の終板（矢印）に隣接したシュモール結節を認める．

好発部位は胸椎（T1-T7）と腰椎（L2 と L3）レベルである．

画像
CT
　CT では，内骨腫症は円形または類円形の造骨性変化を示し密度が高く，周囲の正常骨と境界明瞭である（図 15-42）．しばしば皮質直下にあり，通常病変の辺縁に向かって小棘を出し，「ブラシ縁（brush border）」とよばれる．サイズはまちまちで，2 mm から 2 cm 以上に及ぶこともある．軟部組織の成分は含まれない．

MRI
　内骨腫症は，MRI では，すべての撮像条件で周囲の正常骨髄と同じ信号強度となり，低信号として描出される（図 15-43～46）．ガドリニウムにて造影されない．

特殊検査
　骨シンチでは 33％ が陽性を示す．ほとんどが 2 cm 以上の場合で造骨性の活動が増加しているためである（図 15-47）．

◆ 類骨骨腫
　類骨骨腫（osteoid osteoma）は良性の類骨産生性の腫

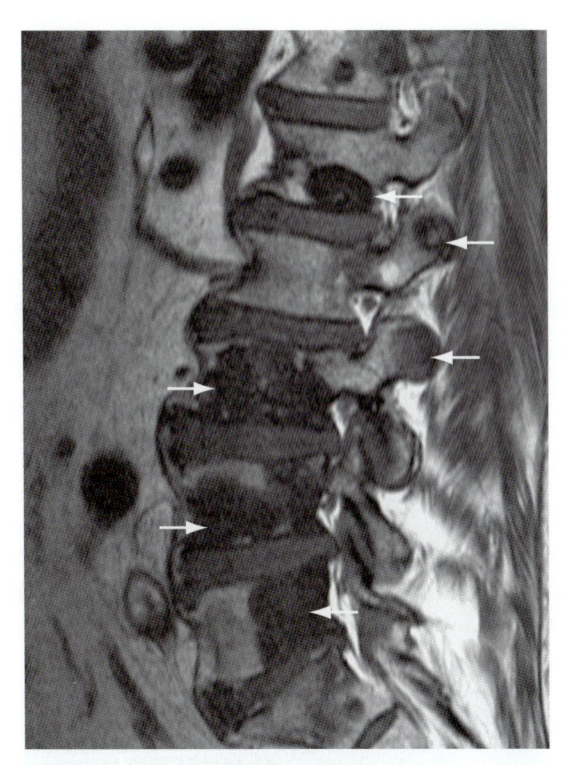

• 図 15-46 内骨腫症の鑑別診断．T1 強調矢状断 MR 像にて前立腺癌の転移を認める（矢印）．多発性病変である．

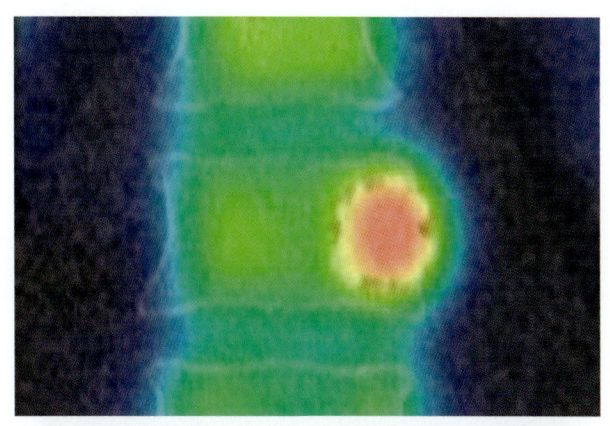

• 図 15-47 ^{99m}Tc-DPD を用いた SPECT 冠状断にて腰椎椎体部の大きな内骨腫症部の放射性トレーサーの取り込み（赤）が増加している．隣接する骨の放射性トレーサー（緑）の取り込みは正常である．

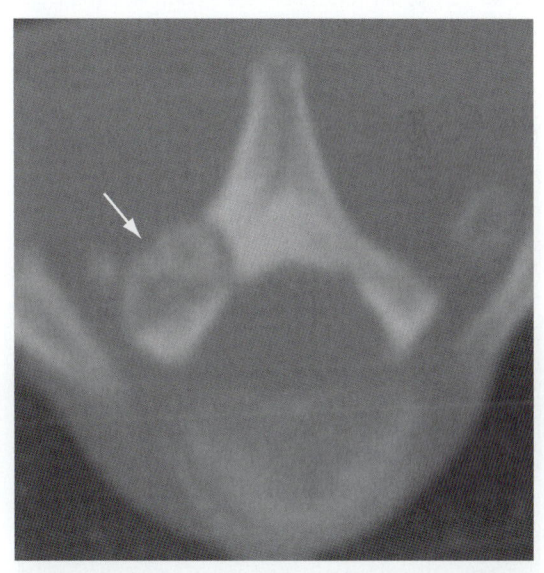

• 図 15-48 類骨骨腫．CT 水平断面にて T2 の椎弓板の硬化像を認める（矢印）．

瘍であり，直径は 2 cm 以下である．周囲が骨硬化性で内部は小さな X 線透過性の巣（nidus）を認める．腫瘍巣には石灰化があることも石灰化がないこともある．

疫学

類骨骨腫はすべての良性骨腫瘍の 10 ～ 12 ％ を占める．発症時の年齢は 5 ～ 25 歳である．この腫瘍の大半は 10 歳代である．2：1 から 3：1 で男性に多い．

臨床像

代表的臨床症状としては，強烈な痛みであり，夜間に増強しサリチル酸や非ステロイド系薬剤（NSAIDs）で軽快する．典型的な患者の病状は，有痛性の側彎（70 ％）であり，これを認めればこの脊椎腫瘍を疑う．診断はしばしば数カ月後から数年後となり，筋萎縮がしばしば関連する所見となる．

類骨骨腫は，おもに長管骨に発生し，とくに大腿骨，脛骨に多いが，約 10 ％ が脊椎に生じる．脊椎に発生したものの 75 ％ が椎体の後方要素（椎弓根部，関節面，椎弓）に限局し，わずか 7 ％ が椎体に発生する．横突起や棘突起に発生することはまれである．腰椎が好発部位であり（59 ％），続いて頸椎（27 ％），胸椎（12 ％），仙骨（2 ％）である[21]．

病態生理学

組織学的に，類骨骨腫は 2 cm 以下でピンクから赤色をなす腫瘍巣と，血管に富む線維性組織からなり，器質化した骨梁とさまざまな程度に反応性に硬化した骨に囲まれている．

画像

CT

CT はこの腫瘍の診断をするのに選択される画像検査である．典型的所見は，円形から類円形の透亮像，すなわち腫瘍巣を示し，直径 2 cm 以下である（図 15-48，49）．

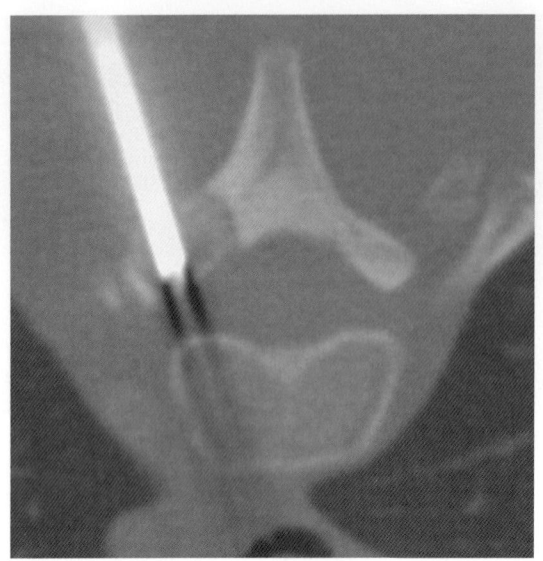

・図 15-49　CT 誘導下での生検が実施された．類骨骨腫と診断確定した．

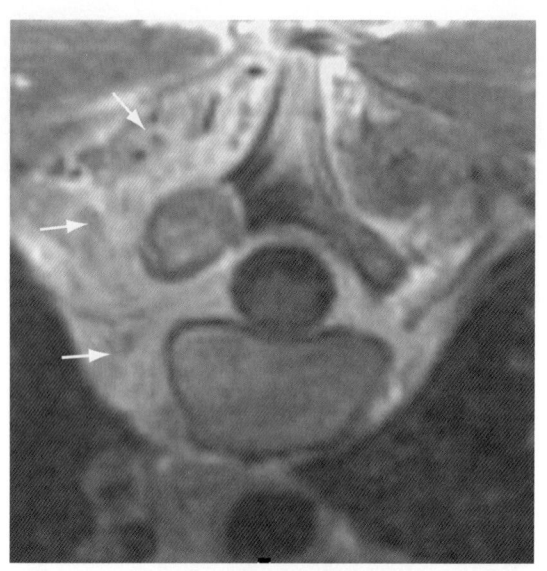

・図 15-50　類骨骨腫．T1 強調水平断 MR 像にて造影剤注射後，棘突起横の反応した軟部組織（矢印）が造影される．

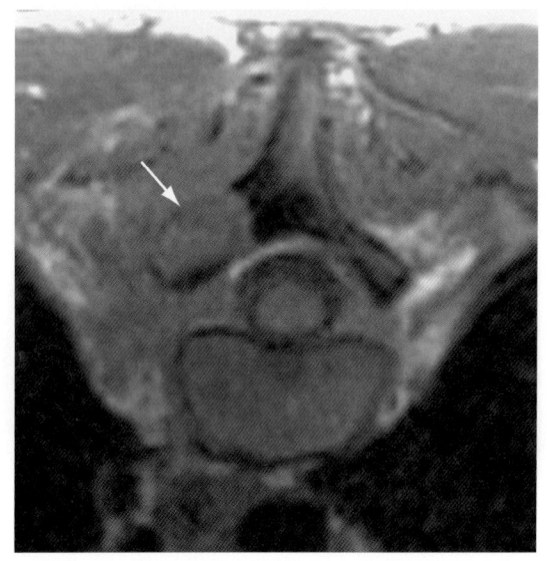

・図 15-51　T1 強調水平断 MR 像にて類骨骨腫を示す（矢印）．骨病変は椎弓板の真中に位置している．

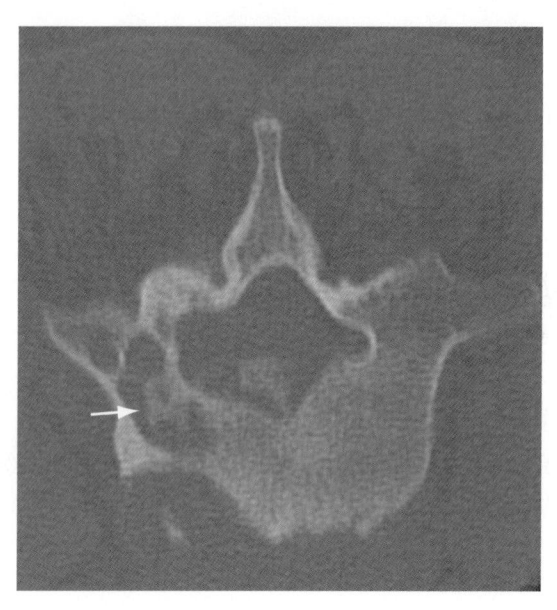

・図 15-52　類骨骨腫の鑑別診断．生検で確認された骨髄炎の CT 水平断像．腐骨の辺縁が不整形で，類骨骨腫の腫瘍巣と似ている（矢印）．

50％ 以上で部分的に石灰化があり，おおよそ 20％ に完全な石灰化を認め，30％ に石灰化を認めない．腫瘍巣は硬化した骨に囲まれ，骨膜周囲は新生骨を認める．側彎がある場合，腫瘍巣は，側彎の最も強い部分の凹面側に存在する．

MRI

MRI 所見は，一般的に非特異的である．腫瘍巣は通常，T1 強調像にて低から同信号で T2 強調像にて低から高信号を示す（図 15-50，51）．ガドリニウムで造影されることもある．小さな病変では硬化性変化や骨髄の浮腫による信号強度の変化によりあいまいとなる．鑑別診断には慢性骨髄炎（図 15-52），ストレス骨折，ランゲルハンス組織球症，骨芽細胞腫，内骨腫症，線維性骨異形成症，メロレオストーシスそしてユーイング肉腫などがある．

特殊検査

腫瘍の巣の部分は骨シンチグラフィーにて放射線物質の取り込み増加を示す．

◆ 骨芽細胞腫

骨芽細胞腫（osteoblastoma）は 2 cm 径以上の溶骨性病

変であり，線維血管性ナイダス（fibrovascular nidus）を有し，周囲に硬化性辺縁（sclerotic ring）を呈する．本腫瘍は類骨産生の良性腫瘍であるが，ときに侵襲性の強い性格を示すことがある．また骨芽細胞腫は，巨類骨骨腫（giant osteoid osteoma）とよばれることもある．

疫学

骨芽細胞腫はまれな腫瘍で，骨腫瘍全体の1%を占める．患者の大半が30歳未満の若年者で（90%），男女比は2〜2.5：1である．

臨床像

臨床症状は特異的なものはない．患者は通常，腫瘍局所の軟部組織腫脹を伴った鈍い痛みを訴える．類骨骨腫と異なり，疼痛は夜間に増悪することはなく，またサリチル酸塩による痛みの軽減はない．脊柱側彎症が生じることがあり，また神経障害（知覚異常，不全対麻痺や対麻痺）が40%の患者でみられる．骨芽細胞腫の自然経過は，相対的に安定した類骨骨腫と異なり，緩徐進行性である．まれに，骨肉腫への悪性転換がみられる．

骨芽細胞腫は類骨骨腫よりも臨床的に侵襲性が強く，再発率も高い．非侵襲性病変での再発率は10〜15%であるが，侵襲性の強い病変では50%を超える．よって外科的切除では，大きく，一塊として摘出する必要がある．

病理

組織学的には，骨芽細胞腫と類骨骨腫（osteoid osteoma）は類似しており鑑別はむずかしく（錯綜する骨梁形成と線維血管性間質からなり），両者とも同じ良性腫瘍の範疇に入る．唯一の鑑別点はナイダスの大きさであり，ナイダスが2 cm径以上であると骨芽細胞腫と診断される．これらの腫瘍はめったに悪性変化を起こすことはない．

骨芽細胞腫の30〜40%が脊椎に発生し（頸椎＞腰椎＝胸椎＝仙骨），一般に脊椎の後方要素に生じる（55%）．すなわち椎弓に発生し，しばしば椎体にまで進展する．長管骨発生は30%で，大腿骨や脛骨に多い．その他頭蓋骨や顔面骨（15%），手や足（14%），肋骨（4%）などに発生する．

画像

CT

脊椎発生の骨芽細胞腫の放射線学的所見は，多様で，(1) 類骨骨腫の所見に類似した放射線透過性の中心とその周囲

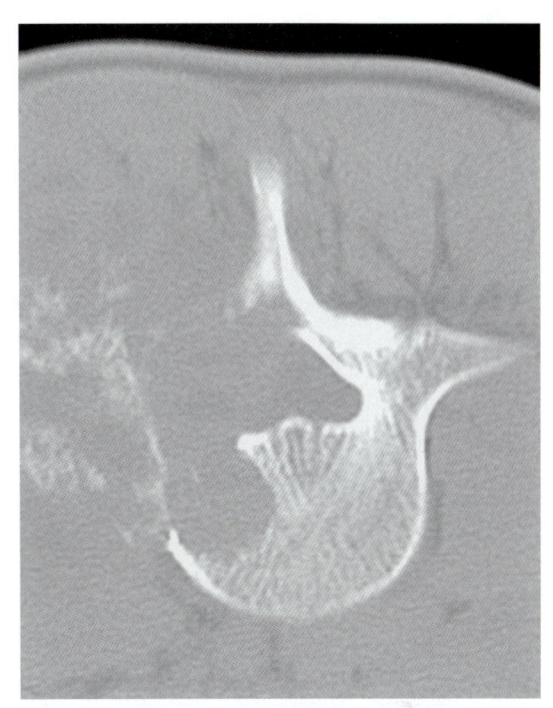

・図15-53　骨芽細胞腫との鑑別診断．CT水平断像は，脊椎後方要素の膨張性変化を伴う動脈瘤様骨嚢腫を示す．

の硬化帯所見からなり，大きさが2 cm径以上あるもの，(2) 顕著な硬化性辺縁を伴う膨張像と多発性の小石灰化所見，(3) より膨張性格の強い侵襲性の像を呈するもので，骨基質の石灰化や骨破壊，傍椎体部への進展像などを示す．この最後(3)の所見は，動脈瘤様骨嚢腫（aneurysmal bone cyst）やあるいは転移性骨腫瘍との鑑別がむずかしいことがある（図15-53，54）．

CTは診断的検査であるが，一方MRIは腫瘍周囲の軟部組織との関係をよく描出する．CTはナイダスや，多巣性（類骨骨腫の中心性とは異なる）の石灰化基質，硬化性辺縁像，膨張型の骨のリモデリング（expansile bone remodeling），あるいは腫瘍周囲に薄い骨性の殻状変化（thin osseous shell）を認める．

MRI

MRI所見は，通常特異的なものはない．ナイダスは一般的にはT1強調像で低から中間信号，T2強調像で低信号から高信号に描出される（図15-55〜57）．

特殊検査

骨芽細胞腫は，骨シンチグラフィーで放射性核種の取り込みの増加がみられる．

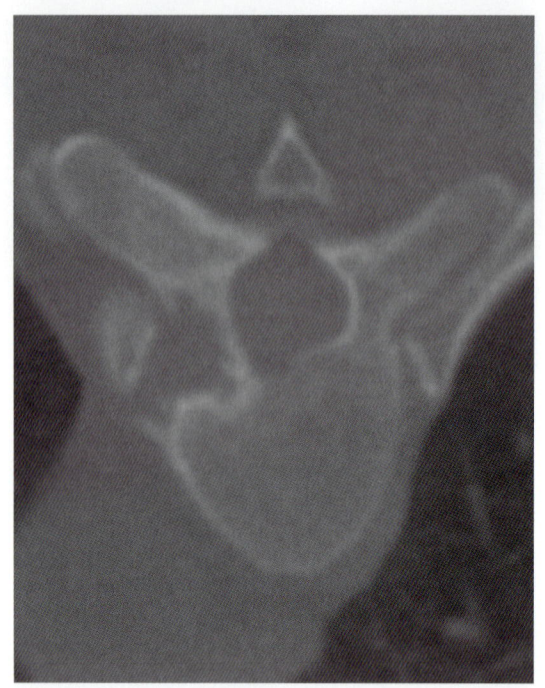

• 図 15-54　骨芽細胞腫の鑑別診断．CT 水平断像は，骨皮質の破壊とさらに脊椎後方要素と／または椎体への進展を伴う転移性腫瘍（メラノーマ）を示す．

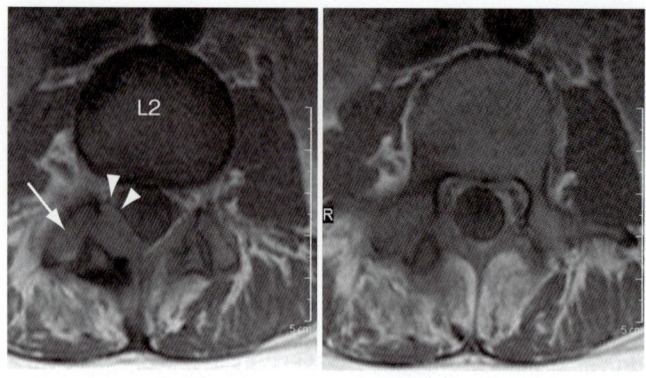

• 図 15-55　骨芽細胞腫．L2 腰椎の T1 強調連続水平断 MR 像で，腫瘍が右椎弓（矢印）を巻き込んで脊柱管内外に軟部組織腫瘤を形成している（矢頭）．

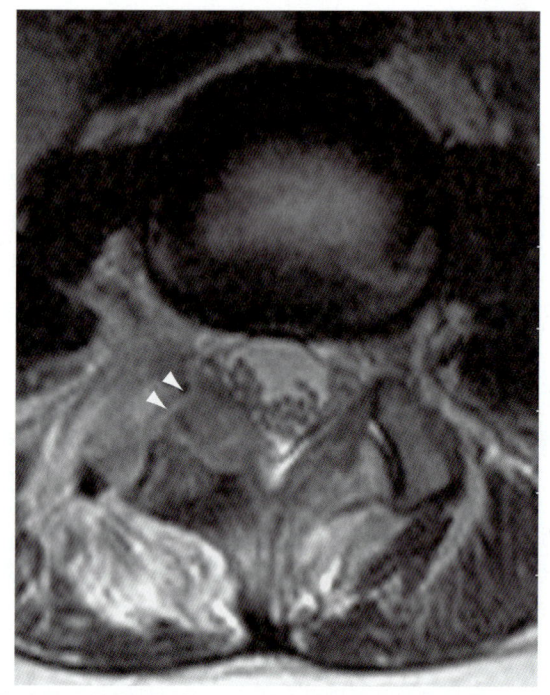

• 図 15-56　骨芽細胞腫．T2 強調水平断 MR 像で，腫瘍は不均一な信号として描出される（矢頭）．骨基質は低信号を示す．

◆ 硬膜外脂肪腫症

脊髄硬膜嚢の圧迫を生じる脊椎内脂肪の過剰な蓄積を，硬膜外脂肪腫症（epidural lipomatosis）あるいは脊髄硬膜外脂肪腫症とよんでいる．

疫学

発症平均年齢は 43 歳である．女性よりも男性の罹患が多い．人種差はない．胸椎発生が 60％，腰椎に発生するものが 40％ である．

臨床像

患者の 85％ は脱力を示し，約 60％ が背部痛を訴える．80％ 以上の患者で，手術後に疼痛の軽減が認められる．低容量副腎皮質ホルモン投与症例や特発性脊髄硬膜外脂肪腫症の予後は良好である．病因は長期間の外因性ステロイド投与や過剰な内因性ステロイドの産生による．

病態生理学

長期間の外因性ステロイド投与やあるいは過剰な内因性ステロイドの産生が脊髄硬膜外脂肪腫症の発生原因であると考えられている．硬膜外脂肪腫症は，胸椎レベルでの硬膜外脂肪の前後径が 7 mm 以上あり，硬膜嚢や神経根を圧迫する[22]．

病理

脊髄硬膜外脂肪腫症は，被膜を伴わない硬膜嚢外の脂肪組織からなる．硬膜外脂肪の過形成は，中位胸椎と腰椎尾側に最もよくみられ，硬膜嚢を圧迫する．

画像

CT

CT 画像は，脊柱管内の脂肪を示す吸収値の増加で，それは通常硬膜嚢背側にみられ，脊髄を圧迫し，造影剤による増強効果や骨びらんを伴わない．

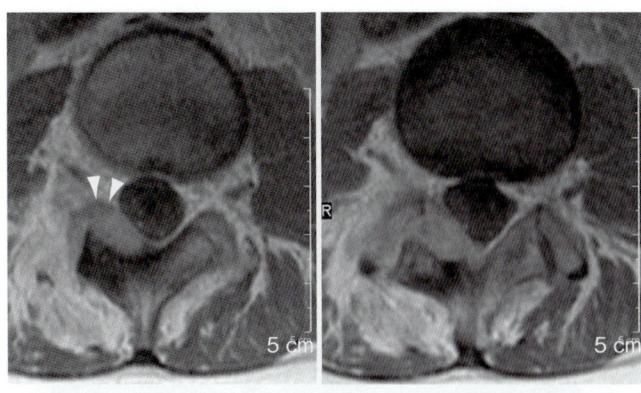

・図 15-57　骨芽細胞腫．L2 腰椎の造影 T1 強調連続水平断 MR 像で，軟部組織腫瘤の増強（矢頭）と脊柱起立筋の脂肪浸潤像を示す．

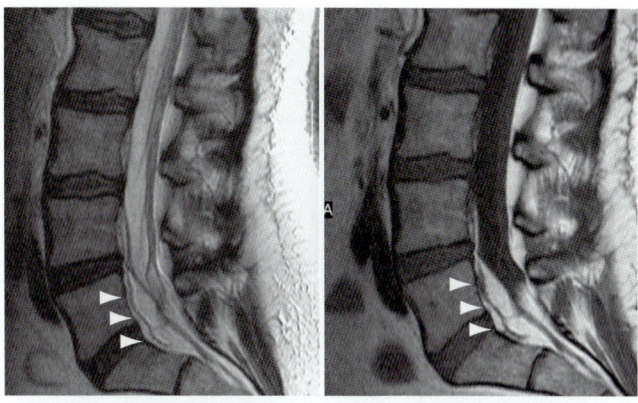

・図 15-58　硬膜外脂肪腫症．T1 および T2 強調矢状断 MR 像で，腰椎脊柱管内の硬膜外脂肪の増加（矢頭）と，それによる硬膜嚢の圧迫所見を示す．

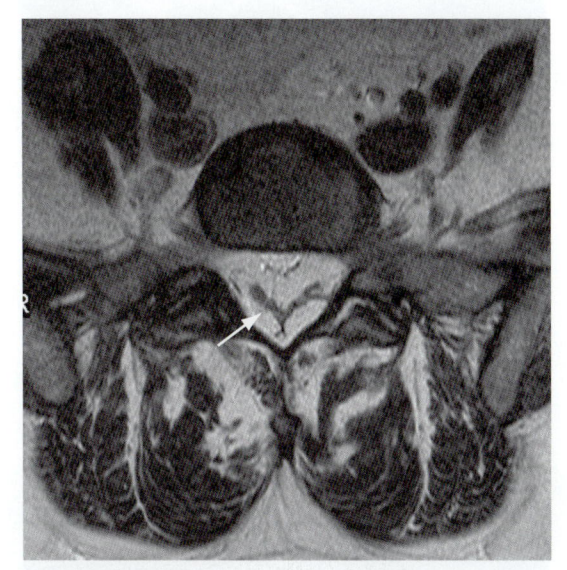

・図 15-59　T2 強調水平断 MR 像で，"Y" 字徴候（矢印）を呈する硬膜外脂肪腫症を示す．

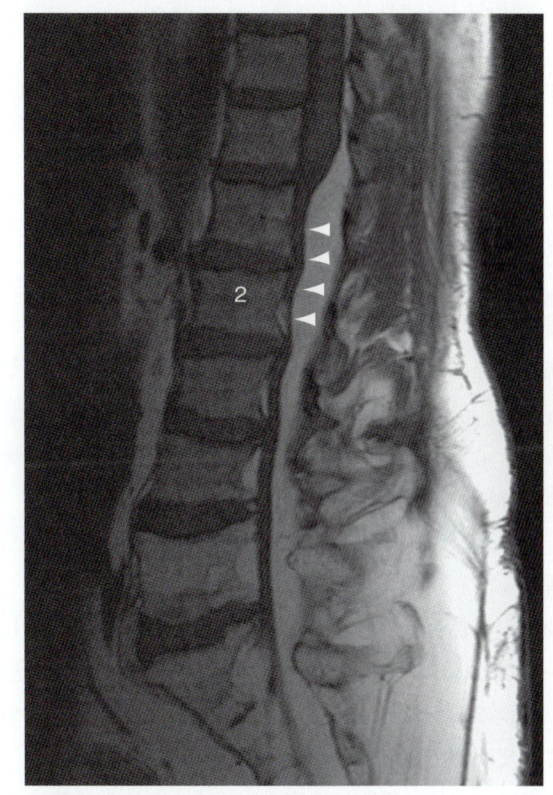

・図 15-60　硬膜外脂肪腫症．T1 強調矢状断 MR 像で，L2-L5 椎体の著明なホタテ貝様陥凹（scalloping）を示す．脊髄は圧迫偏位している（矢頭）．

MRI

　均一な占拠性腫瘤は，造影剤での増強効果はみられず，脂肪抑制 T1 強調像で高信号／低信号を呈し，T2 強調像で中間信号，STIR シーケンスで低信号を呈する（図 15-58 ～ 62）．硬膜外静脈はとくに腰椎部で拡張し，過剰な硬膜外脂肪の中に T1 強調像や T2 強調像で線状の無信号像として区別できる．水平断像では硬膜嚢が特徴的な "Y" 字状を呈するが（"Y" sign），これは髄膜脊椎靱帯により，硬膜外表面と腰椎脊柱管の骨線維壁とが固定されていることによる．

◆ 動脈瘤様骨嚢腫

　動脈瘤様骨嚢腫（aneurysmal bone cyst）は，膨張性の良性腫瘍で壁の薄い血液を満たした腔からなる．

疫学

　動脈瘤様骨嚢腫は小児に多く，20 歳未満の若年者が 60% を占める．若干女性に多く，家族発生の報告がみられる．

臨床像

　背部痛は夜間に最もひどくなる．脊椎側彎症を伴ったり，あるいは神経根や脊髄の圧迫により局所の神経症状を生じ

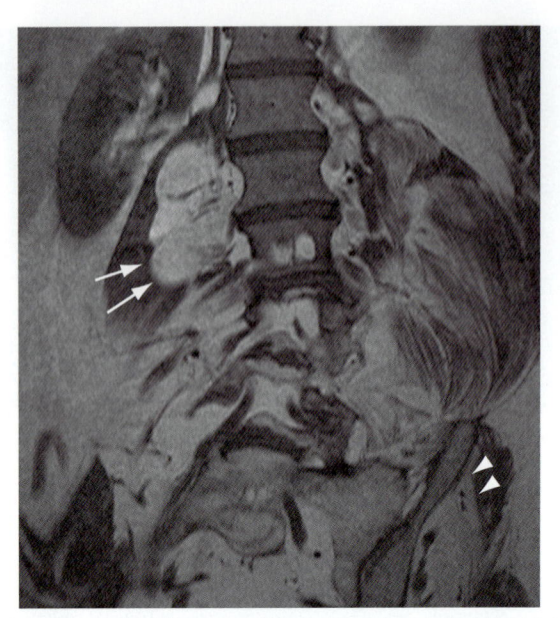

• 図15-61　30歳男性のT1強調冠状断MR像で，特発性びまん性硬膜外，傍脊柱および皮下脂肪腫症を示す．腰筋（矢印）や臀筋（矢頭）に脂肪浸潤を認める．

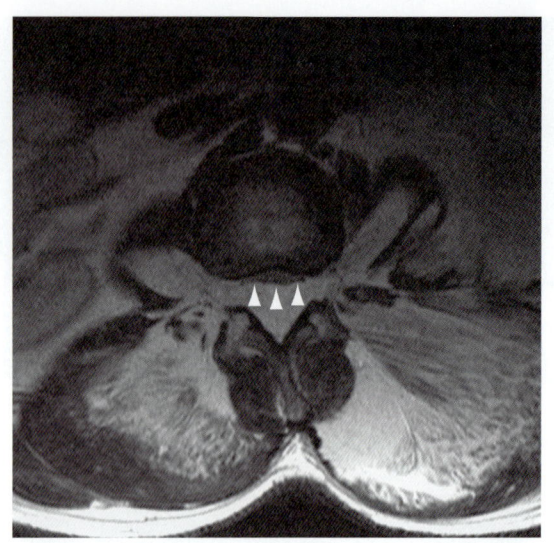

• 図15-62　T2水平断MR像．脊柱管内のびまん性脂肪腫瘍を認める．脊髄は圧迫偏位（矢頭）している．脊柱管は拡大し，硬膜外脂肪腫症の所見を呈する．

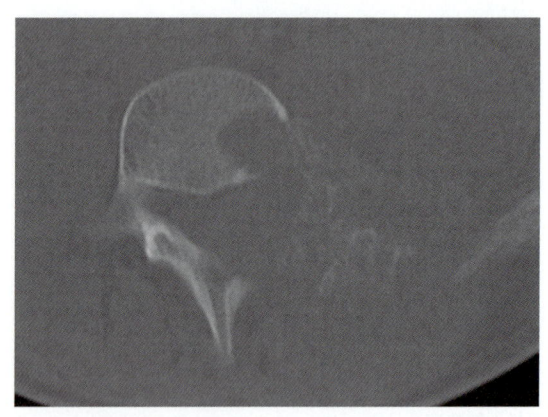

• 図15-63　動脈瘤様骨嚢腫．CT水平断像で，硬膜外腔への進展を伴い，椎体骨内にシャープな辺縁の病変がみられる．

ることがある．

病態生理学

病態生理に関して3つの説がある．(1) 外傷を原因とするものや，局所の血流破壊による説，(2) 腫瘍性の血管新生誘導による説，(3) 細胞遺伝学的異常を伴う原発性腫瘍とする de novo 起源説である．

病理

動脈瘤様骨嚢腫の肉眼的所見は，多くの血液を充満した腔からなるスポンジ状の赤色腫瘍を呈する．膨張性の形態は，骨膜の新生骨形成によって腫瘍を閉じこめようとする性質を反映している．

顕微鏡的には，嚢胞は豊富な胞体をもつ間質細胞や，多核巨細胞，壁の薄い血管，あるいは拡張した血管腔を有する線維性組織を含んだ密な細胞成分からなる[23]．

動脈瘤様骨嚢腫全体の10〜30%は，脊椎に発生する．一般に椎弓に発生し，75〜90%は椎体に進展する．

画像

X線

X線撮影では，骨の膨張性修復像を呈し，pedicle sign（X線前後像で椎弓根が拡大することにより，椎弓根の輪郭の消失する所見）を欠き，皮質の菲薄化や，局所的皮質骨の破壊所見がみられる．

CT

骨の風船様膨張性の再形成像所見がみられ，骨皮質の菲薄化（卵の殻状皮質 eggshell cortex），局所性骨皮質の破壊（図15-63），出血による鏡面形成（fluid-fluid levels）や血液貯留などを呈する．骨性隔壁とともにびまん性に造影される充実部分がみられることもある．

MRI

MRI，T1およびT2強調像ともに典型的所見は，嚢胞を伴った分葉状腫瘍像であり，出血性産物を含み，低信号の骨膜で縁取られている．腫瘍の一部またはすべてが充実性ということもある．すべてのシーケンスで硬膜外進展を確認できる．造影T1強調像で，腫瘍辺縁や，嚢胞を隔てる隔壁，あるいは腫瘍の充実性部分が増強される（図

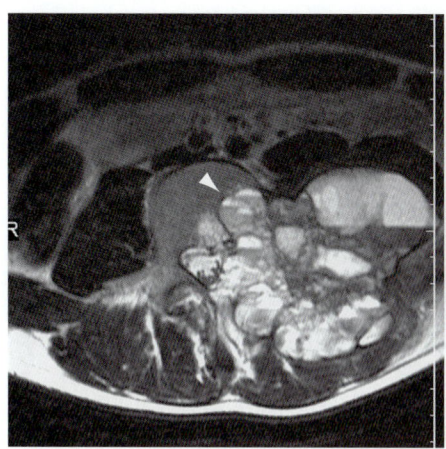

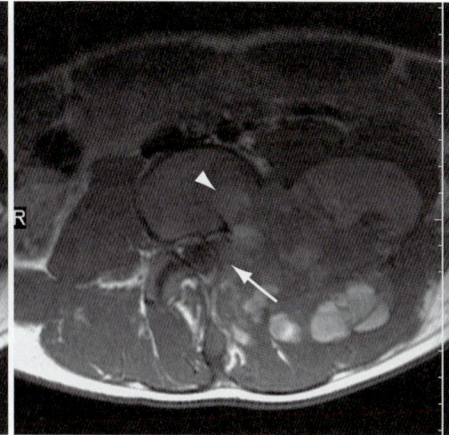

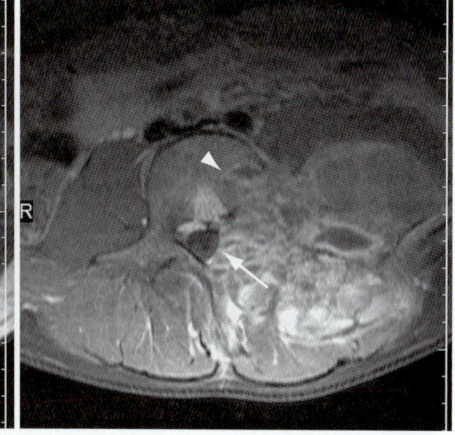

• 図15-64　左から順に第2胸椎のT2強調水平断MR像，T1強調水平断MR像，造影T1強調水平断MR像を示す．動脈瘤様骨嚢腫が椎体骨内（矢頭）および脊柱管内（矢印）にまで進展している．多数の鏡面形成像（fluid-fluid level）がみられる．

15-64).

特殊検査

骨シンチグラフィーでは，特徴的な"ドーナツ・サイン donut sign"（中心部に放射線核種の集積を欠き，周囲に輪状の放射線集積する像）がみられるが，それは腫瘍辺縁部でより血管床に富むことによる．

◆ 血管腫

椎体に発生する血管性腫瘍であり，硬膜外進展して脊髄を圧迫することがある．血管腫（hemangioma）はまれな腫瘍ではなく，通常良性である．脊椎血管腫（vertebral hemangiomas），あるいは骨内血管腫（intraosseous），骨外血管腫（extraosseous），圧縮性血管腫（compressive hemangiomas）などともよばれる．

疫学

脊椎血管腫は，最もよくみられる脊椎脊髄腫瘍（脊髄軸腫瘍 spinal axis tumors）であり，剖検では脊椎の11%に存在する[24]．好発年齢は30～50歳代である．男性優位に発生するが，侵襲性の強い病変は女性に多い．

臨床像

血管腫はしばしば脊椎脊髄画像で偶発的に見つかることが多いが，なかには硬膜外へ進展して神経根や脊髄の圧迫症状を引き起こすことがある．まれに椎体の急性骨折を起こし，突然の痛みやまれに硬膜外出血を引き起こす．

病態生理学

血管腫は一般に特発性の病変であり，病因は発生学的なものといわれている．

病理

脊椎血管腫は，疎な厚い骨梁と，血管・脂肪性間質からなる．血管腫はゆっくりと成長する腫瘍であり，毛細血管性血管腫，海綿状血管腫，あるいは静脈性血管腫がある．海綿状血管腫は最もよくみられる亜型である．侵襲性の強い病変はまれで，脂肪性間質が少なくなりより血管性間質が多くなる．

良性病変では，成熟した壁の薄い，内皮細胞性の毛細血管や海綿状静脈洞（cavernous sinuses）が，疎な骨梁や脂肪性間質の中に発達している．

症例の25～30%に多発性血管腫が認められる．脊椎血管腫は，胸椎に最も多く発生し，ついで腰椎，頸椎，仙骨の順である．胸椎病変は（第3～第9胸椎のあいだに発生した），しばしば侵襲性が強い．脊椎血管腫のほとんどは椎体に限局性であり，脊椎後方要素に及ぶことは少ない（10～15%）．

画像

X線

X線撮影で，椎体の血管腫病変は，綾織り状（corduroy appearance）ないし蜂の巣に似た（honeycomb appearance）粗い，垂直方向の骨梁像（小柱構造）を呈する．この所見は，血管腫で破壊されずに残存した骨梁の補強を意味している．すなわち骨梁の破壊による，圧力の再分配に対する反応である．

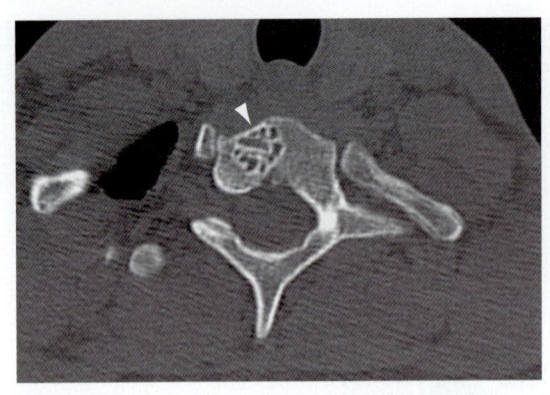

352　VIII　脊椎・脊髄の嚢胞と腫瘍

・図 15-65　血管腫．CT 水平断像で，粗く太い骨梁による特徴的な綾織り状パターン（corduroy appearance）（矢頭）と，介在する低吸収値の脂肪（"白色水玉模様 white polka dots"）を認める．

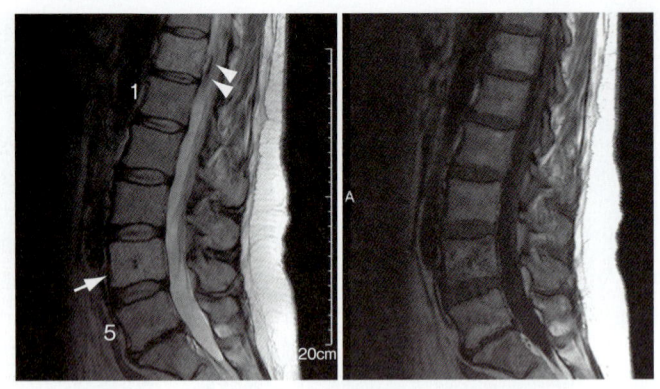

・図 15-66　Th12 胸椎と L4 腰椎の血管腫の T2 強調矢状断（左）と T1 強調矢状断（右）MR 像を示す．T2 強調像で典型的な高信号像（矢印）を呈する．Th12 胸椎（矢頭）では，硬膜外進展を認める．

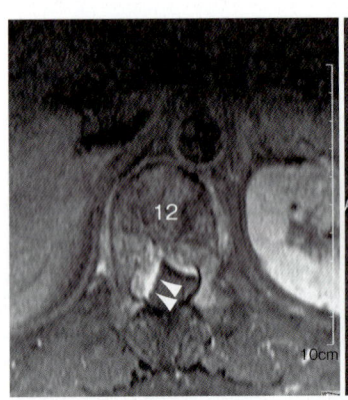

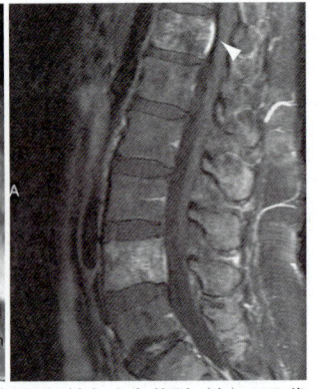

・図 15-67　血管腫．造影 T1 強調水平断（左）と矢状断（右）MR 像を示す．硬膜外進展（矢頭）と強い増強効果がみられる．矢状断像で脊髄の圧迫所見がある（矢頭）．

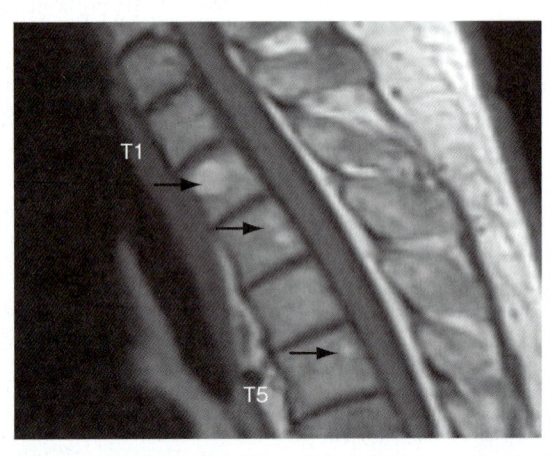

・図 15-68　血管腫との鑑別診断．T1 強調矢状断 MR 像で多発性円形の病変は，局所性の脂肪髄（矢印）を示す．

CT

血管腫は低密度の境界明瞭な病変で，椎体の中心に位置し，水平断像で残存した厚い骨梁が斑点像を示す（白色水玉模様 "white polka dots"）（図 15-65）．侵襲性の強い病変では顕著な造影剤による増強を示す．

MRI

良性の血管腫は，T1 強調像で高信号，T2 強調像でも高信号を示し，造影剤で強く増強される（図 15-66～68）．
侵襲性血管腫では，T1 強調像で等ないし低信号，T2 強調像で高信号を呈し，造影剤で強く増強される．病的骨折やあるいは特徴的な"カーテン徴候 curtain sign"といわれる硬膜外進展がよくみられる．
MRA は血管豊富な腫瘍の血管構築を示し，腫瘍塞栓術後の経過をみるのにも役立つ（図 15-69）．

特殊検査

血管撮影は術前あるいは緩和治療のための塞栓術を考慮しない限り，不要である．

◆ 巨細胞腫

巨細胞腫（giant cell tumor）は局所侵襲性腫瘍であり，椎体あるいは仙骨の溶骨性膨張性病変として認められ，破骨細胞様巨細胞からなる．

疫学

巨細胞腫は原発性骨腫瘍全体の 5% を占める．また 6 番目に多い原発性骨腫瘍であるが，脊椎発生はわずかに 2.7% である．全巨細胞腫の 80% は 20～40 歳代に発生する．脊椎発生では，10～20 歳代に発生のピークがある．また骨格の成熟前（骨端軟骨の閉鎖前）の発生はまれである．男女比は 1：2.5 で女性に多い[25]．

臨床像

夜間に強くなる潜行性の背部痛と病的骨折（30%）が最

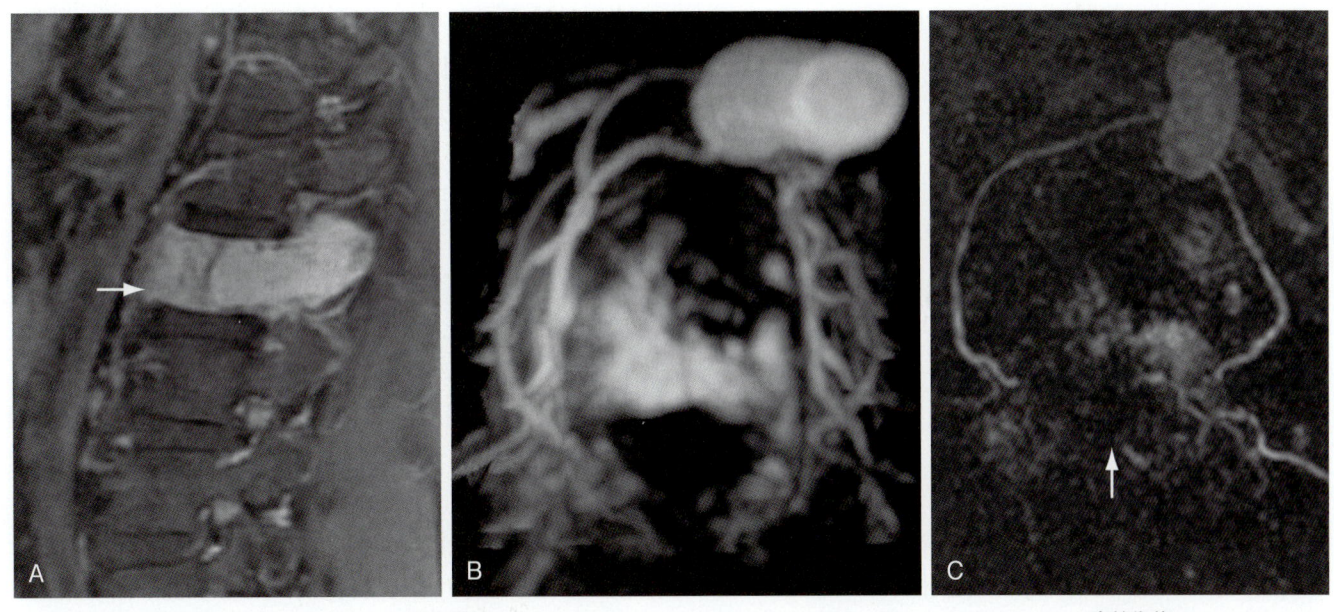

• 図15-69 血管腫．A：造影T1強調矢状断MR像で椎体から椎弓根にかけて（矢印），非常に血流に富む腫瘍を認める．塞栓術前（B）と術後（C）の造影（fast angiography）で，腫瘍（矢印）の血流の減少が確認できる．

も多い症状である．

病態生理学

局所侵襲性の腫瘍で，12〜50％の再発率である．放射線治療後やあるいは自然に肉腫瘍変化をきたすことがある．原発性悪性巨細胞腫（primary malignant giant cell tumor）はまれであり，予後は不良で，肺や肝，骨へ転移する．

病理

肉眼的には軟らかく，黄褐色で，境界明瞭な腫瘍である．患者の10〜15％に動脈瘤様骨嚢腫の成分が混じる．
組織学的には，破骨細胞性多核巨細胞と紡錘状細胞間質からなる．反応性の類骨や出血，壊死，ヘモジデリンの沈着などもみられる．
巨細胞腫は仙骨に好発する良性腫瘍である．しかし脊椎の他の部位での発生は少ない．

画像

X線

X線撮影で，椎体や仙骨に溶骨性膨張性の病変として認められ，腫瘍周辺の骨硬化像はなく，骨基質を欠く．皮質骨の貫通像がみられることがある．

CT

CTでは通常のX線撮影と同様の所見を呈する．動脈瘤様骨嚢腫の組織を混じている場合には，鏡面形成（fluid-fluid attenuation）がみられる．

MRI

T1強調像で低から中間信号を示し，T2強調像では中間信号から高信号を呈し，造影剤投与により不均一に増強される．壊死を伴うこともある．

特殊検査

骨シンチグラフィーでは，3相すべてにおいて，放射線核種の取り込みがある．

◆ 脊索腫

脊索腫（chordoma）は脊索の胎児性遺残に由来する悪性腫瘍である．組織学的には担空胞細胞（physaliphorous cells）（泡沫状空胞の"bubble bearing" vacuolated）の存在で診断される．

疫学

脊索腫は悪性骨腫瘍全体の2〜4％を占める．好発年齢は40〜50歳代で，30歳未満の若い人にはまれである[26]．脊椎発生例では，男女比は2：1で男性優位である．仙骨

脊索腫では，性差はみられない．脊索腫のアフリカ系米国人の発生はまれである．

臨床像

脊索腫は長期間無症候性のままであるが，臨床症状が出現し，診断された時点には，しばしば非常に大きな病変でみつかる．主症状は疼痛で，とくに座位の姿勢で強い．神経根の圧迫による根症状や便秘や渋り腹（tenesmus）などの膀胱直腸障害がみられる．

病態生理学

腫瘍の発生母地は脊索（notochord）の遺残組織である．遺伝学的には，第3染色体単腕（3p）や第1染色体単腕（1p）の欠失（各50%と44%），第7染色体長腕（7q）（69%），第5染色体長腕（5q）（38%），第12染色体長腕（12q）（38%）の重複（gain）がみられる．局所再発がよくみられ（90%），遠隔転移はまれである（骨，リンパ節，肝や肺転移，5～40%）．5年生存率は67～84%である．

病理

肉眼所見は，分葉状で灰色がかったゼラチン状の腫瘍である．3種類の亜型が知られている．(1) 典型像は，泡沫状の細胞質を有する明細胞がシート状や索状に配列し，粘液状基質を伴う．(2) 硝子軟骨を有する軟骨型や，(3) 肉腫瘍成分を有する脱分化型（dedifferenciated type）の3種類である．

腫瘍の発生部位は，仙尾骨部が50%，蝶形-後頭骨部（spheno-occipital）が35%，椎体が15%である．

画像

X線

正中にできる骨破壊を伴う分葉状で軟らかい腫瘤で，椎間板や2椎体以上を巻き込むこともある．骨破壊や石灰化は70%の症例でみられる．X線撮影では破壊性の不均一な腫瘤のため，骨硬化を伴う骨透亮像として描出される．

CT

CTでは溶骨性破壊性病変で，低吸収の軟部組織腫瘤形成として描出され，骨皮質の不均一な膨隆を伴う．仙骨脊索腫では腫瘍内石灰化所見が70%以上の症例でみられ，それ以外の椎体部脊索腫では30%にみられる．造影CTで中等度に不均一な増強像を示す．

MRI

脊索腫はT1強調像で，骨髄の信号強度と比べて不均一な低から等信号を示し，T2強調像で髄液の信号と同程度の高信号を示す．椎間板はさまざまであるが，通常中等度の造影効果を示す．腫瘤は隔壁形成やあるいは腫瘍内に骨梁形成を有することがある（図15-70～73）．

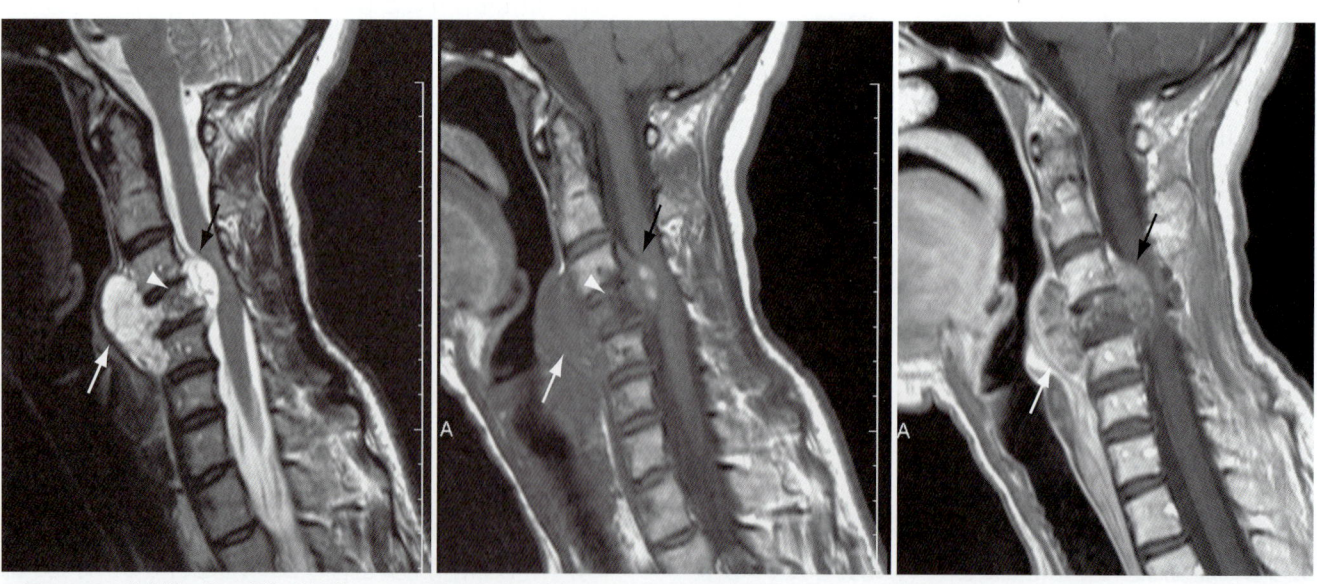

• 図15-70　脊索腫．第4頸椎（矢頭）のT2強調MR像（左）で，椎体に高信号の腫瘍があり，硬膜外や椎体前面（白矢印）へ進展し，脊髄を圧迫している（黒矢印）．T1強調MR像（中央）で，腫瘤は不均質な（heterogeneous）信号を呈し，造影T1強調MR像（右）では，不均一に（inhomogeneous）増強された．

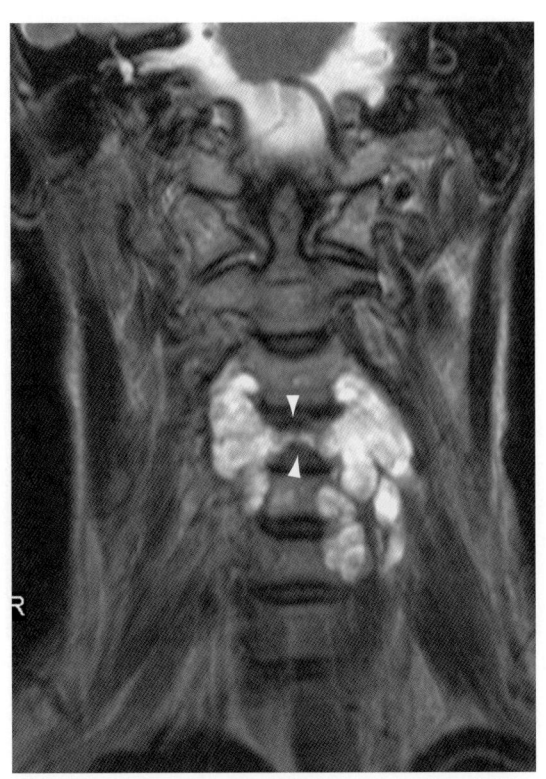

• 図 15-71 脊索腫．T2強調冠状断像で，C4椎体を巻き込んで，C3-C6の椎体前面と傍椎体部に進展する高信号の腫瘍を認める（矢頭）．

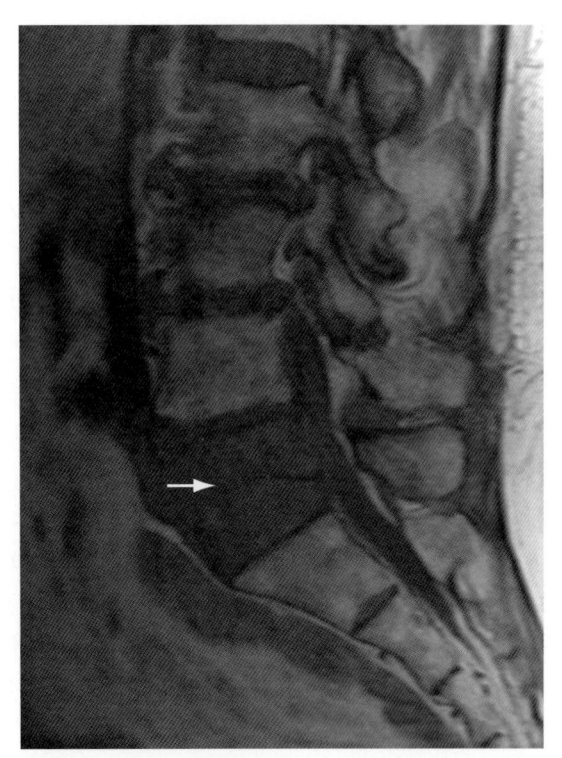

• 図 15-72 脊索腫との鑑別診断．リンパ腫（矢印）のT1強調矢状断MR像である．

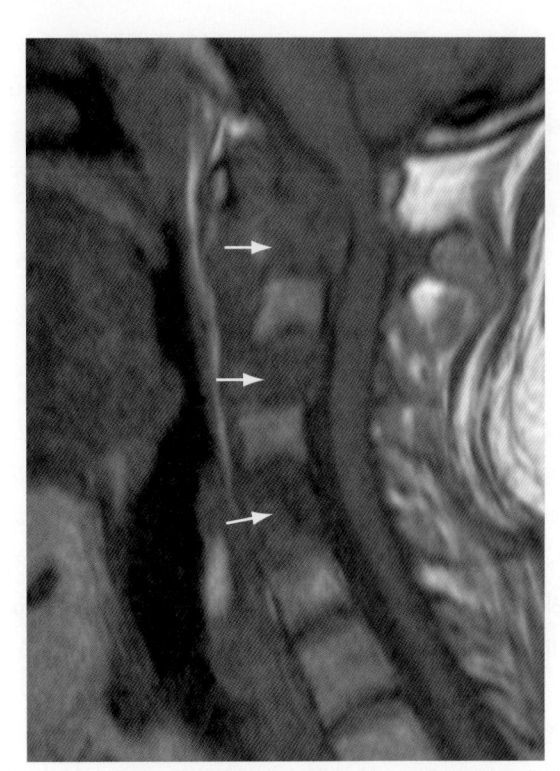

• 図 15-73 脊索腫との鑑別診断．乳癌患者の多発性転移性腫瘍（矢印）のT1強調矢状断MR像である．

特殊検査

骨シンチグラフィーでは低い腫瘍内放射線核種の取り込みが認められる．

◆ 骨軟骨腫

骨軟骨腫（osteochondroma）は正常骨（親骨 parent bone）に連続して，軟骨で覆われたこぶ状の腫瘍である．種々の名称でよばれ，遺伝性多発性外骨腫症（hereditary multiple exostosis），骨幹病的組織結合（diaphyseal aclasis），遺伝性軟骨変形発育不全症（hereditary deforming chondroplasia），多発性骨軟骨腫症（multiple osteochondromatosis），多発性軟骨骨性外骨腫（multiple cartilaginous exostosis），軟骨形成不全（dyschondroplasia），あるいはEhrenfried病などの別名がある[27]．

疫学

骨軟骨腫は最もよくみられる良性の骨腫瘍（30〜45%）で，骨腫瘍全体の9%を占める．脊椎発生は骨軟骨腫全体のわずか3%，また全遺伝性多発性外骨腫症の7%にすぎない．単発性の骨軟骨腫の発生頻度はよくわかっていない．遺伝性多発性外骨腫症の発生頻度は，人口50,000〜100,000人当たりに1人である．好発年齢は10〜30歳であり，男女比は3：1で男性優位である．遺伝性多発性外骨腫症の患者は，通常5歳までに診断される．

臨床像

骨軟骨腫はしばしば無症候性で，偶然発見されることが多い．ときには疼痛を伴うことも伴わないこともあるが，触知可能な腫瘍として見つかることがある．脊髄の圧迫や神経根症状，嚥下障害，嗄声や脊椎側彎症などまれな合併症を発症することがある．悪性転換の指標としては，病巣の拡大やあるいは新たな疼痛，画像上成人では軟骨帽（cartilage cap）*（骨の表面の軟骨の帽子を被った骨の突出）が 1.5 cm を超える場合などがある．

病態生理学

遺伝性多発性外骨腫症は常染色体優性遺伝である．第 8，11，19 染色体上の *EXT 1* 遺伝子（腫瘍抑制遺伝子）の不活化が外骨腫症を発症し，それに続く *EXT 2* 遺伝子の不活化が悪性転化の原因となる．悪性転化は単発発生例の 1% 未満，遺伝性多発性外骨腫症の患者の 3～5% に発生する．

病理

骨軟骨腫は，親骨（parent bone 病変の存在する正常骨）の皮質骨および骨髄に連続した腫瘍である．軟骨帽が存在するが，まったくない場合もある．

骨軟骨腫はしばしば長管骨の骨幹端部に発生する（85%）．脊椎においては，主として後方要素に発生し，とくに棘突起に多い．椎体がおかされることはまれである．脊椎では胸椎と腰椎での発生が最も多い．

画像

X 線

親骨に連続した軟骨に覆われた（軟骨帽）骨性の突出であり，無茎あるいは有茎性の"カリフラワー"状の骨の突出した形態を示す．X 線撮影では，病変は無茎ないし有茎性の骨の突出として描出される．もし広範に石灰化（mineralized）が起きれば，X 線撮影でも軟骨帽がみられる．

超音波検査

超音波検査では，軟骨帽は非石灰化低エコーとしてとらえられる．

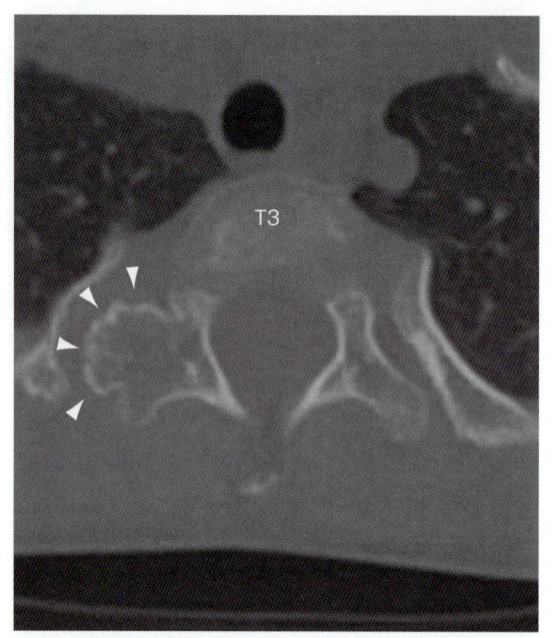

• 図 15-74 第 3 胸椎の骨条件 CT 水平断像で，右横突起（矢頭）に発生した骨軟骨腫である．病変は，正常脊椎に連続性に移行する特徴がある．

CT

CT では無茎ないし有茎の骨性突出として描出され，不均一に造影剤で増強される．軟骨基質はよく描出される（図 15-74）．

MRI

T1 強調像では，骨軟骨腫は中心部が高信号で，低信号の骨皮質により囲まれている．T2 強調像では，中心部は等から高信号で，周辺は低信号の骨皮質で囲まれる．造影剤により軟骨帽の隔壁や辺縁の増強が認められる．

特殊検査

骨シンチグラフィーの所見は種々であり，代謝活性がある骨軟骨腫は高集積を示し，活動性のない骨軟骨腫では取り込みがみられない．

◆ 骨肉腫

骨肉腫（osteosarcoma）は悪性腫瘍であり，悪性細胞が直接未熟な基質や類骨成分を産生する．本腫瘍は骨原性肉腫（osteogenic sarcoma）ともよばれる．

疫学

骨肉腫は 2 番目に多い原発性骨腫瘍である．全骨肉腫の 0.6～3.2% が脊椎に発生する．脊椎発生の骨肉腫の好発年

---

*訳注：軟骨帽（cartilage cap）．骨性隆起を覆う，軟骨をいう．

齢は30歳代であり，発症年齢域は8〜80歳である．発生に男女差はみられない．

臨床像

疼痛は夜間に最も強く，また血清アルカリフォスファターゼの上昇がみられる．肺や骨，肝転移がよくみられる．骨肉腫はパジェット病（Paget's disease）や過去の放射線治療歴と関連することがある．網膜芽腫の発生から約10年後に2つ目の腫瘍として，骨肉腫がまれに発生することがある[28]．生存期間の中央値は23カ月で，仙骨発生の場合は生存率が低くなる．

病態生理学

この悪性腫瘍は腫瘍細胞が直接類骨を産生する．確定診断には，肉腫様組織から形成された類骨を証明する必要がある．網膜芽腫に付随して発生する骨肉腫は，RB遺伝子変化と関係している．

病理

不均一な腫瘍性病変であり，骨化組織と非骨化組織からなる．壊死像はよくみられる．

骨肉腫は多分化能を有する腫瘍であり，悪性細胞は類骨を産生する．古典的骨肉腫は高度の退形成と高い核分裂率を示す．腫瘍細胞は紡錘状から円形を呈する．

画像

X線

X線撮影所見では，骨肉腫は骨硬化所見が優位ではあるが，骨硬化と骨融解像との混在する像が最も多い．象牙様椎体（ivory vertebral body）とよばれる所見がみられることがあり，椎体の高さの保持，椎体全体の均一な硬化像，骨皮質の輪郭の保持と周囲軟部組織腫瘍形成の欠如などを呈する[*1]．

CT

CT所見は，広範な移行域を伴う虫喰い状骨破壊像（moth-eaten bone destruction）や周囲軟部組織腫瘍形成がみられる（図15-75, 76）．

MRI

骨化のある腫瘍では，T1，T2強調像ともに低信号として描出され，骨化のない腫瘍ではT2強調像で高信号に描

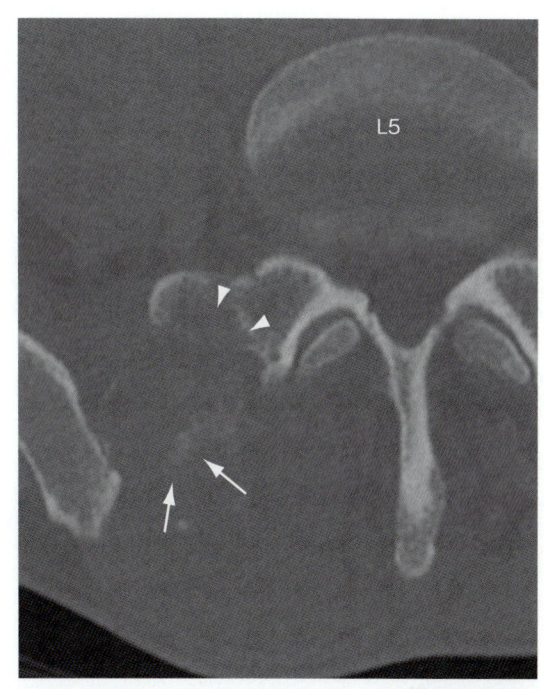

• 図15-75　骨肉腫．骨条件CT水平断像で，第5腰椎の後方要素（矢頭）の破壊像がみられる．また骨化（矢印）と軟部組織腫瘍形成がみられる．

出される[*2]．血管拡張型骨肉腫（telangiectatic osteosarcoma）では，軟部組織腫瘍形成と液面（鏡面）形成（fluid-fluid levels）が特徴的所見である．骨肉腫は，造影剤により不均一に増強される（図15-77）．

特殊検査

骨シンチグラフィーでは，3相のいずれにおいても著明な集積を示す．

◆ 軟骨肉腫

結合組織の悪性腫瘍である軟骨肉腫（chondrosarcoma）は，腫瘍細胞により産生される軟骨基質形成に特徴がある．

疫学

軟骨肉腫は，原発性悪性骨腫瘍のなかで3番目によくみ

[*1] 訳注：原文では 'An ivory vertebral body may be recognized with loss of vertebral height（椎体高の減少），permeative appearance（浸潤像），cortical breakthrough（骨皮質の破綻），and soft tissue mass（軟部組織腫瘤）．' とあるが，通常，象牙様椎体（ivory vertebral body）という場合は，椎体全体が一様に，均一に硬化を示し，椎体の輪郭が保たれて破壊所見がないことをいう．おそらく原文のwithは，withoutと間違っているのではないかと思われる．

[*2] 訳注：骨化のない腫瘍のT1強調像は，通常低から中間信号を呈する．

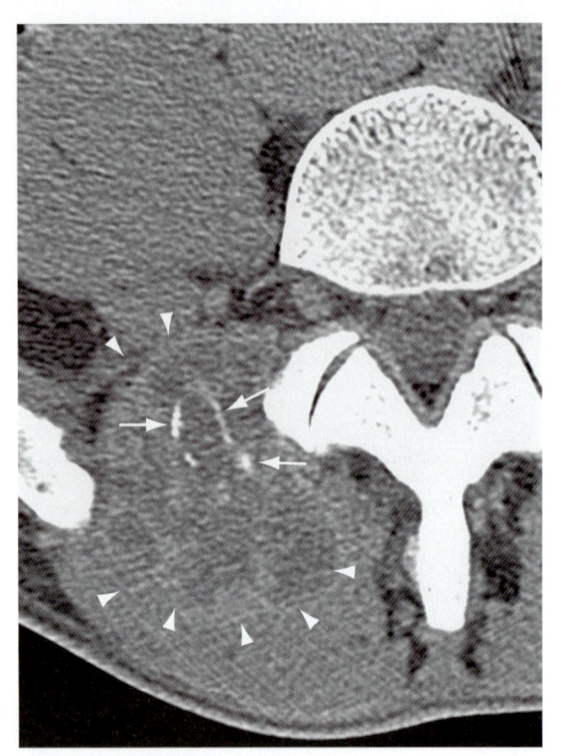

・図 15-76 CT 水平断像で，右 L5 腰椎に近接して軟部組織腫瘤形成（矢頭）がみられる．骨化もみられる（矢印）．

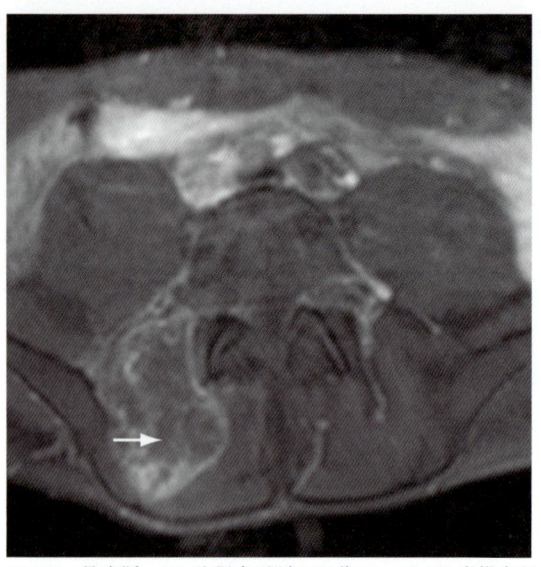

・図 15-77 骨肉腫．T1 強調水平断 MR 像で，L5/S1 脊椎右側（矢印）に近接して，不均一に増強される軟部組織腫瘤を認める．他の肉腫の所見と類似する．

られる腫瘍で，全原発性骨原性肉腫の 10〜25% を占める．軟骨肉腫全体の 3〜12% が，脊椎に発生する．平均発症年齢は 45 歳で（年齢範囲：20〜90 歳），男女比は 2：1 である．

臨床像

鈍痛や腫脹，腫瘤の触知，神経根や脊髄圧迫による神経症状がみられる．5 年生存率は，grade I の腫瘍で 90%，grade II で 81%，grade III で 29% である．全体の 5 年生存率は 48〜60% である．grade III の患者の 66% に転移が認められる．

病態生理学

軟骨肉腫は粘液基質内の硝子軟骨からなり，細胞密度の上昇，核異型，腫瘍の骨梁への浸潤がみられる．TP53 蛋白の蓄積は予後不良の可能性を示唆する．軟骨肉腫には，一次性のものと，骨軟骨腫（osteochondromas）や内軟骨腫（enchondromas）からの悪性転化した二次性のものがある．

病理

軟骨肉腫は分葉状の腫瘍であり，半透明な硝子化した結節で，一部は著明な軟骨内骨化（enchondral ossification）や，出血や壊死を伴う．

組織学的には，成熟した硝子化軟骨および/または粘液基質と不整形の軟骨小葉がみられ，線維帯（fibrous band）で境される．軟骨細胞は集簇性に配列している（図 15-78）．免疫組織化学的には腫瘍細胞は，S-100 蛋白*と vimentin に陽性である．

脊椎軟骨肉腫は，軟骨肉腫のわずか 2〜4% を占め，発生部位は椎体間で差はない．

画像

X 線

X 線撮影では，骨融解像を呈し，軟骨基質を伴うまたは伴わないこともあり，また軟骨基質の斑点状（punctate）あるいは綿状石灰化（flocculent calcifications）（"リング状 rings，弧状 arcs，結節状 nodules の"石灰化）を伴う骨破壊がみられる．

CT

CT では，骨融解性腫瘤で，骨皮質の破壊，また周囲軟部組織への浸潤がみられる．軟骨基質は"リング状，弧状，結節状"の石灰化を示す．腫瘍の非石灰化部位は硝子軟骨

---

* 訳注：原著では positive for P-100 protein とあるが，S-100 protein の間違いと思われる．

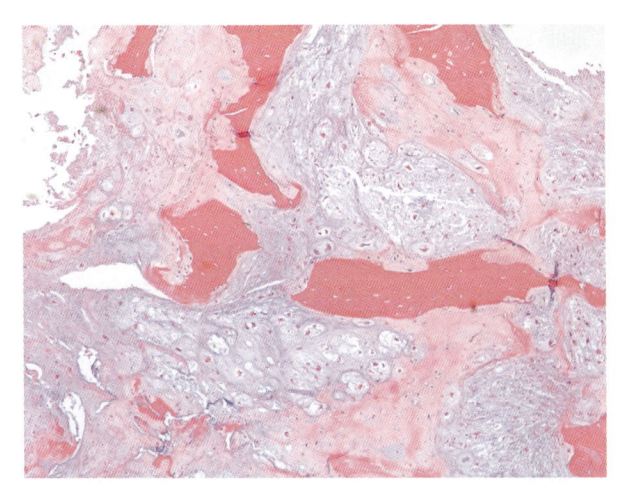

• 図 15-78　軟骨肉腫が骨を破壊性に浸潤している．(HE 染色，倍率×50)

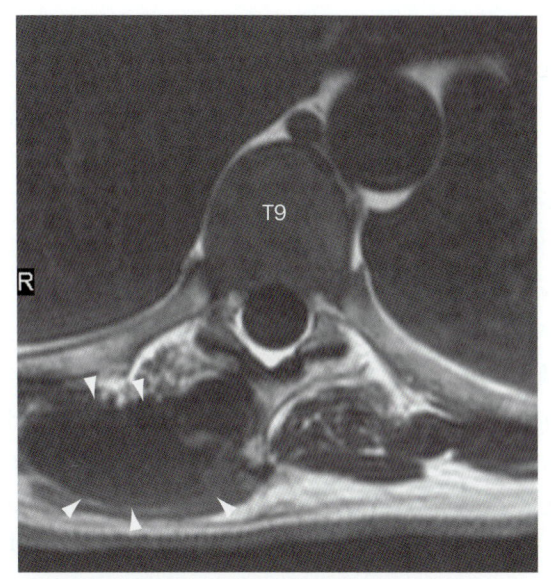

• 図 15-79　軟骨肉腫．T1 強調水平断像で低信号を呈する大きな軟部組織腫瘤が右側傍脊椎領域（矢頭）に認めるが，脊椎への進展はみられない．

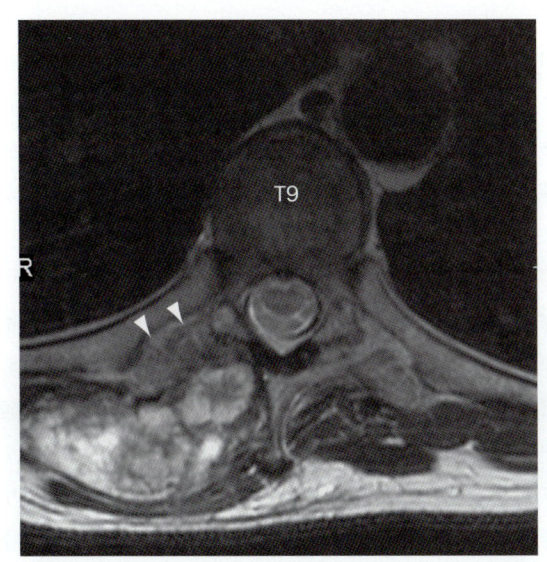

• 図 15-80　軟骨肉腫．造影 T1 強調水平断 MR 像で，不均一に造影される腫瘍がみられ，T9 胸椎の横突起（矢頭）への浸潤がある．

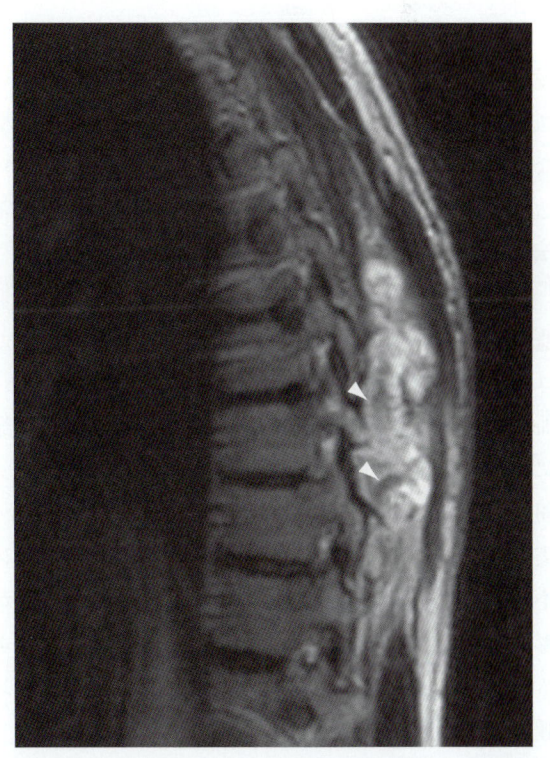

• 図 15-81　軟骨肉腫．造影 T1 強調矢状断 MR 像で，多椎間レベルに進展する軟部組織腫瘤がみられる．造影効果のみられない部位（矢頭）は，壊死や軟骨，あるいは嚢胞性粘液組織を示す．

の水分含量が高いために，筋組織よりも低吸収像を示す．

MRI

T1 強調像は，髄内から軟部組織浸潤の範囲を把握するために必要であり，腫瘍は低信号から中間信号を呈するのに対し，骨髄は高信号を示す．T2 強調像では軟骨成分は高信号，石灰化部分は低信号を示す．

造影剤の投与により，"リング状や弧状の" パターンの隔壁は造影され，軟骨成分や壊死，嚢胞性粘液組織部位は造影されない（図 15-79 〜 81）．

特殊検査

骨シンチグラフィーでは，放射線同位元素の著明な集積がみられる．

◆ ユーイング肉腫

ユーイング肉腫（Ewing's sarcoma）は，骨の小円形細胞肉腫である．ユーイング腫瘍として知られている．

疫学

ユーイング肉腫は，6番目に多い悪性骨腫瘍である．ユーイング肉腫全体の90％が，20歳までに発生する．2番目の小さなピークが50歳にみられる．男女比は2：1で男性に多い．

臨床像

非特異的な性質の疼痛が最もよくみられる症状である．骨髄炎様所見に似て，赤沈の亢進や，発熱，白血球の増加が起こる．椎体の病的骨折に伴う扁平椎（vertebra plana）のために，硬膜外への圧迫と脊髄症状（myelopathy）が生じる．初回診断時にすでに30％の症例で転移がみられ，肺や所属リンパ節，他の骨への転移が多い．骨転移の危険性は非常に高い．脊椎ユーイング肉腫は，外科的切除が困難であるので，末梢ユーイング肉腫よりも予後不良である．

病態生理学

ユーイング肉腫は，非血液学的小円形細胞腫瘍の原型ともなっている．すなわちPNETとは密接に関係している．第22染色体上の*EWS*遺伝子と第11染色体上の*ETS*-like遺伝子とのあいだに相互転座がみられる．

病理

ユーイング肉腫は灰白色の，境界不明瞭な腫瘍であり，出血や壊死，嚢胞などを腫瘍内に混じる．骨ないし軟部組織に由来する．

組織学的には，ユーイング肉腫は小円形細胞からなり，充実性でシート状配列をするか，あるいは線維性のバンドで不規則に分けられる．細胞質に乏しく単一の卵円形から円形の核を有する．脊椎発生はユーイング肉腫全体の4〜18％を占め[29]，好発部位は腰仙部である．脊椎ユーイング肉腫は一般に椎体部に発生する．

画像
X線

X線撮影では，ユーイング肉腫は椎体あるいは仙骨の中心部に発生して，浸潤性（permeative）/虫喰い状（moth-eaten）破壊を広い移行域を伴ってみられる．

CT

CTでは，浸潤性骨融解性病変と認められる病変であり，軟部組織内腫瘤形成部分は不均一に造影される．軟部組織内腫瘤形成部分には骨化は観察されない．骨折により扁平椎（vertebra plana）が生じることがある．

MRI

T1強調像では，ユーイング肉腫は周辺の骨髄よりも信号が低く，中間信号から低信号を呈する．T2強調像では，中間信号から高信号を呈し，造影により中等度の増強を受け，壊死領域が明瞭となる（図15-82〜84）．

特殊検査

骨シンチグラフィーは3相のいずれにおいても著明な集積を示す．

◆ リンパ腫

リンパ腫（lymphoma）は，リンパ細網内系腫瘍であり，さまざまな特異的な発生部位（硬膜外，硬膜内髄外，硬膜内髄内，骨，髄膜）と種々の細胞分化を示す腫瘍である．

疫学

脊椎リンパ腫は，ホジキン病（Hodgkin's disease）よりも非ホジキンリンパ腫の発生のほうが多く，80〜90％がB細胞リンパ腫である．リンパ腫は最もよくみられる硬膜外腔発生の悪性疾患である．原発性硬膜外リンパ腫は，非ホジキン性リンパ腫全体の1〜7％を占め，骨原発性リンパ腫は，悪性骨腫瘍全体の3〜4％にあたる．リンパ腫の好発年齢は30〜60歳代で，若干男性に多く発生する．

臨床像

最もよくみられる臨床症状は，背部痛である．骨原発性リンパ腫の予後は，5〜10年生存率が約90％と最もよい．

病態生理学

正確な病因は不明である．発症危険因子は，農薬や化学肥料，あるいは溶剤などによる化学的曝露，Epstein-Barrウイルス感染，あるいは非ホジキンリンパ腫の家族歴などである．

病理

リンパ腫は境界明瞭な腫瘍から境界不明瞭で浸潤性の腫瘍までさまざまである．リンパ腫は灰色から黄色を呈することが多く，硬いものから脆いものまである．中心壊死を

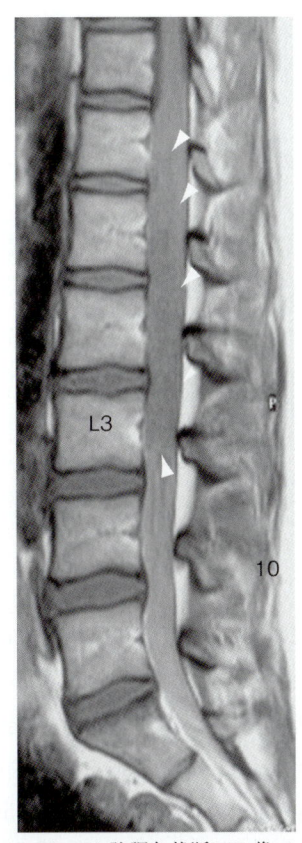

- 図 15-82　T1強調矢状断MR像で，脊椎のユーイング肉腫は周辺骨髄の信号と比較して低信号（矢頭）に描出されている．

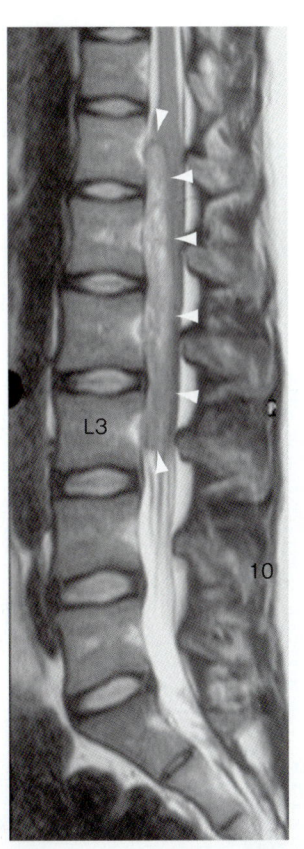

- 図 15-83　ユーイング肉腫．T2強調矢状断MR像で，腫瘍は中間信号から高信号に描出される（矢頭）．

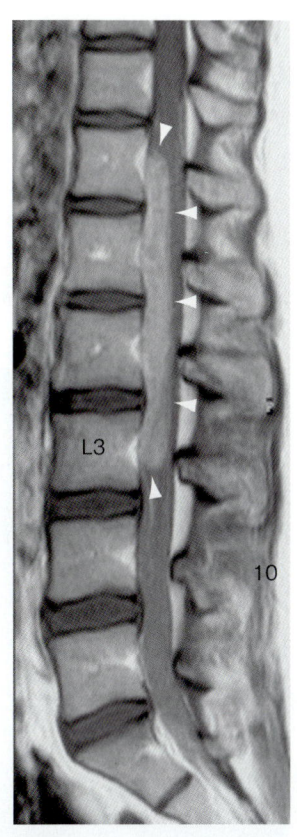

- 図 15-84　ユーイング肉腫．造影T1強調矢状断MR像で，腫瘍は中等度の軟部組織腫瘤として造影される（矢頭）．

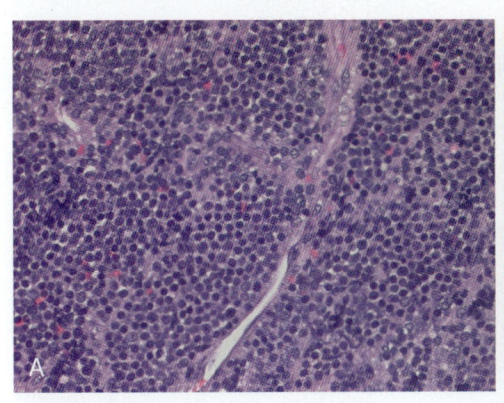

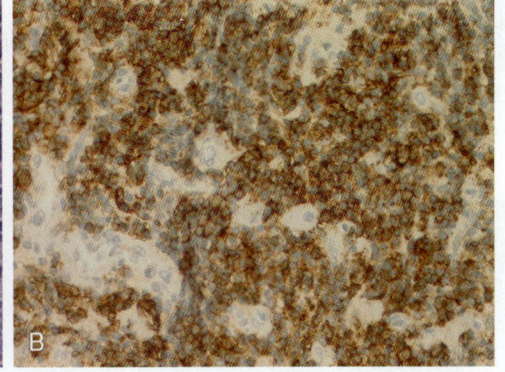

- 図 15-85　A：リンパ腫のHE染色像で，大きな多形性の核を有する細胞で，核細胞質比は高い．B：B細胞性リンパ腫は免疫組織化学染色でCD20に陽性である．

認める症例もある．

腫瘍は大きな多形性の核を有し，核細胞質比の高い細胞からなることが多い．腫瘍辺縁部では，血管周囲に腫瘍細胞が輪状配列を呈する特徴的な血管中心性浸潤パターン（angiocentric infiltration pattern）を呈する．実質内に浸潤した病巣は，小凝集塊の形態をとるかあるいはびまん性形態をとる．腫瘍中心では，しばしば大きな地図状壊死（large geographic necrosis）がみられる．

免疫組織化学的検討を行うと，リンパ腫は白血球共通抗原（leukocyte common antigen, LCA/CDA）に陽性となり，大半がB細胞性リンパ腫のため，B細胞系マーカーであるCD20などに陽性になる（図15-85）．

画像

X線

X線撮影では，骨発生のリンパ腫は骨破壊像や象牙様椎体，あるいは扁平椎がみられる．

CT

硬膜外リンパ腫のCT所見は，均一な吸収値を呈する腫瘍性病変であり，骨破壊を伴うことも，伴わないこともあり，また造影により均一に硬膜外の増強がみられる．

MRI

硬膜外リンパ腫は，T1強調像では均一な等信号を示すが，骨リンパ腫は脂肪髄がリンパ腫の腫瘍細胞により置換されるため，正常の骨髄に比べて低信号に描出される．T2強調像では，脊髄と比べてリンパ腫は等／高信号を示す．造影MRIでびまん性の均一な増強像が典型的所見である（図15-86，87）．

ダイナミック造影MRIの所見は，リンパ増殖性疾患の患者において99％の精度で骨髄の増強がみられる．

特殊検査

骨シンチグラフィーでは，著明な集積がみられる．リンパ腫は，ガリウム-67シンチグラフィーによって高い感度と特異度で診断される．

◆ 形質細胞腫

いわゆる骨あるいは軟部組織発生の形質細胞腫（plasmacytoma）という場合，孤在性モノクロナール形質細胞腫のことで，多発性骨髄腫の所見がないことである．単発性骨形質細胞腫（solitary bone plasmacytoma），単発性形質細胞腫（solitary plasmacytoma），単発性骨髄腫（solitary myeloma），あるいは単発性形質細胞腫（solitary plasma cell tumor）ともよばれている．

疫学

平均発症年齢は55歳である（多発性骨髄腫よりも若い）．

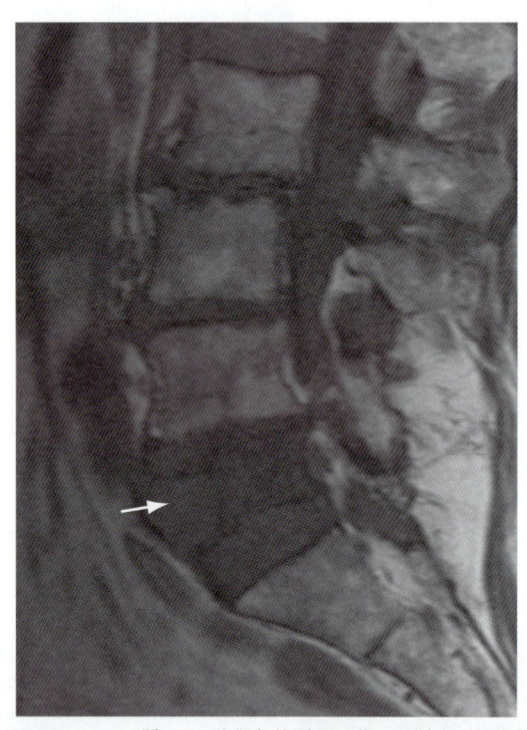

• 図15-86 リンパ腫．T1強調矢状断MR像で，腫瘍は正常骨髄に比し低信号に描出される（矢印）．

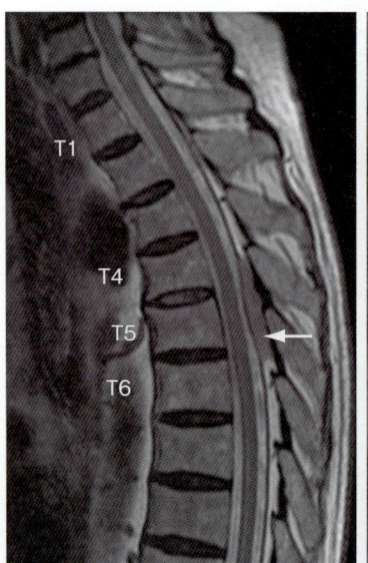

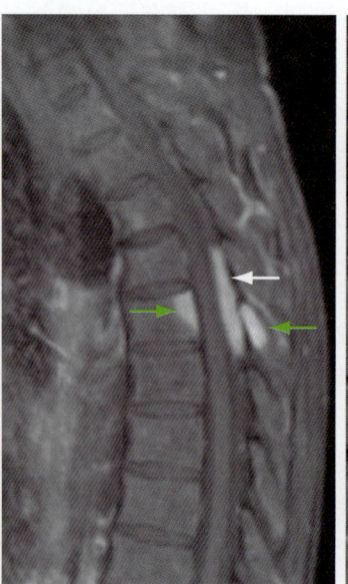

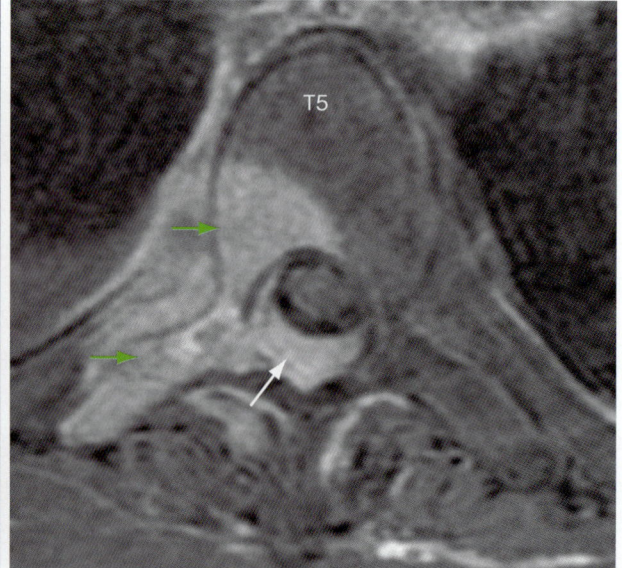

• 図15-87 非ホジキンリンパ腫患者のT2強調矢状断MR像（左），T1強調矢状断MR像（中央），造影T1強調水平断MR像（右）で，腫瘍は高信号に描出され（矢印），造影される硬膜外進展病変（白矢印）と，同様に造影されるT5胸椎の骨内進展病変（緑矢印）を認めた．

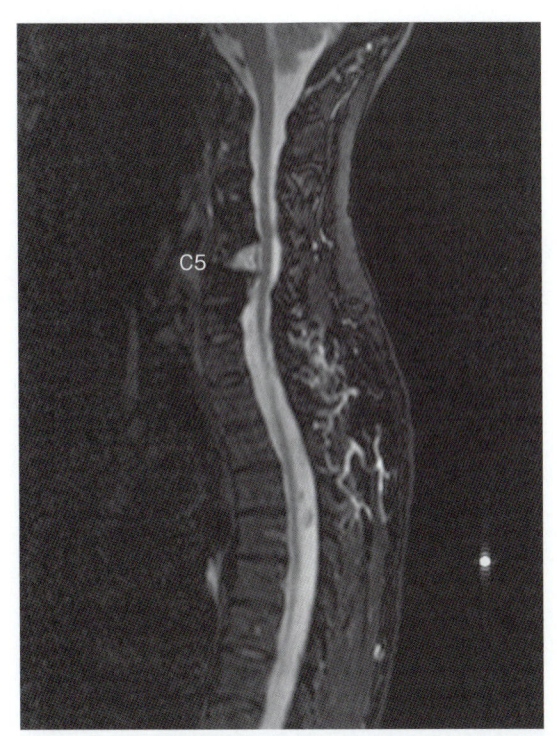

• 図 15-88　形質細胞腫．T2 脂肪飽和矢状断 MR 像で，C5 椎体はつぶれ，後方への硬膜外進展を伴い，軽度脊髄を圧迫している．軟部組織腫瘤はみられない．

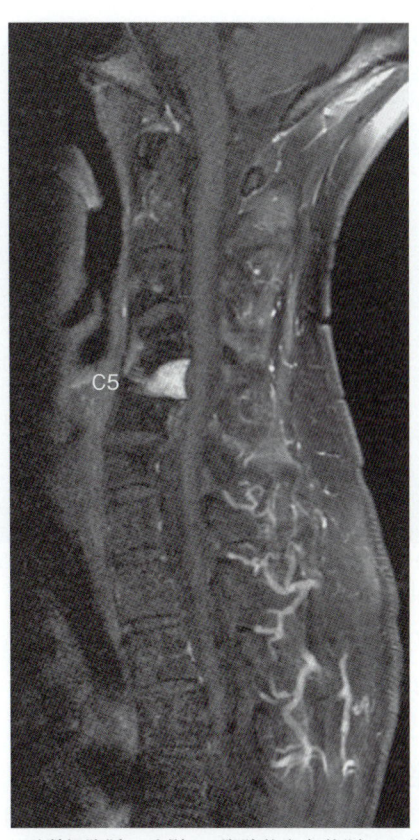

• 図 15-89　形質細胞腫．造影 T1 脂肪飽和矢状断 MR 像で，C5 椎体の中等度の増強効果を認める．軽度後方進展して，腹側脊髄硬膜嚢を圧迫している．

臨床像

　形質細胞腫は無症候性のことがある．疼痛は最もよくみられる症状である．病的骨折により脊髄を圧迫して，脊髄症状を引き起こすことがある．無痛期間のある孤在性骨形質細胞腫では，生存期間の中央値は 10 年である．臨床検査では，低濃度の血清／尿中モノクロナール蛋白が認められる．

病態生理学

　骨髄に腫瘍性形質細胞浸潤がみられる．遺伝的所見は不明である．

病理

　灰紫色の脂肪髄に置換される．"時計の文字盤様（clock face）" に凝縮したクロマチンをもつ円形ないし多形性の偏在する核と好塩基性細胞質を有する．腫瘍性形質細胞の集簇がみられる*．

---

* 訳注：形質細胞の核には車軸様のクロマチン配列がみられ，車軸様核と表現されることもある．

画像

X 線

　X 線撮影では骨融解性の多嚢胞性病変を呈する．圧迫骨折がよくみられる．

CT

　CT 所見は，溶骨性の椎体の破壊像がみられる．軟部組織腫瘤形成を伴うあるいは伴わない圧迫骨折が生じることがある．骨硬化像も 3% にみられる．

MRI

　T1 強調像では，単発性椎体形質細胞腫は低信号を示し，曲線状（弧状）の低信号帯を伴っている．T2 強調像では，不均一な信号像を呈し，脂肪と比べて一部に高信号を伴い，曲線状（弧状）の無信号帯を有する．造影 MRI を行うと，軽度から中等度に増強される（図 15-88 〜 90）．

特殊検査

　骨シンチグラフィーでは，著明な集積像を呈するが，早

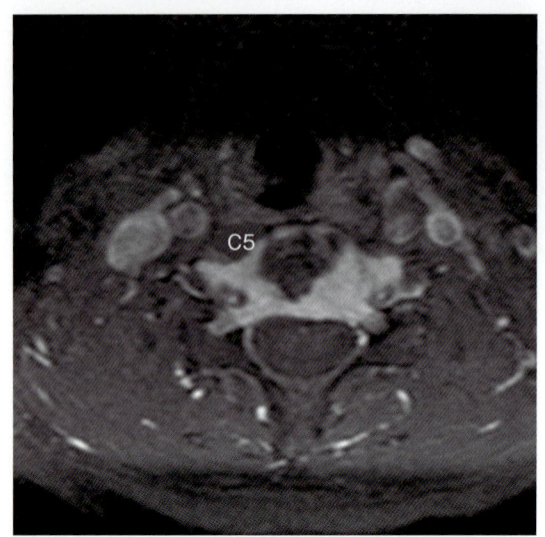

・図15-90 造影T1脂肪飽和水平断MR像で，C5頸椎に造影される形質細胞腫を認める．

期病変では正常のこともある．

◆ 多発性骨髄腫

多発性骨髄腫（multiple myeloma）は，骨髄に発生する多巣性，悪性のモノクロナールの形質細胞の増殖病変である．

疫学

多発性骨髄腫は，年間人口100,000人当たり3〜4人に発生する原発性骨腫瘍である．好発年齢は60〜70歳代である．男女比は3：2で男性にやや多い．

臨床像

骨痛が75％にみられるが，一方患者の20％は無症候性である．病的骨折（50〜70％），脊髄の圧迫症状（10〜15％），腎不全，モノクロナール免疫グロブリン血症，あるいはベンスジョンズ蛋白尿（Bence Jones proteinuria）がみられる．85％の患者でびまん性の骨減少症（osteopenia）が生じる．生存期間の中間値は，化学療法により3〜5年であり，5％で完全寛解を達成することができる．

病態生理学

腫瘍性形質細胞で脂肪髄が置換され，破骨細胞による骨吸収が促進し，骨芽細胞による骨形成が阻害される．病因は不明である．危険因子として，電離放射線，自己免疫疾患やヒト免疫不全ウイルス（human immunodeficiency virus：HIV）感染がある．

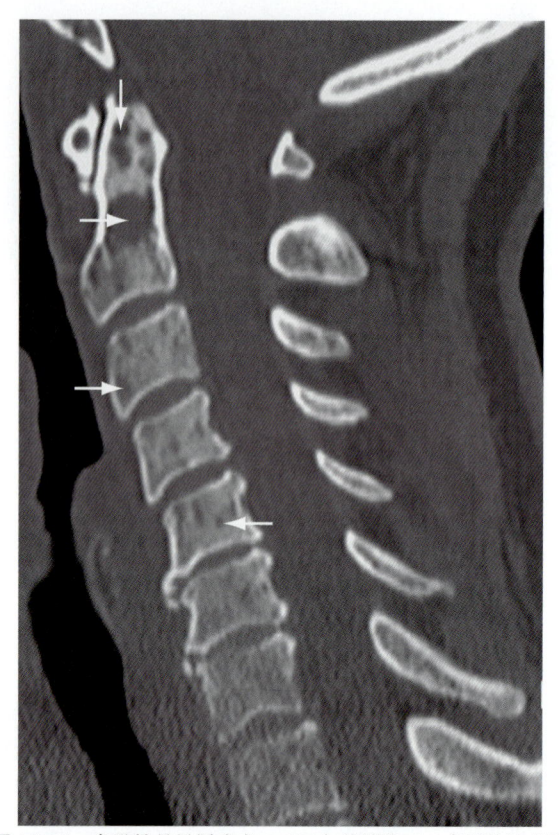

・図15-91 多発性骨髄腫患者のCT矢状断像で，多巣性溶骨性病変を認める（矢印）．

病理

多発性骨髄腫は海綿骨を置換する境界明瞭で，灰赤色の軟らかい腫瘍である．"車軸様（cartwheel）"クロマチンを有する，偏在性の円形核をもつ腫瘍性形質細胞が凝集して，正常骨髄と置換している．

画像

X線

X線撮影で，病変は境界明瞭な打抜き像（punched-out）として認められ，ときにその病変周囲の骨硬化や骨破壊部の軟部組織腫瘤形成がみられ，しばしば圧迫骨折もみられる．

CT

CT所見は，多巣性の骨融解像を呈し，椎体の破壊や骨折，骨皮質の途絶，骨外周囲軟部組織浸潤を伴うことがある（図15-91）．

MRI

T1強調像で異常を認めないこともあるが，通常病変は

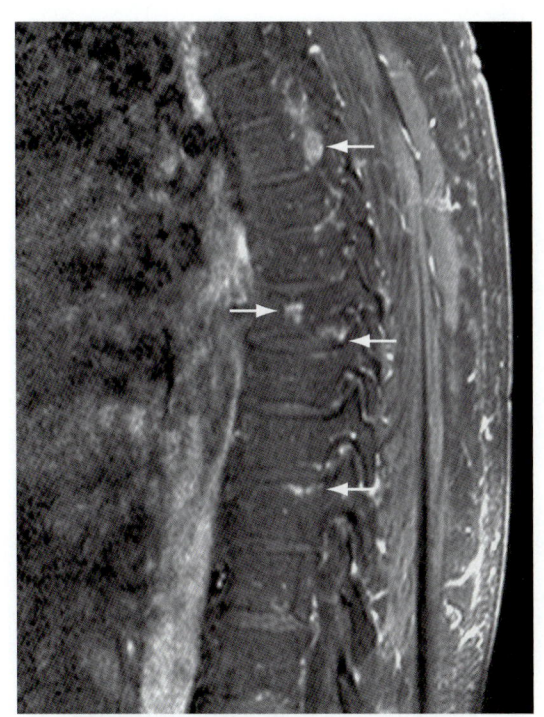

• 図15-92 胸椎の造影T1脂肪飽和MR像で，多発性の小さな造影される脊椎骨髄腫病変を認める（矢印）．

正常骨髄と比較して不均一な低信号から中間信号の多発性の斑状像を呈する．T2強調像やSTIR像では，病変は高信号を示す．造影MRIでは，病変部のびまん性増強を認める（図15-92）．

特殊検査

骨シンチグラフィーでは通常は描出されない．PET (positron emission tomography) により，多発性骨髄腫は活動性の代謝像を示す．

◆ 造骨性転移性腫瘍

転移性脊椎腫瘍では骨破壊を伴うが，造骨性転移性腫瘍 (osteoblastic metastases) は硬化性 (sclerotic) ないし骨硬化性転移性腫瘍 (osteosclerotic metastases) ともよばれている．

疫学

脊椎転移は，癌患者の10〜40%にみられる．転移は小児および成人のいずれにおいてもみられるが，硬膜外転移の患者の平均年齢は53〜58歳である．男女差については，原発巣の種類により異なる．前立腺癌では90%に脊椎転移がみられる．

臨床像

疼痛がおもな愁訴である．圧迫骨折もよくみられる．硬膜外転移により脊髄症状 (myelopathy) やあるいは神経根症状 (radiculopathy) を引き起こす．硬膜外転移による脊髄症状は，成人癌患者の5%にみられる．転移性脊椎腫瘍は，硬膜外脊髄圧迫のおもな原因である．

病態生理学

転移性脊椎腫瘍では，骨髄が最初におかされ，ついで骨梁，その後骨皮質の破壊が起こる．転移性脊椎腫瘍では，血行性転移が神経周囲浸潤性あるいはリンパ行性，髄液播種よりも多い．骨硬化性転移性脊椎腫瘍の原発巣は，前立腺癌，カルチノイド腫瘍，膀胱癌，鼻咽頭癌，髄芽腫などである．肺癌や乳癌，子宮頸癌や卵巣癌からの転移性脊椎腫瘍の場合は，溶骨性と造骨性の混合型が多い．

病理

肉眼的には軟らかで，骨の浸食がみられ，軟部組織腫瘤形成を伴うことも伴わないこともある．組織学的には，原発巣の組織所見によりさまざまである．

硬膜外転移巣の好発部位は，腰仙部と頸椎である．転移巣は椎体や椎弓根の後方骨皮質を破壊しやすい．

画像

X線

X線撮影では，転移巣は脊椎に散在する多発性の硬化性病変として描出される．

CT

CT検査では，境界明瞭または境界不明瞭な硬化性病変である．ほとんどすべての症例で椎体後部がおかされ，椎体前部がおかされるのは80%にみられ，椎弓根の侵襲は60%にみられる．また象牙様椎体 (ivory vertebral body) がみられることもある．硬化性変化のために，造影剤による増強像はみられない．

MRI

T1強調像では，病変部の信号は正常骨髄と異なる信号を呈する．低信号の単発あるいは多発性の病変がみられる．椎間板は通常，温存されている．T2強調像では，硬化性転移性脊椎腫瘍の場合，低信号を呈する．造影MRIを行うと，骨硬化の程度に応じてさまざまな程度に増強される

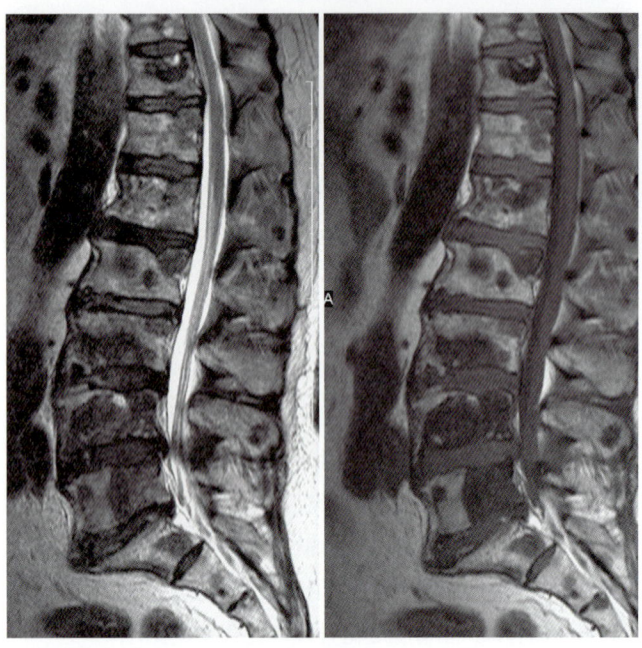

・図15-93 前立腺癌患者のT2強調およびT1強調MR像で，多椎体に低信号の造骨性転移性病変が多数みられる．

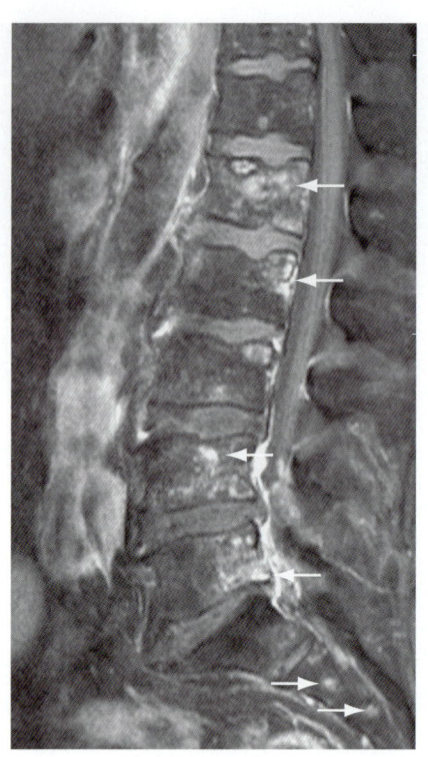

・図15-94 図15-93と同じ患者の造影T1強調矢状断像で，硬化性の程度を反映して，病変は種々の増強効果を呈している（矢印）．

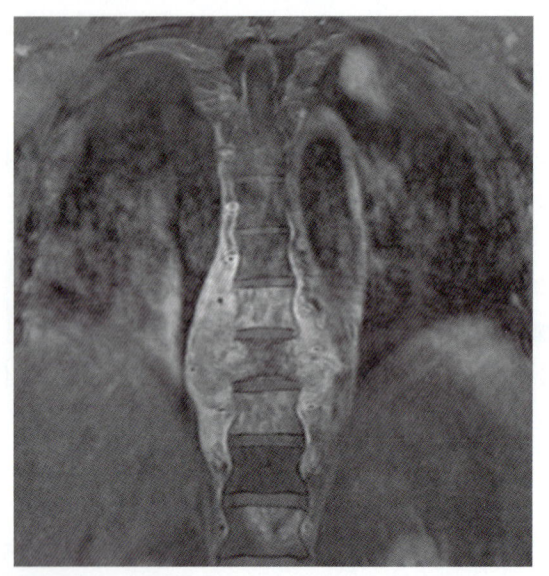

・図15-95 前立腺癌患者の造影T1強調冠状断MR像で，硬膜外および傍脊柱に転移性病変の進展がみられる．

（図15-93～95）．
　急性脊髄症状を呈した原発巣の判明している癌患者には，治療計画を立てるために緊急MRIを行い，脊髄の圧迫部位と硬膜外腫瘍の範囲を特定することが不可欠である．

特殊検査
　骨SPECTは骨転移巣の検出に二次元イメージよりも優れている．前立腺癌の場合，びまん性の集積像(super-scan)

がみられる．

◆ 溶骨性転移性腫瘍
　原発性腫瘍からの脊椎転移では，骨破壊性のほうが造骨性よりも多い．この骨破壊性病変は，溶骨性転移（lytic osseous metastases）とよばれている．

疫学
　転移性脊椎腫瘍は癌患者の10～40％に生じるが，溶骨性転移性脊椎腫瘍（osteolytic spin metastases）は癌患者の5～10％にみられる．硬膜外脊髄圧迫は，成人癌患者の5％に発生する．転移性脊椎腫瘍はいかなる年齢層にも生じ，性差は原発巣の種類により異なる．乳癌や肺癌，腎癌，甲状腺癌，メラノーマは，溶骨性骨転移を生じやすい．

臨床像
　疼痛が生じ，硬膜外の腫瘍成分により脊髄症状や神経根症状が発生する．圧迫骨折もしばしば認められる．

病態生理学
　最初に骨髄がおかされ，ついで骨梁，その後骨皮質の破壊が起こる．骨吸収や骨形成が種々の程度で生じる．神経

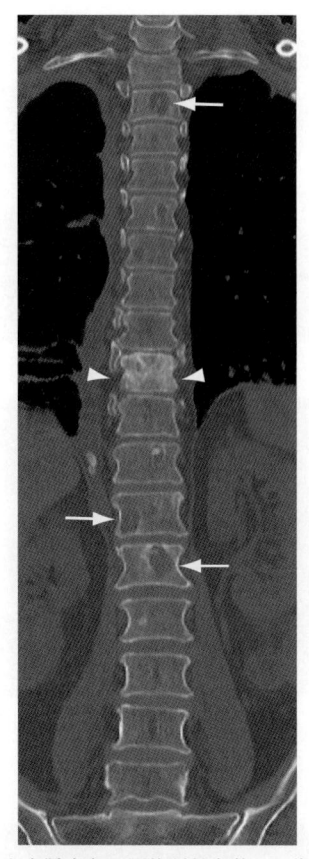

• 図15-96 胸膜中皮腫患者の冠状断骨条件CT像で，多発する造骨性（矢頭）と溶骨性（矢印）転移性病変を認める．

周囲性浸潤やリンパ行性，髄液播種よりも血行性転移が多い．転移性脊椎腫瘍の15〜25%が原発巣不明である．

病理

転移性脊椎腫瘍の肉眼所見は，軟らかで，骨の浸食がみられ，軟部組織腫瘤形成を伴うことも伴わないこともある．組織学的には原発巣の組織により異なる．

画像
X線

X線撮影でとらえられるには，50〜70%の骨破壊があるか溶骨性病変の直径が1 cmを超える必要がある．転移性脊椎腫瘍の診断に有用な所見は，椎弓根像の欠損や椎体後方の骨皮質ラインの破壊像（途絶）である．

CT

CT検査では，単発あるいは多発の溶骨性で浸潤性，破壊性の病変がみられるが，椎体後方はほとんどすべての症例でおかされ，椎体前方は80%に，椎弓根への侵襲は症例の60%に起こる（図15-96）．しばしば造影剤による増強効果を欠く．

MRI

T1強調像では，正常骨髄に比べて低信号の単発あるいは多発性病変として認められる．椎間板は通常温存される．T2強調像，STIRシーケンスでは正常骨髄よりも高信号に描出される．T1脂肪飽和像（fat-saturated T1W image）では，造影剤によりびまん性増強がみられる．

特殊検査

骨SPECTは二次元イメージングよりも優れている．集積像は骨産生領域を反映しており，腫瘍を直接描出しているのではない．

分析

脊髄髄内腫瘍でよくみられるのは上衣腫（ependymoma），グリオーマ（glioma），血管芽腫（hemangioblastoma）であり，それぞれ髄内腫瘍全体の60%，30%，6%を占める*．画像診断によってこれらの腫瘍を他の脊髄疾患（たとえば，硬膜動静脈瘻 dural arteriovenous fistula：DAVFによるうっ血性脊髄症 congestive myelopathy，脊髄梗塞 spinal cord infarction，あるいは多発性硬化症 multiple sclerosis）と鑑別することはむずかしいと思われる．しかし，以下に示すいくつかの鑑別点がある．上衣腫は水平断像にて脊髄の中心に局在し，同心性増殖パターンを呈し，一方グリオーマは偏在性である（図15-97）．血管芽腫もその局在は偏在性であり，血管を示すflow voidが特徴である．flow voidは硬膜動静脈瘻によるうっ血性脊髄症でもみられる特徴的所見であるが，浮腫は脊髄中心にみられ，腫瘍性の腫瘤はみられない．脊髄梗塞は灰白質の前角に「蛇咬傷（snake bite）」とよばれる特徴的な像がみられる．多発性硬化症におけるプラーク（plaque）は，一般に後索や側索に存在する．

low-gradeグリオーマ（gliomas）は脊髄の軽度腫大を生じることが多いが，一方海綿状血管腫（cavernomas）はより限局性で著明な腫大をきたす．海綿状血管腫の重要な鑑別点は，限局性の形態，T2強調像で血管腫周囲のヘモジデリン・リング（hemosiderin ring）の存在，T1強

---

*訳注：ここでいうグリオーマは，上衣腫を除く，星細胞系あるいは乏突起細胞形腫瘍をいう．

| A 上衣腫 | B low-grade グリオーマ | C 血管芽腫 |
| D 硬膜動静脈瘻（DAVF）に伴ううっ血性脊髄症 | E 脊髄梗塞 | F 多発性硬化症 |

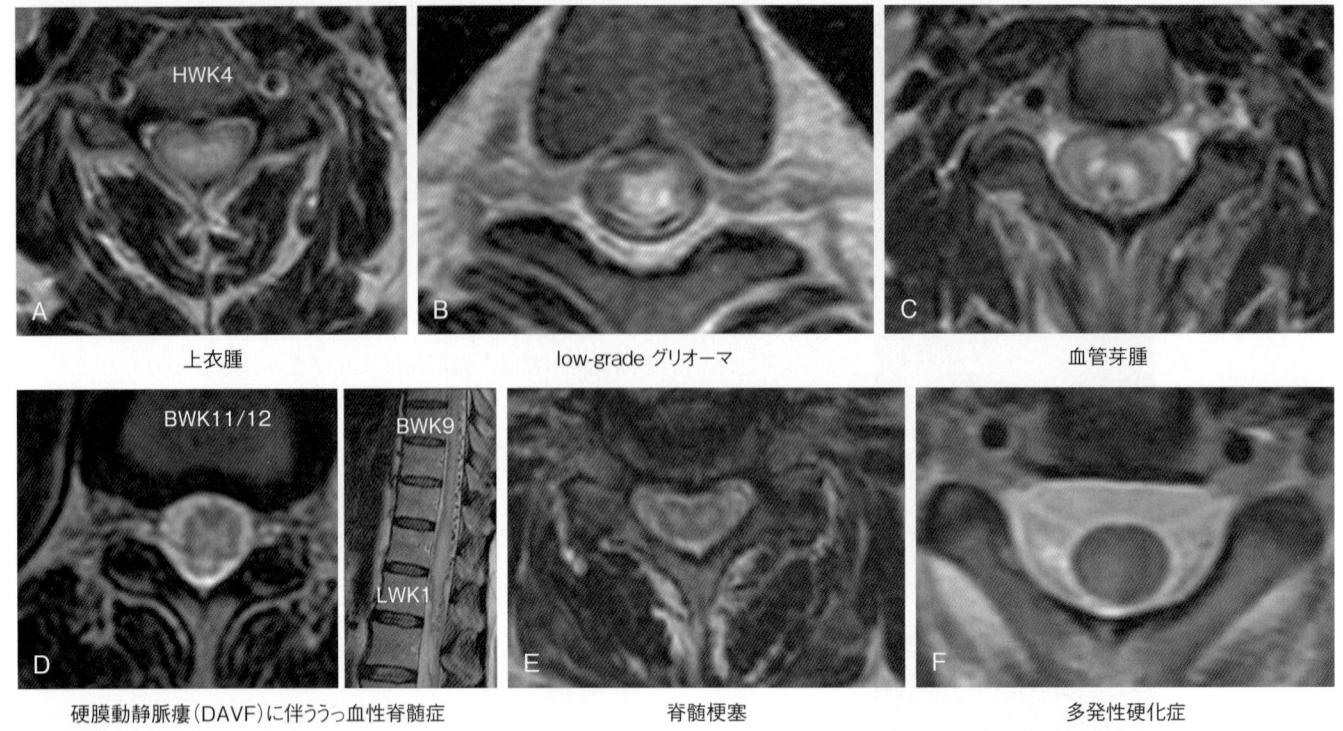

- 図15-97 AからFに，上衣腫，グリオーマ，血管芽腫，DAVF，梗塞，多発性硬化症の各違いがわかる特徴的画像を提示する．

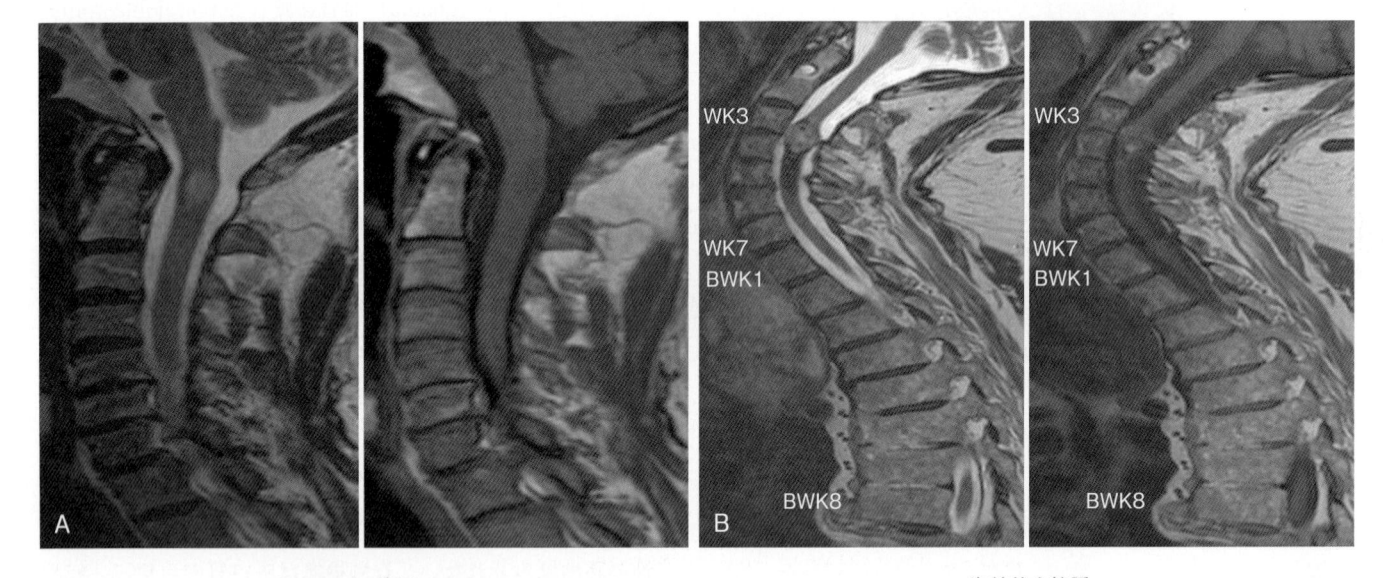

| A low-grade グリオーマ | B 海綿状血管腫 |

- 図15-98 AおよびBにおいて，low-grade グリオーマは脊髄の軽度腫大を呈し，海綿状血管腫はより限局性で，著明な腫大があり，両者を区別できる．海綿状血管腫は，形態学的に脊髄グリオーマよりも境界明瞭であり，T2強調像では病変周囲にヘモジデリン・リングがみられ，T1強調像で海綿状血管腫は高信号の斑状に描出される．

調像でメトヘモグロビンを表す斑状の高信号域である（図15-98）．

脊髄の血管芽腫（hemangioblastoma）ならびに動静脈奇形（arteriovenous malformation）では，拡張し，蛇行した栄養血管と流出静脈が特徴である．血管芽腫には腫瘍性の結節がみられるが（図15-99），動静脈奇形には動脈と静脈とのあいだに動静脈のナイダス（nidus）があるため，鑑別は容易である．

脊髄病変では非腫瘍性の病変をつねに念頭におき，慎重に検討しなければならない．ときに，病歴が唯一鑑別診断に有用なことがある．頭蓋内多形膠芽腫（glioblastoma multiforme），脈絡叢癌（plexus-carcinoma），あるいはヒ

血管芽腫　　　　　　　　　　　　　脊髄 AVM

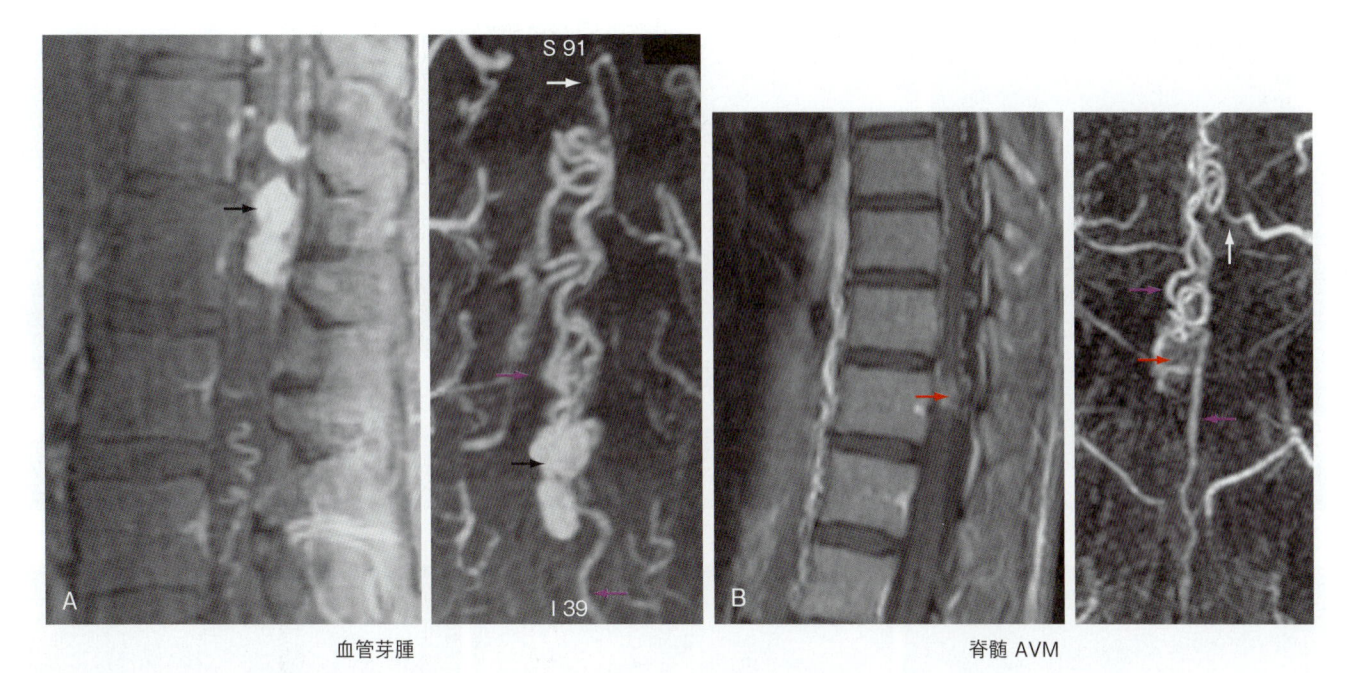

- **図 15-99** A および B において，脊髄に発生する血管芽腫と動静脈奇形の画像鑑別は容易である．血管芽腫には腫瘍性結節（黒矢印）がみられるが，一方動静脈奇形には動静脈からなるナイダス（赤矢印）がみられる．流入動脈（白矢印）と流出静脈（紫矢印）が両病変ともみられる．（A の右 Binkert CA, Kolias SS, Valavanis A : Spinal cord desease : Characterization with three-dimensional contrast-enhanced angiography. Am J Neuroradiol 20 : 1785-1793, 1999 より引用）

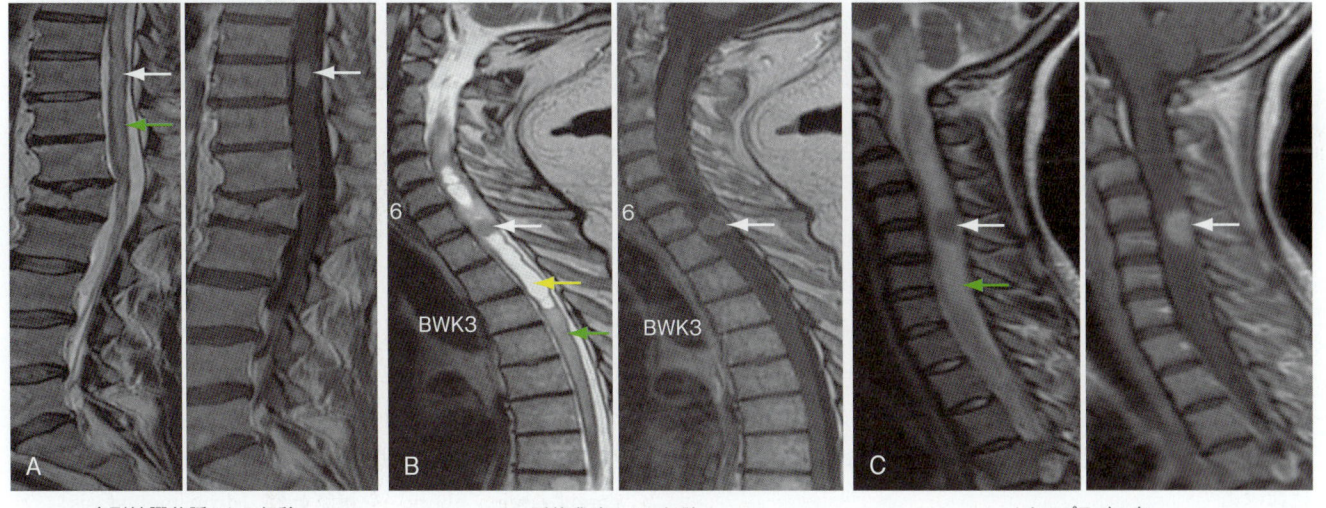

多形性膠芽腫からの転移　　　　脈絡叢癌からの転移　　　　トキソプラズマ症

- **図 15-100** A から C において，非腫瘍性病変との画像上の鑑別を行う．最初の 2 症例は頭蓋内多形膠芽腫や脈絡叢癌の既往があり，3 番目の患者は HIV 感染の既往がわかっているので，それぞれ多形膠芽腫からの転移，脈絡叢癌からの転移，そして日和見感染症（白矢印）が疑われた．また著明な空洞症（黄矢印）を伴うときには，腫瘍を疑う．全例に脊髄の浮腫がみられた（緑矢印）．

ト免疫不全ウイルス感染（human immunodeficiency virus : HIV）（**図 15-100**）の既往がある場合，多形膠芽腫や脈絡叢癌からの転移，あるいは日和見感染の診断が示唆される．あるいは著明な脊髄空洞症がある場合には，腫瘍性病変の存在を疑う．その場合，浮腫も同時にみられる．

神経鞘腫（schwannomas）や神経線維腫（neurofibromas）は（**図 15-101**），MRI の T1 および T2 画像の信号強度を参考にしても鑑別がむずかしいことが多い．以下にこれら 2 つの疾患を鑑別するための参考点を述べる．

- 神経鞘腫は，神経根に偏在性に存在する分葉状腫瘤で，神経根は病変と反対側に偏位するが（図 15-101F の紫色の矢印），一方神経線維腫は神経根そのものがおかされ，そのためにスムーズな境界をもった紡錘形を呈する．
- 神経鞘腫は，T2 強調像や造影後の T1 強調像で，嚢胞

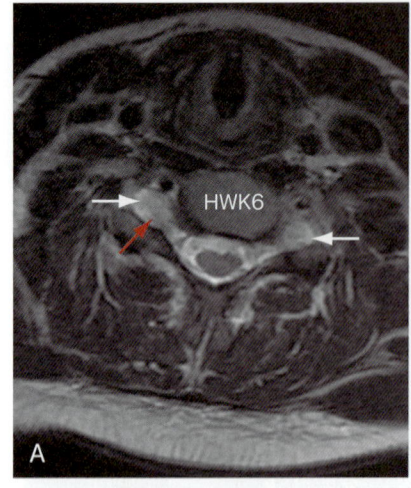

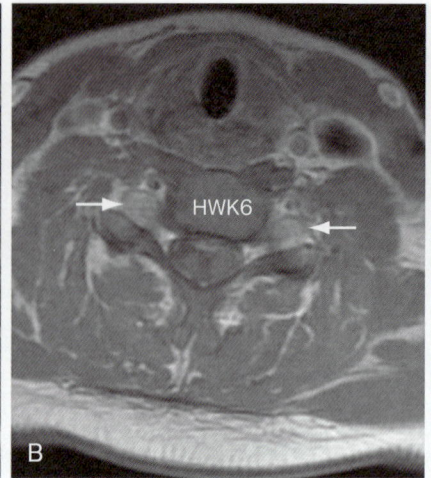

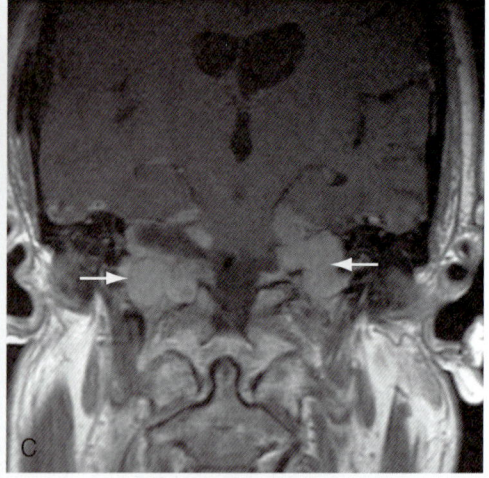

神経鞘腫，2型神経線維腫症

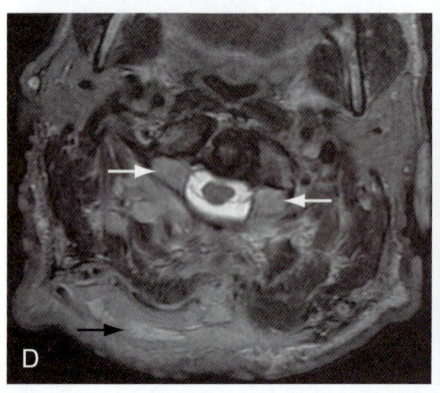

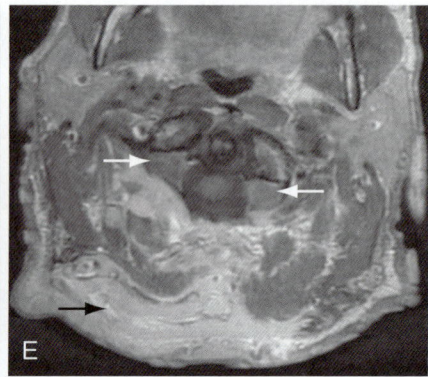

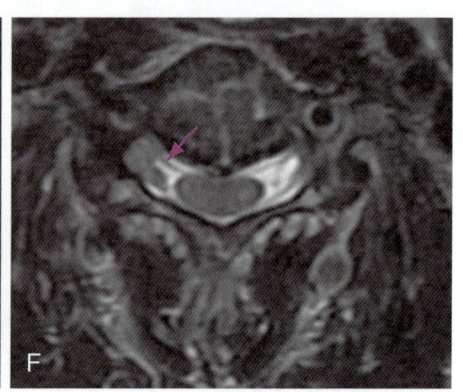

神経線維腫，1型神経線維腫症

- 図 15-101　AからF，神経鞘腫と神経線維腫（白矢印）の違いについて，ヒントとなる神経放射線学的所見があるが（詳細は本文参照），一般に両者をT1強調MR像やT2強調MR像で鑑別することはむずかしいことが多い．

や脂肪変性あるいは腫瘍内出血（図15-101Aの赤色の矢印）のためにしばしば不均一な像を呈することが多い．一方神経線維腫は，ほとんどの症例で均一な信号を示す（図15-101Dの白色の矢印）．

これらの病変の前記以外の鑑別の助けになる特徴を以下に述べる．

- 単発性の神経鞘腫は脊髄神経線維腫よりもはるかに多くみられる．
- 神経鞘腫は単発発生のことが多いが，多発性の場合はNF2に附随することが多い．一方，NF1では神経根発生の腫瘍はほぼすべて神経線維腫である．
- NF1以外では，脊椎神経線維腫の発生はきわめてまれである．
- 1つあるいは複数の椎間孔から硬膜内に進展する大きな傍脊椎腫瘍は，蔓状神経線維腫（plexiform neurofibroma）の可能性が最も高い．

多発性神経鞘腫や多発性神経線維腫の場合，両側の前庭神経鞘腫があればNF2関連の神経鞘腫と診断され，また皮下神経線維腫（図15-101D，Eの黒色矢印）があればNF1関連の神経線維腫と診断される．

腰椎における多発性神経鞘腫あるいは神経鞘腫症（schwannomatosis）は，馬尾の肥厚症（thickening of the cauda equina fibers）や滴下転移（drop metastasis），リンパ腫（lymphoma），あるいはサルコイドーシス（sarcoidosis）など多発性に造影される小結節病変と鑑別する必要がある．この場合，基礎疾患あるいは関連病変の情報が診断の唯一の手がかりになることがある（図15-102）．

脊髄神経鞘腫と髄膜腫（meningioma）の神経放射線学的鑑別点については，いくつかの特徴的所見がある．神経鞘腫の特徴は（図15-103A，B），髄膜腫よりもスムーズな辺縁を有する均整のとれた形態をしており，T2強調像（図15-103のA〜Eを比較）では髄膜腫よりも不均一な信号強度を示し，造影するとより強く，不均一に増強される（図15-103のBとFを比較）．脊髄神経鞘腫と髄膜腫

多発性神経鞘腫, NF2

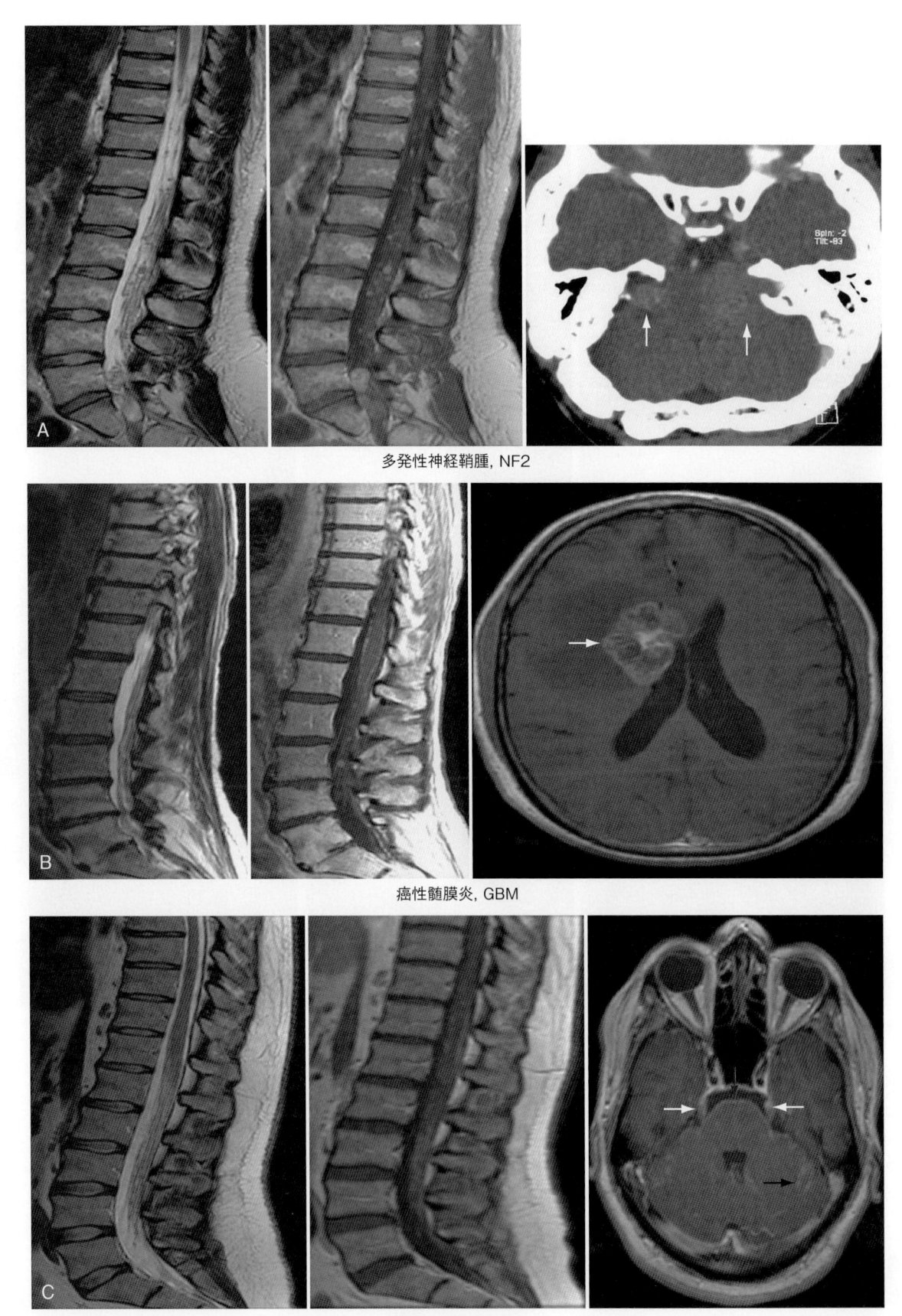

癌性髄膜炎, GBM

神経サルコイドーシス

- **図15-102** A：2型神経線維腫症の症例で，馬尾神経線維に多発する神経鞘腫があり，また脳CT軸写で両側の聴神経鞘腫がみられる（矢印）．B：脳原発の多形膠芽腫からの髄液播種で，馬尾神経線維に髄膜播種像（meningitis gliomatosa）がみられる（矢印）．C：小脳回（黒矢印）や橋表面（赤矢印），両側の三叉神経（白矢印）に肥厚した髄膜の増強を伴うサルコイドーシスからの髄膜播種像．

T2強調像

HWK7
BWK1

A

Gd

3

HWK7
BWK1

B

神経鞘腫 Antoni B

C

D

神経鞘腫 Antoni A

T4

E

T4

F

髄膜腫

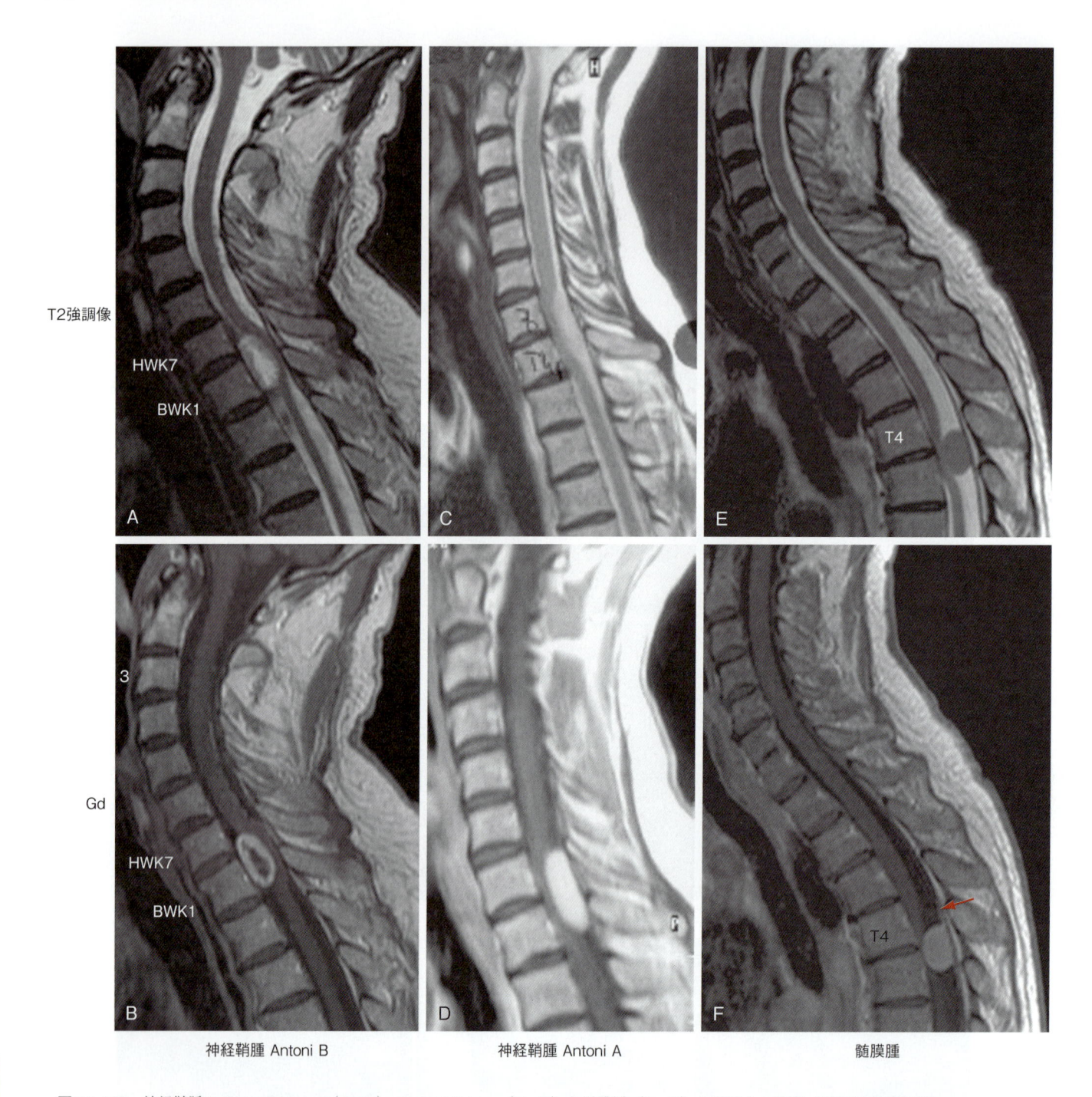

- 図 15-103　神経鞘腫の Antoni A type（A, B），Antoni B type（C, D）と髄膜腫（E, F）の鑑別上の特徴（詳細は本文参照）．

との造影剤による増強効果の違いは，神経鞘腫の血管内皮細胞間の gap junction の開く距離が髄膜腫のものよりも短くてすみ，直線的であるために，ガドリニウム分子に対する透過性が高くなるためである．

しかし，Antoni A パターンの神経鞘腫（細胞密度が高いタイプ，MRI で均一な信号強度を示し，増強される）（図 15-103C，D 参照）は髄膜腫にきわめて類似している（図 15-103 の C と E および D と F を比較）．これらの症例においては，年長で，女性，胸椎に局在し，そして dural tail sign（図 15-103F の赤色矢印）がみられれば，髄膜腫を考慮する．一方，腫瘍が明らかに神経根に沿って存在し，椎間孔へ進展していれば，神経鞘腫を考慮する．

その他の多くの腫瘍の鑑別診断を以下に要約する．

- 内骨腫症（enostosis）：単発性の造骨性骨転移と，とくに放射線核種の取り込みがある発育中の内骨腫症とを鑑別することはむずかしい．しかし，周囲の正常な骨梁や

典型的な「刷子縁（brush border）」パターンの存在は，内骨腫症[*1]の診断を支持する．手術の必要はない．またシュモール結節（Schmorl node）[*2]，類骨骨腫（osteoid osteoma），骨斑紋症（osteopoikilosis）[*3]（p. 344，図15-45, 46参照）との鑑別診断も要する．

- 類骨骨腫（osteoid osteoma）：骨芽細胞腫（osteoblastoma），内骨腫症（enostosis），リンパ腫（lymphoma），骨髄炎（osteomyelitis），反応性（退行性）硬化症（reactive (degenerative) sclerosis）やとくに骨髄炎や限局性の膿瘍に伴う腐骨は，類骨骨腫のナイダス（nidus）と似ている．しかし骨髄炎では通常椎体をおかし，CTで終板の破壊や椎間関節の破壊がみられる（p. 346，図15-52参照）．
- 骨芽細胞腫（osteoblastoma）：類骨骨腫（osteoid osteoma），好酸球性肉芽腫（eosinophlic granuloma），動脈瘤様骨嚢腫（aneurysmal bone cyst），巨細胞腫（giant cell tumor），感染，および骨肉腫（osteosarcoma）などが鑑別疾患としてあがる．骨芽細胞腫の一部に動脈瘤様骨嚢腫の組織をもつものは，骨芽細胞腫の10〜15%にみられる．腫瘍周囲の浮腫により病変が不明瞭になることがあり，MRIでの所見は悪性疾患あるいは感染症に類似する．一般的には骨芽細胞腫は，脊椎後方要素に生じる膨張型腫瘤である（p. 347，図15-53, 54参照）．
- 硬膜外脂肪腫症（epidural lipomatosis）：亜急性硬膜外血腫（subacute epidural hematoma），脊椎血管脂肪腫（spinal angiolipoma）や硬膜外転移（epidural metastasis），あるいは硬膜外膿瘍（abscess）が，硬膜外脂肪腫症と類似する．亜急性硬膜外血腫は脂肪抑制MRI撮影において高信号を呈し，症状も急性発症する．脊髄血管脂肪腫，硬膜外転移や硬膜外膿瘍はびまん性に造影剤により増強される．
- 動脈瘤様骨嚢腫（aneurysmal bone cyst）：骨芽細胞腫（osteoblastoma），巨細胞腫（giant cell tumor）や血管拡張型骨原性肉腫（telangiectatic osteogenic sarcoma）との鑑別を要する．これらの疾患は，いずれも同じ発症年齢やX線撮影で「椎弓根の消失像（absent pedicle sign）（椎弓根の腫大により，X線前後像で椎弓根の輪郭の消失をいう）」を示す．巨細胞腫と骨芽細胞腫は動脈瘤様骨嚢腫組織を混ずることがある．骨原性肉腫ではより著明な浸潤性骨破壊（permeative bone destruction）や広い病変の移行帯を有している．そのほか，転移性骨腫瘍や形質細胞腫が鑑別疾患としてあげられる．
- 血管腫（hemangioma）：STIRシークエンス画像で，血管腫は脂肪髄との区別がむずかしい著明な低信号を示すが，血管腫は中に血管成分を有しているため高信号も呈する．Ⅱ型の退行性終板病変（degenerative end plate type Ⅱ）は，終板に接する骨髄の脂肪髄化をいう．パジェット病（Paget's disease）では硬膜外進展はみられない．脊椎転移性腫瘍では椎弓根への進展が特徴的である[*4]．
- 巨細胞腫（giant cell tumor）：動脈瘤様骨嚢腫は，椎弓に好発する巨細胞腫瘍と共存することがあり，また椎体内へ進展しうる．脊索腫（chordoma）は体幹の正中に発生し，大きな軟部組織成分を有する．転移性腫瘍は高齢者に多く，しばしば多発性である．
- 骨軟骨腫（osteochondroma）：軟骨肉腫（chondrosarcomas）の好発年齢は骨軟骨腫よりも高く，軟部組織浸潤を伴う溶骨性破壊性病変である．骨芽細胞腫や動脈瘤様骨嚢腫ともに拡張型病変であり，動脈瘤様骨嚢腫は多発性の嚢胞や鏡面形成（fluid-fluid levels）を伴う．
- 脊索腫（chordoma）：軟骨肉腫はMRIで脊索腫に類似した所見を呈するが，リング状や弧状の特徴的な軟骨基質の像を呈する．巨細胞腫は，血液成分の含有によりMRIで脊索腫よりもより不均一な信号強度を示し，T2強調像で低信号を呈する．仙尾部奇形腫は小児期に好発する（一方，脊索腫は30歳未満での発症はまれである）．転移性腫瘍や多発性骨髄腫，リンパ腫はしばしば多発性に発生する（p. 355，図15-72, 73参照）．
- 骨肉腫（osteosarcoma）：前立腺癌，乳癌あるいは消化管癌からの骨硬化性転移は多発性であることが多く，骨の境界を越えて進展することはない．骨芽細胞腫の侵襲型［aggressive form］は，画像所見が骨肉腫に類似している．鏡面形成（fluid-fluid levels）は血管拡張型骨肉腫でみられる．骨髄炎はときに骨硬化性所見を呈する

[*1] 訳注：内骨腫（enostoma）は骨島（bone island）ともよばれ，髄内骨腫をいう．辺縁は毛羽だってみえる（刷子縁）．
[*2] 訳注：シュモール結節（Schmorl node）．椎体終板の脆弱部を越えて，椎体内へ突出（嵌入）した髄核をいう（椎体内ヘルニア）．
[*3] 訳注：骨斑紋症：斑点状／小骨硬化像が多発するまれな骨系統疾患の1つ．
[*4] 訳注：椎間板の変性に伴い，終板に接する骨髄のMRIの信号強度に変化をきたす．
type Ⅰ：正常骨髄の造血成分と脂肪成分が，血管に富む線維結合織の増生に置換される．脊椎炎の所見に似る．T1低信号/T2高信号，造影効果あり
type Ⅱ：骨髄の脂肪髄化をいう．T1高信号/T2高信号，造影効果なし
type Ⅲ：線維性骨組織により骨髄が置換され，骨硬化巣を示す．T1低信号/T2低信号，造影効果なし

ことがあるが，通常連続する二椎体と介在する椎間板腔をおかす．

- 軟骨肉腫（chondrosarcoma）：軟骨芽細胞腫（chondroblastoma）は，淡明細胞型軟骨肉腫（clear cell chondrosarcoma）[*1]との鑑別はむずかしい．骨肉腫は類骨基質を有していて軟骨基質はなく，発症年齢も軟骨肉腫より若い人が多い．骨化性筋炎（myositis ossificans）[*2]では，外傷の既往がある．リンパ腫や転移性疾患では，軟部組織腫瘤形成がみられ，多くの部位が侵襲されることが多い．

- ユーイング肉腫（Ewing's sarcoma）：原始的神経外胚葉性腫瘍（primitive neuroectodermal tumor：PNET）は，臨床的にも放射線学的にもユーイング肉腫と等しい．またランゲルハンス細胞組織球症（Langerhans cell histiocytosis）はユーイング肉腫と同様の放射線学的所見を示すこともあるが，不連続な地図状骨融解像（discrete geographic lytic lesions）を呈することもある．リンパ腫や白血病，骨髄腫といったその他の小円形細胞腫瘍は，ユーイング肉腫に似た画像所見を呈するが，椎弓よりも椎体への侵襲のほうが多い．ユーイング肉腫では血沈の亢進がみられ，骨髄炎との鑑別が必要である．

- リンパ腫（lymphoma）：血腫や膿瘍，あるいは転移性腫瘍など硬膜外リンパ腫に類似するすべての硬膜外病変との鑑別を必要とする．血腫の場合は，MRIで不均一な信号を呈し，膿瘍では中心部が低信号のリング状造影効果を示す．骨原発性リンパ腫では，転移性腫瘍や好酸球性肉芽腫の所見と類似し，扁平椎（vertebra plana）を示し，通常若年者に発生する．

- 形質細胞腫（plasmacytoma）：多発性骨髄腫との鑑別が必要である．二次性病変が，単発性骨形質細胞腫患者の33％にみられる．転移性腫瘍は単発性形質細胞腫との鑑別ができないこともあるが，隣接の椎体や椎間板は侵襲することはない．良性の骨粗鬆症性の圧迫骨折[*3]は，正常骨髄と同じ信号強度を呈する．侵襲性血管腫（aggressive hemangiomas）は，単発性骨形質細胞腫に類似し，またパジェット病（Paget's disease）は椎体の拡張性変化や肥厚した骨梁がみられる．

- 多発性骨髄腫（multiple myeloma）：転移性腫瘍の場合，多発性骨髄腫よりも早期に椎弓根の侵襲がみられ，モノクローナル免疫グロブリン血症（monoclonal gammopathy）やベンス-ジョーンズ蛋白尿（Bence Jones proteinuria）の所見はみられない．骨粗鬆症のX線撮影では，骨内膜のホタテ貝様陥凹（endosteal scalloping）はみられない．低形成骨髄では，ガドリニウムによる増強効果はみられない．

- 造骨性転移（osteoblastic metastases）：血管腫（hemangioma）は，T1強調MR像で通常高信号に描出される．腎性骨異栄養症（renal osteodystrophy）では，X線撮影で「ラグビー・ジャージ像（rugger jersey appearance）[*4]」を呈し，傍脊椎／硬膜外腫瘤性病変はみられない．パジェット病（Paget's disease）では，骨梁の肥厚がみられる．孤在性骨形質細胞腫や多発性骨髄腫，あるいは白血病においては，転移性腫瘍よりもびまん性の骨髄侵襲がよくみられる．

- 溶骨性転移（osteolytic metastases）：単発性骨形質細胞腫や多発性骨髄腫あるいは白血病では，転移性骨腫瘍よりもびまん性の骨髄侵襲をよくきたす．溶骨性骨転移と急性期の骨粗鬆症による骨折とを区別することはむずかしいが，MRI拡散画像（DWI）が診断に有用である．骨粗鬆症性骨折では椎弓根や骨皮質は温存され，軟部組織への浸潤像はみられない．

[*1] 訳注：淡明細胞型軟骨肉腫．軟骨肉腫のlow grad variantで，通常の軟骨肉腫（硝子化軟骨を含む）の組織像に，明るい細胞質を有する上皮様細胞増生と多核の破骨細胞様巨細胞がみられる腫瘍．

[*2] 訳注：骨化性筋炎．軟部組織に異所性骨化をきたす良性の反応性病変．外傷の既往のあるものとないものがあり，若年者に好発し，肘，大腿，臀部に起こることが多い．

[*3] 訳注：良性圧迫骨折．拡散画像（DWI）で，急性期良性圧迫骨折は正常骨髄よりも低信号＞等信号を呈するが，一方悪性圧迫骨折は高信号を呈する．

[*4] 訳注：ラグビー・ジャージ像．腎不全による腎性ジストロフィー，透析性骨症や大理石病では，椎体の骨梁の萎縮と終板の硬化像により，ラグビー選手のユニフォームのような横縞模様を呈する．sandwich spineともいう．

第 15 章　脊椎・脊髄腫瘍　375

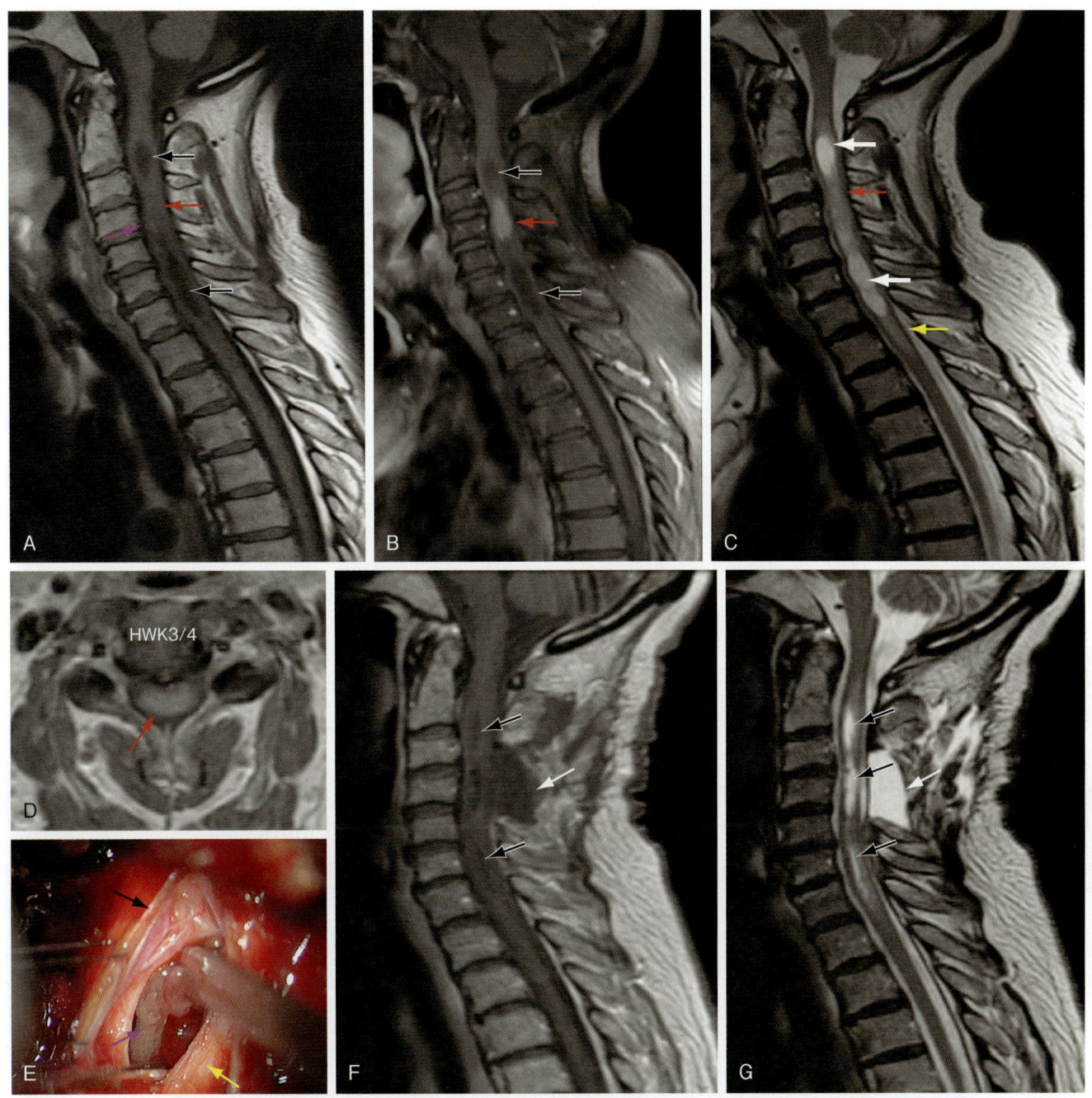

• 図 15-104　髄内上衣腫．A：T1 強調矢状断 MR 像では C2-C7（黒矢印）の頸髄内に低信号病変がみられ，C3-C4 の髄内に腫瘍を示唆する（赤矢印）等信号部分がある．また出血を示唆する軽度高信号を示す部分（紫矢印）もみられる．頸髄はびまん性に腫大している．B：造影 T1 強調矢状断 MR 像で，頭側に低信号（黒矢印）部位と尾側，C3-C4 領域（赤矢印）に均一に増強される腫瘍を認める．C：T2 強調矢状断 MR 像では，腫瘍部分は（赤矢印）比較的境界明瞭な不均質な高信号腫瘤として認められ，頭側と尾側の空洞症（白矢印）に相当する部分は，著明な高信号域として描出されている．また浮腫（黄矢印）により，空洞症下方にびまん性高信号域を呈している．D：造影 T1 強調水平断像では，腫瘍は脊髄中心部に位置し，均一に造影されている（赤矢印）．髄内腫瘍は，MRI の所見から上衣腫が最も疑われる．E：術中写真による腫瘍の肉眼像を示す．硬膜の牽引（黒矢印），脊髄の開放部（黄矢印），そして髄内腫瘍（紫矢印）は，健常な脊髄と明瞭に区別できる．F，G：術後の頸髄 MRI．造影 T1 強調矢状断 MR 像（F）と T2 強調矢状断 MR 像（G）では，残存腫瘍はみられない．空洞症がみられるが，腫瘍の摘出（黒矢印）により，そのサイズは縮小している．C3-C4 椎体レベルに椎弓切除による術後変化がみられ，脳脊髄液の貯留による低信号域を呈する（白矢印）．（術中写真は，チューリッヒ大学脳神経外科の René-Ludwig Bernays 医師のご厚意による）

BOX 15-1　上衣腫

・病歴

　患者は62歳の女性で，2年間に及ぶ肩と頸部の進行性の疼痛を主訴に受診した．はじめ疼痛は左肩に限局していたが，その後右肩と頸部に及んだ．患者は10年前に多結節性甲状腺腫のために甲状腺の亜全摘出術を受けた．それ以外は，既往歴に特記すべき事項はない．症状発現から1年後に別の医療機関でMRI検査が施行されたが，頸髄の退行変性がみられただけであった．数カ月前から両腕と両手の感覚鈍麻が新たに出現したために，紹介受診となった．手根管症候群が疑われたが，神経生理学的検査により除外された．

・手技

　頸椎のT2強調像の水平断と矢状断，T1強調矢状断像，ガドリニウム造影（0.1 mmol/kg）T1強調軸写と矢状断像を行った．

・所見

　頸髄C3～C4にかけて髄内腫瘍を認めた（図15-104）．

・コメント

　患者は手術のため，脳神経外科に入院となった．術前神経学的所見は，明確なデルマトームパターンのない両腕，両手のしびれ以外は正常であった．C3～C4の椎弓切除が行われ，腫瘍を摘出した（図15-104E参照）．組織学的診断は細胞性上衣腫（cellular ependymoma）（WHO grade II）であった．術後神経学的には運動失調と，とくに左手の巧緻運動機能障害がみられた．術後MRIで残存腫瘍はみられなかった（図15-104G参照）．患者はリハビリテーションを受け，3カ月後完全に回復した．

BOX 15-2　多形膠芽腫からの転移

・病歴

　患者は68歳の男性で，鉤発作型（不快臭）の複雑部分発作で受診した．脳MRI検査では，側頭葉の多形膠芽腫（glioblastoma multiforme）が疑われた．患者は，腫瘍の亜全摘出術と放射線化学療法を受けた．初回診断から2カ月後，患者は進行性の起立・歩行障害を訴えた．神経学的には，対麻痺と髄膜刺激によると思われる頸部硬直がみられた．

・手技

　胸腰椎の脂肪飽和造影T1強調矢状断像とT2強調矢状断像，また頸胸椎の造影T1強調矢状断像を施行した．

・所見

　腫瘍は実質内，前頭葉，および小脳に播種し，また脊髄や脊椎髄膜にも転移していた（図15-105）．

・コメント

　患者は症状の増悪により入院した．デキサメサゾン治療により神経症状は改善した．心血管疾患や脳卒中の既往などの医学的問題により，非手術的治療を行った．患者は化学療法を2サイクル受けた．

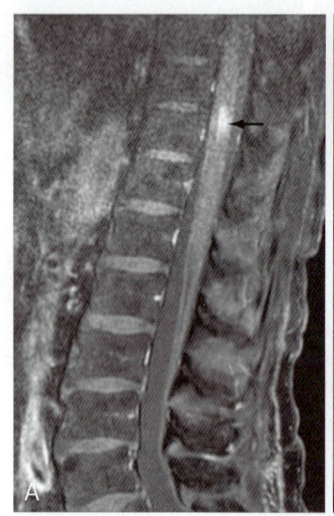

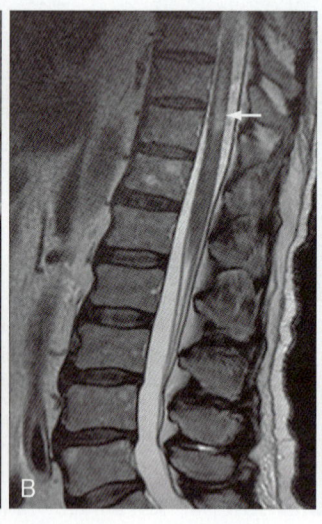

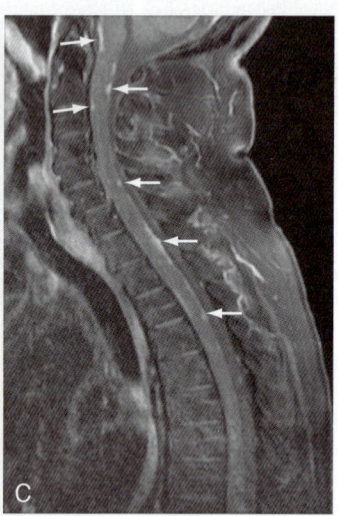

・図15-105　多形膠芽腫からの転移性腫瘍．A：胸腰髄レベルの造影T1脂肪飽和矢状断MR像で，T10椎体レベル（黒矢印）に髄内転移の増強域がみられる．B：T2強調矢状断MR像で，腫瘍と周辺浮腫領域が高信号に描出される（白矢印）．C：頸胸髄の造影T1強調矢状断像で，腫瘍のクモ膜下腔への播種により髄膜が造影されている（白矢印）．

第15章 脊椎・脊髄腫瘍 377

初回

15カ月後

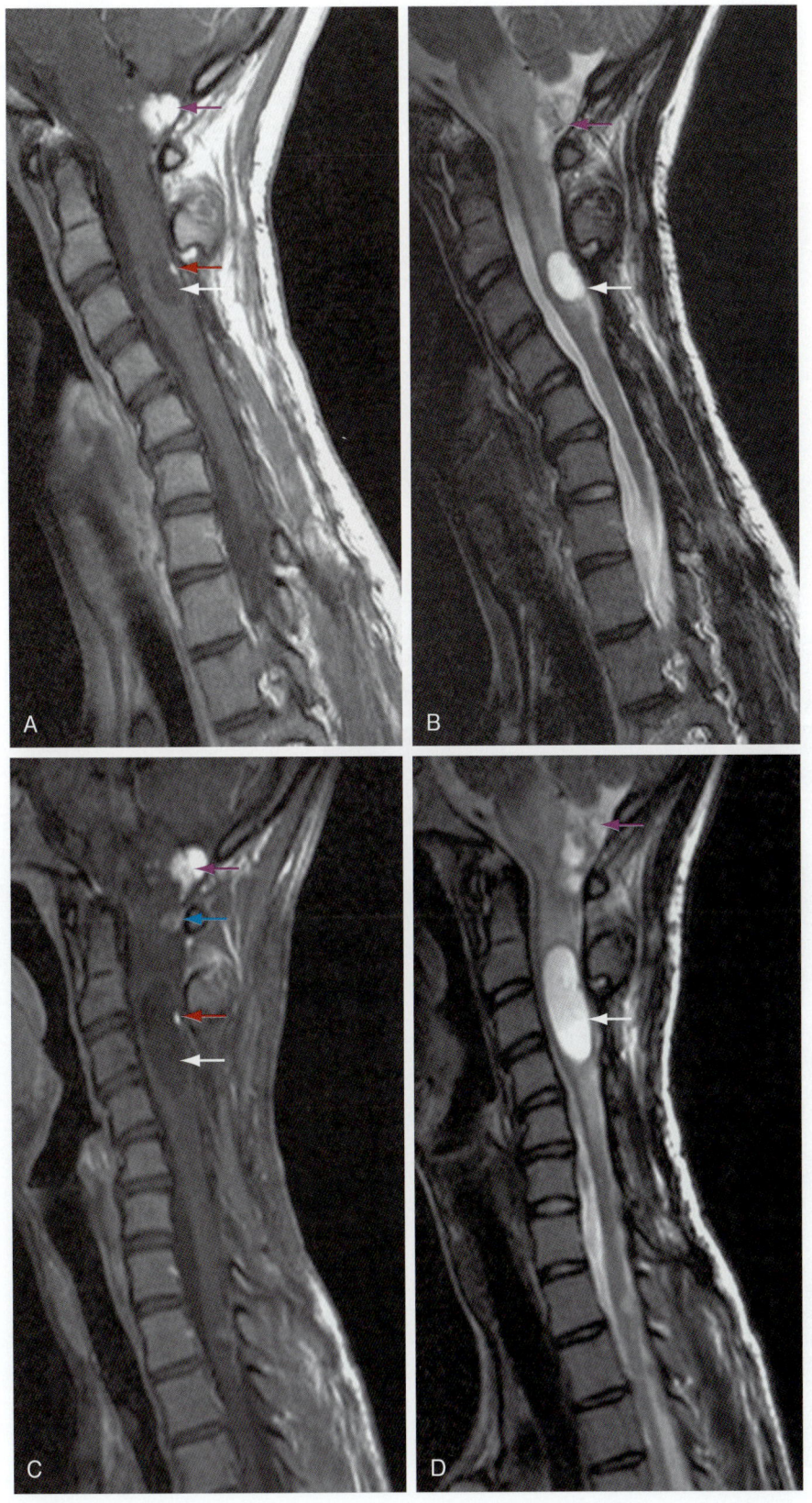

・図15-106 多巣性発生の血管芽腫とその臨床経過．初回造影 T1 強調矢状断（A）と T2 強調矢状断（B）MR 像で，C3 椎体レベル（白矢印）に髄内嚢胞性病変があり，その一部に小さな造影部位（赤矢印）がみられ，また大孔部に強く増強される 2 つ目の腫瘤（紫矢印）を認める．15 カ月後の経過観察 MR 画像．造影 T1 強調矢状断（C）と T2 強調矢状断（D）MR 像で，C2-C3 椎体レベル（白矢印）に増大した髄内嚢胞がみられ，一部に小さな造影部位（赤矢印）と 2 つ目の強く増強される腫瘤（紫矢印）を大孔部に認める．さらに新たな造影部位がみられ，おそらく病状の進行（青矢印）を示唆するものと思われる．

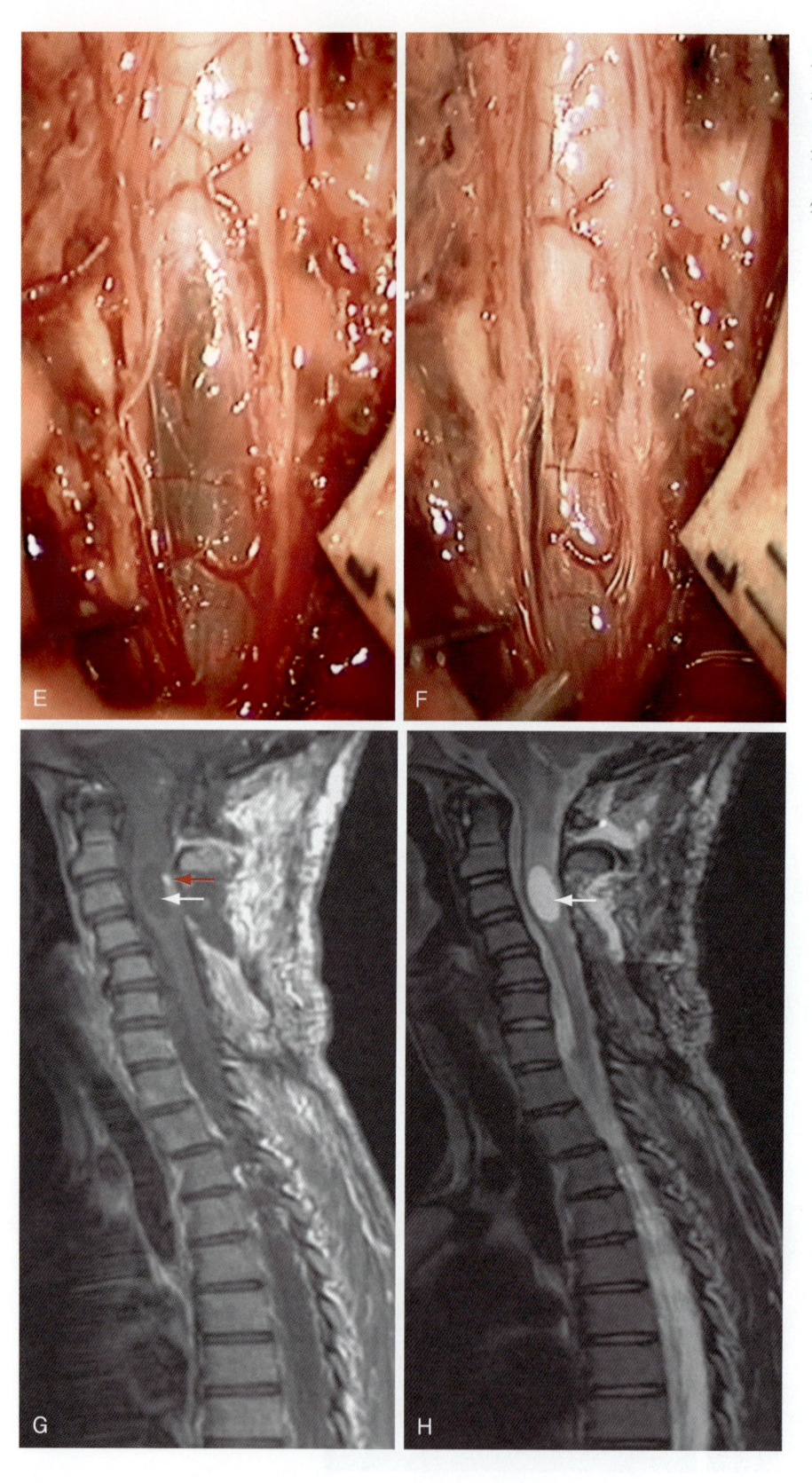

378　Ⅷ　脊椎・脊髄の囊胞と腫瘍

・図15-106　続き　術中写真で，ドレナージ前（E）と後（F）の囊胞を示す．術後3カ月後の経過観察MR画像．造影T1強調矢状断（G）とT2強調矢状断（H）MR像で，C2-C3領域（白矢印）に囊胞の再発と造影される結節（赤矢印）を認める．（EとFはチューリッヒ大学脳神経外科のEvaldas Cesnulis医師のご厚意による）

BOX 15-3 血管芽腫

- 病歴

患者は15歳の女性で，黒内障を訴えて受診した．網膜血管腫（retinal hemangioma）と大孔部と頸髄に2個の腫瘍所見がみられた（図15-106A, B）．初回MRI検査によりフォン ヒッペル-リンドウ病（von Hippel-Lindau syndrome）に伴う多巣性血管腫（hemangioma）が疑われ，遺伝性が確認された．患者ははじめ，網膜出血から黒内障に至ったため眼科治療を受けた．その他の神経学的症状がなかったので，血管芽腫（hemangioblastomas）に対する治療は必要としなかった．

15カ月後，患者はフォローアップのため再来した．臨床的には，左のC8領域の軽度の知覚鈍麻が観察されただけで，他の神経学的異常はみられなかった．

- 手技

造影T1強調矢状断像とT2強調像検査を行った．

- 所見

脊髄MRIで，大孔部と頸髄の血管芽腫は増大していた（図15-106C, D参照）．

- コメント

血管芽腫の増大により新たな症状が出現したため，患者は脳神経外科治療のため入院した．患者は，後頭下開頭，C1の椎弓切除，およびC2-3の半側椎弓切除術を受けた．大孔部病変は摘出され，C2-C4部の囊胞から液を排液した（図15-106E, F参照）．術後左C8領域のごく軽度の知覚鈍麻がみられた．3カ月後，患者は右手の新たな軽微な知覚異常を訴えた．MRI検査では，C2-C4領域に新たな囊胞を認めた（図15-106G, H参照）．さらなる治療はまだ計画されていない．

BOX 15-4 神経鞘腫

- 病歴

患者は36歳女性で，6カ月前から左足関節の不全麻痺が起こり，ゆっくりと左足全体の不全麻痺をきたし来院した．

- 手技

脊椎のT2強調水平断および矢状断像と，T1矢状断像，造影T1強調水平断と矢状断像（ガドリニウム0.1 mmol/kg）を施行した．

- 所見

術前診断は，胸椎脊髄神経鞘腫であった（図15-107）．患者はT1-4の片側椎弓切除術と腫瘍の全摘出術を受けた．術後症状は著明に改善した．術後MRIで，腫瘍の残存はなかった．

BOX 15-5 骨肉腫

- 病歴

患者は14歳女性，学校で体操のトレーニング後に右肩の持続性の痛みがあり，外来クリニックを受診した．右肩のMRI（図15-108）で，腫瘍が発見された．生検により右上腕骨の骨肉腫（osteosarcoma）（EnnekingⅡb）と診断された．ただちに化学療法が開始となった（Euramos scheme）．

2カ月後手術が実施された．術中腫瘍は腕神経叢に密着し，二頭筋腱の長頭は腫瘍により囲まれていた．腫瘍は，上腕骨先端から約14cmのところまで髄内に進展していた．2年後，患者は再び右大腿部の痛みを訴えて来院し，MRI検査が行われた．

- 手技

造影後のT1強調冠状断を行った．

- 所見

坐骨下腿筋に転移が見つかった．組織診断はhigh-gradeの骨肉腫からの転移と確認された（図15-109）．

- コメント

1年後，患者は現在17歳となり，2週間前からとくに夜間に強い背部痛が出現し，来院したが，それ以外には神経障害はなかった．胸腰椎MRIを行い，均一に造影される硬膜外腫瘍が見つかった．第10胸椎に骨肉腫からの転移と思われた（図15-110, 111）．除圧と腫瘍の減量手術が行われ，組織学的に腫瘍性類骨を有する細胞密度の高い悪性の腫瘍であり，high-gradeの骨肉腫からの転移と確定した．（図15-112）．

減圧から3週間後，術後MRIが行われ，硬膜外と傍脊椎の腫瘤の増大がみられた．腫瘍は第10胸椎へ浸潤していた．脊椎背側の軟部組織に，血液貯留による術後変化がみられた（図15-113）．さらに胸部CTで，多発性の肺転移が認められた（図15-114）．

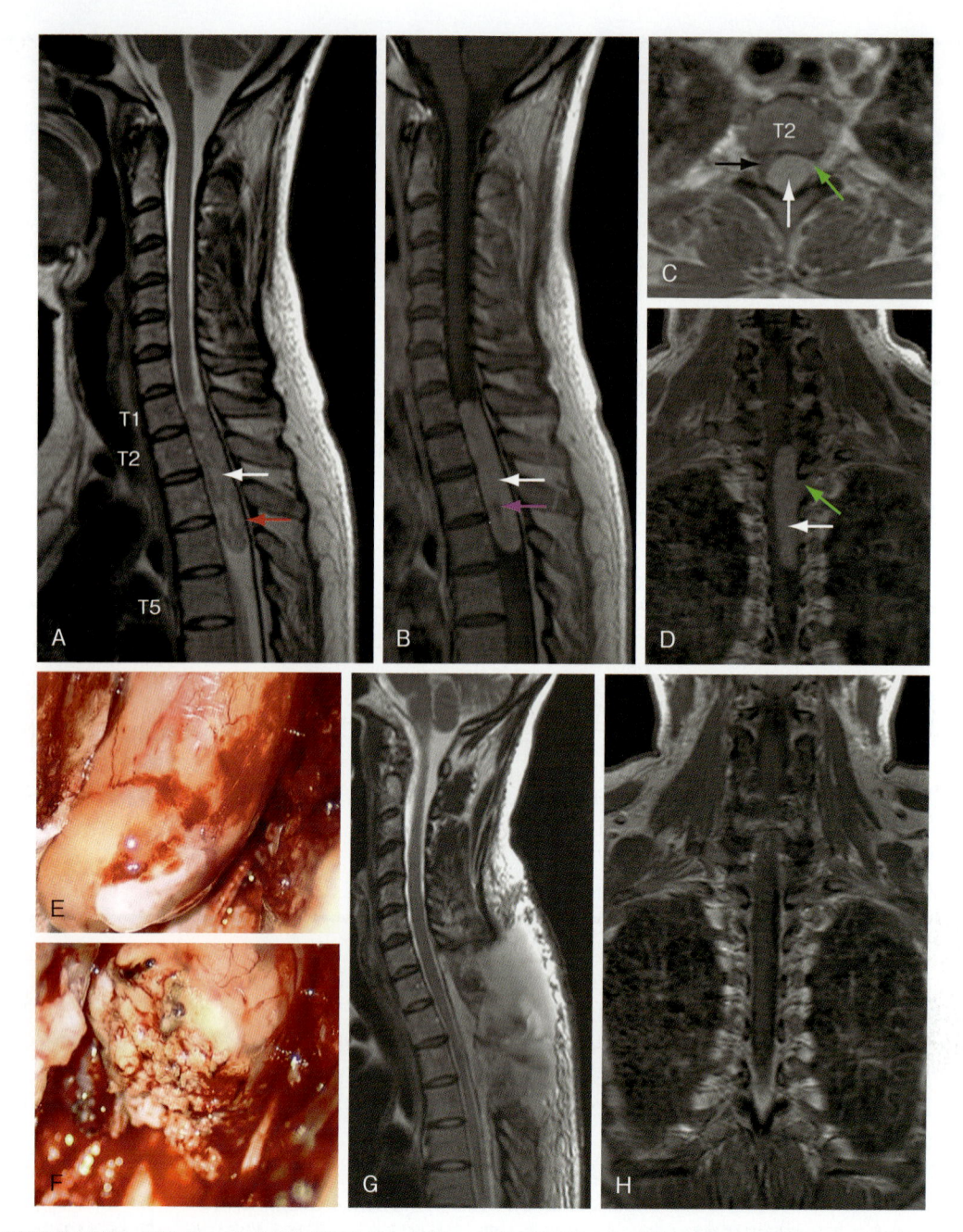

380　VIII　脊椎・脊髄の囊胞と腫瘍

- **図 15-107**　脊柱管内神経鞘腫．頸胸椎の T2 強調矢状断像（A），造影 T1 強調矢状断像（B），造影 T1 強調水平断像（C），造影 T1 強調冠状断像（D）において，ソーセージ状の硬膜内髄外腫瘍を認める（白矢印）．硬膜は A において，赤矢印で示す．B において，小さな囊胞以外は，腫瘍は強く均一に増強される（紫矢印）．脊髄は右側前方に圧迫されている（C の黒矢印）．腫瘍の椎間孔内への進展を認める（C と D の緑矢印）．術中写真（E）では，腫瘍は光沢のある被膜に覆われ，その切除面は脂っこく，一部黄色の部分をもった淡黄褐色の組織である（F）．術後 T2 強調矢状断 MR 像（G）と造影 T1 強調冠状断像（H）では，脊髄が明確となり，残存腫瘍もみられない（E と F）．（チューリッヒ大学脳神経外科の Evaldas Cesnulis 医師のご厚意による）

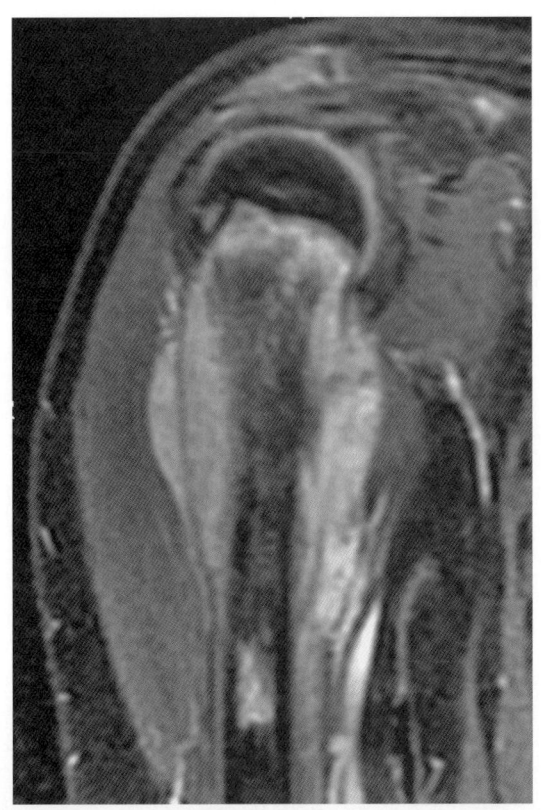

• 図 15-108　造影 T1 強調冠状断像は，約 2 年半前に診断したときの右上腕骨に発生した原発性骨肉腫（Enneking Ⅱb）の画像である．

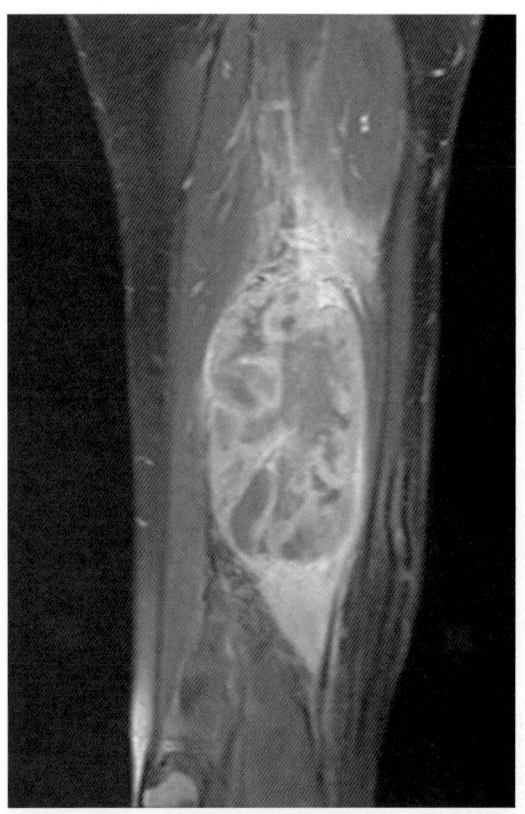

• 図 15-109　造影 T1 強調冠状断 MR 像は，この患者の（図 15-108）右大腿に発生した軟部組織への転移を示す．

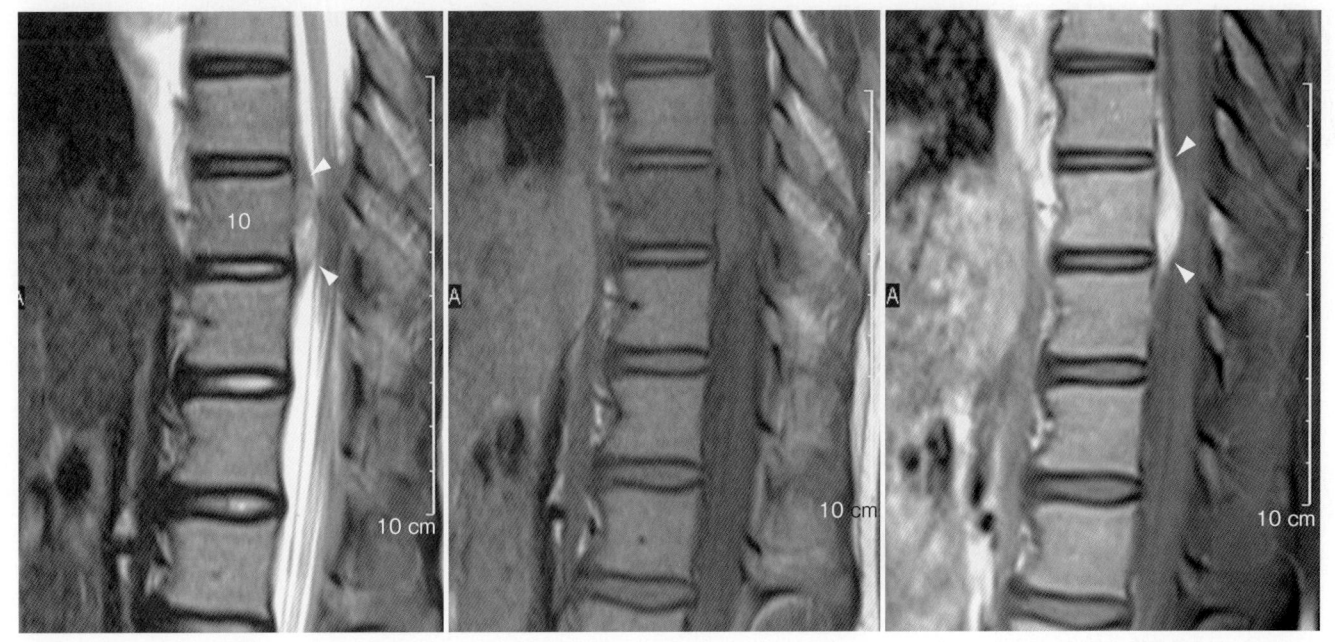

• 図 15-110　右上腕骨原発の骨肉腫の既往がある 17 歳女性の T2 強調，T1 強調，造影 T1 強調 MR 像で，均一に増強される硬膜外腫瘍を認める（白矢頭）．第 10 胸椎に，骨肉腫からの転移性腫瘍による浸潤がみられる．

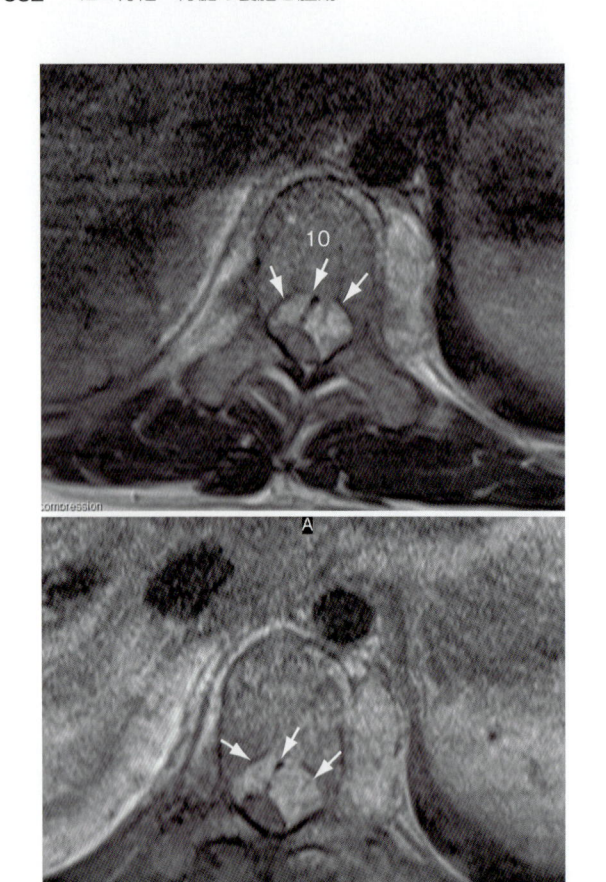

382 VIII 脊椎・脊髄の嚢胞と腫瘍

・図 15-111　T2 強調水平断と造影 T1 強調水平断 MR 像で，広範な硬膜外腫瘍（矢印）により脊髄が圧迫されている．減圧手術が施行された．

・図 15-112　顕微鏡像では，細胞密度の高い悪性腫瘍細胞の増殖と腫瘍性類骨の形成（矢印）がみられ，high-grade の骨肉腫からの転移と確認された．（Elastica van Gieson 染色；倍率×100）

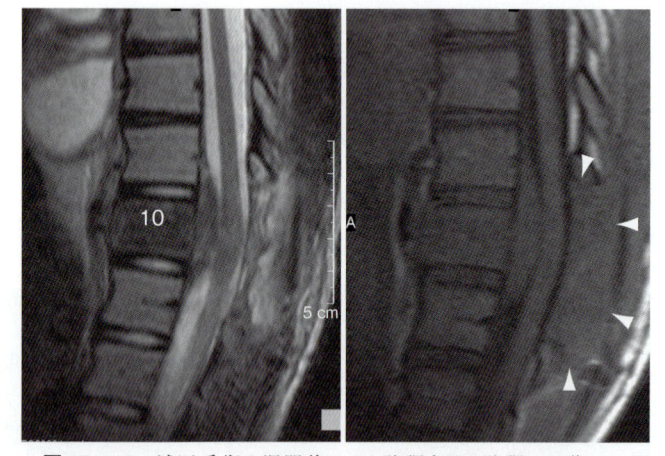

・図 15-113　減圧手術 3 週間後の T2 強調と T1 強調 MR 像で，図 15-110 と比較すると，硬膜外と傍脊柱部の腫瘍の増大を認める．第 10 胸椎に，腫瘍浸潤がみられる．脊椎背側の軟部組織陰影（矢頭）は，術後の血液貯留による変化である．

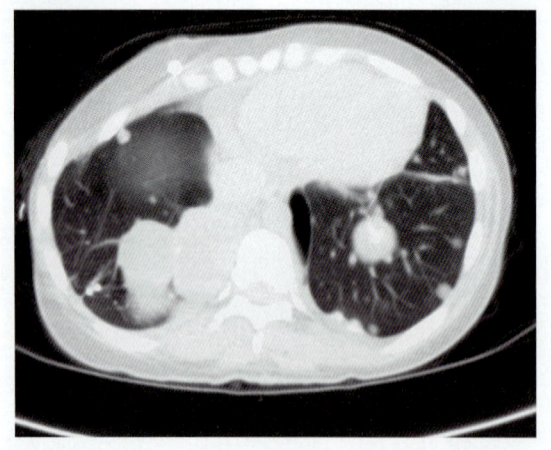

・図 15-114　胸部 CT では，多数の肺転移巣を認めた．さらに，port-A-Cath の設置後，左肺の気胸を認める．

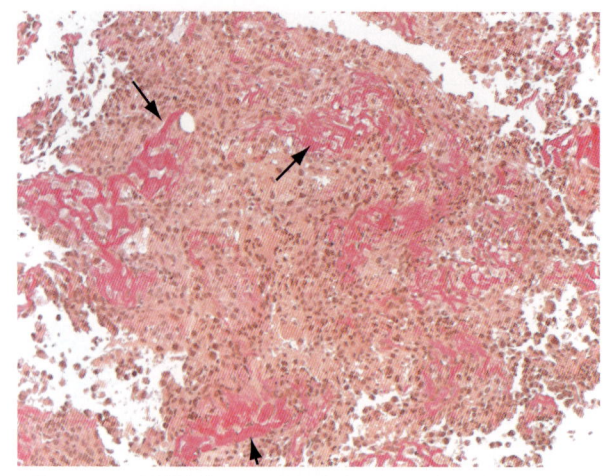

キーポイント：鑑別疾患

- 髄内腫瘍の場合，患者の病歴や年齢に基づいて，原発性腫瘍か転移性腫瘍かを考慮する．髄内転移はきわめてまれであることをいつも念頭に置く．
- 頸髄または胸髄の原発性髄内腫瘍の場合，上衣腫（ependymoma）(60%) ＞ 星細胞腫（astrocytoma）(30%) ＞ 血管芽腫（hemangioblastoma）(6%以下) ＞ その他の腫瘍を考える．
  - もし腫瘍が脊髄の中心に位置し，同心性で，かつ境界明瞭である場合，上衣腫を考慮する．
  - もし腫瘍が非対称性の形態であり，浸潤性で，境界が不明瞭である場合，星細胞腫を考慮する．
  - もし腫瘍に，flow void がみられたら，血管芽腫をまず考慮し，ついでまれであるが傍神経節（paraganglioma）を考える．
- 脊髄円錐または終糸の原発性腫瘍の場合，粘液乳頭状上衣腫（myxopapillary ependymoma） ＞ グリオーマ（glioma） ＞ 傍神経節腫（paraganglioma）を考える．
- （造影剤で増強されない）反応性（polar）囊胞は，しばしば上衣腫に付随する．
- （造影剤に増強される）腫瘍性囊胞は，しばしば星細胞腫に付随する．
- 帽状徴候（cap sign）（ヘモジデリン帽 hemosiderin cap）や腫瘍周囲の出血は上衣腫を示唆する．
- 若い患者で，臨床症状が軽度で，多髄節に進展するびまん性の均一な腫瘍であり，造影剤による増強効果が軽度ないしみられない場合には，神経節膠腫（ganglioglioma）の可能性が最も高い．
- 脊髄の浮腫を伴う造影病変の場合，必ずしも腫瘍性病変ばかりでないことを，つねに念頭に置く必要がある．急性脱髄性疾患の可能性もある．脳（多発性硬化症 multiple sclerosis，急性散在性脳炎 acute disseminated encephalomyelitis）あるいは視神経（Devic's disease）の検査により正しい診断が得られる可能性がある．
- 病変により脊髄が圧迫を受け，病変側のクモ膜下腔の拡大を伴う場合，硬膜内髄外病変を示唆する画像所見である．
- 硬膜内髄外における最もよくみられる腫瘍は，神経鞘腫瘍（nerve sheath tumor）（若年成人）である．2番目によくみられるのは髄膜腫（meningioma）である（中年女性）．
- 神経根と密接に関係する腫瘍は，神経鞘腫（schwannoma）ないし神経線維腫（neurofibroma）を考慮する．
- ほとんどの神経鞘腫（schwannoma）は後根から発生するが，腹側神経根発生の腫瘍は神経線維腫（neurofibroma）が多い．
- 脊髄周囲や馬尾領域の多発性病変は，髄膜転移（leptomeningeal metastatic disease）を鑑別する（原発巣の検索をする）必要がある．また NF1（神経線維腫 neurofibroma）あるいは NF2（神経鞘腫 schwannoma や髄膜腫 meningioma）の可能性もある．
- 硬膜との広範な接触や造影剤による硬膜増強像（dural tail）は髄膜腫（meningioma）に特徴的所見であり，神経鞘腫（schwannoma）ではきわめてまれである．
- 硬膜内髄外の多発性病変の場合，神経線維腫症（neurofibromatosis）に関する遺伝子カウンセリングの必要がある．
- 中年女性の円形から卵円形の硬膜内病変で，軽度の均一な造影効果がみられ，とくに石灰化所見を伴う場合は，髄膜腫（meningioma）を疑う．
- T1 強調および T2 強調 MR 像のいずれでも高信号を示す病変で，脂肪抑制で低信号を示す場合には，脂肪腫（lipoma）と診断される．脂肪以外の固形成分を有する脂肪腫亜型（血管脂肪腫 angiolipoma，筋脂肪腫 myolipoma）は，奇形腫（teratoma）やあるいは類皮腫（dermoid）との鑑別がむずかしい．
- 馬尾領域の強く増強される，境界明瞭で血管に富む病変の場合，傍神経節腫（paraganglioma）が疑われる．粘液乳頭状上衣腫（myxopapillary ependymoma）や神経鞘腫（schwannoma）の場合は，血管性に乏しく，flow void はみられない．血管芽腫（hemangioblastoma）は flow void があり，馬尾領域の発生はまれである．髄膜腫（meningioma）も馬尾領域の発生はまれであり，dural tail 徴候を示すことが多いので鑑別できる．転移性腫瘍は鑑別がむずかしい．
- 内骨腫症（enostosis）：無痛性，硬化性骨島（sclerotic island）で刷子縁（brush border）を伴い，正常骨と置き換わり，どの骨にも発生しうる．
- 類骨骨腫（osteoid osteoma）：夜間に悪化する疼痛がみられ，それはサリチル酸剤で軽減する．骨融解性の病変であり，2 cm 径未満の大きさで，周囲にリング状の硬化像を伴う．
- 骨芽腫（osteoblastoma）：疼痛は非特異的である．リング状硬化を伴う溶骨性病変であり，2 cm 径以上の大きさである．侵襲性が高いことがある．
- 硬膜外脂肪腫症（epidural lipomatosis）：過度の脊髄脂肪が硬膜囊を圧迫するために，脱力や背部痛などの神経学的障害が生じる．脂肪飽和シーケンスによる MRI が診断に役立つ．
- 動脈瘤様骨囊腫（aneurysmal bone cyst）：背部痛は夜間に増悪する．病的骨折も生じる．患者は若年者が多く，腫瘍の 75〜90% は椎体骨内へ進展する．膨張性の多房性の弓状の腫瘤で，しばしば出血成分を含んだ鏡面形成（fluid-fluid levels）がみられる．
- 血管腫（hemangioma）：境界明瞭の病変で，CT 横断像で粗大な垂直の骨梁像 "白色水玉模様（white polka dots）" を示す．より侵襲度の高い病変は女性に多くみられる．この場合，腫瘍は硬膜外進展し，椎骨骨折や脊髄圧迫をきたすことがある．
- 巨細胞腫（giant cell tumor）：局所的に侵襲性の強い腫瘍で，溶骨性の膨張型腫瘍であり椎体や仙骨に生じる．潜在性発症する背部痛は夜間に強い．病的骨折は 30% に発生する．巨細胞腫が骨成熟前に発症することはまれである．
- 骨軟骨腫（osteochondroma）：母床の親骨（parent bone）に連続する軟骨に覆われた[*1]骨性隆起病変，「カリフラワー（cauliflower）」様病変である．脊椎に発生するものは 5% 未満であり，脊髄圧迫はまれな合併症である．
- 脊索腫（chordoma）：腫瘤は T2 強調 MR 像で多くの隔壁

キーポイント：鑑別疾患　続き

を有する椎間板よりも高信号に描出される．組織学的に担空胞細胞（physaliphorous cells）の存在が診断上重要である．脊索腫は長期間無症状のままである．臨床症状は疼痛で，とくに座位でみられる．遠隔転移はまれであるが，局所浸潤がみられる．

- 骨肉腫（osteosarcoma）：未熟骨を形成する悪性病変．ページェット病（Paget's disease）や放射線治療歴と関係することがある．疼痛は夜間に強くなる．血清アルカリフォスファターゼ値の上昇が認められる．肺転移がよくみられ，気胸が生じることがある．
- 軟骨肉腫（chondrosarcoma）：軟骨基質や骨皮質の途絶，軟部組織進展を伴う場合も伴わない場合もある．溶骨性病変である．臨床的には，疼痛，腫脹，触知可能な腫瘤が認められる．軟骨基質の「リング状や弓状」の石灰化は特徴的所見である．また骨軟骨腫（osteochondroma）や内軟骨腫（enchondroma）が悪性変化する可能性がある[*2]．
- ユーイング肉腫（Ewing's sarcoma）：浸潤性の溶骨性病変であり，椎体や仙骨に発生し，虫喰い状破壊像（moth-eaten destruction）や広い移行域がみられる．軟部組織に由来することがある．臨床的には，局所の疼痛，骨髄炎に似た血沈の亢進などがある．
- リンパ腫（lymphoma）：リンパ網内系腫瘍で，さまざまな特徴的部位に発生する（硬膜外，骨，髄膜，髄内）．最も多い臨床症状は背部痛である．画像所見は，脊髄浸潤を伴う場合も伴わないこともあるが，造影される硬膜外腫瘤が認められる．
- 形質細胞腫（plasmacytoma）：骨髄に比しT1強調像で低信号の弧状域を呈する．孤在性骨形質細胞腫の大半が，多発性骨髄腫の早期段階である．椎体骨は孤在性骨形質細胞腫の好発部位である．
- 多発性骨髄腫（multiple myeloma）：T1強調像で多巣性，びまん性，低信号域を呈する．びまん性骨減少症（diffuse osteopenia）が85%に生じ，多発性の溶骨性病変が80%，T6-L4間の脊椎の骨折が87%発生する．骨痛は75%に存在し，X線撮影で境界明瞭な打ち抜き像（punched-out lesions）がみられる．
- 造骨性転移性腫瘍（osteoblastic metastases）：単発性かあるいは多発性病変である．結節に硬化性変化が生じる．病変はおもに（椎体）後部皮質や椎弓根を破壊する．造骨型転移の原発巣は，前立腺癌，カルチノイド腫瘍，膀胱癌，鼻咽頭癌あるいは髄芽腫である．溶骨性と造骨性の混合型転移の原発巣としては，肺癌，乳癌，子宮頸癌と卵巣癌である．
- 溶骨性転移性腫瘍（osteolytic metastases）：病変はおもに（椎体）後方骨皮質や椎弓根をおかす．円形の骨破壊像を呈する．溶骨性転移を起こすことの多い原発巣は，乳癌，肺癌，腎癌，甲状腺癌とメラノーマである．脊椎は骨転移の好発部位である．

[*1] 訳注：軟骨帽（cartilage cap）
[*2] 訳注：骨軟骨腫（osteochondroma）の悪性化の頻度は1～25%で，軟骨帽が2～3 cm以上の厚さがあるときには悪性化の可能性があるとの報告がある．

参考文献

- Abul-Kasim K, Thurnher MM, McKeever P, Sundgren PC. Intradural spinal tumors: Current classification and MRI features. Neuroradiology 2008; 50:301-314.
- Beall DP, Googe DJ, Emery RL, et al. Extramedullary intradural spinal tumors: A pictorial review. Curr Probl Diagn Radiol 2007; 36: 185-198.
- Bloomer CW, Ackerman A, Bhatia RG. Imaging for spine tumors and new applications. Top Magn Reson Imaging 2006; 17:69-87.
- Drevelegas A, Chourmouzi D, Boulogianni G, Sofroniadis I. Imaging of primary bone tumors of the spine. Eur Radiol 2003; 13:1859-1871.
- Gitelis S, Schajowicz F. Osteoid osteoma and osteoblastoma. Orthop Clin North Am 1989; 20:313-325.
- Knoeller SM, Uhl M, Gahr N, et al. Differential diagnosis of primary malignant bone tumors in the spine and sacrum: The radiological and clinical spectrum. Neoplasma 2008; 55:16-22.
- Murphey MD, Andrews CL, Flemming DJ, et al. Primary tumors of the spine: Radiologic pathologic correlation. RadioGraphics 1996; 16: 1131-1158.
- Parsa AT, Lee J, Parney IF, et al. Spinal cord and intradural- extraparenchymal spinal tumors: Current best care practices and strategies. J Neurooncol 2004; 69:291-318.
- Sansur CA, Pouratian N, Dumont AS, et al. Spinal-cord neoplasms: Primary tumors of the bony spine and adjacent soft tissues. Lancet Oncol 2007; 8:137-147.
- Smith JK, Lury K, Castillo M. Imaging of spinal and spinal cord tumors. Semin Roentgenol 2006; 41:274-293.
- Solero CL, Fornari M, Giombini S, et al. Spinal meningiomas: Review of 174 operated cases. Neurosurgery 1989; 25:153-160.
- Traul DE, Shaffrey ME, Schiff D. Spinal-cord neoplasms: Intradural neoplasms. Lancet Oncol 2007; 8:35-45.
- Waldron JS, Cha S. Radiographic features of intramedullary spinal cord tumors. Neurosurg Clin North Am 2006; 17:13-19.

文献

1. Abul-Kasim K, Thurnher MM, McKeever P, Sundgren PC. Intradural spinal tumors: Current classification and MRI features. Neuroradiology 2008; 50:301-314.
2. Rennie AT, et al. Intramedullary tumours in patients with neurofibromatosis type 2: MRI features associated with a favourable prognosis. Clin Radiol 2008; 63:193-200.

3. Koeller KK, Rosenblum RS, Morrison AL. Neoplasms of the spinal cord and filum terminale: Radiologic-pathologic correlation. Radio-Graphics 2000; 20:1721-1749.
4. Evans DG, et al. Management of the patient and family with neurofi-bromatosis 2: A consensus conference statement. Br J Neurosurg 2005; 19:5-12.
5. Henson JW. Spinal cord gliomas. Curr Opin Neurol 2001; 14: 679-682.
6. Ng C, et al. Spinal cord glioblastoma multiforme induced by radiation after treatment for Hodgkin disease: Case report. J Neurosurg Spine 2007; 6:364-367.
7. Maher EA, et al. Malignant glioma: Genetics and biology of a grave matter. Genes Dev 2001; 15:1311-1333.
8. Fountas KN, Karampelas I, Nikolakakos LG, et al. Primary spinal cord oligodendroglioma: Case report and review of the literature. Childs Nerv Syst 2005; 21:171-175.
9. Satyarthee GD, Mehta VS, Vaishya S. Ganglioglioma of the spinal cord: Report of two cases and review of literature. J Clin Neurosci 2004; 11:199-203.
10. Miller DJ, McCutcheon IE. Hemangioblastomas and other uncommon intramedullary tumors. J Neurooncol 2000; 47: 253-270.
11. Shuin T, et al. Von Hippel-Lindau disease: Molecular pathological basis, clinical criteria, genetic testing, clinical features of tumors and treatment. Jpn J Clin Oncol 2006; 36:337-343.
12. Findlay JM, Bernstein M, Vanderlinden RG, Resch L. Microsurgical resection of solitary intramedullary spinal cord metastases. Neurosurgery 1987; 21:911-915.
13. Denaro L, Pallini R, Di Muro L, et al. Primary hemorrhagic intramedullary melanoma: Case report with emphasis on the difficult preoperative diagnosis. J Neurosurg Sci 2007; 51:181-183.
14. Jinnai T, Koyama T. Clinical characteristics of spinal nerve sheath tumors: Analysis of 149 cases. Neurosurgery. 2005; 56:510-515.
15. Carrasco CA, Rojas-Salazar D, Chiorino R, et al. Melanotic nonpsammomatous trigeminal schwannoma as the first manifestation of Carney complex: Case report. Neurosurgery 2006; 59: E1334-E1335.
16. Parmar HA, Ibrahim M, Castillo M, Mukherji SK. Pictorial essay: diverse imaging features of spinal schwannomas. Comput Assist Tomogr 2007; 31:329-334.
17. Sade B, Chahlavi A, Krishnaney A, et al. World Health Organization Grades II and III meningiomas are rare in the cranial base and spine. Neurosurgery 2007; 61:1194-1198.
18. Klekamp J, Fusco M, Samii M. Thoracic intradural extramedullary lipomas: Report of three cases and review of the literature. Acta Neurochir (Wien) 2001; 143:767-773; discussion 773-774.
19. Masuoka J, Brandner S, Paulus W, et al. Germline SDHD mutation in paraganglioma of the spinal cord. Oncogene 2001; 20:5084-5086.
20. Weinstein JN. Surgical approach to spine tumor. Orthopedics 1989; 12:897-905.
21. Ozaki T, Liljenqvist U, Hillmann A, et al. Osteoid osteoma and osteoblastoma of the spine: Experiences with 22 patients. Clin Orthop Relat Res 2002; (397):394-402.
22. Fassett DR, et al. Spinal epidural lipomatosis: A review of its causes and recommodations for treatment. Neurosurg Focus 2004; 16(4): article 11.
23. Saccomanni B. Aneurysmal bone cyst of spine: A review of literature. Arch Orthop Trauma Surg 2008; 128:1145-1147.
24. Ross JS, et al. Vertebral hemangiomas: MR imaging. Radiology 1987; 165:165-169.
25. Kwon JW, et al. MRI findings of giant cell tumors of the spine. AJR Am J Roentgenol 2007; 189:246-250.
26. Gerber S, et al. Imaging of sacral tumors. Skeletal Radiol 2008; 37:277-289.
27. Giudicissi-Filho M, de Holanda CV, Borba LA, et al. Cervical spinal cord compression due to an osteochondroma in hereditary multiple exostosis: Case report and review of literature. Surg Neurol 2006; 66(Suppl 3):S7-S11.
28. Bloem JL. Osseous lesions. Radiol Clin North Am 1993; 31: 261-278.
29. Eggli KD, et al. Ewing sarcoma. Radiol Clin North Am 1993; 31: 325-337.

IX

代謝性疾患

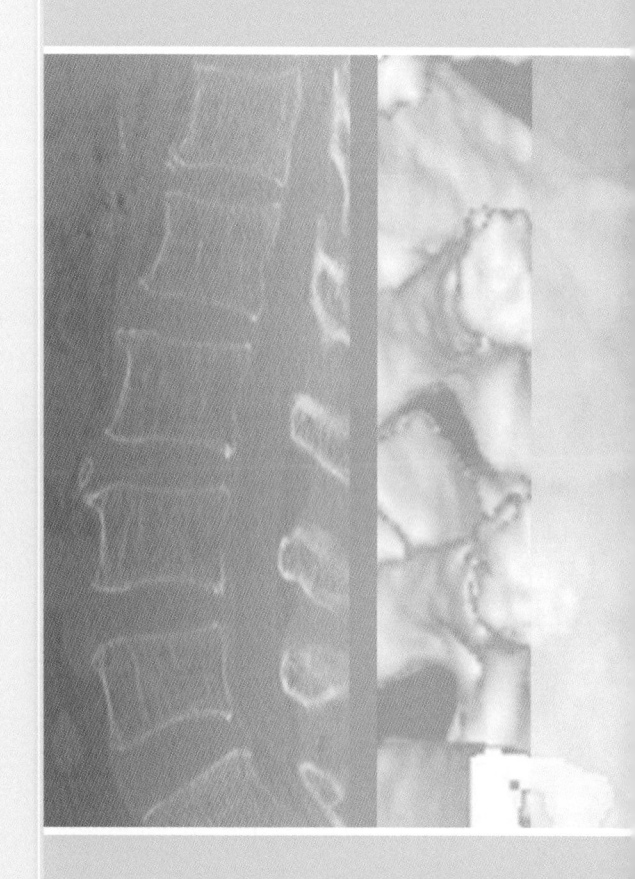

XI

第16章

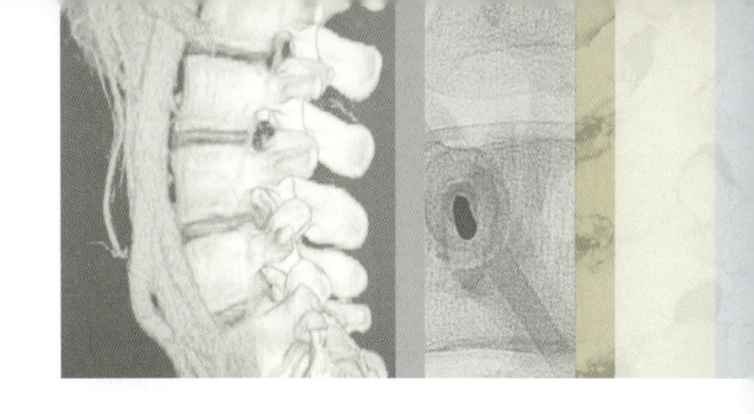

脊柱に影響を及ぼす代謝性疾患

Maria Vittoria Spampinato

代謝性疾患の骨所見は，内分泌疾患，ビタミン欠乏，腎尿細管機能障害，内的代謝障害など多因子によるものである．これは，骨芽細胞と破骨細胞の機能異常あるいは石灰化速度の異常によって特徴づけられるグループである．したがって，骨量，骨のコラーゲン網，石灰化の程度，そして破骨細胞と骨芽細胞の活動性などに病的変化をきたしている．

脊柱を障害する2つの最もありふれた代謝性疾患は，骨粗鬆症と腎性骨異栄養症である．結晶沈着性病変は典型的には脊柱よりも付属肢骨格を障害する．内分泌疾患では，ホルモンの平衡異常による全身的効果によって，軸骨格と付属肢骨格のリモデリングを伴う．

Paget病は，代謝性骨疾患ではないが，骨リモデリングを生じる破骨細胞と骨芽細胞の機能異常によって特徴づけられる．

骨粗鬆症

骨粗鬆症（osteoporosis）という用語は，正常な骨の量が減っていることを意味し，骨折の危険が大きくなる．骨粗鬆症は，骨ミネラルの恒常性を障害する多因子の病態として起こり，骨ミネラルを減少させ，骨強度を弱め，とくに高齢者において骨折の危険性を増加させる．骨粗鬆症は，骨量減少を意味する骨減少症（osteopenia）や石灰化していない類骨の異常な増加を意味する骨軟化症（osteomalacia）とは区別されるべきである．

◆ 疫学

骨粗鬆症は，50歳以上の女性の4人に1人，男性の8人に1人に起こる．米国の1,000万人にみられる[1]．男女とも中年に始まる骨密度（bone mineral density：BMD）の加齢に伴う減少がみられる．しかしながら，女性では閉経直後から，より急速に骨喪失が生じる．

原発性全身性骨粗鬆症は，閉経期骨粗鬆症と老人性骨粗鬆症とに分類される[2]．他の重要な危険因子には，エストロゲン欠乏，初潮の遅延，早期の閉経，白人種，BMI低値，骨粗鬆症の家族歴，喫煙などがある．70歳以上では男女とも老人性骨粗鬆症がみられる．

二次性骨粗鬆症は，遺伝，内分泌，胃腸，血液，結合織疾患や栄養失調など骨平衡を障害する多くの医学的状態に生じる．男性では，骨粗鬆症の30～60%が二次性で，主として性腺機能低下，副腎皮質ホルモンの使用あるいはアルコール乱用である．

◆ 臨床像

老人性，閉経後骨粗鬆症は無症候である．椎体高の低下と後彎増強を伴う腰痛を呈する．脆弱化した椎体は軽微な外傷により骨折する．

◆ 病態生理学

骨量は小児期，青年期を通じて30歳代まで増加し続ける．十分な栄養，思春期での性ホルモンの影響，身体活動そして個人の遺伝因子などが生涯の初期に獲得される最大骨量を決定する．閉経後骨粗鬆症では，主として皮質骨と

海綿骨の両者がおかされる[3]．内分泌代謝に伴う吸収が正常の骨芽細胞活性によって平衡されないために骨喪失が起こる．性ホルモンが骨代謝に対して同化作用をもっているのに対して，副腎皮質ホルモンは骨代謝に対して異化作用をもっている．代謝上，閉経後の状態と老人では，相対的にエストロゲン低下と副腎皮質ホルモン増加にあり，骨喪失になる．

副甲状腺機能亢進症では，層状骨が線維性骨と線維組織へ特徴的な置換を生じる．

◆ 病理

脊柱はおもに海綿骨からなっているので，骨粗鬆症は脊椎を早期におかす．肉眼的には，正常にみえる骨髄内の骨梁数の減少が認められる．

骨粗鬆症の病理組織学的所見は，「平滑な骨萎縮（smooth bone atrophy）」とよばれ，拡大した骨梁間骨髄空間のなかにある，表面が平滑で薄く粗な骨梁によって特徴づけられる．

◆ 画像

X線

脊椎骨粗鬆症の診断は，X線透過度，骨梁パターンそして椎体の形状の変化にもとづく（図16-1）．骨梁数全体の減少と細小化を伴う垂直方向（縦）の骨梁の強調，水平方向（横）の骨梁の吸収そして椎体上縁の陥没が顕著となる．椎体の楔状化，圧迫骨折，椎体の魚口状変形（fish-mouth vertebrae）そして Schmorl 結節などがみられる．

骨量評価のための定量的測定

BMD は骨強度を定量化するために用いられる．BMD は，測定手技によって骨の面積あるいは体積当たりの骨塩量に相当する．T-score は白人の若年健常女性の平均 BMD に対する標準偏差値と定義される．Z-score は年齢・性をマッチさせた健常者の平均 BMD に対する標準偏差値を表している．世界保健機関（WHO）によれば，T-score が白人の若年成人女性の平均より 2.5 SD 未満は骨粗鬆症とされる[4]．T-score はもともと股関節の二重エネルギー X線吸収法（DEXA）による BMD 評価にもとづいていた．しかしながらこれらは，他の骨部位での診断閾値や末梢骨の

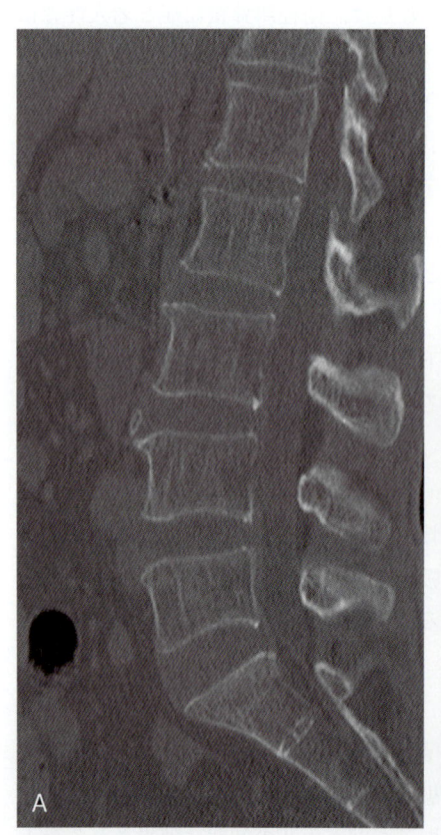

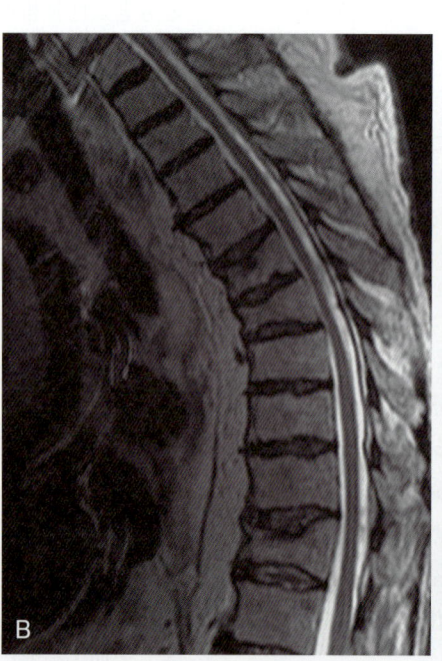

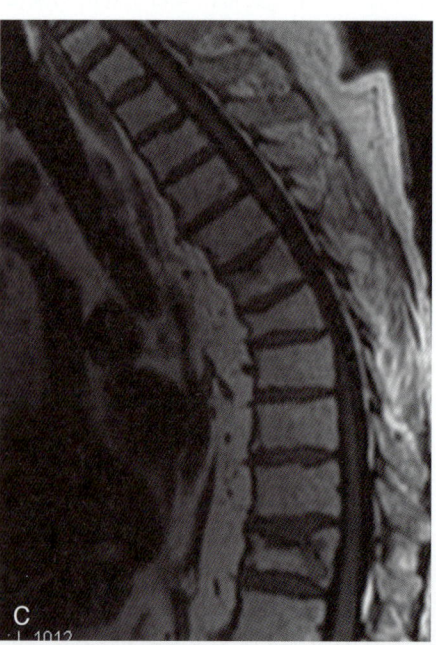

・図16-1　骨粗鬆症．A：腰椎 CT の矢状断像では，一次椎体骨梁のきわだちを伴う骨密度低下が認められる．別の症例において，腰椎の T2 強調（B），T1 強調（C）矢状断 MR 像では，中下位胸椎の椎体の楔状変形，多数の終板変形，Schmorl 結節などがみられる．

DEXA，定量的 CT（QCT），定量的超音波（QUS）[5] なども含むように拡大されている．

MRI

MR spectroscopy と MR perfusion は、椎体骨髄の脂肪量と高齢者の骨髄血流を測定するのに用いられている[1]．椎体骨髄の脂肪量は，骨粗鬆症や骨減少症の患者で健常者に比して著明に増加している．骨髄血流は，骨粗鬆症患者で骨減少症患者や健常者に比して著明に減少している．

高解像度 MRI は，末梢関節の骨梁構造をうまく表現できる．しかしながら，現在の MRI にもとづく骨梁の体積比（trabecular bone volume fraction）や骨梁厚（trabecular thickness）の定量的測定は，部分的体積効果（partial volume effects）によって骨梁体積や骨梁厚を過剰評価する可能性がある[6]．

痛風

痛風は，1つまたは多関節の関節軟骨，軟骨下骨，滑膜そして関節包や関節周囲の軟部組織に 1 ナトリウム尿酸結晶が沈着することによって生じる代謝性関節症である．

◆ 疫学

痛風は，典型的に付属骨格の末梢関節をおかし，脊椎をおかすのはまれである．痛風の初回発作は，通常 50 歳代の男性にみられるが，閉経後の女性にも起こりうる（男：女 = 20：1）[7]．脊椎痛風（spinal gout）の頻度は知られていない．脊椎痛風に罹患する患者は，ほとんど 33 〜 76 歳の男性である[8]．脊椎痛風の患者の 82％ は平均 14 年間の多関節の慢性痛風性関節炎と高尿酸血症を有している．しかしながら，脊椎罹患が痛風の初発症状でありうる[9]．

◆ 臨床像

急性痛風性関節炎は，単関節あるいは少数関節の疼痛，圧痛そして腫脹の反復発作を呈する．初回発作は典型的に第 1 中足趾節関節に起こる．慢性痛風性関節炎は，反復性急性痛風患者の 50％ 未満にみられる．脊椎痛風の患者の約 73％ に頸部痛，背部痛，発熱，脊髄圧迫そして神経根症状を含む神経症状を呈する．急性または進行性脊髄症患者で痛風の既往や活動性の痛風性関節炎（肘，膝，第 1 中足趾節関節の滑膜炎）がある場合は，脊椎痛風を疑うべきである．対照的に，脊椎病変が痛風の唯一の症状である場合は，正しい診断は困難である．急性発作は，非ステロイド性消炎鎮痛剤，コルヒチン静注，副腎皮質ステロイドの全身または関節内投与などによって治療される．脊椎痛風の長期的治療はアロプリノールによって行われる．

◆ 病態生理学

ヒトでは，プリン代謝の最終産物は尿酸である．高尿酸血症は，次の代謝異常から起こる．
(1) プリンヌクレオチドから尿酸への変換に関与するホスホリボシルピロリン酸合成酵素の活性亢進
(2) グルコース-6-ホスファターゼの欠損
(3) ヒポキサンチン-グアニン ホスホリボシルピロリン酸トランスフェラーゼの欠損＊
(4) 尿酸の尿細管排泄減少を伴う腎疾患

高濃度の尿酸の存在によって，尿酸塩，とりわけ 1 ナトリウム尿酸結晶が形成される．滑膜内での 1 ナトリウム尿酸結晶の沈着は，末梢関節の関節炎を惹起する．慢性の痛風性関節炎は，長期の痛風患者または尿酸の過負荷がある患者において，痛風結石とよばれる 1 ナトリウム尿酸の沈着によって特徴づけられる．頸椎，胸椎，腰椎そして仙腸関節の病変が報告されている[10]．

◆ 病理

肉眼的に痛風結節は，軟骨，椎体，椎間関節そして椎間板に沈着したチョーク状の白い物質として認められる．

慢性の痛風結節性痛風では，尿酸沈着が関節軟骨，軟骨下骨，滑膜そして関節包や関節周囲の軟部組織にみられる．痛風が疑われるとき，生検の試料は 100％ アルコールに入れて病理分析へ提出するべきである．というのは，ホルマリンは尿酸を分解するからである[10]．痛風結節沈着の組織学的検査は，慢性肉芽組織内に包埋された尿酸結晶を含む基質を示す（図 16-2）．偏光顕微鏡による検体の検査では，痛風結節性痛風の診断となる複屈折性の結晶が明らかとなる．

◆ 画像

X線

脊椎痛風では，脊椎のX線は正常か椎間板変性症に類似した非特異的所見を呈する[11]．脊椎痛風は，椎間板レベル中心のびらん性関節炎の像を呈し，椎間板狭小化，終板の

＊ 訳注：Lesch-Nyhan 症候群と同義

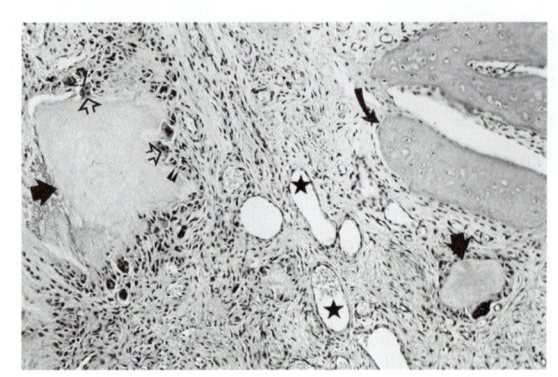

• 図16-2 痛風．外科的切除標本の組織切片．組織球と多核巨細胞（白抜き矢印）に取り囲まれた2つの結節沈着（太い黒矢印）が慢性炎症性肉芽組織内に包埋されている．血管（星印）と層状構造のない海綿骨片（曲がった矢印）が存在している．尿酸結晶を取り囲む組織球の偽柵状配列に注目（小さい二重矢頭）．(Duprez TP, et al. Gout in the cervical spine : MR pattern mimicking diskovertebral infection. AJNR Am J Neuroradiol 1996 ; 17 : 151-153 より引用)

びらん（尿酸結晶沈着による），そして骨肥厚や辺縁の骨棘などの二次性肥厚性骨変化を伴う（図16-3）．関節の亜脱臼，脊柱変形，病的骨折，そして歯突起や椎間関節のびらんなども生じる．

CT

CTは脊椎痛風においては，有用性が限られている．CTは脊椎痛風にしばしばみられる脊椎終板や椎間関節のびらんをよりよく描出する[10]．CTにおいて痛風結節は，石灰化と類似している．というのは，1ナトリウム尿酸沈着はカルシウムと類似した高減衰値（170 ± 30 HU）をもっているからである．

MRI

MRIにおいておかされた椎間板や終板は，不均一で，しばしば線維性組織と結晶沈着のためT2強調像で低信号を呈する[11]．障害された椎間板，隣接終板，椎間関節，後方要素そして硬膜外腔は，病巣内の血行のある反応組織のため異常な造影効果がみられる（図16-4）[10]．痛風結節は椎間板や終板から後方の硬膜外腔へ波及すると硬膜外膿瘍に類似した像を呈する[12]．しかしながら，痛風結節はT2強調像（T2W）で低信号を呈し，脊椎痛風を感染症と鑑別するのに役立つ[11]．脊椎痛風は，硬膜外膿瘍，感染症，椎間関節の感染，骨転移，透析関連の脊椎関節症，そして石灰化腫瘍など他の疾患と類似しうる[7, 11, 12]．環軸関節では，痛風によって歯突起のびらんが起こり，関節リウマチに類似する．これらの理由から，脊椎痛風の画像診断は困

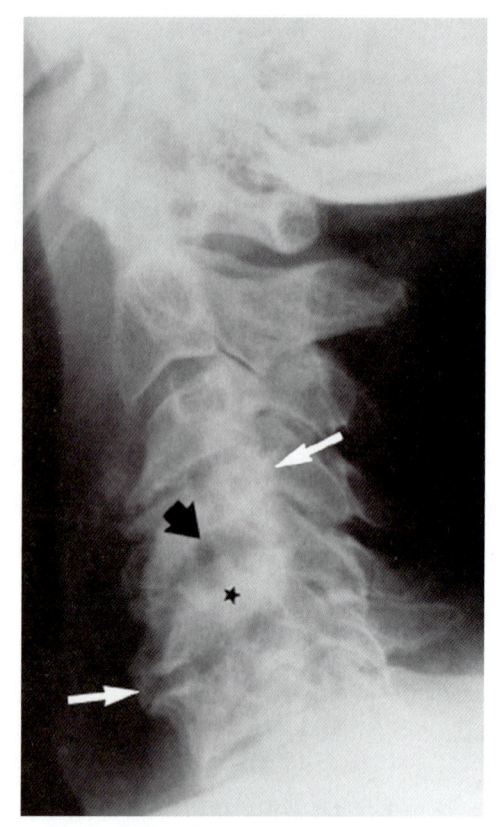

• 図16-3 痛風．頸椎X線側面像は，C3～C6の非典型的椎間板変性を示している．いくつかの深い終板のびらん（黒矢印）は，骨肥厚（星印）や著明な辺縁骨棘（白矢印）を伴っている．

難である．

ジハイドロキシピロリン酸カルシウムとハイドロキシアパタイトカルシウム結晶沈着症

ジハイドロキシピロリン酸カルシウム（calcium pyrophosphate dihydrate：CPPD）結晶沈着症は，関節内あるいは関節周囲のCPPD結晶の蓄積によって特徴づけられる疾患である．これらの沈着は，単関節または多関節炎の反復する急性発作を伴う偽痛風を起こす．

ハイドロキシアパタイトカルシウム（HA）結晶沈着症（calcium hydroxyapatite crystal deposition disease：HADD）は，HA結晶の傍関節への沈着によって特徴づけられる疾患で，腱，滑液包，靱帯そして腱周囲の石灰化を生じる．

◆ 疫学

CPPD結晶沈着症は，中年と高齢者に起こるありふれた疾患で，女性は少ない[13]．特発性，家族性，二次性（ヘモ

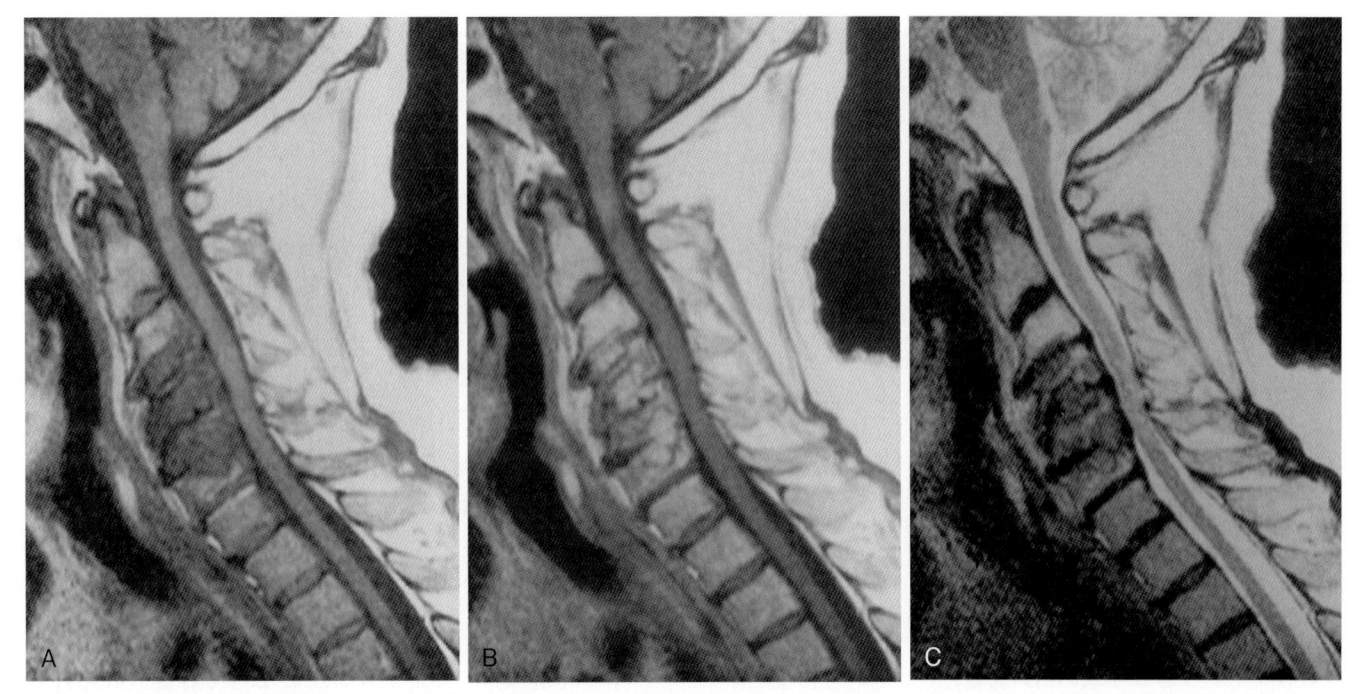

- 図16-4 頸椎の非強調T1強調（A），造影後T1強調（B），T2強調（C）矢状断MR像において，C4, C5, C6の椎体内部に大きなT1,T2低信号領域がみられ，椎間板や隣接終板には造影効果のある病巣を伴うが，隣接する硬膜外腔や椎体前方には変化がない．C5-6レベルに脊髄のT2異常信号が認められる．（Duprez TP, et al. Gout in the cervical spine : MR pattern mimicking diskovertebral infection. AJNR Am J Neuroradiol 1996 ; 17 : 151-153 より引用）

クロマトシース，副甲状腺機能亢進症，甲状腺機能低下症，Wilson病など他の代謝性疾患に合併）の3つのタイプがある[13]．脊椎のCPPD結晶沈着症はまれではなく，これが唯一の症状であることもある．日本人では，脊椎罹患が他の人種より多い[13]．

HADDは，通常単関節罹患で，40〜70歳にみられる．

◆ 臨床像

　CPPD結晶沈着症は，急性増悪を伴うか伴わない急性関節炎から慢性進行性関節炎まで種々の臨床像を呈する．偽痛風の発作は，自然に出現するか，直達外傷，内科的異常，外科手術などによって誘発される．頸椎よりも胸椎や腰椎に起こりやすい．脊椎罹患は無症状か軽微な腰痛のみの場合がある．脊椎に大きな石灰化がある患者では，潜行性の脊髄症や脊髄神経根症が起こる．急性腰痛は，発熱，関節痛，全身症状，赤沈亢進などを伴う．結晶を融解したり，新たな結晶形成を予防する特異的な内科的療法はないので，治療は症状軽減を目的とする．

　HADDの患者は，罹患関節の腫脹，疼痛，可動域制限を呈する．治療は対症療法である．

◆ 病態生理学

　CPPD結晶沈着症の病態生理は，いまだ明らかになっていない．CPPD結晶は，椎間板，脊柱管内あるいは脊柱管外の靱帯，正中環軸関節，椎間関節，仙腸関節そして他部位に沈着する[14]．椎間板内で結晶は，線維輪，髄核および両者に沈着する．急性および慢性のCPPD結晶は，椎体および椎間板の破壊性病変をきたし，椎間板炎や神経病性関節症と混同されやすい．CPPDは，黄色靱帯や後縦靱帯内に蓄積し，きわめて重症な症例では脊髄症状や脊柱管狭窄をきたしうる．歯突起周囲の横靱帯や翼状靱帯へのCPPD結晶の沈着は，脊髄圧迫，骨びらん，骨折そして環椎歯突起関節の亜脱臼を伴う「crowned dens syndrome」を惹起する．

　HADDは，軽微な外傷後あるいは代謝性疾患によるHA結晶の軟部組織への沈着から二次的に起こると考えられている．石灰沈着が隣接滑液包や軟部組織へ脱出すれば，症状を呈する．マクロファージや好中球による結晶の貪食が，次に炎症反応を活性化し，石灰沈着性関節周囲炎を起こす．

◆ 病理

　肉眼的に痛風結節は，軟骨，椎体，椎間関節そして椎間

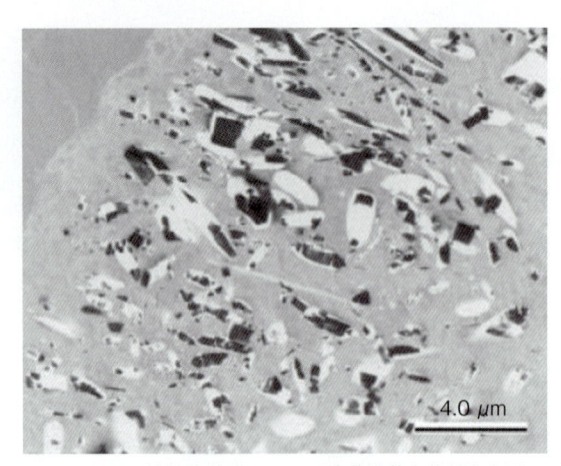

・図 16-5 CPPD 結晶沈着症．CPPD 沈着を伴う椎間板標本の髄核で，水晶形，断面で菱形，棒状を示している（非染色，オスミウム切片）．(Lee RS, Kayser MV, Ali SY. Calcium phosphate microcrystal deposition in the human intervertebral disc. J Anat 2006 ; 208 : 13-19 より引用)

板に沈着したチョーク状の白い物質として認められる．脊椎標本では，椎間板の石灰化は頸椎よりも胸腰椎レベルに多くみられ，しばしば線維輪に及んでいるが，髄核はまれである．結晶沈着は，椎間関節，靱帯，そして 1 つの標本には環椎の横靱帯や環椎歯突起関節に石灰化としてみられる[14]．

組織所見では，慢性の炎症性線維組織のなかに，不規則な石灰化を呈している．CPPD 結晶は，偏菱形あるいは棒状で，偏光顕微鏡で複屈折陽性である（図 16-5）．

◆ 画像

X 線

単純 X 線は，線維輪の外周線維の石灰化に一致した椎間板腔の辺縁硬化像を呈する．これらは，強直性脊椎炎の初期靱帯骨棘像に類似している．椎間板腔狭小化や著明な椎体硬化像は，CPPD 結晶沈着症の追加的な非特異的所見である．石灰化は通常の X 線像でみられるほど濃くない場合がある．その場合，椎間板や関節の変性による脊椎の隣接する骨棘と鑑別が困難である．

脊椎の HADD は，長頸筋の石灰化が特徴的で，とくに C2 に隣接する近位外側部分にみられる．石灰化は軟部組織の腫脹を伴う．黄色靱帯，棘間の滑液包，椎間関節や後頭下領域の石灰化なども生じる．

CT

CT 所見は，椎間板の線状石灰化，黄色靱帯と椎間関節の石灰化，椎体周囲の石灰沈着などが典型的である（図 16-6）．黄色靱帯の石灰化は，通常結節状か卵円形で，椎弓と連続している．硬膜もまた石灰化をきたしうる．

MRI

黄色靱帯と椎間板における CPPD 結晶沈着は，T1 および T2 強調像でともに低信号を呈する．石灰化した黄色靱帯は，卵円形または結節状の低信号塊としてみられ，大きければ脊柱管を占拠し脊髄を圧迫する[13]．黄色靱帯の CPPD 結晶による腫瘤状沈着は，骨腫瘍に類似している[16]．頸椎では CPPD 結晶沈着は，関節リウマチと鑑別できない歯突起周囲塊（図 16-6），軸椎以下の黄色靱帯骨化あるいは両者を呈することがある[15]．

Paget 病

Paget 病は，骨リモデリングによって特徴づけられる成人骨格の慢性疾患である．変形性骨炎（osteitis deformans）ともよばれる．

◆ 疫学

Paget 病は，40 歳以上の人口の 3 ～ 4%，80 歳以上の人口の 10 ～ 11% に罹患する．男性と英語圏の人種にやや多くみられる[17]．単一骨の罹患は 10 ～ 35% で，軸骨格に多くみられる．多発骨の罹患が多く（65 ～ 95%），下肢に多い．脊椎は Paget 病の 30 ～ 75% にみられ，単一椎体，多発椎体，全椎体に罹患する．

◆ 臨床像

脊椎罹患による症状には，疼痛，圧痛，温感増加，後彎，可動域減少などがある．骨の増大は，神経根孔を狭め神経根症をきたしうる．Paget 病の合併症には，骨折，側彎症，関節炎，神経症状などがある．肉腫への変化は全体の 1% にみられ，多発病変に多い（5 ～ 10%）．二次性肉腫変化は股，骨盤，肩よりも脊椎ではまれで，通常，以前は症状の少なかった部位で高度の疼痛を呈する．肉腫タイプには，骨肉腫，悪性線維性組織球腫（MFH）／線維肉腫，軟骨肉腫などが含まれる．

Paget 病は，典型的に次の 3 つの病期で進行する．
(1) 通常，無症状な骨吸収期
(2) 骨リモデリング，骨吸収と形成，アルカリフォスファターゼ値亢進，骨折などによって特徴づけられる混合期

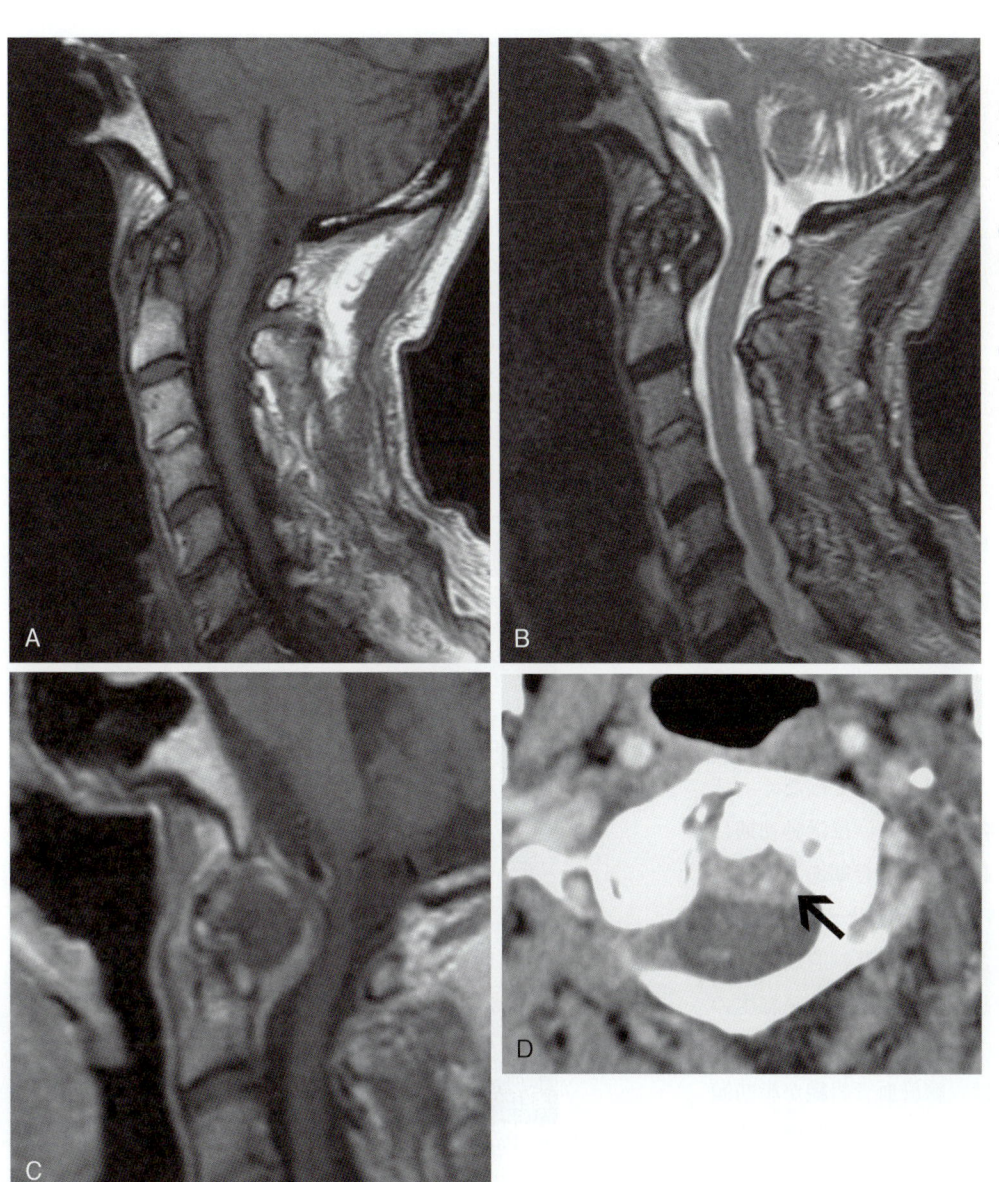

• 図 16-6 CPPD 結晶沈着症. 頸椎のT1 強調（A），T2 強調（B）矢状断 MR 像では，正中環軸関節の滑膜，横靱帯，後縦靱帯における CPPD 沈着による低信号の歯突起周囲塊がみられ，蓋膜で中枢側へ連続している．C：上位頸椎のガドリニウム強調 T1 強調矢状断 MR 像は，軟部組織塊の末梢での強調像と骨にすぐ隣接した強調像を呈している．D：水平断 CT 像は，後縦靱帯の肥厚と非結晶性の石灰化を伴った横靱帯を示している（矢印）．（Z. Rumboldt 医師のご厚意による）

(3) さらなる骨リモデリング，骨脆弱化，骨形成と吸収活性の全体的な低下，腫瘍化[17]などの晩期合併症などによって特徴づけられる末期

血清 Ca，Pi 値は，ほとんどの症例で正常であるが，高カルシウム血症による二次性副甲状腺機能亢進症が 10％で起こる．骨吸収期のあいだ，血清ハイドロキシプロリン値は，一般に上昇している．混合期や造骨期では，アルカリフォスファターゼ値がしばしば上昇している．Paget 病の患者は，骨吸収を抑制し疼痛を緩和するため，経口ビスフォスフォネート製剤単独かカルシトニン併用によって治療される[18]．

◆ 病態生理学

Paget 病の病態生理は，明らかになっていない．ウイルス説が提唱されている．というのは，Paget 病の組織標本においてパラミクソウイルス感染に類似した核内封入体や多核破骨細胞が認められているからである[19]．Paget 病で HLA-DR2 をもつアシュケナージユダヤ人が高頻度にみられるため，遺伝要素も指摘されている．他の可能性のある病因として，副甲状腺ホルモンの代謝異常，結合組織疾患，自己免疫疾患や血管病変などがあげられる．

◆ 病理

肉眼的に Paget 病の骨は，軽石に類似した厚い骨梁を伴って幅広である．その骨梁は，厚さが増大しているにも

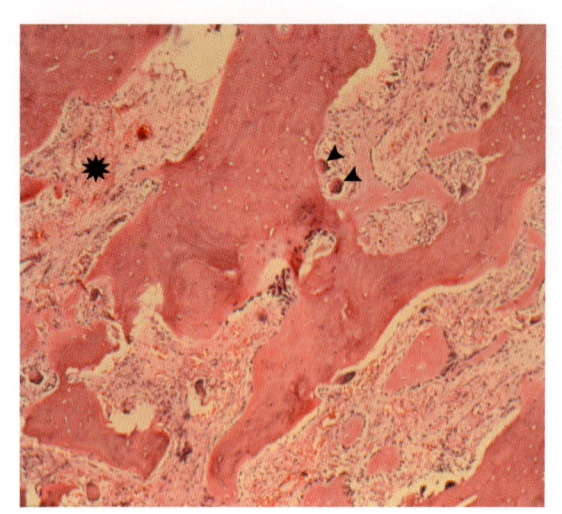

• 図 16-7　Paget 病：活動期．顕微鏡写真（HE 染色）は，骨髄腔を置換している線維血管組織（星印）と破骨細胞の活動（矢頭）を示している．（T. Rumboldt 医師のご厚意による）

かかわらず正常よりもろい．病気の後期では，血流増加がみられる[19]．

Paget 病の 3 つのステージは，別個の病態ではなく，連続した病態を示している[17]．骨吸収期あるいは活動初期には，破骨細胞が優位で骨吸収を起こす．混合期あるいは活動期には，破骨細胞性骨吸収と骨芽細胞活性とが共存する．混合後期では，骨芽細胞が優位となる．骨芽細胞期や不活動期には，骨芽細胞活性は減少し，破骨細胞と骨芽細胞の活性は両者とも最小となる．

骨吸収期あるいは混合初期では，線維血管組織が脂肪髄に取って代わる（図 16-7）．混合後期では，脂肪髄の沈着が進行性に増加し，不活動期の正常な黄色骨髄に対して脂肪髄の沈着が最も増加する．

◆ 画像
X線

単純 X 線では，椎体はとくに荷重をうける垂直骨梁において，強調された粗い骨梁パターンを呈する．椎体の前縁は，平坦で角ばる．混合期では，骨皮質はすべての椎体辺縁に沿って肥厚し，疾患特異的な「額縁」状様相を呈する[20]．一方，腎性骨異栄養症では，近位と遠位の終板のみが肥厚する．造骨期には，罹患椎体の広範な骨硬化はきわめて濃厚な「象牙状」椎体を呈する（図 16-8）[20]．Paget 病の造骨期椎体の鑑別診断には，造骨性転移性骨腫瘍，リンパ腫，脊索腫，そして結核も可能性としてあがる．罹患椎体の典型的拡大と肥厚そして後方要素の類似病変により他の疾患から区別できる．骨皮質のびらん，急速な骨吸

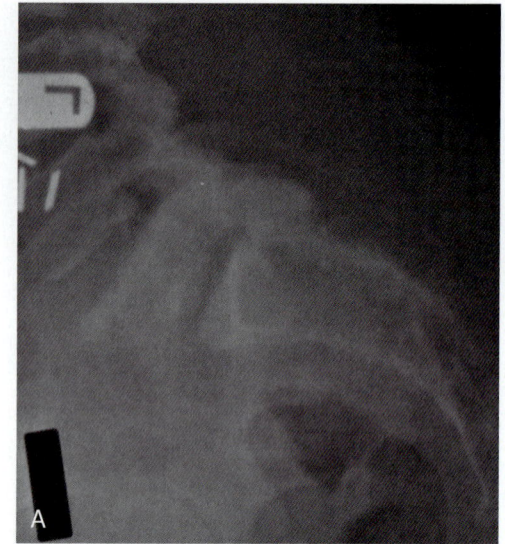

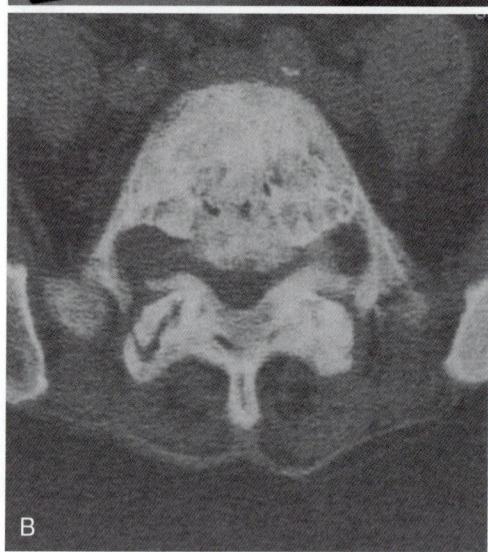

• 図 16-8　Paget 病．A：腰仙椎の単純 X 線は，L5 の拡大と硬化像を示している．B：CT の水平断像は，L5 椎体と後方要素の広範な骨硬化を示している．（T. Pope 医師のご厚意による）

収そして軟部の腫瘤は肉腫瘍変化を示唆する所見である．Paget 病を伴う肉腫は，脱分化が高度なため通常骨吸収を呈する．骨破壊が急速なため，骨膜反応はまれである．

CT

CT 所見では，骨皮質と骨梁の肥厚を伴う Paget 病の典型的なリモデリングがみられる．CT は，異常な骨梁構造，関節軟骨の喪失，そして Paget 病性椎間関節症[21]を示す関節裂隙狭小化などを表すのに単純 X 線よりも優れている．純粋な Paget 病は，骨皮質の破壊や軟部腫瘤などを呈することはなく，CT でのこれらの所見は，肉腫変化を示唆する．

MRI

MRIはPaget病の存在と合併症を評価するのに有用である[18]．骨髄の信号強度は3つの異なるパターンを呈する．これらのパターンは，前述した3つの組織学的病期と相関するが，正確には一致しない．骨吸収期および混合活動期の早期では，骨髄信号はT2強調像において不均一となる（STIR画像でより強調）．骨髄は，T1強調像においてT1高信号の多くの中間混合病巣を伴い，筋と等信号を呈する．このT1強調像における"斑点"像は，活動期の病理でみられる線維血管による骨髄置換を反映している．混合活動期の晩期では，T1およびT2強調像において脂肪骨髄からの高信号の維持とSTIR画像での低信号が特徴である．Paget病の造骨不活動期において，骨硬化と一致して，すべてのpulse sequenceにおいて骨髄は最終的に低信号を呈する．ガドリニウム投与後，骨皮質と骨髄内コンパートメントの"斑点"像の両者のレベルで活動期において造影効果がみられる．

骨皮質の肉腫様変性は，骨髄の正常の"斑点"高信号像が，硬膜外あるいは傍脊柱軟部腫瘤に伴ってT1強調像で等信号，T2強調像で高信号である増大する壊死腫瘤に置換される[18,20]．

核医学

骨シンチは，Paget病に感度はよいが，非特異的な検査である．これは潜在的に，多発病変の病期判定に有用である．Paget病のすべての病期において，充血と造骨活動は，代謝性取り込みを増加させる．Paget病の初期では，骨透亮像が単純X線で明らかになる前でさえ，放射性核種の取り込みがみられる．晩期において，活動性は低下する．

先端巨大症

先端巨大症（acromegaly）は，成長ホルモン分泌過剰に特徴づけられる内分泌疾患である．Marie病ともよばれる．

◆ 疫学

先端巨大症は，男女同等で通常30歳代と40歳代に最も多くみられる．

◆ 臨床像

先端巨大症の典型的臨床像として，粗大な顔貌，大きな下顎（「ランタン顎」），歯の分離を伴う咬合不全，前額部の突出，声の低音化，舌の巨大化，皮膚の肥厚などがある．他の特徴として，脾臓肥大，糖尿病そして副腎によるコルチゾール分泌増加などがある．患者によっては，先端巨大症の臨床像よりもむしろ下垂体腫瘍の症状と徴候を呈することがある．脊椎罹患の通常の症状と徴候は，腰痛，胸椎の疼痛性後彎，そしてときには脊髄圧迫症状がある．

◆ 病態生理学

成長ホルモンの分泌過剰は，下垂体前葉の限局性の腺腫，腺性下垂体の広範な過形成あるいは下垂体以外の原因で起こる．未成熟（小児）の患者では，成長ホルモンの分泌過剰は，未成熟の骨格の不均衡な過成長によって，下垂体性巨人症をきたす．成熟骨格をもつ成人の患者では，成長ホルモンの分泌過剰は，肋軟骨移行部での内軟骨性骨形成を再活性化し，新たな膜性骨形成を惹起し，軟部組織の成長を促進する．骨と軟部組織は，とくに手，足，下顎において拡大する．

先端巨大症は，内軟骨性骨化を再活性化し，とくに頭蓋骨や椎体において徐々に新たな膜性骨形成を惹起し，腱付着部での靱帯下骨の形成と肥厚を促進する．

◆ 画像
X線

脊椎において，先端巨大症では，胸椎と腰椎領域がおもにおかされる．椎体の前後径と横径が，骨膜下骨の付加によって増大してみえる（図16-9．扁平椎）．椎間板は，二次性の変性がなければ，典型的に高さが増大する[22]．椎間板変性症，椎間関節の肥厚性変化，びまん性特発性骨増殖症にみられるような著明な骨棘，胸椎後彎そして椎体後縁のホタテ貝様陥凹（scalloping）などが先端巨大症の他の徴候である．骨軟部の過成長は，脊柱管狭窄症をきたしうる．

副甲状腺疾患

副甲状腺機能亢進症（hyperparathyroidism）は，副甲状腺ホルモン（parathyroid hormone：PTH）の分泌過剰によって特徴づけられる病的状態である．

副甲状腺機能低下症（hypoparathyroidism）は，PTHの産生不足あるいは産生されたホルモンの作用に対する抵抗（産生されたホルモンに対する感受性低下）によって起

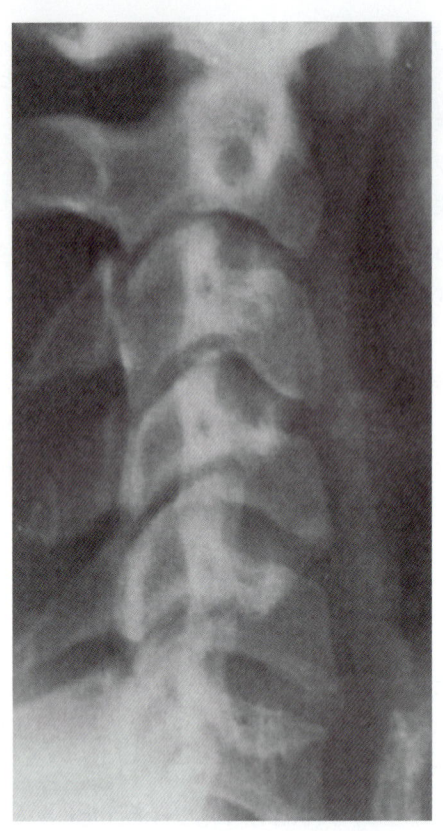

• 図16-9 先端巨大症．頸椎側面像では，椎体前後径の増大と椎体後縁のホタテ貝様陥凹（scalloping）がみられる．椎間板高もまた増大している．（Efird TA, Genant HK, Wilson CB. Pituitary gigantism with cervical spinal stenosis. AJR Am J Roentgenol 1980 ; 134 : 171-173 より引用）

こる．

◆ 疫学

　一次性副甲状腺機能亢進症における，PTHの異常分泌は，副甲状腺腺腫（80〜90％），副甲状腺過形成（10〜15％），あるいは副甲状腺癌（<2％）によって起こる[23]．二次性副甲状腺機能亢進症は，通常慢性腎不全による慢性低カルシウム血症に反応して産生されるPTH増加によって起こる．長期の二次性副甲状腺機能亢進症では，副甲状腺が独立して機能するようになり，三次性副甲状腺機能亢進症とよばれる．一次性副甲状腺機能亢進症の頻度は，25〜50例/10万人/年で，60歳以上に多い．女性が男性の2〜4倍罹患する．

　副甲状腺機能低下症の原因は，副甲状腺切除，甲状腺手術時の医原性外傷あるいは原因不明（特発性）などである．偽性副甲状腺機能低下症と偽性偽性副甲状腺機能低下症は，PTHに対する標的器官の反応性低下によって特徴づけられる．偽性副甲状腺機能低下症は男性よりも女性に多く，X染色体優性形式で遺伝する．この状態は通常，20歳代で診断される．

◆ 臨床像

　副甲状腺機能亢進症の症状は，非特異的である[23]．筋力低下，関節痛，脱力感また未診断の高カルシウム血症の高齢者では精神障害さえも起こる．一次性副甲状腺機能亢進症はまた，反復性腎結石，骨痛あるいは反復する骨折を伴いうる．血液生化学検査では，血清アルカリフォスファターゼ（ALP），PTHおよび腎性アデノシン一リン酸（AMP）の上昇を伴う高カルシウム血症が明らかとなる．

　副甲状腺機能低下症は，低カルシウム血症，高リン血症および大脳基底核や軟部組織の石灰化などを呈する．偽性副甲状腺機能低下症は，血液生化学的には低カルシウム血症と高リン血症を呈し，臨床的には特徴的な低身長，精神発達遅滞，斜視，肥満，円型顔貌および短指（第4中手骨短縮徴候）などを呈する．偽性偽性副甲状腺機能低下症は，同様の体型を呈するが血清カルシウム値は正常である．

◆ 病態生理学

　PTHとビタミンDは，負のフィードバック機構によって，血清カルシウム値を狭い生理的範囲に維持している．PTHは，骨吸収，遠位腎尿細管からのカルシウム再吸収増加，リンの再吸収低下，そして腸管からのカルシウム，リンの吸収を促進するビタミンDを活性化することによって血清カルシウム値を増加させている．一次性副甲状腺機能亢進症では，過剰なPTH産生が起こっている．二次性副甲状腺機能亢進症では，PTH産生は低カルシウム血症に対して正常な反応が起こっている．

◆ 病理

　進行例では，副甲状腺機能亢進症は骨皮質の菲薄化を伴う骨膜下骨吸収像を呈する．骨梁は歪み，骨嚢腫，褐色腫，骨折および変形などが生じる．

　副甲状腺機能亢進症患者の骨標本では，骨髄が線維血管組織に置換された嚢腫性線維性骨炎の像がみられる．組織学的に褐色腫は，線維性基質，紡錘形骨髄間質細胞そして多核破骨細胞などを含んでいる．

◆ 画像
X線

　骨吸収は，30〜50％の骨喪失が起こらなければX線

上明らかにならない[24]．副甲状腺機能亢進症の最も多いX線所見は，全身性骨減少（71.8％）と関節周囲の骨萎縮（84.3％）である．脊椎の単純X線では次の所見がみられる．

(1) 仙腸関節や椎間板，椎体接合部での軟骨下骨吸収で，終板のびらんやSchmorl結節の形成を伴う．
(2) 主要な荷重骨梁のきわだちと骨皮質の菲薄化を伴う二次骨梁の吸収．
(3) 基質の産生を伴わない単発または多発の骨吸収性の拡大病巣で褐色腫を呈する（図16-10）．

副甲状腺機能低下症と偽性副甲状腺機能低下症の最も多いX線所見は，全身性または局所性骨硬化と軟部組織の石灰化である．まれに，強直性脊椎炎やびまん性特発性骨増殖症に類似した脊椎病変が報告されており，前縦靱帯や後縦靱帯の石灰化や骨棘を伴う．

甲状腺疾患

甲状腺疾患には，甲状腺機能低下症，クレチン病，粘液水腫，甲状腺機能亢進症および甲状腺中毒などが含まれる．

◆ 疫学

散発的な先天性甲状腺機能低下症の頻度は，人口4,000万人に1人である．先天性甲状腺機能低下症の筋骨格徴候は通常みられない．というのは，ほとんどの国で，生下時甲状腺刺激ホルモンあるいはチロキシンのスクリーニングが行われているからである．甲状腺機能低下症の頻度は，世界的に2〜5％である．甲状腺機能低下症には，一次性あるいは下垂体疾患による二次性のものがある．甲状腺機能亢進症の頻度は，ヨード欠乏がない国において女性で3％，男性で0.3％である．中毒性広汎性甲状腺腫（Graves病）や中毒性結節性甲状腺腫は甲状腺機能亢進症の最も多い病型である．

◆ 臨床像

甲状腺機能亢進症の臨床症状には，体重減少，頻脈，虚弱，神経過敏そして温熱に対する過敏などがある．成人においては，甲状腺機能亢進症は骨代謝回転を亢進し，高齢の患者では広範な骨粗鬆症を起こす．臨床的に50歳未満の患者において，骨粗鬆症が発見されるのはまれである．小児において，甲状腺機能亢進症のおもな筋骨格作用は，骨格成熟の促進である．生涯の早期に始まる高度な甲状腺機能亢進症は，頭蓋骨縫合線や手足の骨端線の早期閉鎖をきた

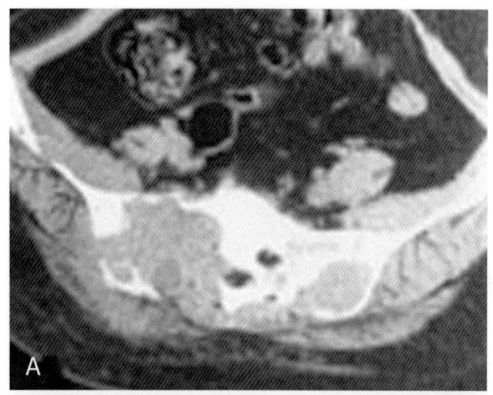

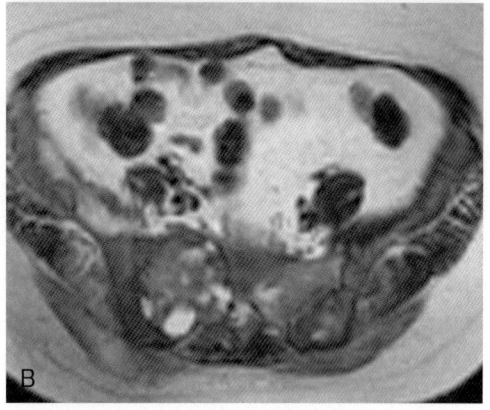

• 図16-10 褐色腫．A：骨盤のCT水平断像では，右仙骨内に大きな軟部腫瘤が認められる．B：仙骨のT2強調水平断MR像では，仙骨腫瘤の異質な信号がみられる．（Hoshi M, et al. A case of multiple skeletal lesions of brown tumors, mimicking carcinoma metastases. Arch Orthop Trauma Surg 2007；128：149-154より引用）

す[25]．

幼児においては，甲状腺機能低下症はクレチン病を起こす．小児においては，若年性粘液水腫をきたす．これが治療されなければ，クレチン病と粘液水腫は両者とも骨格成熟遅延，骨年齢遅滞，低身長，肥満そして精神発達遅滞などを生じる．成人では，甲状腺機能低下症は骨格に評価できるほどの影響を及ぼさない．骨代謝回転率は正常よりも遅延し，全骨量は正常かやや増加するが，臨床的には影響がない．

◆ 病態生理学

甲状腺ホルモンは，生後の発達に不可欠である．正常の甲状腺ホルモンが欠如すると，骨と歯の成熟はほとんど停止する．骨化中心の発達と成長・成長軟骨板での骨成長などが遅延し，これらの構造物が正常な閉鎖時期を超えて存続する．過剰な甲状腺ホルモンレベルは，破骨細胞と骨芽細胞の両者を活性化し，新生骨リモデリング周期の頻度を増加させ，最終的に骨量減少を惹起する．

甲状腺機能亢進症では，骨は代謝上活性な骨芽細胞と破骨細胞を含むリモデリング部位の数の増加を伴う代謝活性亢進を示す．その結果，負のミネラルバランスをきたす[26]．亢進した代謝活性は，海綿骨よりも皮質骨でより顕著である．

◆ 画像
X線

高齢者の甲状腺機能亢進症患者では，単純X線において，骨萎縮，脊椎圧迫骨折，胸椎後彎の増強などがみられる．これらの所見は，胸椎と腰椎においてより顕著である．X線所見は，急速に現れ進行し，甲状腺機能亢進症が内科的に治療されると安定化あるいは改善する．

成人の患者では，甲状腺機能低下症は脊椎X線上明らかな異常を示さない．甲状腺機能低下症の新生児は，遠位大腿骨と近位脛骨の骨端を欠く未成熟な骨を呈する．幼児の甲状腺機能低下症は，胸腰椎移行部での短い楔状椎（弾丸状椎体）と相対的に大きな椎間板を伴う脊椎の未成熟を呈する．

Cushing病

Cushing病は，過剰な副腎皮質ホルモンによって起こる臨床症候群である．

◆ 疫学

Cushing病は，内因性または外因性の副腎皮質ホルモン過剰によって起こる．Cushing病は，ほとんど副腎過形成（約75%），副腎腺腫，副腎癌，下垂体腺腫，神経芽腫，異所性副腎などによって起こり，残りは副腎皮質刺激ホルモン（adrenocorticotropic hormone：ACTH）産生腫瘍による．20〜60歳の女性に多い．

◆ 臨床像

中心性肥満，易損性（easy bruisability），背部と頸部の脂肪体の増大（水牛こぶ），不眠症，不妊，無月経，精神障害などが一般的な臨床症状である．他の徴候としては，持続性の高血圧，糖尿病をきたしうるインスリン抵抗性，多毛症，腹部や腋窩に添う紫色の条線などがある．ACTH産生過剰によるCushing病では，皮膚の過剰な色素沈着も起こる．

◆ 病態生理学

Cushing病のおもな筋骨格症状は，骨粗鬆症，骨壊死，骨格成熟遅延，筋萎縮，そして成人における体幹と小児における体幹・四肢への脂肪蓄積である．骨粗鬆症は，骨吸収の亢進と骨形成の低下によって起こり，Cushing病では重症になりうる．骨壊死は内因性よりも外因性の副腎皮質ホルモン過剰において多くみられる．

◆ 画像
X線

骨萎縮，椎体の両凹変形（魚椎），圧迫骨折，胸椎後彎の増強などがCushing病患者によくみられる非特異的な所見である．ときに，骨折した終板での過剰な仮骨形成が，近位と遠位終板の硬化像を呈する．

腎性骨異栄養症

腎性骨異栄養症（renal osteodystrophy）は，慢性腎不全によるカルシウムとリン代謝の異常によって起こる二次的な筋骨格異常のグループを含んでいる．

◆ 疫学

終末期腎臓病は，年間で米国の人口の0.01%に生じている．血液透析や腎移植が慢性腎不全の患者をより長く生存させるため，筋骨格症状はますます増加している．

◆ 臨床像

腎性骨異栄養症は，二次性副甲状腺機能亢進症，骨硬化症，骨粗鬆症，骨軟化症，くる病などを含む複数の筋骨格異常から構成されている．長期血液透析と腎移植の脊椎合併症には，破壊性脊椎関節症，結晶沈着症（CPPD結晶沈着症，カルシウムHA沈着），アルミニウム中毒（骨軟化症をきたす），脊椎椎間板炎などが含まれる．骨萎縮は軽微な外傷後あるいは自然経過においてさえ骨折のリスクを増大させる．透析患者の5〜25%に椎体骨折を生じている．破壊性脊椎関節症は，おもに頸椎と腰椎をおかし，軽度ないし中等度の疼痛あるいは椎間関節や靱帯病変により不安定性をきたす．小児において，慢性腎不全は骨年齢の全体的な遅延，側彎，骨端転位などを伴うくる病を生じる．

◆ 病態生理学

腎実質組織の障害は，高リン血症と活性型ビタミンD（1,

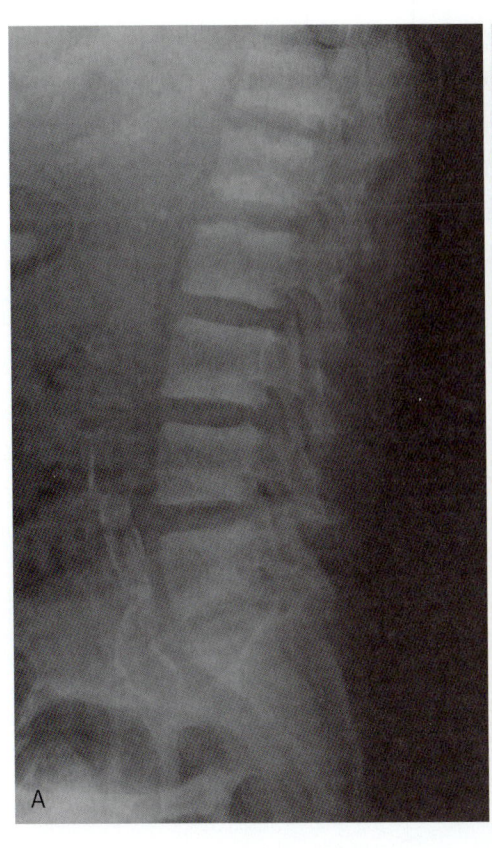

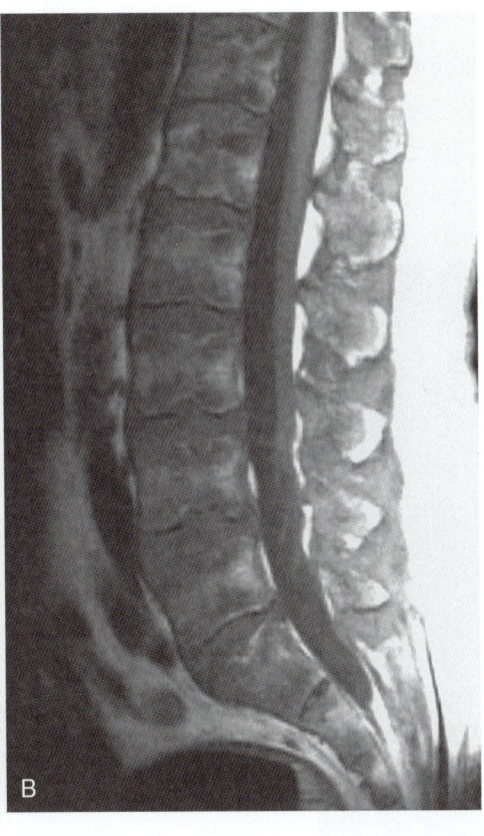

• 図16-11　腎性骨異栄養症．A：脊椎側面像では，終板の骨硬化とその間の正常骨濃度による「ラグビージャージ様」所見がみられる．血管の石灰化もみられる．B：T1強調矢状断MR像は，骨髄の不均一な信号強度を示している．骨硬化に一致して終板に近接した部位は低信号優位になっている．（M. Castillo医師のご厚意による）

25-dihydroxyvitamin D）レベルの低下を伴う慢性腎不全をきたす[27]．骨硬化症の病因は不明である．慢性腎不全にみられる骨濃度の増加は，おそらくPTHによって誘導された骨芽細胞活性の増加あるいは石灰化した類骨の増生によっている．骨硬化症は全身性に起こるが，軸骨格に多くみられる．骨喪失は，骨吸収，骨軟化症，慢性的な代謝性アシドーシスから起こる骨粗鬆症，副甲状腺機能亢進症，低カルシウム血症あるいはまた栄養状態不良などによって生じる．慢性腎不全の小児では，活性型ビタミンDの産生不足，低カルシウム血症，尿毒症状態に存在する石灰化阻害因子，アルミニウム中毒（長期血液透析の合併症），肝障害などにより二次的に骨軟化症やくる病が起こる．破壊性脊椎関節症は，椎間板における血液透析関連のアミロイド沈着と強く関連している[28]．褐色腫は，二次性副甲状腺機能亢進症においても報告されているが，一次性副甲状腺機能亢進症に多い．

◆ 病理
　肉眼的に骨標本では，肥厚し乱れた，あるいは菲薄化した骨梁がみられる．
　組織所見は，腎性骨異栄養症の所見が優位であるが，骨吸収，瘢痕，椎体海綿骨の新生骨形成なども含まれている．

◆ 画像
X線
　脊椎の骨硬化は，二次性副甲状腺機能亢進症によくみられる所見である．典型的には，終板をおかし椎体の中心部は免れるため，いわゆる「ラグビージャージ様」所見を呈する（図16-11）．仙腸関節はしばしばおかされ，関節裂隙拡大，軟骨下びらん，骨硬化などがみられる（図16-12）[27]．著しい骨萎縮のある症例では，病的骨折や脊椎変形がみられる．椎体にはしばしば縦縞がみられる．というのは，垂直方向の荷重骨梁は保たれる一方横走する骨梁が吸収されるからである．
　破壊性脊椎関節症は，著明な椎間板腔狭小化，隣接終板のびらんや嚢腫，少ない骨棘形成などで特徴づけられる（図16-13）[29]．病初期では，びらんは椎体の前上方と前下方の隅角に限られている[28]．下位頸椎が最も多く罹患するが，頭蓋頸椎移行部もおかされる．
　くる病のX線所見には，多数の椎体終板の陥凹変形，側彎，頭蓋底陥入などが含まれる．

MRI

破壊性脊椎関節症では,罹患椎間板と終板は典型的にT1・T2強調像とも低信号を呈する(図16-13参照).まれに,T2強調像とガドリニウム強調像で椎間板と終板に高信号がみられ,椎間板炎に類似していることがある[28].他の鑑別診断として,CPPD結晶沈着症,神経病性骨関節症,高度な椎間板変性などがあげられる.破壊性脊椎関節症では,著明な脊椎椎間板びらんにもかかわらず,傍脊柱への波及はみられない.頭蓋頸椎移行部での破壊性脊椎関節症の特徴的画像は,歯突起のびらん,歯突起周囲の軟部腫瘤,頭蓋底陥入などが含まれる[28].

くる病・骨軟化症

この代謝性骨疾患は,正常類骨の不完全な石灰化によって特徴づけられる.骨軟化症は未石灰化類骨の異常な増加を意味している.

くる病(rickets),骨軟化症(osteomalacia)は,同一の病理学的プロセスの2つの表現型である[30].くる病は,成長軟骨の異常な形成と石灰化を反映しており,成長軟骨閉鎖前の若い患者にみられる.骨軟化症は,成熟皮質骨と海綿骨への不十分なあるいは遅延した類骨の石灰化を反映している.

◆ 疫学

1900年初頭には,くる病は大都市の若い小児に多い疾患であった[30].ビタミンDの薬剤が合成されて以降,くる病はほとんど消滅した.潜在的に,ビタミンD欠乏の母親から母乳栄養をうけた幼児に限ってなおみられる.

くる病,骨軟化症あるいは両者に50以上の病態が存在しうる.これらは,次の3グループに分類できる.

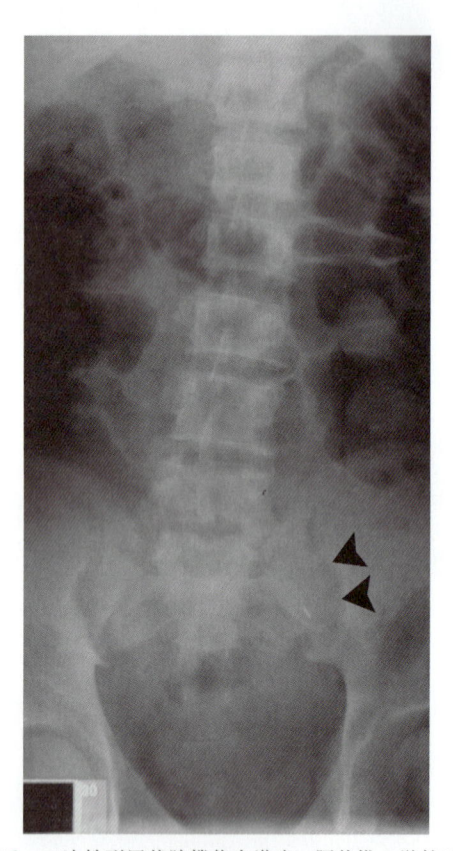

• 図16-12 二次性副甲状腺機能亢進症.腰仙椎の単純X線では,仙腸関節の両側性の拡大とびらんがみられる(矢頭).(W. Conway医師のご厚意による)

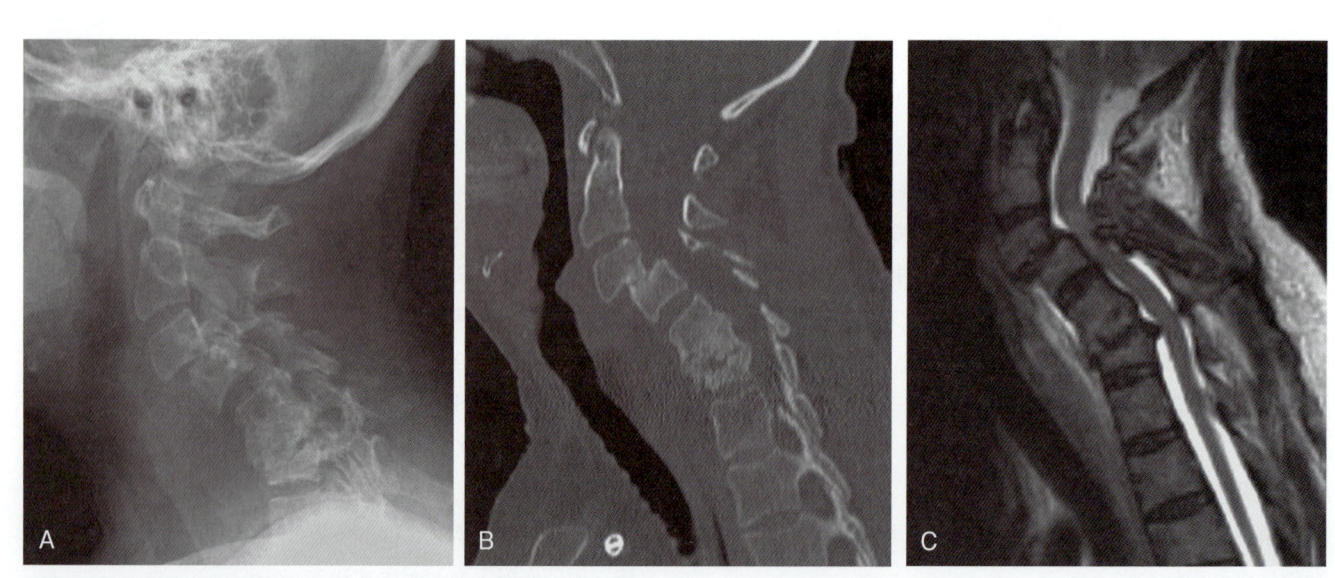

• 図16-13 破壊性脊椎関節症.頸椎のX線側面像(A),CT矢状断像(B),T2強調矢状断MR像(C)では,C3-4亜脱臼,著明な椎間板腔狭小化,C3-4,5-6,6-7の椎体終板の破壊がみられる.(M. Castillo医師のご厚意による)

1. 栄養不良，新生児くる病，吸収不良，肝疾患，抗痙攣剤投与，腎性骨栄養症，副甲状腺疾患を含むビタミンD代謝異常
2. 腎尿細管からのリン喪失による二次的なカルシウム・リン代謝障害（X連鎖性低リン血症，Fanconi症候群，腫瘍関連）
3. 軸性骨軟化症，低フォスファターゼ症，骨幹端軟骨異形成症を含むビタミンD・カルシウム・リン代謝の異常を検出できない特発性のもの

◆ 臨床像

くる病では，筋の未発達と緊張低下，成長障害，骨格変形（鳩胸，下肢彎曲，脊椎変形）などがみられる．成人の骨軟化症では，症状は非特異的である．骨痛と圧痛，筋力低下，易骨折性，圧迫骨折による椎体高低下などを呈する．

◆ 病態生理学

内因性ビタミンDは，皮膚で合成され，肝臓で25-hydroxyvitamin Dへ変換される．次いで，25-hydroxyvitamin Dは，腎臓で活性型ホルモンである1, 25-hydroxyvitamin D（calcitriol）へ変換される．calcitriolは，細胞外液内のカルシウム・リン濃度を増加させ，類骨が石灰化し始める[22]．calcitriolのレベルが低いときは，低カルシウム血症が起こり，PTH分泌が促進される．PTH分泌増加は，カルシウム値を正常に戻すが，リン値は通常低下する．非常に活発な分化した骨芽細胞から産生されるアルカリフォスファターゼは，細胞外液へ放出され，血清レベルが上昇する．

くる病と骨軟化症は，同一の病理過程による2つの症状を示している[30]．くる病は，成長軟骨板の異常な構成や石灰化による二次的なものである．したがって，これは成長軟骨板の閉鎖前の若年患者にみられる．骨軟化症は，成熟した皮質骨や海綿骨になる類骨の不十分な石灰化あるいは遅延した石灰化によって起こる．骨格が成熟する前に罹患した患者では，成長軟骨板にくる病変化，皮質骨と海綿骨に骨軟化症がみられる．

◆ 病理

骨軟化症では，皮質骨はハバース管の数の増加と拡大を示し，未石灰化類骨（いわゆる類骨層）で覆われている．骨梁は，菲薄化し数が減る．二次性副甲状腺機能亢進症による囊腫性線維性骨炎が，骨軟化症に重なることがある．

くる病では，細胞数のまとまりのない増加と通常の柱状パターンの喪失を伴う成長軟骨板の成熟帯の異常がみられ，成長軟骨板の長さと幅が増加する[30]．

◆ 画像

X線

くる病の所見には，成長の遅延や骨萎縮が含まれる．幼児では，頭蓋が変形する．低年齢の小児では，長管骨が変形し，上肢と下肢に典型的な彎曲がみられる．最も顕著な異常は，遠位大腿骨，近位脛骨，中位肋骨の肋軟骨移行部，橈尺骨遠位端の成長軟骨板にみられる．これらの部位では，成長軟骨板の拡大，隣接する骨幹端の脱灰や破壊がみられる．より高年齢の小児では，荷重効果によって脊椎の異常がより顕著となる．側彎がよくみられる．椎間板は拡大し，椎体の両陥凹所見（魚口椎）を呈する．

骨軟化症の成人患者はほとんどが，腎性骨異栄養症による．この患者人口では，二次性副甲状腺機能亢進症のX線所見（ラグビージャージ様脊椎）が顕著である[22]．骨軟化症が優位の病理異常であるとき，骨梁は周囲の未石灰化類

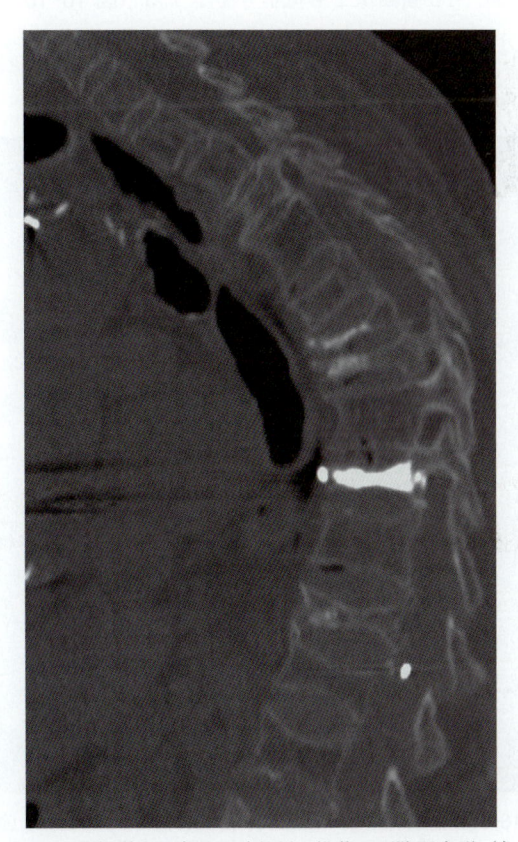

• 図16-14 骨粗鬆症．多発圧迫骨折，椎体の両陥凹変形（魚口椎）を伴う広範な骨濃度低下がみられる．以前の椎体形成術による骨セメントに一致した高濃度物質もみられる．

骨の存在によって境界不明瞭で粗になる．一方，骨粗鬆症が優位であるとき，椎体骨梁の菲薄化と強調がみられる．成人では，骨軟化症は典型的には，Looser 改変層として現れる．Looser 改変層は，長管骨，骨盤，肋骨，肩甲骨の力学的ストレスのかかる部位において未石灰化骨の線によって形成される偽骨折である．

分析

骨粗鬆症と骨軟化症は，両者とも骨萎縮と骨梁数の低下によって特徴づけられる．骨粗鬆症では骨梁が菲薄化する（図 16-14）のに対して，骨軟化症では骨梁はより顕著で粗になる．

Paget 病と骨異栄養症は，両者とも椎体の硬化性変化によって特徴づけられ，Paget 病では象牙様椎体または「額縁様」所見がみられ，腎性骨異栄養症では「ラグビージャージ様」所見がみられる（図 16-15）．

脊椎痛風，偽痛風，血液透析患者にみられる破壊性脊椎関節症は，脊椎椎間板炎の所見と類似している（Box 16-1 参照）．しかしながら，罹患終板や椎間板は，一般に T1 強調，T2 強調像とも低信号を呈する（図 16-16）．

内分泌疾患の診断は通常臨床および検査所見によってなされ，本来 X 線所見によらない．脊椎の画像は，ある疾患（Cushing 病，甲状腺機能亢進症，副甲状腺機能亢進症）では非特異的骨萎縮を呈し，また場合によって（副甲状腺

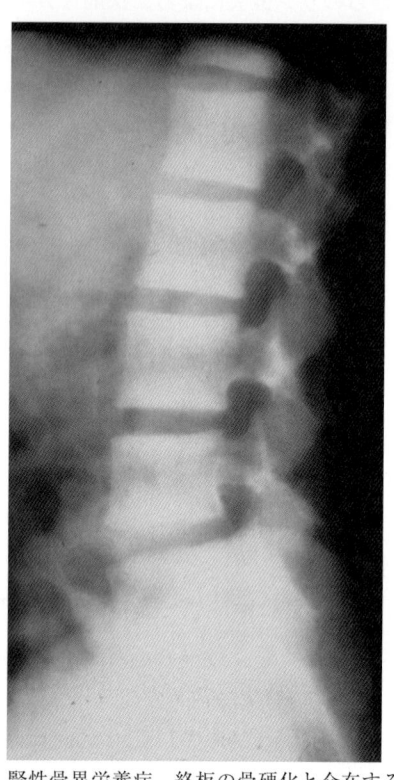

• 図 16-15　腎性骨異栄養症．終板の骨硬化と介在する正常骨濃度による「ラグビージャージ様」所見がみられる．（T. Pope 医師のご厚意による）

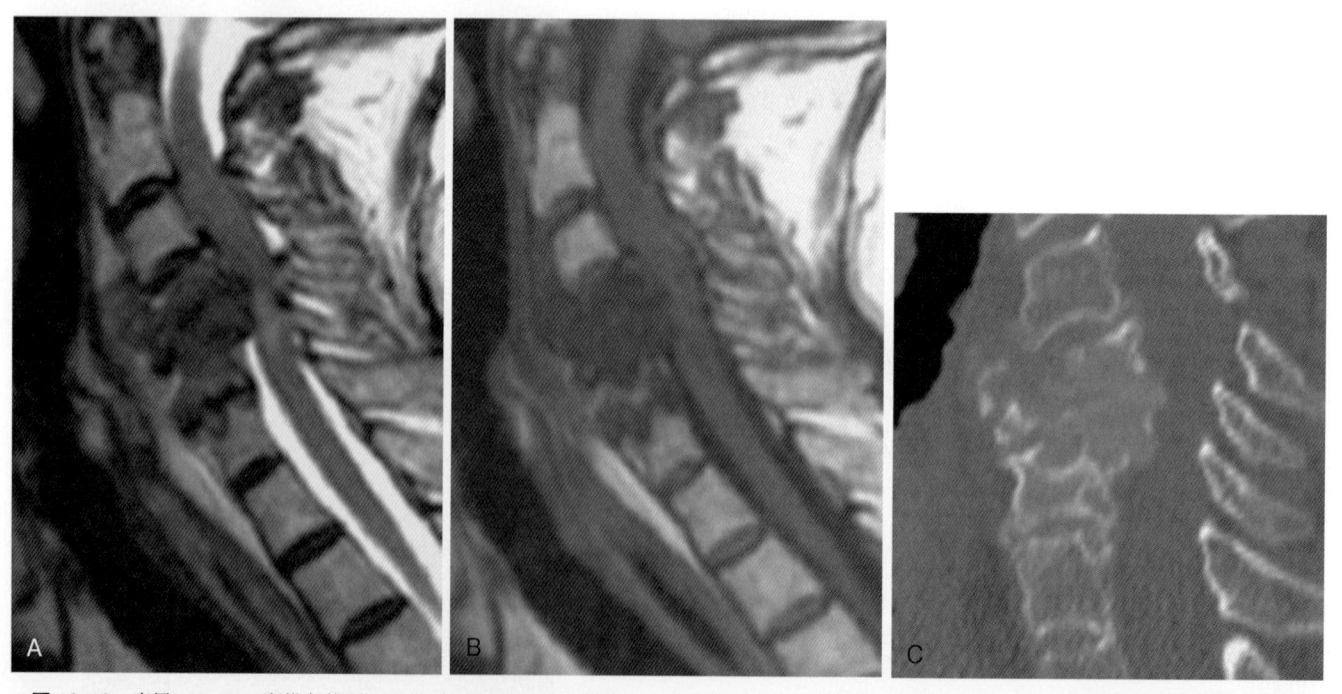

• 図 16-16　痛風．A，B：頸椎矢状断 MR 像では，T1・T2 強調像とも低信号を呈する異常な組織が C4-5 レベルで椎間板と椎体骨髄を置換し，脊髄を圧迫している所見がみられる．C：CT 矢状断像では，辺縁が突出した C4，C5 椎体のびらんが認められる．正常な海綿骨を置換している異常な組織は，CT 上高濃度で痛風結節に一致している．（Dharmadhikari R, Dildey P, Hide IG. A rare cause of spinal cord compression : imaging appearance of gout of the cervical spine. Skeletal Radiol 2006 ; 35 : 942-945 より引用）

機能低下症）は軽度の骨量増加を呈する．

先端巨大症と Paget 病は，両者とも罹患椎体の拡大によって特徴づけられる．Paget 病では骨病変が単発あるいは多発であるのに対して，全身疾患である先端巨大症では全骨格のリモデリングを伴う．さらに，Paget 病は，MRI でよく描出され，異なる組織学的病期を反映する骨髄信号の典型的変化によって特徴づけられる．

BOX 16-1　破壊性脊椎関節症における CT 所見

- 病歴
55 歳男性，腎疾患の終末期で 5 年間の血液透析歴があり，頸部痛を訴えている．
- 手技
頸椎のヘリカル CT 画像が 2 mm のコリメーションで造影剤の静脈内投与なしで撮像された．冠状および矢状再構築画像も得た．
- 所見
広汎な骨硬化を伴い，C5 椎体のほとんどと C6 椎体の上縁が破壊されている．C5 椎体後壁の後方突出があり，同レベルでの中等度脊柱管狭窄を伴っている．C6 椎体の前上方から生じた骨棘が明らかとなっている．頭蓋頸椎移行部は正常にみえる（図 16-17）．
- 印象
C5, C6 椎体の破壊性変化がみられ，骨硬化を伴い，明らかな軟部腫瘤はみられない．鑑別診断には，長期血液透析によるアミロイド沈着による破壊性脊椎関節症と脊椎椎間板炎があげられる．ガドリニウム投与による頸椎 MRI がさらなる評価に推奨される．

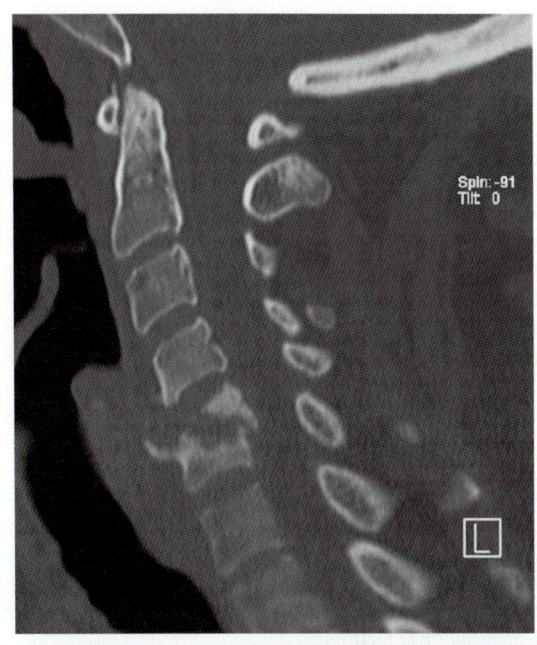

●図 16-17　腎疾患終末期で 5 年間の血液透析歴がある 55 歳男性の頸椎ヘリカル CT 画像．（M. Castillo 医師のご厚意による）

キーポイント：鑑別診断

- CPPD 沈着疾患は，中年と高齢患者の圧迫性脊髄症の原因になる．切除された石灰化黄靱帯は，CPPD 結晶を確認するため偏光顕微鏡で分析すべきである．
- 破壊性脊椎関節症，CPPD 沈着疾患，椎間板と終板の痛風は，MRI 所見によって脊椎椎間板炎と鑑別可能である．これらの代謝性疾患において T2 強調像では，罹患椎間板はすべて低信号であるのに対して，感染椎間板は通常高信号を呈する．
- 脊椎の一次性副甲状腺機能亢進症では，骨萎縮は最も顕著な所見であるのに対して，二次性副甲状腺機能亢進症では骨硬化（「ラグビージャージ様」脊椎）がより多くみられる．

参考文献

- Chew FS. Radiologic manifestations in the musculoskeletal system of miscellaneous endocrine disorders. Radiol Clin North Am 1991; 29:135-147.
- Marcove RC, Arlen M, Jaffe HL. Metabolic diseases: disorders of endogenous metabolism. In Atlas of Bone Pathology. Philadelphia, JB Lippincott, 1992, pp 60-114.
- Murphey MD, Sartoris DJ, Quale JL, et al. Musculoskeletal manifestations of chronic renal insufficiency. RadioGraphics 1993; 13:357-379.
- Osteoporosis prevention, diagnosis, and therapy. NIH Consensus Statement 2000; 17:1-45.
- Resnick D. Osteoporosis. In: Bone and Joint Imaging, 2nd ed. Philadelphia, WB Saunders, 1996, pp 491-510.
- Resnick D. Parathyroid disorders and renal osteodystrophy. In: Bone and Joint Imaging, 2nd ed. Philadelphia, WB Saunders, 1996, pp 552-571.
- Resnick D. Pituitary disorders. In: Bone and Joint Imaging, 2nd ed. Philadelphia, WB Saunders, 1996, pp 537-545.
- Smith SE, Murphey MD, Motamedi K, et al. From the archives of the AFIP. Radiologic spectrum of Paget disease of bone and its complications with pathologic correlation. RadioGraphics 2002; 22:1191-1216.
- Steinbach LS. Calcium pyrophosphate dihydrate and calcium hydroxyapatite crystal deposition diseases: imaging perspectives. Radiol Clin North Am 2004; 42:185-205, vii.

文献

1. Griffith JF, Yeung DK, Antonio GE, et al. Vertebral bone mineral density, marrow perfusion, and fat content in healthy men and men with osteoporosis: dynamic contrast-enhanced MR imaging and MR spectroscopy. Radiology 2005; 236:945-951.
2. Riggs BL, Melton LJ 3rd. Involutional osteoporosis. N Engl J Med 1986; 314:1676-1686.
3. Gillespy T 3rd, Gillespy MP. Osteoporosis. Radiol Clin North Am 1991; 29:77-84.
4. Osteoporosis prevention, diagnosis, and therapy. NIH Consensus Statement 2000; 17:1-45.
5. Cummings SR, Bates D, Black DM. Clinical use of bone densitometry: scientific review. JAMA 2002; 288:1889-1897.
6. Kazakia GJ, Majumdar S. New imaging technologies in the diagnosis of osteoporosis. Rev Endocr Metab Disord 2006; 7:67-74.
7. Dharmadhikari R, Dildey P, Hide IG. A rare cause of spinal cord compression: imaging appearances of gout of the cervical spine. Skeletal Radiol 2006; 35:942-945.
8. Hausch R, Wilkerson M, Singh E, et al. Tophaceous gout of the thoracic spine presenting as back pain and fever. J Clin Rheumatol 1999; 5:335-341.
9. Justiniano M, Colmegna I, Cuchacovich R, Espinoza LR. Spondyloarthritis as a presentation of gouty arthritis. J Rheumatol 2007; 34:1157-1158.
10. Barrett K, Miller ML, Wilson JT. Tophaceous gout of the spine mimicking epidural infection: case report and review of the literature. Neurosurgery 2001; 48:1170-1172; discussion 1172-1173.
11. Duprez TP, Malghem J, Vande Berg BC, et al. Gout in the cervical spine: MR pattern mimicking diskovertebral infection. AJNR Am J Neuroradiol 1996; 17:151-153.
12. Bonaldi VM, Duong H, Starr MR, et al. Tophaceous gout of the lumbar spine mimicking an epidural abscess: MR features. AJNR Am J Neuroradiol 1996; 17:1949-1952.
13. Muthukumar N, Karuppaswamy U. Tumoral calcium pyrophosphate dihydrate deposition disease of the ligamentum flavum. Neurosurgery 2003; 53:103-108; discussion 108-109.
14. Resnick D, Pineda C. Vertebral involvement in calcium pyrophosphate dihydrate crystal deposition disease: radiographic-pathological correlation. Radiology 1984; 153:55-60.
15. Lin SH, Hsieh ET, Wu TY, Chang CW. Cervical myelopathy induced by pseudogout in ligamentum flavum and retro-odontoid mass: a case report. Spinal Cord 2006; 44:692-694.
16. Kinoshita T, Maruoka S, Yamazaki T, Sakamoto K. Tophaceous pseudogout of the cervical spine: MR imaging and bone scintigraphy findings. Eur J Radiol 1998; 27:271-273.
17. Mirra JM, Brien EW, Tehranzadeh J. Paget's disease of bone: review with emphasis on radiologic features: I. Skeletal Radiol 1995; 24:163-171.
18. Boutin RD, Spitz DJ, Newman JS, et al. Complications in Paget disease at MR imaging. Radiology 1998; 209:641-651.
19. Mirra JM, Picci P, Gold RH. Bone Tumors: Clinical, Radiologic, and Pathologic Correlations. Philadelphia, Lea & Febiger, 1989, vol 2, p 1831.
20. Mirra JM, Brien EW, Tehranzadeh J. Paget's disease of bone: review with emphasis on radiologic features: II. Skeletal Radiol 1995; 24:173-184.
21. Zlatkin MB, Lander PH, Hadjipavlou AG, Levine JS. Paget disease of the spine: CT with clinical correlation. Radiology 1986; 160:155-159.
22. Resnick D. Rickets and Osteomalacia. Bone and Joint Imaging, 2nd ed. Philadelphia, WB Saunders, 1996, pp 491-524.
23. Hayes CW, Conway WF. Hyperparathyroidism. Radiol Clin North Am 1991; 29:85-96.
24. Richardson ML, Pozzi-Mucelli RS, Kanter AS, et al. Bone mineral changes in primary hyperparathyroidism. Skeletal Radiol 1986; 15:85-95.
25. Riggs W Jr, Wilroy RS Jr, Etteldorf JN. Neonatal hyperthyroidism with accelerated skeletal maturation, craniosynostosis, and brachydactyly. Radiology 1972; 105:621-625.
26. Rosenberg AE. The pathology of metabolic bone disease. Radiol Clin North Am 1991; 29:19-36.
27. Jevtic V. Imaging of renal osteodystrophy. Eur J Radiol 2003; 46:85-95.
28. Leone A, Sundaram M, Cerase A, et al. Destructive spondyloarthropathy of the cervical spine in long-term hemodialyzed patients: a fiveyear clinical radiological prospective study. Skeletal Radiol 2001; 30:431-441.
29. Kuntz D, Naveau B, Bardin T, et al. Destructive spondylarthropathy in hemodialyzed patients: a new syndrome. Arthritis Rheum 1984; 27:369-375.
30. Pitt MJ. Rickets and osteomalacia are still around. Radiol Clin North Am 1991; 29:97-118.

第17章

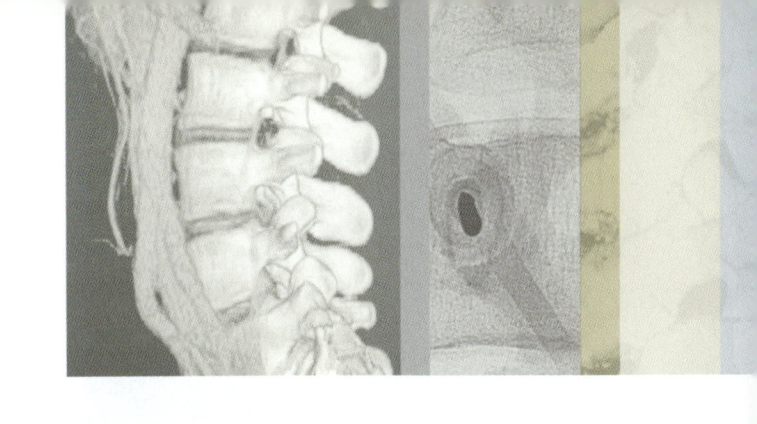

脊髄に影響を及ぼす代謝性疾患

Maria Vittoria Spampinato

　脊髄の代謝性疾患は，脳や末梢神経の代謝性疾患より少ない．このような代謝性脊髄症は，とくにビタミンB_{12}欠乏による栄養障害あるいは全身性の代謝性疾患によって二次的に生じる．

ビタミンB_{12}欠乏

　脊髄の亜急性連合変性症（subacute combined degeneration：SCD）は，ビタミンB_{12}欠乏によって起こるミエリンの対称性海綿状空胞化と変性である．頸胸椎脊髄の後索と側索が対称性におかされ，対称性の感覚異常，硬直，歩行の不安定性などをきたす．上肢よりも下肢がより障害される．

◆ 疫学

　ビタミンB_{12}欠乏の頻度は，地域に生活している老齢人口の4.8〜12%，入院中の高齢者の30〜40%と推定されている[1]．SCDは，50歳代と80歳代のあいだに診断されることが多い[3]．無症候性の脊髄症は悪性貧血の40%まで起こる．SCD患者の1/4は，血液異常がみられない．
　食餌性のビタミンB_{12}欠乏は，厳格な菜食主義者（vegan）でビタミンB_{12}摂取不良により起こる．摂取されたビタミンB_{12}の吸収不良は，内在因子の産生不足の患者（悪性貧血），低塩酸症（胃部分切除または全切除），ビタミンB_{12}の吸収不良（回腸切除，セリアック病，慢性膵不全，クローン病を含む腸の吸収不良の複数の原因）あるいは摂取されたビタミンB_{12}に対する腸での競合（盲管症候群における細菌の繁殖，魚の条虫 Diphyllobothrium latum（広節裂頭条虫）の体内への侵入）などによって起こる[2]．脊髄のSCDは，笑気ガスの濫用，銅欠乏，ヒト免疫不全ウイルス（human immunodeficiency virus：HIV）感染，まれにメチル化の遺伝的欠損などによっても起こる．

◆ 臨床像

　ビタミンB_{12}欠乏は，巨赤芽球性貧血，舌炎，胃腸障害，脊髄のSCD，末梢神経障害を惹起する．SCDの臨床像には，(1) 後索の機能障害（振動覚，位置覚の障害・失調），(2) 外側皮質脊髄路の機能障害（反射亢進，痙性，伸展性足底反射陽性），(3) 脊髄視床路の機能障害（感覚喪失）などがある．SCDの初期症状には，はじめは末梢でその後近位にも起こる対称性の異常感覚，硬直，歩行の不安定性などがある．進行すると，痙性不全対麻痺，運動失調，下肢と体幹の感覚脱失をきたす．典型的には上肢は障害が少ない．
　ビタミンB_{12}欠乏の診断は，血清ビタミンB_{12}レベル低値あるいはビタミンB_{12}レベルが境界域の場合はホモシステイン値とメチルマロン酸値が高値であることによって確定される．血液変化は，ビタミンB_{12}欠乏の信頼される指標とならない．悪性貧血は，Schillingテストあるいは抗内在因子抗体の存在によって確定される．ビタミンB_{12}欠乏の治療は，毎月のビタミンB_{12}の筋注である．ビタミンB_{12}の補充によって，臨床的およびX線学的改善がみられる．しかしながら，症状の再燃は，症状の持続期間と重症度に反比例する[4]．

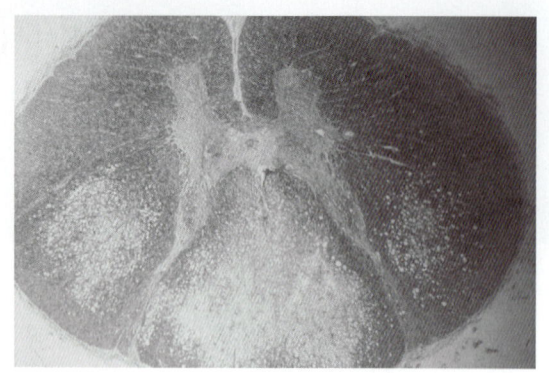

• 図17-1　ビタミンB_{12}欠乏．後索および側索のミエリンの変性．（T. Rumboldt医師のご厚意による）

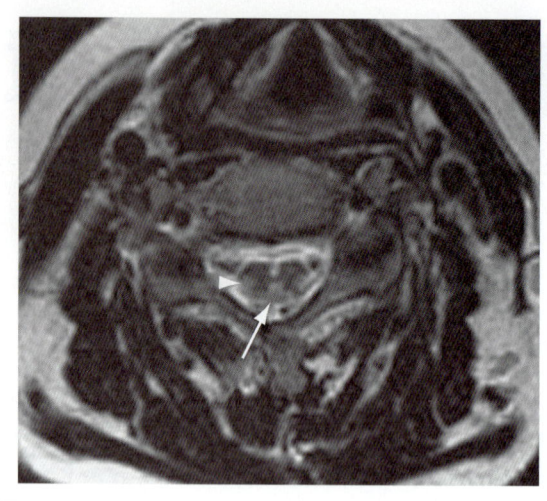

• 図17-2　ビタミンB_{12}欠乏．頸椎のT2強調水平断MR像では，頸椎脊髄の後索（矢印）と側索（矢頭）に対称性の異常高信号を呈している．（M. Castillo医師のご厚意による）

◆ 病態生理学

　脊髄のSCDは，ミエリン塩基性蛋白質や他の中枢神経系蛋白質のメチル化欠損によると考えられている．ビタミンB_{12}と葉酸は両者とも，メチオニンの産生に重要な補酵素であり，メチオニンはミエリン塩基性蛋白質の合成においてメチル基供与体として作用する[2]．

　ビタミンB_{12}は，動物食（肉，乳製品，酵母）にほとんど含まれている．これが，遠位回腸で吸収され肝臓に蓄えられるためには，胃の消化で放出され，胃壁細胞から産生される糖蛋白である内因子に結合しなければならない[1]．悪性貧血では，免疫を介して胃壁細胞が破壊され，有効な内因子は減少している．胃の手術や再建術・腸内細菌増殖・胃萎縮（おそらくHelicobactor pylori感染後）のような状態では，低塩酸になり，食物からビタミンB_{12}を放出できなくなる．ビタミンB_{12}吸収障害の他の原因には，遠位回腸の外科的切除や小腸粘膜の遠位80 cmを障害する種々の疾患（たとえばChrohn病，リンパ腫，結核，Whipple病，セリアック病など）がある．

◆ 病理

　慢性のSCDでは，脊髄はとくに下位頸椎と胸椎において後索と側索の脱色を伴う萎縮がみられる．

　初期のSCDにみられる所見は，海綿状空胞化やミエリンの変性で，胸椎レベルに多い．はじめ，後索（薄束および楔状束）の対称性障害がみられ，後に側索（皮質脊髄路および脊髄小脳路）がおかされる（図17-1）．血管周囲の脱髄と炎症は，血液-脳関門の破壊をきたす．慢性的には，星状膠細胞腫，軸索変性，脊髄後方へのマクロファージ浸潤などが認められる．重篤例では，前索もおかされる．髄質への進展も報告されている．

◆ 画像

CT

　脊椎のCTは，しばしば正常である．症例によっては，軽度の脊髄浮腫がみられる．

MRI

　T2強調像では，脊髄の後索，場合によっては側索に高信号を呈する（図17-2）．造影効果は軽度あるか，認められない．水平断像では，「逆転V字」あるいは「逆転したうさぎの両耳」状のT2高信号を呈し，後索（あるいはまた側索）の対称性障害を示す．矢状像では，胸椎あるいは頸胸椎の後方に沿って長い距離を垂直に走るT2高信号の連続した長さを示す．これは，有用な所見である．SCDでは異常信号の連続が数椎体にわたって及んでいるが，一方多発性硬化症や他の脱髄疾患では脊髄病変はしばしば単一ではなく多発し，それぞれの病変部位は典型的に2椎体を超えることはない．側索は，たとえその臨床症状があっても信号異常を呈することがない．

　経過観察のMRIでは，速やかにビタミンB_{12}治療が開始されれば，後索のT2異常信号は減弱する[2]．

笑気中毒

　笑気中毒（nitrous oxide toxicity）は，臨床的に無症状か境界領域のビタミンB_{12}欠乏の患者が，笑気麻酔にさらされたときに起こる脊髄症である．

◆ 疫学

笑気は，吸入ガスで，歯科での麻酔薬あるいは食品工業における高圧ガス（たとえばホイップクリームのディスペンサー）として用いられている．脊髄症は，笑気麻酔後，2～6週間で発症する．ほとんどの患者はビタミンB_{12}欠乏の潜伏期か未診断の状態である[5,6]．ビタミンB_{12}レベルが正常であっても，健康管理プロバイダーによる乱用や職業上でさらされることによる笑気の神経中毒症例も報告されている[7]．

◆ 臨床像

笑気中毒脊髄症の徴候と症状は，ビタミンB_{12}欠乏による脊髄のSCDにみられるものと類似している．後索障害の徴候には，位置覚と振動覚の喪失，運動失調，酩酊歩行（broad-based gait）などがある．皮質脊髄路の障害では，脱力，痙性，反射亢進，クロヌス，失禁，伸展性足底反射などを呈する[7]．精神状態の変化，情動不安定そして症例によっては，知的障害を伴う精神病などもきたす[8]．

◆ 病態生理学

ビタミンB_{12}は，酸素化の還元状態において活性である．笑気は，コバラミン（ビタミンB_{12}）のコバルトイオンを不可逆的に酸素化する．コバルトイオンの酸素化は，髄鞘リン酸脂質のメチル化とミエリン形成に必要なメチルコバラミンとメチオニン合成酵素複合体の形成を阻害する．メチルマロニル補酵素Aからサキシニル補酵素Aへの転換もまた阻害され，メチルマロニン酸とプロピオン酸が蓄積する．これが，異常な脂肪酸の産生と髄鞘への取り込みをもたらす[7]．健常者では，新しいメチオニン合成酵素／ビタミン複合体が通常産生されるので，ビタミンB_{12}欠乏の症状は起こらない．しかしながら，ビタミンB_{12}欠乏の無症状患者では，笑気にさらされると神経症状を呈する．

笑気中毒は，ビタミンB_{12}やメチオニン補助食品で治療される．症状は，とくに早期に診断・治療されれば改善する．患者はビタミンB_{12}補助食品なしでも改善する[7]．

◆ 病理

肉眼病理所見と組織学的所見は，脊髄のSCDと同様である．

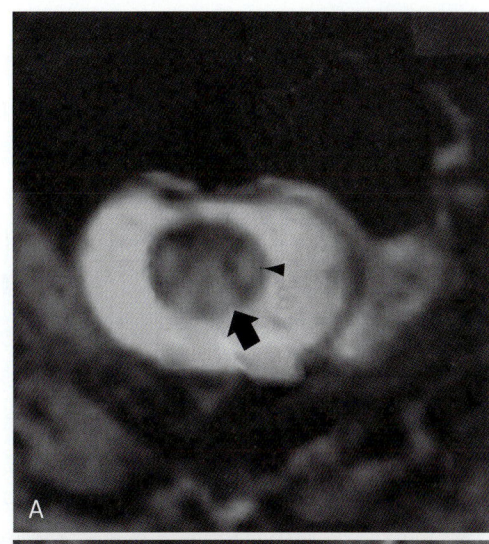

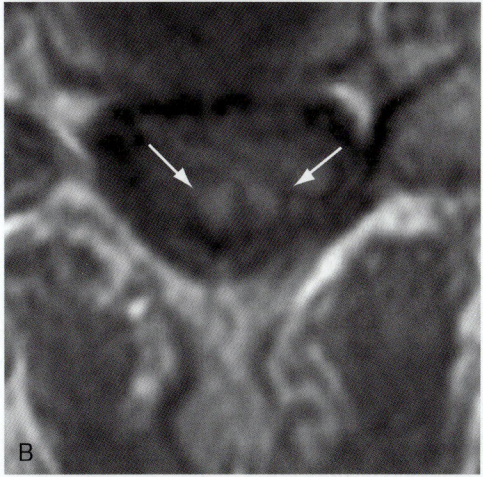

- 図17-3　笑気中毒．A：脊髄のT2強調水平断MR像は後索（矢印）と側索（矢頭）に異常な高信号を呈している．B：ガドリニウム投与後のT1強調水平断MR像は後索（矢印）の異常増強効果を示している．（A. Beltramello A, Puppini G, Cereni R, et al. Subacute combined degeneration of the spinal cord after nitrous oxide anaesthesia : role of magnetic resonance imaging. J Neurol Neurosurg Psychiatry 1998 ; 64 : 563-564，B. Naidich MJ, Ho SU. Case 87 : Subacute combined degeneration. Radiology 2005 ; 237 : 101-105 より引用）

◆ 画像

MRI

脊髄における笑気中毒のMRI所見は，ビタミンB_{12}欠乏によるSCDの所見と類似している．後索，ときに側索の対称性の高信号を呈し（図17-3A），ガドリニウム投与後に後索の造影効果を生じることがある（図17-3B）[9]．

銅欠乏性脊髄症

銅欠乏患者において，後天性の脊髄神経症をきたしうる．

◆ 疫学

後天性の食餌性銅欠乏は，ヒトではきわめてまれである．というのは，銅はいたるところに存在し，ヒトの1日摂取必要量も少ないからである[10]．反芻動物では，銅欠乏は凹円背として知られる進行性の痙性脊髄症をきたす[11]．ヒトにおいて銅欠乏は，銅が不足している経静脈あるいは注腸栄養によって維持されている患者・未熟児や栄養失調の児・ネフローゼ症候群，胃切除，吸収不良の患者あるいはペニシラミン治療の合併症に対する銅キレート因子の摂取，過剰な亜鉛摂取後などに起こりうる[12]．

銅欠乏はまた，銅の吸収と運搬障害によって特徴づけられる銅代謝の伴性遺伝疾患であるMenkes病でもみられる．Menkes病は，典型的に小児で発症する（予測頻度：3万～25万人に1人）．

銅欠乏の他の原因として，特発性後天性銅欠乏がある．この状態では銅輸送の障害，金属シャペロンの異常（細胞内銅処理に必要なサイトゾル蛋白質），あるいはMenkes蛋白の異常[10]などが表れる．

◆ 臨床像

銅欠乏患者は，痙性歩行を呈する．感覚検査では，下肢遠位の固有感覚と振動覚の脱失と靴下状の痛覚と触覚の脱失が認められる．下肢の脱力と痙性が報告されている[13]．上肢の異常所見は軽微かみられない[13]．合併する血液所見には，貧血，好中球減少，鉄芽球症，骨髄異形成症候群などがある[10]．血清銅やセルロプラスミン濃度は通常著明に低下している．銅の経口補充（2 mg/日）による治療は，一般的に後天性銅欠乏患者におけるさらなる神経症状悪化を予防し，症例によっては臨床症状が改善する[13]．

◆ 病態生理学

銅の吸収は，胃と十二指腸遠位で行われる．吸収された銅は，シトクロムcオキシダーゼ，銅-亜鉛スーパーオキシドジスムターゼ，チロシナーゼ，ドーパミン-β-水酸化酵素を含む中枢神経系の機能にきわめて重要な多くの酵素過程における補助因子として関係する必須な微量金属である[14]．銅は，血管と骨格の正常な機能や造血に必須である．

亜鉛治療は，銅の体内蓄積を減少させるためWilson病の治療に用いられる．亜鉛の摂取増加は近位小腸の細胞内メタロチオネイン濃度を増加させる．銅は亜鉛よりもメタロチオネインへの親和性が高く，吸収される代わりに腸細胞内にとどまる．

◆ 病理

動物での病理研究によれば，早期に浮腫性変化が起こり，ついで脳白質の空胞化あるいはゼラチン状病変，染色質融解，壊死そして脊髄と脳の白質の脱髄などがみられる[11]．

◆ 画像

MRI

銅欠乏性脊髄症（copper deficiency myelopathy）の画像の特徴は，後索と脊髄中央のT2高信号である（図17-4）．脊髄中央に限局した病変も報告されている[12]．銅欠乏性脊髄症おいて，脊髄の造影効果は報告されていない．11患者のシリーズにおいて，頸椎罹患が10名，胸椎罹患が6名，両者罹患が5名であったと報告されている[12]．銅欠乏性脊髄症おいて，脊髄の軽度萎縮がみられることがある．血清銅レベルが上昇後，後索の異常信号は改善する[12]．

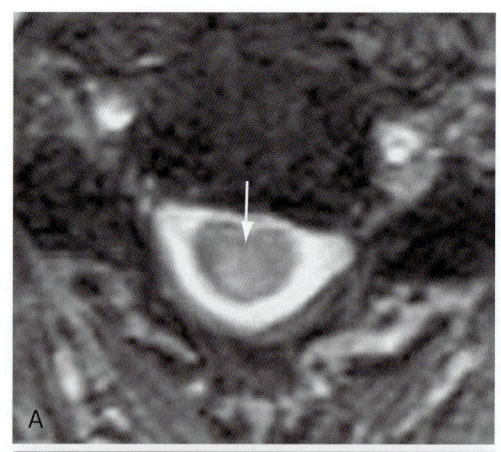

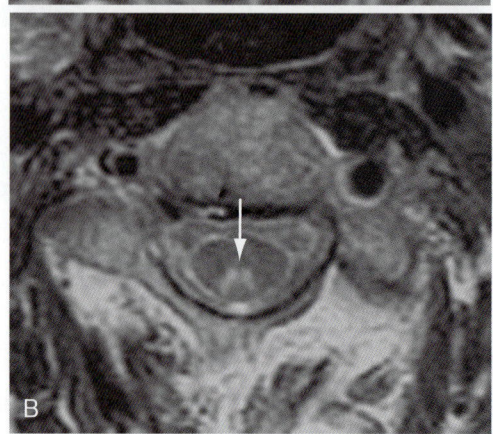

• 図17-4 銅欠乏性脊髄症．A：頸髄のT2強調水平断MR像は，脊髄中央と後索に対称性の異常信号（矢印）を呈している．B：別の症例では後索のみが障害されている（矢印）．（Kumar N. Imaging features of copper deficiency myelopathy: a study of 25 cases. Neuroradiology 2006；48：78-83より引用）

全身性代謝疾患における脊髄症

脊髄は糖尿病や慢性肝疾患においても障害され，糖尿病性脊髄症あるいは肝性・門脈体循環性脊髄症として知られている．

◆ 疫学

糖尿病性脊髄症の頻度は，現在のところ知られていない．糖尿病性神経障害の研究は，おもに末梢神経系に焦点をあてられているが，中枢神経系とくに脊髄の障害も報告されている[15-17]．

進行性の脊髄症は，門脈高血圧を伴う慢性肝疾患のまれな合併症である[18]．これは，肝性脳症よりも頻度が少ない．両者は併存しうる[19]．

◆ 臨床像

糖尿病性脊髄症の患者は，通常下肢脱力，歩行異常，末梢感覚障害，下肢の関節位置覚異常，運動失調，深部反射亢進などを呈する[20]．後索障害と錐体路徴候の合併は，脊髄のSCDにみられる臨床像と同様である．

肝性脊髄症の臨床像は，歩行困難，振戦，筋緊張亢進，痙性麻痺，深部反射亢進，伸展性足底反射そして重篤な感覚障害や括約筋障害がないことである[18]．肝性脊髄症は，脊髄梗塞，脊髄圧迫，髄内腫瘍，HIVや成人T細胞白血病（human T-lymphotropic virus：HTLV）type I 感染，他の代謝性疾患が除外されたあとに診断される．脊髄梗塞は，可逆性ではないが，肝移植後にいくらかの臨床症状が改善したという報告がある[21]．

◆ 病態生理学

糖尿病における脊髄障害の病態生理学は，よくわかっていない．進行性の血管障害，代謝障害，遺伝性素因などが，この神経症候群の最も可能性のある原因と考えられている．糖尿病では，たとえ脊髄症の臨床症状がなくても脊髄の体積減少がみられる[15, 17]．

自然に，あるいは外科的に形成された門脈体循環シャントのある患者では，アンモニアや他の神経毒化合物が肝を通過し，脳症と脊髄症を起こす[19]．

◆ 病理

糖尿病性脊髄症の最も多い病理所見は，後索と側索の脱髄と脊髄の内在血管の動脈硬化による主として脊髄白質の

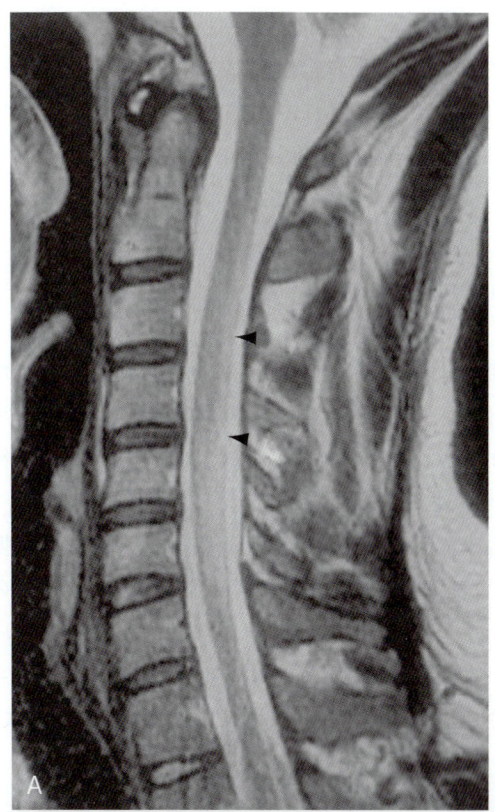

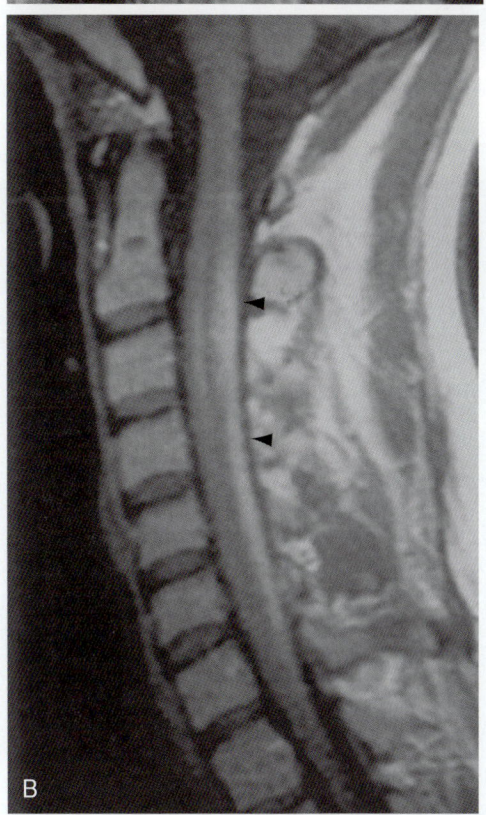

• 図17-5 糖尿病性脊髄症．A：頸椎のT2強調矢状断MR像は，後索のT2高信号を呈している（矢頭）．B：ガドリニウム投与後の矢状断像は，後索の異常増強効果を示している（矢頭）．(Prick JJW, Prevo RL, Hoogenraad TU. Transient myelopathy of the cervical posterior columns in a young man with recently diagnosed diabetes mellitus. Clin Neurol Neurosurg 2001；103：234-237 より引用)

微小梗塞である[20].

　肝性脊髄症の患者は，皮質脊髄路の選択的脱髄を呈し[20]，初期には頸椎領域，やがて遠位脊髄もおかされる．後索，脊髄視床路，脊髄小脳路の合併障害はおそらくアルコール依存症によるものである[19]．

◆ 画像
MRI

　肝性および糖尿病性脊髄症の画像所見は，いまだ体系的に評価されていない．脊髄の軽度萎縮あるいは正常MR所見が文献上報告されている[18, 19]．脊髄の異常は，糖尿病患者の剖検で41％まで存在している[20]．これらは，脊髄症の臨床徴候がなくても，糖尿病性末梢神経障害と関連している[15]．糖尿病1型と頸部脊髄症の若い独身男性の頸部MRIは，後索のT2高信号を呈している（図17-5）[16]．広汎な精査で，他の代謝異常，感染，栄養障害は認められなかった．症状とMRI異常所見は，数カ月後に完全消失した．

分析

　脊髄症の鑑別診断には，新生物，脱髄疾患，脊髄のSCD，感染性病因（HIV空胞性脊髄症，HTLVと単純性ヘルペスウイルス感染），脊髄梗塞，炎症性疾患（サルコイドシースなど），腫瘍随伴症候群などが含まれる．ビタミンB_{12}欠乏によるSCDは，治療可能な病態で，早期の診断と治療により完全寛解が可能である．笑気中毒によるSCDも手術後の脊髄症の患者では，鑑別診断にあげるべきである．銅欠乏，脊髄癆，HIV関連空胞性脊髄症は画像所見が類似しているので，適切な検査による除外が必要である．後索に限局した対称性の異常信号あるいは症例によっては多椎体にわたる側索の異常信号は，SCDや一般に脊髄症の代謝性病因を示唆している（図17-6～17-10およびBox 17-1）．

BOX 17-1　脊髄症患者のMRI評価

- 病歴
　60歳男性，上下肢の運動失調と感覚異常を訴えている．
- 手技
　ガドリニウムキレート20 mL静脈投与前後に頸胸椎の多断面，多シーケンスMRIが撮像された．
- 所見
　頸椎の多椎体にわたる後索の両側性，対称性のT2高信号を呈している（図17-6参照）．ガドリニウム投与後，後索に異常な増強効果はみられない．
　硬膜外や硬膜内に腫瘍性病変はない．脊髄の圧迫所見はない．頸椎と胸椎の椎体は，高さ・アライメント・信号強度は正常である．
- 印象
　脊髄後索の異常信号が認められる．鑑別診断には，亜急性連合性脊髄変性症，HIV空胞性脊髄症，その他の脱髄疾患などがあげられる．

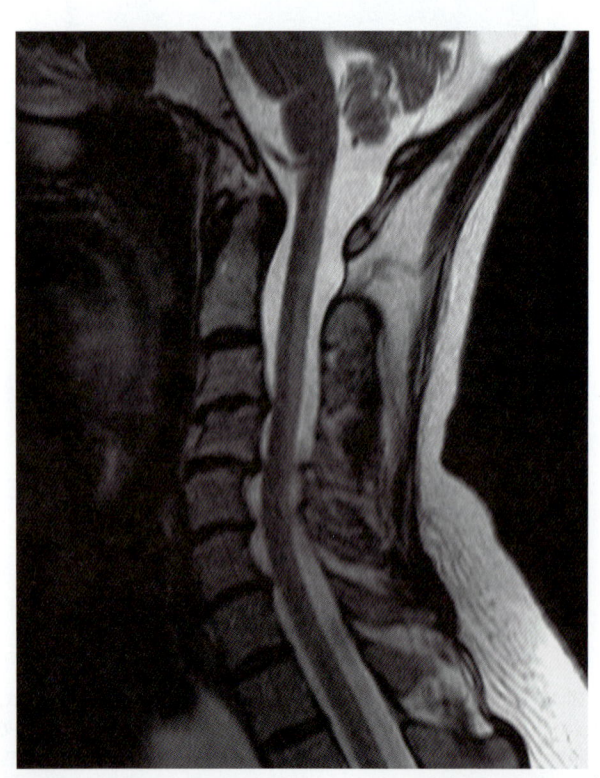

• 図17-6　ビタミンB_{12}欠乏．頸椎のT2強調矢状断MR像は，多椎体にわたる後索の高信号を示している．（M. Castillo医師のご厚意による）

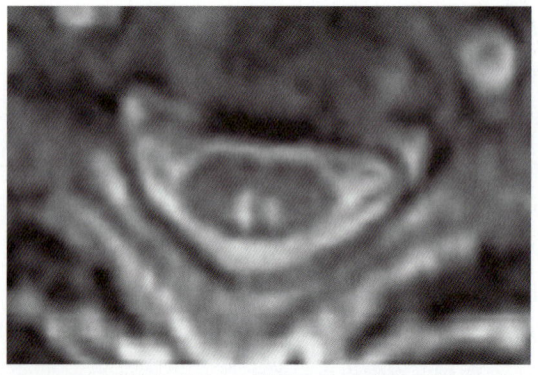

• 図17-7　HIV空胞性脊髄症．頸椎のT2強調水平断MR像は，脊髄の後方の異常信号を示している．鑑別診断には，亜急性連合性脊髄変性症が含まれる．（Thurnher MM, Cartes-Zumelzu F, Mueller-Mang C. Demyelinating and infectious disease of the spinal cord. Neuroimaging Clin North Am 2007；17：37-55 より引用）

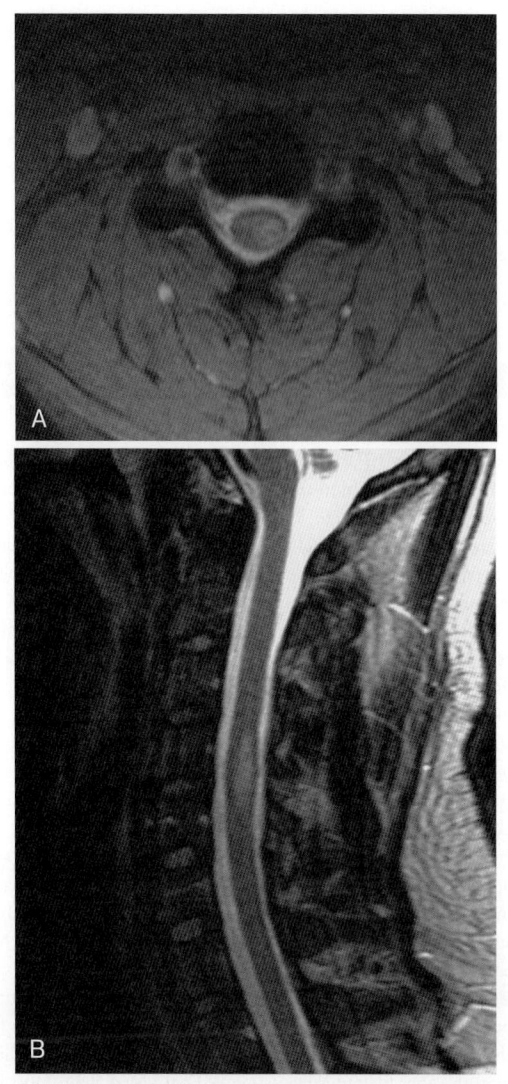

第17章　脊髄に影響を及ぼす代謝性疾患　413

• 図17-8　多発性硬化症．頸椎の水平断（A）および矢状（B）T2強調MR像は，2椎体以内にわたり縦に進展している脊髄の側方および後方の異常信号を示している．

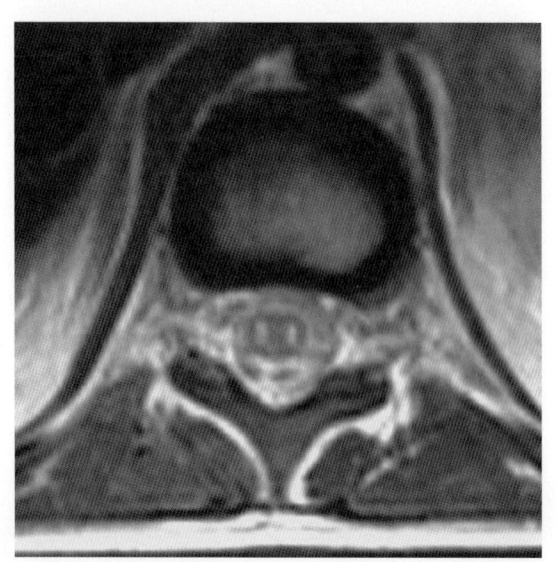

• 図17-9　小児の脊髄梗塞．胸椎T2強調水平断MR像は，脊髄灰白質の異常信号を示している．（Z. Rumboldt医師のご厚意による）

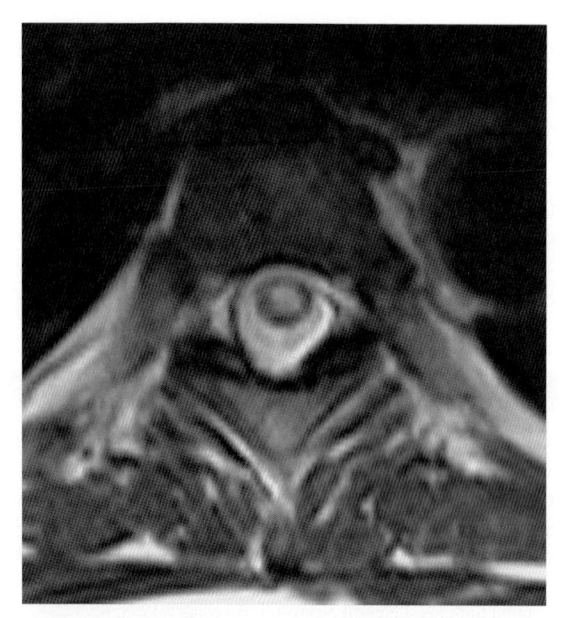

• 図17-10　横断性脊髄炎．胸椎T2強調水平断MR像は，脊髄横断面の2/3以上を占めるT2高信号を示している．（Z. Rumboldt医師のご厚意による）

キーポイント：鑑別診断

- ビタミンB_{12}欠乏，笑気中毒，銅欠乏，HIV空胞性脊髄症，脱髄疾患による脊髄症は，画像が類似している．
- 血清ビタミンB_{12}，ホモシステイン，メチルマロン酸，銅，セルロプラスミンレベル，24時間尿銅排泄量，ライム病，梅毒，HIV，単純ヘルペスの血清検査などを原因不明の脊髄症患者の精密検査として行うべきである．
- 平均赤血球容積の増加した患者，原因不明の患者あるいはビタミンB_{12}欠乏のある患者には，笑気の使用を避けるべきである．
- 笑気にさらされて数週間後に神経症状がある患者は，コバラミン不足を考慮すべきである．

参考文献

- Bassi SS, Bulundwe KK, Greeff GP, et al. MRI of the spinal cord in myelopathy complicating vitamin B_{12} deficiency: two additional cases and a review of the literature. Neuroradiology 1999; 41:271-274.
- Healton EB, Savage DG, Brust JC, et al. Neurologic aspects of cobalamin deficiency. Medicine (Baltimore) 1991; 70:229-245.
- Kumar N. Copper deficiency myelopathy (human swayback). Mayo Clin Proc 2006; 81:1371-1384.
- Lindenbaum J, Healton EB, Savage DG, et al. Neuropsychiatric disorders caused by cobalamin deficiency in the absence of anemia or macrocytosis. N Engl J Med 1988; 318:1720-1728.
- Thurnher MM, Cartes-Zumelzu F, Mueller-Mang C. Demyelinating and infectious diseases of the spinal cord. Neuroimaging Clin North Am 2007; 17:37-55.
- Weir DG, Scott JM. The biochemical basis of the neuropathy in cobalamin deficiency. Baillieres Clin Haematol 1995; 8:479-497.

文献

1. Andres E, Loukili NH, Noel E, et al. Vitamin B_{12} (cobalamin) deficiency in elderly patients. Can Med Assoc J 2004; 171:251-259.
2. Timms SR, Cure JK, Kurent JE. Subacute combined degeneration of the spinal cord: MR findings. AJNR Am J Neuroradiol 1993; 14:1224-1227.
3. Hemmer B, Glocker FX, Schumacher M, et al. Subacute combined degeneration: clinical, electrophysiological, and magnetic resonance imaging findings. J Neurol Neurosurg Psychiatry 1998; 65:822-827.
4. Ravina B, Loevner LA, Bank W. MR findings in subacute combined degeneration of the spinal cord: a case of reversible cervical myelopathy. AJR Am J Roentgenol 2000; 174:863-865.
5. Ilniczky S, Jelencsik I, Kenez J, Szirmai I. MR findings in subacute combined degeneration of the spinal cord caused by nitrous oxide anesthesia—two cases. Eur J Neurol 2002; 9:101-104.
6. Hadzic A, Glab K, Sanborn KV, Thys DM. Severe neurologic deficit after nitrous oxide anesthesia. Anesthesiology 1995; 83:863-866.
7. Pema PJ, Horak HA, Wyatt RH. Myelopathy caused by nitrous oxide toxicity. AJNR Am J Neuroradiol 1998; 19:894-896.
8. Beltramello A, Puppini G, Cerini R, et al. Subacute combined degeneration of the spinal cord after nitrous oxide anaesthesia: role of magnetic resonance imaging. J Neurol Neurosurg Psychiatry 1998; 64:563-564.
9. Naidich MJ, Ho SU. Case 87: Subacute combined degeneration. Radiology 2005; 237:101-105.
10. Kumar N, Crum B, Petersen RC, et al. Copper deficiency myelopathy. Arch Neurol 2004; 61:762-766.
11. Barlow RM. Further observations on swayback: I. Transitional pathology. J Comp Pathol 1963; 73:51-60.
12. Kumar N, Ahlskog JE, Klein CJ, Port JD. Imaging features of copper deficiency myelopathy: a study of 25 cases. Neuroradiology 2006; 48:78-83.
13. Kumar N, Gross JB Jr, Ahlskog JE. Copper deficiency myelopathy produces a clinical picture like subacute combined degeneration. Neurology 2004; 63:33-39.
14. Goodman BP, Chong BW, Patel AC, et al. Copper deficiency myeloneuropathy resembling B_{12} deficiency: partial resolution of MR imaging findings with copper supplementation. AJNR Am J Neuroradiol 2006; 27:2112-2114.
15. Selvarajah D, Wilkinson ID, Emery CJ, et al. Early involvement of the spinal cord in diabetic peripheral neuropathy. Diabetes Care 2006; 29:2664-2669.
16. Prick JJ, Prevo RL, Hoogenraad TU. Transient myelopathy of the cervical posterior columns in a young man with recently diagnosed diabetes mellitus. Clin Neurol Neurosurg 2001; 103:234-237.
17. Eaton SE, Harris ND, Rajbhandari SM, et al. Spinal cord involvement in diabetic peripheral neuropathy. Lancet 2001; 358:35-36.
18. Utku U, Asil T, Balci K, et al. Hepatic myelopathy with spastic paraparesis. Clin Neurol Neurosurg 2005; 107:514-516.
19. Campellone JV, Lacomis D, Giuliani MJ, Kroboth FJ. Hepatic myelopathy: case report with review of the literature. Clin Neurol Neurosurg 1996; 98:242-246.
20. Giladi N, Turezkite T, Harel D. Myelopathy as a complication of diabetes mellitus. Isr J Med Sci 1991; 27:316-319.
21. Troisi R, Debruyne J, de Hemptinne B. Improvement of hepatic myelopathy after liver transplantation. N Engl J Med 1999; 340:151.
22. Kott E, Bechar M, Bornstein B, Sandbank U. Demyelination of the posterior and anterior columns of the spinal cord in association with metabolic disturbances. Isr J Med Sci 1971; 7:577-580.

X

脊椎における
感染

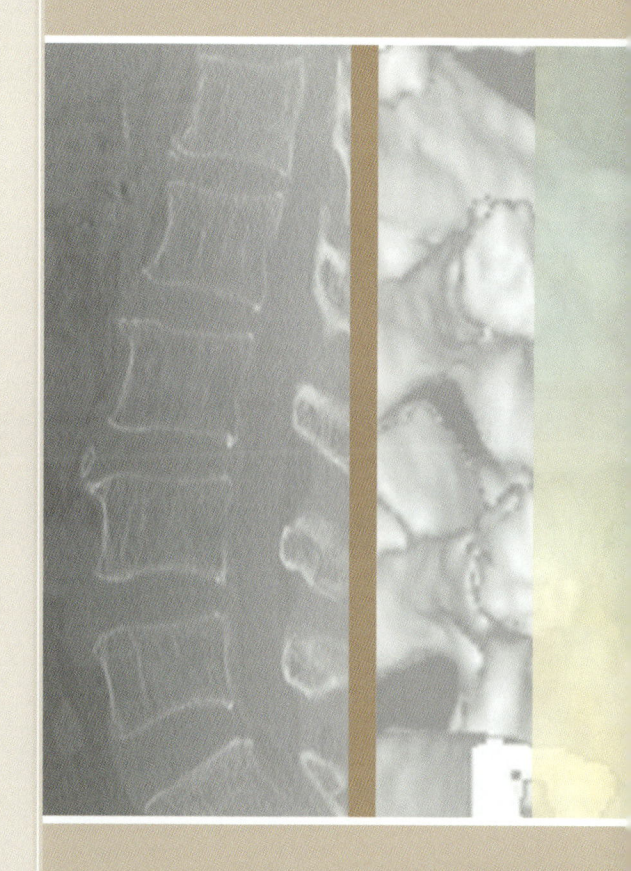

第18章

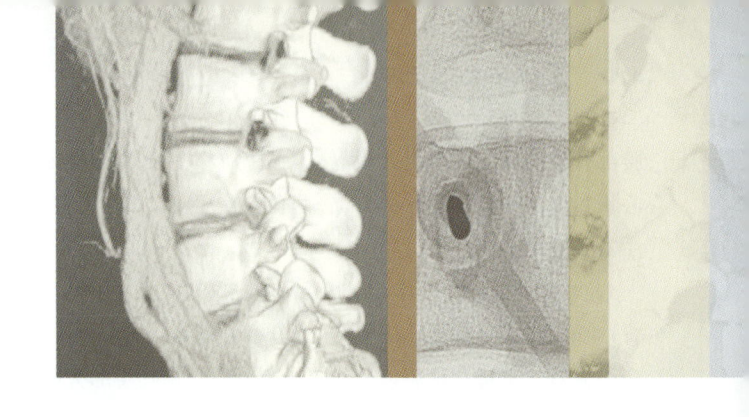

脊柱の感染

E. Turgut Tali, Serap Gultekin

　脊椎における感染は，しばしば椎体，椎間板，脊椎周囲の軟部組織，硬膜外腔，髄膜，脊髄をおかす．脊椎における感染を退行変性の過程，非感染性免疫疾患，腫瘍とを区別することはきわめて困難である．とくに免疫不全の患者にとって脊椎感染は重症あるいは死亡の共通の原因である．

　硬膜外あるいは硬膜内髄外の感染は細菌が原因となり，髄内感染は通常ウイルスが原因となる．それぞれの脊椎のコンパートメントにおける感染ははっきりした画像上の特徴を示し，このことが，特徴的な画像上のパターンに基づく正確な診断を可能にしている．

化膿性椎間板-骨髄炎

　化膿性椎間板-骨髄炎は椎体とそれに隣接する椎間板の感染である．椎間板炎，椎体骨髄炎あるいは化膿性脊椎炎ともよばれる．

◆ 疫学

　椎体骨髄炎はすべての骨における細菌性感染症のうち現在のところ2～4％を占める．その発生率は，おそらくは高齢化，静注薬物の乱用，AIDS，潜伏していた感染の再発，抗生物質の乱用，耐性菌，新種の細菌，社会経済的状況の悪化，生物兵器を利用した戦争（テロリズム）といった理由で増加しつつある．ほかに素因となりうる因子として，低栄養状態，免疫不全，慢性的なステロイド剤の使用，糖尿病，悪性病変，慢性アルコール依存症，腎不全，血管内人工物の挿入，脊椎手術などが含まれる．

　男性は女性よりも発生頻度が大きい傾向にあり，その率は1.5～3：1である．椎間板炎は幼児期とくに4歳以前に比較的よくみられる[1]．幼児期以降では，脊椎における感染は二峰性の年齢分布を示し，10歳代に小さなピークと50歳代に大きなピークを示す．

◆ 臨床像

　神経学的障害は，感染の部位と範囲，原因物質のタイプと毒性，宿主の感染に対する抵抗力に依存する．背痛，倦怠感と不快感を伴っているが，症状発現においては無痛性であることがある．最近の感染の既往が，体のほかの部分にある可能性がある．患者は，数カ月から数年，倦怠感，熱，摂食障害，筋肉の痙攣，剛性，虚弱，疲労，嚥下障害，体重減少と寝汗のうえに持続している背部痛を訴えることもある．概して，運動は脊髄性感染の痛みを悪化させ，安静はそれを改善させる．小児においては不機嫌となり，歩くこと，座ること，立つことを拒絶する．

　身体所見では，しばしば局所圧痛，皮下側面腫瘤と脊髄性変形（たとえば増加した胸部の後彎）を示す．神経学的検査で，神経根の圧迫といった神経根障害，髄膜刺激の徴候，神経学的欠陥（たとえば下肢虚弱，反射の損失と対麻痺）がみられる．椎体の圧壊，硬膜外炎症性組織は神経構造を圧迫し，血液供給を減少させ，脊髄障害やその梗塞の原因となる．頸部脊椎炎は前方に広がり，咽後膿瘍と縦隔炎に進行することがあり，食道機能不全を伴うこともある．胸部脊椎炎は，縦隔炎，蓄膿と心外膜炎の原因となりうる．

腰部脊椎炎は，腹膜炎と横隔膜下膿瘍の原因となりうる．心臓および呼吸徴候と症状は，病変の重症度によって変化する．

未治療の感染は，椎体の楔状変形，角度の目立つ後彎（突背）脊柱側彎症を伴った永続的な脊椎性変形に帰着する場合がある．重篤な感染によって，永続的な神経学的欠陥，とくに対麻痺と四肢麻痺が起きる場合がある．腰筋系に対する感染の波及は，一過性あるいは永続的な股関節拘縮につながることがある．

慢性脊髄性感染は，より不明確な病像を示す．疼痛は比較的激しくない．脊髄や馬尾の圧迫は伴うが，四肢の不全麻痺の発症は，緩徐で，発熱は認めない．通常，疼痛は比較的軽い．

検査所見も感染の程度と病原体の特異性によって変化するが，概して赤沈亢進，白血球増多とCRP上昇を示す．血液と生検標本の培養は，しばしば陰性である．

◆ 病態生理学

細菌，菌類および寄生生物は，脊髄性感染症を引き起こすことがありうる．脊髄性感染の起炎菌として，黄色ブドウ球菌が約60%，エンテロバクター属が約30%を占める．ほかの原因となる生物は，ほとんどの場合，特殊な状態の患者で見つかる．サルモネラ菌（鎌状赤血球症），クレブシエラ属とシュードモナス属（静脈注射薬乱用者），レンサ球菌（心内膜炎と結腸ポリポーシスを有する患者），セラチア菌，黄色ブドウ球菌は，ヒアルロニダーゼといったいくつかの蛋白質分解酵素を産生することが知られており，椎間板を融解させると推察される[2]．脊髄性感染症の原因は同時に発症している尿路，肺，骨盤あるいは皮膚感染である場合がある．不潔な静脈注射用の針からの汚染，炎症性腸疾患，感染性流産，蜂窩織炎，筋膜炎，皮下膿瘍または化膿性筋炎である．化膿性脊髄性感染の症例の65%以上は，同定可能な感染原発部位がある．

血行性播種
動脈のルート

血行性感染の広がりは，静脈よりも動脈を経て，よりしばしば起こる．上行動脈，下行動脈からの動脈網と細動脈網は椎体に近接し，細かな枝をだし，その枝は骨皮質を貫通したあとさらに分岐して細かな枝をだす．最も豊富な栄養を含む細動脈網は椎体の軟骨下領域に位置する．そして，それは長骨の骨幹端相当する．血行性により生物（細菌）は，椎間板に隣接している軟骨下板（とくに軟骨下板の前部）にある終細動脈のアーケードを経て椎体に到達する．それらの生物（細菌）は幾重もの皮質骨を破壊して，椎間板に及んで，隣接する椎体に達し，成人では靱帯下の血管近傍や硬膜外腔までに達することもある[3]．

成人において，椎間板は無血管である．しかしながら，二次性に血管新生が変形性椎間板疾患で起こる場合がある．なぜなら高齢者患者では血管新生に富む肉芽組織が椎間板の放射状の亀裂に進入するからである．椎間板に対する感染の直接的な血行性蔓延は，これらの場合起こりうる．4歳より若年の小児において，血管は，直接椎間板に達する．これらの幼児において，菌血症は直接の血行性接種となり，細菌性椎間板炎となりうる．

静脈のルート

弁のない静脈は中心背面栄養孔を通って椎体から離れ，硬膜外静脈叢へ流出する．硬膜外静脈叢は，弁のないBatson傍脊椎静脈叢で相互に接続する．高い腹腔内圧は，骨盤と腹部器官から脊柱への逆行性血行性の感染接種の原因となる．椎体への静脈ルートは，尿路と他の骨盤臓器の感染症でとくに重要である．

非血行性播種

非血行性感染は，成人における椎間板炎の主要ルートである．

直接播種

脊椎の非血行性感染は，穿孔性外傷，近接する感染部位からの直接的波及あるいは，侵襲的処置（生検，化学的物理的髄核融解術，レーザーアブレーション，疼痛軽減処置，交感神経節摘出，脊髄麻酔法，椎間板造影，外科的処置，インスツルメント）が原因となる．診断のため，疼痛治療のためのコルチコステロイドによる椎間関節への注射は，後部要素つまり後部傍脊柱軟部組織，椎間関節，棘突起，場合によっては椎弓根の感染の原因となるか，感染を悪化させる場合がある．しかしながら，これらの直接的医原性処置がない場合，後部脊髄要素の感染は，まれである．直接の接種がない場合，椎弓根，椎弓板への感染は結核性脊椎炎の疑いをあげなければならない．

髄液経由の播種

脊椎感染は中枢神経系（central nervous system：CNS）

からの髄液（cerebrospinal fluid：CSF）経由あるいは髄液瘻によって起こる場合もある．

◆ 病理

化膿は，傍脊柱軟部組織でみられる可能性がある．髄膜炎がみられる場合もある．感染は，神経組織に，または，それから広がる可能性がある．化膿性感染は，クモ膜下腔を含む可能性がある．

微生物の毒性は，おもな細菌要因（たとえば表面蛋白質受容体，莢膜性多糖類と毒素）で決定される可能性がある．微生物は，酵素（たとえばそれが環状部の溶解によって椎間板に侵入するのを支援する蛋白質分解酵素）を産生する可能性がある．化膿菌で，最初の局所応答は急性炎症である．そして，多核白血球（好中球）とフィブリンを含んでいる滲出物を生じる．骨と椎間板が腫脹によって圧力を軽減するために拡大することができないので，滲出物が生じ続けることは組織圧をあげる．炎症性滲出液，壊死細胞片と血管増殖で，結果は骨破壊である．

◆ 画像

単純X線

単純X線撮影写真の感度と特異性は，非常に低い．単純X線撮影写真は通常，初期の所見を示す能力に欠如しており，陰性結果は感染の存在を除外しない．単純X線撮影写真は，概して感染の発症のあと，2〜3週のあいだ正常なままである．最も初期のX線撮影徴候は椎体骨終板の不鮮明と不整である．そして，通常前上方から始まる．2〜8週の期間には，脊椎内の椎間板の高さは，まれではあるが最初の増大を示す可能性がある．その後，一般にみられることだが椎間板の高さの低下が続く．段階的な進行性骨溶解のため終板不鮮明になる．傍脊柱腫瘤を伴い狭くなった椎間板の両面の皮質終板の侵食は，化膿性感染症の特質である．

約10週後に，単純X線写真は反応硬化症，骨増殖症による骨新形成，脊柱後彎症の奇形，脊柱側彎症，脊椎すべり症と骨性強直を示す可能性がある．単純X線写真は，頸部脊椎炎により咽頭後隙の増加，胸部の脊椎炎による壁側胸膜の転位と腰脊椎炎による大腰筋の不明瞭といった脊椎炎を囲んでいる軟部組織の感染の徴候を示す可能性もある．

CT

CTは脊椎炎に対し高感度をもつが，特異性が欠如している．それは，初期の脊椎炎と椎間板感染症の診断のための，または，脊椎炎の追跡調査のための一番の方法でない．とくに頸胸領域で，CTは強いアーチファクトのため硬膜外病変を逃す可能性がある．この欠点は，造影剤の髄腔内注入のあとCTミエログラムを実行することで克服することができる．しかしながら，化膿性感染患者で脊髄穿刺を行うことは，感染の硬膜内蔓延に至る可能性がある．脊髄造影法がされなければならない場合，脊髄穿刺は感染源から遠く離れている（たとえば，腰脊髄性感染の評価のためのC1-C2側方穿刺で）部位で行われなければならない．

CTは微細な骨の詳細な優れた描出を提供して，傍脊柱軟部組織の関連するどんな変化でも明確に示す．それは，骨量減少，軟部組織石灰化，皮質骨侵食，骨破壊，溶解断片，骨硬化症，脂肪組織消失を伴った傍脊柱軟部組織浸潤，脊柱管の病変と椎間板，骨と軟部組織の範囲内のガスをことに明らかにするのに有用である．椎間板と椎体の陰影の減少は，感染の主要な所見である．矢状方向に再フォーマットされた画像および3D像は減少した椎間板の高さを示す．しかし，薄いスライスと多断面再構成ができるスパイラル（ヘリカル）CTは部分的に容積を平均することから生じるからアーチファクトを避けるために必要である．CTは，ガイド下での経皮生検，流体貯留の排液法，抗生物質によるスペースの洗浄など（図18-1参照）に非常に役立つ．吸引と生検での目安となるCTでは，針のターゲットは，活動的で異常に造影が増強された病巣である．

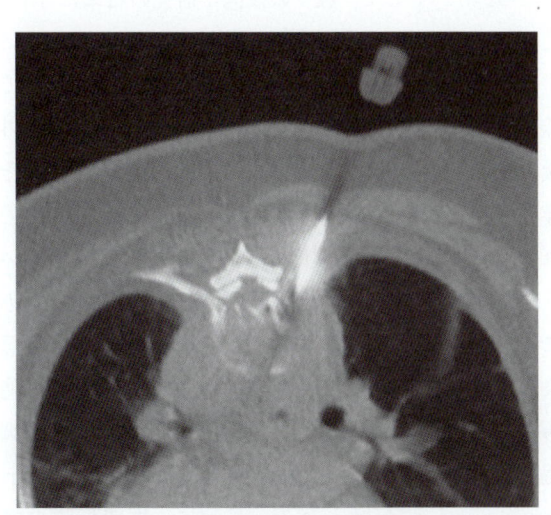

• 図18-1　CT-ガイド下生検．広範囲な骨破壊と大きな傍脊椎膿瘍を伴った化膿性椎骨椎間板炎のCTガイド下経皮生検．

・図 18-2　早期の化膿性脊椎炎．T2 強調矢状断（A）と STIR（B），造影前（C），造影後 T1 強調（D）MR 像 は，L4-5 椎間板の高さの減少と低い信号を示す．皮質終板は中断されない．L4-5 で，椎間板と終板は，線形，異常な造影剤増強を示す．隣接椎体と終板の信号強度は，T1 強調像上で低く，T2 強調と STIR 像上で比較的高い．軟部組織病変は示されない．E：異なる患者の T2 強調矢状断 MR 像．椎間板は異常な高信号であり高さは減少している．隣接した椎間板では髄核内亀裂喪失と椎体下方の終板への浸潤がみられる．

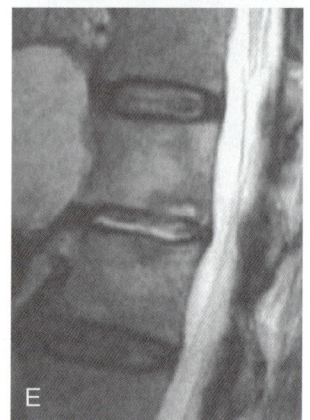

MRI

　MRI は感度，特異度，精度が高い（それぞれ 96％，94％ と 92％）．そして，数々の核医学研究の結果に等しい．したがって，MRI は脊椎炎の可能性を評価するために選択すべき検査法である．早期から，感染は脊椎骨髄内で白血球とフィブリンを含んでいる滲出物を生じる．細胞外含水量は増加し，組織圧は上昇する．この炎症性反応，それに伴う虚血と反応性骨髄刺激は感染（図 18-2 参照）でみられる T1 および T2 強調像での異常信号に対応しているようである．形態学的変質（たとえば脊椎骨の終板が不鮮明になること）は，遅れずに明確にされる（図 18-3 参照）．感染は前後の縦靱帯下に，または，椎間板に広がる可能性がある．このことは，造影前（precontrast）の T1 強調と T2 強調の MR 像または T1 強調像の造影剤増強（contrast enhancement）に反映される．最初に，椎間板腔の感染は，一般に，椎間板での正常とは異なる T2 信号，椎間板赤道付近の低信号帯（「髄核内の亀裂」）の消失そして，椎間板の高さの減少として現れる（図 18-2 参照）．その後，明らかな椎間板破壊と軟部組織浸潤（図 18-3，図 18-4 参照）に加えて，感染によって隣接した終板の断絶と椎体の漸進性破壊が起きる場合がある．感染は，後方，硬膜外腔，および/または横に傍脊柱組織（図 18-4，図 18-5 参照）に達することがある．これらの感染の波及は，造影後像（postcontrast image）の上で非常によりよくはっきりさせることができる．感染，炎症の直接の波及，静脈への排液が機械的に閉塞すること，または，この両方によって硬膜外椎体静脈のうっ血が起きる場合がある．しかしながら，硬膜外静脈叢の単純な造影効果（enhancement）は，硬膜外感染と混同されてはならない．

　造影剤増強は，病変を顕著にし，診断の特異性と診断に対する観察者間での信頼性を高める．造影剤による検査は，治療計画と脊髄性感染のモニタリングを容易にする．造影

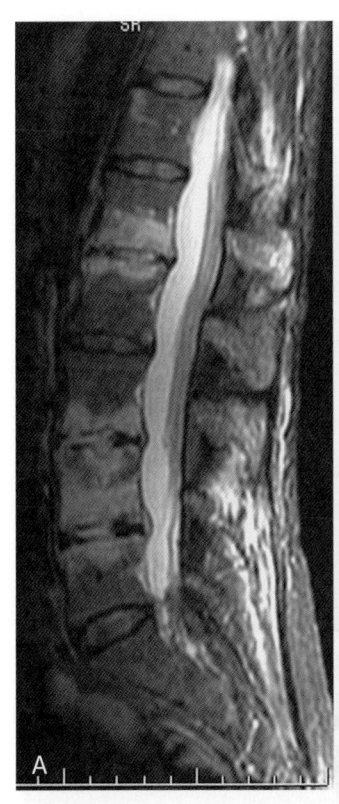

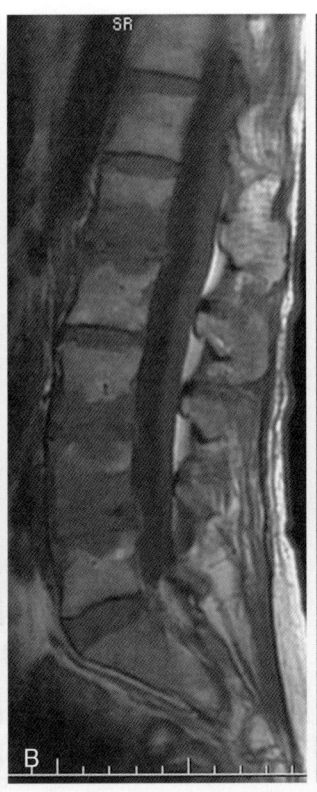

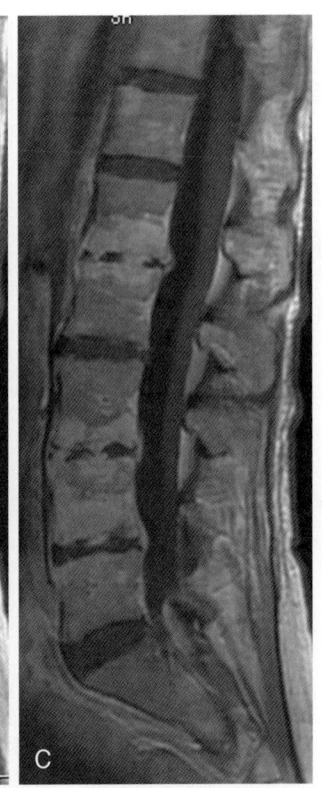

• 図18-3 化膿性椎間板炎．T2強調矢状断（A）と造影前（B）と造影後T1強調（C）MR像は，L1-5椎体の融合性信号変化を示す．椎間板に隣接したL1-L5脊柱の部分，T12の前上方の部分，そして，すべてのL4椎体全体で，T1低信号で異常なT2高信号領域があることに注目．終板は，皮質連続性が中断されている．明瞭であるが，軽度の感染の波及が，硬膜外腔にある．T2強調矢状断像（A）の上で，椎間板は高さの減少，異常な高信号と髄核内亀裂の喪失を示す．椎間板と隣接椎体は，著明で異常な造影剤増強を示す．

剤増強は急性炎症の初期の徴候で，潜行性の感染症で数週間あるいは数カ月のあいだ持続することがある．脂肪抑制法は，造影剤増強に関して病変を顕著にさせる．造影剤増強率の測定は，広範性骨髄変化を定量化するのに信頼性が高い方法であることが示された．造影剤増強の測定も，椎間板や椎体と，浮腫，結合織炎または膿瘍（図18-4参照）のあいだを区別するのに有効である．保存療法が結合織炎にふさわしいのに対して外科的排液法が膿瘍のために必要であるので，そのような違いは有意に治療計画に役立つ．一連の画像において造影剤増強がもはや起こらないことを示されているとき，活動性炎症は除外することができる．

終板の偽性回避（pseudosparing）は，脊椎炎のMRIの潜在的落とし穴（potential pitfall）といわれる．脊椎のMR画像が上下方向に周波数エンコードで得られる場合，椎間板がはっきりと写しだされること（偽性回避）により診断を難しくする可能性がある．正常な終板でみられる正常な化学シフトによるアーチファクトが脂質の豊富な黄色骨髄を水性浸潤物と置換した結果として失われるとき，偽性回避が出る可能性がある．偽性回避を防ぐために，位相変調方式（周波数エンコードよりは）は正常な化学シフトによるアーチファクトを頭蓋尾部方向に減らし，腹部血管に起因して拍動するアーチファクトを低下させ，かなり好ましい[4]．

拡散強調像は長期の感染をModic I型変性と区別するのに役立つことが示されている[5, 6]．そして，みかけの拡散係数（apparent diffusion coefficient：ADC）値は，質的な評価より信頼性が高い．より多数の患者群によるさらなる研究は，この課題では，より正確な結論のために必要である．現在の研究は脊髄病理学の鑑別診断のために磁気共鳴スペクトロスコピー（magnetic resonance spectroscopy：MRS）を評価している．しかし，MRSは現在のところ一般的でない．

椎体

椎体での低信号域は，多分，白血球を作りだして増殖している骨髄細胞から脂肪細胞への置換の結果生じているのだろう．これらの領域はスピンエコーT1強調像上でより確実にみられる．そして，それはグラディエントエコー法T1強調像より好ましい．骨髄浮腫は，小児と赤色骨髄を有する若い患者，そして，Modic III型終板変性患者でT1強調像上での評価がより困難である場合がある．

椎体と椎間板の感染症は，概して，T2強調像（図18-2参照）上で，高信号を生じる．この高いT2信号は，初期の感染症において，髄の正常に明るいT2信号のために，

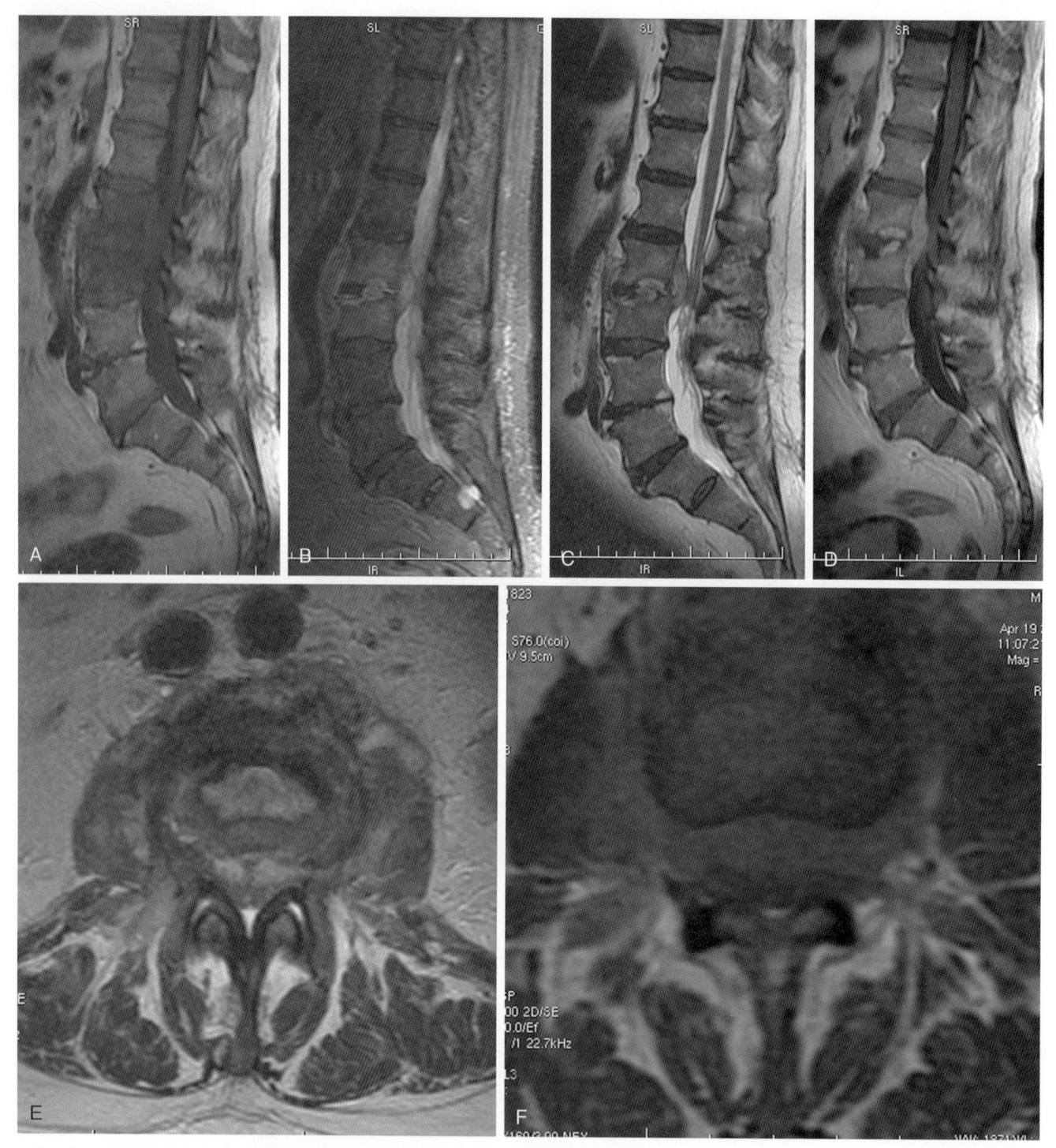

• 図 18-4　硬膜外蜂巣炎による化膿性脊椎炎．矢状断 STIR（A），T2 強調（B），造影前（C）と造影後 T1 強調（D），水平断の T2 強調（E）と T1 強調（F）MR 像．L2-3 椎間板に隣接している椎体は T1 強調で低信号，T2 強調と STIR シーケンスで高信号のびまん性信号異常を示す．終板は，侵食と破壊像を示す．椎間板信号は T1 強調像上で低信号，T2 強調像で高信号である．活動性のある感染の著明な造影効果と脊椎炎の軽い造影効果がある．硬膜外腔の中の均一な信号と造影剤増強は，強く硬膜外蜂巣炎を示唆する．右側傍脊柱軟部組織病変も認められる．

速いスピンエコー T2 強調像診断において不明瞭にされる可能性がある．感染性疾患の後期（脊柱の硬化が髄腔を占拠するとき）Modic Ⅲ 変性患者において，硬化症のため減少した T2 信号強度は，感染性プロセスの強調された信号変化をマスキングする可能性がある．脂肪を抑制した T2 強調とショートタウ反転回復画像（short tau inversion recovery：STIR）は，感染域をさらに明確にするが，病変の領域を検出するため T2 強調よりわずかに高い感度を

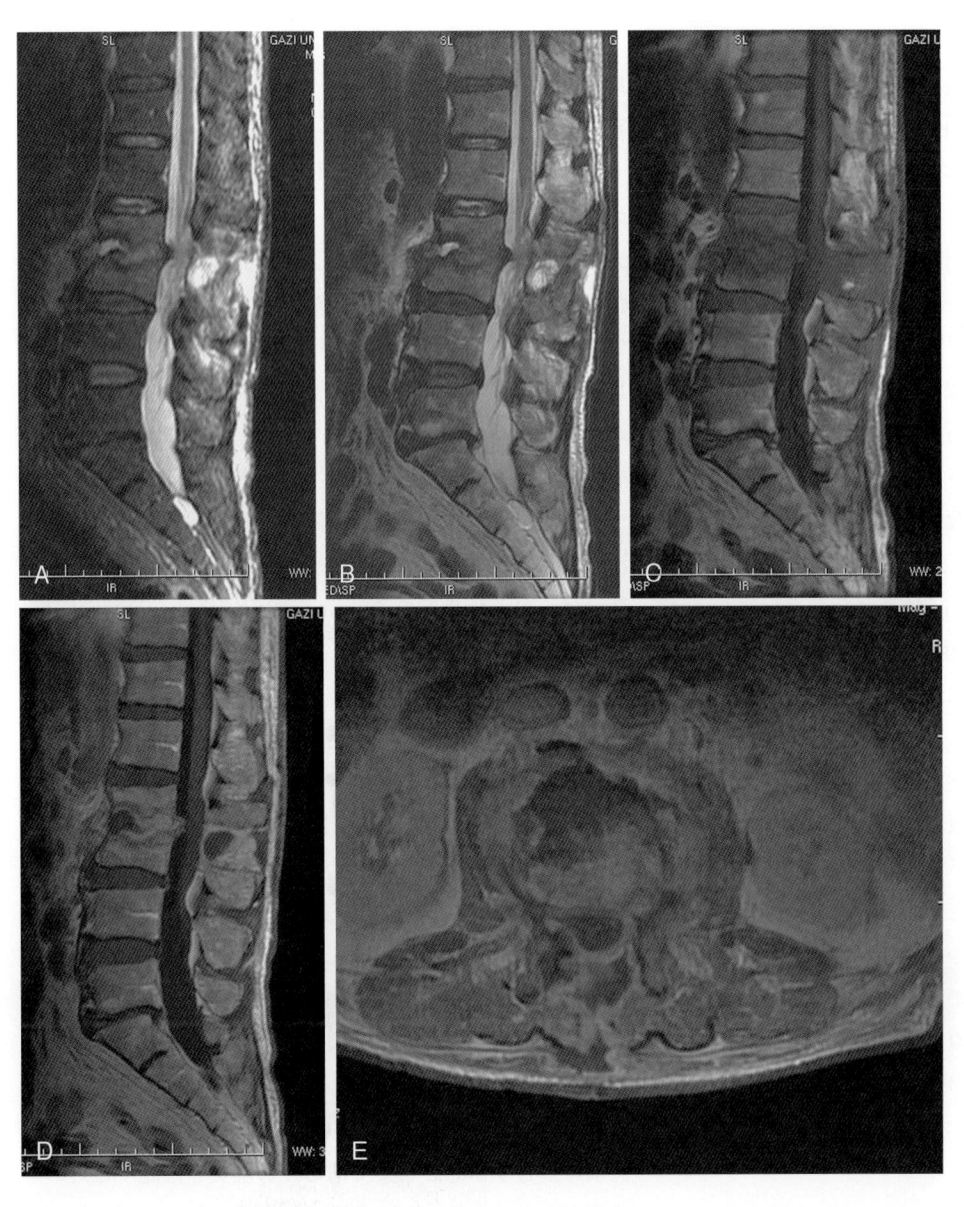

•図18-5 末期の傍脊柱膿瘍を伴った脊椎炎．矢状断 STIR（A），T2 強調（B），造影前（C），造影後 T1 強調（D），造影後 T1 強調水平断（E）MR 像．L3-4 椎間板に隣接した椎体は T1 強調で低信号，T2 強調と STIR 像で高信号の広範性信号変化を示す．破壊を伴う終板の侵食と後方の融解がはっきりしている．椎間板の前方半分は，髄核内亀裂消失のため T1 強調で低信号，T2 強調で高信号を示す．隣接した椎体の造影効果がみられるのに対して，椎間板スペースの前方半分の造影効果の欠如は膿瘍形成を暗示する．後部要素，硬膜外腔，さらには脊椎傍の軟部組織に対する感染の拡張は，軸の像の上で鮮明にみられる．水平断の造影後像は，環状強化で脊椎傍膿瘍を示す．

もつだけで，特異度では劣る（図 18-2〜5 参照）．加えて，STIR の結果は微細な解剖的詳細を表さず，患者の動きと髄液の流れに影響される．骨髄浮腫は，対立した相勾配いわゆるグラディエントエコーシーケンスを用いて評価することもできる．正常な骨髄は水と脂肪結合性の陽子成分の信号減少効果で低信号強度を示すが，浮腫は高信号強度を示す．このシーケンスでは，椎体の病理学的診断過程で行われるルーチンでのシーケンスほど多くの情報を加えない．椎間板の病理にとって，グラディエントエコーシーケンスは従来のシーケンスと類似した質の画像を提供することができ，時間を節約することができる．造影剤での MR 画像はよく脊椎骨感染の領域を明示して，鑑別診断で非常に有効である．

進行した感染で，T2 強調 MR 像は，皮質の連続性の中断と椎体（図 18-3〜5 参照）の破壊といった終板侵食を示す．造影後 T1 強調像診断は，椎間板を椎体と区別するのに役立つ．椎体の中のガス（椎体内の真空性の裂隙）は，T1 強調と T2 強調像の極端に低下した信号強度として現れて，壊死した骨組織で特徴的である．

反応骨変化，骨新形成，骨増殖症，硬化症，脊椎骨身長変化，後彎，脊柱側彎症，脊椎すべり症と関節強直のすべては，感染過程の末期つまり治癒時期にみることができる．硬化症は結核性脊椎炎より化膿性脊椎炎で共通にみられるが，鑑別診断に役に立たないほど両者にみられる[7]．

乳児において，脊椎炎は椎間板の高さを失わずに罹患脊椎骨体の漸進性溶解として現れる可能性がある．何年ものちに，この感染による脊柱後彎症の奇形は，先天性脊椎後彎症に類似する可能性もある．

椎間板

　正常な椎間板の信号と形態は，椎間板の水分含有量の日内変動に左右される．これらの位相性の変化は認められるが，病的なものと誤解されてはならない．10歳代をすぎると，正常な椎間板の約94%には，椎間板の赤道を横切っている線状の低いT2信号の帯（髄核内の裂溝）を認める．椎間板感染で，成人は概してT1強調像での減少した椎間板信号とT2強調像での増加した椎間板信号を示す．正常な赤道の帯（髄核内の裂溝）はしばしば歪められたり消えたりする．小児において，感染はおもに椎間板に広がる可能性がある．急激に，椎間板の高さの増大がある可能性がある．そして，続いてすぐに椎間板の高さが減少する（図18-2参照）．成人の場合とは異なり，小児における感染した椎間板は，T2強調像診断で低（高信号とならない）信号強度を示す．小児と成人は，造影後T1強調像で感染した椎間板の明らかに異常で正常ではない造影剤増強を示す．炎症性椎間板変性による増加した信号は，感染と区別されなければならない．感染した椎間板は，正常ではない造影剤増強を示す．変性した椎間板は，線維輪に穿通している血管増殖のため，線形および／または結節状の強信号領域を示す可能性がある．進行した感染において，椎間板は破壊されて，確認することができない．肉芽組織と類骨から，線維輪を架橋する新しい骨が形成される可能性がある．T1強調像の椎間板と脊椎骨の変化と椎間板とT2強調像での椎間板信号変化は，感染の信頼性が高い所見である．

傍脊柱軟部組織

　脊椎炎は，症例の32%で硬膜外腔に及ぶことが報告されている．ルーチンでのMRIシーケンスでは，十分に，硬膜外の範囲をみせることができないであろう．なぜなら異常な硬膜外の信号はCSFの高信号とおそらく同等で一体化しているからである．陽子密度強調（proton density-weighted：PDW）と液体を減弱された反転回復法（fluid-attenuated inversion recovery：FLAIR）像は，CSFより蛋白性滲出物でより高い信号を示す．そして，炎症を起こした組織とCSFを区別するのを助ける．硬膜外結合織炎と膿瘍の検出とCSF貯留との区別は，治療計画にとって重要である．結合織炎は全体的に硬く不均一な紅潮部位として造影されるが，膿瘍と壊死は造影後T1強調像で低信号の液化性の物質を中心に含み，周囲が造影された腫瘍としてみえる．

　感染した脊椎傍の軟部組織は，さまざまな信号と造影剤増強（図18-5参照）を示す．急性期には，傍脊柱結合組織炎はT1強調像で低信号およびT2強調像で高信号であり不明確な領域の外観を呈する．そして，それは傍脊柱の細胞外性浮腫を反映する．ほとんど腫瘍としてみえない．傍脊柱膿瘍の中心で壊死した部分は，T2強調像で高信号およびT1強調像で低信号から等信号である．膿瘍嚢はT1強調像で高信号から等信号を示し，T2強調像（図18-5参照）で，非常に低信号を示す．造影剤増強は軟部組織感染の境界を詳細に描出するのに役立ち，通常，膿瘍を環状に造影されている病変として特定する．

　特異的な疾患（Griesel症候群）は，環軸関節亜脱臼，滑膜の滲出と隣接した軟部組織の炎症／感染によって特徴づけられる疾患である．Griesel症候群は，鼻部，扁桃，顎の歯槽，リンパ節に発生した感染源から，咽頭椎骨静脈と歯突起周囲の静脈叢と後頭下硬膜外静脈洞間の連結部を経て脊椎の敗血症性塞栓に起因する[8]．C1とC2脊柱の化膿性骨髄炎は，まれであるが，臨床的に重要である．頸部不安定性は，横靱帯の付着部で，骨の炎症性軟化または溶解から生じる場合がある．治療成績は，感染の型によって，そして，治療の前の神経性病変の程度によって影響される．

　脊髄性感染症の臨床像は，微妙であり，まぎらわしい．診断の遅れは罹患率と死亡率の上昇につながる可能性があるので，早期診断と治療は欠かせない．しかしながら，脊髄画像診断の技術にもかかわらず，変性疾患，非感染性炎症性病変，脊髄性腫瘍などの疾患と感染症のはっきりした区別は，むずかしいままである．脊椎炎を確認するための感度が高い画像診断判定基準は傍脊柱あるいは硬膜外炎症性組織での根拠，つまり椎間板と椎骨終板の侵食と破壊における造影剤増強，T1強調とT2強調像での異常信号といった根拠を含む[9]．

　まとめとして，化膿性脊椎炎と椎間板炎のMRI所見は以下（**Box 18-1**）に示す．

- T1強調像の減少した信号とT2強調像の増加した信号は異常な造影剤増強を伴う．
- 椎体終板の不整，侵食と破壊は正常な椎体皮質終板の正常な信号領域を中断させる．
- 減少した椎間板の高さ，T2強調像での髄核内裂溝の消失，椎間板膨隆と非解剖学的な造影剤増強．
- 傍脊椎の軟部組織浸潤／膿瘍はT2強調像で高およびT1強調像診断で低信号にみえて，均一であるか環状造影効果を示す．

- 造影剤増強を伴う硬膜外腔への感染の波及（結合織炎：均一；膿瘍：リング状造影）．
- 感染過程での末期／治癒時期：反応骨変化，骨新生，骨増殖症，骨硬化，椎体の異常な高さ，後彎，脊柱側彎症，脊椎すべり症，関節強直と線維輪にまたがる骨性架橋．

外科的治療から保存療法あるいは経皮的ドレナージまたはこれら両方に治療方法は移りつつある．とくに免疫不全患者で，治療反応をモニターすることは重要である．小児において，椎間板炎は抗菌療法と床上安静で治療される可能性がある．

治療効果が以下と関係しているので，MRIは治療の効果をモニターするのに非常に有効である．

- 傍脊椎の軟部組織腫脹の減少（おそらく効果のあった治療後での最も初期の徴候）．
- 病変の端に高度な信号端の出現（平均15週）．
- 非罹患髄よりもT1強調と速いスピンエコーT2強調像で骨髄の高信号領域（感染後の髄はおもに脂肪質で，正常な骨髄より高い信号強度であるようにみえる．そして，血液生成にかかわる赤色骨髄の変性はおそらく髄内血管の遮断によって起こり，このことが，赤色骨髄細胞の再増殖を阻害している）．
- T1強調およびT2強調像での骨髄の低信号（反応性骨硬化と治癒による線維形成を表している場合がある）．
- STIR，PDWとT2強調像の高い骨髄信号強度が減少．
- 椎間板が狭くなる状態の場合であっても，STIRとT2強調像診断で，椎間板の高信号強度は減少する．
- 椎間板の赤道の帯（髄核裂溝）の再出現（炎症沈静化の良好な指標）．
- 椎間板スペースに架橋している骨新生．
- 脊柱管病変の寛解．

- 造影剤増強の漸進性減少（臨床的な改善を伴っているが，破壊が進行し続ける場合，造影剤の増強効果が著明になり続けるあるいは変化がないことは治療の失敗を必ずしも示すというわけではない）．

> **Box 18-1　脊椎炎の評価のためのMRI**
>
> - 病歴
>
>   45歳女性．6カ月の期間の持続性の下背部痛のため入院した．彼女には，倦怠感，疲労と硬直も認めた．検査所見では赤沈と白血球数は，異常に高値であった．神経学的検査は，根性症状を示した．
>
> - 手技
>
>   造影剤を投与して腰椎のMRI検査を施行した．T1強調で造影前後の水平断と矢状断像，T2強調での水平断と矢状断像，STIRで矢状断像を撮影した．
>
> - 所見
>
>   椎体の高さと配列は正常である．L4椎体の信号変化は，T1強調像での低信号，T2強調像診断での高信号そして領域の造影剤増強として認められる．椎体終板は，皮質連続性の中断，侵食，破壊を示す．硬膜外腔の均一な信号強度と造影剤増強は，硬膜外結合織炎を暗示する．L4椎体の右前側面の軟部組織の異常な環状の造影効果は，軟部組織膿瘍を示唆する．L4-5椎間板の高さの減少，そのなかの非解剖学的なT2強調像での高信号，その赤道の帯（髄核内裂溝）の消失と造影剤増強も，認められる．鑑別診断は，化膿性脊椎炎と他の脊髄性炎症性疾患である．
>
>   ほかの脊椎骨髄信号は，正常である．他の椎間板での高さと水分含有は正常である．椎間板ヘルニア，脊椎管狭窄症または神経根圧迫の所見がない．脊髄は，大きさ，信号と直径で正常である．
>
> - 印象
>
>   診断はL4脊椎炎で，硬膜外および脊椎傍の軟部組織まで波及している．

キーポイント：化膿性椎間板-骨髄炎

- "Good disc bad news, bad disc good news"は次のようなことを強調している．よく保たれた椎間板腔とはっきりした椎体終盤を伴いながらも破壊された椎体病変は，腫瘍性病変の浸潤を意味する一方で，椎体終盤がはっきりしない破壊された椎体病変は椎間板の高さが保たれていようとなかろうと予後良好な感染である．
- 滲出性胸水は，胸椎の脊椎骨骨髄炎の徴候である場合がある．大部分の滲出液が，無菌であるとわかってきた．このように，原因不明の胸水患者において，脊椎骨骨髄炎の可能性は，考慮されなければならない．おそらく糖尿病患者ではとくに注意が必要である[10]．

変形性椎体終板変化

- I型変形性骨関節症は，初期の化膿性脊椎炎に似ている．
- T2強調像で椎間板信号（すり減った椎間板の信号でさえ）が高信号を示さないこと，軟部組織がおかされていないことと椎間板の線形の軽い造影剤増強は，主要な鑑別所見である．
- 高度に変性された椎間板内にガスが認められる場合が

ある.
- Schmorl 結節が存在することもある.
- 椎体終板の皮質連続性は通常, ほかの終板で異常所見は認めない. そして, 隣接した椎体骨髄に信号変化がある可能性がある.

びらん性椎間骨端症
- 炎症性椎間板変性は, T2 強調像で高信号を示す. 椎間板内でガス像がみられることもある. 環状に造影された病巣領域は, 中心は造影されないで認められる.
- 椎間板腔に隣接した椎体骨髄の浮腫はまれに中間部に達するが, 逆の終板にほとんど及ばない.
- 隣接した終板の侵食が, 大きな破壊なしで起こる.
- 脊椎傍／硬膜外病変は起こらない.
- ほとんどあるいはまったく骨増殖がない.
- 骨侵食による密度の高い硬化症はみられることがある.

透析関節症
- 椎間板の高さの減少と軟骨下骨の侵食が, 前上方および下縁で起こる.
- アミロイド沈着は, 信号強度において筋のそれと類似している.
- 3年間以上の透析の病歴と傍脊椎の軟部組織へ病変の浸潤がないことは, 有用な鑑別点である.

偽関節
- 偽関節は, 椎体破壊, 終板侵食, 硬化症と同様に起こる.

脊髄転移
- 椎間板腔への転移のない初期には, 感染を腫瘍病変と区別することは, 非常にむずかしい.
- はっきりした終板による温存された椎間板腔は, 腫瘍病変浸潤（椎間板の転移性病変の報告はまれである）を意味する.
- 連続的な脊椎病変は, 腫瘍状浸潤よりも脊椎炎で頻度が高い.
- 完全な形での椎体終板は腫瘍と診断する.
- 感染症と腫瘍は, 飛び石病変を示す可能性がある.
- 軟部組織病変は感染症の広範性パターンであるが, 通常腫瘍では限定的である.
- 双方（感染症と腫瘍）とも T1 強調像での低信号と T2 強調像での高信号を示すので, 信号の特性は腫瘍と感染を区別することに信頼性はない.

関節リウマチ
- 関節リウマチの活動期の信号変更は, 脊椎炎と類似することがある.
- 関節滲出液, 骨端関節間の侵食と棘突起の侵食が起こる.

阻血性壊死
- これはまれである.
- 椎体間に真空性の裂隙がみられることがある.

Charcot 脊椎
- 椎体終板と椎間関節侵食を伴い, 椎体の破壊的な過程がこの疾患の特徴である.
- 関節の破壊が認められる.
- 椎間板での真空域とその拡大, 減少した椎間板腔の減少が観察される.
- 傍脊柱軟部組織腫脹がある.
- 骨棘と硬化症が起こる.

強直性脊椎炎
- 脊柱管と縦靱帯の新生血管に富んだ炎症性組織は, T2 強調像で高信号を示し造影される.
- 侵食（Romanus 病変）とすべての椎体椎間板接合部の破壊は進行例で生じる.
- 椎体終板と椎体の造影効果は, 椎間板スペースと靱帯に隣接してみられることがある.
- 侵食, 靱帯骨棘形成, 椎間関節融合, 骨融合に隣接して硬化症（軟骨下の骨形成）が起こる.
- 厚くなる靱帯の石灰化と骨化が起こる.
- 仙腸骨炎は特徴的である.

慢性再発性多病巣性骨髄炎
- これは, 治療に感受性が鈍く, 再発と寛解によって特徴づけられる. それは脊椎炎と類似している.

神経障害性関節症
- 椎間板の膨張, 分離, 脱臼, 脊柱の破壊と脊椎すべり症がみられる.
- 軟部組織腫瘤と骨破壊片が特徴である.
- 椎間板は環状に造影され, 椎体は広範に造影される.
- 脊髄損傷と空洞が関連している.

リンパ腫
リンパ腫多発性・単発性骨髄腫

化膿性硬膜外／硬膜下膿瘍

これは，膿瘍形成による脊髄硬膜外あるいは硬膜下腔の感染と定義される．また，脊髄性硬膜外あるいは硬膜下膿瘍ともよばれる．

◆ 疫学

以前はまれであると考えられていたが，脊髄性硬膜外膿瘍は現在，有病率が上昇しているようである．文献で報告されているのは50例足らずであり，脊髄性硬膜下感染は，脊髄硬膜外膿瘍（spinal epidural abcess：SEA）と比較して非常にまれではある．糖尿病，静脈注射による薬物乱用，慢性腎不全，過剰なアルコール摂取，免疫不全と局所ステロイド注射は，これらの感染症発症のおもな危険因子である．遺伝性または人種差は認められていない．SEAはすべての年齢でみられるが，60および70歳代で最も頻度が高い．患者は，疼痛コントロールのためのステロイドの局所注射や脊髄への直接感染よりも先だって脊髄の物理的圧迫または虚血性病変による急速な症状悪化を示す可能性がある．脊髄の圧迫，進行性神経障害または持続性の激痛があるとき，手術が必要となる．

◆ 臨床像

臨床診断はむずかしい課題である．神経性（おもに感覚の）障害の有無にかかわらず，急性感染症の症状は，背部痛，発熱または両方を含む．神経性徴候の症状は感染のレベルによって決まる．慢性感染症（とくに結核）は，熱または感染以外の臨床徴候が現れる可能性はない．その代わりに，慢性感染症患者は，軽度の背痛から対麻痺にわたる広くさまざまな症状を提示する．硬膜下膿瘍の進行型は2～5日にわたり急速な進行で突然発症を示す．そして，著しい麻痺（腸と膀胱制御の損失と肋間筋と横隔膜の除神経に起因する呼吸窮迫）に至る．治療しないと，SEAを有する患者は，通常麻痺に，痛みから随意筋と括約筋の麻痺まで進行性の過程をたどる．

◆ 病態生理学

主要感染経路は，外部脊髄が感染源の血行感染（最も頻度が高い），直接の感染と隣接する組織からの波及である．黄色ブドウ球菌は，最も頻度が高い起因菌（既報告の症例の57～73%）である．最も頻繁に含まれる部位は胸椎下部および腰椎である[11]．脊椎硬膜外の腫瘍は脊柱管の後面にほとんどの場合認められる．前方貯留は，椎体骨髄炎で最も頻度が高い．脊椎炎に伴うSEAは，概して隣接している部分に限定される．脊椎骨骨髄炎と関連していないSEAは，より広範囲なおよび多病巣性の傾向がある．非常に長い部分を有するSEAは，しばしば，部分的に後方および他で前方に存在し，脊柱管周辺で螺旋形になる．

◆ 病理

骨髄炎の所見が認められる．髄膜炎と脊髄炎は，関連することもある．はっきりとした膿は，硬膜下または硬膜外腔に存在している．白血球，壊死細胞片，血管増殖と肉芽組織は，組織学的検査で観察される．

◆ 画像

X線

単純X線は，ほとんど脊髄性硬膜外感染の早期発見に有益でない．椎骨椎間板炎が関連するとき，脊髄性硬膜外感染が明白になる場合がある．

CT

CTは，詳細に硬膜外および傍脊柱病変と関連する骨病変を見つけるのに役立つことがある．髄鞘内の造影剤による脊髄造影法は貯留の部位と脊髄とのそれらの関係を詳細に描出する可能性がある，しかし，感染が示唆されるとき，脊髄造影法を実行するために必要な脊髄穿刺は感染を感染していない部位に広める可能性があって，推奨されない．

MRI

脊髄硬膜外膿瘍

MRIは，脊髄性硬膜外感染症初期においても選択すべき画像診断法である．それは脊髄性硬膜外感染症と膿瘍の診断において95%と感度が高いことが報告されている[12]．MRIは迅速で正確に病変の局在をはっきりさせ，それら病変の範囲を明確にし，治療計画や，治療効果のモニタリングに役に立つ．

SEAの典型的MRI特徴は，硬膜外腔の軟部組織腫瘍で髄鞘，脊髄，脊髄神経根がおかされている（図18-6参照）．矢状断画像では，頭蓋尾部範囲の病変，飛び石病変さえも評価できる．水平断画像では感染の横の広がりが明確になり，脊椎内の構造の圧縮の重症度を確認できる．MRI信号は病変の内容によって決定される．しばしば，T1強調とT2強調像では，長い部分にわたり均一または異常な等

428　X　脊椎における感染

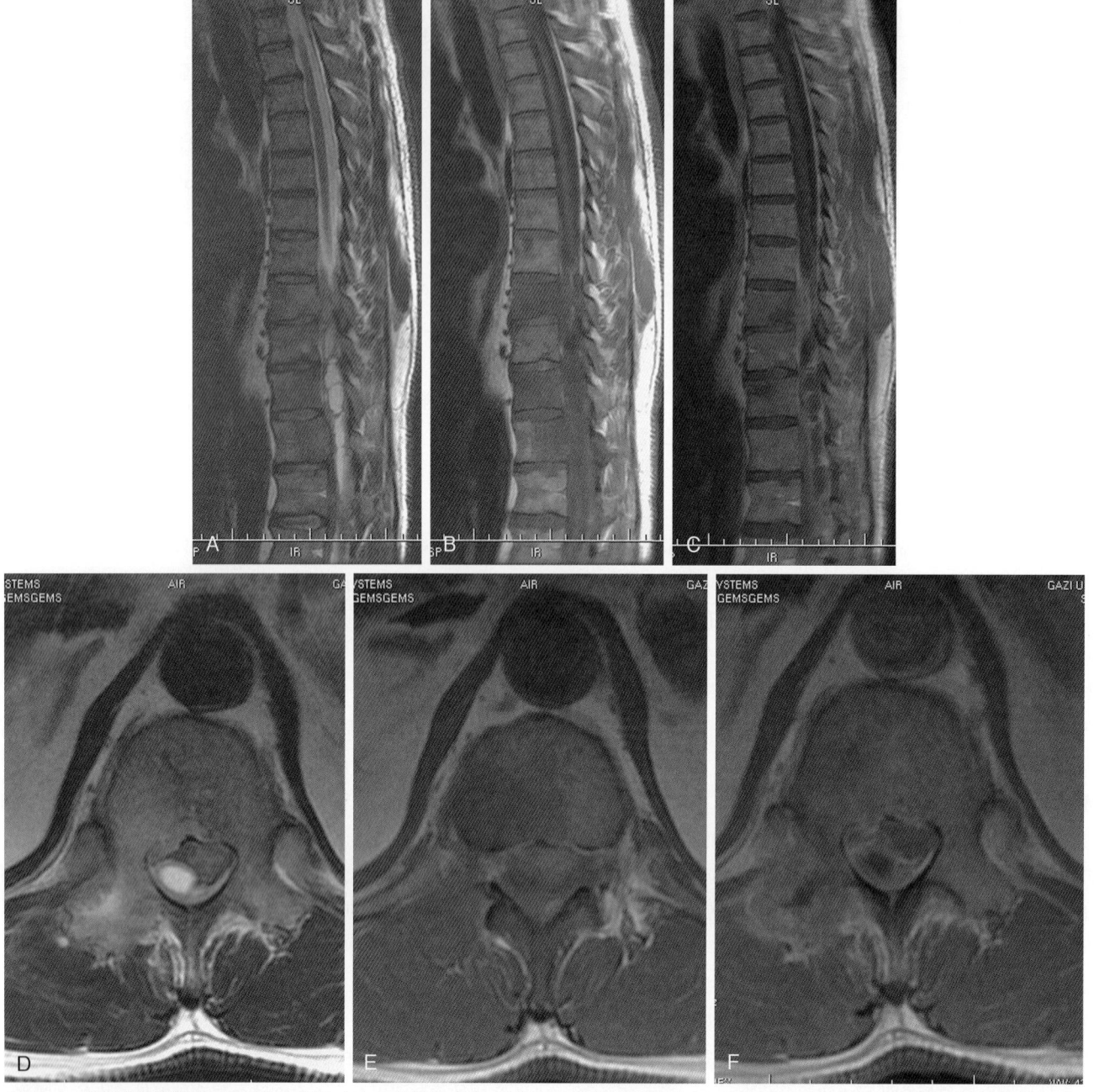

・図 18-6　脊椎硬膜外膿瘍．T2強調矢状断（A）と造影前（B），造影後 T1 強調矢状断（C）．T2強調水平断（D）と造影前（E），造影後 T1 強調水平断（F）像．脊椎炎を伴い，Th8～L1 まで脊髄性硬膜外感染と膿瘍を示す．硬膜囊は，おもに前方と後方の後方硬膜外膿瘍に覆われることよって左に位置がずれる．硬膜は，水平断像上で硬膜内構造を硬膜外感染巣と仕切る厚い黒色の線としてみえる．硬膜外膿瘍は，T2強調では低信号のカプセルに覆われた高信号病変として，T1強調では高信号のカプセルに覆われた低信号病変としてみえる．でこぼこな膿瘍嚢の環状造影効果と発達した膿瘍を伴う右側の脊椎傍の感染が，造影後水平断像上でもみられる．矢状断像では，線形/環状様に造影剤増強された L1 を通して膿瘍の癒着と小胞形成がみられる．Th9，Th11 と Th12 椎体の信号変化と造影剤増強パターンは，脊椎炎を示唆する．

信号から高信号の硬膜外腫瘤を認め，この腫瘤で硬膜が低信号を呈し厚さが増し偏位していることがわかる（図 18-6 参照）．椎間板炎と骨髄炎に伴う SEA において，感染した脊柱と連続し脊髄前方に存在することは最も頻繁にある．椎間板炎と骨髄炎に関連していない SEA は最も頻繁に脊髄後方に存在し，非常に長い部分の場合，膿瘍が硬膜囊に沿って広がるにつれて円周方向に伸び螺旋形になる．T2強調と造影剤増強 T1 強調像は，両方とも脊髄の病変を明らかにすることがある．脊髄性硬膜外結合織炎を膿瘍と区別することは，非常に重要である．SEA は概して緊急の外科減圧法を必要とするが，一方結合組織炎は保存的に治療されて予後良好である．膿瘍は概して液体構成

> ## キーポイント：化膿性硬膜外／硬膜下膿瘍
>
> **脊髄硬膜外膿瘍**
> - 感染が脊柱管の周辺に沿って波及し，しばしば神経孔に管の外側まで波及する．
> - 硬膜下の膿瘍貯留は，脊柱管に制限される．
>
> **硬膜外転移**
> - 硬膜外腫瘍は，椎骨病変に隣接する境界明瞭な軟部組織腫瘤として，しばしば現れる．罹患椎体は，しばしば拡大する．
> - 膿瘍と転移は，両方とも造影剤増強を示す．縁状の造影効果から，膿瘍と診断する広範性造影効果は，いずれの疾患も示す可能性がある．
>
> **硬膜外血腫**
> - 硬膜外血腫はいくつかの脊椎骨部分に広がる可能性がある．そして，膿瘍と類似する．血液分解産物による異常信号強度は，膿瘍よりもむしろ出血を示唆する可能性がある．
> - 血腫は，有意な造影剤増強を示さない．
> - しかしながら，適当な既往歴なしで，血腫と膿瘍を区別することは，むずかしい場合がある．
>
> **脱出椎間板**
> - 脱出椎間板は，隣接した椎間板と椎間板変性でしばしば高さの低下と関係している．
> - 椎間板には，通常より限局的な外見があって，多くの場合T2強調像で等強度で，あるいは低強度で，軽い周辺造影剤増強を示すことがある．
>
> **非ホジキンリンパ腫**
> - この腫瘍は，造影効果を伴い硬膜外膿瘍または蜂巣炎に類似する可能性がある．
>
> **脊髄性硬膜下感染／膿瘍**
> - 脊髄硬膜下膿瘍の大きな鑑別診断は，脊髄硬膜外膿瘍，硬膜下血腫と脊髄膜炎である．鑑別診断のキーポイントには，病歴，脊柱管の範囲内の位置，MR信号強度と造影剤増強のパターンを含む．脊髄膜炎は滑らかであるか結節状の軟髄膜の造影効果を示すが，硬膜下血腫は造影剤増強を示さない．脊髄硬膜外膿瘍は椎骨椎間板炎としばしば関係しているが，脊髄硬膜下膿瘍はそうではない．炎症を起こした硬膜を表している低信号の内側縁は，硬膜下膿瘍でなく硬膜外感染でみられる．

要素と膿で1つ以上のポケットを形成する．そのため膿瘍はルーチンの画像診断で異常にみえ，病変の拡散は限られ，造影剤増強画像の上では造影される．ガスのポケットは，ガス産生細菌の感染を示す可能性がある．結合織炎は通常，液体要素または膿がないので，病変はポケットの形態をなさず，ほとんど均一に造影される（図18-6参照）．SEAはときに後方硬膜外腔の中で小さい室として描出される．したがってとくに胸椎において拍動性CSF流と混同されやすい．プロトン密度（FLAIR）とグラディエントエコーシーケンスと静脈内造影剤の使用の応用は，これらの2つのプロセスを区別するのに役立つであろう．

脊髄硬膜膿瘍（SDE）

MRIは，概して硬膜下腔内で薄い，細長く環状に造影されている液体貯留を示す．貯留を覆っている硬膜は，厚くなる．下にあるクモ膜下腔は狭くなるか，つぶされる．水平断画像では，液体貯留の硬膜下での位置やそれに関連した脊髄の偏位を確認するのに役立つ．ときには，SEAとSDEは，同じ患者で認められる．

ノカルジア性脊椎炎

脊椎と隣接した軟部組織のこの感染は，ノカルジア属の微生物に起因して，ノカルジア症とよばれる．

◆ 疫学

ノカルジア症は，まれな日和見感染で，免疫不全患者において有意に罹患率と死亡率が高い．

◆ 臨床像

免疫力のある患者は典型的には軟部組織の感染症を示すが，免疫抑制であるか免疫不全患者は脳と肺（とくに膿瘍）の感染症を患う．脊髄性ノカルジア症に特異的な徴候または症状はない．

◆ 病態生理学

しばしば真菌感染として議論されているにもかかわらず，ノカルジアは実際のところ非定型グラム陽性，桿体形のバクテリアである．*Nocardia asteroides*はこの群のなか

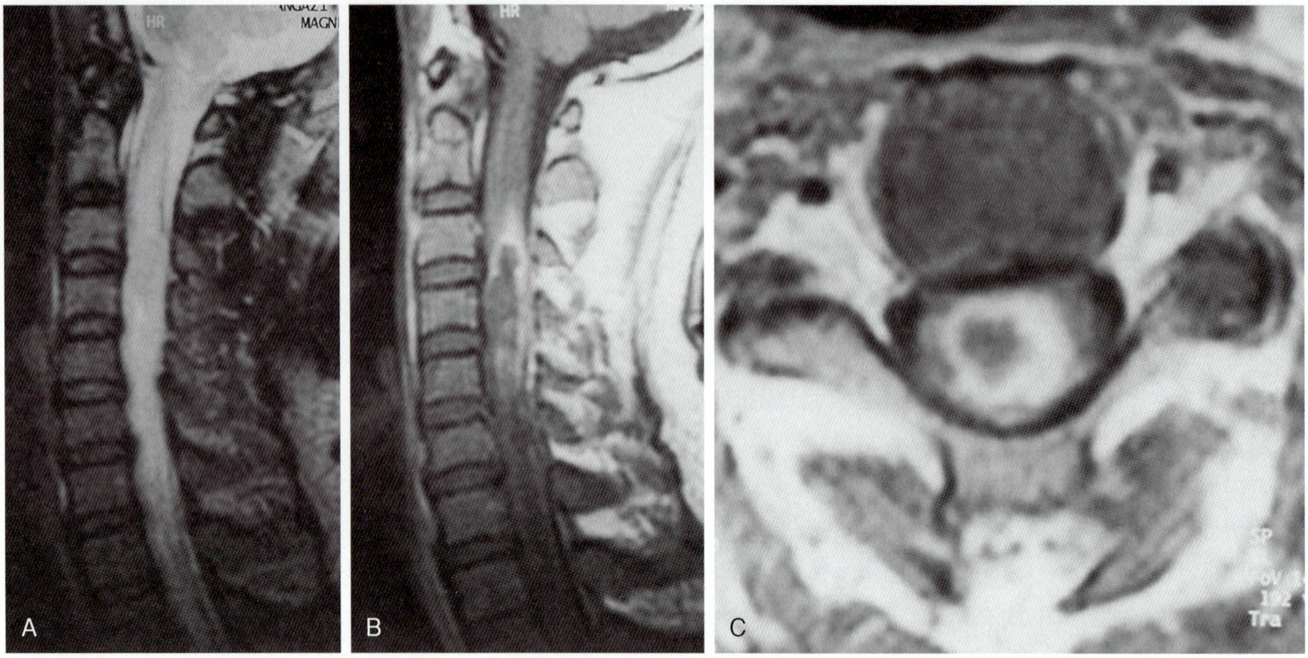

• 図18-7　ノカルジア脊髄膿瘍．T2強調矢状断（A），造影後T1強調矢状断（B）と水平断（C）MR像．頸髄は紡錘状腫脹を示す．髄内病変は，C3-4椎間板スペース後方の異質な低信号領域である．病変の環状造影効果は，C2-3からC5-6椎間板腔に広がっている厚くでこぼこの被膜を伴い鮮明である．（R. Durmaz氏とA. Aslantas氏［トルコ］のご厚意による）

で最も頻度が高い病原体である．おもな侵入経路は気道である．そこから，細菌はCNSとほかの組織に血行性に広がる可能性がある．CNS転移は，患者の26〜42%で生じる．脊髄性病変はきわめてまれであるが，脊髄のすべての部分で報告されている．脊髄性ノカルジア症は椎骨椎間板炎として一般には発症する[13]．ノカルジア感染症はしばしば椎間板腔をおかすが，脊椎炎は概して椎間板腔を残す．ノカルジア脊髄膿瘍は，非常にまれであり，文献での報告もほとんどない[14]．

◆ 画像

X線

ノカルジア化膿性脊椎炎は，椎体の破壊と二次性の椎間板腔の偏位として現れる．

CT

CTは，骨病変をはっきりさせるのに役立つ．診断材料は，CTガイド下針生検によって脊髄性病変から得ることができる．

MRI

ノカルジア脊椎炎および化膿性脊椎炎を区別する特徴的な像は存在しない．ノカルジア脊髄膿瘍（図18-7参照）は，密接に脊髄の腫脹を伴うほかの膿瘍，患部の高い信号強度とリング状造影に似ている．

> **キーポイント：ノカルジア性脊椎炎**
>
> ・ノカルジア症は化膿性脊椎炎と類似している．なぜなら両者とも菌類の脊椎炎とは対照的に椎間板スペースにも波及するからである．

結核性脊椎炎

この種の脊椎炎は，脊椎と隣接した軟部組織の結核性感染に起因する．それは，Pott病として知られている．

◆ 疫学

結核の発生率は，近年増加した．有病率は，AIDS症例数の増加とともに上がる．脊椎の結核は，すべての結核性感染症の1%を占め，結核に起因するすべての骨と関節の感染の25〜60%を占める．結核が無痛性であるので，診断は依然としてむずかしい．結核性感染は一般に40〜50歳代成人に発症するが，化膿性脊椎炎のピークの発生率は60〜70歳代でみられる．飛び石病変と後方要素病変は，結核性脊椎炎でまれで，それらの病変は腫瘍と診断されることが多い．

◆ 臨床像

　結核性感染症は，数カ月から数年のあいだ症状の緩徐な発症で無痛性である．脊髄痛と局所の圧痛，寝汗，摂食障害，悪液質と体重減少は，主症状である場合がある．嚥下障害，こわばり，嗄声，斜頸と頸部リンパ節腫脹は，頸部結核の徴候である．しかしながら，結核性脊椎炎の徴候と症状はあまりに大きく変化するので，信頼性が高い臨床診断ができない．赤沈は，患者の80％以上で上昇する．結核の臨床症状は，免疫正常患者と，AIDS患者においてそれとまったく異なる場合がある．HIV感染結核患者は，ほとんどの場合よく抗結核薬物に反応する．

◆ 病態生理学

　結核性脊椎炎は，通常隣接する傍脊柱感染からの直接の波及よりもむしろ脊椎への血行性播種の結果である．患者の約10％は，付随する肺結核を合併している．感染は，通常脊椎骨終板に隣接した前方軟骨下骨から生じる．感染は頭蓋から仙骨孔までの縦靱帯（とくに前縦靱帯）の下に，広がり，隣接した椎体と椎間板に次々に広がる．椎間板はより比較的長く保たれて，化膿性脊椎炎より結核性脊椎炎ではゆっくり破壊される．これは，結核で蛋白質分解酵素の相対的な欠乏に起因しているかもしれない．両方の隣接椎体が含まれるとき，椎間板は栄養のその供給源を失う可能性があって，二次性におかされる可能性がある．骨断片は，脊柱管と周囲脊椎骨軟部組織といった周囲の構造物に食い込んでいくこともありうる．大きな傍脊柱膿瘍は股関節，骨盤と下肢を通して広がる可能性があって，2カ月以内に最大の大きさに達する可能性がある．病変は石灰化する可能性がある．亀背，関節強直と脊柱側彎症を伴う圧迫骨折は，未治療の症例にも普通にみられる．治癒プロセスのあいだ，大量の新しい骨が形成される場合，反応性骨新生は象牙椎に類似する．治癒は，最高14カ月のあいだ進行する可能性がある．

◆ 病理

　通常広範囲な破壊がある．そして，それはおかされた椎体と椎間板の圧潰と関係している場合がある．

　結核性髄膜炎は，クモ膜下のゼリー状滲出物によって特徴づけられる．脊髄の変化は，硬膜外炎症性組織または脊椎骨後彎による局限的な圧迫や虚血および二次性変性の複合を反映する．前脊髄動脈の圧迫は，胸髄の上および中央の部分を含んでいる典型的流域梗塞をもたらす可能性がある．髄内膿瘍が拡大する可能性がある．

　肉眼所見は，通常不透明な白い中心（肉芽腫）で，ときに，浮腫状組織（しばしば小さい灰色がかった小結節が点在している）を示す．これらの肉芽腫は，カゼイン変性（またはチーズのような）壊死のより大きな領域に合体することもありうる．

　典型的結節は，類上皮組織球によって囲まれる中心壊死の領域からなる．ランゲルハンス型巨細胞は，これらの組織球のあいだに点在する．末梢で，混合慢性の炎症細胞の断端が存在する．結節の中央は，通常，抗酸性菌がチール・ニールセンまたはKinyoun染色法によって示すことができる乾酪壊死を示す．

◆ 画像

　胸椎下部および腰椎は，最も頻繁におかされる．頸椎と仙骨は，比較的おかされない．結核は，概しておもに脊椎の前方部分をおかし，椎体から感染の蔓延によって，二次的に後方要素（大部分は薄片）に及ぶ．概して，複数の椎体がまきこまれる．飛び石病変は，症例の高々4％で生じる．1つの，孤立した椎体の病変，後方要素だけの病変と仙骨の病変は，結核性脊椎炎としては非定型である．これらの部位の病変は，腫瘍の転移と区別するのが困難な場合がある．

X線

　まず初期に，単純X線は骨粗鬆症を示す．骨破壊，椎間板の高さの低下と軟部組織腫瘤は，より後期にみられる．軟部組織腫瘤は，概して石灰化する．反応硬化症，椎体破壊と椎体融合は，進行した病態の所見である．後方要素が温存された椎体の前方正面の破壊は，しばしば，亀背（p.436, 図18-16参照）を生じる[15]．そのような亀背は，胸椎の長さを短縮することで，肋骨がクモ状外見を示すことがある．1つの椎体に限られている感染は脊椎圧潰，扁平椎をきたす[16]．傍脊髄膿瘍形成は脊椎の両側周辺で広がっている紡錘状軟部組織腫瘤の領域として単純X線で検出される可能性がある．治癒で，傍脊椎膿瘍は非結晶／涙滴石灰化として固まる可能性がある．象牙椎は，骨壊死に対する治癒反応として，骨の再骨化から生じることがある．

CT

　感染の初期に，侵食の領域または骨破壊が微妙である場合があって，再フォーマットされた矢状方向および冠状CT画像によって，よりよく侵食の領域または骨破壊が明らか

となる．より多くの慢性疾患において，CT は概して明確な溶骨性病変をともなった椎体終板，骨膜下領域への骨硬化縁で広範囲な破壊を示す．断片化，骨腐骨形成と大きな傍脊椎膿瘍がある可能性がある．硬膜外感染は一般的である．化膿性脊椎炎と比較すると，おかされた脊柱の皮質の輪郭は，つねに失われる．ガス-液体と脂肪液面は，黄色骨髄，骨と椎間板の壊死から生じる．椎体は，最終的に，骨までの菌波及または，脈管供給の妨害による壊死によって破壊される．椎骨椎間板炎患者において，石灰化された傍脊柱腫瘤や椎間板縁の厚く不規則なエンハンスが示されることは，結核にほぼ特異的である．膿瘍の経皮生検と排液法は，CT をガイドとして利用して行われる（図 18-8 参照）．

MRI

MRI は，結核性脊椎炎の経過初期において信号異常を示す．化膿性脊椎炎と比較して，結核性脊椎炎では，しばしば，介在している椎間板を除き隣接している椎体終板の明瞭さの低下（図 18-9 〜 16 参照），脊椎圧潰，著明な硬膜外への波及，硬膜外感染とリング状造影を伴った骨内脊椎骨膿瘍がしばしばみられる．結核性脊椎炎の他の典型的所見は，骨断片化，感染の靱帯下への波及，前方椎体の骨溶解／楔状化，亀背，椎間の融合，2 つ以上の椎体の病変と感染（図 18-9 〜 16）部位間の跳躍病変を含む．結核の大きな傍脊柱軟部組織腫瘤／膿瘍は通常明確な辺縁を示すが，傍脊柱化膿性腫瘤は通常，不明確な信号変化と不明確な造影剤増強（図 18-11，12 参照）を示す．瘻孔は，結核性脊椎炎で一般に，化膿性脊椎炎よりも頻繁にみられる．

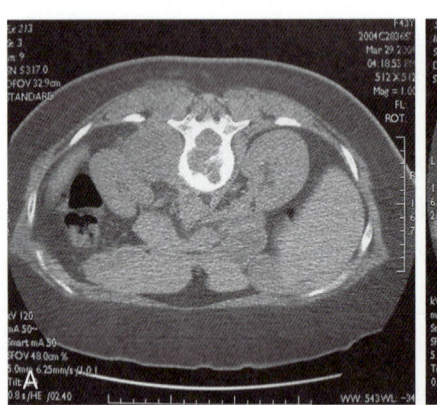

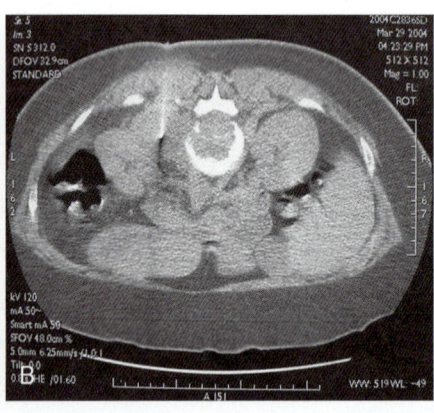

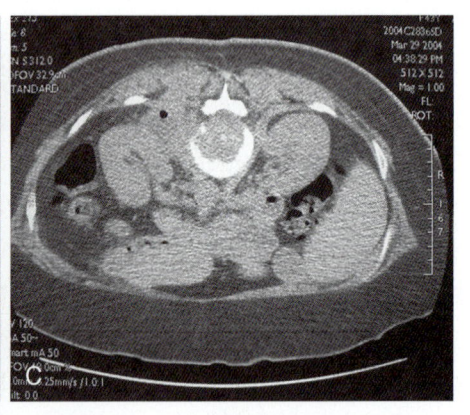

- 図 18-8　結核性脊椎炎の CT-ガイド下生検と排液法．水平断の非造影 CT 画像（A）は，広範囲な椎体破壊と左の傍脊椎膿瘍形成を示す．CT-ガイド下生検と排液法が行われた（B）．気泡は，膿瘍の排液後の空洞の位置を示し，処置後膿瘍の大きさは減少している（C）．

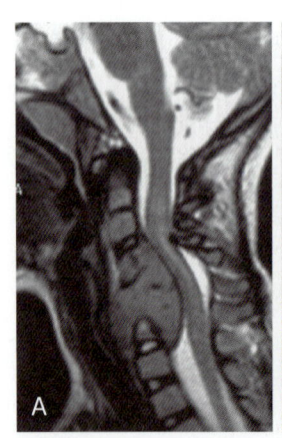

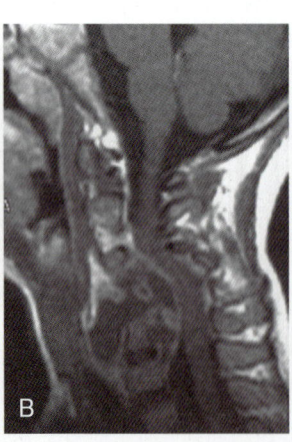

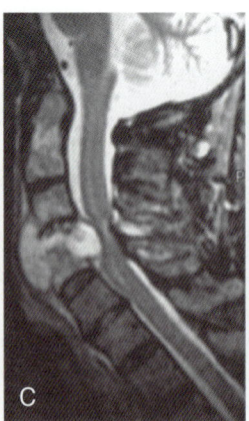

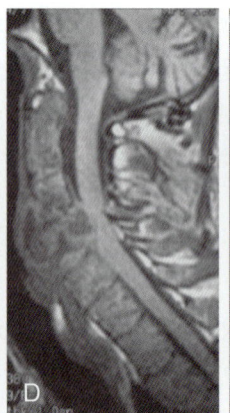

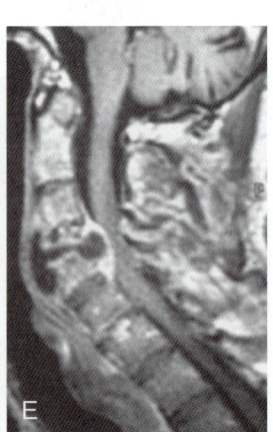

- 図 18-9　結核性椎骨椎間板炎．T2 強調矢状断（A）と造影後 T1 強調矢状断（B）像．C4-C6 椎体と C4-5 と C5-6 椎間板に低強度の腫瘤を認める．病巣は後方に脊髄を偏位させ，圧迫しており，C2 から C6 レベルでの脊髄浮腫の原因となっている．C5 椎体は完全に破壊されて，隣接した椎間板と脊柱と区別することができない．膿瘍は，環状造影を示す．別な患者の T2 強調矢状断（C）と造影前矢状断（D），造影後 T1 強調（E）像は，脊髄の圧迫と浮腫をともなう C2 から C7 まで隣接する椎体と椎間板の結核病変を示す．感染は，C4 椎体全体を破壊して，椎体前後に広がる腫瘤を形成している．造影後 T1 強調（E）での異常低信号領域は，罹患した脊椎，罹患した C4-5 椎間板全体，罹患した C3-4 椎間板の一部分と C4 レベルでの多発性膿瘍を示す．C3 と C5 椎体，そして，C2-3 と C5-6 の椎間板は罹患していない．

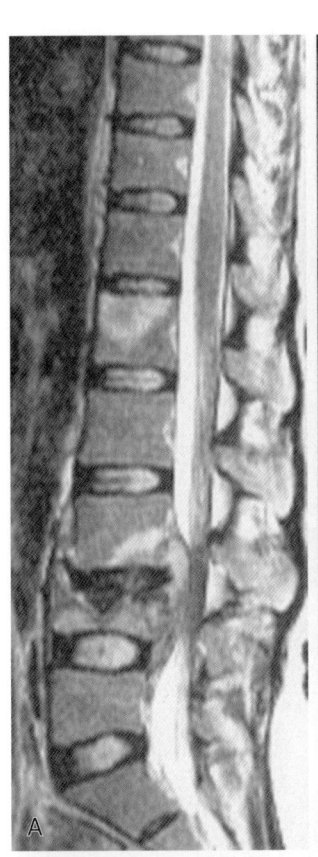

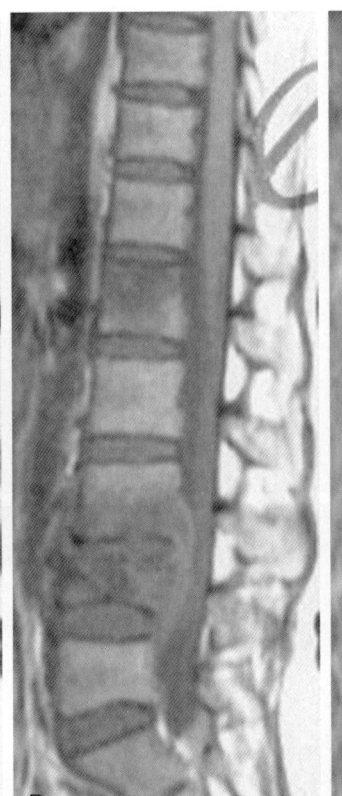

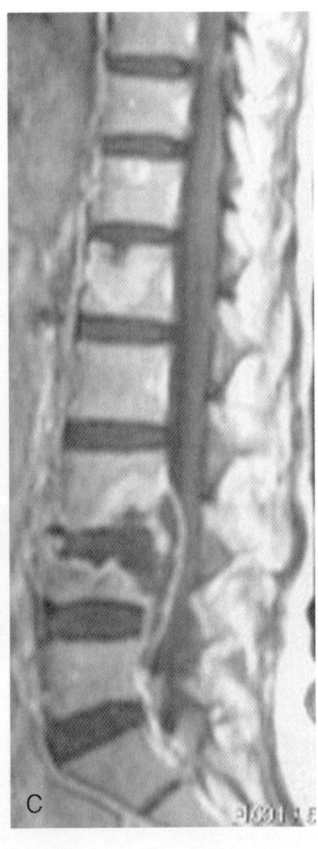

•図 18-10　飛び石病変と硬膜外膿瘍による結核性椎骨椎間板炎．T2強調矢状断（A）と造影前（B）と造影後T1強調（C）MR像．L1（飛び石病変）を含むL3-4椎骨椎間板炎を示す．著しい侵食と破壊がL4の上方終板で，比較的軽度の変化がL1で認める．末梢的方向に造影されている結核性膿瘍は，椎間板腔から，硬膜外腔に広がり，髄膜嚢を圧迫する．造影剤増強は，Th12，L1，L3とL4椎体ではっきりしている．Th12-L1椎間板腔は保たれている．

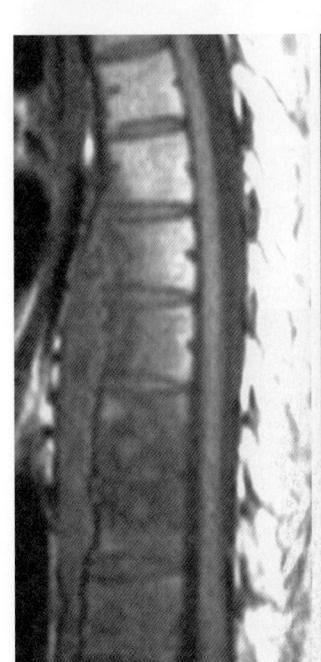

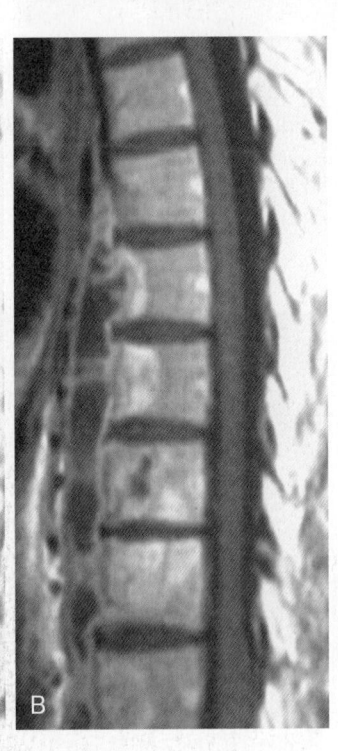

•図 18-11　前縦靱帯の下への結核性脊椎炎の波及．造影前（A）と造影後（B）T1強調矢状断MR像では，前縦靱帯下への感染波及を伴った典型的な多椎に及ぶ椎体前方の結核感染を認める．造影後像では，椎体は侵食されるが，椎間板は保たれており，環状に造影された多発した膿瘍が前縦靱帯を前方に押しだしているのがわかる．

　MRIは，硬膜外結核と関連するあらゆる滲出液（図18-16参照）による脊髄の偏位または圧迫を明らかにする．

　通常結核によって感染している部位は，T1強調像で低信号をT2強調とSTIR像で，高い信号を示す．造影剤増強は通常不均一であるか，環状であり，靱帯，硬膜外腔と髄膜（図18-10〜13参照）の病変を明らかにする可能性がある．

　MRIは治療の成功をモニターすることに非常に役立つ[17]．

434　X　脊椎における感染

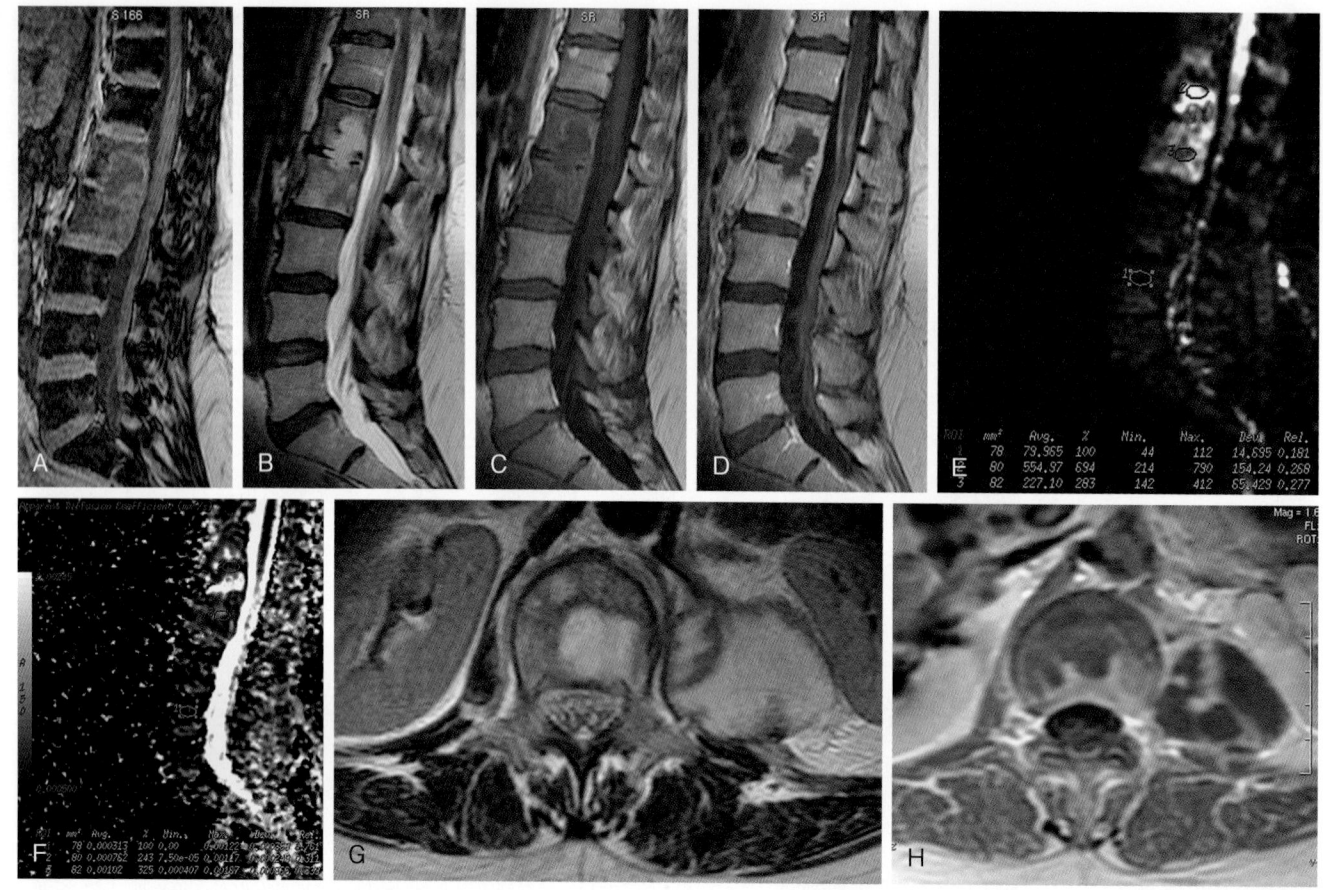

• 図 18-12　傍脊柱膿瘍と髄膜クモ膜炎を伴う結核性椎骨椎間板炎．矢状断 STIR 像（A），T2 強調（B），造影前（C）と造影後 T1 強調（D），拡散強調（E），ADC map（F），水平断での T2 強調（G）と造影後 T1 強調（H）像．これらの画像では病変が L1-L2 での脊椎内および傍脊柱膿瘍を伴いながら結核性椎間板炎にまで広がっているのがわかる．L1 と L2 椎体全体と椎間板の信号変化は，T1 強調での低信号であり，T2 強調と STIR 像にあっては高信号である．軽微な硬膜外への波及もある．中央で後端に位置する膿瘍は造影されない一方で，すべての感染した椎体と椎間板は造影されている．髄膜病変は後端が線形に造影され肥厚している．水平断像では，薄い被膜と隔膜を伴う左側の大きな傍脊柱膿瘍がわかる．拡散強調と ADC map では，膿瘍と脊柱と椎間板の感染域が高信号を示す．感染域の ADC 値は，正常な脊椎骨のそれと比較して，少なくとも 2 倍の増加を示す．

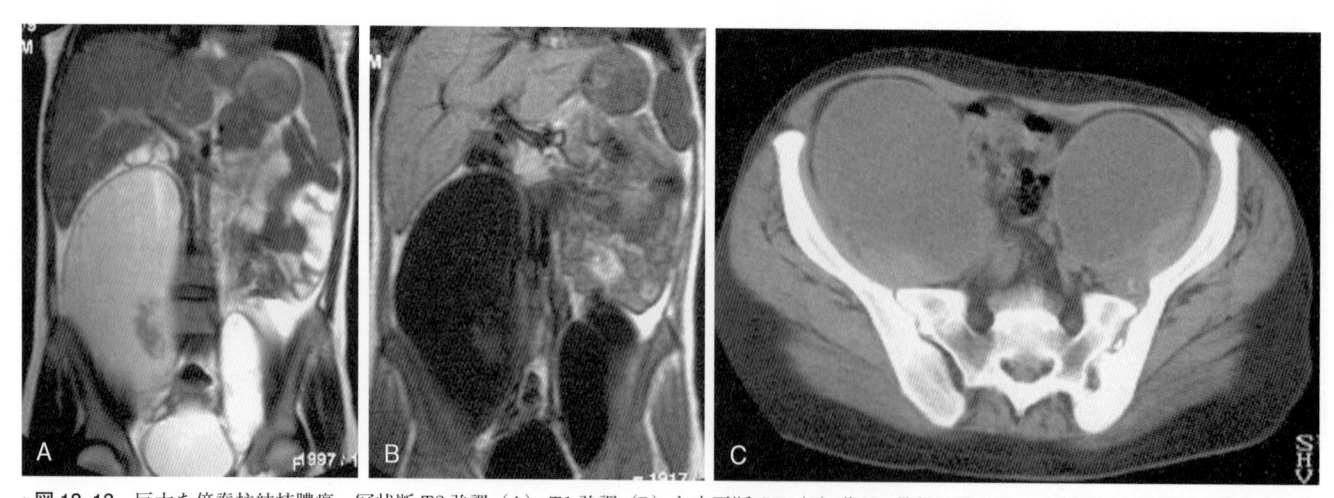

• 図 18-13　巨大な傍脊柱結核膿瘍．冠状断 T2 強調（A），T1 強調（B）と水平断 CT（C）像は，骨盤に及んでいる両側巨大傍脊柱冷膿瘍を示す．

治癒で最も初期の徴候は炎症性の軟部組織の範囲の減少である．T1 強調像での信号強度の漸進性増大は，症状が治まることとよく相関する．造影剤増強の減少とそれから消減が回復を判断するのに有用な徴候であるが，変化がないか増加している造影剤増強が必ずしも悪化または治療不成功の徴候であるというわけではない[18]．

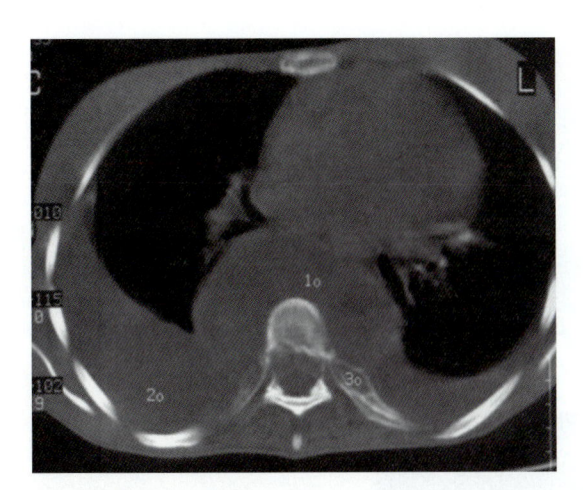

• 図18-14 結核性傍脊椎膿瘍と胸水．水平断での非造影 CT では，大きな傍脊椎膿瘍，両側性胸水（右でより大きい），相互的な肋骨破壊と椎体の後方皮質の軽微な異常を示す．

キーポイント：結核性脊椎炎

化膿および結核性脊椎炎
- 感染は通常腰椎に位置する．そして，ピークの発病年齢は 60 〜 70 歳代である．
- 造影剤検査は，鑑別診断のために最も重要な手技である．
- 結核性脊椎炎で最も特徴的な MRI 所見は，おもに相対的な椎間板保存による骨破壊のパターン，限局的および不均一な造影剤増強，傍脊柱領域の異常な信号強度と椎体における辺縁が造影される骨内膿瘍である．
- 化膿性脊椎炎で最も特徴的な MRI 所見は，若干の周囲盤状の骨破壊を伴う椎間板炎のパターン，椎体の広範性および均一な造影剤増強と椎間板周囲の辺縁の造影効果である[19]．

真菌性脊椎炎
- 真菌類の脊椎炎は結核に類似することがあって，鑑別するのが困難な可能性がある．
- 結核性脊椎炎ほど，脊椎骨奇形と傍脊柱病変は頻繁ではなく，より広範囲でもない．
- 椎間板スペースは残される可能性がある．
- 後部要素は，結核性脊椎炎の場合のようにまきこまれる可能性がある．

脊髄腫瘍
- 孤立性結核性病変は，転移またはリンパ腫（成人における形質細胞腫と小児における好酸球性肉芽腫）と鑑別するのが困難である場合がある．
- 成人における転移は，通常後面（椎弓根）に影響を及ぼす．椎弓根の硬化症がある場合，鑑別診断の考慮点は類骨骨腫，骨芽細胞腫と Brodie 膿瘍を含む．
- 椎間板スペースは保存される．そして，病的骨折はしばしばみられる．
- 十分な生検と細菌学的および組織病理検査は，診断にとって不可欠である．

ブルセラ属脊椎炎

脊椎と隣接した軟部組織の感染は，ブルセラ属に属しているグラム陰性桿菌に起因することがありうる．これは，ブルセラ症とよばれる．

◆ 疫学

ブルセラ症は発展途上国でとくに酪農労働者，農民，屠殺場労働者と獣医師のあいだで一般に起こる重要な人畜共通感染症であり風土病である．ブルセラ症の骨転移は，脊髄性病変の 2 〜 30％ で，異なる報告によると 2 〜 70％ の発生率をもつ[20]．50 歳より年輩の男性はしばしば罹患しやすい．

◆ 臨床像

臨床症状は通常，非特異性で，診断が困難な場合がある．ブルセラ症は，知らぬ間に虚弱と疲労，背部痛，熱または倦怠感として始まることがある．神経根圧迫の症状，椎間板のヘルニア，対麻痺または四肢麻痺が生じる可能性がある．顕微鏡的膿瘍形成は，さまざまな程度の脆弱性を引き起こす場合がある．頻回の治療不成功と再発で，ブルセラ感染は数年にわたり活動性を保つこともありうる．

◆ 病態生理学

ブルセラ菌は，感染した組織との直接接触によって，または，呼吸器系によって動物からヒトまで消化管を経由して感染する．一次感染の最好発部位は，筋骨格系である．脊髄性病変は，通常，ブルセラ症の亜急性および慢性の時期にみられる．ブルセラ属脊椎炎は血行性から生じて，大部分は椎体近位の終板から始まる．そこから，ブルセラ菌はその毒性と宿主の免疫状態によって全部の脊椎骨（椎間板スペースと隣接した脊椎骨）まで波及する可能性がある[21]．そして，神経根炎または限局性神経炎が起こる場合もある．脊髄炎または脊髄症を伴う亜急性および慢性髄膜炎は，同時に発症する可能性がある．ブルセラ菌種は，培養して，分離するのが困難である．

◆ 病理

どのような経路による感染のあとでも，ブルセラ属は細網内皮系まで広がって，組織球を増加させ，全身性組織球増殖を引き起こす．結核と対照的に，ブルセラ症はリンパ球および単核炎症細胞浸潤と関連した非乾酪性肉芽腫を示

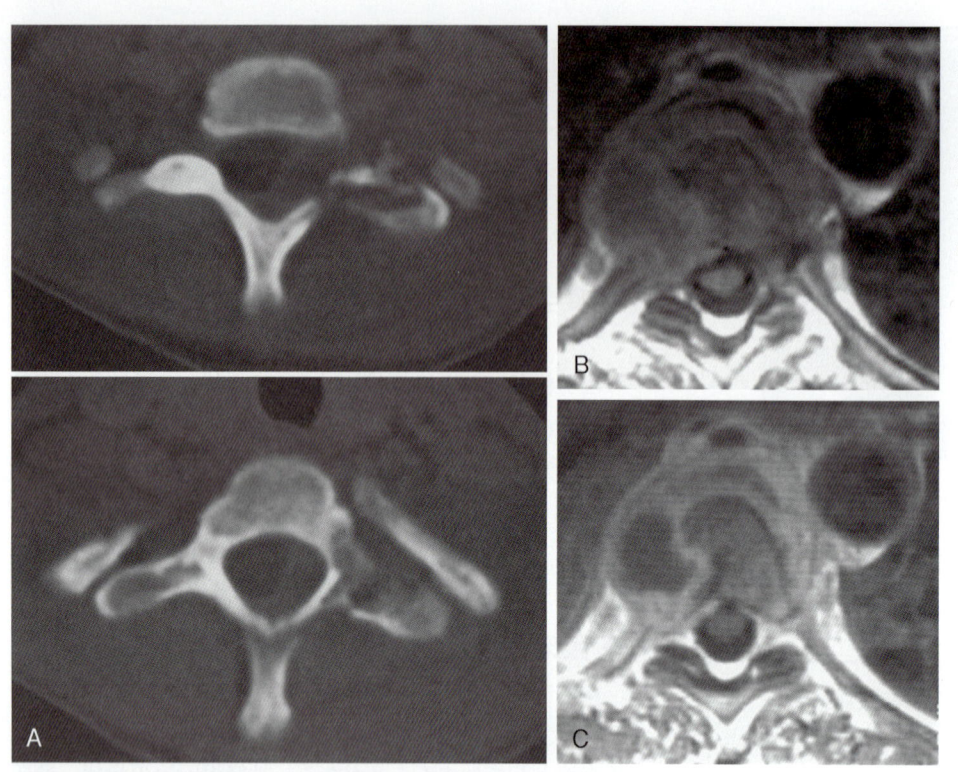

• 図 18-15　後方病変を伴う結核性脊椎炎．2つの水平断 CT 画像（A）では，硬膜外後方への病変波及を示し，このために右へ硬膜嚢は偏位していることや横突起への病変波及を示す．水平断でのT1強調造影前（B）と造影後（C）MR像では，右の近位肋骨と椎弓根に病変が転移しているのがわかる．

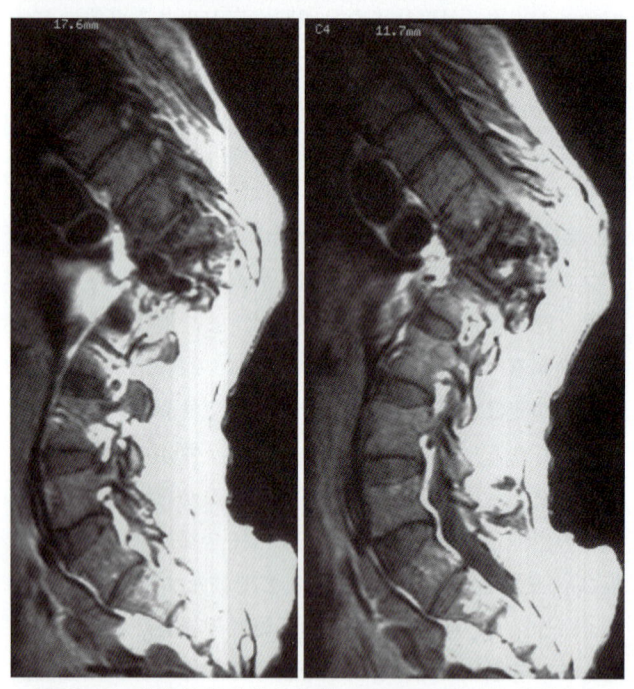

• 図 18-16　結核性脊椎炎と亀背．2つの T1 強調矢状断像では Th11 と Th12 椎体の完全な圧潰により亀背を生じているのがわかる．

す．治癒した脊柱は，密度の高い硬化症を示す可能性がある．

◆ 画像

X線

　ブルセラ属は，最も頻繁に下位の腰椎（とくに L4 腰椎）に影響を及ぼす．ブルセラ属脊椎炎は，限局的あるいは広範性形状をとる可能性がある．限局性ブルセラ症は，終板の前方部分にとどまる．びまん性ブルセラ症は椎体全体を含む可能性があって，隣接した椎間板に及ぶ可能性があり，椎間板から接している終板と椎体へ波及する可能性や，硬膜外腔に波及する可能性がある．

　初期のブルセラ属脊椎炎は，影響を受けた椎体の骨粗鬆症によって特徴づけられる．感染の約3カ月後に，単純X線は椎間板椎体接合部で上方終板の前面の侵食を示す．後方要素が巻きこまれることはまれである．椎体は，通常形態学的に正常である．症例の高々 18% では感染した終板と隣接して椎間板と感染した椎体上方の終板のあいだに混入した空気の小さな集積（辺縁性真空現象）を認める．おそらく椎間板と感染した椎体終板の長期虚血と無血管壊死の所見である[20]．概して，中心性の乾酪化または壊死は認めない．

　進行したブルセラ属脊椎炎によって椎体全体を破壊する可能性があり，椎間板のヘルニアが起きる可能性もある．広範囲な病変にもかかわらず，椎体圧潰と脊柱側彎症は，まれである．ブルセラ属は椎体の完全な関節強直を引き起

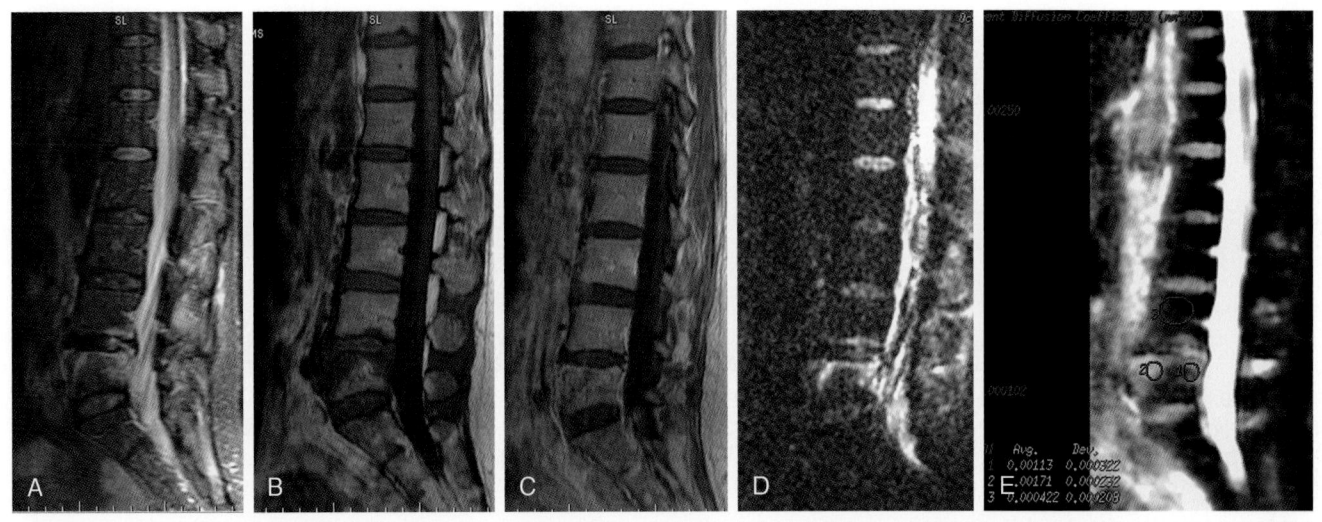

• 図18-17　ブルセラ属椎骨椎間板炎初期の画像．矢状断 STIR（A）と造影前（B）と造影後 T1 強調矢状断（C）MR 像では，L5 の上位終板と L4 の下位の終板に，T1 強調像で低信号と STIR シーケンスで高信号の異常な骨髄信号を認める．信号異常または形態学的変化は，T1 強調でみられない．造影剤増強は，L4-5 椎間板でみられない．しかしながら，高信号が，L4-5 椎間板の後面で観察され，初期感染を示唆するものである．矢状断 DWI（D）と ADC map（E）では，患部に高信号領域を認める．感染域の ADC 値は，少なくとも正常より 3 倍高い．

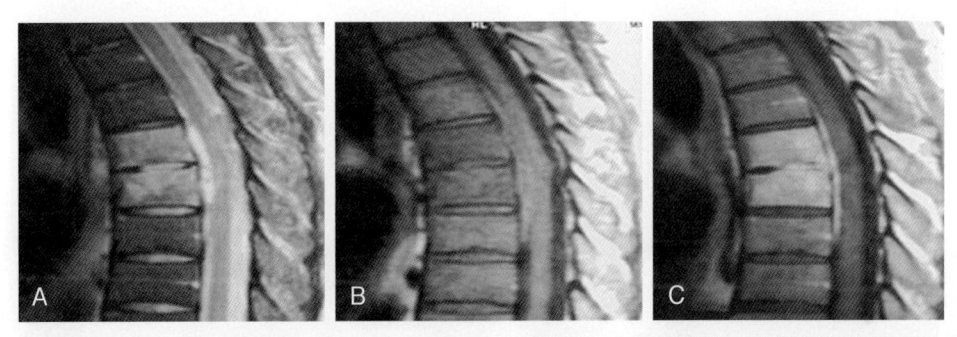

• 図18-18　ブルセラ属椎骨椎間板炎，広範性形状．T2 強調矢状断（A）と造影前（B）と造影後 T1 強調矢状断（C）MR 像では，Th8-Th9 椎体と介在椎間板に異常信号領域と異常エンハンス領域が広がっている．しかしながら，感染した椎体と椎間板は正常な形態を維持して，侵食または破壊は認めない．硬膜外腔の信号変化と均一な造影剤増強は，硬膜外蜂窩織炎を示す．

こすことがある（それは脊椎を安定させるのを助けるのだが）．強直する脊柱はそれらの形態を保つ傾向があり，それらは異常分節脊柱（malsegmented vertebrae）と間違えられる可能性がある．そして，それはたいてい前方にホタテ貝様陥凹を呈する．

CT

単純 X 線でみられる骨変化は，CT でより明らかに検出されて，2D と 3D を再フォーマットされた像の上で，最もはっきりと認められる．

MRI

感染した骨と軟部組織の造影剤増強は，T1 強調像で低信号と T2 強調像で高信号（図18-17 参照）を示す．ブルセラ属脊椎炎の限局的な型は異常な信号強度の病巣領域の外観を呈する．そして，通常，椎間板椎体接合部で脊椎骨の前上方の側面に限局される（図18-17 参照）．びまん性ブルセラ属脊椎炎では，隣接した椎体と椎間板（図18-18 参照）全体に異常な信号強度病変がびまん性に広がっているのを示す．広範性反応骨髄変化は，びまん性新生物疾患または骨髄増殖性の病理学過程と類似する．骨創の治癒は炎症性のプロセスとほぼ同時に始まる．そして，骨創の治癒のプロセスでは椎体辺縁にわたり前方での骨棘形成（「オウムの嘴」［図18-19 参照］）が盛んになる．

椎間板腔の病変は，最初に T2 強調像での増加した信号強度として現れる．円形の拡大した椎間板膨隆は，椎間板ヘルニアと類似する可能性がある（図18-20）．後期の所見には，中等度の椎間板の高さの減少と造影剤増強がある．感染は，一般に硬膜外腔に及ぶ．傍脊柱軟部組織は，それらの信号強度からわずかに増大を示す可能性がある．おそ

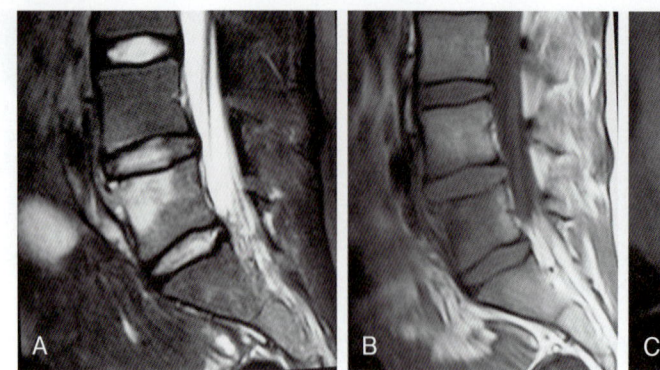

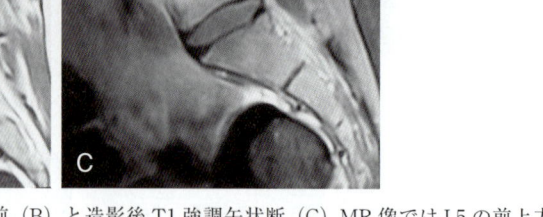

・図 18-19　ブルセラ属椎骨椎間板炎「オウムの嘴」．矢状断 STIR（A）と造影前（B）と造影後 T1 強調矢状断（C）MR 像では L5 の前上方と L4 下方終板の前面に，介在する椎間板の形態は保ちながらも，骨髄に異常な信号強度を示す．これらの領域は T1 強調像上低強度で，STIR シーケンスで高信号であり，信号変化領域で，造影効果を示す．L4 と L5 前方の骨棘形成で，外見が「オウムの嘴」にみえる．

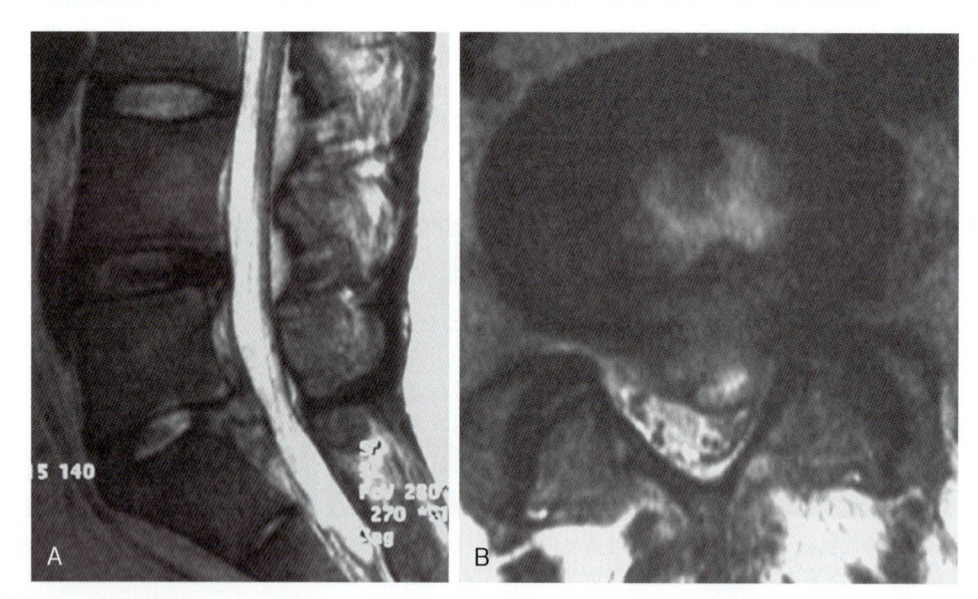

・図 18-20　遊離断片を伴った椎間板ヘルニアに類似しているブルセラ属による椎間板炎．矢状断（A）と水平断（B）の T2 強調 MR 像では，L5-S1 椎間板の範囲内で，高信号を認める．S1 に対し後方の靱帯下の組織には，L5-S1 椎間板に連続した異種性の断片を認める．遊離した可能性のある椎間板に対する手術と組織病理検査で，ブルセラ属椎間板炎と判明した．

らく浮腫/肉芽組織によって，隣接している筋脂肪組織は，壊滅する可能性がある[20]．傍脊柱膿瘍は約 12% でブルセラ属脊椎炎に合併することが報告されているが，結核性脊椎炎の症例の約 50% で傍脊柱膿瘍が合併する．ブルセラ属脊椎炎が神経根炎，クモ膜炎と神経炎の画像診断特徴を示す可能性もある[22]．とくに腰ブルセラ症において，罹患脊椎骨に隣接した腹膜が厚くなる可能性がある．そして，大動脈周囲リンパ節が腫脹する可能性がある．

> **キーポイント：ブルセラ属脊椎炎**
>
> - 結核性脊椎炎，サルモネラ菌脊椎炎，ほかの化膿性脊椎炎，椎間板ヘルニアと転移性病巣は，鑑別診断で考慮されなければならない．
> - 増殖性変化は，結核性脊椎炎ではみられない．著しい破壊，軟部組織病変，椎体圧潰，亀背，胸腰椎病変とわずかな痛みは，結核性脊椎炎のおもな鑑別所見である．
> - 化膿性脊椎炎は，通常，ブルセラ属脊椎炎より急性である．
> - 椎間板は，通常転移性疾患で温存される．
> - 椎間板ヘルニアは，一般に T2 強調像上で高信号を示さず，造影されない．

真菌感染

真菌感染は，脊椎と隣接した軟部組織で生じることがありうる．

◆ 疫学

真菌感染の発生率が著しく近年上がったが，脊椎の真菌感染は比較的まれである．

◆ 臨床像

菌類の脊椎炎は，ほかの脊椎炎と非常に類似している臨床像を示す．菌類の脊椎炎は，免疫不全／免疫抑制患者で，AIDS患者で，そして，長期のコルチコステロイドおよび／または細胞毒性治療を受けている患者では最初に疑われなければならない．菌類の脊椎炎は，脊髄転移を区別するのが困難である場合もある．そのような場合，臨床的および組織病理学的所見が決定的になる．

◆ 病態生理学

ヒトに影響を及ぼす真菌は，2つのカテゴリーに分類される．日和見的な真菌と病原真菌である．アスペルギルス，カンジダとケカビ属種のような日和見的な真菌は，健常者で疾患を引き起こすことはまれだが，免疫不全の宿主でまれではない．ブラストミセス皮膚炎，コクシジオイデスイミティスとヒストプラズマ・カプスラーツムのような病原真菌は，健常者における脊髄性感染症（5～10％）で免疫不全である人々と同等の頻度である．脊髄性病変は通常最初の肺感染巣からの血行性であるか直接的な広がりの結果である[23]．真菌感染症は肉芽腫形成で慢性炎症から化膿にわたる多様な炎症性反応をもたらす．真菌は，石灰化，梗塞（アスペルギルス），過敏症症候群と抗体産生を生じることもある．

◆ 病理

軟髄膜に波及する可能性があって，軟髄膜は厚くなって，不透明にみえることもある．真菌のなかには（たとえば，アスペルギルス），分岐形成菌糸の形をとるものもある．これらにおいて，顕著な顕微鏡的特徴は，菌類の菌糸，血管血栓症，出血とさまざまな炎症性浸潤による血管の浸潤である．

ほかの真菌は，1つのつぼみの酵母形態（たとえば，カンジダ，ブラストミセス，コクシジオイデス，クリプトコッカス，ヒストプラズマ）の外観を呈する．カンジダは，偽菌糸を形成することもある．小さい肉芽腫は識別可能であることもある．菌類の病変が密接に他の肉芽腫症のそれらに似ているので，菌類の型の正しい診断と結核との鑑別は染色または培養によって病原生物を同定することにかかっている．

◆ 画像

X線

糸状菌脊髄性感染症のX線の特徴は，結核のそれらに似ている．これらは，椎体前方の病変，椎間板を相対的に保つことと大きな傍脊柱膿瘍の発生を含む．真菌感染は後部要素を侵す可能性がある．そして，隣接した肋骨はあまり頻繁には侵さず，瘻孔をつくることも頻繁にはない．特定のパターンは，特異的な真菌感染でより頻繁に起こる．たとえば，後方要素の病変を伴う傍脊椎の軟部組織腫脹は，コクシジオイデスの末期によりふつうにみられる．圧壊と亀背は，ブラストミセスの感染でより一般にみられる傾向がある．クリプトコッカスは椎体のなかで溶解性病変を形成する可能性があり，病変の境界は不明瞭で取り囲むように膿瘍を形成することがある．その膿瘍はコクシジオイデスまたは結核の囊胞性型でみられるものと類似している．クリプトコッカスは，1つの圧潰した椎体で透過性の病巣の外観を呈する可能性もある．患者の症状によって暗示されるより，骨病変の程度は，しばしば進行している[24]．

CT

CTは疾患の範囲を明確にし，鑑別診断に役立つ可能性がある．化膿性脊椎炎と対照的に，真菌感染ではしばしば椎間板は保たれる．菌類の脊椎炎は，脊柱内で空洞と腐骨を形成する可能性があるが，腫瘍は一般により完全な骨破壊を示す[24]．

MRI

菌類の脊椎炎において，T2強調像は，かすかな信号異常を示す程度かもしれない．免疫不全患者の劣った炎症性反応のために，造影剤増強は非常に軽度である場合があるか存在しない場合がある[25]．椎間板はT2強調像で過剰強度を示すことはない．椎間板の赤道の帯（髄核内の裂溝）は保たれる可能性がある．

アスペルギルス感染症は，一般に複数の脊髄部位に影響を及ぼす．アスペルギルス脊椎炎の画像診断の特徴は，線

維輪の突出，前縦靱帯および後縦靱帯の造影効果と椎間板のかすかな造影効果と同時に靱帯下腔に造影効果を認めるといったものである．椎体の崩壊が，骨の脊柱管への突出や脊柱不安定性もしくはこの両者を伴って起こる可能性がある．アスペルギルス感染症は，脊髄の菌類の硬膜外膿瘍または直接的な菌類の病変を引き起こすために，脊柱管に達する可能性がある．アスペルギルスも，しばしば血管血栓症，梗塞と血管破裂につながる壊死性血管炎を引き起こす．椎体の破壊は，結核性脊椎炎と類似する可能性がある．

カンジダ脊椎炎（1〜2%）は，血行性に播種性カンジダ症発症と同時か末期に起こることもある（図18-21）[26]．椎体および傍脊椎の病変は，大膿瘍として，または，椎間板転移なしの肉芽腫に類似している腫瘤として現れる可能性がある[27]．カンジダ，アルビカンスは髄内膿瘍を引き起こす場合がある．

脊椎におけるブラストミセス症は，通常最初に椎体の前

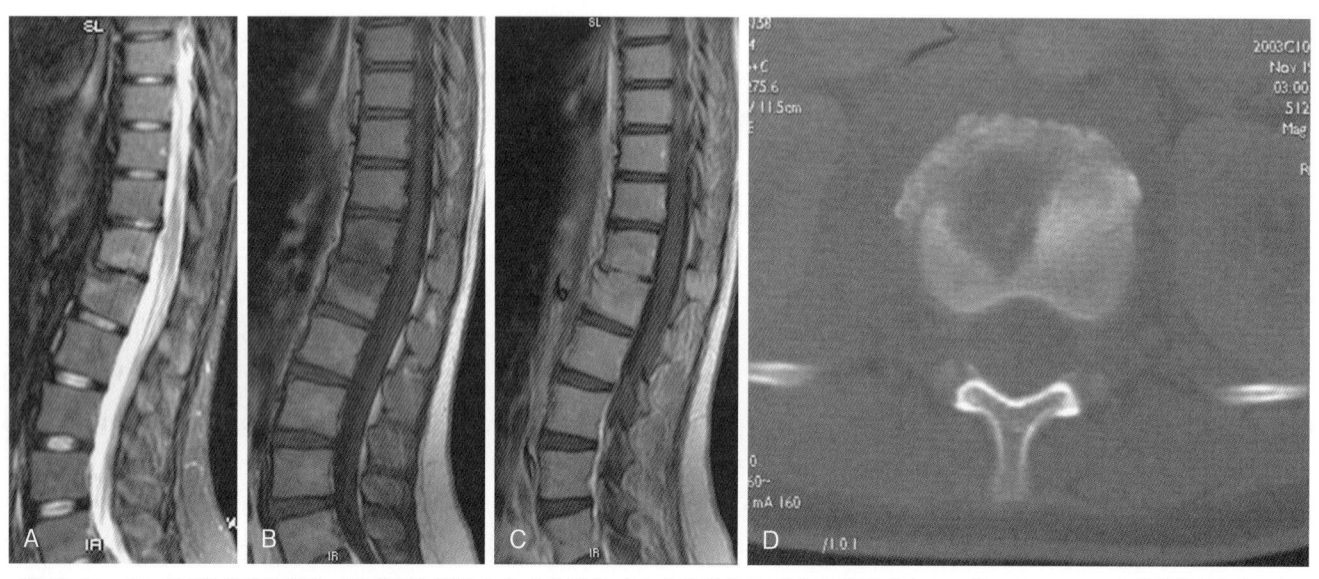

・図18-21 カンジダ椎体椎間板炎．T2強調矢状断（A）と造影前（B）と造影後T1強調矢状断（C）MR像では，Th12-L1椎骨椎間板炎の信号変化が認められる．L1の上方終板では，前方侵食と破壊を認める．T1強調とT2強調MR像で椎間板は（それは，菌類の椎間板炎でみられることもあるのだが）低信号であるが，椎間板炎と矛盾しない造影効果を示す．軸骨格アルゴリズムの水平断CT画像（D）では，椎体の侵食が確認される．

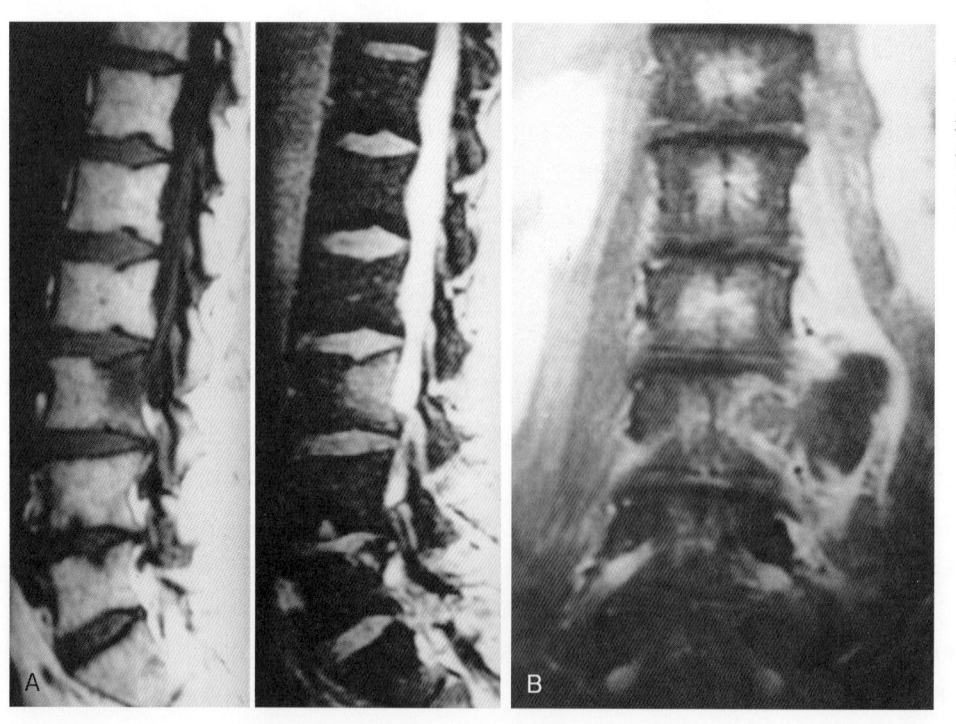

・図18-22 クリプトコッカス脊椎炎．T1強調矢状断（A，左）とSTIR（A，右）とT1強調冠状断（B）MR像では，L3椎体の後部半分に信号変化を認める．左側に傍脊椎膿瘍形成は存在し，末梢方向に造影剤増強を認める．（C. Andreula氏［イタリア］のご厚意による）

面に影響を及ぼす．脊椎でのブラストミセス症の画像診断の特徴は，微少な反応骨変化，飛び石病変，椎体圧潰，脊髄膿瘍または肉芽腫（髄膜炎臍帯圧迫と脊椎傍膿瘍）で骨溶解病変を含む．ブラストミセス症は，臨床的に，そして，放射線学的に，結核性脊椎炎に類似する可能性がある．ときには，隣接した肋骨（結核性脊椎炎ではめったにないことだが）の芽糸状菌病変は，2つの病変を区別するのに役立つ．

クリプトコッカス脊椎炎は，最も一般的には腰椎に波及して，病変部近傍のごくわずかな硬化症とごくかすかな骨膜反応（図18-22）を伴った鋭くふちどられた破壊性病変を引き起こす[23]．

コクシジオイデスは，罹患椎間板腔が温存されたまま，複数の脊柱に波及する．それは，硬化縁（以前の病変），扁平椎，後方要素の病変と広範囲な傍脊柱腫瘤で椎体の破壊性病巣を引き起こす．

> **キーポイント：真菌性感染**
> - 最も重要な鑑別診断は，結核性脊椎炎と真菌性脊椎炎と化膿性脊椎炎である．
> - 脊椎結核より真菌性脊椎炎を支持する画像の特徴は，保たれた椎間板スペース，隣接した肋骨の病変，比較的限られた傍脊柱病変と比較的あまり脊柱変形を残さない．
> - 化膿性脊椎炎より真菌性脊椎炎を支持する画像診断の特徴は，保たれた椎間板，保たれた椎間板赤道の帯（髄核内裂溝）とT2強調像での椎間板が過剰にエンハンスされない．

嚢尾虫症

脊椎と隣接した軟部組織のこの寄生虫感染は，ブタ条虫有鉤条虫の幼生形による全身侵襲に起因する．それはまた，脊髄性神経嚢虫症とよばれる．

◆ 疫学

とくに中央および南アメリカ，インド，アフリカ，東アジア，東ヨーロッパと他の発展途上国で，嚢尾虫症は世界的に中枢神経系で最も頻度が高い寄生虫感染である．しかしながら，神経嚢虫症の全体の症例の1～3％の発生率で，脊椎骨を含んでいる神経嚢虫症は，非常にまれである．約50例の脊髄性病変が報告されている．疾患はどんな年齢でも起こりうる．そして，性差がない．

◆ 臨床像

患者は，寄生虫または変性された幼虫の代謝物によって誘発される脊髄性炎症を呈することがある．多様な神経学的徴候および症状は，寄生虫性嚢胞による圧迫から生じる場合がある．脊柱外で嚢尾虫を認めることもある．

◆ 病態生理学

ヒトは，伝染力のある嚢尾虫幼虫を含んでいる十分に加熱調理されなかった豚肉を食することによって，有鉤条虫に感染する．幼虫は胃腸粘膜に付着して，腸の範囲内で成熟して，感染性卵子を産む成熟した条虫となる．嚢尾虫卵を含んだヒト糞便によるブタの餌の汚染は中間宿主の感染による．この結果，サイクルを完成する．糞便に卵排出した感染患者は，彼ら自身に再感染する可能性があり，糞口感染経路によってほかの人を感染させる可能性もある．嚢尾虫幼虫は腸壁を破る可能性があって，血行性に中枢神経系と筋まで広がる可能性がある．

脊髄性嚢尾虫症は，脊髄外部（たとえば，椎体）か脊髄内部（硬膜外，クモ膜下および髄内部位を含む）であるかで分類することができる．脊髄性嚢尾虫症で最も頻度が高い形状は，クモ膜下および髄内である．おそらくは大脳から脊髄クモ膜下腔まで寄生虫が移動するため，これらは後頭蓋窩で嚢尾虫と関係していることが知られている[28]．脊髄病変の大部分は蔓性の嚢胞である．そして，それは実質性病変より大きくて，scolice（寄生虫の幼虫の一形態）は存在しない．

◆ 病理

髄膜性嚢胞は小さく無色である．時間とともに，髄膜は炎症を起こし，厚くなって，線維成分が目立ってくる．脊髄は一般にほとんど含まれない．

クモ膜下幼虫は，クモ膜炎を引き起こすことがありうる．嚢胞は通常直径1～2cmで，1つの陥入の頭節を含む．変性の後，嚢胞は線維性になって，最終的に硬い白い小塊状に固まる．嚢胞壁は低密度に細胞状で，3層の組織学的層からなる．すなわち，外側の角皮層，中間の細胞層，内側網様または線維素層である．被嚢した幼虫が生存していれば，炎症性液体は嚢胞中に包含され，周囲の組織はわずかな反応しか示さない．嚢尾虫が死亡したあと，嚢胞内容物が漏出し，病巣周囲炎，炎症細胞の浸潤，肉芽組織の形成が起こる．

◆ 画像

脊髄性囊尾虫症は頭蓋内囊尾虫症を一般に伴うので，これらの患者の画像診断評価は頭部と脊椎を含まなければならない．

CT

CT は，囊尾虫をクモ膜下腔の限局性囊胞性病変と特定する．石灰化はまれに脊髄囊尾虫とともにみられる．なぜならそれらの大部分は寄生虫のクモ膜下での蔓状の形態（まれに死亡する）だからである．

MRI

MRI は，概して CSF と類似の信号強度で，囊胞性領域を示す．ときに，頭節は囊胞腔内の等強度の小結節と確認される可能性がある．進行性変性で，囊胞が不規則な造影剤増強を示す可能性があり，囊胞を囲んでいる組織の外見は，宿主の免疫状態によって変化する[12]．かすかな縁状の増強は，宿主反応を示さない病変近傍の浮腫は，陽性免疫反応を示す．髄内囊胞性形状は，二次性脊髄空洞を引き起こす場合がある．クモ膜下形状は，脊髄の表面の上に，均一なシート状のクモ膜炎を誘発する可能性がある．定常状態（constructive interference in steady state：CISS）における同化性干渉のような高度な空間分解能を利用して，従来の方法では見つけられなかった多くのクモ膜下病変を見つけることができる可能性がある．

キーポイント：寄生虫症

- 先天的なクモ膜類皮腫囊胞，原発もしくは転移性の腫瘍性囊胞，外傷または感染由来のクモ膜下腔の二次性被囊現象（小胞形成）は，鑑別診断ですべて考慮されなければならない．頭節を除いて，囊尾虫症の特定の画像診断の特徴がない．
- クモ膜囊胞は，造影されない．皮様囊腫の拡散は制限される．
- 化膿性膿瘍は，脊髄浮腫と拡張で不規則なリング状造影を示す．
- 腫瘍性囊胞は，腫瘍の固形部分に不規則な縁状造影効果を示す．

包虫症

脊椎と隣接した軟部組織のこの寄生虫感染は，囊胞ステージにあるエキノコッカス（Echinococcus）属の条虫の感染に起因する．単包虫症，包虫症，多包虫症ともよばれる．

◆ 疫学

包虫症は，地中海沿岸，中央ヨーロッパ，中東，オーストラリア，ニュージーランド，ラテンアメリカと南アフリカで最も広範囲にわたる．疾患は成人より小児や若者で頻繁に発生し，女性より男性にはるかによくみられる．なぜならこれらは，動物飼育とより密接に関係しているからである[29]．寄生虫はほとんど脊椎には侵入しないので，脊髄性病変はまれである（症例の0.5〜2%）．

◆ 臨床像

囊胞が神経根または脊髄を圧迫するとき，通常脊髄性包虫症と診断される．特異的な神経学的症状は，圧迫のレベルによる．概して，熱がなく，臨床的所見は慢性化膿性椎骨椎間板炎のそれらと類似している．肝臓（腹部，肺とその他）の椎体外病変は，脊髄性症状を認める患者に，しばしばみられる．治療は，通常脊髄囊胞を治療するのに十分でない．

◆ 病態生理学

包虫症は，単包条虫（Echinococcus granulosus：単包虫症），多包条虫（E. multilocularis：多包虫症），フォーゲル包条虫（E. vogeli：多包型），またはヤマネコ包条虫（E. oligarthus）の幼虫期の感染に起因する．

ヒトは，感染性の卵子を含んでいるイヌの糞便で汚染された食物を消費することによって，偶然に感染する．単包条虫と多包条虫は，ヒトの疾患に最も重要である．単包条虫には，通常，イヌとヒツジのあいだで家畜に発症するサイクルがある．それは，それから内生出芽によって娘囊胞と scolice（寄生虫の幼虫の一形態）を生じる包虫囊胞を生産する．多包条虫には，野生の肉食動物と草食動物のあいだで野生動物に発生する森林サイクルがある．それは単包あるいは多房性包虫症を引き起こす．そして，それは外生出芽によって囊胞の侵入性増殖から生じる．

エキノコッカス幼虫（オンコスフェーラ）は，内臓，とくに肝臓と肺と脊椎に感染するために，体に腸から進入す

る．彼らが定着するところで，若干の幼虫は滅ぼされる．ほかは成長する．3週末までには，宿主は成熟寄生虫性嚢胞周辺で線維皮膜（周囲嚢胞）を形成することによって反応する．初期の成熟した嚢胞は，概して直径約1 cmである．嚢胞が機能障害を起こすことなく膨張に支障のない組織にとどまる場合，嚢胞は拡大し続ける可能性がある．完全に発達した包虫嚢は，液体で満たされ，典型的には単包性であり，比較的頻繁ではないが多房性で空洞であることもある．包虫嚢の壁は，3枚の層をもつ．内層（内包）は，厚く，有核発芽の膜で，寄生虫の活動層である．2枚めの層（外シスト）は無細胞で，有核胚層によって隠れているさまざまな厚みの積層（ケラチン）ムコ多糖膜である．それは強く過ヨウ素酸シッフ陽性で，ゴウモリ，メテナミン銀とベストカルミン染色法で好酸性染色を示す．内側胚層細胞の微絨毛の拡張は，ムコ多糖膜を通して突出して，栄養分を提供する．3枚めの層（周囲嚢胞）は，寄生虫への宿主反応から発達して，線維芽細胞，巨細胞，好酸球による肉芽組織からなる．

　包虫症は，脊椎骨胸部（50％），腰（20％），仙椎（20％）および頸部（10％）といった領域に対する偏向を示す．とくに胸椎の中や椎弓根に椎体周囲の血液側副路によって引き寄せられる．嚢胞は，通常脊椎骨骨髄のそれらの増大を開始して，神経弓周辺で，隣接した肋骨への前方皮質を通して，そして，管への後方皮質を通して進行する可能性がある[30,31]．脊椎の範囲内で，包虫嚢は典型的球面形状をつくらない．その代わりに，脊椎骨嚢胞は微小胞で侵襲性である[32]．それらは浸透して，ゆっくり海綿骨を破壊して，皮質に達するために抵抗の小さいところをたどって傍脊柱組織に達するとともに皮質を貫通する．椎間板は通常含まれない．そして，硬膜はつねに完全なままである．

　肺胞包虫症は，中心壊死，小さい嚢胞，石灰化，周囲の浮腫と異常造影剤増強による典型的腫瘍病変として現れる．

◆ 病理

　椎体病変は，プロト頭節（いわゆる包虫砂）の無色透明の液体と粒状沈着物を含む嚢胞による骨の膨張として現れる．嚢胞の壁は，厚さ2〜3 mmである．それは，卵円殻がはりついている内側胚層（内包），中間の積層角皮層（外シスト）と宿主に由来する線維組織の外層（周囲嚢胞）からなる．リンパ球が隣接した血管を圧迫する可能性がある．

◆ 画像

　脊髄性包虫症が通常身体のびまん性病変を伴うので，画像診断検査は頭部，胸郭と腹部（脊椎と同様に）を評価する．

X線

　単純X線は，非特異性の破壊性病変を示す．皮質が不鮮明になるような多房性骨溶解は，最も頻度が高い所見である．

CT

　CTは，骨病変の範囲を示すのに好ましい方法である．不規則な辺縁の皮質破壊，骨髄侵食と脊柱管の非対称の病変は，多房性，嚢胞性病変を示唆する．

MRI

　MRIにおいて，脊椎の多包虫感染はCSF様信号を伴う鮮明あるいは不鮮明な病変として，造影剤増強はまったくないか，若干認められる（図18-23, 24参照）．典型的球状病変はまれである．変性された嚢胞は，信号変化を示す可能性がある．硬膜外または傍脊柱軟部組織への波及病変は，一般に「ブドウの房」形態を示す．MRIは，脊髄と神経根の圧迫を評価するために推奨される検査である．

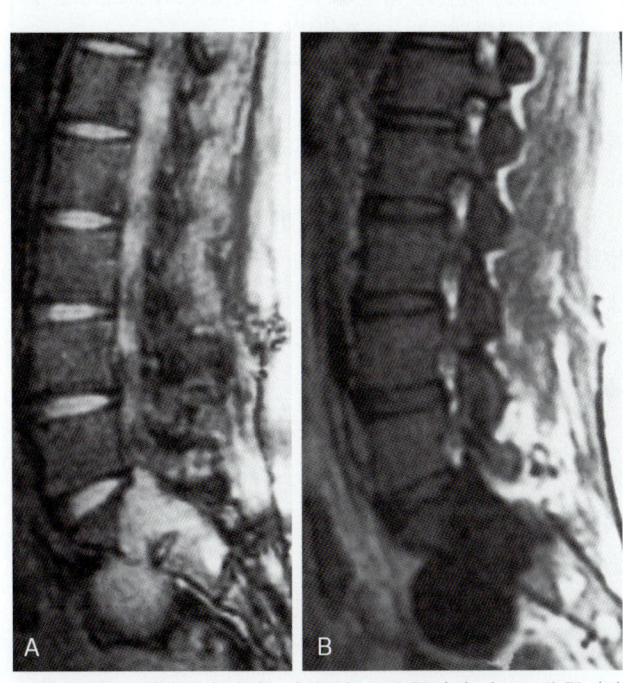

• 図18-23　椎体の包虫嚢．矢状断T1強調（A）とT2強調（B）MR像では，S1腹側で明確な脊椎傍の嚢胞性病変を認め，S1とS2にそれと連続した信号変化領域を認める．病変の信号は，脳脊髄液のそれと類似している．S1-2椎間板は相対的に保たれている．

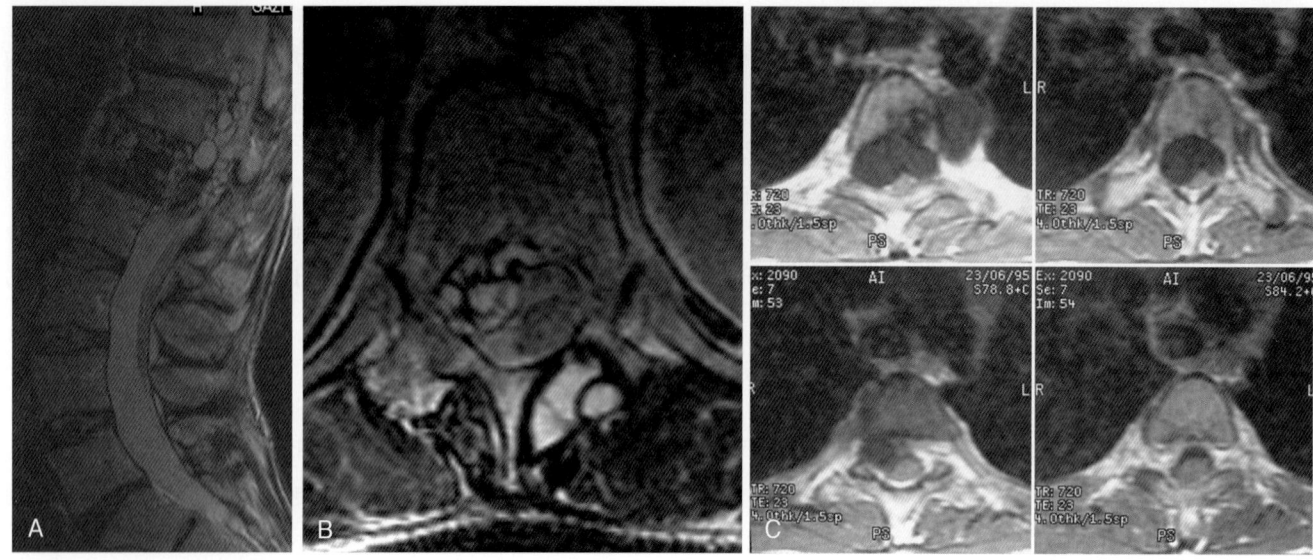

・図 18-24　脊髄硬膜外包虫嚢．矢状断（A）と水平断（B）の T2 強調 MR 像では，Th11 から L1 レベルに硬膜外腔で，複数の包虫嚢を認める．L1 椎体の中へ侵入し前上方に位置する包虫嚢もみられる．L1 の後部半分での硬化性変化は，以前の掻爬のためである．造影後 T1 強調水平像（C）では，棘突起の後部左と椎弓右で硬膜外，さらには傍脊柱域に複数の包虫嚢を認める．硬膜嚢は後方と左側にずれている．別の患者の造影後 T1 強調水平断 MR 像（C）は，前方の硬膜外包中嚢で脊髄への圧縮を認める．もう 1 つの傍脊柱包膜嚢は，後方の大動脈に位置する．境界の不明確な脊椎内包膜嚢もあり，造影効果は認められない．

> **キーポイント：包虫症**
> ・包虫症の骨の広範囲な破壊と膨張は，原発性（たとえば，骨肉腫，軟骨肉腫，動脈瘤性骨囊腫）か転移性骨新生物（たとえば，腎細胞癌，甲状腺癌）と結核性や化膿性脊椎炎の所見と類似することがある．
> ・画像診断の造影剤増強のパターンそして，臨床および検査所見は鑑別診断上，有効である．

住血吸虫症

脊椎と隣接した軟部組織の寄生虫感染は，住血吸虫属の寄生吸虫に起因することがある．それは，住血吸虫症ともよばれる．

◆ 疫学

この感染は，ラテンアメリカ，アフリカとアジアの 74 カ国で約 2 億人に起こっている．脊髄住血吸虫病は，流行地域の非外傷性脊髄症で最もよくある原因のうちの 1 つである．

CNS 転移の有病率は，感染した個人のなかで 1～30% である．感染はどんな年齢でも起こることがありうる，そして，男性は女性より感染しやすい．

◆ 臨床像

疾患の初期に症状がある患者はきわめて少ない．のちに患者は髄膜炎，脊髄神経根炎または横断性脊髄炎の徴候を呈することがある．しかしながら，特異的な疾病特有徴候または症状はない．薬物治療に対する反応は良好である．そして，この理由で，早期診断は欠かせないが，むずかしい．

◆ 病態生理学

住血吸虫属には 3 つの種がある．マンソン住血吸虫（*Schistosoma mansoni*），日本住血吸虫（*S. japonicum*）とビルハルツ住血吸虫（*S. hematobium*）である．ケルカリア（カタツムリ中間宿主から水にリリースされる）が直接皮膚からヒトに感染する．ケルカリアは，皮膚静脈に，そして，肺血管系と肝臓に皮膚中を移動する．住血吸虫属幼虫は肝臓で成熟して，そして，血管内を通って腸間膜といった特定の領域に移動する．あるいは小包のまま循環する[33]．卵子はとどまっている小細静脈から膀胱または腸の内腔へ移動するのに分解酵素を放出する．卵子のとどまっているところで，これらの酵素はアレルギーを起こして，肉芽腫性炎と線維形成を誘発する．マンソン住血吸虫は優先して結腸腸間膜細静脈に移動するので，他の住血吸虫属種より一般に CNS と脊椎で卵子肉芽腫を形成する．卵子は通常下大静脈によって脊椎に達するので，住血吸虫病は最も一般的には胸椎および腰椎に影響を及ぼす[33]．

◆ 病理

　肉芽腫は脊髄の表面に凝集することがあって，ときに硬膜に浸潤することもある．感染した脊髄部分は著しい腫脹がある．粟粒性肉芽腫は，脊髄の全体を通じて点在することがある．ときどき，病変は単発性の場合があって，腫瘍に類似する場合がある．

　組織学的に，卵子への宿主反応は，まったくないか多核巨細胞，著しい線維形成と隣接したグリオーシスを伴う病勢さかんな肉芽腫性炎までさまざまである．好酸球は，通常認められる．

◆ 画像

X線

　顕著で明白なX線での所見はない．脊髄造影は，髄内腫瘍に類似している拡大した脊髄を示す可能性がある．

CT

　CTは，斑状造影剤増強でびまん性脊髄の腫脹を示す．

MRI

　MRIは，脊髄性住血吸虫病の評価のための選択余地のある画像診断法である．T2強調像では，いくつかのセグメントにわたるびまん性高信号領域，肉芽腫の存在レベルでの脊髄の腫脹，異常造影剤増強（**図18-25**）が示される．

> **キーポイント：住血吸虫症**
> - 鍵となる鑑別診断は，多発硬化，急性散在性脳脊髄炎（acute disseminated encephalomyelitis：ADEM），横断性脊髄炎，髄内腫瘍と膿瘍を含む脊髄腫脹をきたす疾患である．
> - 免疫学的検査と臨床的所見は，鑑別診断に役立つ．

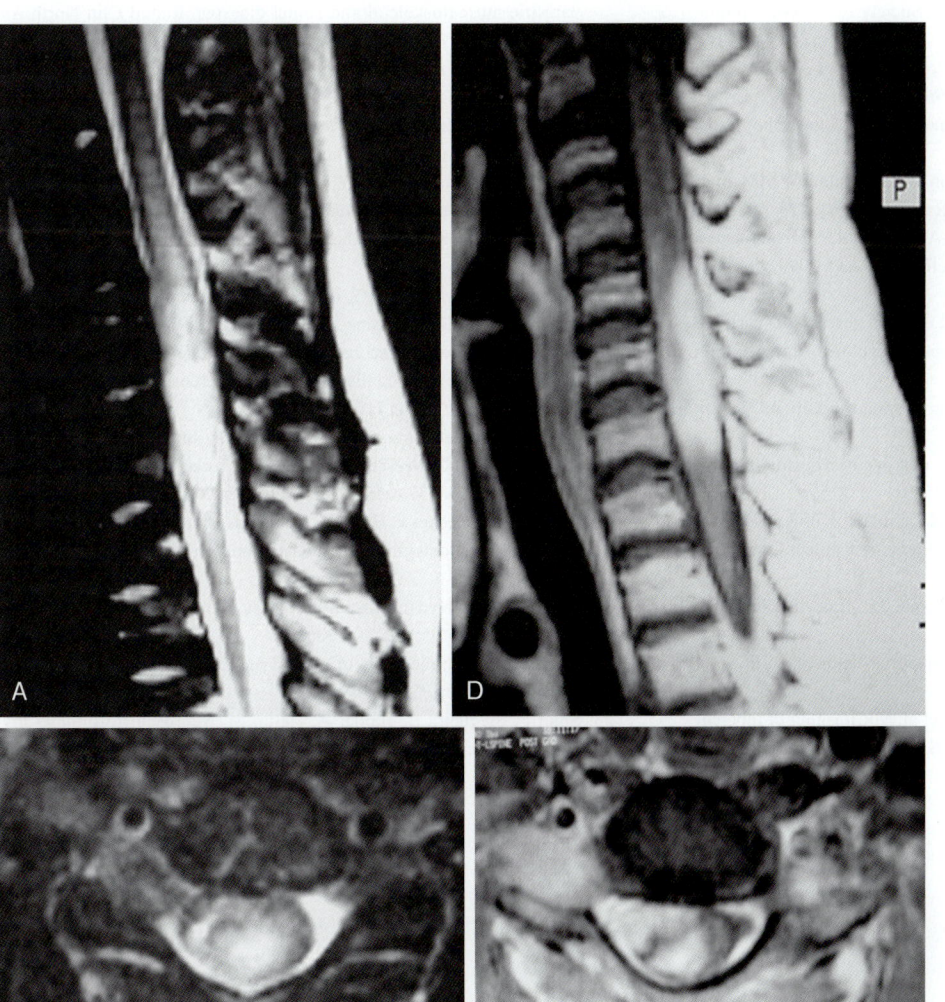

• **図18-25**　脊髄住血吸虫病．矢状断STIR（A），T2強調水平断（B）と造影後T1強調矢状断（C）および水平断（D）MR像では脊髄に下位頸椎および上位胸椎レベルで浮腫を伴った拡大と，T2強調での高信号を認める．T2強調水平断においては中央に病変がみられる．患部の著明な造影剤増強は，明らかである．（C. H. Zee氏［米国］のご厚意による）

参考文献

- Dagirmanjian A, Schils J, McHenry M. MR imaging of spinal infections. MRI Clin North Am 1999; 7:525-538.
- Sharif HS. Role of MR imaging in the management of spinal infections. AJR Am J Roentgenol 1992; 158:1333-1345.
- Sharif HS, Morgan JL, Al Shahed MS, Al Thagafi MYA. Role of CT and MRI in the management of tuberculous spondylitis. Radiol Clin North Am 1995; 33:787-804.
- Stabler A, Reiser MF. Imaging of spinal infection. Radiol Clin North Am 2001; 39:115-135.
- Tali ET. Spinal infections. Eur J Radiol 2004; 50:120-133.
- Tyrrell PNM, Cassar-Pullucino VN, McCall IW. Spinal infection. Eur Radiol 1999; 9:1066-1077.
- Van Tassel P. MRI of spinal infections. Topics Magn Reson Imaging 1994; 6:69-81.

文献

1. Heller RM, Szalay EA, Green NE. Disc space infection in children: MRI. Radiol Clin North Am 1988; 26:207-209.
2. Jinkins JR, Bazan III C, Xiong L. MR of disc protrusion engendered by infectious spondylitis. JCAT 1996; 20:715-718.
3. Ross JS. Discitis, osteomyelitis and epidural abscess. In Core Curriculum in Neuroradiology: Part II. Neoplasms and Infectious Diseases, 1996, pp 201-206.
4. Wolansky LJ,, Heary RF, Patterson T, et al. Pseudosparing of end plate: A potential pitfall in using MRI to diagnose infectious spondylitis. AJR Am J Roentgenol 1999; 172:777-780.
5. Calli C, Yunten N, Kitis O, Zileli M. Diffusion weighted MRI in spondylodiscitis and vertebral malignancies. Neuroradiology 2001; 43:55.
6. Tali ET, Celik H, Ucar M, et al. Comparison of spinal DWI and ADC values to differentiate the spinal infections, tumors and degenerative changes. Presented before the Radiology Society of America annual meeting, Chicago, 2005.
7. Rothman SL. The diagnosis of infections of the spine by modern imaging techniques. Orthop Clin North Am 1996; 27:15-31.
8. Wetzel FT, La Rocca H. Griesel's syndrome: a review. Clin Orthop Relat Res 1989; 240:141.
9. Ledermann HP, Schweitzer ME, Morrison WB, Carrino JA. MRI findings in spinal infections: rules or myths? Radiology 2003; 228: 506-514.
10. Bass SN, Ailani RK, Shekar R, Gerblich AA. Pyogenic vertebral osteomyelitis presenting as exudative pleural effusion. Chest 1998; 114:642-647.
11. Tang HJ, Lin HJ, Liu YC, Li CM. Spinal epidural abscess—experience with 46 patients and evaluation of prognostic factors. J Infect 2002; 45:76-81.
12. Lury K, Smith JK, Castillo M. Imaging of spinal infections. Semin Roentgenol 2006; 41:363-379.
13. Mitten RW. Vertebral osteomyelitis in the dog due to Nocardia-like organisms. J Small Anim Prac 1974; 15:563-570.
14. Atalay B, Azap O, Cekinmez M, et al. Nocardial epidural abscess of the thoracic spinal cord and review of the literature. J Infect Chemother 2005; 11:169-171.
15. Almeida A. Tuberculous of the spine and spinal cord. Eur J Radiol 2005; 55:193-201.
16. Shanley DJ. Tuberculous of the spine: imaging features. AJR Am J Roentgenol 1995; 164:659-664.
17. Gouliamos AD, Kehagias DT, Lahanis S, et al. MR imaging of tuberculous vertebral osteomyelitis: pictorial review. Eur Radiol 2001; 11:575-579.
18. Gillams AR, Chadda B, Carter AP. MR appearances of the temporal evaluation and resolution of infectious spondylitis. AJR Am J Roentgenol 1996; 166:903-907.
19. Chang MC, Wu HTH, Lee CH, et al. Tuberculous spondylitis and pyogenic spondylitis. Comparative magnetic resonance imaging features. Spine 2006; 31:782-788.
20. Tekkök IH, Berker M, Ozcan OE, et al. Brucellosis of the spine. Neurosurgery 1993; 33:838-844.
21. Görgülü A, Albayrak BS, Görgülü E, et al. Spinal epidural abscess due to Brucella. Surg Neurol 2006; 66:141-147.
22. Mousa AM, Bahar RH, Araj GF, Koshy TS. Neurological complications of Brucella spondylitis. Acta Neurol Scand 1990; 81:16-23.
23. Chemm RK, Wang S, Jaovisidha S, et al. Imaging of fungal, viral, and parasitic musculoskeletal and spinal diseases. Radiol Clin North Am 2001; 39:357-378.
24. Kim CW, Perry A, Currier B, et al. Fungal infections of the spine. Clin Orthop Relat Res 2006; 444:92-99.
25. Williams RL, Fukui M, Meltzer CC, et al. Fungal spinal osteomyelitis in the immuno-compromised patients: MR findings in three patients. AJNR Am J Neuroradiol 1999; 20:381-385.
26. Andemahr J, Isenberg J, Prokop A, Rehm KE. Candida spondylitis: a case report and review of the literature. Unfallchirurg 1998; 101:955-959.
27. Munk PL, Lee MJ, Poon PY, et al. Candida osteomyelitis and disc space infection of the lumbar spine. Skeletal Radiol 1997; 26:42-46.
28. Leite CC, Jinkins JR, Escobar BE, et al. MR imaging of intramedullary and intradural-extramedullary spinal cysticercosis. AJR Am J Roentgenol 1997; 169:1713-1717.
29. Turgut M. Hydatidosis of central nervous system and its coverings in the pediatric and adolescent age groups in Turkey during last century: a critical review of 137 cases. Child Nerv Syst 2002; 18:670-683.
30. Iplikcioglu C, Kokes F, Bayar A. Spinal invasion of pulmonary hydatidosis: computed tomographic demonstration. Neurosurgery 1991; 29:467-468.
31. Robinson RG. Hydatid disease of spine and its neurologic complications. Br J Surg 1959; 47:301-306.
32. Ozek MM. Complications of central nervous system hydatid disease. Pediatr Neurosurg 1994; 20:84-91.
33. Shail E, Siequeira B, Haider A, Halim M. Neuroschistosomiasis myelopathy: case report. Br J Neurosurg 1994; 8:239-242

第19章

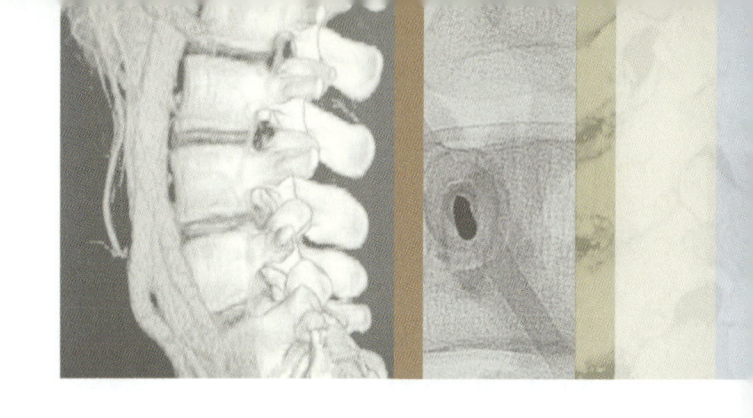

脊髄の感染

E. Turgut Tali, Serap Gultekin

脊髄膜炎

脊髄膜炎は病原性細菌による脊髄，軟膜，クモ膜下腔の感染である．クモ膜炎ともよばれる．

◆ 疫学

細菌性髄膜炎の発生率は，100,000人当たり2～3人である．新生児，3～8カ月の乳児，そして，20歳代および60歳代の成人で最も高頻度に発症する．脊髄膜炎は，頭蓋内髄膜炎よりはまれである．

◆ 臨床像

脊髄膜炎の性質と過程は，病原体の毒性と宿主の応答によって変化する．インフルエンザ様症状を呈することもある．神経症状は，過敏性，感覚異常と括約筋機能不全に限定されることがしばしばである．通常，頭蓋髄膜も含まれる．そして，嘔気，嘔吐，羞明，不活性，過敏性，傾眠とメニンギスムス（項硬直）といった典型的徴候と症状に至る．

◆ 病態生理学

感染は，脊髄外の感染巣からの血行性播種，隣接する椎骨椎間板炎または脊髄硬膜外膿瘍からの広がり，直接感染や予期せぬ感染源から脊椎に伝達される．経過は生物の毒性，予防接種量と患者の免疫性によって決まる．

脊髄膜炎は，病原体の種類と一致して分類される．

化膿性軟膜炎は，脊椎で最も頻度が高い硬膜内感染である．成人患者において，髄膜炎菌，黄色ブドウ球菌およびストレプトコッカスは，感染の主要な原因である．新生児において，B群連鎖球菌，グラム陰性桿菌およびリステリア菌は，感染の主因である．

ヒト結核菌に起因する結核は，肉芽腫性脊髄膜炎で最も頻度が高い原因である．結核性軟膜炎は，一般に結核性脊髄炎と結核性神経根炎とともに起こる．しばしば，硬膜内脊椎カリエスは，頭蓋内結核とともに，または，その直後に現れる．それほど多くはないが，脊髄性結核性髄膜炎は結核性脊椎炎（まれ）に続発する場合があり，また唯一の一次感染（まれ）として現れる可能性もある[1]．結核腫は，硬膜の内側面上で形成される可能性がある．結核腫は脊髄を掘削する傾向があり軟髄膜の結核は硬膜疾患や髄内結核腫から区別するのが困難である場合がある．

病理学的に，髄膜，脊髄と神経根には，うっ血と滲出物を認める．滲出物が組織化するにつれて，被覆神経根のそれぞれに付着する．クモ膜下腔は狭くなるか，小房化，局所的につぶれる．そして，包膜嚢の分離，二次性脊髄空洞および／または水頭症に至る．

2～30％の脊髄性病変で，ブルセラ症は肉芽腫性脊髄性感染のもう1つの原因である．炎症性血管炎が疾患の経過中に発症する可能性があって，病原生物が脳脊髄液（cerebrospinal fluid：CSF）に移行する可能性がある．脊椎炎と髄膜炎は互いにほかの症状を隠しながら，急性期のあいだ嚢に同時に起こる場合がある[2]．

脊髄性クリプトコッカス症は，通常，脊髄を圧迫するために硬膜外であるか硬膜内髄外スペースの中で拡大する浸

448　X　脊椎における感染

潤の肉芽腫性腫瘤として現れる．クリプトコッカス髄膜炎はAIDS患者のなかにしばしば認められ，髄膜炎症性反応が小さく，髄膜が造影されることはまれである．

　囊尾虫症は，脊髄軟髄膜で最も頻度が高い寄生虫感染である．それは，大脳の感染源からクモ膜下腔を通じて幼虫が直接CSF（脳脊髄液）に播種した結果，生じると考えられる．髄内囊尾虫症は，クモ膜下感染ほど頻度は高くない．

　ウイルス性脊髄膜炎は，きわめてまれである．

◆ 病理

　化膿性およびコクシジオイデス性髄膜炎では，クモ膜下腔で化膿性滲出物が生じる．菌類の髄膜炎では，髄膜は厚く，不透明であり，小さい小結節（非乾酪性肉芽腫）を形成する．

　化膿性脊髄膜炎は，炎症性浸潤が起き，最初に多核白血球，そしてリンパ球が誘導される．これらの化膿性滲出物はクモ膜下腔を膨張させて，脊髄の血管周囲間隙に深く入りこむ．細菌は，それからサイトカインと他の炎症性物質の産生を促す．

　結核性髄膜炎ではリンパ球と単核細胞の浸潤が起きて，

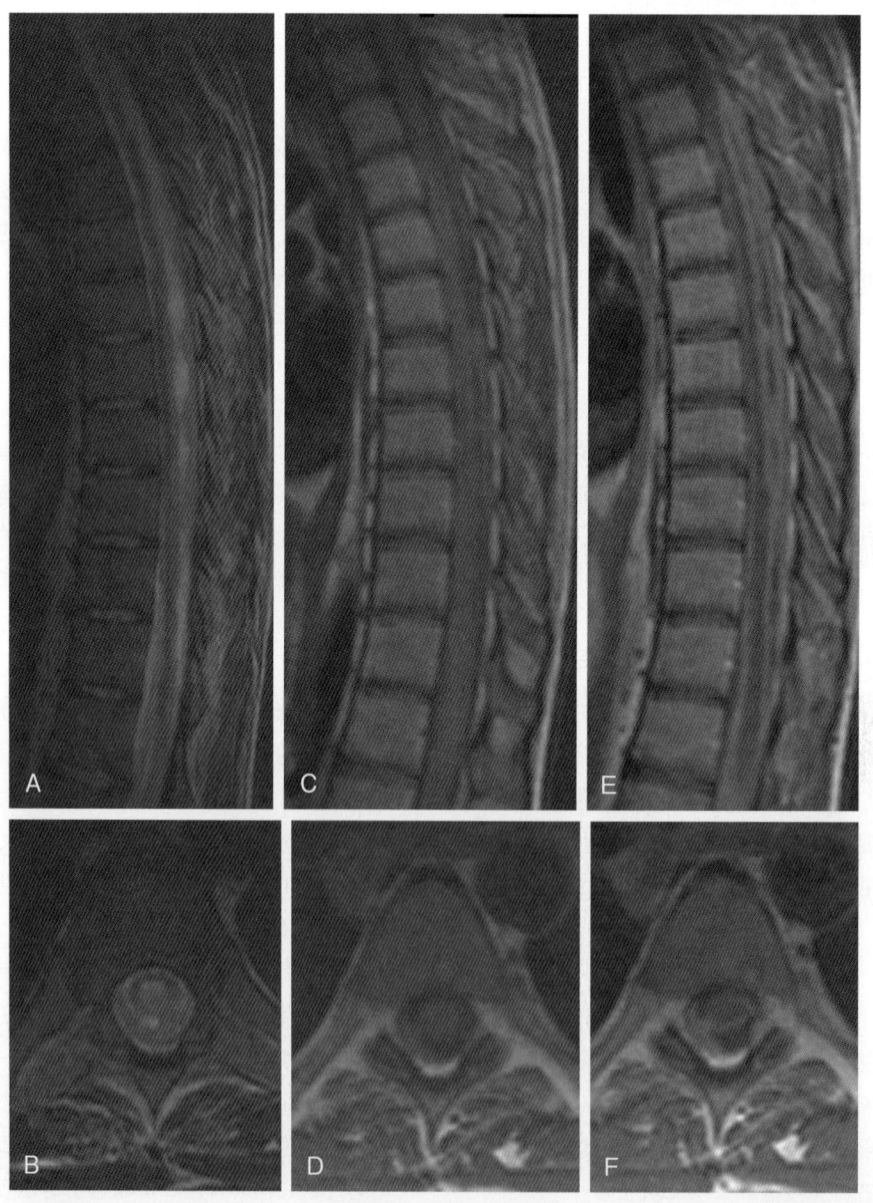

• 図19-1　細菌性髄膜炎．矢状断（A），水平断（B）のT2強調像，そして，矢状断（C），水平断（D）の造影前T1強調像，矢状断（E），水平断（F）の造影後T1強調像では，癒着，小胞形成，クモ膜下腔の遮断，脊髄/CSF境界不鮮明さと不規則な脊髄の輪郭を伴った髄膜の肥厚を認める．肥厚した髄膜は，著明な線形造影剤増強を示す．

肉芽腫（結節）の形成につながる．結節では，乾酪壊死の中心領域，類上皮細胞の中間層とリンパ球の辺縁性環形成がみられる．血管周囲炎は，血管炎に至る可能性がある．抗酸性菌の数は変化し，治療が始まったあと，細菌は検出不可能になる可能性がある．

コクシジオイデス性髄膜炎では，結核と類似の髄膜反応が起き，病原性生物は類上皮細胞，巨細胞，リンパ球とプラスマ細胞によって囲まれる．小さい膿瘍が，非乾酪性壊死と血管炎である可能性がある．結核と類似の髄膜反応が起きる．

◆ 画像

画像診断では陽性である場合もあれば陰性である場合もあるので，画像診断上陰性であっても髄膜炎を除外しない．髄膜炎の診断は，通常CSF分析と臨床症状による．残念なことに，MRIは感染性髄膜炎と軟髄膜の腫瘍形成過程

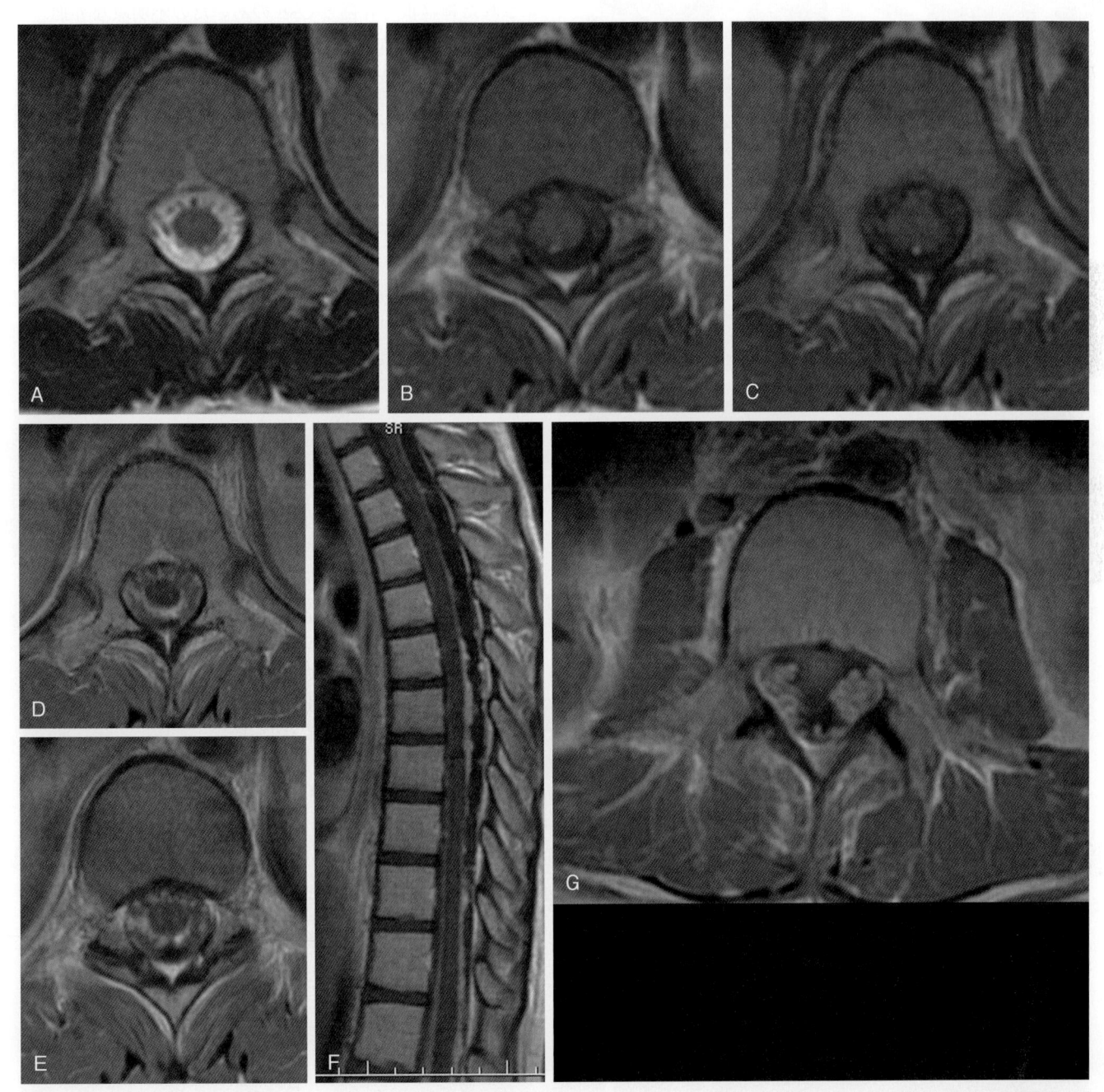

• 図19-2　結核性髄膜炎．T2強調水平断像（A），造影前T1強調水平断像（B, C），造影後T1強調水平断像（D, E）と造影後T1強調矢状断像（F）では，著明な不規則な線形状および結節状の造影パターンを伴いながら脊髄を覆っている不規則に肥厚した髄膜を認める．馬尾の神経根は，厚くなって凝集して著明な造影剤増強を示す（G）．

を鑑別するには特異性が低い．

X線
単純X線では，特異的所見は認めない．

CT
この疾患ではCTの役割は限られる．CSFの密度は，浸潤物によって上昇することがある．炎症を起こした髄膜は造影される可能性がある．とくに結核性髄膜炎の治癒した段階には，石灰化は髄膜に沿って発現することがある．

MRI
細菌性髄膜炎は，脊椎のすべての部分に広がる可能性がある．造影前T1強調像では，異常なしか，CSFの信号強度の増加，脊髄の不規則形態，硬膜の肥厚といった非特異的な所見を認める場合がある．MRIでは，一般に圧迫された神経根，脊髄とCSFのあいだの不明瞭な界面，膜の癒着，クモ膜下腔の限局的あるいは広範性の圧迫とクモ膜下腔（図19-1～3）の小胞形成（複数）が認められる．T2強調像は有用性が限られる．なぜなら，CSFの高い信号強度のため髄膜構造がはっきり描出されない可能性があり，しかも，限局性あるいはびまん性に脊髄の腫脹が認められる可能性があるからである．造影後T1強調像では，概して，炎症を起こした軟脳膜クモ膜を認めることがある．つまり炎症を起こした硬膜や神経，脊髄の異常を認めることがある．造影パターンは，線形の場合（最も頻度が高い）と結節状の場合，広範性の場合がある．造影のパターンや特異性と症状の重症度や病原体特異性のあいだに有意な相関は認めなかった[3]．急性髄膜炎において，造影後MRIが詳細に病変を示すのに対して，造影前MRIは完全に正常にみえることがある．慢性治癒髄膜炎において，造影前MRIは正常を示すが，造影後MRIは造影効果を検出せず，さらなる情報を与えない．

結核性軟膜炎のMRIの特徴は，化膿性髄膜炎（図19-2

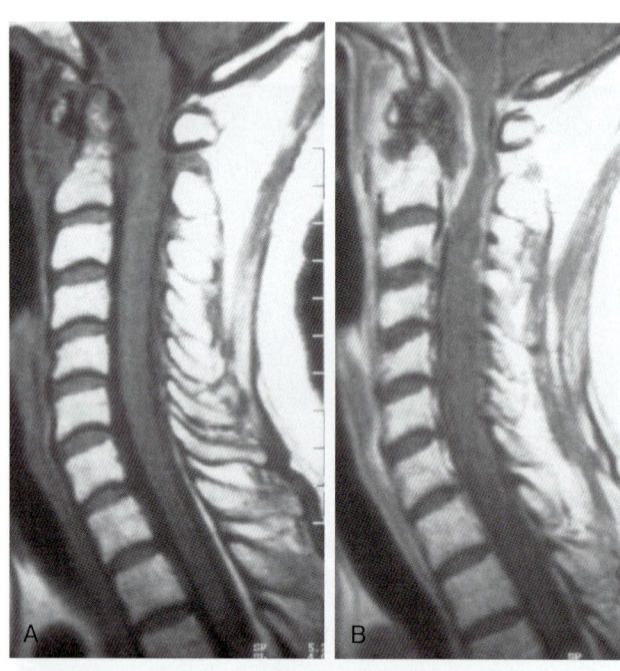

• **図19-3** コクシジオイデス性脊髄膜炎．矢状断造影前（A）と造影後（B）のT1強調MR像では，大後頭孔と上の頸部レベルでクモ膜下腔の遮断を認める．広範性，著明に線形状に肥厚した髄膜の造影効果と軽い軟髄膜の造影効果が観察される．変形した歯状突起を囲んでいる炎症は脊柱管をおかし，脊柱管を狭くする．（A. Hasso氏（米国）のご厚意による）

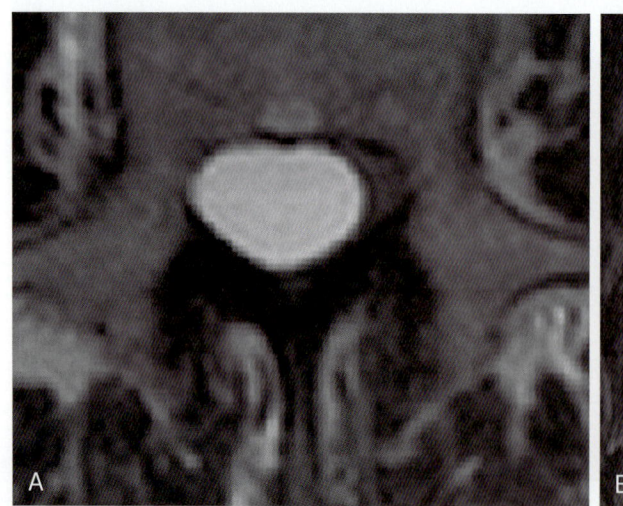

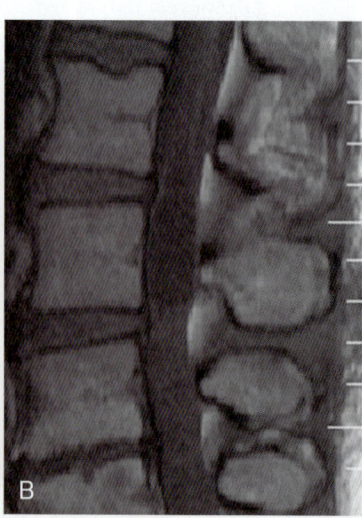

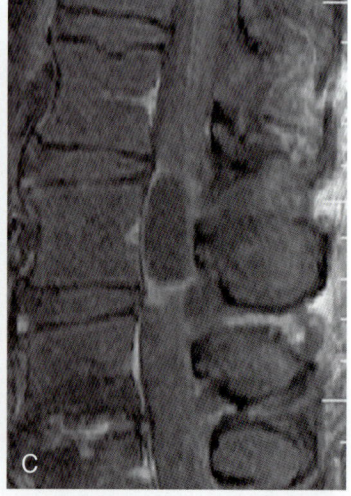

• **図19-4** 脊髄性硬膜内嚢尾虫症．水平断のT2強調像（A）と造影前（B）と造影後（C）のT1強調像では，脳脊髄液のそれと類似の信号で，明確な硬膜内髄外嚢胞性病変が観察される．軽い環状縁状の造影剤増強も観察される．（C. H. Zee氏（米国）のご厚意による）

参照)のそれらとかなり類似している[4].

　菌類の脊髄膜炎は,非常にまれである.コクシジオイデス性髄膜炎は選択的に,大脳基底槽と上部頸部クモ膜下腔(図19-3参照)をおかし,そして頸部髄膜の肥厚と炎症,おそらくは脊髄梗塞と水頭症を起こす.カンジダ症とヒストプラスマ症は,軟膜炎として発症する可能性もある.

　脊髄性クリプトコッカス症は,硬膜外あるいは硬膜内延髄外スペースに浸潤し,脊髄を圧縮する肉芽腫性腫瘤として現れる可能性がある.AIDS患者と他の免疫不全宿主において,クリプトコッカス髄膜炎では髄膜の炎症所見と髄膜の造影効果が微小であることもある.

　ウイルス性髄膜炎には,特有の画像診断所見はない.AIDS患者において,サイトメガロウイルス(cytomegalovirus:CMV)は造影後MRIで髄膜造影効果を伴い,腰仙多発神経根症を引き起こす場合がある.

　軟髄膜とCSFの嚢尾虫症では,CSFに非常に近い信号で,散在性の嚢胞性病変を示す.これらの嚢胞は,非常に高い空間分解能(たとえば,不変シーケンスの同化性重合[constructive interference in steady-state sequence:CISS])で,T2強調MRIシーケンスによってとくに明確になる.嚢胞の縁は,造影剤増強MRI(図19-4)で,環状の造影効果を示す可能性がある.ブドウ房状の形態は,中隔被膜の造影の有無にかかわらず,CSFで頻度が高い.クモ膜下嚢尾虫症によって,シート状に脊髄の表面にわたる均一なクモ膜炎が起きる場合がある.クモ膜嚢腫と皮様嚢腫のような先天性病変は,脊髄性嚢尾虫症の鑑別診断で考慮されなければならない[5].

　CSFの包虫症は,CSFと類似の信号強度で孤立であるか複数の嚢胞として現れる可能性もある.壁がまれに造影される.複数の娘嚢胞と増殖能を失った嚢胞は,一緒に認める可能性がある(図19-5).

キーポイント:脊髄膜炎

- 硬膜内髄外感染症患者におけるMRI所見は,蔓延した軟髄膜の腫瘍の所見と,きわめて類似している.造影剤投与は感度を増加させるが,特異度に影響を及ぼさない.
- 脊髄表面の微細な線形造影効果も,サルコイドーシスで検出される可能性がある.全身症状とアンジオテンシン変換酵素の高値は,診断で役立つ.
- クモ膜炎は,神経根と髄膜が造影される疾患の鑑別診断に考慮されなければならない疾患の1つである.クモ膜炎は脊髄軟髄膜の炎症性のプロセスである.そして,脊髄神経根の硬膜内凝集としてみられる.脊髄造影法,手術,外傷とクモ膜下出血は,クモ膜炎の原因でもある.神経根のあたりの滲出性物質は最終的に癒着を引き起こす.そして,最後に神経根嚢の遮断と根の凝集につながる.最初の神経根の肥厚,あとの凝集と硬膜癒着は,分岐神経根嚢の鈍化を伴う.癒着の重症度に応じて,脊柱管の狭窄あるいは完全ブロック,そして脊髄の結果的に生じた腫瘤化を伴った髄膜の区分化がみられることもある.水平断でのT2強調像では,中央に押しやられたか末梢で癒着した神経根を認めることもある.神経根の造影剤増強は,しばしば正確な診断にとっては不確かで無用なまれな所見である.
- まれな硬膜の慢性炎症性肥大(原因不明の硬髄膜炎の肥大性変化)は,髄膜炎と類似した所見を示す[6].

脊髄炎/脊髄膿瘍

　脊髄の感染は,壊死を伴う場合がある.これは,硬膜内髄内脊髄膿瘍とよばれることもある.

◆ 疫学

　脊髄の感染は,臨床的にまれである.細菌性病変によって,病変は虚血性梗塞を伴う脊髄性静脈血栓として始まり,結果として後に虚血性梗塞を伴う.小児ではワクチン接種後や先行した感染が一般的な原因である一方で,成人では先天性免疫不全症候群(acquired immunodeficiency syndrome:AIDS)がおもな原因のうちの1つである.細菌,真菌,ウイルスと寄生虫が原因であることもある.しばしば,脊髄炎の正確な病因は不明である.

　化膿性感染は,多くの場合に起こる.同様に,脊髄の肉芽腫性感染の発生率は,比較的低く,最も頻度が高い原因としては結核である.小児と成人(平均年齢:34)と男性にしばしば発症する.民族による偏りは認めない.

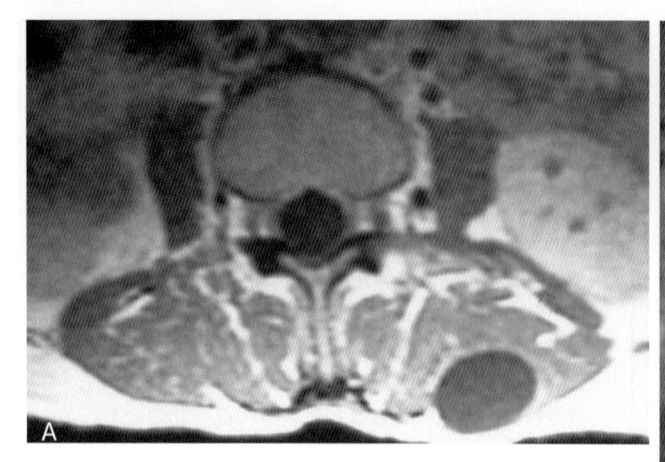

• 図 19-5　脊髄硬膜内包虫嚢．造影前 T1 強調水平断像（A）と造影後 T1 強調矢状断像（B）は，L3 から仙椎レベルまでの脊柱管全体を満たす，丸い，膨張する非増大性の硬膜内嚢胞性病変を示す．嚢胞の信号強度は CSF のそれと類似している．嚢胞の膨張と造影剤増強の欠如は，包虫嚢では典型的である．第2の包虫嚢は，左の傍脊柱筋に認める．C：別の患者の矢状断 T2 強調像では複数の硬膜内包虫嚢を認める．

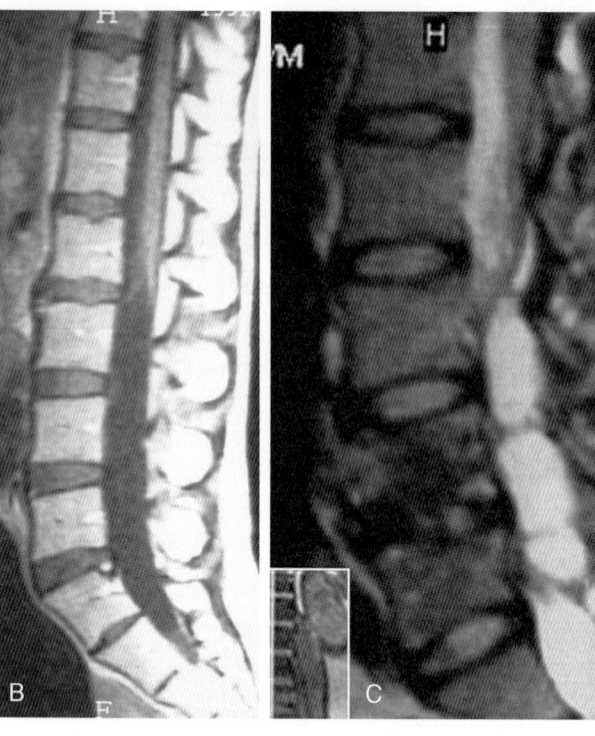

◆ 臨床像

　主症候が潜行性の発症であるので，脊髄膿瘍は臨床的に診断するのが困難である．脊髄の急性感染症は，最初に軽度の背部痛として現れる可能性があり，それから感覚性機能障害のレベルが上がるにつれて感覚異常へ進み，完全な横断性脊髄炎に達する可能性がある．最も頻度が高い神経学的異常は，感覚，運動と括約筋機能不全である．亜急性または慢性脊髄炎は，腫瘍に類似する傾向がある．神経学的に異常のない間欠期を伴った神経根性脊髄炎の再発性発作が起こることもある．弛緩性不全対麻痺の急速な発症は，深部腱反射が減弱しながら筋緊張の低下と消失につながる可能性がある．全体として，感覚性機能障害は，運動機能障害より顕著でない．固有感覚と振動感覚は，通常，痙縮なしで温存される．

　最終的に，不可逆性神経障害の発見が遅れると，通常，麻痺は症例の 58% で発現する[7]．

◆ 病態生理学

　成人と小児において，細菌性脊髄炎と脊髄膿瘍は，通常一次性の心肺系の感染源から二次性に血行性に広がる．高く見積もって小児症例の 40% では，脊椎神経管閉鎖障害またはほかの先天性脊髄性形成異常を伴う場合がある．黄色ブドウ球菌，黄色表皮球菌，バクテロイデス属，ヘモフィルス属種とリステリア菌は，細菌性脊髄膿瘍を引き起こしている主要病原菌である．

　結核性髄膜炎は，脊髄空洞症につながる可能性がある．これは，通常，疾患の初期の段階に，炎症性浮腫と虚血から生じる．クモ膜下腔の限局性瘢痕は円滑な髄液循環を妨げる．このように，Virchow-Robin 腔を経て CSF が脊髄の中心管に圧入し，やがて局部に囊胞性拡張を引き起こし最終的に，空洞が形成される．結核性髄膜炎経過の後半に，慢性クモ膜炎のため房室のあるクモ膜下腔が形成されることもある．

◆ 病理

　脊髄は膨らんで，脊髄切開後，膿を分泌する可能性がある．硬膜は，下にある脊髄の腫脹のために緊張している．

　病原菌にかかわりなく，感染した脊髄は浮腫，血管周囲炎とさまざまな程度で脈管系の合併症を起こす．そして，それは血管血栓症，脊髄虚血と梗塞に至る可能性がある．組織病理学的には，多核白血球，単球，鱗状上皮細胞と組織球を伴う炎症所見を示す．

　結核腫は，巨細胞，リンパ球と線維形成を含む乾酪性中心と周囲の肉芽腫性反応からなる．それらは自然に囊胞化，線維化あるいは石灰化する可能性がある．

◆ 画像

　画像診断単独で，正しい診断を得ることはきわめてむず

かしい．既往歴，検査所見と組織学的所見は，通常，画像診断によって示される病変を理解するために必須である．とくに先天性脊髄性形成異常の小児で，感染した空洞が髄内膿瘍と類似する可能性がある点に注意することは重要である．

X線

単純X線は，脊髄炎の診断で有効でない．

CT

CTでの脊髄膿瘍の診断には限界がある．脊髄の輪郭は正常であるか，拡大される可能性があり，脊髄表面は異常で不規則である場合がある．造影剤増強の程度は，感染の段階によって変化する．

MRI

MRI所見は，疾患の段階によって大きく変化する．初期の軽度浮腫から，造影剤増強を伴うあるいは伴わない明らかな脊髄腫脹，広範性・斑状あるいはリング状造影効果を伴う脊髄浮腫と膿瘍形成までである（図19-6；Box 19-1参照）．T2強調像では，脊髄の腫脹，髄内信号異常と病変中央に壊死の所見を示す．拡散強調の画像では拡散が制限される可能性があり，脳膿瘍と類似している．しかしながら，拡散の制限が認められなくても，膿瘍は除外できない[8]．

結核性脊髄炎と膿瘍のMRIの所見は，通常非特異性である．結核性脊髄炎は，一般に限局性脊髄腫脹，高度な信号浮腫，結節性病変と造影剤増強（図19-7）を示す．結核性滲出物は，通常T1強調像では等～低信号，T2強調像では等～高信号，液体を強調する反転回復法（fluid-attenuated inversion recovery：FLAIR）画像では著明に造影され高信号である．非乾酪性肉芽腫は細菌性膿瘍に似ていて，均一な結節状の造影効果を伴い，T1強調像で低信号，T2強調像で高信号である．中心部が硬い乾酪性肉芽腫は，異常な縁のリング状造影効果（図19-7参照）を伴いながら，T1強調像とT2強調像で等～低信号を示す．中心に壊死を伴う乾酪性肉芽腫は，T1強調像で等～低信号を示し，T2強調像では高信号でリング状造影効果や辺縁浮腫を示す．治癒した結核性脊髄炎によって，脊髄と隣接髄膜で石灰化が起きる場合がある．

結核性神経根性脊髄炎のよく知られた合併症である水脊髄空洞症を認める可能性もある．

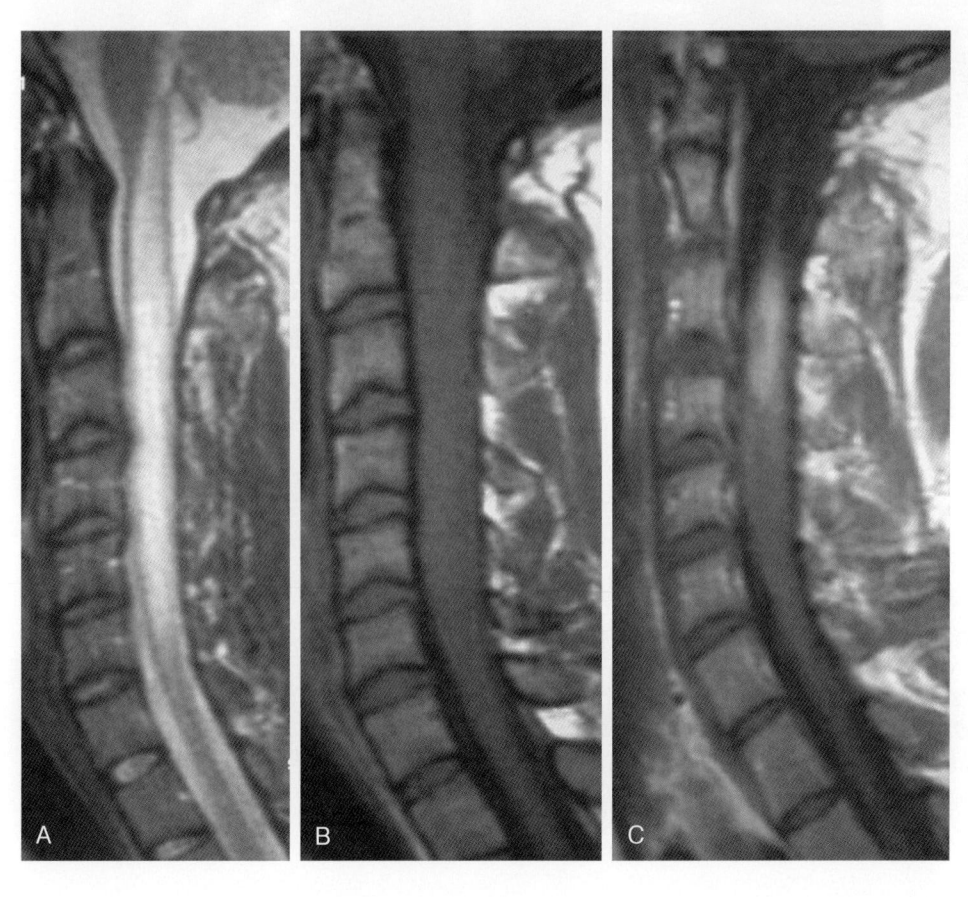

• 図19-6 化膿性脊髄炎．T2強調矢状断像（A），造影前T1強調矢状断像（B）と造影後T1強調矢状断像（C）は，C1とC6のあいだに頸髄の紡錘状腫脹を示す．造影前T1強調像では信号異常を示さないが，T2強調像では高信号を示す．造影後像は，環状造影効果を示す．

454　X　脊椎における感染

> **BOX 19-1　脊髄炎評価のための MRI**
>
> ・病歴
> 　35歳の男性．1カ月間継続する頸部痛のため入院した．感覚障害を呈しており，上肢では運動機能の低下を認めた．赤沈の亢進と白血球数の増加が，おもな血液検査の所見であった．神経学的検査では不全対麻痺を示し，深部腱反射は減弱していた．
>
> ・手技
> 　造影剤投与による頸椎のMRI検査を施行した．水平断での造影前，造影後，そして，矢状断のT1強調像，水平断と矢状断のT2強調像と矢状断でのSTIR像が得られた．
>
> ・所見
> 　椎体の高さと配列は正常である．脊椎骨髄信号は正常である．椎間板は，高さと水分含有で正常である．椎間板ヘルニア，脊椎管狭窄症または神経根圧迫の所見がない．脊髄が腫脹し，C3からC7までT2で高信号である．
> 　C4（5 mm）とC5（3 mm）より後方の2つの結節性低強度の病変を認める．C4より後方の病変は環状造影効果を示すが，尾部病変はガドリニウムの静脈内投与後の著明な均一な造影効果を示す．鑑別診断は，肉芽腫性脊髄炎（結核性？，菌類性？）またはほかの浸潤の腫瘍である．
> 　軟髄膜の造影効果は，感染の存在または軟髄膜の浸潤を示唆する．
>
> ・印象
> 　この患者の疾患は，頸髄炎の可能性がある．

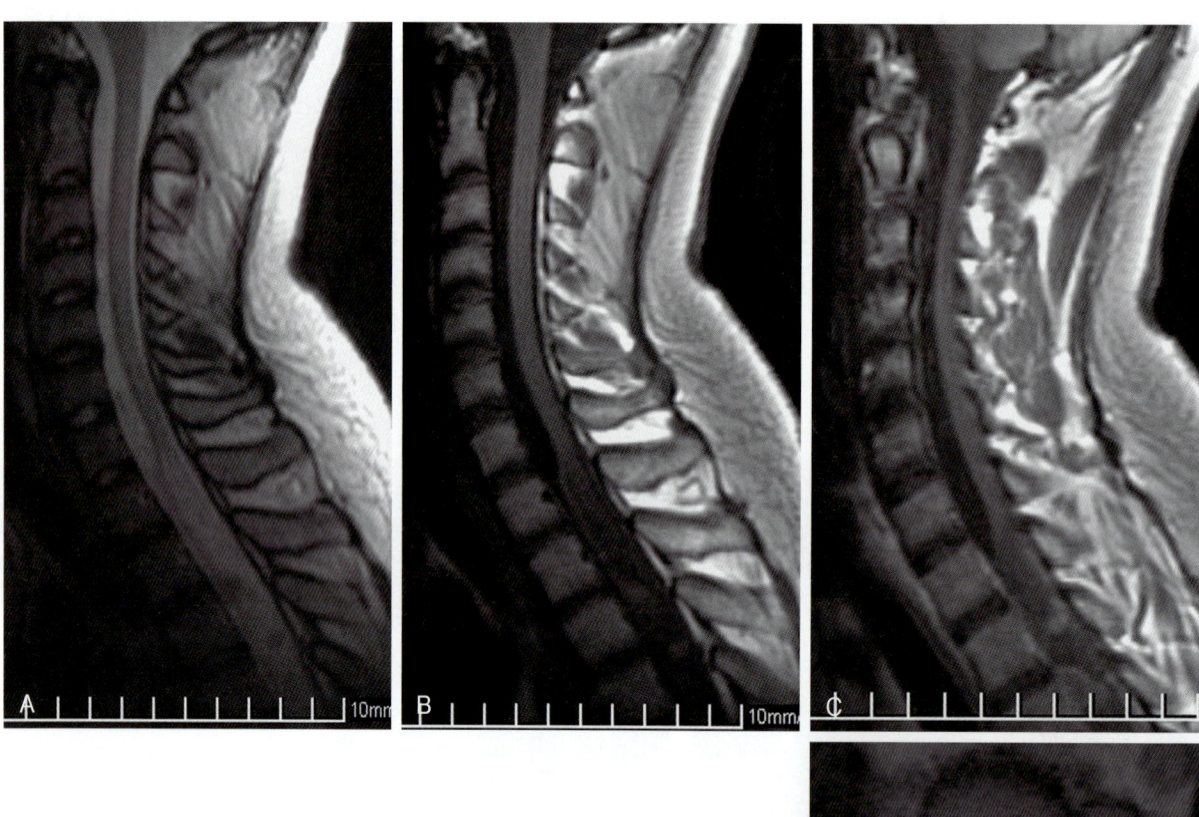

・図19-7　結核性脊髄炎．T2強調矢状断（A），造影前T1強調矢状断（B）と造影後T1強調矢状断（C）とT1強調水平断（D）のMR像では，上位胸髄の腫脹を認める．脊髄の拡大した部分は，T1強調像で低信号およびT2強調像で高信号である．Th3とTh4に後部結節性乾酪性肉芽腫は，堅牢な中心と特徴的信号強度変化を示す．T1強調像での脊髄に等信号およびT2強調像で低信号であり，造影剤投与後の造影効果を伴う．

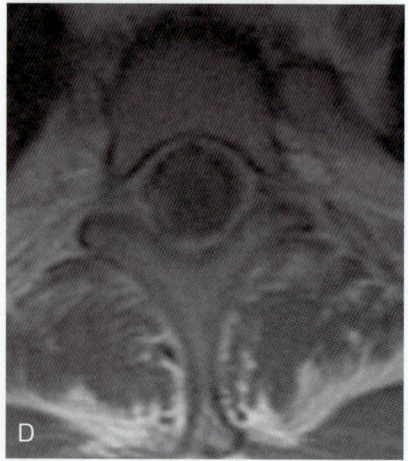

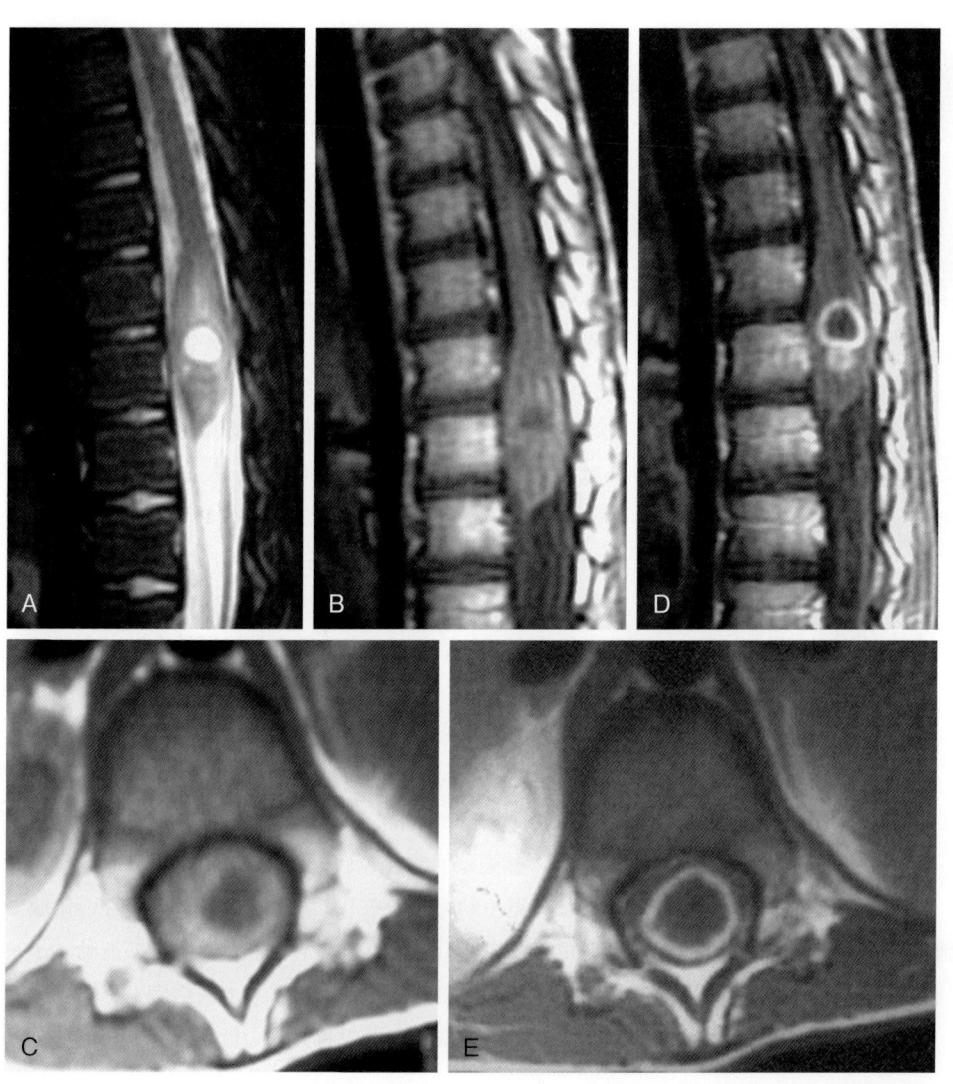

• 図19-8 髄内嚢尾虫症．T2強調矢状断像（A），造影前T1強調矢状断像（B），造影前T1強調水平断像（C）と造影後T1強調矢状断像（D），造影後T1強調水平断像（E）では胸髄の明確な髄内嚢胞性腫瘤を認める．脊髄は，典型的には紡錘状に拡大し，その周辺は浮腫を示し，環状に造影される．ほぼ均一な造影効果は，初期と比較してより小さい髄内進行期嚢胞でみられる．

髄内嚢尾虫症によって，典型的嚢胞性病変（図19-8）とともに，脊髄空洞症が起きる場合がある．MRI上で，造影された壁のような病変または環状に造影された病変を示す．

髄内包虫嚢による髄内嚢胞は非常にまれである．MRIでは，造影剤増強されることなくT1強調像とT2強調像（図19-9）でCSFと非常に類似の信号強度で，別々の嚢胞性病変を示す．変性あるいは感染した嚢胞は，T1強調像とT2強調像上高信号になる可能性，造影される可能性，石灰化する可能性がある．

キーポイント：脊髄炎／脊椎膿瘍

- 髄内腫瘍は，脊髄肉芽腫と類似する可能性がある．両者とも，脊髄の紡錘状拡大と類似した造影効果のパターンを示す．腫瘍は，一般に潜行性の臨床発症である．症状は非特異的である．並列して発症している頭蓋内感染，髄膜炎または脊椎炎は，腫瘍というよりも脊髄性感染の可能性を高める．
- 非肉芽腫性感染性脊髄炎は，概して軽度の脊髄腫脹と斑状造影効果を示す．これは，しばしば，髄内腫瘍でみられるより著しい脊髄膨張と造影効果から区別できる．拡散強調の画像では，膿瘍において拡散は制限される可能性があるが，壊死性腫瘍において，拡散は制限されない可能性がある．
- 多発性硬化症，横断性脊髄炎とサルコイドーシスのような非感染性炎症は，ときどき感染性脊髄炎と区別がつかない場合がある．CSF抗原力価とウイルス培養は，診断に役立つ場合がある．
- 脊髄梗塞と空洞のある形成異常は，鑑別診断上別々の疾患である．

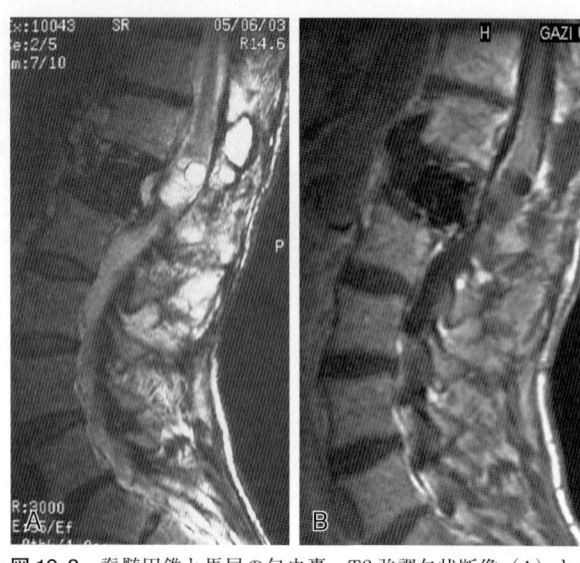

• 図 19-9 脊髄円錐と馬尾の包虫嚢．T2 強調矢状断像（A）と T1 強調像（B）では，馬尾と脊髄円錐の複数の明確な包虫嚢と脊髄の拡大を示す．L1 椎体の信号変更は，以前の手術に起因する．複数の傍脊柱包虫嚢が，L1 椎体前にある．

ウイルス性脊髄炎

ウイルス性脊髄炎は，直接のウイルス感染またはウイルス感染後免疫性発作に起因する脊髄の急性感染症である．それは，非肉芽腫性感染性ウイルス性脊髄炎または急性横断性脊髄炎として知られている．

◆ 疫学

ウイルス性脊髄炎は，免疫不全者で，そして，より若い年代で比較的よくみられる．その総発生率は，年間 100,000 人当たり 1 人である．性差または人種差は，わかっていない．

◆ 臨床像

初期は，通常インフルエンザ様症状から始まる．熱，倦怠感，摂食障害，筋痛と背部痛である．原因となるウイルスによって，あとの症状と徴候は，軽度の感覚障害から対麻痺／四肢麻痺に至るまでさまざまである．重症の神経症状は，四肢筋力低下，非対称の反射，感覚障害と括約筋機能不全である．筋の振戦，剛性，間代痙攣と痛みを伴う過敏性がみられることもある．

◆ 病態生理学

ウイルスは，脊髄に感染する最も頻度が高い生物（物質）である．ヘルペスウイルス，ポリオウイルス，サイトメガロウイルスとヒト免疫不全ウイルス（human immunodeficiency virus：HIV）は主要なものである．

ヘルペスウイルスは，2 本鎖の DNA ウイルスである．それらのウイルスは最も頻繁に脳炎を引き起こすが，そのなかには脊髄炎と多発性神経根炎（図 19-10）を引き起こすものもある．皮節の小嚢胞疹が現れたあと，帯状疱疹ヘルペスによって神経症状が起きる場合がある．帯状疱疹ヘルペスは後根神経節で潜在的なヘルペスウイルスの再活性化に起因して，概して最初に後角に影響を及ぼす．ウイルスはまれに CSF から分離され，しかも抗ウイルス抗体価の上昇を認める可能性がある．単純ヘルペス・ウイルス-2（herpes simplex virus-2：HSV-2）は，急速に進行する神経性機能不全と広範囲な脊髄壊死で HSV 脊髄炎をもたらすことがある．それはまた，再発性横断性脊髄炎をもたらすこともある．

CMV 多発性神経根性脊髄炎では，根性痛，下肢の急速に進行する不全対麻痺と尿貯留が生じる．

3 種類のポリオウイルス（1，2 と 3 型）がある．ポリオウイルス感染は通常，糞口経路によって広げられるので，それは乳児や幼児で，そして，衛生上思わしくない領域で比較的よくみられる．ウイルスは脊髄と脳幹の運動ニューロンに選択的に侵入することによって灰白髄炎を引き起こす．そして，弛緩した非対称の筋力低下（図 19-11）を引き起こす．

西ナイルウイルス感染は，無症状熱性疾患から重篤な神経学的障害にわたり多彩な臨床像を伴う．一般の症状は，熱，頭痛，嘔気，項硬直，筋痛，発疹と振戦である．加えて，患者の一部では，急性，通常非対称の，弛緩性麻痺の特徴を認める．

◆ 病理

軟髄膜は感染して，混濁とうっ血を示す可能性がある．感覚神経節から皮膚への帯状疱疹ウイルスの伝播は神経の急性炎症をもたらす．そして，それは最終的に脱髄，ワーラー変性と硬化症に帰着する場合がある．ポリオウイルス感染の急性期には，脊髄はとくに脊髄の前角で充血する．

感覚神経節の帯状疱疹ヘルペスの増殖は，強度の炎症，ニューロン破壊，限局性出血，リンパ球増加と核内封入体に帰着する．

CMV 神経根性脊髄炎では，炎症性の多形核好中球が脊髄，神経根と後根神経節に浸潤が起こる．

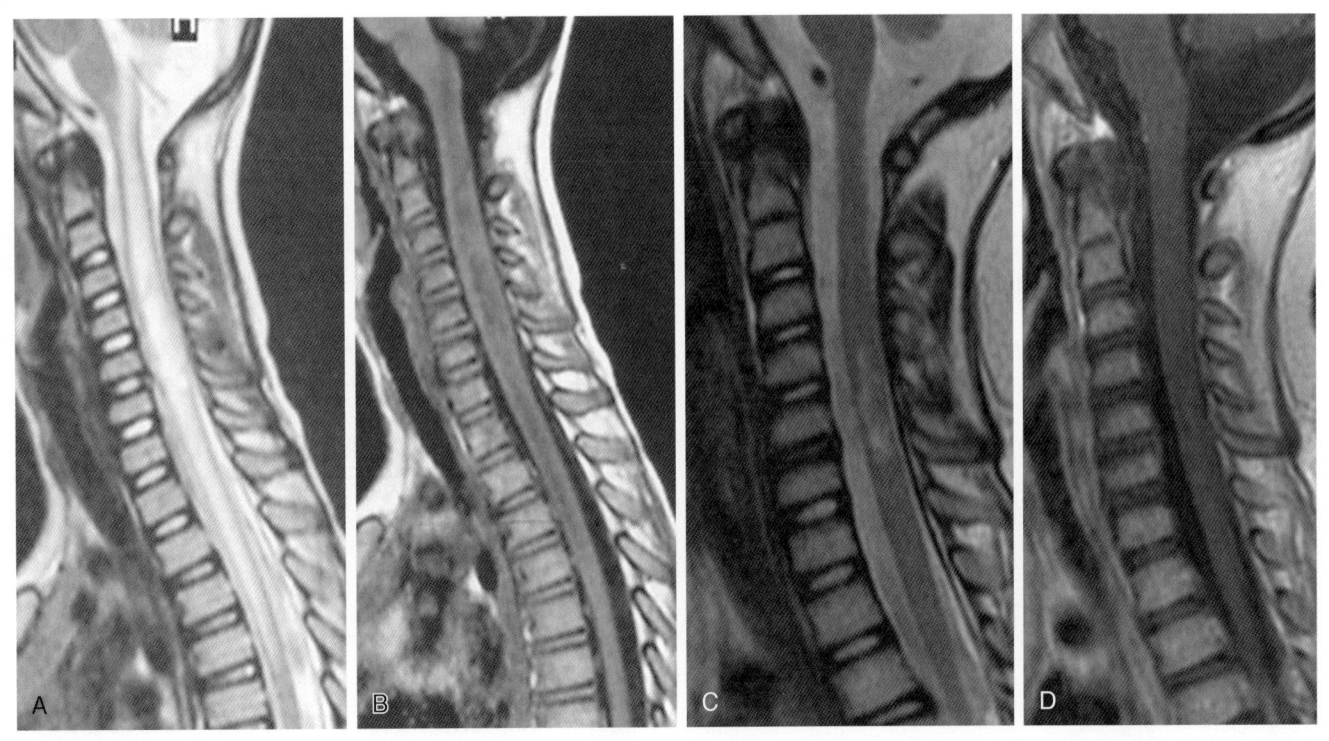

・図19-10　ウイルス性脊髄炎．T2強調矢状断像（A）とT1強調矢状断像（B）は，頸髄全体および上位胸髄の紡錘状腫脹と信号変化を示す．脊髄信号は，T1強調像で不均一に低信号であるが，T2強調像では均一に高信号である．治療後経過観察時の矢状断T2強調像（C）とT1強調像（D）は，C4とC5の後部に神経膠症を示す．

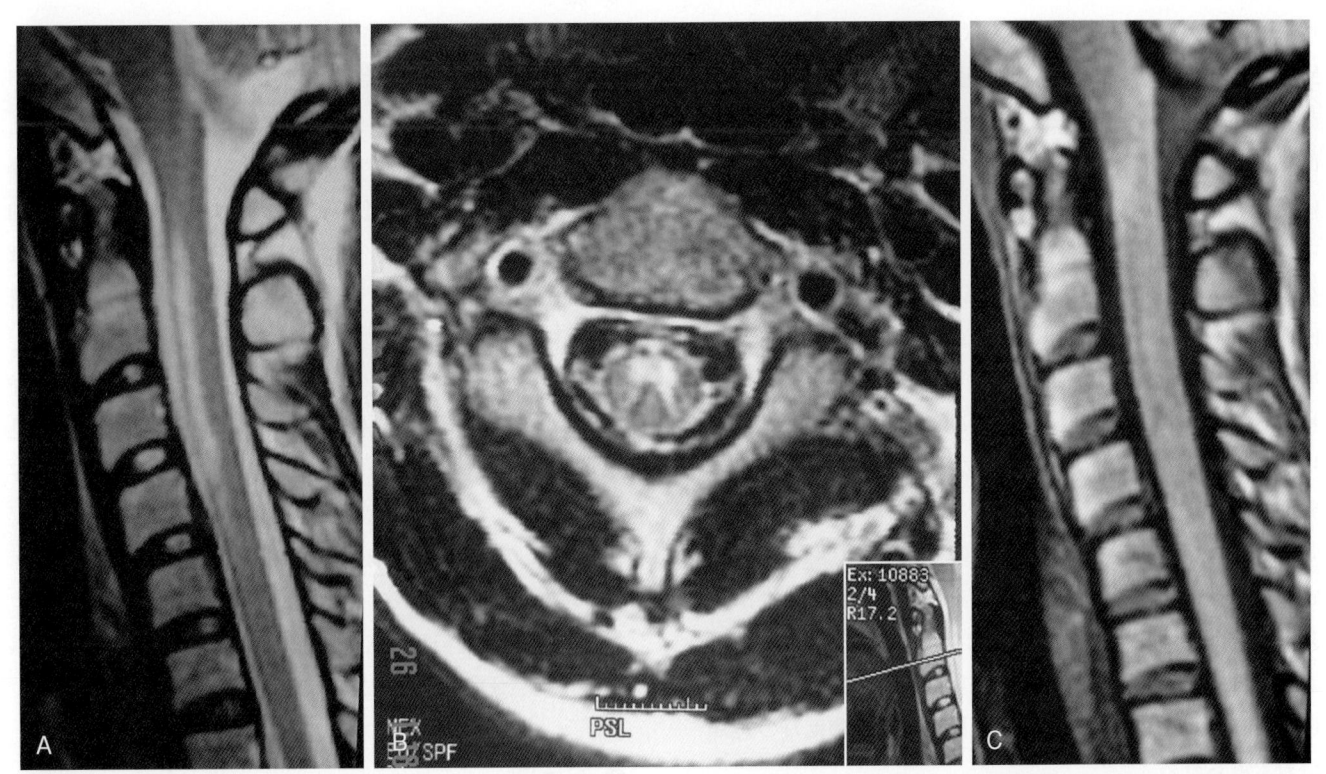

・図19-11　脊髄性灰白髄炎（脊髄性小児麻痺）．T2強調矢状断像（A），T2強調水平断像（B）とT1強調矢状断像（C）では，脊髄の軽度の拡大と脊髄の腹側表面全体に沿って垂直方向にバンドを認める．バンドはT2強調像で高信号，T1強調像で低信号であり，脊髄の前角に一致する．この所見は，灰白髄炎に典型的である．

ポリオウイルス感染において，運動ニューロンは腫脹または壊死を示す．重篤な炎症の継続とミクログリアの小結節は，感染した脊髄部分での運動ニューロンの重篤な喪失と関係している．症状発現のあとの4～6週で，多くのプラズマ細胞が同じ領域でみられる．急性灰白髄炎発作の数年後のさらなる筋力低下は，ポスト・ポリオウイルス症候群が原因の持続的な血管周囲炎を意味する可能性がある．

◆ 画像
X線
単純X線写真は，ウイルス性脊髄炎の診断において役に立たない．

CT
造影CT検査では，腫れた脊髄で軽い造影剤増強を認めることがある．

MRI
非肉芽腫性の感染性ウイルス性脊髄炎では1つまたは複数の脊髄分節，とくに頸部および胸髄の浮腫と腫脹（図19-10，11参照）が起こる．帯状疱疹ヘルペス脊髄炎のMRIの特徴は，非特異性でほかの型の脊髄炎と区別がつかない．概して，MRIはデルマトーム上で傷害されている部位に対応している脊髄傷害部位を示す．斑状造影剤増強による脊髄の軽微な腫脹がしばしばみられる．連続のMR像上で，造影効果の程度は，著明なものからまったく認めないものまでさまざまであり，臨床状態と相関する[4,9,10]．HSV-2脊髄炎のMRIでは，脊髄は腫大，T1強調像と造影剤増強で高信号を示す．壊死性CMV脊髄炎は，脊髄剖検の3.4%でみられる日和見主義的な脊髄性感染である．馬尾は，非造影MRI検査で厚くなる．馬尾，脊髄円錐の表面と髄膜の広範性造影効果がある．プロトン強調とT2強調像では，灰白髄炎（図19-11参照）で，脊髄のすべての腹側表面に沿って，高信号帯がみえる．エンテロウイルスの脳脊髄炎は，特徴的に脳幹と頸髄に感染する[4,11]．西ナイルウイルス感染では，灰白髄炎に類似して頸髄の前角に高信号領域を生じる．馬尾の造影効果と脊髄実質の異常信号もみられる[4,12,13]．

> **キーポイント：ウイルス性脊髄炎**
> - 非肉芽腫性感染性脊髄炎は，斑状造影効果を伴い軽度の脊髄腫脹がある．そのような症例は，概して髄内腫瘍で見つかる強い脊髄腫脹と著明な造影効果と鑑別できる．
> - 多発硬化，特発性横断性脊髄炎と急性散在性脳脊髄炎（acute disseminated encephalomyelitis：ADEM）のような炎症疾患は，ときに感染性脊髄炎と鑑別がつかない場合がある．臨床的所見，CSF抗原力価とウイルス培養は，鑑別診断に役立つ場合がある．特発性横断性脊髄炎は概して長い脊髄分節に影響を及ぼす．一方では，多発硬化によって1～2つの部分だけにわたる巣状病変が起きて，しばしば複数の非連続的な部位に影響を及ぼす．

HIV脊髄炎

脊髄症は，一次性HIV感染症から生じることがありうる．それは，AIDSまたはHIV脊髄症とよばれることもある．

◆ 疫学
HIVはしばしば神経系に影響を及ぼし神経症状をもたらす．そして，それは重篤である．日和見感染（たとえば，トキソプラズマ症，クリプトコッカス症）と腫瘍（たとえば，リンパ腫）が原因で，しばしばAIDS患者に中枢神経疾患をもたらすが，多くの神経疾患はHIV感染の直接的な結果である．HIVは，2つの方向で神経系に影響を及ぼす可能性がある．(1) 脊髄炎，空胞性脊髄症と脊髄路の蒼白を引き起こすような直接的なHIV浸潤によって，そして，(2) 日和見感染が全盛になることによって．空胞性脊髄症は，HIV患者の死体解剖で最も頻度が高い病理所見である[5]．しかしながら，原因不明であるが，それはHIV陽性の女性よりはるかに，HIV陽性の男性に多い．HIV脊髄症は20～55%の有病率をもつが，わずか10%で症状が起きるので，それは通常，臨床的に診断されることはない．HIV脊髄炎は，AIDS患者の5～8%で，日和見感染は脊髄AIDS剖検の9.5%で見つかっている．

◆ 臨床像
AIDS関連の空胞性脊髄症は，概して疲労と進行性痙性不全対麻痺の緩徐な発症で，疾患の後期に現れる．それほど一般的ではないが，空胞脊髄症によって，振動覚と関節位置感覚障害を伴った不全単麻痺または不全四肢麻痺が

起きる．運動失調，痙性膀胱，括約筋異常と勃起障害がみられる可能性もある．空胞性脊髄症は通常，胸髄に限られているので，上肢の機能は通常温存される．進行するに伴い，患者は非対称の下肢脱力，痛みと痙攣を伴う重篤な痙攣性不全対麻痺とクローヌスを経験する．感覚性機能障害は，感覚異常から感覚脱失までさまざまである．

◆ 病態生理学

HIV はリンパ球の CD4 ヘルパー・サブセットの漸進性減少を引き起こし，CMV，HSV，ヒト T 細胞リンパ細胞栄養ウイルスⅢ型による感染に対し神経系を無防備な状態にする．

HIV は，直接中枢神経系に感染する可能性がある．空胞性脊髄症の病因は論争中である．HIV を有する患者の多くは，脊髄内のマクロファージの数が増加する．CD+ ヘルパー細胞がサイトカインを産生するので，そして，サイトカインがマクロファージ活動を阻害するので，マクロファージの活動性の大きな増加は単に CD+ ヘルパー T 細胞数の減少を反映する可能性がある．マクロファージによって生じる物質には希突起膠細胞とミエリンに対し毒性がある．そして，ミエリンの損傷と内部ミエリン腫脹に帰着し，空胞形成として現れる．臨床的に，これは進行性脊髄症を引き起こす．

脊髄の蒼白路は遠位軸索経路に影響を及ぼし，後根神経節細胞の変性に起因すると考えられている．それは，HIV による後根神経節の直接感染から，または，ヒト T リンパ球好性ウイルスⅠ型，CMV またはヘルペスウイルスによる感染から生じる場合がある．脊髄路の蒼白は，感覚神経障害と相関する．

HIV 脊髄炎は，灰白質と脊髄の白質を含む可能性がある．それは，重篤な HIV 脳炎にしばしば関連がある[5]．

◆ 病理

脊髄のおもな検査では正常である．空胞脊髄症は有意に背面および側角に影響を及ぼす．そして，軸索は比較的保たれながらも海綿状変性とミエリンの喪失を引き起こす．空胞化は，通常対称性で，脊髄のほかの部分に及ぶことがある．空胞化は，軸索損傷と反応性グリオーシスを伴い重篤な脱髄に進行することがある．小児において，軸索低下を伴うびまん性脱髄と炎症性浸潤は，よくある所見である．

◆ 画像

MRI

MRI は，AIDS 脊髄症を評価するために欠かせない．MRI は，複数の隣接する部分で白質路に沿って，対称性に横方向に広がる信号異常を伴う脊髄萎縮として空胞脊髄症を示す．腫瘤病変はない．造影剤増強は通常認めないが，まだら模様に造影される部位もある．疾患がより重篤になるにつれ脊髄空洞症は下位胸髄の中央に始まって，しだいに吻側に広がる．対照的に，HIV 脊髄炎は，多病巣性，非対称の変化を示す．

> **キーポイント：HIV 脊髄炎**
>
> - AIDS 患者における脊髄の造影される病変の鑑別診断は，CMV，HSV-2，菌類の脊髄炎，リンパ腫と他の腫瘍を含む．病変の出血の存在は，HSV-2 を示唆する可能性がある．髄膜の造影効果は，CMV とヘルペスウイルス感染で，そして，結核，ノカルジア症，トキソプラズマ症とリンパ腫で見つかる可能性があるが，通常クリプトコッカス感染ではみられない．HIV 脊髄炎の顕著な特徴は脊髄浮腫ではなく，脊髄空洞症である．対照的に，トキソプラズマ症とリンパ腫では，広範囲に，複数のレベルで脊髄腫脹が起きる．

特発性横断性脊髄炎

この臨床症候群には多くの原因があって，脊髄の両側，どちらかの半分を含んでいる炎症性疾患と定義される．それは，両側性運動，感覚性および自律神経失調症に帰着する．それはまた，特発性急性脊髄横断障害（idiopathic acute transverse myelopathy：IATM）とよばれる．脊髄症と脊髄炎の用語がしばしば取り換えられて使われる．なぜなら両者ともいくつかの病理学的イベントによる脊髄の病変に起因するからである．しかしながら，脊髄症は一般的に特定の病因的因子を意味しないが，脊髄炎は脊髄の炎症性疾患を意味する[14]．

◆ 疫学

IATM の発生率（すなわち，1 年につき新しい症例の数）は，1 年につき 100 万人当たりの約 5 例と推定される[15]．性差または家族性の素因はない[16]．症例の大多数は晩冬で起こる．IATM は，10 〜 19 歳の年齢層で 1 つのピークと 30 〜 39 歳の年齢層でもう 1 つのピークを示す．小

児ではまれである．若年成人は，多発性硬化症（multiple screrosis：MS）の最初の症状として，IATM を呈する可能性がある．高齢成人は，脊髄虚血（脊髄卒中）の徴候として，IATM を呈する可能性がある．IATM をもつ小児はしばしば先天性疾患を患っている．そのため症状は脊髄または CSF の直接感染から，または，病原体と宿主神経組織のあいだの免疫性交叉反応から生じる場合がある．

◆ 臨床像

症状は急速に発現する．約半分の患者において，徴候と症状は，数時間から数週以内に悪化する．一般の主症状は，重症度はさまざまだが四肢筋力低下である．病変のレベル以下の刺痛，麻痺と感覚低下は，もう 1 つの典型的症状である．腸と膀胱の機能不全，背部痛と根性痛がみられることもある．回復は，しないものから完全にするものまでさまざまである．IATM が単相性疾患である場合であっても，再発はまれであるがみられる可能性がある．MS は，IATM を有する患者で発現する可能性がある．MS 患者において CSF 分析において通常オリゴクローナルバンドを認める．

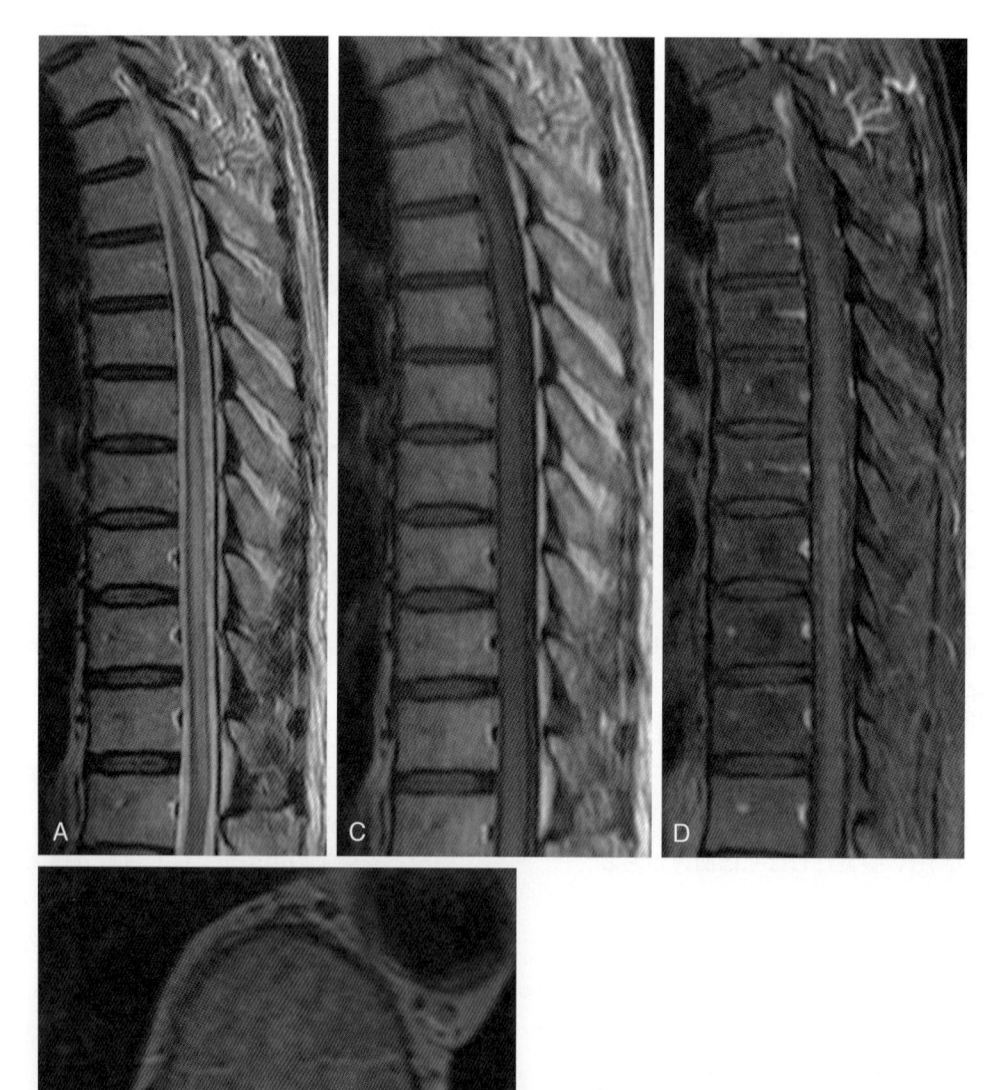

• 図 19-12　急性特発性横断性脊髄炎．T2 強調矢状断像（A），T2 強調水平断像（B），造影前 T1 強調矢状断像（C）と造影後 T1 強調矢状断像（D）では，胸腰椎脊髄のほぼ 5 つの部分にわたっている異常な信号強度を認める．脊髄は T2 強調像で高信号，T1 強調像で等信号であり，造影剤増強を示さない．（S. Cheng-Yu Chen 氏（中華民国）のご厚意による症例）

◆ 病態生理学

IATM の原因は不明である．それは，ウイルスの先行感染または予防接種，自己免疫現象または小血管脈管障害を伴うことがある．現時点では，IATM は脊髄への間接的な自己免疫攻撃による自己免疫プロセスであると考えられる．

◆ 画像

MRI

MRI は症例のほぼ 40％で IATM を診断するのに役立つが，陰性である場合もある．ショートタウ反転回復画像（short tau inversion recovery：STIR）シーケンスは動きによるアーチファクトに影響されるとしても，STIR シーケンスは脊髄傷害を表すために最も感受性が高いようである．STIR が利用できない場合，従来のスピンエコーシーケンスは有用で速いスピンエコーシーケンス（図 19-12）より感受性が高い[15]．

画像上での特徴的な異常は，2 つ以上の椎体レベルにわたっている脊髄の腫大／腫脹などである．IATM は，概して胸腰髄の中心部を侵すが，症例の 10％で頸髄をおかし，脊髄円錐（図 19-12 参照）に達する可能性がある．病変は T1 強調像で少し低信号から等信号であり，T2 強調像（図 19-12 参照）で高信号である．目立たない斑状，斑点状造影剤増強がある．そして，それは通常，信号変化するほど大きくない．通常軽度であるにもかかわらず，髄膜および神経根の造影効果は明瞭である場合もある．信号強度が変化した区域は地図状にみえる可能性があり，脊髄の前または後面に限定されるか，灰白質または白質に限定される．病変の範囲は，臨床症状の重症度や転帰と相関しない．とくに MS 関連の疾患では，脳の画像診断は，脊髄炎の原因を解明することに役立つことがある[17]．

キーポイント：特発性横断性脊髄炎

- 適度な設定では，MRI の異常のパターンは，診断上 IATM を強く疑うことができる．
- 髄内病変の鑑別診断は，脊髄横断面で，病変の位置に基づいてなされることがある[18]．
- 脊髄腫脹は，T2 信号増加の有無にかかわらず，多種多様な条件で観察することができる．
- IATM の主要な特定の治療可能な原因は，外傷，肉芽腫性髄膜脊髄炎（とくに結核）と急性出血（または虚血）として表れる脈管奇形，とくに鉄沈着性の信号短縮（sideroticsignal shortening）が特徴的である髄内海綿状血管腫などである[17]．
- MS を支持する所見は，(1) 病変部分が頭蓋尾部範囲で短い（86％は 2 つ以内の椎体レベルでわずか 14％はそれ以上に病変が広がる），(2) 脊髄の直径の 50％未満の病変，(3) 多病巣性病変（1 つより多くの脊髄病変が MS の 50％でみられる），(4) 目立たない実質性腫脹，(5) 背側を含む傾向，(6) 均一であるか環状造影剤増強，(7) 併発している脳病変（～90％）などである[17]．
- 視神経脊髄炎（Devic 病）は，多発性硬化の異型と考えられるが，自己免疫疾患も伴っている．Devic 病は，脊髄の 3 つ以上の椎体レベルを含む傾向において多発性硬化と異なる．Devic 病は小児でまれであると考えられるが，MRI で脊髄に T2 信号が増加し，視神経炎が発現しなかった場合や，頭蓋内異常が MRI でみられない場合は IATM と区別がつかないことがある[17]．
- 小児期の脊髄のまれな，複合障害（たとえば全身性エリテマトーデス，混合型結合組織病，特発性好酸球増多症と Hopkins 症候群）は，単独で神経画像検査だけで除外するのは困難である．これらの疾患のすべてにおいて，MRI 所見は正常でありあるいは多様で，非特異的であることがある[17]．
- 複数の造影された小結節とそれに関連する髄膜の造影効果は，鑑別診断に役立つ可能性がある．

参考文献

- Bernaerts A, Vanhoenacker FM, Parizel PM, et al. Tuberculosis of the central nervous system: overview of the neuroradiological findings. Eur Radiol 2003; 13:1876-1890.
- Gero B, Sze G, Sharif H. MR imaging of intradural inflammatory diseases of the spine. Am J Neuroradiol 1991; 12:1009-1019.
- Provenzale JM, Jinkins JR. Brain and spine imaging findings in AIDS patients. Radiol Clin North Am 1997; 35:1127-1166.
- Sharif HS. Role of MR imaging in the management of spinal infections. AJR Am J Roentgenol 1992; 158:1333-1345.
- Tali ET, Gultekin S. Spinal infections. Eur Radiol 2005; 15:599-607.
- Van Tassel P. Magnetic resonance imaging of spinal infections. Top Magn Reson Imaging 1994; 6:69-81.

文献

1. Chang KH, Han MH, Choi YW, et al. Tuberculous arachnoiditis of the spine: findings of the myelography, CT and MR imaging. Am J Neuroradiol 1989; 10:1255-1262.
2. Mousa AM, Bahar RH, Araj GF, et al. Radiological complications of brucella spondylitis. Acta Neurol Scand 1990; 81:16-23.
3. Rothman SL. The diagnosis of infections of the spine by modern imaging techniques. Orthop Clin North Am 1996; 27:15-23.
4. Lury K, Smith JK, Castillo M. Imaging of spinal infections. Semin Roentgenol 2006; 41:367-379.
5. Leite CC, Jinkins JR, Escobar BE, et al. MR imaging of intramedullary and intradural-extramedullary spinal cysticercosis. AJR Am J Roentgenol 1997; 169:1713-1717.
6. Smith AS, Blaser SI. Infectious and inflammatory processes of the spine. Radiol Clin North Am 1991; 29:809-827.
7. Simon JK, Lazareff JA, Diament MJ, Kennedy WA. Intramedullary abscess of the spinal cord in children: a case report and review of the literature. Pediatr Infect Dis J 2003; 22:186-192.
8. Thurnher MM, Bammer RB. Diffusion-weighted magnetic resonance imaging of the spine and spinal cord. Semin Roentgenol 2006; 48:795-801.
9. Quencer RM, Post MJ. Spinal cord lesions in patients with AIDS. Neuroimaging Clin North Am 1997; 7:359-373.
10. Hirai T, Korogoi Y, Hanatake S, et al. Case report: varicella-zoster virus myelitis—serial MR findings. Br J Radiol 1996; 69:1187-1190.
11. Cheng-Yu C, Changa Y-C, Huanga C-C, et al. Acute flaccid paralysis in infants and young children with enterovirus 71 infection: MR imaging findings and clinical correlates. AJNR Am J Neuroradiol 2001; 22:200-205.
12. Kraushaara G, Patela R, Stonehama GW: West Nile Virus: a case report with flaccid paralysis and cervical spinal cord MR imaging findings. AJNR Am J Neuroradiol 2005; 26:26-29.
13. Jeha LE, Sila CA, Lederman RJ, et al: West Nile virus infection: a new acute paralytic illness. Neurology 2003; 61:55-59.
14. Brinar VV, Habek M, Brinar M, et al. The differential diagnosis of acute transverse myelitis. Clin Neurol Neurosurg 2006; 108: 278-283.
15. Jeffery DR, Mandler RN, Davis LE. Transverse myelitis: retrospective analysis of 33 cases, with differentiation of cases associated with multiple sclerosis and parainfectious events. Arch Neurol 1993; 50:532-535.
16. Scotti G, Gereveni S. Diagnosis and differential diagnosis of acute transverse myelopathy: the role of neuroradiological investigations and review of the literature. Neurol Sci 2001; 22:S69-S73.
17. Andronikou S, Jonathan GA, Wilmshurst J, Hewlett R. MRI findings in acute idiopathic transverse myelopathy in children. Pediatr Radiol 2003; 33:624-629.
18. Thurnher M, Cartes-Zumelzu F, Mueller-Mang C. Demyelinating and infectious diseases of the spinal cord. Neuroimaging Clin North Am 2007; 17:37-55.

XI

脊椎の炎症

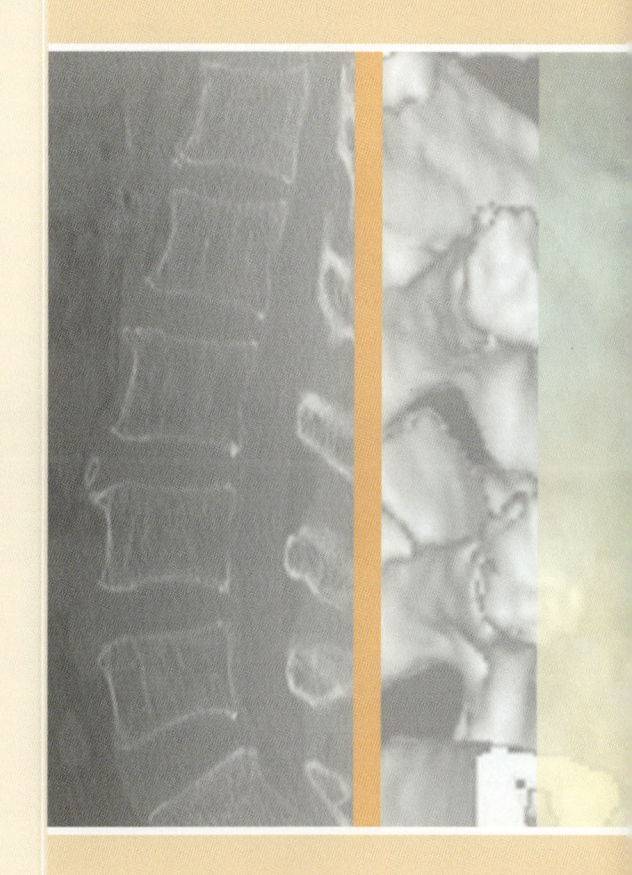

IX

第20章

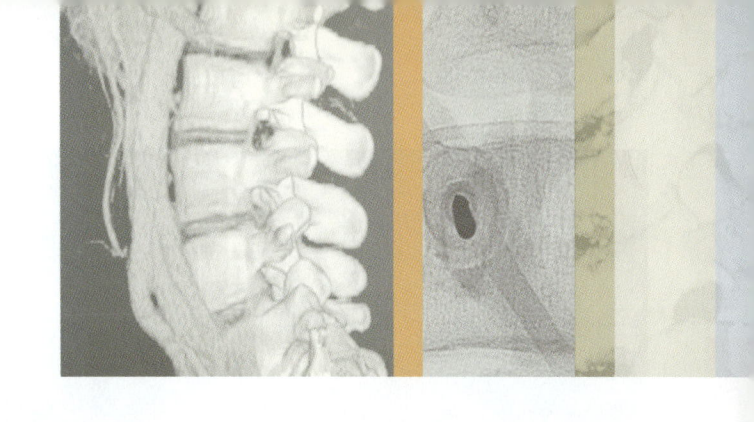

脊柱の炎症

Kenneth Michael Lury

脊椎の非感染性炎症の原因として血清反応陰性脊椎関節症と血清反応陽性関節リウマチがあげられる．血清反応陰性脊椎関節症には強直性脊椎炎，乾癬性関節炎，反応性関節炎，炎症性腸疾患に伴う関節炎，未分化型関節炎などが含まれる[1,2]．

強直性脊椎炎

◆ 疫学

強直性脊椎炎（ankylosing spondylitis）は成人における最も代表的な血清反応陰性炎症性脊椎疾患であり，脊椎関節症のプロトタイプである[2]．発生率は人口の0.1～0.2%である．若年男性に多く，男女比は4～10：1である．好発年齢は15～35歳で，平均年齢は26歳である．15～20%の患者は10歳代で，10%は39歳以降で発症する．

強直性脊椎炎では最初に仙腸関節に生じることが多く，次第に胸腰椎と腰仙椎移行部をおかす．病変は上行性で，中位腰椎，上位胸椎，頸椎に広がる．しかし，いつもこの上行性パターンがみられるとは限らない．概して，非特異的なパターンは女性に多く，仙腸関節炎のみられない脊椎病変は男女ともまれである．頸椎は末期で強直にいたり，頸部や頭部の可動域制限に発展する．最終的に脊椎全体が強直にいたり，正常な運動機能を失う．

リウマトイド因子は陰性である．HLA-B27が95%に陽性であるが，実際にはHLA-B27陽性の数パーセントにしか強直性脊椎炎を発症しない[3]．それゆえ，HLA-B27の検査は診断に使用することができない．

◆ 臨床像

炎症性脊椎疾患は少なくとも3カ月間持続し，起床時にこわばりを伴い，運動により改善する潜在性の背部痛を伴う40歳以下の患者にみられる[4]．強直性脊椎炎は成人における最も一般的な炎症性脊椎疾患で，すべての脊椎関節症に対するプロトタイプである．病変早期には仙腸関節をおかし，次第に軸骨格の他の部位に進展する．炎症性疼痛は下背部（部分的に殿部）にみられる最も代表的な疼痛である．疼痛は夜間に悪化し，他の多脊椎にも広がる可能性がある．女性では病変は緩徐に発展する傾向にある[2]．

◆ 病態生理学

強直性脊椎炎は多数の関節と傍関節の炎症によって特徴づけられた明確な疾病である．炎症はしばしば関節の骨性強直を引き起こす．"ankylosing"はギリシャ語ankylosに由来し，関節硬直を意味する．"spondylos"は椎骨を意味し，spondylitisは単一もしくは多椎骨の炎症に関連する．強直性脊椎炎は一般に血清反応陰性関節炎の慢性・進行性の病態として分類される．軸骨格（とくに仙腸関節），椎間関節，傍脊柱軟部組織に好発する．脊椎外病変として関節周囲炎，虹彩炎，肺疾患，系統疾患などが含まれる[3]．

強直性脊椎炎の基本的な病変部位は腱靱帯付着部である．これらは靱帯，腱，関節包が骨に接した部位である．リンパ球，形質細胞，多形核白血球による細胞浸潤は靱帯下骨のびらんと象牙化に結びついている．炎症によって椎間板線維輪の外層内に新生骨を形成する．椎間板の辺縁は軟骨下骨から発生した肉芽組織によって浸潤される．この

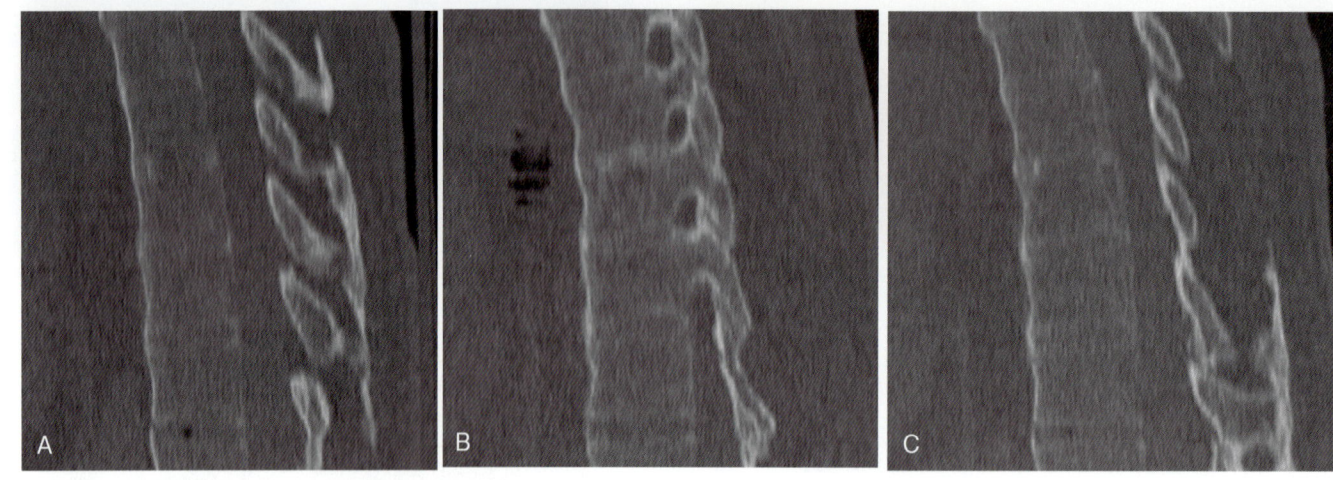

・図20-1　強直性脊椎炎．A～C：胸椎の再構築矢状断MDCT画像は腹側の多数の連続した椎体の骨性強直を示す．棘突起と椎間関節の融合性強直も示す．

組織は新生骨とともに椎間板線維に代わる．罹患椎骨の脆弱性骨折や外傷性骨折も起こる．脊椎関節症の他の重要な兆候は腱靱帯付着部炎である．これは脊椎の棘間・棘上靱帯と仙腸関節の骨間靱帯に起こる[3]．

◆ 画像

CT

CTは最初のX線で仙腸関節が正常もしくは紛らわしい患者において強直性脊椎炎の存在を証明するのに有用である．関節びらん，軟骨下骨の硬化，骨性強直のような所見はX線よりCTのほうが鮮明である．しかし，仙腸関節の正常変異は仙腸関節炎の所見に似ているかもしれない．CTはとくに脊椎において骨シンチグラフィで集積を認めた部分の評価を補う．偽関節，骨折，脊柱管狭窄，椎間関節炎症性疾患のような骨病変はCTの多断面再構成像でよく描出される（図20-1）．その他のCTの有効な適用は肋椎疾患，胸骨柄体軟骨結合疾患，硬膜拡張，傍脊柱筋萎縮の評価である．多検出器CT（multidetector CT：MDCT）は多数病変の抽出と骨折形態の描出においてX線とMRIより優れている[3]．重症患者において，MDCTは頸椎骨折の評価に用いる最初の様式である（図20-2）[3]．MDCTは脊髄と軟部損傷をより示すMRIを補足する．CTは強直性脊椎炎の合併症（偽関節，骨折，硬膜拡張に伴う椎体のホタテ貝様陥凹）の診断に適している[3]．

MRI

MRIは仙腸関節炎の早期診断に役立つかもしれない．滑膜増殖の検出は炎症マーカーの測定のように病変の活動性と関連している[3]．MRIは軟骨の異常，骨びらん，軟骨下骨の変化の描出においてCTより優れている[3]．強直性脊椎炎の早期病変の活動性の評価に対しても鋭敏である．罹患部位は椎体椎間板境界部と周辺の関節にも及ぶ．一般的に，T2強調像での信号増強域は浮腫もしくは血管新生化された線維組織の存在と関連している（図20-3）．

一定の疾患において，MRIは椎間板と脊椎靱帯の整合性を評価し脊椎骨折を示すことができる．MRIは偽関節，馬尾症候群に伴う憩室，脊柱管狭窄を描出する[3]．骨折もしくは偽関節の合併する患者において，MRIはあらゆる脊柱管もしくは脊髄損傷の危険性を明らかにする．MRIは神経学的症状を伴う患者，とくに最初の診断後無症状の患者や外傷による完全脊髄損傷後の神経学的悪化を伴う患者に有用である[3]．MRIの利点として軟骨異常，骨髄浮腫，骨びらんの検出や電離放射線の欠如などがあげられる[3]．

早期の強直性脊椎炎では，脊椎病変はおもに椎間板，隣接椎骨部，椎体縁部に起こる．軟骨と軟骨下骨は二次的におかされる[2]．MRIもCTもとくに脊椎炎／椎間板炎の早期診断には役立たない[3]．しかし，もし細菌感染がすでに隣接部位に広がっているなら非感染性炎症性脊椎関節症と感染性脊椎炎／椎間板炎との鑑別は可能である．非感染性脊椎関節症は骨・靱帯外には広がらないので，そのような拡散の証拠は感染と関係している．MRIは脊椎関節炎と関節リウマチでの軸骨格の早期炎症を描出するのに鋭敏である[2]．

X線

X線は強直性脊椎炎患者の発見，診断，フォローアップ

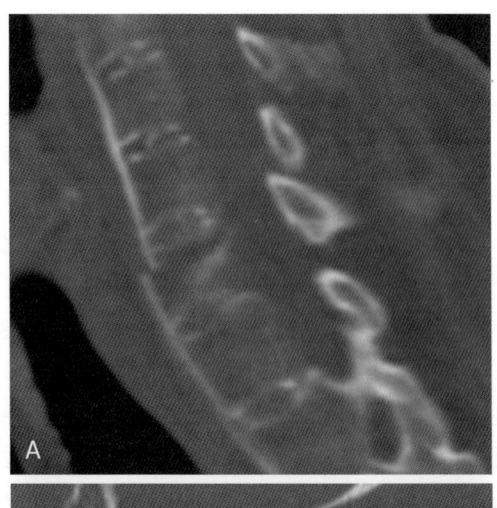

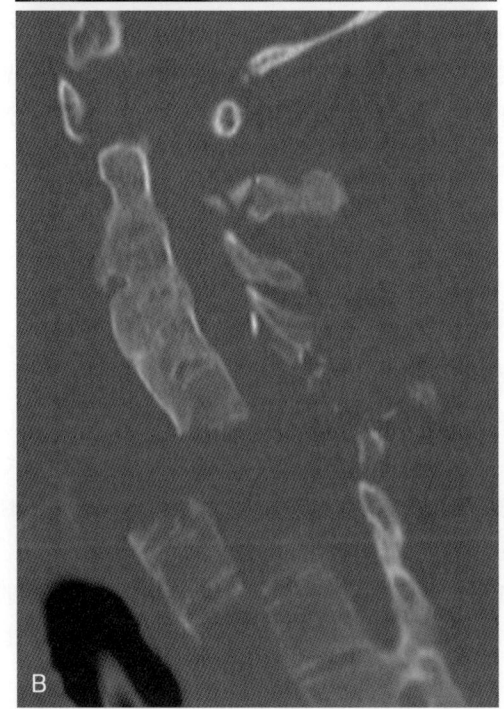

•図20-2 強直性脊椎炎．骨折を伴う異なる2人の患者の頸椎のX線側面像．A：石灰化した前縦靱帯を貫いた骨折がみられる．B：椎間板，靱帯，椎体は強直しているので，それらは1つの構造物として折れ脱臼している．

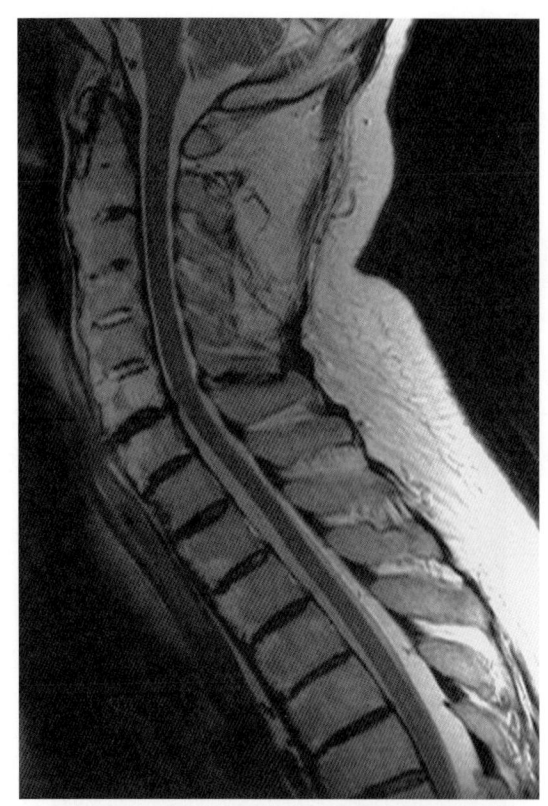

•図20-3 強直性脊椎炎．T2強調矢状断MR像は椎間板での異常信号と同じように多数の連続あるいは非連続した椎体内に異常増強信号を示す．前方の靱帯骨棘も異常信号を示す．

に対する単一の最も重要な画像手技である[3]．骨形態，微細な石灰化，骨化は十分に示される．早期の脊椎炎は"shiny corner sign"もしくは"Romanus病変"とよばれる周囲の反応硬化を伴う椎体縁の小びらんとして示される．椎体の方形化（squaing）は強直性脊椎炎のもう1つの特徴的な所見で，椎体縁のびらんと椎体前方に沿った骨膜性新生骨形成との組み合わせによって引き起こされる．方形化は椎体前縁が正常では凹の腰椎で最も容易に認識される．さらなる炎症は靱帯骨棘の形成（炎症を起こした隣接椎骨縁間の骨橋を形成する線維輪外線維の骨化）と関連してい

る．骨化は隣接した傍脊柱結合組織の線維内にも起こる．後棘間靱帯骨化は一様の垂直正中線に連続した棘突起を結びつけ，正面像で濃線の原因となる．同様に，椎間関節や肋椎関節はしばしばびらん，さらに骨化によっておかされ，最終的に癒合する．靱帯骨棘形成による椎体の完全癒合と関連する骨化は竹様脊柱（bamboo spine）となる（図20-4）．椎間板はたいてい椎間関節の強直と隣接の靱帯骨棘形成に伴って，単一もしくは複数レベルで石灰化する．

確立した強直性脊椎炎では，骨折はたいてい胸腰椎と頸胸椎移行部で起こる．上位頸椎骨折と環軸関節亜脱臼はまれである．脊椎骨折は垂直もしくは斜めより横（すなわち水平）断が特徴的で，"チョーク骨折"とよばれる[3]．それらの骨折は前方から後方へ広がり，しばしば未骨化椎間板を貫く．

偽関節はX線で椎間板・椎体破壊と隣接した硬化部位としてみられる．これらの変化はAnderson病変とよばれ，椎間板感染症に似ている．偽関節はたいてい以前に未確認の骨折もしくは未癒合部分に起こる．それゆえ，強直性脊椎炎の重要な画像所見は骨硬化を伴う線上の低密度部位としてみられる椎間関節への進展である．

468　XI　脊椎の炎症

強直性脊椎炎でみられる脊椎異常は腸炎性関節症，乾癬，ライター症候群などの他の疾患でもみられる．椎骨における骨増生の注意深い分析と分類はこれらの病変の鑑別の手助けとなる．なだらかな前方骨化はびまん性特発性骨増殖症の所見である．傍脊柱骨化は乾癬とライター症候群の両方でみられる．靱帯骨棘形成は強直性脊椎炎だけでなくアルカプトン尿症でもみられる．

強直性脊椎炎での脊椎偽関節は化膿性椎間板炎に類似した著しい椎間板・椎体の破壊的変化を引き起こすことがある．後方要素の骨折もしくは欠損の決定は強直性脊椎炎を伴うこれらの患者の診断において重要な鑑別の糸口となる[3]．脊椎関節症はしばしば炎症に呼応する進行性びらん，骨濃度維持，増生骨の所見を共有する．画像研究に基づくと，付属肢骨格の非対称性進展，仙腸関節炎，脊椎異常とともにこれらの所見はたいてい強直性脊椎炎と関節リウマチや他の炎症性疾患とを区別する[5]．

乾癬性関節炎

◆ 疫学

乾癬性関節炎（psoriatic arthritis）は乾癬に合併したユニークな炎症性関節炎である．正確な罹患率は不明であるが，推定では人口の 0.3〜1% である．一般人口における関節炎患者のなかで乾癬の罹患率は 2〜3% である．炎症性関節炎は一般人口の 2〜3% に発生するが，乾癬患者のなかで炎症性関節炎の罹患率は 6〜42% とさまざまである[6]．

◆ 臨床像

典型的には，乾癬性関節炎は最初に軽度の少数関節病変を示す．少なくとも患者の 20% において多発関節性病変となり重症化する．多発関節性病変を示す乾癬性関節炎患者は疾患進行のリスクが高い．健康に関連した生活の質は乾癬性関節炎患者では低下する．

◆ 病態生理学

乾癬性関節炎では，MRI での骨浮腫と組織病理学的関係は明らかにされていない[7]．

◆ 画像
MRI

乾癬性関節炎は関節リウマチや脊椎関節症と MRI 所見

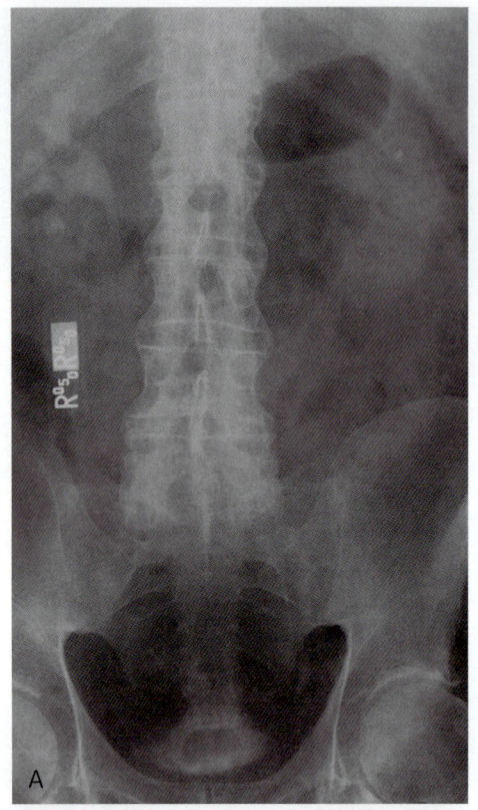

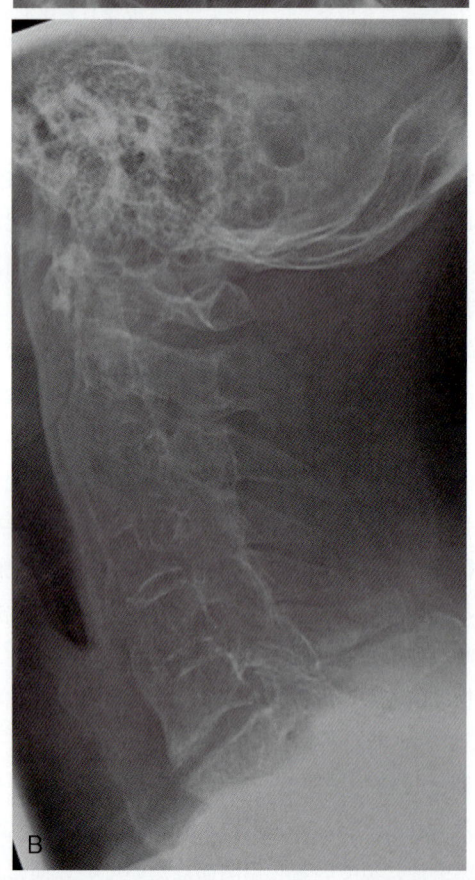

• 図20-4　強直性脊椎炎．腰椎正面像（A）と頸椎側面像（B）は椎体と椎間関節の連続性強直を示す．

を共有する．乾癬性関節炎での滑膜炎はMRIで関節リウマチの滑膜炎とは区別できない[7]．ある患者では観察された滑膜炎は典型的な関節リウマチパターンと一致するが，別の患者では炎症性組織は関節包を超えて広がり，厚い側副靱帯や関節周囲の軟部組織のような隣接部に及ぶ．びらん自体は境界明瞭で変化した信号強度の領域と重なる皮質骨における破壊からなる．乾癬性関節炎のびらんはSTIRと脂肪抑制T2強調像で信号増加を伴う皮質下骨の大きくはっきりしない領域である．それらは脂肪抑制造影T1強調像で増強されることがある[7]．

X線

X線では，乾癬性関節炎の脊椎炎と反応性関節炎は強直性脊椎炎の凹凸のない対称性変化と比べてずんぐりとした（clunky）非対称性である[7]．

反応性関節炎

反応性関節炎（reactive arthritis）（ライター症候群）は他部位の感染症を合併する急性非化膿性血清反応陰性関節炎である[7]．

◆ 疫学

反応性関節炎はHLA-B27と関連しているが，とくにHIV下で，必ずしも常に罹患者にみられるわけではない[8]．反応性関節炎がアフリカ系米国人に起こるとき，HLA-B27はしばしば陰性である．

米国では，反応性関節炎の割合は人口10万人当たり3.5例と推定されている[8]．ほとんどが白人であると報告されている．性病後の男女比は5～10：1である．好発年齢は15～35歳である．反応性関節炎はめったに小児ではみられない．もし小児に起こるなら，ほとんど腸管感染症後である[8]．

◆ 臨床像

非特異的尿道炎の全患者の1～3％に関節炎のエピソードがある[8]．ほとんどの患者は数週～6カ月持続する深刻な症状をもつ．15～50％は関節炎の再発発作をもつ．慢性関節炎もしくは仙腸関節炎は患者の15～30％で起こる．症状は一般に尿道炎／子宮頸炎もしくは下痢発症から1～3週間以内に起こるが4～35日にわたる．症状は発熱（たいてい微熱），倦怠感，筋痛（初期），殿部もしくは大腿に放散する腰痛，おもに膝，足，足趾の非対称性関節硬直である．症状は安静もしくは非活動で悪化する[8]．

◆ 病態生理学

反応性関節炎は腸管もしくは泌尿生殖器感染症によって引き起こされる．

◆ 画像

CT

初期の強直性脊椎炎でみられる靱帯骨棘形成とは対照的に，傍脊柱石灰化が反応性関節炎の初期症状としてみられるかもしれない．椎体前縁のびらんはまれである[9]．

MRI

反応性関節炎の診断においてMRIの特別な役割はない．

X線

初期の反応性関節炎において，X線は異常を示さないかもしれない．2つの典型的な所見は片側もしくは両側の仙腸関節炎と下位胸椎と上位腰椎の非対称性傍脊柱コンマ形骨化である[8]．

関節リウマチ

◆ 疫学

関節リウマチ（rheumatoid arthritis）の割合は欧州と北米では成人人口の約1％（0.3～2.1％）である[10]．割合はインディアングループで高く，カリビアンでは低い．世界中では，発生率は人口1万人当たり3例である．

重症の関節リウマチは，血清反応陽性疾患患者の一親等内の親族では約4倍も発生しやすい[10]．関節リウマチの約10％の患者が一親等内にかかわりを示す．女性の罹患率は男性の約3倍である．疾患発症は30～40歳代が最多で，患者の80％が35～50歳間である．関節リウマチの発生率は，60～64歳女性では29歳女性と比較して6倍以上である[10]．高齢患者は下位脊椎病変をもつ傾向にある[10]．

◆ 臨床像

関節リウマチはおもに頸椎をおかす[10]．胸椎と腰椎の異常は相対的にまれである．四肢関節と頸椎はその他の軸骨格より早期にしばしばおかされる．前向き研究では，患者の83％が疾患発症の2年以内に環軸関節前方亜脱臼に進

展する[10]．関節リウマチの脊椎病変としてびらん性滑膜炎，靱帯性亜脱臼，骨減少，椎体骨折が生じる[10]．

◆ 病態生理学

関節リウマチは原因不明の慢性の多系統疾患である．頸椎の関節内での滑膜炎は脊柱管内へのパンヌスの直接波及による関節軟骨破壊の原因となる[10]．同時に起こる靱帯への波及は弛緩と断裂の原因となり，不安定性と亜脱臼を助長する．同時に，これらの要素は脊柱管もしくは神経根の圧迫を導き，椎骨動脈でさえ圧迫することがある．進行性病変は椎体もしくは後方神経弓の破壊，骨粗鬆症，不安定性，骨折の原因となる事象を誘発する．全頸椎が経過中におかされる．変化は優位に後頭に広がり，頸胸椎移行部にはあまり広がらない．とくに，滑膜関節と軟骨関節，Luschka（ルシュカ）関節，腱・靱帯付着部，頸椎部の軟部組織は損傷される可能性がある．環軸関節亜脱臼は環軸，環椎歯突起，環椎後頭関節とC1の前弓，歯突起，横靱帯間の滑膜性滑液包でのびらん性滑膜炎の結果である．通常，C1-C2亜脱臼は歯突起後方の環椎外側塊に連結し歯突起の定位を維持する横靱帯によって防止される．翼状靱帯あるいは歯状靱帯もまたこの領域の安定性に関与する[10]．

関節リウマチの特徴的な所見は持続性の炎症性滑膜炎である[10]．

関節破壊の媒介物としてホスホリパーゼA$_2$，プロスタグランジンE$_2$，プラスミノゲン活性化因子がある．増殖した線維芽細胞と炎症細胞は関節内に肉芽組織—パンヌス—を形成する．滑膜炎は軟骨破壊と骨びらんを引き起こし，たいてい対称性に周囲の関節に波及する[10]．その後，関節変形が起こる．

◆ 画像

CT

CTは神経障害と激痛の術前評価として応用されている．早期介入で予後がよりよいと示されているので，麻痺の原因となり得る程度の亜脱臼は確認される必要がある（図20-5）[10]．

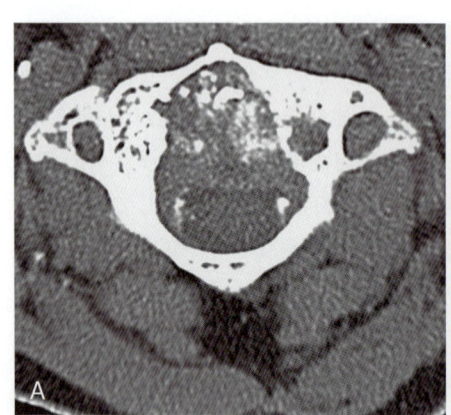

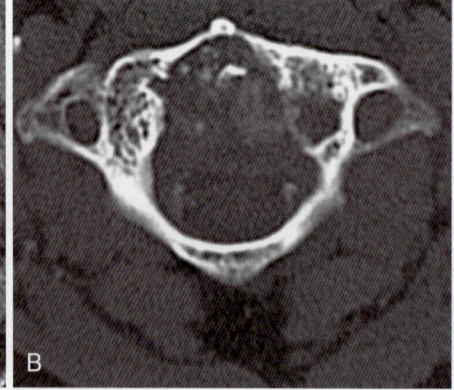

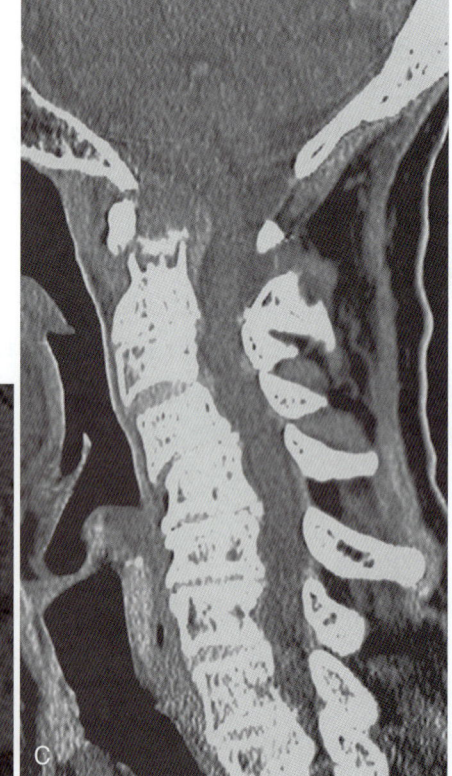

• 図20-5　関節リウマチ．水平断MDCT画像．頸椎の骨（A），軟部（B），再構築矢状断MDCT（C）画像は歯突起周囲の軟部腫瘤を示す．C1の前弓だけでなく歯突起の著しいびらんがある．軟部腫瘤は大後頭孔のレベルで後方に突出し脊柱管をおかしている．他のレベルでは，広範で著明な椎間板腔の狭小化と椎体終板のびらんを示す．

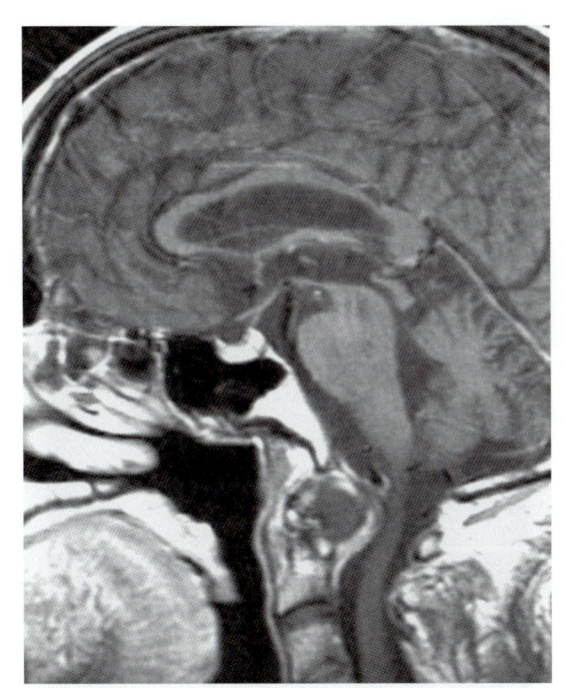

•図20-6　関節リウマチ．ガドリニウム造影T1強調矢状断MR像．周辺で増強される軟部組織が取り囲み，歯突起を破壊している．これは頸髄延髄接合部で後方に広がり脊柱管を圧迫している．

MRI

MRIはX線での異常計測（後述），絶え間ない後頭下／頸部痛，進行性／重度亜脱臼，脊髄／脳幹圧迫症状，椎骨動脈圧迫などに応用される[10]．MRIは歯突起と髄質・脳幹との関係とあらゆる脊髄の異常信号をじかに示す．脊髄浮腫は臨床状態不良，予後不良，術後結果不良に関連している（図20-6）[10]．

X線

単純X線は脊椎の関節リウマチを撮影する最初の手段である．屈曲・伸展位の側面X線像は脊柱管前後径，脊柱管を狭小化する亜脱臼，環椎歯突起不安定性を示す．脊柱管前後径は椎体亜脱臼の程度よりもいっそうよい麻痺の進展への予測因子である．C3-C7の脊柱管前後径は正常で14～23 mmである[10]．14 mmは正常な脊髄，髄液，硬膜を収容するのに必要な最低限の距離なので，少なくとも14 mmの前後径が全頸椎レベルで限界である[10]．環軸関節亜脱臼は環椎前弓と軸椎歯突起とのあいだの異常な分離を示す．一般的に，成人では，環椎前弓後面と軸椎歯突起前面とのあいだの骨間距離は2.5 mmを超えてはならない[10]．パンヌスによる環軸椎複合体の破壊はその後の環軸椎関節亜脱臼，頭蓋底陥入，軸椎歯突起びらんの原因となる．患者の10～20％において，下位頸椎セグメントの椎間関節の破壊は多段階の亜脱臼と特徴的な"段はしご状変形（配列）"の原因となる[10]．ほとんどの患者で，亜脱臼は同一の異常位置に固定されない．むしろ，アライメント変化は頸部の屈曲・伸展位の側面像で証明される[11]．まれに，脊髄は硬膜外リウマチ結節によって圧迫される[10]．

サルコイドーシス

◆ 病態生理学

サルコイドーシス（sarcoidosis）はほとんどすべての器官に波及する原因不明の系統的肉芽性疾患である．骨進展は，とくに手足の短骨に，患者の1～13％に起こる．サルコイドーシスはたいていコルチコステロイドで治療される[12]．

◆ 画像

CT

脊椎サルコイドーシス患者では，単純X線とCTは周辺部の硬化，溶解と硬化の混合性病変，単一の硬化性病変を伴った（あるいは伴わない）多様な溶解性病変を示す．病変は多発性で，椎弓根へ広がり，しばしば椎間板腔は保たれる[13]．

MRI

サルコイドーシスは脊柱と脊髄の両方に波及する．脊柱内では，肉芽腫はMRIで造影効果を認める硬化縁を伴う溶解性病変の原因となる（図20-7）[13]．これらの所見は，転移，感染，リンパ腫による広範な脊椎進展と間違われることがある[12]．椎間板の複数レベルでの進展と残留はサルコイドーシスを暗示するが，正確な診断は唯一組織学的証明で可能である[13]．ときに椎間板は造影効果を認める[13]．

X線

X線は正常もしくは複数レベルで溶解性病変を示す[14]．

透析アミロイドーシス

◆ 病態生理学

透析アミロイドーシス（dialysis-related amyloidosis）は近年認識された長期血液透析の合併症である．切除された線維組織の組織学的検査は，循環するβ_2-ミクログロブリン由来のアミロイドが，椎間板，椎間関節，靱帯に沈着

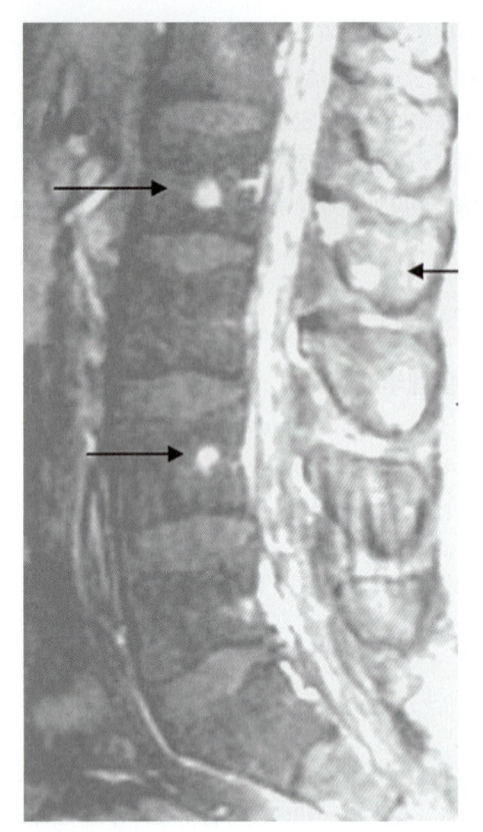

•図20-7 サルコイドーシス．腰椎のガドリニウム造影脂肪抑制T1強調矢状断MR像はL2とL3の後方要素内とL2とL4椎体内の造影される結節（矢印）を示す．

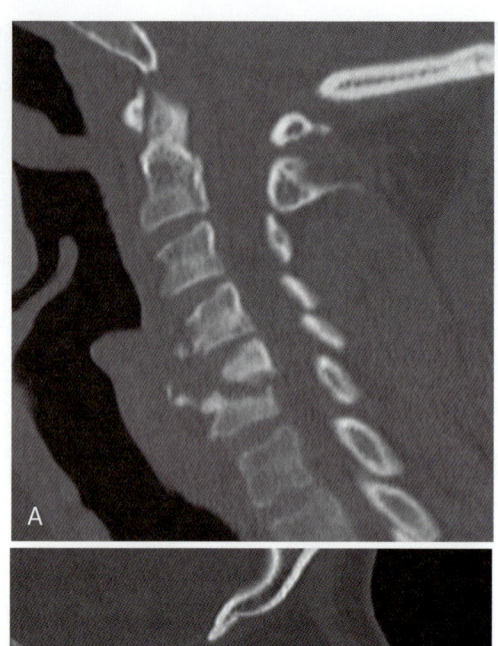

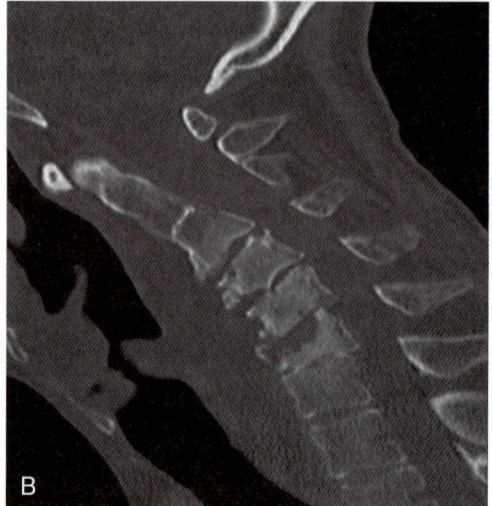

•図20-8 異なる2人の患者の破壊性脊椎関節症（アミロイド沈着）．A，B：頸椎の再構築矢状断MDCT画像は多数のレベルでの著明な椎間板腔の狭小化，隣接脊椎板のびらんと硬化，アライメント不良，過剰な後彎を示す．

されることを示す[15, 16]．著明なマクロファージ反応が重症例においてアミロイド周辺に観察される．アミロイド沈着と炎症性サイトカインは破壊性脊椎関節症と密接に関連している[17]．

透析アミロイドーシスは頸椎によくみられる[15]．しかし，アミロイド沈着，破壊性脊椎関節症，硬膜外軟部組織の肥厚は腰椎にもみられ，髄膜嚢と馬尾の圧迫をもたらす．

◆ 画像
CT
破壊性脊椎関節症において，CTは椎間板腔の狭小化，隣接椎体終板のびらんと嚢胞，骨増殖症の欠如を特徴とする（図20-8）[16]．

MRI
破壊性脊椎関節症において，MRIは，骨，軟骨，軟部組織進展の範囲と分布を示す．MRIは破壊性脊椎関節症と感染性脊椎炎との鑑別にも役立つ．アミロイド沈着には細胞はなく，多くの水分をもたない．それゆえ，破壊性脊椎関節症において，椎間板椎体移行部の異常はすべてのパルスシーケンスで線維軟骨と筋とのあいだの低〜中間信号を呈する[15]．不均一な信号強度はT2強調像で明らかになる．いくらかの病変は隣接骨髄と同じ信号強度をもつ．一方，炎症性腫瘤，急性・慢性滑膜炎，副甲状腺機能亢進による褐色腫瘍はT2緩和時間が長く，T2強調像で高信号を呈する[15]．

X線
破壊性脊椎関節症において，単純X線はたいてい淡い硬化縁を伴う関節下の放射線透過性病変を呈す．軸骨格では，急速進行破壊性脊椎関節症は通常頸椎をおかし，感染性椎間板炎に似ている．X線の特徴的な所見は進行性椎間

BOX 20-1　強直性脊椎炎の評価

病歴
　背部痛.

CT
- 手技
　軟部組織と高精細度骨アルゴリズムを用いた水平断 MDCT が施行された．そして，頸椎の多断面再構成像が矢状断と冠状断で得られた．
- 所見
　椎体，鉤椎関節，椎間関節，棘突起の腹背面の強直がある．終板びらんは多数の頸椎椎体に波及する．C4-C5 椎間板，C4 下終板，C6 椎体上部に及ぶ横骨折がある．C2 棘突起と C4 から C6 に至る後方要素を貫く骨折がある．C4-C6 からの骨折部分は腹側で残りの頸椎脊柱に完全に置換される．
- 印象
　外傷後の骨折／脱臼で併発した頸椎の強直性脊椎炎がある．MRI は脊髄を評価する手助けとなる．

X 線
- 手技
　前後，側面，斜位像が頸椎と腰椎で行われた．
- 所見
　頸椎側面像では，腹側に橋渡しする靱帯骨棘形成がある．硬直を示す椎間関節の鮮明度の低下がある．腰椎の前後像では，両側に椎体外側面に沿ってなだらかな靱帯骨棘形成がある．仙腸関節は硬化し，関節裂隙はみられない．
- 印象
　頸椎，腰椎，仙腸関節の強直性脊椎炎が明瞭である．

MRI
- 手技
　非造影多断面 T1，T2，STIR 像が得られた．ガドリニウム造影後，多断面脂肪抑制 T1 強調像が得られた．
- 所見
　C2-C3 から C5-C6 までの椎間板に T2 の異常高信号がある．T9-T12 の腹側隅角（ventral corner）だけでなく C1 から C7 までの終板と椎体に T2 の異常高信号がある．融合した前靱帯骨棘は C2 から C6 まで広がり，同様に T2 の異常高信号を示す．
- 印象
　頸椎の強直性脊椎炎が明瞭である．

BOX 20-2　関節リウマチの評価

病歴
　背部痛，リウマトイド因子陽性．

CT
- 手技
　頸椎の水平断 MDCT が軟部組織と高精細度骨アルゴリズムを用いて行われた．これらは矢状断と冠状断像を表すために再構成された．
- 所見
　頸椎軟部組織条件での矢状断 MDCT 画像は歯突起周囲の軟部腫瘤を示す．C1 前弓だけでなく歯突起の顕著なびらんがある．軟部腫瘤は後方に突出し，大後頭孔レベルで脊柱管をおかす．他のレベルは広範囲の顕著な椎間板腔の狭小化と椎体終板のびらんを示す．
- 印象
　歯突起周囲のパンヌスと脊柱管インピンジメントを伴う頸椎の関節リウマチ．

MRI
- 手技
　非造影多断面 T1，T2，STIR 像が得られた．ガドリニウム造影後，多断面脂肪抑制 T1 強調像が得られた．
- 所見
　歯突起を囲み破壊する周辺増強を伴う軟部組織がある．これは頸髄延髄接合部で後方に広がり脊柱管を圧迫する．
- 印象
　歯突起に波及するパンヌスは頸髄延髄接合部で後方に広がり脊柱管を圧迫する．これは関節リウマチもしくは結晶性関節症でみられることがある．

BOX 20-3　サルコイドーシスの評価

- 病歴
　背部痛，肺門リンパ節腫脹．
- 手技
　非造影多断面 T1，T2，STIR 像が得られた．ガドリニウム造影後，多断面脂肪抑制 T1 強調像が得られた．
- 所見
　腰椎の矢状断脂肪抑制併用造影 T1 強調像は L2 と L3 後方要素内と L2 と L4 椎体内に造影される結節を示す．
- 印象
　所見は特異的ではない．既知の全身性サルコイドーシス患者において，所見は脊柱進展を強く暗示する．転移性病変とリンパ腫もまた考慮されるべきである．

BOX 20-4　破壊性脊椎関節症の評価

- 病歴
　背部痛，末期腎不全．
- 手技
　軟部組織と高精細度骨アルゴリズムを用いた水平断 MDCT 後，頸椎の多断面再構成像が矢状断と冠状断で得られた．
- 所見
　頸椎の再構築矢状断 MDCT 画像は多数のレベルで顕著な椎間板腔の狭小化，隣接脊椎終板のびらんと硬化，アライメント不良，過剰な後彎を示す．
- 印象
　長期透析中の末期腎不全患者では，所見はアミロイドーシス（破壊性脊椎関節症）を示唆する．

板腔の狭小化，広範で不明瞭な終板びらん，実質一定期間にわたって進行する淡い軟骨下硬化である．椎間関節にも波及する[15]．

分析

ここで議論された事柄の同じ報告がBox 20-1〜4にみられる．

キーポイント：鑑別診断

- 強直性脊椎炎では，靱帯骨棘形成による椎体，椎間関節，棘突起の完全な癒合は竹様脊柱を引き起こす．
- すべての非感染性脊椎関節症は概して解剖学的境界によって制限される．それらの特徴として隣接組織に波及しない．それゆえ，隣接組織内への炎症の波及の確認によって脊椎関節症の非感染性炎症と感染性脊椎炎／椎間板炎とを鑑別することはしばしば可能である．
- 画像検査では，破壊性脊椎関節はCTで顕著な椎間板腔の狭小化，隣接脊椎終板のびらんとジオード，明らかな骨増殖能の欠如が特徴的である．
- 関節リウマチの典型的な変化はパンヌスによる環軸椎複合体の破壊とその後の環軸関節亜脱臼，頭蓋底陥入，歯突起びらんである．しかし，痛風や偽痛風に類似している．

参考文献

- El-Khoury GY, Kathol MH, Brandser EA. Seronegative spondyloarthropathies. Radiol Clin North Am 1996; 34:343–357.
- Helliwell PS, Taylor WJ. Classification and diagnostic criteria for psoriatic arthritis. Ann Rheum Dis 2005; 64:3–8.
- Olivier I, Salvaran C, Cantini F, et al. Ankylosing spondylitis and undifferentiated spondyloarthropathies: a clinical review and description of a disease subset with older age at onset. Curr Opin Rheumatol 2001; 13:280–284.
- Rajesh K, Brent L. Spondyloarthopathies. Am Fam Physician 2004; 69:2853–2860.

文献

1. Peters KM. Non-infective inflammations of the vertebral spine. Z Orthop Ihre Grenzgeb 2007; 145:R1-R19.
2. Bollow M, Enzweiler C, Taupitz M, et al. Use of contrast enhanced magnetic resonance imaging to detect spinal inflammation in patients with spondyloarthritides. Clin Exp Rheumatol 2002; 20(Suppl 28):S167-S174.
3. Peh W. Ankylosing spondylitis. Available at http://www.emedicine.com/radio/topic41.htm. Last updated May 5, 2005; accessed 6/30/2007.
4. Grandbois L, Lomasney LM, Demos TC, Tehrani R. Radiologic case study: seronegative spondyloarthropathy associated with Crohn's disease. Orthopedics 2005; 28:1296, 1375–1379.
5. Calin J, Porta J, Fries F, Schurman DJ. Clinical history as a screening test for ankylosing spondylitis. JAMA 1977; 237:2613–2614.
6. Gladman DD, Antoni C, Mease P, et al. Psoriatic arthritis: epidemiology, clinical features, course, and outcome. Ann Rheum Dis 2005; 64:14–17. Accessed from ard.bmj.com on 6/21/2007.
7. McQueen F, Lassere M, Østergaard M. Magnetic resonance imaging in psoriatic arthritis: a review of the literature. Arthritis Res Ther 2006; 8:207.
8. Scoggins T, Boyarsky I. Reactive arthritis. Available at http://www.emedicine.com/emerg/topic498.htm. Last updated February 15, 2007. Accessed 6/30/2007.
9. Resnick D. Diagnosis of Bone and Joint Disorders, 3rd ed. Philadelphia, WB Saunders, 1995, p 1114.
10. Calleja M, Hide G. Rheumatoid arthritis, spine. Available at http://www.emedicine.com/radio/topic836.htm. Last updated March 28, 2006. Accessed 6/30/2007.
11. Hermann KG, Bollow M. Magnetic resonance imaging of the axial skeleton in rheumatoid disease. Best Pract Res Clin Rheumatol 2004; 18:881–907.
12. Campbell SE, Reed CM, Liem T, et al. Radiologic-pathologic conference of Brooke Army Medical Center: vertebral and spinal cord sarcoidosis. AJR Am J Roentgenol 2005; 184:1686–1687.
13. Poyanli A, Poyanli O, Sencer S, et al. Vertebral sarcoidosis: imaging findings. Eur Radiol 2000; 10:92–94.
14. Lisle D, Mitchell K, Crouch M, Windsor M. Case report: sarcoidosis of the thoracic and lumbar spine: imaging findings with an emphasis on magnetic resonance imaging. Australas Radiol 2004; 48:404–407.
15. Cobby MJ, Adler RS, Swartz R, Martel W. Dialysis-related amyloid arthropathy: MR findings in four patients. AJR Am J Roentgenol 1991; 157:1023–1027.
16. Marcelli C, Pérennou D, Cyteval C, et al. Amyloidosis-related cauda equina compression in long-term hemodialysis patients: three case reports. Spine 1996; 21:381–385.
17. Ohashi K, Hara M, Kawai R, et al. Cervical discs are most susceptible to beta 2-microglobulin amyloid deposition in the vertebral column. Kidney Int 1992; 41:1646–1652.

第21章

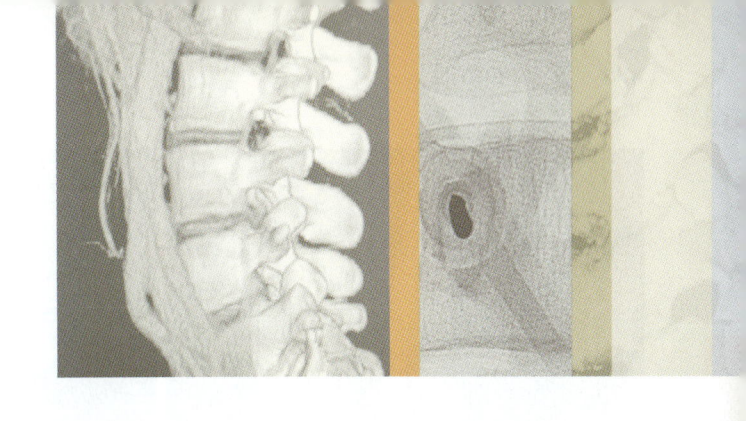

脊髄の炎症

J. Keith Smith

　非感染炎症性脊髄病変には多発性硬化症，急性横断性脊髄炎，視神経脊髄炎，脊髄サルコイドーシス，ギラン・バレー症候群などがある．多発性硬化症を除いて，これらの疾患はまれである．病因は十分に理解されていないが重要なイベントとして免疫活性化と関連があるように思われる．視神経脊髄炎患者での細胞膜蛋白アクアポリン4の認知のような近年の発見は，これらの病変の理解を深めそれらの分類の変更を導いている．これらの疾患がいっそう理解されればさらなる変更が起こりそうである．

　脊髄のこれらの炎症性病変の画像所見はたいてい非特異的で脊髄腫瘍，脊髄梗塞，硬膜動静脈瘻のような他の病気と重複する．鑑別診断の手がかりは病変の範囲もしくは様式と関連した臨床・画像所見である．このような理由で，脳MRIは鑑別診断を狭めあるいは支持することにとても役に立つことがある．

脊髄多発性硬化症

　多発性硬化症（multiple sclerosis）は時間的・空間的多発性病変を伴う中枢神経系の炎症脱髄性疾患である．

◆ 疫学

　多発性硬化症はたいてい30〜40歳のあいだに発症するが，あらゆる年齢にも起こる．女性が男性より2倍多い．発生率は赤道地域で1万人に1人から北欧と米国で1万人に30〜80人とさまざまである．

◆ 臨床像

　脊髄多発性硬化症の臨床症状は病変部位に依存する．最もみられる主訴は感覚異常，脱力感，歩行障害，腸と膀胱の機能不全である．脊髄病変を示す患者のうち，90%はMRIで明白な脳病変をもつ．多発性硬化症の多彩な病型の自然経過と予後がそのほかの部位でみられる．

◆ 病態生理学

　多発性硬化症は中枢神経系の慢性炎症脱髄性疾患である．病因は完全には解明されていない．疾患過程の古典的理解は，ミエリン反応性T細胞が炎症反応の原因となりマクロファージとミクログリアの活性化とミエリン破壊を引き起こすことである．最近の研究は多発性硬化症病変の多様性と免疫機構の多様性を強調しており，その多様性は病期によって病変の各段階によって異なる．抗体と補体活性化を含む免疫機構の損傷，低酸素障害，乏突起膠細胞代謝欠損は多数の病変に関与していると思われる[1,2]．発生率での明白な風土変動は，病因は少なくとも一部に感染因子が関連しているという仮説を支持している．

　多発性硬化症の遺伝因子は十分に解明されていない．若干の家族性傾向があり，西欧民族では危険性が高まる．

◆ 病理

　多発性硬化症の病巣（plaque）はT細胞とマクロファージからなる炎症を示す．局所的な脱髄がある．軸索はたいてい少なくともいくぶんかは保たれている[1,2]．

476　XI　脊椎の炎症

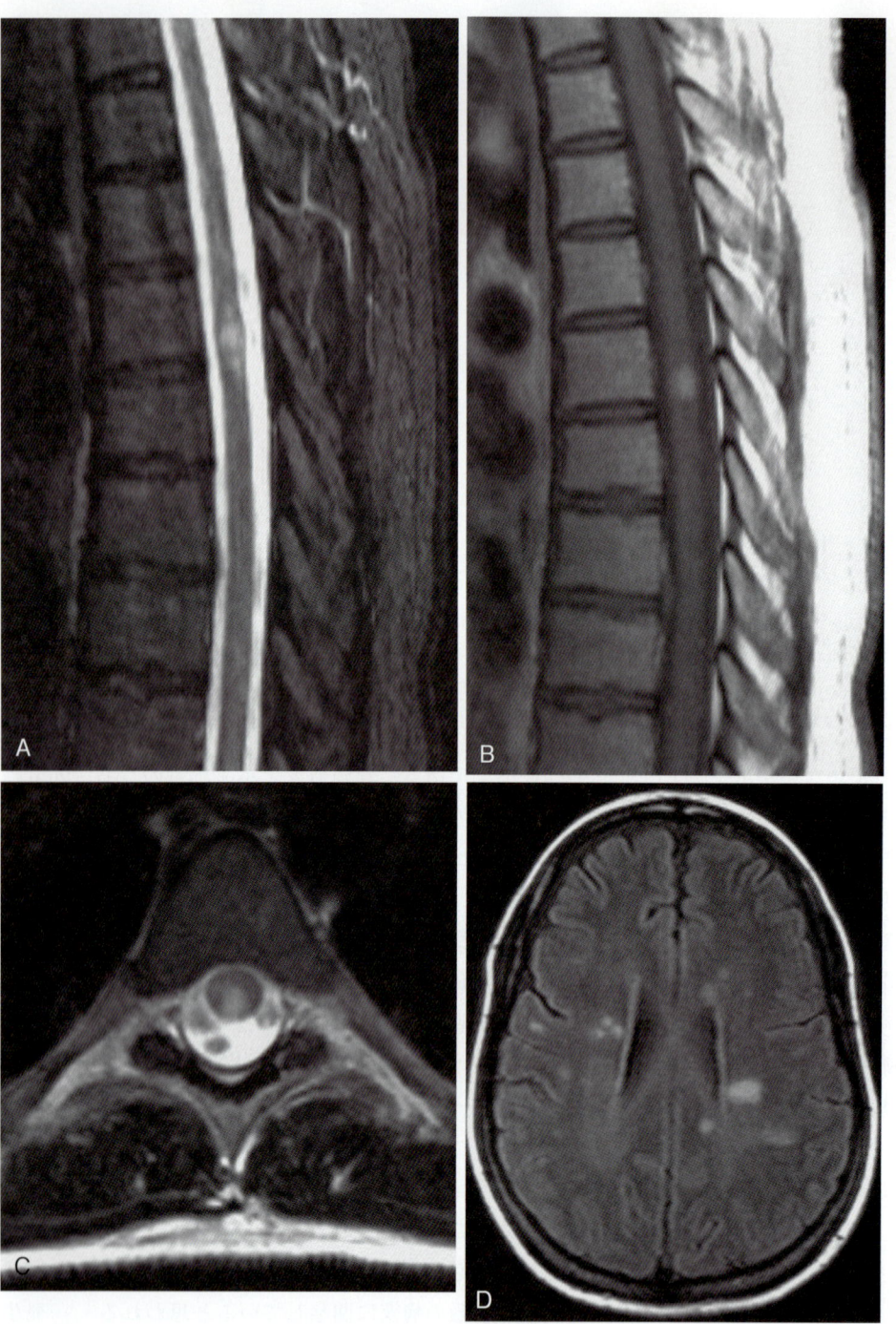

・図21-1　脊髄多発性硬化症．胸椎のT2強調（A），T1造影後（B）矢状断とT2強調水平断（C）のMR像はT2高信号でいくらかの中央増強を伴う小病変（頭尾方向で1椎体未満）を示す．わずかに脊髄圧迫があり，周囲の浮腫はほとんどない．水平断像で，病変は脊髄横断面の半分未満の占拠である．D：側脳室レベルでの脳MR水平断像は皮質下と脳室周囲の白質において多発性の白質病変を示し，多発性硬化症の診断を支持する．

◆ 画像

　MRIは一般的に好まれる画像法である．脊髄多発性硬化症の疑いのある全患者は禁忌でない限りMRIを受けるべきである．もし脊髄症状を伴う患者がMRI禁忌ならば，造影後CTを併用した脊髄造影は症状の原因となる脊髄圧迫病変を除外するために行われるべきである．もし患者が脊髄症状を伴い脊椎MRIで多発性硬化症である可能性がある病変がみられるなら，患者の90％は付随する脳病変をもつので脳MRIも施行されるべきである．

MRI

　多発性硬化症の典型的な脊髄病変はT2強調像で高信号領域を示す．病変は水平断像にて脊髄内にあり脊髄横断面の半分未満を占める（図21-1）．典型的には，病変は垂直長では2椎体未満である[3]．T2強調像での広がりは脱髄の程度と関連している[4]．T1強調像では，病変は等〜低信号である．とくに急性と亜急性（1〜2カ月）病変では，造影後の増強は多様である．増強は結節状，リング状，均一であることがある．脳と異なり，FLAIR画像は脊髄病

変では感受性が低い．脊髄浮腫と腫脹は顕著ではない．脊髄萎縮は後期でみられることがある．

ときおり，MRI 所見は顕著な増強，浮腫，腫大を伴い，脊髄腫瘍の MRI 所見と区別がつかない[5]．

脊髄狭小，呼吸運動に起因するアーチファクト，心運動，脳脊髄液振動，脊髄自体の運動ために，脊髄病変を高度な MRI 技術に応用し試みるのは挑戦的である．多発性硬化症患者では，脊髄の拡散テンソル画像は病変と正常にみえる白質で異方性の低下と平均拡散能の増加を示す[6,7]．何人かの研究者は多発性硬化症病変と脊髄の正常にみえる白質における磁化移動比の低下を報告する[8,9]．

急性横断性脊髄炎

急性横断性脊髄炎（acute transverse myelitis）は運動，感覚，自律神経機能障害にいたる脊髄の限局性炎症疾患である．症状は明瞭に区別された感覚レベルを伴った両側性でなければならない．症状は発症から 4 時間から 21 日のあいだで極限を示し，進行性でなければならない．脊髄圧迫は症状の原因としては除外されるべきである．脊髄の炎症は脳脊髄液細胞増加，IgG の上昇，MRI における脊髄増強によって証明されるべきである[10]．この疾患の代替名は急性脊髄炎，特発性急性横断性脊髄炎，特発性横断性脊髄炎を含む．

◆ 疫学

急性横断性脊髄炎は米国では年間約 100 万人に 4 人の割合で起こる．全年齢に起こるが，10 〜 19 歳と 30 〜 39 歳のあいだにピークがある二峰性である．性差はない．

◆ 臨床像

罹患した患者は脊髄に限局した運動，感覚，自律神経機能障害の急性あるいは亜急性徴候と症状を呈する．一般に，明瞭に区別された吻側レベルの感覚消失である．症状は膀胱機能不全，下肢運動不能，感覚異常と感覚鈍麻を伴い，4 時間から 21 日のあいだで極限に達する．自律神経機能障害は尿意切迫，排尿不能，腸もしくは膀胱失禁として明らかになる．脊髄内炎症の確証は髄液細胞増加の確認，脳脊髄液内の IgG レベルの上昇，造影後の脊髄増強を示す MRI によって規定される．脊髄梗塞もしくは脊髄血管奇形を伴う患者は同様の臨床症状と画像所見を示すことがある．

◆ 病態生理学

急性横断性脊髄炎は孤立した特発性疾患，もしくは放射線前，じかの脊髄感染，全身疾患（ループス，ベーチェット病，サルコイド）に関連して，あるいは非脊椎性腫瘍（腫瘍随伴症候群）として起こる．横断性脊髄炎が全身疾患と関連するとき，病因はそれらの疾患によって異なる．たとえば，ループス関連の横断性脊髄炎患者は中枢神経系血管炎である．神経サルコイド病変はしばしば非乾酪変性肉芽腫と関連している（後述）[11]．

横断性脊髄炎の腫瘍随伴症例は神経細胞でみられる抗原と共用もしくは似ている抗腫瘍抗原を形成する自己抗体によって引き起こされるかもしれない．そのような病因は自己抗体（CRMP-5-IgG 抗体）を形成する何人かの肺小細胞癌患者においてみることができる．乳癌の女性は抗アンフィファイシン IgG 抗体を形成することがある[1]．

種々の液性および細胞性免疫障害は特発性急性横断性脊髄炎でみられる細胞障害に対する可能性のあるメカニズムとして提案されている[1]．急性横断性脊髄炎の約半分の症例において，先行する呼吸器，胃腸，もしくは全身性疾患がある．これらの症例は，脊髄損傷が細菌による脊椎組織への直接感染，免疫介在性障害による脊髄損傷を伴う直接的な脊髄感染，非感染性脊髄への免疫介在性障害に導く全身性免疫反応後の遠隔感染によって引き起こされる可能性と関連している[11]．特発性急性横断性脊髄炎に関連した病原菌のリストは多く，数種類のヘルペスウイルス，リステリア・モノサイトジェネス，ブドウ球菌属，連鎖球菌を含む．特発性急性横断性脊髄炎は抗蟯虫抗体やホコリダニにさえ関連がある．急性横断性脊髄炎はさまざまなワクチン接種後にも報告されている．これらの報告された関連のほとんどにおいて，直接原因となる効果は証明されていない．

広範な横断性脊髄炎（3 椎体レベル以上）を伴った視神経炎は長軸方向に広範な横断性脊髄炎（longitudinally extensive transverse myelitis：LETM）あるいは視神経脊髄炎として示される．この疾患は細胞膜水チャネル蛋白アクアポリン 4 に拮抗する NMO-IgG 自己抗体と関連している．この疾患は次の項でより詳細に記述される．

一部の特発性急性横断性脊髄炎患者は多発性硬化症をもっている，もしくはのちに多発性硬化症の基準を満たす．ほとんどの症例において，多発性硬化症の脊髄病変は短分節（2 もしくはそれ未満の椎体レベル）で，同レベルで両側性に脊髄を巻き込まない．多発性硬化症に伴う脊髄進展は前で議論された．

多くの特発性横断性脊髄炎患者は抗核抗体，抗可溶性抗原抗体，抗 SSA 抗体などの非特異的血清自己抗体のレベル上昇がある．これらの患者が特発性横断性脊髄炎をもつと考慮されるべきか，いかにこれらの患者が分類されるべきか議論の残るところである．

急性横断性脊髄炎の遺伝子異常や遺伝性ははっきりしないが，脊髄炎に関連したいくつかの疾患はある HLA サブタイプに関連して発生増加をもっている．

◆ 病理

生検は横断性脊髄炎が疑われる症例において推奨されない．病変の組織描写は腫瘍様病変もしくは剖検で施行された生検をもってしてもほとんど信頼できない．おもな所見は炎症とさまざまな脱髄である．炎症は灰白質と白質を巻き込むかもしれない．単球とリンパ球による局所浸潤やアストログリアとミクログリアの活性化がある．疾患経過において，のちにマクロファージが目立ち，囊胞領域があることがある[12]．

◆ 画像

特別な禁忌がない限り，MRI は急性横断性脊髄炎が疑われる全患者に対する選択すべき画像法である．もし急性横断性脊髄炎の可能性がある患者が MRI 禁忌ならば，造影後 CT を併用した脊髄造影は症状の原因となる脊髄圧迫病変を除外するために行われるべきである[10,12]．

MRI

急性横断性脊髄炎の MRI 所見は非特異的である．MRI は発症から 24 ～ 48 時間のあいだは正常であるかもしれない．一般的な所見は脊髄横断面の 2/3 以上を占拠し（88％），3 ～ 4 もしくはそれ以上の椎体分節の長さを超えて広がる（53％）T2 高信号である（図 21-2）．一部の症例（47％）は T2 強調水平断像で高信号の中心に脊髄等信号の小領域を示した．脊髄拡張（47％）と造影後局所的に周辺の脊髄造影効果がみられる[13]．胸髄が最も一般的におかされる部位である．

急性横断性脊髄炎と髄内腫瘍の画像所見を区別することは必ずしも可能ではない．一般的に，腫瘍はより強く増強し，中心性の空洞をもち，T2 強調像でより不均一である．腫瘍はより脊髄に広がり，脊髄の外輪郭を不整にする．急性横断性脊髄炎はたいてい脊髄空洞に関連しておらず，一方，腫瘍はしばしば関連している[13]．

急性横断性脊髄炎と多発性硬化症の脊髄病変を鑑別しようとする際に，病変の縦方向と横断面の広がりが重要である．ほとんどの症例において，多発性硬化症の脊髄病変はより小さく脊髄周辺に位置している．それらの病変は両側性に脊髄を巻きこまず，脊髄の短分節のみ波及する（2つもしくはそれ未満の椎体レベル）．急性横断性脊髄炎の病変は脊髄横断面の 2/3 以上を占め，縦方向に 3 つもしくはそれ以上の椎体分節まで広がる[3,13,14]．

拡散テンソル画像を用いた脊髄の評価は急性横断性脊髄炎患者で報告されている[15]．Renoux らは健常人の脊髄と比較して急性横断性脊髄炎患者では T2 信号異常の領域における減少した異方性度に気づいた．興味深いことに，彼らは T2 強調像で明白な信号異常の病変から離れた急性横断性脊髄炎患者の脊髄の正常に見える領域でも減少した異方性度の領域に気づいた．一部の症例では，T2 強調像で見えないこれらの異方性度は患者の症状と一致した．これは拡散テンソル画像で調査されたときのみに検出できるかもしれない脊髄損傷の有意な領域があることを意味する．

視神経脊髄炎

視神経脊髄炎（neuromyelitis optica）は視神経炎と脊髄炎を特徴とする重篤な中枢神経系脱髄性症候群である．この疾患は Devic 症候群，Devic 病，LETM，日本人の視神経脊髄型多発性硬化症としても知られている．

◆ 疫学

視神経脊髄炎の疫学は多発性硬化症と似ている．視神経脊髄炎はあらゆる年齢に起こるが，発症の平均年齢は 38 歳である．男女比は 1：2 ～ 3 である．多発性硬化症と比較して，視神経脊髄炎は非白人種において相対的に比率が高い中枢神経系脱髄性疾患である．診断基準が改訂されているので，視神経脊髄炎の真の発生率は議論されている．

◆ 臨床像

臨床症状は病変部位に依存する．視神経炎は視力障害と盲をきたす．脊髄炎は脱力と腸・膀胱機能不全を引き起こす．報告されて以降しばらくのあいだ，視神経脊髄炎は残りの神経系に影響を与えない，脊髄と両側視神経の炎症を伴う単相性の疾患と考えられた．多くの研究者が多発性硬化症のバリアントとみなした．近年，視神経脊髄炎の両側視神経進展の必要条件が緩和されている．実際に，

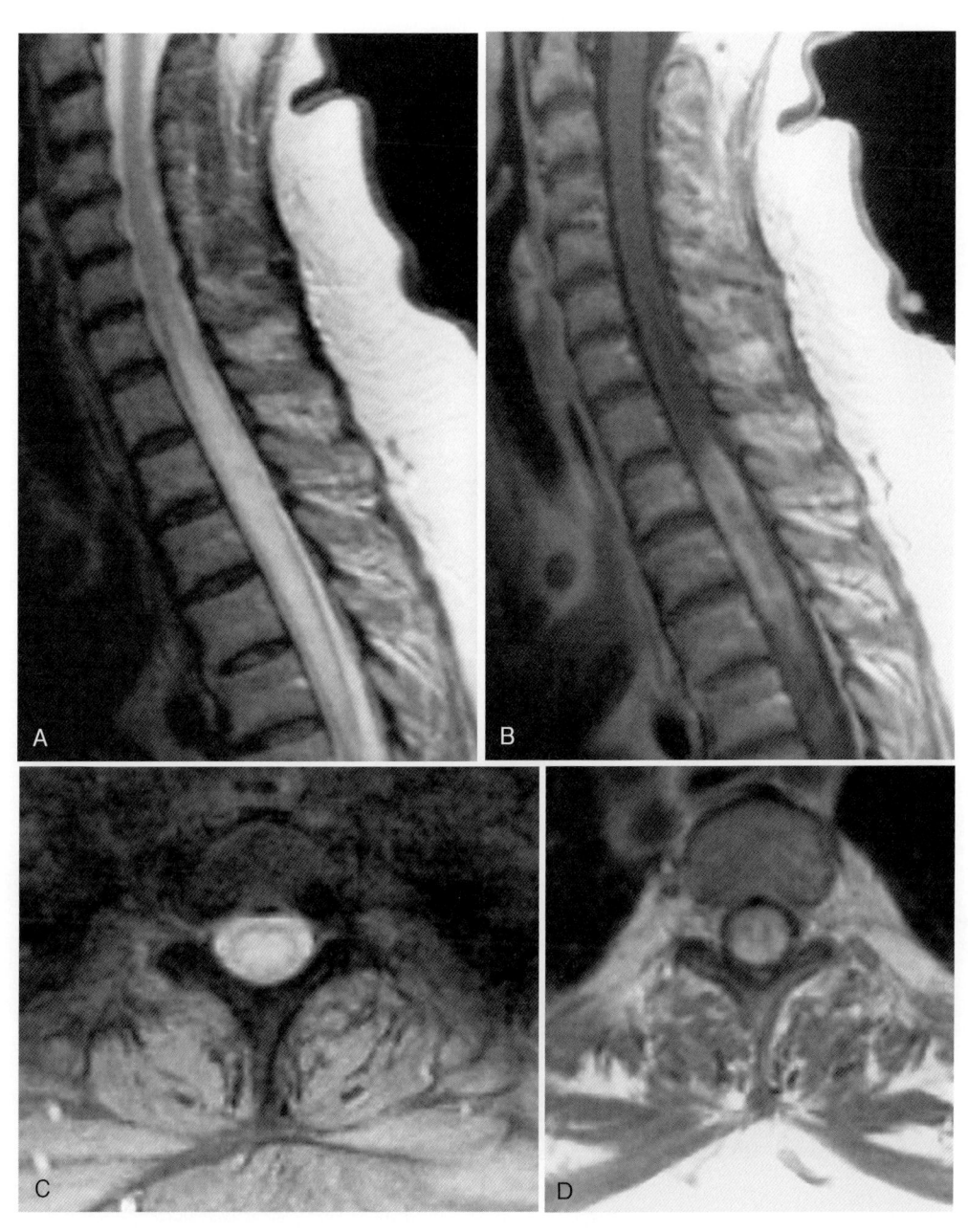

•図21-2 横断性脊髄炎．頸椎のT2強調（A），T1造影後（B）矢状断とT2強調（C），T1造影後（D）水平断のMR像はT2高信号で中央増強を伴う大病変（頭尾方向で3椎体以上）を示す．明らかな浮腫を伴った広範な脊髄拡張がある．水平断像で，病変は全脊髄横断面を占拠する．

現在ではLETMを伴う多くの患者は視神経脊髄炎をもつとみなされている．視神経脊髄炎患者は脳とその他の部位に脱髄性病変をもち，なお視神経脊髄炎をもつとみなされるかもしれない．視神経脊髄炎患者の大多数は再発する臨床経過をもつ[16]．

◆ 病態生理学

近年，視神経脊髄炎の90％以上に特異的な血清バイオマーカーが報告されている．それはNMO-IgGとよばれる．このバイオマーカーは細胞膜蛋白アクアポリン4に拮抗する自己抗体である．この蛋白は中枢神経系では細胞膜水ホメオスタシスに関与する主要な水チャンネルを形成し，脊髄では星状膠細胞の突起と血管の反管腔側面に局在している[17,18]．多発性硬化症患者と同様に，約1/3の視神経脊髄炎患者はいくつかの他の自己免疫疾患の既往歴があり，約1/2は臓器非特異的自己抗体に対して血清陽性である．視神経脊髄炎の遺伝因子はあまり解明されていないが，わずかな家族傾向があり，約2/3の患者は一部の自己免疫疾患の家族歴がある．

◆ 病理

視神経脊髄炎の病変は組織学的に血管中心性パターンでは補体活性化産物に加えてIgGとIgMの沈着を特徴とする．おかされた血管は肥厚し硝子化した壁をもつ．視神経

• 図 21-3　視神経脊髄炎．頸椎のT2強調矢状断像（A）とT1造影後水平断像（B）はT2高信号で不均一な増強を伴う大病変（頭尾方向で3椎体以上）を示す．浮腫を伴った脊髄拡大がある．水平断像で，病変は全脊髄横断面を占拠する．これらの所見は横断性脊髄炎に矛盾しない．眼窩を貫くT2強調像（C）とT1造影後脂肪抑制（D）水平断像は視神経炎からの不均一なT2信号上昇と両側視神経全長のびまん性増強を示す．

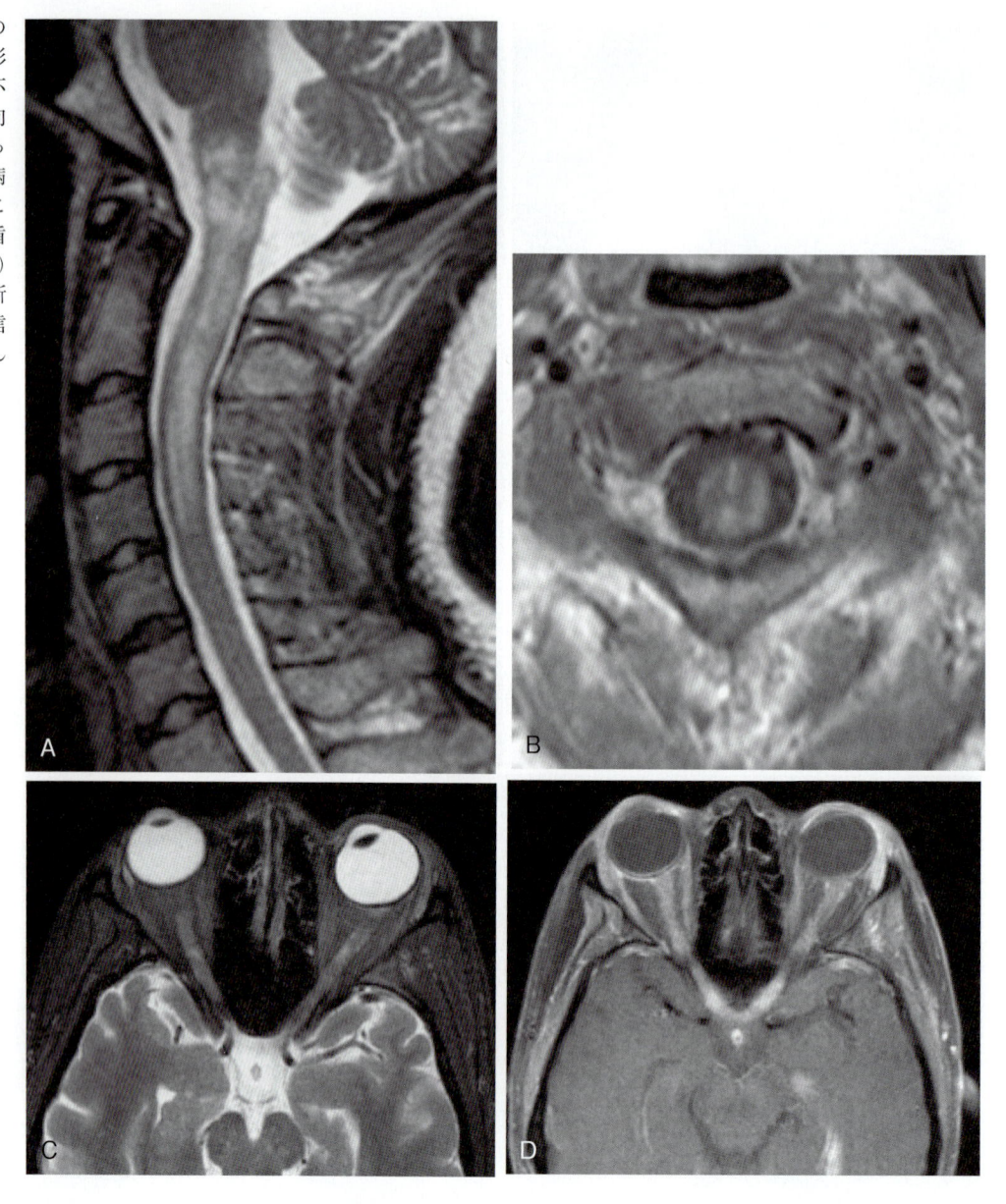

脊髄炎患者における免疫複合体沈着のこの血管中心性パターンは正常対照の中枢神経系でみられるアクアポリン4膜蛋白の分布と似ている[19]．この免疫複合体沈着は炎症細胞浸潤，脱髄，重症例では壊死の領域をもたらす．

◆ 画像

MRIは選択すべき画像法である．MRIが禁忌でなければ，視神経脊髄炎が疑われる全患者がMRIを受けるべきである．もし脊髄症状を伴う患者がMRI禁忌ならば，造影後CTを併用した脊髄造影は症状の原因となる脊髄圧迫病変を除外するために行われるべきである．

MRI

視神経脊髄炎のMRIは脊髄と視神経病変を示す（図21-3）．進展範囲はT2強調像で高信号の腫脹と浮腫を示す．造影効果があることがある[16,20]．脊髄病変は脊髄横断面の2/3以上を占め，縦方向に3つもしくはそれ以上の椎体分節まで広がるT2高信号を示し，他の横断性脊髄炎と区別できない．増強はさまざまである．視神経病変は増強を伴ったり伴わなかったり，片側もしくは両側であることがある．

脊髄病変のMRI所見は疾患経過のなかで変化する．最初に，脊髄腫脹とガドリニウム増強があり，それらは数週から数カ月以上で解決する．正式な視神経脊髄炎の診断基準の使用に向けて重要なこととして，縦に広大な病変はの

ちにいくつかの短分節になり，3椎体分節未満の長さに縮小することがある．それゆえ，脊髄 MRI 調査を解釈する際に，調査と発症とのあいだの時間性を知ることは重要である．もし，とても長い脊髄病変があるなら，このことは発症からの期間に関係なく診断に有用である．しかし，もし脊髄病変が3分節の基準に満たないなら，結果を正しく解釈するために神経放射線医は MRI が急性脊髄炎発作間あるいは寛解期間に施行されたかどうかを決めなければならない．

その他の点では，脳病変は典型的な視神経脊髄炎を伴う患者で比較的みられる．視神経脊髄炎発症後数年以上連続して脳 MRI を撮影した患者の 60％ までが非特異性皮質下白質病変に進展した．それゆえ，たとえ病変が多発性硬化症の放射線基準を満たしても，MRI で明白な脳病変の存在は視神経脊髄炎の診断を除外しない．しかし，再発した視神経脊髄炎，脊髄炎もしくは合併して起こり，脳 MRI が正常あるいは多発性硬化症の基準を満たさない病変を示すとき，視神経脊髄炎の可能性が著しく上昇する．多くの患者において，MRI 脳病変は高アクアポリン蛋白濃度の部位：脊髄，視神経，視床下部，脳室周囲に集中する[16,21]．

拡散テンソル画像を用いて，Yu らは視神経脊髄炎患者が脊髄白質もしくは視神経と関連する白質領域では平均より高い係数と低い異方性度で，脊椎や視神経と直接連結しない脳梁のような領域では正常な係数と異方性度であることに気づいた．彼らは脊髄と視神経における病変に起因する二次的変性はこの異常の原因である可能性があると結論づけた[22,23]．

サルコイドーシス

サルコイドーシス（sarcoidosis）は組織学的に非乾酪性肉芽腫の形成を特徴とする特発性全身疾患である．病気は全身に波及し，とくに肺とリンパ節をおかす．

◆ 疫学

サルコイドーシスはあらゆる年齢と人種に起こるが 30〜40 歳代に最もみられる．発症率は白人では約 10 万人に 2 人ぐらいである．アフリカ系アメリカ人と北欧系白人は最も疾患発症率が高い．女性は男性よりも発症しやすい．

中枢神経系への進展の組織学的証拠を示す約 1/4 の全身疾患性患者と一緒で，中枢神経系への進展はサルコイドーシスの剖検例では一般的である．解剖前の症候性の中枢神経系進展はまれである（症例の約 5％）．しかし，中枢神経系疾患の画像証拠は全身疾患患者の約 10％ にみられる．1％ 未満の患者が疾患の全身的証拠なしで中枢神経系のみに進展すると見積もられている．症候性の中枢神経系進展の症例において，中枢神経系症状はしばしばみられる所見である．そのため，放射線科医が神経サルコイドーシスの画像徴候を見分けることは重要である．不幸にも，中枢神経系サルコイドーシスの画像徴候は多彩である[24,25]．

◆ 臨床像

神経サルコイドーシスの臨床症状は肉芽腫進展の部位に依存し非特異的である．顔面神経麻痺（中枢型もしくは末梢型）と視力低下は一般的な症状で，髄膜刺激，頭痛，てんかん発作の徴候である．脱力，不全麻痺，感覚異常，複視，構音障害を含むサルコイドーシスの徴候と症状は多発性硬化症と容易に混同される．視床下部あるいは脳下垂体への進展から由来する激しい口渇と多尿のような尿崩症の症状は一般的ではない．水頭症は別の一般的でない臨床所見である．脊髄進展は臨床的に下肢脱力や脊髄症の他の非特異的兆候を呈する．

◆ 病態生理学

サルコイドーシスの正確な原因は知られていない．サルコイドーシスへの感受性増加を与える可能性がある遺伝因子は主組織適合遺伝子複合体と補体レセプター遺伝子を含む．肉芽腫形成は特異的ではあるが未知の抗原に反応する T リンパ球によって起こる．抗酸菌とプロピオンバクテリアからの RNA と DNA がサルコイド病変で検出されており，可能性のある病因として提示されている[24]．

◆ 病理

明確な神経サルコイドーシスの診断は細菌やその他の病因抗原の欠如とともに非乾酪性肉芽腫を示す生検によって決定される．多くの症例では，生検は進展部位のために可能ではないかもしくは好まれない．肉芽腫性進展はたいてい血管周囲腔を通して脊髄内への広がり，主として軟膜へ波及する．

◆ 画像

MRI は選択すべき画像法で，MRI が禁忌でなければ脊髄サルコイドーシスが疑われる患者は MRI を受けるべきである．もし MRI が禁忌ならば，造影後 CT を併用した

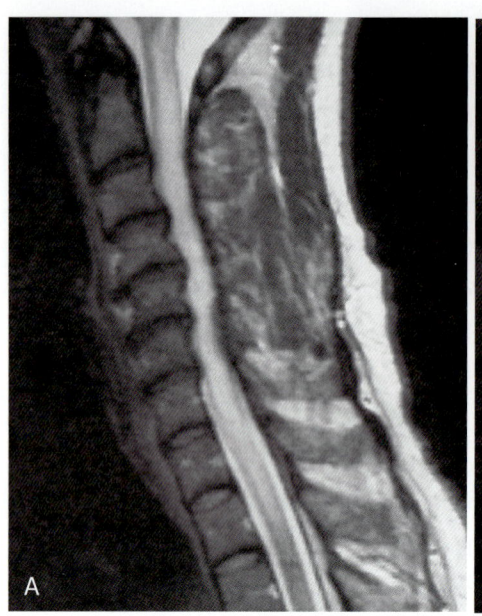

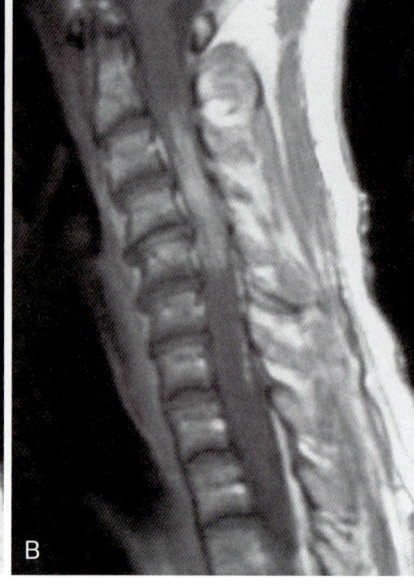

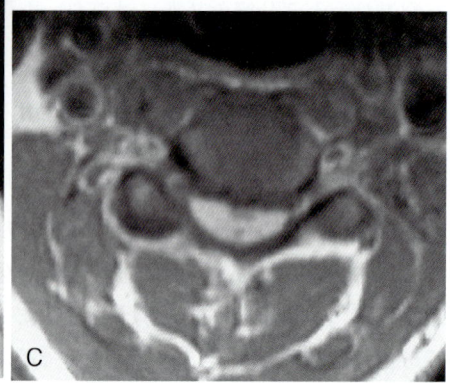

• 図21-4 神経サルコイドーシス脊髄炎．頸椎のT2強調（A），T1造影後（B）矢状断像とT1造影後水平断像（C）はT2高信号で中央増強を伴い頭尾方向で3椎体の長さの病変を示す．水平断像で，病変は全脊髄横断面を占拠する．全身サルコイドーシスの存在は神経サルコイドーシス脊髄炎の診断を示唆し，その診断は生検で確認された．

脊髄造影は症状の原因となる脊髄圧迫病変を除外するために行われるべきである．

MRI

サルコイドーシスの脊髄病変はたいてい頸椎もしくは胸椎レベルで脊髄の紡錘状の拡大のようにみえる（図21-4）．MRIで，脊髄はT2強調像で高信号，T1強調像で低信号，造影後不均一な増強を伴って腫大している．サルコイドーシスは単独であるいは髄内（実質）病変と組み合わさってしばしば軟膜や硬膜を巻き込むことがある．

Jungerら[26]は考えられる病理組織ステージに関連して，4段階の髄腔内サルコイドーシスのMRI分類を提案した．
第1相：早期の炎症はガドリニウム投与後脊髄表面に沿って線上の軟膜増強を示す．
第2相：Virchow-Robin腔を介して軟膜炎症過程の二次的求心性の広がりは淡い造影効果とびまん性腫脹を伴った実質進展を示す．
第3相：さほど際立たない局所的あるいはびまん性増強に関連したさほど際立たない腫脹．脊髄のサイズは正常である．
第4相：脊髄の正常サイズあるいは萎縮を伴った炎症過程の消退と非増強

第2相と第3相は臨床症状を頻繁に起こす．この分類体系は臨床的にはめったに使用されないが，画像研究でみられる異なったパターンを理解するには概念的に役立つ．石灰化，嚢腫形成，硬膜外進展のような他の所見はめったにみられない．サルコイドーシスは腫瘍と似ており凍結組織切片での誤解を招くので，髄腔内サルコイドーシスの術前提示は病理医に肉芽腫と巨細胞を慎重に探すための注意を喚起する．

正確な診断と副腎皮質ホルモンを用いた早期治療は症例の42%においてサルコイドーシスの神経合併症を最小限にし，罹患率を下げることができる．MRIは副腎皮質ホルモン後の経過観察で治療後の変化あるいは再発を示す．Koikeら[27]は髄腔内病変の画像改善は臨床改善と十分には相関していないことを示した．

ギラン・バレー症候群

ギラン・バレー症候群（Guillain-Barré syndrome）は急性脱髄性多発性神経根症をきたす臨床症候群である．ギラン・バレー症候群は上行性麻痺，急性炎症性脱髄性多発性神経根症，急性運動性軸索型ニューロパチー，急性運動感覚性軸索型ニューロパチーとしても知られている．

◆ 疫学

ギラン・バレー症候群は人において急性弛緩性麻痺の最も多い原因である．年に約10万人に1〜2人の発生率で，

全年齢と人種に起こる[28,29].

◆ 臨床像

ギラン・バレー症候群の臨床症状は反射低下もしくは反射消失し，感覚障害がないか，あっても軽い一肢以上の対称性進行性筋力低下である．麻痺はしばしば左右対称性である．脳神経および自律神経障害が起こる．呼吸筋麻痺が起こると，補助換気を必要とする．

◆ 病態生理学

ギラン・バレー症候群は運動末梢神経（感覚神経はほとんどない）のシュワン細胞の髄鞘への免疫介在性発作である．遺伝的特徴はしっかりと確立されていないが，おそらくギラン・バレー症候群と一定のHLAサブタイプとのあいだの関連がある．しばしば，明らかな先行疾患がある．多数のウイルスおよび細菌感染とワクチン接種がギラン・バレー症候群の発展に先立つと報告されている．最も一般的な確認された微生物はカンピロバクタージェジュニ（Campylobacter jejuni）である．カンピロバクタージェジュニ外膜でみられる一定のリポ多糖はヒト神経細胞外膜のガングリオシドに分子構造が似ていると考えられている．カンピロバクタージェジュニ感染後，この分子擬態は神経細胞ガングリオシドに交差するリポ多糖に拮抗する抗体に発展するいくつかの原因を引き起こし，神経に拮抗する免疫介在性発作を誘導する[28-31].

◆ 病理

生検はギラン・バレー症候群ではめったに施行されない．組織学的に，ギラン・バレー症候群は局所的な分節性脱髄を伴う肥厚した神経根が特徴的である．軸索変性も起こすかもしれない．リンパ球やマクロファージを伴う血管周囲と神経内炎症浸潤がある．

◆ 画像

MRIは選択すべき画像法で，MRIが禁忌でなければギラン・バレー症候群が疑われる患者はMRIを受けるべきである．もしMRIが禁忌ならば，造影後CTを併用した脊髄造影は症状の原因となる脊髄圧迫病変を除外するために行われる．

MRI

ギラン・バレー症候群の患者では，MRIは馬尾の神経根の軽度の滑らかな腫大と造影効果を示すことがある（図21-5）．ほとんどの患者で，腹側（運動）神経根の選択的

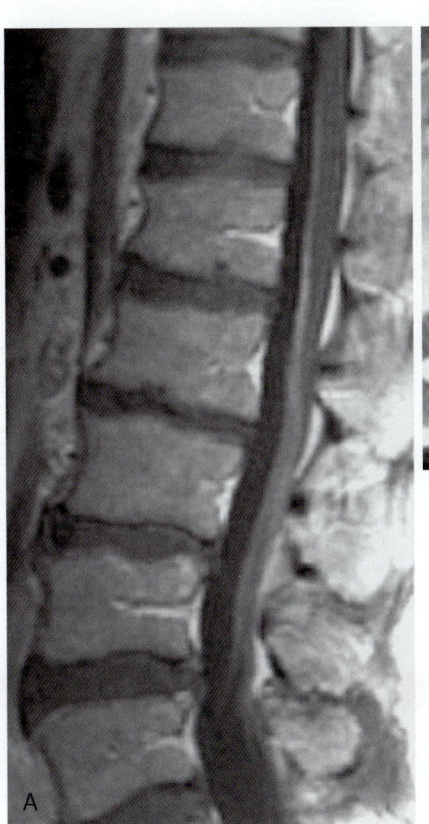

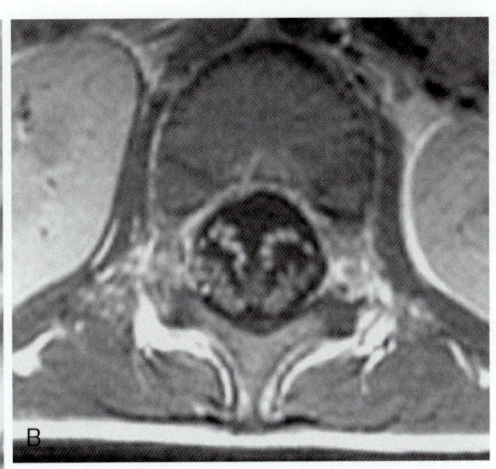

• 図21-5 ギラン・バレー症候群．馬尾のT1造影後矢状断像（A）と水平断像（B）は腰椎神経根の滑らかでびまん性の増強を示す．腹側神経根の優先的な増強があり，ギラン・バレー症候群を強く疑う．

BOX 21-1　視神経脊髄炎疑いのMRI

病歴
34歳男性患者が視力低下と下肢脱力の既往で紹介された.

比較検査
判断時,利用できる妥当な比較検査はなかった.

手技
静脈内造影剤投与の有無で脳,頸椎,胸椎,腰椎の多断面MRIと多重MRIがわれわれの脳神経II画像プロトコールを使って獲得された.

所見
- 脳

両側視神経は拡張され顕著で不均一な増強を示し,眼窩内,小管内,視神経交差溝をおかす.腫瘍病変や頭蓋内出血はみられない.上小脳脚,左側より右側,両側乳頭体,側脳室心房領域における脳室周囲の白質,第三脳室壁で気づかれる異常FLAIR信号がある.異常FLAIR信号のこれらの領域は増強を示す.

- 頸椎

異常T2信号は下位橋延髄境界部からC4-5レベルまで広がっている.脊髄は拡張され不均一な増強を示す.この異常信号と増強はC1からC3レベルまでの全横断面に波及する.

- 胸椎

椎間板は正常である.脊柱管あるいは神経孔狭窄所見はみられない.椎体は正常な高さ,信号,アライメントを示す.胸髄は外見上正常である.

- 腰椎

椎間板は正常である.脊柱管あるいは神経孔狭窄所見はみられない.椎体は正常な高さ,信号,アライメントを示す.脊髄円錐は正常なレベルで終了する.

印象
異常信号強度は視神経と延髄と上位頸髄を含む脳実質の多数の部位において増強とともに明らかである.これらの所見は非特異的であるが,所見のパターンと分布は視神経脊髄炎をおおいに示唆する.

な増強があり,このパターンはギラン・バレー症候群を強く疑う[32].脊髄はたいてい正常である.遠位脊髄表面でさまざまな軟膜増強を示すことがある.

分析

脊髄炎症性病変の画像所見はたいてい非特異的で,いくつかの症例では脊髄腫瘍あるいは血管病変(脊髄梗塞や硬膜動静脈瘻)の画像所見と重複するかもしれない.鑑別診断の鍵は病変の広がりやパターンと関連する臨床・画像所見である.このような理由で,脳MRIは鑑別診断をしぼることや補足することにとても役立つ可能性がある.

多発性硬化症の脊髄病変は一般的に多発性で,たいてい脊髄の全横断面に波及せず,頭尾方向では3椎体分節未満である.脳白質病変は症状時にはしばしばみられる.

急性横断性脊髄炎は脊髄のより長い分節(3脊椎分節以上)に波及しほとんどの脊髄横断面を占拠する唯一の疾患である.特発性急性横断性脊髄炎は既往,身体,検査所見で除外される脊髄炎症の他の原因がないことによって除外診断される.急性横断性脊髄炎の一般的な特発性でない原因は放射線療法,ループスやベーチェット病のような全身性疾患,非脊髄性腫瘍(すなわち腫瘍随伴)に関連している.

視神経脊髄炎は急性横断性脊髄炎と視神経炎を伴う臨床症候群である.診断は細胞膜蛋白アクアポリン4に拮抗する自己抗体である血清NMO-IgGの存在によって支持される.たいてい,診断時の脳MRIは多発性硬化症の画像基準と合わない.視神経脊髄炎はしばしば再発する臨床経過をたどる.

もし全身性サルコイドーシスの既往があり,もしくは軟膜や硬膜進展が際立っているなら,神経サルコイドーシスが疑われる.

ほとんどの患者で,ギラン・バレー症候群は腹側神経根の選択的な増強を伴って,馬尾の神経根の軽度の滑らかな腫大と造影効果を示すことがある.脊髄は正常である.

キーポイント:鑑別診断

- 議論されたすべての疾患は非特異的なT2異常信号と増強を示す.
- 病変もしくは関連した所見のパターンと分布は診断を指し示す可能性がある.
- MRIは脊髄病変に対して選択すべき画像法である.

参考文献

- Byun WM, Park WK, Park BH, et al. Guillain-Barré syndrome: MR imaging findings of the spine in eight patients. Radiology 1998; 208:137-141.
- Hickman SJ, Miller DH. Imaging of the spine in multiple sclerosis. Neuroimaging Clin North Am 2000; 10:689, 704, viii.
- Kaplin AI, Krishnan C, Deshpande DM, et al. Diagnosis and management of acute myelopathies. Neurologist 2005; 11:2-18.

- Smith JK, Matheus MG, Castillo M. Imaging manifestations of neurosarcoidosis. AJR Am J Roentgenol 2004; 182:289-295.
- Wingerchuk DM, Lennon VA, Pittock SJ, et al. Revised diagnostic criteria for neuromyelitis optica. Neurology 2006; 66:1485-1489.

文献

1. Pittock SJ, Lucchinetti CF. The pathology of MS: new insights and potential clinical applications. Neurologist 2007; 13:45-56.
2. Lassmann H, Bruck W, Lucchinetti CF. The immunopathology of multiple sclerosis: an overview. Brain Pathol 2007; 17:210-218.
3. Tartaglino LM, Friedman DP, Flanders AE, et al. Multiple sclerosis in the spinal cord: MR appearance and correlation with clinical parameters. Radiology 1995; 195:725-732.
4. Bot JC, Blezer EL, Kamphorst W, et al. The spinal cord in multiple sclerosis: relationship of high-spatial-resolution quantitative MR imaging findings to histopathologic results. Radiology 2004; 233:531-540.
5. Braverman DL, Lachmann EA, Tunkel R, et al. Multiple sclerosis presenting as a spinal cord tumor. Arch Phys Med Rehabil 1997; 78:1274-1276.
6. Agosta F, Benedetti B, Rocca MA, et al. Quantification of cervical cord pathology in primary progressive MS using diffusion tensor MRI. Neurology 2005; 64:631-635.
7. Hesseltine SM, Law M, Babb J, et al. Diffusion tensor imaging in multiple sclerosis: assessment of regional differences in the axial plane within normal-appearing cervical spinal cord. AJNR Am J Neuroradiol 2006; 27:1189-1193.
8. Filippi M, Bozzali M, Horsfield MA, et al. A conventional and magnetization transfer MRI study of the cervical cord in patients with MS. Neurology 2000; 54:207-213.
9. Hickman SJ, Hadjiprocopis A, Coulon O, et al. Cervical spinal cord MTR histogram analysis in multiple sclerosis using a 3D acquisition and a B-spline active surface segmentation technique. Magn Reson Imaging 2004; 22:891-895.
10. Transverse Myelitis Consortium Working Group. Proposed diagnostic criteria and nosology of acute transverse myelitis. Neurology 2002; 59:499-505.
11. Kerr DA, Ayetey H. Immunopathogenesis of acute transverse myelitis. Curr Opin Neurol 2002; 15:339-347.
12. Kaplin AI, Krishnan C, Deshpande DM, et al. Diagnosis and management of acute myelopathies. Neurologist 2005; 11:2-18.
13. Choi KH, Lee KS, Chung SO, et al. Idiopathic transverse myelitis: MR characteristics. AJNR Am J Neuroradiol 1996; 17:1151-1160.
14. Tartaglino LM, Croul SE, Flanders AE, et al. Idiopathic acute transverse myelitis: MR imaging findings. Radiology 1996; 201:661-669.
15. Renoux J, Facon D, Fillard P, et al. MR diffusion tensor imaging and fiber tracking in inflammatory diseases of the spinal cord. AJNR Am J Neuroradiol 2006; 27:1947-1951.
16. Wingerchuk DM. Diagnosis and treatment of neuromyelitis optica. Neurologist 2007; 13:2-11.
17. Pittock SJ, Lucchinetti CF. Inflammatory transverse myelitis: evolving concepts. Curr Opin Neurol 2006; 19:362-368.
18. Wingerchuk DM, Lennon VA, Pittock SJ, et al. Revised diagnostic criteria for neuromyelitis optica. Neurology 2006; 66:1485-1489.
19. Roemer SF, Parisi JE, Lennon VA, et al. Pattern-specific loss of aquaporin-4 immunoreactivity distinguishes neuromyelitis optica from multiple sclerosis. Brain 2007; 130:1194-1205.
20. de Seze J, Lebrun C, Stojkovic T, et al. Is Devic's neuromyelitis optica a separate disease? A comparative study with multiple sclerosis. Mult Scler 2003; 9:521-525.
21. Wingerchuk DM. Neuromyelitis optica. Int MS J 2006; 13:42-50.
22. Yu CS, Lin FC, Li KC, et al. Diffusion tensor imaging in the assessment of normal-appearing brain tissue damage in relapsing neuromyelitis optica. AJNR Am J Neuroradiol 2006; 27:1009-1015.
23. Yu CS, Zhu CZ, Li KC, et al. Relapsing neuromyelitis optica and relapsing-remitting multiple sclerosis: differentiation at diffusiontensor MR imaging of corpus callosum. Radiology 2007; 244:249-256.
24. Schlegel U. Neurosarcoidosis: diagnosis and therapy. Fortschr Neurol Psychiatr 1987; 55:1-15.
25. Lury KM, Smith JK, Matheus MG, et al. Neurosarcoidosis—review of imaging findings. Semin Roentgenol 2004; 39:495-504.
26. Junger SS, Stern BJ, Levine SR, et al. Intramedullary spinal sarcoidosis: clinical and magnetic resonance imaging characteristics. Neurology 1993; 43:333-337.
27. Koike H, Misu K, Yasui K, et al. Differential response to corticosteroid therapy of MRI findings and clinical manifestations in spinal cord sarcoidosis. J Neurol 2000; 247:544-549.
28. Yu RK, Usuki S, Ariga T. Ganglioside molecular mimicry and its pathological roles in Guillain-Barré syndrome and related diseases. Infect Immun 2006; 74:6517-6527.
29. Yuki N, Odaka M. Ganglioside mimicry as a cause of Guillain-Barré syndrome. Curr Opin Neurol 2005; 18:557-561.
30. Koga M, Gilbert M, Takahashi M, et al. Comprehensive analysis of bacterial risk factors for the development of Guillain-Barré syndrome after *Campylobacter jejuni* enteritis. J Infect Dis 2006; 193:547-555.
31. Kuwabara S. Guillain-Barré syndrome. Curr Neurol Neurosci Rep 2007; 7:57-62.
32. Byun WM, Park WK, Park BH, et al. Guillain-Barré syndrome: MR imaging findings of the spine in eight patients. Radiology 1998; 208:137-141.

XII

手術で考慮すべき点

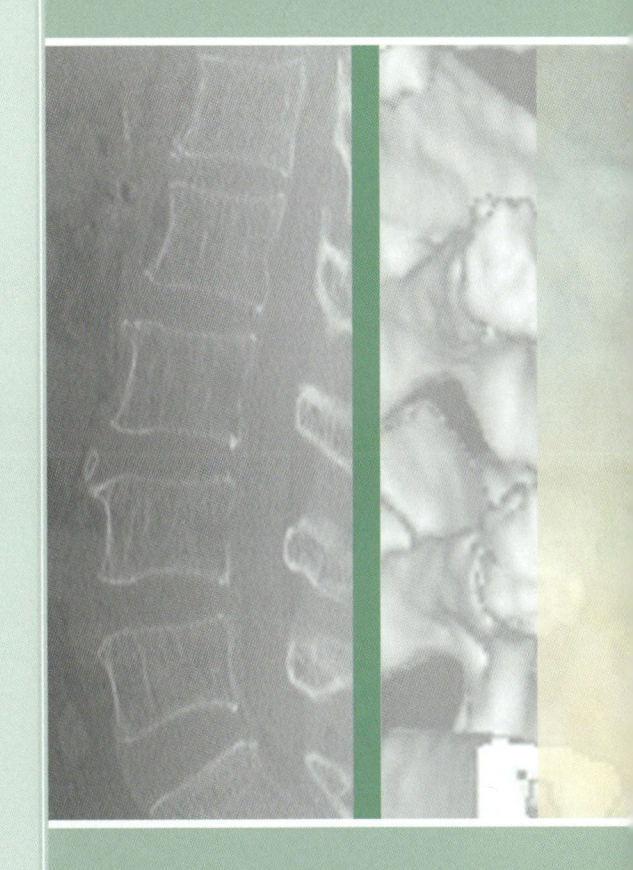

第22章

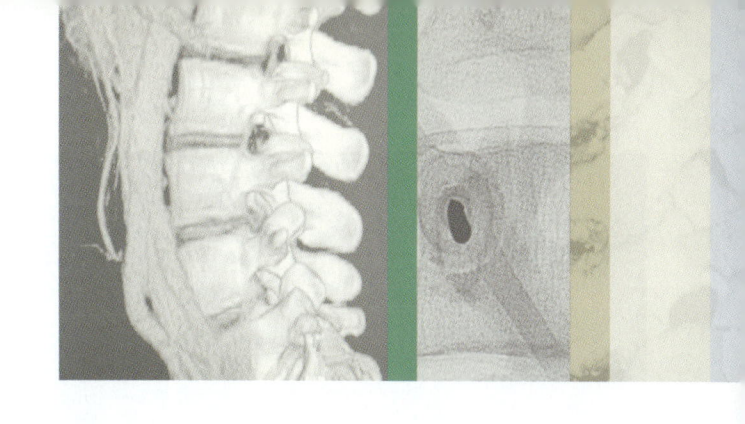

術前画像評価

Cynthia T. Chin

　脊髄-末梢神経系の画像診断は，いまだに挑戦的な領域である．これは，広い脊柱管に対して神経は小さく，多彩な臨床症状を呈するためである．

　しかしながら，さまざまな方法で脊椎脊髄を画像化することができる．MRIは，筋骨格および神経障害を呈する脊椎疾患の評価に選択すべき検査法である．評価の対象として，筋骨格系では椎体，椎間板，椎間孔，靱帯，椎間関節が含まれ，神経系では脊髄，脊髄神経根と脳幹尾部と小脳が含まれる．単純X線像，骨シンチグラフィ，ポジトロン断層撮影（positron emission tomography：PET），CT，CT脊髄造影，CT血管造影は，評価すべき疾病（変性疾患や感染，腫瘍，外傷など）に補完的な情報を提供する追加検査である．これら補助診断法は手術患者を評価する際の一助となる．

変性疾患

◆ 画像診断と痛み

　背部痛のある患者では，痛みとX線画像所見の相関を見いだすことは容易ではない．所見の多くは，無症状のものと比較して背部痛患者で有意に頻度が高いとはいえない．偶発的な所見には，移行椎，潜在性二分脊椎，非対称な椎間関節の向き，椎間関節の骨増殖，Schmorl結節，前彎の増強などがあげられる．

　MRI検査で椎間板突出を伴う炎症性変化と痛みの関係を示すことには議論の余地がある．中心狭窄や椎間孔狭窄を呈する症例でさえ，ヘルニアの大きさ，突出側，脱出高位，痛みや障害の程度，神経症状の発生頻度のあいだに相関は示されていない[1]．

　造影剤を使用しても，椎間板ヘルニアと炎症や症状との関係を明らかにすることはできない．椎間板ヘルニアのあるなし，症状のあるなしに関係なく，神経根部での信号増強効果がみられる．無症候性ボランティアを対象とした研究で，神経根に沿った尾側流出静脈に関連すると思われる神経根部での信号増強効果が63%にみられた[2]．

　無症候性患者の腰椎MRIでは，椎間板膨隆や突出は高頻度にみられる．加えて，Schmorl結節，椎間板の線維輪欠損や椎間関節症は，腰痛のない患者にもみられることが判明してきた．したがって，これらの所見は偶然の一致である可能性がある．MRI所見は，患者の臨床像と関連して評価されなければならない[3]．

　機能的脊椎画像診断の発達は，脊柱管狭窄症，神経根障害，脊髄症の評価を容易にする可能性がおおいにあり，脊椎の痛みを有する患者の診断と治療で外科医の助けとなる可能性がある．

◆ 脊柱管狭窄症

中心狭窄
ルーチンの画像診断

　脊柱管中心狭窄は，硬膜管のゆがみや圧迫，隣接する硬膜外脂肪の消失によって特徴づけられる．骨棘や椎間関節によるインピンジメント，靱帯の肥厚，椎間板の隆起がおもな原因となる．脊柱管が正常の広さであっても，MRI検査では狭窄の程度を過大評価するという，定量的データ

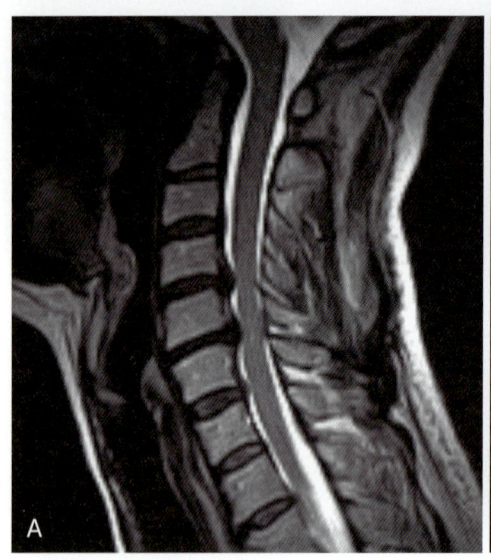

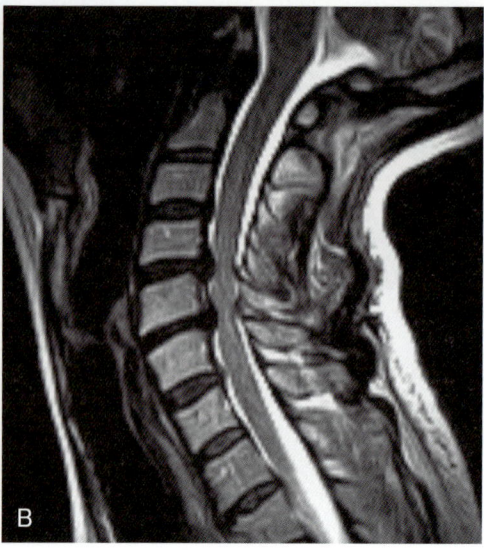

• 図 22-1 頸椎立位 MRI. 頸椎立位 T2 強調矢状断像において，中間位（A）と後屈位（B）の比較では，後屈時に C4-5 と C5-6 で脊柱管狭窄と脊髄圧迫の程度が増強している（Sean Bryant 博士のご厚意による）.

が発表されている.

頸椎で脊柱管サイズを最も正確に評価できるのは，T2 強調矢状断像高速スピンエコー法である．CT は正常な椎間孔，脊柱管，骨棘の関係がよく描出されるため，椎間孔狭窄の評価法として選択される．MRI では，動きと磁化率によるアーチファクトが発生する可能性があり，グラディエントエコー法も使われている．頸椎では，矢状面の前後径の正常値は 13 mm 以上である[4]．脊柱管前後径 10 〜13 mm は，境界型脊柱管狭窄である[5]．

腰椎での脊柱管狭窄は，断面積で 1.5 cm^2 未満，または前後径で 11.5 mm 未満とされる[6]．臨床的には数値での定量的表現ではなく，軽度，中等度，重度という定性的な表現が用いられることが多い．脊柱管は，典型的には水平面において円形の形態が平坦化して，楕円形となる．さらに，重症例では三つ葉型となる．

機能的画像診断

脊柱管狭窄症の画像評価における限界は，通常，患者を背臥位で撮影することである．ルーチンの静的臥位での画像評価では，脊椎や椎間板に対して，重力や重力によってもたらされる圧排効果が排除される．動的，動力学的手技によって患者の徴候と症状が再現される．しかし，従来の静的臥位での画像評価では，これを再現することができない．

立位 MRI 撮影

オープン MRI での立位-臥位撮影は，部分荷重または全荷重が再現できる．また，同時に静的臥位の検査では明らかにすることができない荷重に依存する病態を再現することができる．放射線学的には明らかにしがたいが，臨床的に重要な動力学的手技を再現することで，中心狭窄や外側狭窄に関連する病態を明らかにすることができる．その結果，静的臥位の検査で潜在的に低下する可能性のある診断精度を向上させる可能性がある（図 22-1, 2）[7,8]．

直立型 MRI 装置は広く普及していないため，脊椎疾患患者の機能的画像撮影方法として軸圧負荷装置がある．軸圧負荷装置は，脊椎に患者体重比の軸圧をかけることができる．患者に装着した圧迫器で負荷をかける．軸圧を増加させることで立位をシミュレーションして，通常の静的臥位撮影では明らかにできない中心狭窄や外側狭窄を再現できる可能性がある[9]．

中心狭窄と脊髄症

頸椎症性脊髄症は，高齢者の脊髄機能不全の原因として最も頻度が高い．手術に対する適応と最適な時期には議論がある．臨床や MRI での予後予測因子を明らかにすることは有益である．脊髄除圧術をいつ行うべきかという問題はむずかしく，脊髄症の評価に依存する．臨床検査と電気生理学的検査では不確かであるが，画像所見で有意な狭窄が認められる場合，脊髄の不可逆的損傷を予防するために除圧術を行うべきかどうかは重要な問題である．従来の MRI 評価では変形性脊椎症に伴う影響で，脊髄評価が損なわれたり遅れたりする可能性がある．T2 強調像での脊髄内信号の亢進は，不可逆的な神経障害が生じていると考えられる．頸椎症性脊髄症患者における脊髄内信号変化は，T2 強調像での高信号は可逆性，T1 強調像での低信号は不

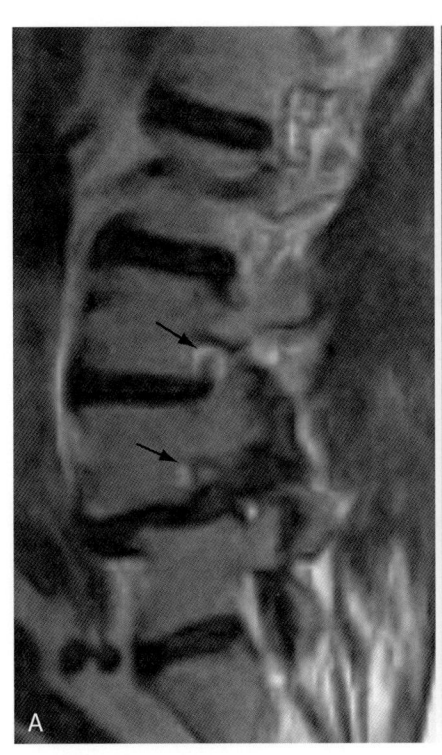

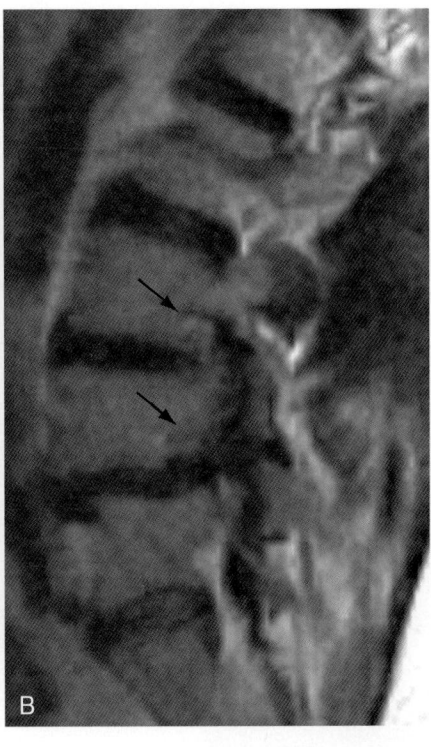

•図22-2　腰椎立位MRI．腰椎立位T2強調矢状断像において，中間位（A）と後屈位（B）の比較では，L4-5分離すべりと後屈時にL3-4とL4-5椎間孔狭窄が生じている（Sean Bryant博士のご厚意による）．

可逆性変化を示している．経過とともに縮小するT2高信号領域は予後良好の変化であるが，T1強調像での低信号域の出現は不可逆性の変化を示すため予後不良の兆候である．T2強調像で脊髄高信号を示す患者においてクローヌス兆候が陰性で痙性のみられない場合は，MRI信号変化は可逆性であり，手術成績は良好である．手術成績不良の兆候は，脊髄内T1低信号域の存在，クローヌス兆候陽性，痙性陽性である．これらのデータは，頸椎症性脊髄症患者が良好な手術成績を得られる手術時期を示唆している[10-13]．

拡散強調像法

頸椎症性脊髄症の早期発見において，T2強調像と比較して拡散強調像法（diffusion-weighted imaging：DWI）は，感度と陰性予測値が高い．頸椎症性脊髄症の手術成績は，重症例より軽症例において良好である．したがって，その診断は高感度のツールを駆使して速やかになされなければならない．

DWIは，脳（たとえば急性梗塞，膿瘍と腫瘍）の病変を評価するのに非常に有効である．与えられる画像コントラストは，さまざまな疾患によって有意に変化する．ランダムで微視的な水分子運動を検出することに依存している[14]．脊椎画像診断においても，脊髄評価と脊髄症の潜在的原因究明に応用されている[15]．

脊髄の病変形成は，正確には理解されていない．脊髄圧迫による圧上昇は，虚血や低酸素障害などの慢性灌流障害を惹起する．その結果，灰色質や白質に空胞変性が生じると考えられている．脊髄DWIは水拡散の増加量と拡散方向の変化に互換性がある．頸髄症診断と脊髄変化をとらえる能力は従来T2強調像より高いとされる．脊髄軟化症，慢性虚血，炎症や空洞化といった潜在的な病理学的変化が，水分増加として現れる可能性がある．細胞膜破壊により水拡散が生じると，水分子がクモ膜下腔から脊髄の中心へ流入する．これらの変化はおもに間質腔に生じると考えられている．脱髄も水拡散増加の結果で生じると考えられている．

DWIは，感度と陰性的中率が高いので，とくに臨床所見と愁訴のあいだに乖離のある患者に対する手術適応や治療選択に有益と考えられる[15]．

脳脊髄液の流れ

頸部脊椎管狭窄症では，脳脊髄液（cerebrospinal fluid：CSF）の流れにさまざまな流体力学的変化が生じる．CSFの流れは，脊柱管狭窄領域で変化する．第2頸椎レベルの狭窄では，脊髄は圧迫を受けることはなく，CSF流速にも変化はない．しかし，脊髄と硬膜管面積を検討して狭窄が認められた場合は，狭窄部位より尾側において脊髄前方のCSF流速が増す．脊髄と硬膜管面積の関連で狭窄が

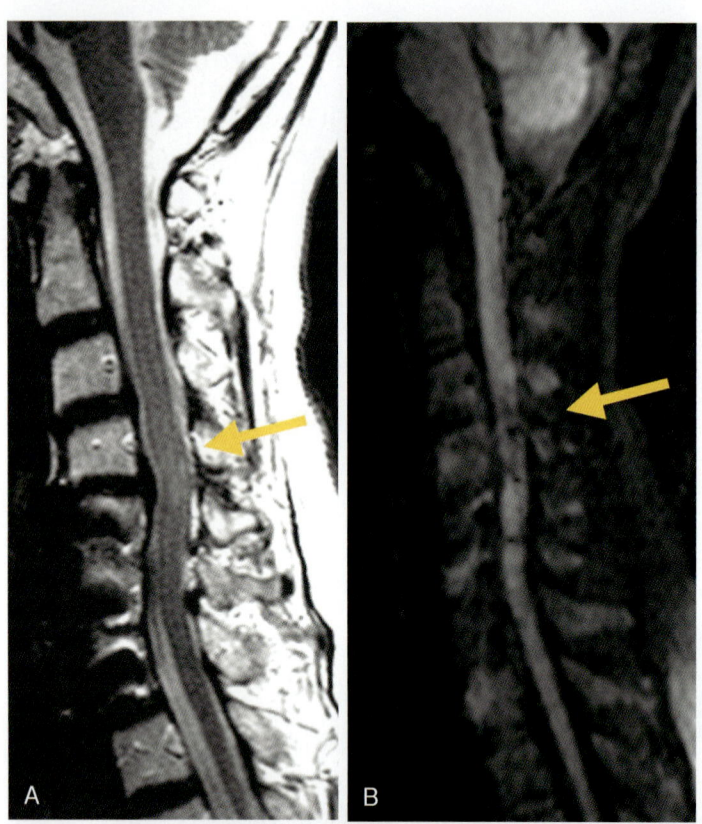

492　XII　手術で考慮すべき点

・図22-3　頸椎症性脊髄症．67歳女性．除圧術後，脊髄症の臨床状態が改善した．A：頸椎T2強調矢状断MR像では，狭窄部位C4-5の隣接椎を含む，C5-7に前方固定術が施行されている．C4-5脊髄には淡い信号増強がみられる．拡散強調像法（B）と付随するみかけの拡散係数マップ（C）は，C4-5脊髄内に増加した拡散を示す．対応するCSF流障害は，C4-5（D）（矢印）に確認できる．

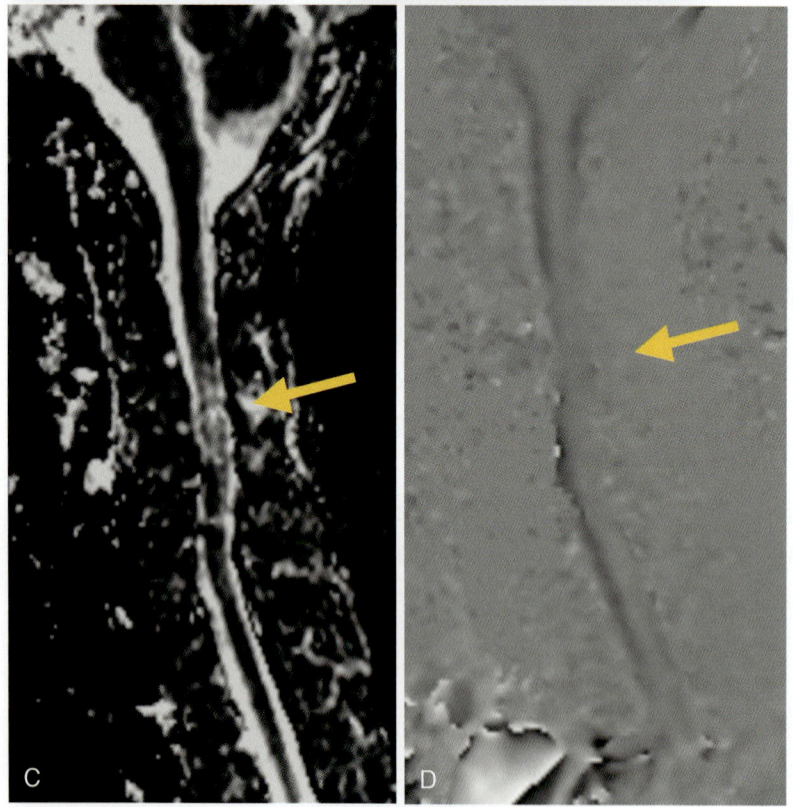

明らかな場合，脊柱管狭窄の程度と前方CSF流速増加に相関があることが知られている[16,17]．狭窄症患者におけるCSF流速の変化は鋭敏である．したがって，位相差脳脊髄液流撮像は，臨床所見が不確かな脊髄症患者の画像診断手技として有用なツールである（図22-3）．

末梢性狭窄

ルーチンの画像診断

　末梢性狭窄には外側陥凹部と椎間孔が含まれ，これが単独あるいは中心狭窄と合併して発症することがある．外側陥凹の広さは，上関節突起前方部分と椎体後面との距離として計測される．4 mm 以下の狭窄は，症状との関連が示唆される．椎間孔狭窄は椎間板膨隆，椎間関節の肥厚，椎体骨棘が原因となって生じる．椎間孔の広さは，単純 MRI T1 強調矢状断像において評価される．神経根や後根神経節は硬膜外脂肪の中に浮かび上がってみえる．

　頸椎においては硬膜外脂肪が相対的に少ないため，脳脊髄液と神経要素とのコントラストを得るためにはグラディエントエコー法による水平断像が最適である．MRI で表現できない椎間孔内へのヘルニア突出や骨棘形成に対して，CT 脊髄造影が有効な場合がある[18]．CT 脊髄造影と MRI の一致率は高く（86%），頸椎変性疾患の評価において MRI は，CT 脊髄造影とほぼ同等の有用性があると考えられる[4,19]．また，CT 脊髄造影では脊髄の状態について限られた情報しか得られず，侵襲的検査であるために多くのリスクや合併症の可能性が懸念される．したがって，一般的に CT 脊髄造影は，手術が必要な患者や MRI で評価のしがたい所見のある患者に対する補完的検査と位置づけられている[20]．

椎間孔狭窄と神経根障害

　MRI は，変性変化を視覚化する際の感度が高いため，頸部および腰部神経根障害の評価において汎用されている．しかしながら，その特異度は限定的で，多くの無症候性患者においても変性所見が確認される．

　多椎間変性を伴う症例では，術前に除圧範囲を決定することにしばしば難渋する．この際，電気生理学的評価が有効である．末梢神経の画像診断と神経内浮腫の潜在的発見による確証は，臨床的に問題となる神経病変のレベルと外科的治療対象部位について重要な情報を提供する可能性がある．

MR neurography

　MR neurography（magnetic resonance neurography：MRN）は，神経の形態学特徴を同定，評価することで導かれる組織選択画像診断法である．神経線維束の可視化は，周囲の神経上膜と比較した含水量の相違と，神経線維束と神経周膜の結合組織構造の相違を利用することによって可能になる．

　標準的な MRI 技術でも神経を検出することが可能である．しかしながら，周囲組織と比較して，その鮮鋭度＊は高くない．低い信号強度と低い鮮鋭度といった神経描出における固有の問題は，隣接した非神経性の構造物（たとえば，血管，筋・骨髄内の脂肪）からの信号を抑制することによって対処することができる．T2 脂肪抑制法と反転回復撮影法を使用すると末梢神経に対して，最適な鮮鋭度が得られる．標準的な T1 強調像や T2 強調像は，脂肪層によって縁どられる筋，骨，血管と神経を描出することができる．神経のサイズは小さいため，T2 強調像での神経内異常信号は周囲の脂肪の影響で不明瞭となる．脂肪抑制法は，神経組織の正常，異常を特定するために重要である．一般的な脂肪飽和の手法として，周波数選択的脂肪抑制法と STIR（short tau inversion recovery）法がある．STIR 法では一律不変の脂肪飽和を行うことで高い T2 コントラストが維持できるため，周波数選択的脂肪抑制法と比べ信頼性が高い．STIR 法の欠点として，他の方法と比べて信号対雑音比が低いことや血流アーチファクトの影響を受けやすいことがあげられる．血流位相シフトアーチファクトを減衰させるために，血流飽和帯が用いられる[21]．

　MRN 上，症候性脊髄神経では，T2 強調像と STIR において高信号が観察される．症候性患者においては，この信号変化は電気生理学的診断の異常有無にかかわらずみられる．感受性が高い検査方法であり，外科的神経除圧術で恩恵を受ける患者を選択する特異度を高める可能性がある．

　MRN は，標準脊椎 MRI と比較して，近位腰椎および頸部神経根の信号変化を検出する感受性が高い．頸部神経根障害の症候性患者では，神経根圧迫部位の 2〜3 cm 遠位に STIR で有意な信号変化が観察される[22]．

　MRN は，とりわけ脊椎に広範な解剖学的変化（すなわち，多椎間にわたる椎間板変性または脊椎症性変化）を有する患者において，特定神経根の構造的健全性を評価するのに有効である．この背景において，神経根信号の異常は，脊椎の特定部分に対するさらなる診断学的注目点を引き出すことができる（すなわち，CT 脊髄造影によって発見される外側陥凹症候群など）（図 22-4）．

◆ 椎間孔外神経根障害

　従来の MRI でも，背部痛や下肢痛を有する患者の脊髄，

＊訳注：観察対象の構造可視性．

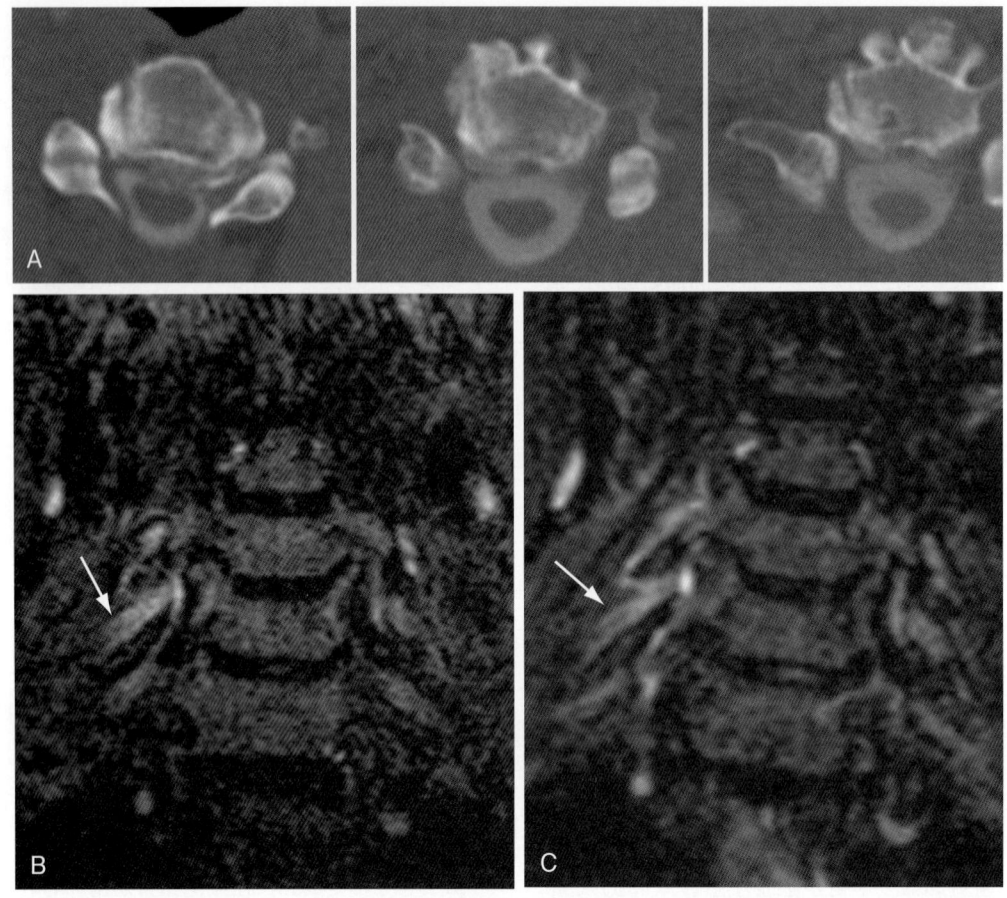

• 図 22-4　頸椎症性脊髄症．右上肢痛の患者で，多椎間にわたる両側性椎間孔狭窄が水平断 CT 脊髄造影（A）でみられる．MR ニューログラム（B）では，STIR 冠状断像で腕神経叢内の右 C6 神経根に，異常な信号増強（矢印）が認められる．右 C6 椎間孔拡大術後の MR ニューログラム（C）では，右 C6 神経根幅の縮小と異常信号の正常化（矢印）が確認できる．

脊柱管と神経孔を詳細に描出することができる．しかしながら，この方法では椎間孔外の腰仙骨神経叢や坐骨神経を評価できない．腰仙椎での根性坐骨神経痛に類似する下肢痛を有する患者では，通常の腰部 MRI で正常と判断されても椎間孔外での坐骨神経障害や圧迫が愁訴の原因となる場合もある．MRN は原因となる解剖学的異常を同定できる可能性があり，臨床的な治療へ導く可能性がある．神経根症状を有するが通常の画像診断で異常がない患者では，MRN によって坐骨切痕での坐骨神経圧迫や胸郭出口での腕神経叢圧迫など，椎間孔外での神経信号異常がみられる場合がある（図 22-5）[23-25]．

椎間板疾患

椎間板ヘルニアの描出は，他の検査方法と比べて MRI が最も優れている．MRI は形態的な情報を提供するだけでなく，CT と比較してより優れた軟部組織コントラストのため，椎間板ヘルニア視覚化も向上する．正中，後外側，外側ヘルニアは，硬膜外腔や椎間孔内で高信号を呈する脂肪が偏位するため，T1 強調像でよく観察できる．単純 X 線像と CT は，骨性異常を明らかにするために用いられる．

腰椎椎間板では，青年期に髄核内裂孔が生じる．MRI では正常椎間板の中央に低信号の暗い，一様な細い帯として観察されることがある．30 歳までに，大多数の腰椎椎間板に髄核内裂孔が観察できる[26]．

椎間板変性とは，髄核の脱水と線維輪の変性である．これらの変化は，椎間板高の減少と T2 強調像での信号低下として現れる．高度な椎間板変性では椎間板は虚脱し，椎間板内には，しばしばガス（窒素）がみられる[27]．変性椎間板に生じるガスの検出には，MRI より CT のほうが感受性が高い．

放射状の線維輪損傷は，T2 強調像で高信号となる小さい病巣領域としてみられる．線維輪損傷は，ガドリニウムの静脈内投与で増強される[28]．

椎間板ヘルニアは，T1 強調像で通常の椎間板に比べ等信号からやや高信号にみえる．脱出髄核は，T2 強調像で

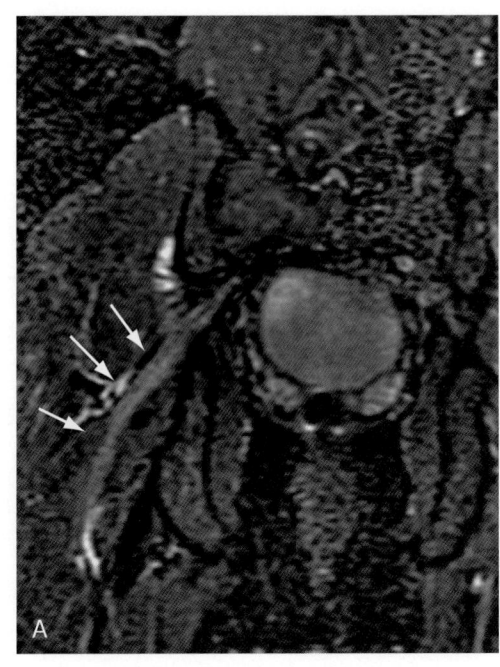

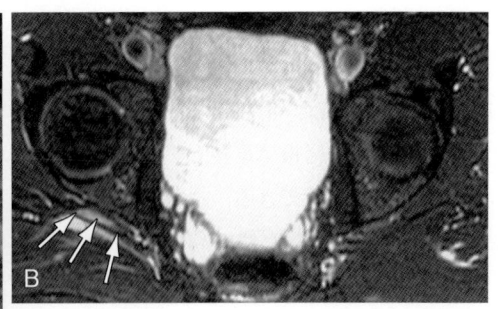

• 図 22-5 椎間孔外神経根症．右坐骨神経障害のある患者．通常の腰椎 MRI 所見は正常であるが，骨盤 MR STIR 冠状断像（A），水平断像（B）では，坐骨切痕を出たあとの右坐骨神経に幅拡大と異常な信号増強がみられる．

変性している椎間板と比べ高信号にみえる．これは，含水量の増加や椎間板へ浸潤している肉芽組織に起因するとされている．ガドリニウムの静脈内投与で，増強効果は一般的に椎間板の辺縁にみられる．これは，硬膜外静脈の偏位または炎症を起こした硬膜外組織の存在を意味する可能性がある．ガドリニウムの使用は，後方，後外側の椎間板ヘルニアの診断精度を有意に改善させないが，外側および椎間孔ヘルニアを証明するのに有効である．

遊離または脱出したヘルニアは，もはや母髄核との連続性がみられず，その断片は下方に移動することが多い．ときに，母髄核より上方に移動し，まれには硬膜管内に進入し硬膜内脱出ヘルニアとなる．

神経根と硬膜管の圧迫は，T1 強調水平断像で明らかとなる．障害された神経根スリーブは，正常よりわずかに高信号を呈することが多い．また，神経根自体も脱出髄核に対する炎症反応のためガドリニウム造影効果を示す．MRI は，遊離ヘルニアの断片を検出する際に非常に感受性が高い．遊離断片は，一般に上方よりも下方に移動し，後縦靱帯の前方または後方に位置する．これは，MRI 矢状断で確認しやすい．

脊髄造影では，椎間板ヘルニアは硬膜管の変形と個々の神経根スリーブ陰影欠損により間接的に示されるだけである．しかし，脊髄造影は，立位全荷重での撮影が可能であり，CT では確認できない小さな後方，後外側ヘルニアを証明できる可能性がある．しかしながら，外側ヘルニアや椎間孔外ヘルニア，前方ヘルニアは脊髄造影では検出できない．また，L5-S1 間の正中ヘルニアは，椎間板後面と硬膜管との距離が大きいため検出感度が低い．

◆ ガドリニウムの使用

ガドリニウムの使用が術前評価に有効である変性疾患には，椎間孔内の外側ヘルニアと神経鞘腫との鑑別があげられる．椎間板には造影効果は生じないが，関連する炎症反応に伴う微細な辺縁造影効果が期待できる．

手術後の造影 MRI は，瘢痕と残存あるいは再発椎間板ヘルニアを区別する際に有効である．造影 CT は，MRI ほどの効果が証明されていない[29]．硬膜外瘢痕は T1 強調像で椎間板に対して等信号で，T2 強調像では相対的に低信号となる[30]．手術後に手術部位に確認できる大部分の椎間板には造影効果がみられない[31]．硬膜外腔の瘢痕組織は，均一な造影効果がみられる．撮像は造影剤投与の直後行われなければならない．撮像が遅れると椎間板断片に造影効果が生じて，瘢痕と椎間板との区別が困難となる．脱出ヘルニアには造影効果が生じるが，その様式は辺縁造影効果である．

術後クモ膜炎に対する造影 MRI の評価には論議の余地がある．最も頻度が高い所見は，硬膜管内での神経根糸の中央凝集や周辺凝集である．造影パターンは，造影効果がみられないものから神経根造影効果がみられるものまでさまざまである．

◆ 椎間板ヘルニアと類似する病態

　硬膜外転移は，水平断像で椎間板ヘルニアと類似する可能性がある．硬膜外腫瘍の中心は，椎間板レベルから離れて位置する傾向がある．複合神経根は単純CTでは判別困難であるが，MRIでは容易に診断できる．滑液嚢腫は一般に椎間関節に隣接して生じてT2強調像で高信号を呈するので，水平断像で椎間板ヘルニアと区別することができる．

感染

　椎間板炎は，椎間板や椎体終板の破壊，最終的には骨髄炎に至る可能性がある炎症性疾患である．傍脊柱に腫瘤がみられることがあり，25%は他の椎間板レベルに病変が波及する．

　椎体終板の分析は，炎症性脊椎疾患の診断，鑑別診断，追跡で重要である．2～3週という早い時期には，椎体終板の不整像がみられる可能性がある．これは，感染性脊椎炎で最も初期のX線徴候のうちの1つである．しかしながら，単純X線所見は陰性であることが多く，発症時に明らかな椎体終板の破壊が証明できる患者は25%にすぎない．椎間板高の減少は，椎体終板浸食に先行する比較的初期の徴候である．発症の2～3カ月後に，X線で骨硬化像を確認することができる．脊椎炎が治癒した段階では，骨硬化，高度の椎間板腔の狭小化，骨性強直や骨増殖がみられる．しかしながら，X線所見はしばしば曖昧である．そのため，完全な治癒を立証するためには，しばしば長期間の追跡で安定性を確認する必要がある．感染性脊椎炎と腫瘍は，しばしば骨溶解と椎体破壊に関与する．腫瘍が椎間板スペースに入ることはほとんどないが，感染性脊椎炎は椎間板破壊に至る．

　骨髄炎検出には骨シンチグラフィの感度が高い(>90%)．しかしながら，特異度は劣っている．インジウム111標識白血球シンチグラフィで特異度は改善されるが，感度は低い(17%)[32]．棘突起の炎症では，範囲と局在の正確な評価は可能でない．また，骨性要素と軟部組織の感染は，これらの放射性核種検査を用いても見分けることはできない．

　CTは，脊椎炎診断の有用性においてMRIより劣る．しかしながら，椎間板内や傍脊柱に生じた液体貯留，膿瘍に対する経皮生検や排液のための誘導装置として非常に有効である．

　MRIは，脊椎の感染を検出するために選択すべき画像診断法である．感染性脊椎炎は，罹患椎間板に隣接する上下椎体の骨髄浮腫によって特徴づけられる．骨髄浮腫が感染で最も初期の徴候であるが，それは非特異的変化である．最も初期の特異的な徴候は，椎体終板破壊像である．一般的に椎間板腔の狭小化がみられるが，T2強調像での椎間板の信号上昇は重要な所見である．加齢変化として正常椎間板の約94%に存在する髄核内裂（intranuclear cleft）は消失する[26]．骨髄炎は，罹患椎体のT2強調像での信号が増強することで確認できる．おかされている椎間板と椎体の信号は，概して高くなる．椎間板腔は，慢性骨髄炎と慢性椎間板炎となり完全に消失する．

　脊椎炎の治癒過程では，持続感染の臨床所見がないときでも，しばしばMRIで長期間にわたる信号変化を伴っている．炎症性軟部組織の厚みの減少は，治癒過程で最も初期の徴候である．病変の辺縁に生じるT1強調像の高信号変化は治癒を意味する．しかしながら，これは平均15週にみられる相対的に遅い徴候である．数カ月のあと，治癒した化膿性脊椎炎の骨髄は，T1強調像で非罹患骨髄より高い信号を呈す．造血髄の変性は髄内血行の遮断に起因して生じる．そして，赤色骨髄細胞の再増殖が妨げられる．T2強調像での椎間板内の高信号は低下してくる．骨や椎間板の変性で破壊が進行するが，これは必ずしも治療の失敗を示すものではない．ガドリニウム造影効果の漸減は，治癒過程の重要な指標となる[33]．

　感染性脊椎炎は，びらん性椎間骨軟骨症（脊椎骨軟骨症）として知られている急性炎症性椎間板変性症と区別されなければならない．これらの臨床症状は，激しく，進行性の背部痛で類似している．脊椎骨軟骨症では，終板に隣接した骨髄浮腫と椎間板血管新生があり，それは感染の出現形態と紛らわしい．脊椎骨軟骨症では，典型的な骨性増殖を伴わずに急速な椎間板変性が生じる．脊椎骨軟骨症の骨髄浮腫は，おかされた椎間板に隣接した上下の椎体終板に確認される．この骨髄浮腫の形態は帯状で，通常中央を超えて反対側に広がらない．さらに，T1強調像での椎体終板低信号は維持される．椎間板内のT2強調像での信号増強は，高度な血管新生を伴う椎間板の変形を意味する．ガドリニウムの投与による帯状の増強パターンは，線維輪内の病巣領域と同様に椎体骨終板に隣接して生じる[34]．

　椎間板炎や骨髄炎のような脊椎感染症は，臨床診療で一般にみられる．硬膜外腔，傍脊柱スペース，骨の膿瘍は，脊椎感染症の重要な合併症である．硬膜外腔膿瘍は，しばしば外科的緊急状態となる．それは，速やかに治療が施されないと，膿瘍と隣接した蜂巣織炎組織による脊髄圧迫が永続的な神経性障害をきたすためである．脊椎の骨膿瘍

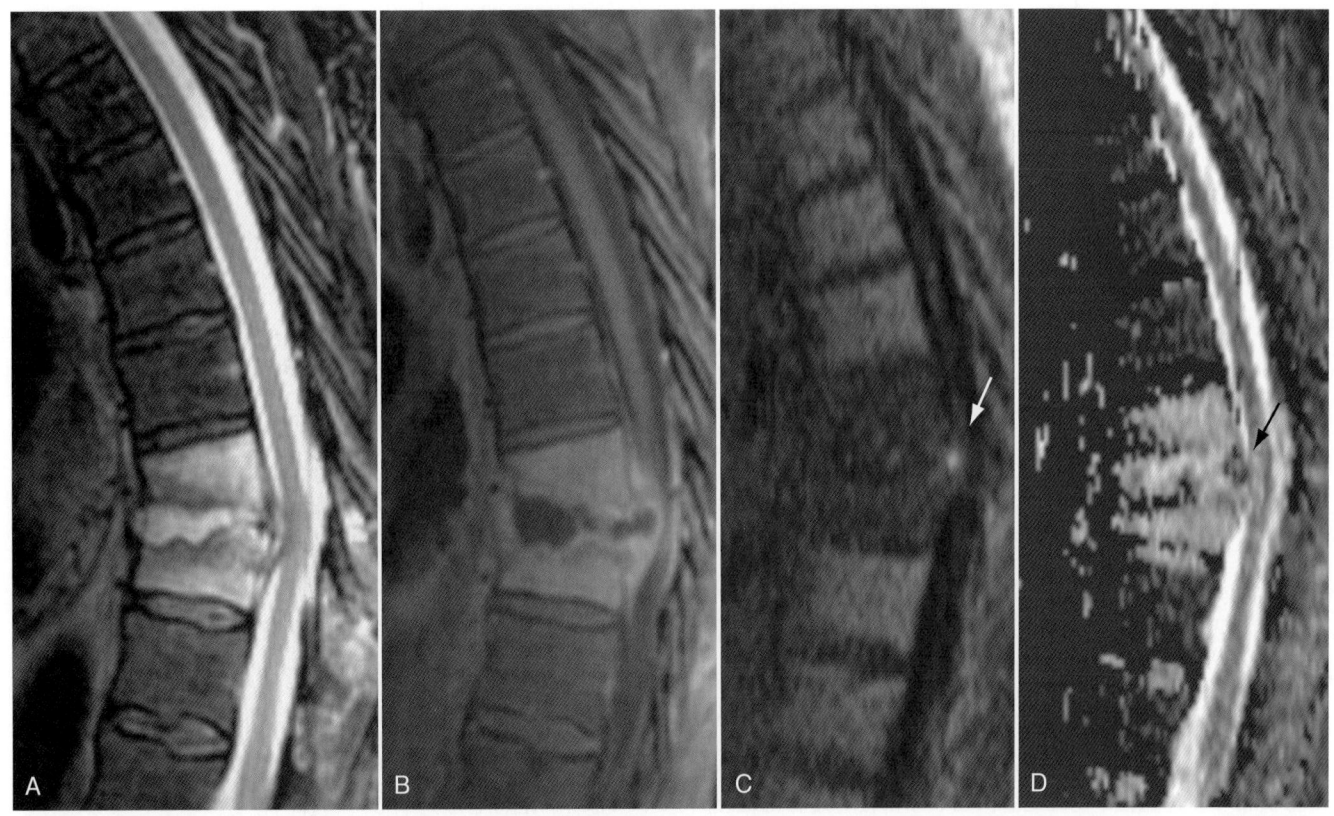

• 図22-6 硬膜外膿瘍. 胸椎 T2強調矢状断像(A), 造影後 T1強調矢状断像(B)で, 椎間板炎, 椎体骨髄炎と硬膜外膿瘍が確認できる. 拡散強調像(C)と付随するみかけの拡散係数マップ (D) (矢印) では硬膜外膿瘍部では拡散は減少する.

は, 骨脆弱性と脊柱不安定性を惹起する可能性がある. したがって, 脊髄膿瘍を正確に速やかに検知する技術は重要である. 拡散強調像は, 脊髄膿瘍の視認性向上に役立つ.

骨膿瘍と硬膜外膿瘍は, 拡散強調像のうえで周囲の組織と比較して高信号であり, みかけの拡散係数 (apparent diffusion coefficient: ADC) マップでは低信号である. これは, すでに脳や肝臓の膿瘍空洞で報告されている拡散減少の相関と類似した所見である (図22-6)[35].

硬膜外病変

硬膜外腫瘍で最も頻度が高いものは転移性腫瘍である. 従来のX線検査と骨シンチグラフィは, 間接的に骨髄の異常を明らかにする. 標準的なX線検査は骨シンチグラフィほど, 活動的な骨病変に対する感受性が高くない. 皮質骨の50%が破壊されなければ単純X線で変化を確認することはできないため, X線での異常の出現は, 骨シンチグラフィと比較して, しばしば数週間から数カ月間遅れる. 骨シンチグラフィでの取り込みの程度は, 画像化されている腫瘍が良性であるか悪性であるか, という質的変化と相関しない. 大部分の骨転移は未成熟な反応性骨形成が生じるため, 骨シンチグラフィで顕著な取り込みが生じる. 骨シンチグラフィは, 前立腺, 乳腺, 肺, 頭頸部原発の腫瘍からの転移を検出するために優れている. しかしながら, 造骨反応を誘導しそうにない転移を可視化することは容易ではない. このような病態には, リンパ腫, 白血病, 骨髄腫などの円形細胞腫瘍が含まれ, これらは破骨細胞活性化因子および骨芽細胞抑制性因子を産生する. また, 血管増生が盛んな腫瘍や未分化腫瘍 (腎, 肺, 甲状腺起源の腫瘍のうちいくつか) は, ほとんど反応骨を産生せず, 骨シンチグラフィでは明らかにできない. 造骨反応をあまり誘発しない発達のゆるやかな腫瘍も発見するのが困難である.

MRIは, 従来のX線撮影, 骨シンチグラフィ, CTよりも転移性腫瘍と原発性悪性骨腫瘍の検知に有用である[36,37]. 骨髄内の豊富な脂肪成分が正常領域と異常領域との優れた組織対比を示すため, T1強調像が脊椎骨転移の評価で最も有益な撮像方法である. 正常な脂肪髄はT1強調像で相対的に高い信号を呈するが, 転移性疾患での病的変化によってT1強調像で低い信号として現れる. T2強調像では, 病変は高信号, 等信号, 低信号のいずれも呈する可能性が

ある．したがって，T2強調像はT1強調像に対して従属的な位置づけとなる．骨髄腫，リンパ腫，白血病は，びまん性髄浸潤のためにT1強調像では広範性低信号域として現れる可能性がある．

造影剤の使用で骨髄周辺の信号が増強すると椎体病変がマスクされる可能性がある[38]．造影剤増強法は，硬膜外，硬膜内および髄内病変の検出と特徴描出で有益である．髄膜癌腫症，クモ膜下腔播種が骨性病変，骨髄性病変と独立して生じる可能性があるので，原発腫瘍がわかっている患者に対しては造影剤を使用すべきである．

高齢の患者では，しばしば良性の骨粗鬆症性圧迫骨折と病的椎体圧潰を鑑別する問題が生じる．骨折後の最初の3～6カ月で含水量が増加する所見は，良性損傷および悪性損傷いずれでも確認することができる．したがって，T1強調像で低信号，脂肪飽和T2強調像で高信号となる．骨シンチグラフィでは，良性および病的骨折のいずれも放射性追跡子が集積するため，増強効果がみられる．

一般的に，後方要素に病変があるとき，皮質破壊と関連する異常な軟部組織があるとき，および隣接した骨に転移所見があるときには，病的所見であることが示唆される．

脊椎の拡散強調像は，良性骨折と病的骨折とを区別するのに有効である．病的骨折では拡散低下によって高信号として描出され，良性骨粗鬆症性骨折では拡散促進により低信号として描出される（図22-7）[39]．

硬膜内髄外腫瘍

神経鞘腫瘍の分化はさまざまであり，MRIでは神経線維腫と神経鞘腫とを区別するための一定した放射線学特徴を見いだすことはできない．外科計画のためには全体切除についての予測が必要であり，腫瘍の識別は重要である．神経鞘腫は神経束が広がり末梢性に起源して偏心限局性であるが，神経線維腫は小束が親密に組み込まれて相対的により浸潤性であり，したがって神経障害なしで切除することは困難である．

MRI T2強調像での「標的徴候（target sign）」は神経線維腫に特徴的とされているが，神経鞘腫と神経線維腫の双方で観察できる．T2高信号の背景の中心に相対的に低いT2信号を示す．病理学的には，中心は線維膠原性組織で，おもには粘液様組織が相当する．神経鞘腫では，通常，細胞構成要素はよりランダムに分布する．標的徴候を示す大多数の末梢神経鞘腫瘍は，良性神経線維腫である．標的

徴候が神経鞘腫でみられるとき，それは通常，より細胞成分の密なアントニーA型細胞が中心性に存在し，その周辺が相対的に細胞成分の疎なアントニーB型細胞によって囲まれることに起因している[40,41]．

悪性末梢神経鞘腫瘍は，X線撮影で良性神経鞘腫瘍と区別をするのは困難である．気づくとすれば，急激な腫瘍増大とその結果生じる骨破壊像が重要である[42]．CTとMRIは病変とそれを取り囲む組織との関係を詳細に描出する有効な手段である．しかし，悪性神経鞘腫瘍と良性神経鞘腫瘍とを正確に鑑別する手段として不十分である．限定的であるが，フッ化デオキシグルコース（fluorodeoxyglucose：FDG）標識を付けたPETは，神経鞘腫と悪性末梢神経鞘腫瘍または他の悪性軟組織腫瘍とを鑑別する際に有用である．一般に神経鞘腫は，標準摂取率が上昇して高い腫瘍集積比を示す．良性神経鞘腫がFDGを取り込む標準摂取率の多様性は，腫瘍の細胞密度の程度が異なるためと考えられている．しかしながら，神経鞘腫のような良性腫瘍で高いFDG蓄積が生じる理由は依然として明らかになっていない．悪性を除外するのには，腫瘍のさまざまな部分からの針生検が必要である[43]．

髄内病変

MRIは，脊髄を可視化するために選択すべき方法である．その非常に優れた感度にもかかわらず，MRIは特異度の点では限界があり，髄内病変の多種多様な原因を鑑別することができない．

◆ 新生物

非腫瘍性疾患から新生物を鑑別することは，外科医にとって重要である．MRI画像で髄内腫瘍を評価するうえで重要な3つの特徴は，脊髄腫脹像，造影効果そして関連する嚢胞形成である．MRI所見から，症例の70％で組織学的診断が正しくなされる可能性がある．しかしながら，星細胞腫と上衣細胞腫との鑑別は，MRI単独ではむずかしい．脊髄上衣細胞腫は成人において最も頻度が高く，脊髄星細胞腫は小児において最も多くみられる．両腫瘍ですべての髄内腫瘍の70％ほどを占める．病変が脊髄中央に位置する，分割面の存在，均一な強度の造影効果，ヘモジデリンの存在などは，脊髄上衣細胞腫を支持する特徴である．一方，脊髄星細胞腫は，通常，偏心性に位置して，静脈内造影剤投与のあとに斑状増強効果を表す．これらの特

・図22-7 通常の圧迫骨折．腰椎 MR T1 強調矢状断像（A），T2 強調矢状断像（B）で，L1 骨粗鬆性圧迫骨折が確認できる．MRI と CT 像（C）（矢印）で，随伴する裂隙と液体貯留が確認できる．D：良性骨折と矛盾しない拡散の増加がみられる．

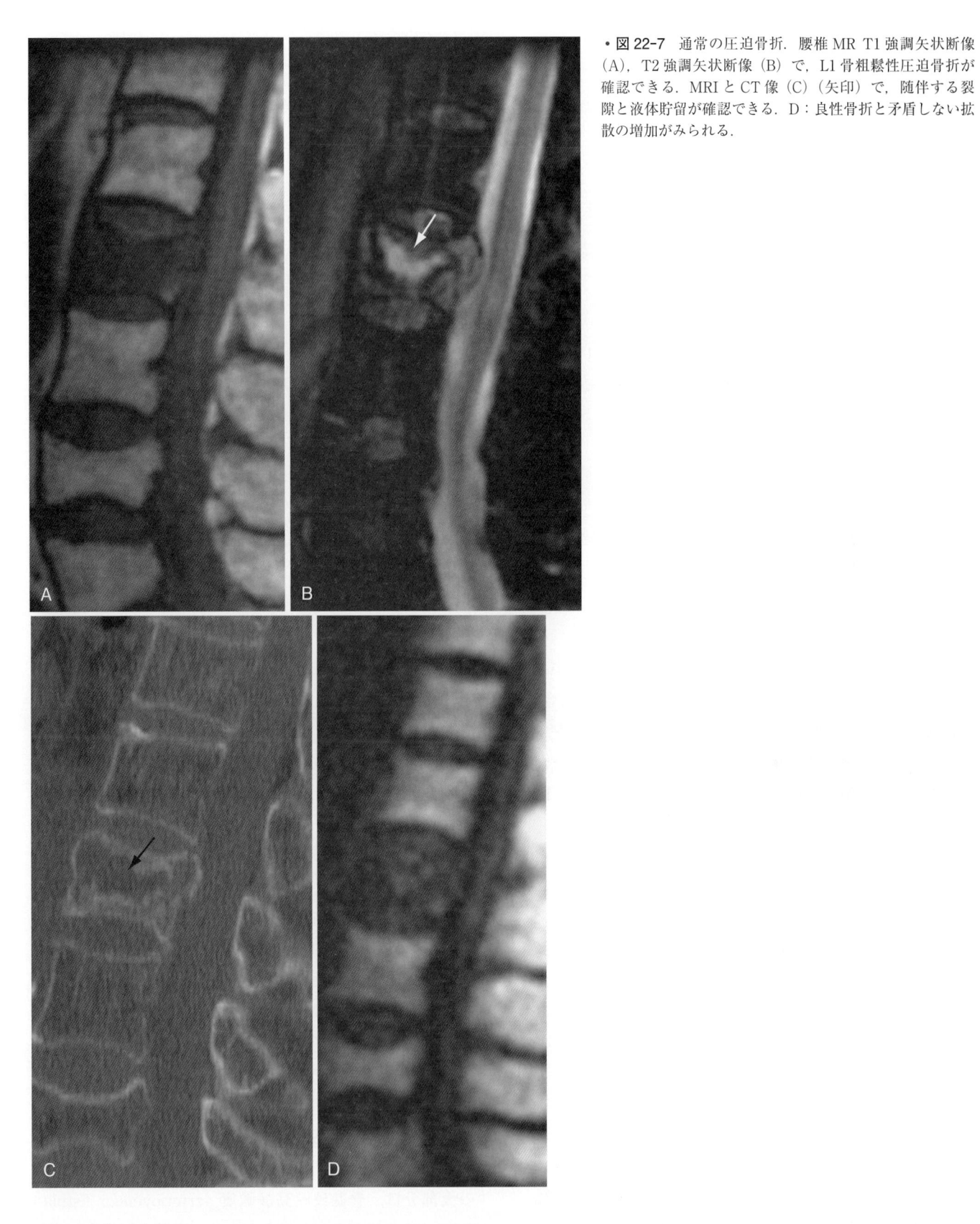

徴を踏まえても，画像診断単独でこれらの2つの疾患単位を区別することは困難な場合がある（**図22-8**）[44]．

◆ 多発性硬化症

大部分の局所病巣は，頭尾側方向には2椎体の長さより短く，断面では脊髄直径の半分未満であり，末梢性に位置

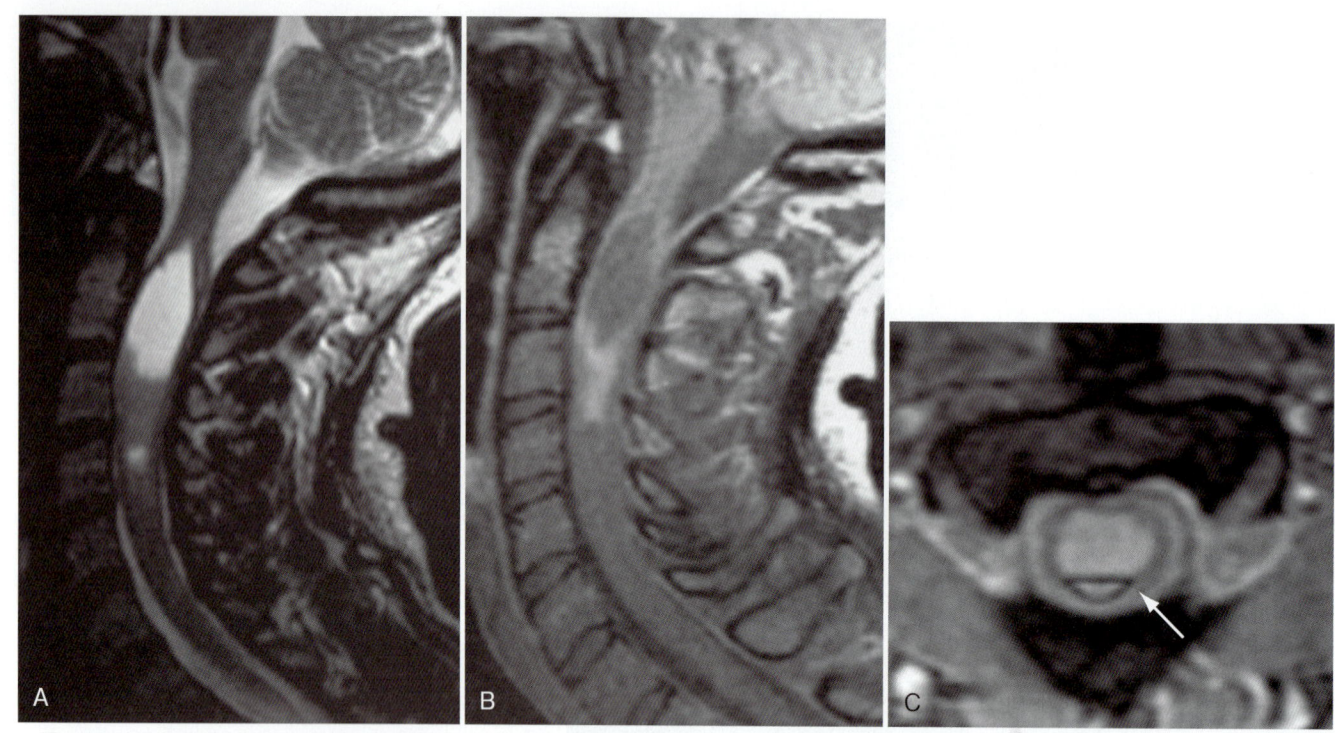

・図22-8 上衣細胞腫．頸髄T2強調矢状断像(A)，造影後T1強調矢状断像(B)で，出血を伴う造影効果のある腫瘤を認める．グラディエントエコー法水平断像でヘマトクリット・レベル（矢印）がみられる（C）．

する特徴がある[45]．脊髄病変では，頸髄が占める割合が多く，胸髄以下の2倍を占める[46]．孤立した脊髄病変の場合，頭部MRIを行うことでさらなる病変を発見することができれば，原発性脱髄疾患診断の一助となる．しかしながら，脊髄病変患者の10〜15%には頭蓋内疾患がない（図22-9)[47]．

病変は，T2強調像で高信号，T1強調像で低信号の点として現れる．疾患の急性期の脊髄膨張と後期の脊髄萎縮には関連がある．2椎体を超える脊髄病巣では，半数以上に脊髄萎縮または腫脹を伴っていた，との報告がある．脊髄腫脹は，再発寛解型多発硬化患者とDevic症候群患者だけに生じる[48]．びまん性の脊髄異常は，原発性あるいは二次進行型多発性硬化症のサブタイプと関連することが示されている[49]．

造影効果の存在は，疾患活動性と相関するようにみえる[50]．非常に古い病巣では，T2強調像の一部に低信号がみられる．これは，ワーラー変性と病巣辺縁に生じる鉄沈着が原因である．新しく検出された病巣が，新たに生じた臨床徴候と必ずしも関係しているわけではないので，臨床と脊髄MRIでの病変活動性との相関は不十分である[47,48,51]．

◆ 急性脊髄横断障害

この急性炎症性単相性疾患の経過中のMRI所見には一定した特徴はない．T2強調像での脊髄異常高信号域は，多発性硬化症の病巣とは異なり，3つ以上の脊髄分節に広がり，水平断面像では脊髄断面積の2/3以上を占める傾向がある[52-55]．

このうち，約1/3の症例では多発性硬化症に特徴的な頭蓋内病変を示すので，頭部のMRIは有用である．これらの患者では，多発性硬化症の臨床像が発生する可能性が高い．小さい卵円形で造影効果がみられるが脊髄腫脹のない患者では，高い確率で多発性硬化症を発病することが明らかとなっている．不均一なガドリニウム造影効果がみられ脊髄腫脹が広い脊髄分節にまたがる患者では，多発性硬化症を発症しない[52,54,55]．

◆ 亜急性壊死性脊髄症

しばしば高齢患者に起こる，このまれな進行性脊髄症の大部分は，脊髄硬膜動静脈瘻（arteriovenous fistula：AVF）に関連があると考えられる．脊髄血管撮影，脊髄造影法とMRIを受けた脊髄硬膜動静脈瘻が疑われる患者の分析では，脊髄血管撮影によって脊髄硬膜動静脈瘻と診断された患者全員に，仰臥位の脊髄造影法で血管が確認さ

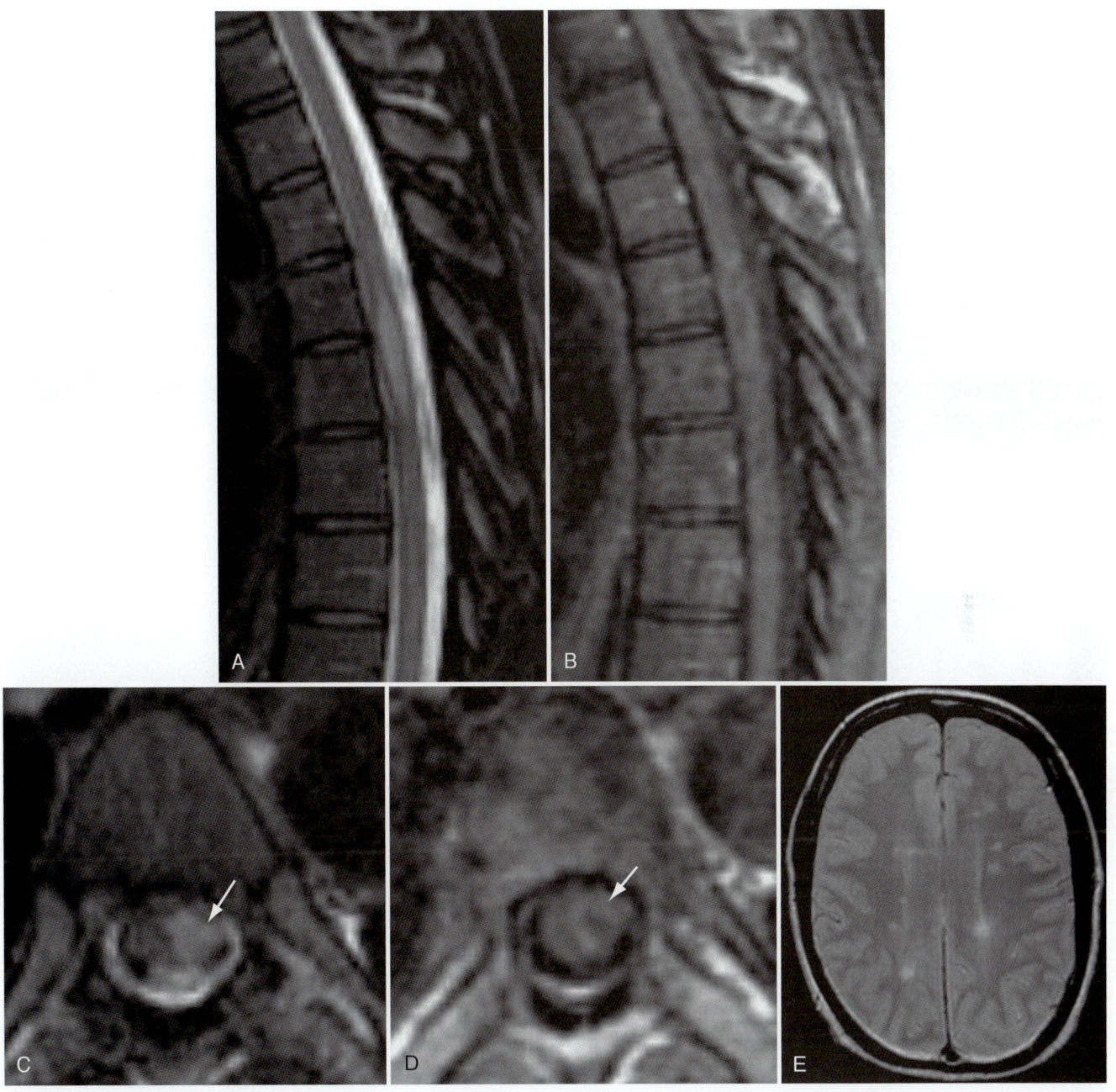

• 図 22-9 多発性硬化症．胸髄 T2 強調矢状断像（A），造影後 T1 強調矢状断像（B）で，脊髄膨隆を伴わない局所髄内病変がみられる．T2 強調水平断像（C）では，病変が脊髄横断面の左側辺縁に局在していることがわかる．造影後水平断像（D）で，不完全な辺縁造影効果を示し，原発性脱髄性変化（矢印）の所見として矛盾しない．脳 T2 強調水平断像（E）では，脳室周囲深部と脳梁白質に多発性硬化症に特徴的な多発性病巣がみられる．

れ，MRI で脊髄に異常 T2 高信号が確認された．ガドリニウム造影効果は，88％でみられた．圧迫所見とフローボイドが認められる症例は，半数に満たない．脊髄血管撮影で陰性所見であった症例の 92％で，仰臥位の脊髄造影法で血管が確認された．しかしながら，T2 強調像で異常な脊髄信号を示した患者は，17％ときわめて少ない（図 22-10)[56]．

◆ AIDS

空胞性脊髄症は脊髄の海綿状変性であり，AIDS 患者の脊髄疾患で最も頻度が高い．おもに後索と側索がおかされる．MRI では，脊髄萎縮と T2 強調像において後索の多脊髄分節にわたる対称性の高信号域がみられる．脊髄の腫脹はなく，造影効果もみられないのが特徴である[57,58]．

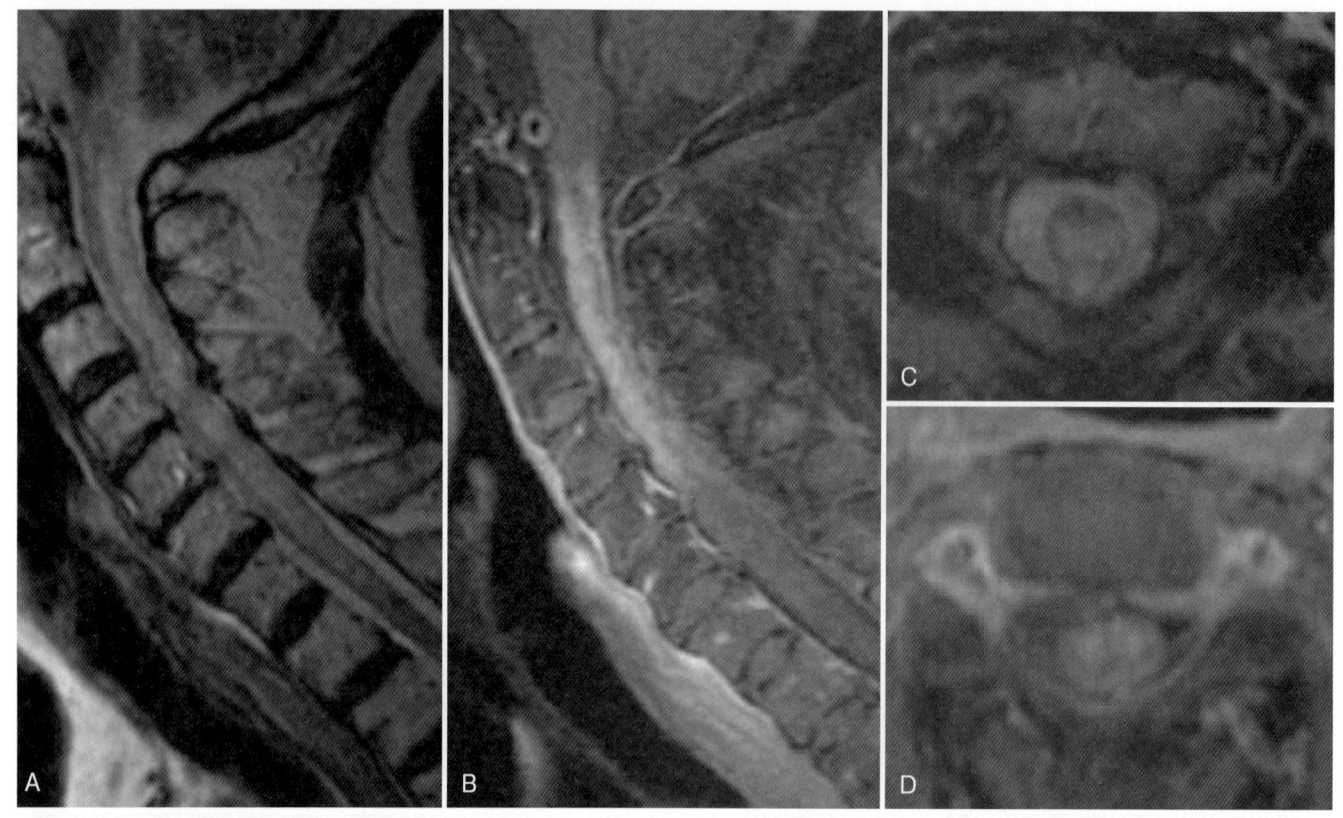

•図22-10 硬膜動静脈瘻．頸髄T2強調矢状断像（A）と水平断像（C）では，脊髄膨隆を伴わない広範囲に信号増強がみられる．造影後T1強調矢状断像（B）と水平断像（C）では，病変部に広範な造影効果がみられる．左後頭動脈と関連する硬膜動静脈瘻で，左横静脈洞に閉塞がみられた．

◆ 亜急性連合変性症

亜急性連合変性症（subacute combined degeneration：SCD）は，ビタミンB_{12}欠乏に合併する．MRIでは，脊髄後索にT2強調像での異常高信号を呈する．ビタミンB_{12}を補給することで，機能回復とともに画像所見も改善する．笑気はコバラミンを不活性化する作用があり，SCDと同一の病態生理学的プロセスで放射線学的画像変化をもたらす可能性がある．

◆ 放射線性脊髄症

放射線性脊髄症（radiation myelopathy）の発生率は，総線量，分割線量と放射線治療を受ける脊髄範囲とに相関する．脊髄に68～73Gyの照射を行うと，放射線性脊髄症の発生率が50%である一方，57～61Gyでの発生率は5%にすぎない[59]．放射線性脊髄症の発現時期には，2つのピークがある．すなわち，12～14カ月のあいだと，24～28カ月のあいだである．

MRI所見に一定したものはなく，MRI所見と潜伏期間に相関はない[59]．発症後，8カ月未満で複数の脊髄分節にT1強調像で低信号，T2強調像で高信号の変化が生じる．これは，脊髄腫脹を表しており局所造影効果が現れる可能性がある．発症後3年経過すると，脊髄萎縮が明らかとなる（図22-11）．

外傷

単純X線は高い空間分解能があり，多くの医師がスクリーニング撮像として最初に指示する画像診断法である．そして，次の画像診断法のガイドとしても役に立つ．単純X線像は，外傷例における骨折の検出と椎体の配列をみるのに有用である．頸椎斜位像は，MRIでは確認できない骨棘を検出するのに有用である．頸部神経根障害を伴う症例では，椎体鉤状突起の骨棘と脊髄造影でのインピンジメント所見に相関がみられる．腰椎斜位像は，関節突起間部の描出に優れており腰椎分離症が検出できる．前屈位と後屈位の側面像では，脊椎安定性についての情報が得られる．

CTは，脊椎損傷の急性期において，骨片や脊柱管内病変を検出するために最善の方法である．CTには，水平断面で骨折線を見落とす可能性や，部分容積効果による骨折の見落しや誤診が生じるなどの限界がある．

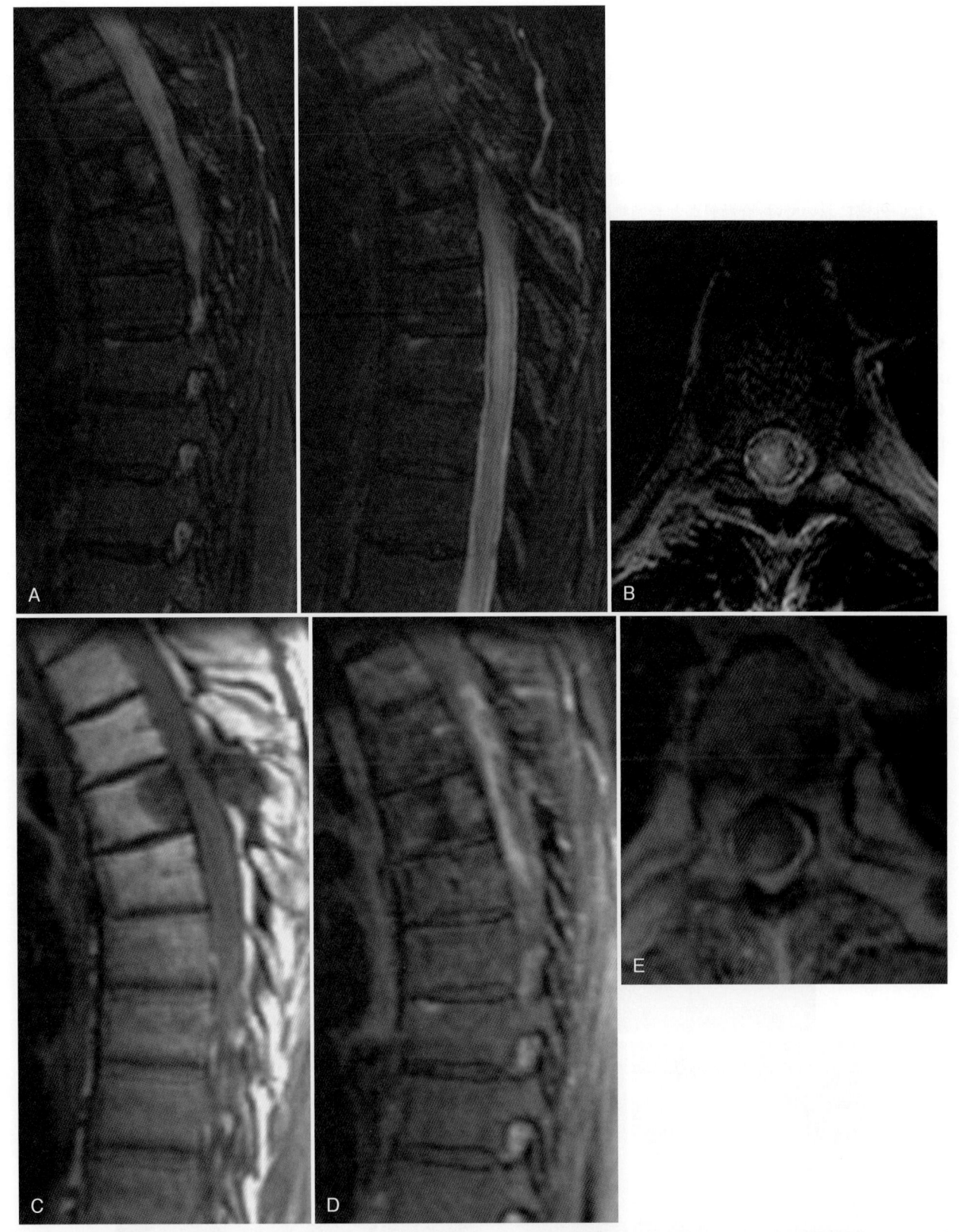

・図 22-11　放射線性脊髄炎．胸髄 T2 強調矢状断像（A）と水平断像（B）では，多分節にわたる脊髄高信号域と水平断面全領域にわたる脊髄高信号域が確認できる．造影前 T1 強調矢状断像（C）で，放射線治療の対象となった骨転移病巣がみられる．造影後 T1 強調矢状断像（D）と水平断像（E）で照射範囲の脊髄に造影効果がみられる．

CT は，単純 X 線像で確認がむずかしい C1, C2, C6, C7 脊柱を視覚化する目的で用いられる．CT は，頸椎亜脱臼の程度，外側塊骨折，関節突起骨折，歯突起骨折を評価するのに有効である．

MRI では，脊髄内の損傷を正確に明らかにすることができる．急性脊髄損傷での異常は，髄内出血と腫脹である．激しい外傷においては，脊髄裂傷と脊髄離断が生じる．MRI も CT と同様に，亜脱臼，骨折，靱帯断裂と外傷性椎間板ヘルニアを明らかにすることができる．

急性脊髄損傷で，脊髄の MRI 所見が正常な患者の予後はよい．一方，脊髄出血が生じた患者の予後は，最も悪い傾向がある．T1 強調像で等信号，T2 強調像で高信号の患者では，可逆変化が生じる可能性があり，わずかに臨床症状の改善が期待できる[60-62]．重大な脊髄外傷後遺症は，脊髄萎縮，脊髄軟化症，外傷後空洞症，クモ膜嚢腫，クモ膜炎である．

正確な X 線 3 方向撮影（前後像，側面像，開口位歯突起撮影像）で大部分の脊椎不安定性症例が除外できる．その感度は高く，成人において 92%，小児における 94% である．ヘリカル CT は，さらに精度が高く，感度 99%，特異度 93% と報告されている．見逃される損傷は靱帯性のものであるが，MRI または X 線動態撮影で検出可能である[63]．

頸椎負傷患者の一般的な評価方法は，単純 X 線撮影，頸部 CT と機能的な屈曲／伸展撮影である．頸部 CT は，骨傷を検出するために最も効率的な撮像ツールである．CT の感度は 100%，臥位側面像の感度は 63% である．外傷患者の 6% にみられる靱帯損傷を診断するために，X 線動態撮影または MRI が必要である[64,65]．

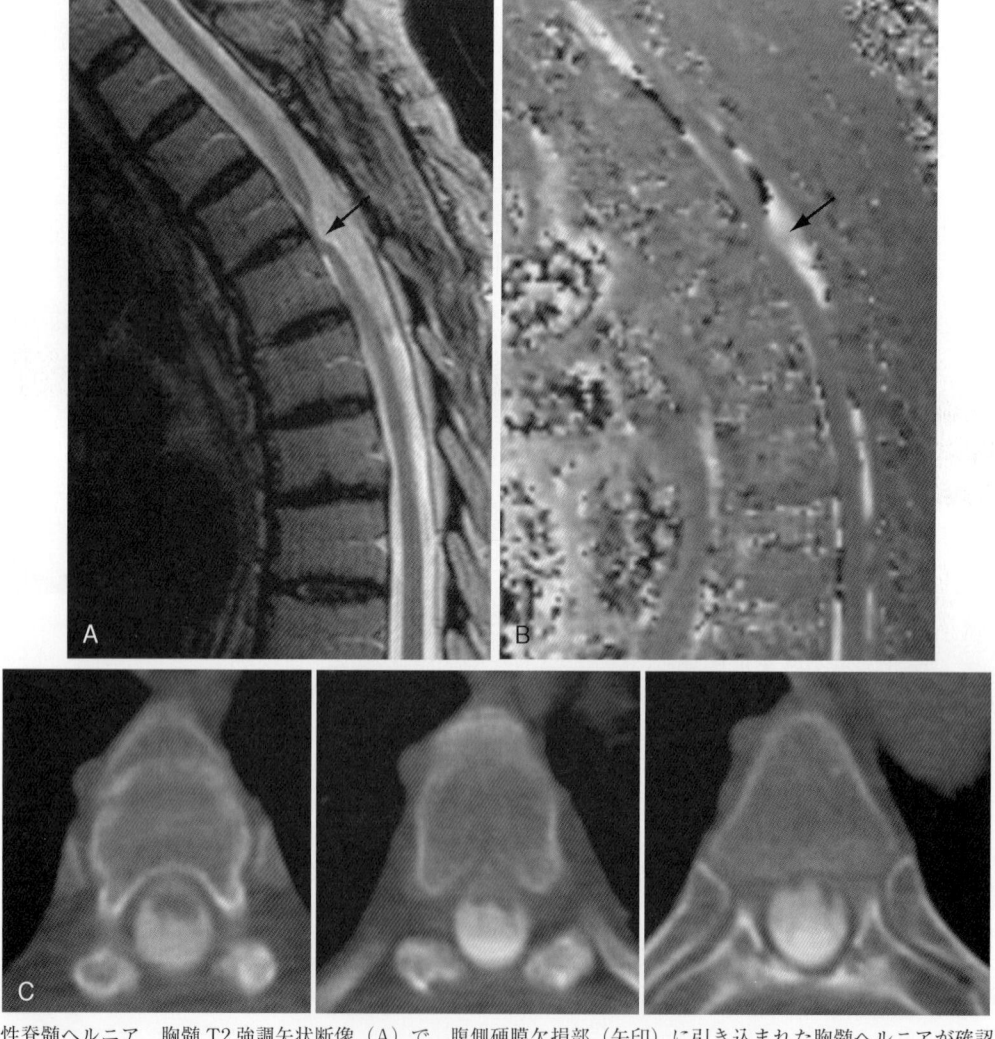

• 図 22-12 特発性脊髄ヘルニア．胸髄 T2 強調矢状断像（A）で，腹側硬膜欠損部（矢印）に引き込まれた胸髄ヘルニアが確認できる．MRI 位相コントラスト法での脊髄液循環動態検査（B）で，脊髄後方に正常な脊髄液の流れがあり，嚢胞の存在は否定される（矢印）．CT 脊髄造影水平断像（C）では，腹側脊髄ヘルニアに特徴的な形態である "empty canal" が確認できる．

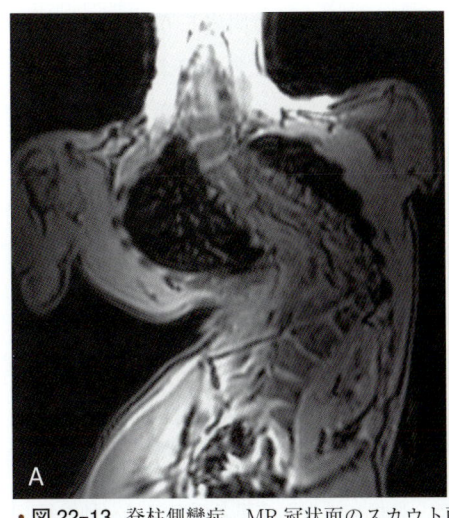

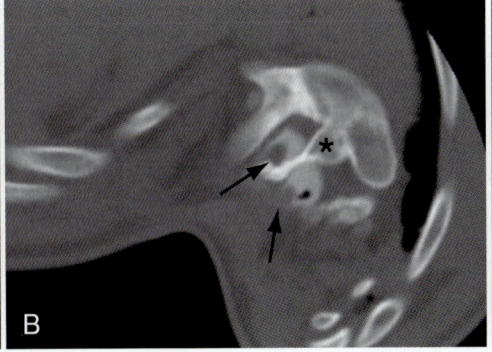

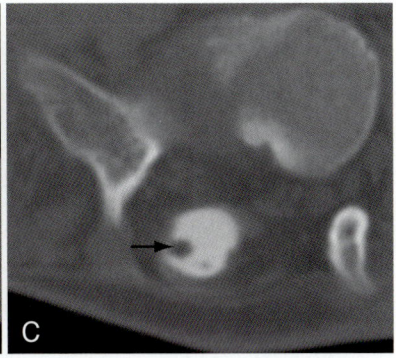

・図 22-13 脊柱側彎症．MR 冠状面のスカウト画像（A）で，著明な左凸の胸腰部脊柱側彎がみられる．CT 脊髄造影水平断像では，bony bar（星印）を伴う脊髄正中離開（B），2つに分離された脊髄（矢印），終始脂肪腫（C）（矢印）がみられる．

先天異常と脊髄造影法

MRI は，脊柱側彎症，先天性囊胞，先天性硬膜欠損を通る脊髄ヘルニア，脊髄癒着を有する患者の異常を明らかにする．しかしながら，脊髄造影法もまた，これらの症例において有益な画像診断ツールである．関連する解剖をより明らかに同定することができるため，手術計画のために重要な画像診断ステップとして考慮すべきである．

◆ 囊胞性髄膜腫

囊胞性髄膜腫（meningeal cysts）は，硬膜（憩室）を通して，または，硬膜内で，クモ膜に裏打ちされたヘルニア内に液体貯留を生じる状態である．これらのほとんどは，真性囊胞というよりも，むしろクモ膜下腔の連絡による憩室で，神経根障害と同様に脊髄圧迫による脊髄症が発症する可能性がある．

治療法には，吸引，フィブリン糊注射，外科的結紮，筋筋膜弁充填などがある．クモ膜下腔で連絡の有無を明らかにすることは，患者の手術療法の可能性と同様に，手術以外の処置が可能であるか検討するために重要である．クモ膜下腔による連絡または狭い頸部を経た連絡がない場合，吸引とフィブリン糊注射は，手術以外の治療オプションとなる場合がある．緩速充満期を検出するための，注射後 60 分までの遅延性撮像は，脊髄造影評価に対する重要な構成要素である．

◆ 脊髄ヘルニア

先天性硬膜腹側欠損の結果，胸髄が前方に偏位して

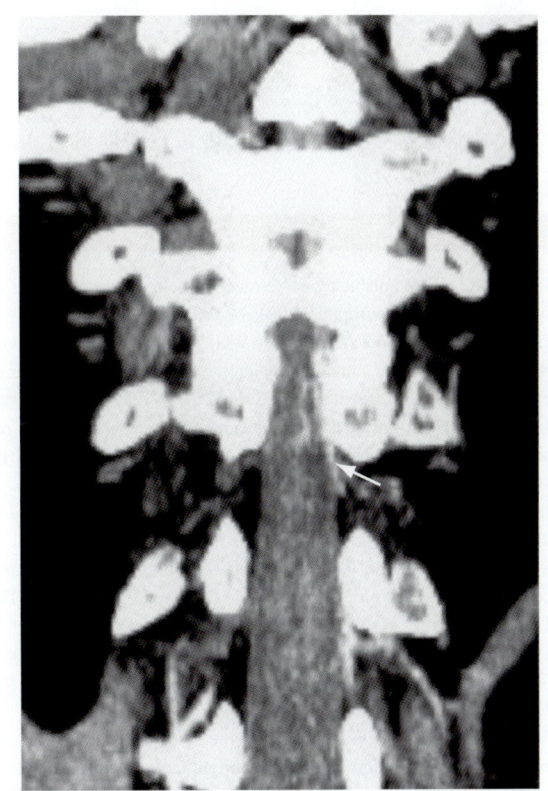

・図 22-14 CT 血管造影冠状断像では，Adamkiewicz 動脈が左 Th10 レベルに起始していることが確認できる．

脊髄ヘルニアが生じる．その結果，筋萎縮，筋力低下，Brown-Séquard 症候群が生じる．MRI 所見での，脊髄の突然の彎曲，腹側クモ膜下腔の欠損，"empty canal"と称される脊髄後方の間隙は，特発性脊髄ヘルニアが示唆される．クモ膜囊腫による脊髄圧迫との鑑別が必要である．脊髄造影法は，囊胞の存在を除外し，脊髄ヘルニアの部位を明らかにする診断法として有用である．また，MRI 位相コントラスト法での脊髄液循環動態検査で，脊髄後方の正

常な脊髄液の流れを確認することは診断の一助となる（図22-12）[66].

◆ 脊柱側彎症

先天性脊柱側彎症患者においては，合併する異常の評価が重要となる．脊柱側彎が著明な場合，脊髄と終糸の解剖学的関連をMRIで証明することがしばしば困難である．手術計画では，脊髄円錐高位と関連する終糸，脊髄正中離開，終始脂肪腫の存在を確認する必要がある．重篤な脊柱側彎症患者において，脊髄円錐高位や脊髄離開，bony barの存在を証明する際には，MRIよりCT脊髄造影が優れている（図22-13）.

CT血管造影

従来の血管造影法は脈管奇形評価のための大黒柱であるが，MR血管造影とCT血管造影の最近の進歩でAdamkiewicz動脈を高い信頼性をもって同定しうるようになった．術前画像診断の際，腫瘍または外傷による脈管の圧迫や偏位を評価できることはたいへん有用である．術前画像診断でAdamkiewicz動脈を特定することは，胸腹部大動脈あるいは下行大動脈置換術を受ける患者で脊髄虚血の危険性を低下させる可能性がある（図22-14）[67].

> **キーポイント**
> - 動的機能的な脊椎撮像は，通常の静的臥位での脊椎撮像では証明されない退行性脊椎疾患の病理経過の仮面を取り去る可能性がある．
> - 拡散加重撮像は，頸椎症性脊髄症患者の評価で有効な場合がある．
> - MR neurographyは神経病理学的実証を可能とし，多椎間および神経孔外での神経根障害患者の評価に役立つ．
> - CT脊髄造影は，先天性脊髄性疾患の評価に役立つ．

文献

1. Jinkins JR. MR of enhancing nerve roots in the unoperated lumbosacral spine. AJNR Am J Neuroradiol 1993; 14:193-202.
2. Jinkins JR, Whittemore AR, Bradley WG. The anatomic basis of vertebrogenic pain and the autonomic syndrome associated with lumbar disk extrusion. AJR Am J Roentgenol 1989; 152:1277-1289.
3. Jensen MC, Brant-Zawadzki MN, Obuchowski N, et al. Magnetic resonance imaging of the lumbar spine in people without back pain. N Engl J Med 1994; 331:69-73.
4. Jahnke RW, Hart BL. Cervical stenosis, spondylosis, and herniated disc disease. Radiol Clin North Am 1991; 29:777-791.
5. Sherman JL, Nassaux PY, Citrin CM. Measurements of the normal cervical spinal cord on MR imaging. AJNR Am J Neuroradiol 1990; 11:369-372.
6. Ullrich CG, Binet EF, Sanecki MG, Kieffer SA. Quantitative assessment of the lumbar spinal canal by computed tomography. Radiology 1980; 134:137-143.
7. Ferreiro Perez A, Garcia Isidro M, Ayerbe E, et al. Evaluation of intervertebral disc herniation and hypermobile intersegmental instability in symptomatic adult patients undergoing recumbent and upright MRI of the cervical or lumbosacral spine. Eur J Radiol 2007; 62:444-448.
8. Wessberg P, Danielson BI, Willen J. Comparison of Cobb angles in idiopathic scoliosis on standing radiographs and supine axially loaded MRI. Spine 2006; 31:3039-3044.
9. Danielson B, Willen J. Axially loaded magnetic resonance image of the lumbar spine in asymptomatic individuals. Spine 2001; 26: 2601-2606.
10. Alafifi T, Kern R, Fehlings M. Clinical and MRI predictors of outcome after surgical intervention for cervical spondylotic myelopathy. J Neuroimaging 2007; 17:315-322.
11. Shimomura T, Sumi M, Nishida K, et al. Prognostic factors for deterioration of patients with cervical spondylotic myelopathy after nonsurgical treatment. Spine 2007; 32:2474-2479.
12. Mastronardi L, Elsawaf A, Roperto R, et al. Prognostic relevance of the postoperative evolution of intramedullary spinal cord changes in signal intensity on magnetic resonance imaging after anterior decompression for cervical spondylotic myelopathy. J Neurosurg Spine 2007; 7:615-622.
13. Yukawa Y, Kato F, Yoshihara H, et al. MR T2 image classification in cervical compression myelopathy: predictor of surgical outcomes. Spine 2007; 32:1675-1678; discussion 1679.
14. Schaefer PW, Grant PE, Gonzalez RG. Diffusion-weighted MR imaging of the brain. Radiology 2000; 217:331-345.
15. Demir A, Ries M, Moonen CT, et al. Diffusion-weighted MR imaging with apparent diffusion coefficient and apparent diffusion tensor maps in cervical spondylotic myelopathy. Radiology 2003; 229: 37-43.
16. Lee KH, Chung TS, Jeon TJ, et al. Application of spatial modulation of magnetization to cervical spinal stenosis for evaluation of the hydrodynamic changes occurring in cerebrospinal fluid. Korean J Radiol 2000; 1:11-18.
17. Parkkola RK, Rytokoski UM, Komu MES, Thomsen C. Cerebrospinal fluid flow in the cervical spinal canal in patients with chronic neck pain. Acta Radiol 2000; 41:578-583.
18. Van de Kelft E, van Vyve M. Diagnostic imaging algorithm for cervical soft disc herniation. J Neurol Neurosurg Psychiatry 1994; 57: 724-728.
19. Frocrain L, Duvauferrier R, de Korvin B, et al. [Comparison of MRI and scanning coupled with myelography in the diagnosis of cervicobrachial neuralgia]. J Radiol 1988; 69:99-102.
20. Zanetti M, Hodler J. [Vertebral pain in advanced age: radiological diagnosis]. Schweiz Rundsch Med Prax 1996; 85:1360-1372.
21. Maravilla KR, Bowen BC. Imaging of the peripheral nervous system: evaluation of peripheral neuropathy and plexopathy. AJNR Am J Neuroradiol 1998; 19:1011-1023.
22. Dailey AT, Tsuruda JS, Goodkin R, et al. Magnetic resonance neurography for cervical radiculopathy: a preliminary report. Neurosurgery. 1996; 38:488-492; discussion 492.
23. Filler AG, Haynes J, Jordan SE, et al. Sciatica of nondisc origin and piriformis syndrome: diagnosis by magnetic resonance neurography and interventional magnetic resonance imaging with outcome study of resulting treatment. J Neurosurg Spine 2005; 2:99-115.
24. Lewis AM, Layzer R, Engstrom JW, et al. Magnetic resonance neurog-

raphy in extraspinal sciatica. Arch Neurol 2006; 63:1469-1472.
25. Dailey AT, Tsuruda JS, Filler AG, et al. Magnetic resonance neurography of peripheral nerve degeneration and regeneration. Lancet 1997; 350:1221-1222.
26. Aguila LA, Piraino DW, Modic MT, et al. The intranuclear cleft of the intervertebral disk: magnetic resonance imaging. Radiology 1985; 155:155-158.
27. Grenier N, Grossman RI, Schiebler ML, et al. Degenerative lumbar disk disease: pitfalls and usefulness of MR imaging in detection of vacuum phenomenon. Radiology 1987; 164:861-865.
28. Ross JS, Modic MT, Masaryk TJ. Tears of the anulus fibrosus: assessment with Gd-DTPA-enhanced MR imaging. AJR Am J Roentgenol 1990; 154:159-162.
29. Yang PJ, Seeger JF, Dzioba RB, et al. High-dose I.V. contrast in CT scanning of the postoperative lumbar spine. AJNR Am J Neuroradiol 1986; 7:703-707.
30. Bundschuh CV, Modic MT, Ross JS, et al. Epidural fibrosis and recurrent disk herniation in the lumbar spine: MR imaging assessment. AJR Am J Roentgenol 1988; 150:923-932.
31. Hueftle MG, Modic MT, Ross JS, et al. Lumbar spine: postoperative MR imaging with Gd-DTPA. Radiology 1988; 167:817-824.
32. Whalen JL, Brown ML, McLeod R, Fitzgerald RH Jr. Limitations of indium leukocyte imaging for the diagnosis of spine infections. Spine 1991; 16:193-197.
33. Gillams AR, Chaddha B, Carter AP. MR appearances of the temporal evolution and resolution of infectious spondylitis. AJR Am J Roentgenol 1996; 166:903-907.
34. Stabler A, Baur A, Kruger A, et al. [Differential diagnosis of erosive osteochondrosis and bacterial spondylitis: magnetic resonance tomography (MRT)]. Rofo 1998; 168:421-428.
35. Eastwood JD, Vollmer RT, Provenzale JM. Diffusion-weighted imaging in a patient with vertebral and epidural abscesses. AJNR Am J Neuroradiol 2002; 23:496-498.
36. Algra PR, Bloem JL, Tissing H, et al. Detection of vertebral metastases: comparison between MR imaging and bone scintigraphy. Radio-Graphics. 1991; 11:219-232.
37. Avrahami E, Tadmor R, Dally O, Hadar H. Early MR demonstration of spinal metastases in patients with normal radiographs and CT and radionuclide bone scans. J Comput Assist Tomogr 1989; 13:598-602.
38. Smoker WR, Godersky JC, Knutzon RK, et al. The role of MR imaging in evaluating metastatic spinal disease. AJR Am J Roentgenol 1987; 149:1241-1248.
39. Baur A, Stabler A, Bruning R, et al. Diffusion-weighted MR imaging of bone marrow: differentiation of benign versus pathologic compression fractures. Radiology 1998; 207:349-356.
40. Jee WH, Oh SN, McCauley T, et al. Extraaxial neurofibromas versus neurilemmomas: discrimination with MRI. AJR Am J Roentgenol 2004; 183:629-633.
41. Banks KP. The target sign: extremity. Radiology 2005; 234:899-900.
42. Pilavaki M, Chourmouzi D, Kiziridou A, et al. Imaging of peripheral nerve sheath tumors with pathologic correlation: pictorial review. Eur J Radiol 2004; 52:229-239.
43. Beaulieu S, Rubin B, Djang D, et al. Positron emission tomography of schwannomas: emphasizing its potential in preoperative planning. AJR Am J Roentgenol 2004; 182:971-974.
44. Koeller KK, Rosenblum RS, Morrison AL. Neoplasms of the spinal cord and filum terminale: radiologic-pathologic correlation. Radio-Graphics 2000; 20:1721-1749.
45. Tartaglino LM, Friedman DP, Flanders AE, et al. Multiple sclerosis in the spinal cord: MR appearance and correlation with clinical parameters. Radiology 1995; 195:725-732.
46. Larsson EM, Holtas S, Nilsson O. Gd-DTPA-enhanced MR of suspected spinal multiple sclerosis. AJNR Am J Neuroradiol 1989; 10:1071-1076.
47. Kidd D, Thorpe JW, Kendall BE, et al. MRI dynamics of brain and spinal cord in progressive multiple sclerosis. J Neurol Neurosurg Psychiatry 1996; 60:15-19.
48. Wiebe S, Lee DH, Karlik SJ, et al. Serial cranial and spinal cord magnetic resonance imaging in multiple sclerosis. Ann Neurol 1992; 32:643-650.
49. Lycklama à Nijeholt GJ, Barkhof F, Scheltens P, et al. MR of the spinal cord in multiple sclerosis: relation to clinical subtype and disability. AJNR Am J Neuroradiol 1997; 18:1041-1048.
50. Poser CM, Paty DW, Scheinberg L, et al. New diagnostic criteria for multiple sclerosis: guidelines for research protocols. Ann Neurol 1983; 13:227-231.
51. Trop I, Bourgouin PM, Lapierre Y, et al. Multiple sclerosis of the spinal cord: diagnosis and follow-up with contrast-enhanced MR and correlation with clinical activity. AJNR Am J Neuroradiol 1998; 19:1025-1033.
52. Campi A, Filippi M, Comi G, et al. Acute transverse myelopathy: spinal and cranial MR study with clinical follow-up. AJNR Am J Neuroradiol 1995; 16:115-123.
53. Choi KH, Lee KS, Chung SO, et al. Idiopathic transverse myelitis: MR characteristics. AJNR Am J Neuroradiol 1996; 17:1151-1160.
54. Holtas S, Basibuyuk N, Fredriksson K. MRI in acute transverse myelopathy. Neuroradiology 1993; 35:221-226.
55. Tartaglino LM, Flanders AE, Rapoport RJ. Intramedullary causes of myelopathy. Semin Ultrasound CT MR 1994; 15:158-188.
56. Gilbertson JR, Miller GM, Goldman MS, Marsh WR. Spinal dural arteriovenous fistulas: MR and myelographic findings. AJNR Am J Neuroradiol 1995; 16:2049-2057.
57. Chong J, Di Rocco A, Tagliati M, et al. MR findings in AIDS-associated myelopathy. AJNR Am J Neuroradiol 1999; 20:1412-1416.
58. Sartoretti-Schefer S, Blattler T, Wichmann W. Spinal MRI in vacuolar myelopathy, and correlation with histopathological findings. Neuroradiology 1997; 39:865-869.
59. Marcus RB Jr, Million RR. The incidence of myelitis after irradiation of the cervical spinal cord. Int J Radiat Oncol Biol Phys 1990; 19:3-8.
60. Schaefer DM, Flanders A, Northrup BE, et al. Magnetic resonance imaging of acute cervical spine trauma: correlation with severity of neurologic injury. Spine 1989; 14:1090-1095.
61. Flanders AE, Schaefer DM, Doan HT, et al. Acute cervical spine trauma: correlation of MR imaging findings with degree of neurologic deficit. Radiology 1990; 177:25-33.
62. Silberstein M, Tress BM, Hennessy O. Prediction of neurologic outcome in acute spinal cord injury: the role of CT and MR. AJNR Am J Neuroradiol 1992; 13:1597-1608.
63. Sciubba DM, McLoughlin GS, Gokaslan ZL, et al. Are computed tomography scans adequate in assessing cervical spine pain following blunt trauma? Emerg Med J 2007; 24:803-804.
64. Platzer P, Jaindl M, Thalhammer G, et al. Clearing the cervical spine in critically injured patients: a comprehensive C-spine protocol to avoid unnecessary delays in diagnosis. Eur Spine J 2006; 15: 1801-1810.
65. Goradia D, Linnau KF, Cohen WA, et al. Correlation of MR imaging findings with intraoperative findings after cervical spine trauma. AJNR Am J Neuroradiol 2007; 28:209-215.
66. Miyake S, Tamaki N, Nagashima T, et al. Idiopathic spinal cord herniation: report of two cases and review of the literature. J Neurosurg 1998; 88:331-335.
67. Yoshioka K, Niinuma H, Ehara S, et al. MR angiography and CT angiography of the artery of Adamkiewicz: state of the art. Radio-Graphics 2006; 26(Suppl 1):S63-S73

第23章

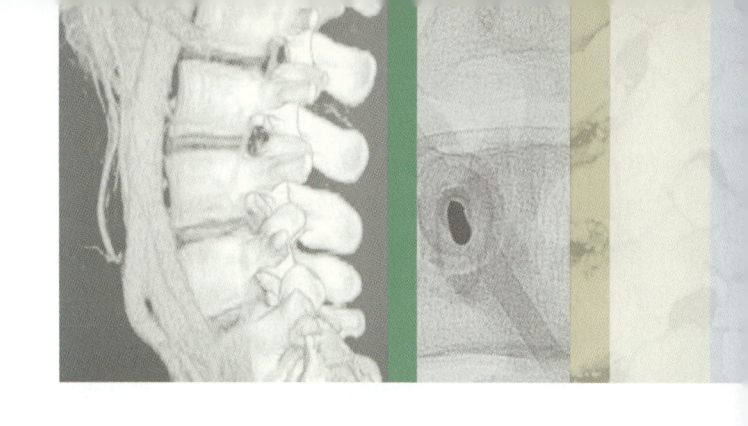

術中神経生理学的モニタリング

Donald Jacob Weisz

　術中神経生理学的モニタリング（intraoperative neurophysiologic monitoring：IONM）の歴史は今から40年以上前に遡る[1,2]．現在，脳，脊髄，末梢神経系へのリスクを伴う外科処置で一般的に使われる手技となっている．対象となる疾患は，頭蓋内動脈瘤や動静脈奇形の塞栓術，頭蓋内腫瘍の切除術，頸動脈疾患の修復術，脊椎変性疾患や腫瘍または外傷に起因する脊髄圧迫に対する除圧術，脊髄血管奇形の治療などである．IONMは，とくに，(1) 不可逆性合併症が起こる前に，手術中対処すべき潜在的問題を検出すること，(2) 組織切除の前に，神経組織と非神経性組織と区別すること（たとえば，腫瘍で隠された神経，腫瘍内で隠れている神経），(3) 予定の手技や処置が問題なく完遂できるか決定すること（たとえば，塞栓術前のバルーン閉塞試験），(4) 手術合併症につながる可能性があった手技またはイベントを同定すること（すなわち，後ろ向き分析のためのツール），などの点で有用である．

　IONMは，放射線科治療室で行われる血管内手術の際にも，可逆的なイベントを検出するために使われる[3]．本章では，手術中に記録することができる神経生理学的信号の種類，経路，誘発方法，日常診療で一般的に使用されているIONMの種類と手技，また，近年増加している血管内手術におけるIONMについて解説することでIONMの一般的概要を述べる．

神経生理学的活動のモニター

　IONMで評価する神経生理学的活動は，おもに次の3つの区分で検討される．
1. 感覚系モニタリング：感覚系のうちの1つの刺激によって引き出される神経生理学的活性を評価する
2. 運動系モニタリング：下行運動経路および分節運動経路の刺激によって引き出される筋電図（electromyography：EMG）および神経生理学的活性を評価すること
3. 局所発生している活動電位モニタリング：脳波（electroencephalogram：EEG）と細胞外活動電位の評価

◆ 感覚系モニタリング

体性感覚誘発電位（SSEP）

　体性感覚誘発電位（somatosensory evoked potential：SSEP）は，末梢神経への電気刺激に対する神経反応の平均をとることによって導出される．各刺激への反応は背景電気活性と比較して小さいので，感覚性誘発電位を評価するためにはその平均をとる必要がある[4]．一般的に，術中SSEPの刺激部位は，手関節部では正中神経または尺骨神経，足関節または膝関節では後脛骨神経である．記録は，末梢部位（刺激が一定のことを確かめるために）と，脊髄や脳などの中枢部で行われる．

　上肢SSEPの経路は，尺骨（または正中）神経，腕神経叢，頸髄の後索路，楔状束核，内側毛帯，視床の腹部後核，視床皮質系放射線と前頭頂葉の外側円蓋部に沿った第一次体性感覚皮質である．典型的な記録部位は，エルブ点（頸部側面，鎖骨の上2～3cmの部位で腕神経叢外側神経束に当たる部位），頸髄，体性感覚皮質上の頭皮である．

　下肢SSEPの経路は，後脛骨神経（通常，足関節で刺激

される），胸髄および頸髄の後角薄筋路，薄束核，内側毛帯，視床の腹側後核，視床皮質系放射線と正中線に沿った始原体性感覚皮質である．電位は，膝窩部，腰椎，体性感覚皮質の脚領域の頭皮など多くの部位で記録できる．

SSEPモニタリングは，虚血に対して感受性が高いので広く使われている．すなわち，末梢神経，脊髄と頭頂部皮質の物理的操作に反応し，容易に導出できる．SSEPとEEGは，術中に最も広く使われている2つの神経生理学的記録法である．

脳幹聴性誘発電位（BAER）

脳幹聴性誘発電位（auditory brain stem-evoked response：BAER）は，耳に短い聴覚性クリックを与えることで誘導される．聴覚伝導路は，蝸牛，蝸牛神経，そして，橋下部，外側毛帯，中脳下丘などの複数の経路がある．全身麻酔によって中脳より中枢の聴覚器官電位は抑制されるので，手術室で記録することはできない．BAERは，蝸牛神経の伸展と圧縮に対して非常に感受性が高い．軽度〜中等度の伸展では，振幅に対する影響は小さく，潜時が延長する．圧縮に対しては，おおむね段階的にBAERの振幅が減少する．

視性誘発反応（VEP）

視性誘発反応（visual evoked responce：VEP）は，患者の眼前20〜30cmに置かれたストロボの閃光や，ゴーグルに埋めこまれた発光ダイオード（light-emitting diode：LED）の閃光によって誘発される．閃光は，経時的に網膜層（網膜電図を生じる），視神経と視覚伝導路の線維，視床外側膝状核と後頭葉視覚皮質を励起させる．VEPは神経生理学診断で重要であるが，おもに検査室で実施され，手術室で使用されることはほとんどない．その理由は，視覚系が危険にさらされている症例が少ないこと，VEPが麻酔深度の影響を受けやすいこと，手術中にそれらの振幅に相当な変動が生じること，などである．それでも，VEPは，視覚構成体またはその近傍の腫瘍切除や，脳の後部循環が障害されている症例で有用である．

◆ 運動系モニタリング
運動誘発電位（MEP）

運動誘発電位（motor evoked potential：MEP）は，経頭蓋電気刺激装置によって誘発される．この装置は，高エネルギーで間隔の密な電気パルスを連続的に与えることが

できる．正常な患者においては，そのようなマルチ・パルス経頭蓋電気刺激によって，脊髄での運動ニューロンが促進されることによって，筋収縮（全身麻酔にもかかわらず）が引き起こされる．しかしながら，不全麻痺患者においては，それを少しでも正確に記録するために，運動系モニタリングはより侵襲的な硬膜外記録が必要となる．

手術部位が頸椎以下であっても，脊椎手術中のMEPを両手，両下肢の筋から記録する場合がある．手の筋からのMEPは，胸椎または腰椎手術の際に全身的因子の対照となる．MEPは，背景筋活動と比較して信号が大きいので，MEPでは信号の平均をとる必要はない．MEPは，筋から記録することが多く，脊髄から直接記録することはほとんどない．しかし，直接の記録は，脊髄への侵襲的手術（たとえば，髄内脊髄腫瘍の切除[5]）の際にはきわめて有用である．

持続筋電図と誘発筋電図

経頭蓋電気刺激では，どのような筋でも運動線維の小さい断片（＜5％）だけを賦活化するにすぎない．すなわち，脊髄の大多数の運動ニューロンは，経頭蓋MEPによってモニターすることはできない．脊髄と運動神経根での運動機能のモニタリングを改善するために，多くの補足的な技術が利用されている[6]．これには，持続筋電図または誘発筋電図の記録が含まれる．

持続筋電図は，頭蓋または末梢運動神経が危険にさらされている部位に配置して，手術または処置のあいだ，連続的にモニターすることができる．EMGの一時的な放電は，運動神経が機械的に操作されたか，外傷を受けた際に生じる信号である．とくに，EMG活動の特定パターン（たとえば神経緊張性放電）が記録される．神経，神経根または下行線維路の電気刺激で誘発されるEMGは次のように監視される．(1) 神経系を非神経系組織と区別する（たとえば腫瘍切除の際）．(2) 運動反応を誘発するのに必要な閾値刺激を測定することで，危険にさらされている経路の健全性をモニターする（たとえば，聴神経腫切除の際の顔面神経）．(3) 挿入されたデバイスが，運動神経または根の近くで危険な影響を与えるかどうかを決定する（たとえば，椎弓根スクリュー配置の際）．(4) 感覚性入力を刺激して，反射運動反応を記録することによって，反射弓の健全性を検査する（たとえばホフマン反射）．ホフマン反射は，膝部での筋内の筋紡錘1a求心性神経を含む感覚神経を電気的に刺激することで反射弓が励起され誘発される．

◆ 局所皮質活動モニター（脳波）

自発脳波

　脳波は，頭皮で記録される合計された電気的活性である．電位の主たる発生源は，記録部位に物理的に近接している広い皮質神経単位からのシナプス後電位である．脳波活動の頻度と振幅は，脳の機能的な状態を反映し，とくに覚醒度と睡眠の段階に相関する．ある種の脳波パターンは，潜在的な脳病理（たとえば，脳病変による発作）を予測できる可能性がある．脳波は局所あるいは全体的な虚血レベルに感受性が高いので，血管内処置をモニターする際に役立つ[7]．

皮質脳波検査（ECoG）

　手術室では，皮質脳波検査（electrocorticography：ECoG）の記録は，直接脳の表面に配置された電極から導出することもできる．これらの電極は，てんかん発作の発生部位の同定のために，そして皮質野の神経生理学的マッピングのために使用することができる[8]．

微小電極による細胞外活動電位

　高インピーダンス微小電極での細胞外スパイクのモニタリングは，一般に深部脳刺激法（deep brain stimulation：DBS）の電極設置の際に目標部位を確認するために用いられる[9]．現時点では，DBS電極は，おもに運動障害（たとえば，パーキンソン病やジストニア）治療のために挿入される[10]．しかし，強迫性障害と大うつ病を含む精神障害治療に対するDBS技術の応用に向けて，臨床試験が進行中，あるいは今後予定されている．細胞外スパイクをモニターすることは，感覚および運動機能をモニターする手法とは根本的に異なっている．微小電極は，脳深部に定位的に配置される．感覚および運動モニタリングのために使われる電極と比べ，非常に高いインピーダンスがある．微小電極記録の分析と解釈においてはニューロン発火の率とパターンに主眼がおかれる．これは，潜時と振幅に主眼がおかれる体性感覚および運動誘発電位の分析と解釈とは異なっている．記録後，微小電極は回収されるが，DBS電極は，目標部位に恒常的に挿入される．両者ともX線撮影像と神経記録によって明確に示される．

手技

◆ 脊髄手術

　IONMは，おもに脊柱変形矯正術の際に神経機能をモニターすることを目的に開発された．たとえば，1970年代初期には側彎症手術では約0.7%の神経学的合併症が生じていた[11]．51,000例以上を含む大規模な多施設研究で，経験豊かな神経生理学者によってモニターされた側彎症手術を受けた患者の神経合併症は，モニターされなかったか，あるいは未熟なチームによってモニターされた患者と比べて，有意に低い結果であった[12]．脊柱側彎症におけるIONMによる手術合併症低下の成果で，外科医はより局所的な脊椎手術（たとえば，頸椎後方除法とインスツルメンテーション）においても広くIONMを応用するようになった[13,14]．

　SSEP，MEP，自発筋電図と誘発筋電図の組み合わせは，脊椎手術を受けている患者をモニターするために使用される．これらの記録は，たとえば脊髄または末梢神経の外傷処置，虚血，脊髄圧迫，過剰な牽引（たとえば，脊柱側彎症を矯正しているあいだ）などの手術時のイベントに感受性が高い．SSEPは，侵襲的な脊椎手術のあいだに脊髄機能をモニターするために最初に開発された手技であり，今もなお代表的な方法である．下肢SSEPは，脊髄を全長にわたってモニターするのに用いられる．上肢SSEPは，上位頸椎手術，胸椎および腰椎手術の際の系統的な対照（たとえば，血圧と麻酔のために）として有用である．しかしながら，SSEPは，上行性体性感覚システムの破壊だけに感受性が高いので，SSEPが正常であってもつねに運動機能損失の危険性があることに注意が必要である[15]．したがって，脊髄モニタリングとしてMEPが急速に広がっている．将来，MEPが脊髄手術のモニタリングとして，SSEPと同様の頻度で使われると予想されている．

　現時点では，自発筋電図の連続モニタリングは広く使われていない．しかし，運動神経または根の過剰なストレッチに対して警告を与えるために，脊髄手術で使用される可能性がある．誘発EMGは，神経根を腫瘍または他の組織から識別するのに用いることができる．また，神経や神経根の健全性を評価することができる．

椎弓根スクリューの設置

　椎弓根スクリューを使用した脊椎固定術は，過去20年間で普及・発展してきた．経験豊かな外科医は，高い確率

で椎弓根と椎体の内部に適切にスクリューを配置することができる．しかしながら，必要以上に神経に近接したスクリューの誤設置は，そのおよそ1.0％に神経学的影響（おもに神経根刺激）が生じるとされている[16]．

1990年代には，神経根刺激を生じる可能性がある誤設置されたスクリューを特定するためのモニタリング手技が発達した．その手技は，椎弓根へのドリリングまたはスクリュー設置後に電気刺激を与え，骨孔の壁を電気的に刺激することで，当該神経根が支配している筋からの記録をとる方法である[17]．必要以上に神経に近接したスクリューへの電気刺激では，椎弓根と椎体の中央に適切に配置された場合（たとえば，＞15 mA）と比べ，低い閾値の電流（たとえば，＜7 mA）で筋収縮が誘発される．スクリューと神経根の距離がより大きいほど，筋反応を誘発するためには大きな電流が必要となる．

スクリューが誤設置された場合は，同じ穴を使用して方向を変えるか，それが不可能であれば他の椎弓根を使用することで問題が回避できる．椎弓根スクリューモニタリングは，広い術野が確保できる直視下手術に比べ，限定的な術野で行われる低侵襲手術の際にとくに重要である．低侵襲手術には，多くの利点（たとえば，痛みの減少，入院期間の短縮）があるが，狭い術野と制限された視野によってスクリュー誤設置の可能性が高い．

全脳虚血，半球脳虚血のリスクを伴う手術

全脳虚血，半球脳虚血は，とりわけ糖尿病，高血圧，心血管疾患の既往歴を有する患者において体内の比較的大きな血管（たとえば，頸動脈，下行大動脈，上行大動脈）にかかわる外科手術に際して懸念される問題である．大脳皮質からの記録は，脊髄または皮質下構造からの記録と比較して虚血侵襲に対する感受性が高いので，皮質脳波，皮質誘発電位（体性感覚または視覚性），MEPが，IONMの候補となる．一般に，皮質血流量がおよそ15 mL/100 g/分以下に減少すると，皮質誘発電位（SSEPまたはVEP）は完全に消失する．歴史的に，脳波あるいはSSEPは，全脳虚血のリスクを伴う外科手技をモニターするのに用いられてきた[18]．しかしながら，しだいにMEPモニタリングが，この目的のために使われるようになってきた．VEPを皮質虚血のモニターとして使うこともできる．しかし，手術中は皮質VEPの振幅はSSEPと比較して不定であり，あまり利用されることはない．

図23-1は，患者の半球脳虚血をモニターするための上

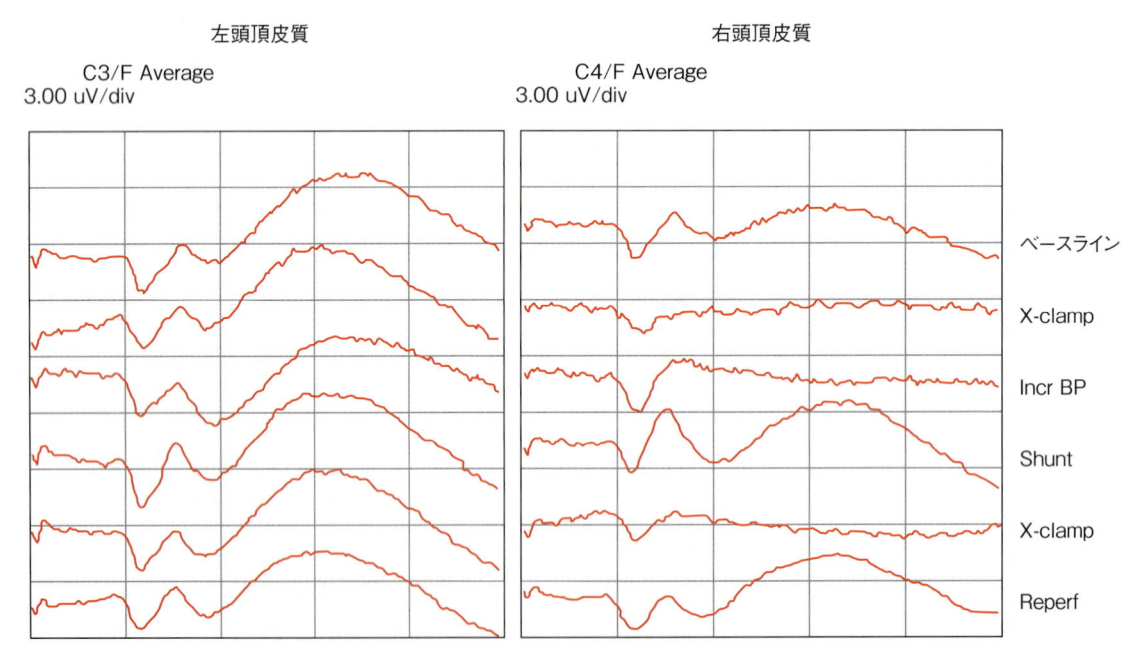

• 図23-1 上肢SSEPを使用した半球脳虚血に対する神経生理学的モニタリング．両側正中神経刺激によって導出されるSSEPは，手術全体を通し記録された．左右頭頂皮質からの代表的なSSEPを示す（x軸 = 100 ms）．第1セットは，ベースラインSSEPを示す．それは右頸動脈（ベースライン）の血流遮断する直前に記録された．血流遮断直後，左頭頂皮質からのSSEPは不変であるが（X-clamp），右頭頂皮質からのSSEPは非常に小さくなった．血圧を上昇させると振幅は改善するが，SSEPはまだベースラインに戻らなかった（Incr BP）．血液供給を右半球に増やすために，シャント術が頸動脈遮断部周辺で行われた．シャント術後，血圧は血行遮断前の値まで下げられた．シャント術により，右頭頂皮質からのSSEPは，ベースラインに戻った（Shunt）．右頸動脈修復の終了間際，修復を完了するために血流を遮断しなければならなかった．短い期間，SSEPの振幅は低下した（X-clamp）が，頸動脈修復が終了し再灌流が開始されると急速にベースラインに戻った（Reperf）．

肢SSEPの使用例を示す．患者は，高血圧症を合併する67歳男性で，右頸動脈動脈内膜切除術を受けていた．外科チームが選択する一般的慣例によれば，そのリスクは低いが，バイパス設置によって塞栓が動脈系に遊離される危険性があるため，バイパス術の実施は限定的となる．したがって，この病院では，頸動脈血流遮断部分周辺のシャント術は，神経生理学的記録でシャント術の必要性が証明された場合にのみ施行される．この患者では，血流遮断直後に正常なSSEPを維持するためにはバイパス・シャント術が必要であることが外科医に通知された．患者は，術前機能と比較して神経学的状態の変化なく，手術後に覚醒した．

局所虚血または局所侵襲リスクを伴う脳手術

局所虚血または局所侵襲を検出するためのIONMの有用性は，おもに危険にさらされている構造に依存する．モニタリング誘発電位の多様な種類は，異なる神経回路を励起する必要性を反映している．

上肢SSEPは，中大脳動脈に影響を及ぼす症例で，広く使われている．それは，この動脈が腕および手領域の主要感覚皮質に血流を供給するためである．上肢SSEPは，視床皮質投射系の梗塞にも感受性が高い．下肢SSEPは，前大脳動脈に影響を及ぼす症例でモニターされる．それは，この動脈が下肢領域の主要感覚皮質に血流を供給するためである．

直接の皮質刺激によって獲得されるMEPは，運動皮質近くの患部組織を除去しようとしている外科医をガイドするために広く使われている．

経頭蓋刺激によって獲得されるMEPは，錐体路の虚血に感受性が高いので，危険にさらされている皮質または脳幹への血液供給部位への手技をモニターするために，いくつかの施設で使われている．しかしながら，経頭蓋MEPモニターは，多くの施設で脳外科手術のためには使われていない．その理由は，(1) 経頭蓋電気刺激は，必然的に頭頸部の筋の収縮をもたらす，(2) 運動刺激が都合の悪いタイミングで患者の体を動かすことを外科医が危惧する，(3) 筋弛緩薬の使用が，MEPモニターを妨げる，などである．脳外科手術のあいだに患者の頭部の安全性が確保されている場合であっても，多くの外科医はMEPモニタリングのリスクに比べ，MEPによって提供される付加的な情報による価値は低いと考えている．

ECoGは，中心溝手術の部位同定のために用いられる[8]．硬膜深部の脳表面からの記録では，正中神経刺激によって励起される電位は，運動皮質と体性感覚皮質で反対極性を示す．したがって，ほとんどすべての症例において，中心溝は逆両極性の2つの部位のあいだに位置している．この手技は，とくに，単純な同定がむずかしい程度まで腫瘍が形態を変えたときや，ミニ開頭術で術野が限定されるときに，運動皮質を体性感覚皮質と区別することに役立つ．

今のところ，脳波と脳酸素測定を除くと，IONMで非侵襲的に大脳皮質の広域にわたる特定の機能情報を提供することができない．これらには，運動皮質前方の前頭皮質，側頭部の非機能領域，視覚皮質を除く後頭葉などの膨大な範囲を含む．もちろん，視床の感覚性領域は，適当な感覚性誘発電位を記録することによってモニターすることができる．

後頭蓋窩手術

IONMは，小脳橋角腫瘍（たとえば，聴神経腫）の切除や，前庭神経切開術，脳神経V，VIIとVIIIの神経血管減圧術，脳底動脈に沿った動脈瘤クリッピング，後頭蓋窩AVMの手術で頻繁に使われる．聴覚性BAERは，蝸牛神経が手術に直接関連するときはいつでも，また，蝸牛神経が鉤によって引っ張られる可能性があるとき（たとえば，脳神経血管減圧術のための手術）に記録される．自発筋電図，誘発筋電図は運動機能がある脳神経のいずれからも記録される．

脳幹または頸髄延髄接合部腫瘍切除のための手術では，手術進入路に位置する運動核や腫瘍近傍に位置する運動核に大きなリスクがある．加えて，腫瘍はしばしば解剖を歪める．それは，重要な脳幹構造を特定することをさらにむずかしくする．誘発筋電図モニタリングの種類は，とくに髄内腫瘍切除の際の合併症を最少化するために発展した[19, 20]．基本的に，電気刺激は直接脳幹表面または脊髄に与えられ，脳神経VII，IX，X，XIIによって支配される筋で記録される．同様の方法で，下行運動路を刺激しているあいだの，顔面，頸部，上肢，下肢の適切な筋から記録によって大脳脚レベルでの錐体路をマッピングすることができる[21]．

他の後頭蓋窩の構造の多くは，侵襲的技法に頼ることなしにはモニターすることができない．小脳は，感覚性誘発電位，運動誘発電位を使用してモニターすることができない．モニタリングでは下丘吻側領域に特定の情報を提供できない．脳幹の白質路は，おもに上行性感覚線維および下行性運動線維からなる．しかしながら，白質路は皮質構造と比べ虚血に抵抗性である．したがって，SSEPとMEP

は後頭蓋窩手術のあいだにしばしばモニターされるが，局所虚血，全脳虚血に対して感受性の高い領域に関連する手術と比べ重要ではない．もちろん，例外は運動路を直接刺激できるときである．

血管内手術のモニター

血管内手術時の神経生理学的モニタリングは，20年以上前にはじめて報告された[22,23]．しかしながら，そのとき以来，ほんの少数の症例報告だけが，脊髄AVMに関する血管内手術のモニタリング[24]，頭蓋内動脈瘤のコイリングを対象にしてきた[25]．これらおのおのの症例報告では神経生理学的記録の変化が，手術計画の変更につながった．

脊髄血管内手術における神経生理学的モニタリングの後ろ向きレビューもわずかである[3,27]．85例の連続した患者の，全身麻酔下脊髄AVMに対する110件の塞栓術に関する神経生理学的モニタリングの影響を示す研究がある[3]．症例の30%において，短時間作用性バルビツール剤（灰白質でニューロン活動を阻害）とリドカイン（白質で軸索伝導を阻害）注射による刺激で手術計画の安全が検証された．SSEPとMEPは，すべての処置の全体を通じてモニターされた．検査された患者の30%において，誘発試験の結果，MEPが消失したり，SSEP振幅がベースラインの50%以上減少したりしたため塞栓術は行われなかった．偽陰性はなかった．誘発試験陽性例では処置が断念されたので，偽陽性については評価することができなかった．

その後，同一研究者は，新たな患者シリーズ52例，84件の予定脊髄塞栓術のうち，60件で誘発試験を施行した[26]．誘発試験は，52例の患者のうちの19例で陽性（MEP損失またはSSEP低下）であった．19例のうちの6例において塞栓術は中止された．この6例は，代替の手段で治療を受けた．その他の13例は，試験結果が陰性の場所までカテーテルを前進させること，コイルを使用すること，N-ブチル-シアノアクリレート（N-butyl-cyanoacrylate：NBCA）の代わりに薄い粒子を使用すること，NBCAを弱い力で塞栓形成することなど，変更された手技によって問題なく塞栓術が施行された．このシリーズでは，1例に偽陰性が生じた．事前の誘発試験が陰性にもかかわらず，前脊髄動脈の塞栓術が一過性の痙縮悪化につながった．

頭蓋内手術のための神経生理学的モニタリングの価値

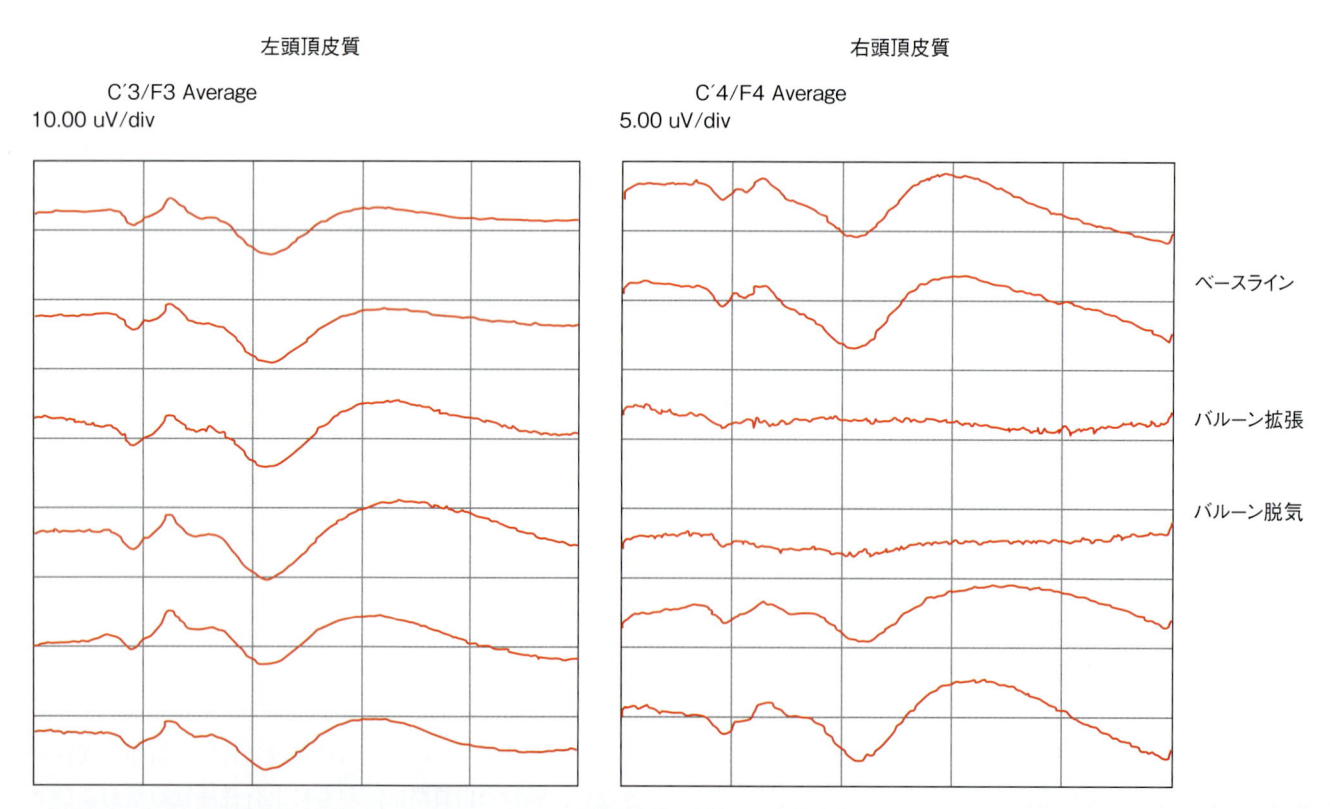

- **図23-2** 左右の頭頂皮質から記録されるSSEP．バルーン試験閉塞前，閉塞中，開放直後に示される代表的な波形（x軸＝100 ms）．試験開始時の右頭頂皮質からの反応が，左頭頂皮質からの反応の約50%である点に注目（y軸スケーリングは，図の中で異なる）．右頭頂皮質からSSEPの消失のため，試験直後にバルーンは脱気された．さらなる解説については本文を参照．

を50件の血管内手術（バルーン試験閉塞術，Guglielmi着脱式コイルを用いた塞栓術，永続的な血管閉塞術）を受けている，連続した35例の患者で評価された．誘発試験で問題のあった患者は，塞栓術による治療を受けなかったか，バイパス移植によって遠位血行が確保されたあとに塞栓術による治療を受けた．神経生理学的モニタリングによって，35例の患者のうちの5例で治療方針が変更となった．研究者は，神経生理学的モニタリングは治療方針決定の有益なガイドとなりうると結論している．

　図23-2は，放射線治療室におけるバルーン試験閉塞の際に記録された神経生理学的モニタリングの実例を示す．この61歳の女性には，右頸動脈を覆う腫瘍があった．術中に頸動脈の血流遮断が可能であるか，頸動脈を犠牲にできるかどうかを決定するために，血管内検査が施行された．図は，左右の正中神経の刺激によって導出されたSSEPを示す．最初の2セットのベースラインSSEPの波形は，腫瘍レベルで右頸動脈内のバルーンを拡張する直前に記録されたものである．次の2セットは，バルーンが拡張された直後に記録されたSSEP波形である．拡張後数秒で，右頭頂皮質からのSSEP波形は，平坦になった．ただちにバルーンは脱気され，SSEPは2分以内に回復した．患者は，神経学的な変化なく覚醒した．

要約

手術時の神経生理学的モニタリングは，多くの手術において，術式の一部として定着した．神経生理学的検査手技は，放射線治療室で行われる血管内手術をモニターするのに，今後ますます用いられるようになる．これまでに報告されたデータは，とくに脳や塞栓術または動脈内処置における脊髄への虚血性侵襲について危険性がある患者に対する有用性を示している．

> **キーポイント**
>
> - 手術時の神経生理学的モニタリング（IONM）は，介入がまだ可能なタイミングで予想される手術時の問題を明らかにする，神経組織を検出して特定する，計画的な手技の安全を決める（たとえば，バルーン試験閉塞）などの目的で広く使われている．
> - IONMが始まった最初の30年間と比べると，この10年間では，モニタリング・スペシャリストが利用できる神経生理学的記録の種類はより多様になり，洗練されてきた．同様に，IONMが通常使用される症例の種類も増加している．
> - この成長と発達にもかかわらず，IONMは神経放射線科医や，放射線科治療室での血管内神経外科医によって行われる手技として多用されていない．これは，同様の疾患や病態を治療する際に，つねに外科医がIONMを要請する要求度が高いであろう手術室でも同様である．
> - 放射線学環境におけるIONMの発展は，とくに脳または脊髄に虚血性侵襲の潜在的リスクがある患者（たとえば，塞栓術，腫瘍切除術または動脈修復術）にとって，有益であると考えられる．

参考文献

- Boyd SG, Rothwell JC, Cowan JM, et al. A method of monitoring function in corticospinal pathways during scoliosis surgery with a note on motor conduction velocities. J Neurol Neurosurg Psychiatry 1986; 49:251-257.
- Kothbauer KF. Neurosurgical management of intramedullary spinal cord tumors in children. Pediatr Neurosurg 2007; 43:222-235.
- Macdonald DB. Intraoperative motor evoked potential monitoring: overview and update. J Clin Monit Comput 2006; 20:347-377.
- Nash CL Jr, Lorig RA, Schatzinger LA, Brown RH. Spinal cord monitoring during operative treatment of the spine. Clin Orthop Relat Res 1977; (126):100-105.
- Sala F, Bricolo A, Faccioli F, et al. Surgery for intramedullary spinal cord tumors: the role of intraoperative (neurophysiological) monitoring. Eur Spine J 2007; July 26 (Epub ahead of print).
- Schneider JR, Novak KE. Carotid endarterectomy with routine electroencephalography and selective shunting. Semin Vasc Surg 2004; 17:230-235.
- Sutter M, Deletis V, Dvorak J, et al. Current opinions and recommendations on multimodal intraoperative monitoring during spine surgeries. Eur Spine J 2007; Aug 15 (Epub ahead of print).

文献

1. Larson SJ, Sances A Jr. Evoked potentials in man: neurosurgical applications. Am J Surg 1966; 111:857-861.
2. Perez-Borja C, Meyer JS. Electroencephalographic monitoring during reconstructive surgery of the neck vessels. Electroencephalogr Clin Neurophysiol 1965; 18:162-169.
3. Sala F, Niimi Y, Berenstein A, Deletis V. Neuroprotective role of neurophysiological monitoring during endovascular procedures in the spinal cord. Ann N Y Acad Sci 2001; 939:126-136.
4. Toleikis JR. American Society of Neurophysiological Monitoring. Intraoperative monitoring using somatosensory evoked potentials. A position statement by the American Society of Neurophysiological Monitoring. J Clin Monit Comput 2005; 19:241-258.
5. Kothbauer KF, Deletis V, Epstein FJ. Motor-evoked potential monitoring for intramedullary spinal cord tumor surgery: correlation of clinical

and neurophysiological data in a series of 100 consecutive procedures. Neurosurg Focus 1998; 4(5):e1.
6. Leppanen RE, Abnm D, American Society of Neurophysiological Monitoring. Intraoperative monitoring of segmental spinal nerve root function with free-run and electrically-triggered electromyography and spinal cord function with reflexes and F-responses. A position statement by the American Society of Neurophysiological Monitoring. J Clin Monit Comput 2005; 19:437-461 (Epub 2006; Jan 25).
7. Torres F, Frank GS, Cohen MM, et al. Neurologic and electroencephalographic studies in open heart surgery; a preliminary report. Neurology 1959; 9:174-183.
8. Nuwer MR, Banoczi WR, Cloughesy TF, et al. Topographic mapping of somatosensory evoked potentials helps identify motor cortex more quickly in the operating room. Brain Topogr 1992; 5:53-58.
9. Gross RE, Krack P, Rodriguez-Oroz MC, et al. Electrophysiological mapping for the implantation of deep brain stimulators for Parkinson's disease and tremor. Mov Disord 2006; 21(Suppl 14): S259-S283.
10. Hardesty DE, Sackeim HA. Deep brain stimulation in movement and psychiatric disorders. Biol Psychiatry 2007; 61:831-835.
11. MacEwen GD, Bunnell WP, Sriram K. Acute neurological complications in the treatment of in the treatment of scoliosis. A report of the Scoliosis Research Society. J Bone Joint Surg Am 1975; 57:404-408.
12. Nuwer MR, Dawson EG, Carlson LG, et al. Somatosensory evoked potential spinal cord monitoring reduces neurologic deficits after scoliosis surgery: results of a large multicenter survey. Electroencephalogr Clin Neurophysiol 1995; 96:6-11.
13. Eggspuehler A, Sutter MA, Grob D, et al. Multimodal intraoperative monitoring (MIOM) during cervical spine surgical procedures in 246 patients. Eur Spine J 2007; July 4 (Epub ahead of print).
14. Sutter M, Eggspuehler A, Grob D, et al. The diagnostic value of multimodal intraoperative monitoring (MIOM) during spine surgery: a prospective study of 1,017 patients. Eur Spine J 2007 (Epub ahead of print).
15. Krieger D, Adams HP, Albert F, et al. Pure motor hemiparesis with stable somatosensory evoked potential monitoring during aneurysm surgery: case report. Neurosurgery 1992; 31:145-150.
16. Lonstein JE, Denis F, Perra JH, et al. Complications associated with pedicle screws. J Bone Joint Surg Am 1999; 81:1519-1528.
17. Calancie B, Madsen P, Lebwohl N. Stimulus-evoked EMG monitoring during transpedicular lumbosacral spine instrumentation: initial clinical results. Spine 1994; 19:2780-2786.
18. Cloughesy TF, Nuwer MR, Hoch D, et al. Monitoring carotid test occlusions with continuous EEG and clinical examination. J Clin Neurophysiol 1993; 10:363-369.
19. Morota N, Deletis V, Constantini S, et al. The role of motor evoked potentials during surgery for intramedullary spinal cord tumors. Neurosurgery 1997; 41:1327-1336.
20. Strauss C, Romstock J, Nimsky C, Fahlbusch R. Intraoperative identification of motor areas of the rhomboid fossa using direct stimulation. J Neurosurg 1993; 79:393-399.
21. Yingling CD, Ojemann S, Dodson B, et al. Identification of motor pathways during tumor surgery facilitated by multichannel electromyographic recording. J Neurosurg 1999; 91:922-927.
22. Berenstein A, Young W, Ransohoff J, et al. Somatosensory evoked potentials during spinal angiography and therapeutic transvascular embolization. J Neurosurg 1984; 60:777-785.
23. Hacke W, Zeumer H, Berg-Dammer E. Monitoring of hemispheric or brainstem functions with neurophysiologic methods during interventional neuroradiology. AJNR Am J Neuroradiol 1983; 4:382-384.
24. Sala F, Niimi Y, Krzan MJ, et al. Embolization of a spinal arteriovenous malformation: correlation between motor evoked potentials and angiographic findings: technical case report. Neurosurgery 1999; 45:932-937; discussion 937-938.
25. Horowitz MB, Crammond D, Balzer J, et al. Aneurysm rupture during endovascular coiling: effects on cerebral transit time and neurophysiologic monitoring and the benefits of early ventriculostomy: case report. Minim Invasive Neurosurg 2003; 46:300-305.
26. Niimi Y, Sala F, Deletis V, et al. Neurophysiologic monitoring and pharmacologic provocative testing for embolization of spinal cord arteriovenous malformations. AJNR Am J Neuroradiol 2004; 25:1131-1138.
27. Liu AY, Lopez JR, Do HM, et al. Neurophysiological monitoring in the endovascular therapy of aneurysms. AJNR Am J Neuroradiol 2003; 24:1520-1527.

第24章

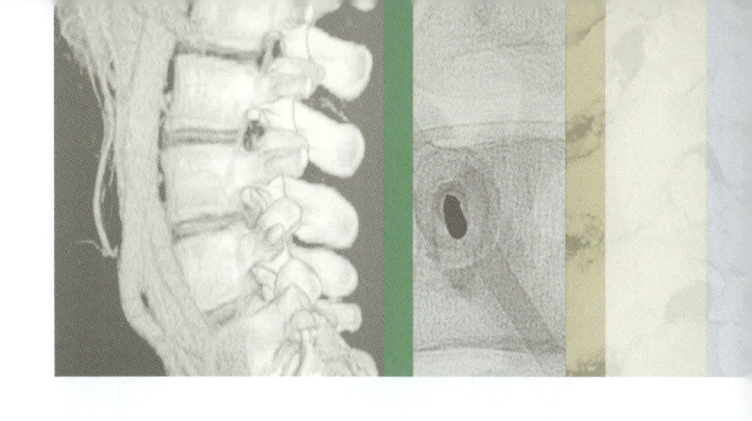

椎体補強手技：椎体形成術と後彎矯正術

Ronit Gilad, David M. Johnson, Aman B. Patel

　米国では、椎体骨折の発生数は毎年約750,000人であり、これは閉経後女性の25%にも上る[1,2]。脊椎圧迫骨折の主要な原因は、約4,400万人の米国人が罹患している骨粗鬆症である[2]。SLE、喘息、関節リウマチのような医学的問題のためにコルチコステロイドを服用している若年患者は、骨粗鬆症性圧迫骨折に罹患する可能性がある[3]。そのほかにも、椎体圧迫骨折や椎体変形のまれな原因として、健常な骨に対する高エネルギー外傷、転移性骨腫瘍や他の腫瘍性病変、先行する鎮静化した感染症（たとえば骨髄炎または結核）などがあげられる[2,3]。

　脊椎骨圧迫骨折患者には、しばしば、急性または慢性の背部痛がみられる。痛みの結果として、これらの患者は、骨粗鬆症と進行性の椎体圧潰につながる運動能力の低下にしばしば直面する[3]。胸椎では、著しい矢状面での後彎変形によって肺活量の減少と呼吸困難の増悪が生じる[2]。脊椎圧迫骨折治療の第一選択は保存療法である。これには、鎮痛剤、カルシウムとビタミンD補助食品、短期間のベッド上安静（長期間にわたる無活動はさらなる骨喪失につながるので）、外固定装具、理学療法が含まれる。脊椎骨折による痛みは数カ月間続くこともあるが、骨折が保存療法でよく反応する場合、痛みは通常数日あるいは数週間以内で有意に改善される[4]。

　患者は、一般的に単純X線撮影、CT、MRI、骨シンチグラフィで評価される[2]。側面像では、骨折で生じた椎体高の低下、脊椎の矢状方向配列が明らかとなる。CT水平断像、矢状面再構成像では、椎体高の低下に加えて、骨片の後方突出が明らかとなる（図24-1）。術前CTは、後方皮質の健全性評価や針刺入経路の検討に有用である。MRIは、解剖学的に詳細な情報を提供することに優れている。T1強調像およびSTIR（short tau inversion recovery）法は、新鮮骨折の浮腫を示す（図24-2）。また、MRIでは、患者の背部痛の原因となる可能性がある他のいかなる病変や損傷も明らかにすることができる。骨粗鬆症所見がない場合や、説明できない状態で椎体圧迫骨折が生じた患者においては、悪性疾患を除外するために単純MRIと造影MRIを施行することは重要である。MRI検査を施行できない患者においては、骨シンチグラフィが有用である。骨シンチグラフィ（図24-3）は、新鮮骨折や治癒していない陳旧性骨折で取り込みがみられる。一方、治癒している陳旧性骨折では、骨シンチグラフィの取り込みはみられない。また、骨シンチグラフィは、不顕性転移の存在を検出することにも有用である[2,5]。

　椎体形成術は、骨粗鬆症、悪性疾患または感染症治療によって弱くなった椎体を補強するために用いられる画像ガイド下の最小侵襲性非外科的治療法である[1]。この手技は、最初に1984年にフランスで開発され、1994年に米国にはじめて導入された[2]。圧迫変形を補強する目的は、患者の疼痛軽減、機能的な能力の回復、以前の生活レベルへの復帰、椎体のさらなる圧壊を防ぐことである[3]。椎体形成術は、X線透視またはCT誘導装置を使用して、骨折椎体に針を通してセメント混合物を注入することによって完了する[2,3]。後彎矯正術は、1998年に導入された椎体形成術の亜型であり、単純な椎体形成術によって生じる脊柱管、神経孔または静脈叢へのセメント漏出、正常な椎骨

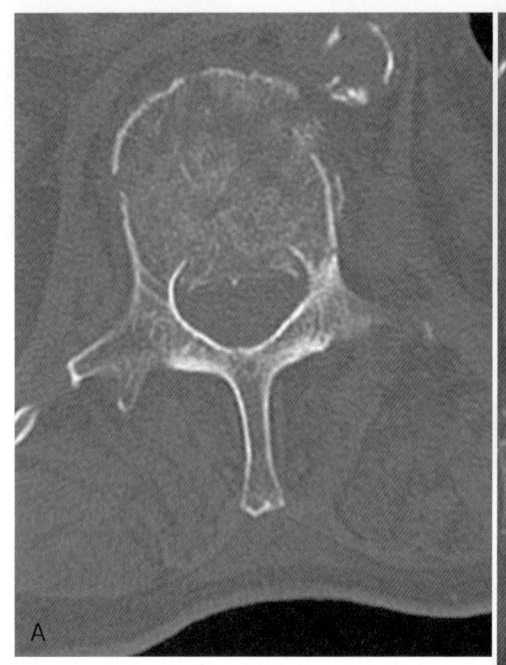

518　XII　手術で考慮すべき点

・図24-1　CT水平断像（A）と矢状断像（B）はL1圧迫骨折を示す．水平断像では骨性後方突出による脊柱管狭窄を示す．

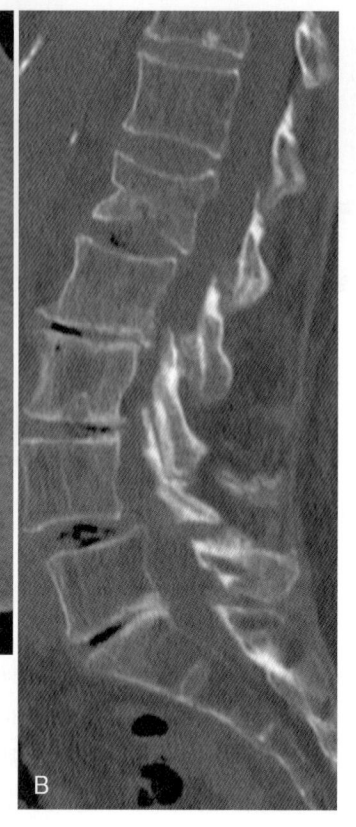

・図24-2　MR矢状断STIR像は，Th8新鮮圧迫骨折に特徴的な所見を示す．隠れた腫瘍病変があるとは思われない．後方突出した骨片と脊髄の信号変化に注目．

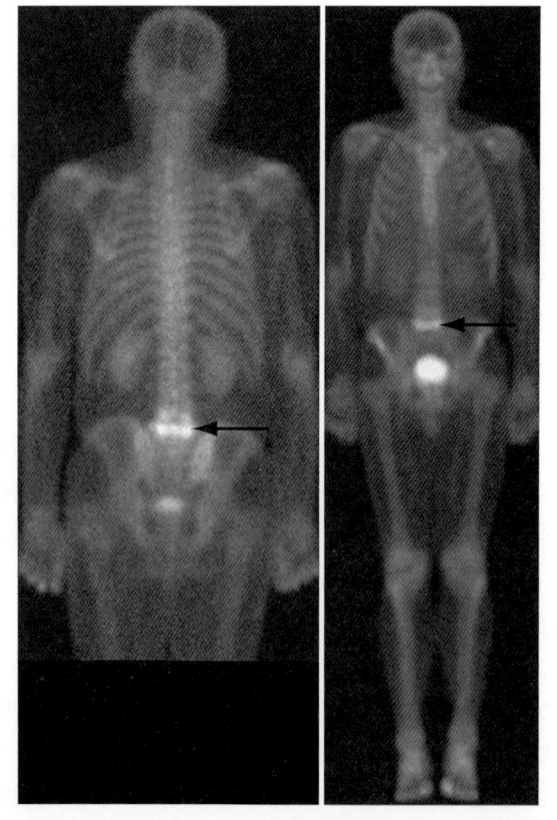

・図24-3　骨シンチグラフィは，L5椎体（矢印）への取り込み増加を示す．新鮮骨折または治癒してない骨折が疑われる．

高が回復できないこと，などが危惧される症例を対象にしている[3]．後彎矯正術では，X線透視装置でバルーンカテーテルを骨折部位に誘導する．そして，骨折部の整復が得られるまで，あるいは，安全な範囲内でバルーンを膨張させる．そして，膨張したバルーンでつくられる空洞にセメントを充塡する[2,3]．

適応

脊椎補強手技，すなわち椎体形成術または後彎矯正術の適応には，保存療法の失敗，長期間にわたる非可動性，経時的な画像検査で進行する後彎変形などがある[1]．特定のタイプの骨折は保存療法に十分に反応せず，早期から椎体強化を行うことでよりよく治療される可能性がある．これには，胸腰椎移行部骨折，破裂骨折，著明な前方楔状圧迫骨折などが含まれる[2]．そのような骨折は扁平化あるいは平坦化されたくさび状に治癒することができ，低侵襲の脊椎補強手技によって，のちの追加治療を避けることができる[2,3]．したがって，脊椎の変形が回復不能になる前に，

早く治療を受けなければならない．

　椎体補強法は，より広範囲な手術に代わりうる可能性がある．脊椎インスツルメンテーションの使用や固定手術は，長時間にわたる全身麻酔を必要として，相当な失血を伴う可能性がある．術後合併症には，感染インスツルメンテーションの失敗，手術そのものと術後に強いられる安静の結果生じる長期間にわたる痛みがある．また，随伴する合併症として深部静脈血栓症，肺塞栓，肺炎などがある．複数病変の同時罹患および／または高齢の患者では，そのような長引く手術を許容することが不可能な場合があり，その代わりに低侵襲椎体強化を考慮する必要がある[1,3]．同様に，重篤なびまん性骨粗鬆症または破壊性転移をきたしている患者においては，残存する脆弱化した椎体には脊椎インスツルメンテーションのために使われる機械的構造物をサポートすることが不可能な場合があり，これらの患者にも椎体のさらなる圧潰を妨げるために低侵襲椎体補強を考慮すべきである[1,2]．

　転移性病巣のある患者には，姑息的疼痛管理のために椎体形成術または後彎矯正術で治療する場合がある[6]．現在，脊椎骨強化は化学療法または放射線療法の前に行われている．それは，急速に痛みを軽減して，脆弱化した骨に構造的支持を加えるという長所がある．そのうえ，セメントは次に行われる化学療法または放射線療法に支障をきたさない．骨粗鬆症性骨折と同様に，症候性病変を確認して治療することは最も重要である．しばしば椎体に限定される病変では，そのレベルに限局する背部痛が現れる．神経根症状，脊髄症または局所筋力低下は，病変の硬膜外あるいは椎間孔への進展を疑う必要があり，神経外科的診察を必要とする[5]．塊状病変や変わった発現形式の圧迫骨折または癌の既往歴をもつ患者における骨折では，手技の際に全例で標本を採取すべきである．転移性病巣を治療する目的に加えて，椎体形成と後彎矯正術は，痛みを伴う血管腫や多発性骨髄腫による骨折を治療することにも効果的であることが示された[3,5]．

　感染症の治療歴，骨髄炎または結核の既往歴をもつ患者は，進行性後彎を生じ，それに伴う背部痛が生じる場合がある[7]．そのような患者においては，最初にCT，MRIまたは骨シンチグラフィによって活動性感染を除外しなければならない．さらに，手技の際には，生検と培養を行われなければならない．骨髄炎においては，しばしば椎間腔が障害され，ある椎体が他の椎体上に乗りかかる前方亜脱臼が生じる．この状況では，矢状方向配列の改善と内部安定

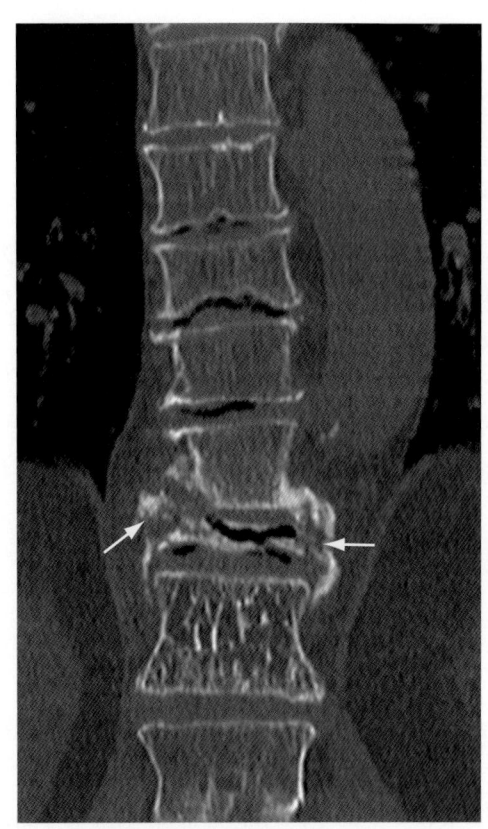

・図24-4　CT冠状断像は，椎体の圧潰と随伴する椎体内のvacuum cleftを伴った阻血性壊死を示す（矢印）．

化のために外科的矯正を必要とする場合がある[2,7]．

　阻血性壊死も，痛みを伴う骨折変形の原因となる．この不安定な病変は，通常，先行感染，長期間にわたるコルチコステロイド使用，アルコール依存症，放射線療法によって生じる．画像検査では，典型的には椎体内のvacuum cleftまたは液体貯留を伴う圧潰椎体がみられる（図24-4）[8]．そのような裂け目は予後良好な徴候であり，椎体形成で患者の疼痛軽減がおおいに期待できる[9]．

禁忌

　この術式に対する禁忌は，修正できない凝固障害，手術部位の活動性感染（病変部の皮膚，椎体前方の軟部組織，椎体または椎間板を含む），脊髄圧迫，皮質破裂を伴う椎体後壁骨折（セメントを脊柱管内に漏出させる）などが含まれる．これらの禁忌の相対的な重要性は，論争中である[1]．その他の相対的禁忌には，75％を超える椎体圧潰，脊柱管直径の20％以上を占拠する疾患の硬膜外進展，術前神経根障害などがある[2]．最近の論文では，後方椎体皮質破裂を伴う圧迫骨折または破裂骨折において，セメン

トが脊柱管に漏出するリスクがあるという懸念は立証されていない[10].

器材

椎体形成術と後彎矯正術は，インターベンショナルラジオロジー治療室，または手術室で行われなければならない．部屋には，X線透視検査装置（2面透視台が望ましい），調節可能な手術台，および視聴監視装置が含まれる．一般的に手技の際には，必要な器材がすべて含まれている椎体形成術または後彎矯正術キットが使用される．それらには，11-ゲージ骨針，セメント（ポリメタクリル酸メチル［PMMA］），セメント注入器が含まれている．PMMAは，液体と粉末として別々に用意され，使用前に混合する．椎体形成術キットのセメント注入器は，椎体内へ制御しながらセメントを注入することができる回転式の注射器となっている．さらに，後彎矯正術キットには，椎体中で空洞を作成するために注入器を使用して拡張するバルーンカテーテルが含まれている．その後，通常セメントは手動式プランジャー・システムによって注入される．これも，同様にキットとして提供される．

手技

◆ 解剖とアプローチ

手技を始める前に，まず，治療を行う正確な椎体レベルをリアルタイムX線透視検査で確認しなければならない．対象となる椎体を中心におき，前後像および側面像の両方で椎体終板を一直線にそろえることが重要である．この手技では，一般的に経椎弓根的アプローチと傍椎弓根的アプローチが使われる．経椎弓根的アプローチ（図24-5）では，針の先端は椎体の同側半分にとどまる．したがって，セメントを椎体の両側に注入するために，しばしば両側性アプローチが必要となる[11]．経椎弓根的アプローチを行う際は，術者があたかも銃口を覗きこむように直接椎弓根を見渡せるように，前後方向のX線管を椎弓根の方向に傾けなければならない（図24-6）．針は椎弓根四分円の上外側から刺入されて，椎体の前方1/3へ進む．ついで，セメントを椎体の両側半分に入れるために，同様の手技を反対側で繰り返す．これに対して片側椎弓根的経椎弓根的アプローチが使われる場合がある．片側椎弓根アプローチの際には，前後方向X線管は，罹患椎骨の斜位「スコッチテリア」像を得るために角度がつけられる．それから，針はイヌの眼に当たる椎弓根を通過して椎体の前方1/3へ進められる（図24-7）．こうして，セメントが両側に同時に行き渡るように針先端を正中近くに配置する[11]．セメントを注入する際は，静脈叢に流入する可能性があるため，注意が必要である．

傍椎弓根的アプローチは，椎弓根が小さい椎体や椎弓根が腫瘍によって破壊された際の椎体補強を行うために有用である．胸椎では，針は肋椎関節を通して椎弓根の上外側に挿入される．より急峻な頭尾側方向投射法を用いることで，術者は椎体形成または後彎矯正術のために配置されるべき椎体の前半分へ針を前進させることができる．

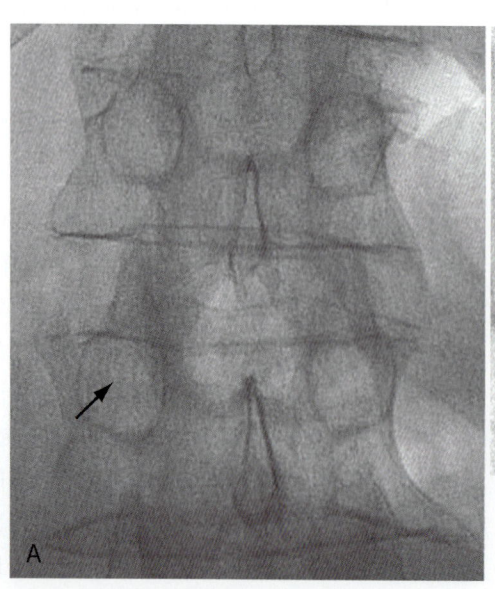

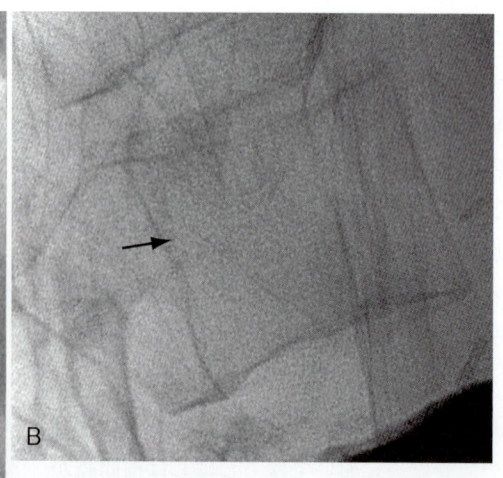

・図24-5　前後方向（A）および側面（B）のX線透視画像は，経椎弓根的アプローチのために望ましい侵入点と軌道（矢印）を表している．

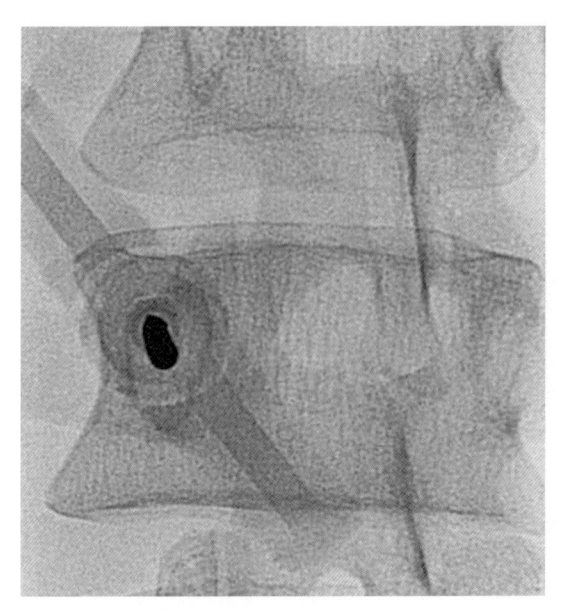

• 図 24-6　前後方向 X 線管は，インターベンション専門医が直接椎弓根を見渡せるような刺入点へ向けて傾けられている．

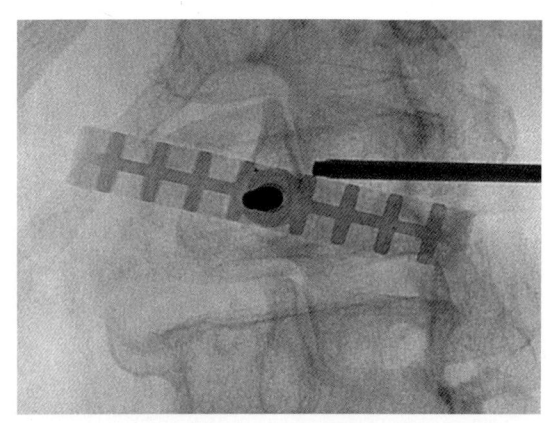

• 図 24-7　前後方向 X 線管は，片側椎弓根アプローチのため理想的な位置に配置されている．「スコッチテリア」が見えており，外套針/骨針が「眼」の中心に位置している．

◆ 技術的な面

手技は，段階を追って次の方法で実行される．

1. インターベンショナル治療室，または手術室で患者を腹臥位とし，麻酔と予防的抗生物質の投与を行う．
2. 放射線不透過性器具を患者の背部に配置することによって，治療すべき椎体の位置を確認する．それから，上下椎体終板が平坦となるように前後方向 X 線管および側面 X 線管を正しい位置に置く．針が椎体の中にとどまることを確実にするために，終板のあいだにアクセスする椎弓根を一直線にそろえる．
3. 準備をしたあとに，標準外科様式で患者背部を布で覆い，リドカインで侵入点を麻酔する．
4. リドカインで骨膜を麻酔するために，20-ゲージ腰椎穿刺針を使用する．前後方向および側面の X 線管で軌道を確認する．
5. 皮膚切開をするために No. 11 のメス刃を使う．そして，透視誘導装置下に椎体前方 1/3 の位置まで外套針を使用して 11-ゲージ骨針を前進させる．
6. アプローチが両側性である場合は，セメント注入前に適切な位置に両側の骨針が配置されていることを確認する．複数レベルの椎体を治療する場合は，セメント注入前に望ましい位置にすべての骨針を配置することを検討する．セメント成分（液体と粉末）は，術野の側で離れて混合して，数分間固まらせておかなければならない．硬さは，注入コントロールを許容するために，いくぶん粘稠でなければならない．
7. 内側外套針を除去したあとに透視誘導装置を使用して，針を通して制御された方法でゆっくりとセメントを注入する．漏出がみられた場合，セメント注入を続ける前に固まらせるために，セメント注入をやめる．
8. 望ましいセメント充填が達成され，X 線透視検査で確認されたら針を除去する．椎弓根の強化が要求される状況もある．そのような場合，セメントの「尾部」を椎弓根経路に沿って置いてくる．さもなければ，針を除去する前に，針に残留するセメントをプランジャーで椎体に押し込む．
9. 骨針を除去したあと，滅菌ドレッシングをする前に，創部を 5～10 分間圧迫する．

椎体形成術では，骨針が適切に設置されると，すぐにセメントを椎体に注入する．手技の着想は，椎体海綿骨の骨梁全体にセメントを充填させることで，構造的支持性を与えることである．目標は，椎体前方部分または前方楔状部分を，ほぼいっぱいに充填することである（図 24-8）．椎間腔，脊柱管または静脈組織へのセメント漏出は望ましくないので，術者に注入を停止するよう警告しなければならない．椎体内に裂け目が存在するある種の症例を除いて，椎体形成術で椎体高は復元しない．

後彎矯正術では，内側外套針を除去後，カニューレを通してバルーンカテーテルを椎体内に挿入する．次に，透視でモニターしながら，バルーンに造影剤と食塩水の混合物を注入し拡張する．バルーンを膨張させて椎体中に空洞を作成するために，通常，100～300 psi の圧力が加えられる（図 24-9）．その後，バルーンをしぼませ，海綿骨内の空隙にセメントを注入する（図 24-10）．空洞を作成

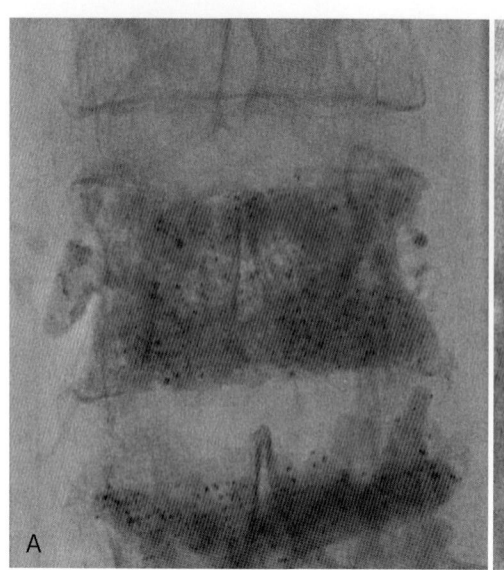

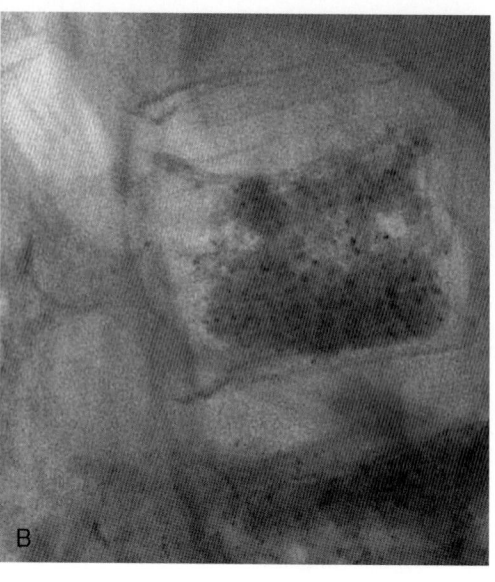

・図 24-8 椎体形成術セメント注入後の前後像（A）および側面像（B）.

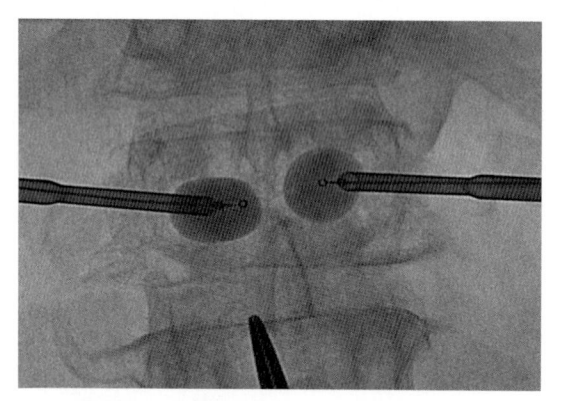

・図 24-9 後彎矯正術バルーン膨張後の前後像.

することに加えて，バルーンは骨折を整復する可能性があり，椎体高の回復に多少の好影響を与える可能性がある．時として，バルーンは終板を通して突出する場合がある．これが生じた際は，エッグシェル手技がセメント漏出を予防するために使われることがある．少量のセメントを空洞に入れる．バルーンを元どおりに差し込み，欠損部にセメントを置換してリークを封入するためにわずかに拡張させる．セメントが硬化したらバルーンを除去し，セメント注入を続ける[12]．

論争

経皮的椎体形成術と後彎矯正術は，とりわけ骨粗鬆症性骨折に関連する椎体圧迫変形を治療するために使われる最小侵襲手技である．両方の手技は，非常に効果的でありながら低い合併症発生率であることが示された．しかしながら，直接2つの手技を比較している前向き臨床試験はない．

どの手技を用いるべきかという決定は，おもに個人的な経験と論文で発表された後ろ向き検討に基づいている[13]．

圧迫骨折部位へポリメタクリル酸メチルを注入することで鎮痛が得られる理由として，多くの見解が提唱されている．機械的安定性を改善することに加えて，骨セメントが骨内の痛覚受容器に熱壊死と化学毒性を生じて鎮痛が得られるのかもしれない[1,2]．後彎矯正術と比較して椎体形成術で痛みスコアのわずかに大きな改善があることを示唆する著者もいるが，これは統計的に有意でない[3]．椎体形成術では，セメントが骨梁に浸透させられるので，より多くの痛覚受容器に影響を及ぼす可能性がある．対照的に後彎矯正術では，セメントはバルーンでつくられ空洞に優先して注入されるので，骨梁中へ移行するセメントの量は少ない[2,14]．各手技での鎮痛に関する報告結果は次節で詳述する．

近年では，後彎矯正術は，臨床転帰においては椎体形成術とわずかな差しかないにもかかわらず，大きな経済コストがかかることで批判されている．椎体形成術は，通常外来患者の環境で意識下鎮静法と局所麻酔法で行われる．後彎矯正術では，バルーンが拡張するときに患者が耐えなければならない痛みがより大きく過酷であるため，全身麻酔またはよりレベルの高い鎮静が必要となる．この理由で入院が必要となる場合があり，医療費が余分にかかる可能性がある．加えて，バルーン自体が手技のコストを増す．後彎矯正術は，付加的な器材，麻酔，病院費用のために椎体形成より2〜2.5倍コストがかかると推定される[13]．

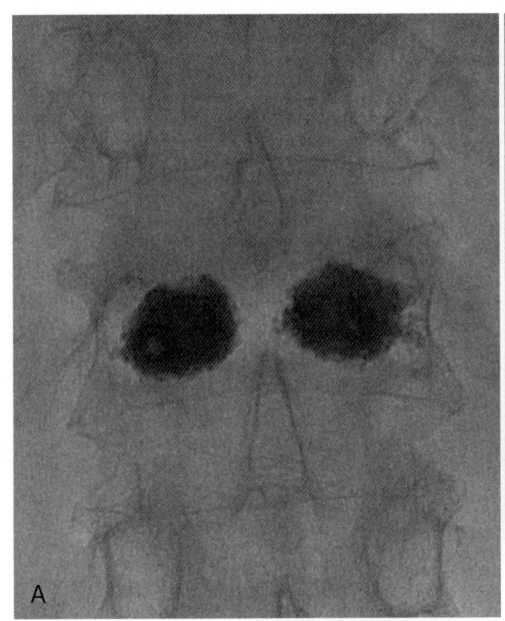

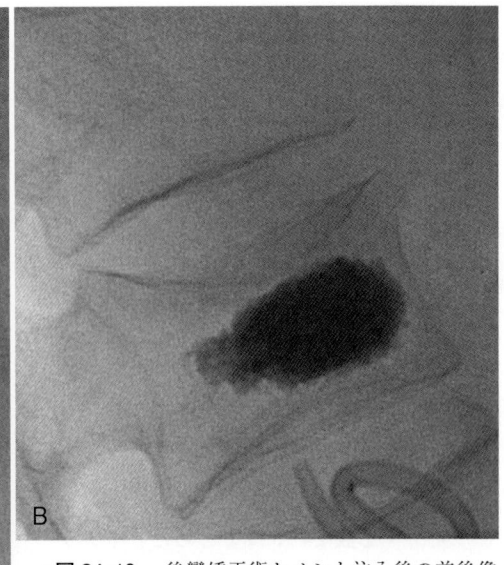

・図 24-10　後彎矯正術セメント注入後の前後像（A）および側面像（B）.

結果

　椎体形成術と後彎矯正術の論文の多くは，後ろ向き研究と症例シリーズに由来する．椎体形成術と後彎矯正術，あるいは保存療法といずれかの手技を比較した前向き無作為化対照試験はほとんどない[3]．行われた研究には少数の患者しか算入できていないので，統計的検出力は低い．加えて，大部分の調査では，わずか12〜36カ月の追跡結果を報告しているにすぎない．これらの手技の長期転帰を述べた研究はない[2]．両方の手技は痛みを軽減することに非常に効果的であり，用いられる疼痛スケールに関係なく，複数の研究で疼痛スコアは統計学的に有意な減少を示した．骨粗鬆症性圧迫骨折では，患者の70〜100%に除痛効果があると報告されている[14]．圧迫変形の病因に関係なく，患者は椎体形成術で60〜70%，後彎矯正術で55〜60%の痛みの軽減を実感する[1,3]．手技間での除痛効果に統計的有意差があるとする研究もあるが，33%以上の痛みの減少は患者にとって意味があることなので，この有意差が示す臨床的重要性は本質的なものでないかもしれない[1,15]．さらにいずれの手技のあとでも，患者は，運動機能，身体機能，精神的機能の有意な改善と鎮痛剤使用量の減少を実感することができる[2,13]．

　後彎矯正術の理論的な長所の1つに骨折整復と椎体高修復がある．しかし，この結果は症例シリーズ間で大幅に変化する[2]．より大きな骨折整復効果と椎体高修復は，陳旧性骨折と比較して新鮮骨折で達成されやすい[4]．椎体高修復が後彎変形整復と相関していたにもかかわらず，椎体高修復と痛みの軽減とのあいだに有意な相関はみられなかった[13]．相対的な後彎矯正は矢状方向配列を改善し，長期的にみて全体的な安定性によって痛みの軽減に至るかもしれない．興味深いことに，複数のレベルの後彎矯正術を行った際の後彎角度と矢状方向バランス変化は，単一レベルの後彎矯正術によって達成された以上に大幅に改善されることはない[16]．したがって，多椎間にわたる骨折では，椎体形成術／後彎矯正術を併用したアプローチが考慮される可能性がある．椎体形成術でも，いくらかの後彎改善が報告されている．これは，疼痛軽減による姿勢の改善を示唆している[13]．椎体形成術でも骨折の整復がみられるかもしれない．これは，位置決めのあいだ，伸展位を強制することで，整復がなされた可能性がある[14]．

　椎体形成術と後彎矯正術の大部分の研究評価は，骨粗鬆症性圧迫骨折患者を対象としている．より最近の論文では，病的骨折患者に対する治療と結果に焦点があてられている．腫瘍組織へのセメント注射による鎮痛機序は，骨減少性骨折へのセメント注射にもまして解明されていない．しかしながら，骨溶解性転移性病巣の患者において，椎体形成術は術後6カ月で68〜73%の鎮痛効果がみられた[17]．骨芽細胞性転移を有する患者においては，手技の1カ月以内に64〜86%，そして，6カ月以内に最高92%の鎮痛効果がみられる．痛覚消失の程度は，病変内でのセメント充填の程度と相関すると思われる[18]．悪性病変に対する後彎矯正術に関するいくつかの研究では，術後1年で73〜

80％の疼痛減少，56％に高さの修復，臨床的に重篤な合併症発生率は0％であったと述べられている[19, 20]．このように椎体形成術と後彎矯正術は，悪性疾患病変においても，はるかに効果的で安全であることが示されている．悪性病変での最小侵襲性椎体補強術の結果と合併症の特徴を表すためには，さらにより多くの研究が必要である．

合併症

　最小侵襲性椎体補強手技では，臨床的に重要な合併症は非常に低く，その総発生率は1～3％の範囲である[2, 3]．文献で報告されている椎体形成術と後彎矯正術でよくみられる合併症とその発生率を表24-1にまとめた．セメント漏出が両方の手技で起こる最も頻度の高い合併症であるが，臨床的には重要でないと思われる．各論文の研究において，セメント漏出リスクは椎体形成術のほうが後彎矯正術より高いと報告されている．これは，おそらく椎体形成術ではセメントがより高圧で直接骨に注入されるためである[3]．対照的に，後彎矯正術ではセメントはバルーンでつくられる空虚な空洞に低圧で注入される．その結果，不慮のセメント析出は出現しにくい[14]．しかし，症候性セメント漏出（神経根障害，脊髄症，その他の神経性障害）の率は低く，椎体形成術と後彎矯正術のあいだで発生率に有意差はない[2, 3]．

　悪性病変でのセメント漏出は，腫瘍の硬膜外伸展と造骨性病巣と関係していた．漏出は，軟部腫瘍の存在とその異質性のため，突然予測不可能な様式で起こる傾向がある[18]．幸いにも，これらのセメント漏出の大部分は無症候性である．悪性病変を治療する際に遭遇する漏出と軟組織腫瘍による困難を克服するために，現在，腫瘍消失の研究がなされている．セメント注入前に確実に空洞を確保する処置として，レーザー誘発温熱療法，コブレーション（coblation）またはラジオ波凝固療法が用いられている[21]．

　手技後に生じる新たな圧迫骨折発生の危険性は，十分に理解されていない．1つの骨粗鬆症性圧迫骨折を生じた患者は，翌年以降にもう1つの圧迫骨折が生じるリスクが増加する．椎体形成術または後彎矯正術が新たな圧迫骨折を導くかもしれない．骨折リスクは治療を受けた椎体レベルの隣接椎レベルで増加する可能性がある[3]．隣接椎レベルの骨折発生率は，治療した患者と未治療の患者のあいだで同程度かもしれない．隣接椎レベルの骨折素因になる因子を特定することで，この合併症を最少化できる可能性がある．いくつかの症例報告は，椎体形成の際に生じた椎間腔へのセメント漏出が，隣接椎体の新鮮骨折発生リスクを増加させるかもしれないことを示唆している[22, 23]．一般に，椎体形成術のほうが後彎矯正術よりセメント漏出が生じる可能性が高いので，手技後に生じる隣接椎レベル骨折の発生率は椎体形成術後に高いことの裏づけとなる．

　骨粗鬆症の脊椎では，びまん性に骨量が減少している．骨粗鬆症性椎体骨折がセメントで安定化したあと，隣接レベルの生体力学的特性は変化する．そして，可動性の拡大とそれに伴う微小な不安定性が，隣接レベルの圧迫骨折の素因となる[23, 24]．この不安定性は後彎による「てこ」によって拡大されるおそれがあり，このことが，後彎変形進行についての原因を示唆している[25]．骨折整復と後彎矯正術によって得られる椎体高の回復によって，隣接レベルの不安定性と圧迫骨折形成を防ぐために必要な追加の矢状方向配列の改善が期待できる．実際，最近の文献レビューでも，隣接レベルの骨折発生率は，椎体形成術と比べ後彎矯正術で低いことが示されている[25]．しかしながら，これとは逆に他の報告では，高さの修復が隣接レベルの圧迫骨折を発生するための危険因子であることを示唆している[22, 24]．椎体-セメント複合体の感染はまれであり，椎体形成術後の感染はおのおのの症例報告として5例が報告されたのみである．現在まで，後彎矯正術後の感染例の報告はない．5例の椎体形成術後感染例のうち，3例はグラム陽性球菌が検出されたが，2例は起炎菌を同定できなかった[26]．ルーチンの周術期抗生物質使用が感染を予防する明確な根拠はないが，一般的には手技の前にグラム陽性菌をカバーする抗生物質が1回服用量投与される[14]．

　感染した椎体形成術の画像所見に特徴的なものは記述されていない．画像検査では，セメント周辺の透過性亢進，CTで骨破壊の所見，MRIでT2高信号，骨シンチグラフィでのトレーサーの取り込み増加などがみられる[26]．これらの画像所見の有無にかかわらず，臨床的に感染が強く疑われる場合は，椎体形成部の生検を施行すべきである．

表24-1　椎体形成術と後彎矯正術の合併症発生率

合併症	椎体形成術	後彎矯正術
セメント漏出	5～20％	0～7％
症候性セメント漏出	<1％	<1％
新規圧迫骨折	15～19％	11～14％
感染	<0.1％	<0.5％
血腫	<0.5％	<0.5％
医学的な合併症	<0.1％	0.5～1％

手技の方法や圧迫変形の病因に関係なく，最小侵襲性脊椎補強手技での医学的合併症発生率は非常に低く，1%未満である[3]．医学的合併症には，心筋梗塞，肺動脈塞栓症，肺炎が含まれる．これらの医学的な合併症と関連する危険因子には，高齢，複数椎罹患，全身麻酔法の使用がある[1,14]．統計的に有意ではないが，全体の医学的合併症発生率は後彎矯正術が椎体形成術に比べてわずかに高い．これは，おそらく後彎矯正術で全身麻酔が多用されるためであろう[13]．したがって，麻酔科医および／または内科医による綿密な手技前の評価は，医学的合併症リスクを最小限にするために重要である．それぞれの症例報告には，まれで通常ではない合併症，たとえば肺および腎動脈へのセメント塞栓，心臓穿孔，後腹膜血腫，肋骨骨折などが報告されている[2,3]．

手技後のケアとフォローアップケア

麻酔から覚醒すると患者は体を起こして歩くかもしれない．椎体形成術を受けた患者は，手技後1～3時間ほどの経過観察をしたあとに安静を解除されるべきである．後彎矯正術に関して全身麻酔が施された場合は，患者はさらに数時間回復室で監視されるか，一晩入院しなければならない．一般に，術後疼痛は数時間以内から3日までのあいだに消失する．臨床的フォローアップでは，痛みの変化とルーチンの神経学的診察が行われる．画像検査は，処置が奏効しない場合，新鮮骨折が疑われる場合，神経学的検査に変化がある場合に必要となる[2]．

キーポイント

- 骨粗鬆症性圧迫骨折は，老齢集団で増加しつつある．
- 最小侵襲性椎体補強の適応は，骨粗鬆症に続発する圧迫骨折または変形，慢性のコルチコステロイド使用，腫瘍病変，治療後の感染などである．
- 適切な画像評価と徹底した神経学的検査は，椎体補強の際の患者評価として重要な意味をもつ．
- 椎体形成術と後彎矯正術は最小侵襲性手技である．椎体形成術は通常局所麻酔と意識下鎮静法で行われる．後彎矯正術は，通常全身麻酔を必要とする．
- これらのうちどちらが好ましいかという論争は解決されていない．複数研究報告で，椎体形成術と後彎矯正術の双方ともに，有意な除痛効果がありと合併症が低く良好な結果が得られることとが示されている．

参考文献

- Binning MJ, Gottfried ON, Klimo P Jr, Schmidt MH. Minimally invasive treatments for metastatic tumors of the spine. Neurosurg Clin North Am 2004; 15:459-465.
- Lewis G. Percutaneous vertebroplasty and kyphoplasty for the standalone augmentation of osteoporosis-induced vertebral compression fractures: present status and future directions. J Biomed Mater Res B Appl Biomater 2007; 81:371-386.
- McKiernan FE. Kyphoplasty and vertebroplasty: how good is the evidence? Curr Rheumatol Rep 2007; 9:57-65.
- Satre TJ, Mackler L, Birch JT Jr. Clinical inquiries: who should receive vertebroplasty? J Fam Pract 2006; 55:637-638.
- Sequeiros RB, Binkert CA, Carrino JA. Bone augmentation: past, present, and future. Semin Musculoskelet Radiol 2006; 10:111-123.

文献

1. De Negri P, Tirri T, Paternoster G, Modano P. Treatment of painful osteoporotic or traumatic vertebral compression fractures by percutaneous vertebral augmentation procedures: a nonrandomized comparison between vertebroplasty and kyphoplasty. Clin J Pain 2007; 23:425-430.
2. Lavelle W, Carl A, Lavelle ED, Khaleel MA. Vertebroplasty and kyphoplasty. Med Clin North Am 2007; 91:299-314.
3. Eck JC, Nachtigall D, Humphreys SC, Hodges SD. Comparison of vertebroplasty and balloon kyphoplasty for treatment of vertebral compression fractures: a meta-analysis of the literature. Spine J 2007; May 29 [Epub ahead of print].
4. Crandall D, Slaughter D, Hankins PJ. Acute versus chronic vertebral compression fractures treated with kyphoplasty: early results. Spine J 2004; 18:294-299.
5. Masala S, Fiori R, Massari F, Simonetti G. Vertebroplasty and kyphoplasty: new equipment for malignant vertebral fractures treatment. J Exp Clin Cancer Res 2003; 22(4 Suppl):75-79.
6. Brodano GB, Cappuccio M, Gasbarrini A, et al. Vertebroplasty in the treatment of vertebral metastases: clinical cases and review of the literature. Eur Rev Med Pharmacol Sci 2007; 11:91-100.
7. Mannes AJ, Grippo RJ, Anderson VL, et al. Percutaneous vertebroplasty as a palliative measure in the setting of chronic infection. J Pain Symptom Manage 2006; 31:382-384.
8. Mirovsky Y, Anekstein Y, Shalmon E, Peer A. Vacuum clefts of the vertebral bodies. AJNR Am J Neuroradiol 2005; 26:1634-1640.
9. Jang JS, Kim DY, Lee SH. Efficacy of percutaneous vertebroplasty in the treatment of intravertebral pseudarthrosis associated with noninfected avascular necrosis of the vertebral body. Spine 2003; 28:1588-1592.
10. Stoffel M, Wolf I, Ringel F, et al. Treatment of painful osteoporotic compression and burst fractures using kyphoplasty: a prospective observational design. J Neurosurg Spine 2007; 6:313-319.
11. Kim AK, Jensen ME, Dion JE, et al. Unilateral transpedicular percutaneous vertebroplasty: initial experience. Radiology 2002; 222:737-741.
12. Greene DL, Isaac R, Neuwirth M, Bitan FD. The eggshell technique for prevention of cement leakage during kyphoplasty. J Spinal Disord Tech 2007; 20:229-232.
13. Cloft HJ, Jensen ME. Kyphoplasty: an assessment of a new technology.

AJNR Am J Neuroradiol 2007; 28:200-203.
14. Shen MS, Yong HK. Vertebroplasty and kyphoplasty: treatment techniques for managing osteoporotic vertebral compression fractures. Bull NYU Hosp Joint Dis 2006; 64:106-113.
15. Hanley MA, Jensen MP, Ehde DM, et al. Clinically significant change in pain intensity ratings in persons with spinal cord injury or amputation. Clin J Pain 2006; 22:25-31.
16. Pradhan BB, Bae HW, Kropf MA, et al. Kyphoplasty reduction of osteoporotic vertebral compression fractures: correction of local kyphosis versus overall sagittal alignment. Spine 2006; 31:435-441.
17. Weill A, Chiras J, Simon JM. Spinal metastases: indication for and results of percutaneous injection of acrylic chirurgical cement. Radiology 1996; 199:241-247.
18. Calmels V, Vallee JN, Rose M, Chiras J. Osteoblastic and mixed spinal metastases: evaluation of the analgesic efficacy of percutaneous vertebroplasty. AJNR Am J Neuroradiol 2007; 28:570-574.
19. Köse KC, Oguz C, Burak A, et al. Functional results of vertebral augmentation techniques in pathological vertebral fractures of myelomatous patients. J Natl Med Assoc 2006; 98:1654.
20. Fourney DR, Schomer DF, Nader R, et al. Percutaneous vertebroplasty and kyphoplasty for painful vertebral body fractures in cancer patients. J Neurosurg (Spine 1) 2003; 98:21-30.
21. Ahn H, Mousavi P, Chin L, et al. The effect of pre-vertebroplasty tumor ablation using laser-induced thermotherapy on biomechanical stability and cement fill in the metastatic spine. Eur Spine J 2007; 16:1171-1178.
22. Komemushi A, Tanigawa N, Kariya S, et al. Percutaneous vertebroplasty for osteoporotic compression fracture: multivariate study of predictors of new vertebral bode fracture. Cardiovasc Intervent Radiol 2006; 239:195-200.
23. Lin EP, Ekholm S, Hiwatashi A, Westesson PL. Vertebroplasty: cement leakage into the disc increases the risk of new fracture of adjacent vertebral body. AJNR Am J Neuroradiol 2004; 25:175-180.
24. Kim SH, Kang HS, Choi JA, Ahn JM. Risk factors of new compression fractures in adjacent vertebrae after percutaneous vertebroplasty. Acta Radiol 2004; 45:440-445.
25. Taylor RS, Fritzell P, Taylor RJ. Balloon kyphoplasty in the managment of vertebral compression fractures: an updated systematic review and meta-analysis. Eur Spine J 2007; Feb 3 [Epub ahead of print].
26. Vats HS, McKiernan FE. Infected vertebroplasty: case report and review of literature. Spine 2006; 31:E859-E862.

第25章

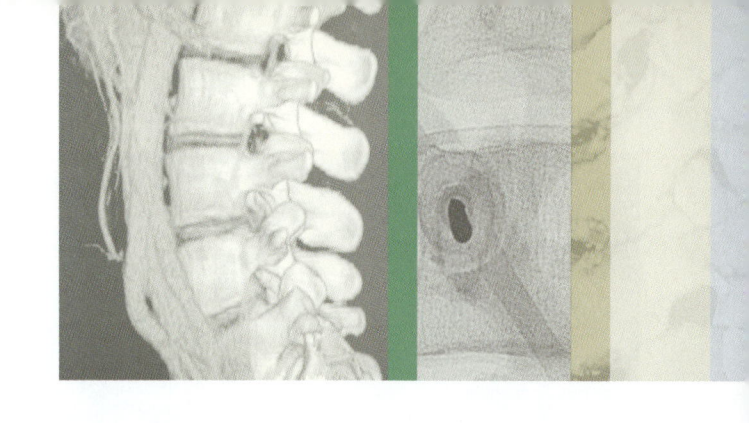

脊柱管狭窄に対する除圧術と椎間板疾患手術の合併症

Thomas Paul Naidich, Yakov Gologorsky, Girish M. Fatterpekar, Tanvir F. Choudhri

　脊椎症と椎間板疾患の手術が成功すれば愁訴は軽快して，固定術が行われた症例では手術部位に強固な癒合が生じる．手術合併症には，症状を和らげることができない場合，癒合不全，手術そのものから生じるあらゆる新たな問題などが含まれる．一般的な手術合併症には，血栓性静脈炎（2〜3%），肺動脈塞栓症（1%），死亡（0.1〜0.3%）などがある．脊椎手術のリスクには，癒合不全，移植片／インプラント突出，感染，脊髄または神経根の障害などがある．虚血性視神経症は，脊椎手術の0.03〜0.2%で生じ，視力喪失をきたす[1]．

　頸椎手術での特異的なリスクは，一過性および永続的な声帯機能障害，気道機能不全，食道瘻，椎骨動脈および頸動脈損傷，交感神経幹の障害である．胸腰椎手術では，障害リスクは生殖系，腸骨の血管，大動脈，大静脈にも及ぶ．画像検査は，手術部位，術式，手技の成否，手術に関連する既知の特異的合併症の有無に焦点をあてなければならない．

頸椎手術の合併症

　変性による変形性頸椎症が一般的である．過去数十年のあいだに，脊椎症の臨床的特徴の認識と診断の進歩，治療選択肢の増加と手術手技の改善，インスツルメンテーションの発達，周術期麻酔と危険な医療処置などに改善がみられた．1993〜2001年のあいだで，米国で行われた頸椎固定術症例は433%増加した．40〜59歳の人口100,000人当たりの患者数は15人から87人に増加した．また，60歳以上の人口100,000人当たり患者は9人から44人に増加した[2]．

　頸椎固定術のおもな適応は，変形性椎間板疾患（2001年の33/100,000）であった[2]．

　現在では，圧迫性頸椎神経根障害および／または脊髄症は，数種類の術式で治療されている．

1. 1椎間椎間板レベルの頸椎前方椎間板切除（anterior cervical discectomy：ACD）．この術式は，椎体間骨移植またはインスツルメンテーションは行わずに，圧迫している椎間板ヘルニアおよび／または椎間板，骨棘複合体の除去によって脊柱管または神経孔を除圧するために頸椎前方アプローチで行われる．現代の脊椎手術では限られた適応となるが，頸椎前彎が正常で1椎間病変の患者に対して，軸性疼痛を最小限にとどめるために考慮される場合がある．

2. 頸椎前方椎間板切除術と1椎間または多椎間固定術（anterior cervical discectomy and fusion：ACDF）．この術式では，椎体間関節固定（固定術）が，ACDに加えられる．固定術は，一般的に自家骨移植または同種骨移植を含む構造的移植片を使用する（図25-1A，B）．しばしば，プレート／スクリュー（P）が，付加

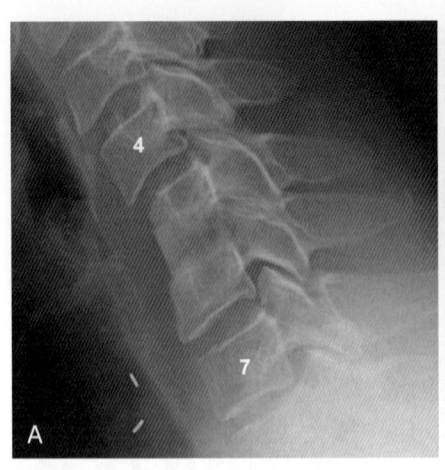

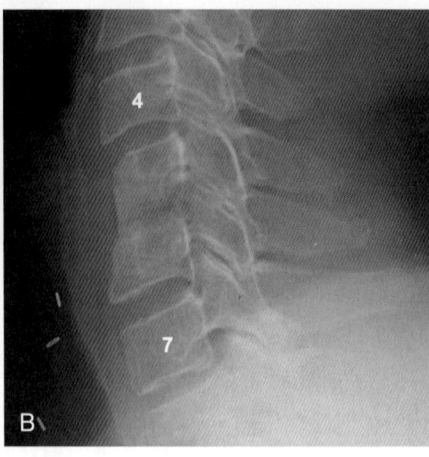

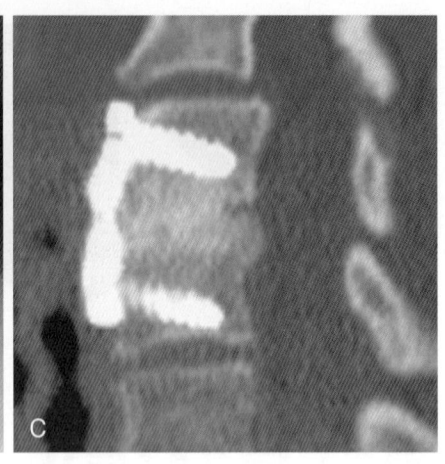

• 図 25-1　1椎間頸椎前方椎間板切除術と固定術（ACDF）成功例．A，B：インスツルメンテーションなしの ACDF．屈曲（A）と伸展（B）の単純脊椎 X線像では，C5-C6 固定範囲で骨梁の連続性がみられ，屈曲-伸展時の動揺性がなく，完全な癒合を示している．C4-C7 椎体は整列配置されており，両方の体位で正常な彎曲を維持している．C：インスツルメンテーション ACDF．骨栓（bone plug）の密度維持，C3-C4 の骨梁連続性，スクリューレッド周辺の骨の健全性，椎体前縁と椎体間における骨栓の適切配置，それに伴う頸椎前彎維持，椎体前方腫脹の欠如等の所見より完全な骨性癒合がみられる．

的な組織サポートを目的に加えられる（ACDFP）（図 25-1C，図 25-2）．

3. 2つ以上の椎間板のための頸椎前方椎体切除術（anterior cervical corpectomy：ACC）．この術式は，前方脊柱に対する術式と同様の進入路で行われる．その後，脊柱管に追加的な除圧術が行えるように，椎間板切除レベルの中間に残された1つ以上の椎体はその大部分が除去される．それから，骨欠損部は，腓骨による支柱移植またはチタンメッシュ・ケージ（自家骨移植および／または同種骨移植を詰めた）などの構造的な支持体で再建される．プレート／スクリューが，付加的な組織サポートを目的に加えられる（図 25-3）．

4. 1椎間レベル以上に対する頸椎後方除圧術（posterior cervical decompression：PCD）．この術式は，脊柱管／椎間孔を除圧するために，一般的に椎弓切除術および／または椎間孔拡大術を活用する．一般的に，脊椎安定性を与えるために，外側塊および／または椎弓根スクリュー・インスツルメンテーションによって後方固定が行われる．椎弓切除術よりも椎弓形成術によって脊柱管除圧を行うことを好む外科医もいる．椎弓形成術は，椎弓と棘状突起を背面方向へ持ち上げ，インスツルメンテーションを新たに拡張された位置に固定することで脊柱管を拡大する．

5. 多椎間手術のための前方および後方併用手術（360-degree，circumferential surgery：360度，全周性手術）．前方および後方併用手術は，同一手術の一部として同時に行われたり，別々の日付で行われたりする．

　Zeidman らは，多様な疾患のために頸椎手術を受けていた 4,589 例の患者のうち全体の 5.3% に合併症が発生しているとした[3]．その10年後に，Fountas らは，変性椎間板疾患／脊椎症のために初回 ACDF を受けていた 1,000 例以上の患者で死亡率が約 0.1%（食道穿孔 1 例），合併症罹患率が 19% であったと報告した[4]．患者調査では，外科報告に示されるよりはるかに多くの問題を明らかにするので，真の術後合併症罹患率は，おそらくもっと高いと考えられる[5]．頸椎手術に特異的な合併症は，頸椎癒合不全（7〜40%で不定），移植片の突出と偽関節（最高 10%），感染（0.4〜2%），神経根障害（0.14%），脊髄障害（〜0.2%），一過性声帯機能障害（〜3%），永続的な声の変化（1%），食道穿孔（0.4%），椎骨動脈障害（0.14%）などである[6,7]．頸椎前方進入路は，骨移植合併症（13%）や隣接椎間変性の増悪（7%）による追加的な手術につながる可能性がある．頸椎後方進入路は，術後の C5 神経麻痺（6%，通常一時的）と難治性の術後軸性疼痛（28%）につながる可能性がある[8]．

　前方および後方拡大術では，次の場合に良好な結果が得られる．(1) 手術のための固有の適応に，神経症状（神経根障害および／または脊髄症）を含む，(2) 術前神経状態が良好である，(3) 1椎間の頸椎前方固定術だけが必要とされる，(4) 脊髄の横径部位は，60% 以上が正常のままである，(5) 硬膜外脊髄誘発電位が正常である．短期および長期転帰における良好な癒合にとって好都合な因子は，若年，男性，短い症状の持続期間，軽度の疼痛，軽度の身

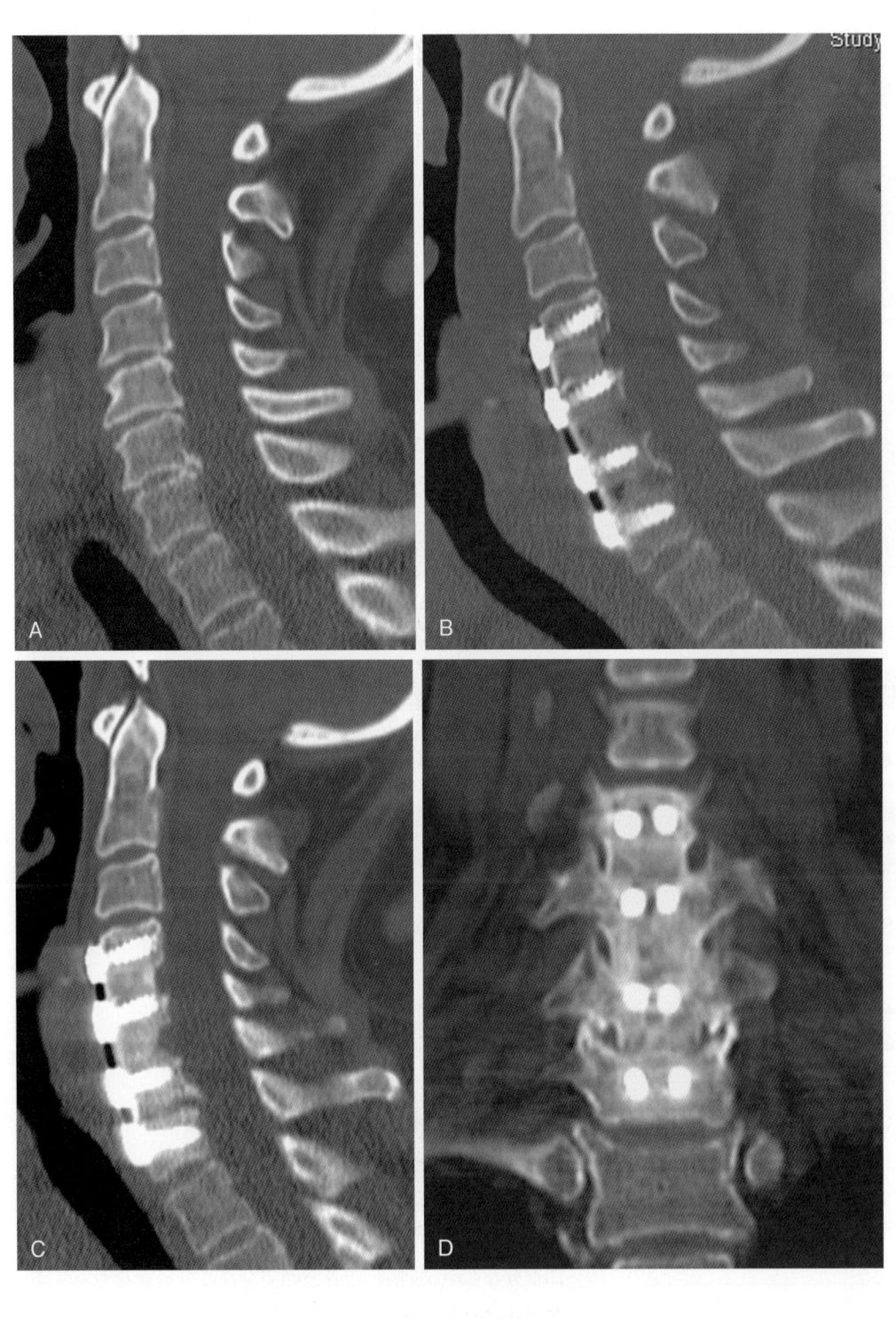

•図25-2 多椎間頸椎前方椎間板切除術と固定術（ACDF）．A～C：連続的な再フォーマットされたCT矢状断像．D：再フォーマットされたCT冠状断像．A：術前CT画像は，C4-C5-C6-C7で最も著明な後方骨棘を伴った変形性椎間板疾患を示す．椎体前方軟部組織は正常である．B：術後2日目CTでは，上下終板皮質の除去と椎間前方の同種移植椎体間固定栓の設置による3椎間椎間板切除術および前方頸椎プレートとスクリューを使用した内固定術が確認できる．頸椎前彎は維持されている．この時点で，椎体前方軟部組織は腫脹している．頸椎プレートは，椎体前方辺縁と同じ高さに位置している．ほとんどすべてのスクリューは適切に配置されている．C5スクリューは骨栓後方で椎体表面まで突出している．小さい後方骨棘がC6-7で残っている．C：6カ月後に，椎体前方軟部組織は正常に戻った．骨梁はC4-C5-C6椎間で連続性となり癒合を示す．C6-C7にみられる透過性は，この椎間が癒合不全である可能性を示唆する．D：再フォーマットされたCT冠状断像接近拡大撮影で，C4-C5-C6での癒合が確認できる．C6-C7は透過性が持続している．

体障害，強い握力，広い頸部運動範囲，ソフトディスク（対骨性隆起）での圧迫，1椎間レベルの手術などである[9]．

頸椎除圧術後の臨床転帰は，Odomの基準によって採点される（表25-1）[10]．

脊椎手術における喫煙の影響が研究されている．喫煙は，脊椎の癒合率を1/2～1/4に減少させる[11]．慢性の喫煙は，活性のある隣接した被移植部位の骨からの毛細血管進入を障害し，移植骨内での脈管増殖を阻害する．その結果，動員できる健全な多機能細胞および骨芽細胞による骨形成性細胞を増加させることができない．ニコチンは造骨細胞増殖を減少させて，コラーゲン合成を中断して，骨芽細胞の細胞代謝を阻害する．燃えているたばこから生じる遊離基は，脂質過酸化によって細胞膜を不安定にする．したがって，造骨細胞，血管内皮細胞，白血球に損傷を与えて，骨芽細胞のミトコンドリア酸化機能を弱める．たばこの煙の生成物は，血管内皮細胞に損傷を与えることによって，エ

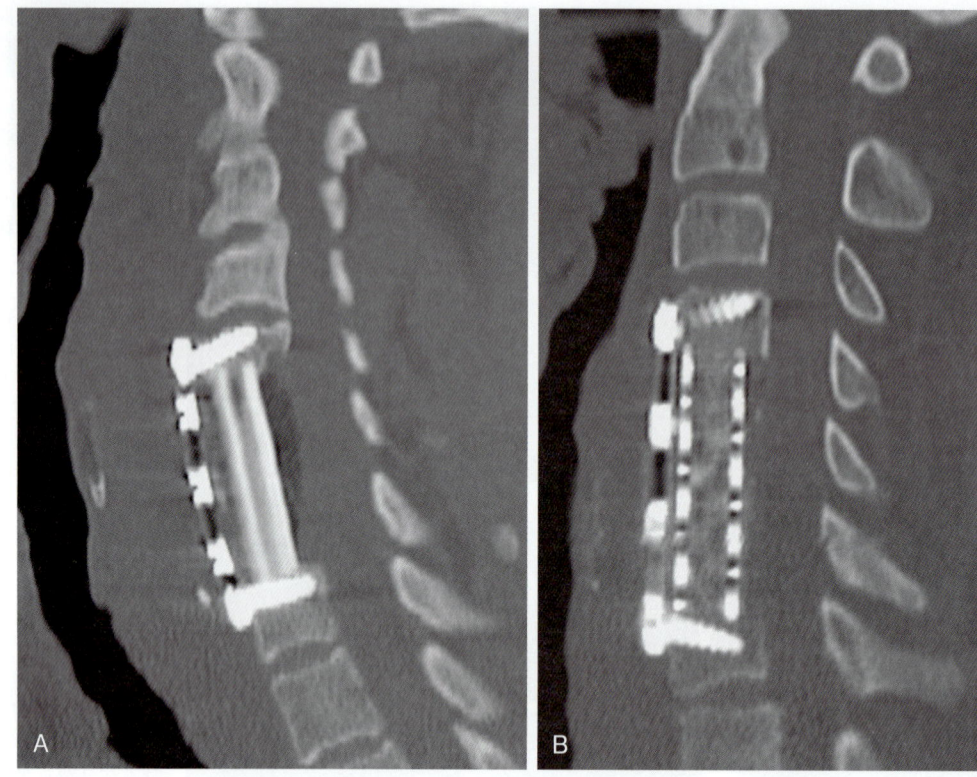

• 図25-3 頸椎脊柱管除圧術を併用した頸椎前方椎体切除術と固定術の成功例．2例の患者．A：支柱移植．再フォーマットされたCT頸椎矢状断像は，3椎間椎間板切除術のためC6とC7頸椎前方椎体切除術とC5-Th1までの支柱移植固定術を示す．脊柱管は，十分除圧されている．上部スクリューは十分に角度をつけられるが，わずかに高い位置にある．下部のスクリューは，良好な位置にある．頸椎前方プレートは，椎体と同じ高さにある．プレートの高さと設置位置は，隣接椎間の動きに支障をきたさない．支柱移植片は，良好な位置に配置され，頸椎前彎が維持されている．B：頸椎ケージ．再フォーマットされたCT矢状断像は，C5とC6の椎体切除と上下（C4とC7）の皮質表面を除去し，骨を充填させて密な支柱となったケージの設置により，C4からC7まで骨梁の直接的な連続性を示す．頸椎前方スクリューに対して骨は良好である．椎体に対してプレートは平坦な位置に配置され，正常な頸椎前彎が維持されている．(A；Naidich TP. Cervical spine decompression for spinal stenosis and disk disease: Complications of surgery. In Castillo M, Koeller KK, Mukherji SK. Neuroradiology Categorical Course Syllabus, pp 289-296. American Roentgen Ray Society, 107th Annual Meeting, Orlando, FL, 2007 より引用)

表25-1	Odomの臨床転帰評価
優	頸椎疾患に関連する訴えがない 日々の職務を遂行することに支障がない
良	頸椎疾患に関連する間欠的な不快感がある 仕事に重大な支障がない
可	愁訴の主観的な改善がある 身体活動がかなり損なわれている
不可	悪化または改善がみられない

Wang JC, et al. Graft migration or displacement after multilevel cervical corpectomy and strut grafting. Spine 2003; 28: 1016-1021; discussion 1021-1022 より引用.

ンドセリンを放出して，強力な血管拡張因子と血小板凝集阻害因子であるプロスタグランジン生合成を阻害する．これらにより，骨の血流量障害，骨の血液粘度増加，微小循環性閉塞が生じる．骨粗鬆症は加速される[11]．全体として，多くの研究により，喫煙が骨癒合成功率に支障をきたすことが示された．しかしながら，他の研究では，臨床転帰に対する有害な影響は示されなかった[12]．

◆ 頸椎前方アプローチの合併症

椎体間移植骨と支柱の偽関節と突出

手術レベルの移植骨の完全な癒合（関節固定）は，脊椎を支持して，手術レベルでの異常な動揺性が回避されるのに十分な強さ，隣接した骨との完全なる骨癒合を意味する．非癒合（癒合の失敗）とは不完全な骨癒合を意味し，潜在的な分節の異常な動き，挿入された骨移植または支柱骨片の移動／角状変形，感受性が高い神経への衝突の危険につながる（図25-2）．

疫学

1椎間レベル手技

頸椎椎間板変性を1椎間または2椎間の前方椎体間固定術によって治療されたメタアナリシス（14研究．合計939

表25-2 頸椎固定術への前方アプローチ：癒合率のメタアナリシス

術式	実施手技総数	癒合率（%）	偽関節率（%）
1椎間手術			
ACD	73	84.9	15.1
1椎間 ACDF	1,231	92.1	7.9
1椎間 ACDFP	339	97.1	2.9
2椎間手術			
2椎間 ACDF	422	79.9	20.1
2椎間 ACDFP	184	94.6	5.4
1椎体切除術	73	95.9	4.1
1椎体切除術＋プレート固定術	56	92.9	7.1
3椎間手術			
3椎間 ACDF	123	65.0	35.0
3椎間 ACDFP	40	82.5	17.4
2椎体切除術	88	89.8	10.2
2椎体切除術＋プレート固定術	53	96.2	3.8
総計	2,682	89.5	10.5

ACD：頸椎前方椎間板切除術，ACDF：固定術を伴ったACD，ACDFP：プレーティングを伴ったACDF
Fraser JF, Härtl R. Anterior approaches to fusion of the cervical spine: A meta-analysis of fusion rates. J Neurosurg Spine 2007; 6: 298-303 より引用

例）において，単独の椎間板切除術は椎間板切除術＋固定術より，短い手術時間，短い入院期間，短い休職期間であり，除痛効果と骨癒合については同等効果が期待できることが示されている（**表25-2**）[13-17]．1椎間固定術は，症例の90%以上で良好な関節固定が達成できる[14]．プレートによる強固な前方インスツルメンテーションは，癒合率を上昇させずに，インスツルメンテーションに独特の合併症を生じさせる場合がある[15]．1椎間では，同種骨移植対自家骨移植で癒合率に有意差はないが[12]，自家骨移植はケージより良好な癒合率が期待できる[13]．

多椎間手術

1椎間手術と比べ，多椎間手術ではしばしば完全な骨癒合を達成することが困難である[14]．Boseは，インスツルメンテーションとプレートによる頸椎前方椎間板切除術または椎体切除術の骨癒合率を，2椎間手術では100%，3椎間手術では98.3%，4椎間手術*では77.8%と報告した[11]．1椎間，2椎間，3椎間のACDFを行った1,015例の患者を対象としたシリーズにおいて，術後12カ月で全体の癒合率は94.5%であった（1椎間，95.6%；2椎間93.9%；3椎間90.5%）[4]．椎体切除と支柱移植による多椎間手術の骨癒合率（93%）は，複数の椎間板切除と各椎体間の椎体間移植（66%）よりも良好である[14]．骨移植と支柱移植は生着せず，角状変形や転位を生じる場合がある．Hilibrandらのシリーズにおいて，椎体間骨移植はいずれも転位や突出はなかったが，支柱移植では10.2%に転位がみられたため除去された[14]．Hughesらのシリーズにおいて，腓骨支柱移植は術後2年間で平均6.7 mm（±5.7 mm）沈下し，インスツルメンテーションが行われなかったとき，約2.5°の角状変形が生じた[16]．

臨床像

手術椎間部での非癒合は，患者の慢性疼痛として現れる．Bolestaらのシリーズで，完全な癒合が生じなかった8例の患者のうち，痛みがないものは4例，追加手術の必要がない痛みは1例，追加的な手術を必要とする重篤な痛みは3例（3例中2例は手術で疼痛消失）であった[18]．

病態生理学

関節固定術では，骨癒合の最大強度に達するまでに数カ月から数年が必要と考えられる．迅速で完全な骨癒合を得るためには，適切な移植骨，癒合領域の安静，多くの宿主関連因子など複数の要因が関与する．偽関節の原因となる因子には，手術椎間の過剰な動き／外傷，喫煙，糖尿病，栄養失調症，コルチコステロイド使用，骨粗鬆症などがある．

* 訳注：原著では"3椎間手術"となっているが，"4椎間手術"の間違いと思われる．

画像

　X線像で癒合に関して好ましい徴候には，(1) 骨密度の連続性と間隙を渡る骨梁，(2) 手術部位の椎間高の低下が少ないこと，(3) 屈曲-伸展撮影で手術部位の3°未満の動揺性，(4) 移植骨と新たな骨形成で骨リモデリングを示している椎体骨とのあいだの硬化像の存在，(5) インプラント周辺の輪状透過性またはプロテーシス周囲の透過性がないこと，(6) スクリュー破断がなく，プレート引き抜きやゆがみがなくコンストラクトが健全であること，などがある[19]．ときに，前方骨棘の吸収がみられることもある（図25-1, 2参照）[20]．

術後頸椎後彎

　C2からC7の範囲で正常な前彎カーブは約24°である（範囲：10～34°）[21]．10°未満は前彎低下，0°未満は後彎である[21]．

疫学

　1椎間 ACD，ACDF または ACDFP を施行した42例の患者で，C2からC7の頸椎前彎角は，ACD，ACDF または ACDFP の術後に変化しなかった[22]．単純な ACD によって治療を受けた患者の75%で術後2年で手術椎間の後彎がみられたが，インスツルメンテーションによる ACDF または ACDF によって治療された患者では後彎はみられなかった[22]．完全な癒合が得られた3椎間と4椎間 ACDF 25例の患者において，84%で前彎カーブが達成された[23]．4椎間，5椎間手術患者26例の追跡調査では，前彎カーブ20例（76.9%），前彎カーブ低下4例（15.4%），後彎2例（7.7%）の結果であった[21]．

患者像

　術後頸椎後彎は，一般的に軸性疼痛または根性痛，ときに頭部下垂として現れる．

病態生理学

　最初の骨切除と，あとで生じる母床骨と椎体間移植骨の吸収は，後彎を伴うコンストラクトの沈下，角状変形につながる場合がある．

画像

　単純X線写真，再フォーマットされた CT と MR 矢状断像は，脊椎の全体の彎曲を示して，手術椎間全体の正確

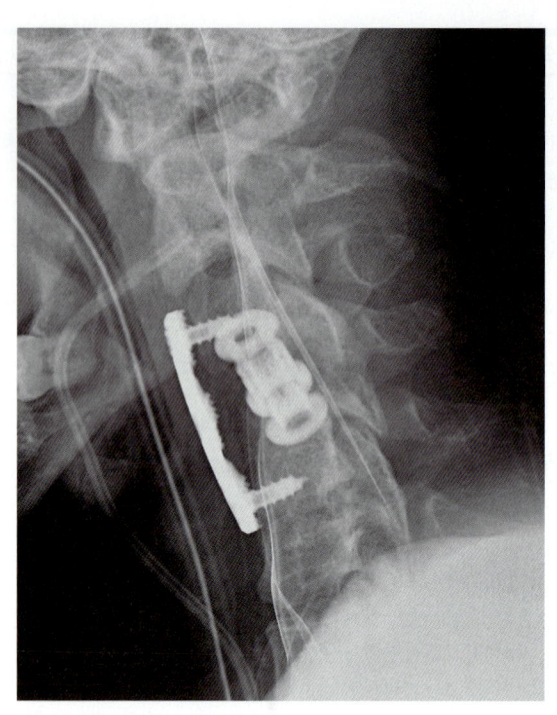

• 図 25-4　頸椎後彎．脊椎側面X線像は，拡張可能なケージ，頸椎前方プレーティングとスクリュー固定を併用した C4 椎体切除後の異常頸椎後彎を示す．プレートは，手術椎間の前方を十分覆っているが，C3 の前面からわずかに浮き上がっており，C5 の最下部だけで接触している．骨性癒合の徴候がない．

な角度計測を可能にする（図 25-4）．

隣接椎間変形性椎間板疾患

　隣接椎間変形性椎間板疾患とは，手術された椎間に隣接した椎間板の新たな変性または変性の進行，脊椎変性の発生または進行を指す．これは，新たな症状あるいは症状の悪化と関係している場合がある．

疫学

　42例の連続した1椎間 ACD，ACDF または ACDFP によって治療を受けた患者のうち，手術部位に隣接した椎間に根性症状が生じたのは，全例の17%（ACD；17%，ACDF；20%，ACDFP；20%）であった[22]．長い（4または5椎間）頸椎前方再建術を受けた26例の患者のうち，19例（73%）に隣接椎間に椎間板変性が生じた[21]．

患者像

　隣接椎間疾患は，多椎間手術を受けている患者の15%で症候性となり，12%は進行する可能性がある[14, 21, 24]．最終的に，4椎間，5椎間手術を受けている26例の患者のうちの2例（7.7%）は，指標となるコンストラクトに隣接し

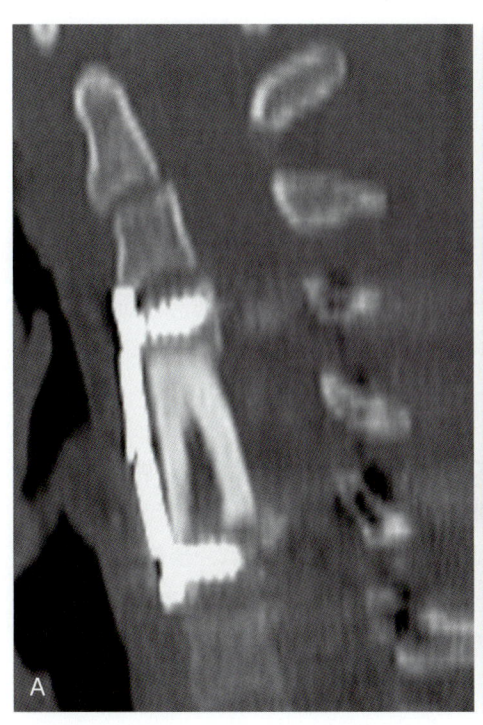

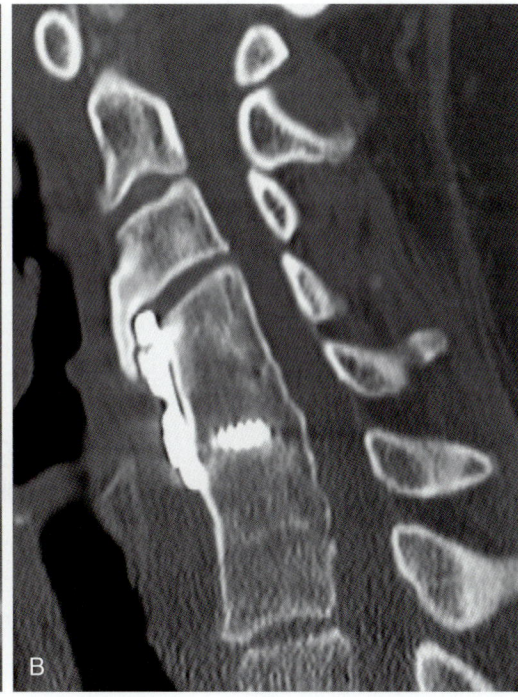

• 図 25-5　高い位置の頸椎前方プレートと隣接椎間疾患．再フォーマットされたCT矢状断像．2例の患者．A：C5椎体切除術とC4-C6支柱移植術．プレートの上端はC3前方下縁に影響を与える．患者のC3-C4での運動を限定する．B：再フォーマットされたCT矢状断像画像．インスツルメンテーションのないC6-C7前方固定術とインスツルメンテーションを使用したC3-C4前方固定術．手術を行ったC4-C7は十分骨癒合しているが，頸椎後彎を呈している．頸椎プレートの位置は高く，C3-C4での進行性の変性変化は頸椎前方プレートの上縁を取り込む強靱な前方骨棘増殖の原因となった．

た椎間で手術が必要となった[21]．

病態生理学

1つ以上の脊椎椎間の良好な癒合は，隣接椎間への生体力学的な負荷を増加させる．増加した負荷は，隣接椎間の過剰な動き，椎間板変性の促進，靱帯の伸張または損傷，明らかとなっている部位または別の神経根への新たな圧迫やより重篤な圧迫につながるかもしれない．

画像

連続的な画像検査で，手術ハードウェアが隣接した骨要素に影響を与え，歪める程度を評価することができる（図25-5）．手術隣接椎間かどうかにかかわらず，連続的な検査記録は椎間狭小化，脊椎骨棘，屈曲-伸展時の椎体または後方要素の亜脱臼を明らかにする．それらは同時に，骨に対する手術ハードウェアの衝突も明らかにする．

ハードウェア障害と移植骨障害

ハードウェア障害は，脊椎を安定させるために用いられるインスツルメンテーションの破損である．たとえば，スクリューの破損やゆるみ，スクリュー突出，固定プレートの前方移動などがあげられる．移植骨障害は，完全な骨癒合，正常な椎間板高および正常な脊椎彎曲の維持を妨げる移植骨の吸収，転位，移動である．

表25-3　移植骨移動

切除椎体	手術実施数	移植骨移動数	移植骨移動率（％）
1	95	4	4.2
2	76	4	5.3
3	71	7	9.9
4	6	1	16.7
5	1	0	0
総計	249	16	6.4

疫学

Loweryらは，頸椎前方プレート固定術の35％にハードウェア障害があると報告した[25]．Fountasらは，初回ACDFのインスツルメンテーション障害率を0.1％と報告した[4]．長い分節（4または5椎間）の頸椎前方コンストラクトでは，固定プレートの隣接椎間に与える影響は，初回手術で11.5％，再手術（長いコントラクトの端が嵌り込むことで沈下する）で15.4％，全体で27％であった[21]．長い分節コンストラクトの形状は，しばしば時間とともに変化するが，一般的に破滅的な障害を受けない[21]．椎体切除と支柱移植で治療された患者においては，移植骨片転位の発生率は，治療を受ける椎間数（すなわち，支柱移植骨の長さ）とともに，増加する（表25-3）．

臨床像

Loweryらのシリーズにおいて，ハードウェア障害は，患者を危険にさらさなかった[25]．しかしながら，他のシリーズでは，機械的な障害が椎体前方組織への有意な障害につながった．

病態生理学

ハードウェア障害は癒合不全，コンストラクト不安定性，椎体前方軟組織のびらんを生じるかもしれないし，それらの結果，ハードウェア障害が生じるかもしれない（後述する食道穿孔を参照）．

画像

単純X線写真と再フォーマットされた2Dと3D画像によるコンピュータ断層像は，ハードウェアの完全性または破裂，固定スクリューの置き誤りまたはゆるみ，コンストラクトの圧潰／角状変形を明らかにする（図25-6～8）．

脊髄損傷

脊髄損傷は，術前の障害を越えた脊髄への損傷である．

疫学

Fountasらは，患者のうち2例の脊髄挫傷を報告した（1,000例以上の0.2%）[4]．

臨床像

Fountasらのシリーズで報告された患者は両者とも，既存の脊髄症が術後に悪化した．両方の患者で，集中的な理学療法6週後より緩徐な改善がみられ，術後12週間までに術前機能レベルに戻った．いずれも，12カ月追跡評価で神経障害または脊髄障害徴候を示さなかった[4]．

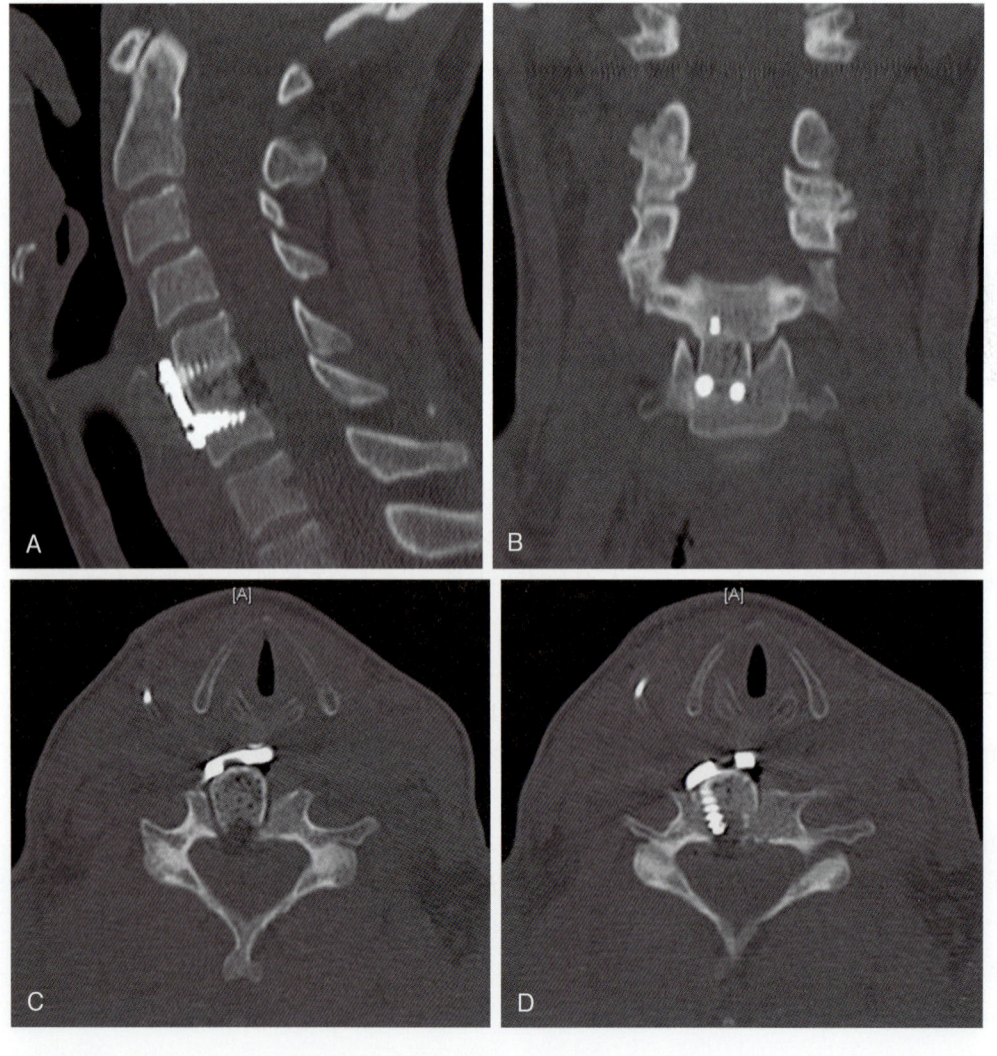

● 図25-6 頸椎前方スクリューの誤設置がみられた最近の頸椎前方椎間板切除術と固定術（ACDF）．再フォーマットされた矢状断像（A），再フォーマットされた冠状断像（B）と骨条件の続発水平断CT画像（C,D）．単一C5スクリューは，完全な骨性足場をもつ．右C6スクリューは骨栓（bone plug）とC6上面のインタフェースに溝を彫り，本当の骨性足場を達成していない．

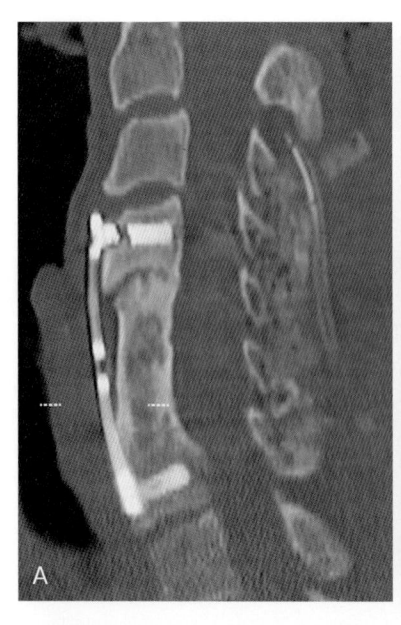

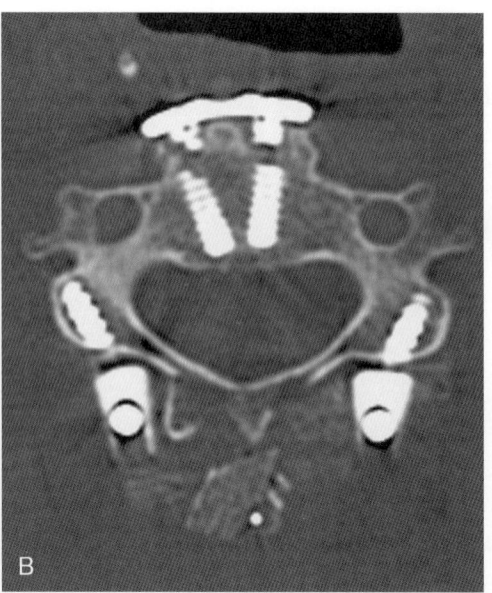

• 図 25-7　頸椎スクリューの破損．再フォーマットされた頸椎 CT 矢状断像（A）と骨条件 CT 水平断像（B）は，両側 C4 スクリューの前方での破損を示す．頸椎前方プレート上端は椎体から離れ，わずかに前方に「跳び上がって」支柱移植片の上端と C4 間は癒合せず，のちに頸椎後方固定術が必要となる原因となった．固定術のために置かれた後方骨とドレーンに注目．B：外側塊スクリューは適切な角度をつけられて両側性に良好に挿入されている．これら 2 つのスクリューの「隙間」は，アーチファクトである．これは，スクリューと垂直部材のコネクタ間は角度をつけ接続されており，CT 切断面が斜めに通過したために生じた．（Naidich TP. Cervical spine decompression for spinal stenosis and disk disease: Complications of surgery. In Castillo M, Koeller KK, Mukherji SK. Neuroradiology Categorical Course Syllabus, pp 289-296. American Roentgen Ray Society, 107th Annual Meeting, Orlando, FL, 2007 より引用）

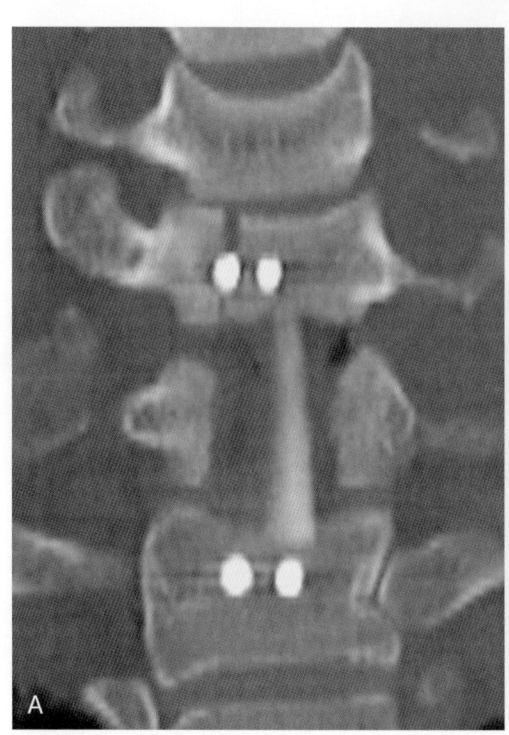

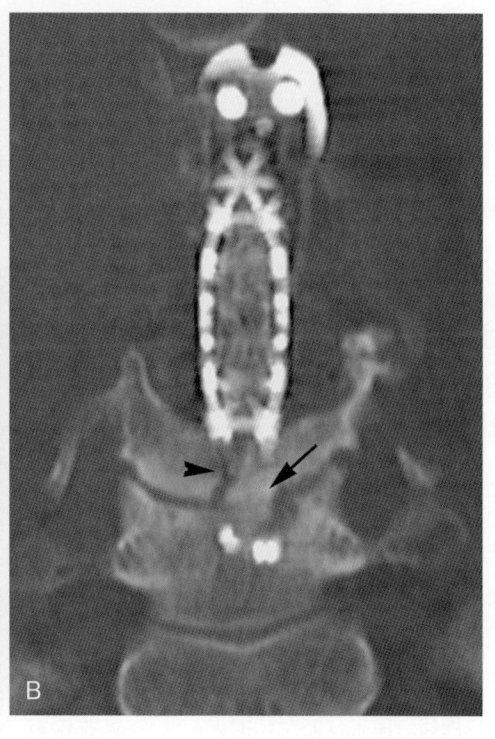

• 図 25-8　椎体骨折．再フォーマットされた CT 冠状断像．2 例の患者．A：支柱移植を併用した C7 椎体切除．右 C6 スクリューは，C6 垂直骨折と密接に関係している．B：椎体は椎体間ケージ下端と最大垂直ストレスの位置で垂直骨折（矢頭）した椎体間骨栓（矢印）のあいだに挿入されている．（B；Naidich TP. Cervical spine decompression for spinal stenosis and disk disease: Complications of surgery. In Castillo M, Koeller KK, Mukherji SK. Neuroradiology Categorical Course Syllabus, pp 289-296. American Roentgen Ray Society, 107th Annual Meeting, Orlando, FL, 2007 より引用）

画像

Fountas らの患者において，脊髄挫傷の証拠が MR 画像の上にみられた[4]．Seichi らは，114 例の狭窄性頸部脊髄症患者で術前に存在している T2 延長部位（高い T2 信号強度）の術後拡大の発生率と意義を研究した（図 25-9）[26]．術後に高信号域の異常な拡大が，7/114（6.1%）の患者でみられた．これらの 7 例の患者のうちの 4 例は症候性だったが，3 例は無症候性であった．術後に，9 例（7.9%）の患者で，下肢を除く片側上肢に運動麻痺がみられた．これらの 9 例うち 5 例（56%）に高信号域の拡大がみられた．これは，術直後に生じた運動麻痺（遠位麻痺 3 例，びまん性麻痺 2 例）と相関していた[26]．9 例のうちの 4 例（44%）には，高信号域の拡大はみられなかった．これらの 4 例では，片側性近位の麻痺（三角筋，上腕二頭筋，上腕筋麻痺）が，手術後 4〜6 日に起こっただけであった[26]．

病態生理学

10 例を検討した結果，Kraus と Stauffer は，脊髄損傷

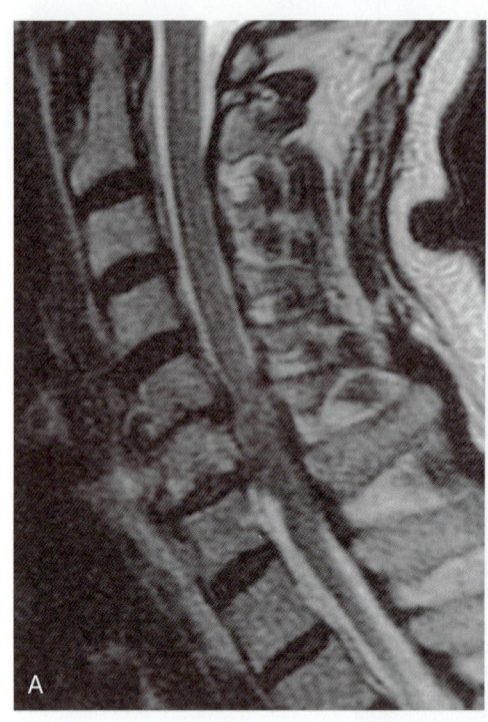

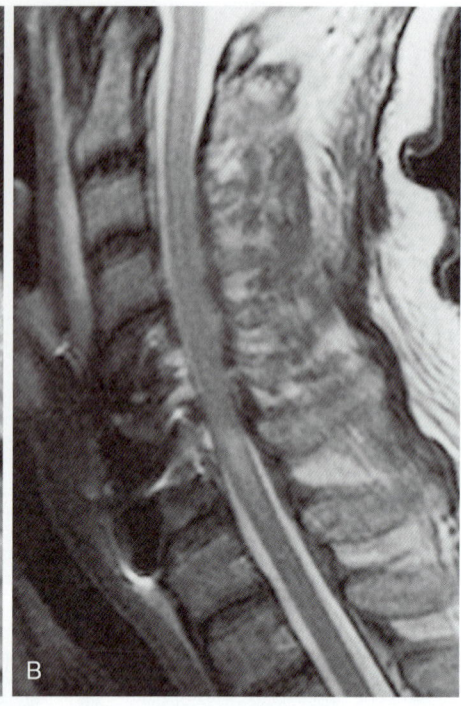

•図25-9 術後脊髄浮腫．A：術前頸椎T2強調矢状断MR像は，クモ膜下腔と脊髄圧迫を伴ったC5-C7での脊柱管の著しい狭窄を表す．B：インスツルメンテーションを併用した多椎間頸椎前方椎間板切除術と固定術のあと，T2強調矢状断MR像は，脊柱管と脊髄の除圧状態を示す．除圧された脊髄中に高信号浮腫を示す．(Naidich TP. Cervical spine decompression for spinal stenosis and disk disease: Complications of surgery. In Castillo M, Koeller KK, Mukherji SK. Neuroradiology Categorical Course Syllabus, pp 289-296. American Roentgen Ray Society, 107th Annual Meeting, Orlando, FL, 2007 より引用)

のリスクが後方骨棘を除去するために脊柱管内に器具（たとえば神経フック）を進めることによって増加することを示唆した[27]．

嚥下障害（咽頭食道機能不全）

嚥下障害では，摂取されたものを嚥下して滑らかに咽頭から胃へ移動させることが困難になる．

疫学

一時的な嚥下障害は，頸椎前方椎間板切除後患者の最高60%にみられる．そのうち，患者の12%は，12カ月以上障害が継続する[28]．Fountasらは，初回ACDFの1,015例中，9.5%に中～軽度の術後嚥下障害を認めた[4]．これらの症例の95%で，手術後2～7日以内に，障害は完全に消失した．残りは，手術後に2～4週をかけてゆっくり改善した[4]．ACDを受けた310例の患者において，Leeらは，手術後1カ月で54.0%，2カ月で33.6%，6カ月で18.6%，12カ月で5.2%，24カ月で13.6%の嚥下障害を認めた[29]．少なくとも24カ月持続する術後嚥下障害の危険因子は，女性（18.3%，男性は9.9%），再置換手術（27.7%，初回手術は11.3%），多椎間（3椎間以上）手術（19.3%，1または2椎間手術は9.7%）である．また，嚥下障害は，若い患者に対して高齢患者でより一般みられる[4,29]．Leeらのシリーズにおいて，嚥下障害の発生率は，インスツルメンテーションの使用，椎体切除術（対椎間板切除術）で増加しなかった[29]．

臨床像

術後嚥下障害は，嚥下による痛み，嚥下困難，嚥下に伴う咳や息苦しさ，新たに発症する胸焼け，食物の逆流などの閉塞感（頻繁な咳払いを伴う/伴わない）として現れる[4]．嚥下障害は一般的に液体より固形食で深刻である．

病態生理学

術後嚥下障害は，消化管壁に対する開創器ブレードの圧力で生じる可能性がある[30,31]．ACDFを受けた31例の患者において，Heeseらは，咽頭に対して開いた開創器ブレードの平均圧力が平均動脈圧と咽頭の平均粘膜灌流圧を超えることを示した[30,31]．したがって，開創器は開いた位置で粘膜灌流を低下させ，局所虚血を発生させる可能性がある[30,31]．

画像

バリウム嚥下造影検査は，内腔狭窄，嚥下時間の遅延，または喉頭穿通/誤嚥を表すことができる．

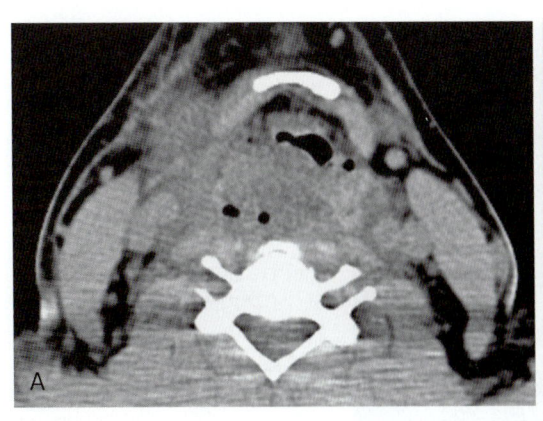

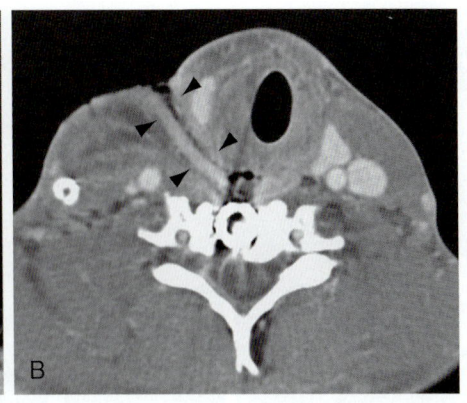

• 図25-10 食道穿孔．2例の患者．A：水平断CT画像は気泡を伴った広範な咽頭後方の貯留を示す．頸椎前方アプローチで生じて食道穿孔による蜂巣炎と膿瘍を意味する．B：造影剤増強CT水平断像は，食道穿孔から離れて分泌物の向きを変えるために生じた扁平上皮で裏打ちされた食道皮膚瘻（矢頭）を示す．

食道穿孔

食道穿孔は，食道壁に生じる全層欠損で急性または遅発性がある．欠損は，(1) 直接の全層損傷，(2) のちの穿孔につながる小さい損傷，(3) コンストラクトの破損，インスツルメント移動に伴う二次的な食道損傷，の結果生じる場合がある．

疫学

食道穿孔は，ACDFの0%[32]から1.62%[33]にみられるまれな合併症である．最近のいくつかの大規模シリーズ（症例数>1,000例）では，0.1～0.4%の発生率が報告されている[4,34,35]．

臨床像

穿孔は，手術中の急性発症（27%），手術後まもなく発症（27%），数週間から数カ月後（数年後さえ生じうる）（45%）に発症する可能性がある[34,36]．患者は，進行性嚥下障害，発熱／敗血症，縦隔炎および／または創部排膿，腫脹，捻髪音または膿瘍を示す．診断は，ガストログラフィン嚥下造影検査で確認される．選択的な症例では保存療法が奏効することもあるが，一般に外科手術的修復が必要となる．食道穿孔の原因がすべて分析された場合は，より早期の治療がより良好な結果につながることを示唆しているエビデンスがある．死亡率は，診断から24時間未満で治療が開始された場合は20%，それより遅れた場合は50%であった．ただし，これは無作為試験ではなかった[37]．

病態生理学

手術中における不慮の穿孔では，一般的に即座に漏出が生じる．穿孔を認識できれば一次修復が可能であり，必要に応じて，活性のある組織を充填することができる．そのような速やかな修復で，完全治癒が可能となる[4]．穿孔が認識できない場合は，食道皮膚瘻および／または致命的な縦隔炎につながる可能性がある．これに対して，インスツルメンテーションの食道内への侵食などによって，漏出が遅発性の様式で生じることもある．たとえば，頸椎固定術スクリューおよび／またはプレートのゆるみによって，ハードウェアの位置がずれ頸部食道が侵食されることがある（0.8%）[38]．食道を侵食し突出したハードウェアは，消化管を移動して経口的に，または，直腸に出ることが報告されている．したがって，読影者はどんなスクリューの欠如にも気を配らなければならず，術後の患者に食道穿孔が生じた場合は，どんな「行方不明のスクリュー」でも捜さなければならない[39,40]．慢性の食道穿孔の治療はむずかしく，長年にわたって複数の手術を必要とする場合があり，胸鎖乳突筋形成と計画的な外瘻作成を必要とするかもしれない（図25-10B）．

画像

CTと造影MRIで，外科手術部位で傍食道膿瘍または空気を証明できるかもしれない（図25-10～12）．しかしながら，外科手術部位の空気の存在は，術後初期は正常である．間隔をあけた検査画像で空気の量が増加している場合は，食道穿孔の疑いが増す．CTとMRIでは，術後変化とインスツルメンテーション・アーチファクト（存在するとき）のために判別が困難な場合がある．

気道障害

気道合併症とは，気道のあらゆる術後病変を含む．とくに手術後24時間以上の予防的抜管遅延，または，緊急／救急再挿管につながる問題を指す．

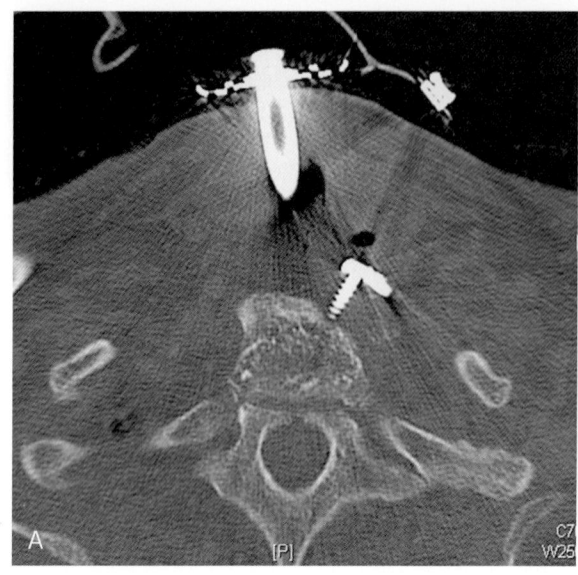

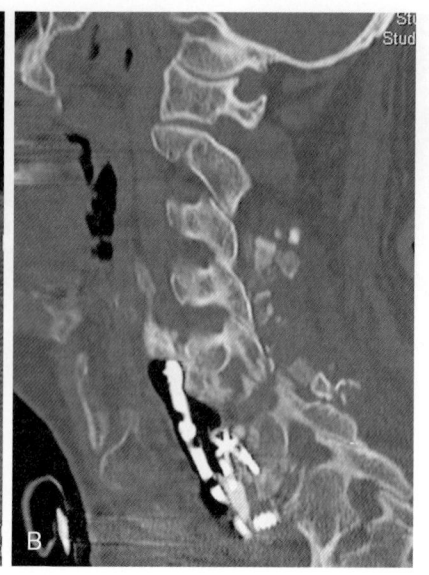

● 図 25-11 食道穿孔を伴ったインスツルメンテーションの移動．A：骨条件 CT 水平断像は，気管切開，左下固定術スクリュー突出，頸椎プレート前方移動と椎体前方軟部組織腫脹を示す．B：再フォーマットされた CT 矢状断像は，最下方のスクリューとプレートの前方移動を示す．感染性食道瘻からのエアが，インスツルメンテーションを取り囲んでいる．(Naidich TP. Cervical spine decompression for spinal stenosis and disk disease: Complications of surgery. In Castillo M, Koeller KK, Mukherji SK. Neuroradiology Categorical Course Syllabus, pp 289-296. American Roentgen Ray Society, 107th Annual Meeting, Orlando, FL, 2007 より引用)

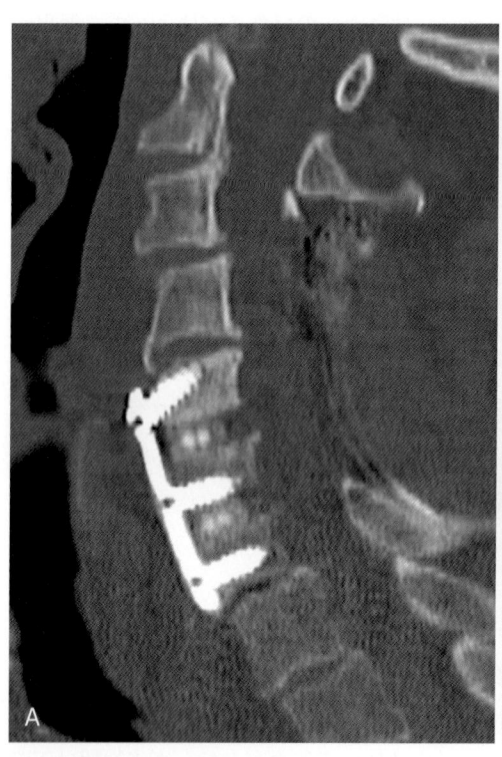

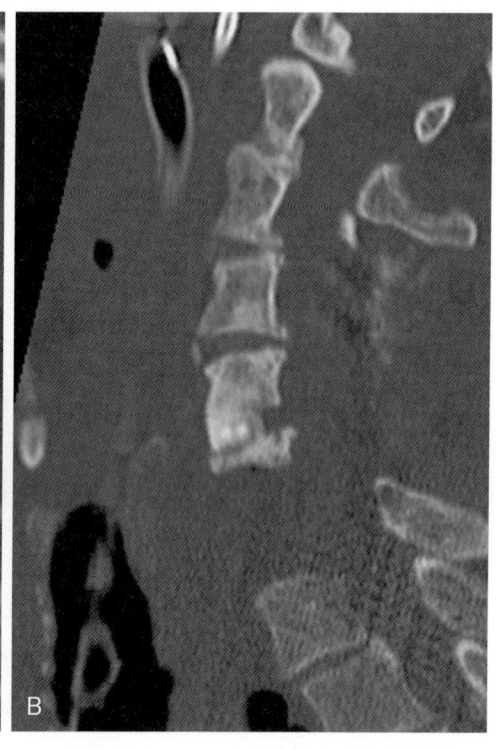

● 図 25-12 椎体切除とインスツルメンテーション抜去を必要とした食道穿孔と感染．再フォーマットされた連続的 CT 矢状断像．A：術後 CT 画像は，頸椎前方椎間板切除術と C5-C6 と C6-C7 に椎体間骨栓を使用した C5-C7 の固定術，のちに加えられた後方椎弓切除術と固定術（後方インスツルメンテーションは正中には見えない）を示す．上方 C5 スクリューがゆるんだ結果，頸椎プレート上端が C5 前面から遊離した．椎体前方軟部組織は膨隆している．B：3 カ月後の再検査は，インスツルメンテーションの一部抜去を示す．C7 椎体と C6-C7 骨栓が抜去された．残りの上部骨栓は，C6 の上面でなく C5 下面に融合した．

疫学

Sagi らは，300 件以上の頸椎前方手術で，6% の気道合併症を報告した．これらの症例では，1/3（2%）で手術直後の頸部（すべて付随するリスクで）に対して，緊急再挿管を必要として，0.3% は死亡に至った[28]．Terao らは，気道合併症は，前方手術の 1.8%，後方手術の 1.1%，そして，前方後方合併手術（360-degree procedures：全周性手術）の 70% に発生したと報告した[41]．頸部浮腫の危険因子は，頸椎高位の展開（C2，C3 または C4）による長時間を要すむずかしい手術，3 つ以上の椎体レベルの露出，同日の前方後方合併手術，手術時間 5 時間以上，300 mL 以上の出血，クリスタロイド置換量の増加などが含まれる．脊髄症の病歴，脊髄損傷，呼吸器系疾患，喫煙，麻酔危険因子は，気道合併症と相関しない[28]．

臨床像

気道障害は，一般的に，息切れ，酸素飽和度の低下，高炭酸ガス血症および／または狭窄音として現れる．新鮮

表25-4 頸椎前方椎間板切除術とプレート固定術後（ACDF術後）の椎体前方軟部組織腫脹：1椎間と2椎間ACDF193例の中間位での測定値*

高位	術前 Prox	Dist	術直後 Prox	Dist	術後1日 Prox	Dist	術後2日 Prox	Dist	術後3日 Prox	Dist	術後4日 Prox	Dist	術後5日 Prox	Dist
C2	3.6	3.5	6.4	4.5	8.4	5.0	13.1	8.5	11.2	8.7	9.2	6.1	8.1	4.9
C3	3.9	3.6	7.3	5.6	11.7	6.8	15.5	11.0	14.1	12.0	10.8	10.1	11.1	7.9
C4	5.9	6.2	9.8	9.7	13.0	11.1	16.6	13.2	15.1	14.5	13.5	12.6	13.9	11.1
C5	13.7	14.8	15.6	16.4	17.6	16.9	17.9	17.4	17.7	18.2	16.4	16.8	17.8	16.3
C6	15.6	15.3	17.2	17.1	18.5	17.6	17.7	17.0	18.0	18.1	17.8	18.1	18.9	17.6

*C5より近位の手術群（Prox）とC5より遠位の手術群（Dist）の椎体前方軟部組織の比較（単位mm）
Suk KS, Kim KT, Lee SH, Park SW. Prevertebral soft tissue swelling after anterior cervical discectomy and fusion with plate fixation. Int Orthop 2006; 30:290-294 より引用

気道障害は，ほとんど咽頭浮腫から生じる．しかし，血腫，喉頭閉塞（後述），ハードウェアの転位を除外する必要がある．標準的な術後軟部組織腫脹は2日目に著しく増加して，2～3日目で最大となり，4日目から段階的に低下する（表25-4, 5）[42-44]．したがって，最大腫脹に至る以前の術後1日目に抜管と自宅退院が行われるかもしれない．Epsteinらは，麻酔科医に対し，そのような気道合併症のリスクを低下させるために，患者を一晩挿管状態に保ち気管内チューブを抜去することを勧めた[42]．

原因

C5より頭側の手術では，C2-C3に最も腫脹が生じる．1椎間手術と2椎間手術で軟部組織腫脹の程度に差はない．

画像

単純頸椎X線側面像は，椎体配列，インスツルメント位置，気道開存性を評価するために手術後にしばしば撮影される．表25-4, 5は，手術後の時期に椎体前方軟部組織の厚さとして予測される数値を示す．

一過性および恒久的声帯機能障害

声帯機能障害は片側性（典型的な）か両側性（潜在的に致命的な）の声帯機能障害（たとえば，神経学的入力障害）を意味する．そして，気道病変の結果としておかされた声帯に内転が生じる．機械的原因（たとえば，圧力／外傷による血腫）も，関与するかもしれない．喉頭痙攣は，声帯機能障害の別の原因である．

疫学

反回神経はACDの0.07～11%[45]で損傷される．一過性障害（80～90%）または恒久的障害（10～20%）の原因

表25-5 待機的頸椎前方除圧術と固定術後の「正常な」椎体前軟部組織腫脹*

	術前	術後2週	術後6週
C2	4.34 (3-8)	5.53 (3-17)	4.58 (3-11)
C3	5.04 (3-10)	7.35 (3-17)	5.4 (3-11)
C4	6.58 (3-18)	10.57 (3-22)	7.5 (3-18)
C5	12.06 (5-25)	17.81 (5-32)	13.06 (5-25)
C6	16.23 (7-25)	21.65 (15-35)	18.05 (10-27)
C7	15.31 (8-25)	21.03 (10-33)	17.94 (9-29)

有意差あり：$P < 0.001$ すべてのレベルで術前と術後2週，$P < 0.01$ C4, C6, C7で術前と術後6週
有意差なし：$P > 0.05$ C2, C3 C5で術前と術後6週
*各レベル，各時点での軟部組織の平均の厚さmm（範囲）
Sanfilippo JA Jr, et al. "Normal" prevertebral soft tissue swelling following elective anterior cervical decompression and fusion. J Spinal Disord Tech 2006; 19: 399-401 より引用

となる[46,47]．合計1,300例以上の患者を対象とした2つのシリーズにおいて，反回神経の症候性障害は，3%で認められた[4,45]．それは，左側手術進入路，右側手術進入路で等しい頻度で発生する[4,45]．実際の反回神経麻痺は，患者の0.6%と報告されている．

臨床像

術後片側性反回神経障害は，臨床的に濡れ声および／または新たな術後嗄声として現れる[4]．Fountasらのシリーズにおいて，すべての患者は保存的に治療された．そして，12週間以内に全例の総合的症状は自然回復を示した[4]．しかしながら，他のシリーズでは，障害が恒久的となる場合もあることを示している．

原因

12年間の連続した頸椎前方手術900人の患者における反回神経障害のレビューは，声帯機能障害が気管内チュー

ブと開創器での神経への圧迫が一因となることを明らかにした[46]．開創器は気管内チューブの軸に対して喉頭を移動させ，神経の圧迫につながる[46]．気管内チューブのカフ圧モニタリングと，神経の再灌流ができるようにするために開創器を定期的に緩めることで，一過性声帯麻痺の率を6.4%から1.7%まで低下させることが報告された[46]．しかしながら，より最近の無作為試験では，カフの空気を抜いても喉頭鏡検査で認められる一過性喉頭神経障害率（各群の約15%）に関与しないことが示された[48]．

反回神経の走行は，左右で異なる[45]．右側では，反回喉頭神経は迷走神経の本幹から分離して，鎖骨下動脈の前方，そして下方を通過して気管食道溝を上行する．そして，喉頭に入る前にしばしば二股に分かれる．左側では，反回喉頭神経は頸動脈と平行して下降して，大動脈弓の動脈管索部の前方，下方，後方の順に通過する．その後，気管食道溝（右側でより少し内側にしている）を上行する．

少数例では，喉頭神経は通常と異なる走行をして，「非反回」または「直達」喉頭神経と称される．右側では，直達下喉頭神経は患者の約1%に報告されて，しばしば鎖骨下動脈異常と関係している[45]．左側では，直達下喉頭神経はまれで，大部分は右大動脈弓と関係している[45]．これらの破格は，手術中の外科医に予想外のリスクをあたえる．

画像

変形性頸椎症と狭窄症に関する高位，程度，その他通常の情報に加えて，頸椎前方手術患者の術前評価には，(1)既存の喉頭麻痺，(2)大動脈弓異常や異常な「直達」喉頭動脈についての心配が懸念される大血管の評価と特異的な情報提供を含めなければならない．

手術後に，次の3つの簡単な徴候で声帯麻痺を確実に確認する．(1)同側梨状陥凹の怒張，(2)同側披裂喉頭蓋ヒダの肥厚と正中固定，(3)同側喉頭室の怒張（図25-13）[49]．これらの所見の評価は必ず確認し，とくに術後患者についての各レポートのなかでコメントすべきである．まれであるが既存の片側性声帯麻痺患者においては，頸椎前方手術によって両側性声帯麻痺になると，恒久的な気管切開を必要とする場合がある[50]．Manskiらは，両側性麻痺を引き起こすことを回避するために，声帯の術前評価を提唱している[50]．

椎骨動脈および内頸動脈損傷

動脈損傷とは，狭窄につながる血管内腔または壁の変性，

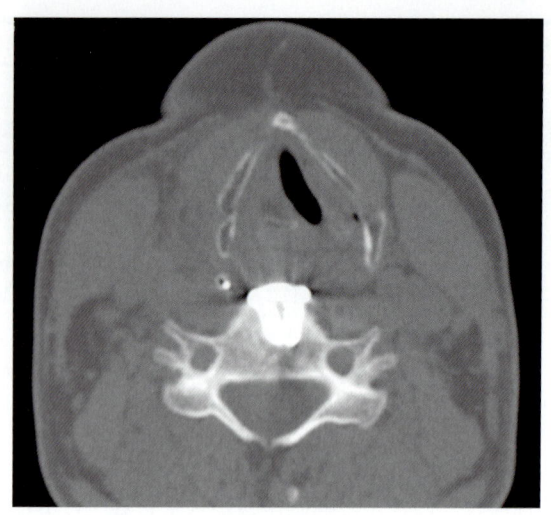

• 図25-13　頸椎前方除圧術後の喉頭障害．CT水平断像は，右再発性喉頭神経障害による右披裂軟骨および声帯の正中固定を示す．(Naidich TP. Cervical spine decompression for spinal stenosis and disk disease: Complications of surgery. In Castillo M, Koeller KK, Mukherji SK. Neuroradiology Categorical Course Syllabus, pp 289-296. American Roentgen Ray Society, 107th Annual Meeting, Orlando, FL, 2007 より引用)

閉塞，塞栓術による血管内凝血塊，解離，仮性動脈瘤および/または血管破裂を指す．

疫学

椎骨動脈損傷はACDの0.2〜0.5%で生じ，12,205件の頸椎手術での推定発病率は0.25%である[51-53]．裂傷は，どの脊椎レベルでも起こる可能性がある．椎骨動脈損傷は，ACDF（椎骨動脈裂傷の19%）と比べ，ACD*（81%）で頻繁に起こる[52]．

原因

椎骨動脈損傷の原因は，過剰な側面削開（とくに手術時の病的解剖で正中ランドマークが消失することで起こる），側面の骨や椎間板の過剰な除去，ハードウェアの極端な側方設置および/または腫瘍や感染による病的骨軟化があげられる[52]．鉤状突起（Luschkaの椎体鉤状突起関節）の内側縁までの外側骨切除は，通常，安全であると考えられる[54]．しかしながら，鉤状突起の内側縁と横突孔の内側縁のあいだは6 mm未満ほどの間隔しかない．椎体が伸延されるとき，鉤状突起とすぐ上の椎体のあいだには約6 mmの「ウインドウ」が開き，ドリル，ケリソンパンチまたは鋭匙による椎骨動脈損傷の潜在的な危険にさらさ

---

* 訳注：原著では"ACC"となっているが，"ACD"の誤りと思われる．

れる[54,55].

加えて，椎骨動脈は頸部を上行するにつれて，そのコースが微妙に変わる．C6からC3まで，椎骨動脈は，(1)正中に対して約4°の角度で内側寄りのコースを進む，そして，(2)徐々により後方を通過する．したがって，側面の切除範囲は，手術中にレベルごとに調整されなければならない．一般的にC6-C7では，椎骨動脈はC6横突孔に入る前にC7横突起と頸長筋のあいだを走る．したがって，C6の高さでは頸長筋を翻転させること，C6-C7では過剰な側方切開を回避することに注意しなければならない[54,55].

椎骨動脈は，横突孔に対してさまざまな進入形式を示す（表25-6）[56-59]．500例の椎骨動脈画像検査では，非定型進入の大部分は片側性（患者の12.4%）で，まれに両側性（患者の0.8%）であり，一般に男性（33.3%）より女性（66.7%）に多く，右側（48.6%），左側（51.4%）で，ほとんど左右差はみられない[56]．高位で進入する場合，椎骨動脈は横突起の前方に立ち上る．そして，ちょうど頸長筋の後方に位置して骨によって保護されていない．左総頸動脈と左鎖骨下動脈のあいだの大動脈弓から独立して左椎骨動脈が分岐する症例が，2.4～5.8%に認められる．そのような場合，椎骨動脈はほとんどつねにC5で横突孔に入る[57,58].

脈管損傷のおもな原因は，椎骨動脈の異常な走行である．椎骨動脈は，症例の2.0～2.7%で内側に突出したループをつくる[59,60]．Curyloらのシリーズにおいて，7つの内側ループは片側性で，C3レベル（7例中3例），C4（7例中3例），2つのレベル（C3とC7）に存在した[60]．動脈ループの内側偏位は，2つの形状をとる場合がある．椎骨動脈は，内側に拡大した横突孔にループを形成する場合がある（患者の1.2%）[60]．この場合には，上下の椎間板レベルの動脈は正常な位置にあり，ループの最大内側偏位は，椎体の中央レベルにある．あるいは，動脈は神経根分岐点近くの椎間孔近位部分でループを形成する場合がある（患者の0.8%）[60]．これらの理由から，通常C3，C4，C5で椎骨動脈が椎体鉤状突起関節内側のコースを進む場合がある[56]．これらの異常で椎弓根は菲薄化する場合があり，そして，椎骨動脈を椎体鉤状突起関節に対して内側に位置させるか，1.5 mm未満に近づける可能性がある．そのような場合，鉤状突起からの「距離5.5 mmルール」は適用できず，損傷の潜在的リスクにつながる．このように内側に位置した椎骨動脈は，手術中損傷の危険にさらされている．まれに，椎骨動脈自体が神経根障害の原因となる場合があ

表25-6 横突孔への椎骨動脈の異常なエントリー

文献	左右	C7	C6	C5	C4	C3
Bruneau et al.[56] 400の画像検査	両側	0.8%	93.0%	5.0%	1.0%	0.2%
Daseler & Anson[59] 379 屍体 758側	右	4.2%	88.9%	6.1%		
	左	6.6%	86.0%	7.1%		
	両側	5.4%	87.5%	6.6%		

る[60]．頸椎前方手術における頸動脈鞘の長期間にわたる牽引は，内頸動脈血栓症による脳半球梗塞につながる場合がある[52].

臨床像

椎骨動脈に対する損傷は，広範囲に及ぶ大量出血，仮性動脈瘤，椎骨動脈血栓症，動静脈瘻，遠位椎体領域の塞栓形成，脳幹梗塞，死亡につながる場合がある．動脈のコントロール／修復は，直接的なタンポナーデ，コイリングおよび／またはステント，損害を受けた分節の血管閉塞で試みられることがある[51].

画像

椎骨動脈を含まない横突孔は，だいたいにおいて通常より小さい[56]．椎骨動脈が通常でない内側ループをつくる横突孔は，一般的により大きく内側に位置している．したがって，術前に横突孔の存在，部位，大きさは注意しなければならない．そして，とくにどんな既知の外科手術レベルであっても，潜在的な走行異常，ねじれ，椎骨動脈の弛緩の可能性を外科医に警告するため，大きさや位置の異常を報告するべきである．横突孔の部位と大きさの評価によって，読影者は，どの椎骨動脈が優位か，椎骨動脈が横突孔に対して変則的に高位エントリーであるか低位エントリーであるか，当該レベルの手術に対するさらなるリスクを呈する動脈内側ループが存在するかを示唆することができる．通常でない変性，外傷性，または，外科手術上のランドマークを変えるかもしれない脊椎の腫瘍性侵食には，注意しなければならないし，報告しなければならない．再フォーマットされた三次元CTの画像は，とくによく脊椎-動脈の関係を示す（図25-14）．

手術後に，椎骨動脈の予想される（または知られる）走行と脊椎インスツルメンテーションの関係は十分注意されなければならないし，どんな問題点でも報告しなければならない（図25-15）．椎骨動脈の潜在性損傷に特異的な画

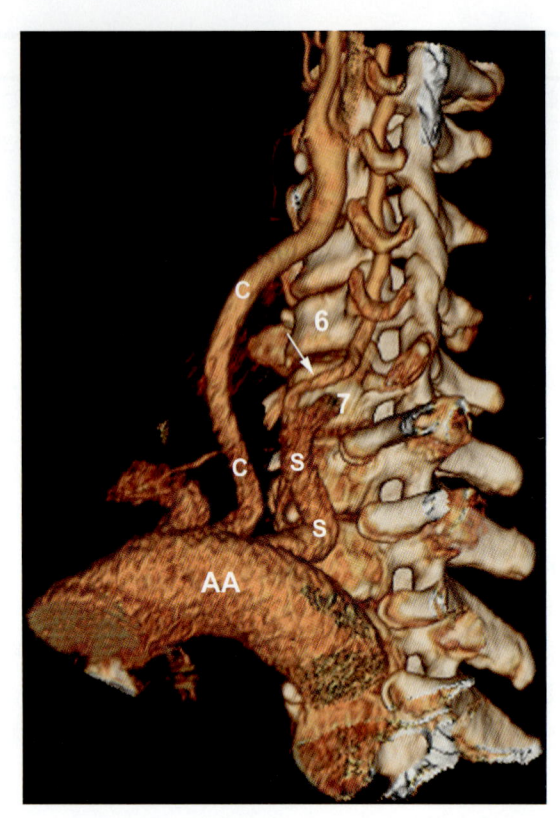

542　XII　手術で考慮すべき点

- 図 25-14　椎骨動脈のC6横突孔へのエントリー．再フォーマットしたカラー3D CT像．左総頸動脈（C）と鎖骨下動脈（S）は，大動脈弓（AA）から起こる．左椎骨動脈（矢印）は鎖骨下動脈から起こって，C7横突起（7）前方を通過して，C6（6）で横突孔に入ってその頭側の椎体横突孔を上行する．

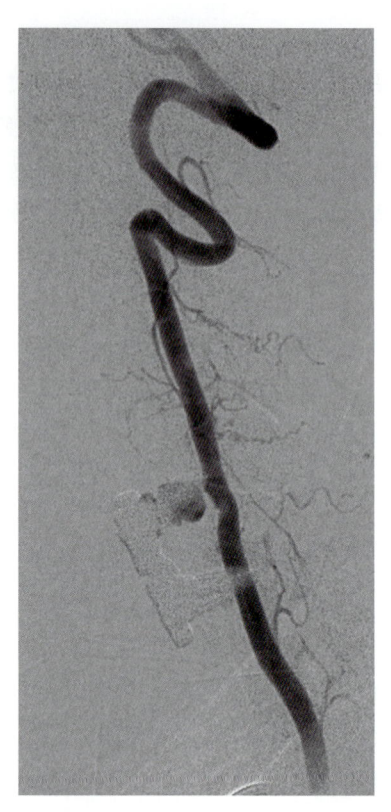

- 図 25-15　椎骨動脈損傷．サブトラクション動脈造影椎体側面投影法．1椎間頸椎前方椎間板切除術と椎体間固定術（ACDF）の上位椎体での血管外遊走と仮性動脈瘤形成を示す．インスツルメンテーションによるサブトラクション・アーチファクトに注目．（Naidich TP. Cervical spine decompression for spinal stenosis and disk disease: Complications of surgery. In Castillo M, Koeller KK, Mukherji SK. Neuroradiology Categorical Course Syllabus, pp 289-296. American Roentgen Ray Society, 107th Annual Meeting, Orlando, FL, 2007 より引用）

像として，動脈内径，動脈の圧迫または狭窄，壁の平滑性または不整，潜在的な腔内栓球または赤血球凝血塊が示唆される陰影欠損，血管からの漏出，仮性動脈瘤または血管周囲血腫は，速やかに報告し，伝達しなければならない．適切な環境では，脈管損傷に対する血管内治療が考慮されなければならない．

ホルネル症候群を伴う交感神経損傷

瞳孔運動の二次節前交感神経線維は，ほぼT1レベルで脊髄を出て頸部交感神経幹に入る．そして，総頸動脈（C3-C4）の分岐レベルで上頸神経節にシナプスを形成するために，交感神経幹を上行する．ホルネル症候群は，この経路の損傷による眼瞼下垂，縮瞳，発汗減少の臨床三徴候として定義される．

疫学

交感神経幹は，頸椎前方手術の0.1〜4%で損傷を受ける[4]．

臨床像

交感神経幹への損傷は，眼瞼下垂，縮瞳，発汗減少の三徴候で，ホルネル症候群につながる場合がある．ある例では，一時的な片側性（外科手術部位と同側）ホルネル症候群が手術後発症して，6週以内に自然回復している[4]．

病態生理学

瞳孔運動の二次節前交感神経線維は，ほぼT1レベルで脊髄を出て頸部交感神経幹に入る．そして，総頸動脈（C3-C4）の分岐レベルで上頸神経節にシナプスを形成するまで，交感神経幹を（頸長筋近傍）上行する．神経幹は，C3と比べC6では頸長筋内側縁に接しているので，交感神経幹に対する損傷リスクは下位頸椎疾患手術でより大きい[61]．

画像

交感神経を描出する標準検査はない．

術後感染

術後脊椎感染は，手術部位あるいは近接する部位で生じる感染であり，術直後，術後しばらくして，さらに長い時間を経過して生じることもある．

疫学

大規模なシリーズでは，術後創感染は症例の1.2〜8.5%と報告されている[62]．プールされた843例の患者データにおいて全体の感染率は3.9%であり，予防的抗生物質投与を受けている群の感染率は2.2%，受けていない群では5.9%であった[62]．脊椎インスツルメント手術では，10%程度と，高い感染率が報告されている．純粋な脊椎前方進入術後の感染は，非常にまれである（〜1.5%）[4,12]．後方進入路での感染は，大幅に頻度が高い．前方後方併用進入では，後方進入単独の場合と同じ感染率である[63]．感染の危険因子には，喫煙，糖尿病，肥満，栄養失調症，長期のアルコール乱用，先行感染，脊椎手術の既往があげられる．感染リスクは，1週以上の術前入院，3時間以上の手術時間，1リットル以上の出血で増加する．

臨床像

脊椎感染症は，持続的あるいは増悪する痛み（ときに充満感と関係している），紅斑および／または創部からの漿液性あるいは膿性物の排出として表れる．患者の体温上昇，炎症マーカー（たとえば，赤沈とCRP）の上昇は高頻度に認められるが，末梢白血球数が必ずしも上昇するというわけではない．

脊椎感染症は2つの主要因，すなわち感染の重症度と宿主抵抗性特性について，3つの群に分類して理解される（**表25-7**）．

第1群，大部分の患者はこれに該当し，1回の洗浄デブリドマンと流入洗浄システムを使用しない吸引ドレナージチューブで創閉鎖して治癒に至る．第2群の患者では，平均3回の洗浄デブリドマンを必要とする．第3群の患者は，治療困難で予後不良である．正常な宿主防御のない患者では，術後感染はより高率となる．

画像

造影剤増強検査（CTまたはMRI）は，手術創部での貯

表25-7 脊椎創感染の臨床病期分類（修正Cierny分類）

感染重症度		宿主特性	
群	解剖学的タイプ	身体的分類	生体反応
1	単一菌（表在性または深部）	A	正常
2	複数菌深部	B	局所または複数の全身疾患（たとえば喫煙）
3	筋壊死を伴う複数菌	C	免疫不全（外傷重症度スコア > 18）

Sasso RC, Garrido BJ. Postoperative spinal wound infections. J Am Acad Orthop Surg 2008; 16: 330-337 より引用

留を強調して，潜在性感染を示唆する所見（たとえば皮下気腫，筋膜裂開および／または脂肪組織のすじ状濃度上昇）を示すことができる．しかしながら，とくにインスツルメント・アーチファクトや早期で小さい感染創の場合など，術後環境によって画像所見を解釈するのが困難である場合がある．

術後頸部血腫

術後血腫は，手術部位またはその近くに生じる新たな血液貯留である．

疫学

術後出血は，症例の0.2〜5.6%で報告されており，頻度は一定でない[4]．初回ACDF手術1,015例において，術後出血は症例の5.6%で生じて，2.4%で緊急の外科的処置を必要とした[4]．出血の発生率は，1椎間，2椎間，3椎間ACDFで等しかった[4]．

臨床像

術後出血は，しばしば頸部腫瘤として現れる．腫瘤は気管と食道を移動させて嚥下障害を生じたり，さらに呼吸窮迫につながったりすることもある．また，手術部深層での血腫は脊髄の圧迫を生じて，血腫が生じたレベルとその進展に応じた神経障害が生じる．

原因

術後出血は，頸椎血腫を生じ，脊柱管中での脊髄圧迫や気管偏位を生じさせることがある．出血のリスク因子には，凝固異常と術後の極端な高血圧がある．術後の咳やしぶり腹は，血腫発生の一因となりうる．これらは，おそらく静

脈圧上昇の結果によるものと考えられる．

画像

　画像では，手術部位，手術部位に対する気道・消化管の関係，外科手術でのコンストラクト（使用していれば）の完全性，隣接した血管の健全性，脊柱管中の脊髄の大きさと位置について，最大限に示さなければならない．出血コントロール手術を決断して止血を達成するために必要なデータを得るために，いかなる出血，出血による気管，食道，脊髄の偏位／圧迫，出血源となる脈管異常について，完全に，そして，早急に詳細に描出されなければならない．

不慮の硬膜損傷

　軽微な「切り傷」または裂傷による硬膜内への意図的でない開口は，不慮の硬膜損傷と称される．

疫学

　Hannallahらは，前方および頸椎後方手術の1％で脳脊髄液漏出を報告した．発生率は，(1) 女性（0.4％）より男性（1.56％）で多く，(2) 後縦靱帯骨化症による圧迫を修正する目的で手術が施行されたときは12.5％，(3) 前方再手術で1.92％，(4) 前方椎体切除術と関節固定術では1.77％であった[64]．

臨床像

　患者は，低圧による体位性の頭痛や脳脊髄液（cerebrospinal fluid：CSF）漏出に関連するその他の症状を示す場合がある．偽性髄膜瘤が存在するとき，一般的に手術部位またはそれに隣接した波動する軟部腫瘤として現れる．合併する感染症では，白血球数増加と急性炎症マーカー（たとえば，赤沈，CRP）の上昇を伴う発熱を呈する．CSF漏出を有する患者20例のHannallahらのシリーズにおいて，症状の60％は3日までに，85％は1週までに，95％は4週までに，そして，症例の100％は4カ月以内に回復した[64]．長期の後遺症で苦しむ患者はなかった．外髄液漏，創感染または髄膜炎を併発した患者はいなかった[64]．1例（5％）で偽性髄膜瘤が生じたが，腰部CSFドレナージで閉鎖した．

原因

　Fountasらのシリーズにおいて，硬膜穿孔の5例（0.5％）が術後胸椎髄液漏に至った[4]．これらのうち4症例の硬膜開放は偶発的だったが，他の1例では，大きい硬膜内椎間板断片を除去するために硬膜が意図的に切開された．Hannallahらの研究では，CSF漏出のある20例の硬膜損傷において，前方硬膜裂傷は15例に生じた．そのうち14例は後縦靱帯骨化症の摘除のためのKerrison骨鉗子操作，1例は前方椎間板切除のための下垂体骨鉗子操作が原因であった．後方硬膜裂傷は5例に生じており，2例は後方展開のための電気メスの使用，1例は後方椎間孔拡大術中，2例は後方椎弓形成術のための椎弓挙上が原因であった[64]．硬膜切開は，クモ膜に対する同時損傷，硬膜欠損部を通したクモ膜膨隆や脆弱化，脳脊髄液漏出や偽性髄膜瘤，潜在性感染の原因となる可能性をもっている．

画像

　CSF漏出は，手術部位の軟部組織中の「水腫」として現れる場合がある．漏出は，その存在と部位を明らかにするために行われるのちの画像検査で，陽性造影または放射性核種の硬膜下腔内配置によって明らかにされ，特定される場合がある．偽性髄膜瘤は，小さいまたは大きい，深部または浅層に，液体で満ちた「ポケット」として手術部位にとどまったり拡大したりして現れる．貯留は手術のレベルに限定される場合もあるが，頭側あるいは尾側に多発性分節状に現れることもある．偽性髄膜瘤の壁は一般的に肥厚しており，炎症反応と肉芽組織のためコントラスト増強を示すが，無菌であることも感染していることもある．傍脊柱筋と隣接している組織は，単純な術後水腫または急性炎症を示す場合がある．深刻な同時感染患者においては，椎間板炎，骨髄炎，傍脊柱蜂巣炎，膿瘍と排出瘻孔形成がみられる場合がある．

◆ 頸椎後方アプローチの合併症

　脊椎後方手術の主要な合併症は，（不定の）進行性脊椎変形による不安定性，術後神経根障害，偽性髄膜瘤によるCSF漏出，感染，隣接分節の変性である（図25-16）．

脊椎不安定性（術後頸椎後彎）

　脊椎不安定性は，異常な亜脱臼の発生，神経障害，および／または痛みなしに，脊椎が正常な運動に耐えることができないことである．術後頸椎後彎は，頸椎後方手術を悪化させる一種の不安定性を意味する．

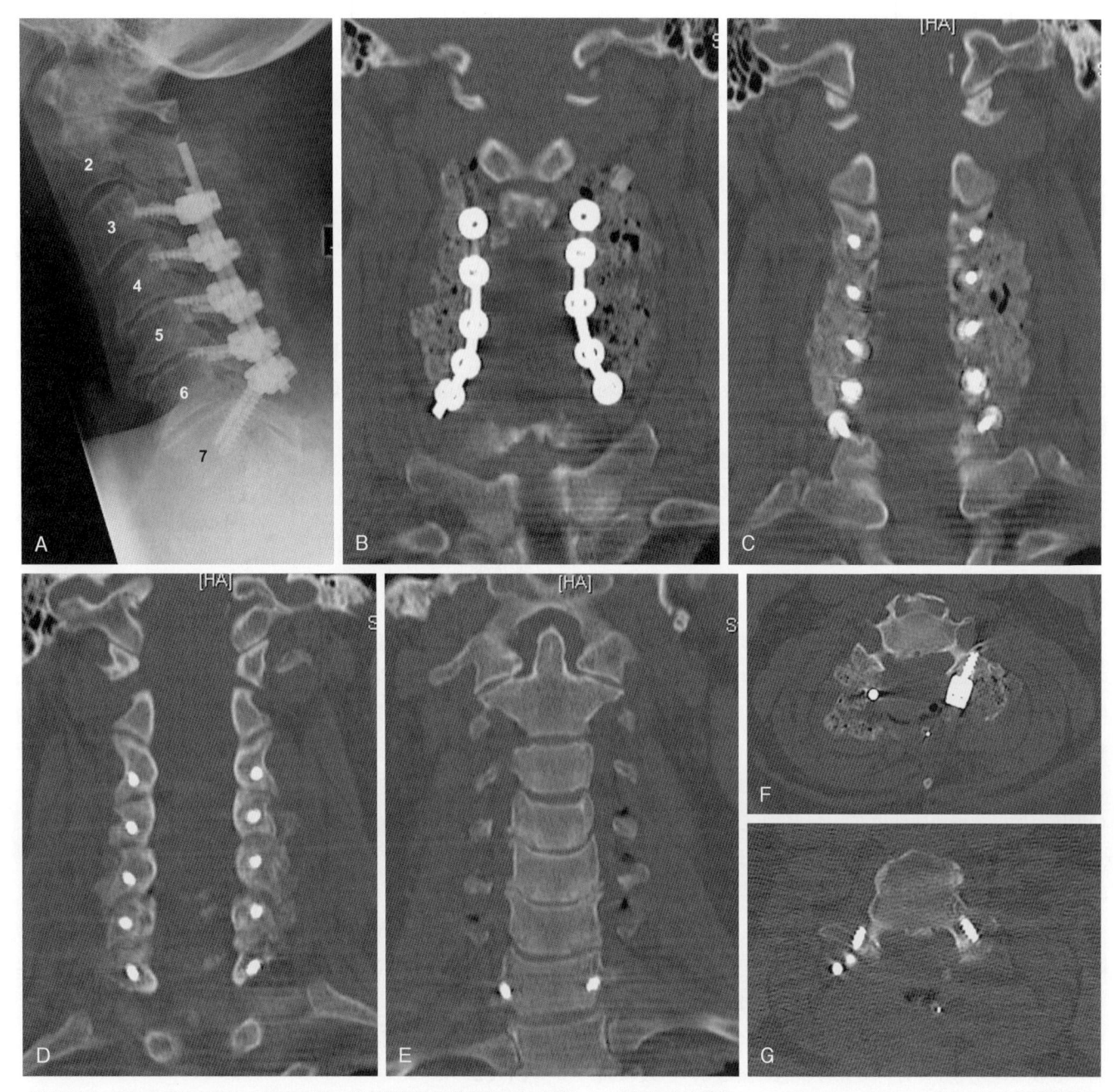

• 図 25-16　内固定術と骨性癒合腫瘤を伴った多椎間頸椎後方椎弓切除術．A：脊椎側面 X 線像．B〜E：再フォーマットされた CT 冠状断像は，断面を背側から腹側へ表示する．F, G：CT 水平断像．この患者は，両側性椎弓切除術を伴う長分節後方拡大術と外側塊スクリュー（C3-C6），椎弓根スクリュー（C7）による内固定術，固定のための骨片移植を受けた．側面 X 線像（A）と CT 冠状断像（B〜E）は，スクリューの軌跡と右 C7 椎弓根スクリューの側面でのわずかなズレを除いて予想どおりの正常な配列を示す．F：水平断像は，左*外側塊スクリューの良好な設置を表す．G：水平断像は，左 C7 椎弓根スクリューの良好な設置を表す．しかし，右椎弓根スクリューは外側設置されている．

疫学

頸椎後方手術後の頸椎後彎の発生率は，0〜33% という幅がある[65]．固定術を行っていない患者や脊髄損傷患者で発生率が高い．

臨床像

頸椎前方手術と同様に，一般的に頸椎後方手術の合併症としての術後頸椎後彎は，軸性疼痛または根性痛（ときどき頭部下垂を伴って）として現れる．

病態生理学

とくに後方傍脊柱筋損傷または脱神経がある場合は，頸

---

* 訳注：原著では "右" となっているが，"左" の誤りと思われる．

椎後方アプローチ自体が後彎の素因となりうる．後方要素（たとえば，椎弓，棘突起，靱帯）の除去で，後方緊張帯が消失することにより術後後彎の一因となりうる．内在する脱神経のため，脊髄症／脊髄損傷の患者（とくに固定術／インスツルメンテーションを使用しない場合）では術後後彎となりやすい．

画像

術後後彎は，標準的なX線像で容易に明らかとなる．撮影の安全性が確保されれば，動的屈曲–伸展撮影は変形範囲を決めるのに役立つ．CTとMRIは，骨および軟部組織の解剖について付加的な情報を提供する可能性がある．したがって，後彎の原因となっている機序を明らかにすることや外科的／内科的処置についての決定をする際に役に立つ（たとえば，神経圧迫の程度）．

頸椎後方除圧術後の神経根障害

頸椎後方除圧術手術後，多くの潜在的要因のために，患者は新たな根性の神経症状と障害を自覚する場合がある．

疫学

術後神経根障害は，変形性頸椎症または後縦靱帯骨化症の除圧目的で多椎間頸椎後方椎弓切除術を受けた287人の連続した患者の9%で報告された[66]．椎弓根スクリュー設置による神経根障害発生率は0.4%である[6]．

臨床像

術後神経根障害は，一般的に手術後4時間〜6日に生じ，おもにC5，C6神経根運動枝に影響を及ぼして，手術後2週〜3年（平均5.3カ月）で元の状態に戻る[66]．一般に頸椎症性脊髄症の治療を受けた患者は，後縦靱帯骨化症のための治療を受けた患者より回復がよい．

病態生理学

多くの研究がこの状態を記述しているにもかかわらず，明確に認められている原因はない．

画像

CTとMRIは，脊椎要素または外科手術コンストラクトと神経根の直接衝突，炎症を生じている神経根のエンハンスメントを示すことができる．

椎骨動脈損傷

椎骨動脈損傷とは，狭窄につながる血管内腔または壁の変性，閉塞，血管内凝血塊，解離，仮性動脈瘤および／または血管破裂を指す．

疫学

単純な頸椎後方椎弓切除術と椎弓形成術では，主要な動脈に対する損傷リスクはほとんどない[52]．頸椎椎弓根スクリュー固定術は，0.3〜0.6%の椎骨動脈損傷リスクがある[52,53]．C2に設置される外側塊スクリューは4.1〜8.2%の症例で椎骨動脈損傷を生じるが[54]，C2より尾側に設置される外側塊スクリューは動脈損傷を生じることはない[54]．椎骨動脈–頸静脈動静脈瘻が，頸椎後方椎間孔拡大術後に生じた例が報告されている[52]．

臨床像

椎骨動脈損傷は，ただちに，または，数年後に手術部位での出血，動静脈瘻，仮性動脈瘤，血栓による塞栓症，脳虚血，脳卒中，あるいは死亡として現れる場合がある．脳幹梗塞は，左椎骨動脈閉塞患者の3.1%に，右椎骨動脈結紮の1.8%に発症するとされる[53]．椎骨動脈の緊急結紮で12%の死亡率を伴う[53]．損傷は直接修復または血管内のコントロールによって治療される．

病態生理学

動脈損傷は，血管への一次性外傷，または，隣接した骨要素に対する処置，牽引，伸延*に伴う二次性外傷から起こる場合がある[54]．

C1–C2

大部分の動脈損傷は，C1–C2での椎間関節スクリュー設置において生じる（患者の4.1%，スクリューの2.2%）．人口の約80%において，椎骨動脈はC2の上関節面尾側直下で，外側塊の中で鋭角に外側へ屈曲する．人口の最大20%に椎骨動脈の位置異常がみられ，18%は少なくとも一方でC2横突孔のhigh-ridingがあり，椎骨動脈は危険な位置に存在する．他の異常として，軸椎上関節面下部での動脈屈曲が必要以上に内側，後方，高位である場合，非常に狭いC2関節間狭部となる場合もある．20%では，椎

---

* 訳注：原著では"(dis)traction"となっているので，distraction or tractionの意と考えて"牽引，伸延"と訳した．

弓根が侵食されて外側塊が薄くなるほどまで，椎骨動脈によってC2外側塊下面は溝を彫られている．一般的に，C1-C2椎間関節スクリューは，C2-C3椎間関節の2～3mm上内側で挿入され，C2を通して上内側にあるC1前結節の方向へ導かれる．軌道が必要以上に低いか，外側である場合は，スクリューは椎骨動脈と交差する可能性がある[54]．

C3-C6

C3-C6の外側塊スクリューでは，刺入点が必要以上に内側の場合，および／または，刺入方向が十分に外側に向いていない場合は，椎骨動脈損傷の危険がある．解剖学的には，C3-C6に設置される椎弓根スクリューは動脈損傷のリスクがある．椎弓根の皮質は外側ほど薄く，それに伴って椎骨動脈に対する危険性が生じる．C4椎弓根は最も細いので，C4椎弓根スクリューは椎骨動脈損傷の危険性が最も高い[54]．

画像

術前のCTとMRIは，動脈の走行と椎弓根や外側塊の位置関係，固定スクリューの予想される軌道を示すことができる．術後の画像検査では，骨折，骨片または椎骨動脈に影響を与える可能性のあるインスツルメンテーションならび術後出血を描出することができる．

◆ プレート固定を伴う外側塊スクリュー使用後の合併症

1995年に，Hellerらは，654本のスクリュー（平均，患者当たりスクリュー8.4本）を使用して治療を受けた78人の連続した患者で観察される合併症を報告した[67]．スクリュー挿入当たりで計算された合併症は，神経根損傷（0.6％），椎間関節損傷（0.2％），椎骨動脈損傷（0％），スクリュー破損（0.3％），スクリュー引き抜き（0.2％），スクリューのゆるみ（1.1％）であった[67]．患者当たりで計算された合併症は，脊髄損傷（2.6％），医原性の椎間孔狭窄（2.6％），プレート破損（1.3％），整復損失（2.6％），隣接分節の変性（3.8％），感染（1.3％），偽関節（1.4％）であった[67]．

全周性頸椎狭窄症による症候性頸髄症患者の管理は，外側塊インスツルメントによる固定術を併用することで多椎間の広範囲後方椎弓切除術を行うことが可能となり，単回手術で遂行できるようになった[68]．50人の連続した患者を調べたSekhonのシリーズにおいて，死亡例はなく，インスツルメントに関連した神経性または血管損傷や，追加の腹側除圧術の必要性はなかった[68]．3例（6％）の患者に，神経の状態に影響を及ぼさない単純なスクリューの引き抜きがあった．後彎は8例（4％）の患者でわずかに悪化した．1例（2％）の患者は，1年後に隣接したレベルの椎間孔拡大術／後方椎間板切除を必要とした[68]．椎弓形成術で報告されるその他の合併症には，脊柱管再狭窄，頸椎運動の減少と正常な頸椎前彎の消失がある[69]．

◆ 頸椎経椎弓根スクリューの合併症

頸椎椎弓根はC3-C6では小さく，C2とC7では大きいので，伝統的な頸椎後方インスツルメンテーションは，C3-C6に外側塊スクリューとC2および／またはC7レベルだけに椎弓根スクリューを用いて内固定術を達成していた．最近では，椎弓根スクリューはC3-C6のより小さい椎弓根でも用いられるようになった[53,70,71]．26例の患者に設置された94本の椎弓根スクリューのレビューで，94本中20本（21％）のスクリュー（大部分はC3とC4）で誤設置による機械的強度減少，25％未満の横突孔狭窄，外側陥凹狭窄がみられた．いずれも，臨床的な後遺症はみられていない[67]．ほかに，94本中8本（9％）のスクリューで皮質に危険な侵害が生じた．4本のスクリューは，脈管損傷なく横突孔が25％以上狭窄した．3本のスクリューは，椎間孔と交差していた．1例の患者で一過性運動麻痺になり，すぐに再置換手術が必要な新たな感覚消失が生じた[53]．Yoshimotoらは134本のスクリューを26例の患者に挿入して，134本中5本（3.7％）のスクリュー（すべて初期10例目以内の患者）で椎弓根の完全穿孔と他の10本（7.4％）で椎弓根の部分穿孔を経験した[72]．癌症例の2例を除いたすべての患者で骨癒合が達成された．椎弓根スクリューによる神経合併症が生じた患者はなかった[72]．Neoらのシリーズにおいて，18人の連続した患者は，変性疾患に対してC2からC6に至る86本の椎弓根スクリュー設置を併用した頸椎後方除圧術を受けた[53]．スクリューは，86本中25本（29％）で，椎弓根皮質を穿破した．大部分のスクリュー（84％）は外側に逸れ横突孔に侵入していた．しかし，いずれも椎骨動脈に損傷を与えなかった[53]．

◆ 前方後方併用「全周性」頸椎除圧固定術

選択された複雑な頸椎の問題（とくに不安定性をもつ症例）のために，外科医は同一のセッションで前方および後

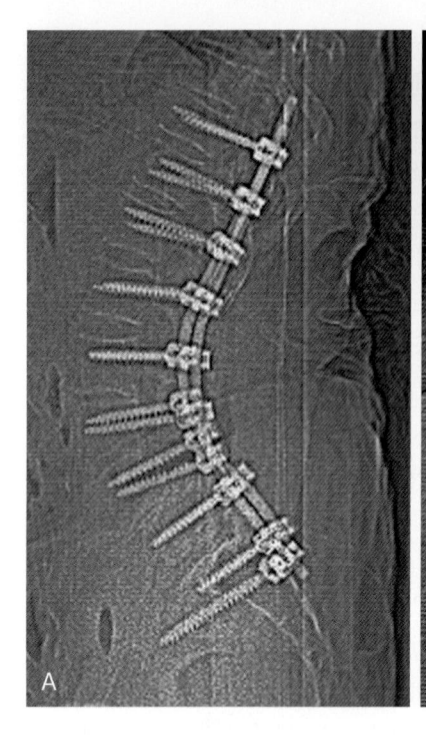

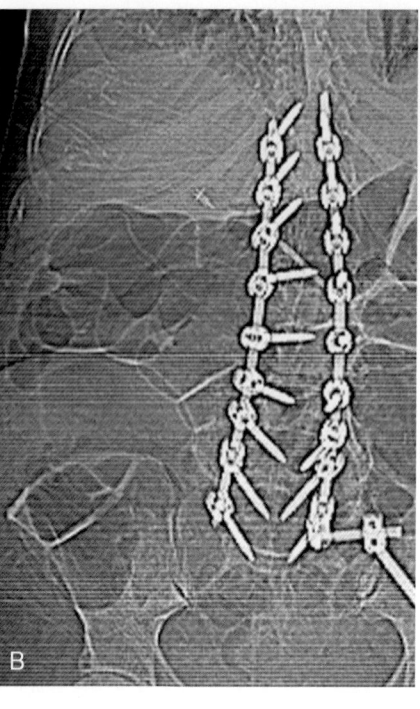

•図 25-17　長分節の胸椎腰椎仙椎後方固定術．CT のスカウト・ビューからの側面像（A）と前額面像（B）は，多椎間に設置された椎弓根スクリュー，左仙腸骨スクリュー，一対の垂直接続要素（ロッド）示す．

方併用の頸椎除圧術と固定術を行う場合がある．そのような「360°」手術は，即時に安定化を与えて，前方移植片とインスツルメント障害を減少させて，術後のハロー固定を不要にする[71]．しかしながら，手術はより長時間を要し，より侵襲的である．そして，問題のなかでもとりわけ気道病変（70％）のリスクが高くなる．Kwon らは，単一ステージ多椎間頸椎前方椎間板切除術と後方固定術によって治療された患者は，ルーチンに一晩集中治療室で管理し，その後，翌日にカフリークテストによって問題なく抜管することができるかどうか判断すべきであると主張している．半数は抜管できず，抜管は遅延させ 1 日目を越えて行われた[73]．

腰椎手術の合併症

脊椎狭窄症は脊柱管および / または神経孔の水平断面での狭窄を示し，一般的に痛みと神経障害の原因となる[74]．脊椎狭窄症は前方に，後方に，そして全周性に，単一または複数レベルで生じる場合がある．狭窄症の一般的な原因は，椎体の変性骨棘，椎間板膨隆またはヘルニア，椎間関節の骨棘，黄色靱帯の陥入肥厚，硬膜外脂肪の過剰な沈着（硬膜外脂肪腫症）などである．続発性無分離脊椎すべり症と変性脊柱側彎症は，一次性狭窄症を悪化させる場合がある．

◆ 概観

1993 ～ 2001 年のあいだで，米国で行われた腰脊椎固定術の数は 356％ 増加した．40 ～ 59 歳の患者では，人口 100,000 人当たり，13 人から 63 人に，60 歳以上の患者では，人口 100,000 人当たり，13 人から 68 人に増加した[2]．2001 年時点の腰椎固定術は人口 100,000 人当たり 21 人で，主要な適応は変形性椎間板疾患であった[2]．

圧迫性腰部脊髄症＊と神経根障害は，さまざまな方法で治療されている（図 25-17 ～ 21）．

1. 腰椎前方椎間板切除術と椎体間固定術＝腰椎前方除圧固定術（anterior lumbar discectomy and interbody fusion：ALIF）．この術式では，前方 / 前外側切開が腹膜外腔に入るために用いられる．そして，前方脊椎と関連する脈管組織に至るまでの後腹膜切開が可能となる．椎間腔を露出させたあと，椎間板切除が施行される（ときに，脈管組織の移動と慎重な回避が必要である）．それから，構造的な移植片（一般的に骨移植で充填された骨栓またはチタン・ケージ）が隙間に設置される．インスツルメンテーションを安定させるために，ときどきコンストラクトが用いられる．

2. 腰椎後方椎弓切除（または椎弓形成）術と固定術＝腰

＊訳注：L2 以下に脊髄は存在しないが，原文に "compressive lumbar myelopathy" とあるので "圧迫性腰部脊髄症" と訳した．

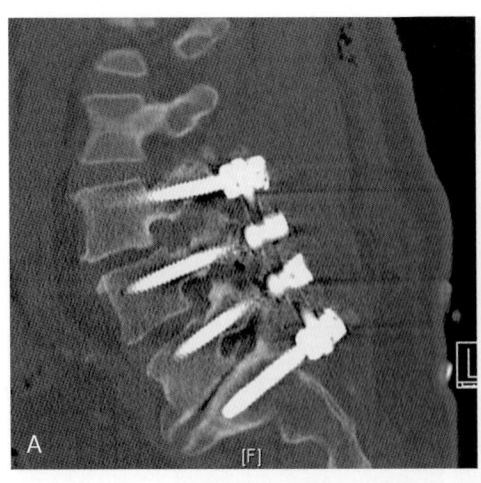

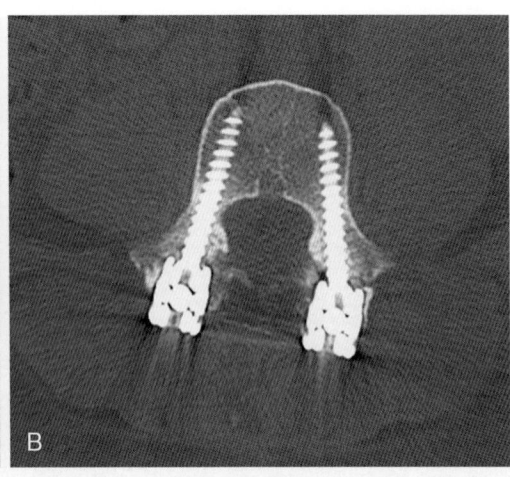

第25章 脊柱管狭窄に対する除圧術と椎間板疾患手術の合併症 549

- **図25-18** 腰椎後方椎弓切除術とL3-S1固定術（PLIF）．A：再フォーマットされたCT矢状断像．B：CT水平断像．椎弓根スクリューは，椎弓根を整列配置して皮質の侵害なしに横断してうまく設置されている．腰椎前彎は維持されている．

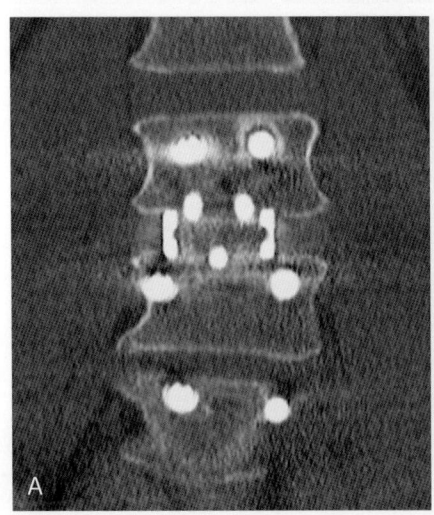

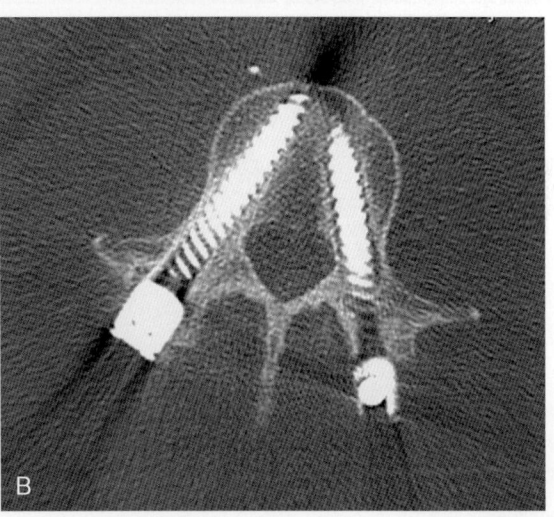

- **図25-19** 椎弓根スクリューのゆるみ．A：再フォーマットされた骨条件CT冠状断像．B：L3椎弓根部での骨条件水平断CT像．これら画像は，L3，L4，L5椎弓根スクリューとロッドによる内固定術を併用したL3-L4腰椎後方椎体間固定術を示す．骨栓はL3とL4の終板に対してうまく挿入されている．右L3と両側L4，L5椎弓根スクリューは，スクリュー周辺の「透明帯」や硬化像がなく，スクリューに隣接した骨に良好な骨密度を示す．左L3椎弓根スクリューは，透明帯が形成されている．透明帯周辺には厚い骨硬化像があり，スクリュー周辺の骨梁消失を示す．これは，スクリューに対して円筒状腔または「中空スリーブ」を作製することになるので，骨内でスクリューはゆるみを生じる．

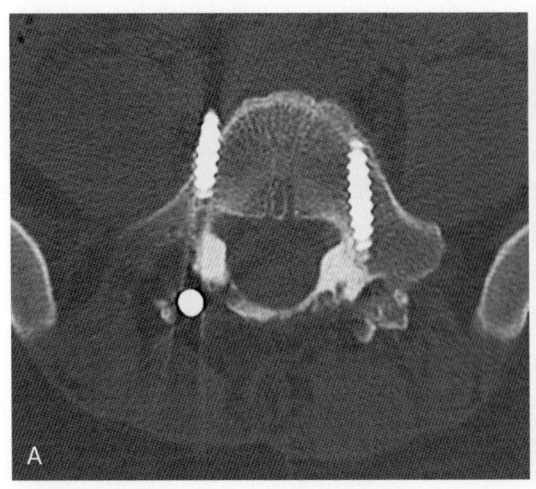

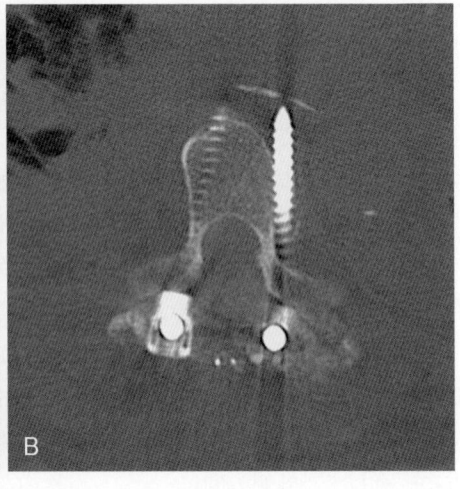

- **図25-20** 椎弓根スクリューの位置異常．CT水平断像．2例の患者．A：右椎弓根スクリューは，椎体縁を越えて傍脊柱軟部組織に突出している．B：左椎弓根スクリューは，椎弓根と椎体の側方を通過している．

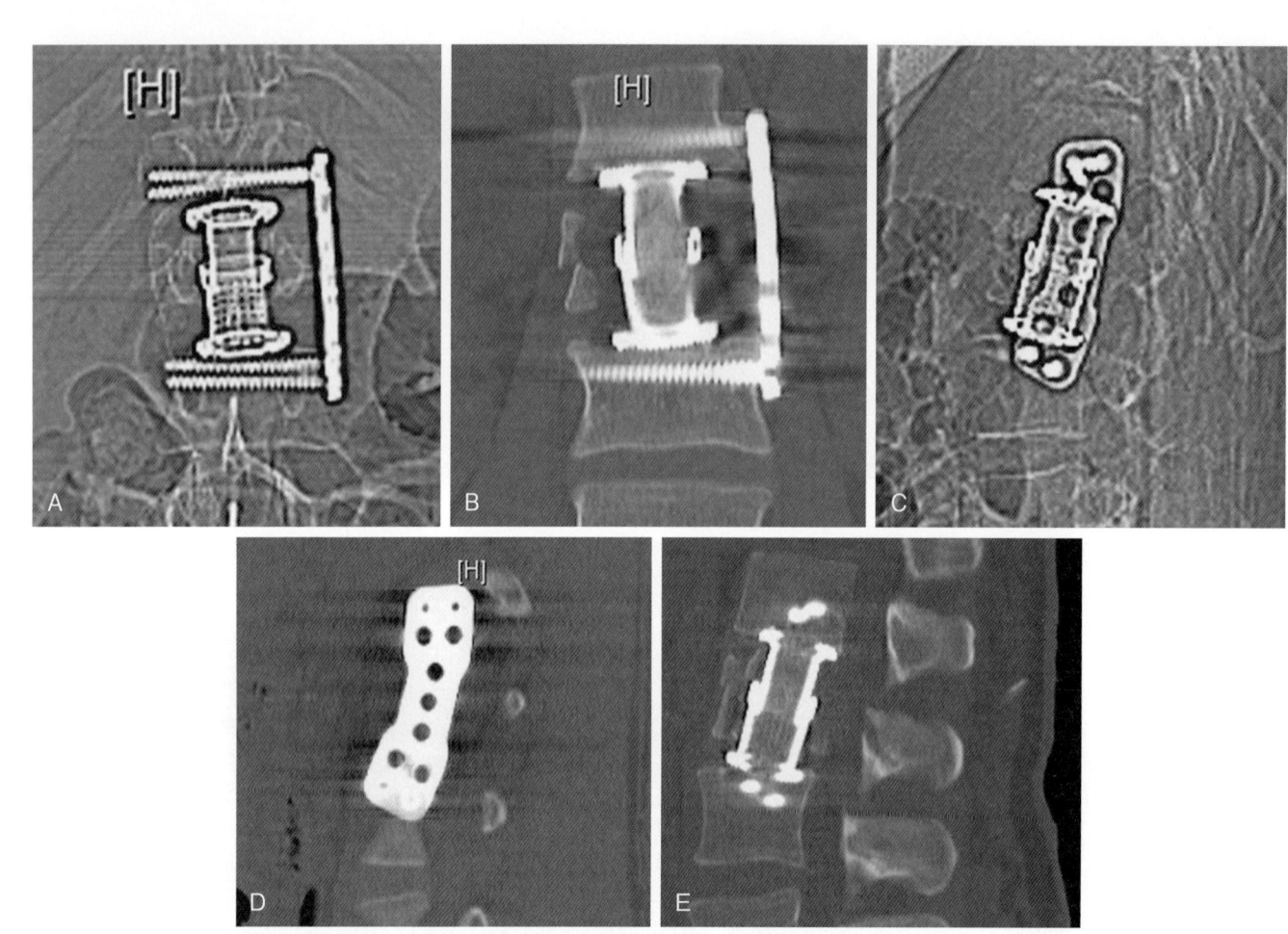

• 図 25-21　脊椎外傷に対する T12-L2 椎体間固定術を併用した経腰椎部分椎体切除術．A：CT 正面スカウト・ビュー．B：再フォーマットされた CT 冠状断像．C：CT 側面スカウト・ビュー．D，E：再フォーマットされた CT 矢状断像．これらの画像は，拡張可能なケージ設置と T12-L2 側面腰椎プレートを併用した経腰椎部分的 L1 椎体切除術を示す．プレートとケージは，正常な彎曲の変更なしに 2 つの平面で脊椎に沿って整列配置されている．椎体にプレートを固定しているスクリューは，骨折リスクを低下させるために独立した平面にある．ケージは，T12 と L2 椎体に対してよい位置にある．T12 下部からケージの中を通して L2 上部まで骨梁の連続性があり，堅固な骨性癒合を示す．L1 残存部分に骨折線が認められる．

椎後方椎体間固定術 (posterior lumbar laminectomy (or laminoplasty) and fusion：PLIF)．この術式では，棘突起に至るまで正中皮膚切開が行われ，それから手術側に向かって進入していく．傍脊柱筋は，正中から側方の椎間関節のレベルまで，骨膜下に剝離される．広範椎弓切除術は，黄色靱帯切除と上位椎弓部分切除または完全切除で施行される．下関節突起尾側 1/3 と上関節突起内側 2/3 は，外側の椎弓根が露出されるように切除される．このような脊柱管の広範囲にわたる開放は，椎間板に達するために必要な神経牽引を最小にすることができる．横走する神経根と硬膜囊は，椎間板を露出させるために内側に引かれる．それから，椎間板と骨棘をできるだけ前方に，そして，外側方向に向けて切除する．軟骨終板は除去される．骨性終板は，椎体間スペーサーを支持して負荷を分散させ，沈み込みを予防するために温存する．

3. 経椎間孔的腰椎椎間板切除術と椎体間固定術＝片側進入腰椎後方椎体間固定術 (transforaminal lumbar discectomy and interbody fusion：TLIF)．この術式において，外科手術進入路は側方である．関節突起間部は切除され，下関節突起も除去される．次に，椎弓根と同一平面上に至るまで上関節突起は徐々に切除する．それから，横行神経根は移動可能となり，内側に引き込められる．そして，椎間孔を通して椎間板へのアクセスが可能となる．それから，反対側の椎間板を含め，全体的な椎間板切除が実施可能となる．

4. 全周性 (360°の) 除圧術．この手技は，1 回または逐次的なセッションで実行される．

◆ 成功した手術

　腰椎脊椎狭窄症の手術を施された患者の 70～80% は，短期的に満足な結果が得られる[74]．しかしながら，結果は長期的に悪化する傾向がある[74]．Jansson らは，スウェーデンの腰椎椎間板ヘルニア患者 263 例に対して，手術前後での健康関連の生活の質を分析した[75]．生活の質は患者の 74% において向上したが，全人口における正常なレベルまでには到達しなかった．予後不良の予測因子は，喫煙歴，術前の短い歩行距離，長い背部痛の病歴であった[75]．

　ケージによる腰椎前方除圧固定術後に特異的な検査において，癒合について最も信頼性が高い徴候は，固定術ケージに前方架橋骨が存在することである（「標識徴候（sentinel sign）」）．炭素繊維ケージを用いている腰椎後方椎体間固定術後に特異的な検査において，画像診断のために最も役立つ平面は前額面である．そして，癒合で最も信頼性が高い画像徴候は，信号変化がインプラント表面に隣接してないケージのくぼみを通して生じる骨性架橋形成の存在である[77]．架橋骨は，ケージの中でいくらかの不均質性を示す場合がある．多くの場合，MRI は手術後に 12 カ月で良好な骨癒合を示すことが可能である．しかし，画像的特徴は 24 カ月後でより明白になる[77]．新生骨は，12 カ月と 24 カ月のあいだにケージの内側と外側で形成される場合があり，治癒が 12 カ月では完全でないことを示している[77]．

◆ 胸腰椎手術の一般的合併症

　多様な疾患に施行された 1,223 例の前方および後方胸腰椎手術のレビューで，多くの一般的合併症が明らかになった[78]．重篤な非脊椎合併症として，死亡（0.33%），心停止（0.33%），肺動脈塞栓症（0.82%），急性呼吸窮迫症候群（0.33%），呼吸停止（0.08%），脳血管障害（0.25%）などがみられた[78]．逆行性射精は，ALIF を受けた男性に最高 45% の頻度で報告された[79]．比較的軽症の非脊椎合併症として，尿路感染症（9.74%），尿閉（0.9%），肺炎（3.36%），血栓性静脈炎（0.9%）などがみられた[78]．スウェーデンにおける 27,576 例の腰椎椎間板手術レビューでは，術後 30 日以内の死亡率は手術 1,000 件当たり 0.5 例であることが明らかになった[80]．スウェーデンの Lumbar Spine Study Group[81] による大規模前向き研究では，全体の合併症率が PLIF 単独で 12%，PLIF ＋インスツルメンテーション（PLIFI）で 22%，360°全周性固定術で 40% であることが明らかになった．

腰椎術後疼痛症候群

　腰椎術後疼痛症候群は，少なくとも 1 回以上の腰椎手術のあとに生じた持続性あるいは再発性の疼痛である[82]．

疫学

　この症候群は，腰椎椎間板切除の術後患者の 10～60% に生じる[82]．

臨床像

　典型的な症状は，背部（および／または神経根）にみられる持続性（または新たな）疼痛を伴う症候群である．

病態生理学

　腰椎術後疼痛症候群は，誤診，不十分な手術，不十分なリハビリテーション，再発性椎間板ヘルニア，クモ膜炎，硬膜外線維症，感染または機械的不安定性から生じる場合がある[82]．Gejo らは，筋を椎弓から剥離することに起因する傍脊柱筋の外科的破裂によって，筋支持体喪失が起こって，腰椎術後疼痛症候群の発生の一因となることを示した[83]．Gambardella らは 74 例を調査して，硬膜外線維症を予防するために，露出した神経根周辺に自家脂肪移植を行った患者において，臨床および MRI 検査で良好な結果を認めた[84]．しかしながら，186 件の椎間板切除術の前向きコントロール研究では，自家遊離脂肪移植が腰椎術後疼痛症候群の発生率を低下させないことが示された[82]．対照群と同様，処理群においても大腿または下腿の感覚異常が生じた[82]．

画像

　この疾患単位に対する画像研究は，持続痛（たとえば，偽関節，不安定性，感染）に対して可能な限り治療対象となりうる原因を発見することに焦点が集まる．

手術部位感染

　手術部位感染は，元来清潔である外科手術部位での感染である．確定診断は外科手術部位からの菌培養によって決まる．表在性手術部位感染は背側筋膜の表層で隔絶される感染で，微生物学試験陽性の化膿性分泌物または皮膚哆開によって特徴づけられる．微生物学試験陽性結果の有無にかかわらず，深部手術部位感染は背側筋膜の深層に生じ，感染画像所見によって定義される．急性感染症は，手術後 30 日以内に発症する感染である．遅発性感染は，手術後

10～12カ月（平均，27カ月）以上を経過して手術部位で生じる感染である[86].

疫学

表在性創感染は，後方脊椎インスツルメンテーションの2.9～9.7%で生じ，しばしば早期に発症する[87,88]. 深部創感染は，インスツルメント腰椎手術の約2.4%（1～9.7%の範囲）で生じ，早期または遅発性に発症する[87]. しかしながら，脊椎手術と固定術との関係で，感染率にかなりの変動がある[89]. 複数のシリーズで，短期の予防的抗生物質で感染が減少し，手術回数に伴って増加することが示されている[63,86,88,90-92]. 感染に特異的な危険因子は，患者肥満，栄養失調，糖尿病，コルチコステロイド治療または他の免疫疾患，非待機的（外傷）手術，前方と比べ後方手術，先行する脊椎手術，先行感染，3時間以上の手術時間，出血1L以上，入院期間が長いことなどが含まれる[20,93]. 予防的抗生物質投与による腰椎椎間板切除は，感染率0.7%であるが，それは手術用顕微鏡を用いると2倍の1.4%に増加する[63]. 経皮椎間板手術の感染率は2.75%である[63]. 全体として，感染の発生率は，2.8～6%と報告される[63]. 興味深いことに，患者1,747例を対象とした1つの大規模なシリーズでは，手術部位感染の発生率は，単一術式では0.62%と低かったが，初回手術でも複数術式を行った場合は2.3%と高かった[85].

臨床像

一般的に急性感染では，通常の切開性疼痛を超えて持続する痛みと，時間とともに増悪する疼痛が特徴的である. 局所の理学的徴候は，紅斑と創閉鎖部の膨隆，触診時の圧痛，増加する混濁状液または膿などの大量排液，創離開である[63]. 感染の全身徴候は，39℃以上の発熱，冷え，発汗があり，さらに深刻な症例においては，低血圧，昏睡，意識障害など急性敗血症の徴候がみられる[63]. 遅発性感染は，しばしば不顕性である. 切開部の疼痛と圧痛が増悪することもあるが，しばしば全身徴候が感染の重要な指標となる. 深部感染では，癒合不良と炎症を示す画像所見が診断にとって重要となる場合がある[86]. 表在性感染では，一般的に早期に紅斑，腫脹，分泌物を示す. 深部感染は，遅発性に筋膜下漿液腫と傍脊柱膿瘍と，おそらく同時に骨髄炎を併発する[63]. 重大な周術期および遅発性の感染では，移植片とハードウェアの除去が必要となる場合があり，脊椎は不安定となる. Pappouらは，連続した326例のインスツルメンテーションを使用した前方，後方椎体間固定術後に生じた13例の初期感染症患者について，ハードウェアを除去する必要性を分析した[94]. これらの治療者は，患者結果に悪影響を与えることなく，平均追跡調査期間18カ月（12～38カ月）のあいだに感染した移植片の92.3%を救出することが可能だった[94].

病態生理学

急性術後感染において，起炎菌は多くの場合ブドウ球菌である. 次いで，「グラム陰性菌」と腸球菌である[87,93]. 遅発性脊椎感染症において，起炎菌はおもに弱毒性皮膚常在菌，通常は表在性ブドウ球菌とプロピオニバクテリウム・アクネス，次いで，ミクロコッカス・バリアンス，コアグラーゼ陰性ブドウ球菌種，そして「陰性培養」である[86,89,93]. ペプトコッカス，エンテロバクタークロアカとバクテロイデス科もよくみられる. これら弱毒性菌の培養と同定には，培養皿での長期間にわたる培養を必要とする場合がある（7～10日）[86]. 遅発性感染は，手術部位での播種から起こると考えられており，長い休止期間とその後の増殖によって発症する. 遅発性の感染は，遠隔部位で発症した無関係な感染症によって，のちに手術部位へ播種され起こる場合もある[86]. 軟部組織と感染のために再手術で抜去したハードウェアの組織病理学的所見では，局所フィブリノイド壊死と上皮様の「膜」面による非特異性炎症性肉芽組織を示す[95]. 遅発性炎症反応は金属インプラントと骨のあいだにマイクロモーションから起こると考えられる. その結果，金属細片が生じて異物反応による偽膜が形成され，インプラントのゆるみと排出洞形成を引き起こす[95].

画像

造影剤増強CTまたはMRIは，軟部組織水腫と貯留物増強（大部分の感染症で特徴的な所見）を表すことができる（図25-22, 23）. 画像は，感染の深部進展範囲に関する重要なデータ，傍脊柱軟部組織に対する進展，インスツルメンテーションと硬膜嚢に対する関係を示すことができる.

腸骨稜採骨部疼痛と感染

腸骨稜は，脊椎手術で自家骨移植を施行するために，頻繁に骨が採取される部位である.

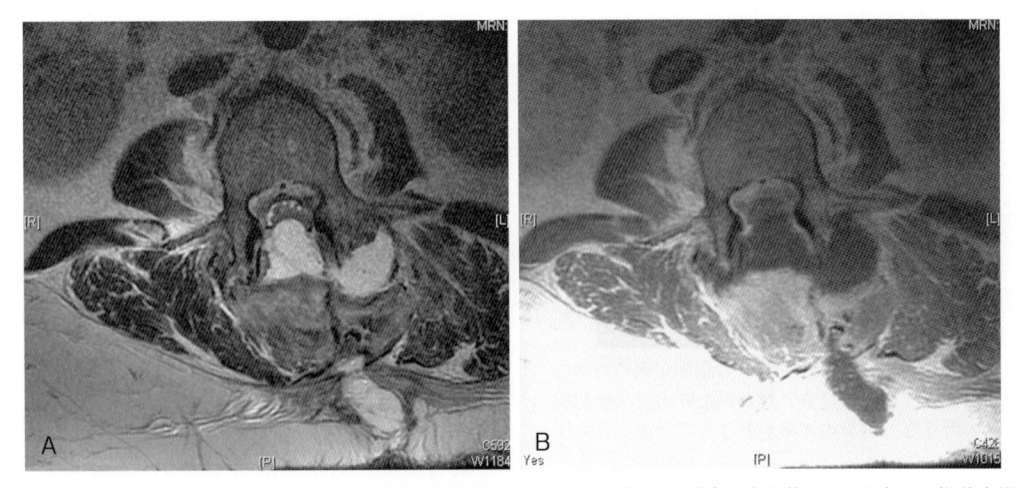

・図25-22 腰椎MR水平断像．A：T2強調水平像は，腰背筋膜の表面および深部に偽性髄膜瘤形成を伴った，過去の腰椎後方椎弓切除術を示す．流体貯留は，後方から硬膜嚢に影響を与える．傍脊柱筋は，手術部位で浮腫状である．B：造影増強T1強調像は，液体貯留の輪郭を描く傍脊柱筋の炎症性造影効果を示す．（Naidich TP. Thoracolumbar spine decompression for spinal stenosis and disk disease: Complications of surgery. In Castillo M, Koeller KK, Mukherji SK. Neuroradiology Categorical Course Syllabus, pp 297-305. American Roentgen Ray Society, 107th Annual Meeting, Orlando, FL, 2007 より引用）

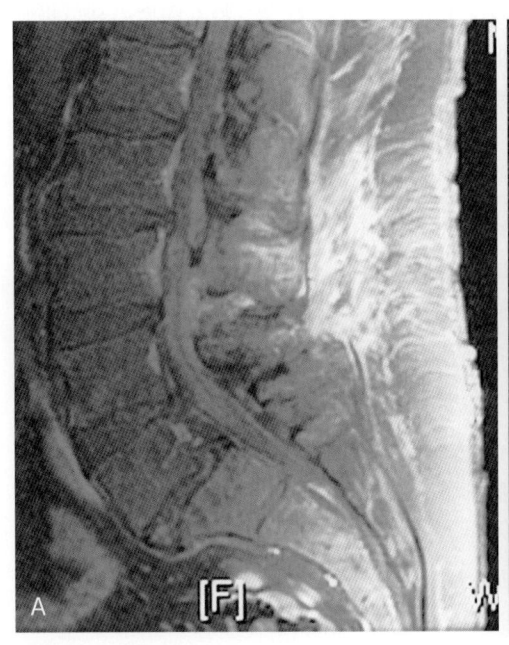

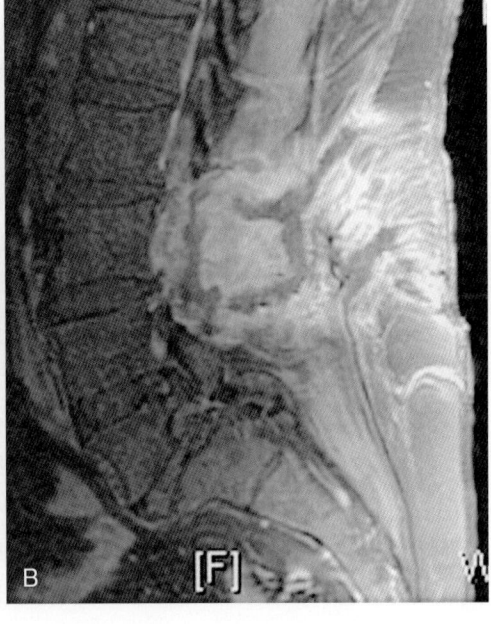

・図25-23 脂肪抑制造影増強MR T1強調矢状断像は，脊柱管（A）からその側方（B）にかけて異常な造影剤増強を示す．これは，脊柱管内，手術切開部，傍脊柱軟部組織の炎症を意味する．腰椎脊柱前彎は，S1に対してL5が前方に移動する腰椎前方すべり症のために，異常に大きくなっている．（Naidich TP. Thoracolumbar spine decompression for spinal stenosis and disk disease: Complications of surgery. In Castillo M, Koeller KK, Mukherji SK. Neuroradiology Categorical Course Syllabus, pp 297-305. American Roentgen Ray Society, 107th Annual Meeting, Orlando, FL, 2007 より引用）

疫学

Sassoらの研究では，自家腸骨固定術を併用した腰椎前方椎間板切除を受けた208例の患者のうち，術後1年で腸骨部疼痛がない症例はわずか67%であった[96]．

臨床像

採骨部は，血腫の影響を受ける．腸骨ドナー部位からの骨採取による術後出血により，患者7.7%で追加手術が必要となった[21]．持続性の術後痛（30%以上）は，自家移植骨を使用する場合の大きな問題である．Sassoらのシリーズにおいて，採取部位の有意な疼痛は，1年後にすべての患者の33%でみられて，31%では2年目まで持続した[96]．術後感染は，まれである（0.9%）．そのような感染は，脊椎創部から独立している場合があるが，両方の部位が同一皮膚切開で行われる場合は，感染が合流する場合がある[97]．このような感染症では，長期の静脈内抗生物質投与とデブリドマンのための再手術を必要とする場合がある[97]．

病態生理学

採骨部腸骨の疼痛は，採取部が腸骨稜左か右か，前腸骨稜か後腸骨稜か，採取される骨がunicorticalかbicortical

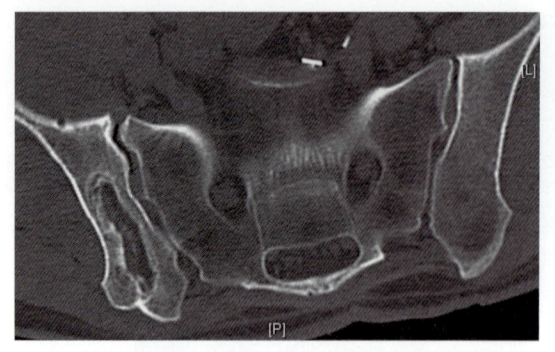

•図 25-24　腸骨採骨部．非造影 CT 水平断像．腰椎固定術のための腸骨採取数年後に右腸骨は，十分に皮質に覆われた腔内で，軟部組織の浮腫または炎症の所見なしに骨の充填が始まっていることを示す．

か，に関係なく同頻度で生じた[52]．時間とともに，ドナー腔は新たな骨で段階的に充填される．最近の研究では，手術部位から採取した局所骨（たとえば，棘突起と椎弓）は，腸骨稜から採取した自家骨と同様に癒合することが示されており，これらの合併症をなくす可能性がある[98]．

画像

腸骨稜は，皮質および髄質の欠損を示す．欠損は一般的に腸骨稜表面へ広がる（**図 25-24**）．周囲の軟部組織は，水腫（急性）または瘢痕（慢性）を示す．余分な全層破壊は，不慮の腸骨骨折を暗示する．採骨部に隣接して限定された軟部組織「腫瘤」は，漿液腫，血腫または膿瘍を示唆する．腫瘤のリング状造影および／または線状の瘻孔は，無菌性炎症でも明らかな感染でも観察できる．

◆ 胸腰椎前方手術に特異的な合併症

胸椎腰椎手術のための前方展開では，全死亡率 0.7%（4,074 例うち 30 例）を伴う[99]．胸腰前方手術の合併症は全体で 11.5%，大動脈裂傷は 0.08%，表在性創感染は 0.98%，深部創感染は 0.57%，神経根損傷は 0.54% である[78]．腰椎レベルでの，全合併症率は 30 ～ 40% である．合併症には，動脈血栓（症例の＜1%），静脈出血（2 ～ 15%），尿管損傷（0.3 ～ 8%），神経障害（たとえば，逆行性射精，鼠径神経損傷と暖かい脚），局所創合併症（たとえば，感染，離開，ヘルニア，脱神経）などがある[99]．

脊椎の非癒合（偽関節）は，持続痛と長引く身体障害としばしば関連している．薄切 CT は，単独 ALIF の癒合率が 51% であることを明らかにした．癒合率は，経椎弓スクリューを使用した ALIF（58%），片側椎弓根スクリューを使用した ALIF（89%），そして，両側性椎弓根スクリューを使用した ALIF（88%）であった[100]．遺伝子組換え型骨形成蛋白（rhBMP-2）の使用は，ケージとねじ切りされた同種移植を併用した ALIF を受けた患者の骨癒合を促進すると報告されている[101]．しかしながら，ALIF で大腿リング同種骨移植に rhBMP-2 を併用した前向き研究では，rhBMP-2 を使用していない同一手術（64%）と比較して，非常に低い癒合率（44%）を示した[101]．

重大な脈管損傷

重大な脈管損傷は，術中の大動脈，大静脈，腸骨動脈，腸骨静脈に対する損傷である[102]．

疫学

重大な血管合併症は，腰椎前方手術の約 2.9% で生じる[102]．露出する椎体の平均個数，患者の性，年齢は，脈管損傷リスクと相関しなかった[102]．最も頻度の高い損傷は静脈（2.6%）で，第 1 位は左総腸骨静脈，次に下大静脈，腸腰静脈に影響があった[52]．大部分の静脈損傷は，L4-L5 で起こる[52]．危険因子は，現在あるいは先行する骨髄炎／椎間板感染，脊椎前方手術の既往，脊椎すべり症，大きな前方骨棘，腰仙部移行椎体，椎体間のデバイス前方移動などである[102]．動脈損傷は，あまり一般的でない（0.3%）．これは，おそらく大動脈や腸骨動脈がより弾力的であり，可動化と牽引による伸張と偏位を許容することが可能なためだろう[52,102]．左腸骨動脈が，最も頻繁に損傷を受ける（0 ～ 0.9%）[52]．胸部大動脈に対する損傷はまれである．しかし，石灰化した胸部下行大動脈が，牽引された部位で遅発性破裂を生じ，患者が死亡した例が報告されている[102]．左総腸骨動脈血栓症は，長期間にわたる総腸骨動脈の右側への牽引とそれに伴う動脈の流れの停滞によって起こる[52]．論文中に報告された 16 例の術後総腸骨動脈血栓症のうち，15 例（94%）は左側であった[52]．

臨床像

脈管損傷が術野で生じると，一般的に損傷による出血が即座に起きる．小さい損傷あるいは術野外での損傷では，低血圧または頻脈として現れる．静脈損傷は，重大な失血と関係している（平均：1,500 ± 850 mL，大量出血では 5 L）[52]．損傷は，欠損部の近位および遠位の圧迫と局所止血剤の使用によって処置される[102]．動脈損傷によって致命的な大量出血が起きることがあり，通常は血管外科医によって動脈修復が行われる．

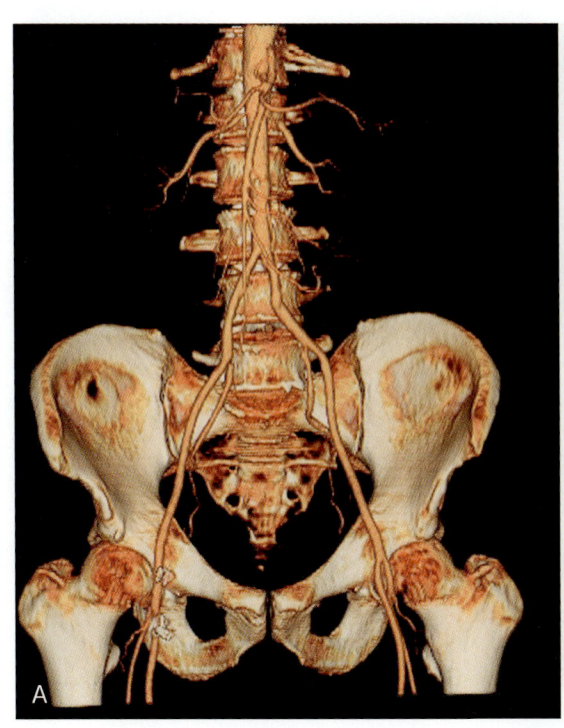

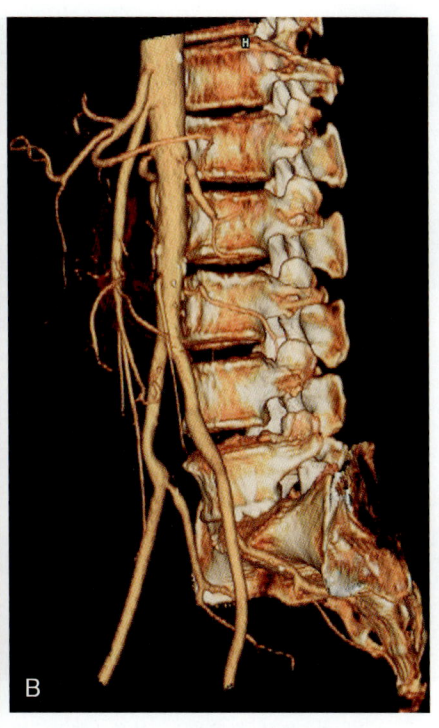

• 図25-25　大動脈分岐部．遠位大動脈と腸骨動脈の再フォーマットしたカラー3D CT 血管撮影像の正面投影法（A）と側面投影法（B）は，L4-L5 椎間腔とL5-S1 椎間腔に対する大動脈分岐部と腸骨動脈の関係を示す．左腸骨動脈は，L4-L5 椎間の手術による傷害によってとくに傷つきやすい．（Naidich TP. Thoracolumbar spine decompression for spinal stenosis and disk disease: Complications of surgery. In Castillo M, Koeller KK, Mukherji SK. Neuroradiology Categorical Course Syllabus, pp 297-305. American Roentgen Ray Society, 107th Annual Meeting, Orlando, FL, 2007 より引用）

病態生理学

ALIF では，椎体前方組織を経由して椎間板レベルに近づいて，椎体前方血管に可動性をもたせて，組織と骨を切除して，そして，移植片を配置するために隣接した椎体間を伸長することが外科医に要求される．L4-L5 とL5-S1 の前方手術では，左総腸骨血管の可動化を必要とする[102]．左総腸骨静脈が最も背面に位置しているので，最も頻繁に損傷される[102]．血管は分節枝によって椎体とつながっているので，椎体間が伸延されるとき，二次的に傷つけられる場合がある．Fantini らのシリーズ[102]では，すべての脈管損傷は，可動性をもたせる試みの途中，または，密集した炎症組織中に入り込んだ主要血管の可動性を維持することで生じた．これらは，先に言及した危険因子に起因している．

静脈損傷は，通常大きな血管の牽引の際，血管そのものの裂傷または分枝の引き抜きによって生じる．それほど多くはないが，静脈は，椎間板切除，椎体間移植片の設置，スタインマンピン（静脈牽引を確保するために使用される）除去の際に傷つけられる．一般に，ねじ切りされた癒合デバイスは，ねじ切りされていないデバイスより静脈損傷を引き起こす頻度が高い（11.5% 対 3.2%）．これは，おそらく，ねじ切りされたデバイスでは，間隙に挿入するために必要なツールが大きくて，大きな牽引を必要とするためであろう[52]．

Inamasu らは，椎間板レベルに対する主要な腹部血管の関係を三次元 CT を用いて明らかにした[103]．100 例の検討で，大動脈の分岐は，L4 より頭側が4%，L4 レベルが55%，L4-L5 レベルが23%，L5 レベルが18% であった（図25-25, 26）[103]．腸骨静脈が下大静脈を形成するために接続される部位は，L4 レベルが17%，L4-L5 レベルが14%，L5 レベルが68%，L5 レベルより尾側が1% であった[103]．大部分の症例で，大動脈分岐部は下大静脈の起始に対して1～2 椎体分上に位置していた[103]．三次元 CT は，大部分の症例で，正中仙骨動脈（79%）と L4 根動脈（83%）の位置も良好に描出できた[103]．Brau らは[104]，腸骨動脈血栓症の6 例（0.45%）を報告した．Kulkarni らは[105]，腸骨動脈の血栓塞栓症，内膜裂傷，血管攣縮を伴う動脈損傷の8 例（2.4%）を報告した．そのうち1 例は，二次性横紋筋融解症で死亡した．

画像

静脈血栓スクリーニングのため下肢を評価する際は，複式超音波検査法を用いるべきである．MR 静脈撮影またはCT 静脈撮影は，静脈損傷修復後の骨盤静脈開存性を評価するために用いるべきである[102]．

◆ 胸腰椎後方手術に特異的な合併症

1 椎間，2 椎間レベルの後方手術における偽関節の率は，

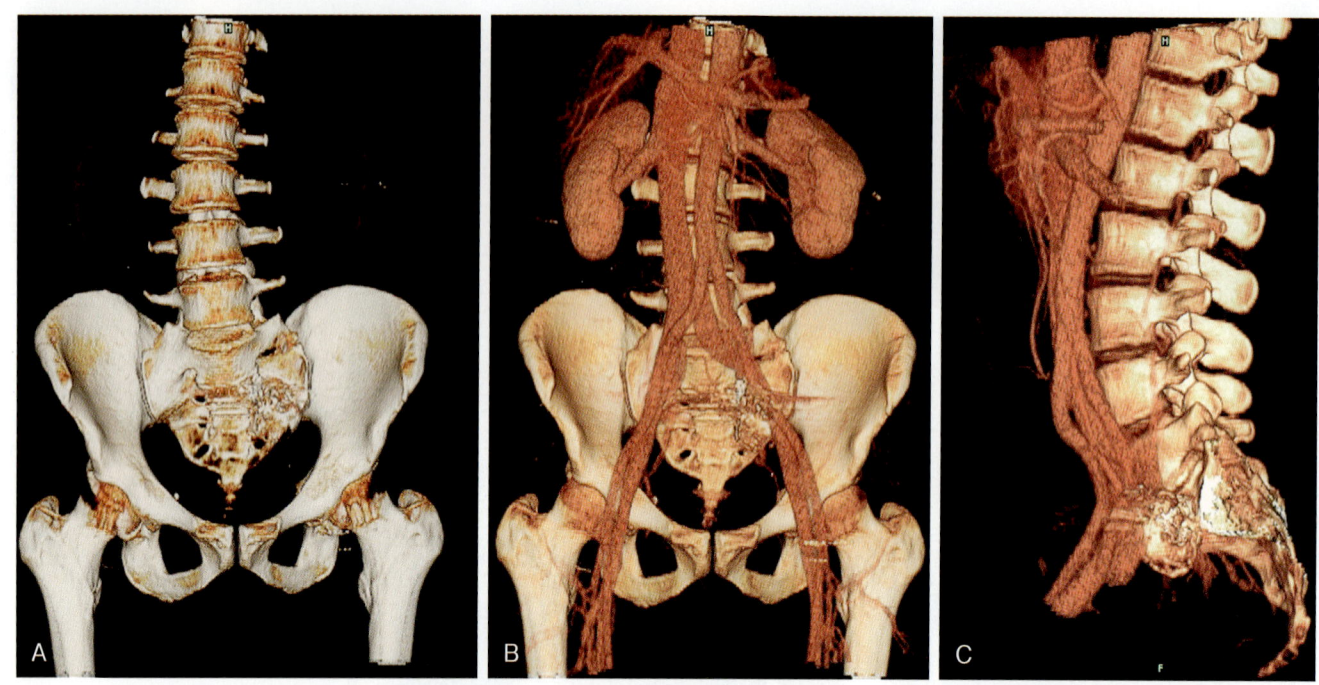

● 図25-26　大動脈分岐と下大静脈起始．再フォーマットしたカラー3D CT血管撮影像の正面投影法（A, B）と側面投影法（C）．腰仙椎正面の「むき出しの骨」像（A）と血管画像（B, C）の比較で，椎体・椎間板と，遠位大動脈，腸骨動脈，総腸骨静脈，下大静脈起始の関係がわかる．（Naidich TP. Thoracolumbar spine decompression for spinal stenosis and disk disease: Complications of surgery. In Castillo M, Koeller KK, Mukherji SK. Neuroradiology Categorical Course Syllabus, pp 297-305. American Roentgen Ray Society, 107th Annual Meeting, Orlando, FL, 2007 より引用）

およそ5％から最高94％まで大きく異なる[97,106]．自家骨移植は，同種骨移植より速やかに，そして，完全に癒合する[106]．新鮮凍結移植骨は，より強く，より免疫原性があり，癒合の面では凍結乾燥移植骨よりも完全に結合する[106]．自家骨移植に同種骨移植を併用することは，自家骨単独移植と比べ癒合率が減少する．遺伝子組換え型骨形成蛋白（rhBMP-2）を使用すると，インスツルメンテーションを使用した腰椎固定術の癒合率と強度を増す．rhBMP-2使用例での癒合率が97％であるのに対し，使用しない例では77％である[107]．しかしながら，rhBMP-2併用例が一様に良好な結果でなかった[101]．

偽関節は，脊椎感染にしばしば関連がある．Abbeyらのシリーズにおいて，インスツルメンテーション併用後方固定術後34例の脊椎感染例のうち，12例（35.3％）は，感染症の治療のためインスツルメンテーションの抜去を余儀なくされた[87]．これら12例のうち，5例に骨癒合が得られた．しかし，2例は1椎間で骨癒合が得られたが，他の椎間にわずかな不安定性がみられ，3例は骨癒合が得られず，1例は非癒合，1例は癒合状態が不明であった[87]．Violaらのシリーズにおいて，遅発性感染8例のうち5例（63％）は，1椎間以上の偽関節が認められた[89]．

偶発的な硬膜損傷と偽性髄膜瘤

偶発的な硬膜損傷とは，手術または他の侵襲的手技（たとえば硬膜外注射）で生じる硬膜に対する予想外の裂傷または損傷である[108]．深層のクモ膜は損傷される場合も，損傷されない場合もある．

疫学

偶発的な硬膜損傷は，脊椎手術の4～14％（腰椎除圧術1,091件のメタアナリシスでは9.9％）で発生する[108]．硬膜損傷は，腰椎変性疾患初回手術2,024例の7.6％，腰椎変性疾患再手術1,159例の15.9％で発生した．平均では10.6％である[109]．すべてのレベルを対象とした2,144件の手術では，偶発的な硬膜損傷は，単純な除圧術後の3.1％，インスツルメンテーションのない除圧術と固定術後の1.0％，インスツルメンテーションを併用した除圧術と固定術後の2.0％で発生した[108]．3,183例の腰椎除圧術手術のうちの6例（0.2％），これは硬膜損傷383件のうちの6例（1.8％）であるが，最初の保存的処置にもかかわらず漏出修復のために，再手術が必要となった[109]．

臨床像

大部分の硬膜損傷は，手術中に気づかれて修復される．

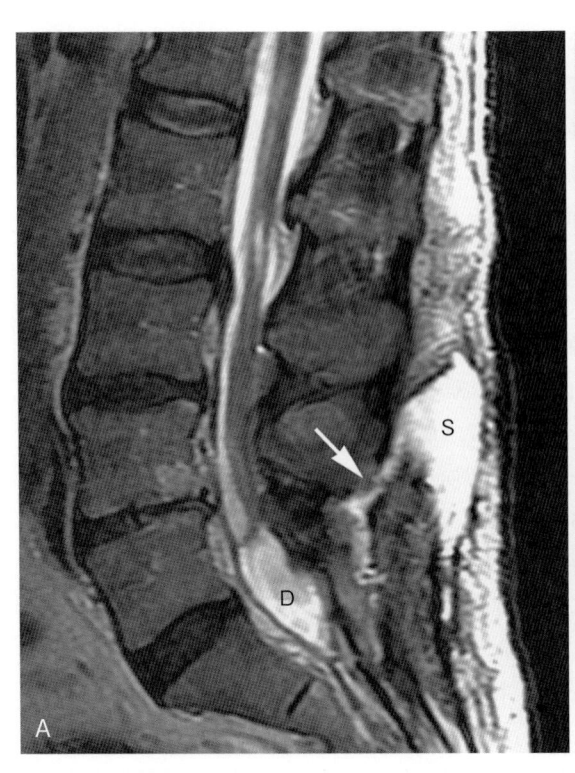

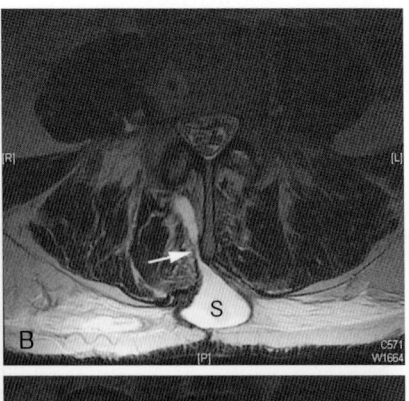

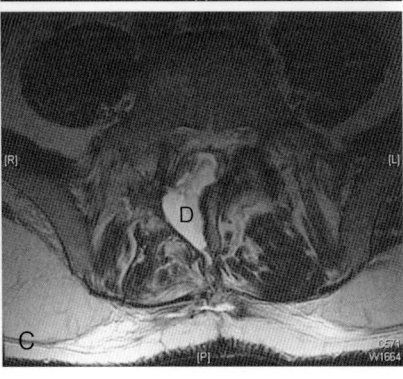

•図 25-27 腰椎後方手術後の偽性髄膜瘤．T2強調像矢状断像（A）と水平断像（B, C）は，L4-L5椎間板高の消失，L5-S1椎間への手術アプローチ，表面（S）と深部（D）区画が残存L5棘突起の右側に沿った狭部（矢印）で接続された広範で鮮明な偽性髄膜瘤を示す．

偶発的な硬膜損傷の約0.3%は，手術中に気づかれずに重大な合併症の原因となる[108]．Camissaらのシリーズにおいて，手術中に気づかれず治療された硬膜損傷6例には，持続性の頭痛（2例），髄膜刺激を伴う持続性の体位性頭痛と手術部位の波動（1例），神経障害（2例），目に見えるCSF漏出（1例）などがみられた[108]．これら6例の患者のうち5例に偽性髄膜瘤がみられたが，他の1例はCSF漏出だけであった．臨床的にはガーゼに付着した2，3滴のCSFさえあれば，β_2-トランスフェリンを免疫固定電気泳動法によって容易に検査することができる．この蛋白質は，脳ノイラミニダーゼによって産生され，CSFと外リンパの中にだけ認められる[110]．深部創感染の発生率は，硬膜損傷合併患者で高くなる[108]．硬膜損傷の修復は，手術による一次閉鎖，組織密封材の使用，血液パッチ，組織移植によって達成される[109]．

病態生理学

不慮の硬膜損傷は，直接的な硬膜全層切断，または，あとで離開を生じる原因となる硬膜のかすり傷または菲薄化から起こる．クモ膜は拍動で膨隆し，CSF漏出を伴うクモ膜突出による破裂の原因となる．硬膜損傷の発症を促進する因子には，硬膜に対する硬膜外癒着，硬膜瘢痕と線維化，深刻な脊椎狭窄症患者にみられるだぶついた硬膜，む

ずかしい切開の原因となる巨大椎間板ヘルニア，不顕性二分脊椎，極端な神経根牽引，インスツルメントの打ち込み，経椎弓根スクリュー，プレートの使用，コンストラクトの垂直部材間のクロスリンク，などがある[110]．感染による硬膜破損，激しい咳嗽，粗暴な麻酔からの覚醒，術後てんかん発作も関与する．

イヌにおける実験的な硬膜損傷は，6日目に線維芽細胞架橋によって自然に修復し始めて，ほぼ10日目で完了する[110]．ヒトにおいては，見つかった欠損は必ず直接的に修復される．修復には，しばしば4-0のナイロン糸が使用される．修復されない硬膜損傷は，硬膜皮膚瘻，髄膜炎，クモ膜炎，硬膜外膿瘍，傍脊柱膿瘍の原因となる[110]．皮下液体貯留は適当な創傷治癒を阻害して，切開部の感染，創の破壊，偽性髄膜瘤の原因となる．偽性髄膜瘤は，神経根を閉じ込めて坐骨神経痛の原因となり，CSFの体位移動の原因となるCSFだまりを形成して頭痛の原因となる[110]．

画像

CTとMRIは，液体の局所貯留を正確にみつけて，貯留の表面および深達度を示す（図25-27）[111]．画像では，典型的には2つの区画に狭い結合部がみられることもあるが，接続部が非常に狭いときは描出できない．CTとMRI

は，CSF が充填された偽性髄膜瘤と単純な漿液腫，感染した腔と無菌の貯留を鑑別することは困難である．不顕性漏出の疑いがあるとき，核シンチグラフィまたは脊髄造影 CT が有用であるとされている．

椎弓根スクリューの誤設置と神経根刺激

スクリューがよくない部位や方法で配置されるとき誤設置が生じ，続発性合併症の原因となる．

疫学

Lonstein らは，875 例の患者に対して施行されたすべての脊椎手術 915 件（76.3% は腰仙関節固定術）を平均 3 年の追跡期間で観察した[112]．4,790 本の椎弓根スクリューが使用され，94.9% が正しく挿入されていた．誤設置の大部分は仙骨部で，スクリューは 2.8% で椎体の前方皮質を貫通した．この前方貫通はスクリュー固定性を強化するために意図的に行われた．4,790 本のスクリュー設置のうちの 108 本（2.3%）で，スクリューが椎弓根皮質を貫通した（p. 549，図 25-20 参照）[112]．スクリュー破損は，25 本（2.2%）のスクリューで認められた（すべて初期デザインのもの）．6 本（0.1%）のスクリューは挿入時に曲がった．その結果，それらの構造的な完全性が低下した．3 本（0.1%）のスクリューは椎弓根骨折，4 本（0.1%）のスクリューは硬膜裂傷と関連していた[112]．偽関節は，破損スクリューを使用した患者の 65% に発生した．本研究で使用されたスクリューは，さまざまな原因のため，のちに全体の約 25% が抜去された．あとで行う前方展開での椎体間固定と固定術用ハードウェアの除去は，重大なリスクを伴う．Nguyen らは，椎体間デバイスを除去するために腰椎前方再手術を受けた患者の 71% に合併症を報告した[113]．血管合併症は，症例の 57% に発生した．先行腰椎後方椎体間固定術の 100%，先行腰椎前方除圧固定術の 80% で発生した[113]．合併症発生率は手術レベルで異なっており，L4-L5（89%）では，L5-S1（40%）と比較して 2 倍高かった．1 例の患者は死亡した[113]．

椎弓根スクリューは，とくに最頭側の一対で，椎間関節に誤設置されることがある[114]．Shah らは，インスツルメントが設置された患者の 32〜35% で，最頭側椎弓根スクリュー（20〜23%）が椎間関節を侵害していることを報告した．Moshirfar らは，正中切開で行われた腰椎後方椎体間固定術 204 例の患者を解析して，椎弓根スクリューは 24% の患者で最頭側に設置されたレベルで侵害されていることを明らかにした．7% が両側性の侵害だった．片側性（17%）の場合，左側発生が 2 倍の頻度であった．多椎間椎体間固定（14%）と比べ，単椎間椎体間固定（38%）の頻度が高かった[114]．全体として，多くの場合 L5-S1 椎間関節に影響を及ぼすことが多かった（単椎間 L5-S1 固定術の 48%）[114]．

臨床像

Lonstein らの椎弓根スクリュー挿入による脊椎手術 915 例のシリーズで，最も一般的な術後の問題点（挿入スクリュー本数の 23%，手術件数の 24.3%）は，偽関節，または，おそらくインスツルメンテーションに対しての，遅発性の不快感または疼痛であった．そして，偽関節の修復の有無にかかわらずハードウェアの除去が必要であった[112]．疼痛または脱力感を伴う特定の神経根刺激は，9 件（1%）の手術，11 本（0.2%）のスクリューに発生した．7 例の患者でスクリュー 9 本が誤設置されたが，当該レベルの検査で神経位置のズレが確認されたが，神経が穿刺されたり，引き裂かれたりすることはなかった．9 本の症候性スクリューのうちの 8 本が抜去され，抜去後，8 本のうち 7 本に起因する障害は軽減した．8 本のスクリュー（下方に設置）は手術当日に抜去されたが，患者の脱力感は遺残した．残り 1 本のスクリュー（第 6 腰椎椎体のはるかに前方に位置した）は，明らかな脱力感を生じた．このスクリューは抜去され，短いスクリューに交換されたが，脱力感は持続した[112]．

病態生理学

胸椎および腰椎神経根は，神経孔を出たあと，椎弓根の正中および下面に沿って走行するので，神経根刺激は前方誤設置（1%）と比べて，内側誤設置（36.8%），下方誤設置（10%）によって発生しやすい[112]．

画像

水平断像と再構築された CT 冠状断像および矢状断像は，インスツルメンテーションの設置を評価するために，最も有用である．しかしながら，インスツルメンテーションによるアーチファクトの影響で，解剖はしばしば不明瞭となる．

脈管損傷

動脈損傷とは，狭窄につながる血管内腔または壁の変性，

閉塞，血栓症の進行や塞栓術による血管内凝血塊，解離，偽動脈瘤および／または血管破裂を指す．

疫学

腰椎後方アプローチにおける血管損傷の発生率と種類は，腰椎前方手術に合併するものとは異なる[52]．椎弓根スクリュー設置を含めたインスツルメンテーション手技の最中に生じる重大な血管損傷の報告はない[52]．後方アプローチで「前方の穿孔」が生じた症例で，椎体前方脈管損傷を引き起こす可能性はわずか0.01〜0.05%であるが，それが発生した場合の総死亡率は15〜65%である[116,117]．

臨床像

最も頻度の高い損傷は，左総腸骨動脈裂傷である．これは，この血管がL4-L5椎間のすぐ前方に位置しているためである[116]．そのような動脈裂傷は，速やかに発見される．次に頻度の高い損傷は動静脈瘻で，死亡率は約10%である[117]．動静脈瘻は，通常，左総腸骨動脈と左総腸骨静脈のあいだに生じて，L3-L4またはL5-S1ではまれである[117,118]．それらは，一般に発見が遅くなる．手術後24時間以内に10%，椎間板除去後1年以内に20%，そして，さらに長い時間経過（たとえば，8年）の後に発見される[117]．仮性動脈瘤もまた，長期間発見されないことがある．動静脈瘻と仮性動脈瘤による局所の静脈高血圧によって，腹部と下肢に腫脹と疼痛が生じる[116]．

病態生理学

腰椎後方アプローチでの脈管損傷は，想定外に椎体前間隙へ接近してしまう状況や脊柱と血管樹のあいだの癒着が原因で起こる．これらには，線維輪や前縦靱帯の変性／欠損，前縦靱帯と椎体前方組織に存在する癒着，再手術のようなむずかしい手術条件，粗暴な剝離操作，膝肘位のような複雑な患者体位，などが含まれる[117]．

画像

臨床経過が急速に悪化する急性損傷では，画像診断のための時間的余裕がない．緊急の外科的探索は是認される．時間に余裕がありCT検査が可能であれば，どんな血腫でも存在と大きさを評価することができる．カテーテル血管造影法は，一般的に血管解剖のための最善な評価が得られる．選択された症例では血管内修復の可能性を検討することができる．

遅発性硬膜外血腫

遅発性硬膜外血腫は，手術中または手術後に生じる硬膜外腔の血液貯留である．

疫学

症候性術後硬膜外出血は，患者の0.1〜0.22%にみられる[119,120]．遅発性の症候性術後硬膜外出血は，患者の0.17%にみられる[120]．硬膜囊を圧迫する無症候性術後硬膜外出血は，患者の58%でみられて，一般に手術欠損部の頭側および／または尾側に広がって，脊柱管横断面を平均32%（12〜56%）低下させる[119]．最大圧迫部位は，無症候性圧迫性血腫患者のうち28%で手術していない隣接したレベルにみられた．脊椎硬膜外出血の危険因子は，非ステロイド性抗炎症薬（術前凝血異常）の使用，手術後48時間以内の2.0より高い国際標準比（INR），多椎間脊椎手技，後方アプローチによる椎弓切除術／椎弓形成術に対して前方アプローチ手術，同一部位の先行手術，大量の術中失血，などである[119]．

病態生理学

脊椎硬膜外出血は硬膜外腔の豊富な静脈叢から生じると考えられていて，硬膜外腔が最も突出している胸椎で最も頻度が高い[120]．硬膜外血管系破裂と低下した凝固能力は，この腔での出血を増大させる原因となる．

臨床像

症候性硬膜外出血の患者は一般的に手術後24時間以内に発症するが，数日間（平均3.8日）の術後無症状期間を経過してはじめて発症することがある[120]．一般に患者は，手術部位に強度の鋭い痛みを訴える．その後に感覚異常，根症状が生じ，最後に筋力低下が生じる．血腫の外科的排出によって患者の71%に改善がみられる[120]．

画像

硬膜外出血は早期から，背面に位置する鮮明なレンズ型腫瘤を呈し，急性期には不均一でさまざまな信号強度であるが，亜急性期にはT1強調像，T2強調像ともに信号強度が増加する[119]．病変は，両側に広がる．矢状断像において，それらの前面は波状でさまざまな厚さを呈する．漿液腫，とくに部分的に出血性漿液腫では同様の所見があるが，しばしば信号強度は低く，均一である[119]．

ゼルフォームオーマ

ゼルフォームは溶液に事前に浸漬することで完全な「湿式」の大きさに拡大する．ゼルフォームオーマは，「湿式」の大きさになる以前に当該部位に挿入されたゼルフォーム綿球が拡大することよって形成される「腫瘤」である．

疫学

報告された発生率はまれで散発的である．しかし，実際の発生率はより高い．

臨床像

FriedmanとWhitecloudは，除圧椎弓切除術とL2-L5間の椎弓根スクリューを用いた後方インスツルメンテーション／固定術を受けた1例の患者を報告した[121]．閉鎖の際，ほぼ椎弓切除術欠損と同じ大きさのゼルフォーム・パッドが，止血と洗浄中の硬膜保護のために露出した硬膜上に配置された．手術の直後に，患者は右L5神経根障害を訴えていた．術後13日目に，症状は両側性馬尾症候群に進行した．再調査で，急性および慢性炎症を示すL2-L5間の硬い硬膜外線維化，肉芽組織，ゼルフォームの混じった反応変性変化が明らかとなった．この材料の除去後，患者の下肢筋力と感覚機能，膀胱直腸機能は急速に完全回復した[121]．

病態生理学

乾燥したゼルフォームは，液体を吸収して湿潤になるにつれて膨らむ．通常はゼルフォーム・パッドを止血薬の溶液に浸漬させて，創内に置く前に完全な体積に戻しておく．不完全に浸漬されたゼルフォーム・パッドは，手術後に閉鎖された脊柱管の中で膨らむ．そして，硬膜嚢と神経根圧迫の原因となる．

画像

CTとMRIは，病変の詳細な描出，圧迫の程度や血腫との関連性の評価に有用である．

経椎間孔腰椎椎体間固定術

片側TLIFは，標準的な前方および後方進入路に代わり次第に普及している[122]．術後最低3年間以上経過した1椎間39例，2椎間11例，3椎間2例の合計52例の連続した手術患者の後ろ向き研究で，標準的なアプローチと同等な除痛効果と身体障害改善効果が得られ，癒合率は89%であった．4例の重篤な合併症（7.7%）があった．これらは，深部感染に伴うインプラントのゆるみ，持続性の神経根障害，症候性の対側椎間板ヘルニアと偽関節である[122]．Houtenらは，術後平均観察37カ月の連続するTLIF施行患者33例を検討した[123]．背部痛は術後，67%で改善，27%で不変，7%で悪化した[123]．下肢痛は，80%で改善，10%で不変，10%で悪化した[123]．癒合は，全例で得られた．

前方後方併用「全周性」胸腰椎※除圧固定術

選択された複雑な腰椎の問題（とくに不安定性をもつ患者）のために，外科医は同一のセッションで前方および後方併用の脊椎除圧術と固定術を行う場合がある．Snellらは，単一ステージ，4～8椎間で全周性再建併用した全周性胸腰脊椎切除術と正中後方進入路を使用した関節固定術を報告した[124]．患者15例中4例に合併症が生じた．それらは，遅発性の一過性神経障害，感染，術後心筋梗塞，ハードウェア障害であった[124]．

分析

CTは，ほとんどの目的（たとえば，脊椎症／椎間板疾患の程度を評価する，手術合併症のリスクを増す解剖的変異を見つける）のために脊柱を評価する好ましい方法であるMRIは，脊髄を評価する好ましい方法である．

術前評価では，特定のレベルの病的所見や典型的説明を超えて，読影者は，周術期合併症のリスクを増すかもしれないどんな状態も評価しなければならない．したがって，喉頭神経直接起始の可能性を増加させ喉頭障害を引き起こす危険があるため，右大動脈弓の存在や鎖骨下動脈の異常起始は指摘されなければならない．片側声帯機能がすでに障害され，患者に両側性声帯麻痺と恒久的な気管切開リスクの発生をきたさないことを確実にするため，選択された状況では，手術前に発声器を評価することは賢明である．横突孔は，椎骨動脈の進入部位を予測するために評価されなければならない．これは，椎骨動脈が横突孔へ高位で進入する場合，下位頸椎手術での動脈損傷リスクが増加するためである．同様に，椎骨動脈のどのように内側に導かれたループでも，異常に狭い鉤状突起でも，骨増殖性骨棘切除時の椎骨動脈損傷の可能性のさらなる予防策として報告

※訳注：原著では"cervical"であるが，"thoracolumbar"と思われるので，"胸腰椎"と訳した．

第25章 脊柱管狭窄に対する除圧術と椎間板疾患手術の合併症　561

> **BOX 25-1　C3-C4椎間板切除術後の合併症**
>
> • 病歴
>   62歳の男性は，変形性頸椎症のために椎体間固定術と頸椎前方固定術を併用したC3-C4 1椎間前方椎間板切除術を受けた．
> • 手技
>   頸椎は，頭蓋底からTh1まで含まれる連続的な水平断のコンピュータ断層像によって検討された．それは，独立した骨と軟部組織条件で処理された．その後，連続的な水平断の骨条件画像は，多くの矢状断像および前額面画像に再フォーマットされた．造影剤は使用されなかった．他のいかなる検査も，比較に使えなかった．
> • 所見
>   C3-C4頸椎前方椎間板切除術のあとに，上下終板の皮質を除去して，椎体間骨栓を設置，頸椎前方プレートスクリュー固定術が施行されている．C3椎体は，C4椎体のわずかに前方に位置している．固定プレートは，突出した残存前方骨棘のために，C3椎体の前方表面に近寄らない（図25-28B～D参照）．骨栓は，部分的にC4前方に位置してC4の前方縁で尾側方向に向いている．上部スクリューは，残存骨の下縁に近いC3椎体を横断する．下部のスクリューは，C4椎体の中心に位置して，後方で一緒にしっかり把持されている（図25-28Dを参照）．残存骨棘が，C5-C6にある．本検査のその他の所見は，取り立てるほどのこともない．
> • 印象
>   C3の前縁位置はC4の前方にある．頸椎前方プレートはC3でオフセットができている．椎体間骨栓がC3-C4の前方に位置している．

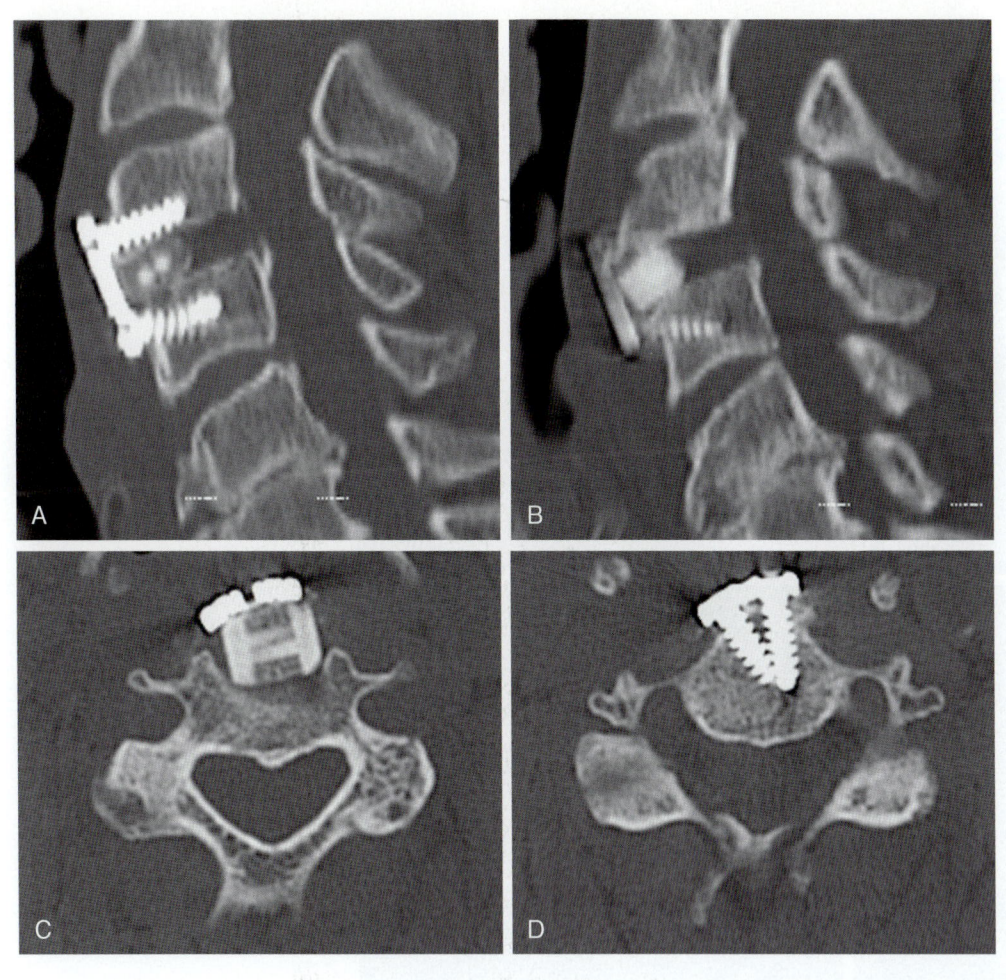

●図25-28　C3-C4椎間板切除術後の合併症．Box 25-1を参照．

されなければならない．腰椎部では，腰椎前方椎間板切除と固定術の際の血管損傷のリスクのガイドとして大動脈分岐点の位置，下大静脈を形成する腸骨静脈合流部位を注意されなければならない．

手術直後の画像検査では，手術の適切なレベル，椎体要素の適当な配列，ハードウェアと骨栓（支柱，ケージ）の安全確実な配置，処置される脊柱管や神経孔の除圧状態などが評価されなければならない．手術の潜在的合併症，たとえば，骨折した骨性要素，血管損傷，脊髄または神経根損傷，出血，ゼルフォームまたはインスツルメンテーショ

BOX 25-2　2椎間頸椎前方椎間板切除術後の合併症

• 病歴
36歳の男性は，1年前，椎体間固定術と頸椎前方固定術を併用した2椎間頸椎前方椎間板切除術を受けた．術後直後から持続する嗄声を訴えていた．

• 手技
頸椎は，頭蓋底からTh1まで含まれる連続的な水平断のコンピュータ断層像によって検討された．それは，独立した骨と軟部組織条件で処理された．その後，連続的な水平断の骨条件画像は，多くの矢状断像および前額面画像に再フォーマットされた．造影剤は使用されなかった．本検査は，術後3カ月追跡調査時と比較検討された．

• 所見
連続的な水平断像と再フォーマットされた矢状断像は，C5-C6-C7の頸椎前方椎間板切除術と固定術，C5-C6とC6-C7の椎体間に設置された骨栓，頸椎前方プレートとスクリューでの内固定術を示す（図25-29）．正常な頸椎前彎は維持されている．椎体配列は，3カ月目のコントロール検査と比較して不変である．頸椎前方プレートは，椎体前方表面と同じ高さに位置している．固定スクリューは，椎体中心に正確に配置されており，良好な骨性足場ができている．固定栓によって，C5-C6とC6-C7隙間を越え新たな骨梁の連続性が生じており，骨性癒合が完了している．小さい後方骨棘がC5-C6で残っている．椎体前方軟部組織は肥厚を示す．そして，右披裂喉頭蓋ヒダの正中固定，同側梨状洞の非対称の拡大，右声帯のひずみ／正中固定がみられる（図25-29B参照）．これらの画像特徴は，喉頭障害でみられる．本検査のその他の所見は，取り立てるほどのこともない．

• 印象
C5-C7には完全な骨性癒合が生じており，正常な頸椎前彎が維持されている．特徴的な画像から，右喉頭障害として矛盾しない．

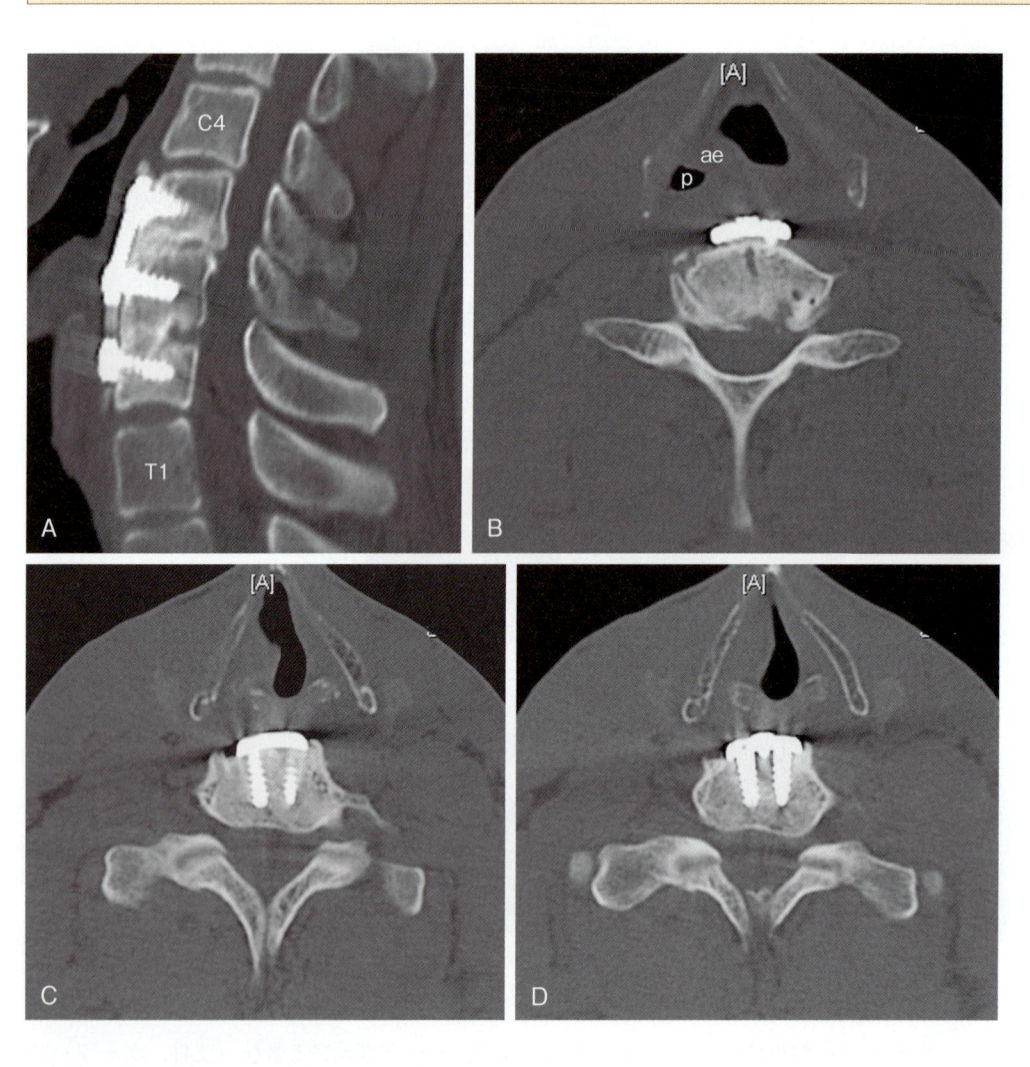

• 図25-29　2椎間頸椎前方椎間板切除術後の合併症．ae；披裂喉頭蓋ヒダ，p；梨状洞．Box 25-2を参照．

ン自体による脊柱管と神経要素への圧迫悪化，などに対する特定の分析がされなければならない．食道穿孔，喉頭障害，血腫の発見に役立つので，上気道と喉頭を含めた椎体前方軟部組織は評価され記述されなければならない．

追跡調査では，これらの特徴を再評価する．そして，脊椎安定性，癒合の成否，期間内での後彎発現，インスツルメンテーションと骨移植の破損または移動，期間内の感染，良好な創傷治癒に対する漿液腫または偽性髄膜瘤の発現な

どの証拠のために画像を解析する．たとえば，術後の除圧は適切なままかどうか，隣接椎間に新たな疾患が出現したかどうかといった特定の注目点が導かれる．術前および術後すぐ間近の検査所見の直接比較は，外科手術でのコンストラクトの安定性を決めることや新たな問題を見つけ出すことに役立つ．CT血管造影または直接のカテーテル血管造影法は，どのような血管損傷または合併症でも明確にするために最も役立つ．

脊髄損傷に関する特定の疑問と神経根の詳細分析のために，MRIは好ましい．固定術のために使用されるハードウェアから生じるアーチファクトによってMR画像が劣化するが，現在，臨床現場に導入されている新たなパルスシーケンスはアーチファクトによる劣化を軽減させるのに役立つ．MRIは，脊柱管内や神経孔各レベルの屈曲位，中間位，伸展位での脊髄と根の相対的な位置を研究するために用いられることもできる．これらの「動作」研究は，癒合の安定性や骨性，椎間板性，靱帯性の病理によって生じる神経組織の再発性または新規の衝突について検討するのに役立つ．

実例報告を，Box 25-1，2 に示す．

> ## キーポイント
> - 骨癒合：骨癒合の成功は，画像所見で椎体間または椎間関節をまたぐ連続する骨梁，屈曲-伸展撮影で 3° 未満の動揺性，既存の骨棘の再吸収を以って推論される．
> - 隣接椎間疾患：手術後に，「隣接椎間」疾患が増加している徴候がある画像所見は，癒合域の頭側，尾側に広がる進行性の椎間板高の消失，屈曲-伸展撮影で隣接椎間不安定性の増加，隣接椎間で骨棘増大，隣接した脊椎での骨性，靱帯要素による神経組織の高度な衝突などである．
> - ハードウェア障害：ハードウェア障害の画像徴候は，スクリュー，フック，ロッドの角状変形と折損；椎体からのスクリュー，ロッド，固定術プレートの分離；コンストラクト使用部位における進行性の高さの消失と骨性要素，ケージの角状変形などである．
> - 脊髄損傷：急性および亜急性脊髄損傷の画像徴候は，脊髄中の出血または梗塞の検出，脊髄中に新たな T2 信号強度の出現または既存部位の増強，外部要素による脊髄圧迫の進行などである．過去あるいは慢性の脊髄損傷の徴候は，脊髄輪郭とボリュームの消失，脊髄中のヘモジデリン沈着，手術レベルに対して上行路では頭側に，下行路では尾側に広がる T2 高信号域（すなわち，ワーラー変性パターン）などである．
> - 食道穿孔：食道穿孔の画像徴候は，椎体前方軟部組織の急性水腫と炎症を伴う進行性縦隔炎，軟部組織中の気泡の存在，外科手術ハードウェア周辺の椎体前方軟部組織から脊柱と脊椎硬膜外腔に広がっている感染，後彎を伴うコンストラクトの進行性劣化などである．
> - 喉頭障害：喉頭障害の画像徴候は，咽頭と喉頭の非対称，とくに披裂喉頭蓋ヒダの肥厚と正中固定，同側梨状洞の拡大，声帯の正中固定，同側喉頭室の拡大などである．
> - 血管損傷：血管損傷の画像徴候は，障害を受けた血管の狭窄化，血管の血栓，仮性動脈瘤の形成，手術部位の血腫，脊髄と脳を含めた血管下流領域の梗塞または出血などがある．
> - 感染：感染は，硬膜まで広がっていない単純な表層創感染，または，傍脊柱筋系，脊柱，硬膜外腔および / または脊髄を含む深部に進行した感染である．脊髄感染は通常，手術時に手術部位へ弱毒性菌が着床して，感染が顕在化するまで場合によって何年もの長いあいだくすぶり増殖して起こる．感染の画像徴候には，創部または隣接した軟部組織の局所液貯留，骨透過，小管内や傍脊柱の腫瘤形成，手術コンストラクトの圧潰，瘻孔形成などがある．脂肪抑制造影 MR 画像は，感染におけるこれらの徴候を最もよく示す．
> - 血腫：血腫の画像的徴候は，術後早期に手術部位またはその近くに形成される予想外の腫瘤，腫瘤による食道，気道および / または脊髄の圧迫と偏位がある．出血は混ざり合う要素のため，予想外に低信号を呈する．
> - 偽性髄膜瘤：不慮の硬膜損傷で形成された偽性髄膜瘤の画像では，手術欠損部に（たいてい）多量の液体貯留があり，頭尾方向には正中に沿って，側方には表層筋膜に沿って，深部には手術椎間の硬膜方向へ広がる特徴がある．

参考文献

- Barker FG. Efficacy of prophylactic antibiotic therapy in spinal surgery: a meta-analysis. Neurosurgery 2002; 51:391-401.
- Fountas KS, Kapsalaki EZ, Nikolakakos LG, et al. Anterior cervical discectomy and fusion associated complications. Spine 2007; 32:2310-2317.
- Fraser JF, Härtl R. Anterior approaches to fusion of the cervical spine: a meta-analysis of fusion rates. J Neurosurg Spine 2007; 6:298-303.
- Hannallah D, Lee J, Khan M, et al. Cerebrospinal fluid leaks following cervical spine surgery. J Bone Joint Surg Am 2008; 90:1101-1105.
- Lee MJ, Bazaz R, Furey CG, Yoo J. Clinical studies: risk factors for dysphagia after anterior cervical spine surgery: a two-year prospective cohort study. Spine J 2007; 7:141-147.
- Naidich TP. Cervical spine decompression for spinal stenosis and disk disease: Complications of surgery. In Castillo M, Koeller KK, Mukherji SK. Neuroradiology Categorical Course Syllabus, pp 289-296. American Roentgen Ray Society, 107th Annual Meeting, Orlando, FL, 2007.
- Naidich TP. Thoracolumbar spine decompression for spinal stenosis and disk disease: Complications of surgery. In Castillo M, Koeller KK, Mukherji SK. Neuroradiology Categorical Course Syllabus, pp 297-305.

- Peng CW, Chou BT, Bendo JA, Spivak JM. Vertebral artery injury in cervical spine surgery—anatomical considerations, management and preventive measures. Spine J 2009;9:70-76.
- Sagi HC, Beutler W, Carroll E, Connolly PJ. Airway complications associated with surgery on the anterior cervical spine. Spine 2002; 27:949-953.
- Samartzis D, Shen FH, Matthews DK, et al. Comparison of allograft to autograft in multilevel anterior cervical discectomy and fusion with rigid plate fixation. Spine J 2003; 3:451-459.
- Sasso RC, Garrido BJ. Postoperative spinal wound infections. J Am Acad Orthop Surg 2008; 16:330-337.
- Suk KS, Kim KT, Lee SH, Park SW. Prevertebral soft tissue swelling after anterior cervical discectomy and fusion with plate fixation. Int Orthop 2006; 30:290-294.
- Terao Y, Masumoto S, Yamashita K, et al. Increased Incidence of emergency airway management after combined anterior-posterior cervical spine surgery. J Neurosurg Anesthesiol 2004; 16:282-286.
- Wang JC, Hart RA, Emery SE, Bohlman HH. Graft migration or displacement after multilevel cervical corpectomy and strut grafting. Spine 2003; 10:1016-1022.
- Xie, J-C, Hurlbert RJ. Discectomy versus discectomy with fusion versus discectomy with fusion and instrumentation: a prospective randomized study. Neurosurgery 2007; 61:107-117.
- Young PM, Berquist TH, Bancroft LW, Peterson JJ. Complications of spinal instrumentation. RadioGraphics 2007; 27:775-789.

文献

1. Baig MN, et al. Vision loss after spine surgery: review of the literature and recommendations. Neurosurg Focus 2007; 23:E15.
2. Cowan JA Jr, et al. Changes in the utilization of spinal fusion in the United States. Neurosurgery 2006; 59:15-20; discussion 15-20.
3. Zeidman SM, Ducker TB, Raycroft J. Trends and complications in cervical spine surgery: 1989-1993. J Spinal Disord 1997; 10:523-526.
4. Fountas KN, et al. Anterior cervical discectomy and fusion associated complications. Spine 2007; 32:2310-2317.
5. Edwards CC 2nd, et al. Accurate identification of adverse outcomes after cervical spine surgery. J Bone Joint Surg Am 2004; 86:251-256.
6. Abumi K, et al. Complications of pedicle screw fixation in reconstructive surgery of the cervical spine. Spine 2000; 25:962-969.
7. Salcman M. Complications of cervical spine surgery. Crit Care Med 2001; 29:2027-2028.
8. Sakaura H, et al. Long-term outcome of laminoplasty for cervical myelopathy due to disc herniation: a comparative study of laminoplasty and anterior spinal fusion. Spine 2005; 30:756-759.
9. Peolsson A, Peolsson M. Predictive factors for long-term outcome of anterior cervical decompression and fusion: a multivariate data analysis. Eur Spine J 2008; 17:406-414.
10. Wang JC, et al. Graft migration or displacement after multilevel cervical corpectomy and strut grafting. Spine 2003; 28:1016-1021; discussion 1021-1022.
11. Bose B. Anterior cervical instrumentation enhances fusion rates in multilevel reconstruction in smokers. J Spinal Disord 2001; 14:3-9.
12. Samartzis D, et al. Is autograft the gold standard in achieving radiographic fusion in one-level anterior cervical discectomy and fusion with rigid anterior plate fixation? Spine 2005; 30:1756-1761.
13. Jacobs WC, et al. Single or double-level anterior interbody fusion techniques for cervical degenerative disc disease. Cochrane Database Syst Rev 2004; (4): CD004958.
14. Hilibrand AS, et al. Increased rate of arthrodesis with strut grafting after multilevel anterior cervical decompression. Spine 2002; 27:146-151.
15. Samartzis D, et al. Does rigid instrumentation increase the fusion rate in one-level anterior cervical discectomy and fusion? Spine J 2004; 4:636-643.
16. Hughes SS, et al. Settling of fibula strut grafts following multilevel anterior cervical corpectomy: a radiographic evaluation. Spine 2006; 31:1911-1915.
17. Fraser JF, Härtl R. Anterior approaches to fusion of the cervical spine: a meta-analysis of fusion rates. J Neurosurg Spine 2007; 6:298-303.
18. Bolesta MJ, Rechtine GR 2nd, Chrin AM. Three- and four-level anterior cervical discectomy and fusion with plate fixation: a prospective study. Spine 2000; 25:2040-2044; discussion 2045-2046.
19. Ray CD. Threaded titanium cages for lumbar interbody fusions. Spine 1997; 22:667-679; discussion 679-680.
20. Uchida K, et al. Multivariate analysis of the neurological outcome of surgery for cervical compressive myelopathy. J Orthop Sci 2005; 10:564-573.
21. Koller H, et al. 4- and 5-level anterior fusions of the cervical spine: review of literature and clinical results. Eur Spine J 2007; 16:2055-2071.
22. Xie JC, Hurlbert RJ. Discectomy versus discectomy with fusion versus discectomy with fusion and instrumentation: a prospective randomized study. Neurosurgery 2007; 61:107-116; discussion 116-117.
23. Ashkenazi E, et al. Anterior decompression combined with corpectomies and discectomies in the management of multilevel cervical myelopathy: a hybrid decompression and fixation technique. J Neurosurg Spine 2005; 3:205-209.
24. Ikenaga M, Shikata J, Tanaka C. Anterior corpectomy and fusion with fibular strut grafts for multilevel cervical myelopathy. J Neurosurg Spine 2005; 3:79-85.
25. Lowery GL, McDonough RF. The significance of hardware failure in anterior cervical plate fixation: patients with 2- to 7-year followup. Spine 1998; 23:181-186; discussion 186-187.
26. Seichi A, et al. Postoperative expansion of intramedullary high-intensity areas on T2-weighted magnetic resonance imaging after cervical laminoplasty. Spine 2004; 29:1478-1482; discussion 1482.
27. Kraus DR, Stauffer ES. Spinal cord injury as a complication of elective anterior cervical fusion. Clin Orthop Relat Res 1975; (112): 130-141.
28. Sagi HC, et al. Airway complications associated with surgery on the anterior cervical spine. Spine 2002; 27:949-953.
29. Lee MJ, et al. Risk factors for dysphagia after anterior cervical spine surgery: a two-year prospective cohort study. Spine J 2007; 7:141-147.
30. Heese O, et al. Intraoperative measurement of pharynx/esophagus retraction during anterior cervical surgery: II. Perfusion. Eur Spine J 2006; 15:1839-1843.
31. Heese O, et al. Intraoperative measurement of pharynx/esophagus retraction during anterior cervical surgery: I. Pressure. Eur Spine J 2006; 15:1833-1837.
32. Cloward RB. Complications of anterior cervical disc operation and their treatment. Surgery 1971; 69:175-182.
33. Eleraky MA, Llanos C, Sonntag VK. Cervical corpectomy: report of 185 cases and review of the literature. J Neurosurg 1999; 90(1 Suppl): 35-41.
34. Orlando ER, Caroli E, Ferrante L. Management of the cervical esophagus and hypopharynx perforations complicating anterior cervical spine surgery. Spine 2003; 28:E290-E295.
35. Patel NP, et al. Esophageal injury associated with anterior cervical spine surgery. Surg Neurol 2008; 69:20-24; discission 24.
36. Newhouse KE, et al. Esophageal perforation following anterior cervical spine surgery. Spine 1989; 14:1051-1053.
37. Jones WG 2nd, Ginsberg RJ. Esophageal perforation: a continuing challenge. Ann Thorac Surg 1992; 53:534-543.

38. Shenoy SN, Raja A. Delayed pharyngo-esophageal perforation: rare complication of anterior cervical spine surgery. Neurol India 2003; 51:534-536.
39. Fountas KN, et al. Extrusion of a screw into the gastrointestinal tract after anterior cervical spine plating. J Spinal Disord Tech 2006; 19:199-203.
40. Fujibayashi S, et al. Missing anterior cervical plate and screws: a case report. Spine 2000; 25:2258-2261.
41. Terao Y, et al. Increased incidence of emergency airway management after combined anterior-posterior cervical spine surgery. J Neurosurg Anesthesiol 2004; 16:282-286.
42. Epstein NE, et al. Can airway complications following multilevel anterior cervical surgery be avoided? J Neurosurg 2001; 94(2 Suppl): 185-188.
43. Suk KS, et al. Prevertebral soft tissue swelling after anterior cervical discectomy and fusion with plate fixation. Int Orthop 2006; 30:290-294.
44. Sanfilippo JA Jr, et al. "Normal" prevertebral soft tissue swelling following elective anterior cervical decompression and fusion. J Spinal Disord Tech 2006; 19:399-401.
45. Beutler WJ, Sweeney CA, Connolly PJ. Recurrent laryngeal nerve injury with anterior cervical spine surgery risk with laterality of surgical approach. Spine 2001; 26:1337-1342.
46. Apfelbaum RI, Kriskovich MD, Haller JR. On the incidence, cause, and prevention of recurrent laryngeal nerve palsies during anterior cervical spine surgery. Spine 2000; 25:2906-2912.
47. Morpeth JF, Williams MF. Vocal fold paralysis after anterior cervical diskectomy and fusion. Laryngoscope 2000; 110:43-46.
48. Audu P, et al. Recurrent laryngeal nerve palsy after anterior cervical spine surgery: the impact of endotracheal tube cuff deflation, reinflation, and pressure adjustment. Anesthesiology 2006; 105:898-901.
49. Chin SC, et al. Using CT to localize side and level of vocal cord paralysis. AJR Am J Roentgenol 2003; 180:1165-1170.
50. Manski TJ, Wood MD, Dunsker SB. Bilateral vocal cord paralysis following anterior cervical discectomy and fusion: case report. J Neurosurg 1998; 89:839-843.
51. Daentzer D, Deinsberger W, Boker DK. Vertebral artery complications in anterior approaches to the cervical spine: report of two cases and review of literature. Surg Neurol 2003; 59:300-309; discussion 309.
52. Inamasu J, Guiot BH. Vascular injury and complication in neurosurgical spine surgery. Acta Neurochir (Wien) 2006; 148:375-387.
53. Neo M, et al. The clinical risk of vertebral artery injury from cervical pedicle screws inserted in degenerative vertebrae. Spine 2005; 30:2800-2805.
54. Peng CW, et al. Vertebral artery injury in cervical spine surgery—anatomical considerations, management, and preventive measures. Spine J 2009; 9:70-76.
55. Pait TG, Killefer JA, Arnautovic KI. Surgical anatomy of the anterior cervical spine: the disc space, vertebral artery, and associated bony structures. Neurosurgery 1996; 39:769-776.
56. Bruneau M, et al. Anatomical variations of the V2 segment of the vertebral artery. Neurosurgery 2006; 59(Suppl 1): ONS20-S24; discussion ONS20-S24.
57. 57. Adachi B. Das arterien System der Japaner. Kyoto, Verlagr der Kaiserlich Japanischen Universitat, col 1, 1928.
58. Newton T, Mani RL. The vertebral artery in radiology of the skull and brain. In: Newton T, Potts DG (eds). Angiography. St. Louis, CV Mosby, 1974, pp 1659-1709.
59. Daseler EH, Anson BJ. Surgical anatomy of the subclavian artery and its branches. Surg Gynecol Obstet 1959; 108:149-174.
60. Curylo LJ, et al. Tortuous course of the vertebral artery and anterior cervical decompression: a cadaveric and clinical case study. Spine 2000; 25:2860-2864.
61. Ebraheim NA, et al. Vulnerability of the sympathetic trunk during the anterior approach to the lower cervical spine. Spine 2000; 25:1603-1606.
62. Barker FG 2nd. Efficacy of prophylactic antibiotic therapy in spinal surgery: a meta-analysis. Neurosurgery 2002; 51:391-400; discussion 400-401.
63. Sasso RC, Garrido BJ. Postoperative spinal wound infections. J Am Acad Orthop Surg 2008; 16:330-337.
64. Hannallah D, et al. Cerebrospinal fluid leaks following cervical spine surgery. J Bone Joint Surg Am 2008; 90:1101-1105.
65. Sciubba DM, et al. Factors associated with cervical instability requiring fusion after cervical laminectomy for intradural tumor resection. J Neurosurg Spine 2008; 8:413-419.
66. Dai L, et al. Radiculopathy after laminectomy for cervical compression myelopathy. J Bone Joint Surg Br 1998; 80:846-549.
67. Heller JG, Silcox DH 3rd, Sutterlin CE 3rd. Complications of posterior cervical plating. Spine 1995; 20:2442-2448.
68. Sekhon LH. Posterior cervical decompression and fusion for circumferential spondylotic cervical stenosis: review of 50 consecutive cases. J Clin Neurosci 2006; 13:23-30.
69. Hale JJ, Gruson KI, Spivak JM. Laminoplasty: a review of its role in compressive cervical myelopathy. Spine J 2006; 6(Suppl): 289S-298S.
70. Kast E, et al. Complications of transpedicular screw fixation in the cervical spine. Eur Spine J 2006; 15:327-334.
71. Kim PK, Alexander JT. Indications for circumferential surgery for cervical spondylotic myelopathy. Spine J 2006; 6(Suppl): 299S-307S.
72. Yoshimoto H, et al. Spinal reconstruction using a cervical pedicle screw system. Clin Orthop Relat Res 2005; (431): 111-119.
73. Kwon B, et al. Risk factors for delayed extubation after single-stage, multi-level anterior cervical decompression and posterior fusion. J Spinal Disord Tech 2006; 19:389-393.
74. Postacchini F. Surgical management of lumbar spinal stenosis. Spine 1999; 24:1043-1047.
75. Jansson KA, et al. Health-related quality of life in patients before and after surgery for a herniated lumbar disc. J Bone Joint Surg Br 2005; 87:959-964.
76. McAfee PC, et al. Symposium: a critical discrepancy—a criteria of successful arthrodesis following interbody spinal fusions. Spine 2001; 26(3): 320-334.
77. Kroner AH, et al. Magnetic resonance imaging evaluation of posterior lumbar interbody fusion. Spine 2006; 31:1365-1371.
78. Faciszewski T, et al. The surgical and medical perioperative complications of anterior spinal fusion surgery in the thoracic and lumbar spine in adults: a review of 1223 procedures. Spine 1995; 20:1592-1599.
79. Mummaneni PV, Haid RW, Rodts GE. Lumbar interbody fusion: state-of-the-art technical advances. Invited submission from the Joint Section Meeting on Disorders of the Spine and Peripheral Nerves, March 2004. J Neurosurg Spine 2004; 1:24-30.
80. Jansson KA, et al. Surgery for herniation of a lumbar disc in Sweden between 1987 and 1999: an analysis of 27,576 operations. J Bone Joint Surg Br 2004; 86:841-847.
81. Fritzell P, Hagg O, Nordwall A. Complications in lumbar fusion surgery for chronic low back pain: comparison of three surgical techniques used in a prospective randomized study. A report from the Swedish Lumbar Spine Study Group. Eur Spine J 2003; 12:178-189.
82. Bernsmann K, et al. Lumbar micro disc surgery with and without autologous fat graft: a prospective randomized trial evaluated with reference to clinical and social factors. Arch Orthop Trauma Surg 2001; 121:476-480.
83. Gejo R, et al. Serial changes in trunk muscle performance after posterior lumbar surgery. Spine 1999; 24:1023-1028.
84. Gambardella G, et al. Prevention of recurrent radicular pain after lumbar disc surgery: a prospective study. Acta Neurochir Suppl 2005; 92:151-154.
85. Valentini LG, et al. Surgical site infections after elective neurosurgery:

86. Richards BR, Emara KM. Delayed infections after posterior TSRH spinal instrumentation for idiopathic scoliosis: revisited. Spine 2001; 26:1990-1996.
87. Abbey DM, et al. Treatment of postoperative wound infections following spinal fusion with instrumentation. J Spinal Disord 1995; 8:278-283.
88. Perry JW, et al. Wound infections following spinal fusion with posterior segmental spinal instrumentation. Clin Infect Dis 1997; 24:558-561.
89. Viola RW, et al. Delayed infection after elective spinal instrumentation and fusion: a retrospective analysis of eight cases. Spine 1997; 22:2444-2450; discussion 2450-2451.
90. Clark CE, Shufflebarger HL: Late-developing infection in instrumented idiopathic scoliosis. Spine 1999; 24:1909-1912.
91. Heggeness MH, et al. Late infection of spinal instrumentation by hematogenous seeding. Spine 1993; 18:492-496.
92. Richards BS. Delayed infections following posterior spinal instrumentation for the treatment of idiopathic scoliosis. J Bone Joint Surg Am 1995; 77:524-529.
93. Beiner JM, et al. Postoperative wound infections of the spine. Neurosurg Focus 2003; 15:E14.
94. Pappou IP, et al. Postoperative infections in interbody fusion for degenerative spinal disease. Clin Orthop Relat Res 2006; 444: 120-128.
95. Wimmer C, Gluch H. Management of postoperative wound infection in posterior spinal fusion with instrumentation. J Spinal Disord 1996; 9:505-508.
96. Sasso RC, LeHuec JC, Shaffrey C. Iliac crest bone graft donor site pain after anterior lumbar interbody fusion: a prospective patient satisfaction outcome assessment. J Spinal Disord Tech 2005; 18(Suppl): S77-S81.
97. Davne SH, Myers DL. Complications of lumbar spinal fusion with transpedicular instrumentation. Spine 1992; 17(Suppl): S184-S189.
98. Sengupta DK, et al. Outcome of local bone versus autogenous iliac crest bone graft in the instrumented posterolateral fusion of the lumbar spine. Spine 2006; 31:985-991.
99. Ikard RW. Methods and complications of anterior exposure of the thoracic and lumbar spine. Arch Surg 2006; 141:1025-1034.
100. Anjarwalla NK, Morcom RK, Fraser RD. Supplementary stabilization with anterior lumbar intervertebral fusion—a radiologic review. Spine 2006; 31:1281-1287.
101. Pradhan BB, et al. Graft resorption with the use of bone morphogenetic protein: lessons from anterior lumbar interbody fusion using femoral ring allografts and recombinant human bone morphogenetic protein-2. Spine 2006; 31:E277-E284.
102. Fantini GA, et al. Major vascular injury during anterior lumbar spinal surgery: incidence, risk factors, and management. Spine 2007; 32:2751-2758.
103. Inamasu J, Kim DH, Logan L. Three-dimensional computed tomographic anatomy of the abdominal great vessels pertinent to L4-L5 anterior lumbar interbody fusion. Minim Invasive Neurosurg 2005; 48:127-131.
104. Brau SA, et al. Vascular injury during anterior lumbar surgery. Spine J 2004; 4:409-412.
105. Kulkarni SS, et al. Arterial complications following anterior lumbar interbody fusion: report of eight cases. Eur Spine J 2003; 12: 48-54.
106. Ehrler DM, Vaccaro AR. The use of allograft bone in lumbar spine surgery. Clin Orthop Relat Res 2000; (371): 38-45.
107. Singh K, et al. Use of recombinant human bone morphogenetic protein-2 as an adjunct in posterolateral lumbar spine fusion: a prospective CT-scan analysis at one and two years. J Spinal Disord Tech 2006; 19:416-423.
108. Cammisa FP Jr, et al. Incidental durotomy in spine surgery. Spine 2000; 25:2663-2667.
109. Khan MH, et al. Postoperative management protocol for incidental dural tears during degenerative lumbar spine surgery: a review of 3,183 consecutive degenerative lumbar cases. Spine 2006; 31:2609-2613.
110. Bosacco SJ, Gardner MJ, Guille JT. Evaluation and treatment of dural tears in lumbar spine surgery: a review. Clin Orthop Relat Res 2001; (389): 238-247.
111. Vakharia SB, et al. Magnetic resonance imaging of cerebrospinal fluid leak and tamponade effect of blood patch in postdural puncture headache. Anesth Analg 1997; 84:585-590.
112. Lonstein JE, et al. Complications associated with pedicle screws. J Bone Joint Surg Am 1999; 81(11): 1519-1528.
113. Nguyen HV, et al. Anterior exposure of the spine for removal of lumbar interbody devices and implants. Spine 2006; 31:2449-2453.
114. Moshirfar A, et al. Computed tomography evaluation of superiorsegment facet-joint violation after pedicle instrumentation of the lumbar spine with a midline surgical approach. Spine 2006; 31:2624-2629.
115. Shah RR, et al. Radiologic evaluation of adjacent superior segment facet joint violation following transpedicular instrumentation of the lumbar spine. Spine 2003; 28:272-275.
116. Dosoglu M, et al. Nightmare of lumbar disc surgery: iliac artery injury. Clin Neurol Neurosurg 2006; 108:174-177.
117. Szolar DH, et al. Vascular complications in lumbar disk surgery: report of four cases. Neuroradiology 1996; 38:521-525.
118. Prabhakar H, et al. Rupture of aorta and inferior vena cava during lumbar disc surgery. Acta Neurochir (Wien) 2005; 147:327-329; discussion 329.
119. Sokolowski MJ, et al. Postoperative lumbar epidural hematoma: does size really matter? Spine 2008; 33:114-119.
120. Uribe J, et al. Delayed postoperative spinal epidural hematomas. Spine J 2003; 3:125-129.
121. Friedman J, Whitecloud TS 3rd. Lumbar cauda equina syndrome associated with the use of gelfoam: case report. Spine 2001; 26: E485-E487.
122. Hackenberg L, et al. Transforaminal lumbar interbody fusion: a safe technique with satisfactory three to five year results. Eur Spine J 2005; 14:551-558.
123. Houten JK, et al. Clinical and radiographically/neuroimaging documented outcome in transforaminal lumbar interbody fusion. Neurosurg Focus 2006; 20:E8.
124. Snell BE, Nasr FF, Wolfla CE. Single-stage thoracolumbar vertebrectomy with circumferential reconstruction and arthrodesis: surgical technique and results in 15 patients. Neurosurgery 2006; 58(4 Suppl 2): ONS-263-268; discussion ONS-269.

XIII

腕神経叢と仙骨神経叢

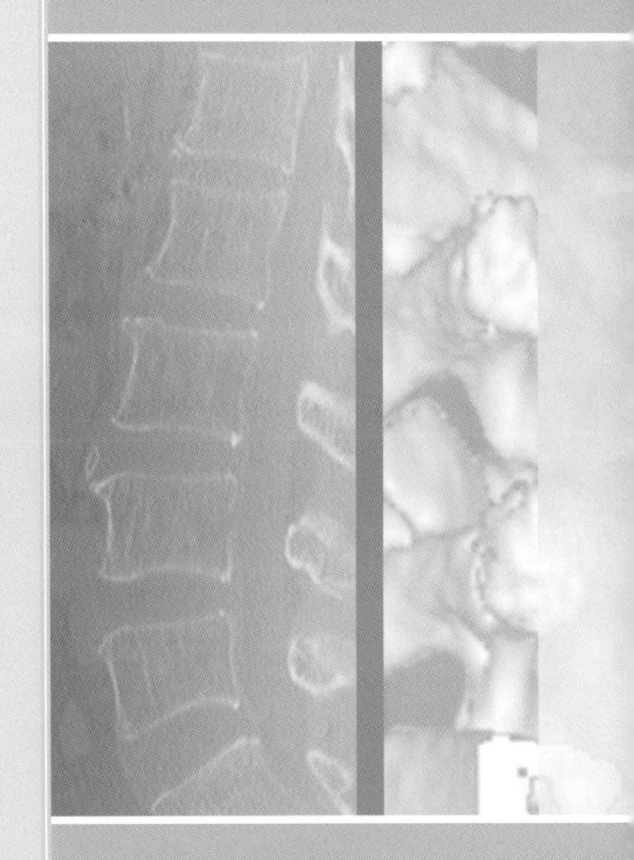

第26章

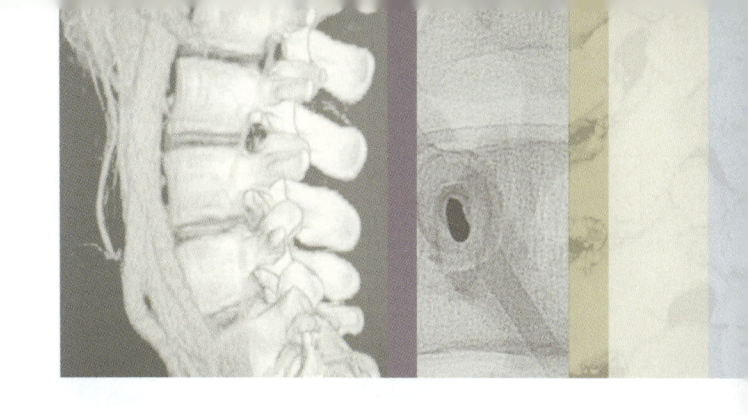

腕神経叢の画像

Marta Martínez Schmickrath, Mauricio Castillo

　腕神経叢は下位頸椎腹側の4神経根（C5-C8）と胸椎腹側の第1神経根（T1）によって形成される叢から命名されており，脊髄から発生し，混ざり合い，再編成され，そして叢から決まった遠位神経が出ている．C4とT2は軸索突起を叢へ出しているが，病巣の臨床的局在にはほとんど影響はない[1]．腕神経叢は，上肢の運動，感覚を担っている．

　各脊椎レベルにおいて，腹側と背側の小根が脊髄から発生し，背側神経節の遠位で融合し，固有の神経根を形成する．この神経根は，ついで背側と腹側の部分に分かれ，各レベルの背側と腹側の神経根になる．下位頸椎神経根の背側部分は，腕神経叢に関与しない．これらは，背側を通過し，頸部や背部上方の皮膚と筋を神経支配する[2]．腹側の神経根が腕神経叢を形成する．第1に腹側の神経根は3つの神経幹に再編成される．C5の前根はC6の前根と癒合して上神経幹を形成する．C7の前根は単独のままで中神経幹を形成する．C8の前根はT1の前根と癒合して下神経幹を形成する．各神経幹はついで，前方と後方部分に分かれ，再度癒合して3つの神経束（後神経束，外側神経束，内側神経束）を形成し，最終的に分枝（末梢神経）として終わる（図26-1）．

　頸椎前根が第1肋骨へ向かって下降していくのに対して，T1の前根は，第1肋骨の上を上行し，腕神経叢を形成する．腕神経叢は，前斜角筋と中斜角筋のあいだ（斜角筋三角）から発生し，そこで血管収縮や汗腺活動を制御する交感神経線維が神経根と合流する．C5とC6への交感神経の関与は，下位頸椎神経節から生じている．C7，C8，T1への交感神経の関与は，星状神経節から生じている[2]．T1神経根はまた，副交感神経線維を神経節へ与えており，受傷時にはHorner症候群をきたす（図26-2）[2,3]．

手技

　MRIは，腕神経叢の評価に最も受け入れられている画像手技である．通常用いられるシーケンスは以下のとおりである．

- 局所解剖と筋の外傷後脂肪変性の評価には，T1強調像が用いられる[4]．
- 脂肪抑制T2強調像は，神経内の病的な信号変化を明らかにする．STIR法（short tau inversion recovery）や周波数選択的脂肪抑制法などの脂肪抑制シーケンスが必要であり，このため異常信号が隣接する脂肪で不明瞭にならない[4]．STIR法は，優れたT2コントラストの一定で均一な脂肪信号の抑制を提供するが，信号雑音比（signal-to-noise ratio：SNR）が低く，血流アーチファクトにより感受性が高く，T1組織コントラスト画像を得られない．周波数選択脂肪抑制法は，より高いSNRをもち（結果としてよりよい画質），血流アーチファクトがより少なく，T1強調像を生み出すことができる．周波数選択脂肪抑制法の最も大きな欠点は，視野を横切る脂肪抑制の完成度がさまざまで，その結果信号が不均一となることである[4]．
- CISS（constructive interference in steady-state）法／FIESTA法（fast imaging employing steady-state ac-

570　XIII　腕神経叢と仙骨神経叢

・図 26-1　腕神経叢の各要素と強調した解剖学的指標との関連．神経根は，神経孔内で斜角筋の内側にある．神経幹は，前斜角筋と中斜角筋のあいだに位置している．神経束は，鎖骨の下にある．したがって，腕神経叢分枝部は，鎖骨のやや上方で後方である．神経枝あるいは神経は腋窩内にある．

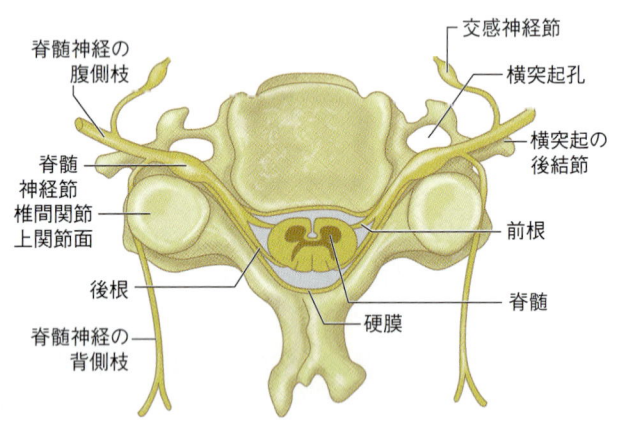

・図 26-2　頸椎領域における脊髄神経の形成．脊髄から出るとき，腹側と背側の根糸は融合し，脊髄神経節あるいは後根神経節を形成する．これらの神経節は，ついで腹側と背側の分枝に分かれる．交感神経線維は，腹側の分枝から生じる．(Middleditch A, Oliver J. Functional Anatomy of the Spine, 2nd ed. Edinburgh, Butterworth-Heinemann, 2006, p 234 より改変)

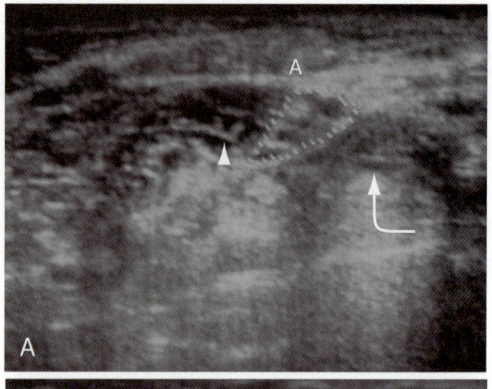

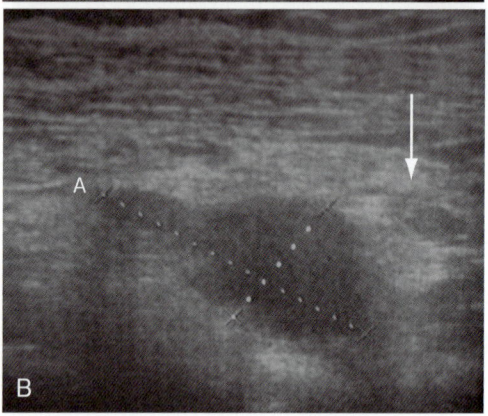

・図 26-3　A：胸鎖乳突筋の下で前斜角筋（矢頭）と中斜角筋（曲がった矢印）のあいだに位置している腕神経叢の神経幹（点線）の正常超音波像．B：患者に触知された鎖骨上「腫瘤」の超音波検査．腫瘤（点線）は，リンパ節の典型的な高信号の臍をもたず，ドプラ法で流れを示さなかった（提示していない）．腫瘤は後神経束から生じた神経鞘腫を示唆する充実性の所見を呈している．矢印は，正常な内側索を示している．

quisition）法は，神経根引き抜きを伴う脳脊髄液（cerebrospinal fluid：CSF）貯留や小さな神経鞘腫を描出する[5,6]．

・造影 T1 強調像は，ガドリニウム 0.1 mmol/kg を基準とした造影剤を用い，新生物，放射線障害，炎症/膿瘍，その他増強される疾患過程を描出する．造影剤は，外傷には適応はない[6]が，急性に脱神経された筋は増強される[6]．造影検査は，増強された構造をよりよく描出するため，周波数選択的脂肪抑制で行うべきである．
検査では，症状のある患側から情報を最大限に評価し，比較のため健側から基本的情報を得るようにする．

・患側
　・T1, T2, CISS/FIESTA 真のあるいは斜位冠状断
　・T1 真のあるいは斜位冠状断
　・T1, T2 水平断
　・脂肪抑制を伴うガドリニウム投与後の T1 繰り返し画像
・健側（正常構造と比較するため）
　・T1, T2 真のあるいは斜位冠状断
・CT は，腕神経叢を直接描出できないが，外傷後の鎖骨骨折，頸肋，肺腫瘍など隣接構造物を評価するのに有用である．
・脊髄造影 CT は，神経根の引き抜き損傷が疑われるとき有用である．これは，単純脊髄造影よりも感度と特異度が高いが，偽性髄膜瘤に関しては MRI より感受性に劣る．
・超音波は，局所麻酔の位置のガイドや生検前の腫瘤の信

号の特性を評価するのにきわめて有用である（たとえば鎖骨下動脈瘤，神経鞘腫，リンパ腺腫大などの鑑別）（図26-3）．

各手技の適応は以下のとおり．
- 外傷：X線，MRI，脊髄造影 CT
- 腫瘍：MRI，CT
- 胸郭出口症候群：X線，MRI，CT，血管造影
- 腕神経叢炎と炎症過程の疑い：MRI

正常像

腕神経叢の正常構成要素は，T1 強調像，T2 強調像とも筋に類似した中間的信号強度をもっている．後根神経節の遠位では，正常な増強はない．腕神経叢のすべての部分（神経根，神経幹，分枝部，神経束，神経枝）は，均一の大きさ（グループ内）で脂肪によって分離されている．神経根は神経孔内に，神経幹は斜角筋三角（前斜角筋と後斜角筋のあいだ）の脂肪内に，分枝部は鎖骨の背後（後方）に位置している．側索と内側索は鎖骨下動脈の前方にあるのに対して，後索は動脈の遠位にある．これらの分枝が腋窩動脈の周囲を取り巻いている．

次のアーチファクトがこの手技に伴う．
- 周波数選択脂肪抑制画像における脂肪抑制の不均一性は，浮腫に類似した腕神経叢におけるさまざまな信号強度をもたらす[4]．
- STIR 画像における「魔法の角度」効果は，神経叢の部分の孤立した高信号という結果になる．これは，高度に詰まり水和したコラーゲンによる T2 異方向性と腕神経叢が主要 B° 磁場（磁場角度）に対して 55°傾斜していることから生じている[4]．
- 動脈あるいは動脈瘤から生じる流動アーチファクト．

特殊な使用法

◆ 外傷

腕神経叢に対する産科外傷は，生存分娩 1,000 件につき 0.4〜2.5 件起こっている．腕神経叢外傷は主として肩からの異常分娩に伴って起こり，産科の腕神経叢麻痺の最も多い原因である．腕神経叢に対する産科外傷には，より頻度が多い C5〜C6 の上位神経根損傷（Erb 麻痺）と C8〜Th1 の下位神経根の単独損傷（Dejerine-Klumpke 麻痺）の 2 つのおもな病型がある．Erb 麻痺の典型的な肢位は，

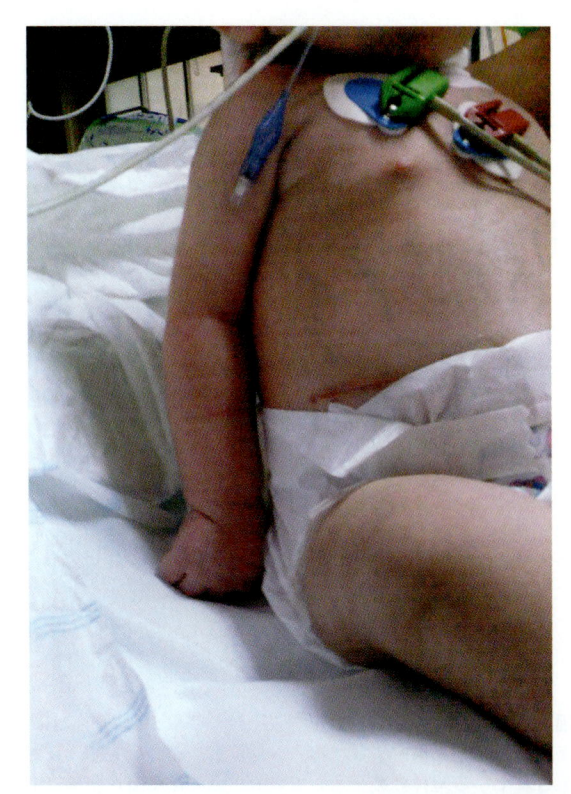

・図 26-4　典型的な臨床所見を呈した Erb 腕神経叢の産科麻痺の 3 歳の症例．右上肢は，「給仕のチップ」肢位（肩の内旋を伴う内転，肘伸展，前腕回内，手関節および手指屈曲）をとっている．これらの麻痺のほとんどは，外科的処置なしで自然寛解する．（Alfredo Garcia-Alix, Marta Benito 医師ら［マドリード・La Paz 病院］のご厚意による）

肩が内転・内旋，肘伸展，前腕回内，手関節屈曲，指屈曲からなる（図 26-4）．広範囲の Erb 麻痺は，C7 損傷を含み，肘と指の伸展が障害される．Horner 症候群があれば，Klumpke 麻痺を疑うべきである[1]．外旋制限はまた，肩の脱臼に付随しうるし，新生児の上腕骨頭は骨化しておらず，X 線ではみえないため，超音波や MRI がこの異なる可能性を除外するために必須である[1]．

刺創や銃創は，腕神経叢を直接切断したり，あるいは拡大する血腫や偽動脈瘤を伴う血管損傷をきたし，神経を二次的に圧迫する（図 26-5）[1]．これらの状況では，どのような病変が存在し，どのような特殊治療を要するのか，また予後はどうかを鑑別するために腕神経叢の画像が必要である．

牽引損傷は，若年成人における腕神経叢損傷の原因で最も多く，ほとんどが男性のバイク事故によっている．これらの損傷が，フットボールのようなコンタクトスポーツで多い軽度の牽引による場合，「バーナーやスティンガー」とよばれることがある．臨床的に，これは焼けるような痛

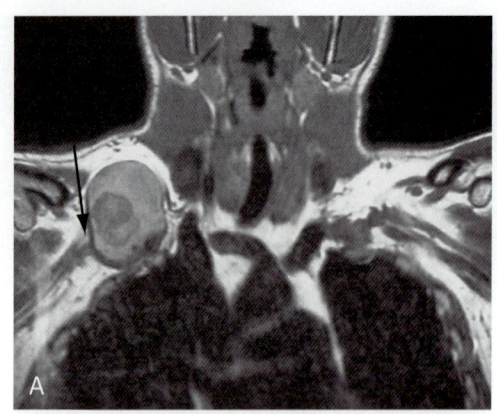

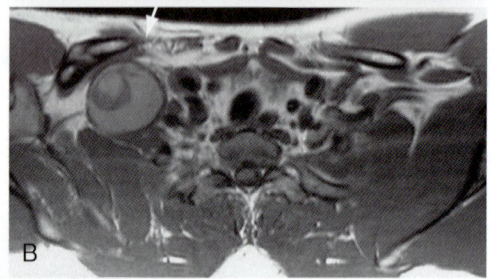

• 図26-5 造影T1強調冠状断（A）および水平断（B）MR像は，外傷性鎖骨下動脈瘤によって前方へ偏位し，鎖骨（矢印）に対して圧迫されている腕神経叢を示している．患者は圧迫性腕神経叢障害に一致する症状を訴え，動脈瘤はその頸部を横切るように設置された鎖骨下動脈ステントによって治療された．時とともに，動脈瘤は縮小し症状は寛解した．

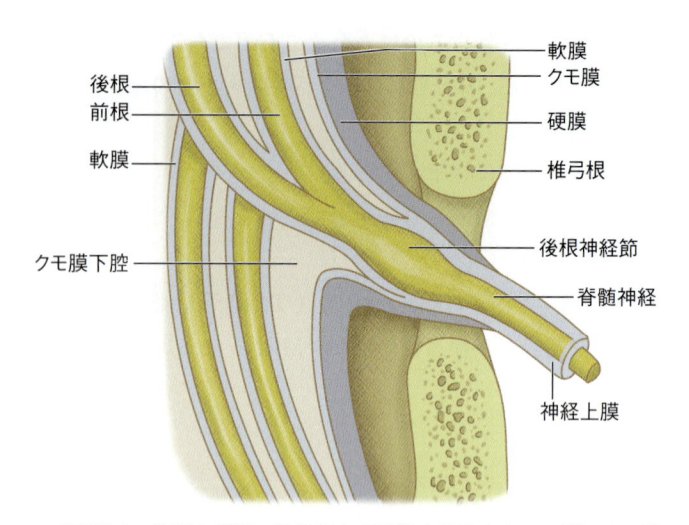

• 図26-6 腹側と背側の神経根糸が脊髄を出るとき，一緒にクモ膜と硬膜を伴い，神経根鞘を形成する．神経根鞘は，腹側と背側の神経根糸と脊髄神経節に付着し，脊髄神経の鞘を形成している．CSFは，通常椎間孔外へは及ばない．これは，ふつうはより遠位に生じない硬膜裂傷を伴う神経節前の神経根糸引き抜きとその後の偽性髄膜瘤形成の閉鎖的関係を説明する．（Middleditch A, Oliver J. Functional Anatomy of the Spine, 2nd ed. Edinburgh, Butterworth-Heinemann, 2006, p 277 より改変）

みや感覚異常をきたし，鎖骨上領域から上肢へ放散し，一過性の筋力低下や感覚異常を伴う．これは通常，数分で自然消失し，画像検査を要さない．もしも，回復が不完全であったり，頸椎の可動制限があれば，頸椎損傷や他の重要な病変を除外するため，診断的画像が必要である[1]．

すべての腕神経叢の外傷性病変は，神経節後あるいは神経節前に分類される．この2つのタイプでは，予後と治療計画が異なるため，これらの鑑別は必須である．

神経節後損傷は，局所の神経連続性を再建し，よりよい予後をもたらすため，外科的に治療される．神経節前の引き抜き損傷は，通常修復不可能で，機能を回復し，少なくとも痛みを和らげるため，別の手技を必要とする（神経移行やより最近では再移植や移植片の挿入）[1]．

神経節前病変は，神経伸張や部分あるいは完全の神経引き抜きである．最も多い損傷パターン（部分引き抜きの69％）は，背側の神経根糸が温存された腹側の神経根糸の部分引き抜きである[3]．もしも運動神経根糸が引き抜かれた場合，脊髄の運動細胞体は，その軸索から分離される[1]．背側根糸が引き抜かれているとしても，背側神経節内の感覚細胞体はその軸索と連続しているので，感覚線維

はWaller変性を免れる．したがって，これらの症例では，筋電図上，運動神経は異常で感覚神経伝導は正常となる[1]．引き抜き損傷は，C8-T1根糸が最も多い．これらの根糸は，横突起と線維性結合を欠いており，引き抜き損傷を受けやすい[3]．

MRIと脊髄造影CTは，両者とも液充満のある偽性髄膜瘤の診断に有用である[3,6,7]．腕神経叢根糸の髄鞘の外傷性破綻は，CSFの軟部組織内への漏出をきたし，偽性髄膜瘤とよばれる液囊を形成する．偽性髄膜瘤は，根糸の神経節前の引き抜きに特徴的である（図26-6）[3,5-7]．MRIは，CT・単純脊髄造影そして脊髄造影CTよりも偽性髄膜瘤をよく描出する．というのは，腫脹や早期の肉芽組織が，脊髄内CSFと偽性髄膜瘤間の自由な交通をブロックするからである．この状況では，造影剤は囊へ充満しないので，囊は描出されない．しかしながら，MRIは傍脊椎の軟部組織内の交通のない液貯留さえ描出し，しばしばその軸偏位を示し，これは損傷根糸を同定させる[3]．偽性髄膜瘤のT2信号強度は，CSFの拍動がないことや蛋白／血液比が高いことから，正常のCSFよりも特徴的に高い（図26-7）[8]．偽性髄膜瘤に伴う合併症には，脊髄ヘルニア，脊髄転位（図26-8），血腫形成そして表在性鉄沈着症も含まれる[9]．神経根の引き抜き損傷患者のうち20％では，脊髄内に異常信号強度がみられる．T2高信号領域は，急性期

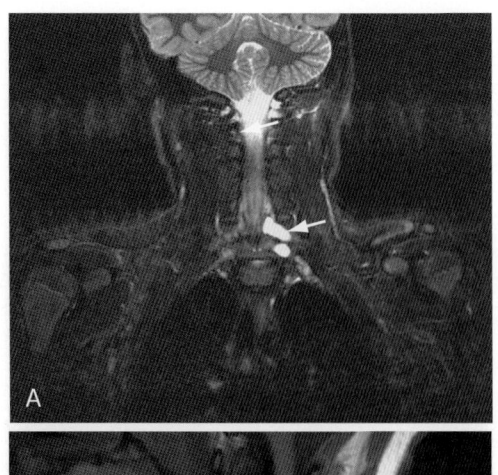

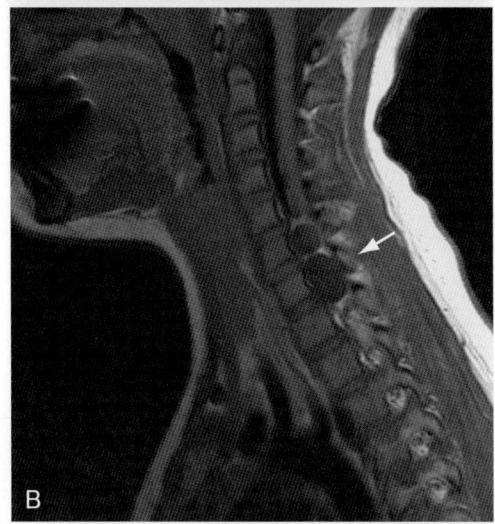

・図26-7 冠状STIR（A）とT1傍矢状断（B）像は、神経根引き抜きと矛盾しない左偽性髄膜瘤（矢印）を示している．

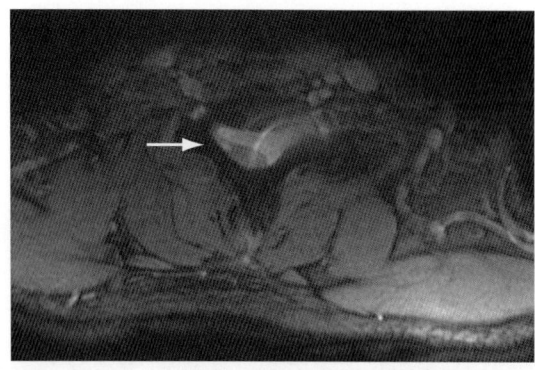

・図26-8 ほとんどが髄膜内にある左の偽性髄膜瘤による圧迫のため後側方へ偏位している脊髄（矢印）のSTIR MR水平断像．これは，一般的に神経根の髄内での引き抜き損傷を意味している．脊髄の圧迫は，圧迫性脊髄症をきたす．

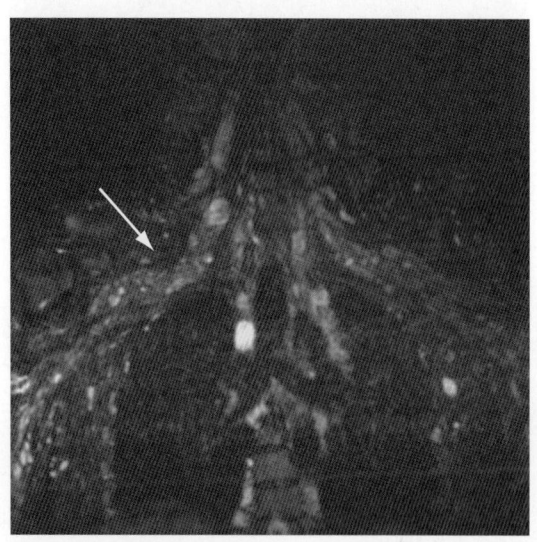

・図26-9 神経線維腫症2型患者における蔓状神経線維腫の典型像．腕神経叢は，両側性に不規則に拡大し，このSTIR MR冠状断像では高信号で，「虫の嚢」（矢印）に類似している．

の浮腫あるいは慢性期の脊髄軟化を示唆する．T2低信号は，急性期の出血あるいは慢性期の繰り返す出血による鉄沈着症を示唆する[6]．硬膜内神経根糸や傍脊柱筋の増強効果は，機能的障害を示唆する．

節後損傷では，神経の伸張や裂離が運動および感覚ニューロンの細胞体から神経を分離し，ワーラー変性をきたす．

外科手術目的に節後損傷は，鎖骨との関係によって分類できる．鎖骨上損傷には，腕神経叢の神経根や神経幹が含まれる．これらの75%は，Erb-Duchenne（広範な上位腕神経叢）麻痺，Dejerine-Klumpke（下位腕神経叢）麻痺あるいは完全麻痺である．鎖骨後方損傷は，おもに腕神経叢の分枝をおかす．これらは比較的まれで，一般に鎖骨骨折（急性期）や過剰な仮骨形成（慢性期）の結果生じる．鎖骨下損傷は，おもに神経束や分枝をおかす．腋窩神経は，四辺形の空隙を横切っており，この狭い空隙に固定されているため，とくに牽引外傷を受けやすい[1]．

◆ 腫瘍

腫瘍は，とくに高齢者において腕神経叢病変の重要な原因である[10]．これらは，運動麻痺症状（外傷に関連する傾向あり）よりも高頻度にまだらで不完全な分布の感覚脱失をきたす[7]．腫瘍は原発性あるいは続発性（典型的には転移）である．原発性神経原性腫瘍は，まれであるが通常治療可能である．これには，神経線維腫（最も多い），神経鞘腫，悪性末梢神経鞘由来腫瘍，外傷後神経腫などがある[10]．

神経線維腫の患者の1/3は，神経線維腫症1型を合併した限局性あるいは蔓状神経線維腫をもっている．これらの患者では，腕神経叢の神経は，広汎で大きく拡大し，「虫の嚢」のようになる（図26-9）[11]．散発性の神経線維腫は，典型的には孤立性で，鎖骨上領域に多くみられる．男性より女性に多い（1:3）[7]．組織学的には，これらの病変

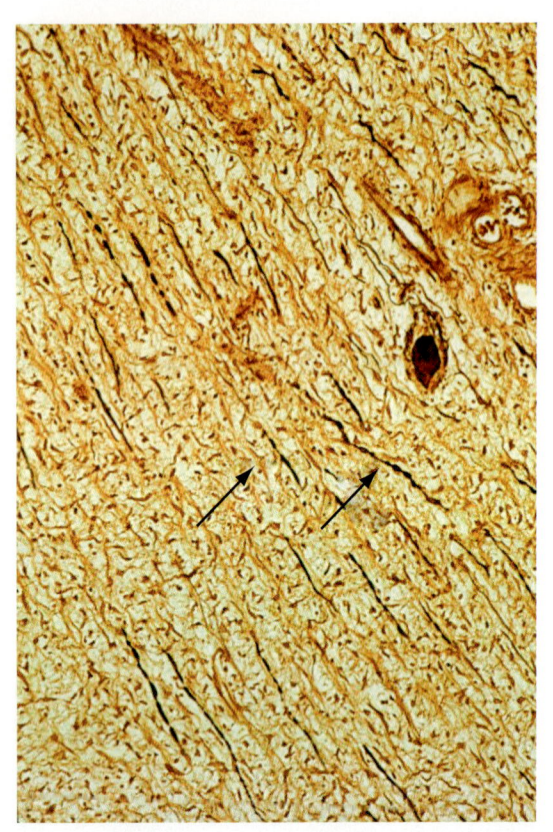

• 図26-10 「Glees染色」（軸索への銀注入）による神経線維腫の組織標本は，腫瘍細胞内に埋没した神経軸索の髄鞘（矢印で示したより濃い線）を強調している．(Luciano Queiroz医師[ブラジル]のご厚意による)

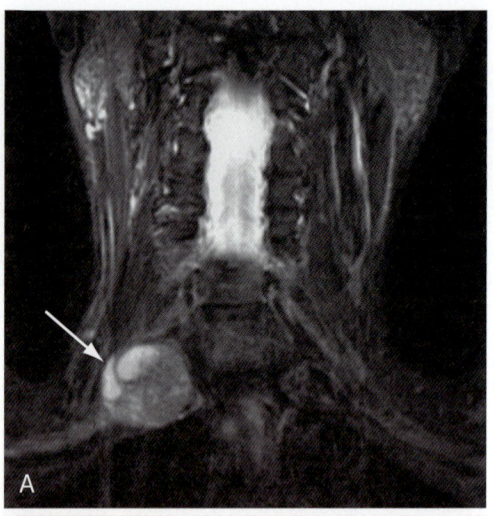

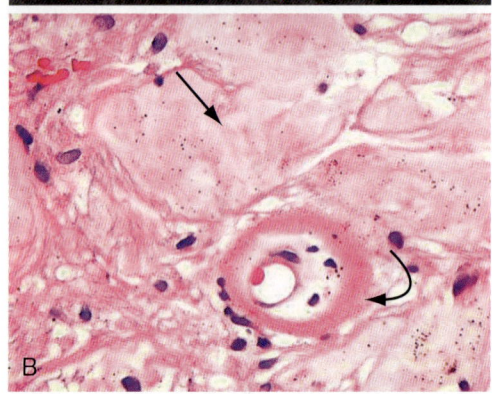

• 図26-11 A：右腕神経叢から発生した神経鞘腫はこのSTIR冠状断像において不均一な信号を呈している．高信号領域は，囊胞あるいは壊死組織に相当している（矢印）．これは，血管の硝子化傾向によって説明される．この現象は，高信号がより細胞成分の少ない粘液組織に相当している神経線維腫では起こらない．B：ヘマトキシリン-エオジン染色標本．神経鞘腫内の囊胞領域（まっすぐの矢印）と画像中央の硝子化した血管（曲がった矢印）が示されている．(Luciano Queiroz医師[ブラジル]のご厚意による組織標本)

は，神経束から発生する非被包化腫瘍（unencapsulated tumor）である．腫瘍細胞は，神経内を深く広く貫通する（図26-10）．完全切除は不可能であり，神経脱落症状をきたす[7]．

腕神経叢の2番目に多い神経腫瘍は，Schwann細胞から発生する被包化偏在性神経鞘腫（encapsulated eccentric nerve sheath mass）である．神経鞘腫は，上位腕神経叢にやや多くみられ，神経束内に侵入するのではなく，偏位させる傾向がある．したがって，外科的切除はしばしば完全に可能で，重篤な神経障害をきたさない[7]．多発性神経鞘腫は，神経線維腫症2型を示唆する．悪性の場合（きわめてまれ），神経線維腫症1型も合併している．

神経線維腫と神経鞘腫の画像特性はきわめて類似しており，鑑別が困難である．単純X線では，神経根孔の拡大や境界明瞭な骨リモデリングを呈する．超音波では，後方の音波増強を伴う境界明瞭な卵形の低エコーの腫瘤を呈する．中央にエコーの臍がないことは，これらを頸部リンパ節から鑑別させる（p.570，図26-3B参照）．CTでは，神経線維腫と神経鞘腫は両者とも，筋と類似の減衰を示し，両者とも造影剤投与後さまざまに増強する．MRIでは，両者ともT1強調像において筋と等信号を呈し，T2強調像では特徴的な高信号をもち，ガドリニウムの静脈内投与後強く増強される[7]．神経線維腫は，しばしばT2高信号領域のなかに低信号の中心部分を示し，「ターゲット徴候」を表す[7]．組織標本上，この「ターゲット徴候」は，増強効果のない膠原組織と線維組織の中心核と末梢のより細胞成分の少ない増強される粘液組織から形成されている（図26-11）．囊胞性や壊死部位はT2高信号を呈するが，造影剤の投与後増強効果はない[11]．

悪性の神経腫瘍は，神経線維腫や神経鞘腫より少なく，ほとんど線維肉腫や神経原性肉腫からなっている．これらは，神経線維腫症1型のとくに放射線治療後の患者に多い．その画像特性は，対応する良性腫瘍に類似し，鑑別が困難

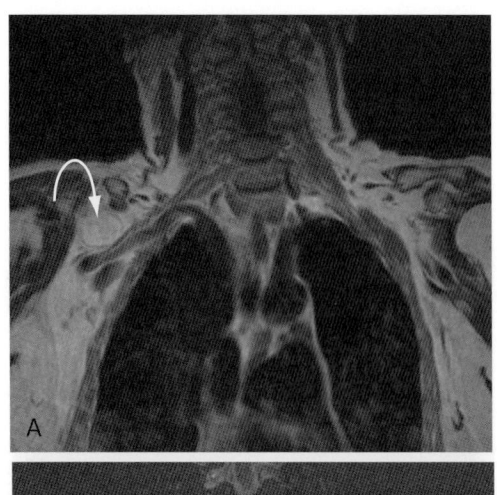

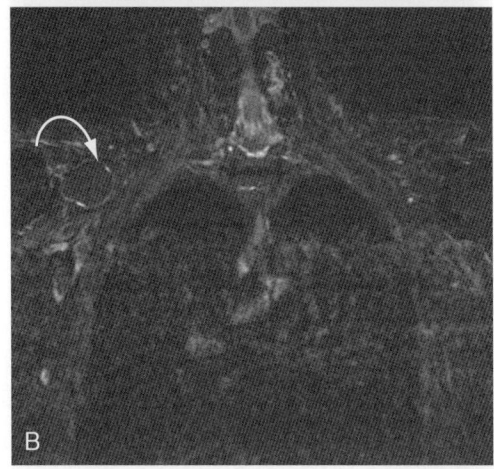

•図26-12　非造影T1強調（A）およびSTIR（B）冠状断MR像は，右腕神経叢を圧迫している脂肪腫を示している．腫瘤（曲がった矢印）はAでは皮下や周囲の脂肪と類似した高信号で，Bではこの信号が抑制されている．境界明瞭であることに注目．

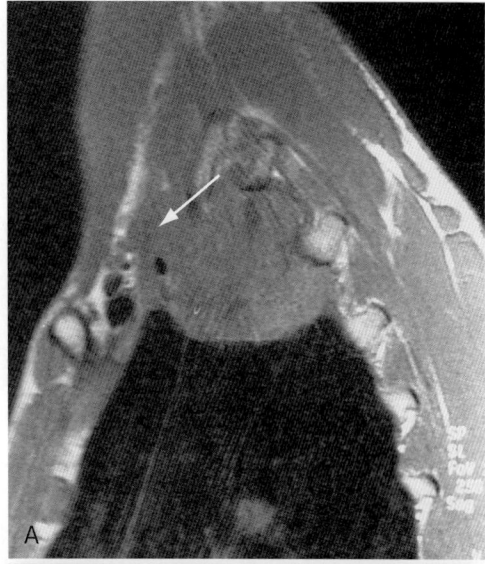

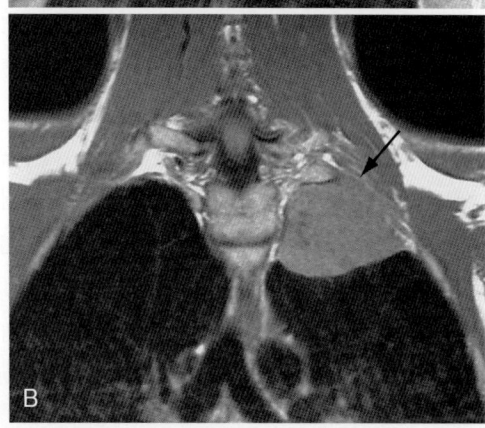

•図26-13　非造影T1強調傍矢状断（A）および冠状断（B）MR像は，周囲の軟部組織に浸潤し，腕神経叢の神経幹とその分枝部に近接している肺尖腫瘍を示している．これらのあいだの脂肪層の欠如（矢印）は，腫瘍の浸潤を示唆している．

である[7]．悪性神経鞘腫の診断は，神経線維腫症の患者において，進行性に増大する腫瘤で，骨破壊を伴い，隣接する軟部組織への境界不明瞭な浸潤，不均一な造影増強効果，「ターゲット徴候」の欠如などから示唆される[7,12]．拡散強調MRIやfluorodeoxyglucose-labeled positron emission tomography（FDG-PET）は，蔓状神経線維腫の悪性化の診断にある程度有用であるが，悪性が疑われる際はつねに生検を行うべきである[7]．

腕神経叢をおかすおもな原発性腫瘍は，リンパ腫，肺尖部癌，骨軟部腫瘍，とくに類腱腫と脂肪腫である（図26-12）．頭頸部の腫瘍もまた腕神経叢に波及しておかす[10]．肺尖部から発生した原発癌は，腕神経叢と他の傍肺尖構造物へ浸潤し，Pancoast症候群をきたす．この症候群は，C8およびTh1-Th2神経根の腫瘍浸潤によって生じる肩と上腕周囲（最も多い初発症状）の痛みからなっている．Horner症候群は患者の20%にみられ，手の筋萎縮と肋骨破壊もまた多い[7]．MRIは，これらの腫瘍と腕神経叢との関係をよく描出する（図26-13）．腕神経叢の腫瘍浸潤は，手術を不可能にする．

続発性腫瘍は，原発性腫瘍よりも腕神経叢をより多くおかす．腕神経叢領域に転移する最も多い腫瘍は，乳癌（転移の腋窩ドレナージより），肺癌，頭頸部腫瘍である．純粋な血行性転移はまれである．

腕神経叢を障害する腫瘍のMRI評価は，次の2つの重要な因子を明らかにしなければならない．
（1）腫瘍は腕神経叢に隣接しているだけか，あるいは実際に浸潤しているのか
（2）それらが初期治療，とくに外科や放射線療法の結果みられた所見なのか，あるいは遺残腫瘍や再発腫瘍であるのか[7,10]

腫瘍を放射線線維症から鑑別する最も信頼できる徴候

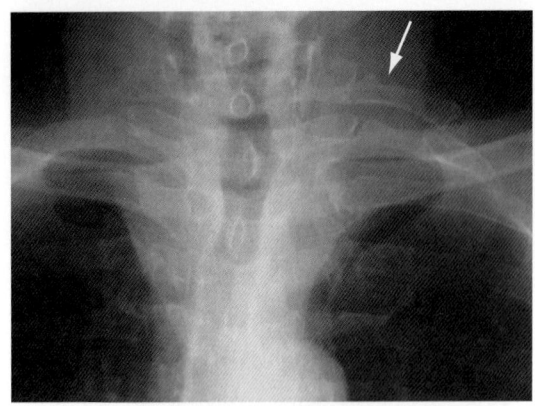

• 図 26-14 胸部 X 線正面像のクローズアップは，片側胸郭出口症候群患者の左頸肋（矢印）の存在を示している．

は，軟部腫瘤の存在と臨床的・画像上の進行性の異常所見である[10]．放射線照射後の腕神経叢障害を示唆する臨床的特徴は，疼痛がわずかしかないこと，リンパ浮腫，皮膚の放射線変化，60 Gy 以上の放射線量などである[13]．放射線照射後の腕神経叢障害を示唆する画像特性は，上神経幹の障害（放射線野を通る長い経路と後頸三角内の薄い軟部組織による保護の少なさから），腕神経叢の肥厚と放射線領域内の隣接する脂肪のうねり，T1 強調像，T2 強調像とも低信号などである．しかしながら，放射線療法は腕神経叢内の T2 高信号（浮腫）とガドリニウム投与後の増強もきたす．

◆ 胸郭出口症候群

胸郭出口症候群では，腕神経叢と鎖骨下動静脈が胸郭から腋窩へ通過するときのインピンジメントによる臨床症状を表している．先天性の骨性または線維筋性異常，外傷，姿勢などが神経血管束の圧迫や伸張に関与する．症状はさまざまで非特異的である．胸郭出口症候群の患者のほとんどすべてが，腕神経叢の圧迫があるものの，動脈や静脈のインピンジメントによる症状や続発症はわずかである[14]．

胸郭出口症候群における腕神経叢圧迫の多い原因の 1 つは，頸肋（あるいは C7 横突起の肥厚）で，ときに線維索を伴っている．頸肋は，健常人の 6% に存在し，胸郭出口症候群患者の 16% にみられる（図 26-14）[14]．頸肋や横突起は，単純 X 線で診断できる．MRI では，第 1 肋骨に付着し胸郭出口を狭めている線維索をよりよく描出できる．MRI はまた，胸郭出口症候群の原因となる前斜角筋などの肥厚した筋を描出するのに有用である[14]．同側上肢の過外転は，神経血管への圧迫の程度を強調する．したがって，軽症例を見いだし，安静の重大さを決定するために

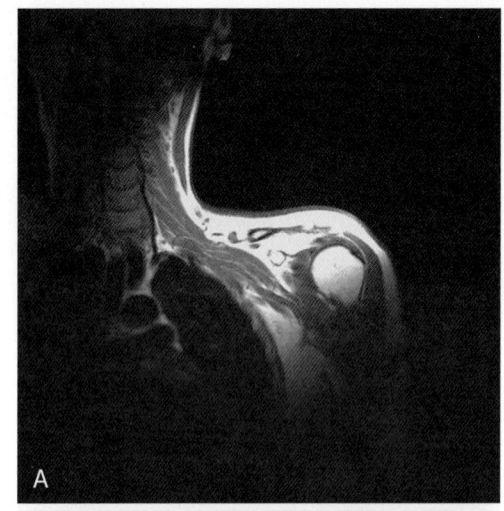

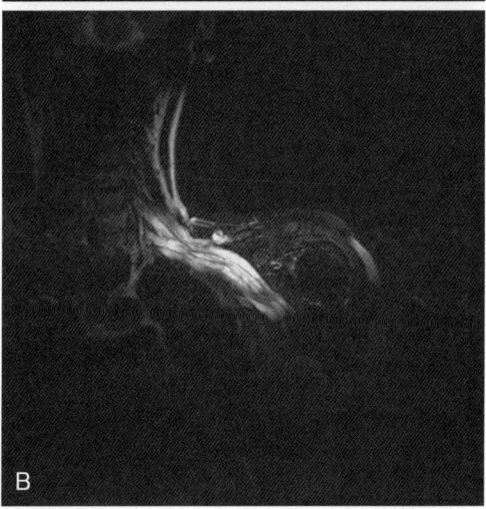

• 図 26-15 A：T1 強調冠状断 MR 像は，Charcot-Marie-Tooth 病患者の異常に肥厚した正常信号の左腕神経叢を示している．B：同部位の STIR 画像．腫大した腕神経叢は高信号を呈している．

は，同側外転位で胸郭出口を画像検査することが重要である[14]．過外転手技は，通常の血管造影，CT，CT 血管造影，MR，MR 血管造影などでも行われる．超音波やドプラ超音波も，とくに静脈閉塞が疑われるとき有用である[14]．電気生理学的神経伝導検査の陽性は，神経性胸郭出口症候群の外科的除圧術の患者選択に有用である．胸郭出口症候群に対する標準的な外科治療である第 1 肋骨切除は，通常神経性胸郭出口症候群の長期的機能を改善することはないが，血管性胸郭出口症候群の患者には有用である[14]．

◆ さまざまな異常

肥大性多発神経症は，椎間孔拡大と椎体のホタテ貝様陥凹を伴う腕神経叢の腫大をきたす．肥大性多発神経症は，遺伝性運動知覚神経症（HMSN I 型または Charcot-Marie-Tooth 病，HMSN II 型，HMSN III 型または Dejerine-

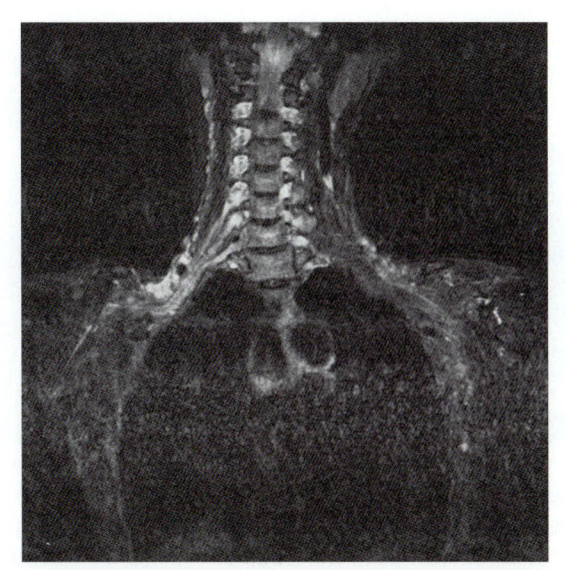

• 図 26-16　冠状断 STIR 画像は，急性発症した片側上肢脱力の患者の広汎に腫大した高信号の右腕神経叢を示している．症状は 12 週間後に自然寛解し，ウイルス性と考えられた．

Sotas 病），アミロイド症，ハンセン病，サルコイド症，慢性炎症性脱髄性多発神経根症，先端巨大症などを含む混成疾患群である[15]．臨床症状，脳脊髄液分析，神経伝導検査，腓腹神経生検，遺伝検査などが正確な診断に必要である．というのは，これらの疾患の画像特性は重なり，神経線維腫症とさえ混同されるからである[16]．MRI では，異常な肥厚と腕神経叢のすべての要素の画像増強が明らかとなる．これらの信号強度は T1 強調像（図 26-15A）では正常にとどまっているが，T2 強調像（図 26-15B）では軽度高信号を呈している．

突然の説明できない腕神経叢障害は，神経痛性筋萎縮，Parsonage-Turner 症候群，腕神経叢神経炎，腕神経叢炎などとよばれる．患者は，通常突然出現する頸部外側，肩，上腕の高度で持続性の疼痛を経験し，ついで高度の脱力と筋萎縮が起こる．前鋸筋が最も多く罹患する[4]．病態として，(1) 特発性，(2) とくに高齢者においてははじめにウイルス感染，(3) 先行感染（ヘルペス），血清ワクチン，抗菌剤，その他薬物投与の合併症，(4) 遺伝性素因などがある[7]．症状は通常，部分的あるいは完全に寛解するが，回復は発症後 6 カ月まで起こらず，3 年まで要することがある[4]．MRI 所見は，しばしば正常であるが，T2 高信号の広汎に拡大した腕神経叢を呈することもある（図 26-16）[4]．MR neurography などの新しい MRI 手技は，以前は除外診断であったこの範疇の疾患の診断確定にとくに有用である[17]．

分析

症例報告が Box 26-1 〜 26-3 に呈示されている．腕神経叢の画像の落とし穴と限界に関して Box 26-4，実例について図 26-17 〜 26-19 も参照．

MR neurography は，腕神経叢の高解像度画像と外科的侵入路選択の指標を提供する（図 26-20）[17]．これは特別にデザインされた表面コイルとシーケンスを必要とし，すべての製造メーカーですぐに利用できるものではない．腕神経叢の拡散強調像は，低解像度と固有のシーケンスの磁気感受性によるアーチファクトによって障害されるが，その最終結果が阻血である種々の外傷の評価に有用である[6]．拡散テンソル画像法は，腕神経叢の連続性を MR 表示させ，それに対するいかなる外傷も描出する[18]．図 26-21 は，右腕神経叢の解剖所見を示している．A は構造名なしの解剖標本，B は構造名付きの解剖標本を示している．

BOX 26-1　腕神経叢の外傷性引き抜き損傷に対する MRI

• 病歴
バイク事故で受傷し，上腕と肩の麻痺と疼痛を呈している若年成人男性．
• 手技
両側非造影 T1 強調スピンエコー水平断 MR（図 26-17A）検査が，広範囲視野で行われた．水平断（図 26-17B 参照）および左傍矢状断（図 26-17C 参照）T2 強調スピンエコー MR 検査も行われた．

• 所見
C7 と Th1 椎体レベルの左側（図 26-17C 参照）では，境界明瞭で T1 低信号・T2 高信号の 2 つの病変がみられる（図 26-17A, B 参照）．これらは，隣接脊柱管の脳脊髄液よりも高信号で，フローボイドによる低信号の辺縁を呈している．反対側の神経孔には神経根が明瞭に同定されるが，これらの病変内には神経根は認められない．
• 印象
偽性髄膜瘤を伴う外傷性神経根引き抜き損傷が示唆される．

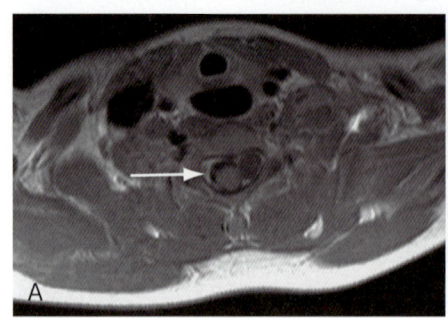

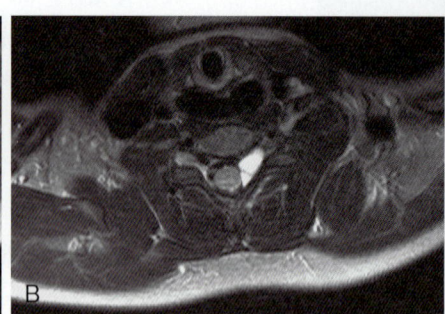

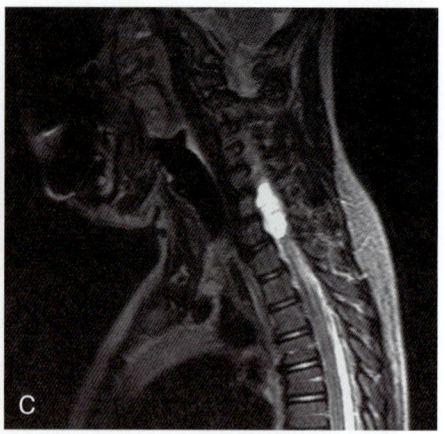

• 図26-17 偽性髄膜瘤形成を伴う左神経根引き抜き損傷．A：C7-Th1レベルのT1強調水平断検査は，髄腔左側に低信号で境界明瞭な病変を示しており，外傷後の偽性髄膜瘤に相当している．右側の神経孔内に存在している線状構造物に注目（矢印）．これは，造影剤によって周囲の脂肪とともによく描出され，正常の右神経根からなっている．B：C7-Th1レベルのT2強調水平断スピンエコーMR検査．髄腔左側の境界明瞭の楕円形構造物は，高信号を呈し，偽性髄膜瘤に相当する液体充満を示している．この側では神経根は認められない．しかしながら，右側では，脳脊髄液の低信号（この場合フローボイドのため低信号．T2強調の脳脊髄液は高信号であることに注意）に対して引き抜かれていない神経根が認められる．C：同一患者の左傍矢状断T2強調検査は，C7-Th1レベルで2つの楕円形で境界明瞭な液体充満を示している．周囲の脳脊髄液より高信号で偽性髄膜瘤に相当している．

BOX 26-2　神経線維腫を示唆するMRI

- 病歴
  母斑症の既往がある患者が定期検診のため受診した．
- 手技
  広範囲視野の傍矢状および水平断STIR MRI検査が施行された．造影T1強調MRI検査が，同一レベルで水平断STIR法で行われた．
- 所見
  多数の紡錘形で境界明瞭な腫瘤が，両側の神経孔を拡大し，ほぼすべてのレベルで神経根を取り囲んでいる．腫瘤は，STIR MR像で不均一に高信号（図26-18A，B）であり，T1強調造影水平断検査で強く増強される（図26-18C参照）．これらの画像特性は，神経鞘の腫瘍に一致している．数多くの高信号の結節が，STIR画像で皮下脂肪内に認められ，皮下の神経線維腫に相当していると考えられる．
- 印象
  したがって，神経鞘の腫瘍のうち，最も可能性のある診断は，神経線維腫症I型の神経線維腫である．

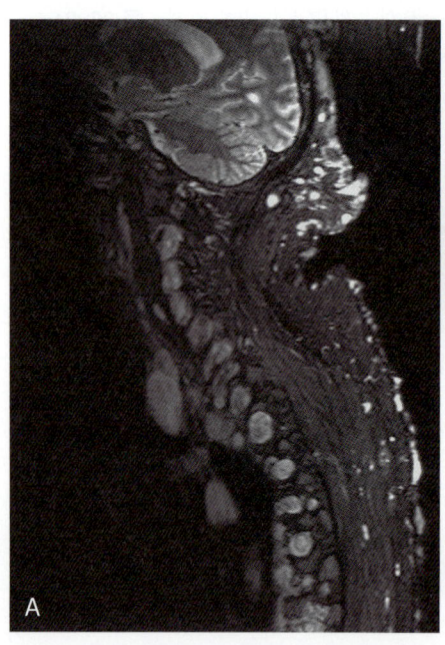

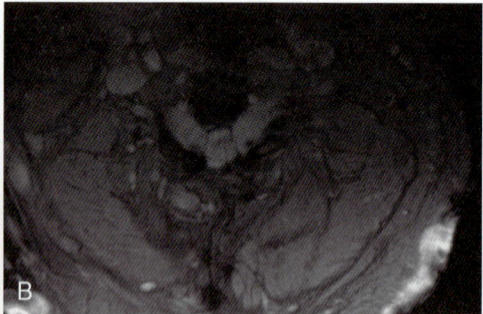

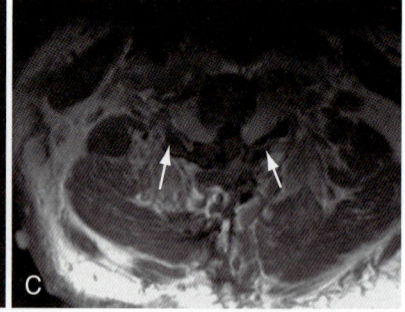

• 図26-18 A：神経線維腫症I型患者の右傍矢状STIR MRI検査．多数の神経孔レベルにおいて，不均一であるがほぼ高信号の楕円形で境界明瞭な腫瘤が認められた．これらは，神経鞘の腫瘍に相当しており，神経線維腫が最も可能性が高い．また，皮下組織に数多くの小さな高信号の病変がみられ，この病気に典型的な皮下線維腫を表している．B：同一患者のC7レベルの水平断STIR MRI検査．両側性で境界明瞭な楕円形の腫瘤が，両側の拡大した神経孔を通って髄腔を出る頸部神経根に続いている．患者の病歴とこれらの病変がSTIRで不均一だが高信号を呈することを考慮すれば，神経鞘の腫瘍が強く示唆され，神経線維腫が最も可能性が高い．C：C7レベルでの水平断T1強調造影後画像．前述した両側の神経孔病変は，静脈内ガドリニウム投与後強く増強され（矢印），神経鞘の腫瘍に特徴的である．

第26章 腕神経叢の画像　579

BOX 26-3　放射線誘発性炎症のMRI

- **病歴**
　8カ月間放射線治療を受けた45歳女性の乳癌患者が，左上肢の軽度疼痛と可動域低下をきたした．
- **手技**
　冠状STIRおよび造影T1強調MRI検査が行われた．
- **所見**
　対側の右腕神経叢と比較し，左腕神経叢全体に広汎で均一な腫大が認められる．左神経索は，STIR MR像で脂肪抑制された周囲組織に対して不均一に高信号にみえる（図26-19A）．腕神経叢のこの部分はまた，冠状T1強調造影後検査で均一に増強される（図26-19B参照）．局所腫瘤や索状物は認められない．
- **印象**
　所見は放射線誘発性の腕神経叢障害に一致していた．

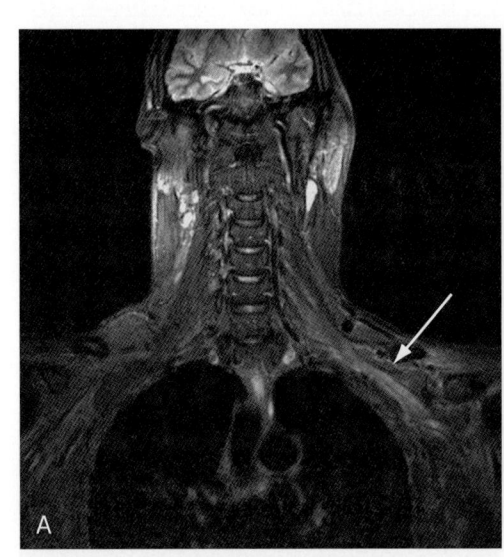

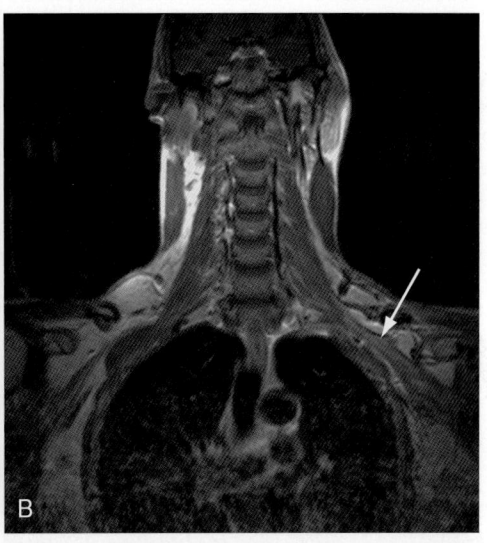

- 図26-19　A：上腕痛と乳癌の既往のある患者の斜角筋間三角レベルでの冠状，広視野STIR MR像．左腕神経叢は，対側と比較して広汎で均一に腫大している．脂肪抑制された周囲組織のより低信号に対して，神経束の高信号（矢印）に注目．患者が8カ月前に放射線治療を受けたことを考慮すれば，これらの所見は放射線治療による二次的な腕神経叢障害に一致しており，腫瘍の再発ではない．B：造影剤投与後の冠状，広視野T1強調像．STIR MR像での高信号部位には，左腕神経叢の神経束の均一で中等度の増強効果がみられる（矢印）．局所腫瘤は認められない．この画像所見は，患者の疼痛が局所放射線治療による放射線誘発性腕神経叢障害によって生じていることが強く示唆される．

BOX 26-4　腕神経叢の画像の落とし穴と限界

非侵襲的方法

- **MRI**
　MRIの限界は，閉所恐怖症の患者，ペースメーカーなど金属のある患者や造影剤を用いる場合は高度の腎不全患者などは検査が困難な点である．検査は長時間（約60分）を要する傾向にあり，患者が我慢できず動くことになる．腕神経叢の斜め下方への走行を表示するには，多数の断面を必要とする．血管による拍動は，アーチファクトになる．脂肪抑制は造影後検査に不可欠であるが，視野の全体が不均一の場合は，アーチファクトになる．金属と血液の産物は，グラディエントエコー法において重大なアーチファクトになる．特別に設計された表面コイルを要する．標準の体部コイルの使用では，画質が不良になる．
- **超音波**
　この手技は，特異度がきわめて低く，検査の範囲が限られている．検査結果は，患者の体型と検者の力量に依存する．にもかかわらず，超音波は一般的に，腕神経叢の神経束に限られる表面の構造物を描出する．

- **CT**
　単純CTは，軟部のコントラストに乏しく，腕神経叢の評価には限界がある．CTは，隣接する骨構造を描出するのに有用である．
- **CT血管造影**
　CT血管造影は，血管異常や胸郭出口症候群の患者に有用である．太い血管アクセスと造影剤の速い供給速度が，良質な検査に必須である．大きな患者では，肩の構造の描出は制限される．CT血管造影は，腎不全患者には用いられない．
- **CT脊髄造影**
　この手技は，脊椎穿刺と脊髄造影を要し，両者による通常の合併症を伴う．CT脊髄造影は，脊柱管とその内容を描出するが，クモ膜下腔と交通のある偽性髄膜瘤しか描出できない．クモ膜下腔と非交通の偽性髄膜瘤は，容易に見逃される．単純CTと同様，腕神経叢の残りの描出には限界がある．

BOX 26-4　腕神経叢の画像の落とし穴と限界（つづき）

侵襲的方法

・カテーテル血管造影

　カテーテル検査は，胸郭出口症候群の患者における血管圧迫を証明するのに用いられる．これらはまた，鎖骨下動脈や腋窩動脈損傷の疑いがある患者の検査にも用いられる．血管圧迫の描出は，神経圧迫の可能性を増大させるが，その存在や局在を証明するわけではない．カテーテル血管造影は，血管造影検査に伴う従来のすべての危険性を有している．

・脊髄造影

　従来の脊髄造影では，脊髄や脊柱管内の神経根の評価に限界がある．神経根の外傷性引き抜き，神経炎，腫瘍などに一致する所見を描出する．これは，外傷後の偽性髄膜瘤でクモ膜下腔の残りと交通があり，造影剤で充満されるものしか描出できない．ヨード造影剤への高度のアレルギーや脊椎穿刺を施行する危険性を増加させる凝固異常では，この手技の使用は制限される．加えて，この手技に伴う従来のすべての危険性がある．

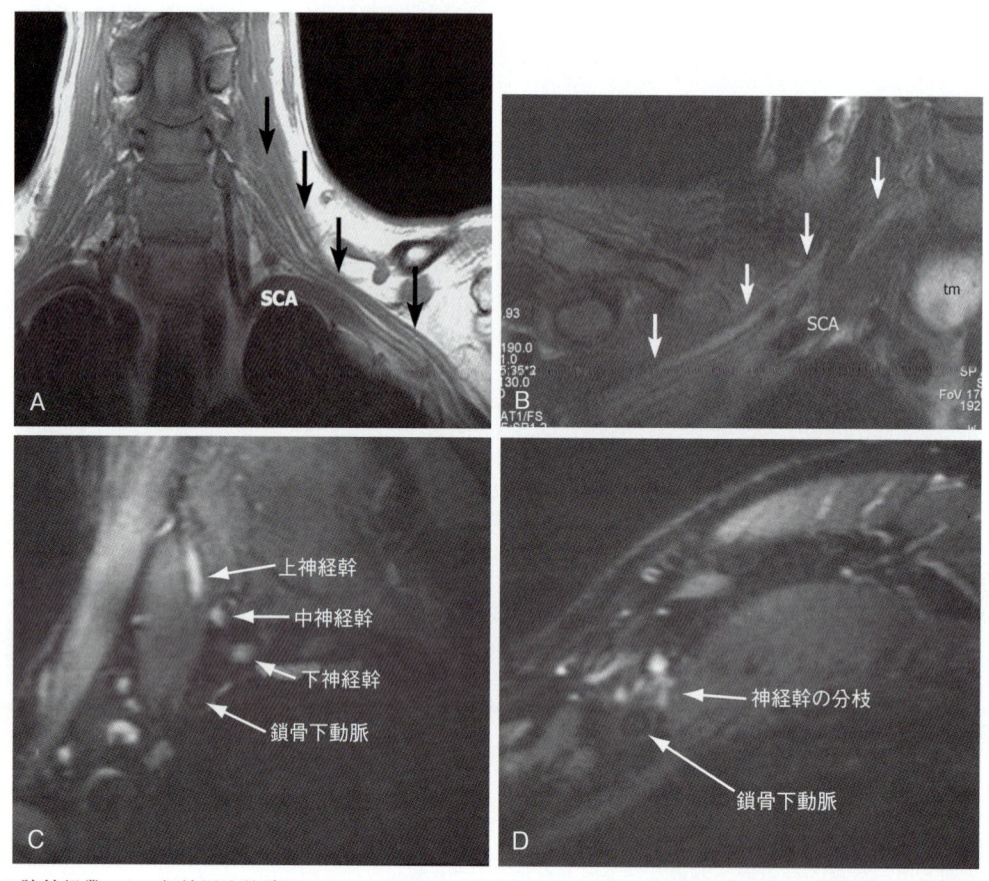

・図26-20　正常の腕神経叢．A：無線周波数受信コイルの専用フェイズドアレイを用いて得られた正常腕神経叢のT1強調冠状断像．矢印は，神経根，神経幹，神経幹の分枝，神経束のおおよその矢状面での位置を示している．SCA；鎖骨下動脈．B：コイルのインテグレーテッドアレイを用いて得られた冠状 fat-saturated T2強調像．矢印は，神経根，神経幹，神経幹の分枝，神経束のおおよその矢状面での位置を示している．右下位頸部の筋内脂肪の高信号に注目．これは，撮像された部位のさまざまな磁気感受性による不完全な脂肪飽和によって生じている．SCA；鎖骨下動脈，tm；甲状腺腫瘤．C：神経幹の矢状断STIR画像．神経幹は，鎖骨下動脈の上に位置している．脂肪抑制によって，筋や脂肪に対して相対的に軽度高信号であることにより区別される．D：神経幹の分枝の矢状断STIR画像．神経幹の分枝は，鎖骨の後方領域において本来，鎖骨下動脈の上に位置している．画像の断面は，第1肋骨の外側縁に隣接している．（A, C, DはMaravilla KR, Bowen BC. Imaging of the peripheral nervous system : evaluation of peripheral neuropathy and plexopathy. AJNR Am J Neuroradiol 1998；19：1011-1023 より，BはBowen BC, Pattany PM, Saraf-Lavi E, Maravilla KR. The brachial plexus: normal anatomy, pathology, and MR imaging. Neuroimag Clin North Am 2004；14：59-85 より複製）

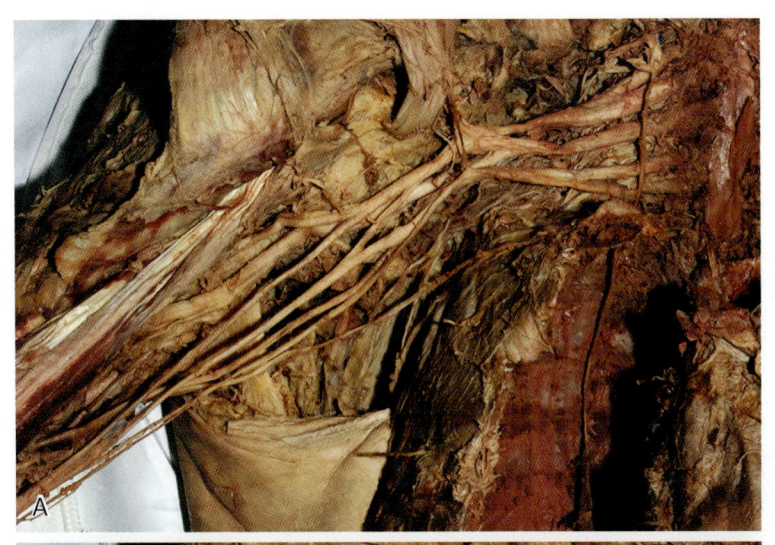

• 図26-21 右腕神経叢の解剖所見．A：解剖標本．B：構造名付きの解剖標本．Bにおいて，C5-Th1は腕神経叢を構成する脊髄神経前枝を示している．A, Pは，見えていない下神経幹の後枝を除いて，3つの神経幹の前枝と後枝を表している．正中神経の外側根に重複がみられる（よくある変異）．内側上腕皮神経（mbc）にC8-Th1とTh2の2つの前枝の関与がみられる．C5と上神経幹の肩甲背枝および肩甲上枝は明らかでない．後神経束の上・下肩甲下枝は明らかでない．C4の脊髄神経前枝とその頸神経叢への関与は，C5前枝の上方にみられる．（解剖標本は，Joy S. Reidenberg教授，Nancy Hoo女史，Jeremy Tietjens氏，Center for Anatomy and Functional Morphology, Mount Sinai School of Medicine, New York, NY. らのご厚意による）

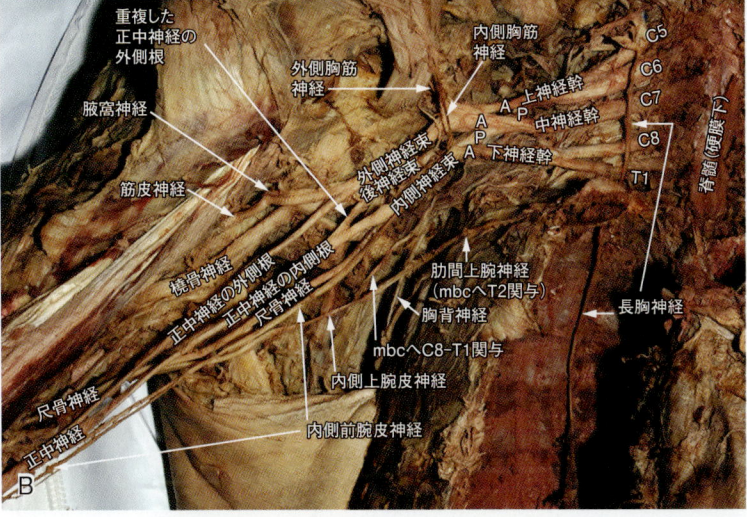

参考文献

- Anatomical Pathology/Neuroimaging website of the Department of Pathology and Radiology at Sate University of Campinas, School of Medicine (FCM-UNICAMP), Campinas, Brazil. Available in English at http://www.fcm.unicamp.br/deptos/anatomia/epathenglish.html.
- Demondion X, Herbinet P, Van Sint JS, et al. Imaging assessment of thoracic outlet syndrome. RadioGraphics 2006; 26:1735-1750.
- Kaplan PA, Helms CA, Dussault R, et al. Musculoskeletal MRI. Philadelphia, WB Saunders, 2001, p 95.
- Maravilla KR, Bowen BC. Imaging of the peripheral nervous system: evaluation of peripheral neuropathy and plexopathy. AJNR Am J Neuroradiol 1998; 19:1011-1023.
- Mukherji SK, Castillo M, Wagle AG. The brachial plexus. Semin Ultrasound CT MR 1996; 17:519-538.
- Spinner RJ, Shin AY, Bishop AT. Update on brachial plexus surgery in adults. Curr Opin Orthop 2004; 15:203-214.

文献

1. Kozin SH. Injuries of the brachial plexus. In Ianotti JP, Williams GR (eds). Disorders of the Shoulder. Diagnosis and Management. Philadelphia, Lippincott Williams & Wilkins, 2006, pp 1111-1113.
2. Van Es HW. Anatomy and imaging techniques. In: MR Imaging of the Brachial Plexus, thesis. Sate University, Utrecht, The Netherlands, 1997. Available at www.library.uu.nl/proefsch/01825445/ inhoud.htm.
3. Rankine RR. Adult traumatic brachial plexus injury. Clin Radiol 2004; 59:767-774.
4. Bowen BC, Pattany P, Saraf-Lavi E, Maravilla KR. The brachial plexus: normal anatomy, pathology and MR imaging. Neuroimag Clin North Am 2004; 14:59-85.
5. Petit Lacour MC, Ducreux D, Adams D. IRM du plexus brachial. J Neuroradiol 2004; 31:198-206.
6. Yoshikawa T, Hayashi N, Yamamoto S, et al. Brachial plexus injury: clinical manifestations, conventional imaging findings, and the latest imaging techniques. RadioGraphics 2006; 26:S133-S143.
7. Todd M, Shah GS, Mukherji SK. MR imaging of brachial plexus. Top Magn Reson Imaging 2004; 15:113-125.

8. Gasparotti R, Ferraresi S, Pinelli L, et al. Three-dimensional MR myelography of traumatic injuries of the brachial plexus. AJNR Am J Neuroradiol 1997; 18:1733-1742.
9. Cohen-Gadol AA, Krauss WE, Spinner RJ. Delayed central nervous system superficial siderosis following brachial plexus avulsion injury. Neurosurg Focus 2004; 16:1-8.
10. Van Es HW. Tumours. In: MR Imaging of the Brachial Plexus, thesis. Sate University, Utrecht, The Netherlands, 1997. Available at www.library.uu.nl/proefsch/01825445/inhoud.htm.
11. Wilkinson LM, Manson D, Smith CR. Plexiform neurofibroma of the bladder. RadioGraphics 2004; 21:S237-S242.
12. Bhargava R, Parham DM, Lasater OE, et al. MR imaging differentiation of benign and malignant peripheral nerve sheath tumors: use of the target sign. Pediatr Radiol 1997; 27:124-129.
13. Gosk J, Rutowski R, Reichert P, Rabczynski J. Radiation-induced brachial plexus neuropathy: aetiopathogenesis, risk factors, differential diagnostics, symptoms and treatment. Folia Neuropathol 2007; 45:26-30.
14. Charon J-P, Milne W, Sheppard DG, Houston JG. Evaluation of MR angiographic technique in the assessment of thoracic outlet syndrome. Clin Radiol 2004; 59:588-595.
15. Maki DD, Yousem DM, Corcoran C, Galetta SL. MR imaging of Dejerine-Sottas disease. Am J Neuroradiol 1999; 20:378-380.
16. Fletcher GP, Roberts CC. AJR teaching file: progressive polyradiculopathy. AJR Am J Roentgenol 2006; 186:S230-S232.
17. Zhou L, Yousem DM, Chaudhry V. Role of magnetic resonance neurography in brachial plexus lesions. Muscle Nerve 2004; 30:305-309.
18. Dicreux D, Fillard P, Facon D, et al. Diffusion tensor magnetic resonance imaging and fiber tracking in spinal cord lesions: current and future indications. Neuroimag Clin North Am 2007; 17:137-147.

第27章

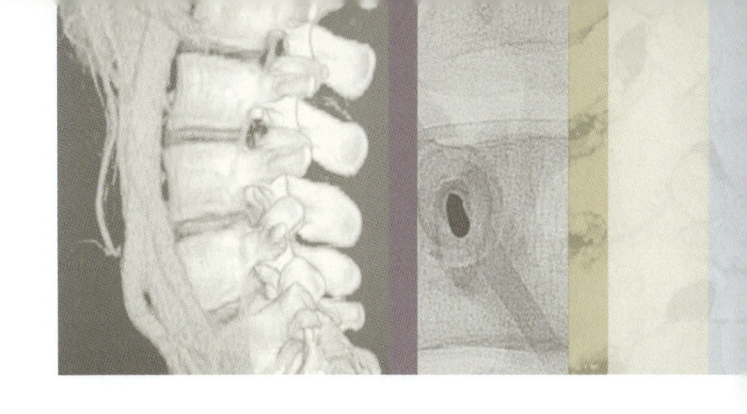

仙骨神経叢の画像

Sumit Pruthi, Kenneth R. Maravilla

　仙骨神経叢と坐骨神経は，L4～S4の腹側の神経根から骨盤内で形成されている．坐骨神経は，骨盤内で仙骨神経叢から発生し，次いで大坐骨孔を通って骨盤を出る．MRIに用いる表面コイルとパルスシーケンスにおける技術的進歩によって，現在仙骨神経叢と坐骨神経の正常解剖と病変を詳細に描出することが可能になっている．外科的手術顕微鏡の導入と手術手技の進歩は，この神経叢をおかす病理過程に対して外科的，内科的あるいは併用療法の可能性を切り開いている．したがって，治療の成功は，この領域の解剖と病変の正確な描出に依存している．

解剖

　仙骨神経叢は，L4～S4神経根の前枝によって形成されている．L4神経枝のさまざまな部分がL5と融合し，腰仙骨神経幹を構成している．腰仙骨神経幹は，一貫して腰筋の内側を通り，仙骨翼のすぐ前で仙腸関節の内側の骨盤へ入る．S1～S4の前枝は，前仙骨孔を通って骨盤へ入る．腰仙骨神経幹が，骨盤内へ入るにつれて，S1の前枝と結合して大きな上方索を形成する．S2, S3, S4の枝は，互いに結合して小さな下方索を形成する．これらの索は，骨盤内の下・後・外側へ進み，前方に内腸骨動脈，後方に梨状筋のある空間を通過し，大坐骨孔に収束し，坐骨神経を形成している（図27-1）．
　梨状筋が，仙骨神経叢と坐骨神経の解剖を同定する主要な指標となる．梨状筋は，S1～S5の仙骨前外側から発生し，大坐骨孔を通って大腿骨の大転子に付着している．仙骨神経叢を含む神経根は，梨状筋の前面にともに出ている．梨状筋は，仙骨神経叢を3つの解剖部分に区分している．仙骨神経叢の前叢部分には，腰仙骨神経幹と梨状筋上縁の頭側にあるS1部分が含まれる．仙骨神経叢の叢部分は，梨状筋の前方にある部分である．坐骨神経は，梨状筋の下縁で発生している．仙骨神経叢の後叢部分には，梨状筋下縁の尾側で，大坐骨孔内にある坐骨神経近位部が含まれる．
　坐骨神経は，体内で最も大きな神経で，その最大断面は10～20 mmある．L4～S3が関与している．坐骨神経は，梨状筋の前下面で発生し，坐骨棘の後方で大坐骨孔の前方

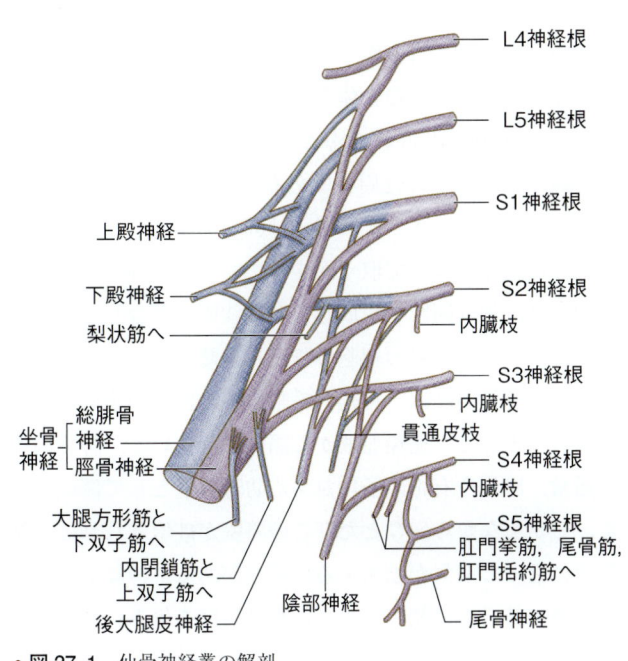

• 図27-1　仙骨神経叢の解剖．

1/3を通って骨盤から出ている．

　その他の仙骨神経叢の重要な分枝には，上殿神経（L4～S1），下殿神経（L5～S2），陰部神経（S2～S4），大腿方形筋と下双子筋への神経（L4～S1），内閉鎖筋と上双子筋への神経（L5～S2），後大腿皮神経（S1～S3），副交感神経の骨盤内臓神経（S2～S4）などが含まれる．この領域には，血管の目印が多く存在している．総腸骨動脈とその分岐部は，腰仙骨神経幹の前内側で岬角レベルに位置している．上殿動脈は，腰仙骨神経幹とS1神経前枝（あるいはS1とS2神経前枝）のあいだを通過し，仙腸関節の直下で外側へ曲がり骨盤から出ている．下殿動脈は，S1とS2神経前枝（あるいはS2とS3神経前枝）のあいだを通過し，坐骨神経の内側に隣接し，大坐骨孔内を伴走している．内陰部動脈は，陰部神経と坐骨棘のあいだに位置している．大坐骨孔を通過したあと，血管神経は小坐骨孔で方向を変え，陰部神経管へ入っている．

顕微鏡所見

　末梢神経の基本的単位は，軸索である．この軸索は，髄鞘を有する場合もない場合もあり（有髄性か無髄性），遠心性（運動性）あるいは求心性（感覚性）電気インパルスを伝達する．軸索の束は，仙骨神経叢を構成する神経と同様，個々の末梢神経を形成している．坐骨神経のような大きな末梢神経は，3つの結合織の鞘によって境界されているコンパートメントから構成されている（図27-2）．最も内側のコンパートメントは，神経内膜である．これは疎な血管結合織と細胞外液から構成されている．神経内膜鞘は，Schwann細胞/軸索複合体を包んでいる．その内側境界は，Schwann細胞の基底膜である．その外側境界は，第2の結合織の鞘である神経周膜である．軸索，Schwann細胞，神経内膜は互いにまとまって，神経束になり，それぞれ密な神経周膜鞘によって取り囲まれている．各神経束内の神経内液は，神経周膜を形成している強固に癒合した上皮様細胞によって，一般の細胞外腔から隔離されている．各神経束内の神経内腔は，神経内毛細血管の内皮細胞間の強固な結合によって，循環血液から隔離されている．神経周膜は通常，感染や有毒因子に対する防御障壁として働いている．しかしながら，ひとたびこの障壁が破壊されれば，神経束に沿って病気が拡大する可能性がある．神経上膜は最も外側の結合織の鞘である．これは神経を包み，神経周膜で覆われた各神経束を取り囲む拡張部分をもっている．こ

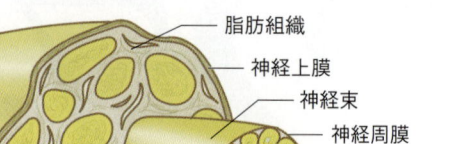

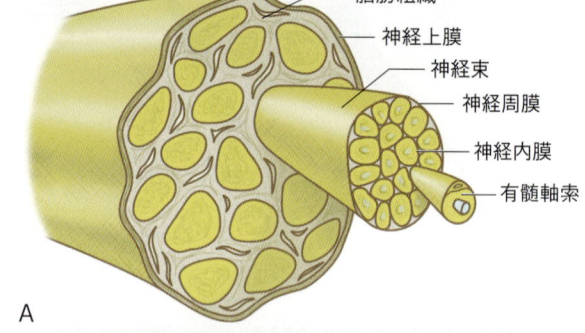

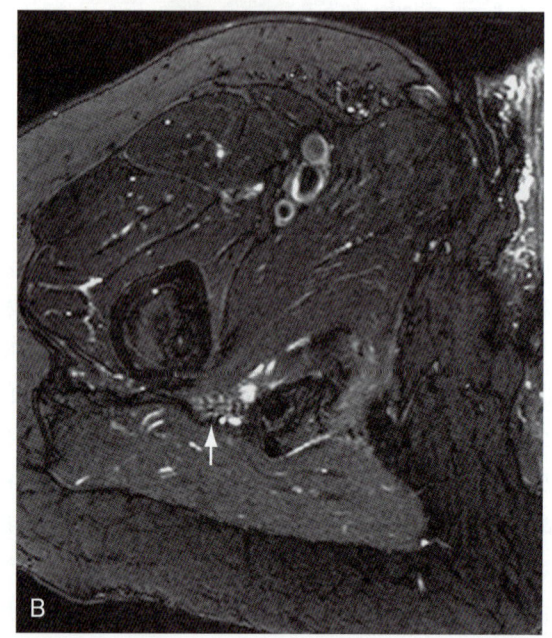

• 図27-2　A：神経複合体を支持し保護している3つの結合織の鞘によって境界されているさまざまなコンパートメントを示した末梢神経の略図．神経上膜によって境界され，さまざまな程度の脂肪組織が散在した多数の神経束がみられる．神経束は，次いで密な神経周膜の鞘によって取り囲まれている．内部の神経内膜鞘は，Schwann細胞/軸索複合体を包んでいる．B：坐骨神経のSTIR水平断像は，同様の神経束パターン（矢印）を示しており，この高解像MR neurogramにおいて容易に描出されている．

の配列は，伸張力を受けたときの軸索に対して力学的支持を提供している．おかす病理過程に対して外科的，内科的あるいは併用療法の可能性を切り開いている．したがって，治療の成功は，この領域の解剖と病変の正確な描出に依存している．神経上膜は厚いコラーゲンと弾性線維をもつ密で不規則な結合織からなっている．大きな神経では，神経束間にさまざまな程度の脂肪組織が存在している．脊髄神経の中心あるいは近位端では，神経上膜は硬膜と連続している．末梢神経の遠位端では，神経上膜は漸進的に厚さを減じ，ついには神経周膜と一体化する．

適応

神経叢障害の診断は従来，病歴，身体所見，神経学的検査，電気生理学的検査などから得られた情報に依存している．神経障害の臨床的根拠は，一般に皮膚分節の評価（感覚脱失あるいは感覚過敏），反射の変化，筋力低下のパターン，圧痛点などに基づく．

電気生理学的および神経伝導検査は広く用いられ，伝導異常を検出する高い感度を有しており，したがって，これらは神経異常を評価する重要な部分を占めている．これらの検査は，病気の存在を確認するのに役立ち，その局在にも有用である．しかしながら，これらの検査には重大な欠点がある．神経伝導測定は，最もよく残存した神経線維の状態を反映するので，病気の過程でいくらかでも障害されていない線維が残っていれば結果は正常になる．神経の局所的な圧迫は，局所的な伝導の遅延を生じる．しかしながら，正常の伝導速度の存在は，圧迫を否定するものではない．分節的な脱髄などのように神経の広範な部分を障害する状態もまた速度の遅延を生じ，評価不十分になる[1]．最後に，伝導検査は，特異性を欠き，正確な局在と治療計画に必要な解剖の詳細を明らかにできない．

超音波，CT，MRIの出現前には，仙骨神経叢の病変のX線検査は，主として神経叢病変によって惹起された二次的骨変化を表すのに限られていた．神経孔の拡大，骨膜反応，下位脊柱の側彎などが，神経叢病変のわずかな間接的な徴候であった．

画像

超音波

超音波は，仙骨神経叢や坐骨神経を観察し評価するのに応用されている．超音波では，正常の神経は長軸像で平行な線状内部エコーを伴う管状のエコー源性構造を呈し，横断像では点状エコーを伴う円形のエコー源性構造を呈する（図27-3）[1]．内部のエコー源性構造は，おそらく神経内の束を表している．超音波は，手根管における正中神経の圧迫でみられるような圧迫性末梢神経障害の神経構造の早期の変化を描出する[2]．しかしながら，仙骨神経叢の評価に超音波を用いる大きな限界は，仙骨神経叢や坐骨神経の骨盤内部分を描出できない点である[1]．超音波はまた，検査者に依存すること，多平面の評価が不能であること，低解像度など本質的な限界がある．

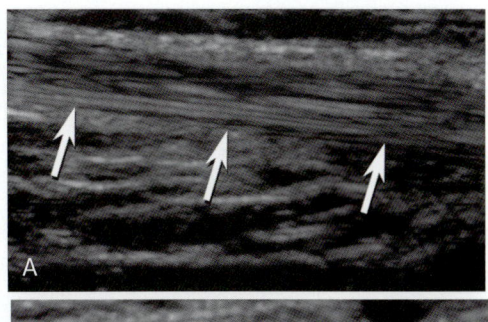

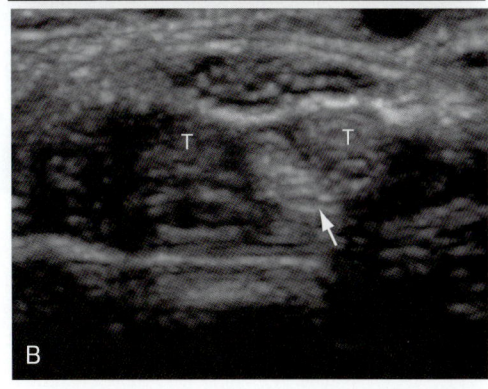

・図27-3　手関節で得られた正常の正中神経（矢印）の超音波画像．長軸像での平行な線状内部エコー（A）と腱（T）に取り囲まれた横断像での点状エコー（B）に注目．正中神経のような表在性神経をエコーで描出するのは容易であるが，坐骨神経や仙骨神経叢の骨盤内部分を描出するのはきわめて困難である．

CT

CTは，仙骨神経叢の詳細な解剖を描出するには限界がある．坐骨神経自体は，下位骨盤のCT水平断像で容易に同定可能であるが，仙骨神経叢や坐骨神経を構成する個々の硬膜外末梢神経（L4～S4）は，梨状筋，血管，リンパ節などの隣接する正常の骨盤内軟部組織と確実には区別できない（図27-4）[3]．将来，広い領域を即座に描出でき，多平面表示に適する等方性ボクセルを達成する多検出器CTが，仙骨神経叢の描出をCTで可能にするであろう．

MRI

末梢神経のMRI（MR neurography）が，今や末梢神経や仙骨神経叢を評価する選択様式である[4]．MR neurographyは，医師に主要な末梢神経について，異常構造の存在，程度，局在を検査することを可能にする[5]．MR neurographyの究極のゴールは，血管造影と類似した組織特異的画像をつくりだすことである．現在のところ，これはいまだ完成していない[6]．

T2基本のMR neurographyは，存在している最高の臨床の1.5～3.0テスラMRIにおいて，これらの検査で用いられる手技とラジオ周波数コイルを少し変更するだけで，

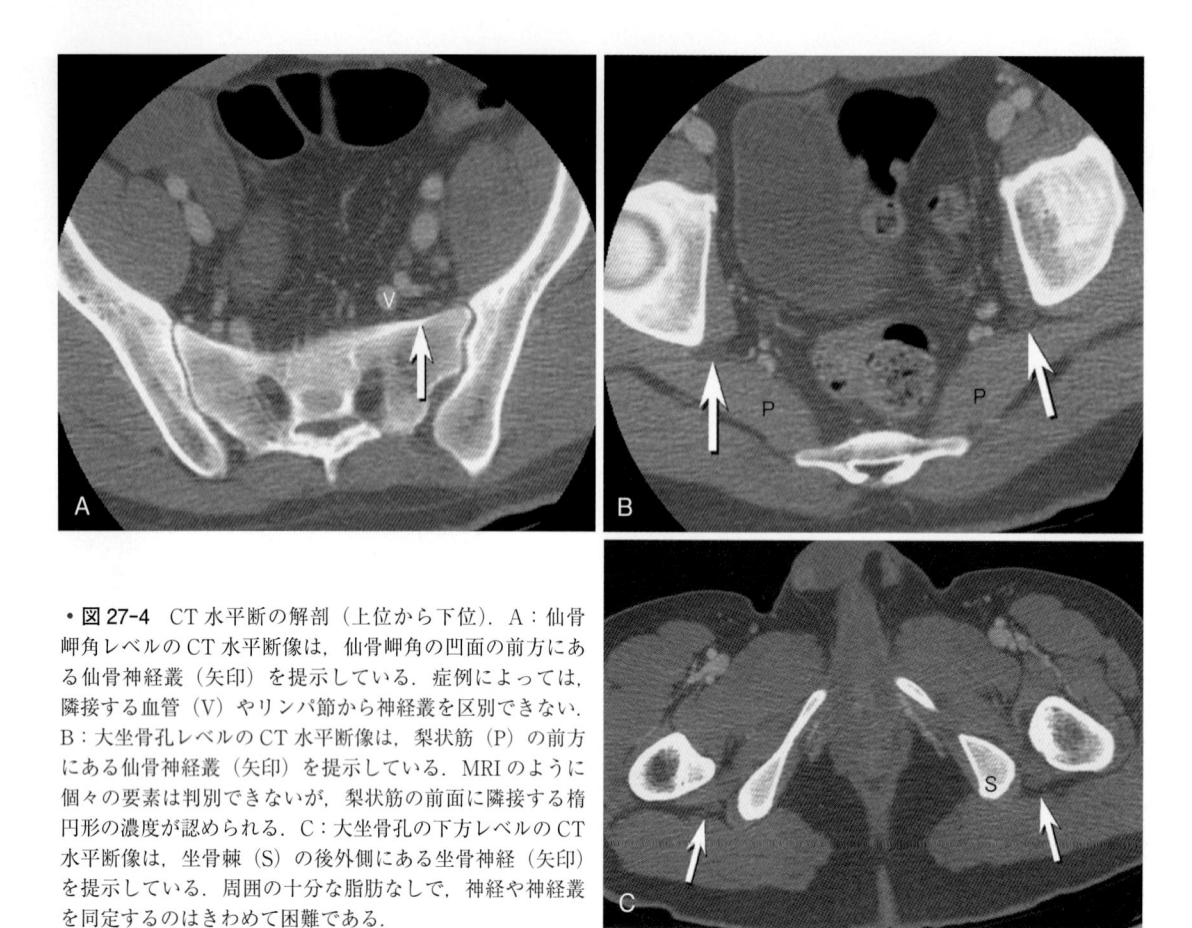

•図27-4 CT水平断の解剖（上位から下位）．A：仙骨岬角レベルのCT水平断像は，仙骨岬角の凹面の前方にある仙骨神経叢（矢印）を提示している．症例によっては，隣接する血管（V）やリンパ節から神経叢を区別できない．B：大坐骨孔レベルのCT水平断像は，梨状筋（P）の前方にある仙骨神経叢（矢印）を提示している．MRIのように個々の要素は判別できないが，梨状筋の前面に隣接する楕円形の濃度が認められる．C：大坐骨孔の下方レベルのCT水平断像は，坐骨棘（S）の後外側にある坐骨神経（矢印）を提示している．周囲の十分な脂肪なしで，神経や神経叢を同定するのはきわめて困難である．

確実に応用できる．MR neurographyの広く行われている手技は，T2強調法を用いるものである．神経は，多数の異なる「タイプ」の組織水を含んでいる．研究結果から，T2強調MR neurographyで最も顕著にみられているのは，低蛋白の神経内液であることが示唆されている[5]．神経内液は，描出した神経内のプロトンの一部しか反映していないが，これはT2強調MR像よって検出する能力を高め描出する明確な特性をもっている．低蛋白の神経内液は，神経内膜の特別な空間にある．この空間は，神経周囲の血液/神経間の隔壁によって限定されており，軸索をおかしている．神経内液は，神経に沿った近位から遠位へ向かうかさのある流れを示し，この流れは神経圧迫や浮腫によって途絶されうる．技術的には，選択的化学シフトパルスを用いれば，神経周囲の脂肪や神経内の多くの脂肪からの信号を抑制できる．エコー時間を90 ms以上に選択すれば，筋の信号を相対的に抑制するT2強調像が得られる．またフロー抑制法を用いれば，血流の高信号を減じることができる．脂肪抑制，T2強調，フロー抑制法の3方法すべてを用いることが，末梢神経画像の構築を可能にする条件を互いにつくりだしている[5]．

Fillerらが報告したより新しい手技では，神経を視覚化するために拡散強調画像法を用いている[4]．現在までのところ，拡散強調神経画像は，解像度が限られており，T2強調神経画像に対して明らかな優位性はない[7]．

◆ 筋の画像

仙骨神経叢によって神経支配されている局所の筋の画像は，仙骨神経叢障害の診断にはほとんど寄与しない．というのは，神経叢によって支配されているほとんどの筋は，有効視野（field of view：FOV）外の下肢にあるからである．骨盤のFOV内では，大殿筋と梨状筋が仙骨神経叢によって神経支配されている最も重要な筋である．検出されれば，脱神経筋内のT2高信号は，神経損傷あるいは病巣の存在を確認し，特定の部位を同定するのに役立つ（図27-5）．

急性または亜急性の脱神経にみられる主要な変化は，T2強調あるいはショートタウ反転回復（short tau inversion recovery：STIR）画像における障害筋のT2高信号である．これらの変化は，神経異常の発生あるいは神経外傷後4〜14日目に始まる．これらは，神経が回復しなければ数週間あるいは数ヵ月持続する．T1強調像もまた診

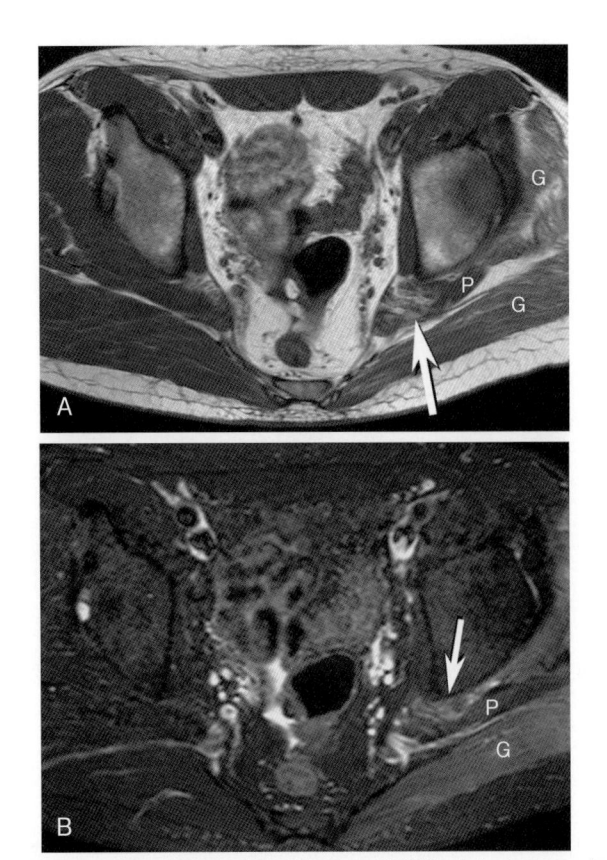

• 図27-5 筋の脱神経．肺癌患者のT1強調像（A）とSTIR（B）水平断MR像は，左仙骨神経叢（矢印）を取り囲み浸潤している局所の軟部腫瘍を示している．神経は高信号で，正常の神経束構造が失われている．隣接する筋の変化が，筋の脱神経を示唆していることに注目．左大殿筋（G）と梨状筋（P）は高信号で，正常の右側と比較して，脂肪浸潤を伴う萎縮を示している．

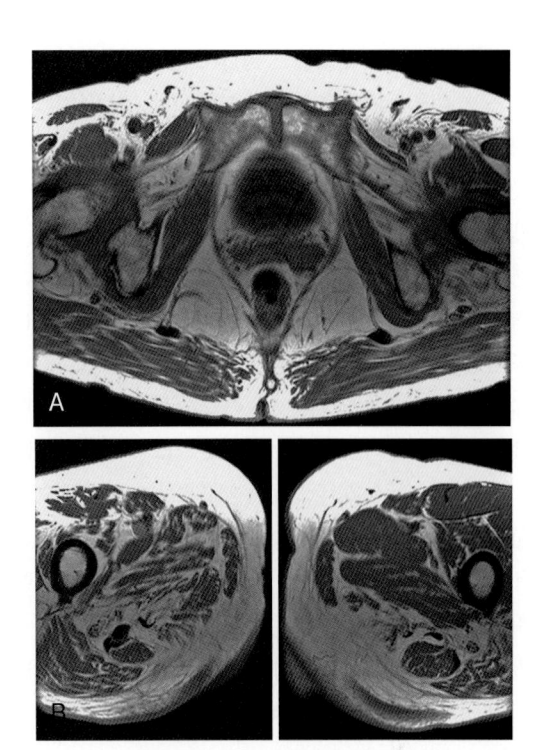

• 図27-6 慢性の脱神経．A：大坐骨孔下方レベルでのT1強調水平断MR像は，両側殿筋の脂肪による置換を示している．B：大腿中央レベルでのT1強調水平断MR像は，慢性の脱神経に一致する両側性の坐骨神経支配の筋の広範な脂肪性置換と萎縮を示している．これらの変化は，長期の神経障害を示している．

断に有用であり，脱神経の後期に起こる筋の萎縮や脂肪浸潤を確認できる（図27-6）．脱神経性筋萎縮の特徴的画像は時とともに進行するので，みられた変化のパターンはまた，病変の慢性化を確認するのに役立つ．

脱神経筋内の信号強度の改善あるいは正常化は，筋の再神経支配と相関している．われわれの経験では，脂肪浸潤なしでの筋信号の正常化は，神経機能の回復と関連している．

◆ 理想的画像平面と手技

仙骨神経叢内の小さな神経構造をうまく観察するには，きわめて高精細な画像が必要である．神経のよい画像を得るには，薄切スライス，最小の有効視野，小さく，ミリ以下のピクセルサイズを生み出すのに十分なマトリックスサイズの組み合わせ，すべてが必要である．臨床的には，したがって，神経の画像診断は，1.5テスラ以上のMRスキャナー，比較的大きな容積にわたって均一なよい磁気野，高解像画像を提供する急峻なグラディエント，多要素フェーズドアレイコイルなどを必要とする．仙骨神経叢の画像は，典型的に20〜25 cmの範囲の有効視野と512×512マトリックスを必要とする．

◆ パルスシーケンス

仙骨神経叢評価の画像プロトコルには，(1) 神経周囲の脂肪によって縁取られた神経，(2) 局所の筋，(3) 骨の指標，(4) 局所の血管のよい解剖的定義を提供するT1強調像のセットが含まれるべきである．脂肪飽和T2強調像シーケンスもまた，選択的脂肪飽和，STIRシリーズあるいは両者とともに通常のT2強調ターボスピンエコー画像として得られる．脂肪飽和を伴うT2強調は，STIR画像と比較して高い信号ノイズ比（signal-to-noise ratio：SNR）を提供する利点がある．しかしながら，T2強調スピンエコー画像は，ときに神経内部の異常信号変化の検出の感度が低くなり，T2強調像は磁気感受性の変化によって不均一で不十分な脂肪飽和を示す．このような状況では，STIR画像が好まれる．

造影剤が使用される症例では，神経内部や周囲の微妙な

増強効果を感知するために，追加で造影後脂肪飽和T1強調シリーズもまた撮像される．むずかしい症例では，造影後画像と直接比較できるように，造影剤注射直前に造影前脂肪飽和T1強調像シリーズが撮像される．両セットの画像を得ることは，造影効果を感知する感度を改善し，読影医師の信頼度を上げることを可能にする．

　神経の病理を評価するための最も信頼性のある画像平面は，検査中の神経の長軸に直交する平面である．直交画像は，部分的体積アーチファクトのない神経の断面総厚画像を提供する．神経の長軸に平行あるいは平行に近い断面画像は，神経の走行や直径の変化を描出するのに役立つ．仙骨神経叢は斜めに走行しているため，骨盤の真の冠状断面と水平断面像の組み合わせが，描出に最良である．梨状筋症候群が疑われる症例では，梨状筋の走行に直交する斜め冠状断面像が追加され，坐骨神経とその梨状筋との関係を正確に評価するのに用いられる（図27-7）．

◆ 画像の解釈

　仙骨神経叢の解釈は，T1強調と脂肪飽和T2強調あるいはSTIR画像の直接比較を要する．T1強調像は，局所の神経・筋・骨の解剖の詳細をみるのに必要である．というのは，脂肪飽和T2強調像は，解剖的指標を不明瞭にし，すべての構造を灰色の比較的単一の強度にする傾向があるからである．同一の中心と有効視野で同一の平面で得られたT1強調と脂肪飽和T2強調像を比較することによって，神経と他の脂肪飽和T2強調像における主構造を同定するいかなる2つの画像も一緒に描出することができる．神経の長軸と直交する連続した画像から，神経の走行と連続性は容易に理解できる．ある症例では，神経の連続性をよりよく描出するために，斜平面において多平面再構築が行われる．

　高速最大値投影処理方法（maximum intensity projection：MIP）は，神経の画像を隣接構造物から区別するのに推奨されている[6]．これは，MR血管造影における血管の視覚化に類似している．しかしながら，われわれの経験では，この手技は神経が内部の信号異常によって異常に高信号を呈しているような限られた数の症例でしかうまくいかない．この手技はまた，MIPを得る前に血管からの高信号や他の高信号の構造物を除去するために画像源を編集する必要があり，頻回には使用されない．

　ガドリニウム増強画像は，臨床的適応に基づいて仙骨神経叢画像に選択的に用いられる．外傷性神経障害や圧迫性

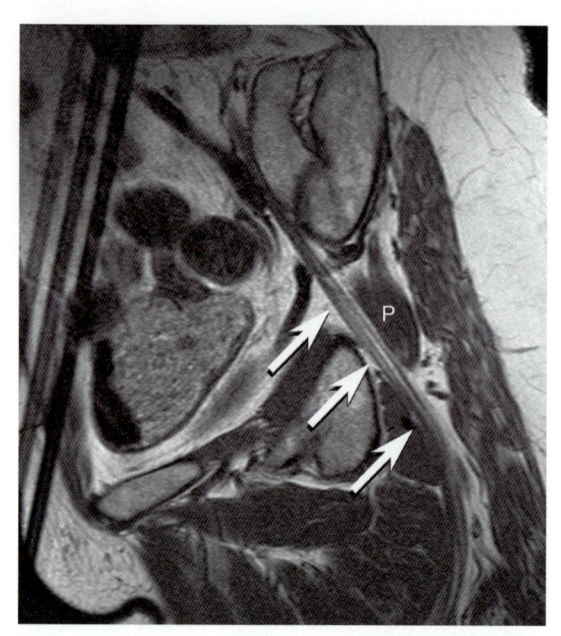

• 図27-7　梨状筋（P）と直交するT1強調斜位冠状断MR像は，梨状筋前方の大坐骨孔から出ている坐骨神経（矢印）を示している．この平面は，梨状筋症候群が疑われる症例の評価に必須である．

神経障害を含むほとんどの症例で，非造影検査で十分である．にもかかわらず造影剤は，説明できない神経の腫脹，腫瘤病変，炎症や膿瘍形成を示唆する徴候や症状の存在の評価や術後評価に有用である．通常用量のガドリニウム造影剤0.1 mmol/kgが使用され，静脈内投与される．注入後3～5分以内に周波数選択的脂肪飽和のT1強調スピンエコー画像を得る．

◆ 画像状態

正常所見

　MR neurographyにおける神経の正常像を理解することは，これらの検査の正確で正しい解釈の鍵となる．ほとんどの症例では，MR neurographyにおける唯一の所見は，神経や神経叢の高信号で，主観的である．高信号の程度や量を評価する客観的な基準はない．解釈では，まず第1にT1強調像において神経の大きさ，形状，局在を評価する．症例によっては，介在する脂肪が欠如しているため，神経の行程のすべてまたは一部が周りの筋組織によって不明瞭になっている．これらの症例では，神経の行程をたどり，その状況を監視するために，T1強調像とT2強調像の比較評価が行われる．正常の神経は卵円形か円型である．仙骨神経叢と坐骨神経の大きさは神経の長さによって，また，個人によってさまざまであるが，左右対称である．MR neurographyにおいて，神経は特徴的な「点状」ある

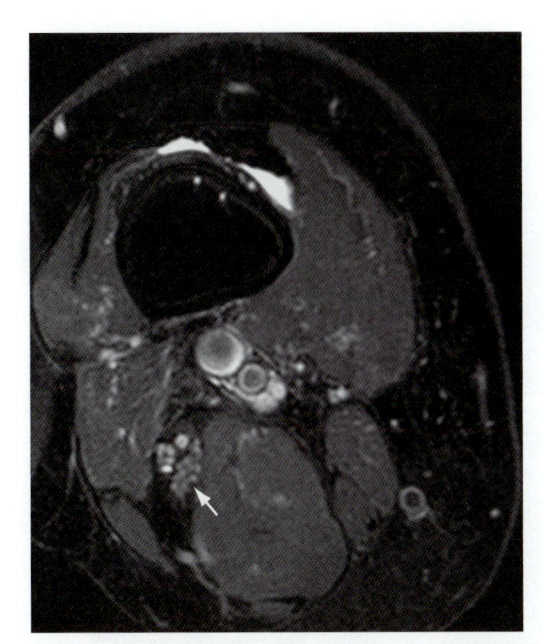

•図27-8 坐骨神経のSTIR水平断MR像は，特徴的な「点状」あるいは蜂巣状パターンを示し，端を向けて容易にわかる神経束の棒状集積像を呈している（矢印）．隣接する血管は，正常またはわずかに高信号である神経よりもさらに高信号であることに注目．

いは蜂巣状パターンを示し，神経束の棒状集積の断面像を呈する（図27-8）．断面像では，神経束パターンはT2強調像においてT1強調像よりも容易に認識できる．神経束は，T2強調像では均一で，隣接する筋に比べ一般に軽度高信号である．信号強度は，神経によって少し異なるように思われ，より大きく中枢にある神経は，小さく末梢にある神経よりも神経／筋の信号強度比が大きい．神経の全長に沿った単純断面では，視野の全域にわたって，典型的に神経内に単一の所見と信号強度を呈する．

仙骨神経叢と坐骨神経の解剖は，高解像度MRの水平断像と冠状断像で効果的に描出される（図27-9，10）．正常の腰仙骨神経幹と仙骨神経叢は，T1強調シーケンスにおいて筋と類似，T2強調シーケンスにおいて軽度高信号強度をもっている．骨盤内において，仙骨神経叢と坐骨神経は，脂肪に取り囲まれており，とくにT1強調シーケンスにおいてよく描出される．大坐骨孔レベルで仙骨神経叢は，梨状筋の前方の脂肪のなかに，細長い一点鎖線の形状をしている．もしも，S2, S3神経が梨状筋とかみ合って存在し，脂肪に取り囲まれていない場合，これらの神経はT1強調像で筋と区別することが困難である．坐骨神経は，神経叢の頂点の位置から外側・下方へ大坐骨孔を通過し，殿筋領域へ入る．内側に位置している下殿血管（動静脈）は通常，仙骨神経叢や坐骨神経に比べそのより明るいT2

強調信号強度と輪郭により同定可能である．

異常所見

T1強調像における脂肪層の喪失は，浸潤あるいは圧迫性病変に伴う異常所見の1つであるが，この所見は体脂肪率が低く若い痩せた患者では正常である．

広範あるいは局所的な神経の腫大は，決定的に異常所見である．しかしながら，神経の軽度の腫大は，とりわけ両側性の場合，十分な臨床像なしで評価することは困難である．神経の著明な広範あるいは局所的なT2高信号もまた，異常所見であるが，信号強度のより少ない程度の評価は，明らかに主観的になる（図27-11）．現在のところ，正常と異常な神経の信号強度を評価する信頼できる量的パラメータはない．圧迫性神経障害の場合，障害神経に圧迫部位で局所的な高信号領域がみられる一方，その近位と遠位では正常あるいは正常に近いT2信号強度が存在している．この信号強度の局所的変化の正確な病因は知られていないが，圧迫部位において局所的浮腫や神経内膜空隙の液貯留増加を反映していると思われる．神経束パターンの変化もまた，他の異常神経を示唆する所見である．症例によっては，たとえMR画像の質が十分であっても，個々の神経束が明確でない．他の症例では，神経束が隣接する神経束に比して著明に増大していたり，高信号であったりして，明らかに単一のパターンでなくなる．神経束パターンの変化は，ほとんどつねにT2強調像において異常神経内の信号強度の著明な増加を伴っている．

◆ MR neurographyの限界

MR neurographyには一定の限界がある．これは，可逆性外傷の外科的治療が最も有用である急性期や早期の亜急性期において，その神経損傷が可逆性であるか不可逆性であるかを鑑別できない．広範な末梢神経障害では，MR neurographyはその臨床像が非特異的であるとき，しばしば特異的診断に至らない．

neurographyには高解像度の画像が必要である．個々の視野には比較的多くの時間（シーケンスごとに数分）を要し，患者の体動によって画質が低下する．フローを抑制するための飽和パルスの使用にもかかわらず，局所の血管における血流によるアーチファクトは，画像を横切るフェーズシフトアーチファクトとして伝達され，神経の同定と評価を阻害しうる．これは，STIR画像において，局所静脈の遅い血流で最もしばしば起こる．磁化率効果による不均

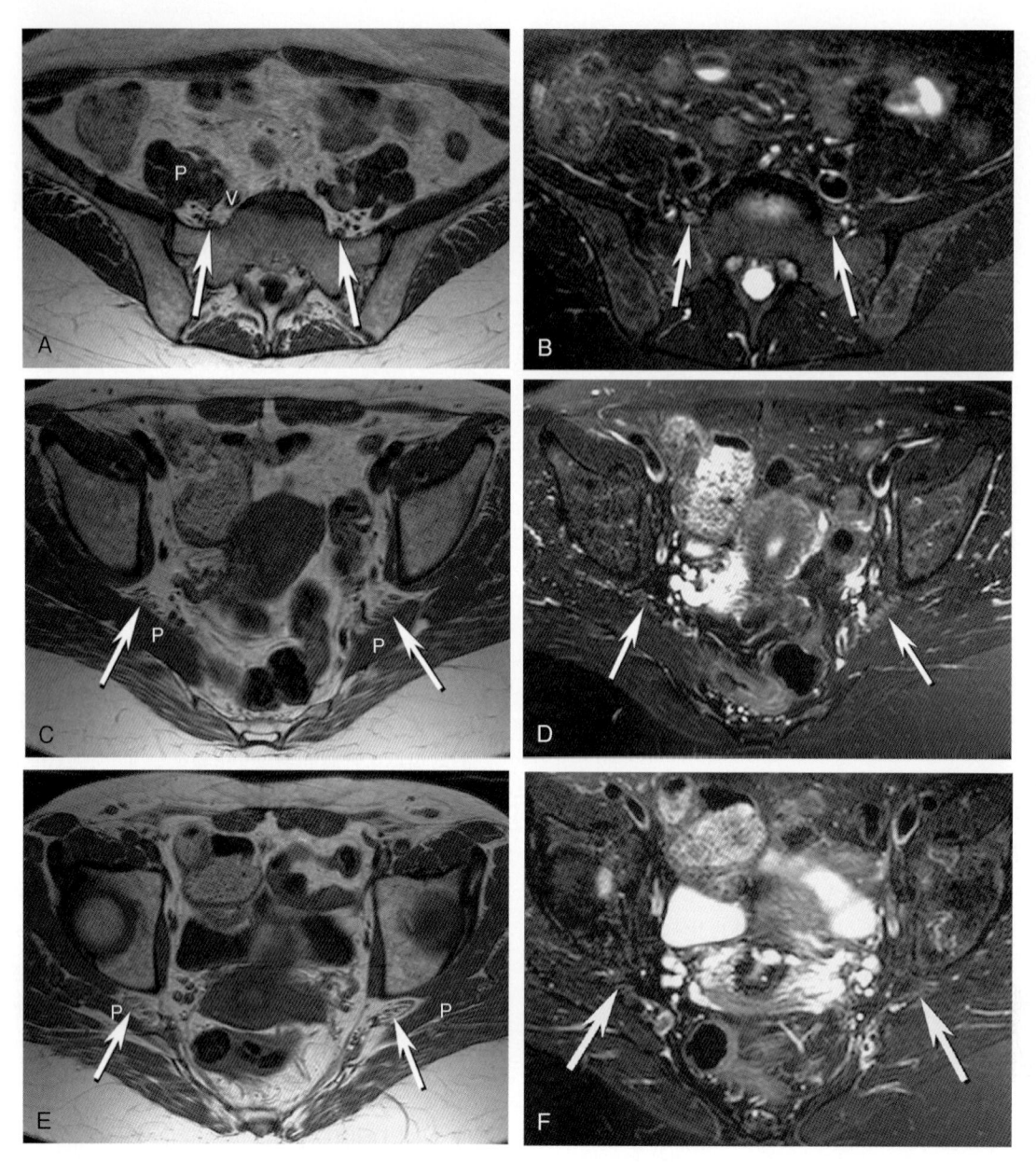

• 図 27-9　MRI 水平断面の解剖（上から下へ）．仙骨レベルの T1 強調（A）と T2 強調脂肪抑制（B）MR 像は，梨状筋（P）と腸骨血管（動静脈）（V）の内側後方にある正常の腰仙骨神経幹（矢印）を示している．正常の腰仙骨神経幹と仙骨神経叢は，T1 強調シーケンスにおいて筋と同等，T2 強調シーケンスにおいて軽度高信号の強度を呈している．大坐骨孔レベルの T1 強調（C）と T2 強調（D）脂肪抑制 MR 像は，仙骨神経叢（矢印）が大坐骨孔で梨状筋（P）の前内側に近接していることを示している．梨状筋の前方の脂肪内に，T1 強調像で仙骨神経叢が，細長い一点鎖線の形状をしていることに注目．T1 強調（E）と T2 強調（F）脂肪抑制 MR 像は，明らかに正常の大きさで，周囲の脂肪によって縁取られた坐骨神経（矢印）の神経束形態を示している．正常の神経が，隣接する骨盤血管より高信号の程度が少なく，筋よりは相対的に軽度高信号であることに注目．

一な脂肪抑制は，神経部分の詳細や T2 信号の変化を不鮮明にする．STIR 画像の使用は，より均一で再現性のある脂肪抑制をもたらすが，その低い SNR と高い流動アーチファクトの傾向は，このシーケンスの有用性を制限している．最後に，画像 FOV と得られる画像解像度には，逆の相関がある．高精細が求められるため，神経の局所部分だけを含む目標 FOV が用いられるべきである．このことは，最も可能性のある神経の部分は MR neurography 検査の前に臨床的に同定され，この情報は MR 診断医に提供されるべきであることを意味している．神経の長い部分は，適切な MR neurography 検査を提供するのに十分な詳細を画像化することはできない．

腱の画像法で前述した「魔法の角度」効果が，末梢神経の画像法においてもみられる．末梢神経では，これらの効果は STIR あるいは T2 強調高速 SE（長いエコー時間）シーケンスで典型的に生じ，検知可能な信号強度の背景に対し

てみられる．これらは，腱の画像でみられたように磁気開口に対して55°の角度に緊密に関連するよりも，より大きな角度の範囲にわたる穏やかな変化として現れる．しかしながら，神経が急に曲がっている部位では，信号強度の急激な変化がみられる．「魔法の角度」効果によって生まれる神経における信号強度の増加（筋に比して）は，病的変化に類似している．しかしながら，この現象は腕神経叢，正中神経，尺骨神経に比して仙骨神経叢ではみられにくく，MR neurography 検査の診断精度を改善するために認識され病的変化から鑑別されるべきである[8]．

◆ 将来の方向性

より高い界磁石（3T）と平行画像手技の導入は，SNRを改善し画像時間を短縮して，結果的に画像の質を向上させた．この領域の持続的な改良は，将来 MR neurography 検査のよりよい適応を導くであろう．

新しい MR スキャナーで利用できる通信周波数チャンネルの数と帯域幅が，通信周波数画像コイルデザインにおけるさらなる改良を可能にする．チャンネル数の増加は，適用範囲の領域や体の異なる解剖的輪郭に合うコイルにおいて，SNR を犠牲にすることなくその柔軟性を増加させる．

進化した MRI 手技は，潜在的に生理的画像シーケンスを末梢神経の研究に応用できる．白質経路への外傷は，損傷組織を介した拡散の異方性の喪失をもたらす．末梢神経の画像法への拡散手技の応用は，MR neurography の診断の感受性と特異性を改良させうる．そうであれば，将来，線維追跡による末梢神経拡散テンソル画像への臨床応用が期待できる[7]．

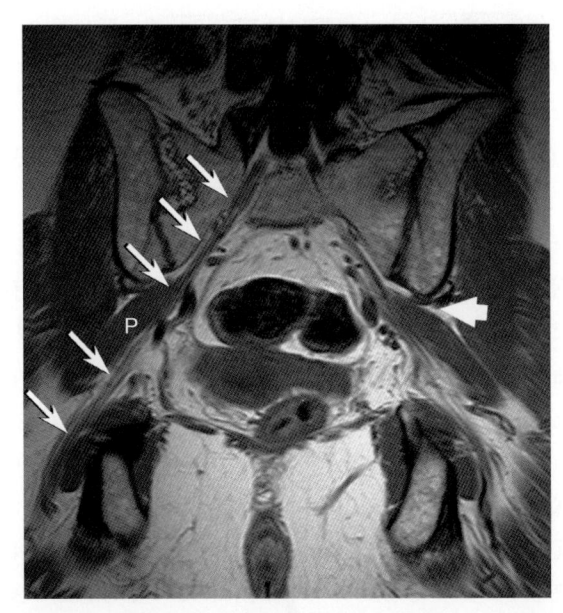

• 図27-10 MR 冠状断面解剖．仙骨神経叢（矢印）におおまかに平行な T1 強調 MR 像で，斜め下方に走行し坐骨神経として大坐骨孔（矢頭）を通過し，骨盤を出ている．神経・神経叢は，梨状筋（P）の前内側に位置している．骨盤の坐骨神経の正常の縦の神経束形態に注目．神経全体をたどり，対側と大きさ，形状，信号強度を比較することはきわめて容易である．

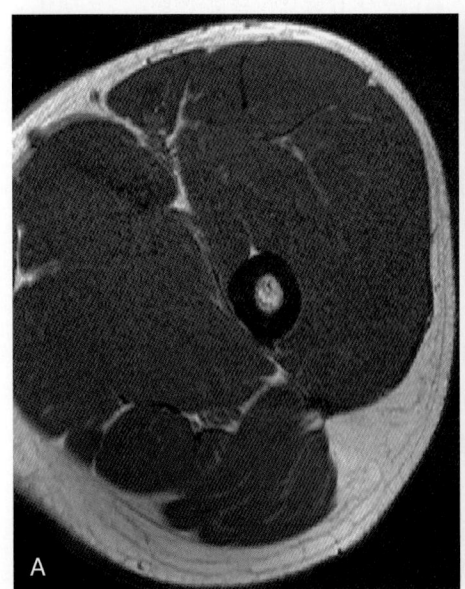

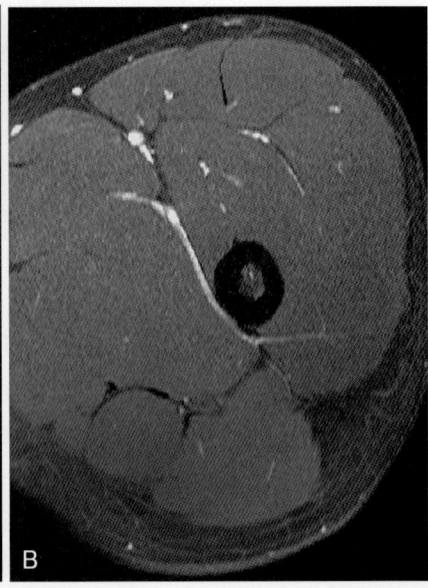

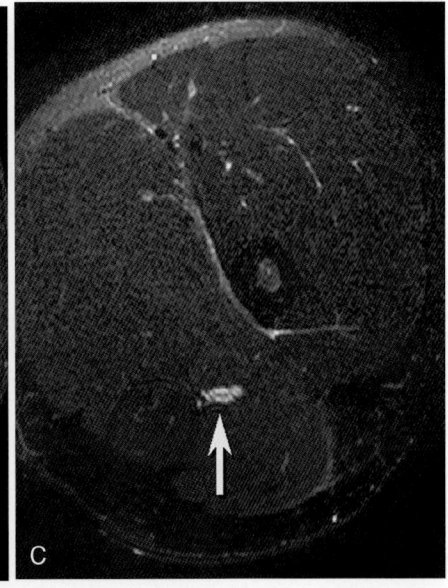

• 図27-11 異常な神経．A：説明できない下肢脱力のある患者の T1 強調水平断 MR 像が，近位部大腿の坐骨神経を示している．神経は正常の大きさと神経束形態である．B：同一レベルの造影 T1 強調水平断 MR 像．異常な神経や周囲組織の増強効果はみられない．C：同一レベルの T2 強調脂肪抑制 MR 像は，より異常に増加した神経の高信号（矢印）を呈しており，神経は周囲の筋と比較してきわめて明るく局部の血管の信号強度に近い．神経の腫大や増強効果がなく腫瘤を伴わない高信号は十分な経験がなければ容易に見逃される．

精力的な開発のもと，さらなるアプローチは，陰性血液造影剤の使用である．これらは，典型的な酸化鉄を基にした造影剤であり，撮像のあいだ循環血流に留まり，その高い磁化率（感受性）の利点によって血管内血液からの信号を遮断するように設計されている．これらの因子は，骨髄にも取り込まれ，したがって骨髄信号も同様に抑制する．これはさらに神経の視認性をさらに改良する[5]．MRI手技が発展するにつれて，われわれは仙骨神経叢のさらなる進歩をみるであろう．

新生物／悪性浸潤

仙骨神経叢をおかす腫瘍は，おおまかに内因性腫瘍と外因性腫瘍に大別され，さらに良性と悪性のカテゴリーに分類される．良性神経鞘腫瘍には，神経線維腫，神経鞘腫，ガングリオン嚢腫などが含まれる．悪性神経鞘腫（悪性末梢神経鞘腫［malignant peripheral nerve sheath tumors：MPNST］）には，悪性Schwann細胞腫，神経鞘由来線維肉腫，神経肉腫などが含まれる．

仙骨神経叢をおかす外因性腫瘍は，一般的に骨盤と仙骨から生じるかあるいは二次的に骨盤と仙骨へ浸潤する．梨状筋の腫瘍浸潤は，仙骨神経叢障害をきたしうる．というのは，梨状筋が仙骨神経と仙骨神経叢に密接に関連しているからである．坐骨腫瘍もまた仙骨神経叢をおかしうる．というのは，これらは下位神経叢と坐骨神経近位部に密接に関連しているからである．

腫瘍の広がりと浸潤の正確な評価は，切除を容易にするため外科プランニングに必須である．良性腫瘍の早期切除は，神経の永久的損傷をきたしうる．晩期の切除は，大きな腫瘍サイズとなるため併存する悪性腫瘍の治癒を阻害するため不完全になる．

◆ 内因性病変

すべての神経原性腫瘍は，類似した形態を呈する．典型的には，神経の長軸に沿った紡錘形であり，もとの神経と連続性のある先細の先端をもっている．この関係は，大きなFOVと多層能によって，通常MRI上で検出しやすい．

◆ 良性腫瘍

神経線維腫

神経線維腫は，末梢神経では，ありふれた腫瘍である．典型的には，20～30歳に多く，性差はない．孤立した局所病変あるいは神経線維腫症に伴う多発病変として発生する．神経線維腫は，神経に沿って浸潤し，神経束から分離できなくなる傾向がある被包化されていない腫瘍である．したがって，全体の神経を犠牲にすることなく切除できない．

非造影CTでは，神経線維腫はSchwann細胞，神経成分，脂肪細胞の存在によって筋に比して相対的に低信号の境界明瞭な腫瘤として表れる[9]．造影CTでは，神経線維腫は通常，軽度造影効果を呈するかあるいは造影されない．神経線維腫の半数以上は，造影剤の注入後も低信号にとどまる[10]．

MRIでは，神経線維腫はT1強調像で低～中間信号，T2強調像で中等度高信号を呈する．2/3の症例では不均一な造影効果がみられるが，均一な造影効果も指摘されている．T2強調像での信号は，均一な高信号あるいは中心の高信号領域と周囲の低信号からなるターゲット徴候を呈する．このパターンは，神経線維腫のみにみられる特有の帯状組織像に相当している．低信号の中心領域は，おそらくT2短縮をきたす濃密なコラーゲンと線維組織の密集を反映している．周辺領域の高信号は，より水分含量の多い粘液組織を反映している．

標的徴候は神経線維腫にほとんど特徴的であると述べたが，これはSchwann細胞腫やMPNST（悪性末梢神経鞘腫）においてもみられる．スプリットファット徴候は，腫瘍を取り囲む脂肪の境界を示しており，筋内にある神経から発生し，T1画像においてより容易に評価できる．スプリットファット徴候は，良性のPNSTs（末梢神経鞘腫）や大きな神経の病変でより多い[11]．

Schwann細胞腫

Schwann細胞腫（または神経鞘腫，神経線維鞘腫）は，被包化された神経鞘の腫瘍で，全年齢にみられるが20～50歳に最も多い．男女差はない．ほとんどは単発性で，緩徐に増大する軟部腫瘤として発生する[9]．腫瘍が大きくない限り，痛みや神経症状はまれである．深部のSchwann細胞腫は，その大きなサイズと隣接構造物とのインピンジメントによって症状をきたすようになる．

Schwann細胞腫は，神経鞘の内部から発生しているので，神経上膜からなる真の皮膜によって取り囲まれている．小さい腫瘍は一般的に紡錘形で，表面と組織は比較的均一である．大きな腫瘍は典型的に偏心性の腫瘤で，その上に神経線維が広がり，囊腫，出血，石灰化などの変性変化を

伴う．ほとんどのSchwann細胞腫は単葉の腫瘤で，神経上膜と残存神経線維からなる線維性皮膜によって取り囲まれている[11]．

組織学的にSchwann細胞腫は，Antoni AとBの病変のどちらかの領域のパターンによって特徴づけられている．Antoni A領域は，密集した紡錘形細胞によって構成されている．Antoni B領域は，はるかに不規則で，細胞が少なく，二次的変性の徴候を示す．

CTでは，筋に比して等信号から低信号で，造影剤投与後均一に造影される境界明瞭な腫瘤を呈する．Schwann細胞腫では，造影されない嚢腫様病変や壊死領域がみられ，神経線維腫との鑑別に役立つ．

T1強調像でSchwann細胞腫は，筋と同様の中間信号強度を有している．ときとして，これらはほとんど見えない．T2強調像でSchwann細胞腫は，著明に増加した信号強度を示す．これらの嚢腫様部分は，T1強調像で低信号，T2強調像で高信号を呈する．小さなSchwann細胞腫は，ガドリニウム投与後，均一に造影される傾向にあるが，大きな病変はより不均一な造影効果を呈する．低信号の辺縁様皮膜は，Schwann細胞腫の70％にみられるが，神経線維腫ではわずか30％にしかみられない[11]．

神経線維腫とSchwann細胞腫は，MRIの尺度のみで鑑別可能である．紡錘形状，スプリットファット徴候，ターゲット徴候は，いずれの病変においてもみられる[12]．しかしながら，いくつかの特徴がこれら2つの病変を区別するのに役立つ．Schwann細胞腫は，一般的にもとの神経に対して偏心性に位置しているのに対して，神経線維腫は神経の中央に位置する傾向がある．Schwann細胞腫は，小〜中のサイズで，隣接組織とはっきり分離しており，単一の神経に限局している．Schwann細胞腫は，また一般的にきわめて高いT2信号と強い均一な造影効果を呈する（しかし，Schwann細胞腫内の壊死や嚢腫形成を反映して不均一な領域を呈する）．

神経線維腫は，一般的により大きく，中等度あるいはまだらの造影効果を呈する．神経線維腫症が存在している症例では，とくに病巣が蔓状である場合，病変が神経線維腫である可能性はきわめて大きくなる．仙骨神経叢をおかす蔓状神経線維腫は，一般に大きな小葉状腫瘤として出現し，神経叢の連続した多数の神経を取り囲んでいる（図27-12）．神経線維腫内の壊死の存在は，とくに病変が大きく，周囲組織との境界が不明瞭で高いT2信号が不均一な場合，腫瘍の悪性変化が疑われる[11, 12]．

ガングリオン嚢腫

ガングリオン嚢腫は，T1強調像で境界明瞭な低信号病変として現れ，T2強調像では著明な高信号を呈する．腫瘍の嚢腫部分には造影効果はないが，嚢腫皮膜の薄い壁に沿う軽度の造影効果がみられる[13]．

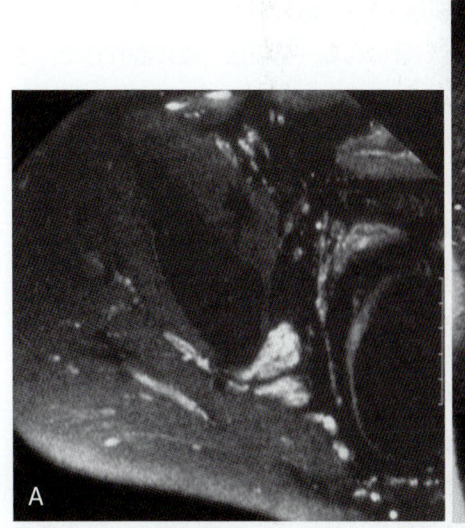

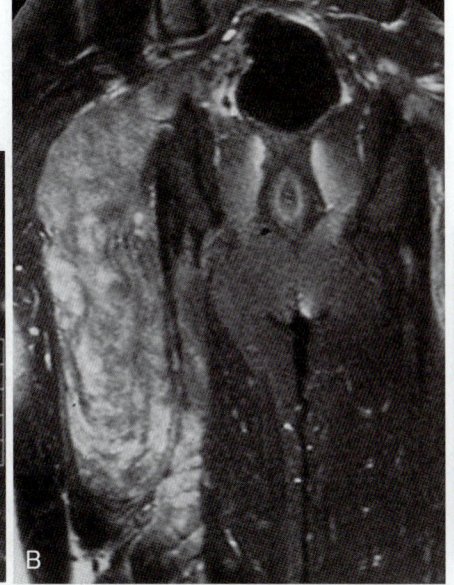

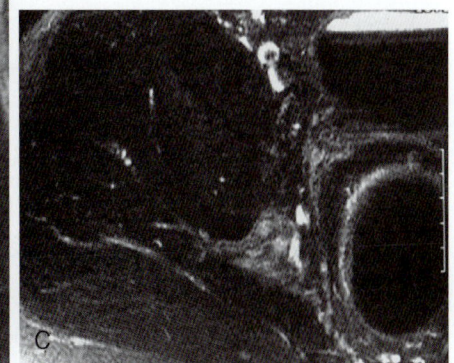

• 図27-12　神経線維腫．水平断（A）と冠状断（B）STIR MR像と造影後T1強調脂肪抑制（C）像は，右仙骨神経叢から発生した蔓状神経線維腫を示しており，坐骨神経の走行に沿って進展し，造影剤で不均一に造影されている．

◆ 神経叢障害をきたす外因性腫瘍

腫瘍性の腰仙骨神経叢障害は，進行した全身癌や原発性腫瘍の限局性あるいは局所性進展に伴うまれな合併症である．腰仙骨神経叢障害は，腹腔内腫瘍の進展に最も多く（症例の73％），転移からの増大，リンパ節，骨構造にはまれである．腫瘍は神経叢に直接浸潤するかあるいは，神経幹の結合組織や神経上膜に沿って進む[14]．

障害部位は，下位仙骨神経叢が最も多く（50％），ついで上位神経叢（33％），神経叢全体（18％）の順となっている．両側神経叢障害は症例の25％にみられ，通常乳癌の転移によって起こる．下位（仙骨）神経叢の障害は，一般に結腸直腸や子宮頸部の腫瘍に伴って起こる．仙骨交感神経の障害はまれである（10％）[14]．

最も多い腫瘍のタイプは，結腸直腸腫瘍（20％），肉腫（16％），乳腺腫瘍（11％），リンパ腫（9％），子宮頸部腫瘍（9％）である．多発性骨髄腫を含め他の腫瘍が37％を占めている．最も多い遠隔転移病変は乳癌によるものである[14]．

疼痛が最も顕著な症状である．通常，疼痛は病気の初期に起こり，ほとんどの患者において初発症状である．疼痛は，腰部神経叢がおかされたときは，しばしば肋椎角に起こり，下位仙骨神経叢がおかされたときは，股部や殿部に起こり患肢の足趾へ放散する．疼痛は，排便後増悪し，通常仰臥位で悪化する．体動時に悪化する疼痛は，隠れた骨障害が示唆される[15]．

反射消失，脱力，感覚消失は他のありふれた所見である．仙骨交感神経の障害はまれで，わずか10％しか報告されていない．転移性腰仙骨神経叢障害の患者は，予後不良である[15,16]．

CTは，腰仙骨神経叢障害を疑う患者の画像検査に有用で，腫瘍を容易に特徴づけ，その範囲を描出し，神経叢のいかなる障害も提示する．CTにおける臨床所見とX線所見の相関はよい．しかしながら，臨床所見とCTスキャンレベルは，つねに正の相関を示さない．MRIは，よりよい解剖の解像度と組織の識別を提供し，腰仙骨神経叢の画像ではCTに勝っている．

CT，MRIとも神経叢自体の肥厚や増大を示し，神経叢を直接障害する腫瘤を描出する（**図27-13**）．あるデータは，MRIが腫瘍を検知し，放射線誘発神経叢障害から鑑別する点でCTより感度が高いことを示唆している．腹部と骨盤のCTスキャンは，おそらく原発性腫瘍の診断により有用で，腫瘍と骨びらんに関してより多い情報を与え，生検のガイドに役立つことができる[16]．

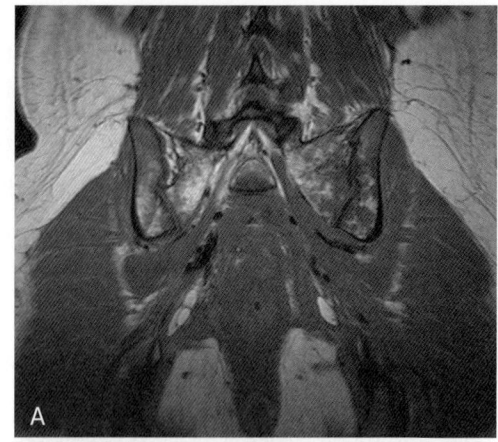

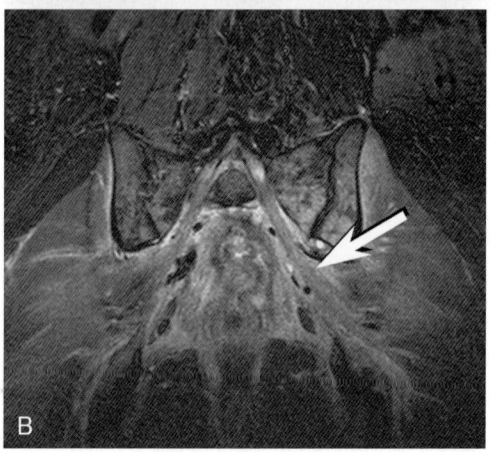

・**図27-13** 外因性腫瘍．子宮頸癌患者の冠状T1強調（A）とSTIR（B）MR像は，全骨盤と仙骨神経叢（Bの矢印）を両側性に取り囲み，浸潤している巨大な軟部腫瘤を示しており，神経叢は脂肪層と正常な神経束構造を欠き腫大している．腫瘍の広範な骨髄浸潤に一致した高信号に注目．

◆ 放射線誘発神経叢障害

放射線誘発神経叢障害は，放射線療法や放射線被曝によって起こる．症状には，機能，筋力，バランスの低下や失禁の可能性などが含まれる．発症は一般に潜行性で，さまざまな速度で徐々に進行する．

発症期間の範囲は，放射線療法終了後3カ月～22年に広く分布している．Jaeckleらは，患者の20％で6カ月間にわたって中等度～高度の脱力が発現していることを報告している[15]．他の研究者は神経症状発現後，4～5年で軽度脱力を呈することを報告している．伝導低下の筋電図所見もまた，発生はさまざまで，放射線照射後4カ月～5年にわたる．

放射線神経叢障害は，子宮，子宮頸部，卵巣，睾丸癌とリンパ腫に最も多い．

末梢神経や仙骨神経叢に対する放射線障害の病態生理学については，いまだに議論がある．放射線線維症が最も初

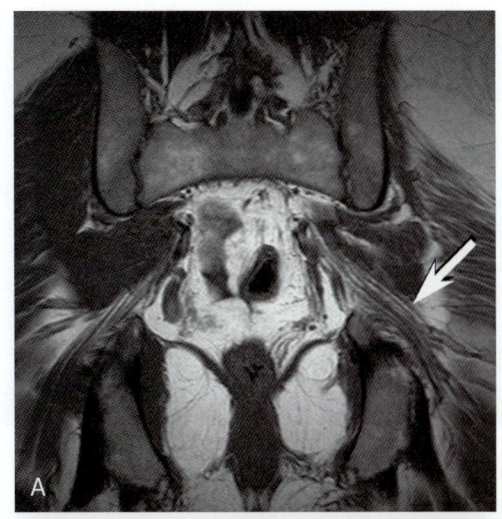

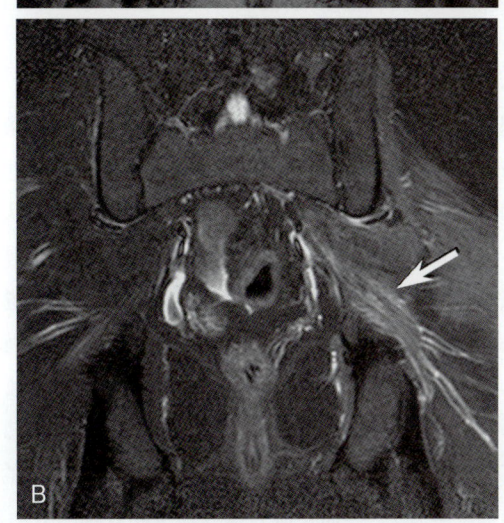

● 図27-14　腫瘍性神経叢障害．A：冠状T1強調MR像は，大坐骨孔での左仙骨神経叢の局所的片側性腫大（矢印）を示している．B：冠状T1強調脂肪抑制造影後MR像は，造影された神経を伴った仙骨神経叢を含む肺癌からの転移である局所的に造影された腫瘍（矢印）を示している．筋の脱神経を示唆する隣接筋の変化に注目．

期に惹起される現象と信じられており，最終的に二次的脱髄を伴う神経の絞扼障害が起こる[17]．ラットの実験的研究では，標的細胞は脊髄神経根と末梢神経系の神経の髄鞘を産生するSchwann細胞であることが示唆されている．

放射線照射後神経叢障害は比較的まれであるが，再発性悪性腫瘍と鑑別すべきである．というのは，再発性悪性腫瘍がはるかに多いからである．両者は類似した臨床像を呈するが，必要な治療計画はきわめて異なっている．神経画像検査は，しばしばこれら2病態の鑑別に役立つ．

臨床的に，悪性腫瘍に伴う疼痛は，放射線神経叢障害よりも高度で治療が困難である．両側罹患は転移性神経叢障害よりも放射線誘発神経叢障害のほうが多い．転移性神経叢障害の両側罹患は患者の25%に起こる（乳癌転移に多い）が，両側罹患は放射線誘発神経叢障害に多く，片側脱力に対して両側筋脱力の形式を呈する[18]．

腕神経叢障害では逆もあるが，リンパ浮腫は放射線誘発仙骨神経叢障害よりも転移性仙骨神経叢障害に多い．転移性神経叢障害の患者の約40%は，水腎症や水尿管症を呈する[15]．筋波動症（myokymia）は，放射線誘発神経叢障害にしばしばみられるが，転移性神経叢障害には通常みられない．神経伝導検査では，転移性と放射線誘発神経叢障害とを鑑別できない．筋波動症が放射線変化の多い所見であるので，筋電図は有用である[18]．

MRIは，放射線照射後神経叢障害と再発性腫瘍を鑑別する有用な手段である．神経叢に関連した分離腫瘍の発見は，転移性神経叢障害の患者における最も多い所見である．しかしながら，同様の所見は放射線神経叢障害においてもときおり報告されている．

T2強調とSTIR画像での高信号と造影効果を伴う神経の局所的・不規則な腫大は，一般に腫瘍でみられる（図27-14）．一方，放射線誘発神経叢障害は，より均一な腫大で，神経の異常信号は広範性で造影効果を伴わない（図27-15）．

フルオロデオキシグルコース（fluorodeoxyglucose：FDG）-標識ポジトロンエミッショントモグラフィー（positron emission tomographic：PET）検査では，転移性神経叢障害の部位に集積がみられるが，通常放射線誘発神経叢障害では陰性である．したがって，FDG-PETは腫瘍と放射線誘発神経叢障害との鑑別に有用であるが，腎や膀胱による放射線同位元素の正常な排出が，仙骨神経叢障害における解釈を制限する[19]．

◆ 種々の原因

後腹膜出血

後腹膜出血は，腰部神経叢，腰仙骨神経叢全体，大腿神経などを圧迫しうる．通常，抗凝固剤の過剰投与で起こり，より少ない頻度で血友病，播種性血管内凝固症候群，血小板減少症，まれに腹部大動脈瘤破裂に伴って生じる．血小板減少を伴う癌患者では，後腹膜出血は24時間以内の急性発症の疼痛と神経症状を伴う神経叢障害をきたしうる．

感染と炎症

軟部組織の膿瘍は，腰筋，腸筋，腸骨血管に沿って広がり，仙骨神経叢を障害しうる．殿部の膿瘍は，坐骨神経の近位部を障害し，大坐骨孔を介して二次的に仙骨神経叢に

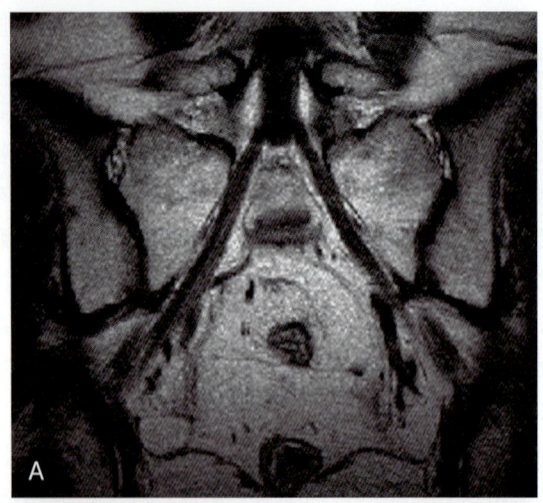

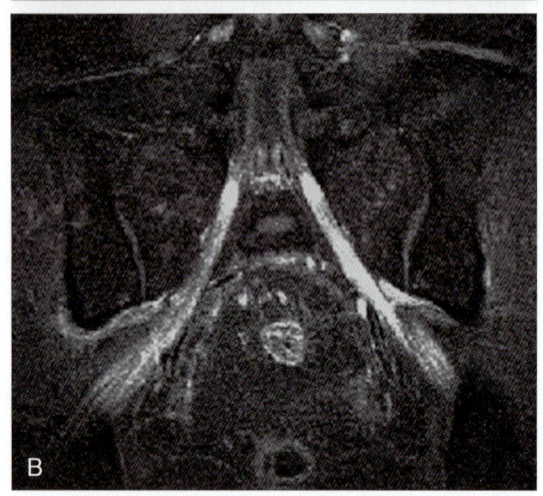

• 図 27-15 放射線障害．T1 強調冠状断（A）と STIR（B）MR 像は，仙骨神経叢全体の均一で軽度の広範な腫大と異常信号を示している．局所的な腫大・局所的な異常信号なく，腫瘍病変を伴わない両側の対称性は腫瘍関連の神経叢障害からの鑑別に役立つ．

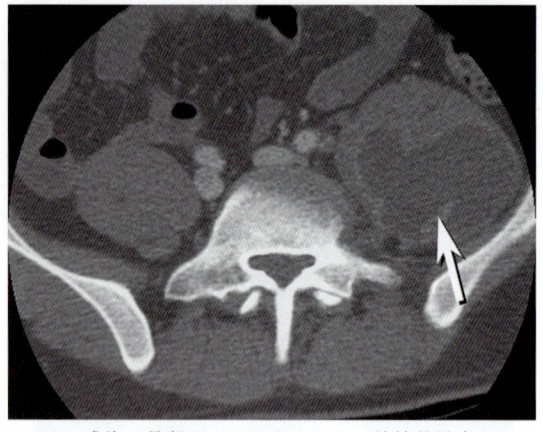

• 図 27-16 感染．骨盤の CT スキャンは，結核骨髄炎から発生した左腸腰筋膿瘍（矢印）を示している．CT は，膿瘍の範囲，合併した骨病変，骨破壊を評価し，排液をガイドするのにきわめて有用である．

波及しうる．後腹膜膿瘍は，椎体，腎周囲組織，胃腸管の感染から生じる．直腸膿瘍や骨盤蜂巣炎を伴うヒト免疫不全ウイルスによる免疫低下で神経叢を障害しうる．結核(図27-16)，梅毒，住血吸虫病（再発症候群）は，仙骨神経叢炎の原因と認識されている[20]．サルコイドなどの非感染性炎症もまた，疼痛性の仙骨神経叢障害をきたしうる．

妊娠と分娩合併症

腰仙骨神経叢障害はまた，長時間の出産，胎児頭部と鉗子が神経を障害する頭部骨盤不適合から起こりうる．硬膜外麻酔による腰部神経根損傷もまた，神経叢障害になりうる．

糖尿病性神経根ニュロパシー

糖尿病性神経根ニュロパシーあるいは，間違って糖尿病性大腿神経障害とよばれているものは，腰仙骨神経叢の広範な障害による疼痛と脱力の症候群である．この疾患の病態生理は明らかでない．腰仙骨神経叢と閉鎖および大腿神経の多発梗塞がその病因に関与している．糖尿病に特異的な代謝産物の潜在的な中毒効果が想定されている．筋電図学的証拠が脊髄神経と関連しており，したがって名称は神経根ニュロパシーとなっている．臨床的に，突然または徐々に発症で，腰痛，股部痛，大腿痛と脱力が起こる．通常，疼痛は持続性で，夜間や安静で増悪する（機械的な腰痛と鑑別できる）．疼痛と脱力は，通常非対称的である[20]．まれに，ほとんど疼痛がないかあるいは疼痛がない．脱力は一般に，進行性で，しばしば持続するか，疼痛が鎮静化したあとも悪化さえする．少なくとも軽度の部分回復が60% の患者にみられ，これには 3 ～ 18 カ月を要する．

特発性腰仙骨神経叢障害

まれに，糖尿病性神経叢障害に類似して，高度の疼痛と後発する脱力をきたす症候群が，糖尿病のない患者にも急性または潜行性にみられる．好発年齢はない．小児例も報告されている．筋電図では，広範な神経叢の障害がみられるが，傍脊柱筋は免れる（糖尿病と異なる）．疼痛を伴う腰仙骨神経叢障害が，免疫抑制剤治療に反応した赤沈亢進例にみられる．この状態は，炎症グループとともに特発性グループに分類できる．ヘロイン中毒患者もまた，強い疼痛と比較的軽度な脱力を呈することが報告されており，通常回復は良好である．コンパートメント圧上昇を伴う横紋筋融解症が，通常病因である．注射，化学療法剤の静脈内投与，ウイルス感染は，すべて腰仙骨神経叢障害の発生に

関連する．ウイルス感染は，通常帯状疱疹であるが，陰部ヘルペスは尿閉，便秘，仙骨痛の症候群を生じる[20]．

絞扼性障害と圧迫

圧迫性神経障害と神経叢障害は，末梢神経の画像検査を施行する適応のなかで最も多い．圧迫は急性または慢性で，神経絞扼あるいは繰り返すストレスによって生じる．坐骨神経叢においては，最も多く検索される絞扼部位は，梨状筋のレベルであり，仙骨神経叢の遠位と坐骨神経の近位が一緒になり，通常梨状筋筋腹の前下方を通過する．

仙骨神経叢をおかす圧迫性神経障害の患者は，一般に腰痛または下肢痛，脱力，感覚喪失または感覚異常，異常反射を呈する．より少ない症状として失禁，インポテンスがある．これらの症状は仙骨神経叢障害に特異的ではないので，腰椎MRIによって馬尾神経や脊髄の圧迫を除外すべきである．

MR neurographyはまた，圧迫の原因が椎間板や梨状筋以外であるとき，非椎間板起源の坐骨神経痛に有用である．MR neurographyは，通常の診断法では腰痛や神経根痛に対する構造的原因を明らかにできない患者において，原因病変を見いだせる．これらは，増大したリンパ節，骨盤腫瘍，他部位にある原発性癌からの播種，限局した膿瘍や筋炎など隣接神経叢の圧迫や刺激をきたすさまざまな病的プロセスが含まれる．これは，これらの患者の診断の解明に役立ち，再手術，高周波神経剥離術，炎症を管理する内科的治療などに向かうべき症例の鑑別に役立てることができる．

画像検査において，急性および慢性の圧迫性神経障害は，神経にT2高信号を示す．T2高信号は，神経圧迫部位に局所的にみられるが，高度あるいは長期にわたる圧迫では，遠位へ波及し神経のさまざまな長さが含まれる．1, 2 cmのような短い部分の病変の発見は，絞扼を神経の機能不全に対する最も可能性のある原因として関連づけるのに役立つ．症例によっては，異常な神経の部分が，数cmにわたって伸びている．Jarvikらによって，異常な神経の信号は，筋電図検査でみられる神経伝導と同様，おおまかに絞扼性症候群の重傷度と罹患期間に相関していることが示されている[2]．正常の神経束パターンの変化を伴う神経腫大もまたみられる．この腫大は，最大圧迫部位の近位と遠位両方に起こる．神経束の腫大はしばしば不均一で，ある神経束はきわめて腫れているのに対し，他は比較的正常にとどまっている．急性あるいは慢性の圧迫過程における神経内部の高信号のMR像は，神経内膜内の独立した水分の変化を反映している．神経障害モデルで行われた研究から推定された仮説では，神経内膜内の内皮細胞のタイトジャンクションの透過性亢進が，神経内膜スペースへの水分移送を増加させている．後続する浮腫は，神経内圧を増加し，最終的に疎血により軸索喪失をきたす．変化は，最初既知の圧迫部位に現れ，ついで遠位の軸索へ波及し，ワーラー変性を生じる．MR neurographyはまた，回復の評価においても有用な手段となりうる．というのは，神経再生での正常信号の復活も示すからである．

◆ 梨状筋症候群

梨状筋症候群は，筋筋膜性疼痛症候群のまれな原因で，大坐骨切痕での坐骨神経絞扼によって二次的に腰痛や坐骨神経痛が起こることによって特徴づけられる．

梨状筋症候群は，なお議論のある疾患である．1928年，Yeomanにより仙腸関節前方の関節周囲炎として記載されて以来，この疾患の原因と病理に関していまだ統一見解が得られていない[21]．最終段階は，梨状筋による刺激あるいは圧迫によって起こる坐骨神経近位の神経炎である．

統一見解がないことを考慮して，この臨床疾患の正確な頻度はなお議論があり，研究によって，"まれ"からおよそ6%まで幅があるが女性に多い[22]．

基礎的機能解剖の理解が，疾患のよりよい理解にきわめて重要である．梨状筋は，S2〜S4椎体の前面，仙骨結節靱帯，大坐骨孔の上縁から起こっている．この筋は，大坐骨切痕を通過し大腿骨の大転子上面に付着している．梨状筋の機能は，股関節伸展位では外旋，股関節屈曲位では外転である．仙骨神経叢は，梨状筋の前面に近接している．坐骨神経は，梨状筋の下方を通過している．

仙骨神経は，4つの異なる経路を介して骨盤を出る．
1. 神経は，大坐骨孔の外縁のあいだの梨状筋の前方を通過する．
2. 坐骨神経の腓骨神経部分は，梨状筋を通り抜けるのに対して，脛骨神経部分は梨状筋の前面を通過する．
3. 坐骨神経の腓骨枝は，梨状筋の上方と後方で輪をつくるのに対して，脛骨枝は梨状筋の前面を通過する．
4. 分離されていない坐骨神経は，梨状筋を貫通する．

上殿神経の障害は，通常梨状筋症候群にはみられない．この神経は，坐骨神経幹を離れ，梨状筋の上で坐骨孔を通り抜ける．

梨状筋症候群の原因は，以下のように細分できる[22]．

- 前彎の増強
- 肥厚を伴う筋奇形
- 線維化（外傷による）
- 神経全体あるいは部分的な解剖異常
- 筋の血腫（外傷による）

梨状筋症候群の他の原因は以下が含まれる．

- 梨状筋に隣接した下殿動脈の仮性動脈瘤
- 広範な脳神経外科手技時の長時間座位による両側性梨状筋症候群
- 脳性麻痺
- 全人工股関節置換術
- 骨化性筋炎
- 強度の身体活動
- 脚長差から生じた生体力学の変化

　Papadopoulos らは，梨状筋症候群の新しい分類を提唱している[23]．一次性梨状筋症候群は，筋筋膜性疼痛，解剖的変異，骨化性筋炎など梨状筋自体のすべての内因性病変によって起こる症例を含んでいる．二次性梨状筋症候群（骨盤出口症候群）は，腰椎病変を除くその他すべての梨状筋症候群の症例を含んでいる．

　臨床的に，梨状筋症候群は坐骨神経根領域の股部や大腿後面へ放散する片側殿部の疼痛や知覚異常によって特徴づけられる．疼痛は長時間の座位で増強する．理学検査において，患者の症状は，殿部の梨状筋筋腹への指圧や直腸・骨盤検査時患側の骨盤側面への指圧によって誘発される．

　梨状筋症候群の診断は，従来純粋に臨床的と考えられ，画像手技の役割はほとんど無視されてきた．ほとんどのセンターでは，診断は疼痛の他の原因を除外したあと，臨床検査と筋電図によって行われている．しかしながら，MR neurography は，梨状筋症候群の信頼性のある診断を提供する有用な非侵襲的診断法になりうる．重篤な症状のある患者では，梨状筋の高信号，形態変化，非対称の腫大などがみられる．非対称は，一側の肥厚あるいは対側の萎縮と攣縮を反映している．筋攣縮は，筋全体の体積を変えることなく筋の形と硬さを変化させる．変化した神経内部の神経束パターンが，信号強度の変化に沿ってみられる．MRIはまた，腰椎椎間板ヘルニア，腰椎脊柱管狭窄症，梨状筋領域の腫瘍病変など腰痛や坐骨神経痛をきたす他の原因から梨状筋症候群を鑑別するのに有用である．

　画像は，坐骨神経の異常な走行を筋（神経が筋実質を通過するとき）あるいは分離した（二裂の）梨状筋腱を通して容易に描出できる（図27-17）．MRI 上の梨状筋の所見に慣れておくことは，適切な診断と治療を手助けするのに重要である．

梨状筋症候群に対するボツリヌス毒素注入法

　梨状筋症候群の軽減のための伝統的治療法には，ゆっくりとしたストレッチ運動，マッサージ，温熱，超音波，筋の外科的切離，筋トリガーポイントへの局麻剤やステロイド注射などが含まれる[24]．梨状筋への画像ガイド下ボツリヌス毒素注入の使用が増加している．

　A 型ボツリヌス毒素の導入は，新しい治療アプローチを可能にしている．症状改善の程度は，神経筋伝達のブロックによる罹患筋の脱力と相関している．きわめて正確な画像ガイド下骨盤内注入が重要である．筋電図と透視のガイドは両者とも，目的筋への注入を限定するのに役立つが，神経や腸管損傷のリスクをほとんど軽減しないし，直接の視野や CT，MRI による正確な局在も提供しない．超音波は，目標の信頼性がきわめて低く，注入物の最終的な広がりを確認する手段がほとんどない．オープン MR や CT ガイダンスは，針による神経や腸管への貫通リスクをほとんどなくし，梨状筋内部への注入物の選択的存在の記録を可能にする．したがって，CT ガイド下やオープン MRI ガイド下ボツリヌス毒素注入は，新しい実現可能な手技である．CT ガイド下の手技では，遮蔽していない骨盤への放射線被曝が，重大な懸念であるが，CT の正確度は，MRI に勝っていると立証されている．この研究の計画期に行われた盲目的経腟梨状筋注入手技は，これらの注入が確実に梨状筋へ到達していないことを明らかにしたからである．さらに，体内金属の存在と MRI のより低い稼働率は，CT ガイド下手技をより促進しうる[25]．

術後神経根症

　MR neurography は，腰椎手術後の持続し，増悪したあるいは変化した神経根症を評価するのにきわめて有用である[5]．これは，この問題のいくつかの原因をはっきり区別し，再手術，追加の経過時間によって，あるいは電気刺激や慢性で不治の疼痛に対する他の治療によって最もよく治療できる症例を見いだすことを可能にする．多くの通常の状況において，MR neurography は，他のいかなる方法によっても見いだすことができない病理を明らかにすることによって，明確な診断を提供し治療を決定することができる．ガングリオンのなかの術後高信号は，持続する骨棘の

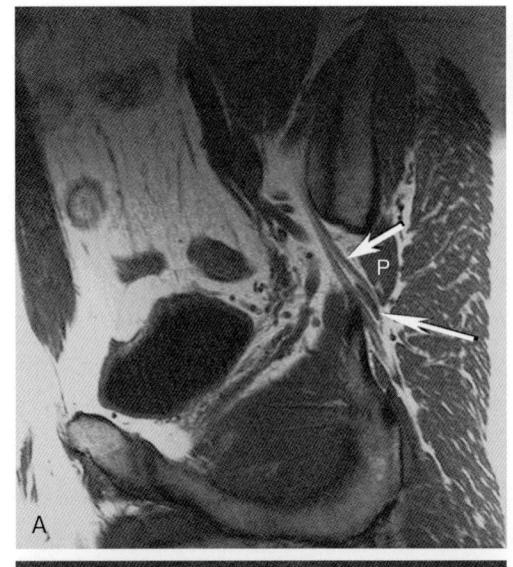

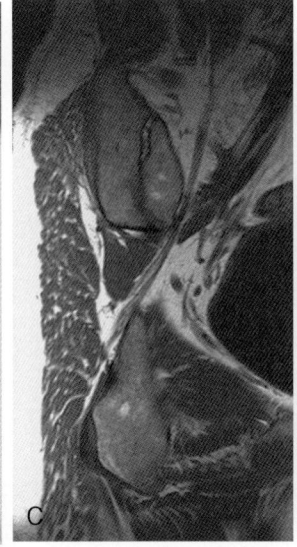

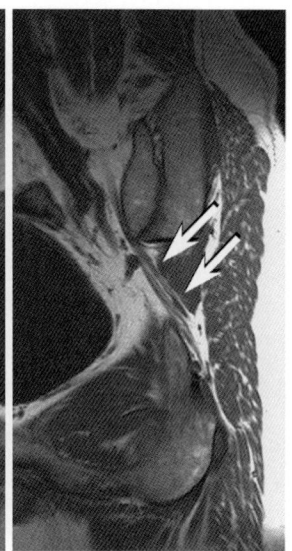

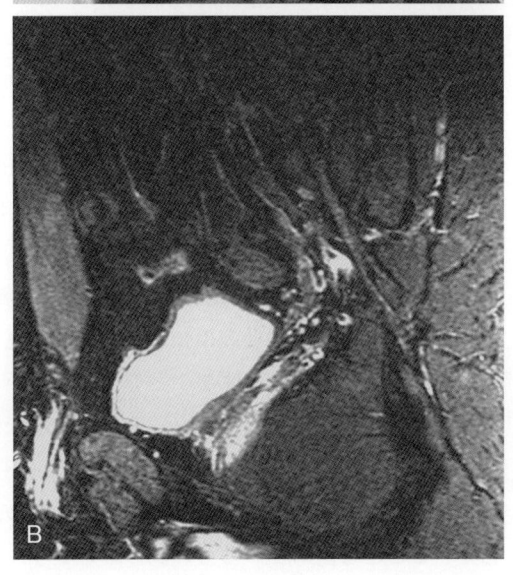

• 図 27-17　梨状筋症候群．T1 強調斜位冠状断（A）と STIR（B）MR 像は，梨状筋（P）の二裂腱（長い矢印）を示している．正常な坐骨神経の部分（短い矢印）が二裂腱を通過しているのが明瞭にみられる．神経は太さと信号強度は正常であるが，圧迫傾向にある．梨状筋に直交するシーケンスを得ることは，梨状筋症候群をきたしうるこの重要な解剖的変異の同定に必須である．C：左右を比較した異なる患者の T1 強調斜位冠状断像は，右側が正常であるのに対して，左側は二裂腱で坐骨神経の部分（二重の矢印）が通過しているのを明らかに示している．

ように手術によって十分に治療されなかった一定の解剖的特徴と関係しうる．

　neurography によって可能な他の診断は，腰椎単神経根炎であり，これはもしも患者の MR 画像に椎間板の異常が少しでも見つかれば椎間板ヘルニアと容易に誤診される病態である[5]．

外傷

　仙骨神経叢への損傷は，鈍的外傷や貫通創によって生じる．骨盤帯や腰椎の安定性のため，仙骨神経叢への鈍的外傷性損傷はまれである．

　鈍的外傷による腰仙骨神経叢障害は，通常，高度な神経障害をきたす．多くの外傷後症例は，この患者集団の高い死亡率により診断されないままになっている．というのは，骨盤骨折を含む多発外傷の生存者は，重大な治療処置が提供されていないので，しばしば不十分な精査しか受けていないからである．外傷患者のあるシリーズにおいて，腰仙骨神経叢障害の発生と骨盤骨折のタイプとのあいだに相関がみられている．仙骨や仙腸関節に腰仙骨神経叢が近接していることは，これら構造物への損傷を伴う腰仙骨神経叢障害の高い頻度を示唆している．完全な仙腸複合体の破綻を伴う不安定型骨盤骨折は，仙骨神経叢損傷をより受けやすい．したがって，腰仙骨神経叢障害が仙骨骨折患者に最も高頻度にみられることは，驚くべきことではない．寛骨臼骨折患者における腰仙骨神経叢障害の頻度はまた多いが，この関係は理解がより困難である[26]．

　急性外傷直後の出血と浮腫は，神経画像の詳細を不鮮明にする．多くの症例では，神経構造は周囲の浮腫組織と完全に区別できず，MR neurography は，診断の助けになら

傷に応用可能になると思われる．坐骨神経が出現する大坐骨孔の部位で始まる殿部における坐骨神経近位部は，仙骨神経叢画像検査によってうまく描出され，容易に評価される．

急性外傷後や高度の神経損傷後，MR neurography は神経の断裂や不連続性を同定するのに役立つ．神経の連続性の途絶は，一般に断裂した神経と周囲の軟部組織構造内に広範な腫脹や T2 高信号（図 27-18）を伴っている．ときに，偽性髄膜形成が起こる．画像検査によって，真の神経根引き抜きを確認する完全に信頼できる方法はいまだ存在していない．

一方，しばしば高度の神経損傷は，神経の解剖的連続性の完全な喪失なしでも起こる．このような症例においては，神経への高度の伸張損傷が，軸索断裂と遠位の機能の完全な喪失をそれでも生じうる．通常，損傷部位では遠位へ伝達する腫脹や著明な T2 高信号は存在しているが，MR neurography 検査は神経の連続性を示す．現在のところ，画像と筋電図検査上で損傷後可逆性か非可逆性変化かを評価することは困難である．連続する MRI がこの鑑別診断の助けになる（図 27-19）．われわれは，神経機能が回復するにつれて，腕神経叢の損傷した神経と脱神経の筋内で異常信号強度が正常化することを観察している．症例によっては，これら画像上の改善は，筋電図や臨床検査によって認められた変化に先行している．同時に，不可逆性の損傷神経内の異常信号強度が損傷後 1 年以上にわたって継続していることを認めている．われわれのシリーズは小規模でおもに腕神経叢に関連しており，厳格な科学的分析に基づいておらず不確実ではあるが，高度に損傷された神経の早期評価に，期待される証拠を提供する．拡散強調画像検査のような生理学的 MRI 手技の将来の進歩によって，末梢神経をおかす可逆性と不可逆性神経損傷の早期診断においてさらなる向上がみられるであろう．

急性期と亜急性期の神経損傷を同定するのに加えて，神経損傷の晩期合併症もまたみることができる．外傷後神経腫は，MR neurography によって診断することができる．これは，軸索の無秩序な再生の結果であり，軸索は無秩序な組織の錯綜した腫瘤のなかで誤った方向を向いている．病変の正確な局在，大きさ，範囲をみることができる．腫瘤状の外見に加えて，これらの腫瘤は通常，軽度～中等度の造影効果を示し，さらに正しい診断を下す助けとなる[13]．

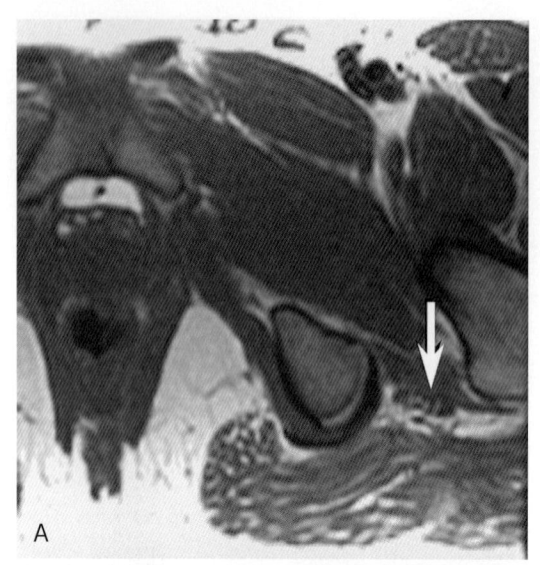

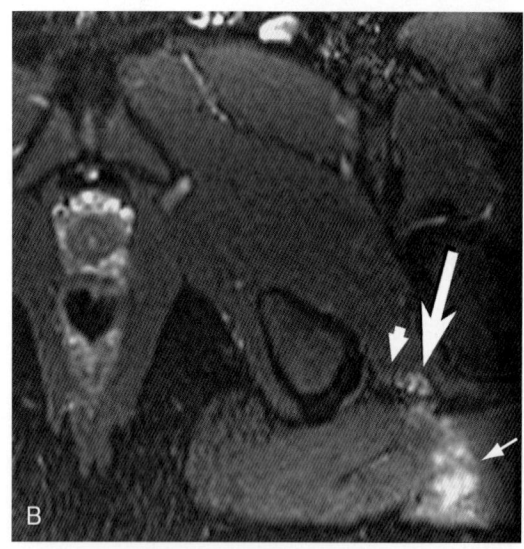

• 図 27-18　外傷．殿部への刺創がある患者の T1 強調水平断（A）と STIR（B）MR 像は，左坐骨神経の軽度腫大（A の大きな矢印）を伴う著明な T2 高信号を示しており，坐骨神経損傷の合併を示唆している．軟部組織の高信号（B の小さな矢印）もみられ，刺創の経路を示唆している．神経の正常な内側部分（矢頭）に対して外側部分のみが明るく（B の大きな矢印），損傷は坐骨神経の腓骨神経成分のみであることに注目．臨床的に，患者は腓骨神経徴候のみを呈していた．このことは，MR neurography が，いかに容易にこのような症例において神経の部分損傷の存在を明らかにできるかを物語っている．

ない．これは，外傷後急性期の MR neurography の有用性を大きく制限する．これらの症例の外傷性神経評価では，3～4 週間後の遅い画像検査が推奨される．これは，ほとんどの外傷性神経損傷に対する手術療法の遅延に一致している．それ以外の神経が完全に断裂した症例では，外傷機転は通常診断を示すのに十分であり，外科的探索は画像検査なしで行われる．将来，MR 手技の改良は，診断上有用な拡散強調神経画像検査を可能にし，急性の外傷性神経損

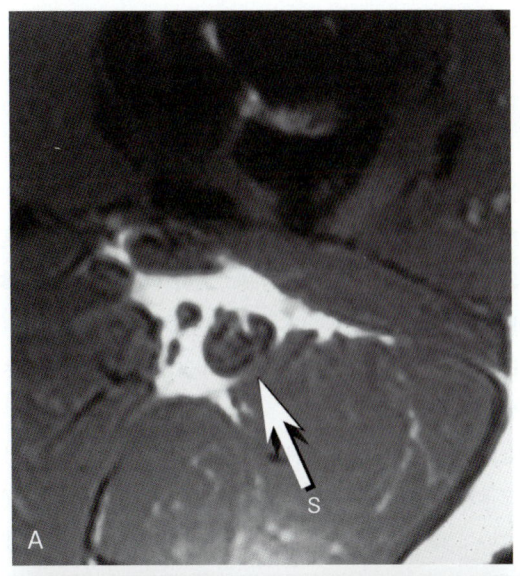

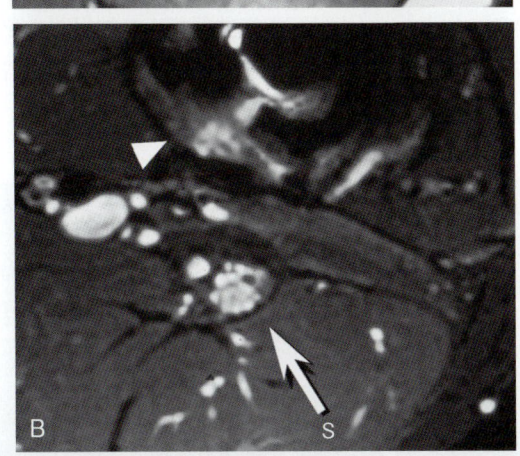

•図 27-19 外傷．銃創がある患者の大腿中央レベルでの水平断 T1 強調（A）と STIR（B）MR 像．画像は，受傷後 3 週間目に撮像された．検査は坐骨神経（S）の連続性を示しているが，損傷部位になお腫脹と著明に増強した T2 高信号を認める．これらの所見は，不可逆的損傷あるいは不十分な回復を示している．軟部組織の浮腫と損傷も残存していることに注目（矢頭）．連続する MR neurography は，神経外傷の経過観察と回復の評価に有用である．

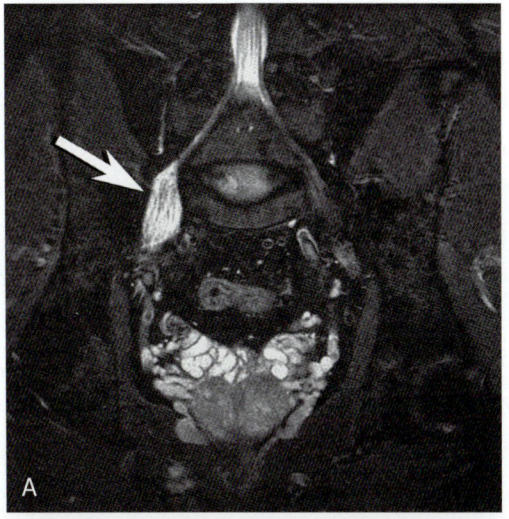

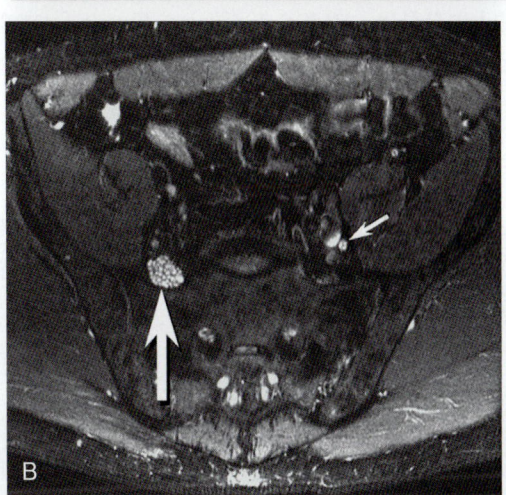

•図 27-20 ニューロパシー．冠状断（A）と水平断（B）STIR MR 像は，異常な腰仙骨神経叢を示している．神経は，腫大した神経束（大きな矢印）を伴って著明に増大しており，神経束の不均一なサイズを示している．神経内部は周囲の構造と比較して著明な高信号を呈している．これらの所見は，肥厚性神経障害を強く示唆する．対側の仙骨神経叢は，対照的に正常である．多発神経障害をもつこの患者の対側の異常な閉鎖神経障害（B の小さな矢印）に注目．

末梢神経障害

末梢神経障害の患者では，MR neurography は神経内部の腫脹や T2 高信号を描出することによって，異常神経の存在，範囲，形態学的外見などを確認することができる．MR neurography は，神経の高信号の腫大した神経束を容易に明らかにでき，したがって腫大した神経として未知の「腫瘤」を同定できる．異常信号は通常，神経の長い部分，一般に末梢神経全長にわたって広がっている．病変は，局所腫瘤がなく，（通常）神経束パターンが保たれている点で注目すべきである（図 27-20）．病理学的徴候は，単一神経（単発神経障害）または体中の複数の神経（多発神経障害）をおかす．単発あるいは多発神経障害の決定は，通常臨床検査によって行われるが，単一の MR neurography 検査での多数の異常神経の存在は，あらかじめ疑われていた多発神経障害の診断を決定づける．

これらの神経障害は，遺伝性，脱髄性，炎症性，感染性あるいは特発性などである．MR neurography は，選択された神経が腓腹神経ではないとき，神経生検をガイドするのに役立つ．最後に，神経障害があると考えられた領域にいかなる異常所見もみられないことは，病変が末梢神経起源ではないことを示唆し，生検の必要性を除外する．

遺伝性運動感覚性ニューロパシー（HMSN）

現在，遺伝性運動感覚性ニューロパシー（hereditary motor and sensory neuropathies：HMSN）の診断は，遺伝様式から得られた情報，臨床経過，神経病理学的所見，神経生理学的所見，分子遺伝学的所見などに基づいている．MRIは，非侵襲的に中枢神経病理への観察を可能にするので，そのHMSNの評価における組み入れは，是認されている．予備的症例報告は，神経の肥厚を生じることが知られているHMSNのタイプにおいて，MRIが腫大した神経根を見いだす可能性をもっていることを示している[27]．しかしながら，MR画像における神経根の腫大は，疾患非特異的な徴候であり，その結果，MR画像における神経根の腫大の発見は，HMSNの診断と分類への「古典的な」アプローチを修正するものではない．このように，HMSN患者の評価におけるMRIの役割は，控えめにとどまっているように思われる[28]．

分析

仙骨神経叢は，神経叢の一次性障害や隣接構造物から起こった病理過程による二次的障害を含めさまざまな病理過程によって障害されうる．病歴，理学検査，電気的診断検査は必須の役割をもっているが，この領域の複雑な解剖は，これらの手技だけで，病理的障害レベルを正確に突き止めるのを困難にしている．

MR neurographyは，神経圧迫，神経炎症，神経外傷，全身的神経障害，神経腫瘍，初期病態からの神経の回復などについて高品質の情報を提供できる唯一の画像手技である．MR neurographyは，末梢神経病変の被視認性を向上させるだけでなく，仙骨神経叢の神経を隣接骨盤臓器，脂

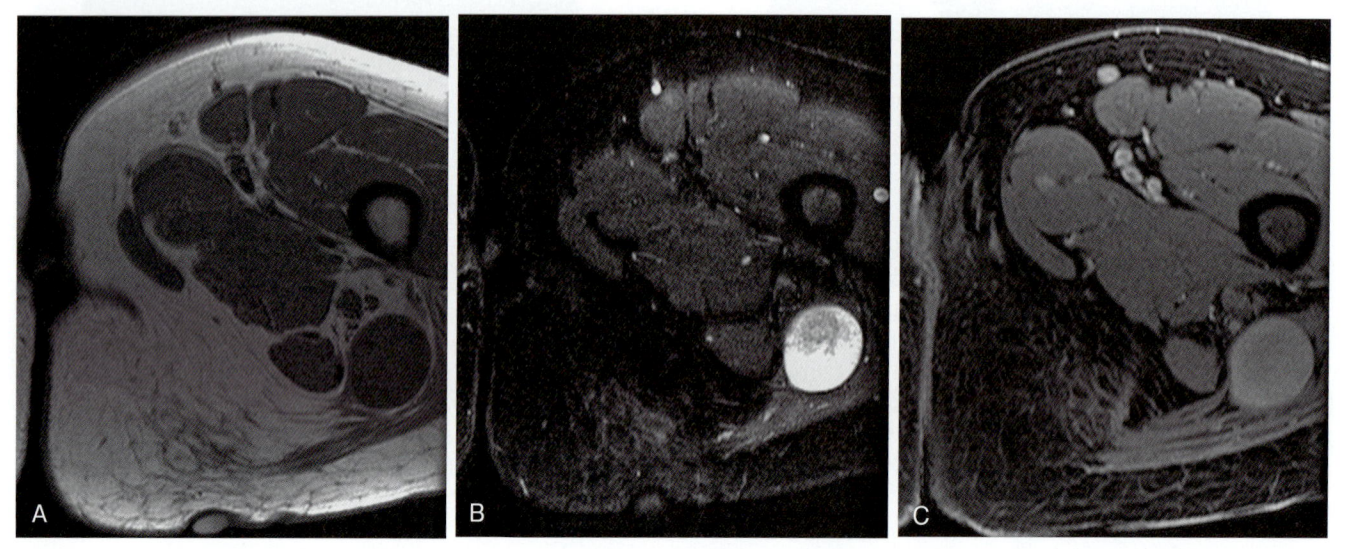

- 図27-21　新生物．左坐骨神経の神経鞘腫．A：水平断T1強調MR像は，殿部領域に典型的な境界明瞭な丸い中間的信号強度の腫瘤を示しており，信号によって脂肪から輪郭をもっている．B：水平断T2強調脂肪抑制像は，病変が均一な高信号強度を示している．C：水平断造影後T1強調像は，病変の強い不均一な造影効果を示している．

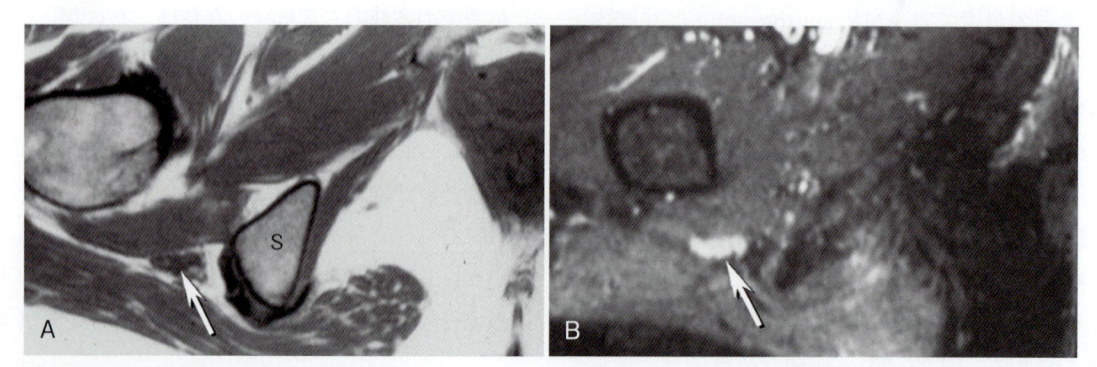

- 図27-22　絞扼性神経障害．臨床的に梨状筋症候群が疑われる患者のT1強調水平断（A）とSTIR（B）MR像は，坐骨棘（S）の外後方にある右坐骨神経（矢印）の局所的な腫大と高信号を明らかにしている．この症例のように，神経障害の短い部分は，絞扼性神経障害を示唆する．

肪組織，筋，血管構造から区別することを可能にする．

正常の仙骨神経叢の解剖と画像所見の完全な理解が，仙骨神経叢の適切な検査と解釈に絶対不可欠である．技術的に，仙骨神経叢と坐骨神経の優秀な画像検査には，よい磁気均一性をもった高磁場 MR スキャナーが必要である．つまり，大きな検査領域と高解像度の両者をもつ性能，小さな FOV 検査，画像面の正しい選択，多面画像へのデータの後処理などを要する．分離して処理すると，MRI 所見は，非特異的で豊富であるので，注意深い臨床的関係が放射線学的検査の解釈に重要な役割を演じる．

仙骨神経叢の病理過程の鑑別診断を狭めるのに有用な画像上の特徴を以下のリストに示す．

1. 新生物（図 27-21）
   - 神経内または神経に沿った腫瘍
   - 概して丸いか紡錘形
   - 広範な神経腫大はない
   - 造影効果が腫瘍内にしばしばみられる
2. 絞扼性または圧迫性神経障害（図 27-22）
   - 軽度〜中等度の局所的な神経の腫大／拡大
   - 絞扼領域における短い部分にわたる T2 高信号
   - 造影効果なし
   - 神経画像の追跡検査は，治療後の回復評価に有用
3. 外傷（図 27-23）
   - 通常，病歴によって診断
   - さまざまな神経腫大や T2 高信号
   - しばしば広範な周囲組織の信号変化を伴う
   - さまざまな造影効果
   - 神経の不連続性の可能性
   - 神経と脱神経筋の追跡画像検査は，回復の評価に有用
4. 感染／炎症（図 27-24）
   - 隣接軟部組織，血管，筋，骨を障害する反応性変化
   - 広範な中等度の神経腫大

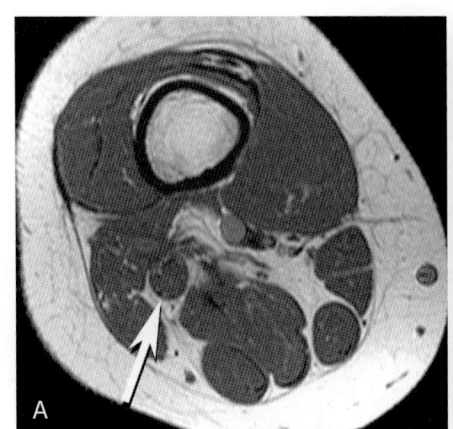

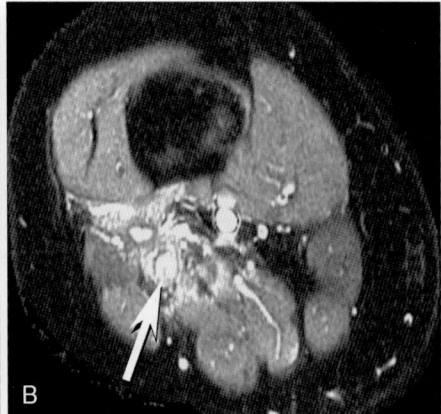

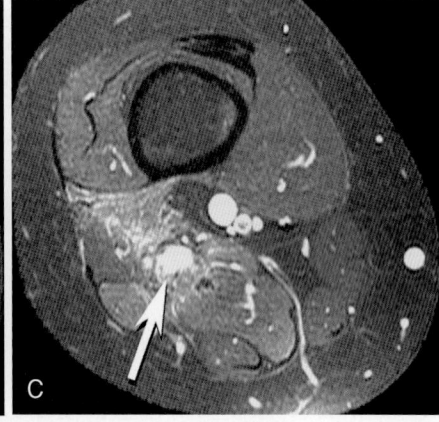

- **図 27-23** 外傷．A：銃創がある患者の T1 強調水平断 MR 像は，大腿近位での坐骨神経の腫大を示している．B：同一レベルの水平断 STIR 像は，組織の浮腫と神経損傷に一致して，信号変化を伴う軟部組織に取り囲まれた異常に増強した神経の高信号（矢印）を示している．C：同一レベルの造影 T1 強調水平断像．神経（矢印）と周囲組織の異常な増強効果が認められる．明らかな神経断裂は認められない．

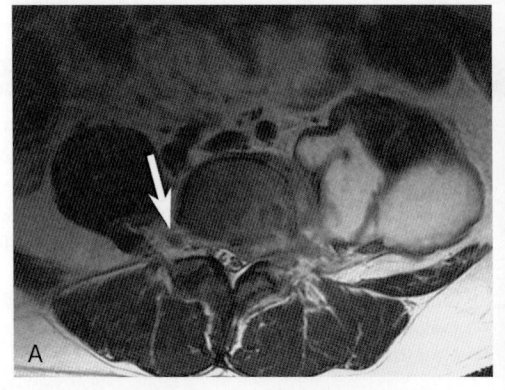

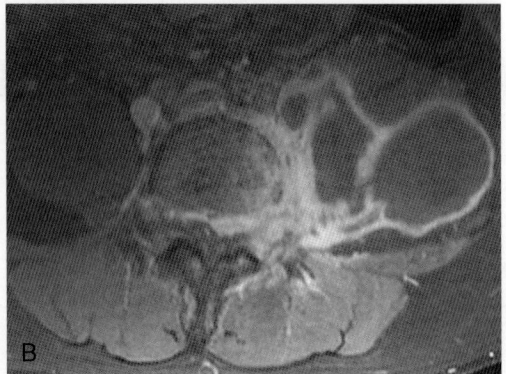

- **図 27-24** 感染．T2 強調水平断（A）と T1 強調造影後脂肪抑制（B）MR 像は，椎間孔と硬膜外への波及を伴う傍脊椎領域へ進展している巨大な左腰筋膿瘍を示している．周囲が造影された膿瘍は，左 L5 神経根（A の矢印）を完全に包み込み，消し去っている．MRI は，脊椎内の進展や神経圧迫の評価にきわめて優れている．

- 広範あるいは長い部分の高信号
- 神経と隣接組織両者の造影効果

5. ニューロパシー（図 27-25）

- 単発ニューロパシー対多発ニューロパシーと分類
- 腫大した神経束を伴う長い部分の神経の腫大
- 長い部分の T2 高信号
- 通常，造影効果なし

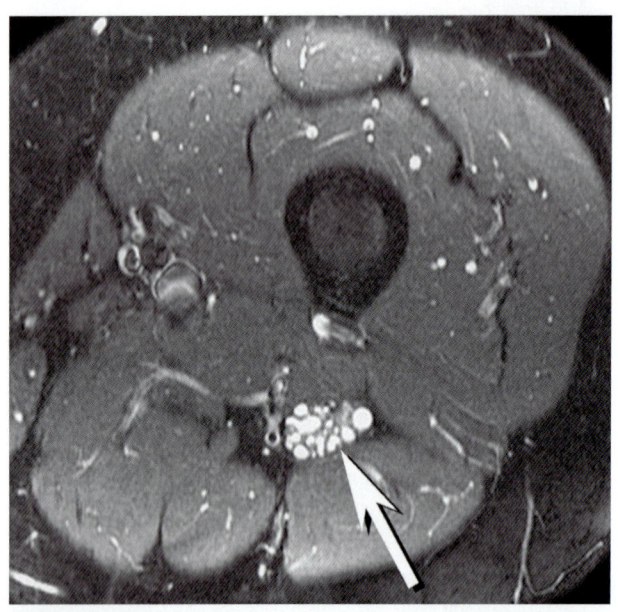

- 図 27-25　ニューロパシー．大腿中央レベルの水平断 STIR 像は，神経束構造が保たれた異なる大きさの腫大した神経束（矢印）で膨大している異常高信号の坐骨神経を明らかにしている．これらの所見は，特有な臨床的背景において，一般にニューロパシーに特徴的である．

BOX 27-1　仙骨神経叢の MRI 評価

- 病歴
  患者は，右側より左側に強い殿部痛を訴えていた．
- 手技
  仙骨神経叢と坐骨神経近位の MR neurography が，造影剤の静脈投与なしで施行された．冠状断 STIR，T1 強調冠状断，T1 強調水平断，水平断 STIR，T2 強調水平断脂肪抑制および T1 強調斜位冠状断像が撮像された．
- 所見
  仙骨神経叢と坐骨神経近位 1/3 が，骨盤を通して殿筋深部まで両側とも観察された．両側とも，腫大，神経束パターンの変化，異常信号，絞扼所見など認められなかった．神経の走行に沿ったいかなる腫瘍性病変もみられず，筋の脱神経所見も認められなかった．
- 印象
  これは，仙骨神経叢と坐骨神経近位の正常検査結果である．

キーポイント

- MR neurography は，仙骨神経叢の画像検査において選択すべき手技である．
- MRI は，異常神経が神経腫大，変化した神経束パターン，T2 高信号，異常な造影効果の 4 様式の 1 つ以上に反応することを示す．
- MRI は，神経病理の存在を明確にし，障害の範囲と程度，また症例によっては神経生検のガイドにさえ有用である．
- MRI は，治療計画やその反応の評価にきわめて有用である．
- MRI は，決定的なものではなく，つねに詳細な病歴と理学検査と併せて用いられるべきである．
- よい診断精度を獲得するためには，十分な解剖の知識，正常と異常の MRI 所見，MR neurography の最高の手技が不可欠である．

参考文献

- Blake LC, Robertson WD, Hayes CE. Sacral plexus: optimal imaging planes for MR assessment. Radiology 1996; 199:767-772.
- Filler AG, Hayes CE, Howe FA, et al. MR neurography for improved characterization of peripheral nerve pathology [Abstract]. Proc Soc Magn Reson Med 1993; 1:101.
- Filler AG, Kliot M, Howe FA, et al: Application of magnetic resonance neurography in the evaluation of patients with peripheral nerve pathology. J Neurosurg 1996; 85:299-309.
- Gierada DS, Erickson SJ, Haughton VM, et al. MR imaging of sacral plexus: Normal findings. AJR Am J Roentgenol 1993; 60:1059-1065.
- Gierada DS, Erickson SJ. MR imaging of sacral plexus: Abnormal findings. AJR Am J Roentgenol 1993; 60:1067-1071.
- Howe FA, Filler AG, Bell BA, et al: Magnetic resonance neurography: optimizing imaging techniques for peripheral nerve identification [Abstract]. Proc Soc Magn Reson Med 1992; 1:1701.
- Moore KR, Tsuruda JS, Dailey AD. The value of MR neurography for evaluating extraspinal neuropathic leg pain: a pictorial essay. AJNR Am J Neuroradiol 2001; 22:786-794.

文献

1. Graif M, Seton A, Nerubai J, et al. Sciatic nerve: sonographic evaluation and anatomic-pathologic considerations. Radiology 1991; 181:405-408.
2. Scroop R, Maravilla KR, Jarvik J, Kliot M. Magnetic Resonance Neurography. Spinal Imaging: State of the Art. Philadelphia, Hanley & Belfus, 2001, pp 65-79.
3. Lanzieri CF, Hilal SK. Computed tomography of the sacral plexus and sciatic nerve in the greater sciatic foramen. AJR Am J Roentgenol 1984; 143:165-168.
4. Howe FA, Filler AG, Bell BA, et al. Magnetic resonance neurography. Magn Reson Med 1992; 28:328-38.
5. Filler AG, Maravilla KR, Tsuruda JS. MR neurography and muscle MR imaging for image diagnosis of disorders affecting the peripheral nerves and musculature. Neurol Clin 2004; 22:643-682.
6. Filler AG, Howe FA, Hayes CE, et al. Magnetic resonance neurography. Lancet 1993; 341:659-661.
7. Skorpil M, Karlsson M, Nordell A. Peripheral nerve diffusion tensor imaging. Magn Reson Imaging 2004; 22:743-745.
8. Chappell KE, Robson MD, Stonebridge-Foster A, et al. Magic angle effects in MR neurography. Am J Neuroradiol 2004; 25:431-440.
9. Resnick D, Niwayama G. Soft tissues. In Resnick D (ed). Diagnosis of Bone and Joint Disorders, 3rd ed. Philadelphia, WB Saunders, 1995, pp 4552-4554.
10. Chui MC, Bird BL, Rogers J. Extracranial and extraspinal nerve sheath tumors: computed tomographic evaluation. Neuroradiology 1988; 30:47-53.
11. Pilavaki M, Chourmouzi D, Kiziridou A, et al. Imaging of peripheral nerve sheath tumors with pathologic correlation: pictorial review. Eur J Radiol 2004; 52:229-239.
12. Murphey MD, Smith WS, Smith SE, et al. From the archives of the AFIP. Imaging of musculoskeletal neurogenic tumors: radiologicpathologic correlation. RadioGraphics 1999; 19:1253-1280.
13. Maravilla KR, Bowen BC. Imaging of the peripheral nervous system: evaluation of peripheral neuropathy and plexopathy. AJNR Am J Neuroradiol 1998; 19:1011-1023.
14. Yadav RR. Neoplastic lumbosacral plexopathy. eMedicine Specialities. Available at www.eMedicine.com. Last updated Feb. 7, 2007.
15. Jaeckle KA, Young DF, Foley KM. The natural history of lumbosacral plexopathy in cancer. Neurology 1985; 35:8-15.
16. Taylor BV, Kimmel DW, Krecke KN, Cascino TL. Magnetic resonance imaging in cancer-related lumbosacral plexopathy. Mayo Clin Proc 1997; 72: 823-829.
17. Stryker JA, Sommerville K, Perez R, Velkley DE. Sacral plexus injury after radiotherapy for carcinoma of cervix. Cancer 1990; 66:1488-1492.
18. Thomas JE, Cascino TL, Earle JD. Differential diagnosis between radiation and tumor plexopathy of the pelvis. Neurology 1985; 35:1-7.
19. Ramchandren S, Dalmau J. Metastases to the peripheral nervous system. J Neurooncol 2005; 75:101-110.
20. Bernard A. Lumbosacral plexopathy and femoral neuropathy. CME/CE article. Available at http://www.pain.com/sections/professional/cme_article/article.cfm?id=256
21. Yeoman W. The relation of arthritis of the sacroiliac joint to sciatica. Lancet 1928; 2:1119-1122.
22. Klien JM. Piriformis syndrome. Emedicine specialities. Available at www.emedicine.com/pmr/topic106.htm.
23. Papadopoulos EC, Khan SN. Piriformis syndrome and low back pain: a new classification and review of the literature. Orthop Clin North Am 2004; 35:65-71.
24. Hanania M, Kitain E. Peri-sciatic injection of steroid for the treatment of sciatica due to piriformis syndrome. Reg Anesth Pain Med 1998; 23:223-228.
25. Filler AG, Haynes J, Jordan SE, et al. Sciatica of nondisc origin and piriformis syndrome: diagnosis by magnetic resonance neurography and interventional magnetic resonance imaging with outcome study of resulting treatment. J Neurosurg Spine 2005; 2:99-115.
26. Stoehr M. Traumatic and postoperative lesions of the lumbosacral plexus. Arch Neurol 1978; 35:757-760.
27. Cellerini M, Salti S, Desideri M, Marconi G. MR imaging of the cauda equina in hereditary motor sensory neuropathies: correlations with sural nerve biopsy. Am J Neuroradiol 2000; 21:1793-1798.
28. Fillipi M. Is there room for MR imaging in the assessment of hereditary motor and sensory neuropathies? Am J Neuroradiol 2000; 21:1779-1780.

第28章

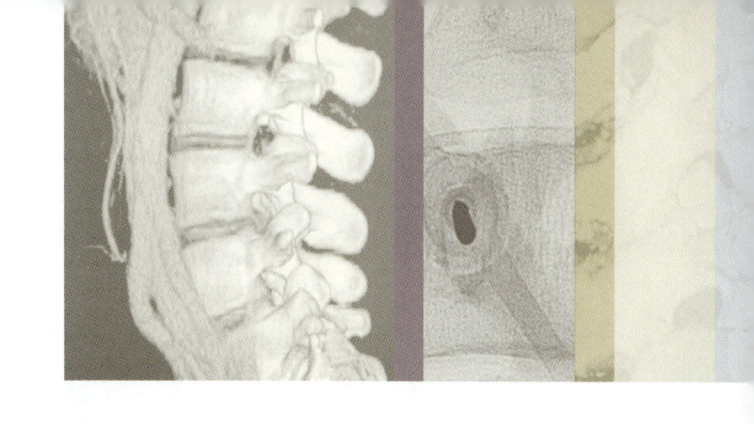

末梢神経の画像：手根管症候群

Sundar Jayaraman

　最も一般的な末梢神経圧迫性症候群は，手根管での正中神経圧迫性神経障害である．正中神経は，手関節を神経支配し，手掌，橈側3指の掌側，環指の橈側半分の皮膚へ感覚枝を送っている．正中神経はまた，橈側3列の浅指屈筋，円回内筋，長・短母指屈筋，母指外転筋，橈側の深指屈筋，方形回内筋，第1・2虫様筋，手の骨間筋を支配している．手根管内での正中神経の圧迫は，母指，示指，中指の先端のしびれと異常感覚を含めた正中神経の機能不全をきたす．異常はしばしば両側性にみられる[1]．女性のほうが男性より多い[2]．

　手根管症候群の診断は，電気生理学的検査に加え，典型的に病歴と理学検査を用いて行われる．画像手技，とくに超音波とMRIは，はっきりしない症例において，電気生理学的検査だけでは得られない解剖的情報を提供する．7～15MHzの高周波数線形アレイトランスジューサを用いた最新の超音波手技は，手根管，含まれている腱と血管，表層にある正中神経などのすぐれた画像を提供する．

解剖

　手根管は，手関節掌側にある線維-骨トンネルである．手根管の掌側縁は，屈筋支帯によって形成されている．屈筋支帯は，舟状骨と手関節橈側の大菱形骨結節から尺側の豆状骨と有鉤骨鉤へ伸びている．正常では，屈筋支帯はほとんどまっすぐか軽度掌側凸になっている[1]．手根管の底部は，手根骨，とりわけ有頭骨，小菱形骨，有鉤骨の一部によって形成されている（図28-1）．

　手根管を通過する10個の構造物には，4つの浅指屈筋腱，4つの深指屈筋腱，長母指屈筋腱，正中神経が含まれている．8つの指屈筋腱は共通の滑膜性腱鞘に取り囲まれている．長母指屈筋腱のみは単独の滑膜性腱鞘に取り囲まれ，手根管の他の腱の橈側にある．正中神経は，屈筋支帯の直下にあり，その内面に接している．通常，正中神経は浅指屈筋腱の橈側に位置している．

　ギヨン管は，横手根靱帯と掌側手根靱帯によって形成される独立した線維-骨トンネルである．これは手根管に隣接しているが独立したトンネルで，尺骨動脈，尺骨静脈，尺骨神経が含まれている．

画像

◆ 超音波

　超音波は，手関節で正中神経を正確に描出し，次の4つの特徴に基づいて隣接する腱から区別できる．
(1) 神経の内部エコーテクスチャ
(2) 全平面でのこのエコーテクスチャの存在
(3) 手根管内での正中神経の表在性
(4) 指屈曲時，動く腱と比較的動きのない正中神経との容易な区別

内部エコーテクスチャ

　15MHzでの実験的研究は，末梢神経はその内部構造に由来した明瞭な「斑点状の」神経束パターンを示すことを立証している[3]．それぞれの神経線維は，神経内膜に囲ま

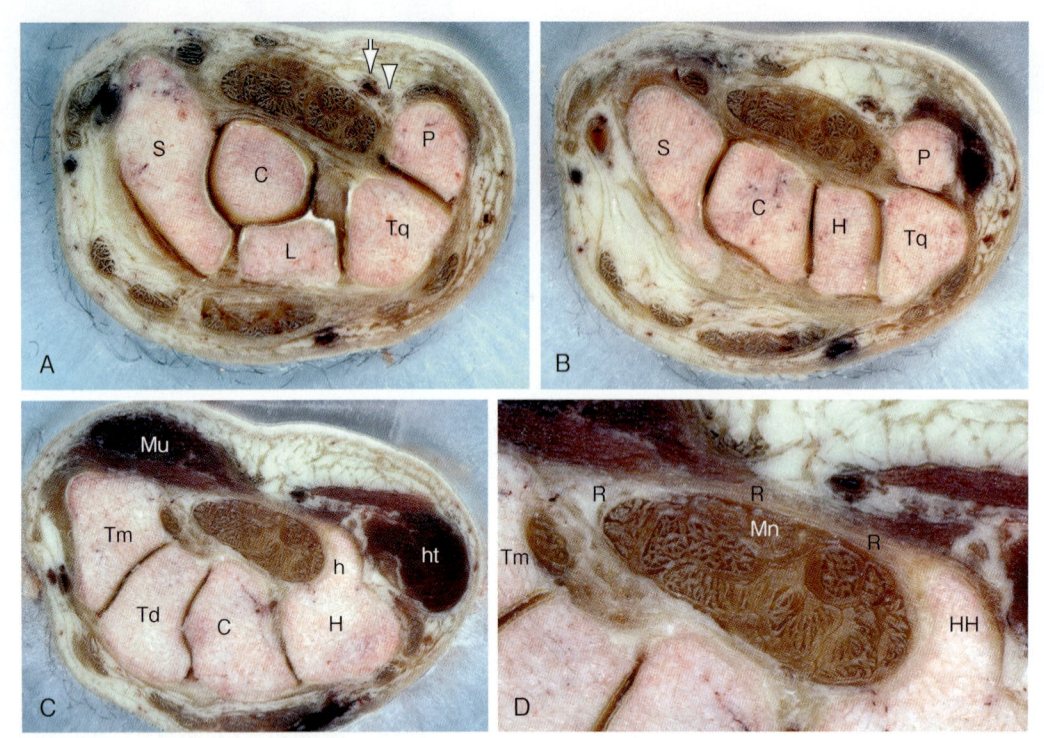

• 図 28-1　ホルマリン固定された成人ヒト屍体手関節の凍結横断切片．A：近位手根管．舟状骨（S）が，手根管の近位橈側縁を形成している．豆状骨（P）が近位尺側縁を形成している．有頭骨（C），月状骨（L），三角骨（Tq）が底部を形成している．尺骨動脈（矢印），尺骨静脈，尺骨神経（矢頭）が含まれているギヨン管は，豆状骨のすぐ橈側にある．B：断面Aのすぐ遠位の手根管．この断面では，舟状骨と豆状骨がなお手根管の側壁を形成しているが，有頭骨（C）と有鉤骨（H）が新たに底部を形成している．C：遠位手根管．大菱形骨結節（Tm）が手根管の遠位橈側縁を形成している一方，有鉤骨鉤（h）が遠位尺側縁を形成している．小菱形骨（Td），有頭骨（C），有鉤骨（H）の体部が手根管の底部を形成している．母指球筋（Mu）が大菱形骨掌側の手掌橈側を形成しているのに対し，小指球筋（ht）が有頭骨腹側の手掌尺側を形成している．D：遠位手根管の拡大所見．楕円形の正中神経（Mn）は，手根管の最も表層で屈筋支帯（R）の直下にある．HH；有鉤骨鉤．

れている．これらの神経線維は，神経周膜に囲まれている神経束にまとまっている．ついで神経束は，神経上膜に囲まれている神経幹にまとまっている．神経上膜は，神経全体を取り囲み，内部の神経束周囲に伸びて，神経束間の神経上膜が神経を互いに束ねるようになっている．神経内膜と神経周膜は，きわめて薄く，超音波では別個の構造物として解析できない．しかしながら，神経上膜は，疎性結合組織，弾性線維，血管を含んだ厚い鞘である[4]．超音波は，神経上膜をうまく解像できる．したがって，超音波は手根管内の正中神経の大きさ，位置，形状を描出できる．

長軸方向の超音波断面では，正中神経は，エコー源性バンドで分離された多数の低エコー性で平行だが不連続のラインを示す．横断面では，円形〜楕円形を示し，エコー源性バックグラウンド内で丸い低エコー空間を呈する[4]．組織切片と超音波画像の対比では，低エコー空間は神経束に相当しているのに対して，エコー源性バックグラウンドは神経束間の神経上膜に相当していることが示されている[3]．この超音波所見は，10〜15 MHzの高周波数線形アレイトランスジューサを用いた臨床研究[1]でも再現されている

（図 28-2）．

低周波数トランスジューサを用いた超音波の研究では，神経内部の低エコー空間は，明瞭でなく，数も少ない（言い換えれば，ぼんやりしている）．このあいまいさは，類似したエコー源性の隣接構造物の「合体」に伴う不十分な側方の解像度，高エコーの基質からの反射アーチファクト，そして超音波ビームの方向と直角に向いていなければ神経束を描出できないことなどによっている[3]．

正常の腱は，線維性エコーテクスチャを有している．腱がその線維と直交して超音波照射されるとき，線維を反映した強く，明るく，よく整ったエコー像を示す．長軸断面では，これらの線維は，密に固まった，平行で線状のエコーの厚いバンドを形成している[3]．水平断面では，線維は，密集した点状のエコーの丸い配列を形成している（図 28-2 参照）．神経と腱のエコーテクスチャを区別することは，水平断および矢状断超音波断面像において，検者に高エコーである線維性の腱から斑点状，束状の正中神経を鑑別可能にする．

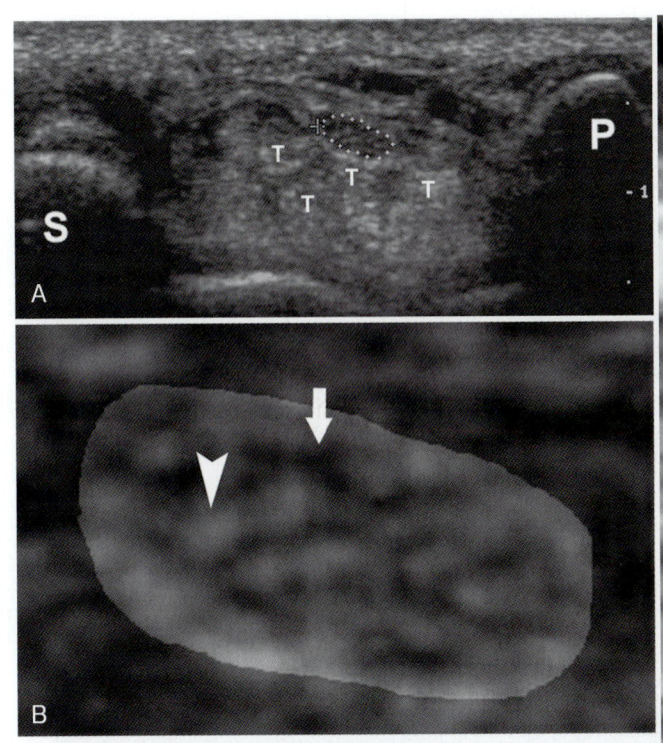

第28章 末梢神経の画像：手根管症候群　609

• 図 28-2　腱と神経の超音波画像：エコーテクスチャ．A：健常な 30 歳男性の近位手根管の高周波数横断超音波画像は，正常の正中神経（点線），屈筋腱（T），舟状骨（S），豆状骨（P）を示している．B：画像 A を拡大した正中神経の超音波画像は，神経束に相当している低エコー巣（矢印）と神経束間の神経上膜に相当しているエコー源性巣（矢頭）を示している．拡大した超音波画像の水平断面（C）と矢状断面（D）は，表在性の正中神経（MN）と深い 1 本の屈筋腱（T）を示している．

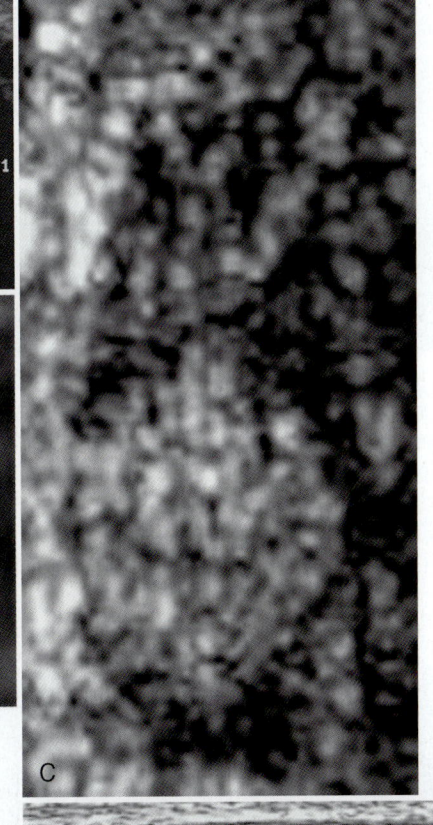

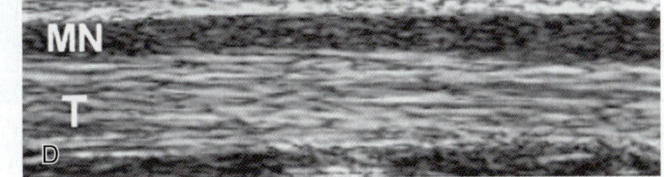

等方性

　この場合，等方性とは，構造物が異なる方向から検査されても，所見に変化がないことを意味する．異方性とは，検査の方向を変えると，構造物の所見が大きく変化することを意味する．正中神経は，等方性である．正中神経の矢状像，水平断像とも，同様の束状超音波パターンを示す．もちろん，このパターンは水平断像では「斑点状」で，長軸像ではより線状であるが，両断面とも束状パターンを示す．腱は，強い異方性である．これらのエコーテクスチャは，超音波断面を変えることによって，大きく変化する．腱は膠原線維と隔壁が重なった面による高度に整列した構造物であるので，特徴的な線維パターンは，超音波ビームが構造物の平面に対して直交しているときにしか認められない[4]．トランスジューサをあちこち斜めに動かす（「揺り動かす」）ことによる超音波照射の角度の変化は，線維のエコーの強度と超音波パターンの大きな変化を生じる．超音波照射の角度が，直角から偏位するにつれて，線維性構造はより弱く，不鮮明になる．超音波照射の角度が大きすぎると，超音波構造はほとんど消滅し，腱ゴーストと称される「中空の円筒」を残す（図 28-3）．等（異）方性におけるこれらの違いは，強い異方性である腱から，等方性である正中神経を鑑別可能にする．

正中神経の表在性

　手根管内において，指や母指の屈筋腱は，橈骨，尺骨，手根骨に近接した背側に位置している．正中神経は，手根管の橈側，屈筋支帯の直下の掌側に位置している．超音波検査で用いられる回外・掌屈位では，正中神経は特徴的に，屈筋支帯の直下の腱の「表層に」位置している（図 28-4）．

指の屈曲に伴う動き

　指の屈曲は，手根管内において，腱を引っ張る筋収縮によって行われる．指が屈曲するあいだ，腱はその腱鞘内で

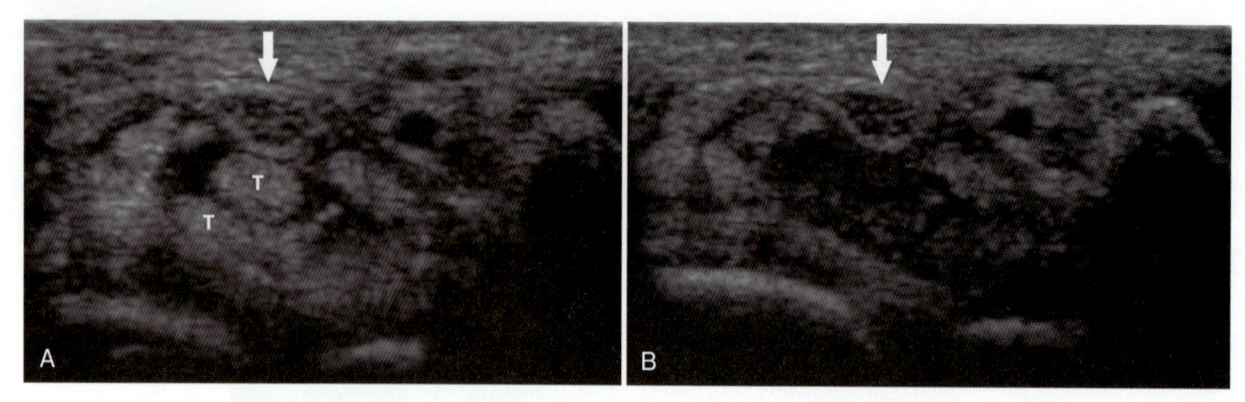

• 図28-3 腱，神経の超音波画像：異方性．A：手根管に直交したトランスジューサでは，超音波画像は正常の正中神経（矢印）とエコー源性の腱（T）を示している．B：超音波照射の角度が直角から少し偏位させると，腱の線維性構造はより弱く，不鮮明になる．一方，正中神経のエコーテクスチャ（矢印）は，比較的安定したままになっている．超音波照射の角度変化によるエコーテクスチャの変化（異方性）は，腱に特徴的であり，腱を正中神経から鑑別するのに役立つ．

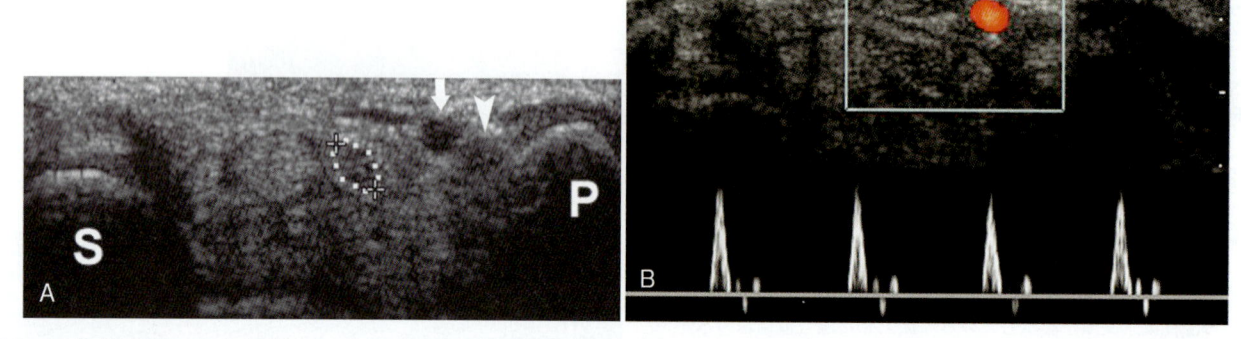

• 図28-4 近位手根管の超音波画像．A：近位手根管の超音波画像は，手根管の尺側面を形成している豆状骨（P），豆状骨のすぐ橈側にありギヨン管内の尺骨動脈（矢印）と尺骨神経（矢頭），手根管の表層にある正中神経（点線）を示している．舟状骨（S），豆状骨などの骨構造は超音波で，その強い表面エコーと後方のエコー欠損によって同定される（図28-1 も参照）．B：ドプラ超音波では，Aにみられた無反響の尺骨動脈は，明るい色と特徴的な動脈波形を示しており，尺骨動脈の同定が確認される．

動き，緊張が腱を屈筋支帯に対して多かれ少なかれ引っ張るにつれて，掌側ついで背側へ偏位する傾向にある．腱の動きは容易にわかる．正中神経は比較的動きが少なく，隣接腱の移動に伴ってわずかに「揺れ動く」のみである．これらの違いは，指屈曲時，比較的静止している正中神経から動いている腱を鑑別可能にする．

尺骨動脈は，カラードプラ検査に反応する動脈波形を伴った無反響管腔を示す（図28-4 参照）．手根管内での圧迫により炎症が起こったとき，正中神経は表層の充血によって周囲に着色がみられるが，動脈の所見とははっきり区別できる[4]．静脈は，動脈に伴走していることで認識されるが，その壁が変形しやすいため，わずかな超音波の圧迫でも容易につぶされてしまう．

超音波は，母指球筋と小指球筋を描出する（図28-5）．横断面において，筋はエコー源性巣に取り囲まれた大きな低エコー空間を示す．このパターンは，Van Goch の絵画に類似していることから，「星月夜（starry night）」とよばれている[5]．矢状断面では，筋は数多くの斜めのエコー源性ラインを呈し，これらは腱に終わる中央または末梢の腱膜に向かって収束している[5]．この所見は，「草の葉」に似ている．筋は手根管の外，屈筋支帯の外に存在している．

骨は，その強い表面エコー，後方エコー欠損，手根管周辺の位置などから超音波で容易に同定される（図28-4 参照）．

ギヨン管内構造物の同定

尺骨神経は，尺骨動静脈を伴ってギヨン管を通って手関節に入る（図28-1，28-4 参照）．ギヨン管の内容物は，尺側を豆状骨によって境界されている．管の背側面（底）は，屈筋支帯によって形成されている．掌側面（屋根）は，掌側手根靱帯によって形成されている[6]．尺骨動脈は，尺骨神経の前側方に位置している．管の遠位で尺骨神経は，表

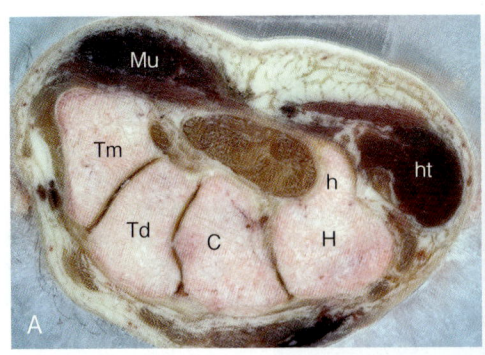

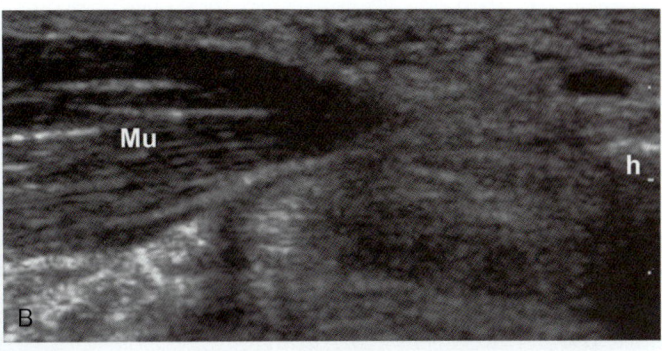

• 図 28-5　手根管遠位の超音波画像．A：遠位手根管の凍結薄切横断切片は，母指球筋（Mu），小指球筋（ht），大菱形骨（Tm），小菱形骨（Td），有頭骨（C），有鉤骨鉤（h）を示している．B：遠位手根管を通る超音波拡大像は，中心に向かって収束している斜めのエコー源性ラインによって形成された「草の葉」として母指球筋を表している．

在感覚枝と深部運動枝とに分かれる．感覚枝は，小指球部隆起，第5指・第4指の尺側半分を支配している．深部運動枝は，小指球筋を支配したあと，手掌を横切り他の手内在筋へ向かう．豆状骨のレベルで高解像度超音波は，尺側神経を尺骨動脈の尺側に位置する薄く丸い構造物として描出する．より遠位の有鉤骨鉤のレベルで超音波は，神経の2つの終末分枝を描出する．感覚枝は，尺骨動脈に近接して走行し続ける．運動枝は，有鉤骨鉤の内側面に近接してより深部を走行する．

ギヨン管における尺骨神経障害は，まれである．超音波は，ギヨン管内の尺骨神経圧迫の外的原因を正確に検出できる．これには，豆状三角関節裂隙に関連するガングリオン嚢腫，異常筋（小指外転筋の副筋，異常小指球内転筋），尺骨動脈の偽性動脈瘤，骨折片や神経を圧迫しうるすべてのものが含まれる．

◆ CT

CTは，通常手根管症候群の診断には用いられない．CTは，骨棘，痛風結節[7]あるいは骨折片[8]の評価のような特殊な適応で行われる．

◆ MRI

高解像度水平断T1強調スピンエコー画像において，正常の末梢神経は筋と等信号である．水平断T2強調STIR画像では，正常の神経は筋に対して等信号～軽度高信号である．手根管症候群患者の典型的な異常所見には，T2強調像での正中神経の高信号，トンネル内の神経の扁平化，トンネル近位での神経の腫脹，屈筋腱の弓づる形成などがある[9]．

病変はどのように正常所見を変化させるのか

正中神経圧迫の古典的3徴は次のとおりである[1,6]．
(1) 遠位手根管での神経の扁平化
(2) 近位トンネル内での神経の腫脹
(3) 屈筋支帯の掌側弓づる形成

正中神経の形状は，トンネルを通過するに従って変化するので，異常を定量化するための指標が導入されている．正中神経の断面積は，超音波検査時に電子カリパスによりその境界をトレースすることによって直接測定することができる．手根管症候群の患者と無症状の対照者において，8つの別個の超音波測定値が解析されている[10]．これら8つの尺度は，4つの正中神経の断面積測定つまり，
(1) 前腕遠位での断面積
(2) トンネルのすぐ近位での断面積
(3) トンネル入口部での断面積
(4) トンネル出口部での断面積

2つの正中神経の扁平化比（神経の前後径に対する横径の比と定義）すなわち，
(5) トンネル入口部での比
(6) トンネル出口部での比

2つの屈筋支帯の測定すなわち，
(7) 屈筋支帯の弓づる形成の程度
(8) 屈筋支帯自体の厚さ
である[10]．

これら8つの測定値のうち，3つが最もよく手根管症候群を予測し，最も正確に健常者から有症状患者を区別したと報告されている[10]．それら3つは，正中神経の断面積で，(1) トンネル入口部近位，(2) トンネル入口部，(3) トンネル出口部，である．われわれの研究では，トンネル入

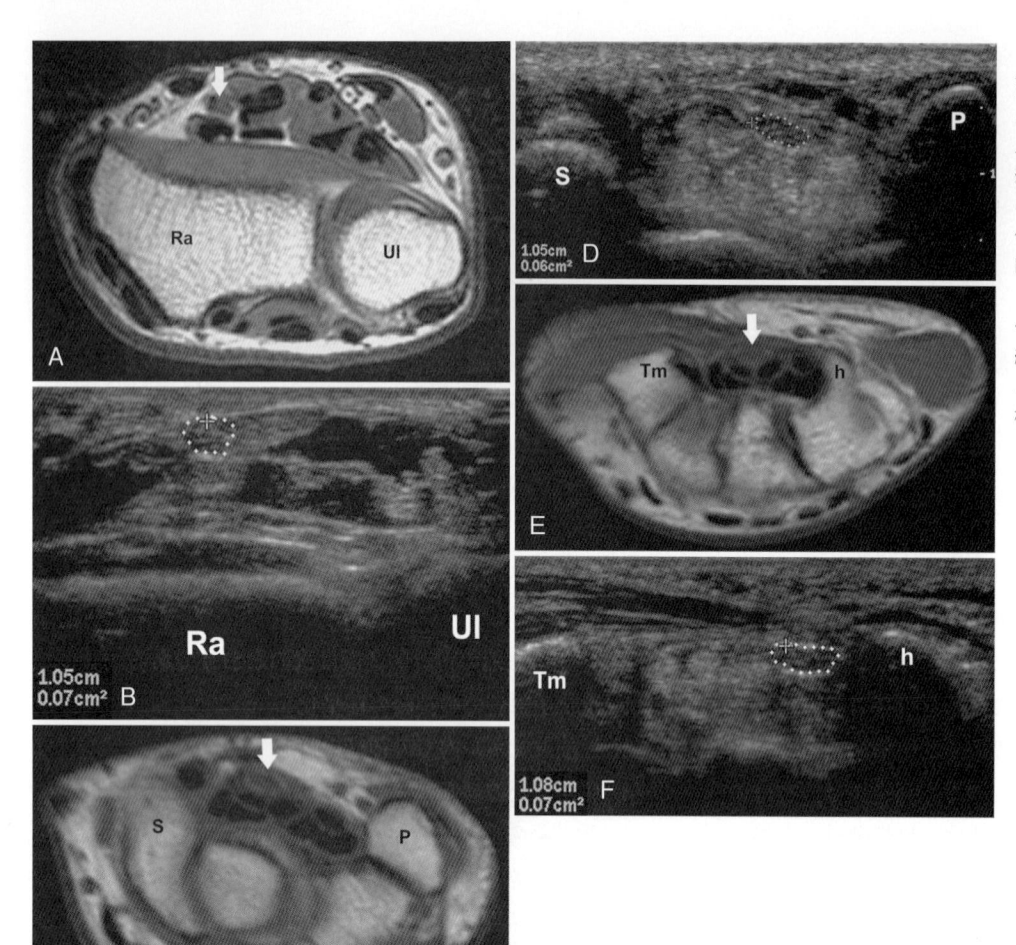

612　XIII　腕神経叢と仙骨神経叢

•図 28-6　28 歳健常男性の T1 強調 MR 像と超音波画像の対比．3 つのレベルにおける正中神経の断面積．A, B：遠位橈尺関節レベル．正中神経（A の矢印，B の点線）の断面積は 0.07 cm² と測定される．C, D：近位手根管レベル．正中神経（C の矢印，D の点線）の断面積は 0.06 cm² と測定される．E, F：遠位手根管レベル．正中神経（E の矢印，F の点線）の断面積は 0.07 cm² と測定される．h；有鈎骨鈎，P；豆状骨，Ra；橈骨，Tm；大菱形骨，Ul；尺骨

口部での正中神経の断面積に関するカットオフ値は 0.098 cm² 以上であることを確立し，診断の感度は 89％，特異度は 83％ であった．他の研究者も同様の結果を得ており，トンネル近位レベルで 0.09 cm² 以上の正中神経断面積が，手根管症候群を診断する最もよい基準であると報告している[8]．この基準は，感度 82％，特異度 97％，正確度 88％ をもたらす[11]．

比較研究では，超音波で得られた正中神経断面積と生体の MRI で得られた断面積がよく相関し，検死時の未固定ヒト屍体での超音波測定と解剖測定とがよく相関したことが報告されている[12,13]．

通常の臨床では，正中神経の断面は次の 4 つのレベルで検査される．
(1) 遠位橈尺関節レベルの前腕遠位
(2) 豆状骨レベルの手根管近位
(3) 手根管中央
(4) 有鈎骨鈎レベルの手根管遠位

各レベルにおいて，正中神経の断面積は，電子カリパスにより神経の境界の周りをトレースすることによって測定される（図 28-6, 7）．標準化のために，「神経の境界」とは，低エコーの神経束の外と高エコーの神経鞘の中との境界と定義されている[10]．

腫脹比は，手根管近位での正中神経断面積を前腕遠位での正中神経断面積で割って算出される．この比は，正中神経の腫脹を評価する内部制御をもたらす．というのは，これは手根管内部の障害された正中神経をそれ自身の障害のない近位部分に対して比較できるからである（図 28-7 参照）．正常の腫脹比は，1.3 未満である[14]．

掌側弓づる形成は，大菱形骨結節から有鈎骨鈎へ直線（T-H ライン）を引き，このラインから屈筋支帯の後縁の前後への転位を測定することで決定される（図 28-8）．正常では，屈筋支帯は比較的平坦かわずかに凸で，T-H ラインの 2.5 mm 前方以内に位置している．手根管症候群の患者では，屈筋支帯は弓なりになって T-H ラインの 2.5

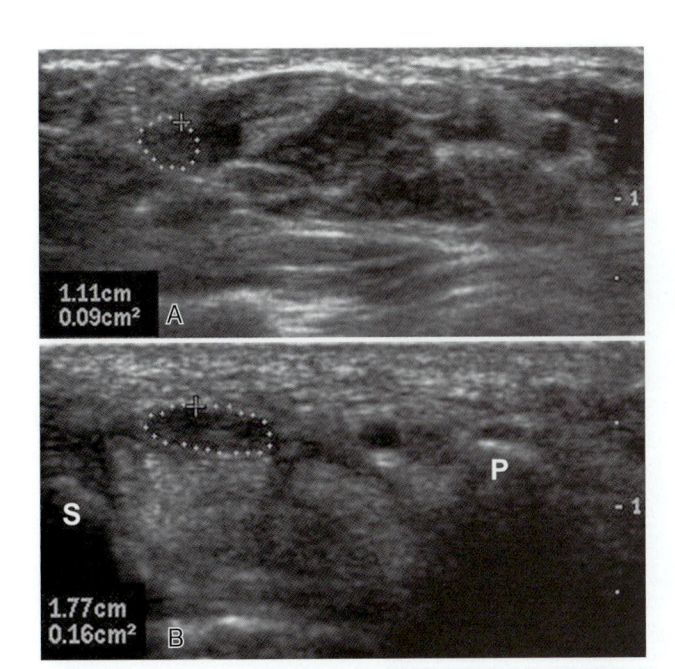

• 図 28-7　58歳女性の手根管症候群の超音波診断．A：遠位橈尺関節レベル．正中神経（点線）の断面積は 0.09 cm² である．B：近位手根管レベル．正中神経（点線）断面積は 0.16 cm² である．この所見は異常である．腫脹比は 1.8 である（正常＜ 1.3）．これらの所見は，手根管での正中神経圧迫の診断を裏づけるのに十分である．P；豆状骨，S；舟状骨

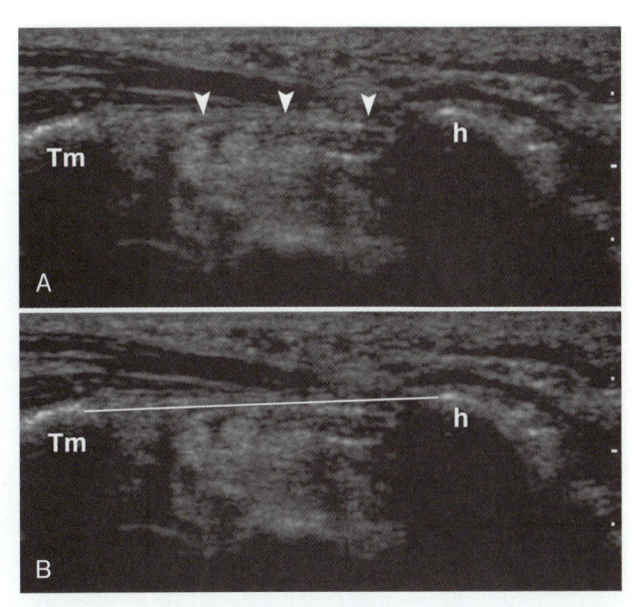

• 図 28-8　屈筋支帯の位置の超音波測定．A：屈筋支帯（矢頭）は通常，大菱形骨結節（Tm）から有鈎骨鈎（h）へ引いた T-H ラインの前方 2.5 mm 以上には位置していない．B：この健常ボランティアでは，屈筋支帯に明らかな弓づる形成や T-H ラインからの転位は認められない．

mm 前方よりもっと転位している．

◆ 解剖学的変異

　手根管には，診断や手術に影響を及ぼす可能性のある解剖変異がみられる．正中神経には，副枝や近位すぎる部位での分枝がみられる[4,15]．およそ 10% の患者には，前腕の正中動脈の存続などの血管の先天異常がみられる[16]．永続性正中動脈は，正中神経に併走する小さな無エコー構造物として現れ，カラードプラ評価によって，その明るい着色と動脈波形によって容易に同定される（図 28-9）．他の正中神経の変異には，二分正中神経があり，手根管近位での正中神経の高位分枝と定義されている[17,18]．246 手の剖検研究では，二分正中神経の頻度は 2.8% であった[19]．超音波では，二分正中神経は，介在する永続性正中動脈を伴う 2 つの小さな神経幹として現れる（図 28-10）．これらの変異を認識することは，とくに術前計画において重要である．というのは，これらが，経皮的抗炎症剤注射を行うかどうか，また正中神経除圧をオープンで行うか内視鏡下に行うかを決定するのに影響するからである[19,20]．

◆ 手根管病変の他の原因

　画像検査はまた，神経圧迫の他の原因を評価し，除外す

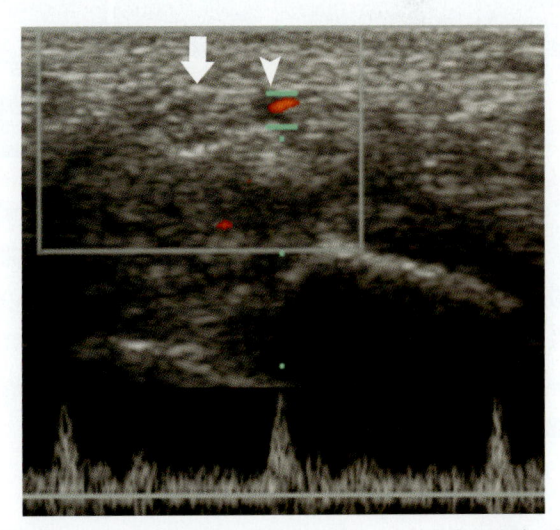

• 図 28-9　正常の解剖変異：29歳健常男性の永続性正中動脈．永続性正中動脈（矢頭）は，正中神経（矢印）に併走する拍動血管として認められる．

べきである．神経絞扼の外的原因には，屈筋腱の滑液鞘炎，外傷性神経腫，神経鞘腫や神経線維腫などの神経原性腫瘍，ガングリオン，軟部組織腫瘍，アミロイド沈着，副筋などが含まれる[6]．

◆ 追跡調査

　手関節の超音波検査はまた，手根管開放術後に，神経の完全な除圧を確認し，臨床上懸念される他の原因を評価す

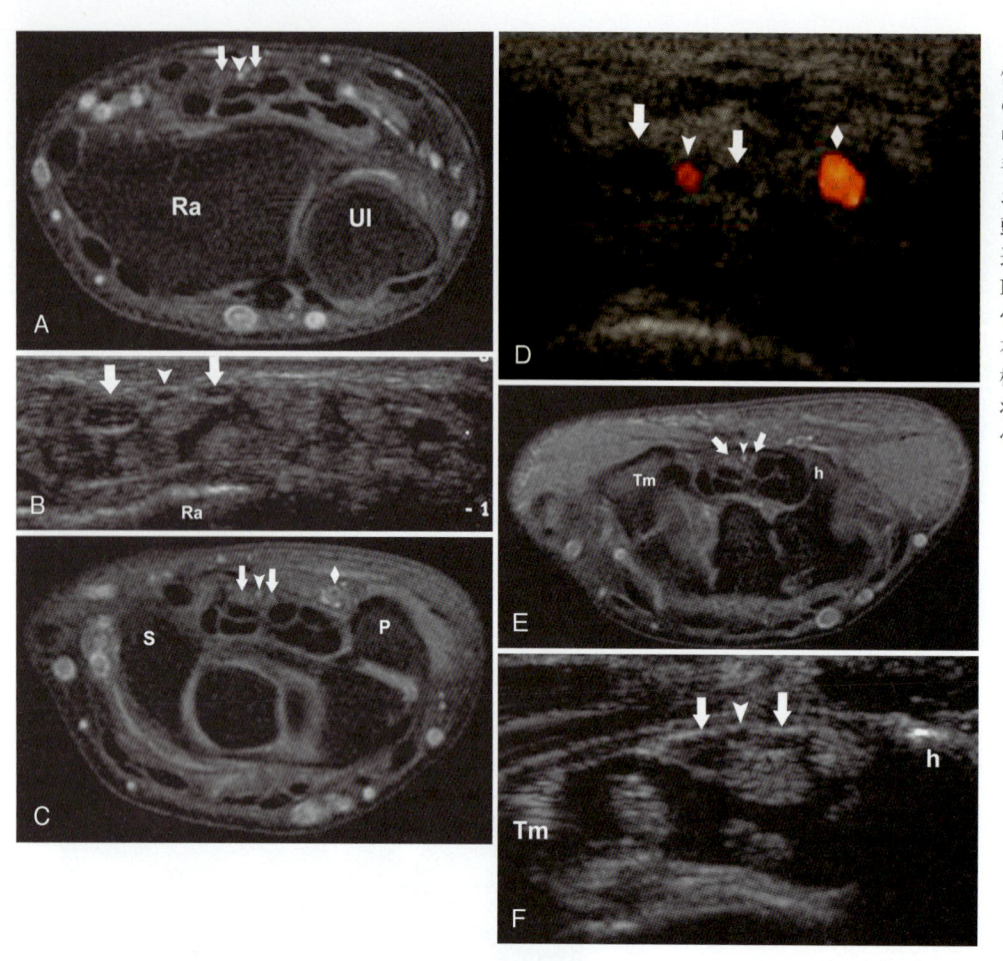

・図 28-10　正常の解剖変異：28歳健常男性の二分正中神経．陽子密度のMRと超音波画像の対比．二分正中神経の2つの神経幹（矢印）は，手関節と手根管のすべてのレベルにおいて，介在する永続性正中動脈（矢頭）の側面に位置している．A，B：遠位橈尺関節レベルの前腕遠位．C，D：豆状骨レベルの近位手根管（尺骨動脈は菱形になっている）．E，F：有鉤骨鉤レベルの遠位手根管．Ra；橈骨，Ul；尺骨，S；舟状骨，P；豆状骨，Tm；大菱形骨結節，h；有鉤骨鉤

るためにも行われる[21]．典型的に，超音波は外科的切開を屈筋支帯の割れ目として描出し，神経の外見と可動性の改善を示す[22]．神経の外科的再建後，超音波は吻合部神経の連続性の信頼できる術後評価を提供し，いかなる神経周囲の瘢痕集積も除外できる[4]．

分析

正中神経圧迫の超音波評価の報告例をBox 28-1に示す．

BOX 28-1　正中神経圧迫の超音波評価

・病歴
　46歳のタイピストが，右手の母指，示指のしびれ感を訴えた．
・手技
　焦点を合わせた右手根管の高周波数超音波検査が行われた．
・所見
　遠位橈尺関節レベルの正中神経断面積は 0.09 cm^2 である．近位手根管レベルの正中神経断面積は 0.16 cm^2 である．腫脹比は 1.8 である（正常＜ 1.3）．腫瘤や異常な液貯留は認められない．
・印象
　所見は，手根管での正中神経圧迫の診断を裏づける．

> ## キーポイント
>
> - 最も一般的な末梢神経圧迫性症候群は、手根管での正中神経絞扼性神経障害である。手根管症候群の診断は、電気生理学的検査に加え、典型的に病歴と理学検査を用いて行われる。しかしながら、超音波は神経伝導検査とMRIに対して有利であり、手根管症候群の診断において、最も快適かつ安価で正確な検査を提供する。
> - 超音波は、次の4項目に基づいて手根管内に隣接腱から正中神経を正確に区別する。
>   (1) 神経の内部エコーテクスチャ
>   (2) 全平面でこのエコーテクスチャの存在（等方性）
>   (3) 手根管内での正中神経の表在性
>   (4) 指屈曲時、動く腱と比較し動きのない正中神経との容易な区別
> - 正中神経圧迫の古典的3徴は次のとおりである。
>   (1) 遠位手根管での神経の扁平化
>   (2) 近位トンネルでの神経の腫脹
>   (3) 屈筋支帯の掌側弓づる形成
>   近位トンネル入口部での腫脹した正中神経断面積に関するカットオフ値 0.10 cm^2 は、手根管症候群の診断に対する感度がよく特異性のある基準である。

参考文献

- Andreisek G, Crook DW, Burg D, et al. Peripheral neuropathies of the median, radial, and ulnar nerves: MR imaging features. RadioGraphics 2006; 26:1267-1287.
- Beekman R, Visser LH. Sonography in the diagnosis of carpal tunnel syndrome: a critical review of the literature. Muscle Nerve 2003; 27:26-33.
- Bland JD. Carpal tunnel syndrome. Curr Opin Neurol 2005; 18:581-585.
- Hochman MG, Zilberfarb JL. Nerves in a pinch: imaging of nerve compression syndromes. Radiol Clin North Am 2004; 42:221-245.
- Jarvik JG, Yuen E, Kliot M. Diagnosis of carpal tunnel syndrome: electrodiagnostic and MR imaging evaluation. Neuroimaging Clin North Am 2004; 14:93-102, viii.

文献

1. Buchberger W. Radiologic imaging of the carpal tunnel. Eur J Radiol 1997; 25:112-117.
2. Chen P, Maklad N, Redwine M, Zelitt D. Dynamic high-resolution sonography of the carpal tunnel. AJR Am J Roentgenol 1997; 168:533-537.
3. Silvestri E, Martinoli C, Derchi LE, et al. Echotexture of peripheral nerves: correlation between US and histologic findings and criteria to differentiate tendons. Radiology 1995; 197:291-296.
4. Martinoli C, Bianchi S, Derchi LE. Tendon and nerve sonography. Radiol Clin North Am 1999; 37:691-711.
5. Loewy J. Sonoanatomy of the median, ulnar and radial nerves. Can Assoc Radiol J 2002; 53:33-38.
6. Martinoli C, Bianchi S, Gandolfo N, et al. US of nerve entrapments in osteofibrous tunnels of the upper and lower limbs. RadioGraphics 2000; 20:S199-S213.
7. Andresen R, Radmer S, Sparmann M, et al. Imaging of hamate bone fractures in conventional X-rays and high-resolution computed tomography: an in vitro study. Invest Radiol 1999; 34:46-50.
8. Chen CK, Chung CB, Yeh L, et al. Carpal tunnel syndrome caused by tophaceous gout: CT and MR imaging features in 20 patients. AJR Am J Roentgenol 2000; 175:655-659.
9. Jarvik JG, Yuen E, Kliot M. Diagnosis of carpal tunnel syndrome: electrodiagnostic and MR imaging evaluation. Neuroimaging Clin North Am 2004; 14:93-102.
10. Wong SM, Griffith JF, Hui AC, et al. Discriminatory sonographic criteria for the diagnosis of carpal tunnel syndrome. Arthritis Rheum 2002; 46:1914-1921.
11. Duncan I, Sullivan P, Lomas F. Sonography in the diagnosis of carpal tunnel syndrome. AJR Am J Roentgenol 1999; 173:681-684.
12. Buchberger W, Judmaier W, Birbamer G, et al. Carpal tunnel syndrome: diagnosis with high-resolution sonography. AJR Am J Roentgenol 1992; 159:793-798.
13. Kamolz LP, Schrogendorfer KF, Rab M, et al. The precision of ultrasound imaging and its relevance for carpal tunnel syndrome. Surg Radiol Anat 2001; 23:117-121.
14. Keberle M, Jenett M, Kenn W, et al. Technical advances in ultrasound and MR imaging of carpal tunnel syndrome. Eur Radiol 2000; 10:1043-1050.
15. Lanz U. Anatomical variations of the median nerve in the carpal tunnel. J Hand Surg [Am] 1977; 2A:44-53.
16. Coleman SS, Anson BJ. Arterial patterns in the hand based upon a study of 650 specimens. Surg Gynecol Obstet 1961; 113:409-424.
17. Propeck T, Quinn TJ, Jacobson JA, et al. Sonography and MR imaging of bifid median nerve with anatomic and histologic correlation. AJR Am J Roentgenol 2000; 175:1721-1725.
18. Iannicelli E, Chianta GA, Salvini V, et al. Evaluation of bifid median nerve with sonography and MR imaging. J Ultrasound Med 2000; 19:481-485.
19. Lindley SG, Kleinert JM. Prevalence of anatomic variations encountered in elective carpal tunnel release. J Hand Surg [Am] 2003; 28:849-855.
20. Russell SM, Kline DG. Complication avoidance in peripheral nerve surgery: injuries, entrapments, and tumors of the extremities—part 2. Neurosurgery 2006; 59(4 Suppl 2):ONS449-57.
21. Lee CH, Kim TK, Yoon ES, Dhong ES. Postoperative morphologic analysis of carpal tunnel syndrome using high-resolution ultrasonography. Ann Plast Surg 2005; 54:143-146.
22. El-Karabaty H, Hetzel A, Galla TJ, et al. The effect of carpal tunnel release on median nerve flattening and nerve conduction. Electromyogr Clin Neurophysiol 2005; 45:223-227.

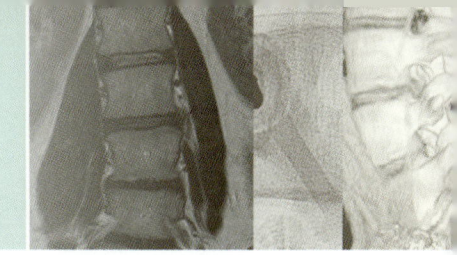

索引

数　字

1型神経線維腫症　370
1椎間レベル手技　530
2型神経線維腫症　370
2D GRE法　5
3D fast imaging with steady-state precession法　7
3D GRE法　5
10歳代の椎間板　156
20歳代の椎間板　156
90°パルス　4
360-degree, circumferential surgery　528
360度，全周性手術　528

日本語索引

あ

アーチファクト　**10**
亜急性壊死性脊髄症　**500**
亜急性連合変性症　407, **502**
悪性Schwann細胞腫　592
悪性黒色腫　327
悪性神経鞘腫　592
悪性浸潤　**592**
悪性線維性組織球腫　394
悪性の神経腫瘍　574
悪性末梢神経鞘腫　329, 592
アスペルギルス感染症　439
圧縮性血管腫　351
圧迫　597
圧迫骨折　499
圧迫性神経障害　597, 603

い

移植骨移動　533
移植骨障害　**533**
位相差脳脊髄液流撮像　492
一次性副甲状腺機能亢進症　405
遺伝性運動感覚性ニューロパシー　**602**
遺伝性出血性毛細管拡張症　259
遺伝性出血性毛細血管拡張症　267, 272
遺伝性多発性外骨腫症　355
遺伝性軟骨変形発育不全症　355
異方性　609
異方性比率　145
咽頭食道機能不全　536

う

ウイルス性髄膜炎　451, **456**, **457**, 458
うっ血性脊髄症　368
運動系モニタリング　509, 510
運動誘発電位　**510**

え

液体塞栓物質　266
液体を強調する反転回復法　**453**
液体を減弱された反転回復法　424
エキノコッカス　442
エコー　4
エコー時間　4
エコープラナー法　4
嚥下障害　536
炎症　**595**, 603

お

横環椎靱帯　**68**
黄色骨髄　105
黄色靱帯　57, **87**, 161
黄色靱帯嚢胞　303, 304
黄色靱帯変性　**178**
横断性脊髄炎　413, 479
横突起　48, **53**, 60
横突孔　**61**, 541

か

外因性腫瘍　594
外因性の脊髄圧迫　249
外硬膜境界細胞層　132
外傷　502, 599, 600, 601, 603
外傷性神経損傷　600
外傷性脊髄空洞症　301
外傷性のC2分離すべり　**229**
外側筋群　30
外側固有束　**127**
外側神経柱　**126**
外側線維輪　**151**
外側皮質脊髄路　131
介達外力　245
灰白交連　115, **128**
蓋膜　68
海綿状血管腫　259, **274**, 282, 283, 367, 368
拡散加重撮像　506
拡散強調像　144, 246, 421
拡散強調像法　491
拡散テンソル画像　21, 246
拡散テンソル撮像法　246
拡散能　145
隔壁　114
下行路　**131**
過伸展teardrop型損傷　232
画像検査　3
下椎切痕　79
褐色腫　399
活動電位モニタリング　509
合併症発生率　524
滑膜嚢胞　303
ガドリニウム　495
かに肉変性　178
化膿および結核性脊椎炎　435
化膿性硬膜外膿瘍　**427**, 429
化膿性硬膜下膿瘍　**427**, 429
化膿性脊髄炎　453
化膿性脊髄膜炎　448
化膿性脊椎炎　422
化膿性椎間板炎　421
化膿性椎間板-骨髄炎　417, 425
化膿性椎骨椎間板炎　419
化膿性軟膜炎　447
化膿性膿瘍　442
下部頸椎の過屈曲損傷　**234**
下部頸椎の過伸展損傷　**232**
加齢および変性椎間板の生化学的変化　168

感覚系モニタリング 509
感覚根 116
ガングリオン嚢腫 592, **593**
環軸椎脱臼損傷 225
カンジダ脊椎炎 440
カンジダ椎体椎間板炎 440
癌性髄膜炎 371
肝性・門脈体循環性脊髄症 411
関節屈性 57, 102
関節周囲の骨萎縮 399
関節突起 48, **52**
関節包嚢胞 303, 304
関節リウマチ 426, **469**, 470, 471, 473, 474
感染 563, **595**, 596, 603
感染症 32
乾癬性関節炎 **468**
感染性脊椎炎 496
完全麻痺 244
環椎 **64**
——の骨折 **226**
環椎後頭骨解離損傷 **223**
環椎後頭骨脱臼 224
顔面神経麻痺 481
灌流画像 246

き

気管支嚢胞 299
偽関節 426, 467
偽性髄膜瘤 557, 563, 572, 573
寄生虫症 442
寄生虫性嚢胞 306, 309
基底点 224
気道障害 **537**
機能的画像診断 490
機能的脊椎画像診断 489
急性運動感覚性軸索型ニューロパチー 482
急性運動性軸型ニューロパチー 482
急性炎症性脱髄性多発性神経根症 482
急性横断性脊髄炎 **477**, 484
急性関節炎 393
急性脊髄炎 477
急性脊髄横断障害 **500**
急性脊髄損傷 246
急性痛風性関節炎 391
急性特発性横断性脊髄炎 460
胸郭出口症候群 **576**
強直性脊椎炎 426, **465**, 466, 467, 473, 474
胸椎 79
——の横突起 79

——の椎弓板 79
胸椎椎間板変性 **176**
胸椎腰椎仙椎後方固定術 548
胸部 53
胸腰前方手術に特異的な合併症 **554**
胸腰椎後方手術に特異的な合併症 555
胸腰椎手術の一般的合併症 551
胸腰椎の骨折 **238**
棘上靱帯 57
局所皮質活動モニター 511
棘突起 48, **53**
巨細胞腫 311, **352**, 373, 383
ギヨン管 607, 610
ギラン・バレー症候群 **482**, 483, 484
筋電図 509
菌類の脊髄膜炎 451

く

偶発的な偽性髄膜瘤 556
偶発的な硬膜損傷 556
クモ膜 132
クモ膜炎 447
クモ膜下出血 269
クモ膜憩室 294
クモ膜障壁細胞 132
クモ膜嚢 134, 294
クモ膜嚢胞 294, 309, 442
クモ膜網様細胞 132
クモ膜類皮腫嚢胞 442
グラディエントエコー法 **5**, 140, 493
グラム陰性桿菌 435
グリオーマ 367, 368
クリプトコッカス脊椎炎 440, 441
くる病 400, **402**
クレチン病 399

け

形質細胞腫 **362**, 363, 364, 374, 384
頸髄髄内膠芽腫 322
頸髄髄内上衣腫 316
頸髄内血管芽腫 326
頸椎 59
経椎間孔的腰椎椎間板切除術と椎体間固定術 550
経椎間孔腰椎椎体間固定術 560
経椎弓根的アプローチ 520
頸椎経椎弓根スクリューの合併症 547
頸椎後方アプローチの合併症 544
頸椎後方除圧術 **528**

頸椎後方除圧術後の神経根障害 546
頸椎後方椎弓切除術 545
頸椎後彎 532
頸椎固定術への前方アプローチ 531
頸椎手術の合併症 527
頸椎症性脊髄症 490, 492, 494
頸椎靱帯 **61**
頸椎スクリューの破損 535
頸椎前方アプローチの合併症 530
頸椎前方椎間板切除 **527**
頸椎前方椎間板切除術後の合併症 562
頸椎前方椎間板切除術と固定術 **527**, 528, 529, 534
頸椎前方椎体切除術 **528**
——と固定術 530
頸椎損傷 223
頸椎椎間板変性 **176**
頸椎椎弓根 547
頸椎部椎孔 **61**
頸椎立位 MRI 490
頸椎領域における脊髄神経 570
経皮的椎体形成術 522
頸部 53
頸部脚 60
頸膨大部動脈 194
経腰椎部分椎体切除術 550
結核性髄膜炎 448, 449, 452
結核性脊髄炎 454
結核性脊椎炎 42, **430**, 433, 435, 436
結核性椎骨椎間板炎 433, 434
結核性軟膜炎 450
結核性椎骨椎間板炎 432
血管芽腫 **324**, 325, 367, 368, 369, 377, 379
血管冠 121, 194
血管構築 **259**
血管腫 **351**, 352, 353, 373, 383
血管損傷 563
血管内手術のモニター 514
血管分布と灌流 144
結合神経根 **136**
血行性播種 418
血腫 563
楔状束 114, 126, 128
ケルカリア 444
牽引損傷 571
原発性骨肉腫 381
原発性腫瘍 383, 575
原発性髄内腫瘍 383

こ

溝　114
溝縁枝　120
溝縁束　131
後外側溝　114
後外側路　118, **128**
後灰白交連　115
岬角　81
後角の脊髄神経核　123
膠芽腫　317
硬化性転移性腫瘍　365
交感神経節腫瘍　**34**
後固有束　**127**
後根　116
後根糸　118
後根神経節　70
後根髄動脈　**192**
膠細胞性腫瘍　313
後索　114, **128**
後縦靱帯　**54**, 94, 151
膠上衣嚢胞　298
甲状腺機能亢進症　399
甲状腺機能低下症　399
甲状腺疾患　**399**
甲状腺中毒　399
甲状腺ホルモン　399
後脊髄小脳路　**128**
後脊髄静脈　122
高速MRA撮像法　268
高速最大値投影処理方法　588
後中間溝　114
後中間中隔　114, **128**
鉤椎関節　162
鉤椎関節変性　**177**
後頭蓋窩手術　513
後頭下筋群　**27**
喉頭障害　563
後腹膜出血　**595**
後部硬膜付着　70
硬膜外血腫　429
硬膜外脂肪　**96**
硬膜外脂肪腫症　**348**, 349, 373, 383
硬膜外腫瘍　382, 497
硬膜外静脈叢　203
硬膜外脊髄腫瘍　340
硬膜外転移　429
硬膜外膿瘍　497
硬膜外病変　497
硬膜外腫瘍　343
硬膜動静脈瘻　259, 502

硬膜内髄外腫瘍　498
硬膜内髄外脊髄腫瘍　327
硬膜内髄内腫瘍　313
硬膜嚢　139, **140**
絞扼性障害　597
絞扼性神経障害　602, 603
膠様質　**124**, 126
後彎矯正術　**517**, 518, 521, 522, 523, 524, 525
ゴーストアーチファクト　10
コクシジオイデス　441
コクシジオイデス性髄膜炎　449
コクシジオイデス性脊髄膜炎　450
黒色細胞腫　327
骨外血管腫　351
骨芽細胞腫　311, **346**, 347, 348, 349, 373
骨芽腫　383
骨幹病的組織結合　355
骨棘　**159**
骨減少症　389
骨原性肉腫　356
骨硬化症　400
骨硬化性転移性腫瘍　365
骨シンチグラフィ　496, 517
骨髄　49, 159
骨髄炎　496
骨性椎骨　47
骨粗鬆症　**389**, 390, 400, 403
骨内血管腫　351
骨軟化症　389, 400, **402**
骨軟骨腫　355, 373, 383
骨肉腫　356, 357, 373, 379, 381, 384, 394
骨密度　389
骨癒合　563
骨梁厚　391
骨梁の体積比　391
固有核　**124**, 126
固有束　**127**
根髄動脈　192
根動脈　**192**
根軟膜動脈　192

さ

細菌性髄膜炎　447, 448, 450
細菌性脊髄炎　452
最小侵襲性椎体補強　525
最小侵襲性椎体補強手技　524
菜食主義者　407
サイトメガロウイルス　451
細胞柱　116

坐骨神経　583, 589
砂粒腫性髄膜腫　335
サルコイドーシス　**471**, 472, 473, **481**, 484
産科外傷　571

し

磁化移動率　140, 143
磁気共鳴スペクトロスコピー　421
軸圧負荷装置　490
軸索　**584**
軸索末端　122
支持靱帯　**68**
歯状靱帯　**134**
視神経脊髄炎　478, 480, 484
視性誘発反応　**510**
歯尖靱帯　**69**
持続筋電図　**510**
質量効果　259
歯突起骨折　**228**
ジハイドロキシピロリン酸カルシウム結晶沈着症　**392**
自発筋電図　511
自発脳波　511
脂肪腫　**336**, 575
尺骨神経　610
住血吸虫症　**444**, 445
終糸　113
終糸硬膜外部　113
終静脈　122
重大な脈管損傷　554
周波数選択的脂肪抑制法　493
終板のびらん　399
手根管　**607**
手根管症候群　607, 613
手術部位感染　**551**
樹状突起　122
術後頸椎後彎　**532**, 544
術後頸部血腫　543
術後血腫　543
術後出血　543
術後神経根症　**598**
術後脊髄浮腫　536
術後脊椎感染　543
術中神経生理学的モニタリング　**509**
腫瘍　**32**, 573
腫瘍性神経叢障害　595
腫瘍性嚢胞　309, 442
シュワノーマ　328, 330
上衣下腫瘍　313
上衣下上衣腫　314

上衣膠細胞　314
上衣細胞　113
上衣細胞腫　498, 500
上衣腫　**313**, 314, 315, 367, 368, 376
上衣囊胞　**298**, 299, 306, 309
笑気中毒　**408**, 409
症候性術後硬膜外出血　559
上行性麻痺　482
小後頭直筋　70
上行路　**128**
上椎切痕　79
上軟膜層　132
小児の脊髄梗塞　413
上皮性細胞膜抗原　290
静脈　**31**
静脈環流　122
上腕痛　579
ショートタウ反転回復画像　422, 461, 586
食道穿孔　**537**, 538, 563
視力低下　481
真菌感染　**439**
真菌性感染　441
真菌性脊椎炎　435
真空現象　176
神経原性腫瘍　**34**
神経膠　113
神経根　114, 135, 569
　　――の正常変異　136
神経根障害　493
神経根囊　116
神経根引き抜き損傷　578
神経サルコイドーシス　371
神経サルコイドーシス脊髄炎　482
神経周膜　**584**
神経上衣囊胞　298
神経障害性関節症　426
神経鞘腫　42, 328, 329, 369, 370, 379, 574, 592
神経鞘腫 Antoni A　372
神経鞘腫 Antoni B　372
神経鞘腫瘍　328
神経上膜　**584**
神経鞘由来線維肉腫　592
神経生理学的モニタリング　515
神経節膠腫　**322**, 323
神経節後損傷　572
神経節前病変　572
神経線維腫　328, 369, 370, 573, 574, 578, **592**, 593
神経叢障害　585, 597
　　――をきたす外因性腫瘍　594

神経束　135, 584
神経腸管囊胞　**299**, 306, 309
神経内膜　**584**
神経肉腫　592
信号雑音比　569
深後仙尾靱帯　89
信号ノイズ比　587
真珠腫　292
腎性骨異栄養症　**400**, 401, 404
新生児の椎間板　154
新生物　498, **592**, 602, 603
靱帯損傷　240
深部筋群　27, **28**
深部脳刺激法　511

す

髄液　419
髄外造血　**40**
髄外造血巣　42
髄核　**151**
髄核内裂溝　155
髄鞘　140
髄鞘水分画　143
水脊髄空洞症　300, 301, 302, 309, 313
髄節性脊髄交差　131
髄内出血　270
髄内腫瘍　383
髄内上衣腫　375
髄内転移性脊髄腫瘍　**325**
髄内囊尾虫症　455
髄内病変　498
水分含有量　140
髄膜　**131**
髄膜憩室　294
髄膜腫　**333**, 334, 336, 372
髄膜性髄膜腫　334
髄膜脊椎靱帯　**94**
髄膜囊胞　**294**, 295, 296, 306, 307, 309
ステディステート　139
ステディステート GRE 法　5

せ

星細胞腫　318, 498
正常な成人骨髄　9
正常の正中神経　585
正常の腕神経叢　580
成人 T 細胞白血病　411
声帯機能障害　539
正中神経　607, 609, 611

正中神経圧迫　614
　　――の古典的 3 徴　611, 615
正中神経圧迫性神経障害　607
正中神経絞扼性神経障害　615
赤核脊髄路　126, **131**
脊索腫　**353**, 354, 355, 373, 383
赤色骨髄　105
脊髄　113
　　――の灰白質　122
　　――の虚血　**205**
　　――の血管系　119
　　――の硬膜　131
　　――の代謝性疾患　407
　　――の白質　126
脊髄 AVM　264, 369
脊髄炎　**451**, 455
脊髄炎症性病変　484
脊髄円錐　113, **139**
脊髄炎評価　454
脊髄外血腫　243
脊髄外傷　243
脊髄外浮腫　243
脊髄海綿状血管腫　282
脊髄空洞症　300, 309
脊髄血管奇形　**259**, 285
脊髄梗塞　209, 210, 368
脊髄梗塞急性期　207
脊髄硬膜外血腫　**215**
脊髄硬膜外脂肪腫症　348
脊髄硬膜外膿瘍　427, 429
脊髄硬膜外包虫囊　444
脊髄硬膜下血腫　218
脊髄硬膜下膿瘍　429
脊髄硬膜動静脈瘻　**260**, 285, 500
脊髄硬膜内包虫囊　452
脊髄硬膜膿瘍　429
脊髄固有路　**127**
脊髄視床路　126, **130**
脊髄実質の静脈血　199
脊髄周囲の動脈　**192**
脊髄住血吸虫病　445
脊髄手術　511
脊髄腫瘍　435
　　――の分類　312
脊髄症　412, 490
脊髄小脳路　126
脊髄水腫　300
脊髄髄膜腫　334
脊髄性灰白髄炎　457
脊髄性クリプトコッカス症　447, 451
脊髄性硬膜下感染　429

脊髄性硬膜内嚢尾虫症　450
脊髄星細胞腫　**317**, 318
脊髄性神経嚢虫症　441
脊髄性包虫症　442
脊髄造影法　505
脊髄損傷　243, **534**, 563
脊髄多発性硬化症　476
脊髄中心管　113
脊髄転移　426
脊髄動静脈　259, 281
脊髄動静脈奇形　259, **264**
脊髄内の動脈　**195**
脊髄軟膜の静脈血　199
脊髄膿瘍　**451**, 452
脊髄病変　368
脊髄表面の静脈　200
脊髄表面の動脈　**192**
脊髄浮腫　268
脊髄ヘルニア　505
脊髄膜炎　**447**, 451
脊髄網様体　113
脊柱　**47**, 79
脊柱安定性　223
脊柱管　**51**, 61
脊柱管狭窄症　180, 489
脊柱管内滑膜囊腫　179
脊柱管内神経鞘腫　380
脊柱側彎症　505, 506
脊椎　47
　　──のMRI　14
　　──の解剖　165
　　──の変性　165
脊椎炎　425, 496
脊椎関節症　465
脊椎感染　418
脊椎感染症　543
脊椎狭窄症　548
脊椎血管腫　351
脊椎硬膜外腔　**94**
脊椎硬膜外出血　559
脊椎硬膜外膿瘍　428
脊椎固定術　511
脊椎撮像　506
脊椎・脊髄腫瘍　**311**
脊椎痛風　391
脊椎囊胞性病変　**289**
脊椎膿瘍　455
脊椎不安定性　168, **544**
脊椎分節血管　189
脊椎補強手技　**518**
ゼルフォームオーマ　**560**

線維軟骨結合　**54**, 88
線維肉腫　394
線維輪損傷　494
線維輪断裂　104
線維輪の放射状断裂　168
前外側溝　114
前灰白交連　115
前角の脊髄神経核　124
浅後仙尾靱帯　89
仙骨　80
仙骨後面　**82**
仙骨神経　597
仙骨神経叢　583, 604
　　──の解剖　583
仙骨尖　80, **82**
仙骨前面　**82**
仙骨底　80, **81**
仙骨部　53
前固有束　**127**
前根　115
前根髄動脈　**192**
前索　114
前縦靱帯　**54**, 151
全周性（360°の）除圧術　**550**
全身性骨減少　399
前正中裂　114
前脊髄小脳路　**129**
前脊髄静脈　122
前仙骨孔　82
前仙尾靱帯　89
先端巨大症　**397**, 398
前庭脊髄路　126, **131**
先天異常　505
先天性疾患　**40**
先天性囊胞性腺腫様奇形　40
先天性免疫不全症候群　451
全脳虚血　512
前白交連　127
仙尾関節　87
仙尾骨移行部　**88**
仙尾骨結合　88
前部脊髄症候群　234
前方および後方併用手術　**528**
前方後方併用「全周性」胸腰椎除圧固定術　**560**
前方後方併用「全周性」頸椎除圧固定術　547
前立腺癌　366

そ

造影MR血管撮影　198
造影剤増強効果　106
造骨性転移　374
造骨性転移性腫瘍　365, 384
造骨性転移性病変　366, 367
側角　114
側索　114, **128**
続発性腫瘍　575
阻血性壊死　426, 519

た

ターボSE法　7
退形成性上衣腫　313, 314, 316, 318
退形成性星細胞腫　317
退行性囊胞　**303**, 309
第5頸椎骨折　240
大根静脈　122
大根動脈　120
代謝性疾患　389
体性感覚誘発電位　**509**
ダイナミックMRI　**167**
多形膠芽腫　376
多検出器CT　466
多椎間手術　531
脱出椎間板　429
縦磁化　3
多発性膠芽腫　369
多発性硬化症　368, 413, 460, **475**, 484, 499, 501
多発性骨髄腫　**364**, 374, 384
多発性骨軟骨腫症　355
多発性神経鞘腫　371
多発性転移性腫瘍　355
多発性軟骨性外骨腫　355
多包条虫　442
多包虫症　442
多列化CT　3
担空胞細胞　353
単純ヘルペス・ウイルス-2　456
単発性形質細胞腫　362
単発性骨形質細胞腫　362
単発性骨髄腫　362
単包条虫　442
単包虫症　442

ち

直達外力　244

遅発性硬膜外血腫 559
中間質 123, 126
　　──の脊髄神経核 124
中間質外側核 124
中間質内側核 124
中間仙骨稜 82
中間側柱 126
中心灰白質 113
中心核 126
中心狭窄 489, 490
中心溝動脈 195
中心膠様質 114
中心細胞柱 126
中心性脊髄症候群 232
中枢軸索 118
中枢神経系 418
中枢線維 114
中枢突起 116, 118
超音波 607, 615
超音波検査 31
長筋群 28
腸骨稜採骨部感染 552
腸骨稜採骨部疼痛 552
長軸方向に広範な横断性脊髄炎 477
腸上皮嚢胞 299
超分節ニューロン 122

つ

椎間関節 52, 57, 161
椎間関節関節症 179
椎間関節変性 178
椎間孔 48, 53, 70, 79, 101, 104
椎間孔外型 137
椎間孔外神経根障害 493
椎間孔狭窄 493
椎間孔靱帯 102
椎間孔内型 137
椎間板 151, 424
椎間板縁の外観 173
椎間板疾患 494
椎間板嚢胞 303
椎間板ヘルニア 173, 180, 494
椎間板変性 173, 494
　　──に関連した骨変化 175
　　──の生化学的変化 168
　　──の病期分類 173
椎間板膨隆 173
椎弓 48
　　──の靱帯結合 57
椎弓間の連結 57

椎弓根 48, 52
椎弓根スクリュー 511
　　──の誤設置 558
椎弓板 48, 52
椎弓板分離 136
椎骨動脈 192, 541
椎骨動脈損傷 235, 540, 542, 546
椎体 48, 51, 177, 421
　　──の間の連結 54
椎体横突起靱帯 102
椎体間筋群 29
椎体間の関節 53
椎体形成術 517, 518, 521, 522, 523, 524, 525
椎体骨折 535
椎体補強法 519
通常型上衣腫 313
痛風 391, 392, 404, 405
痛風結節 391

て

定常状態 442
転移性膠芽腫 328
転移性腫瘍 339
典型的な頸椎 59

と

頭蓋の連結 65
銅欠乏性脊髄症 409, 410
動静脈奇形 368
透析アミロイドーシス 471
透析関節症 426
動的な画像診断 176
糖尿病性神経根ニュロパシー 596
糖尿病性脊髄症 411
等方性 609
動脈 30
動脈支配 119
動脈瘤様骨嚢腫 311, 349, 373, 383
特発性横断性脊髄炎 459, 461, 477
特発性急性横断性脊髄炎 477
特発性急性脊髄横断障害 459
特発性脊髄ヘルニア 504
特発性腰仙骨神経叢障害 596

な

内頸動脈損傷 540
内骨腫症 340, 344, 372, 383

内側細胞柱 124
内側線維輪 151
内椎骨静脈叢 56
　　──の前方部分 56
内軟膜 132
内胚葉性嚢胞 299
内皮細胞成長因子 259
内部エコーテクスチャ 607
軟骨形成不全 355
軟骨肉腫 357, 359, 374, 384, 394
軟骨帽 356

に

肉芽腫性脊髄膜炎 447
二次性副甲状腺機能亢進症 400, 402, 405
日本住血吸虫 444
乳癌 579
乳頭突起 80
ニューロパシー 601, 604
ニューロン 122
妊娠 596

ね

粘液水腫 399
粘液乳頭状上衣腫 313, 314, 315

の

脳幹聴性誘発電位 510
脳手術 513
脳脊髄液 245, 447, 491, 544, 570
嚢虫症 309
脳波 509, 511
嚢尾虫症 441, 448, 451
嚢胞性髄膜腫 505
嚢胞壁 289
ノカルジア性脊椎炎 429, 430

は

ハードウェア障害 533, 563
背筋群 27
肺尖腫瘍 575
背側正中ひだ 100
背側の傍脊椎の溝 53
背側辺縁核 124
ハイドロキシアパタイトカルシウム結晶沈着症 392
破壊性脊椎関節 474

破壊性脊椎関節症　402, 405, 473
白交通枝　124
白交連　115, **128**
白質　114
白質神経路　126
薄束　114, 126, 128
発光ダイオード　510
パラメータ・プロトコル　5
パルスシーケンス　**587**
半球脳虚血　512
反転回復法　140
反応性関節炎　**469**

ひ

非感染炎症性脊髄病変　475
非感染性脊椎関節症　474
ヒグローマ　250
非血行性播種　418
非膠細胞性腫瘍　313
尾骨　**87**
尾骨尖　87
尾骨底　87
皮質脊髄路　126, **131**
皮質脳波検査　511
肥大性多発神経症　576
ビタミン B_{12} 欠乏　**407**, 408, 412
ヒト免疫不全ウイルス　456
皮膚感覚帯　128
被包化遍在性神経鞘腫　574
非ホジキンリンパ腫　360, 362, 429
びまん性星細胞腫　317
びまん性特発性骨増殖症　39
表在横静脈叢　122
表在筋群　**27**
標識徴候　551
標準脊椎骨　47
標的徴候　498
びらん性椎間骨端症　426
ビルハルツ住血吸虫　444

ふ

ファストスピンエコー法　**5**
フェーズドアレイコイル　5
フォーゲル包条虫　442
副楔状束核　128
副甲状腺機能亢進症　**397**
副甲状腺機能低下症　397
副甲状腺ホルモン　397
副腎皮質刺激ホルモン　400

腹側筋群　**27**
不全麻痺　244
ブタ条虫有鉤条虫　441
フッ化デオキシグルコース　498
部分的体積効果　391
不変シーケンスの同化性重合　451
不明瞭細胞境界　334
ブラストミセス症　440
不慮の硬膜損傷　**544**
フルオロデオキシグルコース-標識ポジトロンエミッショントモグラフィー　595
ブルセラ属脊椎炎　**435**, 438
ブルセラ属椎骨椎間板炎　437, 438
フレアー法　**6**
プレート固定を伴う外側塊スクリュー使用後の合併症　547
プロトン MR スペクトロスコピー　106
分岐神経根　**137**
吻合　189
分水界虚血　205
分節間ニューロン　122
分節動脈　189
分節内ニューロン　122
吻側脊髄小脳路　**130**
分娩合併症　596

へ

米国脊髄損傷学会　244
辺縁核　126
変形性頸椎症　527
変形性骨炎　394
変形性椎体終板変化　425
変性疾患　**39**, 489
変性椎間板の肉眼的な形態学的変化　168
片側進入腰椎後方椎体間固定術　**550**

ほ

放射状亀裂　104
放射状断裂　170
放射線障害　596
放射線性脊髄炎　503
放射線性脊髄症　502
放射線誘発神経叢障害　**594**
放射線誘発性炎症　579
傍神経節腫　338
傍脊柱結核膿瘍　434
傍脊柱軟部組織　424
包虫症　422, **442**, 444, 451
包虫嚢　443, 456

包虫嚢胞　309
傍椎弓根的アプローチ　520
乏突起膠腫　**321**
ホジキン病　360
ポジトロン断層撮影　489
ホフマン反射　510
ホルネル症候群　542

ま

末期の傍脊柱腫瘍を伴った脊椎炎　423
末梢神経　584
　　——のMRI　585
末梢神経圧迫性症候群　607, 615
末梢神経障害　**601**
末梢性狭窄　493
末梢突起　116, 118
「魔法の角度」効果　590
慢性再発性多病巣性骨髄炎　426
慢性進行性関節炎　393
慢性脊髄損傷　251
慢性痛風性関節炎　391
マンソン住血吸虫　444

み

ミエログラフィー　**3**
みかけの拡散係数　421, 497
脈管損傷　558
脈絡上皮嚢胞　298
脈絡叢癌　369

も

網状神経線維腫　329
毛様性星細胞腫　317, 319, 320

や

ヤマネコ包条虫　442

ゆ

ユーイング肉腫　359, 361, 374, 384
有効視野　586
誘発筋電図　510, 511
誘発筋電図モニタリング　513
癒合率のメタアナリシス　531

よ

溶骨性転移　374
溶骨性転移性腫瘍　**366**, 384
溶骨性転移性病変　367
陽子密度強調　424
腰仙骨神経叢障害　599
腰仙部移行椎　86
腰仙部の特殊性　86
腰椎　**79**
　──の横突起　80
　──の椎弓板　80
腰椎外側陥凹　104
腰椎後方椎弓切除術とL3-S1固定術　549
腰椎後方椎弓切除（または椎弓形成）術と固定術　548
腰椎後方椎体間固定術　548
腰椎手術の合併症　548
腰椎術後疼痛症候群　551
腰椎脊椎狭窄術　551
腰椎仙椎移行部　**88**
腰椎前方除圧固定術　548
腰椎前方椎間板切除術と椎体間固定術　548
腰椎椎間板　494
腰椎立位MRI　491
腰部　53
腰部脊柱管　104
腰膨大動脈　120
翼状靱帯　68

ら

ライター症候群　469

り

梨状筋　583, 588, 597
梨状筋症候群　**597**, 599
　──に対するボツリヌス毒素注入法　598
立位MRI撮影　490
良性神経鞘腫瘍　592
隣接椎間変形性椎間板疾患　532
リンパ系組織　**31**
リンパ腫　**360**, 361, 362, 374, 384, 426
リンパ腫多発性・単発性骨髄腫　426

る

類腱腫　575

類骨骨腫　344, 373, 383
類上皮腫　292
類上皮嚢胞　289, **292**, 306, 308, 309
類皮腫　289
類皮嚢胞　**289**, 291, 292, 304, 307, 309
ルーチンの画像診断　489

れ

レクセドの層　**126**
裂　114
連続薄層水平断像　7

ろ

肋骨窩　53
肋骨要素　82

わ

腕神経叢　**569**, 570, 571
　──の外傷性引き抜き損傷　577
　──の解剖所見　581
　──の画像の落とし穴と限界　579, 580
腕神経叢外傷　571
腕神経叢麻痺　571

外国語索引

A

ACC　528
accessory cuneate nucleus　128
ACD　527
ACDF　329, 527, 528, 534
acquired immunodeficiency syndrome　451
acromegaly　**397**
ACTH　400
acute transverse myelitis　**477**
Adamkiewicz動脈　120, 506
ADC　421, 497
adrenocorticotropic hormone　400
AIDS　451, 501
AIVVP　56
ALIF　548
ALL　54
American Spinal Injury Association　244
anaplastic ependymoma　313
aneurysmal bone cyst　311, **349**, 373, 383
angioarchitecture　**259**
ankylosing spondylitis　**465**
annular tear　104
anterior cervical corpectomy　528
anterior cervical discectomy　527
anterior cervical discectomy and fusion　527
anterior cord syndrome　234
anterior fasciculus proprius　127
anterior longitudinal ligament　54
anterior lumbar discectomy and interbody fusion　548
anterior median spinal vein　122
anterior portion of the internal venous plexus　56
anterior radiculomedullary artery　**192**
anterior sacrococcygeal ligament　89
apex　80
apparent diffusion coefficient　421, 497
arachnoid barrier cell　132
arachnoid pouch　134
arachnoid reticular cell　132
arteria radicularis magna　120
arteriovenous fistula　500
arteriovenous malformation　259, 368
artery of the cervical enlargement　194
articular crest　82

articular tropism 57, 102
ASIA 243
ASIA 損傷スケール 244
auditory brain stem-evoked response 510
AVF 259, 500
AVM 259
AV シャント 259

B

BAER 510
base 80
basion 224
bifurcation anomaly 137
BMD 389
bone mineral density 389
bronchogenic cyst 299
Bror Rexed 126
bundle 135

C

C3-C4 椎間板切除術後の合併症 561
C7 **61**
calcium hydroxyapatite crystal deposition disease **392**
calcium pyrophosphate dihydrate **392**
cartilage cap 356
cavernoma 259, 274, 367
cavernous malformation 259, **274**
CCAM 40
cell column 116
central artery 195
central canal of the cord 113
central cell column 126
central cord syndrome 232
central fiber 114
central nervous system 418
central process 116
cerebrospinal fluid 245, 419, 447, 491, 544, 570
Chance 型損傷 **238**
Chance 骨折 238
Charcot 脊椎 426
chondrosarcoma **357**, 374, 384
chordoma **353**, 373, 383
choroidal epithelial cyst 298
CISS 139, 442, 451
Clarke's column 124, 128
Clarke の背核 **124**, 128

Clarke 柱 128
classic ependymoma 313
CMV 451
CNS 418
Cobb 症候群 281
coccygeal apex 87
coccygeal base 87
coccyx 87
compressive hemangioma 351
congenital cystic adenomatoid malformation 40
conjoined nerve roots 136
constructive interference in steady state 139, 442
constructive interference in steady-state sequence 451
contrast-enhanced MR angiography 198
conus medullaris 113, 139
copper deficiency myelopathy 410
corporotransverse ligament 102
corticospinal tract 126
costal element 82
CPPD 392
CPPD 結晶沈着症 **394**, 395
CPPD 沈着疾患 405
crossed lateral corticospinal tract 131
CSF 245, 419, 447, 491, 544, 570
CT **3**
CT myelography **147**
CT angiography **147**
CT 値 4
CT 血管造影 **147**, 506
CT 脊髄造影 **147**, 506
curved plane reconstructions 法 9
Cushing 病 **400**
cysticercosis 309
cytomegalovirus 451

D

DBS 511
deep brain stimulation 511
deep dorsal sacrococcygeal ligament 89
deep gray matter 113
dendrite 122
densticulate ligament 134
dermatome 128
dermoid cyst **289**
dialysis-related amyloidosis **471**
diaphyseal aclasis 355
diffuse idiopathic skeletal hyperostosis 39
diffusion tensor imaging 246
diffusion tensor tractgraphy 246
diffusion-weighted imaging 246, 491
diffusivity 145
discal cyst 303
DISH 39
dorsal column 114
dorsal gray commissure 115
dorsal ground bundle 127
dorsal root ganglion 70
dorsal rootlet 118
dorsolateral fasciculus of Lissauer 118
dorsolateral sulcus 114
DRG 70
DTI 21, **167**, 246
DTT 246
dural AV fistula 259
dural border cell layer 132
DWI **166**, 246, 491
dyschondroplasia 355

E

E. multilocularis 442
E. oligarthus 442
E. vogeli 442
Echinococcus 442
Echinococcus granulosus 442
echo 4
echoplanar imaging 4
ECoG 511
EEG 509
Ehrenfried 病 355
electrocorticography 511
electroencephalogram 509
electromyography 509
EMA 290
EMG 509
encapsulated eccentric nerve sheath mass 574
endodermal cyst 299
endothelial growth factor 259
enostosis 340, 372, 383
enterogenous cyst 299
ependyma 113
ependymal cyst **298**
ependymal glia 314
ependymoma **313**, 367
EPI 4
epidermoid cyst **292**

epidural lipomatosis 348, 373, 383
epipial layer 132
epithelial membrane antigen 290
Ewing's sarcoma 359, 374, 384
extra-axial collection 243
extra-axial hematoma 243
extradural portion 113
extraforaminal form 137
extraosseous 351

F

FA 145
facet joint cyst 303
fascicule proprii 127
fasciculus cuneatus 114, 126, 128
fasciculus gracilis 114, 126, 128
fast fluid-attenuated inversion recovery 6
fast imaging employing steady-state acquisition 139
fast short-tau inversion recovery 法 19
fast spin-echo 5
FDG 498, 595
field of view 586
FIESTA 139
filum terminale 113
FISP 法 7
fissure 114
fistulous AVM 267
FLAIR 424, 453
FLAIR T1 強調像 165
FLAIR 法 7
flow void 269
fluid-attenuated inversion recovery 424, 453
fluid-attenuated inversion recovery T1 強調像 165
fluorodeoxyglucose 498, 595
FOV 586
fractional anisotropy 145
Frankel 分類 244
FSE 5, 7

G

ganglioglioma 322
ganglion cyst 303
GBM 371
generalized autocalibrating partially parallel acquisition 法 20

giant cell tumor 311, 352, 373, 383
glial tumor 313
glioependymal cyst 298
glioma 367
glomerular AVM 267
gradient-recalled-echo 5, 140, 165
GRAPPA 法 21
gray commissure 115
GRE 5, 143
GRE MR 像 165
great anterior radiculomedullary vein 122
ground bundle 127
Guillain-Barré syndrome 482

H

HADD 392
hangee 骨折 229
hangman 骨折 229
hemangioblastoma 324, 367, 368
hemangioma 351, 373, 383
hereditary deforming chondroplasia 355
hereditary hemorrhagic telangiectasia 259, 267
hereditary motor and sensory neuropathies 602
hereditary multiple exostosis 355
herpes simplex virus-2 456
HHT 267, 272
HIV 456
HIV 空胞性脊髄症 412
HIV 脊髄炎 458, 459
HMSN 602
Hodgkin's disease 360
Hofmann の背外側仙骨硬膜靭帯 95
HSV-2 456
HTLV 411
human immunodeficiency virus 456
human T-lymphotropic virus 411
hydatid cyst 309
hydromyelia 300
hygroma 250
hyperparathyroidism 397
hypoparathyroidism 397

I

IATM 459
idiopathicacute transverse myelopathy 459

inferior notch 79
intermediate gray matter 123
intermediate sacral crest 82
intermediolateral cell column 126
intermediolateral spinal nucleus 124
intermediomedial cell column 126
intermediomedial column of neurons 124
intersegmental 122
intraforaminal form 137
intramedullary metastasis 325
intraoperative neurophysiologic monitoring 509
intraosseous 351
intrasegmental 122
inversion recovery 140
inversion recovery 法 6
IONM 509, 511, 513, 515
IR 140

J

Jefferson 破裂骨折 226

K

k-空間を埋める 4

L

laminae 79
laminolysis 136
lateral cell column 126
lateral column 114
lateral ground bundle 127
lateral horn 114
LED 510
LETM 477
ligamentum flavum 87
ligamentum flavum cyst 303
light-emitting diode 510
lipoma 336
Lissauer 路 118
longitudinally extensive transverse myelitis 477
lumbar vertebrae 79
lymphoma 360, 374, 384

M

macrofisculous AVM 267

magnetic resonance neurography 493
magnetic resonance spectroscopy 421
magnetization transfer 法 19
malignant peripheral nerve sheath tumor 592
mammillary process 80
marginal nucleus 126
marginal zone 124
mass effect 259
maximum intensity projection 588
maximum intensity projection 画像 237
MDCT 3, 466
meningeal cyst **294**, 505
meningioma **333**
meningovertebral ligament 94
MEP 510, 511
MERGE 19
metameric syndrome 259, 281
microfistulous AVM 267
MIP 588
MIP 画像 237
modified sensitive エンコーディング法 21
motor evoked potential **510**
MPNST 329, 592
MR angiography **147**
MR neurography **493**, 506, 577, 585, 604
　——の限界 589
MRA **167**
MRI **3**, 604
MRI プロトコル 5
MRN 493
MRS 106, **166**, 421
MR 血管造影 **147**
MR シーケンス 246
MR スペクトロスコピー 16
MR ミエログラフィー 3
MR 血管造影 506
MS 460
mSENSE 法 21
multidetector CT 466
multiple cartilaginous exostosis 355
multiple myeloma **364**, 374, 384
multiple osteochondromatosis 355
multiple sclerosis **475**
multiple screrosis 460
multiple-echo recombined gradient-echo 19
MWF 143
myelin water fraction 143
myxopapillary ependymoma 313

N

N-butyl cyanoacrylate 266, 514
N-ブチル-シアノアクリレート 514
Nabors 295
NBCA 266, 514
nerve roots 114, 135
neural foramen 79
neural foramina 101
neurenteric cyst **299**
neuroepithelial cyst 298
neurofibroma 369
neuroglia 113
neuromyelitis optica 478
NF2 371
nitrous oxide toxicity **408**
nonglial neoplasm 313
nucleus dorsalis of Clarke 124
nucleus marginalis 124
nucleus proprius 124, 126
nucleus thoracicus 124

O

Odom の臨床転帰評価 530
odontoid arcade 189
oligodendroglioma **321**
osteitis deformans 394
osteoblastic metastasis 365, 374, 384
osteoblastoma 311, **346**, 373, 383
osteochondroma 355, 373, 383
osteogenic sarcoma 356
osteoid osteoma **344**, 373, 383
osteolytic metastasis 374, 384
osteolytic spin metastasis **366**
osteomalacia 389, **402**
osteopenia 389
osteoporosis **389**
osteosarcoma 356, 373, 384
osteosclerotic metastasis 365

P

Paget 病 **394**, 396
paracytic cyst 309
paraganglioma 338
parallel imaging 技術 20
parathyroid hormone 397
partial volume effect 391
PCD 528
PDW 424

perfusion imaging 246
perimedullary fistula 270
periodically overlapping parallel lines with enhanced reconstruction 19
peripheral process 116
PET 489, 595
Pfirrmann 病期分類システム 173
physaliphorous cell 353
pia intima 132
plasmacytoma **362**, 374, 384
plica mediana dorsalis 100
PLIF 550
PLL 54, 94
positron emission tomography 489, 595
posterior cervical decompression **528**
posterior longitudinal ligament 54, 94
posterior lumbar laminectomy (laminoplasty) and fusion **550**
posterior median spinal vein 122
posterior radiculomedullary artery **192**
posterior superior sacrococcygeal ligament 89
posterointermediate septum 114, 128
posterointermediate sulcus 114
postromarginal nucleus 124
Pott 病 430
pre-atlantal portion 192
promontory 81
proper sensory nucleus 124
PROPPELER 19
propriospinal tracts 127
proton density-weighted 424
proton MR spectroscopy 106
pseudosyncytial appearance 334
psoriatic arthritis **468**
PTH 397

Q

qMTR 144
quantitative magnetization transfer ratio 144

R

radial tear 104
radiation myelopathy 502
radicular artery **192**
radiculomedullary artery 192
radiculopial artery 192

rapid acquisition with relaxation enhancement 法　7
RARE 法　7
RCPM　70
reactive arthritis　**469**
rectus capitis posterior minor　70
red marrow　105
renal osteodystrophy　**400**
reticular formation　113
retroisthmic cleft　136
Rexed laminae　126
rheumatoid arthritis　469
rib analogs　82
rickets　**402**
RLs　126
Romanus 病変　467
root sleeve　116
rubrospinal tract　127

S

S. hematobium　444
S. japonicum　444
sacrococcyegal joint　87
sacrococcygeal symphysis　88
sacrum　80
SAMS　281
sarcoidosis　**471**, **481**
SCD　407, 502
Schistosoma mansoni　444
Schmorl 結節　399
schwannoma　369
Schwann 細胞腫　**592**
SCI　243
SCIWORA　243
sclerotic metastasis　365
SDE　429
SEA　427
segmental spinal decussation　131
SEH　215
sentinel sign　551
septum　114
shiny corner sigh　467
short tau inversion recovery　5, 422, 461, 493, 586
signal-to-noise ratio　569, 587
SNR　569, 587
solitary bone plasmacytoma　362
solitary myeloma　362
solitary plasma cell tumor　362
solitary plasmacytoma　362

somatosensory evoked potential　**509**
spinal cord　113
spinal cord arteriovenous malformation　**264**
spinal cord astrocytoma　317
spinal cord injury　243
spinal cord injury without radiographic abnormality　243
spinal dual AV fistulas　**260**
spinal dural AVF　285
spinal epidural abcess　427
spinal epidural hematoma　**215**
spinal epidural space　94
spinal gout　391
spinal subdural hematoma　**218**
spinocerebellar tract　126
spinothalamic tract　126
spoiled GRE 法　5
SSEP　509, 511
SSH　218
steady-state　139
STIR　5, 19, 422, 461, 493, 586
subacute combined degeneration　407, 502
substantia gelatinosa　124
substantia gelatinosa centralis　114
substantia intermedia　123
substantial gelatinosa　126
sulcal artery　195
sulcocommissural artery　195
sulcomarginal branch　120
sulcomarginal fasciculus　131
sulcus　114
superficial transverse veins　122
superior vertebral notch　79
suprasegmental　122
synovial cyst　303
syrigomyelia　300
syringohydromyelia　300, 313

T

T1　4
T1 緩和時間　140
T2　4
T2 緩和時間　140, 165
target sign　498
TE　4
terminal axon　122
terminal vein　122
thecal sac　139

thoracic vertebra　79
TLIF　550
trabecular bone volume fraction　391
trabecular thickness　391
transforaminal ligament　102
transforaminal lumbar discectomy and interbody fusion　**550**
transitional lumbosacral vertebrae　86
TSE 法　7

U

UTE　**167**

V

vacuum phenomenon　176
vasocorona　121, 195
vegan　407
ventral column　114
ventral gray commissure　115
ventral ground bundle　127
ventral median fissure　114
ventral sacral foramen　82
ventral white commissure　127
ventrolateral sulcus　114
VEP　510
vertebral hemangiomas　351
vestibulospinal tract　126
visual evoked responce　**510**

W

watershed ischemia　205
white commissure　115
white rami communicante　124
WHO grade Ⅰ　314
WHO grade Ⅱ　314
WHO grade Ⅲ　314

X

X 線学的異常のない脊髄損傷　243

Y

yellow marrow　105

【監訳者略歴】

塩田 悦仁
しおた えつじ

1978年　鹿児島大学医学部卒業
　同 年　九州大学医学部整形外科学教室入局
1985年　医学博士号取得（九州大学）
1985～1987年　フランス政府給費留学生として
　　　　　パリ大学レモン・ポワンカレ病院留学
1990年　福岡県済生会八幡総合病院整形外科部長
1998年　福岡大学筑紫病院整形外科助教授
2009年　福岡大学医学部整形外科准教授
2010年　福岡大学病院リハビリテーション部教授

画像でみる脊椎・脊髄
その基礎と臨床

ISBN978-4-263-21432-9

2013年 9月10日　第1版第1刷発行
2015年 3月10日　第1版第2刷発行

日本語版翻訳出版権所有

原著者　Thomas P. Naidich ほか
監訳者　塩田　悦仁
発行者　大畑　秀穂

発行所　医歯薬出版株式会社
〒113-8612　東京都文京区本駒込 1-7-10
TEL.（03）5395-7628（編集）・7616（販売）
FAX.（03）5395-7609（編集）・8563（販売）
http://www.ishiyaku.co.jp/
郵便振替番号 00190-5-13816

乱丁，落丁の際はお取り替えいたします．　　印刷・三報社印刷／製本・明光社
© Ishiyaku Publishers, Inc., 2013. Printed in Japan

本書の複製権・翻訳権・翻案権・上映権・譲渡権・貸与権・公衆送信権（送信可能化権を含む）・口述権は，医歯薬出版㈱が保有します．

本書を無断で複製する行為（コピー，スキャン，デジタルデータ化など）は，「私的使用のための複製」などの著作権法上の限られた例外を除き禁じられています．また私的使用に該当する場合であっても，請負業者等の第三者に依頼し上記の行為を行うことは違法となります．

[JCOPY]＜㈳出版者著作権管理機構 委託出版物＞
本書を複写される場合は，そのつど事前に㈳出版者著作権管理機構（電話 03-3513-6969，FAX 03-3513-6979，e-mail: info@jcopy.or.jp）の許諾を得てください．